Das ärztliche Gutachten im Versicherungswesen

Das ärztliche Gutachten im Versicherungswesen

Dritte, völlig neubearbeitete Auflage

Herausgegeben von

A. W. Fischer, R. Herget, G. Mollowitz

Redaktion: M. Reichenbach

Band II: Begutachtung der Unfallfolgen
und Berufskrankheiten
Innere Medizin · Neurologie · Psychiatrie
Frauenheilkunde · Strahlenschäden

Volume I

Springer-Verlag Berlin Heidelberg GmbH

Eine Markenbezeichnung kann warenrechtlich geschützt sein,
auch wenn in diesem Buch ein Hinweis auf etwa bestehende Schutzrechte fehlt

Erklärung der Abkürzungen siehe Seite 803

ISBN 978-3-642-86039-3   ISBN 978-3-642-86038-6 (eBook)
DOI 10.1007/978-3-642-86038-6
© 1969 Springer-Verlag Berlin Heidelberg
Ursprünglich erschienen bei Johann Ambrosius Barth München 1969
Softcover reprint of the hardcover 3rd edition 1969
Alle Rechte, auch die des auszugsweisen Nachdrucks,
der photomechanischen Wiedergabe und der Übersetzung vorbehalten
Gesamtherstellung: Graphische Werkstätten Kösel, Kempten

Vorwort zur 3. Auflage

Seit dem Erscheinen der 2. Auflage dieses Buches ist mehr als ein Jahrzehnt vergangen. Diese Zeit hat zahlreiche neue Erkenntnisse auf dem Boden von Grundlagenforschungen gebracht, die sich auf alle Gebiete ärztlichen Handelns ausgewirkt haben, auch auf die Tätigkeit des Arztes als Gutachter. So wurde auch unabhängig davon, daß die vorausgegangene Auflage vergriffen war, eine Neuauflage notwendig. Bei dieser Neuauflage mußten viele Kapitel neu bearbeitet werden, bei manchen genügte eine Anpassung an neuere Erkenntnisse, wiederum andere Kapitel mußten aufgeteilt und manche neu hinzugefügt werden. Im Gegensatz zur letzten Auflage, wo Fragen allgemein rechtlicher Natur nur kurz zusammenfassend berührt worden waren, schien es sinnvoll, von berufener Seite jetzt auch die Grundlagen der juristischen Fragestellungen behandeln zu lassen, welche dem Arzt zur Beantwortung vorgelegt werden.

Die Abgrenzung der einzelnen Kapitel gegeneinander brachte gewisse Schwierigkeiten, wir mußten erkennen, daß ganz klare Grenzlinien hier nicht zu ziehen sind und daß man Überschneidungen in Kauf nehmen muß. Wir glauben nicht, daß der Wert des Buches dadurch beeinträchtigt wird, wenn gleiche Fragestellungen von verschiedenen Autoren behandelt werden, auch dann nicht, wenn diese Autoren in ihrer Auffassung nicht ganz in allem übereinstimmen. Die persönliche Erfahrung ist für den Gutachter in vielen Fällen ausschlaggebend, und so kann es nicht ausbleiben, daß eben diese persönlichen Erfahrungen bei verschiedenen Gutachtern verschiedenartig sind. Es kann auch nicht verkannt werden, daß hinsichtlich der Entstehungs- und Entwicklungsbedingungen sehr vieler Krankheiten zahlreiche Fragen offen bleiben müssen. Auch die Herausgeber werden nicht mit allen Ansichten der Kapitelbearbeiter übereinstimmen; das ist sicher kein Schaden. Wenn es von der Wissenschaft heißt, daß alles im Fluß ist, so gilt das auch für den Gutachter. Auch er sollte sich vor Augen halten, daß man hinsichtlich des Begriffes »gesicherte Erkenntnisse« vorsichtig sein soll.

Das Buch soll ein Berater sein für den Arzt, ein Berater aber auch für den Juristen und den Verwaltungsbeamten. Es mag sein, daß gerade aus dem Kreis der Juristen und Verwaltungsbeamten von uns Ärzten in manchen Dingen klarere Formulierungen erwartet werden. Die uns gestellte Frage mit »ja« oder »nein« zu beantworten, bringt uns oft in sehr große Verlegenheit, eben weil alles biologische Geschehen, dazu gehört auch der Unfallkomplex, etwas sehr Vielschichtiges ist. Der Jurist macht es sich oft leicht, wenn er uns die Frage stellt, ob dieses oder jenes im Gesamtgeschehen »wesentlich« oder »unwesentlich« gewesen sei. Solche Fragen sind leicht formuliert; die Beantwortung kann Gewissensqual sein.

An die Stelle des verstorbenen Prof. MOLINEUS, Andernach ist Prof. MOLLOWITZ, Moers in das Herausgeberkollegium eingetreten. Viele unserer früheren Mitarbeiter entriß uns der Tod, so daß neue Bearbeiter für die verwaisten Kapitel gewonnen werden mußten.

Wir hoffen, daß das Werk – wie in den früheren Auflagen – von allen, die sich mit Fragen der Begutachtung zu befassen haben, gut aufgenommen werden wird.

Frühjahr 1969   Die Herausgeber

Inhaltsverzeichnis

Begutachtung der Unfallfolgen und Berufskrankheiten

Innere Medizin – Neurologie – Psychiatrie – Frauenheilkunde – Strahlenschäden

Prof Dr. med. ADOLF SCHRADER, Chefarzt der II. Medizinischen Abteilung des Städtischen Krankenhauses München-Harlaching und Prof. Dr. med. OTTO STOCHDORPH, Vorsteher der Abteilung für Neuropathologie beim Pathologischen Institut der Universität München

Die gedeckten Schädel-Hirntraumen vom internistisch-neurologischen Standpunkt . . . 17

Dr. med. FRIEDER LÁHODA, II. Medizinische Abteilung des Städtischen Krankenhauses München-Harlaching und Prof. Dr. med. OTTO STOCHDORPH, Vorsteher der Abteilung für Neuropathologie beim Pathologischen Institut der Universität München

Traumatische Rückenmarksschädigungen 35

Prof. Dr. med. ADOLF SCHRADER, Chefarzt der II. Medizinischen Abteilung des Städtischen Krankenhauses München-Harlaching

Erkrankungen und Schädigungen des peripheren Nervensystems 43

Prof. Dr. med. HANS GRAHMANN, Oberarzt der Psychiatrischen und Nervenklinik der Universität Kiel

Nichtentzündliche Nervenkrankheiten 67

    Hirngeschwülste 68
    Subarachnoidalblutungen. Intrakranielles Aneurysma 70
    Zerebrale Gefäßprozesse 73
    Pachymeningitis haemorrhagica interna 75
    Syringomyelie 77
    Spinale Systemerkrankungen 78
    Parkinson, Parkinsonismus, extrapyramidale Hyperkinesen 80
    Zerebrale Dauerschäden nach schwerer Dystrophie 83
    Erlebnisbedingte Spätschäden nach Verfolgung 86

Prof. Dr. med. EWALD FRICK, Oberarzt an der Nervenklinik der Universität München

Die entzündlichen Nervenkrankheiten 89

    Bakterielle Infektionen 89
    Neurolues 96
    Leptospirosen 101
    Rickettsiosen 102
    Die Pilzinfektionen des Nervensystems 106
    Parasitäre Erkrankungen 106
    Virusinfektionen 109
    Multiple Sklerose 119
    Impfschäden 122

Dr. med. FRIEDER LÁHODA, II. Medizinische Abteilung des Städtischen Krankenhauses München-Harlaching und Prof. Dr. med. ADOLF SCHRADER, Chefarzt der II. Medizinischen Abteilung des Städtischen Krankenhauses München-Harlaching

Myopathien 133

Prof. Dr. med. RICHARD JUNG, Direktor der Neurologischen Universitätsklinik mit Abteilung für Neurophysiologie, Freiburg i. Br. und Dr. med. RUDOLF W. MEYER-MICKELEIT, Oberarzt des Sanatoriums Christophsbad, Göppingen

Epilepsie 147

    Klinische Formen der Epilepsien 147
    Die genuine Epilepsie und die epileptische Anlage 150
    Die traumatische Epilepsie 151
    Klinische Diagnose der Epilepsie 155
    Hilfsmethoden des Laboratoriums zur Diagnose der Epilepsien 158

        Das Electrencephalogramm (EEG) 158 – Die neuroradiologischen Untersuchungsmethoden 165

    Die gutachtliche Beurteilung der Epilepsien 165
    Begutachtung der Führerscheineignung 170

Prof. Dr. med. W. SCHULTE, Direktor der Universitäts-Nervenklinik Tübingen und Priv.-Doz. Dr. med. W. MENDE, Oberarzt der Universitäts-Nervenklinik Tübingen

Endogene Psychosen 177

    Zusammenhangsgutachten 178
    Begutachtung der Arbeits-, Berufs- und Erwerbsfähigkeit 190

Prof. Dr. med. Walter Döhner, Direktor des Landeskrankenhauses Schleswig

Die psychoreaktiven Erscheinungen 193

    Einleitung und Begriffsbestimmungen 193
    Akute Reaktionen nach Unfällen und entschädigungspflichtigen Ereignissen (Schreckreaktionen) 198
    Aufbau und Erkennung psychoreaktiver Entwicklungen 200
    Entschädigungspflicht und Krankheitswert psychoreaktiver Erscheinungen 204
    Simulation und Selbstbeschädigung 207
    Suchten 210
    Selbsttötung 211

Prof. Dr. med. Erich Kuhn, Oberarzt an der Medizinischen Universitäts-Poliklinik Heidelberg

Herz und Kreislauf 217

    Allgemeine Vorbemerkungen 217
    Diagnostisches Vorgehen 217
    Bedeutung von Funktionsprüfungen zur Beurteilung Herz- und Kreislaufkranker . . 218
    Herzinsuffizienz (allgemeine Stellungnahme) 219
    Angeborene Herzkrankheiten 220
    Erworbene Herzkrankheiten 222

        Entzündliche Erkrankungen des Perikards 222 – Entzündliche Erkrankungen des Myokards 223 – Entzündliche Erkrankungen des Endokards 223 – Herzklappenfehler 224

    Ischämische Herzerkrankungen 227
    Kardiopathien unklarer Genese 230
    Herz- und Kreislaufschäden nach stumpfer Gewalteinwirkung 230
    Herz- und Kreislaufschädigungen durch Elektrizität und Blitzschlag 232
    Herz- und Kreislaufschädigungen durch chemische Noxen 234
    Herz- und Kreislaufschädigungen durch Wärme, Kälte und Nässe 240
    Herz- und Kreislaufschädigungen nach Überanstrengung 243
    Vegetative Herz- und Kreislaufstörungen 246

Prof. Dr. med. Gotthard Schettler, Direktor der Ludolf-Krehl-Klinik Heidelberg und Priv.-Doz. Dr. med. Wolfgang Piper, Oberarzt der Ludolf-Krehl-Klinik Heidelberg

Die essentielle Hypertonie 251

    Messung des Blutdruckes 253

        Fehlerquellen der Messung 254

    Die Abhängigkeit des Blutdruckes von Alter und Geschlecht 255
    Der normale Blutdruck und die Abgrenzung der Hypertonie 257

Zur Ätiologie und Pathogenese der essentiellen Hypertonie 262

> Heredität 262 – Ernährung und Körpergewicht 264 – Körperliche Arbeit 265 – Psychische Faktoren 265 – Geographische Faktoren 267 – Arteriosklerose und essentielle Hypertonie 268

Diagnose und Differentialdiagnose 270
Verlauf und Komplikationen der essentiellen Hypertonie 273
Die Prognose der essentiellen Hypertonie 275
Traumatischer Hochdruck 281
Die Beurteilung Hochdruckkranker 286

Prof. Dr. med. HANS-ERHARD BOCK, Direktor der Medizinischen Universitätsklinik Tübingen; Priv.-Doz. Dr. med. JÜRGEN GAYER, Chefarzt der Inneren Abteilung des Rot-Kreuz-Krankenhauses Bremen; Prof. Dr. med. HANS-PETER MISSMAHL, Oberarzt der Medizinischen Universitätsklinik Tübingen und Prof. Dr. med. HELLMUT NIETH, Chefarzt der Inneren Abteilung der Städtischen Krankenanstalten Fulda

Doppelseitige hämatogene Nierenerkrankungen 293

Glomeruläre Nierenerkrankungen 294

> Akute diffuse Glomerulonephritis 295 – Nicht durch Streptokokken bedingte akute diffuse Glomerulonephritiden 298 – Nierenamyloidose 307 – Periarteriitis (Polyarteriitis) nodosa 309 – Sklerodermie 310 – Purpura rheumatica 310 – Verlauf und Prognose der akuten diffusen Glomerulonephritis 312

Pyelonephritis 323

> Pathogenese und Klinik 323 – Chronische Pyelonephritis 327 – Diagnostische Maßnahmen 336 – Beurteilung des Zusammenhanges mit schädigenden Einflüssen 341 – Die Höhe der Minderung der Erwerbsfähigkeit 342

Akutes Nierenversagen 347

> Klinik des akuten Nierenversagens 347 – Pathologisch-anatomische Befunde und Pathogenese 352 – Verlauf und Prognose des akuten Nierenversagens 353 – Todesursachen beim akuten Nierenversagen 353 – Beurteilung der Arbeitsfähigkeit bei und nach akutem Nierenversagen 354 – Erwerbs- und Berufsunfähigkeit nach akutem Nierenversagen 355 – Beurteilung des ursächlichen Zusammenhanges 356

Prof. Dr. med. ADOLF SCHRADER, Chefarzt der II. Medizinischen Abteilung des Städtischen Krankenhauses München-Harlaching und Dr. med. WILHELM WALCHNER, Oberarzt an der II. Medizinischen Abteilung des Städtischen Krankenhauses München-Harlaching

Rheumatische Krankheitsbilder 363

Das rheumatische Fieber, die Polyarthritis rheumatica acuta 368
Die rheumatische Karditis 371

Zur Begutachtung der primär-chronischen Polyarthritis 384
Zur Diagnose und Differentialdiagnose 388
Ätiologie und gutachtliche Beurteilung 390
Therapeutische Kriterien 394

Prof. Dr. med. JOHANNES SEUSING, Chefarzt der Medizinischen Klinik im Krankenhaus der Henriettenstiftung, Hannover

Erkrankungen der Lunge und des Rippenfelles mit Ausnahme der Staublungenerkrankungen und der Tuberkulose 399

Bronchitis 399
Die Bronchiektasen 400
Zystische Veränderungen der Lunge 402
Stenosen der Trachea und der Bronchien 402
Asthma bronchiale 403
Lungenblutung 405
Pneumonie 405
Flüchtiges, eosinophiles Lungeninfiltrat (Löffler-Syndrom) 407
Lungenmykose 407
Lungenabszeß und Lungengangrän 408
Lungenzirrhose 408
Lungenfibrose 408
Lungenemphysem 409
Atelektase 410
Lungenstauung und Lungenhypostase 411
Lungenödem 411
Lungenembolie 412
Thrombose der Lungenarterie 414
Pleuritis 414
Hydrothorax 414
Chylothorax 415
Hämatothorax 415
Pleuraschwarte 415
Pneumothorax 416
Lungentumoren 416
Parasitäre Lungenerkrankungen 417
Lungenfunktionsbeurteilung 417

Dr. med. HELMUT BECKMANN, Chefarzt der Inneren Abteilung und ärztlicher Direktor des Knappschaftskrankenhauses Essen-Steele

Quarzstaublungenerkrankung (Silikose) 421

1. Das Emphysem und die Bronchitis 423 – 2. Quarzstaublungenerkrankung in Verbindung mit aktiver Lungentuberkulose (Siliko-Tuberkulose) 428

Dr. med. Wilhelm Lorbacher, Essen

Lungentuberkulose 431

    Lungentuberkulose als Berufskrankheit 433
    Die Tuberkulose als Betriebsunfall 435
    Trauma und Tuberkulose 435
    Lungentuberkulose als Wehrdienstbeschädigung 436
    Die Einschätzung bei der Tuberkulose 438
    Tuberkulose und Karzinom 440

Prof. Dr. med. Helmut Dennig, Chefarzt der 1. Inneren Abteilung des Karl-Olga-Krankenhauses Stuttgart

Infektionskrankheiten I 443

    Allgemeines 443
    Infektionskrankheiten 443
    Von Tieren auf Menschen übertragbare Krankheiten 446
    Wurmkrankheit der Bergleute, verursacht durch Ankylostoma duodenale oder Anguillula intestinale 450
    Tropenkrankheiten, Fleckfieber, Skorbut 451
    Die wichtigsten Infektionskrankheiten 454

        Angina und Pharyngitis 454 – Meningitis epidemica 455 – Salmonellosen 456 – Bakterienruhr 457 – Keuchhusten 457 – Brucellosis 458 – Diphtherie 458 – Tularämie 459 – Listeriose 459 – Leptospirosen 459 – Masern 460 – Röteln 460 – Pocken = Variola 461 – Varizellen 461 – Herpes zoster 461 – Parotitis epidemica 462 – Hepatitis infectiosa 462 – Infektiöse Mononukleose 464 – Katzenkratzkrankheit 464 – Grippe = Influenza 464 – Poliomyelitis 465 – Coxsackie-Virus-Infektionen 465 – Pseudogeflügelpest = Newcastlekrankheit 466 – Impfschädigungen 466

Prof. Dr. med. Werner Mohr, Chefarzt der klinischen Abteilung des Bernhard-Nocht-Instituts für Schiffs- und Tropenkrankheiten Hamburg

Infektionskrankheiten II 467

    Bakterielle Infektionen 467

        Lepra 467 – Milzbrand 468 – Pest 470 – Schweinerotlauf (Erysipeloid) 470 – Rotz 471 – Cholera asiatica 472

    Spirochätosen 473

        Frambösie (Yaws, Pian) 473 – Pinta 474 – Rückfallfieber (Febris recurrens, Relapsing fever) 475 – Sodoku (Rattenbißkrankheit) 476

    Rickettsiosen 477

        Fleckfieber (Typhus exanthematicus) 477 – Wolhynisches Fieber 479 – Q-Fieber 480

Virusinfektionen 481

    Tollwut (Lyssa) 481 – Pappatacifieber 482 – Denguefieber 483 – Gelbfieber 484 – Ornithose 485 – Maul- und Klauenseuche 486

Protozoen-Erkrankungen 487

    Malaria 487 – Schwarzwasserfieber 489 – Afrikanische Schlafkrankheit 490 – Chagas-Krankheit 491 – Toxoplasmose 491 – Leishmaniasen (Kala-Azar, Orientbeule, Südamerikanische Haut- und Schleimhautleishmaniase) 493 – Amöbenruhr 494 – Lambliase, Kokzidiose, Balantidiose 495

Wurminfektionen 497

    Askarisinfektion 497 – Trichuriasis 497 – Ankylostomiasis 498 – Strongyloidesinfektionen 499 – Schistosomiasis (Bilharziose) 500 – Filariosen (Wuchereriainfektion, Loa-loa-Infektion, Onchozerkose) 501 – Drakunkulose 503 – Fasziolainfektion 503 – Clonorchisinfektion 504 – Fasziolopsisinfektion 504 – Paragonimusinfektion 504 – Echinokokkose 505 – Taeniainfektionen 506 – Zystizerkose 507 – Trichinose 507 – Infektion mit Diphyllobothrium latum 508 – Infektion mit Hymenolepis nana 509

Skorbut 509

Prof. Dr. med. HEINZ KALK, Kassel und Bad Kissingen

Krankheiten des Magen-Darm-Kanals, der Leber und Gallenwege 511

Ösaphagus 511
Magen 512

    Gastritis 512 – Ulcus ventriculi und duodeni 518 – Magenkarzinom 529 – Der operierte Magen 531

Darm 533

    Duodenum 533 – Dünndarm 534 – Dickdarm 536

Pankreas 540
Leber 541

    Hepatitis 542 – Zirrhose und andere Folgezustände der Hepatitis 553 – Andere Hepatitiden 557 – Hepatosen 559 – Siderophilie (Hämochromatose) 565

Leber und Magen – Zwölffingerdarmgeschwür 569

    Das sogenannte hepatogene Ulkus 569 – Das primäre Leberkarzinom 571 – Leberschädigungen durch Trauma 571

Gallenwege 573

    Dyskinesie, Cholezystitis, Cholelithiasis 574 – Gallenblasenerkrankungen und Trauma 576

Schlußbemerkung 577

Prof. Dr. med. Hans-Christian Drube, Chefarzt der Inneren Abteilung des Städtischen Krankenhauses Neumünster

Mangelkrankheiten 581

Prof. Dr. med. Heinrich Bartelheimer, Direktor der I. Medizinischen Universitätsklinik Hamburg

Endokrine und Stoffwechselkrankheiten 589

Hypophyse 589

   Hypophysenvorderlappen 591 – Hypophysenhinterlappen 601

Nebennieren 606

   Nebennierenrinde 607 – Nebennierenmark 612 – Mögliche Folgen einer Therapie mit NNR-Hormonen 614

Sexualdrüsen 617

   Männliches Geschlecht 619 – Weibliches Geschlecht 622

Schilddrüse 625

   Das Kropfleiden 626 – Thyreoiditis und Strumitis 628 – Schilddrüsenkarzinom 629 – Hyperthyreose 630 – Hypothyreose 634

Nebenschilddrüsen 637

   Unterfunktion (Tetanie) 639 – Überfunktion (Primärer, sekundärer und tertiärer Hyperparathyreoidismus) 641

Stoffwechselstörungen 644
Störungen des Kohlenhydrathaushaltes 645

   Diabetes mellitus 645 – Zuckermangelkrankheit 660 – Renale Glukosurie 664

Störungen des Fetthaushaltes 666

   Fettsucht und Fettleibigkeit 666 – Magersucht und Magerkeit 671

Störungen des Lipoidstoffwechsels 673

   Speicherungskrankheiten, essentielle xanthomatöse Hypercholesterinämie, essentielle Lipämie, Arteriosklerose 673

Störungen des Eiweißhaushaltes 675

   Dystrophie 675

Inhaltsverzeichnis

Störungen des Purinstoffwechsels 684
Störungen des Kalzium- und Phosphathaushaltes 689
Störungen des Wasser- und Mineralhaushaltes 692

Prof. Dr. med. HANS SCHULTEN †, Köln

Blutschäden und Blutkrankheiten 695

Die Erkrankungen der roten Blutzellen 696

Die aplastischen Anämien 698 – Einteilung der Anämien 699 – Die hämolytischen Anämien 710 – Die Polyzythämie und die Polyglobulien 719 – Die Porphyrien 721 – Die Hämochromatose 721

Die Erkrankungen des weißen Blutbildes 722

Die Leukämien 722 – Das eosinophile Leukämoid 725 – Die infektiöse Mononukleose 726 – Die Agranulozytose und die Granulozytopenie 726

Die Lymphogranulomatose und andere maligne Lymphome 728
Das Myelom oder Plasmozytom 729
Hämorrhagische Diathesen 731

Die Hämophilie und verwandte Krankheiten 731 – Die Osler'sche Krankheit 732 – Die Werlhof'sche Krankheit 732 – Der Skorbut 732

Die Myelosklerosen 733
Die Bewertung der Milzexstirpation 734

Prof. Dr. med. WILLI SCHULTZ, Gynäkologischer Konsiliarius am Israelitischen Krankenhaus Hamburg

Frauenheilkunde und Schwangerschaft 737

Gynäkologie 737

Einleitung 737 – Quetschung 737 – Vergewaltigung 738 – Pfählung 738 – Verkehrsunfall 739 – Klinik der Verletzungen 739 – Fremdkörper und andere Unfallschäden 741 – Beurteilung und Spätschäden 742 – Menstruationsstörungen 743 – Retroflexio 743 – Descensus und Prolaps 744 – Uterustumoren 745 – Entzündungen der Anhänge 746 – Sterilität 747 – Ovarialtumoren 747

Gravidität 748

Abort 748 – Retroflexio uteri gravidi 749 – Extrauteringravidität 750 – Verletzungen des schwangeren Uterus inklusive Ruptur 750 – Frucht 751 – Plazenta, Nabelschnur und Eihäute 752 – Haftpflicht des Geburtshelfers 753

Prof. Dr. med. HELMUT GREMMEL, Direktor der Radiologischen Universitätsklinik Kiel und Prof. Dr. med. HEINZ VIETEN, Direktor des Instituts und der Klinik für Medizinische Strahlenkunde der Universität Düsseldorf

Strahlenschäden 757

    Grundvorgänge der biologischen Strahlenwirkung 758
    Somatische Strahlenschäden 760

        Allgemeine Strahlenschäden 762 – Strahlenschäden einzelner Organe und Organsysteme 766 – Schäden durch Inkorporation radioaktiver Stoffe 784

    Genetische Strahlenschäden 788
    Therapie 789
    Strahlenschutz 791
    Forensische und versicherungsrechtliche Gesichtspunkte 796

Erklärung der Abkürzungen 803

Sachverzeichnis 805

Die gedeckten Schädel-Hirntraumen vom internistisch-neurologischen Standpunkt[1]

VON ADOLF SCHRADER UND OTTO STOCHDORPH, MÜNCHEN

Statistischen Unterlagen zufolge ereignen sich in der Bundesrepublik jährlich 150–200 000 Schädel-Hirntraumen. Davon sind 30–50 000 derart schwer, daß mit Restschäden gerechnet werden muß. Das Hauptkontingent der Schädel-Hirntraumen ist als Betriebs- bzw. Arbeitsunfall auf die zunehmende Industrialisierung, vor allem aber auf Unfälle im Straßenverkehr zurückzuführen, der einen erschreckend hohen Tribut an Leben und Gesundheit fordert. Allein im Jahre 1966 verzeichnete das statistische Bundesamt 1 165 000 Verkehrsunfälle. Rund 450 000 Menschen wurden dabei verletzt; 16 813 Personen kamen ums Leben. Zur Zeit ist die Zahl der Verkehrstoten in Westdeutschland ebenso hoch wie die Quote in England und Frankreich zusammen. Schon heute dürfte die Zahl der unmittelbaren Verkehrsopfer, die bleibende Gesundheitsschäden davontragen, 100 000 weit übersteigen. Mehr als 60 000 Personen sind in ihrer Arbeits- und Erwerbsfähigkeit dauernd, z. T. erheblich eingeschränkt. Bereits 1964 beliefen sich die volkswirtschaftlichen Kosten, die der Straßenverkehr durch Tod, Gesundheitsschädigung bzw. Invalidität verursachte, auf 4,5 Milliarden DM. Der Gesamtverlust, den das Volksvermögen an Sachschaden, an Ausfall von Arbeitsstunden und Steueraufkommen, an Krankenhauskosten und Belastungen der Sozialversicherungen zu tragen hat, soll jährlich über 9 Milliarden DM betragen; eine recht aufschlußreiche Bilanz, die D. OETER erst kürzlich in seiner kritischen Studie: Der »teuere Straßenverkehr« veröffentlicht hat.

Der hier vom Standpunkt des Gutachters interessierende Formenkreis der *gedeckten Schädel-Hirntraumen* umfaßt alle Schäden am Zentralorgan und an seinen Häuten, die indirekt, d. h. ohne die Knochendecke und die Dura mater zu verletzen oder zu eröffnen, durch stumpfe Gewalteinwirkungen auf die Schädelkalotte entstehen.

Für die resultierenden klinischen und pathologisch-anatomischen Syndrome kann man an der bekannten Dreiteilung in *Commotio, Contusio* und *Compressio cerebri* festhalten. Man muß sich nur immer wieder vor Augen halten, daß diese Bezeichnungen historisch begründet sind und in ihrem Wortlaut die seinerzeitigen Vermutungen über die Pathogenese bestimmter klinischer Zustandsbilder bei gedeckten Schädel-Hirntraumen wiedergeben.

So ging zum Beispiel BILLROTH 1867 von folgender Anschauung aus: »Man braucht in der Chirurgie das Wort Erschütterung (Commotio) wie im gewöhnlichen Leben, so daß man darunter die Fortpflanzung von starken molekularen Schwingungen fester Körper versteht. Von allen Substanzen des menschlichen Körpers können daher nur die Knochen in diesem Sinne erschüttert werden; die Erschütterung des Knochens pflanzt sich fort auf die Weichteile; nur die Erschütterung der sensitiven Nerven empfinden wir als Dröhnen, Schwirren, Vibrieren; länger oder kürzer dauernde Funktionsunfähigkeit der sensiblen Nerven, Stumpfheit der Empfindung ist die lokale Folge. Erschütterung des Gehirns hat ebenfalls eine dröhnende, vibrierende Empfindung zur nächsten Folge, dann Bewußtlosigkeit, Gefühls- und Bewegungslosigkeit, Umsinken des Körpers.« BILLROTH zitierte dazu eine Selbstbeobachtung: »Ich habe an mir selbst einmal beobachtet, daß ein sehr heftiger Stoß gegen die Hand kurze

---

[1] Siehe auch: BUES, »Verletzungen des Gehirns vom chirurgischen Standpunkt«, Band I, S. 675 ff.

Zeit dauernde Empfindungslosigkeit in Betreff des Tastsinnes und Paralyse der Fingerbewegung hervorbrachte; Berührung ließ nur ein Gefühl von Vibration zur bewußten Empfindung kommen. Nach ein bis zwei Minuten waren die Erscheinungen vorüber und hatten keine weiteren Folgen.«

Der Terminus *Compressio cerebri* ist heute obsolet; im neueren Schrifttum spricht man stattdessen von der akuten Hirndrucksteigerung, wobei stets ein kontusionelles Hirntrauma vorausgesetzt wird. Im Hinblick auf die Überlebenschancen ist allerdings die akute posttraumatische Hirndrucksteigerung von eminenter Bedeutung. Dementsprechend steht sie als Notfallsituation schlechthin im Mittelpunkt der diagnostisch-therapeutischen Maßnahmen. Die akute posttraumatische Hirndrucksteigerung kann verursacht sein:
1. durch ein reaktives Hirnödem infolge diffuser oder umschriebener Verletzung des Hirngewebes,
2. durch intrazerebrale Blutungen,
3. durch ein epidurales oder
4. durch ein subdurales Hämatom.

Eine exakte Begriffsbestimmung der Commotio und Contusio cerebri, speziell eine präzise Korrelation der klinischen Syndrome zur Pathophysiologie und pathologischen Anatomie stößt nach wie vor auf Schwierigkeiten. Immer wieder lehrt die Kasuistik, daß selbst massive, substantielle Defekte des Hirngewebes nach gedeckten Schädel-Hirntraumen klinisch stumm bleiben können, so daß die Contusio cerebri nicht erkannt wird, weil weder neurologische noch psychische Folgeerscheinungen zu erfassen sind. Andererseits weiß man, daß auch eine Commotio cerebri ohne jegliches pathologisch-anatomisches Substrat infolge eines vagovasalen Schocks zum Tode führen kann (MARBURG; GAMPER; BAY u. a.).

Von verschiedenen Autoren ist deshalb versucht worden, die traditionelle Definition der Commotio als einer funktionell voll reversiblen Störung ohne pathologisch-anatomischen Befund nach überstandenem Ereignis und der Contusio als eigentlicher *Gehirnverletzung* mit definierten Gewebsveränderungen durch eine mehr klinisch orientierte, epikritische Begriffsbestimmung zu ersetzen (TÖNNIS; BAY; DEMME; RIKKER und DÖRING; BIRKMEYER u. a.). Als Richtschnur für eine derartige Einteilung hat man u. a. die Intensität der Gewalteinwirkung, die Dauer und Tiefe der Bewußtlosigkeit, den Schweregrad der objektivierbaren zerebralen Ausfallserscheinungen und die Rückbildungstendenz der neurovegetativen Begleitphänomene herangezogen. Aber gerade in Grenzfällen lassen diese schwer zu bestimmenden Verlaufsmerkmale im Stich, so daß eine exakte Zuordnung der gedeckten Schädel-Hirntraumen zur »Gehirnerschütterung« oder zur »Hirnprellung« strittig bleibt. Objektive Ausfallserscheinungen sprechen für eine lokalisierte, mithin kontusionelle Hirnschädigung; negative Untersuchungsbefunde schließen sie jedoch nicht mit aller Sicherheit aus. Überhaupt gestatten unsere neurologisch-psychiatrischen Untersuchungsmethoden immer nur eine grobe Orientierung über die ungemein komplizierten Leistungen des Zentralnervensystems. Es kommt hinzu, daß flüchtigere, aber eindeutige Syndrome, die unmittelbar nach einem Trauma auftreten, übersehen oder aber an sich belanglose Mikrosymptome in ihrer diagnostischen Bedeutung überschätzt werden. Leider ist der Gutachter durchweg auf anamnestische Daten oder auf Angaben aus zweiter Hand angewiesen, die nur bedingt verläßlich sind. Sehr oft verschleiern Erinnerungslücken, die Tendenz, eine Entschädigung zu erzielen, aber auch die Gleichgültigkeit und Indolenz bei einem organischen, posttraumatischen Psychosyndrom den wahren Unfallhergang und dessen Folgen.

Die genannten Schwierigkeiten, denen der medizinische Sachverständige Rechnung zu tragen hat, lassen sich bis zu einem gewissen Grade beheben, wenn möglichst bald nach einem gedeckten Schädel-Hirntrauma alle einschlägigen und notwendigen Untersuchungen durchgeführt werden, um resultierende Schäden zu fixieren. In jedem Falle bleibt die Befunderhebung und damit auch die Begutachtung unvollständig, wenn nicht der Neurologe, der Psychiater, der Ophthalmologe, der Otologe und nicht zuletzt der Internist zu Rate gezogen werden. Beispielsweise sind Fusions- oder Konvergenzstörungen, die prä- oder posttraumatische Stoffwechsellage, die Herzkreislaufsituation oder auch der Nachweis interkurrenter Komplikationen für die abschließende Beurteilung von grundsätzlicher Bedeutung (s. a. Bd. I, S. 679 f.).

Im allgemeinen ist die Contusio cerebri schärfer zu fassen als die Commotio. Man kann für die Diagnose einer Contusio cerebri nach dem Vorschlag von PETERS ein posttraumatisches klinisches Dauersyndrom fordern. Dagegen würde es sich bei der Commotio cerebri um einen befristeten, voll reversiblen Symptomenkomplex handeln, der als solcher eine klinische Ausschlußdiagnose darstellt.

Die pathophysiologischen Vorgänge bei gedeckten Schädel-Hirntraumen wurden in den letzten Jahren von der physikalischen Seite her näher analysiert (UNTERHARNSCHEIDT; SELLIER und UNTERHARNSCHEIDT). Im Tierversuch mit gezielter und dosierter Gewalteinwirkung auf den Schädel ließ sich bestätigen, daß an der jahrhundertealten Unterscheidung zwischen »Commotio« und »Contusio« festgehalten werden kann. Allerdings ist es nicht mehr angängig, sich in wörtlicher Auslegung das jeweilige klinische Bild als von einer Erschütterung oder einer Prellung verursacht vorzustellen. Es hat sich zeigen lassen, daß die charakteristischen Rindenherde (SPATZ) der Contusio cerebri nicht durch einen Anprall der Rindenpartie gegen die Innenfläche der Schädelkapsel entstehen, sondern dort, wo am Gegenpol der Auftreffgegend (sog. Contrecoup) aus mechanischen Gründen beim Aufprall ein Unterdruck resultiert. Ein intensiver Stoß gegen die starr-elastische Kalotte erzeugt eine rasch abklingende Druckschwingung, die am Gegenpol mit einer Unterdruckphase einsetzt. Hier kommt es – wie vor allem SELLIER und UNTERHARNSCHEIDT zeigen konnten – während der Unterdruckphase zu *Kavitationserscheinungen*, die das Gewebsgefüge sprengen. Als Prädilektionsstelle für oberflächlich liegende Kontusionsherde sind die basalen Flächen der Stirn-Schläfenpole bekannt, die von der knöchernen Hülle nur durch einen schmalen Spalt getrennt sind. Dort ragt die Hirnoberfläche in den Bereich der Kavitationseffekte hinein, die sich an Stellen mit breitem Liquormantel nur auf die Flüssigkeit auswirken und die Hirnrinde intakt lassen.

Außer Rindenprellungsherden sind bei erheblicher Gewalteinwirkung posttraumatische Rhexisblutungen bzw. Hämatome und Substanzschäden in der Tiefe des Gehirns zu erwarten, etwa in den Marklagern, in den Stammganglien oder im Bereich des tieferen Hirnstamms. Solche schwerwiegenden Lazerationen haben durchweg eine schlechte Prognose. Sie werden zumeist bei Kontusionen mit ausgedehnten Schädel- bzw. Schädelbasisbrüchen gesehen. Dabei spielen Massenverschiebungen, Verformungen und Gewebszerreißung eine führende Rolle, also pathophysiologische Vorgänge, die bei intakter Schädelkapsel kaum ins Gewicht fallen.

Diesen primären, entweder oberflächlichen oder in der Tiefe gelegenen Kontusionsfolgen sind die *sekundären* reaktiven Gewebsveränderungen und Komplikationen gegenüberzustellen. Wie SPATZ, WELTE, PETERS, SCHEID, TÖNNIS, BIRKMEYER u. a. betonen, können die Sekundärerscheinungen die primären, umschriebenen Rindenläsionen völlig überlagern. Besonders in der akuten posttraumatischen Frühphase verwischen sie das klinische Bild. Ebenso werden Krankheitsverlauf und Prognose, also die Reparationsmöglichkeiten und damit das Ausmaß des verbleibenden Hirnschadens von Intensität und Dauer der reaktiven Gewebsveränderungen entscheidend mitbestimmt.

Zu den Sekundärschäden der Contusio cerebri rechnen u. a. diapedetische Nachblutungen und Gewebsnekrosen, außerdem meningitische Reizerscheinungen, bisweilen mit Übergang in chronische Meningopathien, ausgelöst durch rein leptomeningeale Gewebsläsionen oder durch Übertritt von Blut in die äußeren Liquorräume am Ort der Rindenprellung. Auch die Komplikationen einer posttraumatischen Liquorfistel, die eitrige postkontusionelle Meningitis nach Kalottenfraktur und der sich oft spät manifestierende Hirnabszeß sind hier zu nennen (s. a. Bd. I, S. 698, 702, 725; Bd. II, S. 89). Schließlich müssen die intrazerebralen Hämatome, die raumfordernd und verdrängend wirken, und die eigentlichen Massenblutungen in die äußeren, besonders aber in die inneren Liquorräume, die sog. Ventrikelblutungen, berücksichtigt werden, die unter dem Bilde der Enthirnungsstarre tödlich enden.

Als eine besonders zu fürchtende sekundäre Komplikation ist vor allem das *posttraumatische Hirnödem* zu nennen. Es ist die häufigste Todesursache der Contusio cerebri, ohne daß zur Schwere der stattgehabten Gewalteinwirkung eindeutige Beziehungen bestehen. Ein umschriebenes Hirnödem, das klinisch weniger in Erscheinung tritt, ist als regelmäßige Umgebungsreaktion auf eine lokale Hirnverletzung bekannt. In zahlreichen Fällen breitet sich aber das posttraumatische Ödem diffus über beide Hemisphären aus, so daß sich in kurzer Zeit ein bedrohliches, akutes Hirndrucksyndrom entwickeln kann. Zur Entstehung eines diffusen posttraumatischen Hirnödems tragen Hypoxie und Einflußstauung wesentlich bei, die beim Bewußtlosen durch Verlegung der Atemwege oder durch Preßatmung hervorgerufen oder unterhalten werden. Darüber hinaus spielen lokale Zirkulationsstörungen mit O_2-Mangel und unzureichendem Abtransport von Stoffwechselprodukten (Milchsäure) für die ödembedingte Zunahme des Gewebsvolumens eine große Rolle. Wird ein diffuses Hirnödem überlebt, so resultiert durch Gewebsuntergang besonders im Bereich der Marklager ein Hydrozephalus internus, der pneumenzephalographisch oder durch das UEG an der Ausweitung der Hirnventrikel zu erkennen ist.

Zum Unterschied von der Contusio cerebri, der eigentlichen Hirnverletzung, versteht man unter der Commotio cerebri ein klinisches Phänomen, das unmittelbar nach einer stumpfen Gewalteinwirkung auftritt, keine nachweisbaren anatomischen Veränderungen hinterläßt (spurloser Schaden im Sinne von SPATZ) und dessen Funktionsausfall voll reversibel ist.

Pathogenetisch hat man für das klinische Phänomen »Gehirnerschütterung« Läsionen im Bereich der mesodienzephalen Übergangsregion verantwortlich gemacht und von einer umschriebenen, reversiblen Hirnstammschädigung mit unmittelbarer, direkter Lähmung aller neurologischen Funktionen gesprochen. Vor allem sollen die Formatio reticularis, das Kerngebiet des Vestibularis sowie der Nucleus ruber bzw. das limbische System am klinischen Syndrom der Gehirnerschütterung beteiligt sein (MIFKA und SCHERZER).

Wenn auch beim Bewußtlosen die Mittelhirnsymptomatik im Vordergrund steht und sich die vegetativen Begleiterscheinungen zum späteren postkommotionellen Beschwerdekomplex verdichten, so fragt es sich aber doch, ob überhaupt die posttraumatischen Funktionsstörungen auf den Hirnstamm beschränkt sind. Neuere elektrophysiologische Untersuchungen von LOEW, HALLERVORDEN und QUADBECK deuten an, daß bei der Gehirnerschütterung immer auch das gesamte Gehirn einschließlich der Hirnrinde betroffen ist.

Nach dem Stande unseres derzeitigen Wissens muß hervorgehoben werden, daß es sich bei der Commotio nicht einfach um eine unterschwellige kontusionelle Verletzung handelt, sondern daß der pathophysiologische Mechanismus der »Gehirnerschütterung« anderen Gesetzmäßigkeiten folgt. Wenn bei der stumpfen Gewalteinwirkung der Auftreffvorgang im Vergleich zudem bei einer Contusio cerebri langsamer abläuft, ist die stoßartige Querschnittsbelastung des Schädels kleiner. Statt eines Schwingungsvorganges an der Schädelkalotte, welcher die »Kontusions«-Verletzungen bedingt, scheinen bei der »Gehirnerschütterung« Rotationseffekte wirksam zu werden, die zu einer inneren Verformung der Hirnmasse und zu einer Zug- und Scherbeanspruchung ihrer Substanz führen (PUDENZ und SHELDEN). Aus mechanischen Gründen muß die Rotationsverformung der Hirnmasse hauptsächlich an den zu den Hirnschenkeln konvergierenden Faserzügen angreifen. Die Folge einer ruckartigen, verformenden Einwirkung auf die weiße Substanz ist das klinische Syndrom der Commotio cerebri, das definitionsgemäß völlig reversibel ist.

Besonders bei Verkehrsunfällen sind in letzter Zeit nach stumpfen Schädeltraumen häufiger schwere psychosomatische Ausfallerscheinungen beobachtet worden, die morphologisch durch ausgedehnte Abbauvorgänge in der weißen Substanz gekennzeichnet sind. Man hat solche protrahiert verlaufenden posttraumatischen Enzephalopathien unter der Bezeichnung: *apallisches Syndrom* zusammengefaßt. Im Vordergrund des vielschichtigen Symptomenkomplexes steht eine tiefe, initiale Bewußtlosigkeit, die sich über Tage, Wochen und Monate hinziehen kann. Später resultiert ein Persönlichkeitsverfall bzw. eine irreparable, posttraumatische Demenz, die jede Kontaktaufnahme, sinnvolle Reaktionen oder eine gerichtete Aufmerksamkeit vereitelt. Die Kranken sind nicht in der Lage, zu sprechen oder zu erkennen und blicken verständnislos ins Leere. Tetraspastische Paresen, unwillkürliche, extrapyramidale Hyperkinesen und das Auftreten von primitiven Reflexmechanismen (Greifen, Schmatzen, Saugen, usw.) dokumentieren das Ausmaß des schweren Hirndefektes. Bedrohliche vegetative Krisen mit Störungen der Atem- und Kreislauffunktionen, mit Hyper- oder Hypothermie und profuser Hyperhidrose mit reaktiver Austrocknung sind neben sekundären Komplikationen häufige Todesursache. Nur durch die modernen Reanimationsverfahren läßt sich das Leben solcher »Stammhirnwesen« erhalten. Die Prognose ist schlecht. Auch bei geringgradiger Besserung bleibt die Mehrzahl der Patienten dauernd pflegebedürftig – ein tragisches Schicksal, das an das Krankenhauspersonal und an den Versicherungsträger enorme Anforderungen stellt. Soweit wir sehen, ist das apallische Syndrom ebenfalls auf eine Rotationsverformung mit Scherbeanspruchung der langen Bahnen zurückzuführen.

Das *klinische Bild der Commotio cerebri* ist allgemein bekannt. Leitsymptom der »Gehirnerschütterung« ist eine unmittelbar mit dem Trauma schlagartig einsetzende Bewußtlosigkeit, die Minuten, bisweilen eine halbe Stunde, höchst selten länger andauert (BAY; SCHEID). Der eigentlichen Bewußtlosigkeit folgt in der Regel eine bald kürzere, bald mehrere Stunden anhaltende Bewußtseinstrübung, die durch Dösigkeit, Benommenheit, Orientierungsstörungen, Antriebsverlust oder psychomotorische Unruhe – besonders nachts – gekennzeichnet ist. Die psychischen Ausfallserscheinungen können mit Aufhellen des Bewußtseins völlig abklingen. In anderen Fällen, besonders nach schwerer Commotio cerebri, folgen der offensichtlichen Bewußtseinstrübung diskretere mnestische Störungen, die als sog. *Durchgangssyndrom* leicht verkannt werden, da sich der Verletzte anscheinend geordnet verhält. Bei näherer Untersuchung zeigen sich aber partielle Orientierungsstörungen über Raum und Zeit, Mangel an Krankheitseinsicht und affektive Fehlhandlungen, ein Zustand, der sich über einige Tage erstrecken kann. Bewußtlosigkeit, Bewußtseinseintrübung und das mnestische Durchgangssyndrom erscheinen retrospektiv als Erinnerungslücke, wodurch die Ereignisse vor oder nach dem Trauma als retrograde oder anterograde Amnesie ausgelöscht oder verfälscht werden. Infolge dieser Erinnerungslücke, die sich später nicht selten bis auf kurzfristige Reste wieder ausgleicht, wird die tatsächliche Bewußtlosigkeit vom Verletzten meist überschätzt, ein Umstand, der gutachtlich zu berücksichtigen ist, um nicht von vornherein bewußte Täuschungsmanöver zu unterstellen.

Bekanntlich hat man schon eine vorübergehende Benommenheit mit verminderter Reaktionsfähigkeit *ohne* initialen Bewußtseinsverlust als Ausdruck einer leichteren Gehirnerschütterung werten wollen. Diese Auffassung ist jedoch umstritten. Mit Recht haben MIFKA und SCHERZER geltend gemacht, daß durch eine derartige Ausweitung die klassische Begriffsbestimmung der Commotio cerebri entwertet wird, die definitionsgemäß durch einen vollständigen, wenn auch nur kurz dauernden Bewußtseinsverlust gekennzeichnet ist (SCHEID). Wie eingangs schon gesagt, läßt sich die Intensität eines gedeckten Schädel-Hirntraumas nur mit Vorbehalt an der Tiefe und Dauer der posttraumatischen Bewußtlosigkeit ablesen. Als Faustregel kann gelten, daß eine über 1 bis 2 Stunden andauernde Bewußtlosigkeit oder eine sich über Tage erstreckende Benommenheit auf eine Contusio cerebri hindeutet. Der Gutachter hat aber die Ausnahmen der Regel zu berücksichtigen und sollte in Rechnung stellen, daß es gerade hier fließende Übergänge gibt. Auch bei einer Contusio cerebri können Bewußtlosigkeit oder Benommenheit trotz schwerer Hirnschädigung relativ kurzfristig sein.

Großes Gewicht für die Behandlung und für die spätere Beurteilung hat die Forderung, daß grundsätzlich bei jedem Bewußtlosen extrakranielle Komplikationen (Blutverlust, Milzruptur, Fettembolie, Stoffwechselkrisen, Alkoholrausch, Herz-Kreislauferkrankungen, zerebrale Anfallsleiden, latente Hirngeschwülste usw.) auszuschließen sind, die posttraumatisch eine prolongierte, sekundäre Bewußtlosigkeit bedingen oder überhaupt erst den »Unfall« von sich aus veranlaßten.

Unmittelbar nach einer Gehirnerschütterung lassen sich bisweilen ein flüchtiger Reflexverlust, eine Atonie der Skelettmuskulatur, Störungen der Stellreflexe, der Koordination oder auch flüchtige Pupillenstörungen konstatieren. Relativ oft beobachtet man während der Bewußtseinstrübung als Ausdruck einer reversiblen Hirnstammsymptomatik ein langsames Schwimmen der Bulbi, späterhin einen horizontalen Blickrichtungsnystagmus, der sich bald wieder verliert. Der Liquor cerebrospinalis ist bei der Commotio cerebri intakt. Während der akuten posttraumatischen Phase sieht man im EEG leichtere Dysrhythmien, die das Unfallereignis nur kurze Zeit überdauern, so daß sie nur bei frühzeitiger EEG-Ableitung zu objektivieren sind. Allerdings können sich leichtere Störungen des Grundrhythmus in einzelnen Fällen über wenige Tage hinziehen. Unter Berücksichtigung des Lebensalters sind sie dann von diskreteren Allgemeinveränderungen zu differenzieren, die bei gesunden Menschen in 10–15 % der Fälle ebenfalls angetroffen werden. Herdzeichen gehören nicht zur Symptomatologie der Commotio cerebri. Bei allen Unfallverletzten sind ausreichende Kontrollen erforderlich, da z. B. kryptogene Herdzeichen erst nach Abklingen der initialen Allgemeinerscheinungen auftauchen können und dann eine kontusionelle Hirnschädigung wahrscheinlich machen. Die Kenntnis der rein statistischen Beziehungen zwischen elektroenzephalographischen und klinischen Befunden schützt davor, die EEG-Diagnostik als Hilfsmethode zu überfordern (SCHRADER und SCHRAG).

Seit vielen Jahren stehen die *posttraumatischen neurovegetativen Regulationsstörungen*, die nach Abklingen der initialen Bewußtlosigkeit die Szene beherrschen, im Mittelpunkt des Interesses, nicht zuletzt auf Grund der versorgungs- bzw. versicherungsrechtlichen Konsequenzen, da die unspezifischen neurovegetativen Folgeerscheinungen Prozentsatz und Dauer der anzuerkennenden Mind. d. Erwerbsf. im gewissen Maße mitbestimmen.

Die posttraumatische Frühphase ist durch die Trias: Kopfschmerzen, Schwindel, Übelkeit bzw. Brechreiz gekennzeichnet. Seltener kommt es zum Erbrechen, das als inkonstantes Symptom der Commotio cerebri schon bald wieder sistiert, andernfalls den Verdacht auf eine posttraumatische Hirndrucksteigerung lenken muß. Häufiger beobachtet man in den ersten Tagen ein schlafähnliches Dahindämmern mit einer z. T. erheblich gestörten Sudo- und Vasomotorik, so daß vermehrtes Schwitzen, gesteigerter Dermographismus und ausgesprochene Kreislauflabilität mit Tachy- oder Bradykardie mit Schwanken der Blutdruckwerte (s. a. S. 282 ff.) und Kollapsneigung resultieren. In der Regel bilden sich diese neurovegetativen Begleitsymptome bereits innerhalb weniger Tage weitgehend zurück. Allerdings können sich nachklingende neurovegetative Dysfunktionen ohne einen ins Gewicht fallenden Krankheitswert über Wochen und Monate hinschleppen, wobei häufig Klagen über diffuse Kopfschmerzen, über unsystematische Schwindelerscheinungen, über Wetterfühligkeit, Konzentrationsschwäche, rasche Ermüdbarkeit usw. vorgebracht werden.

Die Schwierigkeiten, den zumeist recht *bunten posttraumatischen Beschwerdekomplex* zu objektivieren, sind bekannt. Einzelheiten können hier unberücksichtigt bleiben. Jedenfalls ist es bis heute trotz umfangreicher Untersuchungen nicht möglich, sichere Korrelationen zwischen gedeckten Schädel-Hirntraumen und neurovegetativen Dysfunktionen aufzuzeigen, die verläßliche Aussagen über Schwere der Gewalteinwirkung, über Traumafolge und Prognose erlauben. Das gilt für die vielzitierte Kreislaufbelastungsprüfung nach SCHELLONG ebenso wie für die zahlreichen, häufig sich widersprechenden Untersuchungen über den Wasser-, Elektrolyt- und Hormonhaushalt oder über den Kohlenhydratstoffwechsel, ganz davon abgesehen, daß die älteren Untersuchungsergebnisse den modernen biochemischen Anforderungen nicht mehr genügen. Wie eigene Beobachtungen zeigen, hat man allzu oft die Ausgangssituation vor dem Trauma vernachlässigt, so daß humorale oder neurovegetative Funktionsstörungen im Zuge einer primären unfallunabhängigen Erkrankung (Hyperthyreose, diabetische Stoffwechsellage, latente Hepato- oder Nephropathien, Erkrankungen des Gefäßsystems usw.) ohne weiteres mit posttraumatischen Folgeerscheinungen identifiziert worden sind. Auch beim posttraumatischen Zervikalsyndrom und ebenso bei der *Contusio cerebri* begegnet man diesem unspezifischen neurovegetativen postkommotionellen Beschwerdekomplex, so daß sich die traumatischen Folgeerscheinungen auf diesem Sektor weitgehend überschneiden können. In vielen Fällen können die posttraumatischen neurovegetativen Regulationsstörungen die für eine kontusionelle Hirnschädigung beweisenden Herdsymptome zunächst überlagern. Daneben beobachtet man aber auch Kontusionen mit z. T. schweren zerebralen Lokalerscheinungen ohne einen entsprechend intensiven neurovegetativen bzw. postkommotionellen Beschwerdekomplex. Konstitutionelle Faktoren scheinen hierbei eine wichtige Rolle zu spielen.

Dienzephale Schädigungsfolgen [1], die im Sinne eines posttraumatischen Dauersyndroms zu persistierenden Ausfallserscheinungen führen, sind selbst nach schweren Kontusionen verhältnismäßig selten. Als Ausdruck einer kontusionellen Hirnstammschädigung kommen jedoch vereinzelt Störungen des Schlaf-Wach-Rhythmus, ein Diabetes insipidus, ein zentraler Marasmus oder eine dienzephale Fettsucht, ferner posttraumatische Dysmenorrhoen, Störungen der Libido, im Jugendalter Wachstumsstörungen, ein zentrales Fieber mit Kühle und Blässe der Haut oder andere dienzephal-hypothalamische Funktionsstörungen vor. Überlebt der Kranke die bedrohliche posttraumatische Frühphase, so werden selbst erhebliche neurovegetative Folgeerscheinungen einer kontusionellen Hirnstammschädigung im Laufe der Zeit mehr und mehr kompensiert; eine Erfahrungstatsache, die u. a. durch die zahlreichen gedeckten und penetrierenden Hirnverletzungen des Krieges belegt worden ist. Bekanntlich hat man die posttraumatisch-dienzephal-hypothalamischen Regulationsstörungen sehr oft überbewertet, besonders der nach dem Kriege so gern gebrauchte Begriff »Posttraumatische Dienzephalose« mit ihren vermeintlichen Auswirkungen auf andere Organe ist heute längst wieder verlassen (VEIL und STURM; WEDLER; BODECHTEL; SACK u. a.).

Werden die Grenzen zwischen Commotio und Contusio cerebri durch die besagten unspezifischen neurovegetativen Funktionsstörungen in der posttraumatischen Frühphase häufig verwischt, so liefern EEG- und UEG-Befunde relativ verläßliche Unterscheidungsmerkmale. Anhaltende schwere Allgemeinveränderungen der hirnelektrischen Spannungsproduktion mit unregelmäßig eingestreuten oder generalisierten Delta- und Thetawellen und besonders Herdzeichen sind für eine Contusio cerebri recht charakteristisch, vor allem dann, wenn gleichzeitig ein blutiger Liquor gefunden wird, eine Korrelation, die in 30–40% der Fälle anzutreffen ist. Speziell die so häufigen Läsionen des temporalen Kortex, die klinisch schwer zu fassen sind, gehen zumeist mit entsprechend lokalisierten Herdbefunden einher. Nicht selten werden die herdbetonten EEG-Veränderungen erst sichtbar, wenn sich die akuten Allgemeinveränderungen zurückgebildet haben. Auch in der postkontusionellen Spätphase zeigt das Hirnstrombild in etwa 70–80% der Fälle pathologische Befunde. Schon aus diesem Grunde sind regelmäßige EEG-Kontrollen beim Verletzten geboten. Darüberhinaus informieren sie über bedrohliche Komplikationen, die gegebenenfalls neurochirurgische Interventionen erfordern. So deuten EEG-Veränderungen, die nach Rückbildung der Initialerscheinungen erneut um den 7. Tag auftreten, auf ein sich entwickelndes Spätödem hin. Unter gleichen Bedingungen ist bei neuerlicher Manifestation fokalbetonter Deltawellen oder anderer Herdsymptome an einen Hirnabszeß nach kryptogener Schädelfraktur oder an größere einseitige subdurale Hämatome zu denken, die oftmals auch eine homolaterale Depression der hirnelektrischen Tätigkeit verursachen.

Allerdings sind die EEG-Befunde bei der posttraumatischen Hirndrucksteigerung nicht unbedingt verläßlich, besonders die doppelseitigen subduralen Hämatome können der EEG-Diagnostik entgehen. Hier hat sich die Ultraschall-Echoenzephalographie als Methode der Wahl bewährt, die bei allen Schädel-Hirntraumen das EEG ergänzen und jeder neuroradiologischen Untersuchung (Arteriographie, Pneumenzephalographie)

---
[1] S. a. Bd. I, S. 597 f.; Bd. II, S. 521 ff., 574, 589 ff., 592 ff., 600, 602 ff., 617, 619 f., 632 f., 641, 652, 667, 671.

vorausgeschickt werden sollte. Dagegen ist das EEG zum Nachweis von posttraumatischen zerebralen Krampfanfällen, die sich schon innerhalb der ersten Tage nach einem Trauma manifestieren können, für die Therapie und Begutachtung von größter Bedeutung (KUGLER). Bekanntlich sind Hirnverletzte mit Krampfstrompotentialen nach den gesetzlichen Bestimmungen nicht tauglich, ein Kraftfahrzeug zu führen. Aber auch bei andersartigen, schweren und persistierenden EEG-Veränderungen sollte die Frage der Führerscheintauglichkeit gutachtlich geklärt werden, selbst wenn gröbere organische oder psychische Ausfallserscheinungen (posttraumatische Aggression oder Demenz) nicht mehr zu objektivieren sind.

Beiläufig sei in diesem Zusammenhang auf die Tage, gelegentlich Wochen andauernde elektrische Stille im EEG hingewiesen, die u. a. nach schweren Hirnkontusionen oder bei einem apallischen Syndrom gesehen wird. Das völlige Fehlen einer Spannungsproduktion deutet auf den »Organtod« des Gehirns hin (JACOB), gleichgültig ob die Funktion von Atmung und Kreislauf künstlich aufrechterhalten werden können. Da das Ende des Lebens bzw. der genaue Eintritt des Todes unter den Bedingungen der modernen Reanimation zeitlich schwer zu bestimmen ist, ergeben sich hier ethische, soziale und auch juristische Fragen, die in letzter Zeit wiederholt diskutiert worden sind (SPANN, KUGLER u. LIEBHARDT). Soweit zu sehen, zeigen länger bestehende isoelektrische EEG's bei Ausfall der Spontanatmung den Tod an, auch wenn das Herz zunächst noch »überlebt«.

Das *klinische Bild der Contusio cerebri* ist in der Mehrzahl der Fälle durch eine Stunden, manchmal Wochen andauernde Bewußtlosigkeit mit nachfolgender Bewußtseinstrübung durch ein sich länger hinziehendes, erscheinungsreiches Durchgangssyndrom und – bei schwerer Hirnschädigung – durch ein irreparables Abbausyndrom festgelegt. Selbst wenn gröbere psychopathologische Phänomene, z. B. ein posttraumatisches Delir mit Sinnestäuschung und motorischer Unruhe, fehlen, sollte der Hirnverletzte fachärztlicherseits überwacht werden, um auch diskretere psychische Abwegigkeiten zu objektivieren und ihre Rückbildungstendenz zu verfolgen. Eine posttraumatische Hirnleistungsschwäche, Störungen der Konzentration und der Merkfähigkeit, eine posttraumatische Demenz oder aggressive Tendenzen, die zu Wesensveränderungen mit affektiven und emotionalen Fehlhandlungen führen, sind nicht allein für die Beurteilung der Arbeits- und Berufsfähigkeit entscheidend, eine Entdifferenzierung der Persönlichkeit hebt auch die Führerscheintauglichkeit des Verletzten auf (s. a. S. 33 u. 170 ff.). Allerdings können umschriebene Rindenprellungsherde besonders bei frontobasalen Verletzungen oder Impressionsfrakturen der Schädelkonvexität mit Beteiligung der Hirnoberfläche auch ohne psychopathologische Begleiterscheinungen einhergehen. Aber selbst bei einer nur flüchtigen Bewußtseinsstörung sind zerebrale Herdsymptome, die als sog. Werkzeugstörungen (JANZEN) je nach Sitz und Ausdehnung der Schädigung variieren, für eine kontusionelle Hirnschädigung beweisend (s. a. Bd. I, S. 687, 696 ff.).

Als eine relativ häufige posttraumatische Komplikation [1] – zumeist nach Frakturen des Felsenbeines – ist die *Fazialisparese* bekannt, die mit tickartigen Muskelzuckungen oder mit reaktiven, das Gesicht entstellenden Muskelkontrakturen einhergehen kann. Auf Grund der topographischen Verhältnisse ist bei Schädigung des knöchernen Labyrinths nicht selten der *N. statoacusticus* oder bei Läsionen der Felsenbeinspitze der

---

[1] Zu posttraumatischen Komplikationen s. a. Bd. I, S. 496, 687 ff., 698, 702 ff., 705, 720 ff., 734, 771 ff.

N. trigeminus mitbeteiligt. Von den labyrinthären bzw. vestibulären Ausfallserscheinungen, die durchweg mit einer Hörverschlechterung kombiniert auftreten, ist der posttraumatische Dreh- oder Schwankschwindel abzugrenzen, der nach Kontusionen des Kleinhirns oder des medialen Hirnstammes resultiert und dann häufig mit Paresen der konjugierten Augenbewegungen vergesellschaftet ist (SCHRADER). Ähnliche bulbopontine Syndrome sieht man auch nach Schleudertraumen der Halswirbelsäule, die zu funktioneller Thrombose, zu Atlasfrakturen oder zu Luxationen der oberen Wirbelkörper mit Kompression der Vertebralarterien führen. Hartnäckige Trigeminusneuralgien lassen an Kern- bzw. Wurzelschäden oder an ein Gradenigosyndrom denken, das sich im Zuge eines Felsenbeinempyems noch Jahre nach einem Unfall einstellen kann. Weiterhin sind bei anhaltenden Gesichts- und Kopfschmerzen die lästigen *Narbenhyperpathien* zu berücksichtigen, die nach oberflächlicher Verletzung einzelner Trigeminusäste auftreten. Sie erfordern ebenso wie entstellende Gesichtsverletzungen kieferchirurgische bzw. rhino-otologische Korrekturen. Trümmerfrakturen, Absprengungen oder Gelenkschäden im Gesichts- und Kieferbereich sind zwar nicht für eine Contusio cerebri beweisend, immerhin wird von seiten der Kieferchirurgie bei Gewalteinwirkung auf den Gesichtsschädel in etwa 40% der Fälle eine Mitbeteiligung bzw. Schädigung der frontobasalen Hirnregion angegeben (BECKER; GÜNTHER; NAUMANN). Besondere Beachtung verdienen die radiologisch z. T. schwer faßbaren Frakturen der Orbita, der Nebenhöhlen, speziell des Siebbeinbereiches – mit oder ohne Liquorrhoe –, da sie aufsteigenden Infektionen bzw. eitrigen Meningitiden oder einem Hirnabszeß als Spätfolge Vorschub leisten. Bekanntlich werden posttraumatische Liquorrhoen gern verkannt, so daß erst geraume Zeit später ein Spontanpneumenzephalon entdeckt wird, das die so häufig uncharakteristischen Beschwerden des Verletzten erklärt.

Im Zuge frontobasaler Schädeltraumen kommt es gelegentlich zum ein- oder doppelseitigen Verlust der Geruchsempfindung, der auf einen Abriß der Fila olfactoria oder auf Kontusionsherde im Bulbus olfactorius zurückzuführen ist. Auch solche Komplikationen erfordern eine sorgfältige neurologische bzw. otoneurologische Beurteilung, da posttraumatische Anosmien in gewissen Branchen (Köche, Wein-, Tabak- und Kaffeeprüfer usw.) Berufsunfähigkeit bedingen (s. a. Bd. I, S. 703, 734). Dem oft geklagten Beschwerdekomplex einer kombinierten *Anosmie* und *Ageusie* liegt fast immer eine rentenneurotische Tendenz zugrunde (BODECHTEL). Es ist verständlich, daß bei Frakturen der Schädelbasis direkte Verletzungen oder Kompressionen der Hirnnerven in einem größeren Prozentsatz anfallen. Knöcherne Absprengungen, Verlagerungen von Bruchfragmenten, umschriebene Blutungen, ein reaktives Ödem oder auch eine spätere Kallusbildung sind für die Ausfallserscheinungen verantwortlich zu machen. Mit Nachdruck ist jedoch hervorzuheben, daß Schädelfrakturen für eine kontusionelle Hirnverletzung *nicht* beweisend sind. Andererseits müssen Paresen oder Funktionsstörungen der basalen Hirnnerven auch ohne Schädelbruch als Kriterium einer traumatischen Hirnschädigung angesehen werden. Dabei ist oftmals schwer zu entscheiden, ob es sich um ein kontusionelles Herd- oder Fernsymptom handelt.

Dank seines exponierten Verlaufes entlang der Hirnbasis ist besonders der *N. abducens* einer Druckwirkung ausgesetzt, die durch subdurale Hämatome, durch umschriebene kontusionelle Gewebeverletzungen an der Hirnbasis oder durch ein posttraumatisches Hirnödem mit Verquellung der basalen Zysternen verursacht sein kann.

Lokaldiagnostische und vor allem auch prognostisch wichtige Hinweise liefert das *Verhalten der Pupillen*.

Schon durch kleinere Hämorrhagien an der Hirnbasis oder durch eine leichtere Hirndrucksteigerung werden die empfindlichen pupillomotorischen Fasern des N. oculomotorius in Mitleidenschaft gezogen. Eine daraus resultierende lichtstarre weite Pupille tritt als sog. Klivuskantensyndrom in ca. 90% der Fälle homolateral zur Hirnschädigung bzw. Kompression auf. Als ominöses Zeichen gilt bekanntlich die doppelseitige mydriatische Starre, die bei epiduralen Blutungen mit steigendem Hirndruck häufig präfinal zu konstatieren ist. Eine bilaterale Miosis kann für ein doppelseitiges subdurales Hämatom sprechen.

Eigentliche *Okulomotoriusparesen*, z. B. eine posttraumatische Ptose, eine kombinierte vertikale Blicklähmung (PARINAUD), eine horizontale Blickparese mit Deviation zur Herd- oder Gegenseite und ebenso auch *Trochlearisparesen* sind jeweils auf Läsionen der Hemisphären, der Vierhügelgegend oder der Mittelhirnhaube zurückzuführen. Schwere bulbopontine Kontusionen haben eine ernste Prognose, so daß Kombinationen von Augenmuskel- bzw. Hirnnervenparesen mit motorischen und sensiblen Strangsymptomen nach Art der alternierenden bzw. gekreuzten bulbopontinen Syndrome relativ selten beobachtet werden. Weitaus häufiger sind diskretere Fusions- und Konvergenzstörungen, die sich topisch schwer festlegen lassen, die aber eine kontusionelle Hirnschädigung wahrscheinlich machen (MERTÉ). Eine kombinierte homolaterale Parese der drei Augenmuskelnerven deutet auf eine Läsion der Fissura orbitalis superior hin, durch welche Nerven und Gefäße eng nebeneinanderliegend in die Orbita einziehen (SACHSENWEGER) (s. a. Bd. I, S. 703, 748).

Unerläßlich ist bei Bewußtlosen eine laufende Kontrolle des Augenhintergrundes. Eine Pupillenschwellung oder sogar eine Stauungspapille sind Alarmsymptome für eine intrakranielle Drucksteigerung. Bei Blutungen in die Optikusscheiden mit Drosselung der Zentralvene resultieren häufig streifen- oder flächenförmige Blutungen in der Netzhaut, während ein Abriß oder eine Abscherung der Sehnerven nach Orbita- oder Schädelbasisbrüchen eine blande Optikusatrophie mit Amaurose im Gefolge haben. Als eine typische Spätkomplikation, die Wochen oder erst Monate nach einem gedeckten Schädel-Hirntrauma zu einer progressiven Gesichtsfeldeinschränkung und schließlich zur Erblindung führt, ist die Arachnitis opticochiasmatica bekannt. Sie stellt den Spezialfall einer chronischen Meningopathie auf dem Boden einer traumatischen Subarachnoidalblutung dar, ein Krankheitsbild, das weitaus häufiger im sog. Wetterwinkel der hinteren Schädelgrube vorkommt und als zystische Arachnitis die Symptomatik eines Kleinhirnbrückenwinkeltumors nachahmen kann (s. a. Bd. I, S. 753 ff.; Bd. II, S. 31).

Ebenso wie die Sehstörungen treten auch andere Herdsymptome gewöhnlich erst nach Abklingen der postkontusionellen Durchgangssyndrome in Erscheinung. Das gilt vor allem für *Störungen der höheren Hirnleistung*, z. B. nach Substanzschäden an der Basis der Stirn- und Schläfenpole, die z. T. schwere, irreparable Psychosyndrome hinterlassen. Da aber nicht jedes Rindenareal Träger einer abgrenzbaren Funktion ist, bleibt ein größerer Prozentsatz von Kontusionsverletzungen klinisch stumm. In diesem Zusammenhang ist der Hinweis wichtig, daß sich ein *postkontusionelles Krampfleiden* ohne faßbare neurologische Ausfallserscheinungen entwickeln kann. Nach statistischen Angaben manifestiert sich die traumatische Spätepilepsie in rd. 50% der Fälle bereits im ersten Jahr, in 20% der Fälle im Verlauf des zweiten Jahres nach dem Unfall. Aber auch selbst viele Jahre später können sich traumatisch bedingte Krampfanfälle einstellen (s. a. Bd. I, S. 677, 688, 696; Bd. II, S. 151 ff.).

Unter Berücksichtigung der Anamnese bietet sich dem Gutachter zum Nachweis einer tatsächlich stattgehabten, klinisch jedoch stummen Hirnschädigung die Pneumenzephalographie an. Die sekundären postkontusionellen Gewebsveränderungen, in erster Linie das Hirnödem, gehen hauptsächlich im Bereich der Marklager mit irreparablen Substanzdefekten einher, die sich durch eine gezielte Luftfüllung der Liquorräume objektivieren lassen.

Weiterhin sind als Traumafolgen Aphasien, Agnosien, Sensibilitätsdefekte und nicht zuletzt Störungen der Koordination und der Motorik bekannt. Man ist oft überrascht, wie weitgehend sich die zunächst schweren Ausfallerscheinungen mit der Zeit wieder zurückbilden. Selbstverständlich spielen dabei das Lebensalter und eine sachgemäße Rehabilitation eine wichtige Rolle. Prognostisch von vornherein ungünstig sind komplexe motorische Funktionsstörungen, etwa spastische Mono-, Hemi- oder Tetraparesen mit Pyramidenbahnreflexen. Derartige Ausfallserscheinungen gehen zumeist auf irreparable Substanzschäden, speziell auf posttraumatische Rhexisblutungen bzw. auf Hämatome in der Tiefe des Hirns zurück.

Umfangreiche *intrazerebrale Blutungen* führen nach zentralen Atem- und Kreislaufstörungen innerhalb kurzer Zeit zum Tode. Ein dick-blutiger Liquor, das typische Bild der Enthirnungsstarre mit Streckhaltung und Streckkrämpfen zeigen den ominösen Durchbruch von intrazerebralen Massenblutungen in die Hirnventrikel an. Abgekapselte Hämatome, die sich vorwiegend im Stirn- und Schläfenlappen entwickeln, lassen sich gelegentlich im Angiogramm als Kontrastmittelextravasat direkt erkennen, ein wertvoller Hinweis für den Chirurgen. Aber selbst bei rascher Intervention ist die Letalität enorm hoch. Wie eingangs gesagt, droht hier die progressive, nicht zu beherrschende Hirndrucksteigerung.

Prognostisch günstiger und auch häufiger als größere intrazerebrale Blutungen sind die *akuten subduralen Hämatome*, also Blutungen zwischen harter und weicher Hirnhaut, die sich in den ersten Stunden oder Tagen nach einem Kontusionstrauma entwickeln (s. a. Bd. I, S. 704 u. Bd. II, S. 72).

Die Blutungen erfolgen zumeist aus zerrissenen Brückenvenen oder aus einem verletzten Sinus. Sie können aber auch aus kleineren Rindenarterien gespeist werden, wenn durch die trichterförmigen Kontusionsherde gleichzeitig die Arachnoidea zerrissen wird, so daß sich das Blut in den Subduralraum ergießt. Umschriebene, flächenhafte Hämatome, die sich mantelförmig im Subduralraum ausbreiten, gehen in der akuten Symptomatologie einer kontusionellen Hirnschädigung häufig unter. Sie können sich abkapseln, von der Dura her organisiert werden und in vereinzelten Fällen verkalken, so daß sie später im Röntgenbild zu sehen sind. Massive subdurale Hämatome führen dagegen unter den Erscheinungen eines raumfordernden Prozesses zur intrakraniellen progressiven Hirndrucksteigerung mit allen ihren Konsequenzen.

Dabei können sich die perikulösen Komplikationen noch während der initialen Bewußtlosigkeit oder innerhalb der posttraumatischen Frühphase entwickeln, so daß laufende Kontrollen des Verletzten erforderlich sind. In anderen Fällen liegt zwischen Schädel-Hirntrauma und klinischer Manifestation eines subduralen raumfordernden Hämatoms ein »symptomenfreies«, zumeist aber nur symptomenarmes Intervall, das Stunden, oder bei subakuten Formen, einige Tage andauern kann. Eine erneute, schnell fortschreitende Bewußtseinstrübung bis zum Koma, eine Cheyne-Stokes'sche Atmung, Pulsirregularitäten, Pupillendifferenzen, ein blutiger oder xanthochromer Liquor, Hirnnervenparesen, Sprachstörungen, Streckkrämpfe, zerebrale Anfälle und andere Herd-

oder Allgemeinsymptome lassen die drohende Gefahr auf den ersten Blick erkennen (WOLF).

Beträgt die Zwischenzeit zwischen Trauma und klinischer Manifestation der subduralen Blutungen zwei Wochen und mehr, so handelt es sich nach klinischem Sprachgebrauch um ein *chronisches subdurales Hämatom*, das gewöhnlich nach leichteren Schädel-Hirntraumen auftritt, die längere Zeit zurückliegen. Chronische subdurale Blutungen bevorzugen das mittlere und höhere Lebensalter. Vereinzelt sind sie aber auch bei Kindern und Jugendlichen zu konstatieren (MARGUTH). Die Diagnose einer chronischen Subduralblutung kann auf große Schwierigkeiten stoßen. Fehlen anamnestische Hinweise, besteht beispielsweise für das Unfallereignis eine retrograde Amnesie, so wird die Genese der uncharakteristischen und in ihrer Intensität wechselnden Intervallsymptome leicht erkannt. In anderen Fällen, bei denen ein unfallunabhängiges, den Unfall möglicherweise aber verursachendes Grundleiden vorliegt, läuft man Gefahr, das anscheinend komplikationslos überstandene Schädel-Hirntrauma in seinen Auswirkungen zu unterschätzen. Derartige Irrtümer können schwerwiegende Folgen haben (s. a. Bd. I, S. 704).

In der Regel führt das chronische subdurale Hämatom zu einer allmählich zunehmenden Verschlechterung des Allgemeinbefindens. Häufig geht eine homo- oder kontralaterale Mydriasis, eine Stauungspapille oder eine fortschreitende Bewußtseinstrübung der drohenden zerebralen Komplikation voraus. Gelegentlich kann jedoch das sich bereits unmittelbar nach dem Trauma entwickelnde chronisch-subdurale Hämatom ohne alarmierende Vorboten innerhalb kurzer Zeit – etwa im Zusammenwirken mit einem sekundären Hirnödem – dekompensieren und überraschend zu akuten Hirndruckerscheinungen führen, die nicht mehr zu beherrschen sind. Gleichgültig ob es sich um eine akute Subduralblutung oder um ein chronisches, Monate nach einem Trauma auftretendes Hämatom handelt, die progressive Hirndrucksteigerung erfordert in jedem Falle eine baldige operative Entlastung, ohne die der Verletzte verloren ist.

Die Erfahrung lehrt, daß zerebrale Herdsymptome für die Seitendiagnose nicht verläßlich sind. Einerseits schließen sie bilaterale Hämatome nicht aus, andererseits kann es bei größeren subduralen Blutungen durch Druck der kontralateralen Hirnschenkel gegen den Tentoriumsrand zu homolateralen Pyramidenbahnsymptomen kommen. Wie schon gesagt, läßt auch das EEG bei subduralen Hämatomen häufig im Stich. Demgegenüber hat sich die Ultraschall-Echoenzephalographie zur Früh- und Seitendiagnose bestens bewährt. Die Methode kann, ohne die Verletzten zu belästigen, beliebig oft wiederholt werden und liefert in etwa 90 % der Fälle verläßliche Befunde. Eine Verschiebung des Mittelechos zur Gegenseite ist selbst bei kleineren Hämatomen (ab 15 ml Blut) durch gezielte Technik zu objektivieren. Grundsätzlich sollten daher bei allen Bewußtlosen laufende Ultraschalluntersuchungen durchgeführt werden. Nicht zuletzt erleichtern UEG-Befunde die Seitenwahl einer notwendig werdenden Angiographie der Hirngefäße (vgl. a. Bd. I, S. 689). Charakteristisch für die subduralen Hämatome ist ein im Angiogramm sichelförmig abgesetzter, gefäßfreier Bezirk mit Verlagerung der A. cerebri media zur Gegenseite auf den sagittalen Aufnahmen.

Eine posttraumatische Hirndrucksteigerung ist vor allem beim *epiduralen Hämatom* zu erwarten, das gewöhnlich aus der zerrissenen A. meningea media gespeist wird. Die arterielle Blutung kann innerhalb kurzer Zeit die Dura von der Kalotte abdrängen und gegen das Gehirn vorwölben, so daß der Verletzte aus einer initialen Bewußtlosigkeit auch nicht mehr vorübergehend aufwacht. Allerdings ist dabei zu berücksichtigen, daß die posttraumatische Epiduralblutung im Gegensatz zum subduralen Hämatom auch *ohne* kontusionelle Hirnschädigung bzw. ohne begleitendes *Kommotiosyndrom* vorkommt. Ein leichteres Schädeltrauma, das allenfalls zur Kalottenfissur führt, kann ein epidurales Hämatom zur Folge haben. In solchen Fällen liegt zwischen dem vorausgehenden, nicht weiter beachteten Schädeltrauma und der nachfolgenden Bewußtlosigkeit ein tatsächlich symptomenfreies Intervall. Da die arterielle Blutung von sich aus nicht steht, kann nur eine alsbaldige Trepanation den Patienten retten (WEBER und LÁHODA). Selbst unter primitiven Gegebenheiten und auf bloßen Verdacht hin müssen Bohrlöcher rings um den Schädel gesetzt werden, damit das Hämatom abfließen kann und das unter Druck stehende Gehirn entlastet wird.

Störungen der Pupillenreaktion, speziell eine zumeist homolateral einsetzende Mydriasis, sind Alarmsymptome, die keinen weiteren Aufschub dulden. In derartigen Fällen sind zeitraubende Krankentransporte in Spezialkliniken zur Durchführung elektrophysiologischer und neuroradiologischer Untersuchungen nicht zu verantworten.

Eine rechtzeitig versorgte, unkomplizierte Epiduralblutung ist für eine traumatische Hirnschädigung nicht beweisend. Auch ohne Commotio oder Contusio führt das epidurale Hämatom relativ rasch als akuter raumfordernder Prozeß zu kompressionsbedingten Sekundärschäden, speziell zum Hirnödem mit irreparablem Gewebsuntergang im Marklager.

Beim aufgefundenen Bewußtlosen, namentlich bei einem Unfallhergang ohne Zeugen, gipfeln die differentialdiagnostischen Schwierigkeiten in der Erfahrungstatsache, daß weder ein Alkoholrausch, noch eine Kreislauferkrankung, weder ein epileptisches Anfallsleiden noch Entgleisungen des intermediären Stoffwechsels eine epidurale Blutung bzw. eine Contusio cerebri mit nachfolgendem subduralem Hämatom ausschließen. Daß bei prolongierten Bewußtseinsstörungen immer auch indirekte, unfallbedingte Hirnschäden (Fettembolie, Luftembolie, Thrombose usw.) zu berücksichtigen sind, wurde bereits gesagt.

Die akuten Notfallsituationen der posttraumatischen Hirndrucksteigerung zwingt den Therapeuten innerhalb kurzer Zeit zu der schwerwiegenden Entscheidung: posttraumatisches Hirnödem, d. h. konservative Maßnahmen, oder aber intrakranielle Blutung, also unverzüglich chirurgisches Vorgehen. Auf forensische Fragen, die sich aus dieser Situation ergeben können, soll in diesem Zusammenhang nicht eingegangen werden. Der medizinische Sachverständige hat sich aber stets vor Augen zu halten, daß in der Mehrzahl der Fälle vom klinischen Bild her gar nicht definitiv auszumachen ist, ob einer posttraumatischen Hirndrucksteigerung ein kontusionelles, diffuses Hirnödem, eine intrakranielle Blutung oder sogar beide Komplikationen zugrunde liegen. Selbst das Schädel-Hirntrauma als solches kann sich beim Bewußtlosen dem Nachweis entziehen. In derartigen Fällen stellen die technischen Untersuchungsmethoden eine wertvolle Hilfe dar, vorausgesetzt, daß die erforderlichen Apparaturen vorhanden sind. Angiographie und Pneumenzephalographie setzen jeweils eine *strenge Indikation* voraus. Mit Recht hat SCHEID das wahllose Arteriographieren als ausgesprochene Stümperei bezeichnet. Überhaupt gehören Indikation und Beurteilung der neuroradiologischen Methoden – entgegen zuwiderlaufenden Auffassungen – in die Hand des Klinikers, der ja letzten Endes auch die Verantwortung zu tragen hat. Andernfalls sind Fehlentscheidungen in einem höheren Prozentsatz gar nicht zu vermeiden.

Über die Problematik der akuten Notfallsituation hinaus spielt eine exakte Frühdiagnose auch im Hinblick auf die spätere gutachtliche Stellungnahme eine große

Rolle. Das epidurale Hämatom ist nämlich ebenso wie die akuten, subakuten oder chronischen Subduralblutungen versorgungs- bzw. versicherungsrechtlich im vollen Umfang als Trauma bzw. als Unfallfolge anzuerkennen (PETERS; SCHEID).

Unter diesem Gesichtswinkel sind besonders die subduralen Hämatome von der *Pachymeningitis haemorrhagica interna* abzugrenzen, die als chronischer Krankheitskomplex der harten Hirnhaut praktisch nur bei älteren Menschen gesehen wird. Die z. T. schubförmig remittierenden, allmählich aber zunehmenden Syndrome sind recht uncharakteristisch und können sich weitgehend mit den klinischen Erscheinungen einer chronischen Subduralblutung überschneiden. Die Pathogenese der Pachymeningitis haemorrhagica interna ist vielschichtig, in ihren Einzelheiten aber noch ungeklärt. Zumeist entwickeln sich die intraduralen Hämatome ohne faßbare äußere Ursache. Gelegentlich läßt sich ein zeitlicher Zusammenhang zwischen einem vorausgehenden, durchweg nur leichten Schädeltrauma und der klinischen Manifestation der hämorrhagischen Pachymeningitis wahrscheinlich machen. Bei einem derartigen Zusammentreffen kann das Trauma gutachtlich als *auslösendes* bzw. *verschlimmerndes Moment*, d. h. als pathogenetischer Teilfaktor, anerkannt werden. Im Zuge einer notwendig werdenden Entlastungstrepanation sollte versucht werden, die Differentialdiagnose: chronisch-subdurales Hämatom – Pachymeningitis haemorrhagica interna histologisch abzuklären (s. a. S. 75).

Außer der eitrigen Meningitis nach aufsteigenden Infektionen wurde die *traumatische Subduralblutung* als Sonderform einer blanden chronischen Meningopathie bereits genannt. Gleichgültig ob die Blutung bei kontusioneller Hirnläsion aus verletzten Rindengefäßen erfolgt oder ob sich ein subdurales Hämatom nach Zerreißen der Meningen in den Subarachnoidalraum ausbreitet, die Resorption der Blut- und Gewebsflüssigkeit führt in jedem Falle zu schwartigen Veränderungen der weichen Häute, speziell zu narbigen Veränderungen der gefäßlosen Arachnoidea. Größere, flächenförmige, posttraumatische Arachnopathien entwickeln sich zumeist an der Hirnbasis, so daß Spätkomplikationen, namentlich Hirnnervenparesen, zu erwarten sind. Umschriebene subarachnoidale Blutungen, die bei trichterförmigen Rindenprellungsherden obligat sind, gehen im allgemeinen in der klinischen Symptomatologie einer Contusio cerebri unter. Eine ernste Gefahr stellen dagegen die posttraumatischen Arachnopathien, die von intrakraniellen Blutungen herrühren, im Bereich der Foramina dar, wo sie später die Liquorpassage behindern können. Bekannt sind ferner die chronischen posttraumatischen Arachnopathien der hinteren Schädelgrube, die zu Zystenbildung neigen (Arachnitis adhaesiva cystica), so daß Jahre später das klinische Syndrom eines Kleinhirnbrückenwinkeltumors resultieren kann. Von weitreichender Bedeutung ist schließlich auch die »Arachnitis optochiasmatica«, die sich schon während des posttraumatischen Durchgangssyndroms, selbst nach leichteren Kontusionen (Boxhieben), entwickeln kann (s. a. S. 27).

Häufiger kommt es erst nach längeren Intervallen zu bewußten Sehstörungen mit konzentrischer Gesichtsfeldeinschränkung, aber auch zu zentralen oder sektorenförmigen Skotomen, so daß die Differentialdiagnose, speziell die Indikation zur notwendigen operativen Entlastung des Sehnerven, auf Schwierigkeiten stößt.

Es liegt auf der Hand, daß derartige Spätkomplikationen einer posttraumatischen Arachnopathie, ebenso wie die Folgeerscheinungen einer traumatogenen Infektion des Hirns und seiner Häute (eitrige, akute oder chronische rezidivierende Meningitis, diffuse eitrige Enzephalitis, Hirnabszeß, reaktive Thrombosen der Hirnsinus usw.) gutachtlich voll anzuerkennen sind. Das Gleiche gilt für die posttraumatischen Osteomyelitiden der Kalotte, die bei epiduraler Abszeßbildung ebenfalls zu Sekundärschäden am Hirn führen können.

Bei den sog. *spontanen Subarachnoidalblutungen* fallen gedeckte Schädel-Hirntraumen kaum ins Gewicht. Das klinische Syndrom dieser Krankheitsgruppe ist in der Mehrzahl der Fälle auf eine Ruptur vorgebildeter Aneurysmen der Hirnarterien, bisweilen auf Thrombopathien, vereinzelt auch auf infektiös-toxische Gefäßprozesse zurückzuführen (s. S. 70 ff.). Nur ausnahmsweise, d. h. bei einer hinlänglich schweren Gewalteinwirkung und einem unmittelbaren zeitlichen Zusammenhang, können Schädeltraumen pathogenetisch als auslösende Faktoren in Betracht gezogen werden. Dabei darf nicht übersehen werden, daß eine spontane Subarachnoidal- bzw. Aneurysmablutung infolge Schwindel oder akutem Bewußtseinsverlust von sich aus einen Unfall, speziell ein Schädel-Hirntrauma mit allen nachfolgenden Konsequenzen, verursachen kann (s. a. Bd. I, S. 132).

Überhaupt ist grundsätzlich bei allen Schädel-Hirntraumen primär die Kernfrage zu klären, ob sich tatsächlich – durch äußere Umstände bedingt – ein Unfall ereignet hat, oder ob nicht schon vorher bestehende Leiden zum Unfallgeschehen entscheidend beigetragen haben. Besonders bei Unfällen im Straßenverkehr sollten die Zusammenhangsfragen von medizinischen Sachverständigen auch in dieser Richtung soweit wie möglich analysiert werden.

Der abschließende Versuch, für die gutachtliche Beurteilung von gedeckten Schädel-Hirntraumen gewisse Richtlinien aufzustellen, hat das Eingeständnis vorauszuschicken, daß auf diesem Sektor nur ganz allgemeine Regeln erörtert werden können. Die Variationsbreite der gedeckten Schädel-Hirntraumen und ihrer Folgeerscheinungen sind nahezu unerschöpflich, so daß praktisch jeder Fall eine spezielle Beurteilung erfordert. Noch am ehesten sind bei der Gehirnerschütterung verbindliche Angaben für die Einstufung der Arbeits- und Erwerbsfähigkeit möglich (s. a. Bd. I, S. 695; Bd. II, S. 75).

Im allgemeinen bedingt die Commotio cerebri als *voll reversibles Unfallsyndrom* eine MdE für die Dauer eines Jahres. Im Durchschnitt ist dabei die Arbeitsunfähigkeit unmittelbar nach dem Trauma auf 1–2 Monate zu begrenzen. Unter Berücksichtigung des Lebensalters und des Berufes ist die anschließende MdE von zunächst 50 % auf 30 % abfallend, im zeitlichen Abstand von 3–4 Monaten, einzustufen. Eine länger währende Berentung, welche die 2-Jahresgrenze in keinem Falle überschreiten sollte, bedarf jeweils einer ausführlichen Begründung. So kann im höheren Lebensalter oder bei schweren Allgemeinerkrankungen (z. B. Hypertonie, Diabetes, Emphysem mit Cor pulmonale usw.) die möglicherweise verzögerte Restitution infolge eines mangelnden Körpertrainings durch längeres Krankenlager in Anschlag gebracht werden.

Welchen großen Einfluß auf die Gesundung die persönliche Einstellung des Verletzten zum Unfallereignis hat, geht aus statistischen Vergleichen hervor. Während das Commotiosyndrom bei Personen, die keine Entschädigung zu erwarten haben, durchweg rasch und folgenlos abklingt, werden von den Unfallversicherten 3–4 mal häufiger posttraumatische Beschwerden aller Art geklagt. In gewissen Fällen wird das Unfallereignis nach der so ominösen »Gehirnerschütterung« oder nach einem »doppelten Schädelbruch« derart dominant, daß es zeitlebens für alle möglichen Fehlleistungen als Entschuldigung vorgebracht wird. Zweifellos trägt eine unsachliche gutachtliche Stellungnahme zur Entwicklung solcher Unfallneurosen bei (s. a. Bd. I, S. 677, 695).

Bei der Contusio cerebri als posttraumatisches Dauersyndrom richtet sich die gutachtliche Einstufung des Hirngeschädigten nach den jeweils resultierenden Ausfallserscheinungen, wobei die berufliche Tätigkeit immer zu berücksichtigen ist. Es liegt auf der Hand, daß z. B. ein zerebrales Anfallsleiden, ein persistierendes postkontusionelles Psychosyndrom oder eine erhebliche Demenz dauernde Arbeitsunfähigkeit bzw. MdE bedingen. Bei schwerer allgemeiner Hirnschädigung, etwa bei einem Palliumsyndrom, ist sogar auf Pflegebedürftigkeit zu erkennen. Aber auch singuläre zerebrale Herdsymptome können dauernde Berufsunfähigkeit zur Folge haben. Selbst wenn klinisch keine Ausfallserscheinungen zu erfassen sind, ist bei gesicherter Contusio cerebri als Anerkennung der stattgehabten Hirnschädigung eine Dauerberentung von mindestens 20 % zu gewähren. (Vgl. dagegen Bd. I, S. 696.)

Für die subduralen Hämatome ist ebenso wie für die posttraumatische epidurale Blutung durchschnittlich eine Arbeitsunfähigkeit von 6–8 Wochen nach Trepanation einzuräumen. Die weitere Staffelung der MdE richtet sich nach Ausmaß und Dauer der vorhandenen oder der sich später entwickelnden zerebralen Sekundärschäden.

Da die Verkehrstauglichkeit nach § 2 der STVZO durch hirnorganische oder psychische Störungen in Frage gestellt wird, ist u. E. bei allen kontusionellen Hirnschäden eine speziellere gutachtliche Stellungnahme zum Problem der Führerscheintauglichkeit unerläßlich (s. a. S. 25 u. 170 ff.).

In Anbetracht der immer möglichen Spätkomplikationen sollte der medizinische Sachverständige kontusionelle Hirnverletzungen im Hinblick auf die weitere Prognose nur mit Vorbehalt beurteilen. Es ist zweckmäßig, dem Versicherungsträger Kontrollen vorzuschlagen, um eine gutachtliche Beurteilung später auftretenden Veränderungen des Befundes anpassen zu können. Wie die Erfahrung zeigt, ist man gerade bei der Begutachtung gedeckter Schädel-Hirntraumen vor Überraschungen niemals sicher.

SCHRIFTTUM: BAY, E., Die Untersuchung und Begutachtung von Kopfverletzten. Nervenarzt 19, 393 (1948). Commotio, Contusio, Compressio cerebri. Eine historische Betrachtung. Nervenarzt 22, 196 (1951). Die traumatischen Hirnschädigungen in: Handb. d. inn. Med. 4 Aufl., Bd. 5/III, Berlin–Göttingen–Heidelberg 1953 – BECKER, R., Diskussionsbemerkungen zu PETERS, G., Posttraumatische klinische Dauersymptome und deren pathomorphologische Befunde, in: K. Schuchardt, Fortschritte der Kiefer- und Gesichtschirurgie. Stuttgart 1967 – BIRKMEYER, W., Hirnverletzungen. Berlin–Göttingen–Heidelberg 1951 – BODECHTEL, G. und H. SACK, Diencephalose und Hirntrauma. Med. Klinik 27, 133 (1946) – DEMME, H., Traumatische Hirnschäden, in: Das ärztliche Gutachten im Versicherungswesen von Fischer, A. W., Herget, R. und G. Molineus. München 1955. Bd. II – GAMPER, E., Zum Problem der Commotio cerebri. Mschr. Psychiatr. 99, 542 (1938) – GÜNTHER, H., Diskussionsbemerkungen zu PETERS, G., Posttraumatische klinische Dauersymptome und deren pathomorphologische Befunde, in: K. Schuchardt, Fortschritte der Kiefer- und Gesichtschirurgie. Stuttgart 1967 – HALLERVORDEN, J. und G. QUADBECK, Die Hirnerschütterung und ihre Wirkung auf das Gehirn. Dtsch. Med. Wschr. 82, 129 (1957) – KRAEMER, R., Die kranken Städte. Dt. Ärzteblatt 38, 1969 (1964) – KUGLER, J., Elektroencephalographie in Klinik und Praxis. 2. Aufl. Stuttgart 1966 – LOEW, F., Die gedeckte Hirnschädigung als anatomisches und klinisches Problem. Zbl. Neurochir. 10, 132 (1950) – MARBURG, O., Die traumatischen Erkrankungen des Gehirns und Rückenmarks, in: Bumke-Foerster: Handb. d. Neurologie, Bd. XI, Berlin 1936 – MARGUTH, F., persönliche Mitteilung – MERTE, H., persönliche Mitteilung – MIFKA, P. und E. SCHERZER, Grenzen und Differentialdiagnose der Commotio cerebri. Wien. klin. Wschr. 13, 229 (1965) – NAUMANN, H., Diskussionsbemerkungen zu PETERS, G., Posttraumatische klinische Dauersymptome und deren pathomorphologische Befunde, in: K. Schuchardt, Fortschritte der Kiefer- und Gesichtschirurgie. Stuttgart 1967 – OETER, D., Der teuere Straßenverkehr. Münch. Med. Wschr. 39, 1934 (1966) – PETERS, G., Die gedeckten Hirn- und Rückenmarksverletzun-

gen, in: Handb. d. spez. Pathologie und pathol. Anatomie von Henke-Lubarsch, Bd. XIII/3, Berlin–Göttingen–Heidelberg 1954. Posttraumatische klinische Dauersyndrome und deren pathomorphologische Befunde, in: Fortschritte der Kiefer- und Gesichtschirurgie von K. Schuchard, Bd. XII, Stuttgart 1967. Die Pachymeningitis haemorrhagica interna, das intradurale Haematom und das chronische subdurale Haematom, in: Fortschr. Neurol. Psychiatr. 19, 485 (1951) – PUDENZ, R. H. und C. H. SHELDEN, Craniel trauma and brain movement. J. Neurosurg. 3, 487 (1946) – RICKER, G. und G. DÖRING, Commotio cerebri, in: Handb. d. spez. Anatomie und Histologie Bd. XIII/3, Berlin–Göttingen–Heidelberg 1955 – SACHSENWEGER, R., Augenmuskellähmungen. Leipzig 1965 – SACK, H., Zur Frage der zentral-nervösen Regulationsstörungen beim Hirntraumatiker. Hamburg 1947 – SCHEID, W., Lehrbuch der Neurologie. Stuttgart 1963 – SCHRADER, A., Zur Klinik der gedeckten Schädel-Hirntraumen in Schuchardt, K.: Fortschr. d. Kiefer- und Gesichtschirurgie. Bd. XII, Stuttgart 1967. Leitsymptom: Schwindel. Münch. Med. Wschr. 13, 685 (1966) – SCHRADER, A. und G. SCHRAG, Elektroencephalographie in G. Bodechtel: Differentialdiagnose neurologischer Krankheitsbilder. 2. Aufl. Stuttgart 1963 – SELLIER, K. und F. UNTERHARNSCHEIDT, Mechanik und Pathomorphologie der gedeckten Schäden des Gehirns nach einmaliger, wiederholter und gehäufter stumpfer Gewalteinwirkung auf den Schädel. Hefte Unfallheilk. 1963 – SPANN, W., KUGLER, J. und E. LIEBHARDT, Tod und elektrische Stille im EEG. Münch. Med. Wschr. 42, 2161 (1967) – SPATZ, H., Pathologische Anatomie der gedeckten Hirnverletzungen mit besonderer Berücksichtigung der Rindencontusion. Arch. Psychiatr. Nervenkr. 105, 80 (1936) – TÖNNIS, W., Behandlung stumpfer Kopfverletzungen. Nervenarzt 8, 573 (1935) – TÖNNIS, W., SEIFERT, E. und T. RIECHERT, Kopfverletzungen. München 1938 – UNTERHARNSCHEIDT, F., Die gedeckten Schäden des Gehirns. Ges. Neur. u. Psych. 4, 103, Berlin–Göttingen–Heidelberg 1963 – VEIL, P. und A. STURM, Die Pathologie des Stammhirns und ihre vegetativen Bilder als Erkenntnis und Grundlage der Unfallbegutachtung innerer Krankheiten. 2. Aufl. Jena 1946 – WEBER, E. und F. LÁHODA, Das epidurale Haematom. Med. Klinik 7, 245 (1963) – WEDLER, H. W., Stammhirn und innere Erkrankungen; Kasuistik, Statistik und Kritik am Beispiel Stammhirn-Stecksplitterverletzter. Berlin–Göttingen–Heidelberg 1953 – WELTE, E., Über die Zusammenhänge zwischen anatomischem Befund und klinischem Bild bei Rindenprellungsherden nach stumpfen Schädeltraumen. Arch. Psychiatr. Nervenkr. 179, 243 (1948) – WESEMANN, H. O., Beseitigen unsere Autos sich selbst? Unser Werk. Werkzeitschrift der Farbenfabriken Bayer AG 10, 286 (1965) – WOLF, G., Das subdurale Haematom und die Pachymeningitis haemorrhagica interna. Berlin–Göttingen–Heidelberg 1962.
NACHTRAG: KIENE, S. und J. KÜLZ, Das Schädelhirntrauma im Kindesalter. Leipzig 1968.

Traumatische Rückenmarksschädigungen

von Frieder Láhoda und Otto Stochdorph, München

Die steigende Zahl von Verkehrsunfallsverletzungen, die zunehmende Technisierung in der Industrie, die allgemeine weite Verbreitung des Sports, insbesondere des Wintersports, und nicht zuletzt die Anwendung intrathekaler Injektionen zu diagnostischen und therapeutischen Zwecken hat zu einer Zunahme verschiedenartiger Rückenmarksschädigungen geführt, die den ärztlichen Gutachter gerade in Hinblick auf mögliche Spätkomplikationen vor schwierige Entscheidungen stellen können. Dies trifft vor allem auf jene Fälle zu, bei denen die Wirbelsäule nicht unmittelbar oder nur leicht von dem Trauma betroffen wurde und zwischen der Schädigung und dem Auftreten erster spinaler Symptome ein längerer Zeitraum liegt.

Ähnlich wie beim Schädelhirntrauma ist bei den Rückenmarksläsionen zwischen direkten oder offenen und indirekten oder gedeckten Schädigungen zu unterscheiden, wobei der engen funktionellen Beziehung zwischen Wirbelsäule und Rückenmark bei den auftretenden pathophysiologischen Vorgängen eine große Bedeutung zukommt.

Vielen traumatischen Rückenmarksschädigungen ist gemeinsam, daß sie initial mit einem *spinalen Schocksyndrom* einhergehen. Es kommt meist zu einem völligen Ausfall sämtlicher Rückenmarksfunktionen, verbunden mit schweren vegetativen Störungen wie Blasen-Mastdarmlähmungen, Anomalien der Schweißsekretion, Zyanose, Priapismus, Ejakulationsstörungen usw. (s. a. Bd. I, S. 598 f., 602). Je nach Sitz der Verletzung treten zunächst schlaffe Paresen der Beine oder aller vier Extremitäten auf, die später von spastischen Lähmungen abgelöst werden. Als Ausdruck der *totalen Querschnittsunterbrechung* der aufsteigenden Bahnen entsteht vollkommene Anästhesie. Auch bei Teildurchtrennungen des Rückenmarks kommt es zunächst meist zum totalen Querschnittssyndrom. Im allgemeinen ist die Lebensgefahr für den Verletzten um so größer, je höher die Querschnittsläsion sitzt. Neben den allgemeinen Komplikationen wie Dekubitus, Harnwegsinfektionen und Sepsis kommt es gerade bei hochsitzenden Halsmarkläsionen häufig zu einer Schädigung der bulbären Zentren und der Atemmuskulatur, so daß diese Kranken oft nur Tage oder Wochen nach dem Trauma einer Bronchopneumonie erliegen. Durch Mitbeteiligung der Aa. vertebrales können zerebello-ataktisch-pseudobulbäre Syndrome entstehen, die in jedem Fall eine zusätzliche otoneurologische Stellungnahme erfordern. Auch *Trigeminusneuralgien* sind hierbei nicht selten. Bei Querschnittsverletzungen des Brustmarks kann das Krankenlager bei guter Pflege oft Jahre dauern, bei Lendenmark- und Kaudaläsionen ist im allgemeinen eine günstigere Prognose zu erwarten. Gelegentlich ist es erstaunlich, zu beobachten, welche Ausgleichsmöglichkeiten auch bei vollständiger Durchtrennung des Rückenmarks bestehen (Beck). Intensive Rehabilitationsversuche, verbunden mit evtl. beruflicher Umschulung usw. können zusätzlich den Verlauf maßgeblich beeinflussen. Hieraus wird deutlich, daß bei derartigen Rückenmarksverletzungen eine gutachtliche Stellungnahme in bezug auf Arbeits- und Erwerbsfähigkeit immer jeweils nach individuellen Gesichtspunkten erfolgen muß. Es läßt sich kein Schema etwa in dem Sinne aufstellen, daß einzelnen klinischen Symptomenkomplexen ein bestimmter Invaliditätsgrad entspricht (Demme).

Stich- und Schußverletzungen des Rückenmarkes, denen in Friedenszeiten relative Seltenheit zukommt, führen meist zu vollständiger Durchtrennung, Zerquetschung oder Zerreißung des Rückenmarkes. Die Frage nach dem ursächlichen Zusammenhang einer solchen Verletzung mit der Schädigung des Rückenmarkes ist hier leicht zu beantworten, da die spinalen Symptome, wie oben erwähnt, in charakteristischer Form unmittelbar nach dem Trauma auftreten. Hierbei muß nicht gleichzeitig eine Wirbelverletzung nachweisbar sein. Die Stichwaffe bzw. das Geschoß können durch den Bandapparat der Wirbelsäule in den Spinalkanal eindringen, ohne die knöcherne Wirbelsäule zu verletzen (DEMME). Demzufolge sind für Schußverletzungen drei Gesichtspunkte maßgebend, nämlich ob es sich um einen Steckschuß, einen Durchschuß auch bei intakter Wirbelsäule oder um eine rein stumpfe Gewalteinwirkung durch das Projektil handelt (MARBURG-RANZI, BODECHTEL, SCHRADER). Zur exakten Diagnose ist daher zu beachten, daß die neurologischen Ausfallserscheinungen nicht mit der Lage des Geschosses oder der Wirbelverletzung übereinzustimmen brauchen. Auch die Ein- oder Ausschußöffnung ist für die Höhendiagnose nicht entscheidend. Gleitet das Projektil an der Wirbelsäule ab, kann trotzdem eine erhebliche und ausgedehnte stumpfe Gewalteinwirkung am Rückenmark erfolgen. Zudem können abgesplitterte Knochenfragmente Fernsymptome hervorrufen. Außer der unerläßlichen Röntgenuntersuchung gibt die Subokzipital- und Lumbalpunktion wertvolle diagnostische Hinweise, besonders beim Kompressionssyndrom, bei dem der Liquor einen charakteristischen hohen Eiweißgehalt bei normaler Zellzahl zeigt.

Intraspinal gelegene Steckschüsse und abgesprengte Knochenfragmente erfordern eine neurochirurgische Intervention, Wirbelkörpersteckschüsse ohne Rückenmarkssymptome sollten operativ möglichst nicht angegangen werden. Als Komplikation der Stich- und Schußverletzungen vor allem im Kriege ist die eitrige Pachymeningitis spinalis externa anzusehen, die als Spätfolge multilokuläre epidurale Abszesse hervorrufen kann. Gelegentlich können auch abgebrochene Messerspitzen, Projektilteile und Metallsplitter nach einem längeren freien Intervall durch Wanderung von ihrem ursprünglichen Eintrittsort zu einer Schädigung des Rückenmarks führen (DEMME, BODECHTEL, SCHRADER).

Die häufigste Ursache direkter Rückenmarksläsionen stellen die *Frakturen und Luxationen der Wirbelsäule* dar, die häufig kombiniert vorkommen können. Je nach Autor gehen etwa die Hälfte der Fälle von Wirbelfrakturen und -luxationen mit Rückenmarksschädigungen einher, wobei die untere Halswirbelsäule am meisten betroffen wird (s. a. Bd. I, S. 495 ff., 705 ff.). Hierbei spielt das sog. »Peitschenschlagphänomen« eine große Rolle, das besonders häufig bei Autoauffahrunfällen und Flugzeugunglücken zu beobachten ist. Durch eine kombinierte extreme Schleuderbewegung des Kopfes nach vorn und hinten findet eine massive Gewalteinwirkung auf die untere Halswirbelsäule statt, die zu Frakturen, Luxationen und Schädigungen der Bandscheiben mit nachfolgender variköser Stauung führen kann. Eine charakteristische Haltung der Arme, Priapismus und Ejakulationsstörungen weisen bei Läsion im Bereich C_2/C_3 häufig schon klinisch auf den Sitz der Schädigung hin. Neben der bereits erwähnten Mitbeteiligung der Aa. vertebrales und des bulbopontinen Übergangsbereichs (Schwindel, Nystagmus usw.) kommt es hierbei gleichzeitig nicht selten zu Kompressionsschäden, Ausrissen und Abscherungen der austretenden Nervenwurzeln. Gerade beim Sturz vom Motorrad oder Moped treten infolge Abrisses von zervikobrachialen Wurzelpaaren ein- oder beidseitige Plexuslähmungen auf, wobei eine

Beurteilung vom jeweiligen klinischen und elektromyographischen Befund abhängt. Auch bei Spätschädigungen der Nervenwurzeln nach Wirbelfrakturen durch Kompression infolge Kallusbildung mit entsprechenden segmentalen Sensibilitätsstörungen, Muskelatrophien und Paresen ist die elektromyographische Untersuchung zur gutachtlichen Beurteilung unerläßlich.

Gelegentlich können alte Wirbelfrakturen die Ursache einer sich langsam entwikkelnden Kyphose stärkeren Grades sein. Durch Zerrung und Überdehnung des Rükkenmarkes werden spinale Zirkulationsstörungen ausgelöst, die nach jahrelangem symptomlosen Intervall spinale Ausfälle hervorrufen können (KAZMEIER).

Unter den *neurologischen Spätschäden* nach Wirbelsäulenverletzungen bereitet die *posttraumatische Peripachymeningitis hypertrophicans* große diagnostische Schwierigkeiten. Meist wird sie durch Fissuren oder kleine Frakturen mit begleitendem epiduralem Hämatom ausgelöst, wobei hier ebenfalls das Halsmark als Prädilektionsstelle gilt. Nach Jahren können durch das langsame Fortschreiten von Duraverschwielungen und der damit verbundenen variköser Stauung Kompressionserscheinungen am Rückenmark und an den Wurzeln auftreten, verbunden mit dem klinischen Syndrom nukleärer Muskelatrophien, radikulärer Schmerzen und einer Paraspastik. Derartige Zustandsbilder werden nicht selten als Myatrophische Lateralsklerose oder als Multiple Sklerose verkannt (SCHRADER). Zur exakten Diagnose gehören neben der Liquoruntersuchung die Myelographie und die Elektromyographie. Gerade in jenen Fällen, bei denen gröbere röntgenologische Veränderungen nur schwer oder gar nicht zu erfassen sind (Schichtaufnahmen), sieht sich der Gutachter zahlreichen Problemen gegenübergestellt. Differentialdiagnostisch sind hier alle nichttraumatischen Wirbelsäulen- und Rückenmarkskrankheiten in Betracht zu ziehen. Ein sorgfältiges Erfragen des Unfallmechanismus ist sehr wichtig. Die Peripachymeningitis hypertrophicans sollte eine Ausschlußdiagnose darstellen. Ein eventueller neurochirurgischer Eingriff im Sinne einer Entlastungslaminektomie ist nur bei gesicherter Diagnose gerechtfertigt (s. a. S. 31, 93).

Bei den zahlreichen Ausfallserscheinungen, die durch direkte Rückenmarksschädigungen hervorgerufen werden und die vom totalen Querschnittssyndrom über vegetative und trophische Störungen bis zu sensiblen Ausfalls- und Reizerscheinungen reichen, ist bei der gutachtlichen Beurteilung auch die psychische Reaktion des Verletzten gerade bei einer schweren spinalen Lähmung mit zu berücksichtigen. Zudem sollte jede Möglichkeit der Rehabilitation und evtl. Umschulung ausgeschöpft werden. Bei der endgültigen Festsetzung von Dauerschäden ist Zurückhaltung geboten.

Die *gedeckten posttraumatischen Rückenmarksschädigungen* erfordern meist einen erheblichen diagnostischen Aufwand, um im Einzelfall gerade in bezug auf Spätkomplikationen pathogenetische Zusammenhänge zu klären. Bei der Frage nach der ursächlichen Bedeutung eines Traumas für das Zustandekommen einer Rückenmarksschädigung ist außerdem zu berücksichtigen, daß Art und Lokalisation der Gewalteinwirkung gelegentlich nicht in unmittelbare Beziehung zur gleich oder später auftretenden klinischen Symptomatik gebracht werden können. Bei bereits vorhandenen Rückenmarkserkrankungen wie Varicosis spinalis, Syringomyelie, Multiple Sklerose usw. kann sich eine zusätzliche Traumatisierung des Rückenmarks im Sinne einer richtunggebenden Verschlimmerung auswirken. Diese Tatsachen sind bei der gutachtlichen Beurteilung gedeckter traumatischer Rückenmarksschädigungen zu berücksichtigen. Regelmäßige Kontrolluntersuchungen schützen vor vorzeitigen Fehldiagnosen und Fehlschlüssen.

Die *leichteste Form* der indirekten traumatischen Rückenmarksschädigung stellt die *Commotio medullae spinalis* dar. Sie wird meist durch ein unmittelbares Trauma der Wirbelsäule hervorgerufen. Auch traumatisch bedingte Liquordruckschwankungen und abrupte Zerrungen der Rückenmarkswurzeln können als Ursache in Frage kommen.

Kennzeichnend für die Commotio medullae spinalis ist das Abklingen des initialen spinalen Schocksyndroms innerhalb von Minuten bis Stunden, wobei klinisch keine neurologischen Restsymptome wie z. B. fehlende Bauchdecken- oder Skrotalreflexe zu beobachten sind. Wenngleich Folgen in bezug auf Einschränkung von Arbeits- und Erwerbsfähigkeit nicht bestehen bleiben, ist trotzdem je nach klinischem Verlauf eine vorübergehende Arbeitsunfähigkeit von mehreren Wochen anzuerkennen.

Im Gegensatz zur Commotio medullae spinalis ist die *Contusio spinalis* durch kleinere Nekrose- und Blutungsherde gekennzeichnet, die meist die graue Substanz bevorzugen und wegen ihrer Lokalisation und Größe klinisch häufig nicht zu erfassen sind. Hier können gerade in bezug auf die gutachtliche Beurteilung möglicher Spätkomplikationen differentialdiagnostische Probleme entstehen, da Brückensymptome oft schwer zu erfassen sind und allenfalls ein verlängertes initiales Schocksyndrom einen ersten Hinweis geben kann.

Die *Hauptkomplikation* traumatischer Kontusionsblutungen des Rückenmarks stellt die *akute posttraumatische Myelomalazie* dar, die sich meist nach einem Intervall von Stunden bis Tagen entwickelt und zum rasch fortschreitenden Querschnittssyndrom führt, begleitet von spinalen motorischen und sensiblen Reizerscheinungen (Parästhesien, Muskelzuckungen usw.) sowie Wurzelsymptomen. Ihre Ursache hat sie im perifokalen Ödem der Contusio spinalis und in den begleitenden Zirkulationsstörungen des Rückenmarks. Steht das Auftreten einer Myelomalazie in enger zeitlicher Verbindung mit dem Unfall und dem initialen Schocksyndrom, so ist die gutachtliche Beurteilung ursächlicher Zusammenhangsfragen im allgemeinen nicht schwierig. Anders ist es bei den Fällen einer posttraumatischen Spätmyelomalazie, die erst Wochen oder Monate nach dem Trauma auftritt und durch schwere perifokale Zirkulationsstörungen auf dem Boden der vernarbenden Gewebsreaktion an Wirbelsäule und Rückenmarkshäuten verursacht wird. Differentialdiagnostisch sind hierbei auch andere Entstehungsursachen der Myelomalazie in Betracht zu ziehen, so Zirkulationsstörungen als Folge von Gefäßwandveränderungen bei Stoffwechselkrankheiten, Embolien und Thrombosen. Gleichfalls zu berücksichtigen ist in diesem Zusammenhang der Formenkreis der Myelitiden, so die luische oder tuberkulöse Meningomyelitis, die angiodyskinetisch nekrotisierende Myelopathie (früher »Myelitis necroticans« FOIX-ALAJOUANINE) usw. Die posttraumatische Spätmyelomalazie sollte eine Ausschlußdiagnose darstellen. Die Anamnese kann wichtige Hinweise auf mögliche Brückensymptome geben. Neben der Myelographie kann auch die Wirbelangiographie bei der Differentialdiagnose zusätzliche Hilfestellung leisten.

Häufiger als die posttraumatische Myelomalazie ist die *posttraumatische Hämatomyelie*. Sie entsteht durch ein Konfluieren der kontusionellen Rhexisblutungen in der grauen Substanz des Rückenmarkes, wobei sich die entstandene stiftförmige Blutungshöhle über eine Reihe von Segmenten erstreckt und pathologisch – anatomisch Übergänge zu Erweichungen und Nekrosen zeigt. Nicht nur unmittelbare schwere stumpfe Wirbeltraumen, auch forcierte Kopfbewegungen, Muskelanspannungen, Stürze auf Gesäß und Beine, das sog. »Peitschenschlagphänomen«, Schläge gegen

Gesicht und Stirn usw. können eine Hämatomyelie hervorrufen. Klinisch ist ihr Auftreten in zahlreichen Fällen durch den plötzlichen Beginn gekennzeichnet (»Spinalapoplexie«), begleitet von akuten schlaffen Lähmungen der oberen und unteren Extremitäten, dissoziierten Empfindungsstörungen, vasomotorischen Störungen, Blasen-Mastdarmstörungen, einem Hornerschen Syndrom usw. Während sich die initiale partielle Querschnittslähmung meist innerhalb von Tagen und Wochen zurückbildet, bleiben spastische Paraparesen, dissoziierte Empfindungsstörungen und nukleäre Paresen zurück. Diese nukleären Paresen können einen Anhalt für die Höhenlokalisation der Hämatomyelie geben.

Ähnlich wie bei der posttraumatischen Myelomalazie ist eine gutachtliche Beurteilung der Zusammenhangsfragen dann nicht schwierig, wenn enge zeitliche Verbindungen zwischen dem Trauma und dem Auftreten der klinischen Symptomatik bestehen.

Die *Späthämatomyelie* kann eine Reihe differentialdiagnostischer Probleme aufwerfen, wobei besonders die Syringomyelie und Blutungen in intramedulläre Tumoren eine Rolle spielen. Ein initiales Schocksyndrom, spinale Brückensymptome in Form von funikulären Sensibilitätsstörungen, radikulären Symptomen, leichten spastischen Residualparesen usw. sowie Liquor-, neuroradiologische und elektromyographische Untersuchungen stellen wichtige Hilfsmittel für eine Anerkennung des Ursachenzusammenhangs zwischen Trauma und Späthämatomyelie dar. Hierbei ist das Kausalbedürfnis des Patienten zu beachten. Bei einer vorhandenen disponierenden hämorrhagischen Diathese (Blutkrankheiten, Antikoagulantientherapie) ist selbst ein Bagatelltrauma, das in seltenen Fällen eine Hämatomyelie auslöst, gutachtlich als richtunggebende Verschlimmerung anzuerkennen.

Sub- und epidurale Hämatome stellen bei gedeckten Rückenmarkstraumen eine ausgesprochene *Seltenheit* dar. In besonderem Maße spielen hier begünstigende Faktoren im Sinne von Gerinnungsstörungen einschließlich der Antikoagulantientherapie, angiomatöse Mißbildungen usw. eine Rolle und sind neben den differentialdiagnostisch in Frage kommenden anderen Krankheiten gutachtlich entsprechend zu beachten (MAYER, GANTHIER, STRAIN). Dies gilt vor allem für jene Fälle von Epiduralanästhesie, bei denen unter gleichzeitiger Antikoagulantientherapie epidurale Hämatome als Komplikation auftreten können (MAYER). Auch nach erfolgreicher operativer Revision sub- und epiduraler Blutungen sollte eine endgültige gutachtliche Stellungnahme von langfristigen Kontrolluntersuchungen abhängig gemacht werden.

Ein besonders *schwieriges Problem* innerhalb der Begutachtung traumatischer Rückenmarksschädigungen stellt die *indirekte posttraumatische Meningopathie* dar. Verhältnismäßig geringe Traumen können sich im Sinne eines Reizes auf die Rückenmarkshäute auswirken, wobei der Ort der Gewalteinwirkung nicht mit der Lokalisation der adhäsiven Veränderungen übereinzustimmen braucht. Die klinischen Erscheinungen, meist in Form von Parästhesien und radikulären Schmerzen treten oft erst nach längerem Intervall nach dem Trauma auf, wobei das Fehlen von Brückensymptomen nicht unbedingt einen kausalen Zusammenhang ausschließt. Bei einem Fall von BROUWER zeigten sich die ersten Brückensymptome erst neun Jahre nach der Verletzung (DEMME). Die indirekte posttraumatische Meningopathie sollte ebenfalls eine Ausschlußdiagnose darstellen, die neben einer genauen Analyse des Unfallherganges subtile neurologische, neuroradiologische und elektromyographische Untersuchungen voraussetzt. Eine Beurteilung hat die Vielzahl differentialdiagnostischer

Möglichkeiten der Meningopathien verschiedener Ursachen zu berücksichtigen. Der Grad der MdE ist dabei von objektiven Befunden abhängig zu machen, wobei die Elektromyographie ein wichtiges Hilfsmittel darstellt.

Starkstrom- und Blitzschlagverletzungen können verschiedenartige spinale Symptome verursachen. Meist handelt es sich um Schäden, die sich bei relativ niedrigen Stromstärken und Spannungen bis zu 1000 Volt ereignen. Langsam progredient verlaufende Krankheitsbilder vom Charakter spinalatrophischer Erkrankungen, Sensibilitätsstörungen und Blasen-Mastdarmstörungen setzen meist unmittelbar nach dem elektrischen Unfall ein, wobei man beim Blitzschlag von der sog. »Keraunoparalyse« spricht (EISENLOHR, DEMME, DANNHORN). Gelegentlich treten aber auch nur isolierte, kurzwährende neurologische Symptome auf, so zum Beispiel eine vorübergehende Gangstörung, Areflexie usw. Die gutachtliche Beurteilung des kausalen Zusammenhanges eines fortschreitenden spinalen Prozesses mit der Symptomatik etwa der myatrophischen Lateralsklerose mit einer vorausgegangenen Starkstromschädigung bzw. einem Blitzschlag kann unter Umständen außerordentliche Schwierigkeiten bereiten. Hinzu kommt, daß auch an die Auslösung eines bisher latenten Leidens etwa im Sinne einer Lues cerebrospinalis bzw. Multiplen Sklerose durch einen elektrischen Unfall gedacht werden muß (BODECHTEL, SCHRADER). Da auch in bezug auf die Prognose keine festen Richtlinien aufzustellen sind – auch eine völlige Rückbildung der spinalen Symptomatik ist möglich – muß die gutachtliche Stellungnahme von Fall zu Fall individuell erfolgen. Aus dieser Sicht gewinnen Kontrolluntersuchungen in Anbetracht der Problematik entscheidende Bedeutung.

Die *Caisson- und Taucherkrankheit*,* früher zu den selteneren Berufskrankheiten gehörend, hat durch die zunehmende Verbreitung des Sporttauchens an Bedeutung gewonnen. Physikalische Störungen des Gasaustausches vom Blut zum Gewebe infolge zu schneller Dekompression führen zu kapillären Durchblutungsstörungen des Rückenmarks. Die spinale Symptomatik in Form von Querschnittssyndromen, spastischen Paraparesen und sensiblen Reizerscheinungen setzt im allgemeinen bald bzw. innerhalb einiger Stunden ein. Zu den Seltenheiten gehören objektive Sensibilitätsstörungen, atrophische Lähmungen und ataktische Erscheinungen (s. a. Bd. I, S. 391). Die Klärung der Zusammenhangsfrage bei eindeutiger Brückensymptomatik ist im allgemeinen nicht schwierig, doch können gelegentlich neurotische Zustandsbilder rein funktioneller Natur die Abgrenzung von der eigentlichen Caissonkrankheit erschweren. Bei der gutachtlichen Beurteilung ist zu berücksichtigen, daß spastische Symptomenbilder als Dauerschäden persistieren können, so daß auch hier der Grundsatz von Verlaufskontrolluntersuchungen ausschlaggebend für eine endgültige Beurteilung ist.

Zu den indirekten Schäden des Rückenmarks aus physikalischen Ursachen sind auch die Komplikationen nach ausgedehnten *Verbrennungen* und *Verbrühungen*, nach *Sonnenstich* und *Hitzschlag* zu zählen. Durch schwere zirkulatorische Schäden und osmotische Störungen kann es zur Symptomatik eines pseudoenzephalitischen bzw. pseudomyelitischen Syndroms kommen. Der enge zeitliche Zusammenhang von angeschuldigter Schädigung und spinaler Symptomatik erleichtert die Beurteilung von Zusammenhangsfragen, wogegen dies bei Spätschäden nach Röntgentiefenbestrahlung, die erst nach Monaten und Jahren auftreten können, gelegentlich Schwierigkeiten bereiten kann. Allerdings sind hierbei meist auch Röntgenschäden an der Haut nachweis-

---

* Siehe auch Band I, S. 387 ff.

bar. Die oft progressiv verlaufende spinale Symptomatik beruht ursächlich auf einer fortschreitenden nekrotisierenden Angiitis (s. S. 38).

Örtliche Verletzungen des Rückenmarks *durch Punktion der Liquorräume* sind im allgemeinen selten. Symptome einer Hirndrucksteigerung erfordern eine strenge und gezielte Indikation bei der Lumbal- und insbesondere Subokzipitalpunktion, da es infolge rascher Druckänderung durch zu schnellen Liquorabfluß zu einer Einklemmung der Medulla oblongata und somit zum Atemstillstand kommen kann (Spiegelung des Augenhintergrundes!). Bei Kindern kann es durch Anstechen des Anulus fibrosus zu einem Prolaps des Nucleus pulposus kommen (REISCHAUER).

Infektionen der Meningen bei Lumbal- und Subokzipitalpunktion sind selbst bei sorgfältiger Vorbereitung beschrieben und können unter dem Bilde einer eitrigen Meningitis tödlich ausgehen (WILD; s. a. S. 91).

Schwere Dauerschäden treten *nach Injektion* hochkonzentrierter, sauer oder alkalisch reagierender Arzneimittel in den Lumbalsack auf. Infolge einer hierdurch entstehenden, therapieresistenten progressiven chemotoxischen Kaudaarachnitis kommt es zu schwersten Hyperpathien. Außer Penicillin, Streptomycin, Pyrrolidino-methyl-tetracylin in entsprechenden Dosierungen, und den wasserlöslichen Prednisonen und Prednisolonen sollten keine Arzneimittel intrathekal appliziert werden; auch bei Novocain ist Vorsicht geboten! Intralumbale Seruminjektionen als Therapie beim schweren Tetanus können gelegentlich zu einer Kaudaarachnitis und Dauerschädigungen der Konusfunktion führen. In Anbetracht der infausten Prognose, ähnlich wie bei der tuberkulösen Meningitis, müssen hierbei derartige Schädigungen in Kauf genommen werden.

Bei den häufig zur Anwendung kommenden neuraltherapeutischen Maßnahmen kann es zur Einspritzung des Anästhetikums in den Liquorraum kommen, verursacht durch das Anstechen der die Nervenwurzel umgebenden Duratasche im Foramen intervertebrale. Gerade bei der Stellatumblockade sind hier *Todesfälle durch Lähmung der Atem- und Kreislaufzentren* in der Medulla oblongata beschrieben (BRÄUTIGAM, PIEPER). Grundsätzlich ist bei jeder paravertebral gesetzten Anästhesie die Gefahr einer irreversiblen Rückenmarksschädigung im Sinne einer Myelomalazie durch eine unbeabsichtigte seitliche Lumbalpunktion gegeben. Mit ähnlichen Komplikationen ist bei der periduralen Anästhesie zu rechnen. Hierbei wurde u. a. eine lokale Arachnitis chronica adhaesiva beschrieben, die operativ beseitigt werden konnte (MARX).

Bei der neuroradiologischen Diagnostik führte vor allem die *Jodölmyelographie* und die *versehentliche intralumbale Injektion von Perabrodil* zu schwerwiegenden Dauerschäden vorwiegend im Sinne einer progressiven adhäsiven Kaudaarachnitis. In diesen Fällen können sich weißliche Beläge aus verseiftem Jodöl auf den Kaudafasern bilden, andererseits kann das Jodöl aber auch über Jahre im Lumbalkanal beweglich bleiben, ohne klinische Reiz- und Lähmungserscheinungen hervorzurufen. Im allgemeinen sind bei den heute bei der Myelographie zur Anwendung kommenden Kontrastmitteln Schädigungsfolgen selten, gelegentlich kann es zur Ausbildung einer massiven allergischen Meningopathie mit erheblicher Pleozytose und späteren arachnitischen Veränderungen kommen. Die Begutachtung von spinalen Schäden nach intrathekalen Punktionen und Injektionen muß in jedem Fall nach individuellen Gesichtspunkten erfolgen.

Durch eine *Kompression der unteren Spinalarterie* z. B. während eines gynäkologischen Eingriffes können ebenfalls Querschnittsyndrome hervorgerufen werden.

Die Frage einer *zusätzlichen Schädigung* durch ein Rückenmarkstrauma *bei vorhandener Rückenmarkskrankheit* ist oft schwer zu beantworten. Dies trifft vor allem auf die Encephalomyelitis dissiminata (SCHRADER), auf die Lues cerebrospinalis und auf Systemerkrankungen im Sinne einer myatrophischen Lateralsklerose zu. Zahlreiche, mit dieser Problematik in Zusammenhang auftretende ursächliche Wechselwirkungen sind selbst bei großer Mühe letztlich oft nicht endgültig zu klären (s. a. S. 78 f., 142, 144).

SCHRIFTTUM: ALAJOUANINE, TH., Rev. neurol. 67 (1937) 400 – BAHLMANN, H. und OSSENKOPP, G., D. Z. Nervenheilk. 184 (1963) 308 – BODECHTEL, G. und SCHRADER, A., Die Erkrankungen des Rückenmarks. In: Handb. d. inn. Medizin. Berlin–Göttingen–Heidelberg 1953. V, 2 – BODECHTEL, G., SCHRADER, A. u. a., Differentialdiagnose neurologischer Krankheitsbilder. Stuttgart 1963 – BODECHTEL, G., Zur Begutachtung der Rückenmarksschädigung bei leichten Unfällen. D. Z. Gerichtl. Med. 14 (1930) 284 – DEMME, H., Traumatische Rückenmarksschäden. In: Das ärztliche Gutachten im Versicherungswesen, Bd. II, München 1955 – DÖRING, G., Commotio medullae spinalis. In: Hdb. der spez. pathol. Anatomie und Histologie. Berlin–Göttingen–Heidelberg 1954, III, 13 – EISELSBERG, V., Hdb. d. ärztl. Erfahrungen im Weltkrieg (Rückenmarks-, Wirbel- und Kreuzbeinschüsse) – FOERSTER, Rückenmarksverletzungen. In: Hdb. d. ärztl. Erfahrungen im Weltkrieg – GAGEL, O. und Meszaros, A., Arch. Psychiat. Neurol. 179 (1948) 423 – GAUTHIER, G., Psychiat. Neurol. Basel 146 (1953) 149 – HAUMANN, Die Wirbelbrüche und ihre Ergebnisse. Stuttgart 1930 – HEIDRICH, R., MMW 107 (1965) 2011 – ISHERWOOD, J., Klin. radiol. 13 (1962) 73 – JELLINGER, K., Zur Orthologie und Pathologie der Rückenmarksdurchblutung. Wien–New York 1966 – KOLLMANNSBERGER, A. und BÄR, H. W., Leitsymptom: Akute Querschnittslähmung. MMW 32 (1967) 1654–1660 – LINK, K. und SCHLEUSSNIG, H., Die offenen Verletzungen des Gehirns und des Rückenmarks. In: Hdb. d. pathol. Anatom. und Histologie. Berlin–Göttingen–Heidelberg 1954, III, 13 – MARBURG, Die traumatischen Erkrankungen des Gehirns und Rückenmarks In: Hdb. d. Neurol. Berlin 1936, XI – MAYER, J. A., Canad. med. Ass. J. 89 (1963) 1034 – OSTERTAG, B., Gehirn- und Rückenmarkskompression. In: Hdb. d. spez. pathol. Anatomie und Histologie. Berlin–Göttingen–Heidelberg 1954, III, 13 – PETERS, G., Die gedeckten Gehirn- und Rückenmarksverletzungen. In: Hdb. d. spez. pathol. Anatomie und Histologie. Berlin–Göttingen–Heidelberg 1954, III, 13 – PETTE, Pachymeningitis und Leptomeningitis. In: Hdb. d. Neurol. Berlin 1936, X – SCHEID, W., Lehrbuch der Neurologie. Stuttgart 1963 – STOCHDORPH, O., Zur Deutung histologischer Befunde (Kamm- und Wirbelbildung von Nervenfasern) bei chronischen Kreislaufstörungen des Rückenmarks. Zbl. ges. Neurol. 158, 257 (1960) – STOLZE, H., Arch. Psychiat. Neurol. 185 (1950) 370 – STRAUSS, Erkrankungen des Rückenmarks, seiner Wurzeln und Häute. In: Hdb. d. ärztl. Begutachtung. Hrsg. Liniger, Weichbrodt und Fischer. Leipzig 1931, II – VOGELSANG, H. und PIA, H. W., Fortschr. Röntgenstr. 102 (1965) 660.

Erkrankungen und Schädigungen des peripheren Nervensystems

VON ADOLF SCHRADER, MÜNCHEN

Die Erkrankungen und Schädigungen des peripheren Nervensystems spielen im Aufgabenbereich des ärztlichen Gutachters eine wichtige Rolle. Das gilt im gleichen Maße für die post- und parainfektiösen Polyneuritiden, für die peripher-neurologischen Ausfallserscheinungen bei Kreislauf- und Gefäßerkrankungen, für die Neuropathien nach Intoxikationen, für Störungen des intermediären Stoffwechsels ebenso, wie für die Beschäftigungs- bzw. Druckneuropathien oder für die unmittelbaren Verletzungsfolgen eines peripheren Nerven.

Trotz der Vielzahl verschiedener Kausalfaktoren, die sich schädigend auf das periphere Nervensystem auswirken können, ist das resultierende Erscheinungsbild recht monoton. Mehr oder weniger ausgeprägt, begegnet man durchweg der charakteristischen Symptomentrias: Schlaffe Parese mit Areflexie, Störungen der Sensibilität und Störungen der Trophik im zugeordneten Versorgungsgebiet, gleichgültig, ob es sich um eine *isolierte Neuritis* bzw. *Neuropathie*, um eine *asymmetrische Neuritis multiplex* oder um das Vollbild der symmetrischen, distal betonten *Polyneuritis* handelt. Allerdings können je nach Krankheitsphase oder Manifestationsform schlaffe Paresen oder Sensibilitätsstörungen bzw. Schmerzempfindungen im Vordergrund der klinischen Symptomatik stehen, so daß man zwischen *motorischer* und *sensibler Neuritis* unterschieden hat (WARTENBERG). Da vom Aspekt her verbindliche Aussagen zum pathogenetischen Ursachenbündel, zur Frage eines bestimmten Zusammenhanges oder zur Prognose nur selten möglich sind, ist der Gutachter auf eine umfassende Anamnese, vor allem aber auf den internen Untersuchungsbefund angewiesen. Da die neuritischen oder polyneuritischen Syndrome praktisch nie als isolierte Organerkrankung auftreten, sind peripher-neurologische Ausfallserscheinungen nur unter Berücksichtigung des klinischen Gesamtbildes zu werten und zu beurteilen. Wenn irgendwo, so lassen sich gerade am Beispiel der peripher-neurologischen Syndrome die engen Beziehungen zwischen innerer Medizin und Neurologie veranschaulichen.

Schon OPPENHEIM hat in seinem klassischen Lehrbuch hervorgehoben, daß die Pathogenese der peripher-neurologischen Krankheitsprozesse in der Regel mehrschichtig ist. Die unmittelbaren Verletzungen eines peripheren Nerven ausgenommen, sind selbst bei isolierten Neuropathien und Neuritiden durchweg *mehrere* Kausalfaktoren im Spiele. Diese gilt es über allzu simple Kausalitätsvorstellungen hinaus zu analysieren und gutachtlich zu beurteilen. Demgemäß wird man, selbst bei den professionellen Druckschädigungen – etwa bei der bekannten Druckneuropathie des N. thoracicus longus, hervorgerufen durch Tragen schwerer, kantiger Lasten auf der Schulter – nach einem latenten Diabetes mellitus oder nach einem chronischen Alkoholabusus fahnden müssen und den Ernährungszustand, ein mangelndes Training oder andere pathogenetische Momente in Rechnung setzen. Ähnlich komplex liegen die Verhältnisse z. B. bei Druckneuropathien, die gelegentlich nach Lagerung oder Fixierung von Bewußtlosen oder von Patienten während langwieriger Operationen gesehen werden. In vielen

Fällen, namentlich bei kachektischen Kranken, sind außer den rein mechanischen Momenten (mangelndes Fettpolster, Fehllagerung) ein operativer Blutverlust, ein Blutdruckabfall, eine chronische Anämie, eine basale Stoffwechselstörung, ein gewohnheitsmäßiger Tablettenmißbrauch oder andere zusätzliche Faktoren mitverantwortlich zu machen. Der Gutachter muß sich darüber im klaren sein, daß hinsichtlich Vulnerabilität, Prozeßoptik, Pathogenese und Ätiologie peripher-neurologischer Krankheitsbilder noch viele Fragen offen sind. Keineswegs lassen sich die polyneuritischen Syndrome auf ein einheitliches Krankheitsprinzip zurückführen, etwa auf eine Avitaminose, wie man einmal angenommen hat. Die nachfolgende Gliederung mag zu erkennen geben, welche weitläufigen, differentialdiagnostischen Überlegungen erforderlich sind, um Erkrankungen und traumatische Schäden des peripheren Nervensystems gutachtlich zu beurteilen. In Anlehnung an BODECHTEL lassen sich folgende Krankheitsgruppen unterscheiden:

1. die idiopathischen Polyneuritiden,
2. die Polyneuritiden bei Infektionen,
3. die allergischen Polyneuritiden,
4. die vaskulären Polyneuritiden,
5. die granulomatösen Polyneuritiden,
6. die Polyneuritiden bei blastomatösen Prozessen,
7. die toxischen Polyneuritiden,
8. die dystrophischen Polyneuritiden,
9. die traumatischen Neuropathien,
10. die Druck- und Beschäftigungsneuropathien,
11. die neurale Muskelatrophie und hypertrophische Neuritis,
12. die Tumoren des peripheren Nervensystems.

Auf dem Boden einer derartigen Einteilung polyneuritischer Krankheitsformen stellt sich dem Gutachter die Frage einerseits nach dem ursächlichen Zusammenhang, d. h. nach Ätiologie und Pathogenese, andererseits nach der Erwerbs- und Berufsfähigkeit bzw. der MdE, also nach Krankheitsdauer und Prognose. Bedenkt man die Variationsbreite der peripher-neurologischen Manifestationsformen und die Spielarten des Krankheitsverlaufes, so wird klar, daß nur allgemeine Richtlinien zur gutachtlichen Beurteilung gegeben werden können.

Unter den polyneuritischen Syndromen nimmt der Formenkreis der *idiopathischen Krankheitsbilder* mit rund 50% den größten Anteil ein. Grundsätzlich stellen die idiopathischen Neuritiden eine Ausschlußdiagnose dar. Zumeist gehen derartige ätiologisch ungeklärte Krankheitsprozesse mit kompletten, schlaffen Paresen, mit distal betonten Sensibilitätsausfällen für alle Empfindungsqualitäten und initial mit progressiven, ataktischen Phänomenen einher. Aufsteigende Lähmungen können nach Art der Landry'schen Paralyse innerhalb kurzer Zeit zum Tode führen. Gelegentlich werden Kombinationsformen von Polyneuritiden mit myelitischen bzw. enzephalitischen Syndromen beobachtet, die als »Enzephalo-Myelo-Radikulo-Polyneuritiden« einen schubförmig remittierenden Verlauf nehmen können und schließlich Restschäden hinterlassen. Bei unkompliziertem Krankheitsverlauf bilden sich selbst die zunächst massiven polyneuritischen Syndrome innerhalb von Wochen bis Monaten wieder zurück. Etwa gleichzeitig normalisieren sich die Liquorveränderungen, die häufig nach Art der Guillain-Barré'schen Eiweiß-Zell-Dissoziation eine hochgradige Eiweißvermehrung von 10–20 Kafka aufweisen. Da Ätiologie und Pathogenese dieses Formenkreises unbekannt sind, kann gutachtlich lediglich zur Arbeits- und Berufsfähigkeit bzw. MdE Stellung bezogen werden.

Die Polyneuritiden bei oder nach Infektionen sind gutachtlich als Zweiterkrankung oder Komplikation des infektiösen Grundleidens aufzufassen. Demgemäß unterliegt die Zusammenhangsfrage den gleichen Bedingungen, welche für die Anerkennung der Infektionskrankheit als Schädigungsfolge oder als Berufskrankheit zu fordern ist.

Im Kriege hat man neuritisch-polyneuritische Syndrome häufiger bei den damals verbreiteten infektiösen Darmerkrankungen gesehen, so z. B. nach Typhus, Paratyphus, Ruhr, Morbus Bang, Cholera, Darmbrand usw. Als häufige Begleitphänomene typhöser Infektionen sind die *Akustikus- und Optikusneuritis* bekannt (s. a. Bd. I, S. 724, 763), ebenso der Befall des *N. ulnaris* und *N. peronaeus*. Auch die selteneren Infektionskrankheiten können peripher-neurologische Komplikationen im Gefolge haben. Hier sei u. a. an den Flecktyphus, an das wolhynische Fieber, an die Malaria tropica oder an die Wurmerkrankungen erinnert. Als pathogenetische Faktoren sind dabei toxisch-allergische Prozesse, alimentäre oder enterale Mangelsyndrome (s. a. S. 54, 581 ff.), die infektbedingten Anämien und Hämorrhagien, endangiitische Veränderungen der Vasa nervorum oder auch Druckschädigungen nach längerer Bewußtlosigkeit zu berücksichtigen. Von den neuritisch-polyneuritischen Syndromen sind die *postinfektiösen Enzephalomyelitiden* abzugrenzen, die sich durch zerebrale Herd- und Allgemeinerscheinungen, durch Pyramidenbahnsymptome, Querschnittsparesen, durch segmentale oder funikuläre Sensibilitätsausfälle und nicht zuletzt durch Blasen-Darm-Störungen zu erkennen geben. Bleibende peripher-neurologische Schäden sind nach dem angegebenen Übersichtsschema einzustufen (s. S. 64 f.).

Im Gegensatz zu den seuchenartigen Infektionskrankheiten der Kriegsjahre interessieren den Gutachter heute vornehmlich solche Berufsgruppen, die einem gesteigerten Risiko der Ansteckung ausgesetzt sind. Besonders gilt das für Ärzte und ärztliches Pflegepersonal, für Laboratoriumsangehörige, für Veterinäre, für Tierpfleger und -händler, für Metzger und für Personen, die aus beruflichen Gründen exotische Länder bereisen. In letzter Zeit hat man mehrfach auf Infektionskrankheiten, speziell auf Darminfektionen hingewiesen, die von Fremdarbeitern eingeschleppt wurden, so daß auch in Industriebetrieben Ansteckungen möglich sind (s. a. S. 93, 443 ff., 467 ff.).

Die früher so häufige *postdiphtherische Polyneuritis* wurde in den letzten Jahren nur noch vereinzelt gesehen. Die bekannten Vorpostensymptome nach Rachen- oder Wunddiphtherie (Dysphagie, Akkommodationsparese), das Vollbild der diphtherischen Spätlähmung mit den zumeist symmetrisch verteilten, distal betonten motorischen und sensiblen Paresen, mit den z. T. schweren bulbären Symptomen erleichtern die Diagnose, selbst wenn die Löffler'sche Angina nur undramatisch oder sogar unbemerkt verlief. Das Intervall zwischen akuter Rachen- oder Wunddiphtherie und nachfolgender infektiös-toxischer Polyneuritis kann erheblich variieren; bei der Wunddiphtherie bis zu 2 Monaten. Gewöhnlich entwickeln sich aber die polyneuritischen Symptome in der zweiten bis dritten Krankheitswoche. Nahezu regelmäßig erreichen sie ihren Höhepunkt um den 90. Krankheitstag, wonach sie sich innerhalb der gleichen Zeitspanne wieder zurückbilden. Bei komplikationslosem Verlauf sind keine Restschäden zu erwarten. Abgesehen von den toxischen Herz-Kreislauf-Komplikationen, drohen tödliche Gefahren bei bulbären Ausfallserscheinungen und bei den aufsteigenden Landry'schen Verlaufsformen. Selbstverständlich ist die Diphtherie mit ihren Komplikationen bei berufsbedingtem Kontakt mit infektiösem Material versicherungsrechtlich als Schädigungsfolge anzuerkennen (s. a. Bd. I, S. 131, 171 f.). Ebenfalls infektiös-toxischer Genese sind die peripher-neurologischen Syndrome beim *Botulismus* (s. a. S. 96). Auch hier entwickeln sich bulbäre Schluck- und Sprachstörungen, wobei jedoch im Unterschied zur Diphtherie die Speichelsekretion völlig versiegen kann. Die Kranken klagen deshalb über trokkenen Mund, Durstgefühl und schlechten Geschmack. Kopfschmerzen, Muskelschwäche, Erbrechen, Meteorismus und andere gastrointestinale Erscheinungen werden bei der zumeist fieberfrei verlaufenden Lebensmittelvergiftung nur selten vermißt. Auch in abortiven Fällen kommt es bereits initial zu Augenmuskelparesen (Doppelbilder, Ptose) und vor allem zu Akkommodationsstörungen mit reflektorischer oder totaler Starre der mydriatischen Pupillen. Gelegentlich lassen sich eine Schädigung des *N. akustikus* oder eine *retrobulbäre Neuritis* konstatieren, die persistierende Funktionseinschränkungen im Gefolge haben können (s. a. Bd. I, S. 725). Die Inkubationszeit des Botulismus beträgt durchschnittlich 12–24 Stunden; sie kann sich aber auch über 14 Tage erstrecken. Die Mortalität liegt auch heute noch zwischen 15–30 %. Die Anamnese, evtl. Erkrankungen mehrerer Familienmitglieder nach Genuß von Wurst-, Fleisch-, Fisch- oder Gemüsekonserven, erlaubt die Diagnose und Differentialdiagnose gegenüber den sommerlichen *Atropin-* und *Pilzvergiftungen*. Bei Lebensmittelvergiftungen, die durch enterotoxinbildende Staphylokokken verursacht werden, sind peripher-neurologische Komplikationen ausgesprochen selten. Grundsätzlich sind alle Lebensmittelvergiftungen nach § 3 Abs. 1 des Bundesseuchengesetzes meldepflichtig.

Eine wichtige Krankheitsgruppe, die gar nicht selten als Berufskrankheit versicherungsrechtlich anerkannt und eingestuft werden muß, stellen die übertragbaren, zumeist endemisch oder epidemisch auftretenden viralen Infektionen dar. Das gilt im Speziellen für den Formenkreis der häufigen virusbedingten, entzündlichen Hirn-Rückenmarkserkrankungen, für die lymphozytären, viralen Meningitiden und ebenso für die hier interessierenden *parainfektiösen Neuritiden* und *Polyneuritiden*. Derartige Erscheinungsbilder kommen bei zahlreichen Viruserkrankungen vor; man beobachtet sie z. B. bei Masern, beim Scharlach, bei der infektiösen Mononukleose, bei der epidemischen Parotitis, bei Infektionen mit Coxsackie-, Echo-, Adeno-, EMC- und Herpesviren, ferner bei den verschiedenen Enzephalitisviren und bei anderen Erregergruppen (s. a. S. 461 f., 464 f.). Das resultierende klinische Spektrum umfaßt isolierte Neuritiden, polyneuritische und polyradikulitische Krankheitsbilder, z. T. mit einem Guillain-Barré'schen oder Nonne-Froin'schen Liquorsyndrom, und vor allem auch Übergangsformen zur Meningoenzephalitis sowie aufsteigende Lähmungen. Im ganzen gesehen sind die parainfektiösen peripher-neurologischen Komplikationen relativ selten. Dementsprechend erfordern isolierte Neuritiden eine Abgrenzung gegenüber pathogenetisch andersartigen Prozessen, die im Zuge einer Allgemeininfektion zu Affektionen des peripheren Nervensystems führen können. Hier sind u. a. Medikamentschäden, Druckparesen infolge Fehllagerung, ein Lymphknotentumor oder osteomyelitische Begleiterscheinungen mit Auswirkung auf einen benachbarten, peripheren Nerven und andere Komplikationen zu berücksichtigen, beispielsweise beim Scharlach eine Otitis media mit peripherer Fazialisparese oder bei Nieren- und Beckenaffektionen eine Femoralis- oder Ischiadikusparese.

In Anbetracht der Tatsache, daß erreger-differente Krankheitsgruppen zu gleichartigen klinischen Erscheinungs- und Verlaufsformen führen, hat man die parainfektiösen Neuritiden und Polyneuritiden auf ein gemeinsames, pathogenetisches Krankheitsprinzip zurückgeführt und die Hypothese einer allergischen bzw. immunologischen

Entstehungsweise vertreten (PETTE). Zweifellos ist die Genese der parainfektiösen neurologischen Krankheitsbilder recht komplex (KRÜCKE, MEYER-RINECKER, PETTE, SCHRADER, WAKSMAN); gutachtliche Konsequenzen sind daraus aber nicht abzuleiten. Ausschlaggebend für versicherungsmedizinische Fragen sind in erster Linie klinische Gesichtspunkte, d. h. bei gefährdeten Berufsgruppen der Nachweis von Kontakten mit infektiösem Material bei gegebenem zeitlichem Zusammenhang. Dem immer anzustrebenden Erregernachweis und den immunologischen Testverfahren kommen wegen der ubiquitären Verbreitung von Viren und deren Antikörpern nur eine zweitrangige, bestätigende Bedeutung zu.

Als chronische Infektionskrankheit kann vereinzelt auch die *Tuberkulose* zu mononeuritischen oder polyneuritischen Syndromen führen. Der Krankheitsverlauf kann ausgesprochen langwierig sein. Zudem ist bei der mangelnden Reparationstendenz mit Restschäden zu rechnen. Eine schlechte Prognose haben besonders die von den Meningen auf die Wurzelzone übergreifenden Entzündungsvorgänge, die sensible Reizerscheinungen oder neuroradikuläre Muskelatrophien zur Folge haben. In Analogie zum Poncet-Rheumatoid hat man für die peripher-neurologischen Ausfallserscheinungen bei der Tuberkulose ebenfalls immunologische Faktoren angeschuldigt. Weitaus häufiger als die eigentlichen tuberkulösen Neuritiden und Polyneuritiden sind jedoch Schädigungen des peripheren Nervensystems, die nur mittelbare, indirekte Beziehungen zum tuberkulösen Grundleiden haben. Außer Druckneuropathien oder Kontinuitätsneuritiden bei komprimierenden Lymphknotenpaketen oder schweren, deformierenden Gelenk- und Knochenprozessen ist zumeist ein recht umfassendes Ursachenspektrum zu berücksichtigen. Bald spielen avitaminotisch-dystrophische Störungen, bald eine chronische Nephro- oder Hepatopathie, eine Darmtuberkulose mit Anämie und Amyloidose, bald toxische Faktoren, z. B. eine diabetische Azidose, ein Alkoholabusus und nicht zuletzt zusätzliche Therapieschäden, u. a. durch Isonikotinsäurehydrazid, die ausschlaggebende Rolle. Wie bei anderen dystrophischen Neuropathien stehen auch bei solchen peripher-neurologischen Komplikationen initial häufig schmerzhafte kausalgieforme Mißempfindungen im Vordergrund, während im motorischen Sektor nur diskretere Ausfallserscheinungen vorliegen. Bekannt sind vor allem die *irreversiblen Cochlearisschäden* nach Dihydrostreptomycin bzw. die prognostisch gutartigeren *vestibulären Ausfallserscheinungen* nach Streptomycin (s. a. Bd. I, S. 725). Selbst bei einer Tagesdosis von 1 g und einer Gesamtdosis von 20 g Dihydrostreptomycin sind toxische Hörstörungen beobachtet worden, die auch nach sofortigem Absetzen der Therapie fortschreiten können. Um ototoxischen Effekten vorzubeugen, sollten die Ausscheidungsverhältnisse, also die Herz- und Nierenfunktionen, überwacht werden. Dauertropfinfusionen werden im allgemeinen gut vertragen, wohingegen intravenöse oder gar intrathekale Applikationen mit einem hohen Risiko belastet sind. Da es keine Dosierungsgrenze gibt, die mit Sicherheit ungefährlich ist (WALTER und HEILMEIER), sollten – soweit es der Zustand des Kranken erlaubt – regelmäßige otoneurologische bzw. audiometrische Kontrollen durchgeführt werden, um noch vor Auftreten subjektiver Gehör- und Gleichgewichtsstörungen Frühschäden zu erfassen. Allerdings kann die Abgrenzung der »selektiv ototoxischen Effekte« von direkten Folgeerscheinungen der tuberkulösen Meningoenzephalitis oder auch von andersartigen toxisch-allergischen Auswirkungen der Pharmaka auf das Zentralnervensystem, speziell auf das Kleinhirn und den Gleichgewichtsapparat, erhebliche Schwierigkeiten bereiten.

Versicherungsmedizinische Probleme ähnlicher Art stellen sich dem Gutachter bei den *serogenetischen* und *postvakzinalen* Neuritiden und Polyneuritiden. Bekanntlich haben BANNWARTH, PETTE, ELSÄSSER u. a. für die enzephalo-myelitischen bzw. peripher-neurologischen Krankheitsprozesse nach Serum oder Vakzine einen allergisch-hyperergischen Entstehungsmechanismus verantwortlich gemacht (s. a. S. 125, 127 ff.). Die These stützt sich u. a. auf die vorausgehende Antigenbelastung, auf die recht konstante Krankheitsentwicklung innerhalb eines genormten Intervalles und auf die häufig zu beobachtenden allgemeinen Überempfindlichkeitsreaktionen des Organismus. Tatsächlich zeichnen sich bei diesen Krankheitsgruppen die klinischen Kautelen eines immunopathologischen Geschehens mehr oder weniger deutlich ab (SCHRADER). Gleichgültig welcher Impfstoff oder welche Art von Serum (Pferd, Hammel, Rind usw.) verabfolgt worden ist, nach hinreichender Antigenexposition entwickeln sich die peripher-neurologischen Syndrome zumeist recht akut zwischen dem 5. bis 14. Tag. Nur in 15 % der Fälle werden Fieber, Kopfschmerzen, Ödeme, Urtikaria oder andere Äquivalente der Serumkrankheit vermißt (WIECK). Der mit heftigen neuralgischen Schmerzen einsetzende Prozeß manifestiert sich in der Regel an der 5. bis 6. Zervikalwurzel, wobei einseitige motorische Paresen im Vordergrund stehen, während Sensibilitätsstörungen zurücktreten. Gelegentlich wird der Plexus lumbosacralis befallen; ausgeprägte polyneuritische Syndrome sind dagegen selten. Der Grund für die eigentümliche Prozeßlokalisation ist unbekannt. Im Liquor finden sich uncharakteristische Zell-Eiweißveränderungen geringen Grades. Ein Guillain-Barré'sches Liquorsyndron wird nur in Einzelfällen angetroffen.

Am häufigsten treten *serogenetische Plexusneuritiden* nach Tetanusserum auf, seltener nach Diphtherieserum. Dabei können die serogenetischen Komplikationen von der eigentlichen postdiphtherischen Polyneuritis zunächst überlagert werden. Seltener sieht man Plexusschäden nach Serumapplikation gegen Scharlach, Gasbrand, Pertussis, Streptokokken usw. Auch die *postvakzinalen peripher-neurologischen Komplikationen* nach Schutz- bzw. Schluckimpfung gegen Typhus, Paratyphus, Lyssa, Fleckfieber, Pocken, Poliomyelitis oder nach Frischzellentherapie gelangen im Vergleich zu den postvakzinalen Enzephalomyelitiden nur vereinzelt zur Beobachtung (s. a. S. 125 ff.).

Der Heilverlauf der serogenetischen und postvakzinalen Neuritiden bzw. Plexusschäden kann sich über 1–2 Jahre erstrecken. Bleibende Paresen und Muskelatrophien müssen in Rechnung gestellt werden (SCHELLER). Prognostisch ungünstig sind besonders Übergangsformen zu den serogenetischen und postvakzinalen Enzephalomyelitiden, die Querschnittssyndrome oder zerebrale Herd- und Allgemeinerscheinungen im Gefolge haben können und bisweilen auch einen schubförmig remittierenden Verlauf nehmen. PETTE hat hervorgehoben, daß u. a. das Lebensalter auf die jeweilige Reaktionsform des Nervensystems entscheidenden Einfluß erlangt. Danach sollen Erwachsene mehr zu peripher-neurologischen Ausfallserscheinungen neigen, Kinder bzw. Jugendliche dagegen hauptsächlich zu enzephalomyelitischen Manifestationsformen tendieren. Auch die Aufbereitung des Impfstoffes scheint von Bedeutung zu sein. Welche tragende Rolle jedoch konstitutionsbiologische Faktoren spielen, lehrt schon die Tatsache, daß die Zahl der peripher-neurologischen Impfschäden angesichts der allerorts geübten Serumtherapie und Schutzimpfungen verschwindend klein ist. Bekannt ist ferner, daß eine abgeheilte Serumneuritis rezidivieren kann, falls erneut Serum verabfolgt werden muß. Andererseits bieten frühere komplikationslos vertragene Serumgaben oder Vakzinationen keinen Schutz gegen peripher-neurologische Komplikationen bei erneuter Immuntherapie.

Bekanntlich ist bei gesetzlich vorgesehenen oder öffentlich empfohlenen Impfungen der Staat für die dadurch verursachten Krankheitsprozesse entschädigungspflichtig (§§ 51 ff. des Bundesseuchengesetzes). Im Gegensatz dazu können nach einer lege artis erfolgten Serumapplikation oder nach Vakzination, die unter gegebener medizinischer Indikation im Zuge einer *ärztlichen Behandlung* durchgeführt wurde, keine Ansprüche für die nicht vorauszusehenden neurologischen Komplikationen geltend gemacht werden. Hier hat der Patient das an sich geringe zumutbare Risiko zu tragen, das schließlich bei jedem ärztlichen Eingriff in Rechnung gestellt werden muß (s. a. S. 123).

Zur Krankheitsgruppe der »allergischen« Neuritiden und Polyneuritiden werden weiterhin Komplikationen gerechnet, die nach Sensibilisierung des Organismus durch *Chemikalien*, speziell durch *Arzneimittel*, hervorgerufen werden. Wie Erfahrung und Experiment gezeigt haben, können alle möglichen Substanzen vollantigene Eigenschaften erlangen, so daß im Zuge immunpathologischer Allgemeinreaktionen das zentrale oder periphere Nervensystem mitbeteiligt wird. Allerdings sind Schockfragmente von seiten des Nervensystems ausgesprochen selten.

Die allergische Genese peripher-neurologischer Syndrome sollte deshalb nur dann erörtert werden, wenn immunpathologische Begleiterscheinungen, bzw. allergische Reaktionen anderer Organe vorgelegen haben (SCHRADER). Bei der Mehrzahl der als Haptene bzw. Allergene in Frage kommenden Substanzen ist eine unmittelbar toxische Wirkung nur schwer auszuschließen. Es sei in diesem Zusammenhang an die seinerzeit viel diskutierte Salvarsan-Polyneuritis erinnert, für die man bald ein toxisches, bald ein allergisches Krankheitsgeschehen verantwortlich gemacht hat.

Immerhin sind nach Sulfonamiden, Barbituraten, Jod- oder Quecksilberpräparaten, nach Novokain-Injektionen und nicht zuletzt nach Penicillingaben Überempfindlichkeitsreaktionen mit peripher-neurologischen Schäden bekanntgeworden. Wir sahen beispielsweise bei einem Tabiker kurz vor Beendigung einer lege artis eingeleiteten und durchgeführten Penicillinkur eine einseitig betonte Polyradikulitis im Lumbosakralbereich, die mit Urtikaria und allergischen Ödemen einherging. Bis heute gibt es keine Methode, derartige Überempfindlichkeitsreaktionen vorauszusehen. Orientierende Hautteste decken eine Penicillinallergie nur in 30% der Fälle auf. Als Rarität sei eine von WIECK beschriebene, tödlich endende Polyneuritis nach Bluttransfusion erwähnt.

Die versicherungsrechtliche bzw. forensische Begutachtung derartiger Fälle stößt bisweilen auf erhebliche Schwierigkeiten. Eingestandenermaßen sind viele Medikamente mit Unsicherheitsfaktoren belastet. Man denke an die toxischen Polyneuropathien der Contergan-Ära oder an das Risiko einer ambulanten *Antikoagulantientherapie*. Trotz optimaler Einstellung können Minimaltraumen zu schweren Blutungen (Muskelhämatome, Nieren-, Blasen-, Magen-Darm-Blutungen, Hämarthrose usw.) führen.

Wir hatten zwei Patienten zu behandeln, bei denen es unter ambulanter Marcumarbehandlung zu einer hämorrhagischen Schädigung des Plexus cervico-brachialis bzw. lumbosacralis gekommen war. An dieser Stelle sei an die *Strahlenschäden* erinnert, die beispielsweise nach Röntgentherapie von Mamma- oder Genitalkarzinomen am Plexus brachialis bzw. lumbosacralis oder am peripheren Nerven auftreten können. Vom Radiologen werden solche »Nebenwirkungen« leicht übersehen, zumal sich zwischen Bestrahlung und Neuropathie ein längeres Intervall einschieben kann (s. a. S. 783).

Allergischer Genese sind offenbar auch die neurologischen Symptome, die beim akuten, fieberhaften *Rheumatismus* gesehen werden. Hierher gehören z. B. rheumatisch bedingte Psychosen, die Chorea minor und als seröse Miterkrankung der Hüllorgane im Verlaufe akuter rheumatischer Schübe die blande Meningitis bzw. Meningoradikulitis. Bisweilen gehen akut-rheumatische Gelenkprozesse mit einer Kontinuitätsneuritis einher – gewissermaßen ein Gegenstück zu den neuralgischen, mononeuritischen oder radikulären Symptomen, die so oft bei chronisch deformierenden Gelenk- und Wirbelsäulenerkrankungen geklagt werden (JANZEN).

Als typische »rheumatische Mononeuritis« galt lange Zeit die *periphere Fazialisparese*, die häufig nach irgendeinem Erkältungsmoment (Zugluft durch Fahren im offenen Wagen) manifest wird. Aber selbst dann sollte die sog. rheumatische Fazialisparese differentialdiagnostisch gesichert und von otogenen Prozessen, von Geschwülsten im Kleinhirnbrückenwinkel, von einer lymphozytären Meningitis, von einem Zoster oticus, einer initialen multiplen Sklerose usw. abgegrenzt werden. Die Prognose einer rheumatischen Fazialisparese bleibt hinsichtlich einer Restitutio ad integrum zweifelhaft, wie viele Patienten mit Restschäden beweisen. Trotz Entlastungsoperation oder massiver Behandlung mit Nebennierenrindenpräparaten und frühzeitiger Elektrotherapie entwickeln sich relativ häufig Muskelkontrakturen bzw. ein Spasmus facialis, Veränderungen, die gegebenenfalls versicherungsrechtlich beurteilt werden müssen.

Überblickt man ein größeres Krankengut, so muß festgestellt werden, daß »rheumatische« Neuritiden oder Polyneuritiden ausgesprochen selten sind und mit Skepsis aufgenommen werden müssen, zumal auch die Rheumafaktoren durchweg negativ ausfallen. Bekanntlich wird deshalb im neueren Schrifttum die Bezeichnung »ischämische« Fazialisparese dem älteren Terminus vorgezogen. Welche Zurückhaltung grundsätzlich geboten ist, zeigt das Beispiel der früher so geläufigen rheumatischen Ischias, einer Diagnose, die inzwischen vom Bandscheibenschaden mit Wurzelkompression verdrängt worden ist (LINDEMANN und KUHLENDAHL; s. Bd. I, S. 317, 486 ff., 501).

In Übereinstimmung mit der gutachtlichen Beurteilung andersartiger Manifestationsformen des akuten oder chronischen Rheumatismus können exogene, situationsbedingte Belastungen beim Auftreten rheumatischer, neurologischer Syndrome nur als pathogenetische Teilfaktoren gewertet werden.

Immunohämatologische Krankheitsprozesse gehen nur ausnahmsweise mit peripherneurologischen Begleit- bzw. Folgeerscheinungen einher. Weitaus häufiger ist das zentrale Nervensystem betroffen. In gleicher Weise gilt das auch für andere Blutkrankheiten, etwa für die *thrombopenischen* oder *vaskulär bedingten Blutungsübel*. Bei bestehender Blutungsneigung können alltägliche Belastungen oder mechanische Bagatelltraumen zu größeren, konfluierenden, perineuralen Extravasaten führen, die dann sekundär Schäden am peripheren Nerven, an Muskeln und Bändern verursachen. Die Verhältnisse sind mit den Gegebenheiten der besagten Antikoagulantientherapie (s. S. 49) vergleichbar. Jedenfalls sollte der Gutachter bei Druckneuropathien oder bei Kontusionsschäden eines peripheren Nerven immer auch den gesamten Blut- und Gerinnungsstatus, die Stoffwechselverhältnisse und die Kreislaufsituation berücksichtigen. Gelegentlich sind Druckschäden durch leukämische Infiltrate oder lymphatische Granulome bedingt. Die *Anämien* wirken sich ebenfalls schwerpunktmäßig auf das Zentralnervensystem aus. Hier ist besonders die *irreversible Optikusatrophie* mit Amaurose zu fürchten, die im Gefolge akuter Verblutungsanämien auftritt.

Bei den *Immunoangiopathien*, die als sog. Kollagenosen den entzündlichen Systemaffektionen des rheumatischen Formenkreises zugerechnet werden, sind isolierte peripher-neurologische Ausfallserscheinungen ebenfalls selten. In der bunten Symptomatologie des *Lupus erythematodes* gehören die zerebralen Manifestationsformen, die in etwa 30 % der Fälle gesehen werden, zu den folgenschwersten Komplikationen. Gelegentlich sind jedoch die Herd- und Allgemeinsyndrome der Lupusenzephalopathie mit Rückenmarkssymptomen, mit Radikulitiden oder Neuritiden vergesellschaftet. Klinisches Bild und Prognose werden von der Lupusangiopathie der kleinen Gefäße bestimmt (ERBSLÖH). In diesem Zusammenhang ist von Interesse, daß nach langjähriger Behandlung eines zerebralen Anfallsleidens mit Hydantoin ein Lupus erythematodes, in anderen Fällen eine Periarteriitis nodosa als Therapieschäden beobachtet worden sind. Auch andere Arzneimittel, ebenso Nikotin, können zu Immunoangiopathien und damit zu peripher-neurologischen Syndromen führen (KOMMERELL, HIERONYMI).

Die im Gegensatz zu anderen Kollagenosen vorwiegend bei Männern vorkommende *Periarteriitis nodosa* (KUSSMAUL-MAIER) verdient schon deswegen hervorgehoben zu werden, weil die vaskulär-ischämischen Neuritiden und Polyneuritiden den späteren pulmonalen, kardialen, renalen oder zerebralen Manifestationsformen längere Zeit vorausgehen können. Gar nicht selten treten die z. T. rezidivierenden Monoparesen der Periarteriitis nodosa nach Druckeinwirkungen (Übereinanderschlagen der Beine beim Fernsehen, Aufstützen der Arme usw.) oder nach anderen alltäglichen Belastungen in Erscheinung, so daß die generalisierte Gefäßerkrankung leicht verkannt und irrtümlicherweise den akzidentellen Ereignissen ausschlaggebende Bedeutung zugemessen wird. Charakteristisch für den neuritisch-polyneuritischen Symptomenkomplex sind quälende Mißempfindungen und intensive, an Gefäßschmerzen erinnernde Sensationen in den befallenen Gliedmaßen, denen sich motorische Paresen, Reflexstörungen, Sensibilitätsausfälle und neurogene Muskelatrophien hinzugesellen. Differentialdiagnostische und gutachtliche Schwierigkeiten können auftauchen, wenn im Frühstadium der Kussmaul'schen Periarteriitis nodosa außer neuritisch-polyneuritischen oder myopathischen Initialsymptomen eine hyperglykämische Stoffwechselstörung aufgedeckt wird. Eine derartige Konstellation zwingt zur Abgrenzung einer basalen Periarteriitis nodosa mit prozeßabhängiger Pankreopathie und Neuropathie vom echten, genetisch verankerten Diabetes mellitus mit Störungen der neuromuskulären Peripherie (s. a. S. 139, 141, 654).

Von den vaskulären peripher-neurologischen Ausfallserscheinungen der Periarteriitis nodosa heben sich die schmerzhaften myogenen Paresen der *Dermatomyositis* deutlich ab (s. a. S. 141). Selbst bei neuritisch-polyneuritischen Begleit- und Randerscheinungen läßt sich das Grundleiden durch die starken, entzündlichen oder sklerodermieähnlichen Hautveränderungen, durch die progressive Glomerulonephritis (s. S. 309 ff.), durch kardiale Symptome mit sekundär-zerebralen Komplikationen ohne Schwierigkeiten sichern. Ausschlaggebende diagnostische Bedeutung erlangen in Grenzfällen die Gefäß- und Muskelbiopsie in Verbindung mit den elektromyographischen Untersuchungsergebnissen.

Versicherungsmedizinisch hat der Gutachter die schlechte Prognose zu berücksichtigen, mit der alle Immunoangiopathien belastet sind. Exogene Momente können bei dieser vorwiegend endogenen, konstitutionellen Krankheitsgruppe nur in seltenen Fällen als pathogenetische Teilfaktoren anerkannt werden.

Zum Formenkreis der vaskulären Neuritiden und Polyneuritiden, die dem Modell der Periarteriitis nodosa entsprechend bald zu asymmetrischen, bald zu symmetrischen Ausfallserscheinungen am peripheren Nervensystem führen, zählen weiterhin die an sich seltenen peripher-neurologischen Manifestationen der *Thrombangiitis obliterans* und die *senilen arteriosklerotisch bedingten* Neuritiden und Polyneuritiden. Allerdings sind die neurogen-muskulären Syndrome des Greisenalters recht komplex. Außer arteriosklerotischen Veränderungen an den Vasa nervorum mit Ischämie und Rarifizierung des peripheren Nerven spielen die nervalen Einlagerungen von Altersamyloid, allgemein dystrophische Faktoren, etwa ein enterogener Wirkstoffmangel infolge Achylia gastrica, ein chronischer Gebrauch von Laxantien, Störungen des Fett- und Zuckerstoffwechsels und häufig auch chronische Infekte (Emphysembronchitis) sowie kryptogene Karzinosen eine wichtige Rolle. Gutachtlich sind derartige Prozesse, namentlich bei vorzeitiger Manifestation, im Hinblick auf die Arbeits- bzw. Erwerbsfähigkeit von Interesse. Ihre vielschichtige Genese unterstreicht die Notwendigkeit einer umfassenden Untersuchung, selbst bei diskreteren Störungen und Beschwerden.

Versicherungsmedizinisch wichtiger sind peripher-neurologische Komplikationen, die z. T. als Unfallfolge durch *Verlegung größerer Arterienstämme* gesehen werden. Das Postulat der Frühdiagnose, das freilich bei Bewußtlosen nur schwer zu erfüllen ist, beruht auf der Erfahrungstatsache, daß eine Vasotomie nur in den ersten 12 Stunden Erfolg verspricht. Andernfalls führt die Drosselung der arteriellen Blutzufuhr – durch Embolie, durch massive Hämatome, durch Frakturen usw. – zu irreparabler Schädigung von Nerven und Muskeln mit resultierender *ischämischer Kontraktur.* Hämodynamische Störungen bei akuter Endokarditis, bei Herzklappenfehlern, bei großen Aneurysmen oder bei fortgeschrittenen arteriosklerotischen Veränderungen der Aorta können analoge Komplikationen am peripheren Nervensystem zur Folge haben, so etwa ein reitender Embolus über dem Abgang der beiden Aa. iliacae mit akut einsetzender schlaffer Paraparese, Areflexie, strumpfartigen Sensibilitätsstörungen und heftigen Schmerzen bei pulslosen, bläulich verfärbten kalten Beinen. Ein Kaudasyndrom bei reitendem Embolus gelangt nur dann zur Beobachtung, wenn gleichzeitig die Lumbalarterien verschlossen sind. Störungen der Spermatogenese vervollständigen das *Lériche-Syndrom.* Die innerhalb weniger Stunden sich manifestierenden irreparablen Ausfallserscheinungen haben trotz langzeitiger Rehabilitationstherapie häufig Berufsunfähigkeit zur Folge.

Abschließend sei an eine typisch vaskuläre Erkrankung des peripheren Nervensystems erinnert, die man früher häufiger gesehen hat (NONNE), nämlich an die polyradikulitischen, polyneuritischen oder mononeuritischen Syndrome der *tertiären Syphilis*, der sog. Lues cerebrospinalis. Dem Risiko einer berufsbedingten Infektion sind in erster Linie Operateure, Zahnärzte und Hebammen ausgesetzt. Das haben besonders die ersten Nachkriegsjahre gezeigt, als vielfach ohne Gummihandschuhe behandelt werden mußte.

Die *granulomatösen Polyneuritiden*, zu denen die peripheren Syndrome beim Boeck'-schen Sarkoid (*Heerfordt-Syndrom*) und bei der *Lepra* gehören, sollen ebenso wie die Polyneuritiden bei *blastomatösen Prozessen*, wie die *heredodegenerative neurale Muskelatrophie* und die *hypertrophische Neuritis* nur ganz kurz erwähnt werden. Das Heerfordt-Syndrom hat zumeist eine gutartige Prognose, so daß Arbeits- und Erwerbsfähigkeit nur vorübergehend eingeschränkt sind. Da die Pathogenese des Morbus Boeck umstritten ist, können Zusammenhangsfragen die Kompetenzen des medizinischen Sachverständigen übersteigen. Bei berufsmäßigem Kontakt mit Leprösen wird man die hierzulande äußerst seltene Lepra nervosa als Schädigungsfolge anerkennen müssen. Bei den blastomatösen und heredodegenerativen Erkrankungen des peripheren Nervensystems zielt die Begutachtung unter Berücksichtigung des Grundleidens im wesentlichen darauf ab, die jeweilige Mind. d. Erwerbsf. bzw. Arbeitsunfähigkeit festzustellen. Exogene Faktoren unter dem Aspekt eines pathogenetischen Zusammenhanges kommen dabei nur ausnahmsweise in Betracht, so etwa bei den berufsbedingten Teer- bzw. Kaminfeger-Karzinosen, beim Bronchialkrebs der Silikose, beim Schneeberger Lungenkrebs oder bei anderen durch radioaktive Substanzen ausgelösten Krankheitsprozessen (BAADER), die dann sekundär auch einmal das periphere Nervensystem mitschädigen können. Unmittelbar am peripheren Nervensystem angreifende Schäden durch radioaktive Substanzen kommen praktisch nicht vor. Nach radiobiologischen Meßwerten werden in erster Linie das Lymphgewebe, das Knochenmark, Hoden und Ovarien, sodann — kontinuierlich abfallend — Schleimhäute, Epidermis, Lunge, Muskel, Bindegewebe und Gefäße betroffen. Selbst Inkorporationen von strahlender Substanz durch Atmung oder Nahrungsaufnahme sind klinisch für das Nervensystem ohne Belang (s. a. Bd. I, S. 229 ff.; Bd. II, S. 783).

Die häufig aufgeworfene Frage der Verschlimmerung eines bestehenden, genuinen Nervenleidens durch akzidentelle oder berufliche Ereignisse ist nur bei sorgfältiger Analyse aller pathogenetischen Momente zu klären. So weitläufige, verschwommene Begriffe, wie die immer wieder angeschuldigten »Überanstrengungen«, stellen für die Beurteilung kein tragfähiges Argument dar.

Auch die *exogenen Vergiftungen* mit anorganischen oder organischen Stoffen brauchen in diesem Zusammenhang nur beiläufig erwähnt zu werden. Die toxischen, medikamentös bedingten Neuropathien wurden bereits erwähnt (s. S. 49). Vergiftungen mit aliphatischen Substanzen, mit aromatischen Kohlen-Wasserstoff-Verbindungen oder mit aromatischen pflanzlichen Giften haben — pauschal betrachtet — schwere Allgemeinerscheinungen zur Folge, wobei hauptsächlich das Zentralnervensystem in Mitleidenschaft gezogen wird. Schwindel, Erbrechen, delirante oder komatöse Erscheinungsbilder, Krampfanfälle, zerebrale Herdsymptome usw. stehen dabei im Vordergrund, während peripher-neurologische Komplikationen, besonders bei *akuten* Intoxikationen, zurücktreten. Bei *chronischen* Intoxikationen trifft man häufiger auf Kombinationsformen von zentralen und peripheren Syndromen, so z. B. beim chronischen Alkoholismus *(Wernicke-Enzephalopathie und Neuropathie),* bei der Igelit- bzw. Triortokresylphosphat-Vergiftung, beim Ergotismus oder beim Lathyrismus, der nach einseitiger Ernährung mit Kichererbsen bei Kriegsgefangenen beobachtet wurde und versorgungsrechtlich anerkannt werden mußte.

Als gewerbliche Intoxikationen kommen Neuro- bzw. Polyneuropathien u. a. bei *chronischer* Vergiftung mit Schwefel-Wasserstoffen, mit Schwefel-Kohlenstoff und Tetrachlorkohlenstoff vor. Demgegenüber werden praktisch nur bei der *akuten* Kohlenoxydvergiftung hypoxydotisch bedingte Neuropathien gesehen, die mit perineuralen Hämatomen, mit einer toxischen Myopathie, mit arteriellen Thrombosen und vor allem auch mit persistierenden zerebralen Schäden gekoppelt sein können (BODECHTEL).

Dank der modernen arbeitsmedizinischen Vorsorge sind Berufskrankheiten ganz allgemein und damit auch die gewerblichen Vergiftungen erheblich seltener geworden. Das gilt u. a. für die oft zitierte *Bleipolyneuropathie,* die sich schon aspektmäßig zu erkennen gibt. Bezeichnend sind die symmetrischen Radialisparesen, d. h. eine Streckerschwäche mit Myatrophien an Armen und Händen, besonders bei Mitbeteiligung des N. ulnaris und N. medianus. Bisweilen sind Lähmungserscheinungen an den Beinen, speziell der distalen Tibialisäste, zu konstatieren. Den anorganischen Kontaktvergiftungen stehen die hauptsächlich zerebral angreifenden, chronischen Inhalationsintoxikationen gegenüber, die durch Bleitetraäthyl, dem Antiklopfmittel, hervorgerufen werden. Tankwarte, Motorschlosser, Flugwarte usw. sind besonders gefährdet. Die zerebralen Bleischäden haben eine wesentlich schlechtere Prognose als die Bleineuropathien, die sich im Laufe von Monaten wieder zurückzubilden pflegen (SCHELLER; TELEKY). Überhaupt fallen chronische Vergiftungen von Hirn und Rückenmark schwerer ins Gewicht als die peripher-neurologischen Intoxikationen, da dem peripheren Nervensystem eine bessere Reparationstendenz eignet.

Von den berufsbedingten Intoxikationen sind versicherungsrechtlich die *Suchten* nach Benzin, Äther, Trichloräthylen usw. abzugrenzen, die ebenfalls zu Schäden am Zentralorgan, seltener am peripheren Nervensystem führen.

Polyneuropathien durch *Thallium* oder *Arsen* kommen heute als gewerbliche Intoxikationen nur noch selten vor. Charakteristisch für die Thalliumintoxikation sind außer dem bekannten Haarausfall die initiale Schmerzhaftigkeit der Extremitäten und die Wachstumsstörungen an den Nägeln, die sogenannten Mees'schen Streifen. Gleichartige Symptome werden ebenso wie die gastrointestinalen Früherscheinungen auch bei der Arsenvergiftung gesehen. In erster Linie erlangen Arsen- und Thalliumvergiftungen forensisches Interesse. Auch Intoxikationen mit Quecksilber, Gold, Kupfer, Zink usw. sind versicherungsrechtlich nur noch in Ausnahmefällen von Bedeutung (TELEKY; PENTSCHEW).

Bei der gutachtlichen Beurteilung der *dystrophischen Neuropathien* – einer recht umfassenden, pathogenetisch vielschichtigen Krankheitsgruppe – sollte der medizinische Sachverständige von der Frage ausgehen, ob den peripher-neurologischen Erscheinungen ein primäres, nutritives Mangelsyndrom zugrunde liegt, oder ob es sich um einen sekundären Wirkstoffmangel handelt, der bei ausreichendem Nahrungsangebot auf Resorptions- oder Verwertungsstörungen beruht. Allerdings ist eine scharfe Gegenüberstellung bei Berücksichtigung der zahlreichen Kombinationsformen nur mit Vorbehalten möglich. Immerhin können der ersten Gruppe die exogenen, situationsbedingten, rein alimentären Mangelzustände zugerechnet werden, wie sie bei ausgehungerten Kriegsgefangenen so häufig zur Beobachtung gelangten. Bei der weit größeren zweiten Gruppe dominieren demgegenüber die mehr endogenen, z. T. schicksalsmäßigen Erkrankungen, etwa ein Diabetes mellitus oder andere genetisch fixierte Stoffwechseldefekte, eine länger währende Tumorkachexie, eine chronische Infektion oder Intoxikation, ein progressives Leber-Magen-Darm-Leiden, senile Involutionserscheinungen und andere konsumierende Prozesse, die einen sekundären Wirkstoffmangel im Gefolge haben (s. a. S. 512 ff., 541 ff., 584, 675 ff.).

Nun haben die Erfahrungen der Kriegs- und Nachkriegsjahre gezeigt, daß – ganz im Gegensatz zum akuten Sauerstoff- und Glukosemangel – ein chronischer, über längere Zeit kontinuierlich bestehender Wirkstoffmangel vorliegen muß, ehe sich dessen Folgeerscheinungen am peripheren oder zentralen Nervensystem manifestieren (BODECHTEL und SCHRADER). Dementsprechend begegnet man den dystrophischen Polyneuritiden bzw. Neuropathien, von gewissen Ausnahmen abgesehen, hauptsächlich in fortgeschritteneren Stadien des Grundleidens oder Nahrungsmangels.

Als Schulbeispiel einer alimentären *Vitamin-B$_1$-Mangelerkrankung*, die mit kardialen, intestinalen und peripher-neurologischen Syndromen einhergeht, ist die in Asien beheimatete *Beriberi* bekannt. Das ausschlaggebende pathogenetische Prinzip der B$_1$-Avitaminose, bestätigt durch die Erfolge einer gezielten Substitutionstherapie, wird bekanntlich durch einseitige Ernährung mit poliertem Reis hervorgerufen. Darüber hinaus erlangen für die Manifestation chronische Infekte, Ankylostomabefall, Magen-Darm-Erkrankungen, Alkohol usw. eine zusätzliche Bedeutung, besonders bei der weißen Bevölkerung. In Europa werden vergleichbare B1-avitaminotische Polyneuropathien nur vereinzelt beobachtet, so z. B. nach reiner Ernährung mit Kohlehydraten, die ihrerseits den Vitamin-B1-Bedarf steigern, oder als Randsymptome nach gehäuften Schwangerschaften bei unterernährten, überforderten Frauen. Hier können sich gelegentlich auch Kardiopathien entwickeln, die an das *Beriberi-Herz* erinnern. Am häufigsten werden hierzulande Vitamin-B1-Mangelsyndrome beim *chronischen Alkoholismus* gesehen, bei dem Verwahrlosung, Inappetenz, eine Hepatopathie und Anämie mit Gastroduodenitis einerseits zur Unterernährung, andererseits zu Resorptions- und Verwertungsstörungen von Vitamin B1 und anderen Metaboliten führen. Besonders Schnapstrinker disponieren zur avitaminotischen »alkoholisch-toxisch« bedingten *Polyneuropathie*, die zumeist mit Hirnstammsymptomen und psychischen Veränderungen (Korsakowpsychose) als Ausdruck einer *chronischen Encephalopathia haemorrhagica superior Wernicke* gekoppelt ist. Die Bedeutung des Thiamins für die zerebralen und peripher-neurologischen Störungen beruht auf dem intensiven Umsatz des Nervensystems von Kohlehydraten, für deren Abbau Thiaminpyrophosphat zur Verfügung stehen muß (KANIG). In diesem Zusammenhang sei daran erinnert, daß die alkoholische Wernicke-Enzephalopathie ein klinisch ähnliches Gegenstück hat, nämlich die *akute Niacin-* bzw. *Nikotinsäuremangelenzephalopathie* (PENTSCHEW), bei der jedoch die Augenmuskelparesen fehlen. Das Krankheitsbild wird durch hochfieberhafte Infekte, durch körperliche Belastungen, durch akute alkoholische Exzesse und durch andere konsumierende Faktoren ausgelöst, die bei einem bereits latent bestehenden Niacinmangel den Niacinbedarf extrem steigern. Unter normalen Bedingungen wird der Bedarf an Niacinamid zu einem Drittel mit der Nahrung zugeführt, zu zwei Dritteln aber intermediär aus Tryptophan gebildet (STEPP, KÜHNAU und SCHRÖDER). Zusätzlich sind für die Biosynthese Riboflavin und Vitamin B6 erforderlich, so daß mehrere Faktoren für ein Niacinmangelsyndrom verantwortlich zu machen sind.

Niacinmangelzustände mit peripher-neurologischen Ausfallserscheinungen, mit funikulären und zerebralen Syndromen werden vor allem bei der *Pellagra* gesehen. Dabei enthält die einseitige Maiskost zwar Nikotinamid und Nikotinsäure, aber zu wenig Tryptophan, um den Niacinbedarf vollauf zu decken. Aus diesem Grunde werden pellagraähnliche Syndrome, speziell Polyneuropathien auch bei chronischer Eiweißmangelernährung, bei schweren Leberparenchymschäden, bei Darmerkrankungen und anderen Resorptionsstörungen gesehen. Ein großer Teil der sogenannten *hepatogenen* und *enterogenen Polyneuropathien* mit Achylia gastrica ist offenbar einem kombinierten Niacin-Tryptophanmangel zur Last zu legen. Auf einem angeborenen Defekt des Tryptophanstoffwechsels beruht bekanntlich das *Hartnup-Syndrom*, das durch periodisch auftretende Halluzinationen und zerebellar-ataktische Phänomene gekennzeichnet ist.

Die Schlüsselstellung des Tryptophans für die Stoffwechselvorgänge des Nervensystems wird schließlich auch bei *Mangelerscheinungen der Vitamin-B6-Gruppe* deutlich. Einerseits ist bei Vitamin-B6-Mangel der Tryptophanabbau gestört, andererseits wird die intermediäre Synthese von Nikotinsäure gehemmt, so daß auch hier wiederum recht komplexe Syndrome resultieren. Vitamin-B6-Mangel führt bei Erwachsenen, besonders unter therapeutischer Verwendung des antagonistisch wirkenden INH, zu polyneuritischen Syndromen und psychischen Störungen (GEHRMANN; JANZEN); bei Kindern soll es zu zerebralen Krampfanfällen kommen (COURSIN).

Während des Krieges wurde in Gefangenenlagern häufiger ein dystrophisches Krankheitsbild beobachtet, das als *burning-feet-Syndrom* in die Literatur eingegangen ist.

Wie schon der Name sagt, handelt es sich dabei um schmerzhafte, brennende, vorwiegend nachts auftretende Mißempfindungen an den Füßen, die z. T. mit Reflexstörungen und ataktischen Phänomenen vergesellschaftet sind. Gelegentlich kam es zu Ausfallserscheinungen von seiten des N. statoakustikus und zur retrobulbären Neuritis, die eine schlechte Prognose hatte. Die Vermutung eines ursächlichen *alimentären Pantothensäuremangels* konnte später in Selbstversuchen bestätigt werden. Zudem zeigte sich, daß auch bei Karenz von Vitamin B_2 und B_6 ein burning-feet-Syndrom auftritt (SPILLANE).

Trotz anhaltender Diarrhöen mit Resorptionsstörungen und Verlust von wichtigen Metaboliten sind peripher-neurologische Syndrome bei der *Sprue* relativ selten. Häufiger entwickelt sich eine funikuläre Spinalerkrankung, hervorgerufen durch den prozeßbedingten, gastroenterogenen Vitamin-B_{12}-Mangel.

Versicherungsmedizinisch von großem Interesse sind die häufigen *vegetativ-trophischen* und *peripher-neurologischen Ausfallserscheinungen beim Diabetes mellitus*, die ebenfalls dem dystrophischen Formenkreis zugerechnet werden. Bekanntlich bestehen zwischen Dauer und Schweregrad der basalen Stoffwechselstörung und den peripherneurologischen Komplikationen keine gesicherten Beziehungen. Wie klinische Beobachtungen und besonders elektrophysiologische Untersuchungen gezeigt haben, kann sich die Neuropathie bereits vor Manifestation des eigentlichen diabetischen Krankheitsbildes entwickeln oder gleichzeitig mit Beginn der Behandlung auftreten (BISCHOFF; ERBSLÖH und SCHRADER). Im allgemeinen gilt jedoch die Regel, daß die Trias: Retinopathie, Nephropathie und Neuropathie als klassisches, diabetisches Spätsyndrom erst nach länger bestehender Stoffwechselstörung oder bei einem schlecht eingestellten, »verwahrlosten« Diabetes angetroffen wird (s. S. 645 ff., 653 f.).

Die Pathogenese der neuromuskulären diabetischen Phänomene ist außerordentlich komplex, wobei noch viele Fragen offen sind. Außer der permanenten ketoazidotischen Stoffwechselsituation, die den gesamten Zucker-, Fett- und Eiweißhaushalt umfaßt, sind wohl in erster Linie die diabetische Angiolo- und Kapillaropathie bzw. die Schädigung der basalen Membranen mit der zunehmenden Erschwerung des Stoffwechselaustausches zwischen Gefäß und Nerv für die regressiven Veränderungen am peripheren Nervensystem verantwortlich zu machen. Darüber hinaus spielen sicherlich auch Resorptions- und Verwertungsstörungen eine Rolle. Vor allem ist das bei gleichzeitiger Hepatopathie und bei der so häufigen diabetischen Achylia gastrica der Fall, die oft mit einer funikulären Spinalerkrankung einhergeht. Da im Frühstadium die klinische Differenzierung zwischen funikulären und polyneuritischen Syndromen beim Diabeteskranken auf Schwierigkeiten stoßen kann, sollte grundsätzlich die Magensonde gelegt, der Blutstatus kontrolliert und mit dem Schillingtest der Vitamin-B_{12}-Umsatz bestimmt werden.

Jahrelang kann die ketoazidotische Stoffwechselbelastung kompensiert werden; sie bedingt jedoch eine erhöhte Anfälligkeit des Nervensystems, so daß irgendein interkurrenter Allgemeininfekt, eine chronische Eiterung, ungewohnte körperliche Anforderungen, vereinzelt auch einmal eine INH-Behandlung wegen Diabetikertuberkulose, Schwangerschaften usw. eine chronische asymptomatische Neuropathie klinisch manifest werden lassen und zu schweren Paresen mit Myatrophie und intensiven, sensiblen Reiz- und Ausfallserscheinungen führen (s. a. S. 654 f.).

Das klinische Bild der diabetischen Neuropathie ist außerordentlich bunt, so daß hier nur einige Hinweise gegeben werden können. Recht bezeichnend sind die isolierten, asymmetrischen Paresen mit z. T. hochgradigen Muskelatrophien, die dem proximalen Lähmungstyp entsprechen, also den Becken- und Schultergürtel und die rumpfnahen Muskelgruppen der Extremitäten bevorzugen. Den motorischen Störungen sind zumeist Mißempfindungen und Schmerzsensationen zugeordnet, die überhaupt als sensible Neuritis im Sinne WARTENBERGS die Szene beherrschen können. Im Gegensatz zu diesen *neuritischen Symptomen beim Diabetes* manifestiert sich die *diabetische Polyneuritis* hauptsächlich an den unteren Extremitäten, wo sie symmetrisch verteilt in den distalen Bereichen am stärksten ausgeprägt ist.

Auch hier stehen sensible Reiz- und Ausfallserscheinungen gewissermaßen als sensibles Leitsymptom neben vegetativ-trophischen Störungen im Vordergrund. Objektiv finden sich Verlust der Vibrations- und Lageempfindung, so daß peripher-ataktische Bewegungsabläufe resultieren, die im älteren Schrifttum zum Begriff der Pseudotabes diabetica geführt haben. Die Überschneidungen mit der Tabes dorsalis werden durch Areflexie, Hypotonie der Muskulatur, durch ein gelegentlich bis auf den Knochen penetrierendes Mal perforant und besonders auch durch schwere deformierende Arthropathien der Zehen- und Fußgelenke (Diabetesfuß) unterstrichen. Nächtliche Diarrhöen im Wechsel mit Obstipation, Störungen der Schweißsekretion, eine Blasenatonie mit Restharn, Impotenz, krisenhafte Bauchschmerzen usw. vervollständigen den vegetativ-trophischen Symptomenkomplex. In anderen Fällen steigern sich die sensiblen Reizerscheinungen zu quälenden, hauptsächlich nachts auftretenden Gliederschmerzen und brennenden Parästhesien, weshalb die Patienten nachts ruhelos umherwandern, da Bewegung die Schmerzen bisweilen mindert (SCHRADER und WEINGES). Bei solchen hyperpathischen Erscheinungsformen läßt sich häufig eine paradoxe Abschwächung der Schmerzempfindung bei krankhafter Summation der Schmerzreize (Hypalgesia dolorosa) konstatieren, die derart intensiv sein kann, daß selbst der Druck der Bettdecke unerträglich ist (sog. schmerzhafter Diabetes). Die Erfahrung lehrt, daß die neuritisch-polyneuritischen Syndrome des Diabetes äußerst hartnäckig sind und sich therapieresistent über viele Monate hinziehen können. Dementsprechend wird man gutachtlich zumindest eine vorübergehende Invalidität anerkennen müssen und notfalls Heilverfahren vorschlagen. In anderen Fällen führen die Glomerulosklerose oder die Retinopathie zur vorzeitigen Invalidität, während die diabetische Schwerhörigkeit nur bei bestimmten Berufsgruppen eine Minderung der Erwerbsfähigkeit zur Folge hat. Vom diabetischen Spätsyndrom sind die *akuten postkomatösen Polyneuritiden* mit schweren motorischen und sensiblen Ausfallserscheinungen abzugrenzen, die sich im Zuge einer azidotischen Stoffwechselkatastrophe entwickeln und ebenfalls protrahiert verlaufen (ERBSLÖH und SCHRADER). Vergleichbare postkomatöse Polyneuritiden, die nach an sich reversiblen Stoffwechselkrisen auftreten, sind vom Leberkoma, von der akuten Alkoholintoxikation, von der Schlafmittelvergiftung und von der akuten *hepatischen Porphyrie* bekannt.

Der *porphyrischen Polyneuritis* können ebenso wie beim Diabetes krisenhafte, kolikartige Bauchschmerzen vorausgehen, wie man sie ja auch von der Bleivergiftung oder von der Periarteriitis nodosa kennt. Im Gegensatz zur diabetischen Polyneuritis dominieren bei der porphyrischen Polyneuritis motorische Syndrome, wobei vor allem die Strecker der oberen Extremitäten, bisweilen die Atemmuskulatur, die Augenmuskeln, der N. facialis, der N. hypoglossus und der N. accessorius betroffen werden. Manifestations- und Verlaufsform bedingen auch bei der hepatischen Porphyrie vorzeitige Mind. d. Erwerbsf. oder Arbeitsunfähigkeit.

An dieser Stelle muß mit Nachdruck betont werden, daß rein alimentäre Avitaminosen unter normalen Verhältnissen im Gegensatz zum üblichen Vitamin-Rummel ausgesprochen selten sind. Unter den exogen-endogenen Mangelsyndromen beansprucht vor allem die B_{12}-Avitaminose diagnostisches und therapeutisches Interesse. Die dabei auftretende Symptomentrias: hyperchrome, megalozytäre (perniziöse) Anämie, die gastroenteralen Erscheinungen und die motorisch-sensiblen Symptome der funikulären Spinalerkrankung gehen über den Rahmen unseres Themas hinaus. Die Initialsymptome des B_{12}-Mangels sind z. T. recht uncharakteristisch. Besonders die Vorpostensymptome der funikulären Spinalerkrankung werden leicht verkannt, was klinisch und gutachtlich schwerwiegende Konsequenzen haben kann, da eine unzureichende oder zu spät eingeleitete Substitutionstherapie irreparable Ausfallserscheinungen im Gefolge hat (BODECHTEL).

Angesichts der häufigen Verkehrs-, Betriebs- und Sportunfälle nimmt die Begutachtung *traumatischer Schädigungen peripherer Nerven* einen breiten Raum ein. Unter Berücksichtigung der Anamnese, der anatomischen Verhältnisse und der zur Nervenverletzung führenden Umstände bereiten Art- und Lokaldiagnose und ebenso die gutachtliche Beurteilung der resultierenden Ausfallserscheinungen im großen und ganzen keine Schwierigkeiten. Von entscheidender Bedeutung für den Therapeuten wie für den Gutachter ist die Frage, ob eine direkte, blutige Verletzung oder eine stumpfe Gewalteinwirkung zur *Neuropraxie*, zur *Axonotmesis* oder zur *Neurotmesis* geführt haben.

Im ersten Falle handelt es sich um reversible, traumatische Schädigungsfolgen, die sich auf die Markscheiden beschränken. Selbst vollständige, posttraumatische Paresen bilden sich innerhalb weniger Tage wieder zurück.

Bei der Axonotmesis liegt bei erhaltenen Hüllstrukturen eine Unterbrechung der Nervenfasern vor, die an sich ebenfalls reversibel ist. Falls keine reaktiven, perineuralen Gewebsläsionen die Heilung verzögern oder sogar aufhalten, ist im Verlauf von Wochen bis Monaten eine weitgehende Restitution zu erwarten.

Bei der Neurotmesis, der häufigsten Form einer traumatischen Nervenläsion, muß mit irreparablen Restschäden gerechnet werden. Entweder wird der Nerv durch das Trauma total durchtrennt, so daß eine heteromorphe Neurotisation von den Stumpfenden erfolgt, oder der gesamte Querschnitt ist, wie z. B. in fortgeschrittenen Fällen der sogenannten Spätlähmung, völlig durch fibröses Bindegewebe ersetzt.

Relativ übersichtlich sind die Verhältnisse bei unmittelbar blutiger Verletzung mit Durchtrennung eines Extremitätennerven, Traumafolgen, die während des Krieges so häufig zur Beobachtung gelangten (BODECHTEL und Mitarbeiter). So ist eine klaffende Wunde an der Außenseite des Oberarmes, die unmittelbar nach dem Trauma zur schlaffen Parese der Streckergruppen mit typischer Fallhand geführt hat, ohne weiteres als Radialisverletzung zu erkennen. Allerdings ist der neurologische Ausfall nach frischer, offener Verletzung nicht unbedingt für die Durchtrennung eines Nerven beweisend. So können z. B. Wundhämatome, Aneurysmen, Knochenfragmente oder spätere Kallusbildung infolge Kompression oder Zug sekundär peripher-neurologische Ausfallserscheinungen verursachen, so daß neurochirurgische Intervention angezeigt ist. Diagnostische Schwierigkeiten können vor allem auch dann entstehen, wenn blutige Verletzungen oder stumpfe Schädigungen eines peripheren Nerven durch Notfallsituationen überlagert werden, z. B. eine periphere Fazialisparese infolge Felsenbeinfraktur bei schwerer Contusio cerebri oder Läsionen des N. axillaris, des N. musculocutaneus, des N. medianus, des N. ulnaris oder N. radialis nach ausgedehnter Trümmerfraktur des Schultergelenkes. Ebenso können bei Bauch- bzw. Beckentraumen wegen vordringlicher Allgemeinsymptome Läsionen des lumbosakralen Plexus, speziell Paresen des N. femoralis, des N. tibialis oder des N. peronaeus zunächst übersehen werden. Kriegs- und Friedenserfahrungen bestätigen übereinstimmend, daß direkte Verletzungen, Quetschungen oder Zerrungen des Plexus lumbosacralis oder der peripheren Nerven an den unteren Extremitäten seltener vorkommen als am Plexus brachialis oder an den Armnerven, die wegen ihrer ungeschützten Lage besonders gefährdet sind. Zudem haben schwere Bauch- und Beckentraumen sehr oft den Tod zur Folge, so daß die neurologischen Ausfallserscheinungen gar nicht mehr zum Tragen kommen. Bei allen peripher-neurologischen Syndromen, namentlich nach traumatischer Schädigung, sollten Anamnese und klinischer Befund grundsätzlich durch die modernen, elektrophysiologischen Untersuchungsverfahren ergänzt werden. Ein Gutachten über periphere Nervenschäden ohne elektrophysiologischen Befund ist unvollständig. Erst klinische *und* elektrophysiologische Kontrollen ermöglichen eine verbindliche Diagnose; erst beide Methoden erlauben prognostische Aussagen und geben nicht zuletzt wertvolle Hinweise für eine zweckentsprechende Behandlung (STRUPPLER). Auf therapeutische Maßnahmen, etwa auf die Indikation zur neurochirurgischen Intervention, die bei Nervendurchtrennung oder Abriß von Plexuswurzeln gewöhnlich 6 Monate nach dem Trauma durchgeführt wird, soll hier nicht eingegangen werden. Der Gutachter hat sich hauptsächlich mit den Folgeerscheinungen scharfer Verletzungen oder stumpfer Gewalteinwirkungen auseinanderzusetzen.

Für die posttraumatische Symptomatik ist wichtig, daß es sich bei den Extremitätennerven, wie eingangs schon gesagt, durchweg um gemischte Nerven handelt, so daß motorische und sensible Ausfallserscheinungen zu erwarten sind. Beide können die Erwerbsfähigkeit erheblich beeinträchtigen. Im Gegensatz zur sensiblen Versorgung, die sich häufig überschneidet, ist die Zuordnung eines peripheren Nerven zu bestimmten Muskelgruppen recht konstant. Charakteristische Paresen, z. B. die Fallhand der Radialislähmung, die Krallenhand nach Ulnarisverletzung oder die Schwurhand der Medianusparese, sind ebenso wie eine Scapula alata bei der Serratuslähmung, das Trendelenburg'sche Zeichen bei Ausfall des N. glutaeus medius oder der Steppergang bei Peronaeuslähmung auf den ersten Blick zu erkennen (BODECHTEL; SCHELLER; SCHEID; MUMENTHALER und SCHLIAK). Neben motorischen und sensiblen Ausfallserscheinungen wird die Trias peripherer Nervenschäden durch vegetativ-trophische Störungen vervollständigt, die sich allerdings erst zwei bis drei Wochen nach stattgehabtem Trauma manifestieren. An den Haaren, vor allem an den Nägeln, treten charakteristische Wachstumsstörungen auf, wobei es zur Querfurchung und Rillenbildung kommt. Oft tritt auch das subunguale Nagelbett stärker hervor. Die Haut erscheint pergamentartig glatt, dünn und auffällig pigmentiert. Bisweilen entwickeln sich subkutane Ödeme und Ulzerationen. Häufig treten Hyperkeratosen auf. Schon frühzeitig ist die Schweißsekretion gestört. Partielle Nervenschäden neigen zur Hyperhidrose, während eine Anhidrose in keratotisch veränderten Hautbezirken als verläßliches Symptom einer kompletten Kontinuitätstrennung gelten darf (BODECHTEL; SCHELLER). Bekanntlich beschränken sich die vegetativ-trophischen Störungen nicht allein auf die Haut und deren Anhangsgebilde, häufig kommt es zum Schwund des Unterhautfettgewebes und als Sudeck'sches Syndrom zur Entkalkung der Knochen mit lästigen Mißempfindungen.

Eigentliche Schmerzphänomene treten bei traumatischer Schädigung peripherer Nerven seltener auf. Werden aber Schmerzen geklagt, so sind sie gewöhnlich äußerst intensiv und eng mit neurovegetativen Begleiterscheinungen gekoppelt. Dabei erlangen psychische Faktoren ausschlaggebende Bedeutung, weshalb schon O. FOERSTER von Schmerzhyperpathen gesprochen hat.

Vereinfachend lassen sich drei vegetative Schmerztypen unterscheiden. Recht charakteristisch sind die von *Neuromen* herrührenden, einschießenden, elektrisierenden Schmerzsensationen, die nach Art des »Klingelknopfphänomens« vom Narbenbereich durch Druck, Kälte, Wärme oder andere Reize ausgelöst werden können. Als äußerst qualvolle vegetative Schmerzsyndrome sind die *Kausalgien* bekannt, jene an- und abschwellenden, brennenden Hyperalgesien in der Hohlhand oder unter der Fußsohle, die nach Verletzung des N. medianus oder N. tibialis auftreten. Akustische oder optische Reize, der Genuß heißer Speisen, Erregung, leise Berührung oder Druck selbst der gesunden kontralateralen Extremität können die brennenden Schmerzen bis zur Unerträglichkeit steigern (Synästhesalgie), während kalte, nasse Umschläge Linderung verschaffen. Den kausalgieformen Schmerzen sind die *Phantomgefühle* verwandt, eigenartige, z. T. schmerzhafte Sensationen, die der Kranke in der amputierten Extremität zu empfinden glaubt. Bisweilen werden bei kompletter Nervendurchtrennung Schmerzen in die empfindungslosen Hautareale projiziert; ein paradoxes Phänomen, das als Anaesthesia dolorosa bezeichnet wird. Bei inkompletter Läsion können bereits durch leichte Haut- und Berührungsreize heftige Schmerzsensationen hervorgerufen werden. Ist die Tiefensensibilität erhalten, so erzeugt erst ein fester Druck Schmerzphänomene, die als Hypaesthesia dolorosa bekannt sind. Es braucht nicht weiter ausgeführt zu werden, daß es außer den genannten Schmerztypen, die fließend ineinander übergehen können, noch ein breites Spektrum subjektiv gefärbter Schmerzerlebnisse gibt. Differentialdiagnostisch lassen sich solche posttraumatischen Hyperalgien ohne Schwierigkeiten von den einschießenden oder undulierenden Schmerzen abgrenzen, die bei radikulären Prozessen bzw. bei Hinterhornaffektionen auftreten. Das gleiche gilt für die myogen-arthrotischen oder spondylarthrotischen Reizerscheinungen und Schmerzphänomene, die qualitativ und topisch exakt definiert werden können, wie JANZEN mehrfach hervorgehoben hat.

Von wenigen Ausnahmen abgesehen, hat sich die operative Behandlung der posttraumatischen Schmerzsensationen trotz geradezu heroischer Methoden (Grenzstrangresektion, Radikulo-trakto-Leukotomien usw.) als Fehlschlag erwiesen. Wie SCHEID betont, gehören die autonomen Schmerzphänomene nach Schädigung und Verletzung peripherer Nerven in konservative Behandlung. Dementsprechend sollte der medizinische Sachverständige rechtzeitig geeignete Heilverfahren beantragen. Aber selbst dann wird man in besonders gelagerten Fällen vorübergehende oder sogar dauernde Arbeitsunfähigkeit anerkennen müssen.

Ausmaß und Art der Schädigung spielen für die Aufeinanderfolge von motorischen, sensiblen und trophischen Störungen sowie Schmerzphänomenen eine große Rolle. Nach stumpfer oder scharfer Verletzung eines peripheren Nerven treten Paresen und Sensibilitätsdefekte unmittelbar im Anschluß an das Trauma auf. Erst später stellen sich vegetativ-trophische Störungen, Schmerzen, Muskelatrophien und schließlich myogene sowie tendogene Kontrakturen mit Gelenkversteifung ein, die als irreparables Spätsyndrom eine dauernde Mind. d. Erwerbsf. bzw. Berentung bedingen. Im Gegensatz dazu bilden Lähmungserscheinungen bei chronischen Kompressionsschäden zumeist das Finale einer oftmals langen Krankheitsentwicklung mit hartnäckigen, zunächst uncharakteristischen Beschwerden. Das ist vor allem bei den professionellen Druckschädi-

gungen bzw. *Beschäftigungsneuropathien* der Fall, die den Gutachter als Berufskrankheit, den Arbeitsmediziner im Hinblick auf die Prophylaxe interessieren. Druckparesen sind vor allem dort zu erwarten, wo der periphere Nerv, ohne ausweichen zu können, dem harten Widerlager des Knochens aufliegt und infolge seiner oberflächlichen Lage Druckeinwirkungen im besonderen Maße ausgesetzt ist (MUMENTHALER; SCHRADER).
Einige Beispiele sollen kurz angeführt werden.

Dank seiner exponierten Lage im Bereich der Hand und des Ellenbogengelenks rangieren traumatische Läsionen und Beschäftigungsneuropathien des N. ulnaris an erster Stelle. Am Handgelenk wird der Nerv lediglich von den dünnen Fasern des M. palmaris bedeckt, so daß professionelle Druckschäden verschiedener Art zum distalen Lähmungstyp an der Arbeitshand führen. Infolge Druckwirkung von Werkzeuggriffen gegen die Hohlhand werden besonders die Endäste betroffen, so daß die Mm. interossei 1–5, die Mm. lumboicales 3–4 und der M. adduktor policis atrophieren. In fortgeschrittenen Fällen resultiert die typische Krallenhand, besonders am Ring- und Kleinfinger mit gleichzeitiger Überstreckung im Handgelenk, da die radialen Strecker erhalten bleiben. Häufiger noch wirken sich professionelle Druckschäden oder reaktive Knochenprozesse im Bereich des Ellenbogens aus, wo der Nerv bei einem nur flach angelegten Sulcus nervi ulnaris schon beim Beugen des Armes seitlich abgleitet (MUMENTHALER) und bei habituellem Aufstützen des Ellenbogens, besonders auch bei Arbeiten mit Bohr- und Preßluftwerkzeugen mechanischen bzw. kinetischen Einwirkungen leicht zugängig ist. Abgesehen von solchen mit der Belastung in zeitlichem Zusammenhang stehenden Paresen, hat der medizinische Sachverständige zu berücksichtigen, daß traumatogene oder professionell bedingte Umbauvorgänge am Epykondylus oder Olekranon selbst nach Jahrzehnten zur *Spätlähmung* des N. ulnaris führen, wobei ein progressiver Muskelschwund von den atrophisierenden Systemerkrankungen abgegrenzt werden muß.

Als typische Druckneuropathie des *N. medianus* ist die Abduktor-Opponensatrophie (SCHEID) bzw. das Karpaltunnelsyndrom bekannt. Allerdings handelt es sich beim Karpaltunnelsyndrom um ein vielschichtiges, pathogenetisch recht differentes Geschehen. Professionelle Druckschäden stellen nur ein ursächliches Moment unter anderen Faktoren dar. Bei den Beschäftigungsneuropathien fällt ins Gewicht, daß der N. medianus, der am Handgelenk unter dem Ligamentum carpi transversum durchzieht, ähnlich wie der N. ulnaris Druckbelastungen oder auch Verletzungen im hohen Maße ausgesetzt ist. Andauernde berufliche Überforderung des Handgelenkes oder andersartige Faktoren mit Veränderungen des Stütz- und Bandapparates können auch hier zur *Spätlähmung* führen. Zumeist setzt die Beschäftigungs- bzw. Druckneuropathie des N. medianus mit hartnäckigen nächtlichen Parästhesien, z. T. mit ausstrahlenden Schmerzen bis in die Schultergegend ein; Beschwerden, die bei gleichzeitiger Spondylarthrose der Halswirbelsäule oftmals als zervikales Wurzelsyndrom, gelegentlich sogar als Stenokardien fehlgedeutet werden. Distale Medianusparesen sind u. a. durch trophische Veränderungen am Zeige- und Mittelfinger gekennzeichnet, die sich dem Muskelschwund am Daumenballen über kurz oder lang hinzugesellen. Der mittlere und obere Lähmungstyp des N. medianus ist durchweg traumatischer Genese und häufig durch Frakturen verursacht.

Professionelle Druckschäden am *N. radialis* sind ebenso wie Druckparesen des *N. musculocutaneus* selten. Als periphere Radialisschädigung ist lediglich die *Cheiralgia paraesthetica* (WARTENBERG) zu nennen, die durch Druck auf den sensiblen Ramus superficialis bewirkt wird, etwa durch ständiges Schneiden harter Materialien mit der

Schere oder auch durch zu straff angezogene Armbänder und Handbandagen. Besonders gefährdet ist der N. radialis in Höhe der Oberarmmitte, wo sich der Nerv um den Humerusschaft herumschlingt und dem knöchernen Widerlager unmittelbar aufliegt. Im angloamerikanischen Schrifttum ist der Begriff der *Weekendlähmung* geläufig (dabei ist die reversible Radialisparese auf eine länger wirkende Druckwirkung gegen den aufgestützten Oberarm im alkoholischen Tiefschlaf auf einer Parkbank zurückzuführen). Analoge proximale Paresen werden bisweilen durch regelwidriges Fixieren bzw. Lagern des Oberarmes bei Operationen hervorgerufen. Weitaus häufiger sind proximale Radialisparesen nach kontusionellen Gewebsschäden des Oberarms oder nach Humerusfrakturen zu konstatieren.

Auch isolierte Paresen des *N. musculocutaneus* oder des *N. axillaris* sind in der Regel traumatisch bedingt und z. B. auf Schulterluxationen, auf Frakturen des Collum chirurgicum oder des Humerushalses zurückzuführen. Beide Nerven sind gewöhnlich bei der *oberen posttraumatischen Plexusparese* (ERB) mitbetroffen. Als häufige Ursache einer oberen oder kompletten Plexusschädigung ist der Sturz vom Motorrad bekannt. Dabei kann es zu Dehnungsschäden, ja sogar zum Ausriß der Plexuswurzeln kommen, wenn sich der Fahrer entgegen der Fliehkraft an der Lenkstange festhält. Ein vergleichbarer Mechanismus liegt Transmissionsunfällen oder andersartigen, brüsken Zerrungen zugrunde, die ebenfalls zu schweren Plexusschäden mit Restparesen führen. Ist der Gebrauchsarm irreversibel ausgefallen, so muß rechtzeitig auf den anderen Arm umgeschult werden. Die *untere Plexuslähmung* (KLUMPKE) – im wesentlichen durch den Ausfall der vom N. medianus und N. ulnaris versorgten Vorderarm-, Hand- und Fingerbeuger – wird hauptsächlich als geburtstraumatische Komplikation gesehen.

Die berufsbedingte Neuropathie des *N. thoracicus longus* durch Tragen von Lasten auf der Schulter mit Ausfallserscheinungen des M. serratus und typischer Scapula alata wurde eingangs bereits erwähnt. Auch bei gynäkologischen Operationen in Beckenhochlage können Druckschäden auftreten; zudem ist der Nerv bei chirurgischen Eingriffen in der Achselhöhle und bei der Thorakotomie gefährdet.

Seltener noch als traumatische Schädigungen sind berufsabhängige Neuropathien an den Nerven der unteren Extremitäten. Relativ häufig und bekannt als »Rübenzieherneuritis« ist die *professionelle Peronaeusparese,* die nach längerem Arbeiten im Knien oder in Hockstellung durch Druck des Nerven gegen das Wadenbeinköpfchen verursacht werden kann. Eine hockende Arbeitshaltung disponiert außerdem zu Dehnungsschäden am Plexus lumbosacralis mit Ausfallserscheinungen hauptsächlich des N. femoralis (REGLI und HAYNAL).

Tibialisparesen oder kombinierte *Tibialis-Fibularisschäden* sind nur ausnahmsweise beruflichen Anforderungen zur Last zu legen. Paresen des N. tibialis werden vor allem nach Schienbeinbrüchen oder bei tiefen Weichteilwunden im Wadenbereich gesehen. Für traumatische Peronaeus- bzw. Fibularisschäden sind in erster Linie Knieverletzungen, speziell Frakturen des Fibulaköpfchens, verantwortlich zu machen, etwa bei Fußballspielern.

Proximale Läsionen der Beuger und Strecker bei hochsitzenden *Ischiadikusschäden* werden u. a. durch Arbeits- und Verkehrsunfälle verursacht, die mit stumpfen Bauchtraumen, mit Becken- und Oberschenkelfrakturen oder mit Luxation des Femurkopfes einhergehen. In solchen Fällen ist gewöhnlich auch der N. femoralis beteiligt, besonders dann, wenn es gleichzeitig zu einer Überstreckung im Hüftgelenk nach hinten gekommen war.

Bekanntlich neigen bestimmte Berufsgruppen zu spondylarthrotischen Umbauprozessen mit Schädigung der Bandscheiben und Kompression der Ischiaswurzeln. Das gilt u. a. für Schauerleute, für Transportarbeiter und besonders für Bergleute, bei denen spondylarthrotische Veränderungen mit Bandscheibenschäden eine häufige Krankheit nach dem 40. Lebensjahr darstellen (BAADER). Mit der Begutachtung des Bandscheibenprolapses hat sich REISCHAUER kritisch auseinandergesetzt. Bezüglich Einzelheiten kann auf das chirurgische Kapitel der Wirbelsäulenerkrankungen verwiesen werden (s. Bd. I, S. 376, 465 ff., 476 ff., 486 ff.).

In diesem Zusammenhang muß jedoch hervorgehoben werden, daß der Röntgenbefund, selbst bei ausgedehnten Veränderungen der lumbosakralen Wirbelsäule, nicht davon entbindet, die so beliebte Anhiebsdiagnose: Bandscheibenschaden – Ischias nach allen Seiten hin abzusichern. Die Röntgenologie ist und bleibt eine Hilfsmethode! Dagegen stellt die Ischias ein umfassendes, klinisches Problem dar. Angesichts der so weit verbreiteten, z. T. altersabhängigen spondylarthrotischen Veränderungen bzw. »Abnutzungserscheinungen« an der Wirbelsäule *ohne* Ischialgie sollte das Ischiasproblem besonders vom medizinischen Sachverständigen nicht verflacht werden. Der Kurzschluß: spondylarthrotische Veränderungen im Röntgenbild, also Bandscheibenschaden mit Ischias hat schon oft großen Unfug angerichtet.

Abschließend ein Wort zu den *iatrogenen Schäden*, speziell zu den *Spritzenschäden*, die oft Haftpflichtansprüche nach sich ziehen. Auf Druck- und Dehnungsschäden oder auf operative Verletzungen peripherer Nerven wurde schon hingewiesen. Die Spritzenschäden lassen sich vereinfachend auf drei Ursachenfaktoren zurückführen:
1. Auf Unverträglichkeit des in die Nähe des Nerven applizierten Medikamentes (Antigenwirkung, hygroskopische, eiweißfällende Effekte, Unterschiede der pH-Werte gegenüber dem Gewebsmilieu),
2. auf nicht steriles Vorgehen und
3. auf fehlerhafte Injektionstechnik mit Anstechen des Nerven.

In allen Fällen können schwerwiegende Gesundheitsschäden resultieren, ohne daß sie schuldhaft verursacht wurden (Arzthaftpflichtschäden s. Bd. I, S. 85 ff.). Bei der allerorts geübten intramuskulären Applikation von Medikamenten ist verständlich, daß iatrogene Schäden in erster Linie am N. ischiadicus vorkommen. Gewöhnlich ist der N. peronaeus stärker betroffen als der N. tibialis. Charakteristisch für das Anstechen des Nerven sind sofort einsetzende Parese und blitzartig einschießende Schmerzen. Beide Phänomene können allerdings auch isoliert auftreten (LÜTHY; WILD). Bei paraneuralen Injektionen können sich Spätschädigungen Stunden oder Tage nach der Injektion manifestieren, ebenso bei Spritzenabszessen mit Kontinuitätsneuritis, so daß den Gutachter größte Schwierigkeiten erwarten, wenn die Kausalität und Verschulden geklärt werden sollen. Bei iatrogenen Paresen, die sich im Laufe eines Jahres nicht zurückbilden, hat LANGE chirurgische Revision vorgeschlagen. Um Spritzenschäden am N. ischiadicus zu vermeiden, sollte die altbekannte Regel: nur in den oberen äußeren Quadranten der Glutäalmuskulatur *mit entsprechender Stichrichtung* zu injizieren, auch dem ärztlichen Hilfspersonal immer wieder eingeprägt werden. Die Injektionsschäden des *N. glutaeus superior* mit Parese der Mm. glutaei medius und minimus sowie des M. tensor fasciae latae kommen seltener vor. Die sehr häufigen, medikamentös bedingten Muskelschäden werden im allgemeinen gar nicht berücksichtigt.

Mit einem gewissen Risiko sind nicht zuletzt die *paravertebralen bzw. epiduralen Injektionen* von novocainhaltigen Lösungen zur Lokalanästhesie belastet. Wir hatten mehrfach Patienten zu begutachten, bei denen es zu massiven Wurzelschäden bzw. zu irreparablen Querschnittssyndromen mit Paraparesen und persistierenden Blasen-Darm-Störungen gekommen war. Wenn überhaupt, sollten derartige Verfahren unter strengen Kautelen nur in besonders gelagerten Fällen herangezogen werden. Grundsätzlich ist hier das: nil nocere oberstes Gebot (ERBSLÖH und PUTZIG) (s. a. Bd. I, S. 204, 500 u. Bd. II, S. 41, 91).

Gelegentlich wird am Oberarm durch intramuskuläre oder fehlerhafte subkutane Injektion der N. radialis getroffen. Bei mißglückter intravenöser Injektion in die Kubitalvene kann unter Umständen der N. medianus geschädigt werden. Sonstige Spritzenschäden – etwa kombinierte Medianus-Ulnaris-Paresen bei Injektionen in den Unterarm oder periphere Embolien nach ungewollter Punktion der Extremitätenarterien – sind ausgesprochene Raritäten.

Das hoch differenzierte periphere Nervensystem, das u. a. der Orientierung und der Motorik dient, ist zahlreichen Schädigungen und Krankheitsprozessen ausgesetzt, die oftmals bleibende Ausfallserscheinungen hinterlassen. Im Hinblick auf die beschränkten Reparations- und Kompensationsmöglichkeiten erlangt die Prophylaxe bei den berufsbedingten Neuropathien bei Arbeits- und Verkehrsunfällen und gleichermaßen bei den infektiösen, toxischen und dystrophischen Polyneuritiden entscheidende Bedeutung.

Bei klinisch und elektrophysiologisch gesicherter Läsion peripherer Nerven wird die Mind. d. Erwerbsf. nach den Kriterien der gesetzlichen Unfallversicherung (vgl. Bd. I, S. 27 ff.) im allgemeinen wie folgt eingestuft (DEMME; MUMENTHALER und SCHLIACK).

Rententabelle für Lähmungen peripherer Nerven

I. Obere Extremitäten	Gebrauchshand	Gegenhand
Totale Armplexusparese (entsprechend dem Armverlust)	75 %	66⅔ %
Obere Armplexusparese	30–40 %	25–30 %
Untere Armplexusparese	60 %	50 %
Axillarislähmung	30 %	20 %
N. thoracicus longus	20 %	20 %
N. suprascapularis	10 %	weniger als 10 %
Radialisparese, obere (ganzer Nerv)	30 %	25 %
Radialisparese, mittlere (vom M. brachioradialis an, diesen inbegriffen)	25 %	20 %
Radialisparese, distale (nur Fingerstrecker und langer Daumenabduktor)	20 %	15 %
Muskulokutaneusparese	25 %	20 %
Ulnarislähmung (proximal und distal)	33⅓ %	25 %
Medianuslähmung, proximale (ganzer Nerv)	33⅓ %	25 %
Medianuslähmung, distale (Aussparung der Vorderarmmuskeln)	25 %	20 %
Medianuslähmung, vorwiegend sensibel	20 %	15 %
Radialis- plus Axillarislähmung	60 %	50 %
Radialis- plus Ulnarislähmung	60 %	50 %
Radialis- plus Medianuslähmung	60 %	50 %
Ulnaris- plus Medianuslähmung	60 %	50 %
Radialis-, Ulnaris- und Medianuslähmung in Schulterhöhe (wie totale Armplexusparese)	75 %	66⅔ %
Radialis-, Ulnaris- und Medianuslähmung im Vorderarmbereich	66⅔ %	60 %

II. Untere Extremitäten

Mehr oder weniger totale Lähmung des Plexus lumbosacralis (entsprechend Beinverlust)	70 %
Lähmung des ganzen Ischiadikus (mit Glutaei)	60–70 %
Lähmung des ganzen N. ischiadicus (ohne Glutaei)	50 %
Femoralislähmung	40 %
Obturatoriuslähmung	weniger als 10 %
Lähmung des N. glutaeus cranialis	25 %
Lähmung des N. glutaeus caudalis	20 %
Lähmung des N. cutaneus femoris lateralis	bis zu 10 %
Lähmung des N. tibialis	25 %
Lähmung des N. peronaeus communis	25 %
Lähmung des N. peronaeus superficialis	15 %
Lähmung des N. peronaeus profundus	15 %
Lähmung des N. peronaeus communis und N. tibialis (= distale Ischiadikuslähmung)	45 %

SCHRIFTTUM: BAADER, E. W., Berufskrankheiten, 5. Aufl., München-Berlin 1960; Handbuch der gesamten Arbeitsmedizin, München-Berlin 1961 – BANNWARTH, A., Chronische lymphocytäre Meningitis, entzündliche Polyneuritis und Rheumatismus, Arch. f. Psychiatr. u. Nervenkr. 113, 284 (1941); Über Schädigungen des Nervensystems durch die Typhus-Paratyphus-Schutzimpfung, Ärztl. Wschr. 3, 581, 620 (1948) – BISCHOFF, A., Die diabetische Neuropathie, Stuttgart 1963 – BODECHTEL, G., Differentialdiagnose der Erkrankungen des peripheren Nervensystems, in: Differentialdiagnose neurologischer Krankheitsbilder, 2. Aufl., Stuttgart 1963 – BODECHTEL, G., KRAUTZUN, K. und KAZMEIER, F., Grundriß der traumatischen peripheren Nervenschädigungen, Stuttgart 1951 – BODECHTEL, G. und SCHRADER, A., Die Mangelkrankheiten des Nervensystems, in: Klinik der Gegenwart, Bd. III, 217, München-Berlin 1956 – COURSIN, D. B., Seizres in vitamin B 6 defieney, in: Roberts, E., Inhibition in the Nervous System and Gamma amino butyric Acid, Oxford, New York, London, Paris 1960 – DEMME, H., Peripheres Nervensystem, in: Das ärztliche Gutachten im Versicherungswesen, Fischer, A. W., Herget, R. und Molineus, F., München 1955 – ELSÄSSER, G., Zur Entstehung, Lokalisation und Verhütung der Serumpolyneuritis, Nervenarzt 15, 280 (1942) – ERBSLÖH, F., Die Beteiligung von Nervensystem und Muskulatur an den »Kollagenkrankheiten«, Internist 4, 201 (1961) – ERBSLÖH, F. und PUTZIG, A.: Nil nocere! Rückenmarks- und Kaudaläsionen als Therapieschäden nach paravertebralen Injektionen, Münch. Med. Wschr. 12, 517 (1959) und 13, 559 (1959) – ERBSLÖH, F. und SCHRADER, A., Zur Klinik und Pathogenese neurologischer Krankheitsbilder beim Diabetes mellitus, Med. Klinik 2, 50 (1963) – GEHRMANN, G., Das Pyridoxin-Mangel-Syndrom beim Menschen, Erg. inn. Med. N. F. 19, 274 (1963) – HIERONYMI, G., Allergisch-hyperergische Gefäßerkrankungen, Internist 3, 120 (1965) – JANZEN, R., Wurzelirritationssyndrom; Bedeutung, Fehldiagnose, Z. f. ärztl. Fortbildung 51, 6, 455 (1962) – JANZEN, R. und BALZEREIT, F., Über unsere Erfahrungen bei Polyneuropathien, Internist 4, 146 (1966) – KANIG, K., Die Bedeutung der B-Vitamine für das Nervensystem, Berliner Medizin 16, 6 (1965) – KOMMERELL, B., Klinik der Immunangiopathien, Die ärztl. Fortbildung 3, 115 (1966) – KRÜCKE, W., Erkrankungen der peripheren Nerven, Handbuch der speziellen pathologischen Anatomie und Histologie, Bd. XIII/5, Berlin-Göttingen-Heidelberg 1955 – LANGE, M., Periphere Nervenlähmungen nach Injektion und deren orthopädische Behandlung, Schweiz. med. Wschr. 84, 35, 1008 (1954) – LINDEMANN, K. und KUHLENDAHL, H., Die Erkrankungen der Wirbelsäule, Stuttgart 1953 – LÜTHY, F., Die Nervenschädigungen nach intraglutäaler Injektion von Irgapyrin und ein Vorschlag zu ihrer Verhütung, Schweiz. med. Wschr. 44, 1065 (1955) und 45, 1092 (1955) – MEYER-RIENNECKER, H., Liquorbefunde, Klinik und Virusätiologie bei akuten Polyneuritiden, Dt. Z. Nervenheilk. 188, 329 (1966) – MUMENTHALER, M., Die Ulnarisparesen, Stuttgart 1961 – MUMENTHALER, M. und SCHLIACK, H., Läsionen peripherer Nerven, Stuttgart 1965 – NONNE, M., Syphilis und Nervensystem, 5. Aufl., Berlin 1924 – OPPENHEIM, H., Lehrbuch der Nervenkrankheiten, Berlin 1913 – PENTSCHEW, A., Mangelzustände, Handbuch path. Anatomie und Histologie Henke-Lubarsch, Bd. XIII/5, Berlin-Göttingen-Heidelberg 1955 – PETTE, H., Die akut entzündlichen Erkrankungen des Nervensystems, Leipzig 1942; Das Problem der Neuritis, Verh. dt. Ges. inn.

Med. 55, 92 (1949) – REGLI, F. und HAYNAL, A., Schädigungen des N. femoralis, Schweiz. med. Wschr. 94, 5, 147 (1964) – REISCHAUER, H., Über die Begutachtung der Wirbelbandscheiben, Hefte zur Unfallheilkunde 42, 7 (1950) – SCHEID, W., Lehrbuch der Neurologie, Stuttgart 1963; Über die isolierte Abduktor-opponens-atrophie des Daumenballens, Dt. Z. Nervenheilk. 154, 47 (1942/43) – SCHELLER, H., Die Erkrankungen des peripheren Nervensystems, Handb. d. inn. Medizin, 4. Aufl., Bd. V/1–3, Berlin-Göttingen-Heidelberg 1953 – SCHRADER, A., Die experimentellen Grundlagen der Enzephalomyelitis, in: Immunopathologie in Klinik und Forschung, Miescher, P. und Vorlaender, K. O., 2. Aufl., Stuttgart 1961; Klinische Immunologie der Polyneuritis und der Entmarkungskrankheiten, in: Immunopathologie in Klinik und Forschung, Miescher, P. und Vorlaender, K. O., Stuttgart 1957; Erkennung und Behandlung peripherer Nervenverletzungen, Regensburger ärztl. Fortbildung, Bd. XIII, 6, 397 (1965); Berufsbedingte neurologische Störungen auf physikalischer Grundlage, Münch. Med. Wschr. 22, 1137 (1963) – SCHRADER, A. und WEINGES, K., Peripher-neurologische Erkrankungen beim Diabetes mellitus, Internist 2, 2, 100 (1961) – SEDDON, H. J., Three typs of nerve injury, Brain 66, 237 (1943) – SPILLANE, J. D., Clinical aspects of vitamin-B-group disorders of the nervous system, in: Cumings, J. M. und Kremer, M., Biochemical Aspects of neurological disorders, Oxford 1959 – STEPP, W., KÜHNAU, J. und SCHRÖDER, H., Die Vitamine und ihre klinische Anwendung, 7. Aufl., Stuttgart 1952 – STRUPPLER, A., Klinische Elektromyographie, Med. Klinik 10, 384 (1965) – TELEKY, L., Gewerbliche Vergiftungen, Berlin-Göttingen-Heidelberg 1955 – WAKSMAN, B. H., Immunologische Untersuchungen bei der Polyneuritis und bei Entmarkungskrankheiten, in: Immunopathologie in Klinik und Forschung, Miescher, P. und Vorlaender, K. O., 2. Aufl. Stuttgart 1961 – WALTER, A. M., und HEILMEYER, L., Antibiotika-Fibel, 2. Aufl., Stuttgart 1965 – WARTENBERG, R., Neuritis – sensible Neuritis – Neuralgie, Stuttgart 1959 – WIECK, H., Über eine tödliche Polyneuritis nach Bluttransfusion, Nervenarzt 3, 87 (1951) – WILD, H., Iatrogene Schäden des Nervensystems, in: Bodechtel, G., Differentialdiagnose neurologischer Krankheitsbilder, 2. Aufl., Stuttgart 1963.

Nichtentzündliche Nervenkrankheiten

von Hans Grahmann, Kiel

Dieser großen Gruppe gehören organische Nervenkrankheiten sehr unterschiedlicher und vielfach noch keineswegs eindeutig geklärter Ätiologie und Pathogenese an. Das erschwert die Beurteilung exogener Einflüsse und damit die Begutachtung. Manche klinischen Syndrome können sowohl als idiopathische Krankheiten wie auch als symptomatische oder Pseudoformen auftreten, das Parkinsonsyndrom beispielsweise als Paralysis agitans und als Parkinsonismus verschiedener Ursache. Die erste Aufgabe des Gutachters sollte darin bestehen, diese Verhältnisse durch eine subtile Diagnostik zu klären. Manche Zusammenhangsfrage löst sich damit von selbst. Da die nachfolgend behandelten und erwähnten nichtentzündlichen Nervenkrankheiten fortschreiten und früher oder später zu erheblicher körperlicher Behinderung und zu psychischen Ausfällen führen, die Kranken unbeweglich, ungeschickt, »pathologisch nachlässig« (Kehrer) und dadurch in erhöhtem Maße unfallgefährdet werden, empfiehlt es sich auch zu prüfen, ob überhaupt ein Unfall im gesetzlichen Sinne vorliegt, oder ob nicht im Sinne einer »Umkehr der Kausalität« (Reichardt) das Grundleiden den Unfall erst ermöglicht hat. – Die Zahl der nichtentzündlichen Nervenkrankheiten ist viel zu groß, als daß jede einzelne besprochen werden könnte. Das ist auch nicht notwendig. Viele Krankheiten werden den Gutachter wegen ihrer Seltenheit kaum jemals beschäftigen; bei anderen liegen die Verhältnisse hinsichtlich der Bedeutung exogener und insbesondere traumatischer Faktoren ähnlich, so daß es ausreicht, einige prägnante und häufigere Krankheitsbilder gleichsam als Modellfälle herauszugreifen. Einzelheiten der Klinik und der pathologischen Anatomie werden nur dann erwähnt, wenn sie für Zusammenhangsfragen unerläßlich sind. – Abgesehen von den sehr seltenen Fällen traumatischer Aneurysmen, traumatischer Parkinson-Syndrome oder anderer Raritäten, die symptomatische Formen entsprechender eigenständiger und anlagebedingter Krankheiten darstellen, bedeutet nichtentzündlich für die meisten nachfolgend abgehandelten Krankheiten gleichzeitig auch nichttraumatisch, zumindest im Sinne der Entstehung. Die Hauptursache ist das nichtentzündliche Grundleiden. Exogenen Einflüssen kann allenfalls die Bedeutung einer wesentlichen Teilursache für die Entstehung oder für einmalig abgrenzbare, seltener für richtunggebende Verschlimmerung des Grundleidens zugebilligt werden. Weitaus häufiger ist der Unfall lediglich belangloser Anlaß für eine pathologische Reaktion (Reichardt). Ein Gutachter, der von diesen Grundsätzen abgeht, sollte bedenken, daß er dann von der allgemeinen Erfahrung abweicht. Andererseits sind unsere Kenntnisse pathogenetischer Zusammenhänge gerade bei den nichtentzündlichen Nervenkrankheiten keineswegs derart vollständig, daß nicht auch Raum bliebe für eine im Einzelfall abweichende Beurteilung, die dann aber besonders sorgfältig begründet werden muß. – Das vielzitierte »psychische Trauma« ist praktisch niemals ein relevanter Kausalfaktor organischer Nervenkrankheiten, so häufig es auch von den Verletzten angeschuldigt wird. Meist verhält es sich so, daß ein Schreckerlebnis, das viele Unfälle begleitet, die Selbstbeobachtung schärft und die Aufmerksamkeit der Verletzten und ihrer Angehörigen auf objektiv schon vorhandene, aber noch nicht bemerkte Symptome der nichttraumatischen Grundkrankheit lenkt. Peters, Scheid,

H. Jacob und andere Autoren haben darauf hingewiesen, daß die pathologisch-anatomischen Veränderungen am Nervensystem oft schon einen beträchtlichen Umfang angenommen haben, bevor die subjektive »Merkschwelle« überschritten wird. Eigentlicher Krankheitsbeginn und erste Beschwerden fallen zeitlich durchaus nicht immer zusammen. Ein Unfall kann aber die »Merkschwelle« herabsetzen, so daß fälschlich der Eindruck entsteht, das Trauma habe das Leiden verursacht oder »ausgelöst«.

Hirngeschwülste

Das Problem »Unfall und Hirngeschwulst« beschäftigt die Wissenschaft seit Jahrzehnten, und wenn bisher eine voll befriedigende, für alle Begutachtungsfälle verbindliche Klärung nicht erzielt werden konnte, dann liegt das an unserem lückenhaften Wissen über die Geschwulstentstehung im allgemeinen. Dennoch haben statistische, klinische und vor allem pathologisch-anatomische Untersuchungen so viele empirische Erkenntnisse geliefert, daß die vielfach recht großzügige Anerkennung ursächlicher Zusammenhänge zwischen Trauma und Tumor, die um die Jahrhundertwende üblich war und die auch noch in Marburgs Monographie (1935) zum Ausdruck kommt, erheblich eingeschränkt werden mußte. Unter dem Einfluß von Zülch, Peters u. a. herrscht heute, nachdem die Erfahrungen zweier Weltkriege vorliegen, eine recht kritische, ja skeptische Betrachtungsweise vor, die sich nicht nur auf die Bedeutung des Traumas erstreckt, sondern auf exogene Einflüsse im weitesten Sinne (s. a. Bd. I, S. 269 ff.).

Hirntumoren nehmen unter allen Geschwülsten in mehrfacher Beziehung eine Sonderstellung ein: das Gehirn ist vor äußeren Schädlichkeiten weitgehend geschützt, es gibt keine Präkanzerose, keinen Berufs-, keinen Strahlenkrebs. Dennoch gelten auch für Hirntumoren die gleichen anatomisch-pathologischen Bedingungen, die von Fischer-Wasels, Dietrich u. a. für die Pathogenese der Geschwülste schlechthin aufgestellt worden sind. Zur Tumorentstehung sind demnach erforderlich:
1. Eine allgemeine Geschwulstbereitschaft, die als etwas endogenes zu denken ist;
2. eine örtliche Geschwulstanlage, etwa eine umschriebene Zellschädigung, eine Fehlregeneration oder eine embryonale Gewebsverlagerung, und
3. ein Auslösungs- oder Realisationsfaktor.

Es ist unwahrscheinlich, daß die Geschwulstbereitschaft durch einen Unfall oder überhaupt exogen entstehen kann, dagegen könnte ein Schädelhirntrauma – und von allen Traumen kommt nur dieses in Frage – eine örtliche Zellschädigung schaffen, eine Fehlregeneration in Gang setzen und auch als Realisationsfaktor wirken. Daß chronisch-regenerative Vorgänge an Hirnnarben und um Fremdkörper Gewebsveränderungen hervorrufen können, die schließlich zu einem blastomatösen »Keim« entarten, wird selbst von sehr kritischen Sachkennern (Zülch) für wahrscheinlich gehalten. Daraus folgt, daß eine bloße Hirnerschütterung von vornherein als relevanter Faktor für die Geschwulstgenese abgelehnt werden kann, so daß nur jene Schädelhirntraumen diskutiert zu werden brauchen, die zu bleibenden morphologischen Veränderungen am Zentralorgan und seinen Häuten geführt haben. Untersuchungen an großen Fallzahlen zeigen eindeutig, daß auch die Contusio cerebri zumindest keine signifikante Bedeutung für die Entstehung der Hirngeschwülste hat. So fanden Ostertag und Buschmann nur 10 Tumorträger unter 14 400 Hirnverletzten. Von den 2858 anerkannten amerikanischen Hirntraumatikern des ersten Weltkrieges bekam keiner ein Gliom (PARKER und KERNOHAN). SCHEID konnte in der Literatur des ersten Weltkrieges nur 7 »traumatische« Hirngeschwülste finden, von denen ZÜLCH einige als nicht ausreichend gesichert ausscheiden möchte (vgl. Bd. I, S. 270).

PETERS, der 5 Gliome bei anerkannten Hirnverletzten kürzlich sehr genau untersuchte, vermißte örtliche Beziehungen zwischen Tumoren und Hirnnarben, die auch keinen ortsbestimmenden Einfluß auf die Ansiedlung von Metastasen bösartiger Körpergewächse hatten. Dennoch gibt es unseres Wissens keinen Autor, der eine Kausalität als ausgeschlossen ablehnt, und auch die Statistik läßt noch einigen Spielraum, um im Einzelfall gegen die Erfahrung der Zahlen zu urteilen. Wenn man sich aber streng daran hält, daß ein ursächlicher Zusammenhang zumindest wahrscheinlich und nicht bloß möglich oder nicht auszuschließen sein muß, wird man finden, daß der »traumatische« oder »exogene« Hirntumor eine Rarität ist, die in jedem Falle verdient, veröffentlicht zu werden. Wenn OSTERTAG bekennt, er habe »unter den mehreren Tausend selbst gesehener Hirngewächse nur drei Gliome als posttraumatisch entstanden anerkennen ... und einen sehr wahrscheinlich machen müssen«, so bedarf das keines Kommentars. Am ehesten scheint die Wahrscheinlichkeit eines Zusammenhanges im Sinne einer wesentlichen Mitverursachung dann gegeben, wenn sich bei einem Menschen, der eine penetrierende Hirnverletzung mit Verlagerung von Dura- und Knochenteilchen in das Hirngewebe erlitten hatte, nach angemessener Zeit eine mesodermale Geschwulst entwickelt, die im Narbengebiet lokalisiert ist. Dieses willkürliche Beispiel erfüllt die strengen Bedingungen, die ZÜLCH, angelehnt an andere Autoren, aufgestellt hat:

1. Vor dem Unfall soll der Patient gesund gewesen sein. Da nicht wenige der Hirntumoren, vor allem solche in neurologisch »stummen« Regionen, jahrelang symptomlos bleiben können, ist diese Forderung nicht immer leicht zu erfüllen.
2. Das Hirntrauma muß »adäquat« gewesen sein, d. h. es muß Teile des Hirns oder der Hirnhäute zerstört und einen chronischen regenerativen Prozeß in Gang gesetzt haben (Contusio cerebri mit oder ohne Commotionssyndrom)[1].
3. Die Geschwulst muß histologisch oder bioptisch sicher nachgewiesen sein.
4. Die örtliche Konkordanz muß gewahrt sein, d. h. der Tumor muß am Ort der Hirn- oder Hirnhautnarbe entstanden sein.
5. Zwischen Trauma und klinischer Manifestierung der Geschwulst muß ein »angemessener« Zeitraum liegen (zeitliche Konkordanz). Was in diesem Zusammenhang als »angemessen« zu gelten hat, ergibt sich aus der Biologie der intrakraniellen Geschwülste, die gewisse Aussagen über die Wachstumsgeschwindigkeit der einzelnen histologisch differenzierten Gewächse zu machen gestattet. PETERS ist geneigt, einen ursächlichen Zusammenhang umso eher anzunehmen, je länger das Intervall ist. Brückensymptome sind nicht unbedingt erforderlich.

Keine klinische Untersuchung wird alle diese Bedingungen erfüllen. Selbst die modernsten Kontrastmethoden können die so überaus wichtige örtliche Konkordanz ge-

---

[1] Daß mechanische, entzündliche oder chemische Reize in der Körperperipherie, ja sogar seelische Einflüsse über »reflektorische« Hirnschäden für Blastome des zentralen Nervensystems verantwortlich seien (HERRMANN, BENEKE), ist niemals bewiesen oder auch nur wahrscheinlich gemacht worden.

wöhnlich nicht mit der erforderlichen Exaktheit aufdecken. Wird operiert, dann sollte der Neurochirurg gebeten werden, auf die örtlichen Beziehungen genau zu achten und eine Probeexzision aus der Hirnnarbe und aus ihrer Umgebung zu entnehmen, damit festgestellt werden kann, ob sie frische regenerative Veränderungen aufweist. Selbstverständlich ist auch ein Teil des Tumors zu untersuchen. Im Todesfall sollte unbedingt eine feingewebliche Untersuchung durch einen erfahrenen Pathologen angestrebt werden. Das gilt sinngemäß auch für Tumoren, als deren Ursache intrakranielle Splitter angeschuldigt werden. Es ist erstaunlich, wie spärlich die Mitteilungen über »Fremdkörpertumoren« sind, gemessen an der doch zweifellos sehr großen Zahl von Splitterträgern. Sieht man die einschlägige Literatur kritisch durch, so bleiben nur 2 Fälle übrig, in denen dem Fremdkörper die Bedeutung einer wesentlichen Teilursache beigemessen werden kann. Es sind dies die Beobachtungen von REINHARDT (sarkomatöse Meningialgeschwulst frontobasal unmittelbar über einem kleinen Metallsplitter, der sich vermutlich schon 20 Jahre lang innerhalb der Schädelkapsel befand) und von SCHMIDT und JAQUET (Meningiom der mittleren Schädelgrube, das sich um eine Nadel entwickelt hatte. Zeitintervall ca. 40 Jahre!).

Gelegentlich scheinen Schädelhirntraumen aller Schweregrade geeignet zu sein, ein schon bestehendes Tumorleiden zu verschlimmern, etwa durch Hirnschwellung und Blutung in die Geschwulst. Die Verhältnisse liegen hier für den Gutachter grundsätzlich gleich wie bei den anderen nichttraumatischen Hirnkrankheiten, beispielsweise bei zerebraler Gefäßsklerose oder der progressiven Paralyse. Ein Teil dieser Verschlimmerungen gehört in den Bereich der pathologischen Reaktionen; in Einzelfällen ist eine einmalig abgrenzbare oder, wohl extrem selten, auch eine richtunggebende Verschlimmerung dann anzugeben, wenn das Trauma entsprechend schwer und wenn das Tumorleiden nach dem Unfall wesentlich schneller voranschreitet als nach der Biologie der Geschwulst zu erwarten gewesen wäre.

SCHRIFTTUM: BENEKE, E., Erg. Path. 23, 893 (1932) – DIETRICH, A., Chirurg 3, 291 (1931) – DIETRICH, A., Geschwulstbildungen durch äußere Einwirkungen. Vortrag auf der Tagung des Sachverständigenrates des Bundesarbeitsmin., Bonn 1953 – FISCHER-WASELS, B., Mschr. Unfallheilk. 39, 489 (1932) – HERRMANN, G., Med. Klin. 25, 703 (1929) – MARBURG, O., Unfall und Hirngeschwulst, Wien 1934 – OSTERTAG, B., Das Hirntrauma, Stuttgart 1956 – OSTERTAG, B. und H. BUSCHMANN, Med. Klin. 37, 352 (1941) – PARKER, E. F. und J. W. KERNOHAN, J. Amer. Med. Assoc. 97, 545 (1931) – PETERS, G., Fortschr. Neurol. 20, 403 (1952) – PETERS, G., Ergebnisse vergleichender anatomisch-pathologischer und klinischer Untersuchungen an Hirngeschädigten, Stuttgart 1962 – SCHMIDT, H. und G. H. JAQUET, Zbl. Neurochir. 24, 65 (1963) – ZÜLCH, K. J., Biologie und Pathologie der Hirngeschwülste, in: Handbuch der Neurochirurgie, Band 3, Berlin–Göttingen–Heidelberg 1956.

Subarachnoidalblutungen. Intrakranielles Aneurysma

Die Subarachnoidalblutung (S.), ein klinisches Syndrom, keine Krankheitseinheit, kommt im Verlauf einer Vielzahl von Grundleiden vor. Stark bluthaltiger Liquor, das Leitsymptom aller S. findet man gelegentlich bei einigen Blut- und Gefäßleiden, bei Infektionskrankheiten und bei Vergiftungen. WALTON gibt eine gute Übersicht aller Möglichkeiten, wie Blut in den Subarachnoidalraum gelangen kann. Für den Gutachter sind jene Blutungen wichtig, die im Rahmen von Unfällen im weitesten Sinne auftreten können. So sind S. bei Vergiftungen mit Kohlenoxyd und mit Blei beobachtet worden, auch nach Hitzschlag (H. JACOB) und im Verlauf einer Behandlung mit gerinnungshemmenden Mitteln (WEIGLE). Traumatische Subarachnoidalblutungen werden Bd. I, S. 691 ff., Bd. II, S. 27 u. 31 ff. abgehandelt. – Alle die genannten ätiologischen Möglichkeiten treten an Häufigkeit weit zurück hinter den intrakraniellen Aneurysmen, der häufigsten Quelle subarachnoidaler Blutungen. Vielfach werden arteriosklerotische, luische, mykotische (Endokarditis lenta), traumatische und »angeborene« (besser wohl anlagebedingte) Aneurysmen unterschieden, von denen die letzteren, nach ihrem Erstbeschreiber auch als Forbus'sche Aneurysmen bezeichnet, an oder in der Nähe von Teilungsstellen des Circulus arteriosus Willisii an der Hirnbasis lokalisiert und nicht selten multipel vorkommend, weitaus die häufigsten sind. Intrakranielle Angiome sind seltener. Sie stellen ausnahmslos Mißbildungen dar, die unter keinen Umständen traumatisch verursacht oder auch nur wesentlich mitverursacht sind. Für die Beurteilung von Blutungen aus Angiomen, die gewöhnlich an der Oberfläche der Hemisphären oder innerhalb der Hirnsubstanz lokalisiert sind, gelten sinngemäß die gleichen Überlegungen wie für die nachfolgend abgehandelte Aneurysmablutung. Die Blutungsneigung der Angiome ist offenbar geringer als die der Aneurysmen (KAUTZKY und SCHEWE).

Für den Gutachter reduziert sich das Problem der S. im wesentlichen auf zwei Fragen:
    a) Unter welchen Bedingungen entstehen traumatische Aneurysmen?
    b) Wie ist eine S. aus einem nichttraumatischen Aneurysma zu beurteilen? (vgl. a.: Aneurysma und Unfall; Bd. I, S. 296 f.).

1. Die traumatische Entstehung von Aneurysmen spielt zahlenmäßig eine untergeordnete Rolle. Alle Autoren weisen darauf hin, wie selten sie sind (WALCHER, JUNGMICHEL, PETERS, KAHLAU, HANSEN und STAA). KRAULAND, einer der besten Sachkenner auf diesem Gebiet, erkennt in einem Handbuchbeitrag nur drei »reine« Beobachtungen an, weist allerdings auf die Schwierigkeiten hin, selbst am Obduktionspräparat traumatische von anlagebedingten Aneurysmen zu unterscheiden. Der Kliniker hat es nicht leichter. Meist wird für die Anerkennung eines Aneurysmas als Traumafolge gefordert, daß die Verletzung nach Art und Schwere geeignet war, eine direkte Schädigung der Arterienwand hervorzurufen. Das sei nur dann als wahrscheinlich anzunehmen, wenn auch andere Symptome von Gewalteinwirkung auf Hirn und Hirnhäute, insbesondere an der Hirnbasis, nachweisbar sind (REICHARDT, KAHLAU); nach KRAULAND ist eine Knochenfraktur nicht unbedingt erforderlich. (Dagegen zeigen die Untersuchungen von THORNSTEDT und VOIGT, daß S. aus vorher gesunden Arterien ohne Aneurysma nach Traumen erfolgen können, ohne daß Kontusionsherde vorliegen).

2. Anlagebedingte Aneurysmen sind häufig. Man findet sie nicht selten als Zufallsbefund bei der Obduktion von Menschen, die niemals im Leben eine S. gehabt haben. Es steht also fest, daß Aneurysmen nicht zwangsläufig zu bluten brauchen. Andererseits ist gesichert, daß die weitaus meisten S. aus solchen anlagebedingten Aneurysmen stammen. Leider ist nicht bekannt, in welchem Verhältnis die blutenden zu den nicht blutenden A. stehen. (BERGER nimmt ein Verhältnis von 1:1 an). Die meisten Blutungen erfolgen »spontan«, d. h. der Kliniker findet keine befriedigende Erklärung dafür, warum die Gefäßmißbildung gerade zu einem bestimmten Zeitpunkt »geplatzt« ist. Es ist anzunehmen, daß viele Aneurysmen, deren Wände

weniger widerstandsfähig sind als die gesunder Arterien (umschriebene Wandschwäche, KRAULAND), irgendwann einmal in einen Zustand der Blutungsbereitschaft geraten und daß dann schließlich eine Änderung der hämodynamischen Verhältnisse, etwa die Erhöhung des Blutdrucks, die manifeste Blutung in Gang setzt. Die klinische Erfahrung zeigt, daß entweder gar kein letzter Anlaß zu finden ist, oder daß es alltägliche Situationen sind, die diesen letzten Anlaß bilden. Man hört z. B., das akute Krankheitsbild habe unmittelbar nach Husten, Niesen, beim Bücken, beim Pressen während des Stuhlgangs oder auch nach einem Erschrecken, einer Aufregung, eingesetzt. Das sind dann fast immer pathologische Reaktionen ohne versicherungsrechtliche Bedeutung. Vereinzelt wird man aber auch einmal eine wesentliche Mitverursachung anerkennen können, dann nämlich, wenn wirklich ungewöhnliche Kraftanstrengungen, schwerstes Heben, exzessive Erregung, heftiges Erschrecken, vorausgegangen sind. Bedingung ist natürlich, daß diese Ereignisse die Bedingungen des Unfalls erfüllen. Am bedeutsamsten von allen äußeren Einwirkungen, die als Ursachen bzw. Mitursachen von S. angeschuldigt werden, ist zweifellos das Trauma und darunter wiederum das Schädeltrauma. Wie bei den oben erwähnten Ereignissen wird der Gutachter überlegen müssen, ob lediglich ein belangloser Anlaß oder eine wesentliche Mitverursachung vorliegt. Er wird dabei einerseits der Schwere der Verletzung, andererseits den zeitlichen Beziehungen seine Aufmerksamkeit schenken. Schwere Schädelhirntraumen mit Commotionssyndrom, oder gar Contusionen, mit Kalotten- oder Basisfrakturen, dürften wohl gelegentlich eine wesentliche Mitverursachung darstellen. Schwierigkeiten bereitet allerdings manchmal die klinische Abgrenzung der zerebralen Traumafolgen von denen der akuten Blutung. Ein leichter Stoß gegen den Kopf, eine »Schädelprellung« ohne primäre Hirnbeteiligung, dürfte in der Mehrzahl der Fälle lediglich Anlaß für die pathologische Reaktion der Blutung sein. Der Vergleich mit dem subduralen Hämatom, das bekanntlich auch nach leichtesten Kopftraumen beobachtet wird, erscheint uns nicht berechtigt. Einmal stammt die subdurale Blutung aus einer Vene, die S. aber aus einer arteriellen Mißbildung; und vor allem: der eine Kranke war vor dem Unfall gesund, der andere nicht. Das subdurale Hämatom ist in der Regel ein traumatisches Krankheitsbild (vgl. Bd. I, S. 704 u. Bd. II, S. 28), die S. dagegen ist ein Modellfall für das Problem, ob und wie ein nichttraumatisches Grundleiden durch Traumen beeinflußt werden kann. – Wesentlich ist die zeitliche Konkordanz. Das klinische Syndrom der S. tritt sehr oft schlagartig ein, es gibt aber auch protrahierte und schubweise Verläufe, die sich über mehrere Tage hinziehen (KAUTZKY und SCHEWE). Brückensymptome sind dann unerläßlich. Fehlen sie und findet man ein völlig freies Intervall zwischen dem Unfall und dem Blutungssyndrom, dann ist ein ursächlicher Zusammenhang nicht mehr wahrscheinlich. Hat man einem Unfallereignis die Bedeutung einer wesentlich mitwirkenden Teilursache zuerkannt, dann sind auch alle Beschwerden, die unmittelbar danach auftreten, Unfallfolge. In den ersten Wochen ist auch die Rezidivgefahr recht erheblich. Zweitblutungen, die später »spontan« auftreten, können nicht mehr als unfallbedingt aufgefaßt werden. Ob hirnorganische Symptome, etwa eine Hirnleistungsschwäche, chronischer Kopfschmerz oder Schwindelerscheinungen, die im weiteren Verlauf bestehen bleiben, noch als Unfallfolge gewertet werden können, hängt wesentlich davon ab, ob ähnliche Erscheinungen vor dem Unfall bestanden haben. Es ist zu bedenken, daß Gefäßmißbildung auch ohne vorausgegangene Blutung gewisse neurologische und psychopathologische Symptome hervorrufen kann.

SCHRIFTTUM: BERGER, W., Virchows Arch. 245, 138 (1923) – HANSEN, K. und H. von STAA: Nervenarzt 1939, 113 – JACOB, H., in: Handbuch der speziellen und pathologischen Anatomie und Histologie, hrsg. Lubarsch, Henke und Rössle. 13. Band, 3. Teil, Berlin 1955 – JUNGMICHEL, G., Dtsch. Z. gerichtl. Med. 19, 197 (1932) – KAHLAU, G., Frankf. Zschr. Path. 51, 319 (1938) – KAUTZKY, R. und G. SCHEWE, Der med. Sachverständige 61, 29 (1965) – KRAULAND, W., in: Handbuch der speziellen pathologischen Anatomie und Histologie, hrsg. von Lubarsch, Henke und Rössle, 13. Band, 3. Teil, Berlin 1955 – THORNSTEDT, H. und G. E. VOIGT, Dtsch. Z. gerichtl. Med. 50, 255 (1960) – WALCHER, K., Mschr. Unfallheilk. 40, 433 (1933) – WALTON, J. N., Neurology (Minneapolis) 3, 517 (1953) – WEIGLE, E. H., Amer. J. Obstetr. 69, 888 (1955).

Zerebrale Gefäßprozesse
(Arteriosklerose der Hirngefäße, Hypertonie, Schlaganfall)

»Es kann kein Zweifel sein, daß die Arteriosklerose im allgemeinen wie beim Patienten durch eine Vielzahl ätiologischer Faktoren bestimmt wird. Es ist schwer, und meistens sogar unmöglich, sie im Einzelfall in ihrer speziellen Bedeutung für die Entwicklung besonderer Arterienveränderungen verantwortlich zu machen.« Diese Feststellung von SCHETTLER gilt auch für die zerebrale Gefäßsklerose. Dagegen sind prädisponierende Krankheiten bekannt, in deren Gefolge arteriosklerotische Veränderungen in den verschiedenen Gefäßgebieten so häufig, frühzeitig und schwer auftreten, daß an einem ursächlichen Zusammenhang nicht mehr gezweifelt wird. Ohne Anspruch auf Vollständigkeit seien genannt: die Hypertonie, der Diabetes mellitus, die Hypothyreose und die Gicht. Ob Alkohol geeignet ist, die Entwicklung einer Gefäßsklerose zu begünstigen, ist bisher nicht gesichert; der schädliche Einfluß des Nikotins ist dagegen recht wahrscheinlich (SCHETTLER). Als Berufskrankheit kommt die zerebrale Gefäßsklerose nicht in Frage. Auch für keine der Schädigungen, die den Menschen als Unfall treffen können, ist ein Einfluß auf Entstehung und Verlauf des Leidens bewiesen. Das gilt vor allem für Schädel- und Schädelhirntraumen, deren Bedeutung für die Pathogenese der Hirnarteriosklerose seit Jahrzehnten immer wieder geprüft und diskutiert worden ist. Das vorläufige Ergebnis nahezu aller auf die Klärung dieser so überaus bedeutsamen Frage gerichteten Untersuchungen fassen SCHULTE und HARLFINGER in der Feststellung zusammen, »... daß körperliche Traumen, insbesondere solche des Schädels oder Gehirns, nicht geeignet sind, eine Arteriosklerose der Hirngefäße hervorzurufen, ihr Auftreten zeitlich vorzuverlegen oder sie in ihrem Ablauf zu beschleunigen.« Diese Ansicht ist recht gut fundiert durch klinische, pathologische und anatomische Untersuchungen an Hirnverletzten zweier Weltkriege, von denen lediglich die Arbeiten von F. STERN, FINKELNBURG, JAHNEL und SCHALTENBRAND, LUND sowie von PETERS genannt seien. Als Fazit einer pathologisch-anatomischen Studie über 131 anerkannte Hirnverletzte stellt PETERS fest: »Aus den von uns erhobenen Befunden ergeben sich (somit) keine Anhaltspunkte dafür, daß gedeckte und offene Hirnverletzungen einen meßbaren Faktor bei der Entwicklung der Arteriosklerose der Hirngefäße darstellen.« – Das trifft – wiederum nach PETERS – auch für jene Kranken zu, die an traumatischen Anfällen litten (bei genuinen Epileptikern konnte SPATZ ebenfalls keine erhöhte Disposition zur Hirnaderverkalkung feststellen). In einem gewissen Gegensatz zu den Ergebnissen der Pathologen, die vermutlich am ehesten berufen sind, das Problem zu lösen, stehen die Untersuchungen von PORTIUS, der mittels einer besonderen röntgenologischen Technik Verkalkungen im Karotissyphon nachweisen konnte.

Er fand das Merkmal bei 16,6 % von insgesamt 320 Hirnverletzten jenseits des 50. Lebensjahres; die Merkmalsträger waren durchschnittlich 7 Jahre jünger als hirngesunde Vergleichsprobanden, außerdem waren die Kalkeinlagerungen bei den Hirntraumatikern signifikant häufiger herdseitig lokalisiert. Nun kann man eine Karotisverkalkung nicht ohne weiteres mit der Hirnarteriosklerose gleichsetzen, für deren klinische Ausgestaltung die Beteiligung der intrazerebralen Gefäße weit größere Bedeutung hat. Andererseits hält es Peters, einer der konsequentesten Kritiker der Traumatogenese, für erforderlich, weitere Untersuchungen darüber anzustellen »ob bei vorhandener Disposition zur Atherosklerose der Hirngefäße Hirnverletzungen eine Vorverlegung der Gefäßkrankheiten bedingen«. Völlig geklärt scheint dieses Problem noch nicht zu sein. Es bleibt aber zweifelhaft, ob etwaige Zusammenhänge schon als wahrscheinlich angesehen werden können.

Eine Kausalität Trauma-Hirngefäßsklerose ist auch indirekt auf dem Wege über die Hypertonie denkbar. Portius und Dubitscher, die Versorgungsakten auswerteten, fanden den Blutdruck von Hirnverletzten durchschnittlich um 10 mm Hg höher als bei Hirngesunden im entsprechenden Alter. Veil und Sturm hatten vermutet, jeder Hochdruck sei primär oder sekundär dienzephal bedingt. Später hat dann Sturm seine Ansicht erheblich eingeschränkt und auf die Seltenheit des zentrogenen, insbesondere des traumatischen Hochdrucks hingewiesen. Unter den Hirnverletzten sind echte Hypertoniker offenbar nicht häufiger als unter Nichthirnverletzten. Sack fand unter 3000 Traumatikern, die er neun Monate bis neun Jahre nach der Verletzung untersuchte, keinen Fall von Hochdruck, den er auf die Verletzung zurückführen konnte. Auch Weidler hat unter 2000 Hirntraumatikern keinen fixierten Hypertonus gesehen, sondern lediglich leichte labile Blutdrucksteigerungen, die »zahlenmäßig praktisch keine Rolle spielten«. Instruktiv sind die vier Krankheitsfälle mit Stecksplittern im Zwischenhirn, unter denen Zülch nur in einem Falle eine zwei Monate lang andauernde Blutdrucksteigerung feststellen konnte. Das entspricht den Beobachtungen von Bernsmeier (zit. nach Sack), wonach auch nach Operationen im Zwischenhirnbereich keine dauernde Änderung des Blutdruckes festzustellen sei. Weitere Untersuchungen an Hirnverletzten beider Weltkriege – die Frage Hirntrauma – Hypertonie – Massenblutung betreffend – stammen von Bodechtel und Sack, Wedler, Speckmann, Knauf und Bay. Alle diese Autoren lehnen einen ursächlichen Zusammenhang zwischen Trauma und Hochdruck entweder ab oder raten zu äußerster Skepsis. Denkbar wäre ein solcher Zusammenhang am ehesten wohl dann, wenn eine nicht nur vorübergehende Blutdrucksteigerung in unmittelbarer zeitlicher Folge einer tieferen, in das Zwischen- bzw. Mittelhirn hineinreichenden Hirnverletzung bei einem Menschen auftritt, der sich nicht im Prädilektionsalter der sogenannten genuinen Hypertonie befindet und bei dem auch eine anderweitige Verursachung des Hochdruckes ausgeschlossen werden kann (s. a. S. 281 ff., 286).

Wenn auch nach dem gegenwärtigen Stand unseres Wissens ein Trauma die überwiegend eigengesetzliche Fortentwicklung der Hirnarteriosklerose wahrscheinlich nicht beeinflussen kann, so vermag es doch das klinische Syndrom zumindest vorübergehend zu modifizieren. Erleidet ein Mensch mit einer zerebralen Gefäßsklerose ein Schädelhirntrauma und macht er danach geltend, er habe seither diese oder jene Beschwerden, so ist zunächst zu überlegen, ob es sich überhaupt um echte Unfallfolgen handeln kann. Oft ist es so, daß der schon latent Kranke durch den Unfall nur zur verstärkten Selbstbeobachtung angeregt worden ist. »Der Unfall ist gleichsam imstande, die arteriosklerotisch begründeten Versagenserscheinungen über die Merkschwelle zu heben« (SCHULTE und HARLFINGER). Andererseits steht fest, daß Hirntraumen das klinische Bild der Hirnarteriosklerose verändern können. Es gibt Hirngefäßkranke, bei denen das Initialsyndrom recht harmlos und uncharakteristisch aussieht, obwohl tatsächlich erhebliche traumatische Hirnschäden vorliegen. Deshalb ist es nicht angängig, alle Beschwerden, die nach einem Unfall neu oder verstärkt in Erscheinung treten, ohne weiteres auf das nichttraumatische Grundleiden zu beziehen, nur weil es sich um einen alten Menschen handelt. Eine andere Gruppe von Gefäßkranken verträgt Schädeltraumen überhaupt schlecht. Bereits scheinbar geringfügige Gewalteinwirkungen führen zu schweren und langdauernden neurologischen und psychopathologischen Ausfällen, etwa Verwirrtheitszuständen und Herderscheinungen. Auch Schlaganfälle kommen in unmittelbarem zeitlichen Anschluß an Schädeltraumen vor, sie sind aber nicht allzu häufig. Dem Gutachter stellt sich hier die Frage, ob das Trauma nur Anlaß einer pathologischen Reaktion des unfallfremden Grundleidens war, oder ob eine vorübergehende, zeitlich abgrenzbare Verschlimmerung (KISSINGER, LEPPMANN) anzunehmen ist. Er wird seine Schlüsse aus der Schwere und aus der Lokalisation der Gewalteinwirkung einerseits, dem Grade der Hirnarteriosklerose andererseits ableiten. Eine richtunggebende Verschlimmerung wird kaum jemals in Frage kommen. – Der verzögerten Erholung von Zerebralsklerotikern nach Traumen aller Schweregrade kann man dadurch Rechnung tragen, daß man von den allgemeinen Grundsätzen über die Minderung der Erwerbsfähigkeit nach Commotio und Contusio abweicht und etwa die doppelte Rekonvaleszenzzeit anerkennt (vgl. Bd. I, S. 695 u. Bd. II, S. 32).

SCHRIFTTUM: BAY, E., Die traumatischen Hirnschädigungen, in: Handbuch der inneren Medizin, 5. Band, 3. Teil, Berlin 1953 – BODECHTEL, G. und H. SACK, Med. Klin. 133 (1947) – DUBITSCHER, F., Mschr. Unfallheilk. 3, 65 (1953) – FINKELNBURG, R., Dt. med. Wschr. 43, II, 1213 (1917) – FINKELNBURG, R., Ärztl. Sachverst. 25, 51, 61 (1919) – JAHNEL, F., Arteriosklerose des zentralen Nervensystems, in: Handbuch der Begutachtung von Lininger, Weichbrodt und Fischer, Band II, Leipzig 1931 – KISSINGER, Ph., Ärztl. Sachverst. 36, 150 (1930) – LEPPMANN, F., Ärztl. Sachverst.ztg. 39, 227 (1933) – LUND, D.-E., Dtsch. med. Wschr. 24, 968 (1956) – PETERS, G., Ergebnisse vergleichender anatomisch-pathologischer und klinischer Untersuchungen an Hirngeschädigten, Stuttgart 1962 – PORTIUS, W., Der med. Sachverständige 60 (1954/55) – PORTIUS, W., Arch. Psychiatr. u. Z. ges. Neurol. 198, 405 (1959) – SCHETTLER, G., Arteriosklerose, Stuttgart 1961 – SCHULTE, W. und H. HARLFINGER, Zerebrale Gefäßklerose, in: SCHETTLER, G., Arteriosklerose, Stuttgart 1961 – SPATZ, H., Z. Neurol. 167, 301 (1939) – SPECKMANN, K. und H. W. KNAUF, Nervenarzt 16, 329 (1943) – STERN, F., Die arteriosklerotische Psychose, in: Handbuch der Geisteskrankheiten von Bumke, 4. Teil, Berlin 1930 – WEIDLER, H. W., Dtsch. Arch. klin. Med. 195, 136 (1949).

Pachymeningitis haemorrhagica interna

Die Deutung von Blutungen, die in räumlicher Beziehung zur harten Hirnhaut stehen, gehört zu den schwierigsten Problemen der Neuropathologie und Neurologie, und die Unsicherheit hinsichtlich Morphologie, Ätiologie und Pathogenese stellt den Gutachter bisweilen vor Fragen, die seine Möglichkeiten übersteigen. Die wesentliche Schwierigkeit betrifft die Abgrenzung des traumatischen subduralen Hämatoms (s. Bd. I, S. 704 u. Bd. II, S. 28, 31, 72) von der Pachymeningitis haemorrhagica interna (P. h. i.). Während die subduralen Hämatome, die in unmittelbarem zeitlichen Zusammenhang mit schweren Schädelhirntraumen auftreten im allgemeinen keine grundsätzlichen diagnostischen und gutachtlichen Schwierigkeiten bereiten, kann die klinische Unterscheidung eines chronischen subduralen Hämatoms, das erst Wochen oder Monate nach einem oft leichten und darum schon vergessenen Trauma Beschwerden und Ausfallserscheinungen verursacht, von einer P. h. i. unmöglich sein. Selbst die feingewebliche Untersuchung bringt nicht immer Klarheit: »Morphologisch ist in gewissen Stadien (der P. h. i.) eine Abgrenzung gegenüber Organisationsvorgängen einer subduralen Blutung tatsächlich kaum möglich« (PETERS). Trotzdem wird nahezu allgemein anerkannt, daß die traumatische Blutung *unter* die gesunde Dura etwas anderes ist als die Blutung *innerhalb* einer chronisch kranken, pachymeningitisch veränderten harten Hirnhaut. – Übergänge zwischen subduralem Hämatom und P. h. i., wie sie von H. JACOB beobachtet wurden, gehören offenbar zu den extremen Seltenheiten.

Die P. h. i. ist häufiger als sie klinisch diagnostiziert wird. Sie findet sich nicht selten als Zufallsbefund bei Sektionen, dann überwiegend bei alten Menschen (nach LINK in 3,7% von 18 000 Obduktionen), häufiger bei Männern als bei Frauen. Sie ist ein chronisches Leiden, das Beschwerden meist erst dann verursacht, wenn die erkrankte Dura durch Blutungen und produktive Vorgänge so dick geworden ist, daß sie raumfordernd auf das Hirn wirkt. – Die P. h. i., »weder morphologisch noch ätiologisch geklärt« (GELLERSTEDT) scheint eine »besondere Reaktion der Dura auf verschiedene Noxen« (SCHEID) zu sein, eine Zweitkrankheit, die im Gefolge sogenannter Zehrkrankheiten auftreten kann. Die Zahl der Grundleiden ist recht groß. Es finden sich unter ihnen Krankheiten der Kreislauforgane, der Lunge und der Pleuren, der Niere, der Leber und des Blutes, auch Ernährungsstörungen, Avitaminosen und Hirnkrankheiten, die zu einer Atrophie der Hirnrinde führen. Alkoholismus gilt als Hilfsursache. Der Nachweis einer dieser Grundkrankheiten kann die Differentialdiagnose zwischen P. h. i. und chronischem subduralem Hämatom sehr erleichtern. Das Schädeltrauma gehört nicht zu den allgemein anerkannten Ursachen oder auch nur Teilursachen der P. h. i. Lediglich BANNWARTH mißt dem Trauma – neben anderen ätiologischen Faktoren – eine wesentliche Bedeutung bei. Wir haben Zweifel, ob man diese auf die Relationspathologie gestützte Hypothese zur Grundlage einer Begutachtung machen kann. Wer sicher ist, daß er eine P. h. i. und kein chronisches subdurales Hämatom vor sich hat, der kann nach dem gegenwärtigen Stand unserer Kenntnisse ein Trauma als ursächlichen Faktor für die Entstehung ablehnen. Dagegen ist eine Verschlimmerung des nichttraumatischen Leidens dann zu erwägen, wenn nach einer Schädelverletzung eine Blutung in die bereits erkrankte Dura erfolgt ist. Diese Blutungen bedürfen an sich nicht unbedingt einer äußeren Ursache. Viele erfolgen »spontan« oder nach belanglosen Anlässen, etwa Husten, Niesen oder Bücken. Auch nach Schädeltraumen können intradurale Blutungen auftreten. LINK fand unter seinen Fällen von P. h. i. *ohne* Trauma in der Anamnese nur 11,8% raumfordernde Formen, gegenüber 30,4% *mit* einem Schädeltrauma. Das Schädeltrauma hat also eine gewisse Bedeutung für die einzelne Blutung, doch besagt das noch nichts über dessen versicherungsrechtliche Erheblichkeit. Die Verhältnisse liegen hier ähnlich wie bei den Subarachnoidalblutungen aus nichttraumatischen Hirnarterienaneurysmen und Angiomen (siehe Seite 71). In manchen Fällen wird man die Verletzung als wesentliche Teilursache für die Verschlimmerung des nichttraumatischen Grundleidens anerkennen können. Diese Verschlimmerung ist zeitlich abgrenzbar, nicht richtunggebend. – Bei Operationen sollte ein Stück Dura entnommen und histologisch untersucht werden. Im Todesfalle ist eine Obduktion anzustreben.

SCHRIFTTUM: BANNWARTH, A., Das chronische cystische Hydrom der Dura in seinen Beziehungen zum sog. chronischen traumatischen subduralen Hämatom und zur Pachymeningitis hämorrhagica interna im Lichte der Relationspathologie, Stuttgart 1949 – GELLERSTEDT, N., Erkrankungen der Dura mater, in: Handbuch der pathologischen Anatomie und Histologie, 13. Band, 4. Teil, Berlin 1956 – JACOB, H., Zur Genese und Begutachtung der Pachymeningitis hämorrhagica interna, Zbl. Neurochir. 10, 266 (1950) – LINK, K. H., Traumatische sub- und intradurale Blutungen bei der Pachymeningitis hämorrhagica interna, Jena 1945 – PETERS, G., Spezielle Pathologie der Krankheiten des zentralen und peripheren Nervensystems, Stuttgart 1951 – Fortschritte Neurol. 19, 485 (1951) – SCHEID, W., Lehrbuch der Neurologie, Stuttgart 1966.

Syringomyelie

Dieser Symptomenkomplex, dem Höhlenbildungen und Gliose in den zentralen Teilen des Rückenmarkes, vornehmlich im Hals- und Lendenteil, zugrunde liegen, wird gewöhnlich zu den Dysraphien gerechnet. Als eigenständiges Krankheitsbild muß die Syringomyelie (S.) diagnostisch von ähnlichen Syndromen abgegrenzt werden, die bei gleicher Lokalisation entsprechende klinische Erscheinungen hervorrufen, etwa traumatische Hämatomyelien (siehe Seite 38 f.), Hydromyelien, spinale Myelomalazien, intraspinale Tumoren. Die syringomyelieähnlichen Bilder (mit Ausnahme der Tumoren) pflegen nicht progredient, gewöhnlich sogar regressiv zu verlaufen. Daß eine Hämatomyelie nach jahrelanger Latenz noch fortschreitet, ist offenbar äußerst selten. (KRAUSE, STAEMMLER). Als dysraphische Fehlbildung gehört die S. zu den anlagebedingten Erkrankungen; die Dysraphie ist in jedem Fall die Hauptursache, in der Regel die einzig faßbare Ursache überhaupt. Noch aber weiß niemand, warum aus einer Fehlanlage des Neuralrohres die »Dysraphie mit progressivem Einschlag« (OSTERTAG), die chronisch kontinuierlich, manchmal auch in Schüben voranschreitende Krankheit Syringomyelie wird. Es liegt nahe, dafür irgendwelche Zusatzursachen verantwortlich zu machen. Schon 1925 hatte E. MÜLLER vermutet, geringfügige Berufstraumen seien geeignet, die schlummernde Anlage zur Krankheit werden zu lassen. »Nach der klinischen Erfahrung« schreibt DÖRING 1949, »kommen sie (die zusätzlichen Einflüsse für die Krankheitsmanifestation) durch die Summation der täglich einwirkenden schwächeren Reize oder durch einen einmaligen starken Reiz zustande, wodurch im dysraphischen Gewebe und dessen nächster Umgebung ein neuer, die Krankheit manifestierender Erregungszustand herbeigeführt wird«. Gedacht war an Belastungen, Erschütterungen und Stauchungen der Wirbelsäule, etwa bei schwerer Handarbeit, beim Heben und Tragen von Lasten u. ä. Eine gewisse Stütze schien diese Hypothese in der Erfahrung zu haben, daß mehr Männer als Frauen an Syringomyelie erkranken, und zwar gerade während des Höhepunktes ihres Arbeitslebens (20. bis 40. Lebensjahr) und daß die körperlich arbeitende Bevölkerung vielleicht relativ stärker betroffen ist. Die Hypothese der summierten Mikrotraumen kann jedoch nicht die auffälligen geographischen Häufigkeitsunterschiede der Syringomyelie befriedigend erklären und auch nicht die Entstehung von Tumoren des Nervensystems, die bei Syringomyeliekranken häufig beobachtet werden. Die pathogenetische Relevanz mehr oder minder alltäglicher Belastungen ist deshalb auch von verschiedenen Seiten recht skeptisch beurteilt worden, z. B. von OSTERTAG, der »die noch unbekannten inneren Ursachen, die zur Krebsentstehung führen« und den Altersfaktor ins Feld führt. Man kann nicht sagen, daß die klinische Empirie eindeutig für die wesentliche Bedeutung der summierten Mikrotraumen spricht. BODECHTEL z. B. hat andere Erfahrungen gemacht. Alles in allem: Die Bedeutung relativ milder Traumen oder überhaupt summierter mechanischer Faktoren ist ungeklärt; ihre Wirksamkeit als zusätzliche Noxe ist nicht ausgeschlossen, aber auch nicht so wahrscheinlich, daß sie die Grundlage eines wissenschaftlich begründeten Gutachtens abgeben könnte. Was die einmaligen schweren und schwersten Traumen der Wirbelsäule anbelangt, so geben die Kriegserfahrungen einige Auskunft. Sie besagen, daß eine signifikante Häufung von Syringomyelie bei Kriegsteilnehmern nicht eingetreten ist, obwohl als sicher angenommen werden kann, daß sehr viele von ihnen solche Rücken- und Wirbelsäulenverletzungen erlitten haben. Das ist zwar ein wesentlicher Gesichtspunkt, der zur Zurückhaltung mahnt, für den Einzelfall sind solche pauschalen Erfahrungen aber nicht unbedingt verbindlich. So sind denn auch verschiedentlich Verletzungen, Stauchungen, Prellungen der Wirbelsäule als wesentliche Teilursachen einer Syringomyelie anerkannt worden, einmal im Sinne der Entstehung, wenn vorher klinische Gesundheit erwiesen ist, oder, bei schon vorhandener Krankheit, im Sinne einmaliger oder sogar richtunggebender Verschlimmerung, sofern tatsächlich nach dem Trauma ein Knick im Verlauf der Syringomyelie eingetreten ist. Allerdings handelt es sich in diesen Fällen um Ausnahmen (BODECHTEL, STAEMMLER). Nach WILD ist für die Anerkennung zudem ein freies Intervall von »einigen Monaten«, gleichsam als Anlaufzeit für die klinische Symptomatologie erforderlich.

Regelmäßig findet man bei der Syringomyelie vegetativ-trophische Störungen und Ausfälle der Schmerz- und Temperaturempfindung vor allem an den oberen Gliedmaßen. Die Folge davon sind nicht selten schmerzlos schwelende Eiterungen, die nicht rechtzeitig behandelt werden und schließlich gar die Amputation erforderlich machen; trophisch gestörte Knochen brechen bei den geringsten Gewalteinwirkungen, Fingerglieder stoßen sich ab (sogenannter Marfan-Typ; Syringomyelia mutilans), Muskelhernien treten auf. Fast immer sind dann die meist geringfügigen, oft längst vergessenen Verletzungen nur belanglose Anlässe, kaum jemals wesentlich mitwirkende Teilursache und niemals alleinige Ursache (s. a. Bd. I, S. 378).

SCHRIFTTUM: BODECHTEL, G. und SCHRADER, A., Die Syringomyelie und die spinale Gliose, in: Handbuch der inneren Medizin, 5. Band, 2. Teil, Berlin-Göttingen-Heidelberg 1953 – DÖRING, G., Nervenarzt 20, 263 (1949) – KRAUSE, F., Deutsche Z. f. Nervenheilk. 144, 14 (1937) – MÜLLER, E., in: Mohr-Staehelin, Handbuch der inneren Medizin, 2. Auflage 1925 – OSTERTAG, B.: Der sogenannte Syringomyeliekomplex, in: Handbuch der speziellen pathologischen Anatomie und Histologie, 13. Band, 4. Teil, Berlin-Göttingen-Heidelberg 1956 – WILD, H., Rückenmarkserkrankungen, in: Reichardt, M., Einführung in die Unfall- und Rentenbegutachtung, 4. Auflage, Stuttgart 1958.

Spinale Systemerkrankungen

Zu dieser Krankheitsgruppe gehören die myatrophische Lateralsklerose (MLS), die spinale Muskelatrophie, die spastische Spinalparalyse und die spinale Heredoataxie (FRIEDREICH). Eine Reihe weiterer Erkrankungen ergreift außer dem Rückenmark auch bulbäre (Bulbärparalyse) und zerebellare (zerebellare Heredoataxie, NONNE-MARIE). Strukturen. Die genannten Krankheiten sind nicht häufig, zum Teil ausgesprochen selten. Bei aller Verschiedenheit im einzelnen haben sie eine Reihe gemeinsamer Merkmale:

1. Sie verlaufen chronisch progredient, bald sehr langsam, (spastische Spinalparalyse), bald schneller (MLS).
2. Sie betreffen funktionell einheitliche Systeme (topistische Einheiten, O. VOGT) und führen
3. durch mehr oder minder symmetrische Ausfälle früher oder später zu schwerem körperlichem, z. T. auch geistigem Siechtum.

Alle genannten Leiden sind formalgenetisch »degenerativ«, d. h. entzündliche, vaskuläre, neoplastische und grobtraumatische Ursachen sind nicht nachzuweisen. Über die wahren Ursachen der »Degeneration« ist damit aber nichts ausgesagt. Kausalgenetisch gelten die Systematrophien als »endogen«. Das ist leicht zu erkennen, wenn sich Erkrankungen in einer Familie häufen, wie das bei der *spastischen Spinalparalyse* meist der Fall ist. Bei dieser Krankheit steht der Erbfaktor so weit im Vordergrund, daß exogene Momente, welcher Art sie auch sein mögen, so gut wie keine Rolle spielen. (Ähnliches gilt für die spinalen und zerebellaren Ataxien). Eine traumatisch verursachte oder auch nur wesentlich mitverursachte spastische Spinalparalyse ist nicht bekannt. Ob ein schweres Rücken- bzw. Rückenmarkstrauma, eine gravierende Intoxikation, Infektion oder Stoffwechselstörung das schon bestehende Leiden einmalig oder gar richtunggebend verschlimmern kann, erscheint sehr fraglich. Pseudoformen der spastischen Spinalparalyse, also isolierte Schädigungen der Pyramidenbahnen, gibt es bei der Lues spinalis und bei Vergiftungen mit der Kichererbse (Lathyrus sativus). Über Lathyrismus bei deutschen Kriegsgefangenen hat MERTENS berichtet.

Die relativ häufigste und deshalb wichtigste spinale Systematrophie ist die *myatrophische Lateralsklerose* (MLS). Spinale Muskelatrophie, progressive Bulbärparalyse und MLS gelten heute als Spielarten des gleichen Leidens; sie können deshalb hinsichtlich der Bedeutung exogener Noxen gemeinsam behandelt werden. Die Krankheitsgruppe gilt mit gutem Grund ebenfalls als zumindest überwiegend endogen determiniert. Man findet aber weit seltener als bei der spastischen Spinalparalyse eine familiäre Belastung. Unter 173 Kranken mit überwiegend endogener MLS fand HABERLANDT nur 19 = 12 % mit gleichartigen Erkrankungen in der Familie. Die solitären Fälle ohne nachweisbare erbliche Belastung überwiegen also bei weitem.

Viele endogene Noxen hat man als Ursache oder Teilursache der MLS, der spinalen Muskelatrophie und der Bulbärparalyse vermutet, aber nur eine beschränkte Anzahl ist diskussionswürdig (s. a. S. 144).

Über die Bedeutung *einmaliger Traumen des Schädels und der Wirbelsäule* schreibt PETERS, sie »führten niemals zu dem progredienten Syndrom der myatrophischen Lateralsklerose und spinalen nukleären Atrophien...«. Zwar können traumatische Rückenmarksschäden mit Substanzverlust zu Muskelatrophien und Pyramidenbahnsymptomen führen, jedoch nicht in symmetrischer und fortschreitender Form, wie das gerade für die degenerativen Systematrophien charakteristisch ist. Es ist auch äußerst zweifelhaft, ob ein Rückenmarkstrauma die schon in Gang befindliche Spinalatrophie richtunggebend verschlimmern kann; eine einmalige abgrenzbare Verschlimmerung wird man gelegentlich als wahrscheinlich annehmen können.

Häufige Erschütterungen der Wirbelsäule, wie sie etwa bei Preßluftbohrern vorkommen, führen an Armen und Beinen gelegentlich zu Mißempfindungen, Sensibilitätsstörungen und atrophischen Lähmungen. Diese, auf Irritation bzw. Läsion peripherer Nerven beruhenden Erscheinungen sind rückbildungsfähig. Es bestehen bisher keine hinreichenden Anhaltspunkte für die Annahme, daß die chronische Erschütterung der

Wirbelsäule und des Rückenmarks Schäden im Bereich der motorischen Vorderhörner oder der Pyramidenbahnen hervorruft.

Elektro- und Blitztraumen können die motorischen Systeme des Rückenmarks schädigen und klinische Bilder hervorrufen, die den spinalen Systemerkrankungen ähneln. Manchmal stellen sich noch nach einigen Wochen bis Monaten atrophische Paresen ein, vereinzelt sind auch geringfügige spastische Erscheinungen beobachtet worden. Das klinische Syndrom ist einige Wochen lang progredient (PANSE). In solchen Fällen ist der ursächliche Zusammenhang zwischen Elektrotrauma und Rückenmarksleiden nicht zweifelhaft, vor allem dann nicht, wenn Atrophien und Lähmungen einseitig oder deutlich seitenverschieden auftreten. Symmetrischer Befall und jahrelange Progredienz sind nach Elektrotraumen nur ganz vereinzelt beschrieben worden (LINCK, PANSE u. a.). Ihre pathogenetische Deutung ist unsicher (s. a. S. 40).

Die Annahme einer *entzündlichen Genese* der progressiven motorischen Spinalerkrankungen war früher weit verbreitet. Vor allem wurde an eine chronische Poliomyelitis gedacht. Tatsächlich gibt es offenbar fortschreitenden poliomyelitischen Muskelschwund noch nach jahrelangem Intervall. H. JACOB hat in den spinalen Vorderhörnern defektgeheilter Poliomyelitiker Gefäßveränderungen gefunden; auch eine latente Virusinfektion wird diskutiert (BODECHTEL). Diese Hypothesen haben mehr theoretische als praktische versicherungsmedizinische Bedeutung.

Von den *Vergiftungen*, die das Syndrom der MLS nachahmen können, ist die Intoxikation mit Triorthokresylphosphat zu nennen. Die Vergiftung war während des Krieges (»Torpedo-Öl«) und in der Nachkriegszeit (Kunststoff »Igelit«) in Deutschland nicht selten; vor einigen Jahren kam es, hervorgerufen durch verfälschtes Speiseöl, zu einer Massenvergiftung in Marokko. Vorderhornzellschädigungen, wie bei der spinalen Muskelatrophie, gibt es offenbar auch bei Bleivergiftung und Hämatoporphyrie.

Fehl- und Mangelernährung sind wahrscheinlich nicht geeignet, spinal-nukleäre Atrophien zu verursachen. Selbst langdauernder schwerer Eiweißmangelschaden ist niemals alleinige Ursache einer MLS oder einer der anderen spinalen Systemerkrankungen. Eine gravierende Hungerdystrophie oder eine schwere Avitaminose mag dagegen, wenn die zeitlichen Beziehungen gewahrt sind, ausnahmsweise einmal als wesentlich mitwirkende Teilursache für die Entstehung einer Systemdegeneration wahrscheinlich gemacht werden können.

SCHRIFTTUM: BODECHTEL, G., Die Krankheiten des Rückenmarkes, in: Handbuch der inneren Medizin, Band V/2, S. 799, Berlin 1939 – HABERLANDT, W. F., Amyotrophische Lateralsklerose, Stuttgart 1964 – JACOB, H., Dtsch. Z. Nervenheilk. 169, 340 (1953) – LINCK, K., Beitr. path. Anat. 102, 119 (1939) – MERTENS, H.-G., Nervenarzt 18, 493 (1947) – PANSE, F., Klinische Elektropathologie, Stuttgart 1959 – PETERS, G., Fortschr. Neurol. Psychiat. 139 (1954) – PETERS, G., Nervenarzt 36, 377 (1965).

Parkinson, Parkinsonismus, extrapyramidale Hyperkinesen

Parkinsonistische Erscheinungen sind häufige Krankheitssymptome. Es gibt zunächst die echte *Parkinsonsche Krankheit* (Paralysis agitans), eine dominant vererbte degenerative Systematrophie mit einer Penetranz von rund 60%. Das Manifestationsalter innerhalb einer Sippe ist unterschiedlich, die Familienanamnese läßt nicht selten im

Stich. Abortive Krankheitsfälle werden oft übersehen. – Was nicht Paralysis agitans (P. a.) ist, heißt Parkinsonismus (P.). Die häufigste Form ist der P. nach epidemischer Enzephalitis. Außerdem gibt es einen vasalen P. auf dem Boden der zerebralen Arteriosklerose, seltener der vasalen Lues. – Degeneration, Entzündung und Gefäßschaden sind die häufigsten Ätiologien der *progredienten* Syndrome. Stationär oder auch regressiv sind die parkinsonistischen Erscheinungen, die nach Vergiftungen, z. B. mit Kohlenoxyd, auftreten. Sie sind gewöhnlich mit schweren psychischen Ausfällen (amnestisches Syndrom) verbunden. Die gleiche Kombination von P. und hirnorganischem Psychosyndrom kann man auch nach Strangulationen beobachten. Für den Gutachter wichtiger sind die parkinsonistischen Symptome, die sich im Verlaufe gewerblicher Vergiftungen einstellen können: durch Blei (Encephalopathia saturnina), durch Mangan (Braunstein) und durch Schwefelkohlenstoff, der in der Kunstseidenindustrie gebraucht wird. Schließlich sieht man heute häufig sogenannte Parkinsonoide, die sich unter der Behandlung mit den verschiedensten Psychopharmaka entwickeln und nach Absetzen der Medikamente in der Regel bald wieder verschwinden. Gelegentlich können sie aber auch mehrere Wochen lang überdauern.

Dieser knappe Überblick soll zeigen, wie wichtig bei den so weit verbreiteten parkinsonistischen Symptomen eine ätiologische Differentialdiagnostik ist. Die exakte Diagnose kann eine Zusammenhangsfrage manchmal von vornherein klären, z. B. bei den Vergiftungen. Diagnostiziert man dagegen eine Paralysis agitans, dann ist die exogene Entstehung so gut wie ausgeschlossen. Das gilt eindeutig hinsichtlich peripherer oder psychischer Traumen, das gilt ebenfalls für das Schädelhirntrauma. »Schädeltraumen allein bedingen ursächlich nie die langsam progrediente Paralysis agitans« (PETERS). Es spricht auch wenig dafür, ein Trauma als wesentliche Teilursache der Paralysis agitans anzusehen. Zwischen Schädelhirntraumen und der progredienten degenerativen *Parkinsonschen Erkrankung* scheinen keine ursächlichen Beziehungen zu bestehen. Für den postenzephalitischen P. gilt das gleiche. Daß ein gedecktes Schädeltrauma die enzephalitische Infektion begünstigen könne, ist zwar wiederholt vermutet (STERN u. a.), jedoch niemals bewiesen worden (s. a. S. 118).

Zur Frage des rein *traumatischen* P. gibt es eine umfangreiche Literatur. Bis vor wenigen Jahren existierten nur wenige Beobachtungen fast ausschließlich halbseitiger und nicht progredienter traumatischer Parkinsonbilder, die strenger Kritik standhielten (SCHULTE, BING, PEREMY, HEYDE). Traumen, die geeignet gewesen wären, die Basalkerne direkt oder indirekt zu schädigen, führten meist zum Tode. Die moderne Reanimationsmedizin rettet heute jedoch auch Schwersthirngeschädigte, die das sogenannte apallische Syndrom durchlaufen, zu dessen Vollstadium neben anderen, meist im Vordergrunde stehenden neurologischen und psychopathologischen Symptomen auch parkinsonistische Erscheinungen gehören können, die pathologisch-anatomisch entweder auf kontusionelle Schädigungen extrapyramidale Kerne oder auf Riß-, Scher- und Stauchungsblutungen zurückgeführt werden (GERSTENBRAND u. a.).[1]

---

[1] Als traumatisch bedingt gelten auch parkinsonistische Symptome, die gelegentlich bei Boxern im Rahmen der sog. Dementia pugilistica und der Boxer-Enzephalopathie beschrieben worden sind (BRANDENBURG u. HALLERVORDEN, GRAHMANN u. ULE). Ihre Pathogenese ist noch nicht eindeutig klar, doch hält man für sicher, daß isolierte Traumen bedeutungslos sind. Die Beobachtungen sind außerdem nicht unumstritten (PETERS).

Unter die *extrapyramidalen Hyperkinesen* rechnet man choreatische, athetotische, ballistische, torsionsdystonische und myoklonische Syndrome. Nur die choreatischen Bilder haben für den Gutachter Bedeutung und unter diesen wiederum in erster Linie die *Chorea Huntington*, eine progrediente degenerative Systematrophie, dominant vererblich mit starker Penetranz. Für diese ausgesprochene Erbkrankheit kann noch deutlicher als für die Paralysis agitans festgestellt werden, daß sie weder traumatisch entsteht noch mitverursacht werden kann. Die gesicherte Diagnose der *Huntingtonschen Chorea* schließt exogene Noxen und insbesondere Traumen als versicherungs- und versorgungsrechtlich relevante Faktoren aus (RÜSKEN, FLÜGEL, KEHRER). Bei sonst symptomfreien Angehörigen von Huntington-Sippen sollen allerdings hochfieberhafte Erkrankungen zu *vorübergehender* choreatischer Bewegungsunruhe führen können (MEGGENDORFER und MATZDORF).

Symptomatische Chorea, auch als Hemichorea, gibt es bei Gefäßleiden (Hirnarteriosklerose, Lues cerebri, Periarteriitis nodosa) sowie als Chorea minor im Kindesalter und als Schwangerschaftschorea. Diese Formen werden den Gutachter kaum jemals beschäftigen. – Von den Vergiftungen, die, im Verein mit anderen zentralnervösen Störungen, zu choreatischen Symptomen führen können, ist die Intoxikation mit Methylalkohol zu nennen. Viel häufiger sind jedoch die choreiformen und dystonen Symptome, die man heute nicht selten im Verlaufe einer Behandlung mit Psychopharmaka beobachtet. Die Bewegungsstörungen bevorzugen Gesichts-, Mund- und Schlundmuskulatur, können aber auch auf andere Muskelgruppen übergreifen. Diese Hyper- und Dyskinesien, die dem psychopharmakotoxischen Parkinsoid (s. o.) entsprechen, pflegen abzuklingen, wenn das Medikament abgesetzt oder die Dosis verringert wird. In letzter Zeit mehren sich jedoch die Beobachtungen über mittelüberdauernde, möglicherweise irreversible hyperkinetische Syndrome. Dieses »terminale, extrapyramidale Insuffizienz-Syndrom (HADDENBROCK) tritt nur nach langfristiger und hochdosierter Medikation auf, gelegentlich entwickelt es sich erst nach dem Absetzen oder nach Reduktion der Medikamente. Meist sind ältere Menschen betroffen. Ob eine zerebrale Vorschädigung durch Enzephalitis, Trauma, Gefäßkrankheit u. ä. erforderlich ist, damit sich solche hyperkinetischen Dauersyndrome entwickeln können, läßt sich bisher noch nicht eindeutig sagen (DEGKWITZ und LUXENBURGER u. a.).

Rein *traumatische Hyperkinesen* waren bis vor wenigen Jahren kaum bekannt. Heute sieht man, in Analogie zu den oben erwähnten Parkinsonbildern nach traumatischen apallischen Syndromen, auch choreiforme, athetoide und uncharakteristische Hyperkinesen als nicht progredientes Defektsyndrom und das auch nur in Verbindung mit anderen neurologischen und psychischen Ausfällen. In solchen Fällen, bei denen übrigens keineswegs regelmäßig Schädelfrakturen vorhanden zu sein brauchen, dürften hinsichtlich der kausalen Zusammenhänge zwischen Trauma und extrapyramidaler Symptomatik keine Schwierigkeiten bestehen.

Taucht die Frage: Trauma – extrapyramidale Erkrankung auf, dann sollten folgende Grundsätze berücksichtigt werden (in Anlehnung an LEONHARD).

Kranke mit extrapyramidalen Leiden sind oft motorisch ungeschickt und hinfällig, deshalb vermehrt unfallgefährdet. Wird die traumatische Verschlimmerung eines schon bestehenden Leidens behauptet, dann sollte zunächst überprüft werden, ob nicht der Unfall Folge des Grundleidens war.

Bei geltend gemachter exogener, insbesondere traumatischer Entstehung: Genaue ätiologische Klärung des Syndroms. Ausschluß aller Noxen, die erfahrungsgemäß zu extrapyramidalen Hypo- oder Hyperkinesen führen können. Sorgfältige Familienanamnese. Beachten der erbbiologischen Penetranz (Blutverwandte können vor Manifestierung des Erbleidens gestorben sein!).

Nur das Hirntrauma mit Substanzverlust (Contusio cerebri) ist diskussionswürdig. Es muß nach Art, Schwere und Richtung geeignet gewesen sein, den Hirnstamm zu schädigen.

Langsame Progredienz und symmetrischer Befall der von extrapyramidalen Bewegungsstörungen betroffenen Körperteile und ein Erkrankungsbeginn im Prädilektionsalter der Paralysis agitans bzw. der Chorea Huntington sprechen *gegen*, jugendliches Alter, Asymmetrie der Erscheinungen, Kombination mit Pyramidenbahnzeichen, Hirnnervenausfällen und Anfällen dagegen eher *für* die traumatische bzw. exogene Verursachung. Mit anderen Worten: Je typischer das Syndrom ist, desto unwahrscheinlicher ist die exogene Genese.

SCHRIFTTUM: BING, R., Schweiz. Arch. Neur. 27, 193 (1931) – BRANDENBURG, W. und HALLERVORDEN, J., Virchows Arch. 325, 680 (1954) – DEGKWITZ, R. und LUXENBURGER, O., Nervenarzt 36, 173 (1965) – FLÜGEL, F. E., Z. Neur. 112, 247 (1928) – GERSTENBRAND, F., Das traumatische apallische Syndrom, Wien–New York 1967 – GRAHMANN, H. und ULE, G., Psychiat. u. Neurol. 134, 261 (1957) – HADDENBROCK, S., Hyperkinetische Dauersyndrome nach hochdosierter und Langstreckenbehandlung mit Neuroleptika, in: H. KRANZ und K. HEINRICH, Begleitwirkungen und Mißerfolge der psychiatrischen Pharmakotherapie, Stuttgart 1964 – HEYDE, W., Arch. Psychiat. 97, 600 (1932) – KEHRER, F., Ursachen und Erblichkeitskreis von Chorea, Myoklonie und Athetose, Berlin 1928 – LEONHARDT, W., Fortschritte Neurol. Psychiat. 21, 341 (1953) – PEREMY, G., Klin. Wschr. I, 449 (1934) – PETERS, G., Ergebnisse vergleichender anatomisch-pathologischer und klinischer Untersuchungen an Hirngeschädigten, Stuttgart 1962 – RÜSKEN, L., Ärztl. Wschr. 572 (1948) – SCHULTE, W., Z. Neur. 168, 669 (1940) – STERN, F., Die epidemische Encephalitis, Berlin 1928.

Zerebrale Dauerschäden nach schwerer Dystrophie

Während der akuten Hungerdystrophie sind häufig Persönlichkeitsveränderungen beschrieben worden: Apathie, Antriebsarmut, Affektinkontinenz, gesteigerte Ermüdbarkeit bei gleichzeitiger übermäßiger Erregbarkeit. In den weitaus meisten Fällen hat sich dieses Syndrom reizbarer Schwäche, das oft mit vegetativen Störungen einhergeht, innerhalb von 2 bis 3 Jahren zurückgebildet (KORNHUBER). Nur ausnahmsweise ist eine Heilung ausgeblieben. Beobachtungen an Gefangenen, die im extremen Hungerzustand unter dramatischen zerebralen Erscheinungen (Enthirnungsstarre) gestorben sind und bei denen ein massives Hirnödem und Parenchymschäden mit degenerativen Zellveränderungen gefunden wurden (WILKE u. a.) lassen vermuten, daß diese Befunde die formalpathogenetische Grundlage jener hirnorganischen Syndrome abgeben, die auch nach Normalisierung der Stoffwechsellage bestehen blieben.

Die Kenntnis, daß langdauernde und schwere Hungerdystrophie Hirnschäden mit bleibenden Folgen, vor allem in psychischer Hinsicht nach sich ziehen kann, ist relativ neu. In einer Untersuchung über vorzeitige Versagenszustände im mittleren Lebensalter, die zum Teil mit pneumenzephalographisch wahrscheinlich gemachter Hirnatrophie einhergingen, äußerten BERINGER und MALLISON (1949) die Vermutung, daß u. a. auch langdauernde Mangelernährung zu diesen Bildern führen könne. JOCHHEIM beschrieb zerebrale Symptome bei Dystrophikern; SCHMITZ sah als wesentlichen Kausalfaktor der bei Heimkehrern beobachtete »Ödempsychose« das dystrophische Hirnödem an. Weitere Arbeiten zum Thema stammen von FAUST, GAUGER, MEYERINGH, PETRY, SCHULTE, SCHULTE und STIAWA, RAUSCHELBACH. Alle Autoren sind sich darin einig, daß lediglich die *schwere und langdauernde* Dystrophie von Bedeutung ist.

Das *psychopathologische Bild* des postdystrophischen Hirnschadens wird übereinstimmend als verhältnismäßig farbloses und wenig akzentuiertes Psychosyndrom von deutlich organischer Prägung beschrieben, beherrscht von der Antriebsstörung, der Senkung des Energieniveaus, der allseitigen Erlahmung und Verlangsamung, der Einfallsleere, kurzum von der Adynamie und Apathie, die nahezu alle seelisch-geistigen Bereiche einbezieht. Die Stimmung ist gewöhnlich moros, dysphorisch. Die Potenz ist meist, die Libido oft gestört. Die oft vorhandene Einsicht in das Leistungsversagen wird leidvoll erlebt. Das klinische Syndrom ist einigermaßen charakteristisch, aber nicht spezifisch; es gestattet allenfalls die Abgrenzung von den näher umschriebenen präsenilen Atrophien (PICK, ALZHEIMER), nicht aber gegenüber den ätiologisch und pathogenetisch oft unklaren Hirnatrophien, die dem klin. Psychiater so häufig begegnen.

Ein wichtiges diagnostisches Hilfsmittel ist das Pneumenzephalogramm, das aber ebenfalls keine spezifischen Befunde liefert. Man findet fast regelmäßig einen leichten bis mäßigen Hydrocephalus internus, der vornehmlich die vorderen Anteile der Seitenkammern, die dritte Hirnkammer und in geringem Umfang auch die Oberflächenspalten betrifft. Der Hirnschwund ist meist symmetrisch, gelegentlich in leichtem Grade seitenverschieden.

Im *Liquor* kann man manchmal eine leichte Eiweißvermehrung finden. Das *Elektroenzephalogramm* zeigt zuweilen Zeichen einer Allgemeinveränderung. Normale serologische und elektroenzephalographische Befunde schließen eine postdystrophische Hirnschädigung jedoch nicht aus. Was die *Komplikationen* des postdystrophischen Hirnschadens anbelangt, so sind als Ausnahmen Krampfanfälle beobachtet worden (SCHULTE, WILKE). Wenn eine erbliche Belastung fehlt, das Prädilektionsalter der sogenannten genuinen Epilepsie überschritten ist, und sich auch keine Hinweise auf anderweitige symptomatische Entstehung finden lassen, dann wird man einen versorgungsrechtlich relevanten ursächlichen Zusammenhang mit dem Dystrophieschaden gelegentlich als wahrscheinlich anerkennen müssen. Ähnliches gilt für apoplektische Insulte mit Halbseitenlähmung (SCHULTE), die sicher zu den Raritäten gehören. Über parkinsonistische Symptome berichten FAUST und WILKE. Im übrigen sind neurologische Ausfälle, abgesehen von uncharakteristischen geringfügigen Normabweichungen selten, und ihr Fehlen schließt einen Dystrophieschaden keineswegs aus.

Ein wesentlicher differentialdiagnostischer Gesichtspunkt ist der *Verlauf*. Erkennt man nach längerer Beobachtung eine Progredienz sowohl des Psychosyndroms wie der Hirnatrophie, dann liegt mit Wahrscheinlichkeit *kein* reiner Dystrophieschaden mehr vor, denn dieser stellt nach Abklingen der dystrophischen Noxe eher einen Defekt als einen Prozeß dar, die klinischen Erscheinungen können bis zu einem gewissen Grade sogar kompensiert werden. Andererseits kann ein Fortschreiten vorgetäuscht werden, wenn eine zweite, ebenfalls zum Hirnschwund führende Krankheit, etwa eine zerebrale Gefäßsklerose, dazutritt. Manchmal überschneiden und durchdringen einander mehrere Noxen, z. B. Dystrophie, Traumafolgen, enzephalitische Restzustände nach Fleckfieber (FAUST) so innig, daß eine Abgrenzung der einzelnen Faktoren nicht mehr möglich ist.

Die *Diagnose* erfordert:
1. Den Nachweis einer langdauernden und schweren Hungerdystrophie; zerebrale Reiz- und Ausfallserscheinungen während der akuten Hungerphase sind wichtige Stützen für die Diagnose.
2. Ein charakteristisches psychopathologisches Syndrom.
3. Im Pneumenzephalogramm Anhaltspunkte für einen Hirnschwund leichten bis mäßigen Grades (nicht obligatorisch).
4. Den Ausschluß toxischer, entzündlicher, degenerativer und gefäßabhängiger Hirnschäden.

Dabei ist die Möglichkeit einer Überschichtung mehrerer Noxen zu beachten. – Der postdystrophische, irreversible Hirnschaden rechtfertigt im allgemeinen eine MdE von mindestens 30 %, im Durchschnitt wohl 40–50 %.

SCHRIFTTUM: Beringer, K. und Mallison, R., Allg. Z. Psychiat. 124, 100 (1949) – Faust, C., Klin. Wschr. 30, 911 (1952); Nervenarzt 23, 406 (1952); Fortschr. Med. 21, 71 (1953) – Gauger, K., Die Dystrophie als psychosomatisches Krankheitsbild, München-Berlin 1952 – Jochheim, K. A., Dtsch. med. Wschr. 74, 698 (1949) – Kornhuber, H., Psychologie und Psychiatrie der Kriegsgefangenschaft, in: Psychiatrie der Gegenwart III, Berlin-Göttingen-Heidelberg 1961 – Meyeringh, H., Ärztl. Wschr. 889 (1950); Dtsch. med. Wschr. 79, 241 (1954) – Petry, F., Dtsch. Z. Nervenheilk. 172, 234 (1954) – Rauschelbach, H., Fortschr. Neurol. Psychiat. 22, 214 (1954) – Schmitz, W., Nervenarzt 20, 303 (1949) – Schulte, W., Hirnorganische Dauerschäden nach schwerer Dystrophie, München-Berlin 1953 – Schulte, W. und Mallison, R., Allg. Z. Psychiat. 124, 100 (1949) – Wilke, G., Akute cerebrale Hungerschäden in Kriegsgefangenschaft und ihre neurologischen und psychiatrischen Folgen, in: Psychiatrie der Gegenwart III, Berlin-Göttingen-Heidelberg 1961.

Erlebnisbedingte Spätschäden nach Verfolgung

Die klassische Psychiatrie lehrte die unbegrenzte Widerstandskraft der Psyche gegenüber Erlebnissen, Schicksalsschlägen und Katastrophen. Das Erlebnis ziehe die Erlebnisreaktion nach sich, manchmal auch die abnorme Erlebnisreaktion, aber sie sei zeitlich begrenzt. Was bleibe, sei vielleicht schmerzliche, wehmütige, schreckliche Erinnerung an Erlebtes und Erlittenes, aber kein Kranksein, das Wohlbefinden, Arbeits- und Genußfähigkeit für dauernd nennenswert beeinträchtigen könne. Diese Lehre, durch umfassende Erfahrungen immer wieder bestätigt und jahrzehntelang fester Bestandteil der Psychopathologie, hatte ihre Berechtigung zu Zeiten, in denen alle Erlebnisse, die einem Menschen widerfahren können, kalkulierbar waren. Der moderne Krieg, die Kriegsgefangenschaft und vor allem die Schicksale jener Menschen, die aus rassischen, politischen und weltanschaulichen Gründen in Konzentrationslagern Erlebnissen ausgesetzt waren, von denen die Psychiatrie vorher nichts wußte, haben zu einer Revision der Lehre von der absoluten seelischen Toleranz und damit zu bedeutsamen neuen Erkenntnissen geführt. Es kann heute als gesichert gelten, daß extreme Erlebnisse, die über lange Zeit ertragen werden mußten, den Menschen in seinem Wesen derart verändern können, daß irreversible Leidenszustände von Krankheitswert resultieren.

Was den *Personenkreis* anbelangt, bei dem solche psychischen Dauerschäden am ehesten zu erwarten sind und auch tatsächlich am häufigsten beobachtet werden, so kommen in erster Linie ehemalige Insassen von Konzentrationslagern in Betracht und unter diesen wiederum jene, die wegen ihrer Rasse verfolgt worden sind. Das Schwergewicht liegt also auf den jüdischen Häftlingen, sodann auf Menschen, die im fortgeschrittenen Alter »entwurzelt« wurden. Diskutiert werden psychische Dauerschäden ferner auch bei ehemals hochgeachteten Persönlichkeiten, die sich plötzlich der Isolierung und Ächtung gegenüber sehen, schließlich auch ältere Emigranten und Menschen, die jahrelang in der Illegalität lebten (Venzlaff). Hinsichtlich der letztgenannten Gruppen sollte der Gutachter besonders skeptisch sein, läßt sich doch deren Schicksal nicht ohne weiteres mit dem der ehemals inhaftierten Juden vergleichen (Kolle).

Über die absolute *Häufigkeit* seelischer Dauerschäden gibt es keine verläßlichen Zahlen. Unsere Kenntnisse stammen aus der Begutachtung, die sicher nur einen Teil aller mutmaßlich Geschädigten erfaßt. Es kann angenommen werden, daß ein nicht bestimmbarer, aber zahlenmäßig sicher überwiegender Teil die Verfolgungserlebnisse ohne meßbare Beeinträchtigung der Erwerbsfähigkeit verarbeitet hat. Seelische Dauerschäden von Krankheitswert sind selten. Als Anhaltspunkt für die relative Häufigkeit können die Erfahrungen von v. Baeyer und Mitarb. gelten: bei 38 von 535 Antragstellern fanden sie eine MdE von mehr als 25 %.

Mehrere Autoren haben beobachtet, daß die Ausgestaltung der *klinischen Bilder* des seelischen Verfolgungsschadens u. a. vom Lebensalter z. Z. der Verfolgung abhängig ist (Kolle, Bensheim, v. Baeyer und Mitarbeiter). Je jünger die Inhaftierten waren, desto häufiger verlaufen seelische Fehlentwicklungen unter dem Bilde von Charakterstörungen, Psychopathie, Verwahrlosung, Asozialität, häufig verbunden mit endokrinen Störungen (»geistig-seelische Kümmerformen« – Kolle –; »verkümmerte Charakterbildung« – Bensheim). Jene, die im Erwachsenenalter der Verfolgung ausgesetzt waren, zeigen neben Charakterstörungen, die in jedem Alter vorkommen, chronisch depressive und dysphorische Syndrome, Erschöpfungszustände, Angst, Mißtrauen, Konzentrationsschwäche, gesteigerte Erregbarkeit bei gleichzeitiger vorschneller Ermüdung, innere Unruhe, emotionelle Inkontinenz und dazu eine Fülle psychophysischer Konversionssyndrome. Etwas vereinfacht: bei jungen Inhaftierten überwiegen psychopathieähnliche Bilder, mit steigendem Alter werden die depressiven Symptome häufiger. Angst und Phobien sind unabhängig vom Alter zur Zeit der Verfolgung (v. Baeyer und Mitarbeiter).

Auf *pathogenetische Probleme* kann im Rahmen dieses, auf praktische Bedürfnisse abgestellten Beitrages nur kursorisch eingegangen werden. Das ätiologische Schwergewicht liegt weniger auf der unzureichenden Ernährung der Häftlinge, weniger auf der körperlichen Überforderung und anderen physischen Belastungen, mögen solche Faktoren auch gelegentliche pathogenetische Teilursachen darstellen, sondern im Wesentlichen auf dem Seelischen, auf der Entwurzelung und Entwürdigung des Menschen, auf dem Erlebnis absoluter Rechtlosigkeit, der »Annihilierung der geschichtlich-sozialen Existenz« (v. Baeyer). Die Psychodynamik der seelischen Schäden, die aus solchen Belastungen erwachsen, ist keineswegs eindeutig geklärt, die nosologische Einordnung der Krankheitsbilder entsprechend uneinheitlich. Einige Autoren ziehen Parallelen zu den Neurosen (v. Baeyer und Mitarb., Schultz, Natho, Henseler), andere (Kolle) sehen ein neues Phänomen in der Psychiatrie, das neurosenpsychologisch nicht zu fassen sei.

Die Vielzahl der *Bezeichnungen* spiegelt die noch ungeklärte Pathodynamik wider. Man hat die Syndrome als »endoreaktive Dysthymie« (Weitbrecht), als »chronische reaktive Depression« oder »Entwurzelungsdepression« (Strauss) bezeichnet, in ihnen einen »erlebnisbedingten Persönlichkeitswandel (Venzlaff), eine »elementare Dauerreaktion« (v. Baeyer) gesehen, oder die Bezeichnung »adäquate erlebnis-reaktive Entwicklung« (Bodechtel, Dubitscher, Hirt und Störring) gewählt; gemeint ist der gleiche Sachverhalt: eine spezifische Verarbeitung extremer Erlebnisse, die in eine irreversible seelische Fehlhaltung ausmündet. Der Gutachter muß wissen, daß die Existenz solcher Syndrome heute als gesicherte Tatsache der Psychiatrie gilt. Ihm bleibt die Aufgabe, sie von phänomenologisch ähnlichen, aber ätiologisch und pathogenetisch differenten Bildern, von Psychopathien, Zweckreaktionen, symptomarmen endogenen Psychosen oder hirnorganischen Wesensveränderungen abzugrenzen und über ihre Erheblichkeit in bezug auf die Erwerbsfähigkeit zu befinden.

Henseler hat die Kriterien zusammengestellt, die von verschiedenen Autoren herangezogen werden, um einen adäquaten *Ursachenzusammenhang* zwischen Verfolgung und erlebnisbedingten Dauerschäden zu begründen:

1. Es darf sich nicht um eine primär psychopathische Persönlichkeit handeln.
2. Der zu Begutachtende darf nicht schon vor der Verfolgung neurotisch gewesen sein.
3. Es darf keine nennenswerte Aggravationstendenz bestehen.
4. Es muß eine exzessive Belastung nachgewiesen sein.
5. Der zeitliche Zusammenhang zwischen Belastungssituation und Ausbildung des Beschwerdesyndroms muß gewahrt sein.
6. Das klinische Bild muß typische Züge aufweisen.
7. Der Leidenszustand muß Krankheitswert und hohe Therapieresistenz aufweisen.
8. Zwischen Ursache und Leiden muß ein Sinnzusammenhang erkennbar sein.

Nicht immer werden alle diese Kriterien vereint vorhanden sein. Vielfach fehlen objektive Unterlagen über die biographische Anamnese vor der Verfolgung, so daß die Feststellung, ob ein Verfolgter schon vorher ein psychopathischer oder neurotischer Mensch war, äußerst schwierig, wenn nicht unmöglich wird. Bezüglich Punkt 3 liegt das Schwergewicht auf dem Wort »nennenswert«. Zwar wird von den meisten Beobachtern die schlichte Tendenzfreiheit der Bilder hervorgehoben, doch wird man bedenken, daß Betonung, ja selbst ein gewisses Maß an Übertreibung der Beschwerden den echten Schaden nicht ausschließen. Was die exzessive Belastung anlangt, so wird man sie zwanglos als erwiesen unterstellen dürfen, wenn festgestellt ist, daß der Proband längere Zeit in einem Konzentrationslager zugebracht hat, vor allem dann, wenn er wegen seiner Rasse inhaftiert war. Das Bundesentschädigungsgesetz (BEG) und vor allem die höchstrichterliche Rechtsprechung relativieren einen Teil der Schwierigkeiten, die aus unserem noch unvollständigen diagnostischen und pathogenetischen Wissen erwachsen. Die Verfolgungsmaßnahmen brauchen nämlich nur zu einem Viertel (und auch das nur mit Wahrscheinlichkeit) am Bedingungsgefüge des Leidenszustandes beteiligt zu sein, um als wesentliche Ursache zu gelten und Entschädigungsansprüche zu begründen (BGH RzW 58, 196 Nr. 47; 59, 91 Nr. 47, 318 Nr. 16; 62, 425/426. S. a. S. 193 ff.).

SCHRIFTTUM: BAEYER, W. v., HÄFNER, H. und KISKER, K. P., Psychiatrie der Verfolgten, Berlin-Göttingen-Heidelberg 1964 – BENSHEIM, H., Nervenarzt 31, 462 (1960) – BODECHTEL, G., DUBITSCHER, F., HIRT, PANSE, F. und STÖRRING, G. E., Die Neurose. Gutachten für den Bundesminister für Arbeit und Sozialordnung, Bonn 1960 – BRUNN, W. und Hebenstreit, R., Bundesentschädigungsgesetz, Kommentar, Berlin 1965 – HENSELER, H., Nervenarzt 36, 333 (1965) – KOLLE, K., Nervenarzt 29, 148 (1958) – STRAUSS, H., Nervenarzt 28, 344 (1957) – VENZLAFF, K., Erlebnishintergrund und Dynamik seelischer Verfolgungsschäden, in: H. PAUL und H. HERBERG, Psychische Spätschäden nach politischer Verfolgung, Basel und New York 1963 – VENZLAFF, K., Die psychoreaktiven Störungen nach entschädigungspflichtigen Ereignissen, Berlin-Göttingen-Heidelberg 1958 – WEITBRECHT, H. J., Fortschr. Neurol. Psychiat. 20, 247 (1952).

Die entzündlichen Nervenkrankheiten

VON EWALD FRICK, MÜNCHEN

Bakterielle Infektionen

Die bakterielle Meningitis nach offener Verletzung von Gehirn und Rückenmark stellt eine Wundkomplikation dar (vgl. a. Bd. I, S. 691, 698, 702, 725, 734, 772 u. Bd. II, S. 20 ff., 31 ff., 41). Dazu zählen auch Hirnhautinfektionen, bei denen die Bakterien den Schädelinnenraum über eine Fraktur oder feine Fissur des Knochens erreichen. Es handelt sich meistens um fronto-basale Frakturen mit Beteiligung der Stirnhöhle, Siebbeinzellen, Lamina cribrosa, des Orbitaldaches oder der Felsenbeine. Anosmie, Blutungen oder Liquorabfluß aus Nase und Ohr sowie Fazialisparese vermögen als klinische Anhaltspunkte für den Ursprung der Meningitis zu gelten. Die feinen Frakturen und Fissuren entziehen sich oftmals dem röntgenologischen Nachweis. Bei 91 Fällen von Meningitis nach Schädel- und Gesichtstraumen konnte APPELBAUM nur 48mal eine Fraktur im Röntgenbild sicherstellen, obwohl nach den sonstigen klinischen Daten und der Schwere der örtlichen Verletzungen in vielen anderen Fällen ebenfalls eine Fraktur anzunehmen war. Vom klinischen Standpunkt wird das Vorliegen einer Schädelfissur deshalb oft übersehen, weil die Traumen häufig nicht schwer sind, nicht zu äußeren Verletzungen führten und auch nicht mit einem Kommotionssyndrom einhergingen. Wenn es innerhalb eines adäquaten Zeitraums nach einem frischen gedeckten Schädel-Hirntrauma zur Ausbildung einer eitrigen Meningitis kommt, wird man nach Ausschluß anderer Ursachen den kausalen Zusammenhang für überwiegend wahrscheinlich erachten müssen, auch wenn die Röntgenuntersuchung keine Knochenverletzung hat belegen können. Rezidivierende eitrige Meningitiden nach Schädelhirntraumen sind eine geläufige Spätkomplikation und beruhen auf Knochendefekten an den schon genannten Prädilektionsorten. Dabei wird eine Liquorfistel eigentlich in den wenigsten Fällen beobachtet. Auch noch nach einem Intervall von vielen Jahren kann es zur Meningitis, Pneumatozele oder zum Hirnabszeß kommen, weil sich das Lumen der Fistel unter dem pulsierenden Druck von Hirn oder Liquor vergrößert. Im Falle von STEGER waren es 31 Jahre! Bei demselben Kranken lassen sich manchmal von Attacke zu Attacke verschiedene Erreger isolieren, meistens sind es Pneumokokken, seltener Meningokokken oder Haemophilus influenzae. Gegenüber den traumatischen Fisteln spielen angeborene Knochendefekte an der Schädelbasis, die mit Meningoenzephalozelen verbunden sein können und evtl. als »Nasenpolypen« verkannt werden, zahlenmäßig eine untergeordnete Rolle, ebenso Arrosionen an der Schädelbasis bei Tumoren oder Okklusivhydrozephalus. Nach Ausschluß eines Antikörpermangelsyndroms oder einer chronischen Leukämie wird man deshalb bei entsprechendem anamnestischen Hinweis von der möglichen traumatischen Genese einer rezidivierenden eitrigen Meningitis ausgehen können. Durch geeignete diagnostische Maßnahmen muß dann versucht werden, die Fistel zu lokalisieren und sie einer operativen Behandlung zuzuführen. Es ist immer wieder die Frage gestellt worden, ob ein alter kontusioneller Hirnschaden mit Ausbildung eines Rindenprellungsherdes das Angehen einer hämatogen-metastasierenden eitrigen Meningitis bei einer bakteriellen Allgemeininfektion zu begünstigen vermag. LINK untersuchte 246 einschlägige Sektionsfälle, von denen 76 alte kontusionelle Hirnschäden ohne Schädelbrüche aufwiesen und 60 eine eitrige Meningitis hatten. Nur in einem Fall trafen jedoch Meningitis und traumatischer Hirnschaden zusammen. Die übrigen 59 Meningitiserkrankungen wurden bei den 170 nicht traumatisch vorgeschädigten Gehirnen gefunden. Daraus war zu folgern, daß eine frühere gedeckte organische Hirnverletzung ohne Schädelbruch für das Auftreten einer hämatogen-metastasierenden eitrigen Meningitis belanglos ist. Diese Auffassung wird dadurch gestützt, daß in dem einen Fall mit kontusionellem Hirnschaden und eitriger Meningitis im alten Verletzungsbereich keine Zeichen einer älteren oder frischen Entzündung bestanden.

Bakterielle Erkrankungen von Gehirn und Rückenmark sowie deren Häute, *Meningitiden, Hirnabszesse, metastatische Herdenzephalitiden, Rückenmarksabszesse, epidurale Abszesse* und *Phlegmonen,* sind als Dienstbeschädigung anzuerkennen, wenn die Infektion während des Dienstverhältnisses erworben wurde. Die Erkrankungen können durch übliche Eitererreger (Pneumokokken, Staphylokokken, Streptokokken, Influenzabazillen u. a.) hervorgerufen werden, oder sie treten bei bestimmten Infektionskrankheiten auf (s. a. S. 47, 443, 455). Eine für jeden Einzelfall gesonderte Beurteilung erfordern die bakteriellen Erkrankungen des Zentralnervensystems, die ihren Ausgang von Prozessen in der Nachbarschaft, der Nase und ihren Nebenhöhlen, dem Mittelohr genommen haben oder die metastatisch entstanden sind (bei Pneumonie, Lungenabszeß, Bronchiektasen, Prostataabszeß, eitriger Cholezystitis, Osteomyelitis u. a.). In derartigen Fällen muß zunächst entschieden werden, ob ein Zusammenhang der Grundkrankheit im Sinne der Entstehung oder Verschlimmerung mit den Eigentümlichkeiten des Dienstverhältnisses zu erkennen ist, weil sich danach die Beurteilung auch der zentralnervösen Erkrankungen zu richten hat.

Unfallfolge ist dann gegeben, wenn es sich um die Komplikationen einer unfallbedingten eitrigen Entzündung, etwa einer Weichteilwunde oder einer Osteomyelitis, handelt. Ein Unfallzusammenhang ist auch dann zu diskutieren, wenn ein Trauma einen im Körper vorhandenen Eiterherd getroffen hat. *Voraussetzungen für die Anerkennung* sind (s. a. Bd. I, S. 203 ff.):

1. Das Trauma muß hinreichend schwer gewesen sein. Bagatellunfälle sind auszuschließen.
2. Das Trauma hat zu einer Aussaat der Eitererreger von dem primären Herd geführt. Hieraus ist abzuleiten, daß die metastatische Komplikation durch den gleichen Erreger hervorgerufen sein muß.
3. Zwischen der Manifestation der zentralnervösen Erkrankungen und dem Unfall muß ein entsprechender zeitlicher Zusammenhang bestehen.

Die *Meningitis tuberculosa* nimmt auf Grund ihres Verlaufes, der subakut, vielfach sogar chronisch sein kann, eine Sonderstellung unter den bakteriell-meningitischen Erkrankungen ein. Kausalzusammenhänge zwischen *Unfall und Tuberkulose* kommen sicher nur selten vor. Einem Unfall wird man stets nur die Bedeutung eines Teilfaktors für die Entstehung einer Meningitis tuberculosa zugestehen können. In welchem Umfang das Trauma im Einzelfall als pathogenetisches Moment zu gelten hat, hängt in erster Linie von der Schwere des Unfalles ab. Leichtere Gewalteinwirkungen wird man von vornherein unberücksichtigt lassen können. – Für die Anerkennung einer tuberkulösen Meningitis als Unfallfolge müssen nach ZOLLINGER bestimmte Voraussetzungen erfüllt sein (s. a. Bd. I, S. 204 ff.):

1. Das Trauma hat den primären Herd getroffen, wodurch es zu einer Aussaat von Tuberkelbazillen und zur Ansiedlung im Gehirn kommen kann.
2. Das Trauma hat den primären Herd und außerdem auch das Gehirn und seine Häute getroffen.
3. Das Trauma hat allein das Gehirn und seine Häute in erheblicher Weise geschädigt, nicht aber den primären Herd der Tuberkulose.

Zwischen dem Trauma und der Manifestation einer tuberkulösen Meningitis muß ferner ein adäquater zeitlicher Zusammenhang vorhanden sein. Die tuberkulöse Meningitis entsteht über einen subpialen intrakapillären Herd verschiedener Lokalisation. Er bewirkt zunächst eine Infektion der darüberliegenden Hirnhäute, die dann auf die Hirnbasis übergreift. Meningeale Symptome äußern sich frühestens 2–3 Wochen, nachdem es vom intrakapillären Herd aus zur Infektion der basalen Hirnhäute gekommen ist. Eine tuberkulöse Meningitis, die sich bereits innerhalb von 8–10 Tagen nach einem Unfall ausgebildet hat, kann deshalb nicht mit dem Trauma in Zusammenhang gebracht werden; das gleiche gilt, wenn der Unfall länger als 4 Wochen oder gar Jahre zurückliegt. – Das Alter einer tuberkulösen Meningitis läßt sich bei *unbehandelten* Fällen auch am pathologisch-anatomischen Befund einigermaßen abschätzen. Dies kann für die Beurteilung von Zusammenhangsfragen mit einem Unfall von Bedeutung sein.

Die *Pyozyaneus-Meningitis* stellt eine sehr seltene Infektion der Hirnhäute dar, ist aber trotzdem medizinisch und gutachtlich bedeutsam. Kalmár und Ott haben 1962 190 Fälle in der Weltliteratur zusammengestellt. Die Meningitis wird hauptsächlich durch Keime hervorgerufen, die von der Haut verschleppt werden. In diesem Zusammenhang stellen operative Eingriffe in Lumbalanästhesie sowie die Lumbalpunktion selbst, insbesondere aber auch die intrathekale Verabreichung von Medikamenten, ein gewisses Risiko dar (vgl. S. 41, 63). Beschrieben wurden Superinfektionen von intrathekal mit Streptomycin behandelten tuberkulösen Meningitiden. Eine intrathekale Hydrokortisonverabreichung kann auch zur Infektion der Meningen mit dem Bacillus pyocyaneus führen. Ferner kann es bei operativen Eingriffen an Herden im Hals-, Nasen- und Ohrbereich zu einer Pyozyaneus-Meningitis kommen. Die Meningitis nach Lumbalpunktion und Lumbalanästhesie ist auffallend selten, da der Liquor cerebrospinalis offensichtlich über hinreichende bakterizide Kräfte verfügt.

Haftpflichtfragen können sich für den Arzt ergeben, wenn er nicht nachzuweisen vermag, daß vor dem Eingriff die Instrumente vorschriftsmäßig sterilisiert und die Haut sachgemäß desinfiziert wurden. Die Lumbalpunktion hat im übrigen nach den experimentellen Untersuchungen von Pray keine *allgemeine* pathogenetische Bedeutung für die Manifestation einer eitrigen Meningitis. Die Lumbalpunktion ist selbst bei bestehender Bakteriämie harmlos.

Trotz der modernen Therapiemöglichkeiten mit Antibiotika und Sulfonamiden ist die *eitrige Meningitis* eine Erkrankung mit ernster Prognose geblieben. Die Angaben in der Literatur über die *Mortalität* differieren nicht unerheblich (Schmuziger und Wegmann); sie beträgt für die Pneumokokkenmeningitis 7–65 %, die Meningokokkenmeningitis 1,4–13 % und die Hämophilus-influenzae-Meningitis 0–18 %. Als prognostisch ungünstige Faktoren haben sich erwiesen: Höheres Lebensalter der Erkrankten (über 50 Jahre), Begleitkrankheiten (Diabetes mellitus, Leberzirrhose, Herzinsuffizienz, Pneumonie u. a.), verspäteter Behandlungsbeginn. Nur durch Frühbehandlung kann die Ausbildung eines schweren, prognostisch ungünstigen und therapeutisch kaum beeinflußbaren Krankheitsbildes mit Bewußtseinstrübung, lokalisierten oder generalisierten zerebralen Reiz- und Lähmungserscheinungen vermieden werden. Unter den Überlebenden sind in 5–20 % der Fälle *Defektzustände* nachzuweisen. Diese sind unabhängig von der Meningitisform und der Schwere der Initialsymptome (REGLI). Im Kindesalter kommt es als gefürchtete Komplikationen zu Liquorblockaden, Verschlußhydrozephalus sowie subduralen Eiteransammlungen. Bei Erwachsenen werden isolierte Hirnnervenausfälle, vor allem für den N. statoacusticus, häufiger beobachtet. Hirnstamm- und Kleinhirnsymptome, psychoorganische Veränderungen können zurückbleiben. Bei schwerer postmeningitischer Enzephalopathie finden sich eine ständige Liquoreiweißerhöhung und ein Hydrocephalus internus, für dessen Ausbildung neben Liquorzirkulationsstörungen auch entzündliche Gefäßveränderungen im Sinne der Arteriitis eine Rolle spielen. Im Spinalkanal kann es durch das narbig geschrumpfte subarachnoidale Granulationsgewebe zur Kompression des Rückenmarks mit entsprechenden klinischen Erscheinungen kommen.

Die *tuberkulöse Meningitis* besitzt noch immer eine hohe *Mortalität*, die bei 20 bis 40 % liegt. Die Prognose ist abhängig vom Behandlungsbeginn, aber auch vom Alter der Erkrankten, bei kleinen Kindern ist sie schlechter. Miliare Aussaat der Tuberkulose oder der Befall anderer Körperorgane erhöhen die Mortalität beträchtlich. Bei den Überlebenden finden sich *Defektsymptome* in 30–50 % der Fälle. Schwere Erkrankungsformen, chronische Verläufe sowie Rezidive führen in verstärktem Maße zu bleibenden Schäden am Zentralnervensystem: Spastische Paresen, Querschnittslähmungen, Augenmuskelparesen, Intelligenzdefekte, epileptische Anfälle, Zwischenhirnsyndrome mit endokrinen Störungen, Fettsucht, Diabetes insipidus oder Magersucht. Eine frühzeitige und langdauernde Behandlung vermindert den Prozentsatz der Folgeerscheinungen. Ein Drittel der erwachsenen Kranken bleibt arbeitsunfähig (CENTEA und TARANU).

Bei als Dienstbeschädigung oder Unfallfolge anerkannten bakteriellen Erkrankungen des Zentralnervensystems hat der Gutachter insbesondere zu entscheiden, ob es zu bleibenden Schäden und hierdurch bedingter andauernder MdE gekommen ist. Diese Frage ist leichter zu beantworten, wenn neurologische oder psychische Störungen vorliegen, es zum Auftreten epileptischer Anfälle gekommen ist. Um unberechtigten Entschädigungsansprüchen entgegentreten zu können, wird man auf die Pneumenzephalographie nicht verzichten können, die einen eventuellen organischen Hirnschaden, die Verlegung der Basiszisternen mit dadurch bedingter hydrozephaler Ausweitung des Ventrikelsystems aufzudecken vermag, auch wenn sonst keine klinischen Ausfälle vorliegen. Beschwerden nach einer ohne Defekt abgeheilten eitrigen Meningitis werden in der Regel innerhalb eines Jahres so weit abklingen, daß sie keine meßbare MdE mehr bedingen.

Als wichtige Spätkomplikation einer Erkrankung der Hirn- und Rückenmarkshäute verschiedener Ätiologie ist die *Arachnitis adhaesiva circumscripta* zu nennen. Sie entsteht im Gefolge einer meningealen Entzündung bakterieller, insbesondere tuberkulöser, aber auch viraler Genese. Epidurale Entzündungen führen oftmals zu Verklebungen im Bereich der benachbarten Arachnoidea. Gleiches gilt für die Osteomyelitis des Schädelknochens und der Wirbelsäule. Eine besondere Rolle aber spielt das Trauma, das penetrierend oder stumpf gewesen sein kann. Zur traumatischen Arachnitis im Bereich des Spinalkanals kann es auch dann kommen, wenn die Verletzung die Wirbelsäule nicht direkt traf, sondern sich indirekt, etwa auf den Thorax, die Rippen oder den Schulter- sowie Beckengürtel auswirkte. Von der Arachnitis adhaesiva circumscripta als Folge bestimmter Grundkrankheiten, auch intrathekaler Prozesse, Hirn- und Rückenmarksgeschwülsten, Bandscheibenhernien, abzugrenzen ist die »primäre« Form dieser Erkrankung, deren Ursache unbekannt ist und zu höchstens hypothetischen Überlegungen Veranlassung gegeben hat. Die klinischen Erscheinungen der Arachnitis adhaesiva circumscripta setzen meist allmählich ein, können aber auch akut auftreten. Der weitere Verlauf wird durch Remissionen und Exazerbationen gekennzeichnet. Maßgeblich für die Symptomatologie ist der Sitz des Prozesses. Die Arachnitis adhaesica circumscripta kann sich an jeder Stelle des Gehirns mit Prädilektion im Bereich der Fossa Sylvii, der Hirnbasis und der hinteren Schädelgrube sowie in jeder Höhe des Rückenmarks entwickeln.

Für die gutachtliche Beurteilung ist wichtig, daß die Diagnose stets nur mit einer gewissen Wahrscheinlichkeit möglich ist. Sie läßt sich bioptisch bei einer erforderlich werdenden Operation sichern. Die ersten Symptome einer Arachnitis adhaesiva circumscripta zeigen sich nicht gleichzeitig mit der primären Erkrankung, sondern es können Monate und viele Jahre nach einem Trauma, einer abgeheilten Meningitis vergehen. Bei eiternden Verletzungen an den Fingern und der Hand kann es über eine epidurale Entzündung auch zur chronischen Arachnitis kommen, die mit einem so langen Intervall zur ursprünglichen Verletzung klinische Krankheitserscheinungen hervorruft, daß diese bereits in Vergessenheit geraten ist (s. a. S. 31, 37).

Unter den *bakteriellen Infektionskrankheiten*, die fakultativ das Nervensystem beteiligen, ist die *Salmonellenmeningitis* von Bedeutung. Sie kommt bei Erwachsenen nur selten vor, dann aber meistens im Rahmen einer Septikämie. Pathogenetisch wichtig ist eine abgeschwächte Resistenz des Organismus (NETER). Die Mortalität ist sehr hoch und beträgt bei Erwachsenen 50-75 %, bei Neugeborenen, die am häufigsten erkranken, sogar 98 %; sie ist abhängig vom Alter der Erkrankten und auch vom Salmonellentyp (HENDERSON; SCHÄRLI u. WEBER).

Beim *Typhus abdominalis* findet sich nur selten eine eitrige Meningitis. Sie kann gelegentlich auch einmal als selbständige Erkrankung, ohne Zeichen einer Allgemein- bzw. Darmerkrankung auftreten. Die Meningitis typhosa entwickelt sich unter den typischen Symptomen einer eitrigen Meningitis im allgemeinen erst in der 3. Woche, am Ende der Fieberperiode, und nur ausnahmsweise schon zu Beginn der Abdominalerkrankung. Typhusbazillen lassen sich im Liquor cerebrospinalis nachweisen. Abzutrennen von dieser Erkrankungsform ist die Meningitis serosa (sympathica) typhosa: Der Liquor cerebrospinalis ist nicht eitrig, er weist lediglich eine mäßige Pleozytose auf; Typhusbazillen sind nie festgestellt worden. Beim Typhus abdominalis kann es aber auch zu eitrigen Meningitiden durch andersartige Erreger kommen. Es handelt sich um Mischinfektionen im Gefolge bestimmter Komplikationen (Otitis media, Bronchopneumonie) oder um Teilerscheinungen eines von Darmgeschwüren ausgehenden septischen Prozesses. In der 2.-4. Woche einer Typhuserkrankung werden gelegentlich enzephalomyelitische Krankheitserscheinungen beobachtet, die als Parainfektiöser Prozeß zu klassifizieren sind (BASTIN; GLANDER u. ILLERT). Es finden sich zerebellare und spastische Symptome, Neuritiden des N. opticus sowie psychische Störungen. Die Rückbildungstendenz ist im allgemeinen recht gut. In manchen Fällen ist es außer zu einer parainfektiösen Enzephalomyelitis auch zur Beteiligung des peripheren Nervensystems, Neuritis oder Polyneuritis, gekommen. (S. a. S. 45, 456.)

Die *Tularämie* ist eine in Deutschland sehr seltene Krankheit. Wenn sie nicht im

Stadium des sog. Primärkomplexes stehenbleibt und sich generalisiert ausbreitet, kann auch das Zentralnervensystem in Form einer Meningoenzephalitis mit flüchtigen Mono- oder Hemiplegien befallen werden (SCHULTEN). Eine chronische Konjunktivitis und die Berufsanamnese geben in derartigen seltenen Fällen diagnostisch Hinweise; es erkranken vor allem Jäger, Wildhändler, Personen, die mit Nagern engen Kontakt haben (vgl. Bd. I, S. 192; Bd. II, S. 459, 559).

Die *Bruzellosen*, in der ganzen Welt verbreitete Tierseuchen, haben auch für die Humanmedizin eine gewisse Bedeutung. Es erkranken oft solche Personen, Landwirte, Tierärzte, Schäfer, die berufsmäßig mit Tieren Umgang haben, wobei die Kontagiosität nicht sehr groß zu sein scheint. Am häufigsten werden wir Infektionen mit Morbus Bang erwarten können; in Deutschland ist das Maltafieber erst gegen Ende des 2. Weltkrieges eingeschleppt worden. Die Neurobruzellose kann in allen Stadien der Allgemeinerkrankung auftreten; bisweilen ist sie die erste und einzige Manifestation der Bruzellose überhaupt. Die Krankheitserscheinungen sind wenig charakteristisch und entsprechen einer subakuten bis chronischen Meningoenzephalitis oder auch Meningomyelitis; nicht so selten werden subakute oder sogar chronische Meningitiden beobachtet. Durch proliferative Entzündungsvorgänge an den basalen Hirnhäuten werden Hirnnervensymptome, insbesondere Augenmuskelparesen hervorgerufen. Außerdem kann es zur Liquorpassagebehinderung und dadurch bedingter hydrozephaler Erweiterung der Hirnkammern kommen. Der organische Hirnschaden ist auch im Pneumenzephalogramm nachweisbar (FELTEN). Die Neurobruzellose stellt einen direkten, so gut wie immer hämatogenen Befall des Zentralnervensystems durch den Erreger dar. Bruzellen sind mehrfach aus dem Liquor cerebrospinalis isoliert worden; die spezifischen Agglutinationen und Komplementbindungsreaktionen sind bei Neurobruzellose auch im Liquor cerebrospinalis positiv. (Vgl. S. 458, 558.)

Wir hatten einen 50jährigen Landwirt zu begutachten: Vor 10 Jahren war in seinem Rindviehbestand vom Tierarzt die Bangsche Krankheit festgestellt worden. Etwa 1 Jahr später fühlte er sich nicht mehr so recht wohl, klagte über Kopfschmerzen und Schwindel. Kurze Zeit darauf kam es zu Doppeltsehen und einem Nachlassen des Hörvermögens bds. sowie zu anhaltenden Ohrgeräuschen. Es wurden bei fachärztlicher Untersuchung eine Abduzensparese links und eine Schädigung des N. stato-acusticus festgestellt. Die Agglutinationsreaktion auf Morbus Bang war im Serum stark positiv. Unter der eingeleiteten Therapie mit Aureomycin und Dihydrostreptomycin verschwanden die Doppelbilder, die Hörstörung wurde nicht gebessert. 1 1/2 Jahre darauf zeigten sich Symptome einer zentralnervösen Erkrankung, Vertaubungsgefühl auf der linken Körperseite, starke Kopfschmerzen und Schwindelgefühl. Nach einem epileptischen Anfall erfolgte in tiefer Bewußtlosigkeit die stationäre Einweisung in ein Nervenkrankenhaus. Hier fanden sich eine deutliche Stauungspapille bds. und halbseitige Gefühlsstörungen sowie ein organisches Psychosyndrom. Im Liquor Pleozytose von 273/3 Zellen, vorwiegend Lymphozyten, Gesamteiweiß auf das Dreifache der Norm erhöht, tiefer Ausfall der Normomastixkurve in den ersten Röhrchen. Die Agglutinationsreaktion auf Morbus Bang war in Blut und Liquor stark positiv. Unter der Therapie bildete sich die Stauungspapille zurück, Anfälle traten nicht mehr auf. – Als wir den Kranken untersuchten, war der neurologische Befund regelrecht, auch im EEG war nichts Krankhaftes festzustellen. Es war ein erhebliches organisches Psychosyndrom nachzuweisen, das sich in deutlicher Verlangsamung, Affektlabilität, Vitalstörungen und vorzeitiger Erschöpfbarkeit manifestierte. Es bestand eine hochgradige beiderseitige Schwerhörigkeit. Der interne Befund war wie bei früheren Untersuchungen regelrecht. – Der Kranke klagte über Kopfschmerzen, Wetterempfindlichkeit, Müdigkeit, Neigung zu depressiven Verstimmungen, Schlafstörungen. Er sei vergeßlich und vermöge sich nicht zu konzentrieren. Es handelte sich um eine Bang-Meningoenzephalomyelitis, deren Diagnose nach der Anamnese und auf Grund der positiven serologischen Befunde in Blut und Liquor gesichert ist. Die Erkrankung war unter Hinterlassung schwerer Residuen abgeheilt, die eine MdE von insgesamt 70 % bedingten. Berufskrankheit war anerkannt worden.

Beim *Tetanus* kommt es zur Schädigung des Nervensystems durch die Toxine, die an anderen Körperstellen, vor allem in mit Erde verschmutzten Wunden, von den Bazillen gebildet werden. Die akuten Tetanuserkrankungen gelangen ganz vorwiegend in die Behandlung von Chirurgen, nicht dagegen primär zum Nervenarzt. Der sog. *Kopftetanus* gehört jedoch wegen der dabei auftretenden Hirnnervensymptome, meistens Fazialisparesen, seltener Augenmuskel- oder Hypoglossuslähmungen, zur Domäne der Neurologen. Das gleiche ist von den atypischen Verlaufsformen des Tetanus zu sagen: Für Fälle mit extrem langer Inkubationszeit hat man die Bezeichnung »*Spättetanus*« geprägt. Viel seltener sind der »*chronische Tetanus*«, der sich über Monate hinziehen kann, und der »*rezidivierende Tetanus*«, bei dem zwischen den Rezidiven symptomfreie Intervalle bestehen. Wie man sich diese atypischen Verläufe zu erklären hat, ist noch umstritten. Für den Spättetanus ist angenommen worden, daß die Tetanussporen zunächst reaktionslos im Narbengewebe einheilen und erst später, oft nach geraumer Zeit, durch mechanische Einflüsse, zusätzliche Infekte oder Noxen, z. B. auch eine Narkose, aktiv werden und so nach einer Latenz doch noch zu einer Tetanuserkrankung führen. In zahlreichen Fällen lassen sich allerdings keine besonderen exogenen oder endogenen auslösenden Faktoren aufzeigen, so daß man eine Schwächung örtlicher Abwehrkräfte angenommen hat, die den bis dahin ruhenden Tetanussporen Entwicklungsmöglichkeiten schaffen. Auf ähnliche Weise hat man versucht, die rezidivierenden Verläufe zu erklären: Schwankungen der individuellen Abwehrkräfte, mechanische Einwirkungen auf einen im Gewebe verbliebenen Sporenherd setzen immer wieder einmal neue Krankheitsschübe in Gang. Für die engen pathogenetischen Beziehungen der genannten atypischen Verlaufsformen des Tetanus spricht, daß es sich beim chronischen und rezidivierenden Tetanus fast immer um Fälle von Spättetanus handelt. Chronische und rezidivierende Formen des Tetanus geben wegen der protrahierten Entwicklung und der wenig charakteristischen Symptomatologie Anlaß zur Verwechslung mit neurologischen Erkrankungen, z. B. spastischen Zuständen. Die sehr ausgeprägte Empfindsamkeit, Reizbarkeit und Erregbarkeit der Kranken kann andererseits den Gedanken an eine hysterische Reaktion nahelegen. Die diagnostische Abgrenzung von Tetanusrezidiv und hysterischer Reaktion ist nicht immer leicht. An dem tatsächlichen Vorkommen chronisch-rezidivierender Verläufe beim Tetanus kann aber begründet nicht gezweifelt werden (ALZHEIMER u. BROSER), denn die modernen elektrophysiologischen Methoden gestatten eine hinreichende Objektivierung der Erkrankung. (S. a. Bd. I, S. 185.)

Zu den *Tetanusfolgeerscheinungen* gehören nervöse Beschwerden mit allgemeiner Übererregbarkeit, affektiver Labilität, Schlafstörungen. Besonders von schweren Fällen ist bekannt, daß noch lange Zeit (jahrelang) geklagt werden kann über Neigung zu profusen Schweißausbrüchen, Steifheitsgefühl in der Muskulatur, die bei schnellen Bewegungen als nicht mehr so gebrauchsfähig geschildert wird. Auch bestehen in der Muskulatur für eine mehr oder minder lange Zeit Krampfneigung und Rigidität. Einzelne Muskeln können Kontrakturen aufweisen. Die nervösen Folgeerscheinungen des Tetanus dürfen nicht mit dessen chronischer Verlaufsform verwechselt werden;

sie sind vielmehr Ausdruck einer durch die Toxinwirkung geänderten Erregbarkeit sowohl der Muskulatur als auch des vegetativen Nervensystems und zeigen sich meistens bei schon geringen Belastungen. Bei Kranken mit schwerem Tetanus, die mit Muskelrelaxation und künstlicher Beatmung behandelt wurden, konnte nach Überstehen der akuten Erkrankung eine teilweise erhebliche Muskelatrophie und -schwäche beobachtet werden (EYRICH, AGOSTINI, SCHULZ, MÜLLER, NOETZEL, REICHENMILLER u. WIEMERS). Enzymuntersuchungen im Serum, die histologische Untersuchung von Muskelbiopsien während und nach Überstehen des Tetanus sowie neurologische und elektromyographische Verlaufsbeobachtungen ergaben myopathische Veränderungen; histologisch eine ab Ende der 2. Krankheitswoche nachweisbare Degeneration und Nekrose der Muskelfasern und in der 7. und 8. Woche überwiegende Regenerationszeichen, im Elektromyogramm das Bild einer sog. myogenen Atrophie. Elektronenmikroskopisch waren auch Zeichen einer Schädigung im postsynaptischen Abschnitt der Endplatten zu erkennen. Die proximal betonte Muskelatrophie und Schwäche bildete sich innerhalb von 2–15 Monaten zurück. Es wurde eine Muskelschädigung durch das Tetanustoxin angenommen, eine zusätzliche Schädigung durch das verwendete Relaxans war aber nicht sicher auszuschließen.

Auch beim *Botulismus* werden die Krankheitserscheinungen durch Wirkung von Toxinen auf das Nervensystem hervorgerufen. Es handelt sich aber nicht um eine Toxinbildung durch Vermehrung der Keime im menschlichen Körper, sondern die Giftstoffe werden beim Genuß von Speisen aufgenommen. Sie werden von den anaeroben Keimen in Konserven, Fisch- und Gemüsekonserven, besonders Bohnen, verdorbenem Fleisch, verdorbenem Fisch gebildet. Das Botulismustoxin kann durch Kochen unwirksam gemacht werden. Botulismus kommt meist als Gruppenerkrankung vor, doch können einzelne Personen in der Gruppe besonders betroffen sein. Dies erklärt sich daraus, daß das Botulismustoxin zumeist ungleichmäßig in den Konserven verteilt ist, da die Anaerobier herdförmig in Kolonien wachsen. Die Erkrankung beginnt Stunden oder allenfalls wenige Tage nach Aufnahme des Toxins mit Hirnnervensymptomen, wobei sämtliche motorischen Hirnnerven beteiligt werden können. Es finden sich Paresen der inneren und äußeren Augenmuskeln, der Kau- und Schlundmuskulatur, der Zungenmuskeln und des Gaumensegels. Bei schweren Vergiftungen tritt noch ein Tetraplegiesyndrom mit bevorzugtem Befall der proximalen Muskelgruppen hinzu. Die Letalität der Erkrankung beträgt etwa 15 % (s. a. S. 46).

Schwierigkeiten bei der Begutachtung werden sich kaum ergeben. Unter den erweiterten Unfallbegriff kann man die Botulismusinfektion nicht subsumieren.

Neurolues

Die luischen Erkrankungen des Nervensystems weisen trotz der einheitlichen Ätiologie recht unterschiedliche morphologische Befunde und eine Fülle klinischer Syndrome auf. Nach den Gewebsveränderungen erfolgt die Einteilung in zwei Unterformen:
1. Die *Lues cerebrospinalis* umfaßt mannigfaltige Krankheitserscheinungen, die auf entzündliche Veränderungen im Bereich der Meningen und der Gefäße beruhen. Es handelt sich um die gleichen Gewebsreaktionen, die bei der Lues auch an anderen

Organen auftreten können, z. B. gummöse Entzündungen, wie sie von der Haut, den Knochen und der Leber bekannt sind.

2. Die *Tabes dorsalis* und die *progressive Paralyse* haben zwar ein charakteristisches pathologisch-anatomisches Substrat, die für die Lues typischen Gewebsreaktionen fehlen aber in großem Umfang. Es kommt ferner zu schweren Parenchymveränderungen, deren Ausbildung die entzündlichen Vorgänge nicht immer voll zu erklären vermögen. Die Tabes dorsalis und die progressive Paralyse nehmen also eine Sonderstellung ein. Früher wurde daher vermutet, daß es sich um Nachkrankheiten der Lues handelt, für die nicht mehr der Erreger selbst, sondern vielleicht ein im Organismus verbliebenes Toxin verantwortlich sei. Diese Lehre von der »Metalues« wurde schon 1913 widerlegt, als NOGUCHI die Spirochaeta pallida im Gehirn von Paralyseerkrankten und wenig später auch in den Rückenmarkshäuten bei der Tabes dorsalis nachwies.

Die *Pathogenese* der Neurolues wirft aber nach wie vor eine Reihe von offenen Fragen auf:
1. Wir wissen nicht, warum nur ein verhältnismäßig kleiner Teil der luisch Infizierten (2–10%) später an einer Neurolues erkrankt.
2. Es ist nicht gelungen, die lange Inkubationszeit der Tabes dorsalis und der progressiven Paralyse zu erklären. Mit beiden Problemen eng verbunden sind die Fragen, auf welchem Wege es zur Infektion des Nervensystems kommt, wann und wo der Krankheitserreger das Nervensystem zuerst befällt.

Die Theorien zu diesem Fragenkomplex lassen sich in 2 Gruppen zusammenfassen:
1. Es werden besondere Eigenschaften des Erregers postuliert. Man nahm an, daß es neurotrope Stämme gibt, die insbesondere in den zivilisierten Ländern vorkämen. Auch wurde behauptet, die Luestherapie mit Salvarsan verleihe den Spirochaeten neurotrope Eigenschaften. Diese Auffassungen ließen sich aber nach den Ergebnissen der deutsch-russischen Lues-Expedition vom Jahre 1928 in die Burjäto-Mongolei nicht halten. 2. Eine besondere Disposition der Erkrankten wurde für erforderlich erachtet; die Abwehrkräfte des Organismus seien geschwächt. Konstitutionelle Faktoren wurden angeschuldigt, wobei eine Einteilung nach der Kretschmerschen Typenlehre vorgenommen wurde. Sichere Konstitutionsmerkmale waren aber nicht zu erkennen. Eine Hemmung der Abwehrkräfte durch die Frühbehandlung der Lues wurde vermutet. Auch diese Meinung ist nicht begründet, denn der größte Teil der Kranken mit Neurolues wurde vorher nie antiluisch behandelt. Die Frage, ob eine Lues, die im Sekundärstadium stärkere Hauterscheinungen verursacht, seltener zu einer Neurolues führt als eine anfänglich symptomenarme Form, ist noch nicht sicher geklärt. Das Fehlen von Hauterscheinungen könnte als Hinweis auf einen Mangel an immunologischer Abwehr gelten; hierdurch würden die Ausheilung der Infektion verhindert und die spätere Affektion des Nervensystems ermöglicht werden.

Schließlich hat man *exogene Faktoren* als äußere Hilfsursachen für die Manifestation der Neurolues angeschuldigt, allgemein schädigende Einflüsse der Zivilisation, aber auch körperliche und geistige Überanstrengung, sexuelle Ausschweifungen, Alkohol- und Tabakmißbrauch. Diese Momente sind in der alten Literatur sicherlich erheblich überschätzt worden. Von praktischer Bedeutung sind sie jedoch auch jetzt noch für die Frage der Unfallbegutachtung und der Dienstbeschädigung. Statistische Untersuchungen haben ergeben, daß nach dem 1. Weltkrieg die Häufigkeit der Neurolues nicht zugenommen hat (KEHRER u. STRUZINA; KLIENEBERGER). Durch äußere Gewalteinwirkungen, Erschöpfung und Strapazen, Unterernährung oder psychische Traumen kann nach BOSTROEM eine Neurolues weder ausgelöst noch richtunggebend verschlimmert werden. Eine Bedeutung exogener Momente auf den Ausbruch und Verlauf der progressiven Paralyse und der Tabes dorsalis war weder bei Berücksichtigung des Alters noch des Intervalls als Maßstab zu konstatieren. WEILER vermochte keinerlei Besonderheiten der Entwicklung einer Neurolues festzustellen, die die Annahme einer Beeinflussung der Krankheitsvorgänge durch Kriegseinwirkungen hätte begründen können; insbesondere war nicht zu erkennen, daß die Neurolues durch Kopfverletzungen mit Schädigung des Gehirns verschlimmert wird. Nach POPPELREUTER (zit. nach BONHOEFFER) tritt die progressive Paralyse bei Hirnverletzten nicht häufiger als in der Gesamtbevölkerung auf; unter 3000 Hirnverletzten fanden sich nur 4 Fälle.

Die statistischen Untersuchungen muß man zur Grundlage aller versicherungsrechtlichen Erwägungen bei der Neurolues machen. Für den *Einzelfall* können sich dann gutachtliche Probleme ergeben, wenn es in adäquatem zeitlichen Zusammenhang mit einem bestimmten äußeren Ereignis zur Erstmanifestation einer Neurolues kommt oder bei bestehender Erkrankung eine auffallende Verschlimmerung eintritt. Eine kausale Beziehung wird sich dann nicht ohne weiteres abstreiten lassen, wenn auch immer zu prüfen ist, ob sich z. B. ein Unfall eben deshalb ereignete, weil bereits Symptome der Neurolues vorlagen. Sichere Beweise dafür, daß im Einzelfall ein Trauma geeignet ist, eine Neurolues zu verschlimmern, besitzen wir allerdings nicht. Nach JAHNEL haben kasuistische Beobachtungen niemals eine beweisende Bedeutung, da bei der großen Häufigkeit von Traumen und luischen Nervenerkrankungen beide rein zufällig zeitlich zusammentreffen können. Es ist recht bezeichnend, daß dieses in der älteren Literatur heftig diskutierte Problem heute gutachtlich keine Rolle mehr spielt, obwohl Unfälle und Traumen immer mehr zunehmen. Allerdings ist die Neurolues sehr viel seltener geworden.

Die *Lues cerebrospinalis* soll durch Schädelhirntraumen verschlimmert werden können (POLLACK). Die Mitwirkung eines erheblichen Schädelhirntraumas am Ausbruch einer *akuten luischen Meningitis* wird man nicht ablehnen können, vorausgesetzt, daß die Erkrankung dem Trauma wenige Tage folgte und dieses hinreichend schwer war. Für das *luische Hirngumma* ist einem Unfall nur dann eine Mitbedeutung zuzusprechen, wenn das Gumma am Ort der Gewalteinwirkung, bzw. an der Stelle des Contre-coup entstanden ist. Es muß ferner das vermutliche Alter des Gummas, geschätzt nach seiner Größe, dem zeitlichen Intervall zum angeschuldigten Unfall entsprechen. Die *vaskuläre Hirnlues* kann durch ein Schädelhirntrauma kaum zur Entwicklung gebracht werden. Die Frage der Verschlimmerung einer zerebralen Gefäßlues wird sich aber stellen können. Wenn der zeitliche Zusammenhang gewahrt ist, läßt sich für die Entstehung des einzelnen Insultes einem hinreichend schweren Trauma die Bedeutung eines Teilfaktors zuerkennen. Genauso wie die Grundkrankheit nicht auf das Trauma zu beziehen ist, so verläuft auch die weitere Krankheitsentwicklung unfallunabhängig und wird durch die Eigengesetzmäßigkeiten des luischen Prozesses bestimmt.

Die Einschätzung der unfallbedingten Mind. d. Erwerbsf. muß sich nach den besonderen Gegebenheiten des Einzelfalles richten: Handelt es sich um eine Erkrankung, die schon früher mit immer wiederkehrenden Insulten einherging, so wird man einem äußeren Ereignis eine geringere Bedeutung für das Auftreten eines neuerlichen Insultes zuzusprechen haben als wenn es bei einer vaskulären Hirnlues nach einem schweren Trauma einmalig zur Hirnerweichung gekommen ist.

Die *progressive Paralyse* wird nach den statistischen Untersuchungen durch äußere Belastungen, Kriegseinwirkungen, Schädelhirntraumen nicht ausgelöst oder verschlimmert. Im *Einzelfall* kann nach J. LANGE ein schweres Kopftrauma die Bedeutung einer Teilursache haben. Diese Annahme erscheint gerechtfertigt, wenn der Krankheitsverlauf ganz ungewöhnlich ist, die progressive Paralyse schon wenige Jahre nach der luischen Infektion auftritt und eine grobe Abweichung vom durchschnittlichen Erkrankungsalter vorliegt. Darüberhinaus müssen gewisse zeitliche Bedingungen erfüllt sein: Finden sich die Symptome der progressiven Paralyse schon gleich nach dem Unfall, dann hat der zerebrale Prozeß sicher schon zur Unfallzeit bestanden. Es ist bekannt, daß sehr ausgedehnte typische Hirnrindenveränderungen vorhanden sein können, bevor es zu den klinischen Erscheinungen der progressiven Paralyse kommt. Die Ausbildung der klinischen Symptome benötigt eine gewisse »Anlaufszeit«. Allgemein wird die Auffassung vertreten, daß die paralytischen Erscheinungen, die innerhalb von 3 Monaten nach einem Kopftrauma manifest werden, nicht mit dem Unfall in Zusammenhang gebracht werden können, sondern als schicksalhafter Ablauf der Erkrankung zu werten sind. Keine Übereinstimmung besteht jedoch darüber, wie lange das Intervall zwischen Hirntrauma und initialen Krankheitserscheinungen zu rechnen ist, wenn ein Zusammenhang als möglich oder wahrscheinlich angesehen werden soll. Finden sich Brückensymptome im Intervall, so kann ein Unfallzusammenhang auch noch nach mehr als 6 Monaten berücksichtigt werden. Mit zunehmender Intervalldauer wird die Möglichkeit eines Zusammenhanges immer geringer. Im Einzelfall wird es darauf ankommen, alle bekannten Umstände sorgfältig abzuwägen; die Zusammenhangsfrage ist meistens nur als möglich zu beantworten. Die *Verschlimmerung* einer bereits bestehenden progressiven Paralyse durch ein Schädelhirntrauma ist schwierig zu beurteilen, da der Krankheistverlauf sehr unterschiedlich sein kann. Kommt es nach einem Unfall zu einer auffallenden Verschlechterung, so ist die Möglichkeit des Zusammenhanges zumindest diskutabel. Allgemein verwertbare Grundlagen zur Beantwortung dieser Frage besitzen wir nicht.

Für die *Tabes dorsalis* ergeben sich hinsichtlich der Beurteilung ihres Zusammenhanges mit einem Trauma oder anderen äußeren Schädlichkeiten die gleichen Kriterien, wie sie schon bei der progressiven Paralyse aufgezeigt wurden. Dabei ist auf die statistischen Untersuchungen über die Häufigkeit und den Verlauf der Neurolues in Kriegszeiten bereits eingegangen worden. Trotz der erheblichen Belastungen, der Verwundungen, denen zahlreiche luisch infizierte Kriegsteilnehmer ausgesetzt gewesen sind, nahmen auch die Erkrankungen an Tabes dorsalis nicht zu. Besonders eingehende Untersuchungen wurden von CURTIUS vorgenommen. Er fand, daß Inkubationszeit und Erkrankungsalter der Tabes dorsalis durch Kriegseinwirkungen im allgemeinen nicht beeinflußt werden. Der Gesamtverlauf der Tabes dorsalis bei Kriegsteilnehmern und Kranken, die nicht im Kriege waren, wies keine erkennbaren Unterschiede auf, auch die Krankheitssymptomatologie war die gleiche. Im *Einzelfall* kann aber ein verschlimmernder Einfluß von exogenen Schädlichkeiten anerkannt werden. Voraussetzung hierfür ist, daß es sich um massive Belastungen gehandelt hat und die Erstmanifestation der Erkrankung *oder* die Verschlimmerung einer schon bestehenden Tabes dorsalis sich zeitlich eng an das schädigende Ereignis angeschlossen hat. Ein derartiges Vorkommnis ist aber verhältnismäßig selten, CURTIUS konnte es nur bei 2 von 95 Kriegsteilnehmern feststellen. In beiden Fällen hatten plötzlich schwere tabische Symptome in unmittelbarem zeitlichen Zusammenhang mit längerem Fronteinsatz eingesetzt. Über die erhebliche Verschlimmerung von bis dahin stationärer Tabes dorsalis durch *akute* Strapazen haben KARPLUS; STIEFLER; DREYFUSS (zit. nach BODECHTEL u. SCHRADER) berichtet. Die Bedeutung von *chronischen* Belastungen für den Verlauf einer schon vorhandenen Tabes dorsalis ist schwierig zu beurteilen. Ein verschlimmernder Einfluß ist nur dann möglich, wenn es sich um eine auffallend rasche und ungewöhnliche Krankheitsentwicklung gehandelt hat. Von einer echten Verschlimmerung der Tabes dorsalis im Sinne einer Prozeßverstärkung abzugrenzen ist die vorübergehende Zunahme einzelner Symptome in Auswirkung äußerer Belastungen, die als Änderung in der gestörten Funktion eines erkrankten Organs zu verstehen ist. So ist auch bekannt, daß sich unter der Fieberbehandlung häufig ataktische Störungen in vermehrtem Maße bemerkbar machten oder lanzinierende Schmerzen und Krisen sich bis zur Unerträglichkeit steigerten.

Sehr wichtig ist die Frage der unfallbedingten Verschlimmerung *tabischer Osteoarthropathien,* für deren Begutachtung insbesondere BLENCKE genaue Richtlinien erarbeitet hat. Die Entstehung der tabischen Osteoarthropathien wird heute in erster Linie auf trophische Störungen und weniger auf mechanisch-traumatische Faktoren zurückgeführt. Für diese Auffassung spricht, daß die tabische Osteoarthropathie teilweise schon im präataktischen Stadium der Erkrankung auftritt. Auf Grund allgemeiner trophischer Störungen besteht bei der Tabes dorsalis eine abnorme Knochenbrüchigkeit, die so hochgradig sein kann, daß es in Ruhelage, sogar im Schlaf, ferner bei alltäglichen Verrichtungen oder einer zufälligen Bewegung zu Einbrüchen kommt. Diese »Spontan«-Frakturen können das »Frühsymptom aller Frühsymptome« sein und brauchen nicht in jedem Fall schmerzfrei zu verlaufen. Wenn ein Unfallereignis für die Entstehung von Knochenbrüchen, Gelenksveränderungen, Wirbelfrakturen oder sonstige für die Tabes dorsalis eigentümliche Skelettveränderungen verantwortlich gemacht wird, so ist neben dem Nachweis der tatsächlichen Gewalteinwirkung auf den befallenen Knochen-, Gelenks- oder Wirbelabschnitt zu fordern, daß es sich um ein hinreichend schweres Trauma gehandelt hat, von dem anzunehmen ist, daß auch ein gesunder Organismus ernstlich geschädigt worden wäre; ferner müssen sich die Osteoarthropathien unmittelbar an den Unfall anschließen. In diesen Fällen wird man eine unfallbedingte Verschlimmerung anzunehmen haben, wobei dann das gesamte Ausmaß der Schädigung als Unfallfolge zu betrachten ist. Zeigt sich später eine Progredienz der Osteoarthropathien, so ist die Verstärkung der Krankheitserscheinungen auf Grund des tabischen Prozesses gesondert zu berücksichtigen und vom Unfallfolgezustand zu trennen, was jedoch praktisch kaum je befriedigend möglich sein dürfte. Die trophischen Störungen bei Tabikern führen auch dazu, daß Gliedmaßenverletzungen schlechter heilen. Es kann vorkommen, daß eine Verletzung überhaupt nicht abheilt, so daß eine Amputation notwendig wird. Man wird dann den gesamten Gesundheitsschaden dem Unfall zur Last zu legen haben, weil die primäre Verletzung für den Betroffenen von einschneidender Bedeutung war. (S. a. Bd. I, S. 378.)

In der *Versorgungsbegutachtung* kann sich die Frage der Anerkennung einer Neurolues als Dienstbeschädigung dann stellen, wenn durch Kriegseinflüsse die rechtzeitige Erkennung und Behandlung einer Früh- oder Spätlues unmöglich gemacht wurde und dadurch der Ausbruch einer Neurolues verursacht oder begünstigt worden ist. Da die kunstgerechte Behandlung der Lues eine vollständige Heilung ermöglicht, bevor es zur Ausbildung klinisch manifester Symptome einer Neurolues kommt, wird man in derartig gelagerten Fällen eine richtunggebende Verschlimmerung anerkennen müssen.

In der *gesetzlichen Rentenversicherung* richtet sich die Rentengewährung bei behandelter, defekt geheilter Neurolues nach dem Ausmaß der verbliebenen Gesundheitsstörungen. Für die Tabiker gilt, daß viele nur gering behindert sind, die Zahl der abortiven Fälle ist recht hoch. Jedoch kann bei bestimmten Berufen eine nur mäßige Ataxie bereits zur Berufsunfähigkeit führen. Häufige Krisen und lanzinierende Schmerzen machen den Tabiker praktisch erwerbsunfähig.

Für die *Lebensversicherung* ist zu berücksichtigen, daß die progressive Paralyse und alle Formen der vaskulären Hirnlues ausgeschlossen werden müssen. Eine ausgeheilte sog. Liquorlues wird jedoch zu keinen Bedenken Veranlassung geben. Die Lebenserwartungen geheilter Tabiker sind im allgemeinen gut, echte Rezidive kommen heute bei ausreichender Behandlung mit Penicillin nicht mehr vor. Es können aber die trophischen Störungen auch noch in späteren Jahren fortschreiten und sich sogar perforierende Magenulzera einstellen. Es wird also auf den Einzelfall ankommen, ob tatsächlich Bedenken für eine Lebensversicherung bestehen oder nicht.

Leptospirosen

Leptospireninfektionen des Menschen sind überall auf der bewohnten Erde anzutreffen. Man kennt heute 30–35 verschiedene Leptospirenarten, die, soweit sie menschenpathogen sind, sich alle durch eine bemerkenswerte Affinität zum Leber- und Nierengewebe oder zum Nervensystem auszeichnen. Ihr klinisches Bild ist recht einheitlich, jedoch ergeben sich Unterschiede nach der Intensität der Krankheitserscheinungen und dem Schwerpunkt des Organbefalls, insbesondere der Leberbeteiligung. Verlauf und Prognose der Erkrankung werden hierdurch bestimmt. In epidemiologischer Hinsicht weisen die einzelnen pathogenen Leptospirenarten wichtige Besonderheiten auf. Die Leptospirosen sind Zoonosen; jeder Typ verfügt über ein bestimmtes Wirtsspektrum. Die Infektion des Menschen ist fast ausnahmslos die Folge eines Kontaktes mit den Ausscheidungen, am häufigsten mit dem Urin von Tieren, die den Erreger beherbergen. Die Leptospiren gelangen im allgemeinen über oberflächliche Hautverletzungen in den menschlichen Organismus. Ausnahmsweise sind die Schleimhäute des Nasenrachenraumes, des Magen-Darmkanals oder die Konjunktiven die Eintrittspforte. Neurologische Krankheitserscheinungen können in einem gewissen Prozentsatz bei allen Leptospirenarten angetroffen werden. Sie entwickeln sich in der zweiten Krankheitsphase, wenn das initiale, etwa 5 bis 6 Tage anhaltende Fieber abgefallen ist und nun erneut Temperaturen auftreten. Am häufigsten kommt es zur Meningitis, die einen schweren Verlauf nehmen kann mit heftigen Kopfschmerzen, Übelkeit, Erbrechen, Nackensteifheit, gelegentlich auch mit Benommenheit oder Verwirrtheit. Nur selten werden Reflexanomalien, Hirnnervenparesen oder Lähmungserscheinungen an den Extremitäten gesehen. Vereinzelt hat man allerdings mononeuritische und polyneuritische Symptome, ja sogar Querschnittsmyelitiden und Enzephalitiden beobachtet (Gsell; Jacob; Rimpau; Scheid; Troisier u. Boquien). Der Krankheitsverlauf ist sehr verschieden. Manchmal kommt es zu Rezidiven; subakute und chronische Verläufe wurden beschrieben.

Aus der Epidemiologie der einzelnen Leptospirenarten ergibt sich deren unterschiedliche Verbreitung; die Eigenarten des jeweiligen Wirtstieres entscheiden aber auch darüber, ob eine Leptospirenart größere Epidemien, Gruppenerkrankungen oder nur sporadische Infektionen hervorzurufen in der Lage ist. Im Zusammenhang mit Überschwemmungen, bei Arbeiten auf überschwemmten Feldern, beim Baden in verseuchten Gewässern sind Massenerkrankungen vor allem an L. grippotyphosa vorgekommen, deren Wirt die Feld- und Waldmaus ist (»Schlamm-Feld-Sumpffieber«, »Erbsenpflückerkrankheit«). Die »Schweinehüterkrankheit« oder »Molkereigrippe« wird vom Schwein, Rind oder Pferd bei Arbeiten in Stallungen, Metzgereien, Käsereien übertragen. Die Ratte ist das Wirtstier für die Weilsche Krankheit. Zur Infektion kommt es bei Arbeiten in Kanälen, Bergwerken, Schlachthöfen sowie beim Baden in stehenden Gewässern. In Einzelfällen wird der Mensch von an Kanikolafieber (Stuttgarter Hundeseuche) erkrankten Hunden angesteckt (s. a. S. 447, 459, 559).

Die *versicherungsrechtlichen Fragen*, die bei den verschiedenen Leptospirosen auftauchen können, lassen sich in der Regel klar beantworten, sobald die Krankheit diagnostiziert ist. An Hundehalter sind *Haftpflichtansprüche* möglich. Die Leptospireninfektionen werden für den Personenkreis als *Berufskrankheit* anerkannt werden müssen, der mit der Tierhaltung und Tierpflege zu tun hat sowie Tätigkeiten ausführt, bei denen er mit tierischen Erzeugnissen, aber auch mit tierischen Exkrementen in Berührung kommt. Eine Anerkennung kommt ferner in Betracht für die Personen, die in der freien und öffentlichen Wohlfahrtspflege sowie im Gesundheitsdienst tätig sind.

Rickettsiosen

In der Versorgungsmedizin haben die Rickettsiosen von jeher eine große Bedeutung gehabt, insbesondere das Fleckfieber, aber auch das Wolhynische Fieber und das Q-Fieber. Wenn wir diese drei Rickettsiosen nach der Schwere der von ihnen hervorgerufenen klinischen Erscheinungen ordnen, so ist als leichteste, wenn auch nicht immer kurzfristige Erkrankung das Wolhynische Fieber zu nennen, das praktisch niemals von sich aus einen tödlichen Verlauf nimmt. An zweiter Stelle wäre das Q-Fieber zu erwähnen und als die schwerwiegendste Erkrankung das Fleckfieber. In dieser Reihenfolge sollen sie hier auch besprochen werden (s. a. S. 477, 479, 480).

Wolhynisches Fieber: Die bekannte klinische Trias: Kopfschmerzen, Glieder-, insbesondere Schienbeinschmerzen und Fieber, oftmals in einem Fünftagerhythmus, läßt von vornherein eine Beteiligung auch des Nervensystems vermuten. Ausgeprägte neurologische Syndrome gehören aber zu den Seltenheiten. Im *akuten* Stadium soll nach v. BAYER u. BAUMER in $^2/_3$ aller Fälle das Nervensystem in Mitleidenschaft gezogen sein. Es fanden sich Sensibilitätsstörungen, Hirnnervensymptome, Ataxien und Pyramidenzeichen, sowie bei 2 von 60 Fällen extrapyramidale Erscheinungen mit Amimie, Tremorneigung und Tonuserhöhung. ERNST u. PORTIUS haben ebenfalls extrapyramidale und vegetative Krankheitserscheinungen gefunden, außerdem zerebellarataktische Phänomene, choreiforme Unruhe, Beeinträchtigung der langen Bahnen, periphere Ausfälle und epileptiforme Anfälle. *Bleibende Schäden* am Nervensystem werden aber durch das Wolhynische Fieber nicht verursacht. Lediglich LEMKE hat über die Entwicklung einer Neuromyelitis in direktem Anschluß an die akute Erkrankung berichtet und BREDEMANN über ein Parkinsonsyndrom, das sich 3 Jahre nach der akuten Infektion ausbildete. In der ersten Zeit nach Überstehen des Wolhynischen Fiebers kann es zu gesteigerter vegetativer und psychischer Labilität kommen, die jedoch die allerdings oftmals verlängerte Rekonvaleszenz nicht überdauert. In diesem Zusammenhang ist wichtig darauf hinzuweisen, daß sich das Wolhynische Fieber gelegentlich über sehr lange Zeiträume – bis zu 1370 Tage – erstrecken kann. 3½ Jahre nach Verlassen der Gegend, in denen eine Infektionsmöglichkeit bestand, und 10½ Jahre nach der ersten Erkrankung an Wolhynischem Fieber wurden noch Rickettsien im Blut eines Kranken nachgewiesen (MOHR). Ob es Spätrezidive gibt, ist dagegen noch nicht eindeutig geklärt. Das Wolhynische Fieber hat für uns nur die Bedeutung einer ausgesprochenen Kriegsseuche erlangt. Daraus haben sich versorgungsrechtliche Fragen ergeben. Um unberechtigten Ansprüchen entgegentreten zu können, sei hier nochmals betont, daß primäre oder sekundäre Dauerschäden am Nervensystem nicht sicher beobachtet worden sind, auch keine anhaltende »vegetative Dystonie« (s. a. S. 479).

Q-Fieber: Es wurde im letzten Weltkrieg bei deutschen Truppen in Serbien, Bulgarien, Rumänien, später dann in Griechenland und Italien in kleineren oder größeren ortsgebundenen Epidemien beobachtet. Die Krankheit wurde u. a. auch als Balkangrippe, Kreta-Pneumonie, 7-Tage-Fieber, Wüstenfieber bezeichnet. Die klinischen Krankheitserscheinungen beginnen meist plötzlich mit heftigen Kopfschmerzen, Rücken- und Gliederschmerzen; im Vordergrund stehen bronchopneumonische Erscheinungen, die sich innerhalb einiger Wochen wieder zurückbilden. Die Prognose ist gut, jedoch wurden einzelne Todesfälle beschrieben. Häufig kommt es auch zu meningitischen Komplikationen mit leichter Zell- und Eiweißvermehrung im Liquor cerebrospinalis; enzephalitische Erscheinungen wurden ebenfalls beschrieben (HENI u. GERMER; MOESCHLIN u. KOSZEWSKI). Die Kranken klagen über Schwindel, Doppeltsehen. Es zeigen sich extrapyramidale Störungen, ferner diskrete Pyramidenbahnsymptome und Sensibilitätsausfälle. Ausgeprägte oder alleinige meningitische und enzephalitische Verlaufsformen sind selten (GERMER u. SCHAUBER). Im Gegensatz zum Wolhynischen Fieber tritt das Q-Fieber auch in Deutschland und unter Friedensbedingungen auf, insbesondere bei Personen, die in der Landwirtschaft tätig sind, Schlachtern, Abdeckern und Personen in der fell- und wolleverarbeitenden Industrie (Wollkämmereien), bei Menschen also, die Kontakt mit Stoffen haben, an denen Rickettsia burneti-haltiger, staubförmiger Zeckenkot oder rickettsienhaltige Ausscheidungen (Urin, Milch) von krankem Vieh (besonders Ziegen, Schafe, Kühe) haften können.

In der *versorgungsärztlichen* Tätigkeit wird man dem Q-Fieber oder Folgezuständen kaum mehr begegnen. *Berufskrankheit* ist dann anzunehmen, wenn die Infektion bei Ausübung der beruflichen Tätigkeit erworben wurde. Dauerschäden am Nervensystem infolge des enzephalitischen Prozesses sind in der Literatur nicht mitgeteilt worden. Durch Hirnembolien auf Grund einer Endokarditis bei Q-Fieber kann allerdings eine bleibende Hirnschädigung restieren (s. a. S. 480).

Fleckfieber: Im Zweiten Weltkrieg erkrankten überraschend viele Angehörige der in Osteuropa eingesetzten deutschen Wehrmachtsteile. Über die Gesamtzahl fehlen für die Jahre 1939–1945 zuverlässige Daten, von September 1939 bis Ende Februar 1943 sind rund 72 000 Fälle durch Lazarettkrankennachweis bekannt geworden (HOSEMANN). Die klinischen Erscheinungen des Fleckfiebers sind gekennzeichnet durch eine Beteiligung des Nervensystems: Nach dem am 4. bis 7. Krankheitstage aufschießendem Exanthem kommt es zu einer Steigerung der anfänglichen Benommenheit und auch zu deliranten Psychosen, zu schweren neurologischen Ausfällen, bei denen extrapyramidale Störungen vorherrschen, während Pyramidenbahnsymptome weniger häufig sind. Bulbäre Krankheitserscheinungen, Seh- und Hörstörungen, Radikulitiden und Neuritiden, schwere vegetative Dysfunktionen werden beobachtet. Das neuro-pathologische Substrat ist im wesentlichen charakterisiert durch Gliaknötchen in der grauen Substanz des Zentralnervensystems mit bevorzugter Lokalisation in Brücke, Oliven und Boden des vierten Ventrikels, ferner durch Gefäßgranulome, perivaskuläre Infiltrate und meningeale Infiltrate an Basis und Konvexität. Bei der Schwere der akuten zerebralen Krankheitserscheinungen ist es auffallend, wie weitgehend sich im allgemeinen diese Störungen wieder zurückbilden. Wird das akute Stadium überstanden, so ist die Prognose in den meisten Fällen durchaus günstig; in der Regel kommt es zu einer nur vorübergehenden Schädigung des Nervengewebes durch den enzephalitischen Prozeß, die Erkrankung heilt folgenlos aus. Auch die neurasthenischen Symptome in der Rekonvaleszenz mit Kopfschmerzen, Reizbarkeit, Schwindel, Schlaflosigkeit pflegen innerhalb von 2 Jahren abzuklingen. In Einzelfällen können aber *Dauerschäden* am Nervensystem zurückbleiben. Statistische Angaben über die Häufigkeit von Defektsyndromen nach einer überstandenen Fleckfiebererkrankung liegen bis heute leider nicht vor. Die neurologischen Ausfälle sind nach ihrer Genese sicher nicht einheitlich. Enzephalitische Infiltrate und Gliaknötchen dürften von geringer Bedeutung sein, es handelt sich vielmehr um gefäß- und kreislaufbedingte Gewebsuntergänge. Insbesondere die oft schlagartig um die Zeit der Entfieberung einsetzenden Halbseitensyndrome mit motorischen und sensiblen Störungen sowie anderen neurologischen Herderscheinungen, Aphasien, gehen auf schwere arterielle Gefäßschäden mit sekundären Nekrosen und Blutungen ins Hirngewebe zurück. Sinusthrombosen wurden ebenfalls festgestellt. Nach den Untersuchungen von SCHEID; ARNS u. WAHLE finden sich in fast 32 % der Fälle in verschiedenen Kombinationen unterschiedlich ausgeprägte Halbseitensyndrome. Zerebelläre oder bulbäre Störungen, myeloradikulitische Syndrome, periphere Nervenschäden gehören zu den größten Seltenheiten. Die Hirnnervenausfälle betreffen die verhältnismäßig häufigen leichten Fazialisparesen, dauernde Hör- und Vestibularisschäden, Pupillenanomalien sowie Optikusatrophien. Bleibende psychische Schäden zeigen sich meistens in Verbindung mit eindeutigen neurologischen Ausfällen, können aber auch isoliert vorkommen. Sie sind in ihrer Art uncharakteristisch und lassen keinen Rückschluß auf die voraufgegangene Erkrankung zu. Es finden sich alle Grade der organischen Wesensänderung und der Demenz. Allgemeine Verlangsamung, Schwerfälligkeit und erhebliche Herabsetzung der Merk- und Erinnerungsleistungen stehen an Häufigkeit voran; dann folgen Konzentrationsschwäche, Affektlabilität, Antriebsarmut, vorzeitige Ermüdbarkeit, dysphorische Störungen. Neben den Krankheitserscheinungen, die Residuen des akuten Prozesses darstellen, ist mit seltenen *sekundären* Dauerschäden zu rechnen. Hierzu gehören epileptische Anfälle, die sich zu 50% innerhalb der ersten 12 Monate nach Krankheitsausbruch einstellen, aber auch mit einem Intervall bis zu 10 Jahren bei einer Häufung im 2.–6. Jahr auftreten können. Beschrieben wurden ferner narkoleptische Anfälle, die sich ebenfalls erst Jahre später auszubilden brauchen. Extrapyramidale Syndrome, die im akuten Stadium sehr häufig sind, kommen als Dauerschäden außerordentlich selten vor. Auch sie zeigen sich manchmal erst nach Jahren. *Progrediente* Dauerschäden sind für extrapyramidale Störungen mit Parkinsonsyndrom (HASSLER; DUERDOTH) und auch für Halbseitenerscheinungen (BÜRKLE) beschrieben worden. Histologisch fand BÜRKLE in 2 Fällen chronische granulierende-proliferierende entzündliche Gefäßprozesse im Stammhirn, dem Kleinhirn, den bulbär-hypothalamischen Zentren, sowie im Hals-

und Lendenmark; ferner bestanden Affektionen der Meningen, die zu schweren entzündlichen Liquorveränderungen geführt hatten. Die schwelende Angioorganopathie war Ursache einer zunehmenden Schädigung der nervösen Substanz; sie wurde erklärt durch die bekannte Affinität der Rickettsia prowazeki zu den Gefäßendothelien, wobei offen bleiben mußte, ob noch persistierende Erreger vorhanden waren oder nicht. Zu den progredienten Dauerschäden nach Fleckfieberenzephalitis gehören auch psychische Störungen. Es kann sich langsam ein organisches Psychosyndrom mit paranoid-halluzinatorischen Episoden und anfänglichem Vorherrschen depressiver Symptome entwickeln (BUSSOPULOS); auch psychotische Störungen, die im Anfang dem akuten exogenen Reaktionstyp entsprechen, später vorübergehend einer schizophrenen Psychose ähnelten, sind mitgeteilt worden (GLATZEL).

Für die *Begutachtung* wird sich die Frage stellen, ob Folgen der Fleckfieberenzephalitis vorliegen. Wenn der Nachweis einer überstandenen Fleckfiebererkrankung erbracht ist und von Anfang an neurologische oder psychische Krankheitserscheinungen festgestellt wurden, so ist die Anerkennung als Dienstbeschädigung zweifelsfrei. Stellen sich erst nach einem Intervall sekundäre Dauerschäden ein, epileptische oder narkoleptische Anfälle, neurologische Symptome, extrapyramidale Störungen oder psychische Krankheitserscheinungen, so wird man zunächst differentialdiagnostisch andersartige Erkrankungen auszuschließen haben. Erst danach kann bei hinreichend sicherem Nachweis der durchgemachten Fleckfieberenzephalitis und wenn gewisse Brückensymptome vorhanden sind, eventuell in Form vegetativer und psychasthenischer Erscheinungen, eine Anerkennung möglich sein. Problematisch sind die Fälle, bei denen zwar in der Anamnese eine Fleckfiebererkrankung vorkommt, neurologische oder psychische Symptome, die eine organische Hirnschädigung annehmen lassen, nicht festgestellt werden können. Das Elektroenzephalogramm vermag wie bei anderen Erkrankungen zur Abklärung, ob ein organischer Hirnschaden vorliegt, beizutragen. Es ist jedoch noch unentschieden, ob es isolierte pathologische EEG-Befunde als Fleckfieberfolge gibt (ARNS u. WAHLE). Im Liquor cerebrospinalis sind auch nach Jahren in etwa 20% der Fälle Veränderungen, leichte Eiweißvermehrung, geringe Pleozytose und Ausfall der Normomastixkurve, festgestellt worden. Das Pneumenzephalogramm ergibt oft eine mehr oder minder grobe, symmetrische oder asymmetrische Erweiterung der Seitenventrikel sowie des 3. Ventrikels. Vegetative Beschwerden und psychische Störungen, die ihren Ausdruck in unbestimmten Klagen über einen Mangel an Konzentrationsfähigkeit und Ausdauer sowie über Interesselosigkeit und Verstimmungszustände finden, wie sie in gleicher Weise bei von Haus aus vegetativ labilen und asthenischen Menschen beobachtet werden, kann man nur dann als wahrscheinlichen Fleckfieberfolgezustand ansehen, wenn der organische Hirnschaden sich nicht doch mit der einen oder anderen technischen Methode erfassen läßt, oder wenn der Nachweis eines kontinuierlich bestehenden Beschwerdesyndroms erbracht ist. Wird eine isolierte vegetative Labilität ohne somatische und psychische Ausfälle oder sonstige Beweise für eine Hirnschädigung erst Jahre nach der Infektion im Rentenverfahren geltend gemacht, so kann sie nicht mit der erforderlichen Wahrscheinlichkeit auf die Fleckfiebererkrankung bezogen werden (s. a. S. 477).

Die Pilzinfektionen des Nervensystems

Die *Blastomykose* des Zentralnervensystems ist eine verhältnismäßig seltene Krankheit. Es werden mehrere Formen unterschieden: Die Kryptokokkose, Torulose oder Europäische Blastomykose, die aber auf der ganzen Welt vorkommt, die Nordamerikanische Blastomykose oder Gilchristsche Erkrankung, die nur selten das Gehirn und seine Hüllen beteiligt, und die Südamerikanische Blastomykose, die Erscheinungen eines raumfordernden zerebralen Prozesses hervorrufen kann. Die Erreger führen meistens zu einer schweren gelatinösen oder granulomatösen Meningitis, aber auch Zysten im Hirngewebe werden beobachtet. Die Erkrankung verläuft unter den Erscheinungen einer akuten und subchronischen Meningoenzephalomyelitis mit Hirnnervenausfällen, Mono-, Hemi- und Tetraparesen, Koordinationsstörungen und schweren psychischen Symptomen. Auch chronische und über Jahre rezidivierende Verläufe kommen vor. Differentialdiagnostisch sind abzugrenzen die tuberkulöse Meningitis, aber auch die diffuse Karzinose und Sarkomatose der Meningen. Der Erreger, der vorwiegend über die Lungen (Bronchiektasen, Tuberkulose), aber auch über die Haut und die Schleimhäute in den Körper gelangt, ist durch die Kultur oder den Tierversuch zu isolieren.

Candida albicans: Nur selten kommt es wie bei der Blastomykose zur Infektion des Nervensystems mit meningitischen und meningoenzephalitischen Krankheitserscheinungen.

Aktinomykose und *Nokardiose:* Das Nervensystem kann durch eine fortgeleitete Infektion erreicht werden, häufiger jedoch auf dem Blutweg. Neben meningoenzephalitischen Symptomen mit entsprechenden Reiz- und Ausfallserscheinungen, epileptischen Anfällen sind aktinomykotische Hirnabszesse nicht selten. Mitunter breiten sich die Erreger an der Schädelbasis extradural aus und verursachen fortschreitende Hirnnervenausfälle, auch epidurale Wirbelabszesse mit Querschnitts- oder Kaudalähmung kommen vor.

Kokzidioidose: In den westlichen Staaten der USA sowie in Mittel- und Südamerika spielt diese Pilzerkrankung eine bedeutsame Rolle. Sie kann nach einer hämatogenen Aussaat zu einer vorwiegend basalen Meningitis führen. MÜLLER u. SCHALTENBRAND haben über einen deutschen Soldaten berichtet, der sich in amerikanischer Gefangenschaft infiziert hatte. Die Diagnose konnte erst autoptisch gestellt werden.

Die Pilzerkrankungen des Nervensystems werfen im allgemeinen keine *gutachtlichen Probleme* auf. Spezielle Fragestellungen werden sich am Einzelfall, nachdem die Diagnose gesichert ist, meistens ohne weiteres beantworten lassen.

Parasitäre Erkrankungen

Malaria: Wegen der sehr differenten klinischen Erscheinungen und des außerordentlich verschiedenen Ablaufs muß streng unterschieden werden zwischen Malaria tertiana, Malaria quartana und Malaria tropica. Nur letztere stellt eine lebensbedrohliche Erkrankung dar und ist in der Lage, wenn auch selten, wirklich schwerwiegende Dauerschäden zu setzen. Zentralnervöse Störungen bei *Malaria tertiana* kommen nur ganz ausnahmsweise vor. Einige in der älteren Literatur mitgeteilte Fälle halten kritischer Überprüfung nicht stand (MOHR). Im akuten Stadium werden gelegentlich Psychosen beobachtet, die im allgemeinen rasch abklingen und eine günstige Prognose haben (BÜSSOW). In der Rekonvaleszenz nach Malaria tertiana kann eine gewisse vegetative Überregbarkeit noch längere Zeit vorhanden sein, sie klingt aber bald folgenlos ab.

Für Fragen der Begutachtung ist wichtig, daß die Malaria tertiana nicht länger als 2–2 1/2, allerhöchstens 3 Jahre nach Verlassen des verseuchten Gebietes zu Fieberanfällen führt. Nach diesem Zeitpunkt ist sie erloschen. (S. a. S. 487, 558.)

Die *Malaria quartana* kommt wesentlich seltener vor, ihr Auftreten ist an bestimmte Gegenden gebunden. Als einzige der 3 Formen kann sie nach vier, fünf und sechs Jahren Rückfälle hervorrufen. Hinsichtlich zentralnervöser Störungen gilt das bereits für die Tertiana Gesagte.

Die *Malaria tropica* ist in ihrem Fiebertyp uncharakteristisch, auch bei schweren Krankheitsverläufen können die Temperaturen auffallend niedrig sein, wohl schon als Folge zentraler Regulationsstörungen. Besonders zwei Organsysteme, nämlich Gehirn und Herz sind in verstärktem Maße gefährdet. Entsprechend kann es zu der sog. zerebralen oder komatösen und der kardialen Verlaufsform kommen. Der wesentliche Befund im Gehirn sind die »Malariagranulome«. Es handelt sich um kleine perivaskuläre Nekrosen, die von einem Wall gewucherter Gliazellen umgeben sind. Das im Innern der Nekrose gelegene Gefäß ist vielfach von Plasmodien, ihren Zerfallsprodukten und hyalinen Thromben verschlossen, die Gefäßwand ist gequollen und nekrotisch. In dem nekrotischen Herd sind die Markscheiden zugrunde gegangen. Die Zellknötchen sind häufig von einer Schicht roter Blutkörperchen umgeben (Schalen- oder Ringblutungen). Lieblingsorte dieser Veränderungen sind das subkortikale Mark, der Balken und das Kleinhirn. Als Folge der Gefäßwandschädigung findet man öfters ein mehr oder weniger ausgedehntes Ödem sowie größere und kleinere perivaskuläre Blutungen im Gehirn und unter den weichen Häuten. In den peripheren Nerven sind entzündliche und degenerative Veränderungen beschrieben worden, die das anatomische Substrat der häufig während und nach Malaria tropica auftretenden Neuritiden, vor allem Mononeuritiden, darstellen. Die zerebrale Schädigung bei Malaria tropica kann die verschiedensten neurologischen Syndrome hervorrufen, sogar Hemiparesen und epileptische Konvulsionen, sowie zu psychotischen Störungen führen. Wenn der zerebrale Prozeß längere Zeit bestehen bleibt, so wird er nicht ohne Narbenbildung abheilen. Bei rasch einsetzender Behandlung läßt sich aber in den meisten Fällen eine symptomfreie Rückbildung erreichen.

Für die *gutachtliche Problematik* ist wichtig, daß in jedem Fall die Parasiten und insbesondere die Malariaart sicher nachgewiesen sein müssen. Die Malaria tropica hat, obwohl sie die schwerste Form der Erkrankung darstellt, die kürzeste Dauer; im allgemeinen ist sie nach 1/2–3/4 Jahr erloschen (s. a. S. 488).

Toxoplasmose: Sie ist vorwiegend eine Infektionskrankheit der Säuglinge und wird im größten Teil der Fälle von der scheinbar gesunden Mutter diaplazentar auf den Fetus übertragen. Je nach dem Zeitpunkt der Übertragung des Erregers ist der entzündliche Hirnprozeß bei der Geburt noch aktiv oder bereits abgeschlossen. Das morphologische Bild entspricht einer meist schweren chronisch-nekrotisierenden Enzephalitis, bei der miliare Granulome und schließlich auch Verkalkungen auftreten. Meistens findet sich ein erheblicher Hydrozephalus. In frischen Fällen ist der Nachweis von Pseudozysten für die anatomische Diagnose besonders wichtig. Im Unterschied zu dieser *konnatalen Form* führt die »erworbene« Toxoplasmose, bei der die Infektion nach der Geburt, oft erst im Erwachsenenalter erfolgt, nur selten zu zerebralen Krankheitserscheinungen. Die akute generalisierte Form kann unter den Symptomen einer schweren Infektionskrankheit schnell zum Tode führen. In anderen Fällen kommt es zu einer akuten Meningoenzephalitis mit Fieber, Drüsenschwellungen, Hyperkinesen, Krampfanfällen und psychotischen Störungen. Auch subakute oder chronische Meningoenzephalitiden ohne Fieber wurden beobachtet. (S. a. S. 491.)

Versicherungsrechtliche Fragen können sich für Personen ergeben, die mit der Tierhaltung und Tierpflege zu tun haben. Träger der Toxoplasmen sind vor allem Nagetiere. Für die Beurteilung einer diaplazentaren Infektion ist wichtig, daß Voraussetzung eine akut erworbene Toxoplasmose der Mutter ist. Eine schon längere Zeit zurückliegende Erkrankung gefährdet die Frucht nicht mehr (s. a. S. 492).

Trichinose: Nur sehr selten ist eine Ansiedlung von Trichinen im Gehirn, die eine Enzephalitis hervorgerufen hatten, beschrieben worden (SCHÖPE). Die im akuten Stadium der Trichinose beobachteten Störungen, Schwindel, Benommenheit, Kopfschmerzen, Meningismus und bei schweren Fällen delirante Zustände werden als toxisch bedingt aufgefaßt (s. a. S. 507).

Echinokokken: Sie stellen das Jugendstadium des Hundebandwurmes dar. Seine Embryonen durchbohren die Darmwand und gelangen mit dem Blut- und Lymphstrom durch die Pfortader meist in Leber und Lunge. Die Lokalisation des Echinokokkus im Gehirn ist sehr selten. Die Blasen erreichen dabei meist nur eine geringe Größe. Die Erkrankung verläuft unter den Erscheinungen eines langsam wachsenden Hirntumors (s. a. S. 505).

Zystizerkose: Es handelt sich um die häufigste parasitäre Erkrankung im Zentralnervensystem des Menschen. Wenn Eier des Schweinebandwurms Taenia solium mit der Nahrung aufgenommen oder – bei Bandwurmträgern – entgegen der Peristaltik in die oberen Abschnitte des Verdauungstraktes gelangen, so entwickeln sie sich dort zur Larve, die den Organismus überschwemmt und sich im subkutanen Gewebe, der Muskulatur, aber gelegentlich auch in Auge, Leber und Gehirn ansiedelt. Die Finnen können einzeln oder massenhaft im Gehirn auftreten, vor allem im Großhirn, in den Ventrikelräumen und an der hinteren Schädelbasis. Die Symptomatologie der zerebralen Zystizerkose ist sehr mannigfaltig. In 45 % aller bisher veröffentlichten Fälle hatten sich fokale oder generalisierte Krampfanfälle ausgebildet (ELSÄSSER). Die Erkrankung verläuft meist chronisch, oft intermittierend über viele Jahre. Es kommt unter allmählich fortschreitender Wesensänderung und einem Leistungsabbau zur intrakraniellen Drucksteigerung und zu den verschiedensten neurologischen Symptomen. Kranke mit einer ventrikulären Zystizerkose können plötzlich einem Hydrocephalus internus occlusus erliegen (s. a. S. 109, 449, 507).

Für alle parasitären Erkrankungen gilt, daß sie keine schwierigen *gutachtlichen Entscheidungen* verlangen. Dienstbeschädigung für Trichinose, Echinokokken und Zystizerkose kommt in Betracht, weil unter den Verhältnissen des Krieges die Fleischbeschau notgedrungen nicht ausreichend war oder weil die Erkrankten sich in Landgebieten aufhielten, in denen derartige Invasionskrankheiten noch häufiger als in Deutschland sind. Wir haben einen einschlägigen Fall beobachtet:

Der damals 19jährige Soldat erkrankte 1943 während des Kriegseinsatzes in Rußland mit Kopfschmerzen, Fieber und Doppeltsehen. Er lag acht Wochen im Lazarett und wurde dienstfähig entlassen; man nahm eine »unspezifische Enzephalitis« an. 1945 traten die ersten epileptischen Anfälle auf. Deshalb erfolgte noch in demselben Jahr die Überweisung in die Universitätsnervenklinik München. Der Kranke klagte über Kopfschmerzen und Schwindelzustände, leichte vorzeitige Ermüdbarkeit und Nachlassen des Gedächtnisses. Neurologische Ausfälle waren nicht sicher festzustellen. Im zisternal entnommenen Liquor cerebrospinalis fanden sich eine Pleozytose von 70/3 Zellen, eine Eiweißvermehrung auf das Doppelte der Norm und ein tiefer Ausfall der Normomastixkurve in den ersten Röhrchen. Es wurde die Diagnose einer chronisch entzündlichen Erkrankung des Zentralnervensystems gestellt. Der Kranke wurde 1946, 1950, 1951 und 1957 stationär untersucht. Im Laufe der Jahre kam es zur Ausbildung eines schweren organischen Psychosyndroms, die Einweisung erfolgte meistens im Status epilepticus. Eindeutige neurologische Ausfälle waren nie vorhanden. Im EEG war kein sicher pathologischer Befund zu erheben, insbesondere fehlten Herdveränderungen. Die Röntgenaufnahmen vom Schädel waren unauffällig. Im Pneumenzephalogramm zeigte sich eine gute Füllung der inneren und äußeren Liquorräume, der linke Seitenventrikel war von lateral her etwas eingeengt. Die Seitenventrikel waren erweitert und verplumpt. Die Karotisangiographie erbrachte keinen krankhaften Befund. Es wurde der Verdacht auf Vorliegen einer Arachnoidalzyste im Schläfenlappenbereich geäußert. Bei wiederholten Liquoruntersuchungen wurden die schon anfänglich erhobenen entzündlichen Veränderungen bestätigt, in der Elektrophorese war eine γ-Globulinvermehrung auf 36 rel. % zu erkennen. Der Kranke verstarb in einem epileptischen Dämmerzustand. Bei der Sektion fand sich eine ausgedehnte Zystizerkose, zahlreiche bis erbsgroße Zystizerken waren in den Hirnhäuten gelegen. In fast allen Hirngebieten, meistens in der Rinde oder im subkortikalen Marklager waren multiple bis erbsgroße hyalinisierte Bläschen vorhanden.

Virusinfektionen

Grundlage für die gutachtliche Beurteilung ist die Kenntnis der klinischen und epidemiologischen Besonderheiten der einzelnen Krankheiten, die deshalb in einem ersten Teil abgehandelt werden sollen. Spezielle Probleme bei der Begutachtung werden in einem zweiten Teil dargelegt; bei den verschiedenen Erkrankungen ergeben sich oft die gleichen Fragestellungen, so daß eine zusammenfassende Besprechung zweckmäßig erscheint.

Viele Viruserkrankungen des Nervensystems verlaufen unter den klinischen Erscheinungen einer *abakteriellen Meningitis*. Der interne Befund gibt nur selten zuverlässige Hinweise auf die Ursache der Erkrankung, manchmal gestatten epidemiologische Zusammenhänge ätiologische Rückschlüsse. Zu fordern sind eingehende virologische und serologische Untersuchungen, zumal die abakterielle Meningitis auch bei andersartigen Erregerkrankungen, Leptospirosen, Zystizerkose und Pilzinfektionen auftritt. Bestimmte Virusinfektionen führen oft zu einer *Enzephalitis* oder *Myelitis,* meningitische Symptome treten dagegen zurück; die Lyssa ruft nie eine Meningitis hervor, sondern es kommt zu einer für den Erreger typischen zerebralen Krankheitssymptomatologie. Schließlich wird das Nervensystem fakultativ in Form einer Meningoenzephalomyelitis bei internen Viruskrankheiten, insbesondere exanthematischen Infektionen beteiligt.

Die *Poliomyelitisviren* lassen sich nach ihren immunbiologischen Eigenschaften in den Typus 1, 2 und 3 unterteilen. Sie gehören zu den Enteroviren und werden meist durch unmittelbaren Kontakt auf dem Weg der Schmutz- und Schmierinfektion übertragen, seltener durch Nahrungsmittel, Trinkwasser oder Schwimmbäder. Im Verdauungstrakt kommt es zu einer erheblichen Virusvermehrung. In über 90% bleibt die Infektion inapparent und nur bei 1–2% der Infizierten zeigen sich neurologische

Symptome. Dabei sind die meningitischen von den paralytischen Krankheitserscheinungen zu unterscheiden. Die klinischen Ausfälle lassen sich in spinale, bulbäre, pontomesenzephale und die seltenen enzephalitischen unterscheiden, wobei natürlich Kombinationsformen gegeben sein können (s. a. S. 465; Begutachtung S. 114 f.).

Die *Coxsackie-Viren* sind ebenfalls Enteroviren. Die Erreger der Gruppe A rufen beim Menschen nicht nur eine Herpangina, sondern eine abakterielle Meningitis hervor. Der Typus Coxsackie A_7 vermag die gleichen paralytischen Erscheinungen wie die Poliomyelitis zu erzeugen. Die Viren der Coxsackie-Gruppe B sind die Erreger der Bornholmer Krankheit. Es kommt zu heftigen Muskelschmerzen, ferner zur Pleurodynie, nicht selten auch zur abakteriellen Meningitis. Die Krankheitserscheinungen klingen im allgemeinen nach einem biphasischen Verlauf schnell und restlos ab, nur bei Neugeborenen entwickeln sich oft eine Myokarditis, Splenomegalie und Enzephalitis mit zunehmender Bewußtseinstrübung und tödlichem Ausgang innerhalb weniger Tage (s. a. S. 139, 465).

Die »*ECHO-Viren*« stellen eine Gruppe von etwa 30 verschiedenen Erregertypen dar, die beim Menschen vorkommen, sich im Verdauungstrakt vermehren und demnach zu den Enteroviren gerechnet werden. Während einige dieser Virustypen vorwiegend Erkrankungen des Respirationstraktes, Diarrhoen, fieberhafte exanthematische Erscheinungen verursachen, werden andere für die Ausbildung der an sich seltenen Meningitiden und Meningoenzephalomyelitiden angeschuldigt. Die klinischen Erscheinungen sind meistens leicht, die Prognose ist sehr gut. In verschiedenen Teilen Europas sind vor einigen Jahren ausgedehnte Epidemien mit dem Typus ECHO 9 aufgetreten.

Während bei vielen akut einsetzenden Enzephalitiden jeder Hinweis auf eine Vorkrankheit fehlt, lassen sich bei anderen Zusammenhänge mit einer »Grippe« ermitteln. Die Diagnose »*Grippe-Enzephalitis*« ist meistens schwer zu begründen. 1957/58 wurde im Verlauf einer großen Grippeepidemie erstmals das Virus isoliert und mit A/Asia/57 bezeichnet. Neurologische Störungen sind selten. Es kommt zu Kopfschmerzen, Erbrechen, epileptischen Anfällen, zunehmender Bewußtseinstrübung; Halbseitenerscheinungen, Augenmuskelstörungen, zerebellare Ausfälle und extrapyramidale Hyperkinesen werden mitunter beobachtet. Die Enzephalitis kann schon in den ersten Tagen zum Tode führen. Bei schweren neurologischen Erscheinungen verbleiben häufig Defekte, spastische und extrapyramidale Störungen, epileptische Anfälle; die geistige Entwicklung von Kindern ist oft erheblich beeinträchtigt.

Im Verlaufe der *Mumpsinfektion* kann es 3–6 Tage nach Auftreten der Parotisschwellung zur Meningitis, Meningoenzephalitis oder äußerst selten zur Myelitis kommen. Seltener entwickeln sich die neurologischen Symptome gleichzeitig mit der Parotitis oder gehen dieser sogar voraus. Die Angaben über die Häufigkeit neurologischer Krankheitszeichen bei Mumps schwanken zwischen 1–40 %. Schwere Krankheitsformen mit Benommenheit, zentralen Lähmungen, hirnorganischen Anfällen, extrapyramidalen Symptomen sind größte Seltenheiten. Ebenso gehören Residualsymptome zu den Ausnahmen; mitunter verbleiben Hörstörungen bis zur Vertaubung. Die Letalität der neurologischen Komplikationen wird mit 0,012–0,15 % angegeben (McKaig u. Woltman; s. a. S. 462).

Das Virus des *Herpes simplex*, der Erreger des harmlosen Herpes labialis und Herpes progenitalis, kann bei älteren Kindern und auch Erwachsenen schwere, innerhalb von 10–12 Tagen tödlich verlaufende Enzephalitiden hervorrufen. Oftmals fehlen dabei Hinweise auf eine vorausgegangene Herpes-Infektion. Die Diagnose läßt sich aus dem charakteristischen neuropathologischen Befund mit Einschlußkörperchen vom Typus A mit Wahrscheinlichkeit stellen. In günstig verlaufenden Fällen zeigen sich die Erscheinungen einer abakteriellen Meningitis.

Das *Herpesvirus simiae*, das unter Affen weit verbreitet ist und Haut- und Schleimhautaffektionen hervorruft, führt bei infizierten Menschen zu einer schweren Enzephalomyelitis mit bulbären Symptomen und stets letalem Ausgang.

Der *Zoster* ist eine meist harmlos verlaufende Viruserkrankung, die mit Bläschenbildung an der Haut oder an den Schleimhäuten einhergeht. Der Erreger ist mit dem der Varizellen nahe verwandt oder gar identisch. Befallen werden die Spinalganglien und die benachbarten Anteile des Nervensystems, es kommt zu segmentalen sensiblen und motorischen Störungen. Gefürchtet sind der Zoster ophthalmicus und der Zoster oticus. Selten werden eine Zoster-Myelitis und eine Zoster-Enzephalitis beobachtet (Begutachtung s. S. 117; s. a. S. 461).

Das Virus der *Lymphozytären Choriomeningitis* (LCM) wird vom Tier auf den Menschen übertragen; die Hausmäuse bilden das Reservoir. Auf dem Wege der Schmutz- und Schmierinfektion kann der Mensch erkranken. Oft stellen sich nur leichte grippeähnliche Erscheinungen ein, in anderen Fällen zeigen sich meningitische, enzephalomyelitische oder rein enzephalitische Symptome. Die Prognose ist auch bei schwereren Verläufen günstig.

Die *Ornithose* wird von Vögeln, Papageien, Sittichen, Tauben, Hühnern auf den Menschen, meistens bei unmittelbarem Kontakt, seltener durch Inhalation virushaltigen Staubes, übertragen. Es entwickelt sich eine zentrale Pneumonie. Neurologische Symptome betreffen Augenmuskellähmungen, Paresen der kaudalen Hirnnervengruppe mit Schluckstörungen und zerebellaren Koordinationsstörungen sowie extrapyramidale Erscheinungen. Schwere Erkrankungen gehen mit einer körperlich begründbaren Psychose einher. In der Regel kommt es schon nach einigen Tagen zur Rückbildung der neurologischen Ausfälle (s. a. S. 485).

Das Virus der *Lyssa* führt meistens durch den Biß eines infizierten Tieres, Hund, Fuchs, Dachs, Wolf u. a. zur Erkrankung des Menschen, seltener gelangt es mit dem Speichel des Tieres über Kratzverletzungen, Schrunden oder Rhagaden von Haut und Schleimhaut in den menschlichen Körper. Die Inkubationszeit liegt zwischen 10 Tagen und 6 bis 8 Monaten, in der Mehrzahl der Fälle bei 2 Monaten. Nach einem Prodromalstadium von Tagen bis zu einigen Wochen schließt sich die Erregungsphase an mit Schlundkrämpfen, Hydrophobie, Krämpfen, episodisch sich steigernder Exzitation. Schon in diesem Stadium kann der Tod eintreten, oder es entwickelt sich nach einigen Tagen die paralytische Phase. Es kommt zu Augenmuskelparesen, bulbären Symptomen, schlaffen Lähmungen der Extremitäten-, Rumpf- und schließlich der Atemmuskulatur. Die Erkrankung endet ausnahmslos tödlich (s. a. S. 481; Begutachtung S. 119).

Unter der Bezeichnung *ARBOR-Virus-Enzephalitis* werden eine Reihe von Virusarten zusammengefaßt, die von Zecken oder Mücken auf den Menschen übertragen werden (arthropod-borne). Jede Virusart kommt nur in bestimmten Gebieten der Erde vor und verfügt über einen besonderen Infektionszyklus. Als Virusreservoir dienen meist freilebende Tiere. Die Krankheitserscheinungen zeigen keine für eine bestimmte Virusart typischen Züge, sondern die Erreger lassen sich nur serologisch unterscheiden. Die Inkubation liegt zwischen 5 Tagen bis zu 3 Wochen. Häufig besteht ein biphasischer Verlauf; an das erste virämische Stadium mit vieldeutigen Symptomen schließen sich unter erneutem Fieberanstieg meningitische, enzephalitische oder enzephalomyelitische Erscheinungen an. Schwere Krankheitsformen gehen mit Bewußtseinstrübung, Myoklonien, extrapyramidalen Hyperkinesen, spastischen und schlaffen Lähmungen einher. Defekterscheinungen werden besonders bei Erkrankungen im Kindesalter beobachtet. Die Östliche-Pferde-Enzephalitis (Eastern Equine Encephalitis EEE) und die Westliche-Pferde-Enzephalitis (Western Equine Encephalitis WEE) haben in Nordamerika zu größeren Epidemien und auch zu sporadischen Erkrankungen geführt. Die Venezuela-Pferde-Enzephalitis (VEE) tritt im Norden von Süd- und in Mittelamerika auf. Die St. Louis-Enzephalitis (SLE) rief im Süden der USA große Epidemien hervor. Die Encephalitis japonica (Japanese B Encephalitis = JB oder JE) hat unter der Bevölkerung der japanischen Inseln und in anderen Teilen Ostasiens während der mückenreichen Spätsommer- und Herbstmonate immer wieder zahlreiche Opfer gefordert. Die Letalität beträgt bis zu 80 % (SCHEID). Die Russische Frühjahr-Sommer-Enzephalitis (Russian Spring-Summer-Enzephalitis RSSE) kommt nicht nur im Fernen Osten, sondern auch im europäischen Rußland vor. Mit ihr verwandt oder gar identisch ist die Zentraleuropäische Enzephalitis (CEE), die in der Tschechoslowakei, Jugoslawien und Österreich wiederholt zu Epidemien geführt hat. In Deutschland sind bisher nur sporadische Erkrankungen festgestellt worden (SCHEID, ACKERMANN, BLOEDHORN, LÖSER, LIEDKE u. ŠKRTIČ). Endemiegebiete bestehen in Unterfranken, Niederbayern und Südbaden. Über Erkrankungen aus dem fränkischen Raum haben SCHALTENBRAND und Mitarbeiter mehrfach berichtet. Der Erreger wird durch Zeckenbiß übertragen, anschließend entwickeln sich Mono- und Polyneuritiden, Querschnittssyndrome oder Enzephalitiden mit bulbären Erscheinungen. Schlaffe Paresen am Schultergürtel können denen bei Poliomyelitis gleichen. Leichte Formen führen zur »abakteriellen« Meningitis. Die Erkrankung ist im allgemeinen in 4–6 Wochen abgeklungen, rezidivierende und subchronische Verläufe kommen vor (Begutachtung s. S. 114 ff.).

Der Erreger des *Louping ill*, der vor allem in Schottland beobachteten »Springkrankheit« der Schafe, ist dem Virus der RSSE und der CEE nahe verwandt. Vereinzelte Infektionen beim Menschen nahmen einen leichten Verlauf.

Der Erreger der *Encephalitis epidemica oder lethargica* ist bis heute unbekannt. Epidemiologische Gesichtspunkte und pathologisch-anatomische Befunde lassen aber eine Virusinfektion annehmen. 1890 und 1891 wurden in Oberitalien schwere Epidemien beobachtet. Während des Ersten Weltkrieges und in den Jahren danach kam es dann wieder zu Seuchenzügen, nicht nur in Europa, sondern auch in den USA. Nach dem Jahre 1925 traten zunächst noch sporadische Erkrankungen gehäuft auf, bis auch diese zu den größten Seltenheiten gehörten. Die klinischen Symptome sind sehr vielgestaltig, am häufigsten ist die »somnolent-ophthalmoplegische« Form, seltener sind die »hyperkinetische« und die »amyostatisch-akinetische« Form. Oftmals führt die Encephalitis epidemica nur zu flüchtigen und uncharakteristischen Krankheitserscheinungen. Die Letalität der manifesten Erkrankung beträgt bis zu 40 %, nur 14 % der Kranken konnten als geheilt betrachtet werden, 46 % hatten Defekterscheinungen. 60–70 % aller genesenen Enzephalitiskranken entwickelten später einen Parkinsonismus (STERN). Das Parkinsonsyndrom kann sich bereits während des akuten Stadiums herausbilden, in der Mehrzahl der Fälle besteht ein Zwischenstadium mit eventuell pseudoneurasthenischen Zügen. Das Intervall kann von wenigen Monaten bis zu 20 Jahren betragen, die größte noch mögliche Zeitspanne ist jedoch nicht genau anzugeben (Begutachtung s. S. 118).

Als Ätiologie der subakuten Enzephalitis, die als »*Einschlußkörperchen-Enzephalitis*« (DAWSON), »*Einheimische Panenzephalitis*« (PETTE-DÖRING) und »*Subakute sklerosierende Leukenzephalitis*« (VAN BOGAERT) beschrieben worden ist, ist ebenfalls eine Virusinfektion anzunehmen. Angeschuldigt wird das Masernvirus (BOUTEILLE, FONTANE, VEDRENNE, DELARUE; CONNOLLY, ALLEN, HURWITZ, MILLAR; LENNETTE, MAGOFFIN u. FREEMAN). Die klinische Symptomatologie und die Entwicklung der Erkrankung sind weitgehend normiert. Der Beginn bei Kindern im Schulalter ist meist schleichend mit psychischen Auffälligkeiten. Nach Wochen treten extrapyramidale Hyperkinesen auf, Anfälle, Dämmerzustände. Im dritten Stadium lassen die Hyperkinesen wieder nach und es zeigt sich eine extrapyramidale Tonussteigerung. Nach 6–18 Monaten tritt der Tod ein. Stillstände und Remissionen können vorkommen. Diagnostisch wichtig sind die starke Vermehrung der γ-Globuline im Liquor und der EEG-Befund mit periodisch auftretenden Komplexen langsamer Wellen, denen oft eine steile Welle vorausgeht (Begutachtung s. S. 114).

Die *Retikulo-histiozytäre granulomatöse Enzephalitis* und der *Morbus Besnier-Boeck-Schaumann* sind ätiologisch ebenfalls noch nicht abgeklärt. Die neurologischen Krankheitserscheinungen sind sehr vielfältig; es kann zu hypophysär-dienzephalen Ausfällen, Chiasmasyndromen, Hirnnervenparesen, Halbseitenerscheinungen, epileptischen Anfällen, Hirndrucksymptomen mit Stauungspapille und zum Hydrozephalus kommen. Beim Morbus Besnier-Boeck-Schaumann finden sich durchweg noch andere Organmanifestationen, an der Lunge, der Haut, dem Auge oder dem Skelettsystem. Die Fazialisparese ist eine typische Komplikation der Febris uveoparotidea Heerfordt (Begutachtung s. S. 114).

Die *parainfektiösen Erkrankungen* des Zentralnervensystems sind seltene Komplikationen weit verbreiteter und meist harmloser Virusinfektionen. Es entwickeln sich meningitische, meningoenzephalitische und meningomyelitische Krankheitserscheinungen. Das pathologisch-anatomische Substrat stellt eine perivenöse Enzephalitis dar mit Erweiterung der kleineren Venen im Marklager, perivaskulärer Mikroglia- und Oligodendrogliazellwucherung, Entmarkungssäumen um die Gefäße herum, in deren Bereich Markscheiden und Achsenzylinder zugrunde gegangen sind (Begutachtung s. S. 119).

Die Häufigkeit der *Masernenzephalitis* wird auf 0,1 % geschätzt. Die Erkrankung setzt im allgemeinen am 3.–4. Tage nach Ausbruch des Exanthems ein. Der Verlauf kann sehr stürmisch sein und in kurzer Zeit zum Tode führen. Es finden sich Mono- und Hemiparesen, Hirnnervenlähmungen und extrapyramidale Hyperkinesen. Häufig bleiben Residuen, Athetosen, Hemiparesen und epileptische Anfälle (s. a. S. 460).

Die *Varizellenenzephalitis* führt zu ähnlichen, aber sehr viel leichteren Erscheinungen, wobei zerebellare Störungen im Vordergrund stehen. Das Intervall zwischen dem Aufschießen der Bläschen kann bis zu 20 Tagen betragen. Die Prognose ist günstig, Restsymptome fehlen meist (s. a. S. 461).

Die *Rubeolenenzephalitis* ist äußerst selten, klinische Symptomatologie und Krankheitsverlauf bieten keine Besonderheiten (s. a. S. 460).

Im Verlauf der *Virushepatitis* sind vereinzelt neurologische Komplikationen beobachtet worden. Meningitische und enzephalitische Erscheinungen werden meist vor oder zusammen mit der Lebererkrankung manifest, während die häufiger beobachteten Polyneuritiden mit einem Intervall der Virushepatitis nachzufolgen pflegen. Diagnostische Schwierigkeiten ergeben sich bei den meningoenzephalitischen Syndromen, deren Abgrenzung vom echten Coma hepaticum nach dem Liquorbefund und unter Berücksichtigung der Schwere der Lebererkrankung erfolgen muß. Die Prognose der neurologischen Komplikationen gilt als gut (s. a. S. 462, 542).

Die Abhandlung der *speziellen versicherungsrechtlichen Probleme* bei den Virusinfektionen des Zentralnervensystems wollen wir mit der Frage, wann *Dienstbeschädigung* anzuerkennen ist, beginnen. Diese ist immer dann gegeben, wenn die Infektion während des Dienstverhältnisses erworben wurde. Die jeweilige Dauer der Inkubationszeit kann bei Erkrankungen, die kurz nach Beendigung der Dienstzeit auftreten, von Bedeutung sein. Der unterschiedliche Infektionsmodus der einzelnen Krankheiten spielt keine Rolle, auch ist es gleichgültig, ob es sich um einen direkten Virusbefall oder eine parainfektiöse Erkrankung des Zentralnervensystems handelt. Für Enzephalitiden, deren Erreger bis heute unbekannt sind, liegt ebenfalls Dienstbeschädigung vor, wenn sie im Wehrdienst aufgetreten sind, weil an dem infektiösen Charakter der Krankheiten keine Zweifel bestehen. Die Virusätiologie der subakuten sklerosierenden Leukenzephalitis ist weniger sicher, immerhin spricht mehr für als gegen einen viralen Prozeß, so daß man zu einer Anerkennung als Dienstbeschädigung kommen wird. Ähnlich liegen die Verhältnisse bei den granulomatösen Enzephalitiden, deren infektiöse Genese nicht bestritten wird (s. a. S. 111, 113).

In der *gesetzlichen Rentenversicherung* richtet sich die Rentengewährung nach der Schwere der Defektsymptome, die meistens ohne weiteres festzustellen sind. Werden trotz regelrechten neurologischen Befundes und bei Fehlen psychischer Auffälligkeiten erhebliche Störungen geklagt, so wird sich die Anwendung von Kontrastmittelmethoden des Gehirns nicht vermeiden lassen, um alle Möglichkeiten der Objektivierung einer zerebralen Schädigung auszuschöpfen.

Berufskrankheit ist anzuerkennen, wenn Personen erkranken, die bei Ausübung ihrer jeweiligen beruflichen Tätigkeit in besonderem Maße gefährdet sind, z. B. Waldarbeiter, Förster, Landwirte an der von Zecken übertragenen Zentraleuropäischen Enzephalitis, oder Geflügelzüchter an der Ornithose. Das gleiche gilt für Personen, die im Gesundheitsdienst beschäftigt sind, wenn sie bei ihrer beruflichen Arbeit angesteckt wurden (s. a. S. 111, 112, 448, 481).

Die gutachtliche Beurteilung erfordert in jedem Fall eine genaue virologische und serologische Abklärung zur Sicherung der Diagnose sowie die Kenntnis der epidemiologischen Besonderheiten oder auch des Infektionszyklus des jeweiligen Erregers. Bei der Schilderung der einzelnen Viruserkrankungen wurde hierauf schon eingegangen.

Die *Unfallbegutachtung* wirft bei weitem die schwierigsten Probleme auf. Die Fragestellung läßt sich dahingehend präzisieren, ob der jeweilige virale Prozeß durch äußere Faktoren, allgemeine Belastungen und Schädlichkeiten, aber auch durch Traumen, insbesondere auf das Zentralnervensystem, beeinflußt werden kann.

Die *Poliomyelitis* verläuft in der Regel inapparent; apparente Erkrankungen mit neurologischen Symptomen sind nicht das übliche Ergebnis einer Auseinandersetzung mit dem Erreger, wie früher angenommen wurde, sondern stellen die Ausnahme dar. Die Lehre vom ausgesprochenen Neurotropismus des Poliomyelitisvirus, die viele Jahre herrschte, hat sich als falsch erwiesen. Die Frage, ob bestimmte Faktoren, seien sie nun endogener oder exogener Natur, die Manifestation der Erkrankung fördern oder deren Verlauf modifizieren, erscheint demnach berechtigt. Das Lebensalter hat nach HORSTMANN Einfluß auf die Schwere der Erkrankung; gemessen an den Mortalitätszahlen ergibt sich, daß die Infektion im 1. Lebensjahr, vor allem in den ersten

6 Lebensmonaten, besonders schwer zu verlaufen pflegt. Die niedrigste Mortalitätsrate ist in der Altersgruppe von 1–4 Jahren vorhanden. Von da ab steigt die Mortalität mit zunehmendem Alter an. Das männliche Geschlecht wird etwas häufiger als das weibliche von der Poliomyelitis ergriffen. Konstitutionelle Faktoren (Rasse, »neuropathische« und »allergische« Veranlagung) sind dagegen nicht zu erkennen. Die Schwangerschaft scheint zumindest bei einem Teil der Epidemien eine gewisse Disposition zur Krankheitsmanifestation zu schaffen. Endokrine Faktoren haben im Tierexperiment eine eindeutig krankheitsfördernde Bedeutung: Gaben von Cortison oder ACTH steigern die Empfänglichkeit gegenüber dem Erreger, durch Hypophysektomie verringert sich die Inkubationszeit. Andersartige Krankheiten, auch chronische Leiden, haben keinen statistisch gesicherten Einfluß auf die Verlaufsform der Poliomyelitis. Die Ernährung kann nach allgemeiner Ansicht nicht als determinierender Faktor angesprochen werden. Ob ein Zusammenhang zwischen dem Manifestwerden einer Poliomyelitisinfektion und Mangelernährung besteht, läßt sich weder theoretisch noch auf Grund praktischer Erfahrung entscheiden. Im Experiment haben eine allgemeine Hungerdiät und ein Mangel an B-Vitaminen einen schützenden Einfluß! Starke körperliche Belastungen, Durchkühlungen, intensive sportliche Betätigung, Reisen, Wetter und Klima sind nach klinischen Beobachtungen als krankheitsfördernde Momente angeschuldigt worden. Die Untersuchungen von BEHREND während und nach der Epidemie in Nordrhein-Westfalen 1952 haben aber gezeigt, daß diese Auffassung in dem ursprünglich behaupteten Umfang nicht aufrecht zu halten ist. Das gleiche gilt für die Bedeutung, die Traumen beigemessen wurde: In zahlreichen kasuistischen Mitteilungen ist unter dem Eindruck einer zeitlichen Koinzidenz auch eine kausale Verknüpfung angenommen worden, insbesondere wurde berichtet, daß bei Gliedmaßenverletzungen, meist Frakturen, die Lähmungserscheinungen selektiv das vom Unfall betroffene Glied erfaßten. Dabei wurden nicht nur frische, sondern sogar alte Unfallfolgen berücksichtigt! Statistische Belege für den Einfluß von Traumen auf Manifestation und Verlauf der Poliomyelitis sind nicht zu erbringen gewesen. Im Einzelfall kann einem Trauma eine mitwirkende Rolle zugebilligt werden, wenn es zu einer ungewöhnlich schweren und anhaltenden Körperschädigung geführt hat. Auch eine Operation mit objektivierbarer Schwere der durch den Eingriff bedingten allgemeinen Körperreaktion vermag das Auftreten manifester Krankheitssymptome zu fördern. Voraussetzung für eine Anerkennung ist neben der Schwere der Körperschädigung ein allenfalls in Wochen zu bemessender zeitlicher Zusammenhang. Impfungen und Einspritzungen sollen zwar keinen Einfluß auf die Manifestationshäufigkeit der Poliomyelitis haben, jedoch in seltenen Fällen zu einer Lokalisation der Paresen an der geimpften Gliedmaße führen. Auch im Experiment an intravaskulär infizierten Affen hat sich eine lokalisierende Wirkung von Injektionen nachweisen und statistisch sichern lassen. Tonsillektomien und Adenotomien gehören zu den exogenen pathogenetischen Faktoren, von denen wohl zu Recht angenommen wird, daß sie die Verlaufsform der Poliomyelitis modifizieren und zu den besonders schwerwiegenden bulbären Krankheitserscheinungen führen können.

Die *gutachtliche Beurteilung* des Einflusses eines bestimmten Faktors auf Manifestation, Verlauf und Symptomgestaltung der Poliomyelitis wird immer von einer sorgfältigen Analyse des Einzelfalles ausgehen müssen. Für den einzelnen Betroffenen kann ein exogener Faktor mehr oder weniger entscheidend sein, auch wenn dessen Bedeutung am Gesamtmaterial nicht erkennbar ist. Nur in seltenen Fällen werden ein

Unfall oder Belastungen der schon genannten Art als so wichtiges pathogenetisches Moment zu gelten haben, daß eine Verschlimmerung der Poliomyelitis wahrscheinlich wird und sich hieraus gutachtliche Konsequenzen ergeben (s. a. S. 465).

Vor *besondere gutachtliche Probleme* stellen uns die *progredienten postpoliomyelitischen Myatrophien*. Nach Überstehen der akuten Erkrankung kann es in Einzelfällen nach einem Intervall von einigen bis zu vielen Jahren zu Krankheitserscheinungen kommen, die meistens einer spinalen Muskelatrophie, auch einer Bulbärparalyse, nur selten einer myatrophischen Lateralsklerose entsprechen. Der Verlauf ist chronisch progredient; vorübergehende Stillstände, Remissionen und schubförmige Verschlimmerungen des Leidens wurden beobachtet. Die Zeichen des chronischen Vorderhornprozesses sind zuerst an den Muskeln festzustellen, die von der vor Jahren durchgemachten Poliomyelitis schon geschädigt waren. Später erst werden auch andere Muskelgruppen ergriffen. HIRSCHMANN hat 2 Kranke beschrieben, bei denen in dem einen Fall ein heftiges Trauma gegen die Wirbelsäule, im anderen Operationen und Entzündungen an den Extremitäten dem Auftreten der postpoliomyelitischen Myatrophien vorausgegangen waren. Er nimmt im befallenen Gebiet des Zentralnervensystems einen Locus minoris resistentiae an, dessen Funktion durch Hinzutreten einer weiteren unspezifischen Noxe dekompensiere. Auch bei einem der von uns beobachteten Kranken kam es nach einem Autounfall zu einer erneuten Progression des Leidens, das vorher jahrelange Remission gezeigt hatte (FRICK). Man wird in derartigen Fällen eine Vormanifestation oder eine zeitlich begrenzte Verschlimmerung der Krankheitssymptome in Auswirkung äußerer Schädlichkeiten für wahrscheinlich erachten können. Die eigentliche Ursache des an den Vorderhornzellen ablaufenden Prozesses vermögen wir aber nicht in bestimmten äußeren belastenden Momenten zu sehen. BODECHTEL hat die postpoliomyelitischen Myatrophien mit dem postenzephalitischen Parkinsonismus verglichen und sie als »Schwesterkrankheiten« bezeichnet. Die Ursache der postpoliomyelitischen progressiven Myatrophien ist in der Jahre zurückliegenden akuten Poliomyelitisinfektion gelegen; eine chronische Virusinfektion erscheint durchaus möglich. Aus dieser Feststellung müssen sich gutachtliche Konsequenzen ergeben, wenn sich aus einer als Dienstbeschädigung anerkannten Poliomyelitis Jahre später ein chronisch-progredienter Vorderhornprozeß entwickelt. Wir verfügen über eine entsprechende Beobachtung (s. a. S. 143):

Während des Wehrdienstes erkrankte der damals 32jährige Mann mit Fieber und Schwäche beider Beine, die in 4 Tagen zu vollständiger Paraparese führte. Die Ausfälle besserten sich allmählich, so daß der Kranke mit Hilfe zweier Stöcke wieder gehfähig wurde. Die Diagnose nach halbjähriger Behandlung in einem Wehrmachtslazarett lautete Heine-Medinsche Krankheit. Bei der Aufnahme in der Universitätsnervenklinik München klagte der Kranke, daß sich sein Zustand seit 6 Jahren, 13 Jahre nach dem akuten Stadium, zunehmend verschlechtere, insbesondere lasse die Kraft im anfänglich stärker geschädigten linken Bein nach. Es fand sich eine deutliche Atrophie der linksseitigen Rückenmuskulatur. Die Bauchmuskeln waren paralytisch. Beide Oberschenkel waren hochgradig atrophisch, die Unterschenkel in nur geringem Maße. Hier war die grobe Kraft im wesentlichen erhalten. Die BHR fehlten. PSR rechts schwach, links nicht auslösbar. ASR bds. positiv. Das Elektromyogramm ergab die typischen Zeichen einer progredienten Vorderhornkrankheit. *Epikrise:* 13 Jahre nach der akuten Poliomyelitis entwickelt sich ein chronisch fortschreitender Vorderhornprozeß. Die Gehfähigkeit wird schlechter, der Muskelschwund nimmt zu, wie der Vergleich mit Vorbefunden ergibt; die Rückenmuskulatur links wird neu ergriffen. – Im Gutachten haben wir uns dafür ausgesprochen, daß eine Verschlimmerung der als WDB anerkannten Poliomyelitis eingetreten ist.

Für den *Zoster* ist die pathogenetische Bedeutung exogener und endogener Noxen schon seit langem lebhaft diskutiert worden. An der infektiösen Genese des Prozesses ist nicht zu zweifeln; dies gilt nicht nur für die sog. »idiopathischen« Fälle, sondern auch für »symptomatische« Zostererkrankungen, die im Gefolge von Vergiftungen, Infektionskrankheiten und auf der Grundlage von organischen Prozessen in bestimmten Abschnitten des Nervensystems auftreten. Solche Beziehungen sind seit langem bekannt. Man wird sie sich in der Weise zu erklären haben, daß man den genannten Faktoren eine dispositionelle Bedeutung im Sinne der Wegbereitung, der Schaffung eines Locus minoris resistentiae zuerkennt, der sowohl für die Infektion als solche, als auch für die Lokalisation des Prozesses von Wichtigkeit ist (SCHELLER). Von Intoxikationen, bei denen der Zoster besonders häufig beobachtet wird, sind vor allem diejenigen mit Arsen, Salvarsan, Quecksilber, Wismut, Kohlenoxyd zu nennen; auch die Urämie, Eklampsie, Gicht und der Diabetes mellitus werden in diesem Zusammenhang aufgeführt. Enger umschriebene Läsionen des Zentralnervensystems können zu einem »symptomatischen« Zoster führen, wenn sie im Wurzel- und Gangliengebiet lokalisiert sind: Tabes dorsalis, Rückenmarksgeschwülste, Wirbelmetastasen, Myelitis, Subarachnoidalblutungen. Die Entstehung eines Zosterausschlages ist aber nicht wesentlich von der bestimmten Lokalisation eines Prozesses im Nervensystem abhängig. Gegen die ausschließliche Bedeutung des lokalisatorischen Faktors spricht, daß bei den verschiedensten Nervenleiden Veränderungen an den gleichen Abschnitten vorhanden sind, ohne daß ein Zoster auftritt. Auch sind alle Versuche, experimentell durch Eingriffe an den Wurzeln und Ganglien einen Zoster hervorzurufen, als mißlungen zu betrachten. Für den »symptomatischen« Zoster spielen 2 Faktoren pathogenetisch eine Rolle: einmal ein die Lokalisation bestimmender Prozeß im Bereich von Rückenmark, Nervenwurzeln, Spinalganglien und peripherem Nerv, zum anderen die Virusinfektion, die für den Prozeß am Nervensystem und auch an der Haut verantwortlich ist. (s. a. S. 111, 461).

Der sogenannte »traumatische Zoster« ist für die *Unfallbegutachtung* besonders wichtig. Während PETTE der Meinung war, daß beim Zoster ein Zusammenhang mit einem lokalen Trauma häufig festzustellen ist, wurde dies von SCHÖNFELD auf Grund der Kriegserfahrungen in Abrede gestellt. WOHLWILL, der sich besonders mit der Frage der Zunahme des Zoster im Kriege beschäftigt hat, kam ebenfalls zu der Ablehnung einer gesteigerten numerischen Bedeutung exogener Momente für die Pathogenese des Zoster. Der Gutachter wird für die symptomatischen Zosterformen nach dem Stand des gesicherten Wissens zu entscheiden haben, ob das angeschuldigte Ereignis als wesentlicher Teilfaktor in die Ursachenkette einzureihen ist. Dies wird leicht sein, wenn traumatische Veränderungen, z. B. an der Wirbelsäule, eingetreten sind, die als lokalisierender Faktor zu gelten haben. Ein »traumatischer Zoster« ist nach SCHÖNFELD nur dann anzuerkennen, wenn das Trauma bis insgesamt 4 Wochen vorher erfolgte und so beschaffen war, daß es wenigstens mittelbar oder unmittelbar die Ganglien, in deren Bereich der Zoster aufgetreten ist, hat schädigen können. Derartige Fälle werden nur äußerst selten vorkommen. Bei peripheren Traumen wird man in der Regel die kausale Verbindung zu einer nachfolgenden Zosterinfektion nicht mit Wahrscheinlichkeit herstellen können, auch wenn der infektiöse Prozeß Wurzelnerven beteiligt, in deren Innervationsgebiet die örtliche Schädigung gelegen ist.

Für die *Encephalitis epidemica* ist in den Jahren nach dem Ersten Weltkrieg mit großer Heftigkeit die Frage erörtert worden, ob sie durch ein Trauma im weiteren Sinne des Wortes, vornehmlich aber ein Kopftrauma zur Auslösung gebracht werden kann. STERN hat die Stellungnahmen der einzelnen Autoren eingehend referiert. Man ist sich wohl im allgemeinen darüber einig, daß körperliche Traumen, auch das Kopftrauma, nicht zum unmittelbaren Anlaß einer Enzephalitis werden können. Nach STERN ist die Frage des Zusammenhanges zwischen Unfall und Enzephalitis nur selten aktuell geworden. Sie sei nur dann zu bejahen, wenn ein wirklich schweres Trauma vorliegt und ein enger zeitlicher Zusammenhang gegeben ist. Es sei auch durch nichts zu beweisen, daß frühere Kopftraumatiker häufiger an Enzephalitis erkranken würden. Die vorliegenden Erfahrungen liefern keinen gesicherten Anhaltspunkt dafür, daß besondere äußere Ereignisse oder endogene Momente die Erkrankung an epidemischer Enzephalitis beeinflussen. Man wird es lediglich für wahrscheinlich zu erachten haben, daß die bekannten, ganz allgemein die Widerstandskraft herabsetzenden Ereignisse auch diese Infektion begünstigen (s. a. S. 112).

Bei im Wehrdienst durchgemachter Enzephalitis sind auch die Folgezustände, vor allem der *postenzephalitische Parkinsonismus* als Wehrdienstbeschädigung anzuerkennen. Im Einzelfall können hier große Schwierigkeiten auftreten, denn viele akute Infektionen wurden ohne wesentliche Beschwerden »ambulant« durchgemacht und führten nicht zur Einweisung ins Lazarett oder Krankenrevier. Aber auch nach sehr leichten akuten Infektionen sind häufig schwere chronisch-progrediente Folgezustände festgestellt worden. In derartigen Fällen ist später das akute Stadium nicht sicher nachzuweisen; die Latenzzeit bis zur Manifestation des postenzephalitischen Parkinsonismus kann zudem sehr lang sein. Hier wird es darauf ankommen, die in der Vorgeschichte in Betracht kommenden Krankheiten mit Beachtung der einzelnen Symptome und ihrer zeitlichen Bindung an die großen Epidemien kritisch zu analysieren. Wichtig sind die »pseudoneurasthenischen« Beschwerden, die als Brückensymptome des Intervalls gewertet werden können. Die gutachtlichen Probleme werden noch dadurch erschwert, daß die Encephalitis epidemica gehäuft erst nach dem Ersten Weltkrieg in den Jahren 1919 bis 1921 aufgetreten ist, und damit auch für ehemalige Kriegsteilnehmer die Gefahr, in dieser Nachkriegszeit an epidemischer Enzephalitis zu erkranken, größer war als im Kriege selbst. Inzwischen sind seit Ende des Ersten Weltkrieges fast 50 Jahre vergangen. Der postenzephalitische Parkinsonismus als Folge einer damals durchgemachten akuten Infektion spielt keine Rolle mehr. Im Zweiten Weltkrieg sind aber in den östlichen Gebieten sporadisch Fälle von epidemischer Enzephalitis vorgekommen. Im übrigen Europa, im Westen und Süden, sowie auch in Nordafrika wurden dagegen Erkrankungen an epidemischer Enzephalitis nicht festgestellt. Bei Kriegsteilnehmern, die im Osten zum Einsatz kamen und nach 1921 geboren sind, wird man für einzelne Fälle von postenzephalitischem Parkinsonismus nicht umhin kommen, Dienstbeschädigung mit Wahrscheinlichkeit anzuerkennen, auch wenn Sicherheit nicht zu gewinnen war, weil eine akute enzephalitische Infektion nicht hatte eruiert werden können. Das pathologisch-anatomische Substrat bei den postenzephalitischen Vorgängen besteht in einem fortschreitenden atrophisch-degenerativen Prozeß. Es ist deshalb in der Begutachtung große Skepsis am Platze, wenn traumatische, elektrische, toxische oder sonstige Einflüsse für die Entstehung oder für das Fortschreiten der postenzephalitischen Erscheinungen geltend gemacht werden. Nur bei erwiesenem schweren Hirntrauma wird man eine Mitbedeutung für die Erstmanifestation oder die schubartige Verschlimmerung annehmen können. Psychischen Faktoren, den oftmals angeschuldigten Schreckerlebnissen, ist dagegen nach den heutigen Kenntnissen nicht eine adäquate Partialkausalität für den Ausbruch der Erkrankung anzuerkennen. In derartigen Fällen handelt es sich um die »Symptomausklinkung« bei einem kranken Nervensystem unter einer besonderen Belastung (s. a. S. 81).

Die Bedeutung dispositioneller Momente für die Pathogenese *anderer Viruserkrankungen des Zentralnervensystems* ist praktisch unbekannt. PETTE und KALM erwähnen, daß exogene Faktoren im entscheidenden Ursachenbündel bei der parainfektiösen Enzephalomyelitis gelegentlich vertreten sind, ohne aber konkrete Daten liefern zu können, wie sie der Gutachter zur Beantwortung der an ihn gestellten Fragen dringend benötigt. Hinsichtlich der Lyssa ist DÖRING der Meinung, einem schweren Hirntrauma könne der Charakter einer wesentlich mitwirkenden Teilursache zugesprochen werden, wenn der Ausbruch der Erkrankung dem Trauma innerhalb von Stunden bis wenigen Tagen folgt. In der einschlägigen Literatur (KROLL; PETTE) findet man aber keinen sicheren Hinweis auf den Einfluß äußerer Schädlichkeiten für den Ablauf der Infektion! Der Gesichtspunkt, den DÖRING anführt, nach tierexperimentellen Untersuchungen sei es möglich, durch einen groben Reiz mit Zerstörung von Nervengewebe eine bis dahin latente Virusinfektion zu aktivieren und in ihren unaufhaltsamen Lauf zu setzen, ist zweifellos richtig und gilt nicht nur für die Lyssa, sondern auch für andere Viruserkrankungen. Im Einzelfall wird man sich diese Frage immer zu stellen haben, deren Beantwortung bei den meist stark schwankenden Inkubationszeiten aber sehr schwierig sein dürfte. *Grundsätzlich* ist zu sagen, daß die Übertragung von tierexperimentellen Befunden auf den Menschen immer problematisch ist und die akut entzündlichen Erkrankungen des Zentralnervensystems nur zum Teil und dann doch recht abweichend beim Tier reproduzierbar sind. Hierin ist allein schon eine erhebliche Restriktion der Brauchbarkeit des Tierversuchs zu sehen; nur schwerlich aber wird man experimentell die gleichen Ausgangsbedingungen schaffen können, um die Bedeutung einer bestimmten Noxe in allen Einzelheiten studieren zu können. Zu warnen ist auch vor unkritischer Vereinfachung, indem man die für eine Erkrankung gewonnenen Ergebnisse ohne weiteres auf andere glaubt übertragen zu dürfen. Ferner ist es nicht statthaft, von einem krankheitsfördernden Einfluß schlechthin zu sprechen, sondern es können sich bei den einzelnen Krankheiten Unterschiede im Verhalten gegenüber bestimmten Faktoren zeigen, ohne daß wir diese einstweilen zu erklären vermöchten.

Multiple Sklerose

Die mit der multiplen Sklerose (M.S.) verbundenen versicherungs- und versorgungsrechtlichen Fragen sind bis in die neueste Zeit Gegenstand heftiger Diskussionen gewesen (BAUER, KERSTING u. MAGUN; BEHREND; GERHARD; KALM; UHLEMANN). Auch heute noch müssen wir davon ausgehen, daß die Ätiologie der M.S. unbekannt ist und unsere Kenntnisse über ihre Pathogenese unzureichend sind. So wichtig und bedeutungsvoll die verschiedenen Theorien über die mögliche Ätiologie und Pathogenese der M.S. für die medizinische Forschung auch sein mögen, deren versicherungs- und versorgungsrechtliche Bedeutung ist außerordentlich gering. Es ist nicht statthaft, deduktiv von wissenschaftlichen Hypothesen aus, konkrete gutachtliche Fragen zu beantworten, indem eine unbewiesene Schulmeinung zur Richtlinie erhoben wird. Dies gilt insbesondere für die Virustheorie der M.S. (EWALD, HALLERVORDEN, SCHALTEN-

BRAND). So wurde die Forderung erhoben, die M.S. wie alle anderen Infektionen als Dienstbeschädigung anzuerkennen, wenn das Leiden nachweisbar während des Krieges seinen Anfang genommen hatte. Die versicherungsmedizinische Beurteilung der M.S. kann sich nur auf tragfähige und beweisbare Vorstellungen gründen, und darum wird man vorerst noch ohne Kenntnis der Ursache dieses Leidens zu entscheiden haben.

Zu den gesicherten Tatsachen, von denen der medizinische Sachverständige ausgehen darf, gehört der morphologische Befund. Nach übereinstimmender Auffassung der maßgeblichen Autoren handelt es sich bei der M.S. um eine entzündliche Erkrankung des Zentralnervensystems, um eine disseminierte Enzephalomyelitis. Auch die Liquorveränderungen mit Pleozytose und Vermehrung der γ-Globuline lassen einen chronisch-entzündlichen Prozeß annehmen. Entzündliche Krankheitserscheinungen in der bei der M.S. vorliegenden Art werden nach dem gegenwärtigen Stand unserer Kenntnisse durch exogene Noxen hervorgerufen. Als exogene Faktoren angeschuldigt wurden Vergiftungen, vor allem mit Blei, Besonderheiten der Ernährungsweise, berufliche Belastungen, Insektenstiche, thermische und Witterungseinflüsse, Impfungen, ohne daß deren Bedeutung für die M.S. sichergestellt werden konnte. Ein Zusammenhang mit anderen Infektionskrankheiten, Tuberkulose, Rheumatismus, war nicht zu erkennen. Auffallend selten finden sich bei M.S.-Kranken maligne Tumoren, die in der Durchschnittsbevölkerung siebenmal so häufig vorkommen. Hormonalen Einflüssen, Pubertät, Gravidität, Abort, Wochenbett hat man schon seit langem eine ungünstige Einwirkung zugesprochen. Durch Schwangerschaften in den ersten durch eine stärkere Prozeßaktivität gekennzeichneten Jahren der Erkrankung kann das Auftreten von Schüben begünstigt werden, die Prognose auf lange Sicht wird aber nicht beeinflußt. Für eine Schwangerschaftsunterbrechung zur Vermeidung einer Verschlimmerung fehlt jede Grundlage (JANZEN, BAUER u. MERTENS); der künstliche Abort bedingt eine stärkere Gefährdung als die Schwangerschaft und Entbindung. Bei schwerer Beeinträchtigung der Leistungsfähigkeit und rascher Progredienz der M.S. kann die Unterbrechung möglichst früh in der Schwangerschaft erwogen werden, ohne daß sich aber allgemeine Richtlinien aufstellen ließen. Belastungen allgemeiner Art sind als pathogenetisches Moment der M.S. geltend gemacht worden, insbesondere infolge Kriegs- und Wehrdienstes. Bereits nach dem Ersten Weltkrieg haben umfangreiche statistische Erhebungen (KRAMER, MOSER, WEILER, STERN) gezeigt, daß die M.S. nicht zugenommen hatte und auch nicht in ihrem Verlauf beeinflußt worden war. Die Erfahrungen des Zweiten Weltkrieges (KLIMKE u. EBBING; SCHRADER; WULLSTEIN) haben diese Auffassung noch bestätigt. Auch Traumen spielen für die Pathogenese der M.S. keine Rolle. Es ist eine gesicherte Erfahrungstatsache, daß sich bei Schwerbeschädigten mit Hirn- und Rückenmarksverletzungen nur selten eine M.S. manifestiert hat (SCHRADER). Seelischen Belastungen kann ebenfalls keine wesentliche pathogenetische Bedeutung beigemessen werden (DÖRING). Diese statistischen Feststellungen schließen für den Einzelfall nicht aus, daß gewissen äußeren Einwirkungen unter bestimmten Voraussetzungen ein mitbestimmender Einfluß auf die M.S. anzuerkennen ist; es steht außer Zweifel, daß die Verschlimmerung des Leidens durch exogene oder endogene Belastungsfaktoren möglich ist. Immer wieder ergeben sich aber Schwierigkeiten, wenn im konkreten Fall die pathogenetische Bedeutung jener Teilfaktoren gutachtlich abgeschätzt werden muß; d. h. wenn der Begriff Verschlimmerung näher definiert werden soll. Man beruft sich dann gern auf die sogenannte klinische Erfahrung, die aber gerade bei der M.S. keineswegs eindeutig ist, zeigt sie doch, daß sich bestimmte Belastungen bald verschlimmernd auswirken, bald aber ohne jeglichen faßbaren Einfluß bleiben.

Für die *Unfallbegutachtung* ist zu fordern, daß das Zentralnervensystem vom Trauma getroffen wurde, und daß dieses erheblich war. Zur Anerkennung einer Verschlimmerung der M.S. genügt nicht, wenn eine leichte oder gar fragliche Kommotionswirkung auf Hirn oder Rückenmark vorausgegangen ist, denn nur schwerere Gewebsveränderungen, begleitende Zirkulationsstörungen, kollaterales Ödem, dürften imstande sein, Einfluß auf das Grundleiden zu nehmen. In Einzelfällen wird man bei gegebenem adäquaten zeitlichen Zusammenhang ausschließlich für diesen einen Schub eine Verschlimmerung anerkennen können.

In der *Versorgungsmedizin* wurde durch die Empfehlungen des ärztlichen Sachverständigenbeirats vom Jahre 1958 eine neue Grundlage für die Begutachtung der M.S. geschaffen. Man kam dabei zu folgenden Ergebnissen:

1. Eine einheitliche Auffassung, die als wissenschaftliche Lehrmeinung gelten könnte, über die Ätiologie der M.S. besteht nicht.
2. Damit ist im Grunde genommen ein ursächlicher Zusammenhang mit Einflüssen des Wehrdienstes nicht wahrscheinlich zu machen.
3. Da darüber Übereinstimmung besteht, daß exogene Faktoren (z. B. wehrdiensteigentümliche Verhältnisse, Infekte stärkeren Grades) von mitwirkender Bedeutung sein können, empfiehlt sich als Kompromiß bei nachgewiesenem engen zeitlichen Zusammenhang (etwa 2 bis 3 Monate) den genannten Faktoren eine mitursächliche Bedeutung beizumessen.

Der § 1, Ziff. 3 der Neufassung des Bundesversorgungsgesetzes vom 21. 2. 1964 hat folgenden Wortlaut: Zur Anerkennung einer Gesundheitsstörung als Folge einer Schädigung genügt die Wahrscheinlichkeit des ursächlichen Zusammenhanges. Wenn die zur Anerkennung einer Gesundheitsstörung erforderliche Wahrscheinlichkeit nur deshalb nicht gegeben ist, weil über die Ursache des festgestellten Leidens in der medizinischen Wissenschaft Ungewißheit besteht, kann mit Zustimmung des Bundesministers für Arbeit und Sozialordnung Versorgung gewährt werden.

Mit dieser Regelung ist dem ärztlichen Sachverständigen eine schwerwiegende Entscheidung abgenommen worden, der er nach dem Stande unseres Wissens ohnehin nicht entsprechen konnte. Aus den Erläuterungen zum § 1, Ziff. 3 des BVG geht aber hervor, daß der medizinische Sachverständige nicht davon entbunden ist, eindeutig gutachtlich Stellung zu nehmen und sich insbesondere zur Frage des zeitlichen Zusammenhanges und mit dem krankheitsfördernden Effekt einer geltend gemachten Gesundheitsschädigung auseinanderzusetzen hat. Für die Versorgung M.S.-Kranker auf dem Wege des Härteausgleiches empfehlen sich folgende Richtlinien:

1. Der zeitliche Zusammenhang zwischen angeschuldigten Wehrdiensteinflüssen und Auftreten der M.S. sollte ein Intervall von 3 Monaten nicht überschreiten.
2. Bei der Manifestation der M.S. im zeitlichen Zusammenhang mit wehrdienstbedingten Schadlichkeiten muß es sich um faßbare, objektive, charakteristische Symptome handeln, die es gestatten, das Leiden als solches zu erkennen. Flüchtige, wenig prägnante Phänomene rein subjektiver Natur können dem medizinischen Sachverständigen nicht als Brückensymptome einer eventuell erst Jahre später eindeutigen M.S. dienen.

3. Ein schädigender Einfluß des militärischen oder militärähnlichen Dienstes ist nur dann wahrscheinlich zu machen, wenn tatsächlich außergewöhnliche Belastungen und anhaltende Strapazen vorgelegen haben. Verständlicherweise ergeben sich große Schwierigkeiten, wenn angegeben werden soll, welche Schädlichkeiten als krankheitsfördernde Faktoren bzw. als sog. Teilursache der M.S. anzuerkennen sind. Da objektive Maßstäbe fehlen, ist es nicht möglich, die Vielzahl der Gesundheitsschädigungen nach Wirkungseffekt und Durchschlagskraft in einer Wertskala zusammenzufassen. Immerhin haben schwere Infektionskrankheiten, ernstere Verwundungen, Erfrierungen, langdauernde Nässeeinwirkungen, extreme Mangelernährung einen gewissen Vorrang.

Auch wenn *Zusammenhangsfragen* zwischen Wehrdienst und M.S. bisher unter dieser gesetzlichen Regelung zu betrachten sind, so wird man von dem medizinischen Sachverständigen Kritik und Strenge bei der gutachtlichen Stellungnahme zu fordern haben, andernfalls müßten praktisch alle Erkrankungen an M.S., die während des Krieges auftraten, als Versorgungsleiden anerkannt werden. Die Leistungen der Zivilbevölkerung, vor allem in den großen Städten, haben häufig denen des Militärs in keiner Weise nachgestanden.

Impfschäden

Zu den Aufgaben des Staates gehören Maßnahmen für die Gesunderhaltung des Volkes und die Abwehr von Infektionskrankheiten. Aus diesen Gesichtspunkten ergeben sich die Pflicht und das Recht des Staates, Impfungen anzuordnen oder zu empfehlen (HARTUNG). Wir können dabei unterscheiden:
1. Durch Gesetz als allgemeinverbindlich erklärte Impfungen, »allgemeine Pflichtimpfungen«.
2. Pflichtimpfungen auf Grund einer besonderen Seuchenlage, »begrenzte Pflichtimpfungen«.
3. Impfungen auf freiwilliger Grundlage, »freiwillige Impfungen«.

In Deutschland wurde mit Gesetz vom Jahre 1874 die Impfung gegen die Pocken in Form einer Erstimpfung und einer Wiederimpfung zur gesetzlichen Pflichtimpfung erklärt. Sie ist bis heute die einzige allgemeinverbindliche Pflichtimpfung in der Bundesrepublik geblieben und wurde als solche vom Bundesgerichtshof in seinem Gutachten vom 21. 1. 1952 (BGHSS/ E 4, 375 = BVBl. 1953, 370) über die Verfassungsmäßigkeit der Pocken-Schutzimpfung bejaht. Das Bundes-Seuchengesetz hat die Möglichkeit geschaffen, unter bestimmten Voraussetzungen weitere Pflichtimpfungen durchzuführen. Nach § 15 können Schutzimpfungen gegen Pocken, Cholera, Typhus abdominalis und Diphtherie für bedrohte Teile der Bevölkerung dann angeordnet werden, wenn eine dieser Krankheiten in bösartiger Form auftritt und mit ihrer epidemischen Verbreitung zu rechnen ist. Unter bestimmten Umständen können Impfungen auch gegen andere Krankheiten als allgemeinverbindlich erklärt werden. Bei den »begrenzten Pflichtimpfungen« handelt es sich stets um von vornherein zeitlich, örtlich und personell begrenzte Maßnahmen. Bewährte Schutzimpfungen werden dem Bürger von den Gesundheitsbehörden als Impfung auf freiwilliger Grundlage empfohlen. Zu den »öffentlich empfohlenen« Impfungen gemäß § 51 SeuchG, die die Gesundheitsämter unentgeltlich durchzuführen haben, gehören Impfungen gegen folgende Krankheiten: Diphtherie, übertragbare Kinderlähmung, Tuberkulose, Wundstarrkrampf, außerdem Keuchhusten bei Kindern bis zur Vollendung des 1. Lebensjahres im Falle des gehäuften Auftretens dieser Krankheit. Ferner sind Pocken-Wiederimpfungen »öffentlich zu empfehlen« für Ärzte, ärztliches Hilfspersonal, Pflege- und Krankenhauspersonal, soweit diese Personen für den Einsatz im Rahmen von Pockenbekämpfungsmaßnahmen in Betracht kommen. Schutzimpfungen gegen andere Krankheiten dürfen öffentlich nur empfohlen werden, wenn dies ausdrücklich angeordnet wird;

so lauten die Durchführungsbestimmungen zum Bundes-Seuchengesetz des Landes Nordrhein-Westfalen vom 4. 2. 1963 (MBl. NW 1963 S. 188). – Bei Auslandsreisen können unter Bezug auf die internationalen Gesundheitsvorschriften der WHO vom Anreiseland Pocken-, Gelbfieber- und Cholera-Impfungen gefordert werden. Andere Impfungen können vom Anreiseland nur empfohlen werden.

Unabhängig von der Frage der öffentlichen Empfehlung sind heute freiwillige Schutzimpfungen gegen die meisten Infektionskrankheiten möglich. Die für uns wichtigsten sind: Pocken, Diphtherie, Tetanus, Tuberkulose, Poliomyelitis, Keuchhusten, Influenza, Adenoviren, Typhus und Paratyphus, Ruhr, Cholera, Scharlach, Masern, Tollwut, Fleckfieber, Gelbfieber.

Impfschäden werden nach dem Bundes-Seuchengesetz vom 18. 7. 1961 bundeseinheitlich entschädigt. In § 51 heißt es, wer durch eine gesetzlich vorgeschriebene oder eine auf Grund der Bestimmungen dieses Gesetzes angeordnete oder eine von einer Gesundheitsbehörde empfohlene Schutzimpfung einen über das übliche Ausmaß einer Impfreaktion hinausgehenden Gesundheitsschaden erleidet, hat Anspruch auf Entschädigungsleistungen nach §§ 52 bis 55. Für freiwillige Impfungen, die auf Grund privater bzw. beruflich-privater Interessen erfolgen, z. B. vor Auslandsreisen, bestehen im Impfschadensfall keine Entschädigungsansprüche. Es sei denn, die Impfung ist von einer Gesundheitsbehörde im Sinne des § 51 BSeuchG öffentlich empfohlen. Nach dem Gesetz zur Änderung des Bundes-Seuchengesetzes vom 23. 1. 1963 (BGBl. I S. 57) können bei Poliomyelitisimpfungen mit lebenden Viren auch andere Personen als die Geimpften, wenn sie durch ausgeschiedene Erreger infiziert werden und einen Gesundheitsschaden erleiden, eine Entschädigung beanspruchen. Keine Regelung haben bisher Schädigungen erfahren, die auf Grund von Übertragung des Vakzine-Virus in die Umgebung einer gegen Pocken schutzgeimpften Person zustandegekommen sind. Diese ungleiche Behandlung erscheint unbefriedigend, ist aber darauf zurückzuführen, daß bisher kaum Fälle bekannt sind, in denen bei Einhaltung der Verhaltensregeln Pockenimpfstoff von einer geimpften Person auf eine andere übertragen wurde. In der Praxis wurde allerdings in vereinzelten Fällen eine Entschädigung, wenn auch ohne Anerkennung eines Rechtsanspruches, gewährt. Nach dem BSeuchG hat das Land, in dem der Schaden verursacht worden ist, dem Entschädigungsberechtigten die im Gesetz festgelegten Leistungen zu gewähren: 1. Kosten der notwendigen Heilbehandlung. 2. Gewährung einer Rente. 3. Kosten der notwendigen Anstaltspflege. 4. Kosten der Bestattung. 5. Gewährung einer Hinterbliebenenrente. 6. Gewährung von Erziehungsbeihilfe. Der Geschädigte hat außerdem Anspruch auf berufsfördernde Maßnahmen.

Die wichtigsten Paragraphen des Bundesseuchengesetzes sind:

§ 51: (1) Wer durch eine gesetzlich vorgeschriebene oder eine auf Grund der Bestimmungen dieses Gesetzes angeordnete oder eine von einer Gesundheitsbehörde öffentlich empfohlene Schutzimpfung einen über das übliche Ausmaß einer Impfreaktion hinausgehenden Gesundheitsschaden erleidet, hat Anspruch auf Entschädigungsleistungen nach den §§ 52 bis 55. Ein auf anderen gesetzlichen Vorschriften beruhender Anspruch auf Ersatz des in Absatz 1 genannten Schadens geht insoweit auf das zur Gewährung der Entschädigung verpflichtete Land über, als dieses dem Entschädigungsberechtigten nach diesem Gesetz Leistungen zu gewähren hat.

(2) Trifft die Ersatzpflicht nach Absatz 1 mit einer Ersatzpflicht auf Grund fahrlässiger Amtspflichtverletzung zusammen, so wird die Ersatzpflicht nach § 839 Abs. 1 des Bürgerlichen Gesetzbuchs nicht dadurch ausgeschlossen, daß die Voraussetzungen des Absatzes 1 vorliegen.

(3) Hat bei der Entstehung, Abwendung oder Minderung des Schadens ein Verschulden des Geschädigten oder seines Sorgeberechtigten mitgewirkt, so gilt § 254 des Bürgerlichen Gesetzbuchs sinngemäß.

(4) Bei Impfungen nach § 14a gelten die Absätze 1 bis 3 entsprechend, wenn eine andere als eine geimpfte Person durch ausgeschiedene Erreger einen über das übliche Ausmaß einer Impfreaktion hinausgehenden Gesundheitsschaden erleidet. Ein Gesundheitsschaden, der seiner Art nach durch ausgeschiedene Erreger verursacht sein kann, gilt als durch diese Erreger verursacht, es sei denn, daß er nach wissenschaftlicher Erkenntnis mit an Sicherheit grenzender Wahrscheinlichkeit nicht durch ausgeschiedene Erreger hervorgerufen worden ist.

§ 52: (1) Die Entschädigungsleistungen umfassen 1. die Kosten der notwendigen Heilbehandlung, 2. die Gewährung einer Rente, 3. die Kosten der notwendigen Anstaltspflege, 4. die Kosten der Bestattung, 5. die Gewährung von Hinterbliebenenrente, 6. die Gewährung von Erziehungsbeihilfe.

(2) Der Geschädigte hat außerdem Anspruch auf berufsfördernde Maßnahmen.

§ 56: (1) Der Geschädigte hat seinen Anspruch innerhalb einer Frist von drei Monaten nach Erlangung der Kenntnis von dem Impfschaden bei der zuständigen Behörde geltend zu machen. Bei später eingehenden Anträgen werden die Entschädigungsleistungen frühestens vom Tage der Antragstellung an gewährt.

(2) Nach Ablauf eines Jahres seit dem Beginn der Frist nach Absatz 1 ist die Geltendmachung des Anspruchs ausgeschlossen, es sei denn, daß sich der Gesundheitsschaden später wesentlich verschlimmert hat oder daß der Geschädigte unverschuldet an der rechtzeitigen Geltendmachung des Anspruchs gehindert war. In diesen Fällen ist der Anspruch innerhalb von drei Monaten nach Erlangung der Kenntnis von der Verschlimmerung oder dem Wegfall des Hindernisses geltend zu machen.

Diese vom Staat vorgesehenen Entschädigungen gelten, wie aus dem Gesetz hervorgeht, nur für solche Impfschäden, die nach gesetzlich bestimmten oder nach behördlich empfohlenen Schutzimpfungen entstehen. Anders ist es, wenn z. B. jemand beruflich in ein tropisches Land geht und deswegen gegen Gelbfieber oder Cholera schutzgeimpft wird. Entsteht hierbei ein Impfschaden, so ist dafür die Berufsgenossenschaft zuständig. Impfschäden können auch durch fehlerhaftes Impfen entstehen: mangelnde Sterilisation kann zu Eiterungen, Erysipel oder Hepatitis führen, ein falscher Zeitpunkt der Impfung (z. B. Überschneidung mit anderen Impfungen oder Impfung während einer Krankheit) kann sich ungünstig auswirken. Hier muß der Impfarzt bzw. seine Behörde die Verantwortung tragen (s. a. S. 49).

Die Aufklärung eines geltend gemachten Impfschadens ist Angelegenheit des Gesundheitsamtes. Bereits bei Verdacht auf einen Impfschaden sind sofort Ermittlungen anzustellen und zwar unabhängig davon, ob der Betroffene einen Impfschaden geltend macht oder nicht. Der Entschädigungsantrag erfolgt formlos durch den Geschädigten. Die Behandlung des Antrages ist Sache der Länder. Die Entscheidung über einen Entschädigungsantrag trifft der zuständige Regierungspräsident nach Anhören sachverständiger Fachberater.

Verschiedene Berufe besitzen ein Infektionsrisiko. Für derartige Risikogruppen gibt es eine Reihe von Empfehlungen, sich impfen zu lassen. Sie betonen die Freiwilligkeit der Impfung, beinhalten aber doch in der Praxis einen indirekten Impfzwang, weil eben die Gewährung des Berufswunsches von der Bereitschaft, sich impfen zu lassen, abhängig gemacht werden kann. Auch verlangen die Unfallverhütungsvorschriften, die sich an den Arbeitgeber oder Dienstherrn richten, daß die Übernahme einer bestimmten Tätigkeit – z. B. auf einer Infektionsstation – von der Vornahme einer Schutzimpfung abhängig gemacht wird. Im Gegensatz zum Impfschadensfall nach gesetzlichen oder empfohlenen Impfungen, der gemäß BSeuchG je nach Sachlage entschädigungspflichtig werden kann, ist der Schaden nach einer wegen beruflichen Risikos geforderten Impfung als Arbeitsunfall oder als Berufskrankheit zu werten.

Nach prophylaktischer oder therapeutischer Gabe von Immunseren sowie nach Anwendung von Impfstoffen gegen die verschiedenen Infektionskrankheiten kann es zu allergischen Reaktionen auch am Nervensystem kommen. Die anaphylaktischen Krankheitserscheinungen besonders von seiten des Zentralnervensystems sind gegenüber denen an der Haut zahlenmäßig gering. Andererseits stellt die neuroallergische Reaktion, Neuritis, Polyneuritis, Meningoenzephalomyelitis nach Heilserumgabe sowie Injektion von Bakterien oder Virusimpfstoffen, zweifellos die schwerste Komplikation dar. Für das Auftreten von allergischen Impfschäden sind dispositionelle Momente im Sinne einer allergischen Diathese von Bedeutung. Von allen aktiven oder passiven Impfvorhaben sind deshalb grundsätzlich solche Personen zurückzustellen, die nachweisbar zu allergischen, insbesondere neuroallergischen Reaktionen neigen. Die neurologischen Komplikationen zeigen sich meistens 1-2 Wochen nach der Antigenzufuhr. Dabei gilt im allgemeinen die Regel, daß je kürzer die Latenzzeit, um so schwerer die Nachkrankheit ist. Fast immer sind wiederholte Injektionen vorausgegangen. In seltenen Fällen kann es zu neuroallergischen Erscheinungen nach der ersten Impfung kommen. Dann ist – wenn nicht ein früherer Impfkontakt vorliegt – an eine latente Sensibilisierung zu denken. So haben z. B. Erwachsene im Gegensatz zu Kleinkindern sehr häufig auf Diphtherie-Toxoid-Schutzimpfungen heftige lokale Reaktionen, die annehmen lassen, daß eine latente Auseinandersetzung mit dem Diphtherie-Erreger stattgefunden hat. Die neurologischen Krankheitssymptome sind oft kombiniert mit anderen allergischen Erscheinungen, zu denen sie aber hinsichtlich ihres Schweregrades keine Parallelität aufweisen.

Nach *Diphtherieschutzimpfung* kommt es nur sehr selten zu neuralen Schäden. Die einschlägige Literatur bis 1964 wurde von VAN RAMSHORST und EHRENGUT zusammengestellt, die auch über eigene Beobachtungen berichteten. Die Inkubationszeit betrug wie bei der Serumkrankheit 6-26 Tage. Die meisten Komplikationen führten zu peripheren Nervenerkrankungen, aber auch Fälle mit Meningitis, Papillitis, Myelitis, Hemiparese und Chorea sind publiziert worden. Krämpfe sind ein äußerst seltenes Vorkommnis, meist handelt es sich um sog. »Fieberkrämpfe« bei zerebraler Vorschädigung oder familiärer Belastung.

Nach *Tetanustoxoidgabe* sind Erkrankungen des Zentralnervensystems überaus selten nachgewiesen worden. Wenn zentralnervöse Schäden festgestellt wurden, waren fast immer *Mehrfachimpfstoffe* angewendet worden. Die Komplikationen wurden dabei in der Regel nicht dem Diphtherie- oder Tetanustoxoid zur Last gelegt, sondern anderen Impfstoffkomponenten, meist Pertussisvakzinen.

Klinisches Bild und anatomisches Substrat der Enzephalitis nach *Pertussisschutzimpfung* sind gut bekannt. Ihre Häufigkeit läßt sich nur schwer exakt beurteilen. Es bestehen offensichtlich regionale und zeitliche Unterschiede, nicht zuletzt auch wegen der Verschiedenheit der Impfstoffe. Das Risiko bleibender Schäden muß als gering angesehen werden. Für Schweden wurde es auf 1:50000 bis 1:60000 berechnet (BRORSON u. VAHLQUIST). Bei 75% der betroffenen Kinder wurden die ersten neuralen Symptome, Erbrechen, Schlaflosigkeit, Anfälle, Hirnnerven- oder Extremitätenlähmungen innerhalb von 24 Stunden nach der Impfung beobachtet. Bei einem Intervall von mehr als 72 Stunden wird der ursächliche Zusammenhang mit der Impfung sehr unwahrscheinlich. Ungefähr die Hälfte der Fälle heilt vollständig aus; in rund einem Drittel bleiben mehr oder weniger schwere Dauerschäden, Paresen, Amaurose, Epilepsie, intellektuelle Ausfälle, Verhaltensstörungen. Die Mortalität wird auf 15–20% geschätzt (VOGT u. ENGELHARDT).

Nach *Typhusschutzimpfung* sind wiederholt periphere und seltener zentralnervöse Krankheitserscheinungen, Meningitis, Enzephalitis, Myelitis, beschrieben worden. Eine Zusammenstellung einschlägiger Fälle findet sich bei RAETTIG; GAYLE u. BOWEN; RIEDER; sowie auch bei GÜNTHER. Über Häufigkeit und Prognose der zentralen Schäden nach Typhusschutzimpfung bestehen keine statistischen Unterlagen.

Die *Tollwutschutzimpfung* des Menschen wird im Gegensatz zu den anderen Schutzimpfungen, die beim Einzelfall oder im allgemeinen der Seuchenprophylaxe dienen, bislang nur als nachträgliche Immunisierung bei Personen angewendet, die wahrscheinlich oder mit Sicherheit in gefährliche Berührung mit dem Krankheitserreger gekommen sind. Die lange, meist mehrwöchige Inkubationszeit der Tollwut begünstigt den Erfolg der Impfung, die besser als Wutschutzbehandlung oder als »postinfektionelle Impfung« bezeichnet wird. Neurale Komplikationen treten sehr selten auf, bei etwa 1–2 von 10000 Geimpften. In der Mehrzahl der Fälle beginnen die neurologischen Störungen am 13.–15. Tag nach der ersten Impfung mit einer Schwankungsbreite vom 2.–35. Tag. Der meningo-myelitische Krankheitsprozeß beteiligt vor allem das Rückenmark. Bei 15–20% der Erkrankten kommt es zu aufsteigenden Lähmungen vom Landry-Typ, die tödlich enden. Ätiologisch ist die Impfkomplikation ungeklärt; eine Überempfindlichkeitsreaktion gegen artfremde Hirnsubstanz wird angeschuldigt. Hierfür spricht auch, daß die schädlichen Faktoren mit Äther aus dem virus-fixehaltigen Gehirnmaterial extrahierbar sind. Auf diesem Prinzip beruht die Herstellung des Impfstoffes nach HEMPT. Die eigentümliche Doppelstellung der Wutschutzbehandlung als gleichzeitig prophylaktische und therapeutische Maßnahme hat dazu geführt, daß sie versicherungsrechtlich nicht als freiwillige Schutzimpfung, sondern als besondere Form einer Frühbehandlung gilt, die von den Krankenkassen erstattet wird. Da eine Weiterverbreitung der Seuche von Mensch zu Mensch nicht zu befürchten ist, gibt es für gefährdete Personen keine Impfpflicht (s. a. S. 481).

Neurale Schäden nach Poliomyelitisschutzimpfung. Die Impfung mit *inaktivierter Vakzine* (SALK) gehört zu den bestverträglichen, die es überhaupt gibt (WEBER). Nach Vervollkommnung der Herstellungsverfahren und der Prüfmethoden ist die Entstehung von Impfpoliomyelitiden mit an Sicherheit grenzender Wahrscheinlichkeit ausgeschlossen. Es ist daher geboten, jeden vermeintlichen Zusammenhang einer Erkrankung mit der Impfung sehr kritisch auf die Objektivierbarkeit einer ursächlichen Beziehung zu prüfen. Beschrieben wurden Zwischenfälle von seiten des Nervensystems im Sinne einer Enzephalomyelitis oder Polyneuritis (NATHANSON u. Mitarb.; BAUMANN u. FELDER; UEHLINGER; LIEBE u. WÖCKEL; BÄCKER; ZISCHINSKY u. Mitarb.). In allen derartigen Fällen ist eine genaue Untersuchung auf Krankheitserreger erforderlich. Die Pathogenese der meist passageren Krankheitserscheinungen ist letztlich unbekannt. Eine allergische Reaktion auf das in jeder inaktivierten Vakzine vorhandene Affennierengewebe und vielleicht auch das der Gewebekultur beigegebene Penicillin erscheint möglich. Für diese Auffassung können die histologischen Befunde in einzelnen obduzierten Fällen sprechen. Die Häufigkeit derartiger Komplikationen wird von den einzelnen Autoren unterschiedlich angegeben. Nach CHRISTENSEN (1959) wurde nach Ausgabe von 184 Millionen Dosen Impfstoff durch die Fa. Eli-Lilly & Co. insgesamt über 284 Komplikationen, darunter 37 neurologische Erkrankungen berichtet.

Die *orale Poliomyelitisimpfung* (SABIN) mit abgeschwächtem Virus führt nach den Erfahrungen an vielen Millionen Impfungen nur sehr selten zu Komplikationen. In den USA und Kanada hat man auf etwa je eine Million Impflinge einen Fall eines poliomyelitisähnlichen Krankheitsbildes beobachtet. In Bayern kamen 1962 auf 4,2 Millionen Impfungen 6 Fälle mit Paresen von kurzer Dauer. Ferner wurden 3 Erkrankungsfälle bei Kontaktpersonen festgestellt. Zahlreiche Erkrankungen, die gemeldet worden waren, erwiesen sich als Fehldiagnosen. Durch virologische und serologische Untersuchung können Infektionen mit Wildvirus, Coxsackievirus usw. abgesondert werden. Festzuhalten ist, daß es in unmittelbarer Auswirkung des Impfvirus in seltenen Fällen zu poliomyelitisähnlichen Erkrankungen kommen kann, die meistens ohne Hinterlassung schwerer, bleibender Lähmungen abheilen. Problematisch sind die postulierten neuralen Schädigungen in mittelbarer Auswirkung des Impfvirus, Polyneuritiden und Enzephalomyelitiden (SCHALTENBRAND u. HOPF; PETERS; DORNDORF; VAN RAY u. ARNDT). Es ist doch kaum zu erwarten, daß die abgeschwächten Poliomyelitisviren grundsätzlich andere Wirkungen im Nervensystem entfalten als die vollvirulenten Wildviren. Nach PETTE haben statistische Erhebungen in der Tschechoslowakei ergeben, daß in den Jahren vor der Poliomyelitisschluckimpfung die Häufigkeit der Enzephalomyelitis und Polyneuritis nicht größer war als im Jahr der Schluckimpfung. BODECHTEL, HAAS, JOPPICH, LENNARTZ, PETTE u. SIEGERT haben in ihrem Bericht darauf hingewiesen, daß die gemeldeten polyradikulitischen und enzephalomyelitischen Krankheitsbilder mit einem Intervall zwischen Impfung und Krankheitsbeginn von 1 bis 31 Tagen aufgetreten sind und sich nahezu gleichmäßig auf diesen Zeitraum verteilen. Hieraus schon ließe sich ableiten, daß es sich um ein zufälliges Zusammentreffen gehandelt habe. Bis auf einen Fall war auch keine Virusisolierung gelungen.

Die *postvakzinale Enzephalomyelitis* stellt eine akute entzündliche Reaktion des Zentralnervensystems dar und ist ein recht seltenes Ereignis, das fast nur bei Erstimpflingen beobachtet wird. Im Durchschnitt trifft eine Erkrankung auf ca. 100 000 Erstimpfungen; doch gibt es zeitlich und örtlich Häufungen (HERRLICH, EHRENGUT u. SCHLEUSSING). Es existiert keine Klassifikation dieses Impfschadens, der den Kliniker, den Pathologen und Epidemiologen in gleicher Weise befriedigen würde. Aus der Gesamtheit der neuralen Komplikationen nach der Impfung lassen sich zwei Erscheinungsformen hervorheben, die aber nur histopathologisch zu definieren sind: Eine Hauptgruppe mit Veränderungen im Sinne der diffusen perivenösen Herdenzephalitis und die für Kleinkinder charakteristische Enzephalopathie mit vaskulären Schäden auf Grund einer Blut-Hirnschrankenstörung. Die Inkubationszeit der postvakzinalen Enzephalomyelitis beträgt 4–20 Tage; jedoch wird auch eine Schwankungsbreite von 2–34 Tage noch für möglich gehalten (PETTE u. KALM). Bei Kindern unter dem 2. Lebensjahr ergab sich eine mittlere Inkubationszeit von $8,6 \pm 2,5$ Tagen, bei älteren Kindern dagegen von $12,8 \pm 2,1$ Tagen. Die Impfkomplikation tritt somit bei den älteren Impflingen im Durchschnitt um 3 Tage später auf. Die Symptomatologie der postvakzinalen Enzephalomyelitis ist außerordentlich vielseitig. Es gibt foudroyant verlaufende Fälle ohne Prodrome, andere Fälle beginnen akut oder subakut. Die neurologischen Symptome können ohne Fieber einsetzen, meist zeigt sich jedoch ein fieberhaftes Vorstadium von einigen Tagen Dauer mit uncharakteristischen Beschwerden, Mattigkeit, Kopfschmerzen. Je nach der Lokalisation der entzündlichen Veränderungen beherrschen zerebrale oder spinale Ausfälle, sowie meningitische Erscheinungen das

Krankheitsbild. Vielfach kommt es zu generalisierten oder Halbseitenkrämpfen. Von Beginn an ist das Bewußtsein gestört, angefangen von Apathie über Somnolenz bis zum Koma. Die *Prognose* der postvakzinalen Enzephalomyelitis ist sehr ernst. Die Angaben über die Mortalität schwanken zwischen 10 und 50%, im Durchschnitt zwischen 30 und 40%. Der Tod tritt meistens bereits nach 2–4 Tagen ein. Bei Kranken, die überleben, kommt es im Laufe einiger Tage zur Entfieberung, das Bewußtsein hellt sich auf und eventuelle Krämpfe lassen nach. Die Möglichkeit eines subakuten Verlaufs (JAKOB) ist sehr fraglich. Eine Progredienz, wie z. B. bei der Zeckenenzephalitis, gibt es nicht. Die Häufigkeit der *Folgeerscheinungen* wird recht verschieden angegeben. PETTE u. KALM veranschlagen sie auf 10%. PUNTIGAM u. BERGER fanden von 179 Fällen nur 41,5% subjektiv beschwerdefrei und ohne krankhaften neurologischen Befund. Bei 23,6% waren neurologische Ausfälle vorhanden, in 1,7% bestand eine Epilepsie und 2,3% hatten schwere psychische Veränderungen. Unter den *dispositionellen Momenten* ist zunächst die Altersdisposition zu nennen: Die Häufigkeit der postvakzinalen Enzephalomyelitis ist bis zum 4. Lebensjahr signifikant niedriger als bei den 4–12jährigen. Das Geschlechtsverhältnis ist nicht verschoben. Ein familiäres Vorkommen ist des öfteren berichtet worden, so daß eine konstitutionelle Disposition möglich erscheint. Genetische Studien an Zwillingspaaren (EHRENGUT) vermochten aber einen maßgeblichen erblichen Einfluß nicht zu bestätigen. Andere Krankheiten, Infekte, aber auch starke körperliche Belastungen sind zu den prädispositionierenden Momenten gerechnet worden. Organische Nervenleiden, Little-Syndrom, Hydrozephalus, Epilepsie, Mongolismus gelten als Kontraindikationen der Pockenschutzimpfung, weil derartige Erkrankungen den Boden für einen Impfzwischenfall bereiten können.

Bei der *gutachtlichen Bearbeitung* des neuralen Impfschadens ist zunächst zu berücksichtigen, daß es eine sichere klinische Diagnose nicht gibt. Zur Stütze eines hinreichend begründeten Verdachtes ist die Beachtung gewisser Kriterien notwendig. Voraussetzung ist, daß die Impfung angegangen ist. Bei negativer örtlicher Reaktion spricht die größere Wahrscheinlichkeit dafür, daß die Impfung erfolglos war. Die Feststellung der Antikörper im Blut, das Ergebnis eines Testes auf vakzinale Allergie können die Situation weiter abklären und eventuell beweisen, daß trotz »Erfolglosigkeit« eine immunologische Auseinandersetzung stattgefunden hat. Ganz wesentlich ist eine genaue Kenntnis der Inkubationszeit. Die meisten neuralen Zwischenfälle treten zwischen dem 7. und 14. Tag post vaccinationem auf. Allein aus diesem zeitlichen Zusammenhang kann mit großer Wahrscheinlichkeit auf die Impfung als Ursache der Erkrankung geschlossen werden. Abnorm kurze (unter drei Tagen) und relativ lange (über 21 Tage) Zeiten machen einen direkten Zusammenhang mit der Impfung unwahrscheinlich. *Normierte typische Inkubationszeit und der Nachweis eindeutig enzephalitischer Erscheinungen sind die Leitsymptome.* Der zerebrale Prozeß geht in der Regel aber nicht immer mit pathologischen EEG-Befunden und Liquorveränderungen einher. Problematisch sind die abortiven Fälle. Kommt es gelegentlich einer Impfreaktion zu »Fieberkrämpfen«, die bei dem meist zerebral vorgeschädigten Impfling auch schon früher beobachtet wurden, so ist der Impfung, wie jedem anderen Infekt in solchem Fall, nur eine auslösende Bedeutung zuzumessen. Ist der Krampfanfall aber erstmals nach der Pockenschutzimpfung aufgetreten und zeigen sich später Krämpfe ohne Fieberanfälle, so kann auf eine abortive Encephalitis postvaccinalis als Ursache geschlossen werden. Die Erhebung einer lückenlosen Vorgeschichte ist in derartigen

Fällen von besonderer Wichtigkeit; genau festzuhalten sind die Schwangerschaft der Mutter (Embryopathien), die Geburt (abnorme Lage, ungewöhnlich lange Entbindung mit künstlichen Hilfen etc.), das Verhalten nach der Geburt, sowie die körperliche und geistige Entwicklung. Unklare Anfälle vor der Impfung (»Wegbleiben«, »Fraisen«, »Zahnkrämpfe«, Augenverdrehen) müssen genau und zeitlich eindeutig geschildert werden. Unter dem Begriff der »blanden Enzephalopathie« versteht man neuerdings ein »erscheinungsloses« Krankheitsbild, dessen schwere Folgen, Krämpfe, Wesensänderung, sich erst später einstellen sollen. Die Annahme einer solchen Krankheit ist mit sehr vielen Unsicherheiten belastet, denn es ist kaum auszuschließen, ob nicht inzwischen eine andere Infektionskrankheit abgelaufen ist. Eine Vermutungsdiagnose reicht aber für die Anerkennung eines Impfschadens nicht aus.

SCHRIFTTUM: *Bakterielle Infektionen:* ALZHEIMER, O. und F. BROSER, Beitrag zur Frage des rezidivierenden Tetanus. Nervenarzt 32. 324 (1961) – APPELBAUM, E., Meningitis following trauma to the head and face. J. Amer. med. Ass. 173. 1818 (1960) – BASTIN, R., Les manifestations nerveuses de la fièvre typhoide. Presse méd. 2242 (1956) – CENTEA, A. und AL. TĂRANU, Neuropsychische Restzustände nach tuberkulöser Hirnhautentzündung bei Erwachsenen. Neurol. Psihiat. Neurochir. (Bucaresti) 11. 145 (1966) – DUBOIS, M. und F. ZOLLINGER, Einführung in die Unfallmedizin. Bern 1945 – EYRICH, K., B. AGOSTINI, A. SCHULZ, E. MÜLLER, H. NOETZEL, H. E. REICHENMILLER und K. WIEMERS, Klinische und morphologische Beobachtungen von Skelettmuskelveränderungen beim Tetanus. Dtsch. med. Wschr. 92. 530 (1967) – FELTEN, A., Brucellose-Encephalitis bei Maltafieber. Nervenarzt 34. 36 (1963) – GLANDER, R. und H. ILLERT, Amaurose und Hemiparese nach Typhus abdominalis bei einem 3jährigen Kinde. Arch. Kinderhk. 158. 164 (1958) – HENDERSON, L. L., Salmonella meningitis. Report of three cases and review of one hundred and forty-four cases from the literature. Amer. J. Dis. Child. 75. 351 (1948) – KALMÁR, P. und H. OTT, Pyocyaneus-Meningitis. Dtsch. med. Wschr. 87. 590 (1962) – LINK, K., Alter Gehirnprellherd ohne Schädelbruch und spätere metastatischeitrige Leptomeningitis. Mschr. Unfallhk. 67. 442 (1964) – NETER, E. R., Salmonella cholerae suis meningitis: Report of case and review of literature on salmonella meningitis. Arch. int. Med. 73. 425 (1944) – PRAY, L. G., zit. nach H. KALM. Die entzündlichen Erkrankungen des Gehirns und seiner Häute. Hdb. der inneren Medizin IV. Auflage, 5. Band, 3. Teil. Berlin, Göttingen, Heidelberg 1953 – REGLI, F., Die Meningitis purulenta. Fortschr. Neurol. 34. 449 (1966) – SCHÄRLI, A. und R. WEBER, Zur Behandlung der Salmonellen-Meningitis. Praxis (Bern) 53. 1284 (1964) – SCHMUZIGER, P. und T. WEGMANN, Die eitrige Meningitis – Therapie und Prognose. Schweiz. med. Wschr. 95. 149 (1965) – SCHULTEN, H., Tularämie. Erg. inn. Med. 64. 1160 (1944) – STEGER, H., Recidivierende Pneumokokkenmeningitis als Folge unauffälliger Stirnhöhlenhinterwand-Frakturen bei scheinbaren Bagatellverletzungen des Fronto-Basalschädels. H. N. O. (Berl.) 7. 65. (1958).
Neurolues: BLENCKE, A. und B., Die neuropathischen Knochen- und Gelenkaffektionen. Dtsch. Orthopädie 8 (1931) – BODECHTEL, G. und A. SCHRADER, Die Erkrankungen des Rückenmarks. Tabes dorsalis. Hdb. der inneren Medizin. IV. Auflage, 5. Band, 3. Teil S. 357. Berlin 1953 – BONHOEFFER, K., Über die Bedeutung der Kriegserfahrungen für die allgemeine Psychopathologie und Ätiologie der Geisteskrankheiten. Hdb. der ärztlichen Erfahrungen im Weltkriege 1914/18. Bd. IV. Geistes- und Nervenkrankh. Leipzig 1922 – BOSTROEM, A., Die progressive Paralyse. Hdb. der Geisteskrankheiten, herausgegeben v. O. Bumke. Bd. VIII. S. 147. Berlin 1930 – BOSTROEM, A., Die Begutachtung der behandelten Paralytiker. Dtsch. Zschr. gerichtl. Med. 24. 75 (1935) – CURTIUS, F., H. SCHLOTTER und E. SCHOLZ, Tabes dorsalis. Arbeit und Gesundheit 33 (1938) – JAHNEL, F., Die progressive Paralyse. Hdb. d. Neurologie. Herausgegeben v. Bumke und Foerster, Bd. XII. Intoxikationen und Infektionen I. Berlin 1935 – KARPLUS, J. P., Organische nichttraumatische Nervenkrankheiten bei Kriegsteilnehmern. Wien. med. Wschr. 69. 137 (1919) – KEHRER, F. und E. STRUZINA, Über die Häufigkeit der Lues cerebrospinalis und der metaluischen Erkrankungen nach dem Kriege. Arch. Psychiat. 70. 256 (1924) – KLIENEBERGER, O., Klinische Betrachtungen über die progressive Paralyse, Tabes und Lues cerebrospinalis und die Beurteilung äußerer Ursachen, insbesondere des Krieges bei die-

sen Erkrankungen. Arch. Psychiat. 70. 268 (1924) – LANGE, J., Infektiöse Nervenkrankheiten. Syphilis. Das ärztliche Gutachten im Versicherungswesen. Herausgegeben v. Fischer und Molineus Bd. II. S. 973. Leipzig 1939 – POLLACK, F., Lues und Trauma. Med. Klinik 25. 1651 (1929) – WEILER, K., Nervöse und seelische Störungen bei Teilnehmern am Weltkrieg. Arbeit und Gesundheit 25 (1935).

Leptospirosen: GSELL, O., Leptospirosen. Bern 1951 – JACOB, H., Leptospirenencephalitis durch Leptospira grippotyphosa. Acta Neuropath. 3. 469 (1964) – RIMPAU, W., Das deutsche Feldfieber. Erg. inn. Med. 59. 140 (1940) – SCHEID, W., Leptospirosen und Nervensystem. Fortschr. Neurol. 17. 295 (1949) – SCHEID, W., Lähmungssyndrome im Verlauf von Leptospireninfektionen. Nervenarzt 20. 412 (1949) – TROISIER, J. et Y. BOQUIEN, La spirochétose méningée. Paris 1933.

Rickettsiosen: ARNS, W. und H. WAHLE, Über die Dauerschäden des Nervensystems nach einer Fleckfieberencephalitis. Fortschr. Neurol. 33. 113 (1965) – v. BAYER, W. und L. BAUMER, Das Wolhynische Fieber – eine entzündliche Erkrankung des Nervensystems. Zschr. Neurol. 178. 136 (1944) – BREDEMANN, W., Neurologische Komplikationen und Folgekrankheiten nach Fleckfieber und Wolhynischem Fieber. Ärztl. Wschr. 9. 999 (1954) – BÜRKLE, G., Zur Ätiologie progredienter Spätschäden nach Fleckfieberencephalitis. Dtsch. med. Wschr. 88. 2039 (1963) – BUSSOPULOS, W., Zur Frage der paranoid-halluzinatorischen Psychosen nach Fleckfieberencephalitis. Fortschr. Neurol. 34. 39. (1966) – DUERDOTH, Ursächlicher Zusammenhang zwischen Paralysis agitans und Fleckfieber. Ärztl. Sachverst.-Ztg. Berlin 34. 23 (1928) – ERNST, K. u. W. PORTIUS, Neurologische Beobachtungen bei wolhynischem (Fünftage-)Fieber. Klin. Wschr. 22. 692 (1943) – GERMER, W. D. und W. SCHAUBER, Q-Fieber-Meningitis in einem endemisch verseuchten Gebiet. Dtsch. med. Wschr. 78. 1209 (1953) – GLATZEL, J., Beitrag zur Frage der psychischen Spätschäden nach Fleckfieberencephalitis. Nervenarzt 38. 360 (1967) – HASSLER, R., Parkinsonismus bei und nach Fleckfieberencephalitis. Hdb. d. inneren Medizin. IV. Auflage, 5. Band, 3. Teil. Berlin 1953 – HENI, F. und W. D. GERMER, Q-Fieber in Deutschland. Dtsch. med. Wschr. 73. 472 (1948) – HOSEMANN, H., Die Infektionskrankheiten im jetzigen Kriege. Herausgegeben am 28. 8. 1944 von der Heeressanitätsinspektion Nr. 8715/44 – LEMKE, R., Über Spätschäden nach Fleckfieber. Med. Klinik 40. 469 (1944) – MOESCHLIN, S. und B. J. KOSZEWSKI, Komplikationen des Q-Fiebers. Schweiz. med. Wschr. 80. 929 (1950) – MOHR, W., Die Rickettsiosen als Versorgungsleiden. Medizinische 48. 1600 (1954) – SCHEID, W., Die psychischen Störungen bei Infektions- und Tropenkrankheiten. Psychiatrie der Gegenwart II, S. 491. Berlin 1960.

Die Pilzinfektionen des Nervensystems: MÜLLER, E. und G. SCHALTENBRAND, Coccidioidose der Meningen. Nervenarzt 19. 327 (1948).

Parasitäre Erkrankungen: BÜSSOW, H., Über Psychosen nach Malaria. Allg. Zschr. Psychiat. 123. 235 (1944) – ELSAESSER, K.-H., Zur Symptomatologie, Diagnostik und Therapie der Hirncysticercose. Bericht über 8 Erkrankungen und tabellarische Zusammenstellung der Fälle des Schrifttums seit 1910. Zschr. Neurol. 177. 323 (1944) – MOHR, W., Die verschiedenen Malariaformen als Versorgungsleiden. Landarzt 30. 647 (1954) – SCHÖPE, M., Encephalitis bei Trichinose mit Nachweis einer Trichinelle im Gehirn. Arch. Psychiat. 181. 603 (1949).

Virusinfektionen: BEHREND, R. CH., Exogene Faktoren in der Pathogenese der Poliomyelitis. Stuttgart 1956 – BEHREND, R. CH., »Krankheitsfördernde« Faktoren in der Pathogenese akut entzündlicher Erkrankungen des ZNS. Fortschr. Neurol. 25. 365 (1957). – BODECHTEL, G., Die nukleären Atrophien – ein postpoliomyelitisches Zustandsbild? Dtsch. Zschr. Nervenhk. 158. 349 (1948) – BOGAERT, L. VAN, Une leuco-encéphalite sclérosante subaigue. J. Neurol. 8. 101 (1945) – BOUTEILLE, M., C. FONTAINE, CL. VEDRENNE et J. DELARUE, Sur un cas d'encephalite subaigue à inclusions. Rev. neurol. 118. 454 (1965) – CONNOLLY, J. H., I. ALLEN, L. HURWITZ and J. H. D. MILLAR. Measles-Virus antibody and antigen in subacute sclerosing panencephalitis. Lancet I, 542 (1967) – DAWSON, J. R., Cellular inclusions in cerebral lesions of epidemic encephalitis (second report). Arch. Neurol. 31. 1. (1934) – DÖRING, G., Infektiöse Nervenkrankheiten. Lyssa. Das ärztliche Gutachten im Versicherungswesen. Herausgegeben v. FISCHER und MOLINEUS, II. Auflage. München 1955 – FRICK, E., Das Problem der chronischen Poliomyelitis. Progrediente postpoliomyelitische Krankheiten – Zur Ätiologie der Systematrophien. Münchn. med. Wschr. 105. 953 (1963) – HIRSCHMANN, J., Nachkrankheiten im Gefolge der Poliomyelitis. Arch. Psychiat. Neurol. 190. 584 (1953) – HORSTMANN, D. M., Acute poliomyelitis; relation of physical activity at time of onset to course of disease. J. Amer. med. Ass. 142. 236 (1950) –

Kroll, M., Lyssa, (Rabies, Tollwut). Hdb. d. Neurologie, herausgegeben v. Bumke und Foerster, Bd. XIII. Berlin 1936 – Lennette, E. H., R. L. Magoffin and J. M. Freeman. Immunologic evidence of measles virus as an etiologic agent in subacute sclerosing panencephalitis. Neurology 18. 21 (1968) – McKaig, C. B. and A. W. Woltman, Neurological complications of epidemic parotitis. Arch. Neurol. 31. 794 (1934) – Pette, H., Die akut entzündlichen Erkrankungen des Nervensystems. Leipzig 1942 – Pette, H. und G. Döring, Einheimische Panencephalomyelitis vom Charakter der Encephalitis japonica. Dtsch. Zschr. Nervenhk. 149. 7. (1939) – Pette, H. und H. Kalm, Die entzündlichen Erkrankungen des Gehirns und seiner Häute. Hdb. d. inneren Medizin, IV. Auflage, 5. Bd., 3. Teil, S. 106. Berlin 1953 – Schaltenbrand, G., Nonne-Gedächtnisvorlesung. Internisten-Kongreß, Wiesbaden 1966 – Scheid, W., R. Ackermann, H. Bloedhorn, R. Löser, G. Liedtke und N. Škrtič, Untersuchungen über das Vorkommen der zentraleuropäischen Encephalitis in Süddeutschland. Dtsch. med. Wschr. 89. 2313 (1964) – Scheid, W., Lehrbuch der Neurologie, II. Auflage. Stuttgart 1966 – Scheller, H., Die Erkrankungen der peripheren Nerven. Herpes zoster: Ätiologie und Pathogenese. Hdb. d. inneren Medizin, IV. Auflage, 5. Bd., 2. Teil. Berlin 1953 – Schönfeld, W., Zoster und Herpes simplex. Hdb. d. Haut- und Geschlechtskrankheiten, 7. Bd. Berlin 1928 – Stern, F., Die epidemische Encephalitis. Hdb. d. Neurologie, herausgegeben v. Bumke und Foerster, Bd. XIII. Berlin 1936 – Wohlwill, F., Herpes zoster. Hdb. d. Neurologie, herausgegeben v. Bumke und Foerster, Bd. XIII. Berlin 1936.
Multiple Sklerose: Bauer, H., G. Kersting und R. Magun, Multiple Sklerose und Wehrdienst Nervenarzt 28. 119 (1957) – Behrend, R. Ch., »Krankheitsfördernde« Faktoren in der Pathogenese akut entzündlicher Erkrankungen des ZNS. Fortschr. Neurol. 25. 365 (1957) – Döring, G., Infektiöse Nervenkrankheiten. Multiple Sklerose. In: Das ärztliche Gutachten im Versicherungswesen. Herausgegeben v. Fischer und Molineus. II. Auflage. München 1955 – Ewald, G., Multiple Sklerose und Dienstbeschädigung. Münchn. med. Wschr. I. 277 (1942) – Gerhard, J., Multiple Sklerose und Wehrdienst. Nervenarzt 27. 271 (1956) – Hallervorden, J., Die multiple Sklerose als Viruskrankheit. Nervenarzt 23. 1 (1952) – Janzen, R., H. Bauer und H. G. Mertens, Schwangerschaft und Nervensystem. Internist 4. 119 (1963) – Kalm, H., Begutachtungsfragen der multiplen Sklerose. In: Bronisch: Multiple Sklerose. Stuttgart 1963 – Klimke, W. und H. C. Ebbing, Versicherungsmedizinische Ergebnisse einer Polyklerosestatistik 1928–1950. Med. Klinik 48. 1029 (1953) – Kramer, P., Handbuch der ärztlichen Erfahrungen im Weltkrieg 1914/18 Bd. IV. Geistes- und Nervenkrankheiten. Leipzig 1922 – Moser, K., Zur versorgungs- und versicherungsrechtlichen Beurteilung und Begutachtung organischer Nervenkrankheiten (multiple Sklerose, amyotrophische Lateralsklerose, Syringomyelie, Parkinsonismus) Arch. Psychiat. 91. 411 (1931) – Schaltenbrand, G., Die multiple Sklerose des Menschen. Leipzig 1943 – Schrader, A., Die multiple Sklerose. In: Hdb. d. inn. Medizin IV. Auflage, Bd. 5, II. Teil. Berlin 1953 – Schrader, A., Zur Frage Wehrdienst und multiple Sklerose unter Berücksichtigung der Neufassung des Bundesversorgungsgesetzes vom 21. 2. 1964. Nervenarzt 36. 384 (1965) – Stern, F., Die Begutachtung organischer Nervenkrankheiten. III. Multiple Sklerose. Zbl. Neur. 58. 385 (1930) – Uhlemann, H.-J., Zur versicherungsrechtlichen Beurteilung der multiplen Sklerose. (Ein Beitrag zu den Fragen: Multiple Sklerose und WDB, Multiple Sklerose und Trauma). Nervenarzt 24. 118 (1953) – Weiler, K., Nervöse und seelische Störungen bei Teilnehmern am Weltkrieg. Arbeit und Gesundheit 25 (1935) – Wullstein, O., Diskussion zum Referat von Kloos. XIX. Tagung der deutschen Gesellschaft für Unfallheilkunde, Versicherungs- und Versorgungsmedizin 1955. Hefte zur Unfallheilk. 52 (1956).
Impfschäden: Bäcker, F., Todesfälle nach Poliomyelitis-Schutzimpfung. Zbl. allg. Path. path. Anat. 100. 355 (1960) – Baumann, Th. und J. Felder, Begleiterscheinungen und Komplikationen bei der Vaccination gegen Poliomyelitis. Schweiz. med. Wschr. 87. 964 (1957) – Bodechtel, G., R. Haas, G. Joppich, H. Lennartz, H. Pette und R. Siegert, Gesundheitsschäden nach oraler Impfung mit dem Poliomyelitis-Impfstoff Typ I von Sabin. Dtsch. med. Wschr. 88. 1821 (1963) – Brorson, L. O. and B. Valquist, Cerebral reactions following triple vaccination. Nord. Med. 68. 1340 (1962) – Christensen, Ch. N., Reactions to poliomyelitis vaccine. J. Amer. med. Ass. 171. 869 (1959) – Dorndorf, W., W. van Rey und Th. Arndt, Zur Frage neurologischer Komplikationen nach der oralen Poliomyelitisimpfung (Sabin). Nervenarzt 34. 473 (1963) – Ehrengut, W., Studien über die Reaktion von Zwillingen auf die Pockenschutzimpfung. Münchn. med. Wschr. 100. 78 (1958) – Gayle, F. and R. A. Bowen, Acute ascen-

ding myelitis following the administration of typhoid vaccine: report of a case with necropsy findings. J. nerv. ment. Dis. 78. 221 (1933) – GÜNTHER, O., Schutzimpfungen gegen bakterielle Darminfektionen: Die Typhusschutzimpfung. In: Hdb. der Schutzimpfungen. Berlin 1965 – HARTUNG, K., Gesetzliche Grundlage des Impfwesens in der Bundesrepublik. In: Praktikum der Schutzimpfungen. 2. Auflage. Marburg/Lahn 1966 – HERRLICH, A., W. EHRENGUT und H. SCHLEUSSING, Der Impfschaden. In: Hdb. der Schutzimpfungen. Berlin 1965 – JACOB, H., Postvakzinale Enzephalitis und Enzephalopathie. Fortschr. Neurol. 12. 651 (1956) – LIEBE, S. und W. WÖCKEL, Landrysche Paralyse nach Poliomyelitisschutzimpfung. Dtsch. med. Wschr. 84. 909 (1959) – NATHANSON, N., W. J. HALL, L. D. THRUPP and H. FORESTER, Surveillance of poliomyelitis in the United States in 1956. Publ. Hlth. Rep. (Wash) 72. 381 (1957) – PETERS, G., Komplikationen nach oraler Poliomyelitis-Schutzimpfung. Nervenarzt 35. 132 (1964) – PETTE, H. und H. KALM, Postvaccinale Enzephalomyelitis. In: Hdb. d. inn. Medizin IV. Auflage. 5. Bd. III. Teil. Berlin 1953 – PETTE, H., Zur Frage der neurologischen Komplikationen nach Schluckimpfung mit Poliomyelitisvirus Typ I (Sabin). Dtsch. med. Wschr. 88. 886 (1963) – PUNTIGAM, F. und K. BERGER, Über die Häufigkeit von Folgezuständen nach Encephalitis post vaccinationem. Wien. med. Wschr. 106. 66 (1956) – RAETTIG, H., Typhusimmunität und Typhus-Schutzimpfung. Jena 1952 – VAN RAMSHORST, J. D. und W. EHRENGUT, Die Diphterieschutzimpfung. In: Hdb. der Schutzimpfungen. Berlin 1965 – RIEDER, R. TH., Zur Frage der Encephalitis nach Seruminjektionen und nach Schutzimpfungen gegen bakterielle Erkrankungen im Kindesalter. Münchn. med. Wschr. 104. 1180 (1962) – SCHALTENBRAND, G., Neurologische Komplikationen nach Schluckimpfung. Nervenarzt 35. 120 (1964) – UEHLINGER, E., Landrysche Paralyse nach Poliomyelitis-Schutzimpfung. Schweiz. med. Wschr. 87. 813 (1957) – VOGT, D. und ENGELHARDT, H., Die Keuchhustenschutzimpfung. In: Hdb. der Schutzimpfungen. Berlin 1965 – WEBER, G., Die Poliomyelitisschutzimpfung. In: Hdb. der Schutzimpfungen. Berlin 1965 – ZISCHINSKY, H., O. PENDL, CH. KUNZ und K. JELLINGER, Tödliche Encephalitis nach Poliomyelitis-Schutzimpfung. Klin. Wschr. 39. 638 (1961).

Myopathien

von Frieder Láhoda und Adolf Schrader, München

Im einschlägigen Schrifttum der letzten Jahrzehnte ist wiederholt darauf hingewiesen worden, daß die Erkrankungen der Skelettmuskulatur, die Myopathien, im allgemeinen zu wenig Beachtung finden. Dies ist um so erstaunlicher, als Myopathien relativ häufig sind und die Skelettmuskulatur immerhin 30–40 % des Körpergewichts ausmacht. Hierauf beruht die Erfahrungstatsache, daß bei nahezu allen schwereren allgemeinen Erkrankungen die Muskulatur beteiligt ist und je nach Reaktion *myasthenische, myotonische oder myatonische* Erscheinungsbilder zu erwarten sind. Dieser Gruppe der symptomatischen Myopathien steht der ebenso wichtige Formenkreis der aus sich selbst fortschreitenden *primären Muskelerkrankungen* gegenüber. Der medizinische Sachverständige hat sich also mit einer vielgestaltigen Problematik auseinanderzusetzen, wobei die Beurteilung von Zusammenhangsfragen in bezug auf den Grad der Behinderung nur von der Pathogenese her entschieden werden kann. Angesichts der symptomatischen Überschneidung ursächlich verschiedenartiger Krankheitsbilder erlangen die modernen biochemischen, histopathologischen und vor allem elektrophysiologischen Untersuchungsmethoden neben einer sorgfältigen, die Erbverhältnisse in Betracht ziehenden Anamnese und einer gründlichen klinischen Untersuchung ausschlaggebende Bedeutung.

In Anlehnung an Becker, Beckmann, Erbslöh, Mertens, Struppler u. a. läßt sich folgendes Einteilungsschema der Myopathien zugrunde legen, wobei die zwei großen Gruppen der *primär myogenen* und der *sekundär neurogen* bedingten Muskelerkrankungen zu differenzieren sind.

I. Primäre Myopathien

1. *Endogene, hereditäre Myopathien*

    a) Progressive Muskeldystrophie Erb
    b) Myotonia dystrophica Curschmann
    c) Myotonia congenita Thomson
    d) Paramyotonia congenita Eulenburg
    e) Paralysis periodica paramyotonica
    f) Adynamia episodica hereditaria
    g) Myatonia congenita Oppenheim
    h) Myasthenia gravis pseudoparalytica
    i) angeborene Muskeldefekte

2. *Exogene, erworbene Myopathien*

    A. Symptomatische Formen bei Allgemeinerkrankungen
       a) Myasthenisches Syndrom
       b) Myotonisches Syndrom
       c) Myatonisches Syndrom

B. Myositisformen infolge bakterieller, virogener oder parasitärer Infektion.

C. Polymyositisgruppe
  a) akute Form
  b) chronische Form
  c) pseudomyopathische Form
  d) Myosklerosen

D. Okuläre Myositis
  a) akut exophthalmische Form
  b) chronisch oligosymptomatische Form

II. Sekundäre, neurogene Myopathien

A. Affektion des zentralen Neurons
   Spastische Spinalparalyse

B. Affektion peripherer Neurone
  a) Spinale Muskelatrophien vom Typ:
      WERDING-HOFFMANN
      VULPIAN-BERNARD
      BODECHTEL-KUGELBERG-WELANDER
      DUCHENNE-ARAN
  b) Neurale Muskelatrophien vom Typ:
      SCHULTZE-CHARCOT-MARIE-TOOTH
      DÉJÉRINE-SOTTAS
C. Affektion zentraler und peripherer Neurone
   Amyotrophische Lateralsklerose
   Progressive Bulbärparalyse.

Um nicht den Rahmen dieses Beitrags zu sprengen, können nachfolgend nur einige gutachtlich wichtige Gesichtspunkte herausgestellt werden. Es liegt auf der Hand, daß bei den genetisch verankerten, primär degenerativen Myopathien exogene Faktoren nur ausnahmsweise Bedeutung erlangen. Bei den schicksalhaft ablaufenden Krankheitsprozessen beschränkt sich die gutachtliche Stellungnahme in erster Linie auf die Frage des Grades der Behinderung. Demgegenüber sind bei den exogenen Myopathien darüber hinaus vor allem Zusammenhangsfragen zu klären.

Unter den primär degenerativen Myopathien ist die ERBsche Muskeldystrophie an erster Stelle zu nennen. Es handelt sich um eine erbliche, in jedem Lebensalter auftretende Erkrankung, wobei heute als Ursache ein Enzymdefekt angenommen wird (MILHORAT). Als augenfälligste Veränderung ist bei der Muskeldystrophie der Proteinverlust des Muskels zu werten. Bei fortschreitendem Muskelschwund geht ein Großteil des Körperproteins verloren und wird z. T. durch Fett und Bindegewebe ersetzt. Außerdem verliert die Muskelzelle gleichzeitig verschiedene Substanzen, insbesondere Kreatin, Kalium und viele Enzyme. Hierdurch kommt es zu einer Veränderung der relativen Konzentration der einzelnen Proteine, da diese nicht in gleichem Verhältnis abgebaut werden. Die Kenntnis dieser Zusammenhänge ist sowohl zum Verständnis der dystrophischen Prozesse als auch der hieraus resultierenden diagnostischen Möglichkeiten wichtig. Je nach Lokalisation und Manifestationsalter unterscheidet man verschiedene Typen der ERBschen Muskeldystrophie. Die häufigste Form ist eine sich rezessiv vererbende Dystrophie in der Becken- und Oberschenkelgegend, die von da an zum Schultergürtel aufsteigt und auch die Oberarme befällt. Man unterscheidet zwei x-chromosomale und eine autosomale Vererbungsform. Beim bösartigen, aufsteigenden, pseudohypertrophischen Beckengürteltyp DUCHENNE (x-chromosomal) beginnt die Erkrankung im 1.–3. Lebensjahr, der Verlauf ist rasch progredient, die Lebenserwartung beträgt weniger als 20 Jahre. Wie bei allen Formen der Muskeldystrophie finden sich als charakteristische Veränderungen Kreatinurie und eine Verminderung der Kreatininausscheidung, hier in besonders ausgeprägter Form. Außerdem ist die Kreatinkinase-Konzentration im Blutserum erhöht, was bereits vor dem Auftreten klinischer Symptome diagnostische Bedeutung erlangt. Beim aufsteigenden gutartigen Typ BECKER und KIENER (x-chromosomal) liegt der Beginn zwischen dem 12. und 25. Lebensjahr, die Lebenserwartung ist verkürzt. Bei der Gliedmaßen-Gürtelform LEYDEN-STEVENSON-WALTON-NATRASS (autosomal) beginnt die Erkrankung zwischen dem 2. und 40. Lebensjahr, wobei die Lebenserwartung ebenfalls verkürzt ist. Neben den rezessiven kennt man dominant sich vererbende Muskeldystrophien, die im allgemeinen einen günstigeren Verlauf nehmen. Hierzu gehört die absteigende Dystrophie ERB-LANDOWSKY-DÉJÉRINE, die im Schultergürtelbereich beginnt und bei welcher auch die Gesichtsmuskulatur beteiligt sein kann. Die Erkrankung beginnt zwischen dem 7. und 25. Lebensjahr, die Lebenserwartung ist normal. Ebenfalls dominant vererblich sind die okuläre Muskeldystrophie KILOH-NEVIN mit Manifestation zwischen dem 1. und 60. Lebensjahr, Lider- und äußere Augenmuskeln betreffend, die Myopathia distalis tarda WELANDER mit Lokalisation an den Hand- und seltener an den Fußmuskeln, beginnend zwischen 40. und 60. Lebensjahr, und die Myopathia distalis juvenilis BIEMOND, ebenfalls Hand- und Fußmuskeln betreffend, aber zwischen dem 5. und 15. Lebensjahr beginnend.

Eine Sonderstellung nimmt die dominant vererbliche myotonische Dystrophie STEINERT-CURSCHMANN-BATTEN-GIBB ein, da hier gemeinsam mit der Muskeldystrophie vor allem Myotonie, Endokrinopathien in Form von Hodenatrophie, Menstruationsstörungen, Schilddrüsenstörungen, Alopezie und Katarakt auftreten. Die Erkrankung beginnt zwischen dem 1. und 45. Lebensjahr, manifestiert sich vorwiegend an Gesicht, Hals und Unterarmen und weist eine verkürzte Lebensdauer auf.

Aus der Übersicht der bisher aufgeführten Krankheitsbilder wird deutlich, daß eine *Begutachtung* je nach Lokalisation des Prozesses, Verlaufsform und Prognose, sowie Alter und Beruf des Patienten individuell erfolgen muß. Als Leitsatz bei der Beurteilung sollte aber gelten, gerade jugendliche Patienten in einem ihrer Leistungsfähigkeit adäquaten Arbeitsverhältnis zu halten (KUHN), um wenigstens das subjektive Gefühl der Frühinvalidität so lange wie möglich hinauszuschieben. Besonders ist hierbei auch an die Schul- und Berufsausbildung mit nachfolgender Berufswahl zu denken (vgl. Vorsorgeuntersuchungen bei Jugendlichen; TH. HELLBRÜGGE, München).

In diesem Zusammenhang ist von Bedeutung, daß sich Erscheinungen der ERBschen Muskeldystrophien gelegentlich nach schweren Infektionen und anderen Allgemeinerkrankungen erstmalig bemerkbar machen. Dies ist wohl so zu erklären, daß eine latente, bis dahin funktionell kompensierte Myopathie bei schwerer Reduktion des Allgemeinzustandes erstmalig manifest werden kann. Bei interkurrenten, schweren Krankheitsprozessen wird man wohl eine richtunggebende Verschlimmerung annehmen müssen, wenngleich hier keine ätiologischen Zusammenhänge bestehen (ERBSLÖH).

Bei Rand- und Initialformen der ERBschen Muskeldystrophien sei an die zahlreichen differentialdiagnostischen Probleme erinnert, besonders an die Abgrenzung gegenüber den entzündlichen Muskelerkrankungen und den sekundären, neurogenen Myopathien.

Die Myotonia congenita THOMSON, ein seltenes Krankheitsbild, tritt als kongenitales, dominant vererbliches Leiden auf, dem eine gesteigerte Kontraktilität der Muskelfasern zugrunde liegt (»myotonische Reaktion«). Es gibt jedoch auch eine rezessiv erbliche, generalisierte Myotonie, die bisher nicht von der Myotonia congenita THOMSON unterschieden wurde und auch mit Hilfe des Elektromyogramms nicht von dieser zu unterscheiden ist (P. E. BECKER). Die passagere, myogene Kontraktur erfolgt nach willkürlicher Innervation oder nach einer durch mechanische oder elektrische Reize ausgelösten Muskelzuckung. So kann typischerweise beim Händedruck die Kontraktur der Hand nur verzögert gelöst werden, beim Beklopfen der Muskulatur mit einem Reflexhammer entsteht der charakteristische, idiopathische Muskelwulst. Das Krankheitsbild ist durch eine Volumenvermehrung der Muskulatur gekennzeichnet, welche den Patienten athletisch erscheinen läßt.

Eine Variante des myotonen Syndroms ist die sogenannte Paramyotonie, bei welcher die myotone Reaktion nur in der Kälte auftritt. Nach dem klinischen Bild lassen sich die verschiedenen, dominant erblichen Typen der Myotonie wie folgt einordnen: Myotonia congenita THOMSON – Paramyotonie ohne Kältelähmung – Paramyotonia congenita EULENBURG – Paralysis periodica paramyotonica – periodische Lähmungen (paroxysmale Lähmung, normokaliämische Lähmung und Adynamia episodica hereditaria.) Hierbei gehen die myotonischen Erscheinungen allmählich in paramyotonische über, und die Lähmungen dominieren. Trotz fließender Übergänge im klinischen Bild stellt aber jede einzelne dieser Erkrankungen einen selbständigen genetischen Typ dar. Schwere Manifestationsformen bedingen bei körperlich arbeitenden Berufen Minderung der Erwerbsfähigkeit bzw. Arbeitsunfähigkeit, die gutachtliche Beurteilung muß hier aber ebenfalls je nach vorliegendem Krankheitsbild individuell erfolgen.

Im Gegensatz zu den Muskelerkrankungen mit myo- und paramyotonischem Syndrom stehen bei der Myatonia congenita OPPENHEIM eine dauernde Atonie oder erhebliche Hypotonie der Muskulatur von Stamm und Extremitäten im Vordergrund, neurologische Ausfallserscheinungen fehlen. Es handelt sich um eine kongenitale, frühkindliche Anomalie günstiger Prognose gegenüber der später erwähnten WERDNIG-HOFFMANNschen Erkrankung. Die Symptome in Form von Hypotonie, Hyperflexibilität und Hypokinese bilden sich vor oder in der Pubertät meist zurück. Gutachtliche Zusammenhangsfragen tauchen hierbei im allgemeinen nicht auf.

Die Myasthenia gravis pseudoparalytica oder idiopathische Myasthenie (ERB-GOLDFLAM) zeigt als charakteristische Eigenschaft eine Lähmung durch pathologisch gesteigerte Ermüdbarkeit und verzögerte Erholungsfähigkeit des Muskels. Ursächlich liegt dieser Erscheinung ein bestimmter Hemmstoff zugrunde, der während der Muskelarbeit produziert wird und das Azetylcholin von der motorischen Endplatte verdrängt. Dieser neuromuskuläre Block ist nach den Vorstellungen von SIMSON, NASTUK, VAN DER GELD, FELTKAMP, OOSTERHUIS und OSSERMANN auf einen Autoimmunmechanismus zurückzuführen, wobei der Myastheniepatient gegen eine Komponente seiner Skelettmuskelfasern (Bestandteil des Plasma, der Membran oder intrazelluläre Elemente) eine Autoallergie entwickelt. Mit Hilfe der Fluoreszinmethode können diese gegen die Muskulatur gerichteten Antikörper im Blutserum nachgewiesen werden, wobei man bei Patienten im frischen Krankheitsschub häufiger positive Befunde als bei stationären Prozessen findet, auch wenn es sich bei letzteren um besonders schwere Krankheitsfälle handelt (Mertens, Fischer).

Die Muskelleistung bei myasthenischen Patienten ist zunächst relativ gut, er ermüdet dann aber außerordentlich rasch, wobei ein bestimmter Tagesrhythmus zu beobachten ist. Betroffen sind vor allem Augen-, Gesichts- und Schlundmuskulatur, und häufig erst sekundär die Extremitätenmuskulatur. Die Erkrankung ist nicht erblich und kommt in allen Lebensaltern vor, gehäuft im dritten Lebensjahrzehnt, wobei Frauen etwa doppelt so häufig wie Männer befallen sind.

Bei rund 30% der Fälle werden eine Thymushyperplasie oder ein Thymustumor gefunden, selbst Thymuskarzinome sind beschrieben. Als wichtigste diagnostische Kriterien gelten der Prostigmintest (Antidot gegen die Verdrängung des Azetylcholins von der motorischen Endplatte), das Elektromyogramm und der Nachweis von Antikörpern im Blutserum. Die sehr häufig als erstes Symptom auftretende Ptose oder Amimie sind mit Hilfe einer Prostigmininjektion meist rasch und günstig zu beeinflussen. Somit wird die differentialdiagnostische Abgrenzung gegenüber pseudobulbären, dystrophischen, blastomatösen und vaskulären Prozessen oft auf einfache Weise erleichtert. Es ist allerdings hierbei zu berücksichtigen, daß dieser positive Prostigmineffekt bei myasthenischem Krankheitsbild gelegentlich fehlen kann. Im Elektromyogramm zeigt der neuromuskuläre Block eine typische posttetanische Bahnung und Hemmung (Faszilitation und Exhaustion – Struppler).

Bei der *Begutachtung der Myasthenie* in bezug auf Arbeits- und Erwerbsfähigkeit ist zu beachten, daß die Erkrankung medikamentös verhältnismäßig lange gut beeinflußt werden kann (Mestinon), wobei natürlich die Art der Beschäftigung (vorwiegend körperlich bzw. geistig) an Bedeutung gewinnt. Bei Vorliegen eines Thymoms kann eine operative Therapie spontan Remissionen hervorrufen, doch sind auch hier Mißerfolge beschrieben, was wohl ursächlich auf die persistenten, autoimmunologischen Zusammenhänge zurückzuführen ist (Burnet, Simson). Ähnlich wie bei der Erbschen Muskeldystrophie ist bei der Myasthenie eine richtunggebende Verschlimmerung anzunehmen, wenn Initialsymptome nach schweren Allgemeinerkrankungen, insbesondere Infektionen, auftreten. Hierbei kann die Entscheidung Schwierigkeiten bereiten, ob es sich tatsächlich um eine beginnende, echte Myasthenia gravis oder um ein myasthenisches Syndrom, z. B. beim Bronchialkarzinom, handelt. Bei bereits bestehender Myasthenie können schwere, interkurrent auftretende Erkrankungen erhebliche Verschlechterungen hervorrufen. Zudem ist bekannt, daß die Myasthenie häufig kombiniert mit anderen Autoimmunerkrankungen auftritt, so z. B. mit der rheumatischen Arthritis, dem systematisierten Lupus erythematodes und der Hashimoto-Schilddrüse (Struppler). Simson fand außerdem in Familien von Myasthenikern eine ungewöhnlich hohe Zahl von Thyreotoxikosen, Diabetes mellitus und Kollagenkrankheiten. Bei der gelegentlich auftretenden Frage einer Schwangerschaftsunterbrechung bei einer Myasthenie sind alle diese Tatsachen zu berücksichtigen, ferner die jeweilige Manifestation und Verlaufsform der Erkrankung und die Möglichkeit einer Antikörperübertragung von der Mutter auf den Fötus.

Gelegentlich können angeborene Muskeldefekte gerade in bezug auf Berufsausbildung und Berufswahl *gutachtliche Fragen* aufwerfen. Obwohl es kaum einen Skelettmuskel gibt, der nicht von einem totalen oder partiellen Defekt betroffen sein kann, sind die Mm. pectoralis, trapezius, serratus und die Bauchwandmuskulatur bevorzugt (P. E. BECKER, BING, SCHÖDEL, ULRICH). Bei der SPRENGEL'schen Deformität, einer dominant erblichen Mißbildung, finden sich Muskeldefekte in 16 % der Fälle, wobei Mm. pectoralis, trapezius und andere Schultergürtelmuskeln an erster Stelle stehen (ASCHNER, SCHWARZWEILER). Die gutachtliche Beurteilung der angeborenen Muskeldefekte muß je nach Lokalisation und Berufswahl bzw. Ausbildung individuell erfolgen.

Der bereits anfangs erwähnte 30- bis 40 %ige Anteil der Muskulatur am Körpergewicht macht es verständlich, daß sie bei nahezu allen schwereren Allgemeinerkrankungen in Mitleidenschaft gezogen wird, wobei *myasthenische, myotonische und myatonische Reaktionsformen* zu beobachten sind. Im Gegensatz zu den bisher beschriebenen Krankheitsbildern handelt es sich lediglich um symptomatische Formen bei einer bestimmten Grundkrankheit, deren Manifestation und Verlaufsform bei der Begutachtung von ausschlaggebender Bedeutung ist. Hierbei kommen dann die allgemeinen, für die *gutachtliche Beurteilung* gültigen Richtlinien zur Anwendung, wobei die symptomatischen Myopathien je nach Manifestation und Ausbreitung mehr oder weniger als zusätzliche Komplikation zu berücksichtigen sind. Allerdings kann die differentialdiagnostische Abgrenzung dieser symptomatischen Formen von den tatsächlichen, idiopathischen Erkrankungen erhebliche Schwierigkeiten bereiten und öftere Kontrolluntersuchungen besonders im initialen Krankheitsstadium vor einer endgültigen Aussage erforderlich machen. Die symptomatischen Myasthenieformen findet man bevorzugt beim Karzinom (als EATON-LAMBERT-Syndrom beim Bronchialkarzinom), bei der Thyreotoxikose, bei peripheren, insbesondere nukleären Lähmungen (Poliomyelitis, myatrophische Lateralsklerose) sowie bei den Polymyositisformen, den endokrinen Myopathien und der Muskeldystrophie.

Die symptomatische Verminderung des Muskeltonus in Form von Hypo- und Atonie, ursächlich bedingt durch spinale, zentrale und periphere Affektionen, findet sich als prozeßabhängige Begleiterscheinung bei neurogenen, arthrogenen und myogenen Paresen, Sensibilitätsstörungen, Asynergien und Ataxien. Genannt sei hier die humoral bedingte, allerdings meist passagere Atonie beim primären und sekundären Hyperparathyreoidismus, wobei die bestehende Hyperkalzämie zur Erregbarkeitsminderung des peripheren Nerven, der motorischen Endorgane und der Muskelfasern selbst führt. Hochgradiger erscheint die Tonusverminderung bei schlaffen, peripheren Paresen, z. B. als Folge von Traumen, bei Affektion der motorischen Kerne im Vorderhornkomplex, z. B. bei Poliomyelitis und spinaler progressiver Muskelatrophie, ferner bei peripheren, sensiblen Nervenläsionen in Form von »Pseudotabes« bei der diphtherischen Polyneuritis (s. S. 45, 145), aber auch bei der Tabes dorsalis in Kombination mit dem Schwestersymptom der »Ataxie lokomotrice«. Zentral-nervöse Ursachen liegen der Tonusverminderung bei extrapyramidal-motorischen Hyperkinesen, z. B. der Chorea minor, zugrunde. Ferner findet sie sich bei Kleinhirnprozessen, im zerebralen Koma, sowie im Initialstadium apoplektiformer, zerebraler Hemi- oder Monoparesen.

Handelte es sich bisher um vorwiegend dauernde Begleiterscheinungen bei den angeführten Krankheitsbildern, so gewinnt die Differentialdiagnose der neurogen-humoralen Erkrankungen, die zu paroxysmalen Atonien führen, besondere Bedeutung. Hierbei ist vor allem der akute, auch affektiv genannte Tonusverlust in der Initialphase zerebraler Krampfanfälle, bei Narkolepsien, tumorösen, vaskulären oder entzündlichen Prozessen im mesodienzephalen Bereich zu nennen, z. B. bei der Encephalitis lethargica ECONOMO und der Pseudoencephalopathia WERNICKE. Auch spinal bedingte, plötzliche Tonusverluste sind bekannt, so als Initialsymptome spinaler Durchblutungsstörungen (Varicosis spinalis) und beim traumatischen, spinalen Schock. Bei Auftreten von akutem Tonusverlust ist differentialdiagnostisch vor allem an die bereits erwähnten hypo- und hyperkaliämischen paroxysmalen Lähmungen vom Typ WESTPHAL-OPPENHEIM und GAMSSTORP zu denken, wobei die Provokations- und Kupierungsverfahren mit Hilfe von Kaliumzufuhr neben dem Elektromyogramm und dem klinischen Verlauf wichtige Hilfsmittel darstellen. Zu berücksichtigen sind hierbei auch die symptomatischen, hypokaliämischen Formen bei Erniedrigung des Serum-Kalium-Spiegels infolge Nierenerkrankungen, primärem Hyperaldosteronismus (CONN-Syndrom), schweren Diarrhoen und diabetischer Azidose.

Das myotonische Syndrom mit seiner unmittelbaren Beziehung gerade zu den im Anschluß zu besprechenden myositischen Prozessen aus dem rheumatischen Formenkreis kann sehr häufig *differentialdiagnostische Probleme* aufwerfen, die eine gutachtliche Beurteilung erschweren. Obwohl die Abgrenzung myogen bedingter Muskelkontrakturen gegenüber zentral-nervös ausgelösten Tonussteigerungen im allgemeinen auf Grund des neurologischen Untersuchungsbefundes mit Pyramidenbahnzeichen, Reflexsteigerungen und extrapyramidalen Bewegungsstörungen keine allzu großen Schwierigkeiten bereitet, trifft dies auf die Abgrenzung von lokalen myositischen Prozessen gegenüber reflektorischen, lokalen Muskelkontrakturen – Myalgien – weniger zu. Die Myalgie ist durch eine Anschwellung des Muskels und einen lokalen Hartspann gekennzeichnet und wird häufig durch Muskeltraumen, berufsbedingte Fehlbelastungen (Schreibmaschinenarbeit) und periphere Zirkulationsstörungen (Claudicatio intermittens) hervorgerufen. Eine echte lokale Myositis kommt als Ursache seltener in Frage, aber gerade bei der Toxoplasmose- und Virusmyositis (Coxsackie) ist sie als typisches Krankheitszeichen mit reflektorischer Schonhaltung bzw. Parese bekannt. Sind die myotonischen Reaktionen mit einer starken Schmerzhaftigkeit verbunden und ist über dem myotonen Nachkrampf die Kontraktions- und Entladungsbereitschaft der Muskel erheblich gesteigert, so spricht man von sog. »Crampi«, bei ausgedehnten Krampfzuständen von »Crampus-Neurose« oder vom Crampus-Syndrom. Diese Erscheinungen sind bekannt als nächtliche Wadenkrämpfe bei Diabetes mellitus, Varizen und Gicht sowie als Begleitsymptome bei peripheren Nervenläsionen, z. B. Polyneuritis, peripheren Durchblutungsstörungen, Niereninsuffizienz und endokrinen Störungen. Mit Hilfe von Nikotin, Alkohol und gelegentlich auch Koffein lassen sich solche Zustandsbilder provozieren. Differentialdiagnostisch abzugrenzen hiervon ist das tetanische Syndrom, wobei ursächlich sowohl an den generalisierten Tetanus, den lokalen Tetanus, den Trismus, die tonische Kiefersperre, die Hypokalzämie und die Alkalose gedacht werden muß. Die Elektromyographie ist hierbei unentbehrlich. Neuerdings hat man solche tetanusartigen, hypermotorischen, extrapyramidalen Erscheinungsbilder im Gefolge verschiedener Pharmaka, insbesondere der Metrobamate, beobachtet (s. a. S. 51, 141).

Aus dem bisher Gezeigten wird deutlich, welchen diagnostischen Problemen und Zusammenhangsfragen sich der Gutachter bei diesen Krankheitsbildern gegenübergestellt sieht. Subtile Untersuchungen, Kontrollen und eine ständige strenge Kritik an der Diagnose sollten jeder endgültigen gutachtlichen Beurteilung vorangehen.

Die große und vielgestaltige Gruppe der *entzündlichen Muskelerkrankungen* weist im allgemeinen wesentlich günstigere therapeutische Möglichkeiten auf als die primär degenerativen oder neurogenen Myopathien. Dies und die Klärung von Zusammenhangsfragen in bezug auf exogene, mitwirkende Faktoren steht *im Vordergrund der gutachtlichen Beurteilung*. Deutlich wird dies vor allem bei den Myositisformen infolge einer bakteriellen, virogenen oder parasitären Infektion. Hierbei findet sich am Muskel eine entzündliche Reaktion mit generalisierter oder isolierter Myolyse und Nekrose quergestreifter Muskelfasern, sowie eine entzündliche Infiltration im Peri- und Endomysium.

Neben den klinischen Symptomen wie Muskelschmerzen und zum Teil hochgradigen Paresen finden sich Verschiebungen in der Elektrophorese, BKS-Beschleunigung und entzündliche Blutbildveränderungen. Ein Erregernachweis ist nicht immer möglich, jedoch geben häufig serologische Befunde weiteren Aufschluß, insbesondere der positive Ausfall der Rheumafaktoren. Muskelbiopsie und das Elektromyogramm sind für die Diagnose unentbehrlich. Trotzdem kann diese bei der Myositis toxoplasmotica, aber auch bei Myositis tuberkulosa und syphilitica erhebliche Schwierigkeiten bereiten. Häufig ist eine Muskelentzündung durch Streptokokken oder Staphylokokken bedingt, Infektionen mit Aktinomyzespilz, Sarkosporidien, Zystizerken, Clostridium Welchii und Trichinella spiralis sind selten (R. BECKMANN). Entscheidend für die gutachtliche Beurteilung ist jeweils der mitwirkende Faktor und in bezug auf Arbeits-, Berufs- oder Erwerbsunfähigkeit die hieraus resultierenden therapeutischen Möglichkeiten, die im allgemeinen guten Erfolg zeigen.

Obwohl es sich bei der Polymyositis um ein eigenständiges, entzündliches Muskelleiden ohne oder mit nur unwesentlicher Mitbeteiligung anderer Organe handelt, wird diese Bezeichnung im internationalen Schrifttum für mehrere Krankheitsbilder, vor allem auch die sog. Kollagenosen, verwendet (R. BECKMANN). In Anlehnung an FURTADO unterscheidet man aus klinischer Sicht akute, chronische und pseudomyopathische Verlaufsformen. Die akute Polymyositis beginnt mit Gliederschmerzen, Fieber und lanzinierenden Schmerzen des Stammes. Die rheumaserologischen Teste sind negativ, Transaminasen, Phosphokreatinkinase und Aldolase sind erhöht. Bei der chronischen Polymyositis stehen lokale Symptome im Vordergrund, geringste Bewegungen und Palpation der Muskeln sind schmerzhaft. Dabei kann es auch zur Ausbildung eines Muskelödems kommen, welches die Haut vorübergehend miteinbezieht.

Der pseudomyopathischen Polymyositis kommt auf Grund ihres schleichenden und schmerzlosen Verlaufes mit der Ausbildung von Muskelatrophien proximalen Typs große Bedeutung zu, da diese Erkrankung die Beckengürtelformen der progressiven Muskeldystrophie und die proximale spinale Muskelatrophie – BODECHTEL-KUGELBERG-WELANDER – täuschend nachahmen kann (FURTADO, ALVIN, BECKMANN).

Histologisch finden sich gleichzeitig entzündliche, degenerative und regenerative Muskelveränderungen, zu den sog. Kollagenosen bestehen keine Beziehungen (BECKMANN). Im Blutserum finden sich wechselnd erhöhte Aktivitäten verschiedener Fermente (Aldolase, Phosphokreatinkinase), im Urin besteht eine progressionsabhängige, wechselnde Kreatin-Kreatinin-Ausscheidung, das Serum-Kalium soll bisweilen erniedrigt sein (MERTENS). Im Erkrankungsbeginn und während des Verlaufs in Abhängigkeit vom Muskelzerfall ist die BKS erhöht, entzündliche Blutbildveränderungen können fehlen, das Elektromyogramm kann unspezifisch ausfallen.

Verlaufsform und Prognose der Polymyositis sind von den zur Zeit zur Verfügung stehenden therapeutischen Möglichkeiten abhängig, wobei die Kortikosteroide an erster Stelle zu nennen sind. Aus diesem Grund muß auch hier die Beurteilung von Arbeits-,

Berufs- und Erwerbsunfähigkeit individuell erfolgen, unter besonderer Berücksichtigung des jeweils erzielten, vorübergehenden bzw. dauernden therapeutischen Effekts.

Wie schon erwähnt, sind von diesen Krankheitsbildern die sog. Kollagenosen abzugrenzen, wobei hier vor allem die Dermatomyositis WAGNER-UNVERRICHT zu nennen ist. Die Erkrankung bevorzugt Frauen, sie befällt Haut, Muskulatur, Nervensystem und innere Organe mit wechselnder Intensität. Charakteristisch erscheint das lilafarbene, schmetterlingsförmige Gesichtserythem; die Behandlung mit Kortikosteroiden zeigt öfters gute Erfolge. Auch bei anderen Kollagen- und Bindegewebskrankheiten sind diffuse oder umschriebene Myopathien als Initial- oder Begleitsymptome zu beobachten; so beim Lupus erythematodes, beim Morbus BOECK, bei der Sklerodermie und nicht zuletzt bei der Periarteriitis nodosa. Kombinationsformen, Überschneidungen mit dem entzündlichen Rheumatismus, zerebralen oder peripher-neurologischen Komplikationen können die Frühdiagnose erschweren (s. S. 51, 139).

Zu erwähnen sind hier auch die seltenen, heredodegenerativen Myosklerosen, wie die Myositis ossificans progressiva und generalisata, die Calcinosis interstitialis universalis und die Lipoidkalkgicht TEUTSCHLÄNDER. Ihre Bedeutung tritt für den gutachtlich tätigen Arzt gegenüber der posttraumatischen und neuropathischen Myositis ossificans localisata in den Hintergrund. Als Folge rezidivierender Traumen kann es z.B. zu den bekannten Erscheinungen der »Exerzier- und Reiterknochen« kommen, die gelegentlich zu einer beträchtlichen Bewegungshinderung führen und nach den allgemeinen Richtsätzen gutachtlich voll zu berücksichtigen sind. Auch an die traumatische Myositis ossificans nach multiplen, intraglutäalen Injektionen ist hier zu denken.

Eine Sonderstellung innerhalb der entzündlichen Muskelerkrankungen nimmt die okuläre Myositis mit ihrer akut exophthalmischen und ihrer chronisch-oligosymptomatischen Form ein. Die gutachtliche Einstufung muß hier ebenfalls je nach therapeutischem Erfolg individuell erfolgen.

Die *neurospinalen, sekundären Myopathien* imponieren klinisch als progressive Muskelatrophien, die ihre Ursache in chronisch-atrophisierenden Prozessen des pyramidal-motorischen Systems haben. Dieser Formenkreis ist im allgemeinen durch eine außerordentlich schlechte Prognose gekennzeichnet, welche den Gutachter von vornherein in seinen Entscheidungen festlegt. Unter diesem Gesichtswinkel sollte alles darangesetzt werden, die symptomatischen Formen zu erfassen, da sich nur hier die Möglichkeit einer erfolgversprechenden Therapie abzeichnet. Den idiopathischen chronisch-atrophisierenden Prozessen stehen wir in dieser Beziehung machtlos gegenüber. Gutachtlich wird man bei gesicherten Formen auf Frühinvalidität erkennen müssen. Erschwerend kommt hinzu, daß häufig gerade dem intelligenten Kranken der unaufhaltsam fortschreitende Verlauf in seiner ganzen Tragik voll zum Bewußtsein kommt, wie es besonders bei der myatrophischen Lateralsklerose bzw. der Bulbärparalyse der Fall ist. Je nach Lokalisation der degenerativen Prozesse lassen sich verschiedene Gruppen von sekundären Myopathien abgrenzen.

Der spastischen Spinalparalyse ERB-CHARCOT liegt eine Läsion zentraler Neurone zugrunde, vor allem die Pyramidenseitenstrangbahn betreffend. Es handelt sich um ein seltenes, dominantes Erbleiden, das in der Regel vor dem 20. Lebensjahr in Erscheinung tritt (in etwa ein Viertel der Fälle bereits im ersten Lebensjahr), jedoch auch einen späteren Beginn haben kann. Die Erkrankung beginnt mit Lähmungserscheinungen der unteren Extremitäten, die langsam fortschreiten und schließlich zu einer spastischen Para- bzw. Tetraparese führen. Im Endzustand eines über zwei bis drei Jahrzehnte dauernden, progredienten Verlaufs kommt es zu Streck- und Beugekontrakturen der Beine und Arme sowie zu einer hochgradigen Steigerung des Masseterreflexes. Da es sich um einen atrophisierenden Prozeß des ersten motorischen Neurons handelt, fehlen Blasen-, Mastdarm- und Sensibilitätsstörungen, bzw. treten sie nur in diskreter Form auf. Gelegentlich sind diese Erscheinungen mit einer psychischen Veränderung des Patienten verbunden. Die differentialdiagnostische Abgrenzung gegenüber klinisch ähnlich verlaufenden Krankheitserscheinungen kann unter Umständen Schwierigkeiten bereiten, es sei hier an die zerebrale Kinderlähmung, hirnatrophische Prozesse, die Lues cerebrospinalis, hochsitzende Halsmarktumoren, funikuläre Spinalerkrankungen, oligosymptomatische Formen der Encephalomyelitis disseminata, parasagittale Meningeome usw. erinnert. Dies gilt auch für die initialen Formen der myatrophischen Lateralsklerose, über die noch später zu berichten ist (S. 144). Ausführliche Familienanamnese, eingehende klinische Kontrolluntersuchungen, ein intakter Liquorbefund, Elektromyogramm und Muskelbiopsie helfen die Diagnose zu sichern, die in jedem Fall eine Ausschlußdiagnose darstellen sollte und von vornherein bei jeder Kontrolle des Patienten vom Untersucher erneut kritisch geprüft werden muß. Wie bereits eingangs erwähnt, ist bei der *gutachtlichen Beurteilung* besonders zu berücksichtigen, daß die spastische Spinalparalyse auf Grund ihres progredienten Verlaufs und der lediglich symptomatisch möglichen Therapie hinsichtlich der Arbeitsfähigkeit eine sehr schlechte Prognose besitzt, ohne daß die Lebenserwartung wesentlich verkürzt sein muß.

Handelt es sich bei der spastischen Spinalparalyse um einen degenerativen Prozeß im Bereich zentraler Neurone, so kann eine Läsion peripherer Neurone spinale oder neurale bzw. neurospinale Bereiche betreffen. Damit ist die Unterteilung in die verschiedenen Typen neurospinaler Muskelatrophien gegeben. Ist bei diagnostisch zweifelhaften Fällen zu klären, ob eine myogene oder neurogene Atrophie vorliegt, so geben elektromyographischer Befund in Kombination mit Muskelprobeexzision und histologischer Untersuchung endgültigen Aufschluß. Besondere Bedeutung kommt hierbei dem Nachweis fibrillärer Zuckungen und der gruppenweisen Anordnung der atrophischen Muskelfasern zu. Hier sind die einzelnen atrophischen Fasergruppen jeweils einem peripher-motorischen Neuron angeschlossen und ihm zugeordnet (STRUPPLER).

Bei der spinalen progressiven Muskelatrophie, einem atrophisierenden Prozeß des zweiten motorischen Neurons, die hauptsächlich im jugendlichen bis mittleren Lebensalter auftritt und eine außerordentlich schlechte Prognose besitzt, steht das Symptom des neurogenen Muskelschwundes und nicht die Parese im Vordergrund. Dies kann derart ausgeprägt sein, daß der Eindruck einer hochgradigen Kachexie entsteht. Das voll entwickelte Krankheitsbild mit symmetrischen, vorwiegend distalen Myatrophien und fibrillären Zuckungen bei relativ gut erhaltener Kraft sowie die anamnestisch eruierbare, im wesentlichen ohne subjektive Beschwerden verlaufende Progredienz ermöglichen eine verhältnismäßig leichte Diagnose. In ihren Anfangsstadien jedoch sind die Symptome der spinalen progressiven Muskelatrophie diagnostisch vieldeutig. Bei der Differentialdiagnose kommen u. a. alle Erkrankungen in Betracht, die das periphere motorische Neuron vom Ursprung in der Vorderhornzelle des Rückenmarks über den Wurzelabschnitt und den peripheren Nerven bis zur motorischen Endplatte betreffen. Dies ist bei der gutachtlichen Beurteilung besonders zu berücksichtigen, wobei Kontrolluntersuchungen große Bedeutung beizumessen ist.

Je nach vorwiegender Lokalisation der Muskelatrophien unterscheidet man verschiedene Typen der spinalen progressiven Muskelatrophie, was ebenfalls für die gutachtliche Einstufung in bezug auf Arbeits-, Berufs- oder Erwerbsunfähigkeit wichtig erscheint.

Beim Typ BODECHTEL, über den von KUGELBERG-WELANDER erbbiologische Untersuchungen vorliegen, beginnt der Muskelschwund im Bereich der Unter- und Oberschenkel und des Beckengürtels, so daß eine sitzende Tätigkeit noch über längere Zeit je nach Art der Beschäftigung möglich ist. Es ist hierbei zu berücksichtigen, daß es bei diesem Typ zu Frühmanifestation in der Kindheit und Jugend kommt (bei vermutlich unregelmäßig dominantem Erbgang; P. E. BECKER), jedoch mit extrem langsamem Verlauf. Diese Tatsache gewinnt in bezug auf Schul- und Berufsausbildung besondere Bedeutung. Differentialdiagnostisch sei hierbei noch an Verwechslungen mit poliomyelitischen Residualparesen, der Beckengürtelform der progressiven Muskeldystrophie und den chronischen Polyneuritiden mit vorwiegend motorischen Ausfällen erinnert.

Im Gegensatz zum Typ BODECHTEL-KUGELBERG-WELANDER der progressiven spinalen Muskelatrophie beginnt der Muskelschwund beim Typ VULPIAN-BERNARD am Schultergürtel und beim Typ DUCHENNE-ARAN an Armen und Händen. Je nachdem, ob nun z. B. Arbeitshand oder Arbeitsarm zuerst betroffen sind, ändert sich die Beurteilung in bezug auf Arbeitsfähigkeit von Fall zu Fall. Außerdem sind auch hier besonders die vielfältigen differentialdiagnostischen Verwechslungsmöglichkeiten zu berücksichtigen, so die Syringo- und Hämatomyelie, posttraumatische Marknekrosen, z. B. nach »Peitschenschlagphänomen der HWS«, chronisch schubweise verlaufende spinale Gefäßprozesse, arthrogene Spätlähmungen, Carpaltunnelsyndrom, das Skalenussyndrom, Muskelatrophien nach Polyneuritis, entsprechende Lokalisationsformen der ERBschen Muskeldystrophie, Restzustände nach Plexuslähmung usw.

Es sei darauf hingewiesen, daß Frühfälle von spinaler, progressiver Muskelatrophie zwischen dem 15. und 20. Lebensjahr auf einen pathogenetischen Zusammenhang mit einer durchgemachten Poliomyelitis sehr verdächtig sind. Das Intervall zwischen akuter Poliomyelitisinfektion und dem Auftreten postpoliomyelitischer Myatrophien kann verschieden lang sein, es kann Jahre betragen (BODECHTEL). Auch andere symptomatische Formen, so nach Bleivergiftungen, Porphyrie usw., sind bekannt. Auf diese möglichen Zusammenhänge ist bei der Erhebung der Anamnese im Rahmen der Begutachtung zu achten. Ähnlich wie die Poliomyelitis ist die Lues cerebrospinalis bei Befall der Vorderhornarterie im Stande, rein myatrophische Zustandsbilder hervorzurufen, die sog. symptomatische Form der spinalen progressiven Muskelatrophie luischer Genese, mit und ohne Liquorveränderung. Hier sind neben entsprechenden anamnestischen Erhebungen serologische Untersuchungen im Blut und Liquor (Cardiolipinflockung, Nelson-Test) bei der gutachtlichen Untersuchung unerläßlich (s. a. S. 116).

Während die bisher erwähnten Formen der spinalen, progressiven Muskelatrophie hauptsächlich im jugendlichen bis mittleren Lebensalter auftreten, nimmt die WERDNIG-HOFFMANNsche Erkrankung als frühinfantile spinale progressive Muskelatrophie außerordentlich schlechter Prognose eine Sonderstellung ein. Sie beginnt im Fetalleben, die Manifestation erfolgt im ersten bis zweiten Lebensjahr, der Verlauf ist rasch progredient, so daß nur ganz selten das vierte Lebensjahr überlebt wird. Allerdings gibt es auch hier vereinzelt retardierte Formen mit Beginn im zweiten bis vierten Lebensjahr. Für den gutachtlich tätigen Arzt hat diese Erkrankung allerdings nur untergeordnete Bedeutung.

Gelegentlich kann die neurale Muskelatrophie vom Typ CHARCOT-MARIE-TOOTH-HOFFMANN Schwierigkeiten bei der differentialdiagnostischen Abgrenzung vom peronealen Typ der spinalen progressiven Muskelatrophie bereiten. Auch an die progressiv hypertrophische Neuritis ist hierbei zu denken. Die neurale Muskelatrophie weist im allgemeinen eine Manifestation zwischen dem 6. und 15. Lebensjahr auf, die somit durchschnittlich niedriger als bei der progressiven spinalen Muskelatrophie liegt. Allerdings gibt es auch eine Spätform der familiären neuralen Muskelatrophie, die erst im dritten oder vierten Lebensjahrzehnt beginnt und ausgesprochene Storchenbeinbildung hervorruft. Bei Frauen kann ein Typ »mit dicken Waden« auftreten, welcher durch lokale Adipositas und trophische Ödeme an den Unterschenkeln gekennzeichnet ist. Die elektromyographische Untersuchung ist hier zur differentialdiagnostischen Abgrenzung unbedingt erforderlich; bei der gutachtlichen Beurteilung ist an die langsame Progredienz und somit an die lange Möglichkeit einer sitzenden Tätigkeit zu denken.

Die dritte Gruppe der neurospinalen Myopathien, bedingt durch eine Läsion peripherer und zentraler Neurone, ist als myatrophische Lateralsklerose und progressive Bulbärparalyse bekannt. Beide Erkrankungen haben eine sehr ungünstige Prognose, die myatrophische Lateralsklerose endet häufig unter dem Bild der Bulbärparalyse. Umgekehrt können jedoch auch Initialformen der myatrophischen Lateralsklerose mit den Symptomen einer Bulbärparalyse beginnen (s. a. S. 78 f.).

Die myatrophische Lateralsklerose zählt zu den häufigsten Systemerkrankungen, kommt in allen Altersstufen vor, bevorzugt aber das höhere Lebensalter und hat ihren Morbiditätsgipfel zwischen dem 50. und 55. Lebensjahr, wobei Männer etwa im Verhältnis 2:1 häufiger betroffen sind als Frauen. Klinisch treten bei dieser Erkrankung die motorischen Paresen stärker hervor als bei der spinalen progressiven Muskelatrophie oder der spastischen Spinalparalyse. Je nach dem Beginn unterscheidet man initialspastische und initial-myatrophische Formen sowie ein initiales, bulbäres Syndrom. In den Initialstadien der amyotrophischen Lateralsklerose können zahlreiche differentialdiagnostische Schwierigkeiten auftreten: es ist an hochsitzende, raumfordernde, komprimierende, medulläre Prozesse, an die Hämatomyelie und Syringomyelie, an toxische Prozesse (Triorthokresylphosphatvergiftung, Schwermetallvergiftungen), an spinale Zirkulationsstörungen, die neurale Muskelatrophie und die Encephalomyelitis disseminata zu denken. *Gutachtlich wichtig* ist die Möglichkeit einer exogen ausgelösten myatrophischen Lateralsklerose, wobei die Generalisationsform auf dem Boden einer Neurolues als Prototyp gelten kann. Ähnliche symptomatische Erscheinungsformen sind nach schweren exogen-endogenen Mangelerkrankungen, Wirbeltraumen, schweren Stoffwechsel- und Gefäßprozessen beschrieben. Häufiger als die Generalisationsform ist der brachial-atrophische Typ mit Beginn der Muskelatrophie an den distalen Muskelgruppen der oberen Extremitäten und früher oder später nachfolgenden spastischen Zeichen. Der Krankheitsbeginn mit Myatrophien an den unteren Extremitäten ist sehr selten. Auch eine rein endogen-hereditäre, familiär auftretende myatrophische Lateralsklerose mit vorwiegend spastischer Paraparese und bulbärer Symptomatik ist bekannt, z. B. unter den Ureinwohnern der Marianeninsel Guam. In jedem Fall setzt eine gutachtliche Beurteilung wiederum eine exakte Diagnosestellung bei diesem Krankheitsbild voraus; auch bei initialen Formen ist bereits auf Frühinvalidität zu erkennen, wobei der verhältnismäßig rasch progrediente Verlauf besonderer Berücksichtigung bedarf. Auch hier stellt die elektromyographische Untersuchung ein unentbehrliches diagnostisches Hilfsmittel dar.

Die progressive Bulbärparalyse ist verhältnismäßig leicht zu erkennen; sie tritt im Rahmen einer myatrophischen Lateralsklerose mit Myatrophien an den Extremitäten und spastischen Zeichen auf. Im Initialstadium jedoch können erhebliche diagnostische Schwierigkeiten entstehen, wobei sowohl bulbäre Formen der Enzephalomyelitis, Frühsymptome der diphtherischen Polyneuritis, die chronische Basalmeningitis, die verschiedenen Enzephalitiden, vaskulär bedingte Formen der Pseudobulbärparalyse, raumfordernde Prozesse im Bereich des Bulbus medulla oblongatae, posttraumatische Halsmarkschäden im bulbopontinen Bereich usw. in Frage kommen. Eine häufige Verwechslungsmöglichkeit ist auch mit Frühformen der Myasthenia gravis gegeben. Ähnlich wie bei der myatrophischen Lateralsklerose ist die infauste Prognose der progressiven Bulbärparalyse bereits im Initialstadium im Sinne einer vorzeitigen Arbeitsunfähigkeit zu berücksichtigen.

SCHRIFTTUM: ARAN, F. A., Arch. gén. méd., Paris, 5 (1850) – ASCHNER-ENGELMANN, Konstitutionspathologie in der Orthopädie, Berlin 1928 – BECKER, P., Neue Ergebnisse der Genetik der Muskeldystrophien, Acta genet. 7, 303 (1957); Two new families of benign sex linked recessive muscular dystrophy, Rev. canad. Biol. 21, 551 (1962); Die Heterogenie der Myotonien, Proc. Second. Int. Congress. Hum. Genet. 1547 (1961); Zur Genetik der Myotonien, Der Internist 9, 384 (1963); Myopathien, in: Handb. d. Humangenetik, Stuttgart 1964, Bd. III/I; Zur menschl. Vererb.- und Konstitutionslehre 37, 193 (1964); Neues zur Genetik primärer Myopathien, in: Myopathien, v. R. Beckmann, Stuttgart 1965 – BECKER, P. und KIENER, F., Eine neue x-chromosomale Muskeldystrophie, Arch. Psychiatr. u. Z. Neurol. 193, 427 (1955) – BECKMANN, R., Entzündliche Myopathien, in: Myopathien, Stuttgart 1965 – BECKMANN, R., MÖLBERT, E., AXMANN, M. und KÜNZER, W., Zur pseudomyopathischen Polymyositis, Arch. Kinderheilk. 170, 76 (1964) – BING, R., Die angeborenen Muskeldefekte, Handb. d. inn. Med., v. Mohr-Staehelin, 2. Aufl., Berlin 1926 – BODECHTEL, G., Die Erkrankungen des Rückenmarks, in: Handb. d. inn. Med., 4. Aufl., Bd. V/II, Berlin 1953; Differentialdiagnose neurologischer Krankheitsbilder, 2. Aufl., Stuttgart 1963 – CHARCOT, J. M., Des amyotrophies spinales chroniques, Progr. méd., Paris, 2, 473 (1874); Klinische Vorträge über Krankheiten des Nervensystems, 1 (1874) 2 (1878) – CURSCHMANN, H., in: Handb. der Neurologie, Bumke-Foerster, Berlin 1936, Bd. XVI – DÉJÉRINE, J. und SOTTAS, J., Compt. rend. Soc. Biol., Paris 5, 63 (1893) – DUCHENNE, G. B. A., Arch. gén. méd., Paris 16 (1860); Compt. rend. Acad. sc., Paris 1849 – EATON, L. M., LAMBERT, E. H., and ROOKE, E. D., Defect of neuromuscular conduction associated with malignant neoplasms, Am. J. Physiol. 187, 612 (1956) – ERB, W., Dystrophia musculorum progressiva, Dt. Z. Nervenheilk. 1 (1891) – ERBSLÖH, F., Die myotonische Dystrophie, Arch. Psychiatr. und Z. f. d. gesamt. Neurol. 201, 648 (1961) – FELTKAMP, F. E., VAN DER GELD, H., and OOSTERHUIS, H. J., Antinuclear. Factor in Myastenia gravis. Lancet 1963 – FISCHER, E., Changes in Protein and Enzymes in Muscular Degeneration Subsequent to Denervation, Proc. Third Med. Conf. Muscular Dystrophy Assoc. America pp. 212 (1954) – FURTADO, D., und ALVIM, F., Forma pseudo-miopatica da polimiosite. Lisboa med. 22, 259 (1945) – GAMSTORP, I., and VINNARS, E., Studies in Neuromuscular Transmission. I. Influence on Neuromuscular Transmission of Alkalosis and Acidosis. Acta physiol. Scand. 53, 142 (1961) – GOLDFLAM, S., Über einen scheinbar heilbaren bulbärparalytischen Symptomenkomplex mit Beteiligung der Extremitäten. Dt. Z. Nervenheilk. 4, 312 (1893) – HELLBRÜGGE, TH., in: Vorsorgeuntersuchungen bei Jugendlichen, München – KILOH, L. G. and NEVIN, S., Progressive dystrophy of the external ocular muscles. Brain 74, 115 (1951) – KUGELBERG, E., Electromyograms in muscular disorders, J. Neurol. Neurosurg. Psychiat. 10, 122 (1947) – KUHN, E., Studien zur Pathogenese der myotonischen Dystrophie, Berlin-Göttingen-Heidelberg 1961; Die myotonische Dystrophie, in: Myopathien, v. R. Beckmann, Stuttgart 1965 – MERTENS, H. G., Okuläre Myopathien, in Myopathien, v. R. Beckmann, Stuttgart 1965 – MERTENS, H. G., und NOWAKOWSKI, H., Die endokrinen Drüsen bei den Myotonien, Dt. Z. f. Nervenheilk. 172, 128 (1954) – MERTENS, H. G., ESSLEN, E., und PAPST, W., Die okulären Myopathien, 2. Mitteilg.: Die chronische oculare Myositis, Nervenarzt 29, 120 (1958); 3. Mitteilg.: Die oligosymptomatische oculäre Myositis, Nervenarzt 29, 213 (1958) – MILHORAT, A. T., Über die Behandlung der progressiven Muskeldystrophie und ähnlicher Muskelerkrankungen mit Glykokoll, Dt. Arch. klin. Med. 174, 487 (1933) – MILHORAT, A. T., TECHNER, F., und THOMAS, K., Significance of creatine in progressive muscular dystrophy and treatment of this disease with glycin. Proc. Soc. exp. Biol. 29, 609

(1932) – Nastuk, W. L., Plescia, O. J., and Ossermann, K. E., Changes in Serum Complement Activity in Patients with Myasthenia gravis. Proc. Soc. Exp. Biol. and Med. 105, 177 (1960) – Oppenheim, H., Monatsschr. Psychiatrie Neurol. 8, 232 (1900) – Ossermann, K. E., Myasthenia gravis. New York 1958; Myasthenia gravis: an Auto-Immune Mechanism? Bull. Univ. Maryland 47, 12 (1962) – Schultze, Fr., Berliner Klin. Wschr. 1 (1848) – Schwarzweller, F., Der angeborene Schulterblatthochstand und seine Beziehungen zu den Mißbildungen der Wirbelsäule, Z. menschl. Vererb.- u. Konstit.lehre 20, 350 (1937) – Simpson, J. A., An Evaluation of Thymectomy in Myasthenia Gravis. Brain 81, 112 (1958); Myasthenia Gravis: A new Hypothesis, Scot. med. J. 5, 419 (1960) – Struppler, A., Weitere Fortschritte in der Behandlung des myasthen. Syndroms. Med. Monatsschr. 7, 426 (1953); Vorläufige Ergebnisse experimenteller Untersuchungen über das myasthenische Syndrom, Dt. klin. Wschr. 31, 115 (1953); Experimentelle Untersuchungen zur Pathogenese der Myasthenie, Z. experimentelle Med. 125, 244 (1955); Elektromyographische Studien zum Wirkungsmechanismus endplattenblockierender Stoffe, Ärztl. Forschung 8, 564 (1954); Myasthenisches Syndrom bei progressiven Muskeldystrophien, Nervenarzt 26, 398 (1955); Sonderformen der Myopathien unter bes. Berücksichtigung der Myasthenie, in: Myopathien, v. R. Beckmann, Stuttgart 1965 – Thomson, T., Brain 31 (1908) – Tooth, H., The peroneal type of progressive muscular atrophy, Diss. London 1886 – Ullrich, O., Angeborene Muskeldefekte und angeborene Beweglichkeitsstörungen im Gehirnnervenbereich, in: Handb. der Neurol. Bumcke-Foerster, Bd. XVII, Berlin 1936 – Unverricht, H., Dermatomyositis acuta, Dtsch. med. Wschr. 17, 41 (1891) – Vulpian-Bernhard, zit. nach R. Beckmann, in: Keller-Wiskott, Lehrb. d. Kinderheilk., 2. Aufl., Stuttgart 1965 – Walton, J. N., Amyotonia congenita, A follow up study, Lancet 1, 1023 (1956) – Werdnig, G., Arch. für Psychiatr. 22, 437 (1891).

Epilepsie

von Richard Jung, Freiburg i. Br. und Rudolf W. Meyer-Mickeleit, Göppingen

Die Epilepsie ist keine Krankheitseinheit. Die verschiedenen Formen der Epilepsien bilden aber eine Gruppe klinisch gut charakterisierter Syndrome. Epileptische Anfälle können sehr verschiedene Ursachen haben und ganz unterschiedliche Ablaufsformen zeigen. Für die einzelnen klinischen Anfallsformen hat die hirnelektrische Untersuchung durch das EEG in den letzten 30 Jahren auch eine klare, objektiv faßbare Grundlage bestimmter Hirnfunktionsstörungen feststellen können. Beim epileptischen Anfall entsteht eine ungebremste, abnorm synchronisierte elektrische Entladung größerer Neuronenkomplexe im Gehirn, die sich ausbreitet und eventuell generalisiert.

Klinische Formen der Epilepsien

Die *Ätiologie* der Epilepsien ist außerordentlich vielfältig. Bei einer großen Gruppe der Epileptiker bleibt die Ursache ungeklärt, man spricht dann von kryptogenetischen oder *genuinen Epilepsien*, bei denen wenigstens zum Teil eine erbliche Anlage und Krampfbereitschaft vorliegt. Bei den übrigen Formen, den *symptomatischen Epilepsien*, sind bestimmte Hirnschädigungen als Ursache nachzuweisen. *Man muß bei der Diagnose und Begutachtung jeder Epilepsie daher in erster Linie nach einer zugrunde liegenden Hirnerkrankung suchen.*

Die wichtigsten Gruppen der symptomatischen Epilepsien sind: a) *Residualepilepsien nach früh erworbenen Hirnschäden*, die vor der Geburt, durch Geburtstraumen (Asphyxie, Blutungen) oder in den ersten Lebensjahren entstanden sind, während die Anfälle sich oft erst in späteren Jahren zeigen. Eine besondere Gruppe dieser Epilepsien mit frühkindlichen Zerebralschäden sind die Blitz-, Nick- und Salaamkrämpfe der Säuglinge, die fast immer eine sehr schlechte Prognose haben; b) *traumatische Epilepsien nach Hirnverletzungen*, die häufiger nach offenen als nach geschlossenen Kopftraumen auftreten (vgl. Bd. I, S. 677, 688 ff., 696 f. u. S. 151); c) *symptomatische Epilepsien bei Hirntumoren und Gefäßerkrankungen* sowie während und nach entzündlichen Hirnerkrankungen (z. B. auch Fleckfieber).

Im übrigen kann praktisch *jede Hirnerkrankung das epileptische Syndrom auslösen*. Gutachtlich von Bedeutung sind zerebrale Läsionen mit epileptischen Anfällen nach *Röntgenbestrahlung des Kopfes* im Kindesalter[49] (vgl. S. 784). Seltener lösen extrazerebral verursachte *Hirndurchblutungsstörungen* Anfälle aus; akute Ischämie des Gehirns kann zur Synkope oder zu epileptischen Krämpfen führen wie beim Adams-Stokes-Syndrom. Auch Folgeerscheinungen anderer schwerer hypoxämischer Hirnschäden, außer der Geburtsasphyxie auch das Kammerflimmern bei elektrischen Unfällen, können zu später auftretenden epileptischen Anfällen führen. Schließlich können *Intoxikationen*, Hypoglykämie und Hypokalzämie epileptische Krampfanfälle hervorrufen. Bei besonders disponierten Kindern kann auch der Fieberanstieg einer Infektionskrankheit ohne direkte Hirnbeteiligung Krämpfe auslösen (*Fieberkrämpfe* oder *Okkasionskrämpfe*).

Neuerdings ist noch eine andere Einteilung nach dem Zeitpunkt der Anfälle vorgeschlagen worden [26 a, b]: »Nacht«-Epilepsie, »Aufwach«-Epilepsie und »diffuse« Epilepsie (JANZ). Obwohl bei manchen Patienten der Zeitpunkt der Anfälle ziemlich konstant ist, findet sich bei anderen auch im Laufe des Lebens ein Wechsel. Dieses Einteilungsprinzip der Epilepsie ist daher weniger geeignet als die sonst in der Medizin übliche ätiologische Einordnung oder der für die Neurochirurgie wichtige Gesichtspunkt der Hirnlokalisation des primären Krampfherdes, der auch nach der Art der Aura und der fokalen Anfälle vermutet werden kann [45].

Die wichtigsten Formen des *epileptischen Anfallsgeschehens* sind die großen tonisch-klonischen Krampfanfälle, die kleinen Anfälle, die fokalen Anfälle, die Dämmerattacken und die länger dauernden Dämmerzustände. Neben diesen episodischen Störungen sind die epileptische Wesensveränderung und Demenz als Dauerstörungen zu erwähnen.

Die *epileptischen Anfallsformen* können folgendermaßen kurz beschrieben werden: Der *große epileptische Krampfanfall* mit tonisch-klonischen Krämpfen (grand mal) ist die häufigste Anfallsform. Nach einer kurz dauernden subjektiven Aura oder nach einem Schrei, die beide auch fehlen können, beginnt mit schlagartigem Hinfallen zunächst ein tonischer Krampf, der nach 20–30 sec in intermittierende klonische Zuckungen übergeht. *Die Krampfdauer ist selten länger als 1 min.* Doch dauert es oft 3–10 min, bis der Kranke wieder ansprechbar ist (postparoxysmaler Dämmerzustand). Bei Häufung rasch aufeinanderfolgender Krampfanfälle spricht man von *Status epilepticus*. Im EEG kann der große Anfall wegen der begleitenden Muskelkontraktionen nicht oder nur unter besonderen Bedingungen mit Curare-Präparaten im Cardiazol- oder Elektrokrampf [40] registriert werden. Kranke mit reinen großen Anfällen ohne sonstige Anfallsarten haben häufiger normale EEG-Befunde als Epilepsien mit kleinen Anfällen, wechselnden Anfallstypen oder Dämmerattacken.

Der *kleine epileptische Anfall (Absence, petit mal)* ist charakterisiert durch eine plötzlich auftretende kurzdauernde Bewußtseinsstörung von einigen Sekunden Dauer. Die Bezeichnung petit mal wird im französischen und englischen Sprachbereich für kleine Anfälle und Absencen mit typischem EEG (Abb. 2, S. 160) gebraucht, in der deutschen Literatur mehr für solche, bei denen deutliche motorische Entladungen, meist rhythmische Zuckungen der Augen und der Gesichtsmuskulatur, oft auch Bewegungen des Kopfes in vertikaler Richtung, auftreten (retropulsiv-petit-mal [26 c]). Wenn sich der Anfall auf eine Bewußtseinsstörung beschränkt und keine motorischen Entladungen auftreten, so spricht man von einer *Absence*. Bei der reinen Absence zeigt der Kranke keine Bewegungen, man bemerkt nur einen starren Blick und eine Reaktionslosigkeit auf Ansprechen. Die Patienten können während des kleinen Anfalls aber auch weitgehend automatisierte Tätigkeiten fortsetzen: beim Gehen laufen sie weiter; beim Schreiben hören sie auf oder machen Fehler, meist mehrfache Buchstabenwiederholungen. Tonusverlust mit Hinfallen oder starken myoklonischen Zuckungen der Bein- und Körpermuskulatur sind beim kleinen Anfall selten. Die kleinen Anfälle sind am häufigsten im Kindesalter. – Wenn sie in sehr großer Zahl (50–100 kleine Anfälle täglich) auftreten und große Anfälle fehlen, spricht man von Pyknolepsie (vgl. S. 160). – Kleine Anfälle sind bei genuiner Epilepsie häufiger als bei symptomatischer Epilepsie. Im EEG findet man während der kleinen Anfälle charakteristische Krampfwellen (spikes and waves) wie in Abbildung 2, S. 160 f.

Die *fokalen Anfälle* zeigen verschiedene Symptome je nach der Hirnregion, von der die Reizerscheinungen des epileptischen Fokus ausgehen. Am häufigsten sind *fokale motorische Anfälle*, die von den motorischen Großhirnrindenzentren ausgehen und nach ihrem ersten Beschreiber auch *Jackson-Anfälle* genannt werden. Sie beginnen meist mit klonischen Zuckungen an einem Extremitätenende und können auf diese Region beschränkt bleiben und dann nach einigen Sekunden oder Minuten sistieren. In anderen Fällen findet sich eine *Ausbreitung der Zuckungen* über mehrere Körperregionen und schließlich zur anderen Seite: Der Krampf wandert etwa vom Fuß zum Oberschenkel über den Arm bis zum Gesicht, um sich dann meist zu generalisieren. Es gibt auch fokale reine *sensible* Anfälle mit nur subjektiven Parästhesien und fokale *optische* Anfälle mit elementaren optischen Reizerscheinungen: meist Funken und Farbensehen im kontralateralen Gesichtsfeld. Über Stunden andauernde klonische fokale Anfälle werden nach KOJEWNIKOFF Epilepsia partialis continua genannt. Im EEG zeigen die Jackson-Anfälle oft schnelle Entladungen, ähnlich den β-Wellen, die auf einen kleinen Rindenfokus beschränkt bleiben und sich dann verlangsamen und in steile Wellen und Alphafrequenzen übergehen. Bei manchen fokalen Anfällen sieht man im EEG nichts, weil man nicht genau über dem Fokus ableiten kann. Im Anfallsintervall zeigen Jackson-Epilepsien oft ein normales EEG, außer wenn es sich um Tumoren oder schwere Gefäßmißbildungen mit kortikalen Schäden handelt. Dann finden sich unspezifische Herdbefunde mit Alphaverminderung und Deltafokus.

Die *Dämmerattacken* sind eigentlich fokale Anfälle der Schläfenlappenregion. In der alten Literatur werden sie meist *Aequivalente* genannt, in der neueren *psychomotorische Anfälle*. Neben Bewußtseinsstörungen zeigen diese Anfälle der temporalen *Epilepsie* meist *motorische Automatismen*, vor allem der Mundregion (Schmatzen, Kauen, Schlucken), sowie zielloses Nesteln und Greifen an der Kleidung oder Weglaufen, ferner vegetative Erscheinungen mit Speichelfluß und Erblassen [34a, 41]. Leichte Formen der Dämmerattacken sind im Gegensatz zu den Absencen oft von abnormen Fremdheitserlebnissen, Halluzinationen oder Déjà-vu-Erlebnissen begleitet. Schwere tonische Dämmerattacken mit Deviationen von Kopf und Augen und Störungen der Körperhaltung können auch zum Hinfallen führen und in große Anfälle übergehen. Sonst ist die Körperstatik während der temporalen Dämmerattacken erhalten. Die Patienten machen automatische Bewegungen, laufen umher oder drehen sich auf der Stelle, fallen aber nicht um. Später besteht meist Amnesie. Dämmerattacken bevorzugen im Gegensatz zu den Absencen das *mittlere Lebensalter*. Im EEG sind sie durch steile Wellen und große Zwischenwellen von 5–6/sec charakterisiert, die im Anfallsintervall einzeln und in kleinen Gruppen über einer oder beiden Temporalregionen auftreten (Abb. 3, S. 161); während des Anfalls verlaufen sie kontinuierlich und können in langsamere 3/sec-Wellen übergehen.

Länger dauernde *Dämmerzustände* unterscheiden sich von den Dämmerattacken durch koordiniertes Verhalten und differenzierte sprachliche Äußerungen und Reaktionen, oft auch durch stärkere affektive Entäußerungen (Aggressivität, Angst). Später besteht völlige Amnesie für die während des Dämmerzustandes begangenen Handlungen. Außerdem gibt es auch periodische epileptische Verstimmungen und Psychosen, bei denen Bewußtsein und Orientierung erhalten sind und auch keine Amnesie eintritt. Die EEG Veränderungen bei diesen länger dauernden epileptischen Ausnahmezuständen sind verschiedenartig. LANDOLT [34b] hat eine Ordnung in diese Befunde gebracht. Er unterscheidet nach dem EEG und dem klinischen Bild *vier Hauptsyndrome* epileptischer Dämmerzustände und Psychosen, die wesentlich länger dauern als die verschiedenen Typen epileptischer Anfälle: 1) *Postparoxysmale Dämmerzustände* mit flachem EEG und sehr langsamen Wellen, die zunächst klein sind und dann größer werden und sich zunehmend zu normalen Frequenzen beschleunigen. 2) *Petit-mal-Status* mit spike-wave-EEG, das ähnlich aussieht wie das EEG beim typischen petit mal, aber sehr viel länger bis zu Stunden bestehen bleiben kann. 3) *Dämmerzustände organischer Prägung* mit langsamen EEG-Wellen. 4) *Produktiv psychotische Dämmerzustände*, bei denen das EEG meistens normal ist, obwohl es vorher und nachher pathologische Formen zeigen kann. Diese von LANDOLT [34 a, b] sogenannte »forcierte Normalisierung« ist diagnostisch und gutachtlich wichtig, weil wegen des normalen EEG solche psychotischen Zustände manchmal nicht als epileptisch erkannt werden. Erst spätere EEG-Kontrollen können für Epilepsie typische Formen zeigen.

Die genuine Epilepsie und die epileptische Anlage

Die Diagnose einer anlagebedingten genuinen Epilepsie wird fast immer *per exclusionem gestellt*. Außer in den seltenen Fällen mit eindeutiger Erblichkeit ist eine positive Diagnose nicht möglich, obwohl sich insbesondere die deutsche Psychiatrie sehr darum bemüht hat. KRETSCHMER [34], MAUZ [38] und STAUDER [54] haben den athletisch-enechetischen Konstitutionstyp der Epileptiker und die Perseveration als Kernsymptom der *epileptischen Wesensveränderung* herausgestellt. Diese Wesensveränderung kommt aber ebenso wie die epileptische Demenz *auch bei sicheren symptomatischen Epilepsien* als Krankheitsfolge sehr häufig vor, besonders dann, wenn die Erkrankung schon in der frühen Kindheit begonnen hat wie bei den meisten residualen Epilepsien. Perseverieren ist bei symptomatischen Epilepsien sogar häufiger als bei genuinen (VON BRUNN [8]). ALSTRÖM [1] fand bei der Nachuntersuchung von 897 Epileptikern eine typisch epileptische Wesensveränderung mit Perseveration bei 16% der symptomatischen Epilepsien und nur bei 7% der Epilepsien unbekannter Ursache. *Man kann daher die Diagnose einer genuinen Epilepsie nicht mit dem psychischen Befund einer »enechetischen« Wesensveränderung begründen*. Auch die Anfallshäufigkeit und Schwere des Krankheitsbildes erlaubt keinerlei Rückschlüsse auf die Ätiologie. Man begegnet oft der falschen Auffassung, daß unter den genuinen Epilepsien die schweren Verlaufsformen überwiegen. Nach unserer Erfahrung an einem vorwiegend ambulanten Krankengut sind aber unter den genuinen Epilepsien die *leichten Formen* mit seltenen Anfällen ohne Wesensveränderung oder Demenz häufiger.

Eine epileptische Anlage kann nur durch das Vorkommen weiterer Epileptiker in der Blutsverwandtschaft wahrscheinlich gemacht werden. Dies gelingt selbst bei genuinen Epilepsien nur in 4–8% (POHLISCH [46], LENNOX [35] [1951]). Auch in diesen Fällen sind noch exogene Ursachen auszuschließen. *In praxi werden meist die zwischen dem 5. und 25. Lebensjahr erstmals auftretenden Epilepsien unbekannter Ursache ohne neurologischen und röntgenologischen Befund und ohne Herdveränderungen im EEG als genuin angesehen* (s. S. 161). LENNOX, GIBBS und GIBBS [36] (1940) haben gehofft, durch eine *Dysrhythmie im EEG*, die sie bei 60% der Familienangehörigen von Epileptikern fanden, die epileptische Anlage hirnelektrisch erfassen zu können. Diese Untersuchungen gaben wichtige Hinweise auf den Erbmechanismus, da in der Mehrzahl der Epileptiker *beide Eltern eine Dysrhythmie zeigten* und die Epilepsie daher wahrscheinlich homozygote Erbmasse voraussetzt. Doch hat LENNOX angenommen, daß für die Manifestierung der Epilepsie *neben einer genetisch bedingten EEG-Dysrhythmie noch ein zusätzlicher Hirnschaden notwendig sei.* Dieser würde dann auch gutachtlich bei erblichen Epilepsien zu beachten sein. Diagnostisch ist die Dysrhythmie in Epilepsiesippen meistens nicht verwertbar. Es handelt sich vorwiegend um uncharakteristische leichte EEG-Veränderungen, die auch bei etwa 10 % der Gesunden vorkommen und als »konstitutionelle Dysrhythmie« bezeichnet werden. Nur wenn eindeutige Krampfpotentiale bei Sippenangehörigen gefunden werden, kann man mit Sicherheit eine erbliche Disposition für Epilepsie in der Familie annehmen.

Die traumatische Epilepsie

Bei der Begutachtung einer Epilepsie ist meist die Frage zu entscheiden, ob es sich um eine traumatische Epilepsie handelt und diese auf ein bestimmtes Trauma zurückgeführt werden kann. Voraussetzung für die Annahme einer traumatischen Epilepsie ist der Nachweis, daß der Unfall eine Substanzschädigung des Gehirns hervorgerufen hat. Nicht jeder anatomische Hirnschaden führt aber zu einer Epilepsie, und über den Entstehungsmechanismus im einzelnen ist wenig bekannt. *Statistisch ist die Wahrscheinlichkeit, daß es zu einer traumatischen Epilepsie kommt, um so größer, je schwerer die Verletzung und die anschließenden Komplikationen waren* (Tab. 1, S. 152). *Eine Epilepsie ist häufiger nach offenen als nach geschlossenen Schädel-Hirn-Verletzungen* (vgl. Bd. I, S. 696 f.). Kriegsverwundungen mit ihren stärkeren Wundinfektionen und späteren Hirnduranarben [18] nach Schädelschußverletzungen sind viel epilepsiegefährdeter ([30 bis 50 %] CREDNER [12], DUBITSCHER [15]) als gedeckte Kopftraumen und Friedensunfälle ([0,5–5 %] PENFIELD und SHAVER [44]). Hinsichtlich der Epilepsieerwartung nach einem Trauma erlauben die in Tabelle 1 zusammengestellten Zahlen nur bedingte Rückschlüsse, da das Ausgangsmaterial nicht einheitlich ist. CREDNER [12] geht z. B. von einem ausgelesenen Material schwerer Fälle in einem Hirnverletztenheim aus; der Zeitpunkt der Nachuntersuchung liegt bei STEINTHAL und NAGEL [57] sowie DUBITSCHER [15] wesentlich früher als bei ASCROFT [3]; letzterer trennt nicht die Frühepilepsien ab. Nach DUBITSCHER [15] scheint die Häufigkeit der traumatischen Epilepsien nach dem letzten Kriege trotz aller Hoffnungen auf eine verbesserte Wundversorgung gegenüber dem ersten Weltkrieg nicht abgenommen zu haben. Es werden allerdings heute dank der besseren diagnostischen Möglichkeiten auch mehr Epilepsien erkannt. MARBURG [37] schätzt, daß etwa 25 % der offenen Schädel-Hirn-Verletzten an Epilepsie erkranken. Dies dürfte eher noch zu niedrig sein. Zum Vergleich seien noch die Ergebnisse von therapeutischen Hirnverletzungen bei leukotomierten Geisteskranken angeführt: FREEMAN [19] fand unter 587 Patienten mit präfrontaler Leukotomie bei einer Nachuntersuchung durchschnittlich 5 Jahre nach dem Eingriff in 24 % traumatische Epilepsien, obwohl diese Hirnverletzungen therapeutisch-operativ mit bester Wundversorgung hervorgerufen wurden. *Von allen offenen Kriegshirnverletzten erkrankt etwa 1/3 an einer traumatischen Epilepsie verschiedener Form, von den geschlossenen Kopftraumen der Friedensunfälle nur etwa 1/20.*

Tabelle 1: Häufigkeit der traumatischen Epilepsie in Abhängigkeit von Art und Schwere des Hirntraumas *

	Gesamtmaterial		Offene Schädel-Hirn-Verletzungen		Gedeckte Schädel-Hirn-Verletz.			
					mit Schädelknochenverletzung		ohne	
	Fälle	Epilepsie	Fälle	Epilepsie	Fälle	Epilepsie	Fälle	Epilepsie
STEINTHAL und NAGEL (1926)	639	29 %	348	32 %	124	25 %	45	16 %
CREDNER (1930)	1990	38 %	1234	50 %	417	20 %	244	22 %
ASCROFT (1941) (einschl. Frühepilepsie)	317	34 %	129	45 %	104	23 %	66	24 %
PENFIELD und SHAVER (1945) (Friedensunfälle)	407	3 %	38	8 %	136	5 %	193	0,5 %
DUBITSCHER (1953)	979	35 %	572	36 %	386	33 % (mit und ohne Knochenverletzung)		

* Die Prozentwerte in der Tabelle und im Text wurden an Hand der Originalarbeiten kontrolliert bzw. neu errechnet, wenn nur die absoluten Zahlen angegeben waren. Die Zahlen sind daher nicht immer dieselben, wie sie in der Arbeit der Autoren angegeben waren.

Eine *Substanzschädigung des Gehirns als Voraussetzung einer traumatischen Epilepsie* kann bei einer offenen Schädelverletzung mit Durapenetration ohne weiteres angenommen werden. Die einzige Schwierigkeit, die sich ergeben kann, ist die Entscheidung, ob eine Knochenlücke auf eine bestimmte Verletzung zurückzuführen ist. Man darf ferner nicht die Möglichkeit übersehen, daß auch ein Hirnverletzter an einem Tumor erkranken kann oder an nichtepileptischen Anfällen leidet. Bei gedeckten Kopftraumen kann eine Hirnschädigung durch neurologische Ausfälle, röntgenologische Befunde, EEG-Veränderungen oder eine Wesensveränderung oft mit genügender Wahrscheinlichkeit nachgewiesen werden. Da dies aber nur indirekte Schlußfolgerungen sind, ist in jedem Fall zu prüfen, ob das Trauma hinreichend war, eine Hirnschädigung mit den gefundenen Ausfällen und einer Epilepsie hervorzurufen. Die Entscheidung kann sehr schwierig sein, wenn objektive Unterlagen fehlen. Nicht selten sind auch alle Untersuchungen negativ. Wenn die Anfälle eindeutigen Herdcharakter haben, so ist zumindest der Rückschluß auf eine symptomatische Epilepsie gerechtfertigt. Viele traumatische Epilepsien haben allerdings nur große Anfälle. In dem großen Material von GIBBS [22] (11 239 Epileptiker) finden sich unter 1288 traumatischen Epilepsien 49 % mit großen Anfällen allein und nur 37 % mit Herdanfällen. Für eine traumatische Epilepsie spricht auch ein enger zeitlicher Zusammenhang zwischen Trauma und Beginn der Anfälle. Die meisten Autoren stimmen darin überein, daß etwa die *Hälfte der traumatischen Epilepsien im ersten Jahr nach dem Unfall beginnt* und bei 2/3 die ersten Anfälle bis zum Ende des 2. Unfalljahres erscheinen. Später Anfallsbeginn spricht aber im Einzelfall nicht gegen eine traumatische Epilepsie. Autoren, die in einem längeren zeitlichen Abstand vom Trauma nachuntersucht haben, fanden, daß 1/5–1/3 *der traumatischen Epilepsien im 5. Unfalljahr und später begannen* (BAUMM [4] 20 %; CREDNER [12] 25 %; PEDERSEN [43] 35 %; DUBITSCHER [15] 19 %).

Eine besondere Stellung hat die sogenannte *traumatische »Frühepilepsie«*, deren Anfälle *in den ersten Stunden und Tagen* nach der Verletzung auftreten. Hinsichtlich der Entwicklung einer traumatischen Spätepilepsie haben diese frühen Anfälle eine relativ günstige Prognose: Von 14 Frühepilepsien PENFIELDS und SHAVERS[44] hatten nur 4 fortdauernde Anfälle; von 19 Frühepilepsien ASCROFTS[3] entwickelten 8 eine fortbestehende Epilepsie (vgl. Bd. I, S. 697). Die frühen Anfälle können eine Komplikation anzeigen, mit deren erfolgreicher Behandlung sie wieder verschwinden. Andererseits können sie aber auch auf die gleichen Reizvorgänge im Bereich der frischen Hirnwunde zurückgeführt werden, die nicht selten im EEG Krampfpotentiale ohne Anfälle nach einer frischen Hirnverletzung hervorrufen. Bei der Begutachtung braucht man bei einer Frühepilepsie nur dann eine MdE anzunehmen, wenn durch die einzelnen Anfälle ein meßbarer Schaden entstanden ist.

Die bisherige Darstellung stützt sich vorwiegend auf die ältere Literatur. Sie wird im wesentlichen bestätigt durch eine statistisch weitgehend aufgearbeitete Serie von JENNET[29a] (1962) über die traumatische Epilepsie nach 1000 stumpfen Kopftraumen aller Schweregrade. In der Gesamtserie mit Einschluß aller Komplikationen erkrankten 5 % an traumatischer Epilepsie. Wesentlich häufiger waren traumatische Epilepsien bei subduralen und epiduralen Hämatomen (28 %), Impressionsfrakturen (21 %) und Impressionsfrakturen mit Duraverletzung (36 %). Nach Ausschalten dieser Komplikationen und der Fälle mit einer »traumatischen Frühepilepsie« ergab sich nur noch eine Erkrankungshäufigkeit von 1 %. Eine Bewußtlosigkeit oder posttraumatische Amnesie von mehr als 24 Std. Dauer verschlechterte die Prognose wenig (2 %). Anfälle unmittelbar nach dem Trauma hatten eine sehr gute Prognose. Bei 7 Erwachsenen blieb dies der einzige Anfall. Nur 1 Säugling entwickelte später eine Epilepsie. Eine »traumatische Frühepilepsie« mit Anfällen in der ersten Woche nach dem Trauma trat bei 38 Kopfverletzten auf (4,7 %). Bei 10 Verletzten entwickelte sich anschließend eine traumatische Epilepsie (28,5 %). Auch hiernach erscheint es gerechtfertigt, die Sonderstellung der »traumatischen Frühepilepsie« beizubehalten (vgl. Bd. I, S. 697). Über die Hälfte der traumatischen Epilepsien begann im 1. Jahr nach dem Unfall, ein Viertel hatte den ersten Anfall im 2.–4. Jahr nach dem Unfall und das restliche Viertel begann nach dem 4. Unfalljahr.

Es ist immer wieder behauptet worden, daß traumatische Epilepsien nach Verletzungen der Centro-Parietal-Region am häufigsten seien. Fast alle Untersuchungen hierüber stammen aber aus einer Zeit, als die temporalen Epilepsien noch wenig beachtet wurden. Es erscheint zweifelhaft, ob dies heute noch aufrechterhalten werden kann, da wir jetzt mehr Epilepsien nach Schläfenlappenverletzungen sehen. Gerade bei den temporalen Epilepsien ist das anatomische Substrat oft nur in kleinen kortikalen Narbenbildungen ohne Durabeteiligung zu suchen (basale Rindenprellungsherde bei Hirncontusionen).

Nach den Erfahrungen zweier Weltkriege mit vielen Tausenden von Hirnverletzten kann man heute mit Sicherheit sagen, daß eine Epilepsie durch eine traumatische Hirnschädigung allein hervorgerufen werden kann, *ohne* daß eine epileptische Anlage vorzuliegen braucht. POHLISCH[46] hat hierzu ausgedehnte Sippenuntersuchungen bei 50 schweren traumatischen Epilepsien vorgenommen. Er fand, daß Epilepsie in den Einzelsippen fehlte oder nur in 0,5 % entsprechend der Epilepsiehäufigkeit in der Durchschnittsbevölkerung vorkam. Zweifellos gibt es aber auch traumatische Epilepsien, bei denen die *Anlage* eine Rolle spielt. In einem unausgelesenen Material wird man solche Fälle häufiger erwarten können als nach schweren Schädel-Hirn-Verletzungen. LENNOX[35] hat 20 000 nahe Verwandte von 4231 Epileptikern untersucht. Er fand bei genuinen Epilepsien 3,6 % Anfallskranke in der Verwandtschaft und bei symptomatischen Epilepsien 1,8 %. Wie die Zwillingsuntersuchungen von CONRAD [10] und LENNOX [35] zeigen, kann eine epileptische Anlage eine sehr hohe Durchschlagskraft besitzen. Man muß bei Geschwisterfällen aber auch die Möglichkeit erwägen, daß exogene Faktoren, z. B. die Geburt, Hirnschäden bei mehreren Geschwistern hervorrufen können. LENNOX [35] selbst warnt vor einer Überschätzung des Erbfaktors, der bei der Epilepsie nicht größer sei als bei vielen anderen Krankheiten. Nach LENNOX und GIBBS [36], die sowohl bei genuinen wie bei traumatischen Epilepsien meist ein dysrhythmisches EEG bei den phänotypisch gesunden Eltern fanden, ist es wahrscheinlich, daß *für die Manifestierung der Epilepsie zu der Anlage meist noch eine Hirnläsion hinzukommt.* Im Einzelfall kann der Anteil der Anlage bei der Entstehung einer Epilepsie oft schwer abzuschätzen sein. *Familiäre Belastung schließt eine symptomatische Epilepsie nicht aus.* Man wird sich dann für eine traumatische Epilepsie entscheiden müssen, wenn die Anfälle erstmals nach einem hinreichend schweren Hirntrauma auftreten und Herdsymptome nachweisbar sind. Im Bundesversorgungsgesetz (BVG) ist für solche Fälle der Begriff der »*richtunggebenden Verschlimmerung*« vorgesehen (s. Bd. I, S. 41). Die Anerkennung einer »richtunggebenden Verschlimmerung« unterscheidet sich in ihren praktischen Auswirkungen für einen Versehrten nicht von der Annahme eines »ursächlichen Zusammenhangs«, da der Gesamtschaden einschließlich später noch eintretender weiterer Verschlimmerungen als Schädigungsfolge anerkannt wird. Man darf diesen Begriff daher nicht anwenden, wenn ein leichtes Trauma offensichtlich keinen wesentlichen Einfluß auf das Zustandekommen der Epilepsie hatte. Wenn eine Epilepsie schon früher bestanden hat und die Anfälle nach einem schweren Hirntrauma erneut wieder auftreten, wesentlich häufiger werden oder ihren Charakter ändern, kann man eine nicht richtunggebende, »*anteilmäßige Verschlimmerung*« anerkennen. Da eine Hirnverletzung bei einem vorgeschädigten Gehirn erheblich die Prognose verschlechtert, darf die MdE in solchen Fällen nicht zu niedrig eingeschätzt werden. In den Anhaltspunkten für die Ärztliche Gutachtertätigkeit im Versorgungswesen [2] sind die Gesichtspunkte für die Berücksichtigung eines Vorausschadens bei der Beurteilung der MdE ausführlich besprochen. Danach ist die Erwerbsfähigkeit bei Eintritt der Schädigung in der Regel gleich 100 zu setzen und die MdE für die Schädigungsfolge ohne Rücksicht auf einen Vorausschaden festzustellen. Hat schon bei Eintritt der Schädigung eine meßbare MdE an demselben Organsystem bestanden, ist lediglich die infolge der Schädigung hinzugetretene weitere MdE festzustellen. Wenn aber die frühere Gesundheitsstörung zu einer besonderen Beeinträchtigung nach der Schädigung führt, weil z. B. Kompensationsmöglichkeiten nicht mehr vorhanden sind, mit denen man normalerweise rechnen kann, so ist die MdE u. U. höher zu bewerten, als es bei einem bisher voll Erwerbsfähigen im gleichen Schadensfall zu geschehen hätte. Einfache Verschlimmerung liegt auch dann vor, wenn eine Residualepilepsie nach frühkindlichem Hirnschaden mit sehr seltenen Anfällen nach einem Hirntrauma gehäufte und schwere Anfälle bekommt. Richtunggebende Verschlimmerung haben wir im Gegensatz zu andern Gutachtern in einem Falle mit frühkindlichem Hirnschaden anerkannt, der nach wenigen Krämpfen im Säuglingsalter Jahrzehnte anfallsfrei war und dann nach einer Hirnkontusion wieder regelmäßig epileptische Anfälle bekam. Hier ist es auf dem Boden einer latenten Residualepilepsie zu einer traumatischen Epilepsie gekommen. Im frühen Kindesalter nach Hirntraumen entstandene Epilepsien kann man sowohl in die residuale wie in die traumatische Gruppe einreihen. Da sich diese Fälle meist durch die Schwere der psychischen Störungen (Hemmung der normalen geistigen Entwicklung) und die Art der Anfälle und EEG-Veränderungen von den traumatischen Epilepsien der Erwachsenen unterscheiden, ist es zweckmäßig, sie als Sondergruppe aufzufassen. Gutachtlich ist dies insofern von Bedeutung, als die Spätfolgen auch nach mehreren Jahren noch nicht zu übersehen sind (vgl. Bd. I, S. 697; Bd. II, S. 168). Daher ist eine *Abfindung* vor der Pubertätszeit kaum mit einiger Sicherheit anzuraten.

Klinische Diagnose der Epilepsie

Eine eingehende Vorgeschichte nicht nur von dem Patienten, sondern auch von den Angehörigen ist die wichtigste Voraussetzung der Diagnose. Der Kranke selbst kann aus eigenem Erleben oft nur die Aura als Beginn des Anfalls und seine Beschwerden danach schildern, da mit Ausnahme einiger fokaler Anfälle meistens Bewußtseinsstörungen hinzutreten. Auch bei leichteren Anfällen besteht meist eine Amnesie für die Anfallsdauer. Nächtliche Anfälle werden vom Kranken häufig gar nicht bemerkt. Die Angaben der Angehörigen sind dann unerläßlich. Die Befragung uninteressierter Zeugen wird darüber hinaus nur ausnahmsweise möglich sein. Man erhält dabei auch nur selten zusätzliche diagnostische Gesichtspunkte. Bei atypischen Anfällen wird sich die Diagnose manchmal erst durch eine ärztliche Anfallsbeobachtung klären lassen, die aber in den allermeisten Fällen fehlt. Eine solche ist auch nur dann voll verwertbar, wenn der Anfallsablauf beschrieben und nicht nur eine Diagnose gestellt wird. Es gibt einzelne Fälle, bei denen trotz Beobachtung mehrerer Anfälle durch Fachärzte die Diagnose nicht zu klären war. Dann kann oft noch die Hirnstromuntersuchung (EEG) weiterhelfen.

Differentialdiagnostisch ist die Epilepsie von den sogenannten »nichtepileptischen« Anfallskrankheiten abzugrenzen. Es sind dies:

1. *Die kreislaufbedingten Anfälle:* Die vasomotorisch-synkopalen Anfälle oder Ohnmachten (SCHULTE [50], ENGEL [16]), das Carotis-Sinus-Syndrom (WEISS und BAKER [60]), die Migräne, die Gefäßkrisen und leichten Insulte bei Hypertonie und Arteriosklerose und die Menièreschen Anfälle. *Die Anfälle bei Herzkrankheiten,* insbesondere der Adams-Stokessche-Symptomenkomplex und die Anfälle bei Cor pulmonale (BODECHTEL [6]).

2. Die auf *endokrinen und Stoffwechselstörungen* beruhenden Anfallsleiden: Die mit oder ohne Ca-Verminderung einhergehende Gruppe der Tetanien, die hypoglykämischen Anfälle und die mit Hypokaliämie (selten Hyperkaliämie) verbundene paroxysmale Lähmung [26].

3. Die *Narkolepsie* und die Hypersomnie des Pickwick-Syndroms.

4. Die *psychogen-funktionellen* und hysterischen Anfälle.

Bei den kardialen Anfällen und bei schwerer Tetanie können auch zerebrale epileptische Krämpfe auftreten, so daß die Grenzen hier fließend sind. Ferner können mehrere Anfallsarten nebeneinander vorkommen. Die Kombination von vasomotorisch-synkopalen oder funktionellen Anfällen mit einer Epilepsie ist nicht selten und wird vor allem bei Hirngeschädigten beobachtet. Die Diagnose *einer* dieser Anfallsarten schließt also eine Epilepsie nicht aus. Man muß dann immer feststellen, ob neben den beschriebenen oder beobachteten Anfällen noch andere Anfallsarten auftreten.

Häufig läßt sich schon nach der Anfallsschilderung entscheiden, ob eine Epilepsie vorliegt. Wenn typische große Anfälle oder unverkennbare zerebrale Herdsymptome, wie beim Jackson-Anfall, vorkommen, ist die Diagnose nicht schwierig. Viele epileptische Anfälle verlaufen aber nicht so »typisch« wie z. B. die Krämpfe der Schocktherapie. Oft sind auch die Angehörigen recht schwerfällig und ungeschickt im Ausdruck. Manchmal kann man sich dann noch ein hinreichendes Bild vom Anfallsverlauf verschaffen, wenn man sich einen Anfall von den Angehörigen vormachen läßt. Sonst ist man darauf angewiesen, die einzelnen Symptome differentialdiagnostisch gegeneinander abzuwägen. Viele Symptome können außer bei der Epilepsie auch bei anderen Anfallsleiden vorkommen oder durch eine ungenügende Beschreibung entstellt und mißdeutet werden. Man darf daher die Diagnose eines Anfallsleidens nicht nur nach einem Symptom stellen, sondern muß alle *Anfallszeichen* in Betracht ziehen.

Initialschrei, Schäumen und *Krampfen mit beiderseits synchronen Zuckungen* sind sichere Symptome des großen Krampfanfalls, wenn sie eindeutig beschrieben werden.

Die epileptische Aura[59]: Eine *komplexe psychische* oder *sensorische Aura* kommt praktisch nur bei Epilepsie vor. Die Abgrenzung einer einfachen optischen Aura gegenüber dem hemianopischen Flimmerskotom der Migräne kann schwierig sein. Der nachfolgende starke Kopfschmerz weist auf Migräne hin. Die Drehschwindelanfälle der Menièreschen Erkrankung dauern meist länger und verlaufen ohne Krampf und Bewußtseinsverlust. Eine *sensible Aura* darf nicht mit den beidseitigen Parästhesien in den Extremitätenenden und im Mundgebiet bei der Tetanie verwechselt werden. Halbseitige Parästhesien können auch bei *Migräne* vorkommen, wechseln aber oft die Seite in verschiedenen Anfällen. Wenn sie regelmäßig mit typischen Parästhesien in einem Extremitätenende auftreten und der begleitende Kopfschmerz leicht ist oder fehlt, kann die Unterscheidung von sensiblen Jackson-Anfällen sehr schwer werden. Schmerz ist als epileptische Aura sehr selten und kommt halbseitig auch bei kardialen Anfällen vor. Die häufige *viszerale Aura* ist von dem Übelkeits- und Schwächegefühl vor vasomotorischen Synkopen und von dem Enge- und Erstickungsgefühl bei Herzanfällen zu unterscheiden. Die epileptische viszerale Aura wird häufig als *vom Magen aufsteigend* geschildert (»Fahrstuhlgefühl«). Bei den vasomotorischen Synkopen wird in der Regel unmittelbar vor dem Bewußtseinsverlust noch ein »Schwarzwerden vor den Augen« erlebt, das auf verminderter Blutversorgung der Sehrinde oder Retina beruht. Bei der Epilepsie kommt dies praktisch nicht vor. Die Schilderung verschiedener und wechselnder Auren spricht mehr für Epilepsie[59].

Ein epileptischer Anfall setzt meist abrupt ein und erscheint oft plötzlicher als nichtepileptische Krisen. Wenn ein Kranker die kleinen *Anfälle selbst nicht bemerkt*, weil sie ohne Erlebnisinhalt sind und keine subjektiven Beschwerden folgen, so spricht dies für Absencen oder Dämmerattacken.

Anfälle aus dem Schlaf oder unmittelbar nach dem Erwachen sind im allgemeinen epileptisch. Ausnahmen sind Herzattacken, kataplektische Wachanfälle bei Narkolepsie und die paroxysmale Lähmung, mit der eine Verwechslung aber kaum möglich ist.

Variabilität der Anfälle: Variationen des gleichen Anfallstyps und eine reiche Symptomatik sprechen mehr für eine Epilepsie. Dies schließt nicht aus, daß auch die andern Anfallsarten im Schweregrad wechseln können. Das Schema des Anfallsablaufs pflegt dann aber einförmiger zu sein. Eine Ausnahme sind hysterische Anfälle.

Wenn nach einem Anfall eine *vorübergehende Parese* auftritt und immer wieder die gleiche Extremität betroffen ist, so ist eine symptomatische Epilepsie am wahrscheinlichsten. Meistens handelt es sich um Kinder mit zerebralen Gefäßanomalien. Bei älteren Patienten kann die Abgrenzung von Herdanfällen mit kurzer Parese gegenüber intermittierenden cerebralen Ischämien sehr schwierig sein.

Verletzungen im Anfall, Zungenbiß und *Abgang von Urin und Stuhl* sprechen bei mehrfachem Auftreten für eine Epilepsie. Vereinzelt können diese Symptome aber bei allen Anfallsarten vorkommen.

Körperlage und Umgebung: Wenn Anfälle nur im Stehen oder Sitzen auftreten und durch rechtzeitiges Liegen kupiert werden können, so spricht dies für orthostatisch-vasomotorische Synkopen, die wiederum beim Gehen selten sind. Hysterische Anfälle pflegen nur in Gegenwart anderer aufzutreten. Man muß dabei aber berücksichtigen, daß auch Synkopen häufig bei Versammlungen in überfüllten Räumen, durch Hitze und Sauerstoffmangel ausgelöst werden.

Anfallsauslösung durch emotionale Erregung schließt eine Epilepsie nicht aus. Meist tritt der epileptische Anfall im Gegensatz zum psychogenen Anfall nicht auf dem Höhepunkt der Erregung auf, sondern erst *später*, wenn die Erregung bereits wieder im Abklingen ist. Solche durch Affektspannung ausgelösten Anfälle sind oft Dämmerattacken der temporalen Epilepsie (vgl. S. 149 f., 162). Anspannung der Aufmerksamkeit, des Interesses und der Konzentration verhindern oft einen epileptischen Anfall. Anstrengung und körperliche Belastung rufen häufiger kardiale als epileptische Anfälle hervor. Ein hysterischer Anfall tritt in der Regel auf dem Höhepunkt einer Erregung auf.

Auch aus dem *therapeutischen Erfolg* lassen sich differentialdiagnostische Rückschlüsse ziehen. Man darf zwar nicht übersehen, daß jede Art von Anfällen, auch die epileptischen, durch Bereinigung von Konfliktsituationen und Ordnung der Lebensumstände günstig beeinflußt werden können. Wenn jedoch Anfälle durch intensive antikonvulsive Therapie nicht gebessert werden und dann auf psychotherapeutische Aussprachen verschwinden, so hat es sich wahrscheinlich um psychogene Anfälle gehandelt. Umgekehrt führt bei vielen Epileptikern plötzliches Absetzen eines über längere Zeit gegebenen, höher dosierten Antikonvulsivums in den folgenden 3 Tagen zu einem Anfall oder sogar zu einer Anfallsserie. Dies ist also zu vermeiden.

Andere Symptome sind differentialdiagnostisch von geringerem Wert, weil sie erfahrungsgemäß schlecht beobachtet oder beschrieben werden oder bei mehreren Anfallsarten gleich häufig sind.

Die Angaben über die *Anfallsdauer* sind nicht immer zuverlässig, weil Terminalschlaf und anschließende Erschöpfungsstadien nicht vom eigentlichen Anfall unterschieden werden und auch manchmal schwer abzugrenzen sind. Kleine Anfälle des petit mal dauern meist nur Sekunden, große Anfälle (grand mal mit tonisch-klonischem Ablauf) etwa 1 Minute. Epileptische Dämmerattacken und kardial bedingte Anfälle können 1/2 bis 10 und 20 Minuten anhalten. Lange Anfälle kommen bei Tetanie, bei Migräne und Hysterie, vasomotorischen und hypoglykämischen Schwächezuständen vor.

Die *Gesichtsfarbe* während des Anfalls wird häufig schlecht beobachtet und ist wenig charakteristisch für eine bestimmte Anfallsart. Blässe kommt auch bei epileptischen Dämmerattacken vor. Eine Zyanose ist bei kardialen Anfällen meist ebenso ausgeprägt wie bei schweren Krampfanfällen.

Anfallsende: Ein Krampfanfall pflegt in den Terminalschlaf oder einen postparoxysmalen Verwirrtheitszustand überzugehen. Ausnahmen sind Absencen und leichte

Dämmerattacken, die abrupt in den normalen, wachen Bewußtseinszustand überwechseln können. Das Erwachen nach einem synkopalen Anfall vollzieht sich im allgemeinen rascher und ohne Verwirrtheit, außer bei älteren Menschen. – Nach einem schweren epileptischen und auch hysterischen Anfall fühlt sich der Kranke meist zerschlagen, müde, hat Kopf-, Rücken- und Gliederschmerzen und später einen Muskelkater. Nach einer Synkope ist der Patient auch müde und erschöpft, kann aber seine Tätigkeit meist wieder rascher aufnehmen. Differentialdiagnostisch ist dies kaum von Bedeutung, da Ausnahmen bei beiden Anfallsarten nicht selten sind.

Hilfsmethoden des Laboratoriums zur Diagnose der Epilepsien

Das Elektrencephalogramm (EEG)

HANS BERGER[5] hat 1929 nachgewiesen, daß beim Menschen durch Schädel und Kopfhaut elektrische Hirnströme abgeleitet werden können, die er »Elektrenkephalogramm« (EEG) nannte. Seitdem ist das EEG eine diagnostische Routinemethode der klinischen Neurophysiologie geworden, über die eine sehr große Literatur besteht (Zusammenstellungen bei GIBBS[22] und JUNG[30, 31]). *Das EEG ist die einzige Methode, die eine direkte Registrierung von epileptischen Veränderungen der Hirntätigkeit ermöglicht.* Allerdings muß man sich darüber klar sein, daß *nicht jeder Epileptiker auch einen pathologischen EEG-Befund hat.* Nur etwa $1/3$ der Epileptiker zeigt für Epilepsie spezifische Befunde, ein weiteres $1/3$ unspezifische, allgemeine und fokale EEG-Veränderungen, die auch bei anderen Hirnerkrankungen vorkommen, und das letzte $1/3$ hat ein normales EEG[31].

Für die Unfallbegutachtung ist das EEG als harmlose und *»duldungspflichtige« Untersuchungsmethode* besonders wichtig, weil diese Untersuchung im Gegensatz zu den eingreifenden diagnostischen Methoden der Pneumenzephalographie und Arteriographie keine Beschwerden hervorruft und jedem zugemutet werden kann. Die praktischen Anwendungsmöglichkeiten, Indikationen und Grenzen des EEG werden in der Begutachtungspraxis noch nicht genügend beachtet. Eine kurze Einführung erscheint daher angebracht.

Das EEG läßt sich am besten mit dem EKG vergleichen. Es bedeutet etwa dasselbe für das Gehirn wie das EKG für das Herz. Im EEG sind die elektrischen Spannungen jedoch kleiner, vielfältiger und variabler als im EKG. Während wir im EKG den Aktionsstrom des Herzens ableiten, erfassen wir im EEG im allgemeinen nur die Ruhepotentiale des Gehirns, wenn größere Rindenbezirke gemeinsam rhythmisch entladen. Beim gesunden wachen Erwachsenen mit geschlossenen Augen finden wir dann meist regelmäßige Wellen um 10/sec, den *Alpharhythmus,* oder die schnelleren *Betawellen* um 20/sec. Das EEG des Gesunden ist abhängig vom Lebensalter und vom Grad der Aufmerksamkeit oder der Bewußtseinslage: Kinder haben einen langsameren Grundrhythmus; Augenöffnen oder stärkere Beanspruchung der Aufmerksamkeit blockieren den Alpharhythmus; Schlaf oder Narkose rufen mit zunehmender Tiefe langsame Wellen hervor. Ferner wird das EEG des Gesunden von Medikamenten (Sedativa und Analgetica) und Stoffwechselanomalien (Hypoglykämie, Hypoxie und Hypokapnie) beeinflußt.

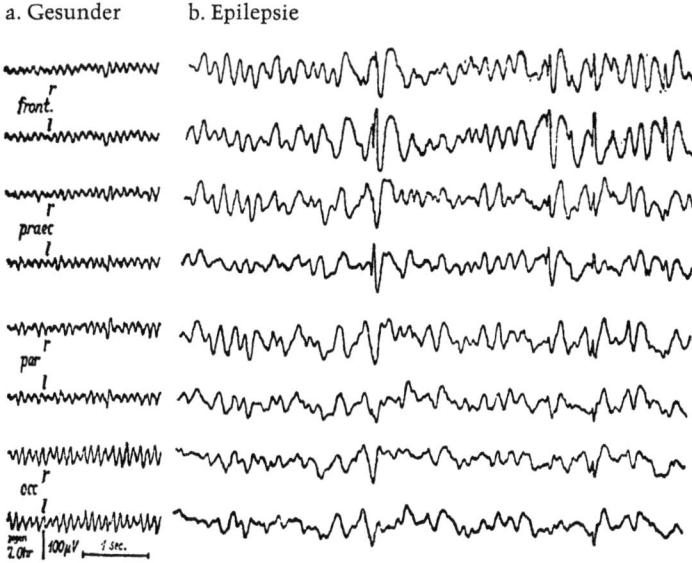

Abb. 1. Elektrencephalogramm (EEG) von einem Gesunden (a) und einem Epileptiker (b)

Im normalen EEG zeigen sich vorwiegend Alphawellen von 10/sec beiderseits symmetrisch mit größten Amplituden occipital.
Bei dem Patienten mit symptomatischer Epilepsie finden sich statt dessen große Zwischenwellen und Deltawellen sowie einzelne *Krampfpotentiale*, die frontal und präzentral *links deutlich stärker sind* und steilere Spitzenpotentiale zeigen als rechts. Die größten Amplituden finden sich im Gegensatz zum normalen EEG frontal.
(23jähriger Mann, symptomatische Epilepsie, Kopftrauma im 5. Lebensjahr. Epileptische Anfälle seit dem 6. Lebensjahr mit schwerer Wesensveränderung. 17 Jahre später Okklusionshydrozephalus. Nr. 1545/52.)

Die häufigste pathologische EEG-Veränderung ist das Auftreten langsamer *Deltawellen* (unter 3,5/sec) und *Zwischenwellen* oder *Thetawellen* (4–7/sec) im Wach-EEG des Erwachsenen. Sie können diffus-ausgebreitet als Allgemeinveränderung oder fokal als Herdbefund *(Deltafokus)* auftreten. Eine schwere Allgemeinveränderung oder Deltaherde sind ernste, aber unspezifische EEG-Veränderungen, die bei Hirntumoren, -abszessen, Gefäßprozessen oder nach frischen Hirntraumen vorkommen können, aber auch bei internen Erkrankungen (Urämie, Leberkoma, Hypoglykämie usw.). Auch die zweite wichtige Herdveränderung des EEG, die *fokale Verminderung des Alpharhythmus* (Abb. 5, S. 163), ist nicht für bestimmte Erkrankungen oder Epilepsie spezifisch, sondern nur Zeichen einer lokalisierten Hirnläsion. Sie wird über alten Hirnkontusionsherden, bei Gefäßprozessen oder langsam wachsenden Tumoren gefunden. Diese EEG-Veränderungen geben uns die Möglichkeit, eine Herderkrankung zu lokalisieren, und erlauben Aussagen über den Funktionszustand des Gehirns, aber keine oder nur bedingte Rückschlüsse auf die Ätiologie.

Die Epilepsie ist die einzige zerebrale Erkrankung mit spezifischen EEG-Veränderungen, den *Krampfpotentialen*. Dies sind große steile Entladungen jeder Frequenz,

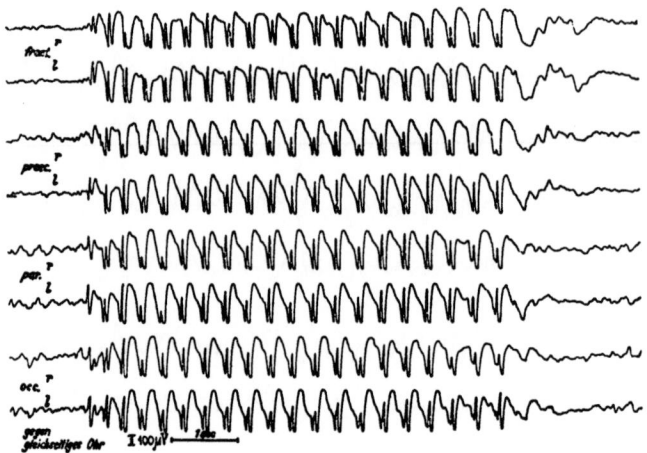

Abb. 2. EEG beim kleinen epileptischen Anfall

Typische 3/sec-Krampfwellen über allen Hirnregionen wie bei Pyknolepsie.
(7jähriges Mädchen mit Residualepilepsie nach Mumpsenzephalitis. Häufige kleine Anfälle
[petitmal] 15–20 täglich mit starrem Blick und leichter Kopfrückbeugung, selten auch mit
motorischen Automatismen der Extremitäten. Nr. 2731/52.)

die sich durch Form, Größe oder abruptes Auftreten deutlich aus dem EEG herausheben (Abb. 1, 2, 3). Nicht immer sind Krampfpotentiale leicht zu erkennen. Es gibt fließende Übergänge zu großen Delta- und Betawellen. Wenn typische Krampfpotentiale bei einem Anfallskranken gefunden werden, so ist dies ein sicheres Symptom einer Epilepsie. Ohne Anfälle können Krampfpotentiale auch bei Verwandten von Epileptikern (LENNOX) oder in den ersten Monaten nach einer Hirnverletzung vorkommen [21, 32, 41a, 61]. Nur ausnahmsweise hat man Gelegenheit, Krampfpotentiale kurz vor einem ersten epileptischen Anfall abzuleiten. WILLIAMS[61] hat dies bei traumatischen Epilepsien beschrieben.

Im *epileptischen Anfall* sind die Krampfpotentiale meist rhythmisch, synchronisiert und besonders eindrucksvoll. Häufig kann man aber nur den Anfallsbeginn im EEG auswerten, da der motorische Krampf Bewegungsartefakte und Muskelpotentiale hervorruft, die das EEG überdecken. Wenn das EEG des Anfallsbeginns uncharakteristisch und der Anfall selbst nicht auswertbar ist, erlauben die nur nach epileptischen Anfällen beobachtete elektrische Ruhe, das Auftreten von Deltawellen und die allmähliche Wiederkehr des vorhergehenden EEG oft noch eine Entscheidung über die Art des Anfalls. Bei Herdanfällen mit subkortikalem oder tiefem, z. B. in der Sagittalfurche gelegenem Fokus können EEG-Veränderungen im Anfall fehlen, oder es zeigt sich nur eine uncharakteristische Abflachung oder Vergrößerung der Wellen. Herd- und Jackson-Anfälle werden oft von typischen fokalen Krampfentladungen begleitet, die gut zu lokalisieren sind und deren Ausbreitung sich im EEG verfolgen läßt. Sicher zu bewerten sind auch die klinisch latenten Anfälle, die nur im EEG charakteristische Krampfpotentiale hervorrufen. Spontane Anfälle während einer EEG-Ableitung sind selten. Zur Lokalisation einer Herdepilepsie kann eine Anfallsableitung unerläßlich sein. Eine Provokation epileptischer Herdveränderungen durch Pharmaka ist möglich.

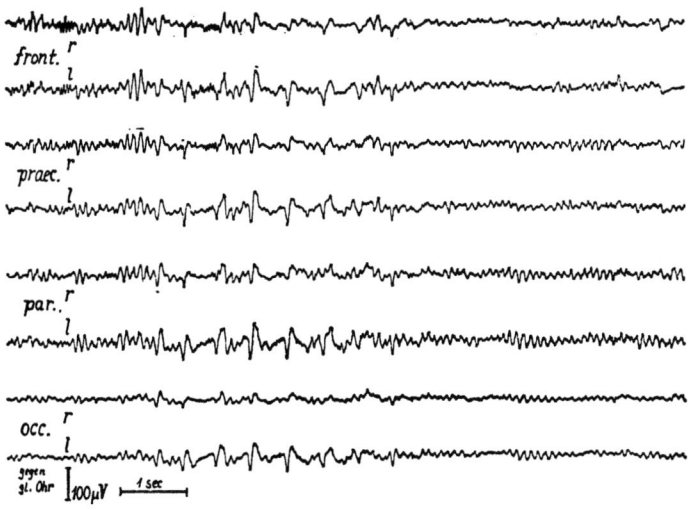

Abb. 3. EEG bei temporaler Epilepsie mit Dämmerattacken

Der Krampffokus liegt in der linken Temporalregion und erzeugt steile Wellen am linken Ohr, die sich in allen linken Ableitungen gegen dieses Ohr in gleicher Weise zeigen, da sie von der gemeinsamen Bezugselektrode am Ohr ausgehen. Die steilen Wellen erscheinen gruppenweise mit Perioden großer β-Wellen frontal. Zwischendurch ist das EEG nicht wesentlich verändert.

(33jähriger Mann. Residualepilepsie nach Geburtstrauma [Zangengeburt]. Häufige Dämmerattacken seit dem 29. Lebensjahr. Seltene große Anfälle. Nr. 1785/53.)

Für die Differentialdiagnose einer Epilepsie gegenüber anderen Anfallsleiden genügen meist die EEG-Veränderungen im Intervall.

Bei etwa 1/3 der Epileptiker kann man im Anfallsintervall Krampfpotentiale nachweisen, die diffus ausgebreitet oder lokalisiert auftreten. Andere Herdbefunde und Allgemeinveränderungen sind ebenso häufig. Die klinisch-ätiologischen Untergruppen der Epilepsie lassen sich nach Form und Lokalisation der Krampfpotentiale sowie Häufigkeit der Allgemein- und Herdveränderungen unterscheiden[30]. Wie bei allen Zuordnungen von EEG und klinischem Befund besteht nur eine statistische Korrelation, die aber im Einzelfall mit gewisser Wahrscheinlichkeit klinische EEG-Auswertungen erlaubt.

Bei kleinen epileptischen Anfällen zeigen sich über beiden Hemisphären symmetrische regelmäßige Krampfwellen von 3/sec mit typischer Abfolge von Spitzenpotential und Welle (spike and wave) und sehr großer Amplitude von 0,5–2 mV besonders frontal (Abb. 2). Einzelne und kurze Gruppen von Krampfwellen können klinisch latent bleiben. Bei längerer Dauer sind sie Begleiterscheinungen einer Absence oder eines petit mal. Wenn nur kleine Anfälle vorkommen wie bei der Pyknolepsie, kann eine Allgemeinveränderung fehlen oder nur gering sein. Bei der genuinen Epilepsie mit großen und kleinen Anfällen sind Allgemeinveränderungen erheblich häufiger und schwerer. Die Krampfpotentiale haben dabei entweder auch die Form symmetrischer Krampfwellen, oder sie treten als einzelne Entladungen über beiden

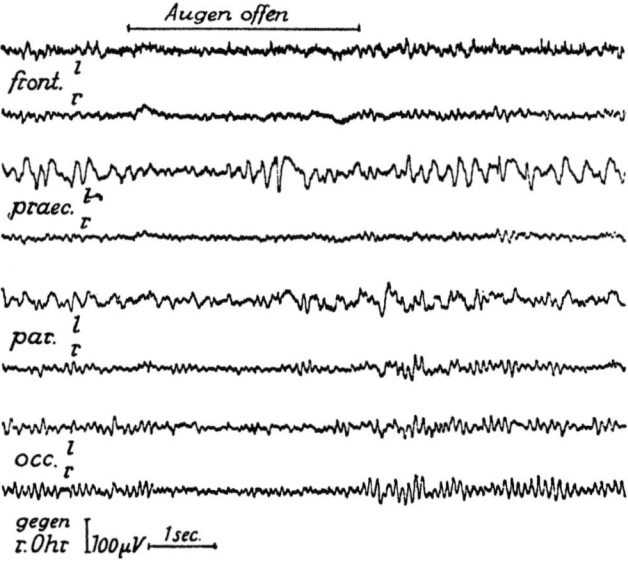

Abb. 4. EEG bei traumatischer Epilepsie

nach offener Schädel-Hirn-Verletzung und Spätmeningitis nach Hirnabszeß. Fokale Reizerscheinungen mit steilen Wellen, Zwischen- und Deltawellen parietal und präzental links als Herdbefund.
(28jähriger Mann. Vor 8 Jahren offene Hirnverletzung mit intrakraniellen Splittern parietal links. Spastische Hemiparese rechts, amnestische Aphasie. Hirnabszeß parietopräzentral. Teilresektion vor 5 Jahren. Große Anfälle in mehrwöchigen Abständen, seltene fokale Anfälle rechtes Gesicht. Nr. 3057/53.)

Hemisphären auf. Herdveränderungen sind sehr selten oder inkonstant und wechselnd.

Die Gruppe der *symptomatischen Epilepsien* zeichnet sich durch die Häufigkeit der *Herdveränderungen* aus. Dies gilt insbesondere für die Epilepsien bei Tumoren und Gefäßprozessen. Für *Residualepilepsien* nach frühkindlichen Hirnschäden sind die unregelmäßigeren langsamen Krampfwellenvarianten um 2/sec charakteristisch[22, 31]. Sie können generalisiert oder fokal auftreten. Allgemeinveränderungen sind sehr häufig. Unter den Herdepilepsien sind die *temporalen Epilepsien* mit *Dämmerattacken*[41] am häufigsten. Sie werden oft klinisch nicht erkannt und erst nach dem EEG diagnostiziert. Typisch sind im EEG die einzeln, intermittierend oder in kurzen Gruppen auftretenden steilen Wellen über einer oder beiden Temporalregionen (Abb. 3). Temporale Herdbefunde finden sich bei etwa ³/₄ der Epilepsien mit Dämmerattacken, typische Krampffoki in etwa ¹/₃[41].

Bei *traumatischen Epilepsien* lassen sich *Herdveränderungen* in Form einer fokalen Verlangsamung, eines Krampffokus (Abb. 4) oder einer Alphaverminderung (Abb. 5) nur in etwa der Hälfte der Fälle nachweisen[21, 30]. JASPER und PENFIELD[29] und KAUFMAN und WALKER[32], die von einem ausgelesenen neurochirurgischen Material ausgingen, fanden dagegen in 90 % bzw. 84 % Herdbefunde. Typische *Krampfpotentiale* kommen nur bei etwa 15—25 % der traumatischen Epilepsien vor[21, 31, 32, 58]. Meist handelt es sich um einen Krampffokus schneller Krampfspitzen (spikes) oder

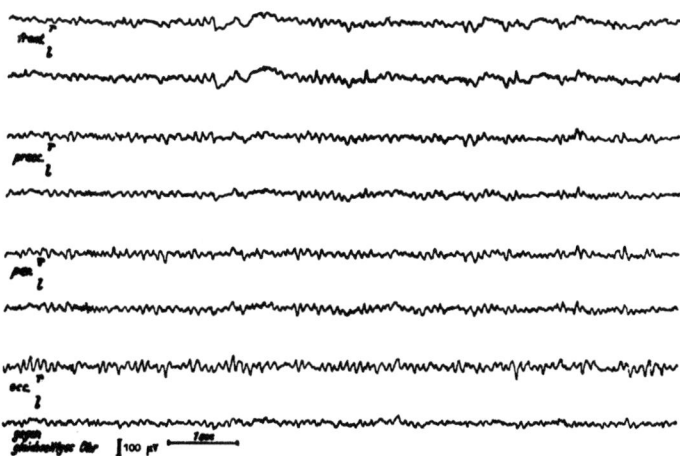

Abb. 5. EEG bei traumatischer Epilepsie

Herdveränderung mit Alphaverminderung occipital links (unterste Kurve), Krampfpotentiale sind dagegen nicht nachweisbar wie häufig bei traumatischer Epilepsie. Das EEG beweist in diesem Falle nur eine lokale Hirnschädigung, aber nicht das Vorliegen von epileptischen Anfällen.
(31jähriger Mann. Vor 9 Jahren offene Hirnverletzung occipital links mit restlichem homonymem parazentralem Skotom rechts. Vor 5 Jahren 1 großer Anfall, sonst nur Äquivalente und abortive Dämmerattacken, ähnlich kleinen Anfällen. Nr. 1050/53.)

steiler Wellen. Fokale Krampfwellenvarianten können nach Traumen im Kindes- oder Jugendalter gefunden werden. Wenn dagegen typische symmetrische 3/sec-Krampfwellen auftreten, muß man eher an eine genuine oder residuale Epilepsie denken und wird erwägen, ob es sich bei einem vorausgegangenen Trauma nicht um einen Anfall gehandelt hat. *Allgemeinveränderungen* sind relativ selten und finden sich nur bei besonders schweren Fällen mit häufigen Anfällen. Von den hier besprochenen ätiologisch-klinischen Gruppen ist die traumatische Epilepsie diejenige, bei der man am häufigsten keine EEG-Veränderungen findet (etwa 40%). Wenn man aber einen konstanten Krampffokus nachweisen kann, so ist damit die Möglichkeit einer Rindenexzision unter Kontrolle durch eine direkte Hirnableitung (Elektrokortikogramm) gegeben. Nach PENFIELD und JASPER[45] zeigt der meist im atrophischen Gewebe in der Nachbarschaft einer Hirnduranarbe gelegene Krampffokus zuverlässig den Ausgangspunkt von Herdanfällen an.

Die Häufigkeit positiver EEG-Befunde bei Epilepsie wird in der Literatur sehr verschieden angegeben. Dies ist auf eine Reihe örtlich wechselnder Bedingungen zurückzuführen. Man muß mit weniger EEG-Veränderungen rechnen, wenn das Krankengut überwiegend aus leichteren ambulanten und Gutachtenpatienten zusammengesetzt ist und wenig Kinder untersucht werden, die meistens schwerere EEG-Veränderungen zeigen; ferner wenn beim einzelnen Patienten nur kurze EEG (unter 20 min) abgeleitet und nur selten Wiederholungsuntersuchungen vorgenommen werden und wenn die Provokationsmethoden nicht regelmäßig angewandt werden. Unter diesen Bedingungen, die für viele EEG-Laboratorien zutreffen, kann man nur bei etwa $^1/_3$ der Epileptiker spezifische Krampfpotentiale, bei einem weiteren $^1/_3$ unspezifische Herdbefunde und Allgemeinveränderungen und bei dem Rest keine pathologischen EEG-Befunde erwarten [30]. WALTER [58] hat versucht, den Wert des EEG für die Differentialdiagnose der Anfallsleiden insgesamt zu bestimmen. Er fand, daß in der Hälfte seiner Fälle das EEG die klinische Diagnose bestätigte, in etwa 15 % die Diagnose allein durch das EEG geklärt werden konnte und in 35 % normale oder unspezifische Befunde erhoben wurden, die nicht diagnostisch verwertbar waren.

Die Zahl der positiven EEG läßt sich durch intensive *Provokation* wesentlich erhöhen (KERSHMAN [33] et al. 90 %). Alle Provokationsmethoden rufen aber *auch beim Gesunden* EEG-Veränderungen hervor, so daß die Abgrenzung schwierig ist. Für die Diagnose einer Epilepsie lassen sich daher nur eindeutige Krampfpotentiale verwerten. Der *Hyperventilationsversuch* und die *Flimmerlichtreizung* sind harmlos und werden vielfach angewandt. Beide Methoden eignen sich vorwiegend zur Provokation kleiner Anfälle. Gelegentlich kann man durch Hyperventilation auch einen Krampffokus aktivieren. *Natürlicher* oder *Barbitursäureschlaf* ist hierfür besser geeignet. GIBBS [22] hat dadurch die positiven EEG-Befunde bei Herdepilepsien verdoppeln können. Mit der *Cardiazolprovokation* (intravenös [28] oder per os [7]) gelingt es manchmal, einen Krampffokus zu aktivieren, wenn alle anderen Methoden versagen. Man muß aber oft mit der Dosierung bis nahe an die individuell sehr verschiedene Krampfschwelle herangehen und *ruft nicht selten einen großen Anfall hervor*. Die Cardiazolprovokation ist indiziert, wenn der Erfolg einer Operation von der genauen Herdlokalisation abhängt. Als rein diagnostische Maßnahme ist eine so eingreifende Methode aber nur ausnahmsweise und mit ausdrücklichem Einverständnis des Patienten anwendbar, der auf die Möglichkeit einer Anfallsprovokation aufmerksam gemacht werden muß. Dasselbe gilt für die von DUENSING [14] angegebene Azomanprovokation. Über die von GREMMLER [24] und GOETZE [23] beschriebene Stickstoffbeatmung liegen ausgedehntere Erfahrungen noch nicht vor. Der Tonephin-Wasser-Versuch wird praktisch kaum noch angewandt, da der Zeitpunkt des Auftretens von EEG-Veränderungen oder eines Anfalls zu unsicher ist.

Das EEG ist die einzige Methode, die eine direkte Registrierung der epileptischen Hirnveränderungen erlaubt und auch außerhalb klinisch erkennbarer Anfälle für Epilepsie spezifische Befunde liefert. Die Bedeutung des EEG ist allgemein anerkannt, und man kann heute sagen, daß *ein Epileptiker ohne EEG nicht vollständig untersucht ist*. Man muß aber auch die *Grenzen des EEG* kennen. Ohne operative Maßnahmen ist man auf die Ableitung von der Schädelkonvexität beschränkt, wo man nur die Potentiale der Großhirnrinde erfassen kann. Die elektrische Aktivität tiefer subkortikaler Hirnregionen kann nur sekundär durch Einwirkung auf den Kortex im EEG erkannt werden. Wie viele epileptische Erscheinungen treten auch Krampfpotentiale nur zeitweise auf. Durch lange und wiederholte EEG-Ableitungen kann man häufiger positive Epilepsiehinweise erhalten. Aber auch dem sind zeitliche und wirtschaftliche Grenzen gesetzt, und nicht bei jedem Epileptiker sind EEG-Veränderungen nachweisbar. *Ein normales EEG schließt also eine Epilepsie nicht aus.* Das EEG ist eine physiologische Methode; man darf daher nicht verlangen, daß es genauere Auskunft über anatomische und psychologische Einzelheiten gibt. Es ist insbesondere nicht möglich, nach dem EEG den Grad subjektiver Beschwerden oder die Höhe einer MdE einzuschätzen. Viele EEG-Veränderungen sind unspezifisch und können unter besonderen Bedingungen auch beim Gesunden beobachtet werden. Man soll vom EEG keine fertigen Diagnosen erwarten; es kann aber oft wertvolle diagnostische

Hinweise geben. Die Diagnosestellung muß der zusammenfassenden Beurteilung der Klinik vorbehalten werden, die das EEG mit anderen Befunden kritisch verwertet. Enge Zusammenarbeit mit der Klinik, Erfahrung und gute Ausbildung des EEG-Arztes sind die Voraussetzung befriedigender Resultate [13]. (S. a. Bd. I, S. 688.)

Die neuroradiologischen Untersuchungsmethoden

Die Bedeutung der Röntgenologie für die Differentialdiagnose der symptomatischen Epilepsien ist seit langem anerkannt. Eine *Schädelleeraufnahme* sollte bei jedem Epileptiker vorgenommen werden. Frakturen und Kalkschatten sind die häufigsten Befunde. Weniger beachtet werden kraniale Asymmetrien und Hemiatrophien, die nach CHILDE und PENFIELD [9] häufig eine umschriebene kortikale Atrophie nach frühkindlichen Hirnschäden anzeigen. Oft ist auch der Knochen über der kleineren Hemisphäre verdickt, und die Stirnhöhle, Siebbein- und Mastoidzellen sind im Vergleich zur gesunden Seite vergrößert [39, 42]. Die Ventrikel sind nur in einem Teil dieser Fälle erweitert oder zur atrophischen Seite verlagert (vgl. Bd. I, S. 690). Für die Diagnose einer Residualepilepsie kann ein solcher Befund ausschlaggebend sein. Eine deutliche kraniale Hemiatrophie kann sich nur ausbilden, wenn die Hirnschädigung in der Wachstumsperiode, meist bei der Geburt oder im 1. Lebensjahr, eingetreten ist. – Die *Luftenzephalographie* und die *Angiographie* werden bei der Begutachtung seltener angewandt, als ihrer Bedeutung entspricht (s. a. Bd. I, S. 689). Dies ist u. a. darauf zurückzuführen, daß diese Untersuchungen nur stationär mit ausdrücklicher Zustimmung des Kranken vorgenommen werden können und daß diese Methoden keine für Epilepsie spezifischen Ergebnisse bringen. Sie können aber zum Nachweis von Fehlbildungen des Gehirns dienen, und nicht selten wird ein neurologisch erscheinungsarmer Tumor ohne Enzephalographie übersehen. Eine einseitige Ventrikelerweiterung kann der einzige Befund bei einer traumatischen oder residualen Epilepsie sein. Doch können auch bei alten genuinen Epilepsien sekundär (z. B. nach Schädeltrauma im Anfall) Ventrikelasymmetrien und Rindenprellungsherde auftreten. Die symptomatischen Epilepsien bei intrakraniellen *Gefäßmißbildungen* sind meistens nur durch die Arteriographie sicher zu diagnostizieren. Bei manchen Gefäßanomalien, wie den arteriovenösen Aneurysmen, sieht man schon auf der Schädelleeraufnahme charakteristische kreis- oder halbmondförmige Verkalkungen. Beim STURGE-WEBER-Syndrom, der Angiomatose des Gesichts und des Gehirns, zum Teil auch der Augen, finden sich auch charakteristische Rindenverkalkungen der Occipitalregion, doch ist die Diagnose auf Grund des vaskulären Naevus der Gesichtshaut bereits klinisch leicht zu stellen.

Die gutachtliche Beurteilung der Epilepsien

Die Begutachtung der traumatischen Epilepsie wie der Hirnverletzungen überhaupt ist dadurch erschwert, daß man keine allgemeinen einfachen Regeln für die MdE geben kann, wie sie bei chirurgischen Erkrankungen und beim Verlust von Gliedern oder Sinnesorganen üblich sind. Dazu kommt als weitere Schwierigkeit, daß die Begutachtungspraxis für die verschiedenen Versicherungsstellen unter ganz unterschiedlichen Voraussetzungen arbeitet. Kriegshirnverletzungen werden in der versorgungsrechtlichen Begutachtung fast allgemein höher eingestuft als Hirnverletzungen bei zivilen Unfällen, die für die Berufsgenossenschaften und Privatversicherungen zu begutachten sind.

In den Anhaltspunkten für die Ärztliche Gutachtertätigkeit im Versorgungswesen werden für die Begutachtung Hirnbeschädigter und die Beurteilung der MdE einige Hinweise gegeben, die wegen ihrer allgemeinen Bedeutung wörtlich zitiert seien: »Werden Anfälle geltend gemacht, die nach ihrem Erscheinungsbild ätiologisch und differentialdiagnostisch keine eindeutige Zuordnung erlauben, so ist eine nervenfachärztliche Anfallsbeobachtung durch stationäre Beobachtung anzustreben. Neben der Schwere und der Häufigkeit der Anfälle sowie der sogenannten Äquivalente ist auf die Beeinträchtigung der psychischen Leistungsfähigkeit und eine etwaige Wesensveränderung zu achten. Bei häufigen Anfällen und erheblicher Beeinträchtigung der psychischen Fähigkeit kann die Erwerbsfähigkeit völlig aufgehoben sein. Bei Anfällen muß die Einschränkung der Berufswahl und Wettbewerbsfähigkeit mit in Betracht gezogen werden. Der Gutachter soll es sich angelegen sein lassen, den Anfallkranken einer sachgemäßen Behandlung zuzuführen.« Die MdE ist hiernach bei zerebralen Anfällen in einer Höhe von 50 bis 100 v. H. festzusetzen.

Als weiteres Beispiel für die in der Versorgungsgesetzgebung üblichen Gesichtspunkte diene die folgende Zusammenstellung von ROSTOCK[48] über die ärztliche Begutachtung Kriegsversehrter, die als Kommentar für das BVG gedacht ist:

Zerebrale Anfälle (Krämpfe, Bewußtseinsstörungen oder andere Anfallsformen) 50–100%,
Hirnverletzung mit 2–3 Hirnkrampfanfällen im Jahr ohne nennenswerte sonstige Ausfälle 50%,
Hirnverletzung mit 1–4 Hirnkrampfanfällen im Monat ohne sonstige nennenswerte Ausfälle 60%,
das gleiche, etwa 6 Anfälle im Monat, 70%,
Hirnverletzung mit 2–4 Hirnkrampfanfällen im Monat und mit sonstigen leistungsbeeinträchtigenden Ausfällen 70–100%,
Wesensveränderung (z. B. Reizbarkeit, Rührseligkeit, Enthemmung, Euphorie, Verlangsamung, Antriebsschwäche, depressive Stimmungslage und sonstige Charakterveränderungen) 60–100%,
Hirnleistungsschwäche (z. B. Gedächtnisstörungen, Konzentrationsschwäche, Auffassungsschwäche, erhöhte Ermüdbarkeit, Denkstörungen im engeren Sinne)
a) leichten Grades 30–50%,
b) mittelschweren Grades 60–70%,
c) schweren Grades 80–100%.
Dazu s. a. Bd. I. S. 821 f.

Im Vergleich dazu seien die von SIOLI[53] als Richtlinien für die Invaliden- und Sozialversicherung 1931 in einer früheren Auflage dieses Handbuches genannten Zahlen angeführt, die wiederum zu geringe Prozentsätze angeben würden, wenn man sie allgemein anwenden wollte.

Die MdE bei Epilepsie beträgt bei
1. ganz seltenen, in Abständen von einigen Monaten auftretenden Anfällen ohne wesentliche psychische Erscheinungen 10–20%,
2. bei seltenen (ungefähr monatlichen) Anfällen bei körperlicher und geistiger Rüstigkeit 20–25%,
3. bei täglichen Anfällen oder häufigeren akuten epileptischen Psychosen oder beträchtlichen chronischen Veränderungen bis zu 100%.

Ohne Rücksicht auf diese allgemeinen Hinweise ist es in jedem Falle notwendig, die MdE bei Epilepsien in der Unfallbegutachtung je nach Lage des Einzelfalles *individuell festzulegen*. (Über die Begriffe der richtunggebenden und anteilmäßigen Verschlimmerung im BVG vgl. Bd. I, S. 40 ff.) Für die Einschätzung ist eine große Reihe von Gesichtspunkten maßgebend, die im folgenden nur in 4 Gruppen stichwortartig aufgezählt werden kann.

1. Anfallshäufigkeit und Art der Anfälle

Beispiele für die verschiedene Einschätzung der Anfallshäufigkeit geben die obigen Tabellen, nach denen man aber im Einzelfall oft nicht entscheiden kann. Man muß auch den vorwiegenden *Zeitpunkt der Anfälle* berücksichtigen. Es ist ein wesentlicher Unterschied, ob es sich um große epileptische Anfälle handelt, die nur in der Nacht auftreten, oder um solche, die auch am Tage kommen, oder ob nur kleine Anfälle und Dämmerattacken bestehen. Seltene große Anfälle, die tagsüber im Betrieb oder im Beruf auftreten, oder nur ein einziger Anfall in dieser Situation beeinträchtigen sowohl das Ansehen wie die Einsatzfähigkeit eines Epileptikers erheblich. Kleine Anfälle und Dämmerattacken wiederum sind nach außen oft wenig auffällig, können aber die Leistungsfähigkeit sehr stark behindern. Über ihre Häufigkeit ist oft nichts Genaues zu erfahren, da es auch klinisch latente abortive Anfälle gibt, die man nur im EEG sieht. Die Patienten selbst bemerken solche Anfälle nicht. Sie äußern sich nur in einer verlängerten Reaktionszeit, einer allgemeinen Verlangsamung, mangelnder Aufmerksamkeit, Flüchtigkeitsfehlern und einer kurzen Unterbrechung der Tätigkeit. Arbeit an Maschinen bedeutet gerade bei diesen »leichten« Anfällen eine erhebliche Gefährdung. Bei den leichten Anfällen der Hirnverletzten handelt es sich meistens nicht um Absencen, sondern um *atypische* und *abortive* Dämmerattacken der temporalen Epilepsie. Echte petits maux und Absencen sind bei traumatischer Epilepsie so selten, daß sie bei der Begutachtung kaum zu berücksichtigen sind. Sie kommen nur dann nach Hirntraumen vor, wenn diese im frühen Kindesalter erlitten wurden. Bei der Unfallbegutachtung sind daher meistens *große Anfälle und Dämmerattacken* zu beurteilen. *Therapieresistente große Anfälle, die mehr als einmal monatlich während des Tages auftreten, bedeuten in jedem Falle eine so schwere Beeinträchtigung, daß man eine Mind. d. Erwerbsf. von über 50 %/o annehmen muß.* Herdanfälle oder schwere Dämmerattacken mit motorischen Automatismen und langen Bewußtseinsstörungen, die mehr als einmal wöchentlich auftreten, sind entsprechend zu beurteilen. Leichte Dämmerattacken ohne sichtbare Begleiterscheinungen sind etwa den Absencen gleichzusetzen und bedingen nur dann eine erhebliche Mind. d. Erwerbsf., wenn sie täglich oder fast täglich auftreten. Solche Kranke werden durch das häufige Auftreten ihrer für den Außenstehenden oft gar nicht erkennbaren Anfälle unsicher bei der Arbeit und vor allem im Straßenverkehr, weil sie jederzeit mit dem Kommen eines Anfalls rechnen müssen. Da die Kranken wissen, daß ihre durch den Willen gesteuerte Reaktionsfähigkeit erheblich beeinträchtigt ist, wagen sich oft die Einsichtigen und Intelligenten unter ihnen nicht ohne Begleitung auf die Straße, während andere sich ganz unbekümmert verhalten, als ob sie keine Anfälle hätten und dadurch sich und andere in Gefahr bringen. Ein solches Unsicherheitsgefühl ist real begründet und auch bei der Begutachtung zu berücksichtigen. Nur *nächtlich* auftretende Anfälle sind für den Patienten und die Umgebung weniger störend. Sie können aber durch die Nacherscheinungen, wie Kopfschmerzen, Konzentrationsstörung und Ermüdung, die Arbeitsleistung beeinträchtigen. Man darf auch nicht vergessen, in solchen Fällen scheinbar rein nächtlicher Anfälle Patienten und Angehörige nach Dämmerattacken und kleinen Anfällen am Tage zu fragen, um richtig beurteilen zu können.

Länger dauernde Dämmerzustände sind bei traumatischer Epilepsie selten. Allgemeine Gesichtspunkte für die Begutachtung kann man dabei nicht geben. Wenn sie mit starker Wesensveränderung oder psychotischen Symptomen verbunden sind, die oft zu Anstaltsaufnahme führen, wird man eine hohe Mind. d. Erwerbsf. annehmen.

Fokale Anfälle sind, wenn sie zu Generalisation führen, nicht anders als große Anfälle zu beurteilen. Lokalisiert bleibende Anfälle mit kurzer klonischer Zuckung des Gesichts oder einer Extremität ohne Bewußtseinsverlust sowie eine regelmäßig auftretende Aura, die noch Vorsichtsmaßnahmen des Kranken ermöglicht, wie Hinsetzen, Hinlegen oder Herbeirufen von Hilfe, sind leichter zu beurteilen als die blitzartig ohne Vorboten auftretenden großen Anfälle, die durch Hinstürzen oft zu Verletzungen führen.

2. Beruf und Epilepsie

Epileptische Anfälle gefährden vor allem Handarbeiter und Handwerker. Eine besonders große Gefährdung bedeutet die Epilepsie für Menschen, die auf Gerüsten, an Maschinen oder am Wasser beschäftigt sind. In solchen Fällen können auch seltene Anfälle eine Arbeitsunfähigkeit für diesen Beruf bedingen. Die Beurteilung ist dadurch besonders schwierig. In einem anderen Beruf würde ein solcher Kranker noch etwas leisten können. Eine Umschulung ist aber oft durch begleitende psychische Veränderungen erschwert. Andere Kranke werden, obwohl sie ihre Arbeit noch leisten können, wegen eines nur einmal auftretenden Anfalls aus dem Betrieb entlassen und finden, sobald es bekannt wird, keine neue Beschäftigung mehr. Besonders wenn es sich um Verkäufer oder andere Berufe handelt, die im Publikumsverkehr stehen, ist die abschreckende Wirkung des Anfalls auf die Umgebung zu berücksichtigen. Die früheren Entscheidungen des RVA erlaubten hier noch keine einheitliche Beurteilung, da Invalidisierung in solchen Fällen meist abgelehnt wurde. In eindeutig organischen Fällen, in denen der Kranke trotz relativ seltener Anfälle wiederholt entlassen wurde oder bei nachgewiesener Arbeitswilligkeit keine Arbeit finden konnte, können aber solche sozialen Gesichtspunkte nicht ohne Einfluß auf die medizinische Einschätzung der MdE bleiben. Durch den gesetzlich vorgesehenen Kündigungsschutz und den prozentualen Einstellungszwang nach dem Schwerbeschädigtengesetz vom 16. 6. 1953 ist die soziale Einordnung erleichtert worden.

Im Büro tätige Berufe oder Beamte im Innendienst werden durch seltene Anfälle viel weniger beeinträchtigt und in ihrer Leistung behindert als im Außendienst tätige Beamte und Angestellte oder an Maschinen beschäftigte Arbeiter. Bei Epilepsie im jüngeren Lebensalter ist es wesentlich, ob die *Berufsausbildung* zur Zeit des Eintretens der Epilepsie bereits abgeschlossen ist. Bei Jugendlichen, bei denen auch die psychischen Komplikationen und die Stärke der Wesensveränderung oft größer sind, bedeutet das Auftreten einer Epilepsie vor Beendigung der Berufsausbildung eine sehr viel einschneidendere Veränderung der Lebensentwicklung und Beschränkung der Berufsaussichten und Erwerbsfähigkeit. Kinder und Jugendliche mit traumatischen Epilepsien sind daher anders zu beurteilen als Erwachsene, die schon im Beruf stehen.

3. Anfallsauslösung

Die sehr verschiedenartigen anfallsauslösenden Faktoren sind gutachtlich meist nicht von Bedeutung, weil es sich um einmalige Ereignisse und nicht um Dauerschäden handelt. Es ist bekannt, daß *Alkohol* und *Alkoholentzug* einen epileptischen Anfall auslösen kann. STAUDER [56] hat auf Grund seiner Kriegserfahrungen auf die Bedeutung des *Schlafentzugs* hingewiesen. SCHULTE [51] hat einen Fall veröffentlicht, bei dem er einem summierten Schlafentzug die Bedeutung einer richtunggebenden Verschlimmerung zuerkennt. Wir haben in einem ähnlichen Fall obergutachtlich eine richtunggebende Verschlimmerung abgelehnt. Da diese Frage von allgemeiner Bedeutung ist, sei der Fall hier mitgeteilt:

Es war die Frage zu klären, »ob ungewohnter Schlafentzug die Auslösung und Förderung des epileptischen Anfallsleidens heraufgeführt hat und das vorliegende Leiden durch den Wehrdienst somit als richtunggebend verschlimmert anzusehen ist«.

Keine Anfälle in der Familie; Zwilling; nervöses Kind mit Neigung zu Stottern; guter Schüler, Handelsschule, kaufmännische Lehre, Kraftfahrer. Keine ernstlichen Krankheiten, Unfälle oder Verwundungen. – Im Alter von 32 Jahren trat nachts beim Postenstehen der erste Krampfanfall auf. Er befand sich zu dieser Zeit bei einer rückwärtigen Einheit im Osten, mußte jeden 2. Tag auf Wache ziehen, hatte dann 24 Stunden Ruhe und konnte auch in der Nacht der Wache zwischen dem Postenstehen etwa 6–8 Stunden schlafen. In der Folgezeit traten Anfälle etwa alle 6 Wochen immer aus dem Schlaf heraus auf. Er wurde in die Heimat versetzt und schließlich 1½ Jahre später ohne Wehrdienstbeschädigung aus der Wehrmacht entlassen. Seinen Beruf als Kraftfahrer hat er aufgeben müssen und arbeitet seitdem als Portier. Jetzt, 10 Jahre später, hat er etwa 2–3 Anfälle im Jahr. Er hat stets nur große Anfälle ohne Aura mit Initialschrei, schwerem tonisch-klonischem Krampf, seltenem Zungenbiß und Einnässen gehabt. Ein Anfall ist von Kameraden beobachtet worden. Er wurde häufig untersucht und dreimal begutachtet. – Jetzt findet sich neurologisch und in der Schädelröntgenaufnahme kein krankhafter Befund. Eine Luftenzephalographie wurde allerdings stets verweigert. Das EEG zeigt eine mäßige Allgemein- und Hyperventilationsveränderung mit etwas steilen Zwischenschwellen, aber ohne eindeutige Krampfpotentiale und ohne Herdbefund. Psychisch besteht eine Wesensveränderung mit Umständlichkeit, Perseveration, Klebrigkeit. Die formale Intelligenz ist dagegen nicht wesentlich beeinträchtigt.

Die Diagnose einer Epilepsie ist in diesem Fall durch einen Augenzeugenbericht gesichert. Nach Vorgeschichte und Befunden handelt es sich wahrscheinlich um eine spät manifestierte genuine Epilepsie. Die Möglichkeit, daß bei einem Epileptiker ein einzelner Anfall durch erheblichen Schlafentzug provoziert werden kann, ist zu bejahen. Bei allen 38 Patienten STAUDERS sind solche Anfälle aber jeweils *einzelne Ereignisse* geblieben, und es entwickelte sich bei keinem eine fortschreitende Epilepsie. Der Standpunkt, daß ein epileptischer Anfall die folgenden bahnen und eine Epilepsie auslösen würde, ist keineswegs anerkannt und nach den ausgedehnten neueren Erfahrungen der Psychiatrie mit der modernen Krampfbehandlung sogar als unbewiesen und unwahrscheinlich abzulehnen. Bei der verbreiteten Anwendung der chemischen und Elektrokrampftherapie von Geisteskrankheiten müßten sonst derartige ausgelöste Epilepsien häufiger zur Beobachtung kommen. In Wirklichkeit sind sie sehr selten und werden fast nur bei ungewöhnlich zahlreichen Schocks in weniger als 0,4 % aller Schockbehandelten beobachtet. Sie sind also seltener, als der Epilepsieerwartung in der Durchschnittsbevölkerung überhaupt entsprechen würde. Wenn wirklich einmal durch die Krampfbehandlung Anfälle ausgelöst werden, so ist auch nach Beobachtungen mit Ableitung der Hirnströme zu schließen, daß die Anlage und die Bereitschaft zu Krampfanfällen als entscheidendes ursächliches Moment angesehen werden muß, da in einigen Fällen schon vor der Krampfbehandlung ein abnormes EEG festgestellt wurde.

Im vorliegenden Falle hat es sich nun keineswegs um einen außergewöhnlichen Schlafentzug gehandelt. Selbst wenn man den relativen Schlafmangel als Auslösungsmoment des ersten Anfalls ansieht, so könnte man nur *für diesen ersten Anfall und seine unmittelbaren Folgen* Wehrdienstbeschädigung anerkennen, etwa wenn der Kranke sich dabei einen Schaden zugezogen hätte, einen Knochenbruch o. ä. Ein solcher Körperschaden ist durch den ersten Anfall aber nicht entstanden. Eine richtunggebende Verschlimmerung der genuinen Epilepsie durch relativen Schlafmangel ist daher abzulehnen.

4. Psychische Veränderungen

Entscheidend für die gutachtliche Beurteilung sind neben den Anfällen selbst vor allem auch die psychischen Störungen. Die *epileptische Wesensveränderung und die epileptische Demenz* sind bei den einzelnen Kranken oft ganz verschieden ausgeprägt. Dauernde psychische Veränderungen können bei seltenen Anfällen völlig fehlen. Ein »enechetisches« Wesen mit Umständlichkeit, Pedanterie und Haften am Detail kann auch unabhängig von dem Anfallsleiden auf einer konstitutionellen und familiären Anlage beruhen. Es ist aber ganz verfehlt, aus dem Vorhandensein einer epileptischen Wesensveränderung auf eine »genuine« anlagebedingte Epilepsie zu schließen, wie dies in der Zeit der Erbgesundheitsbegutachtung vielfach geschah. *Auch sichere symptomatische Epilepsien können schwere Wesensveränderungen und Demenzsymptome aufweisen* (vgl. S. 150). Sie sind bei den Residualepilepsien nach frühkindlichen Hirnschädigungen sogar häufiger als bei genuinen Epilepsien[8]. Die psychischen Dauerveränderungen müssen natürlich von einer medikamentös bedingten psychischen Verlangsamung, wie sie bei hoher Barbituratdosierung auftreten kann, unterschieden werden. Ferner muß man daran denken, daß in Zeiten vermehrter Anfälle auch die psychischen Veränderungen stärker erscheinen und nach entsprechender Therapie mit selteneren Anfällen und Rückbildung der EEG-Veränderungen auch die psychische Verlangsamung zurückgeht. Psychische Veränderungen pflegen zwar bei häufigen Anfällen schwerer zu sein, oder sie sind indirekte Anfallsfolgen durch Hirnschäden, die im Anfall entstanden sind. Doch kann auch eine schwere Wesensveränderung und Demenz bei relativ seltenen Anfällen vorkommen und für die Beurteilung entscheidend sein, so daß in solchen Fällen vorwiegend auf Grund der psychischen Veränderungen eine 100%ige MdE angenommen werden muß.

Begutachtung der Führerscheineignung

Die Begutachtung der Führerscheineignung ist eine undankbare Aufgabe, der wir Ärzte uns aber nicht entziehen dürfen. Ohne solche ärztlichen Stellungnahmen würde für Anfallskranke ein dauerndes Fahrverbot ausgesprochen, das selbst von Ärzten mehrfach diskutiert worden ist. Der Verlust der Fahrerlaubnis ist für viele Anfallskranke die schwerwiegendste Folge ihres Leidens. Berufstätige müssen oft den Arbeitsplatz, gelegentlich auch den Beruf wechseln. Darüber hinaus wird der Führerschein von jüngeren Männern oft als Symbol ihrer Selbständigkeit und Unabhängigkeit gewertet. Es ist meist nicht schwierig, dem Patienten und seinen Angehörigen klarzumachen, daß er in Zeiten vermehrter Anfälle ein Kraftfahrzeug nicht führen darf. Das Abwarten einer mehrjährigen Anfallsfreiheit ist schon schwieriger durchzusetzen, da die Patienten oft kein Krankheitsgefühl haben. Nicht selten gelingt es, anfallsfreie Kranke durch die Aussicht auf Wiedererlangung der Fahrerlaubnis zum Fortsetzen der antikonvulsiven Therapie anzuhalten. Wenn Anfälle automatisch zu einem Verlust der Fahrerlaubnis auf Dauer führen würden, so hätte dies zur Folge, daß viele Anfallskranke, die mit den heutigen Behandlungsmöglichkeiten zu bessern oder zu heilen wären, aus Furcht vor dem Führerscheinverlust sich nicht in ärztliche Behandlung begeben. Der Verkehrssicherheit dürfte am besten gedient sein, wenn möglichst viele Anfallskranke sich in ärztlicher Behandlung und Überwachung befinden und der Arzt seinen Einfluß auch dahingehend geltend machen kann, daß die Kranken in Zeiten einer Anfallsgefährdung von ihrer Fahrerlaubnis keinen Gebrauch machen. Dies bedeutet aber auch, daß der Arzt seinem anfallskranken Patienten zusagen kann, daß er nach mehrjähriger Anfallsfreiheit und entsprechender Besserung evtl. EEG-Veränderungen wieder fahren darf. Es bleibt natürlich immer ein Risiko bestehen, daß plötzlich und unvermutet wieder ein Anfall auftritt. Die Gefahr ist aber geringer, als wenn Anfallskranke aus Furcht, ihren Führerschein zu verlieren, sich ärztlicher Behandlung und Beratung gänzlich entziehen und in Verkennung der Anfallsgefährdung weiter als Führer eines Kraftfahrzeuges am Verkehr teilnehmen.

Ein Anfall oder Bewußtseinsverlust eines Kraftfahrers am Steuer kann zu einer erheblichen Gefährdung der Allgemeinheit führen. Die Gefährdung hat in den letzten Jahren noch zugenommen durch die größere Verkehrsdichte und den Gebrauch immer schnellerer Wagen. Berichte über schwere Unfälle durch einen Anfall am Steuer und über besonders uneinsichtige Anfallskranke sind veröffentlicht worden [39a]. Statistisch ist die Zahl der durch Anfallskranke verursachten Unfälle im Vergleich mit der Gesamtzahl aller Unfälle aber verschwindend gering, z. B. in Schweden 0,03 % (LUND [36a]). Auch wenn man annimmt, daß das Vorliegen eines Anfallsleidens bei einer Unfalluntersuchung häufig verschwiegen wird und ein Anfall so leicht und kurz sein kann, daß er als solcher nicht erkannt wird, bleibt die Zahl der durch Anfälle verursachten Unfälle klein. Dies ist auch die Erfahrung von Ärzten, die eine größere Zahl von Anfallskranken über Jahre betreuen. Aus der statistisch geringen Bedeutung von Anfällen als Unfallursache soll nicht die Forderung abgeleitet werden, die bisher schon existierenden Vorsichtsmaßnahmen des Gesetzgebers abzubauen. Wenn es zu einem Unfall kommt, ist er oft schwer und die Folgen sind für die Betroffenen nicht weniger schwerwiegend. Das seltene Vorkommen solcher Unfälle zeigt aber doch, daß die bisher praktizierte individuelle Handhabung des Fahrverbots durch die behandelnden Ärzte sich bewährt hat. Jede Maßnahme, die das Vertrauensverhältnis zwischen Patient und Arzt stören würde wie eine Meldepflicht für Anfallskranke, hätte wahrscheinlich eine erhöhte Unfallhäufigkeit zur Folge, da sich dann viele Anfallskranke einer ärztlichen Behandlung entziehen würden.

Eine Reihe von gesetzlichen Bestimmungen sind erlassen worden, die verhindern sollen, daß Anfallskranke einen Führerschein erhalten oder am Verkehr teilnehmen, wenn sie bereits einen solchen besitzen. Beim Antrag auf Erteilung der Fahrerlaubnis muß der Antragsteller Angaben über folgende körperliche bzw. geistige Mängel machen: »Epilepsie, Schwindelanfälle, Krämpfe, Nervosität, Lähmungen, Hirnverletzungen, gemindertes Hör- oder Sehvermögen«. Wird einer dieser Mängel angegeben, so veranlaßt die Zulassungsbehörde eine Begutachtung durch eine amtlich anerkannte medizinisch-psychologische Untersuchungsstelle oder verlangt die Beibringung eines amts- oder fachärztlichen Zeugnisses, wie es in §§ 2 u. 3 der StVZO vorgeschrieben ist. Wenn ein Anfallskranker trotz Fahrverbot ein Fahrzeug führt, so macht er sich ebenso strafbar wie jemand, der unter Alkoholeinfluß steht. Der § 315 c 1 b StGB lautet: »Wer im Straßenverkehr ein Fahrzeug führt, obwohl er infolge geistiger oder körperlicher Mängel nicht in der Lage ist, das Fahrzeug sicher zu führen, und dadurch Leib oder Leben eines anderen oder fremde Sachen von bedeutendem Wert gefährdet, wird mit Gefängnis bestraft. Der Versuch ist strafbar.« Im Kommentar zum StGB von SCHÖNKE-SCHRÖDER heißt es dazu: »Worauf der Mangel beruht und ob er chronischer oder vorübergehender Natur ist, ist bedeutungslos. In Betracht kommen geistige Erkrankungen, Epilepsie, hohes Alter, Kurzsichtigkeit. Aber auch die bloße Übermüdung gehört hierher.«

Die Verwaltungsgerichte haben sich in mehreren Urteilen für die Entziehung der Fahrerlaubnis bei Anfallskranken ausgesprochen, auch wenn die Art der Anfälle nicht geklärt ist. Diese Urteile und Beschlüsse sind meist nur in Leitsätzen veröffentlicht und es wird für einen Arzt nicht immer leicht sein, sie ohne Kenntnis weiterer Einzelheiten in einem konkreten Gutachtenfall richtig zu verwerten. Wegen der grundsätzlichen Wichtigkeit dieser Entscheidungen seien 3 angeführt. – »Epilepsie und Neigung zu Krampfanfällen machen wegen der jederzeitigen Möglichkeit plötzlichen Auftretens eines neuen Krankheitsschubes zum Führen von Kraftfahrzeugen ungeeignet.« (BVerwG, Beschl. v. 24. September 1959 VII B 47/59.) – »Verursacht ein Kraftfahrer infolge von Schwächeanfällen, deren Ursachen sich nicht aufklären lassen, Verkehrsunfälle, so handelt die Behörde nicht rechtswidrig, wenn sie dem Kraftfahrer die Fahrerlaubnis entzieht.« (BVerwG, Urt. v. 29. 1. 1965 VII C 147/63, Hamburg.) – »Besteht die Gefahr, daß bei einem Kraftfahrer eine plötzliche Bewußtseinsstörung auftreten kann – wie das bei Krampfkranken der Fall ist –, so ist er zum Führen eines Kraftfahrzeugs ungeeignet. Bei Anfallkranken muß eine mehrjährige Anfallfreiheit gefordert werden, ehe die Fahrtauglichkeit bejaht werden kann.« (VerwG Kassel, Urt. v. 19. 10. 1966 VG Nr. I 476/66.)

Nach der jetzigen Praxis der Verwaltungsbehörden ist für die Ausstellung oder Wiederaushändigung eines eingezogenen Führerscheins bei einem Anfallskranken ein amts- oder fachärztliches Gutachten oder das Gutachten einer medizinisch-psychologischen Untersuchungsstelle maßgebend. Zahlreiche Autoren haben sich hierzu in den letzten Jahren geäußert und sehr unterschiedliche Meinungen vertreten. Die von der Deutschen EEG-Gesellschaft 1951 aufgestellten Gesichtspunkte [13], die in der 2. Auflage dieses Buches von uns wiedergegeben wurden, sind u. E. auch heute noch gültig. Im Interesse einer einheitlichen Begutachtung möchten wir uns aber den 1965 aufgestellten »Richtlinien für die Beurteilung der Kraftfahrtauglichkeit epileptischer Anfallskranker« [47a] anschließen. Diese Richtlinien sind von 10 Epilepsieforschern aus Deutschland und der Schweiz für die »Deutsche Sektion der Internationalen Liga gegen Epilepsie« aufgestellt und mit einem Kommentar versehen worden.

Diese Richtlinien sind anschließend wörtlich, die Kommentare im Auszug wiedergegeben:

I. »Die Kraftfahrtauglichkeit ist bei gesicherten epileptischen Anfällen (gleich welcher Art und Ursache) zu verneinen«. – Dabei ist es gleichgültig, ob die Anfälle symptomatischer oder kryptogenetischer Natur sind. Irrelevant ist auch der Anfallstyp. Eine tageszeitliche Bindung der Anfälle ist ebensowenig wie das Auftreten einer Aura zuverlässig genug, um eine von dieser Grundregel abweichende Beurteilung zu rechtfertigen.

II. »Jede Untersuchung Anfallskranker zur Prüfung der Kraftfahrtauglichkeit muß eine EEG-Untersuchung einschließen, wobei im allgemeinen Krampfpotentiale die Erteilung der Fahrerlaubnis ausschließen, u. U. auch paroxysmale oder fokale Dysrhythmien bei Berücksichtigung von Anamnese und klinischen Befunden.« – Finden sich im EEG von Anfallskranken Veränderungen, die den Verdacht auf das Vorkommen epileptischer Anfälle nahelegen, so ist die Fahrtauglichkeit zu verneinen – auch dann, wenn eine längerdauernde Anfallsfreiheit angegeben wird. Die Diskrepanz kann eine scheinbare sein (falsche Angaben des Kranken zur Anfallsanamnese); sie kann aber auch effektiv sein und spricht dann für eine noch unzureichende Stabilisierung des Behandlungserfolges. Schwierig kann die Beurteilung paroxysmaler oder fokaler Dysrhythmien im EEG bei negativer Anfallsanamnese sein, da sie sowohl bei Epilepsien als auch bei anderen zerebralen Krankheiten, als auch gelegentlich bei Gesunden vorkommen können. Die Beurteilung der Fahreignung ist dann vom Ergebnis sorgfältiger fremdanamnestischer Erhebungen, eingehender klinischer Untersuchungen und evtl. längerfristiger Beobachtungen abhängig zu machen.

III. »Die Kraftfahrtauglichkeit ist dagegen zu bejahen, wenn der letzte Anfall mindestens 3 Jahre zurückliegt und auf Grund des bisherigen Behandlungsverlaufes und des derzeitigen Befundes mit überwiegender Wahrscheinlichkeit damit gerechnet werden kann, daß auch in Zukunft keine Anfälle mehr auftreten werden. Die Erteilung der Fahrerlaubnis kann unbeschränkt erfolgen, wenn die 3jährige Anfallsfreiheit ohne medikamentöse Behandlung bestand. Solange noch eine medikamentöse Behandlung (Erhaltungsdosis) notwendig ist, muß die Fahrerlaubnis an die Auflage regelmäßiger fachärztlicher Kontrollen (anfangs in $^{1}/_{2}$-, später in 1jährigen Abständen) geknüpft werden.« – Wenn der Behandlungserfolg einer mindestens 3jährigen Anfallsfreiheit auch nach dem EEG-Befund als stabilisiert anzusehen ist, kann die Kraftfahreignung Anfallskranker bejaht werden. Die Erteilung der Fahrerlaubnis muß aber mit der Auflage regelmäßiger fachärztlicher Kontrollen verbunden werden. Eine unbeschränkte Erteilung der Fahrerlaubnis sollte nur dann erfolgen, wenn der Patient auch nach Beendigung der antikonvulsiven Therapie mindestens 3 Jahre anfallsfrei geblieben ist. Hierunter fallen u. a. auch Fieberkrämpfe des Kindesalters und Jahre zurückliegende Gelegenheitskrämpfe.

IV. »Auf Berufsfahrer sind diese Ausnahmeregeln des Abs. III nicht anzuwenden. Diese Ausnahmeregeln treffen auch nicht zu für anfallsfreie Kranke mit ausgeprägter Wesensänderung, Demenz, Ausnahmezuständen oder anderen – etwa toxisch bedingten – psychopathologischen Auffälligkeiten.« – Die in Abs. III aufgestellten Ausnahmeregeln sollten auf Berufsfahrer (Omnibus-, Taxi-, Lieferwagen- und LKW-Fahrer u. a.), die eine besondere Verantwortung für viele Mitfahrer tragen oder abnormen Strapazen ausgesetzt sind, grundsätzlich nicht angewandt werden. Ebenso sind diese Ausnahmeregeln nicht anzuwenden auf anfallsfreie Kranke, die psychopathologische Auffälligkeiten bieten. Dabei ist es gleichgültig, welcher Art und Genese das psychopathologische Syndrom im Einzelfall ist, ob es durch die epileptische Erkrankung als solche, durch sekundäre Krampfschäden, durch die der Epilepsie zugrunde liegenden Hirnerkrankungen oder Defekte oder aber durch Nebenwirkungen hoch dosierter Medikamente bedingt ist. Entscheidend ist die Ausprägung des psychopathologischen Syndroms und seine Bedeutung für das Fahrverhalten des Betreffenden. Die Beurteilung sollte einem Psychiater vorbehalten bleiben, damit nicht etwa aus einer – auch bei Nicht-Epileptikern vorkommenden – besonderen Gründlichkeit und Gewissenhaftigkeit, die sich beim Führen eines Kraftfahrzeuges nicht ungünstig auswirken, auf eine krankhafte Pedanterie bzw. auf eine epileptische Wesensänderung geschlossen wird oder aber gravierende Störungen der psychischen Funktionen übersehen oder bagatellisiert werden.

V. »Bei nur im Schlaf auftretenden Anfällen und bei operativ geheilten Anfallskranken kann im Einzelfall die für die Bejahung der Fahrtauglichkeit zu fordernde anfallsfreie Zeit kürzer angesetzt werden (2 Jahre). – Auch hinsichtlich der Art der Kraftfahrzeuge sollten Unterschiede gemacht werden, etwa wenn es sich um das Fahren von landwirtschaftlichen Nutzfahrzeugen in beschränktem Umkreis handelt, sofern keine Hauptverkehrsstraßen befahren werden.« – In Einzelfällen ist es – eine genaue Kenntnis des Kranken und des Krankheitsverlaufes vorausgesetzt – vertretbar, die in Abs. III für die Bejahung der Kraftfahrtauglichkeit Anfallskranker aufgestellten Regeln etwas zu lockern. So kann z. B. die Gewährung oder Wiedergewährung eines Führerscheins bei gesicherten reinen Schlaf-Epilepsien oder bei operativ geheilten Kranken (Tumor-Epilepsien u. a.) schon 2 (statt 3) Jahre nach Beginn der Anfallsfreiheit erfolgen, wenn die übrigen Voraussetzungen (EEG ohne anfallsverdächtige Veränderungen, Fehlen psychopathologischer Auffälligkeiten) gegeben sind. Auch bei anfallskranken Landwirten und Landarbeitern, die zuverlässig ausschließlich landwirtschaftliche Nutzfahrzeuge (Trecker u. ä.) zwischen Hof und Äckern ohne Benutzung der Hauptverkehrsstraßen fahren, ist eine großzügigere Regelung vertretbar und die beschränkte Fahrerlaubnis u. U. auch dann zu erteilen, wenn die in Abs. III aufgestellten Bedingungen nicht voll erfüllt sind.

VI. »Im übrigen sollte besonders bei Anfallskranken die Gesamtpersönlichkeit bei der Beurteilung berücksichtigt werden.« – Es ist hier vor allem an die innere Grundhaltung, das Verantwortungsgefühl und das Fehlen gröberer Temperamentsanomalien gedacht. Dabei handelt es sich um eine Aufgabe jeder Fahrtauglichkeitsprüfung – bei Anfallskranken wie bei Nicht-Epileptikern.

Diese Richtlinien der »Deutschen Sektion der Internationalen Liga gegen Epilepsie« gelten sinngemäß für alle nichtepileptischen anfallsartig auftretenden Bewußtseinsverluste oder Bewußtseintrübungen, also auch für synkopale oder hypoglykämische Anfälle und häufige Ohnmachten, wenn diese Anfälle abrupt auftreten, so daß Vorsichtsmaßnahmen nicht mehr möglich sind.

Bei uneinsichtigen Anfallskranken erhebt sich immer wieder die Frage, ob der behandelnde Arzt die Einziehung des Führerscheins durch *Meldung* an das Gesundheitsamt veranlassen soll. Zur Frage der ärztlichen Schweigepflicht und eines Melderechts oder einer Meldepflicht des Arztes bei Fahruntüchtigkeit des Patienten hat Bundesanwalt Dr. Kohlhaas mehrfach Stellung genommen [33a]. Danach gibt es generell keine Pflicht zur Anzeige begangener Straftaten, sondern nur eine solche für bevorstehende Kapital-Delikte. Da es sich bei Anfallskranken, die trotz Anfallsgefährdung und entsprechender Aufklärung weiter ein Kraftfahrzeug führen, nicht um bevorstehende geplante Kapital-Delikte handelt, sondern in erster Linie um die fahrlässige Beibehaltung eines gefährdenden Zustandes, kann von einer Verpflichtung des Arztes, die Verkehrsbehörden zu verständigen, keine Rede sein. Besteht aber keine Verpflichtung, dann kann auch nicht später der Arzt für Schäden haftbar gemacht werden, die dadurch eingetreten sind, daß der kranke Kraftfahrer einen Unfall verursacht hat. Für den Arzt besteht also in solchen Fällen nicht das Problem der Fragestellung: »Muß ich melden, obwohl ich es nicht will?«, sondern nur der Fragestellung: »Darf ich melden, ohne mit meiner Schweigepflicht in Konflikt zu kommen?« Hier gilt ganz allgemein, daß die ärztliche Schweigepflicht nicht hoch genug eingeschätzt werden darf und daß alle Einbrüche in sie weit mehr bekämpft werden sollten, als dies vielfach geschieht. Die Schweigepflicht darf aber dort durchbrochen werden, wo der Arzt vor seinem Gewissen zu der Feststellung kommt, daß hier höherwertige Interessen auf dem Spiel stehen. Das ist kein Freibrief für Bequemlichkeit. Es ist aber dem Arzt nicht zumutbar, dort zu schweigen, wo der Patient dies Schweigen nicht verdient, weil er unberechtigten Nutzen zum Schaden anderer daraus ziehen will oder weil die Gefahr fahrlässiger Tötungen und Körperverletzungen besteht. Dieser Gewissensbelastung darf der Arzt sich dadurch entziehen, daß er die Verkehrsbehörde verständigt, natürlich nicht ohne zuvor dem Patienten eingehend zugeredet zu haben. Ist dies vergeblich und besteht seiner Auffassung nach eine latente Gefahr unabsehbarer Unfälle, dann ist er zur Meldung zwar nicht verpflichtet, wohl aber berechtigt.« – Eine Strafverfolgung wegen Verletzung der ärztlichen Schweigepflicht nach § 300 StGB ist also nicht zu befürchten. So dringend vor der Einführung einer Meldepflicht zu warnen ist, so nachdrücklich ist für den Gebrauch des Melderechts in den seltenen Ausnahmefällen zu plädieren, in denen Patienten einer Belehrung gegenüber uneinsichtig sind und bei denen auch eine Einflußnahme über die Angehörigen ohne Erfolg ist.

SCHRIFTTUM: [1] ALSTRÖM, C. H., A study of epilepsy in its clinical, social and genetic aspects. Acta psychiatr. neurol., Suppl. 1950, 63 – [2] *Anhaltspunkte f. d. ärztl. Gutachtertätigkeit im Versorgungswesen.* Neuausgabe 1965. Zusammengestellt von Min.-Rat Dr. E. GOETZ. Hrsg.: Der Bundesminister für Arbeit und Sozialordnung. Bonn 1965 – [3] ASCROFT, P. B., Traumatic epilepsy after gunshot wounds of the head. Brit. Med. J. 1941, 1, 739–744 – [4] BAUMM, H., Erfahrungen über Epilepsie bei Hirnverletzten. Zschr. Neurol. 1930, 127, 279–311 – [5] BERGER, H., Über das Elektrenkephalogramm des Menschen. I. Arch. Psychiatr. 1929, 87, 527–570 – [6] BODECHTEL, G., Zur Klinik der zerebralen Kreislaufstörungen. Verh. Dtsch. Ges. Kreisl.forsch., 1953, 109–130 – [7] BROSER, F., HANN, J. und LEUBE, H., Die perorale Kardiazolmedikation als Epilepsietest. Nervenarzt 1951, 22, 351–353 – [8] BRUNN, R. und W. v., Die Epilepsie im Rorschachschen Formdeutversuch. Arch. Psychiatr. 1950, 184, 545–578 – [9] CHILDE, A. E. und PENFIELD, W., The role of X-ray in the study of local atrophic lesions of the brain. Amer. J. Psychiatr. 1944, 101, 30–35 – [10] CONRAD, K., Erbanlage und Epilepsie. Untersuchungen an einer Serie von 253 Zwillingspaaren. Zschr. Neurol. 1935, 153, 271–326 – [11] CONRAD, K., Der Erbkreis der Epilepsie. In: Hdb. d. Erbbiologie d. Menschen. Berlin 1939, V, 933–1020 – [12] CREDNER, L., Klinische und soziale Auswirkungen von Hirnschädigungen. Zschr. Neurol. 1930, 126, 721–757 – [13] *Diskussion über die Verwertung des EEG im Gutachten und die Mindestausbildung für EEG-Ärzte.* Nervenarzt 1952, 23, 270 – [14] DUENSING, F., Provokation pathologischer Potentiale im EEG durch Azoman. Nervenarzt 1952, 23, 270 – [15] DUBITSCHER, F., Feststellungen bei 1000 Hirnverletzten an Hand d. Versorgungsakten. Mschr. Unfallhk. 1953, 56, 65–82 – [16] ENGEL, G. L., Fainting. Physiological and psychological considerations. Springfield, Ill. 1950 – [17] FOERSTER, O., Hyperventilationsepilepsie. Dtsch. Zschr. Nervenhk. 1924, 83, 347–356 – [18] FOERSTER, O. und PENFIELD, W., Der Narbenzug am u. im Gehirn bei traumatischer Epilepsie in seiner Bedeutung für das Zustandekommen der Anfälle und für die therapeutische Bekämpfung derselben. Zschr. Neurol. 1930, 125, 475–572 – [19] FREEMAN, W., Lobotomy and epilepsy. A study of 1000 patients. Neurology 1953, 3, 479–494 – [20] FÜNFGELD, E., Epilepsie, in: Fischer-Molineus, Das ärztliche Gutachten im Versicherungswesen. Leipzig 1939, II, 832–847 – [21] GIBBS, F. A., WEGNER, W. R. und GIBBS, E. L., The electroencephalogram in posttraumatic epilepsy. Amer. J. Psychiatr. 1943/44, 100, 738–749 – [22] GIBBS, F. A. und GIBBS, E. L., Atlas of electroencephalography. Epilepsy. Cambridge, Mass. 1952, 2 – [23] GOETZE, W., Der Sauerstoffmangelversuch als Provokationsmethode krankhafter hirnelektrischer Befunde bei Hirntraumatikern. Nervenarzt 1950, 21, 400–402 – [24] GREMMLER, J., Die Beziehungen der Hypoxämie zum epileptischen Anfall und zu den Höhenkrämpfen. Nervenarzt 1942, 15, 467–476 – [25] GRUHLE, H. W., Epileptische Reaktionen und epileptische Krankheiten. In: Hdb. d. Geisteskrankh., Hrsg. O. Bumke. Berlin 1930, VIII – [25a] GRUHLE, H. W., Erbliche und erworbene Fallsucht. Klin. Fortbild., Erg.-Bd. 1940, 7, 291–336 – [26] JANTZ, H., Stoffwechseluntersuchungen bei paroxysmaler Lähmung. Nervenarzt 1947, 18, 360–378 – [26a] JANZ, D., »Nacht«- oder »Schlaf«-Epilepsien als Ausdruck einer Verlaufsform epileptischer Erkrankungen. Nervenarzt 1953, 24, 361–367 – [26b] JANZ, D., »Aufwach«-Epilepsien. (Als Ausdruck einer den »Nacht«- oder »Schlaf«-Epilepsien gegenüberzustellenden Verlaufsform epileptischer Erkrankungen). Arch. Psychiatr. 1953, 191, 73–98 – [26c] JANZ, D., Anfallsbild und Verlaufsform epileptischer Erkrankungen. Nervenarzt 1955, 26, 20–28 – [27] JANZEN, R., Klinik u. Pathogenese des cerebralen Anfallgeschehens. Verh. Dtsch. Ges. inn. Med. 1950, 56, 3–24 – [28] JASPER, H. und COURTOIS, G., A practical method for uniform activation with intravenous metrazol. EEG Clin. Neurophysiol. 1953, 5, 443–444 – [29] JASPER, H. und PENFIELD, W., Electroencephalograms in posttraumatic epilepsy. Amer. J. Psychiatr. 1943/44, 100, 365–377 – [29a] JENNETT, W. B., Epilepsy after blunt head injuries. London, W. Heinemann 1962 – [30] JUNG, R., Die praktische Anwendung des Elektrencephalogramms in Neurologie und Psychiatrie. Ein Überblick über 12 Jahre EEG und Klinik. Med. Klin. 1950, 45, 257–266 u. 289–295 – [31] JUNG, R., Neurophysiologische Untersuchungsmethoden. II. Das Elektrencephalogramm (EEG). In: Hdb. d. inn. Med. 4. Aufl. Berlin–Göttingen–Heidelberg 1953, V/1, 1216–1325 – [32] KAUFMAN, I. C. und WALKER, A. E., The electroencephalogram after head injury. J. Nerv. Ment. Dis. 1949, 109, 383–395 – [33] KERSHMAN, J., VÁSQUEZ, J. und GOLDSTEIN, S., The incidence of focal and non-focal EEG abnormalities in clinical epilepsy. EEG Clin. Neurophysiol. 1951, 3, 15–24 – [33a] KOHLHAAS, M., Melderecht oder Meldepflicht des Arztes bei Fahruntüchtigkeit des Patienten. Dtsch. med. Wschr. 1966, 91, 41–43 – [34] KRETSCHMER, E., Körperbau und Charakter. 20. Aufl. Berlin 1951 – [34a] LANDOLT, H., Die Temporallappenepilepsie und ihre Psychopathologie. Ein Beitrag zur Kenntnis psychophysischer Korrelationen bei Epilepsie und Hirnläsionen. Basel, New York 1960 – [34b] LANDOLT, H., Die Dämmer- und Verstimmungszustände bei Epilepsie und ihre Elektrencephalographie. Dtsch. Z. Nervenheilk. 1963, 185, 411–430 – [35] LENNOX, W. G., The heredity of epilepsy as told by relatives and twins. J. Amer. Med. Ass. 1951, 146, 529–536 – [36] LENNOX, W. G., GIBBS, E. L. und GIBBS, F. A., Inheritance of cerebral dysrhythmia and epilepsy. Arch. of Neur. 1940, 44, 1155–1183 – [36a] LUND, M., Epilepsie und Führerschein. Nervenarzt 1967, 38, 61–64 – [37] MARBURG, O., Die traumatischen Erkrankungen des Gehirns und Rückenmarks. In: Hdb. d. Neurol. Hrsg. O. Bumke und O. Foerster. Berlin 1936, XI, 1–177 – [38] MAUZ, F., Die iktaffinen Konstitutionen. Leipzig 1937 – [39] McRAE, D. L., Focal epilepsy: Correlation of the pathological and radiological findings. Radiology 1948, 50, 439–457 – [39a] MEYER, K., Epilepsie und Fahreignung. Med. Welt 1964, 2050–2057 – [40] MEYER-MICKELEIT, R. W., Das Elektrencephalogramm beim Elektrokrampf des Menschen. Arch. Psychiatr. Nervenkr. 1949, 183, 12–33 – [41] MEYER-MICKELEIT, R. W., Die Dämmerattacken als charakteristischer Anfallstyp der temporalen Epilepsie. Nervenarzt 1953, 24, 331–346 – [41a] MEYER-MICKELEIT, R. W., Das Elektrencephalogramm nach gedeckten Kopfverletzungen. Dtsch. med. Wschr. 1953, 480–484 – [42] NÖTZEL, H., Die Asymetrie der Stirn- und Keilbeinhöhle als Folge von Gehirnasymmetrien. Klin. Wschr. 1949, 181 – [43] PEDERSEN, O., Über die Entstehungsbedingungen der traumatischen Epilepsie. Arch. Psychiatr. 1936, 104, 621–651 – [44] PENFIELD, W. und SHAVER, M., The incidence of traumatic epilepsy and headache after head injury in civil practive. Res. Publ. Ass. Nerv. Ment. Dis. 1945, 24, 620–634 – [45] PENFIELD, W. und JASPER, H., Epilepsy and the functional anatomy of the human brain. Boston 1954 – [46] POHLISCH, K., Differentialdiagnose der genuinen und sogenannten traumatischen Epilepsie. Arch. Psychiatr. 1950, 185, 466–473 – [47] REICHARDT, Traumatische Epilepsie. In: Hdb. ges. Unfallhk. Stuttgart 1934, 4 – [47a] Richtlinien für die Beurteilung der Kraftfahrtauglichkeit epileptisch Anfallskranker. Deutsche Sektion der Internat. Liga gegen Epilepsie. Nervenarzt 1967, 38, 64–66 – [48] ROSTOCK, P., Ärztliche Begutachtung Kriegsversehrter. München 1951 – [49] SCHALTENBRAND, G., Epilepsie nach Röntgenbestrahlung des Kopfes im Kindesalter. Nervenarzt 1935, 8, 62–66 – [50] SCHULTE, W., Die synkopalen Anfälle. 2. Aufl. Stuttgart 1949 – [51] SCHULTE, W., Nicht epileptische hirntraumatogene Anfallszustände nebst einigen Epilepsieerfahrungen. Psychiat. Neurol. u. med. Psychol. 1951, 3, 1–9 – [52] SELBACH, H., Die cerebralen Anfallsleiden: Genuine Epilepsie, symptomatische Hirnkrämpfe und die Narkolepsie. In: Hdb. inn. Med. 4. Aufl. Berlin–Göttingen–Heidelberg 1953, V/3; Neurologie 1083–1227 – [53] SIOLI, F., in: Hdb. d. ärztlichen Begutachtung. Hrsg. Fischer-Weichbrodt-Molineus. Leipzig 1931, II – [54] STAUDER, K. H., Konstitution und Wesensänderung der Epileptiker. Leipzig 1938 – [55] STAUDER, K. H., Epilepsie. Ergebnisse der Epilepsieforschung. Fortschr. Neurol. 1938, 10, 103–159; 1941, 13, 189–301; 1943, 15, 216–235 – [56] STAUDER, K. H., Anfall, Schlaf, Periodizität. Nervenarzt 1948, 19, 107–119 – [57] STEINTHAL, K. und NAGEL, H., Die Leistungsfähigkeit im bürgerlichen Beruf nach Hirnschüssen mit besonderer Berücksichtigung der traumatischen Epilepsie. Bruns' Beitr. klin. Chir. 1926, 137, 361–400 – [58] WALTER, W. G., Epilepsy. In: D. Hill und G. Parr: Electroencephalography. A symposium on its various aspects. London 1950 – [59] WEBER, W. C. und JUNG, R., Über die epileptische Aura. Zschr. Neurol. 1940, 170, 211–265 – [60] WEISS, S. und BAKER, J. P., The carotid sinus reflex in health and disease. Its role in the causation of fainting and convulsion. Medicine. Baltimore 1933, 12, 297–354 – [61] WILLIAMS, D., The electroencephalogram in traumatic epilepsy. J. Neurol. Neurosurg. Psychiat. 1944, 7, 103–111 – [62] WILSON, K., The Epilepsies. In: Hdb. d. Neurol. Hrsg. O. Bumke und O. Foerster. Berlin 1936, XVII, 1–87.

Endogene Psychosen

VON W. SCHULTE UND W. MENDE, TÜBINGEN

Zu den endogenen Psychosen werden vornehmlich die Gruppen der schizophrenen und manisch-depressiven Erkrankungen gerechnet. Deren Wesen, Ursprung und Symptomatologie im einzelnen zu behandeln, ist hier nicht der Ort. Schon in ihrem Namen liegt es, daß für Entstehung und Verlauf im wesentlichen *innere Gesetzmäßigkeiten* verantwortlich gemacht werden müssen. In der Gutachtersprache hat sich die schon von MOEBIUS vorgeschlagene Einteilung in endogene und exogene Verursachungen bewährt und bis auf den heutigen Tag behauptet. Ob und inwieweit unter dem Aspekt der heutigen Auffassungen eine Korrektur geboten erscheint, ist die Frage, um die es in diesem Kapitel geht.

Die versicherungsmedizinische Begutachtung schizophrener und manisch-depressiver Psychosen hat einerseits die ursächlichen Zusammenhänge mit entschädigungspflichtigen Ereignissen, andererseits die Berufs- und Erwerbsfähigkeit zum Gegenstand. Die große *soziale Bedeutung* dieser Fragestellungen für jedes Gemeinwesen ist aus der Tatsache ablesbar, daß überall auf der Welt die *Schizophrenie,* um zunächst eine der Psychosen herauszugreifen, die häufigste und schwerste Geisteskrankheit darstellt. Knapp 1 % der Menschen stehen in der Gefahr, früher oder später an Störungen aus dem schizophrenen Formenkreis zu erkranken. Bei einer Weltbevölkerung von 2,7 Milliarden Menschen (1957) ist also mit über 25 Millionen Schizophrenen zu rechnen. Am 1.1.1963 lebten in der Bundesrepublik (einschließlich West-Berlin) 55,1 Millionen Menschen. Im Jahre 2000 werden es nach den Vorausschätzungen des Statistischen Bundesamtes voraussichtlich 63,3 Millionen Menschen sein. Es muß also damit gerechnet werden, daß die Zahl der Schizophrenie-Kranken in der Bundesrepublik von jetzt etwa 500000 auf rund 600000 ansteigen wird. Freilich schicken wir uns an, mit der Diagnose einer Schizophrenie doch zurückhaltender zu werden. In Zukunft wird das voraussichtlich noch mehr der Fall sein. Aber die Zahl ist groß genug, daß ein Zusammentreffen mit entschädigungspflichtigen Ereignissen relativ oft zu erwarten ist. Noch häufiger aber werden die Fragen nach vorzeitiger Arbeits- und Berufsunfähigkeit sowie Minderung der Erwerbsfähigkeit gestellt. Die Versorgung der aus dem Berufsleben und zu einem Teil auch aus der Familienzusammengehörigkeit Ausgegliederten stellt eine beträchtliche Belastung der Allgemeinheit dar. Die soziale Bedeutung dieser Erkrankungen kann nicht hoch genug gewertet werden.

Was die *manisch-depressiven Erkrankungen* anbetrifft, so fallen sie zwar zahlenmäßig nicht ganz so ins Gewicht – man rechnet mit einer Erkrankungswahrscheinlichkeit der Durchschnittsbevölkerung von 0,4 bis 0,5 % – und wenn sie auftreten, so haben sie im allgemeinen nicht so einschneidende Konsequenzen für die Gesamtheit. Aber die Bedeutung für die Versicherungsmedizin ist doch in Anlehnung an das für die Schizophrenie zu Sagende gewichtig genug.

Zusammenhangsgutachten

Im deutschen Versicherungsrecht wird eine Entschädigungspflicht dann anerkannt, wenn die geltend gemachte Gesundheitsstörung mit einem schädigenden Ereignis in einem zumindest wahrscheinlichen ursächlichen Zusammenhang steht. Die Frage nach der *Ätiologie und Pathogenese* schizophrener und manisch-depressiver Erkrankungen ist daher für die Zusammenhangsbegutachtung von grundlegender Bedeutung: Beruht die primäre Störung auf Anlagefaktoren? Spielen Umwelteinflüsse eine maßgebliche Rolle? Oder ist ein Zusammentreffen von kausalen Teilfaktoren oder Bedingtheiten auf verschiedenen Ebenen des menschlichen Daseins für die Entwicklung und Manifestation endogener Psychosen, für die Entfaltung ihrer Symptome und für ihren Verlauf maßgebend?

Diese Fragen sind heute noch nicht eindeutig zu beantworten. Über die Entstehung von Psychosen existieren zahlreiche unterschiedliche Auffassungen. Sie haben durchweg *hypothetischen Charakter* bzw. werden nur einem Teilaspekt gerecht. Nach wie vor stehen wir vor einem der größten *Rätsel des Menschseins*. Eine allseits verbindliche Lehrmeinung gibt es nicht. Soviel ist sicher, daß die Auffassung, etwa Schizophrenie oder Zyklothymie hätten eine einheitliche Ursache, längst verlassen ist. Das Zusammenfließen einer größeren Anzahl von Noxen auf den verschiedensten Ebenen kann die Entstehung einer Psychose eher erklären als eine einzelne Schädigung.

Von *endogenen Psychosen* sprach man dann, wenn 1. kein körperlicher Befund nachweisbar war, wenn sie 2. anscheinend selbständig ohne äußere Ursache auftraten und 3. wenn sie ebenso autochthon, wie sie kamen, auch weiter abliefen. Diese Umschreibungen fußten auf alten Festlegungen, bei denen der Begriff endogen mit den Inhalten »schicksalhaft«, »anlagemäßig«, »erblich bedingt« belastet ist. Solche Gleichsetzungen und Verabsolutierungen sind heute fragwürdig geworden, ähnlich wie die frühere Auffassung von der grundsätzlichen Unheilbarkeit endogener Psychosen.

Als organisches Substrat der Erkrankung wird zwar eine primär somatische Störung für diese Psychosen, ein organischer destruktiver Krankheitsprozeß postuliert, konnte bislang aber mit den freilich dafür viel zu groben Methoden nicht aufgedeckt werden, auch nicht ein enzymatischer Defekt, auf den heutzutage alles Augenmerk gerichtet ist. Wenn im Laufe von Jahrzehnten körperliche Befunde aufgewiesen wurden, so erwiesen sie sich als unspezifisch. Das gilt sowohl für die pathologisch-anatomischen Hirnveränderungen als auch für die zahlreichen vegetativen Funktionsentgleisungen oder Stoffwechsel- und endokrinen Störungen. Diese somatischen Befunde sind nicht durchgängig bei allen Schizophrenen und erst recht nicht bei manisch-depressiv Kranken, hingegen häufig auch bei Menschen nachweisbar, die niemals psychoseverdächtige Symptome dargeboten haben. Im übrigen lassen sie die Frage offen, ob sie nicht weniger Ursache als Folge der Erkrankung mit ihren emotionalen Begleiterscheinungen, motorischen Entladungen, Sperrungen und Mangelernährungen darstellen. Was dennoch viele Psychiater veranlaßt, weiterhin an der Hypothese eines zugrunde liegenden somatischen Krankheitsprozesses festzuhalten, ist die Tatsache, daß gerade die typischen Krankheitsformen der sog. schizophrenen Kerngruppe trotz individueller Ausgestaltungen ihrer Inhalte nahezu *gleichförmigen Verlaufs- und Abbaugesetzlichkeiten* unterliegen. Jedoch muß insofern vor voreiligen Analogieschlüssen mit organischen Hirnkrankheiten gewarnt werden, als Verlauf und Ausgang grundsätzlich anderer Art und die Demenz bei diffusen Hirnatrophien von der Persönlichkeitsveränderung

Schizophrener wesensverschieden sind. Schon die zwar nicht immer realisierte, aber grundsätzlich mögliche und tatsächlich vorkommende *Reversibilität*, insbesondere auch im Bereich der manisch-depressiven Erkrankungen, spricht dafür, daß es sich bei dem psychotischen Geschehen um etwas entschieden anderes als bei destruktiven Hirnabbauprozessen handeln muß. Wenn weiterhin von manchen angeführt wird, therapeutische Erfolge könnten doch, wenn überhaupt, nur durch somatisch wirkende Methoden (Insulinkur, Elektroschock oder Psychopharmaka) erzielt werden, und das sei nur mit der Vorstellung eines körperlichen Krankheitsvorganges vereinbar, so können wir diese Beweisführung nicht für unbedingt stichhaltig halten.

Hinter dem Begriff »endogen« verbirgt sich vor allem die Vorstellung, bei der Genese ständen *Erbeinflüsse* an erster Stelle. Für die Auffassung von der Erblichkeit dieser Leiden waren einmal die nach Verwandtschaftsgrad unterschiedliche Erkrankungshäufigkeit in der Blutsverwandtschaft Schizophrener und insbesondere die Ergebnisse der Zwillingsforschung entscheidend.

Das konkordante Vorkommen schizophrener Psychosen bei eineiigen Zwillingen wird zwar in unterschiedlicher Häufigkeit angegeben (LUXENBURGER: 65%, SLATER: 76%, KALLMANN: 86,2%); die Zahl ist aber gegenüber der Konkordanzhäufigkeit bei zweieiigen Zwillingen (etwa 14%) auffällig hoch. Die bisher vorliegenden Berechnungen der *empirischen Erbprognose* zeigen ein deutliches Gefälle: wenn *beide* Eltern schizophren sind, besteht zu fast 70% die Aussicht, daß auch deren Kinder erkranken werden. Bei *einem* schizophrenen Elternteil liegt die Erkrankungsaussicht für die Kinder jedoch nur bei 16,4%, für die Enkel bei 3%.

Die Schlußfolgerungen aus solchen Berechnungen werden allerdings vielfach in Zweifel gezogen. Ein wesentlicher Unsicherheitsfaktor ergibt sich daraus, daß die Abgrenzung schizophrener Erkrankungen von zyklothymen Psychosen, psychopathischen Zuständen oder abnormen Entwicklungen nicht einheitlich erfolgt und daher die errechneten Zahlen schwankende Größen sind.

Weiterhin ist einzuwenden, daß, selbst wenn eine familiäre Häufung schizophrener Erkrankungen vorliegt, eine solche nicht ohne weiteres den Schluß auf die Bedeutung der Vererbung zuläßt: sie könnte auch durch die gleichen *sozialpsychologischen Umwelteinflüsse* bedingt sein, die besonders bei Zwillingspaaren oft weitgehend übereinstimmen. Solche Einwände gegen die Erblichkeit haben großes Gewicht. Man bedenke, welche Konflikte und seelischen Belastungen durch die Erkrankung eines Familienmitgliedes für alle übrigen entstehen können: eine schizophreniekranke Mutter oder ein schizoider Vater lassen eine warme Familienatmosphäre nicht aufkommen; stattdessen werden die Kinder nach starren Grundsätzen lieblos erzogen, übertrieben beansprucht, verängstigt und in einen Zustand der Unsicherheit versetzt. Derart ungünstige Einflüsse durch ein gestörtes Familienmilieu lassen sich in der Biographie Schizophrener häufig aufdecken, aber durchaus nicht bei allen. Sie erklären manches, jedoch nicht alles in der Pathogenese schizophrener Erkrankungen. Vor allem muß man bedenken, daß der Schizophrene selber durch seine Wesensart an der Entstehung der für ihn weiter pathogenen Umweltverhältnisse beteiligt sein kann, womit wiederum ein erbgebundenes Moment eingeführt wird.

Trotz aller Einwände wird aber die *Humangenetik*, insbesondere die Zwillingsforschung, ihre große Bedeutung für die Frage der Erblichkeit seelischer Störungen behalten, wenn ihre Methodik den Einfluß von Umweltbedingungen berücksichtigt. Die Untersuchungen KALLMANNS zeigen dies bereits deutlich: Bei eineiigen Zwillingen ergab sich eine Konkordanzhäufigkeit bezüglich schizophrener Erkrankungen von 77,6%, sofern die Zwillingspartner während längerer Zeit vor Beginn der Psychose getrennt waren; sie erhöhte sich aber auf 91,5%, wenn die Paare ständig zusammengelebt haben, d. h. weitgehend gleichen Milieueinflüssen ausgesetzt waren.

Die *Familienforschung* wird somit nicht mehr einseitig nur als ein *Mittel der Erbforschung* benutzt, sondern in enger Verbindung damit auch als ein *Mittel der Umgebungsforschung*. Sie gibt eine breite und überzeugende Erfahrungsgrundlage dafür, daß endogene Psychosen erbbiologische Wurzeln haben; sie zeigt aber auch den bedeutsamen Einfluß lebensgeschichtlicher Zusammenhänge und belastender Milieubedingungen in der Kindheit auf Entwicklung und Verlauf von Psychosen.

Wird also die Bedeutung des Erbfaktors bei endogenen Psychosen heutzutage nicht mehr ganz so hoch veranschlagt, so darf das nicht zu der Annahme verleiten, die bisherigen Ergebnisse der psychiatrischen Erbforschung seien gänzlich überholt. Im Gegenteil, für die Begutachtung schizophrener und manisch-depressiver Psychosen sind sie nach wie vor eminent wichtig. Nur wird man sich nicht auf die lapidare Feststellung beschränken dürfen, es handele sich um ausschließlich erblich begründete Geistes- und Gemütskrankheiten. Der Stellenwert von Erbfaktoren im Bündel der sonst noch in Frage kommenden kausalen Bedingungen ist recht different. Die Behauptung der Erblichkeit endogener Psychosen kann *nicht mehr* als *generelles Argument* in der Zusammenhangsbeurteilung den Ausschlag geben.

Zum anderen erfordern die *Erfahrungen in der Psychotherapie* bei Schizophrenen Beachtung. Hat sich doch herausgestellt, daß es unter der Voraussetzung eines intensiven Engagements bisweilen gelingt, eine deutliche Änderung im Verhalten des Kranken und in seinen Beziehungen zur Mitwelt zu erzielen, das Verständnis für schizophrene Inhalte aufzuhellen, manche Verhaltensweisen des Kranken als Reaktion auf das Erleben der eigenen seelischen Veränderung und nicht selten auch auf unzweckmäßige Einstellungen der Umwelt aufzudecken, alles in allem Einblicke in die Psychodynamik des psychotischen Geschehens bzw. seiner Begleiterscheinungen zu gewinnen.

So umweltstabil auch die Psychosen erscheinen, so wird heutzutage doch ernsthafter die Frage gestellt, wann im Verlauf eines Lebens eine Psychose auftritt und ob in Abhängigkeit von bestimmten *biographischen Konstellationen*. Der symbolischen Bedeutung von Krankheitssymptomen wird nachgegangen. In der Krisenhaftigkeit einer Situation wird womöglich eine entscheidende Bedingung für das Auftreten einer Psychose als einer Krise auf dem Lebensweg (ZUTT) gesehen. In der Psychose sieht man nicht nur Sinnloses und Zerstörerisches ablaufen, sondern hinter dem oft so undurchsichtig erscheinenden Vorgang bestimmte *Ordnungsprinzipien und Strukturgefüge* walten. Es wird immer mehr den angeborenen individuellen und familiären Reaktionsbereitschaften und Milieueinflüssen nachgegangen, die sich gegenseitig prägen und untrennbar voneinander abhängig sind. Man wird sich dem nicht ganz verschließen können, daß die Grenzziehungen an Starre verloren haben, daß man für *Grenzsituationen* hellhöriger und für manche äußere Einflußnahme aufgeschlossener geworden ist.

Die Behauptung der endogenen Selbstherrlichkeit, mit der die meisten dieser Psychosen aufbrechen und verlaufen sollen, wird nicht mehr so kategorisch wie früher aufrechterhalten. Bei aller Anerkennung des Übergewichtes von Erbeinflüssen ist man für lebensgeschichtliche Zusammenhänge aufgeschlossener geworden. Auf das ganze gesehen zeigt sich eine gewisse *Auflockerung*, ein *Wandel der Auffassungen*, ohne daß unbedingt behauptet wird, Psychosen liefen nur auf eine Neurosenvariante hinaus.

Daß innerhalb der endogenen Psychosen die einzelnen Schulen die *Akzente verschieden* setzen, die einen mehr auf die Zyklothymie, die anderen mehr auf die Schizophrenie, ist zwar für die Standortbestimmung der einzelnen psychiatrischen Auffassungen, nicht aber für die Fragestellung dieses Kapitels von Interesse. Denn bei beiden handelt es sich ja um endogene Psychosen. Insbesondere ist bei der Schizophrenie zu beachten, daß es sich ja nicht um einen einheitlichen Morbus, sondern um eine Gruppe, um eine *umfassende Klammer* (KRETSCHMER), innerhalb derer vielgestaltige Krankheitsbilder zusammengefaßt werden, handelt. Sie unterscheiden sich in Symptomatik, Verlauf und Prognose deutlich, so daß immer wieder Aufteilungen und Abgrenzungen versucht werden. Am weitesten geht darin LEONHARD, der in Fortführung der Konzeptionen von KLEIST 21 scharf umschriebene Einzelformen schizophrener Erkrankungen mit gesonderten erbbiologischen Grundlagen beschreibt, und zwar vor allem im Blick auf eine prognostische Differenzierung. Gebräuchlicher ist es, die gutartig verlaufenden Krankheitsbilder als schizophrene Episoden, Randpsychosen, schizophreniforme Erkrankungen oder als Pseudoschizophrenien, vor allem als schizoforme Erlebnisreaktionen, zu bezeichnen und den sog. Kernschizophrenien gegenüberzustellen, die jeder Behandlung auf die Dauer trotzen, unaufhaltsam fortschreiten und schließlich in eine bleibende Persönlichkeitsänderung einmünden. Es hat sich gezeigt, daß diese Wesensänderung durchaus nicht völlig irreversibel und bis zu einem gewissen Grade sogar vermeidbar ist, wenn eine Aktivierung des Kranken durch Milieu-, Gruppen-, Beschäftigungs- und Arbeitstherapie sowie individuelle Psychotherapie gelingt. Das betrifft vor allem die früher so in den Vordergrund gestellte Demenz und affektive Verödung. Die Tatsache bleibt aber bestehen, daß viele Schizophrene eben doch in ihrem Realitätsbezug, in ihrer Zuwendung zur Mitwelt auf die Dauer gestört bleiben, daß sie einen Mangel an spontaner Aktivität und Initiative sowie eine gestörte Relation zur Vergangenheit und Zukunft behalten, nachdem die akuten psychotischen Symptome abgeklungen oder in den Hintergrund getreten sind, daß sich insbesondere ein energetischer *Potentialverlust* geltend macht.

Was die *Melancholie* anbetrifft, so muß zweierlei beachtet werden: einerseits steht sie in einer *Symptomgemeinschaft mit organisch begründeten Depressionen*, etwa mit Verstimmungszuständen, wie sie sich als Initial- und Begleitsymptom eines hirnorganischen Abbaus, einer zerebralen Gefäßsklerose oder einer entzündlichen Erkrankung des zentralen Nervensystems einstellen können.

Wichtiger ist aber noch die Abgrenzung von *psychoreaktiven Depressionen*. Man sollte sie nicht nur in geläufiger Weise von der Frage abhängig machen, ob sich biographische Zusammenhänge ausfindig machen lassen. Gewiß ist es bemerkenswert, wie wenig Melancholische durch Erlebnisse traurigen oder heiteren Inhalts, von denen die Umwelt meint, sie müßten doch den Zustand erleichtern oder noch zusätzlich belasten, beeindruckt werden. Fliegeralarme haben phasisch Erkrankte weniger in Bewegung gesetzt als Schizophrene. Der Zyklothyme lebt auffallend unberührt von Zeit und Umwelt. Er kann autistischer wirken als viele Schizophrene. Immerhin können Entwurzelungs- und Entlastungserlebnisse, u. U. auch erzwungener Schlafentzug, dazu angetan sein, Melancholien endogenen Gepräges zu provozieren. Im übrigen bemüht sich mancher phasisch Erkrankte, seine an sich grundlose Verstimmung sekundär zu motivieren. Es kommt auch vor, daß Spannungen zwischen den Trieben und Ordnungen in ausgeglichener Stimmungslage ohne weiteres bewältigt werden, daß das aber in Zeiten vitaler Baisse nicht mehr gelingt. Wird dann die unbewältigte Lebensproblematik hervorgekehrt, so kann das nach einer abnormen Erlebnisreaktion aussehen, obwohl die eigentliche Ursache für die neurotisch anmutende Symptomatik nicht in einer Fehlhaltung oder -entwicklung der Persönlichkeit, sondern in der melancholischen Grundstörung liegt. Ist die Verstimmung abgeklungen, dann sind mit einem Male auch alle vorher als fast nicht zu bewältigend erscheinenden Konfliktstoffe wie weggespült.

Auf der anderen Seite liegen die Motive der sog. depressiven Reaktion nicht immer greifbar auf der Hand. Der verdrängte Konflikt zwischen Ordnungen und Trieben, gerade das Uneingestandene und Nichtwahrgehabte, können am ehesten zur Quelle für reaktive Krisen werden. (Vgl. S. 193 ff.)

Damit wird für die Trennung von psychoreaktiver und endogener Depression der *psychopathologische Befund* um so wichtiger. Hier gilt im Groben: Der reaktiv Depressive pflegt im allgemeinen über etwas, über Zugefügtes oder Vorenthaltenes und, wenn über eine Person, dann meist nicht über die eigene, traurig zu sein und die entsprechenden somatischen Begleitsymptome bis zu Tränenausbrüchen zu bieten. Die Verstimmung des melancholisch Kranken läuft dagegen auf anderen Geleisen. Wegen der so grundsätzlichen Verschiedenheit des Charakters der Verstimmung sollte man die Bezeichnung reaktive Depression am besten ganz vermeiden und lieber von *depressiver Erlebnisreaktion* sprechen. Sieht man sie nämlich zu sehr im Schatten der Melancholie, so wird man ihrem Wesen nicht gerecht. Sie gehört in den Bereich der mehr neurotischen Störungen (s. S. 195).

Die *Verstimmung der echt Melancholischen* ist dagegen weithin motiv- und gegenstandslos. Bei ihrem Erleben muß es sich nicht nur quantitativ, sondern auch strukturell um etwas anderes handeln als bei den freisteigenden Empfindungen des Gesunden, aber auch denen der depressiven Erlebnisreaktionen.

Was den *Inhalt* des melancholischen Erlebens anbetrifft, so erscheinen die *Urängste des Menschen aufgedeckt* (K. Schneider), die Sorgen um das Heil der Seele, die Unversehrtheit des Leibes und die materielle Notdurft und Nahrung auf der Welt. Sie verdichten sich zu weithin unableitbaren Schuldgefühlen, zur primären Hypochondrie und zu einer Verarmungsgewißheit.

In allem fällt die eminente *Einförmigkeit* melancholischer Phasen auf. Die äußeren Bedingungen und individuellen Differenzierungen mögen noch so sehr voneinander abweichen, die Depression mag noch so verschiedene Wahnthemen anschlagen, noch so unterschiedliche Urängste aufdecken: die selbstverständlich auch von der Körperlichkeit geprägten Bilder der Melancholien stimmen so überein, daß man den Eindruck gewinnen muß, hier werde ein in sich abgerundeter krankhafter Mechanismus in Gang gesetzt.

Um der Besonderheit dieser Art von Traurigkeit des Melancholischen gerecht zu werden, hat K. Schneider von einer vitalen Traurigkeit gesprochen, welche in den Kopf, die Brust und die Magengegend lokalisiert, demnach als *mit besonderen Leibempfindungen vergesellschaftet*, erlebt wird. Ist es denn aber überhaupt eine Traurigkeit? Mindestens bei den inzipient Melancholischen münden nahezu alle Äußerungen in die Erklärung, sie könnten gerade nicht traurig sein, so sehr sie es ersehnten, oder sie geben zu verstehen, daß sie sich schon durch diese Frage aus dem Vokabular normalpsychologischen Erlebens mißverstanden fühlen. Gehört nicht geradezu das *Nichttraurigseinkönnen* zum *Kern melancholischen Erlebens*? Es gibt nicht nur ein Anspruchsniveau des Willens, sondern auch ein solches des Gefühls (Wellek). Gerade das kann nicht erreicht werden. Daß diese Nichterfüllung gleichsam eines Gefühlssolls als quälend empfunden wird, zeichnet das Besondere, das eigentümliche Paradoxon dieses Erlebens aus.

Gewiß mag Ähnliches auch weit über die Grenzen der Zyklothymie bei der Schizophrenie oder Neurose, ja auch beim Gesunden angetroffen werden. Aber in dieser paradoxen Ausprägung des quälend empfundenen Nichttraurigseinkönnens angesichts eines nicht erfüllbaren Gefühlssolls kristallisiert es sich bei der Melancholie am schärfsten heraus.

Zum melancholischen Erleben gehört nun weiterhin noch eine gegenstandslose, ins Körperliche lokalisierte *Angst* oder eigentümliche *innere Unruhe*, in seltsamem Gegensatz zu manch äußerer Unbeweglichkeit. Diese Angst scheint sich nicht einmal wie sonst im letzten Grund auf den Tod, sondern in einem gänzlich anderen Gefälle eher auf eine Verlängerung solchen Lebens zu beziehen. Vor allem ist das Erleben in eine absolute *Hoffnungslosigkeit* getaucht. Selbst die Kranken, welche insofern günstige Erfahrungen gesammelt haben, als frühere Phasen jedesmal nach geraumer Zeit abgeklungen waren, halten das jetzt für ganz und gar ausgeschlossen. Dabei besteht eine weitgehende *Krankheitsuneinsichtigkeit*. Gewiß gibt es, zumal bei den Kranken ohne Schuldgefühl, ein ins Körperliche verlagertes Krankheitsgefühl. Die eigentliche Einsicht in das Wesen einer Gemütskrankheit allerdings mag im Intervall oder als Kriterium der Besserung auftreten, fehlt aber weithin auf dem Gipfel der Phase.

Diese grob umrissenen Bestandteile melancholischen Erlebens lassen sich zu einem großen Teil aus einer dynamischen Reduktion ableiten. Erlischt im melancholischen Zustand die Dynamik, so können Schuld- und Angstregungen nicht abgestreift, so kann Hoffnung nicht mehr erfahren werden. Offensichtlich wird die *tiefste leibnächste vitale Schicht der Persönlichkeit* betroffen. Daß ein solches Betroffensein der Vitalschicht auch in der Stimmung zum Ausdruck kommt, ist selbstverständlich, aber – und das ist das Entscheidende – nicht unbedingt in dem Sinne einer Senkung nach der traurigen Seite hin, sondern dem einer *gänzlichen Blockierung*, so daß insbesondere die seelischen und geistigen Gefühle nicht mehr zum Schwingen kommen können, einer Veränderung, welche zudem noch charakteristischerweise mit dem vermehrten Bewußtsein eines als Versagen ausgelegten Defizits verbunden ist.

Sich die Besonderheit melancholischen Erlebens vor Augen zu führen, ist in dem Zusammenhang deshalb wichtig, weil es einerseits eine Abgrenzung von allen psychoreaktiven Depressionen erlaubt und weil andererseits kein anderes psychotisches Geschehen so *autochthon und umweltstabil* auftritt und verläuft wie dieses aus der Kerngruppe der Zyklothymie. Wenn es charakteristisch ausgeprägt ist, erlaubt es den Schluß, daß es im wesentlichen *traumaunabhängig* zustande gekommen ist.

Im übrigen mögen aber die Andeutungen über die endogenen Psychosen ganz allgemein genügen, um der Auflockerung vorher allzu starrer Thesen und einen gewissen Wandel der Auffassungen über Wesen, Entstehung und Verlauf endogener Psychosen deutlich zu machen, ohne daß man heute schon von einer neuen Grundkonzeption sprechen könnte.

Wie wirken sich diese Wandlungen nun auf die Begutachtungspraxis aus? Welche *Folgerungen* sind aus den neueren Einsichten *für die Zusammenhangsbegutachtung* abzuleiten? Sind die traditionellen Grundsätze zu verlassen und kann statt dessen auch bereits in der Begutachtungspraxis seelischen Einflüssen eine wesentlichere Rolle in der Entstehung endogener Psychosen zuerkannt werden? Erscheint eine Änderung der bis dahin geläufigen Prinzipien notwendig? Sie liefen ja praktisch darauf hinaus, den objektiven Wert exogener Einflüsse für die Entstehung endogener Psychosen für gänzlich bedeutungslos zu halten.

Auf diese Fragen kann nach dem bisherigen Stand geantwortet werden, daß den in der Unfall- und Versorgungsbegutachtung interessierenden Traumata nach wie vor eine kausale Bedeutung für endogene Psychosen nicht eingeräumt werden kann. Verfehlt wäre es also, wollte man bei der Frage des Unfallzusammenhangs unter dem Eindruck manch neuer Entwicklung in der Schizophrenie- und Melancholielehre bewährte Richtlinien über Bord werfen.

In der Öffentlichkeit ist ja von jeher die Vorstellung verbreitet, Geistes- und Gemütskrankheiten müßten doch durch seelische Belastungen und erschütternde Erlebnisse hervorgerufen werden können. Das wird aber den psychiatrischen Erfahrungen über schizophrene und manisch-depressive Erkrankungen nicht gerecht. Sie haben *nicht zugenommen*, obwohl Millionen Menschen in zwei Weltkriegen und in den anschließenden Notzeiten zahllosen, unmittelbar lebensbedrohenden Situationen an der Front, im Gefangenenlager oder durch Bombardierungen ausgesetzt waren, sowie Verwundungen und Erkrankungen aller Art durchgemacht haben. Die bekannten Erfahrungen K. BONHOEFFERS aus dem 1. und 2. Weltkrieg haben sich auch in anderen Ländern bestätigt: Die Kriegsstrapazen, die außerordentlichen seelischen und körperlichen Belastungen, die Verletzungen aller Art des Gehirns und die Infektionskrankheiten haben weder eine Vermehrung noch eine Verschlimmerung psychotischer Erkrankungen zur Folge gehabt. Auch während der KZ-Haft, unter ehemaligen KZ-Häftlingen, Deportierten und Heimatvertriebenen sind trotz schwerster seelischer Belastungen und unmenschlicher Gewaltmaßnahmen schizophrene und manisch-depressive Erkrankungen nicht häufiger aufgetreten. Sind sie vorgekommen, so unterschieden sich Symptomatologie und Verlauf nicht von denen unter normalen Lebensbedingungen (V. A. KRAL, TARGOWLA, HERMANN, EBERMANN und MÖLLHOFF). Auch die in Zunahme begriffenen Verkehrsverletzungen haben nicht zu einem Anstieg geführt. Die *Zahl der Psychosen* hält sich im großen und ganzen unabhängig von derartigen Einwirkungen und unter verschiedensten sozialen Verhältnissen in seltsamer *Konstanz*. Insbesondere zeigt sich, daß akutere *Angst- und Schreckerlebnisse*, von denen man als Laie meinen möchte, sie seien am folgenschwersten, in der Hinsicht ganz wirkungslos zu sein pflegen. Die massiv einbrechende seelische Erschütterung und Existenzbedrohung wirkt offenbar am wenigsten manifestationsfördernd oder verschlimmernd. Im Gegenteil beobachtete K. SCHNEIDER Schizophrene, die sich in solchen Situationen besonnen und zweckmäßig verhielten und eher weniger empfindlich zu sein schienen als viele psychisch Gesunde in gleicher Situation. Wenn überhaupt nach schockartig erlebten seelischen Belastungen krankhafte seelische Störungen aufgetreten sind, so sind die Reaktionen im allgemeinen ganz inadäquat. So kann durch die Nachricht vom Tode eines Angehörigen eine Manie ausgelöst oder eine in Gang befindliche melancholische Phase kupiert werden, ohne daß mit einer solchen Folge mit einiger Regelmäßigkeit gerechnet werden könnte.

Etwas pathogener können u. U. *chronischere zermürbende Dauerbelastungen* werden, Konflikte im familiären und beruflichen Lebenskreis, Zurücksetzungsgefühle, ausweglos empfundene Schuld-, Entwurzelungs- und Isolierungserlebnisse, latente, nicht bewältigbare Ressentimentgefühle im Wettstreit mit Strebungen, denen keine natürliche Entfaltungsmöglichkeit eingeräumt wird. Jedoch spielen gerade sie in den Begutachtungsfragen, bei denen es um den Zusammenhang mit einem umschriebenen Trauma oder einer äußeren Belastung geht, praktisch keine Rolle. Das gilt erst recht für die wahrscheinlich viel bedeutsameren seelischen Traumatisierungen in der frühen Kindheit, die im allgemeinen kein Begutachtungsthema darstellen.

Seelische Spannungen und Konflikte werden freilich dann pathogener, wenn der Organismus auf Grund körperlicher Schädigungen, Strapazierungen, Intoxikationen, Abmagerungen und Auszehrungen an Widerstandskraft und Ausgleichsfähigkeit eingebüßt hat. Dann aber gilt es, das Gewicht der *somatischen Schädigung* zu veranschlagen.

Die statistischen Feststellungen widerlegen gewiß noch nicht die Möglichkeit, daß im *Einzelfall* gewisse psychophysische Belastungen im Sinne pathoplastischer Färbung, Provozierung und Vorverlegung des Manifestationstermins zur Auswirkung kommen könnten. Ja, man steht zuweilen unter dem Eindruck, daß eine in der Latenz schon in Gang befindliche Psychose ausgelöst oder »ausgeklinkt« werden kann, begibt sich damit jedoch auf ein unbefriedigend kontrollierbares Gebiet. Ansonsten lassen sich exogene Einflüsse nur dann als einigermaßen gewichtig anerkennen, wenn es sich um mehr oder weniger befristete depressive Reaktionen oder – wenn diese umstrittene Bezeichnung angewandt werden darf – schizophrene Reaktionen, besser: *depressive bzw. schizoforme Erlebnisreaktionen*, handelt, nicht aber, wenn sich nach dem weiteren Verlauf ein progredienter destruktiver oder in Schüben und Phasen abgesetzter Verlauf abzeichnet.

Immer aber gilt es zu prüfen, ob nicht die besondere *Empfindlichkeit* für solche Belastungen schon das *erste Symptom* anderweitig begründeter Psychosen darstellt, ob also nicht die diesbezügliche Störbarkeit schon auf das Konto der Krankheit selbst zu setzen ist bzw. der Kranke selbst auf Grund seiner Wesensstruktur an der Entstehung und Bedeutsamkeit beteiligt ist.

Bei aller Aufgeschlossenheit für gewisse biographische und persönlichkeitsgebundene Zusammenhänge bleiben also im großen und ganzen die Grundsätze für die Begutachtungspraxis bei endogenen Psychosen unangetastet stehen. Die Einwirkungen, die in der Unfallbegutachtung eine Rolle zu spielen pflegen, lassen jeglichen pathogenen Stachel zur Förderung einer Psychose vermissen. Die traumatische Genese kann bei nach Befund und Verlauf echten Psychosen so gut wie immer ausgeschlossen werden. Der Hinweis auf das Fehlen einer familiären Belastung widerlegt noch nicht die Annahme einer endogenen Psychose. Sie kann sich Jahrzehnte und womöglich Jahrhunderte verborgen halten, bis sie dann auf einmal bei einem Glied der Familie offenkundig wird. Die Entscheidung wird dann schwer, wenn der Zusammenhang angesichts besonders *enger zeitlicher*, evtl. auch *inhaltlicher Beziehungen* zu einer äußeren Schädigung ungewöhnlich schwerer Art evident zu sein scheint. Bejaht man ihn in solchem Falle, so ist eine solche Anerkennung einer Entschädigungspflicht bei Anwendung strenger Maßstäbe und Kriterien angreifbar. Sie ist nur dann berechtigt, wenn, abgesehen von den engen zeitlichen Beziehungen zwischen dem Schadensereignis und dem akuten Einsetzen psychotischer Symptome, der Beginn der Psychose anamnestisch exakt festlegbar ist. Ist das nicht der Fall und sind Verdachtsmomente vorhanden, daß sich womöglich schon vor dem Einsetzen auffälliger Symptome eine Psychose anbahnte, dann kann der Wahrscheinlichkeitsnachweis nicht mehr erbracht werden. Eine weitere Voraussetzung ist, daß die belastende Situation unter Berücksichtigung der Ausgangsstruktur wirklich alles Übliche hinsichtlich Ausmaß und Dauer überragt, und vor allem die Psychose in absehbarer Zeit wieder abklingt, wenn die Belastungsfaktoren weggefallen sind. Damit stellt sie im Grunde unter Beweis, daß sie zum engeren Kreis der endogenen Psychosen nicht gehört. Zeichnet sich hingegen ein progredienter Verlauf ab, dann sind ursächliche Beziehungen ganz unwahrscheinlich. Freilich stehen wir gelegentlich unter dem Eindruck, daß der erste Schub oder die erste Phase geeignet erscheinen, *spätere Krankheitserscheinungen anzubahnen*. Wenn also erst einmal diese Art, psychotisch zu reagieren, in Gang gesetzt ist, dann kann sie später unter harmloseren Bedingungen um so eher wieder in Erscheinung treten. Für den Fall, daß die ersten Symptome im Zusammenhang mit einem entschädigungspflichtigen Ereignis in Gang gekommen sind, würde dieser Eindruck die Annahme auch einer nachhaltigeren Wirkung auf das Gesamtleiden nahelegen. Wir bewegen uns hier aber noch auf so ungesichertem Gebiet, daß man davon bisher in der Begutachtungspraxis kaum Gebrauch machen kann.

Nur in *Ausnahmefällen* werden demnach die Voraussetzungen für eine Anerkennung kausaler Beziehungen mit exogenen Einflüssen erfüllt sein. Schadensereignisse des zivilen Lebens oder des Militärdienstes in Friedenszeiten kommen hier ausnahmslos nicht in Betracht. Hingegen können gelegentlich bei *Verfolgten des Naziregimes*, bei *langjährig Kriegsgefangenen* oder Menschen, die ähnlich schwere Schicksale durchzustehen hatten, so unmittelbare zeitliche Beziehungen zwischen extremen seelischen sowie körperlichen Belastungen und dem Ausbruch einer Psychose vorliegen, daß der Gutachter sich dieser zeitlichen Evidenz nicht entziehen kann. Dann ist es, wenn auch die übrigen vorgenannten Voraussetzungen gegeben sind, begründet, diesen exogenen Einflüssen die Bedeutung einer *wesentlichen Teilursache* zuzuerkennen. Daß dies insbesondere bei Einwirkungen, die das *Kindes- und Jugendalter* betroffen haben, in Frage kommt, liegt nach den obigen Ausführungen über die besondere Anfälligkeit dieses Lebensabschnittes auf der Hand (s. S. 179).

Das Hauptaugenmerk des Gutachters wird aber auf die Frage zu richten sein, ob überhaupt eine endogene Psychose im eigentlichen Sinn vorliegt, ob nicht eher eine abnorme Erlebnisreaktion und vor allem eine symptomatische Psychose, also eine Psychose vom *exogenen Reaktionstyp* anzunehmen ist. Gemeint sind Psychosen im Zusammenhang mit einem körperlichen Leiden und vor allem einer zerebralen Schädigung. Es gilt also, sich mit Hilfe gründlicher Explorationen und des ganzen diagnostischen Rüstzeugs zu prüfen, ob Grund für die Annahme eines körperlichen Grundleidens, einer inneren Erkrankung, einer Infektion oder Intoxikation, einer entzündlichen Erkrankung des Zentralnervensystems im Sinne einer Enzephalitis, einer Durchblutungsstörung, insbesondere einer traumatischen Schädigung des Zentralnervensystems gegeben ist. Dann erhebt sich die Frage, ob vielleicht nur eine zufällige zeitliche Koinzidenz besteht oder ob eine endogene Psychose durch körperliche Störungen provoziert (»ausgeklinkt«) worden war, vor allem aber, ob eine sog. symptomatische Psychose vorliegt, d. h. eine körperlich begründbare Psychose, die lediglich schizophrenie- oder melancholieähnliches Gepräge hat. Der Blick auf derartige Komplikationen unterstreicht die Notwendigkeit, bei Psychosen neben der Erhebung der Anamnese unter allen Umständen auch eine gründliche körperliche, neurologische, elektroenzephalographische, evtl. luftenzephalographische Untersuchung zum Ausschluß zerebraler exogener Grundleiden durchzuführen. Auf den *psychopathologischen Befund* allein kann man die Differentialdiagnose zwischen endogener und symptomatischer Psychose nicht stützen. Gewiß spricht eine etwaige Bewußtseinstrübung für den symptomatischen Charakter. Sie wird aber nicht mehr unbedingt als ein obligates Symptom angesehen. Sie kann fehlen. Die Symptomatologie braucht sich zumindest im Querschnittsbild nicht von der einer Schizophrenie zu unterscheiden, wenn sich auch gewisse

Tönungen und im weiteren Verlauf immer deutlichere Unterschiede herauszustellen pflegen. Bei einem paranoiden oder paranoid-halluzinatorischen Syndrom kann die Differentialdiagnose zwischen endogener und exogener Psychose besonders schwierig sein, wenn die Bewußtseinslage klar, die Merkfähigkeit ungestört und die Urteilsfähigkeit erhalten sind. Die symptomatische Natur dieser Psychosen wird dann anzunehmen sein, wenn 1. die psychotischen Symptome mit einem bekannten körperlichen Grundleiden zeitlich sehr eng zusammen auftreten, 2. wenn eine Mitbeteiligung des Zentralnervensystems klinisch gesichert erscheint, 3. wenn sich die psychotischen Störungen nach Abklärung des körperlichen Grundleidens in absehbarer Zeit wieder zurückbilden, 4. wenn später keine Zeichen einer schizophrenen Persönlichkeitsveränderung, sondern allenfalls hirnorganisch bedingte Leistungsminderungen und Wesensänderungen nachweisbar sind (s. a. Bd. I, S. 700; Bd. II, S. 21 u. 193 ff.).

Der Wichtigkeit dieser Fragestellungen wegen sei hier ein charakteristischer Fall angefügt:

Dem 41jährigen Spätheimkehrer Johann Z. wurde eine Lungentuberkulose als Versorgungsleiden – zunächst mit 100%, später mit 70% – anerkannt. Während mehrerer Jahre erhielt er außerordentlich große Mengen von Tuberkulostatika (und zwar alternierend Streptomycin, Neoteben, PAS, D-Zykloserin, Nicoteben, Conteben). In dieser Zeit allmähliche Entwicklung eines paranoiden Syndroms, vorübergehend auch ausgeprägte halluzinatorische Wahnerlebnisse. Wiederholt war ein Abklingen des psychotischen Bildes zu beobachten, wenn die INH-Behandlung unterbrochen wurde. Dann bildeten sich auch die bestehenden Kopfschmerzen, Ohrensausen, Kribbeln in Händen und Füßen, die auf eine zentral nervöse Intoxikation hindeuteten, zurück. Von mehreren Nervenärzten wurde – auch nach klinischer Beobachtung – eine Schizophrenie diagnostiziert. Nach Beendigung der tuberkulostatischen Behandlung langsame Rückbildung der psychotischen Symptome. Bei der stationären Begutachtungsuntersuchung drei Jahre später waren keine für eine Schizophrenie verdächtigen Symptome und auch keine Anzeichen eines schizophrenen Defektes festzustellen, dagegen eine hirnorganisch imponierende leichte Konzentrations- und Kombinationserschwerung, gewisse Perseverationstendenzen und eine angedeutete Antriebsminderung. Es wurde eine schizophrenieähnliche INH-Psychose angenommen und der Kausalzusammenhang mit der durch das anerkannte Versorgungsleiden notwendigen Behandlung bejaht. Die Annahme einer endogenen Psychose ließ sich auf Grund des Gesamtverlaufes nicht aufrechterhalten. Wahrscheinlich hat hier die Kombination von INH mit anderen Tuberkulostatika pathogenetisch eine besondere Rolle gespielt.

Die größten differentialdiagnostischen Schwierigkeiten geben gelegentlich *Stirnhirn-* und auch manche *Hirnstammschädigungen*. Können diese Verletzten doch im Antrieb eigentümlich erlahmt, im Affekt verödet, in manchem enthemmt, in ihrer ganzen Persönlichkeit verändert wirken, so daß sie zu Verwechslungen weniger mit den akuten schizophrenen Stadien als den chronischen Defektzuständen Anlaß geben können.

K. SCHNEIDER sagt, man dürfe nur dann vom Vorliegen von Symptomen ersten Ranges bei einer Schizophrenie sprechen, wenn sich körperliche Grundkrankheiten ausschließen lassen. Aber mag auch in Ausnahmefällen das eine oder andere psychopathologische Symptom hinsichtlich einer Zugehörigkeit zu einer exogenen oder endogenen Erkrankung Anlaß geben, so pflegen doch solche Zweifel unter dem Eindruck des charakteristischen Gesamtbildes eines Schizophrenen oder Manisch-Depressiven zu schwinden, wenn nicht sofort, dann sicherlich im Blick auf den weiteren Verlauf.

Ganz allgemein muß man feststellen, daß nicht einmal so sehr vom Psychiater als vom Nichtpsychiater viel zuviel seelische Störungen der Schizophrenie oder manisch-depressiven Erkrankung subsummiert werden. Angesichts von seelischen Störungen werden diese Diagnosen eher zu häufig gestellt, ohne daß bestritten werden soll, daß manche blande Schizophrene und Depressive unerkannt und verkannt bleiben. Bei uncharakteristischeren Syndromen sollte man daher einerseits eher abnorme Erlebnisreaktionen oder aber die Abhängigkeit von organischen Hirnerkrankungen oder -schädigungen in Betracht ziehen, zumal, wenn sich doch Hinweise auf einen exogenen Reaktionstyp ergeben. Im letzteren Fall müssen aber auch tatsächlich aus den anamnestischen Daten, dem neurologischen, pneumoenzephalographischen und elektroenzephalographischen Befund handgreifliche Stützen erweisbar sein. Ist das nicht der Fall und erscheint nach Befund und Verlauf eine Schizophrenie oder manisch-depressive Erkrankung charakteristisch ausgeprägt, so kann auch bei zeitlicher Koinzidenz mit Unfall und Kriegseinwirkung eine kausale Verknüpfung im allgemeinen nicht als hinreichend wahrscheinlich behauptet werden.

Was die *Dystrophieschädigungen des Zentralnervensystems* betrifft, so sind auch da *gelegentlich psychotische Veränderungen* beobachtet worden. Eine Dystrophieabhängigkeit zu behaupten, wird man nur dann für gerechtfertigt halten können, wenn sich eine flüchtigere Symptomatik, nicht aber ein prozeßhaftes Geschehen abzeichnet und sich die psychotische Störung gewissermaßen auf die organische Wesensänderung, wie sie als gelegentliche Folge einer schweren Dystrophieschädigung des Zentralnervensystems vorkommt, aufpfropft.

In der Tat gibt es Hirnatrophien nach schweren nachhaltigen Dystrophien (SCHULTE). Ich habe dabei gesunde und leistungsfähige Menschen im Alter von 30, 40 und 45 Jahren im Auge, die in jahrelanger Gefangenschaft schwere Dystrophien durchstanden haben und die nun bei der Rückkehr einen Knick in der Lebenslinie erkennen lassen. Sie sind im Wesen gegenüber früher ganz verändert, im Antrieb erlahmt, abgestumpft, in der Gesamtpersönlichkeit nivelliert und dabei mißmutig verstimmt. Glücklicherweise hat es sich erwiesen, daß die meisten solcher mit vegetativen Umstellungen gekoppelten psychischen Veränderungen mit Erholung und Eingliederung in Beruf und Familie wieder schwinden. Aus der Fülle der günstigen Verläufe ragt nun aber eine *kleine Gruppe* heraus, bei der diese Veränderungen nicht das Merkmal einer befristeten Episode ausmachen, sondern unvollständig abklingen, bleiben oder höchstens zögernd kompensiert werden, ohne daß sich Hinweise auf eine neurotische Entwicklung ergeben.

Im körperlichen Befund findet man hier die Bestätigung der Annahme einer *hirnorganischen Grundstörung*: im Liquor etwas überhöhte Eiweißwerte, im Elektroenzephalogramm unspezifische Allgemeinveränderungen, im neurologischen Befund regellose Abweichungen von der Norm, vor allem aber im Pneumoenzephalogramm, zwar nicht regelmäßig, aber häufig, eine nicht immer symmetrische Ausweitung der Hirnhöhlen mit besonderer Bevorzugung des 3. Ventrikels im Sinne eines Hydrozephalus mäßigen Grades, der intern stärker als extern ausgeprägt zu sein pflegt.

Die Ausmaße des enzephalographischen und psychischen Befundes gehen allerdings nicht parallel. Überhaupt sollte die Ventrikelerweiterung nicht zu sehr in den Mittelpunkt gerückt werden. Mit ihr wird über den Leidens- und Leistungszustand nichts Absolutes ausgesagt. Sie gibt nur im Groben eine Bestätigung der *organischen Natur dieser Wesensänderung* (s. a. Bd. I, S. 689 f.; Bd. II, S. 165).

Natürlich muß sich allgemein und in jedem Einzelfall die Frage aufdrängen, ob nicht akzessorische Faktoren ganz anderer Art für einen solchen Befund verantwortlich gemacht werden müssen, ein enzephalitischer, insbesondere fleckfieberenzephalitischer Prozeß, ein Hirntrauma, eine zerebrale Kreislaufstörung, eine Pick'sche oder Alzheimer'sche Erkrankung oder vor allem einer jener vorzeitigen Versagenszustände, die auch rätselhaft autochthon in Erscheinung treten können.

Aber auch bei Wahrung aller kritischen Reserven bleibt nach der klinischen Erfahrung ein wachsender Bestand von irreversiblen hirnatrophischen Vorgängen, die nicht einfach als endogen oder anderweitig exogen verursacht abgetan werden können, sondern mit der Dystrophie in einen wenigstens mittelbaren ursächlichen Zusammenhang gebracht werden müssen.

Im Prinzip läuft die Dystrophieschädigung auf eine Voralterung des Organismus hinaus, in deren Verlauf unter bestimmten Voraussetzungen es im Sinne örtlicher Voralterung zu einem Hirnschwund kommen kann, ohne daß es aber berechtigt wäre, anzunehmen, daß dieser nur ohnehin Involutive, Organminderwertige oder Neuropathen beträfe.

Die Entstehung des Hirnschwundes wird vor allem dann gefördert, wenn die Dystrophieschädigung nach dem Prinzip der *Überschichtung mehrfacher Noxen* ein z. B. schon traumatisch oder enzephalitisch mitgenommenes Gehirn trifft (FAUST). Sie muß also in andere endogene und exogene Entstehungsbedingungen als ein nun allerdings unerläßlicher Faktor eingebaut gesehen werden. Bei aller Kritik, die in solchem Neuland am Platze ist, sprechen jedenfalls die bisherigen klinischen Daten dafür, daß es durch schwere Dystrophien verursacht oder besser teilverursacht, als ein allerdings seltenes Ereignis eine *Hirnversehrtheit* gibt, die mindestens *im Sinne der Verschlimmerung als Schädigungsfolge* bewertet werden muß; ihr Nachweis hängt mit einer ausgiebigen fachklinischen Beobachtung mit den entsprechenden Spezialuntersuchungen ab.

Gelegentlich wird heute aber auch noch dem Gutachter die Frage gestellt, ob durch Kriegsdienst, Gefangenschaft, Deportation, Verfolgung oder ähnliche Zwangs- und Notsituationen eine schizophrene oder manisch-depressive Psychose unerkannt blieb bzw. verzögert diagnostiziert wurde und dadurch eine rechtzeitige und zweckmäßige Behandlung unterblieb. Diese Frage ist von weittragender Bedeutung, weil aus der *Bejahung eines solchen Versäumnisses* u. U. die Anerkennung des gesamten Leidenszustandes im Sinne einer richtunggebenden Verschlimmerung hergeleitet werden kann. Katamnestische Untersuchungen von EDERLE haben ergeben, daß bei Einsetzen der Behandlung während des ersten halben Jahres nach Psychosebeginn in etwa 70 bis 75% der Fälle mit voller Remission bzw. mit weitgehender sozialer Remission zu rechnen ist, während unbehandelte Fälle in etwa 25% remittieren. Über die spätere Entwicklung des Krankheitsverlaufes liegen keine Zahlen vor. K. SCHNEIDER hat den Eindruck, daß die Frühbehandlung schizophrener Psychosen für den späteren Verlauf nicht von entscheidender Bedeutung ist, sondern daß nach zwei Jahren zwischen frühzeitig und verspätet Behandelten kein großer Unterschied mehr bestehe. K. SCHNEIDER hält deshalb die Anerkennung einer vorübergehenden Verschlimmerung für die Dauer von zwei Jahren für angemessen. Wir meinen, es gäbe insbesondere *Komplikationen* von endogenen Psychosen, welche bei rechtzeitiger Erkennung und sachgemäßer Behandlung hätten vermieden werden konnen. Wir denken vor allem an *Selbstmordhandlungen,* die nur deshalb entstanden sind, weil die Wehrdienstverhältnisse weder eine richtige fachärztliche diagnostische Klärung noch vor allem eine zureichende Unterbringung und Behandlung ermöglichten. In solchen Fällen haben die mit Wehrdienst und Gefangenschaft verbundenen *unzureichenden ärztlichen und pflegerischen Für-*

sorgemaßnahmen sich zum Range eines *ursächlichen Teilfaktors* für die aus der Psychose erwachsenen Komplikationen erhoben.

Begutachtung der Arbeits-, Berufs- und Erwerbsfähigkeit

Eindeutige Schübe und Phasen oder auch *massivere Persönlichkeitsdefekte* geben in der Hinsicht zu keinerlei Zweifeln Anlaß. Die Kranken sind in diesem Stadium arbeitsunfähig und vielfach stationär behandlungsbedürftig.

Anders ist es im Zustand guter *Remission* nach einem schizophrenen Schub oder auch im *Intervall* zwischen melancholischen und manischen Phasen. Vielleicht hat dieses Ziel zumindest befristeter relativer Gesundung gerade durch arbeitstherapeutische Maßnahmen erreicht oder gefördert werden können. In diesem Rahmen hatte der Erkrankte gestuft und gezielt immer intensiver eingesetzt werden können. Alles therapeutische Bemühen ist heutzutage auf Rehabilitation, auf Wiedereingliederung in Beruf und Familie eingestellt. Widersinnig wäre es, wollte man, wenn endlich das Ziel der Entlassung aus der psychiatrischen Behandlung erreicht ist, in jedem Fall unter dem Eindruck der Diagnose Schizophrenie oder manisch-depressive Erkrankung Berufsunfähigkeit aussprechen, auch wenn eine selbsttätige Arbeit außerhalb des Rahmens der Anstalt in der Tat schwerere Anforderungen stellt, denen mancher nicht gewachsen ist. Hier zeigt sich die ganze Notwendigkeit, den Patienten nach der klinischen Behandlung nicht einfach sich selbst zu überlassen, sondern bei der Wiedereingliederung in Beruf und Familie auch weiterhin um ihn bemüht zu bleiben. Darauf sind die neuen *modernen Organisationsformen der Psychiatrie* abgestimmt. Es darf nicht vergessen werden, daß gerade die Beanspruchung in sinnvoller, der Leistungsfähigkeit angepaßter Arbeit wohl das beste Vorbeugungsmittel neuen Verschlimmerungen gegenüber darstellt.

Man sollte insbesondere Zyklothymen ermöglichen, *so lange wie möglich im Intervall voll berufstätig* zu bleiben und sie davor bewahren, vorzeitig berufsunfähig geschrieben oder pensioniert zu werden. In einigen Fällen kann der diensttuende Ruheständler eine relativ günstige Kompromißlösung darstellen. Das Gefühl, als überflüssig ausgeschaltet zu werden, kann eine zusätzliche Belastung, vielleicht sogar einen ungünstigen Nährboden für die Entstehung neuer Phasen schaffen.

Aber auch Schizophrenen sollte man nach Möglichkeit nicht von vornherein den Weg in eine einigermaßen befriedigende Arbeit durch zu entgegenkommendes Aussprechen einer Berufsunfähigkeit verbauen und ihnen lieber *heilsame Beanspruchungsmöglichkeiten* einräumen, auf die sie angewiesen sind.

Sollte sich allerdings etwa schon auf Grund des allseitigen Potentialverlustes, der Störung des Antriebs, mancher Hemmungen und Sperrungen herausstellen, daß trotz guter körperlicher Kräfte die nötige Stetigkeit, Wendigkeit und Zuwendung nicht mehr aufgebracht werden können, so bleibt nichts anderes übrig, als solche Kranke *aus dem Arbeitsprozeß auszugliedern*, schon auch, um sie nicht einer im Konkurrenzkampf mit anderen leicht eintretenden beschämenden Insuffizienz und dem Vorwurf, sie könnten doch arbeiten, wenn sie nur wollten, unnötig auszusetzen.

Wie kaum an anderer Stelle, zeigt sich bei den endogenen Psychosen deutlich, wie *wenig mit der Krankheitsbezeichnung als solcher* für die Frage, ob berufsunfähig oder nicht, *gesagt* ist. Es kommt alles darauf an, den adäquaten Arbeitsplatz und eine verständnisvolle Umwelt zu finden. Der gleiche Kranke kann bei gleicher Ausprägung seiner Krankheit und bei gleicher Leistungswilligkeit unter bestimmten äußeren Konstellationen gänzlich leistungsunfähig, unter anderen auf die Dauer leistungsfähig sein.

Jedenfalls sollte nicht von vornherein durch übereilte Rentengewährung die *Chance einer* möglichst *weitgehenden Rehabilitierung* genommen werden. Ihre Grenzen sind durch den Grad der Antriebs- und Anpassungsstörungen vorgezeichnet. Nicht wenige Schizophrene haben keine Pläne für die Zukunft. Ihre Relation zu Zeit und Umwelt ist gestört. Andere haben den dringenden Wunsch, wieder in die Gemeinschaft eingegliedert zu werden; sie sind sich der Schwierigkeiten oft selber bewußt und finden von sich aus nicht mehr den geeigneten Ansatz. Durch Schaffung günstiger, auf den Einzelfall zugeschnittener Arbeitsbedingungen sollte die *Berentung möglichst lange hinausgeschoben oder überhaupt vermieden* werden. Wesentlich bei allen Rehabilitationsbemühungen ist es, an die Verantwortlichkeit des Schizophrenen zu appellieren, seine gesunden Kräfte immer wieder neu anzusprechen und zu mobilisieren und ihm zuzumuten, sich wie ein Gesunder zu verhalten (M. BLEULER).

Bei *Melancholischen* ist zu beachten, daß sie in der Praxis leicht übersehen und verkannt werden. Sie werden viel zu lange dem Vorwurf ausgesetzt, sie müßten es doch schaffen, wenn sie sich nicht so gehen ließen. Nach dem Abklingen der Phase trauen es sich Melancholische im allgemeinen nur zögernd zu, draußen wieder Fuß zu fassen. Das Selbstwertgefühl liegt darnieder. Da kommt es leicht zu Verhaltungen, welche weniger auf das Konto der melancholischen Phase als auf das einer aufgepfropften, beinahe neurotisch zu nennenden Fehl- und Ausweichreaktion zu setzen sind. Die Verschlechterung des Befindens vor der Entlassung aus der Geborgenheit einer stationären Behandlung ist eine alltägliche Erfahrung. Die Umwelt kann durch ihr Verhalten die Rückkehr außerordentlich erschweren, u. U. auch durch übertriebene Rücksicht und Nachsicht, sofern sie das Selbstwerterleben noch zusätzlich unterhöhlen; insbesondere aber auch durch die stille, aber vernehmliche Vorhaltung, der Erkrankte müsse nun nach so langer Pause einiges nachholen und womöglich wiedergutmachen.

Der Melancholische braucht nach Abklingen seiner Phase keine langen Erholungskuren, sondern das Erlebnis, daß man ihm wieder etwas zutraut. Er ist auf eine *zielgerichtete Anspannung angewiesen*. Die Ausgliederung aus dem Arbeitsprozeß wäre für ihn der schlechteste Dienst, sosehr sie bei einer Häufung der Phasen nahegelegt wird. Am besten arbeitet er in dem ihm vertrauten Raume, sofern er ihm gewachsen ist und sofern er sich darin erfüllt und ausgelastet fühlt. Ist das nicht der Fall, machen sich womöglich, kaum eingestanden, mit Ressentiments belastete Insuffizienzerfahrungen geltend, so müßte an einen Wechsel gedacht werden, denn viele der scheinbar so motivlosen phasischen Erkrankungen werden offensichtlich doch in höherem Grade als man früher angenommen hatte, von unterschwelligen, psychodynamisch wirksamen Dauerkonflikten bestimmt oder provoziert.

Im übrigen kommt es darauf an, melancholisch Kranken ohne viel Aufhebens *Pausen* für ihre Phasen einzuräumen, genauso wie das bei körperlich Kranken selbstverständlich geschieht. Mit einer solchen Entschärfung der Situation und der Bejahung des Krankheitscharakters würde für die innere Verarbeitung dieses so schweren Krankseins und das Vermeiden von vorzeitiger Berufs- bzw. Erwerbsunfähigkeit viel gewonnen sein.

SCHRIFTTUM: BONHOEFFER, K., Geistes- und Nervenkrankheiten, in: Hdb. d. ärztlichen Erfahrungen im Weltkrieg 1914/18. Bd. IV – BONHOEFFER, K., Vergleichende psychopathologische Erfahrungen aus den beiden Weltkriegen, Nervenarzt 18: 1 (1947) – BLEULER, M., Ursache und Wesen der schizophrenen Geistesstörungen, Dtsch. med. Wschr. 89: 1865–1870 u. 1847–1952 (1964) – BLEULER, M., M. MÜLLER und G. SCHNEIDER, Probleme der Schizophrenie im Versicherungsrecht, Schweiz. Arch. Neur., Neurochir. u. Psychiatrie 89, 359–383 (1961) – CONRAD, K., Die beginnende Schizophrenie, Stuttgart 1958 – EBERMANN, H. und G. MÖLLHOFF, Psychiatrische Beobachtungen an heimatvertriebenen Donaudeutschen – EDERLE, W.: zit. n. K. SCHNEIDER (1950) – HERMANN, K., in: M. MICHEL, Gesundheitsschäden durch Verfolgung und Gefangenschaft und ihre Spätfolgen, Frankfurt/M., 1955 – KALLMANN, F. J., The Genetics of Psychoses, An Analysis of 1932 Twin Index Families. Paris 1950 – KLOOS, G., in: G. SCHÖNEBERG, Die ärztliche Beurteilung Beschädigter, 3. Auflage, Darmstadt 1960 – KRAL, V. A., Psychiatric observations under severe chronic stress, Amer. Journ. of Psychiatry, 108: (1951) – LEONHARD, K., Aufteilung der endogenen Psychosen, Berlin (1957) – LUXENBURGER, H., Die Schizophrenie und ihr Erbkreis, in: G. JUST, Hdb. der Erbbiologie des Menschen, Bd. V/2, Berlin 1939 – REICHARDT, M., Einführung in die Unfall- und Invaliditäts-Begutachtung, 3. Auflage, Jena 1942 – SCHNEIDER, K., Schizophrenie und Dienstbeschädigung, Nervenarzt 21, 480–483 (1950) – SCHNEIDER, K., Klinische Psychopathologie, 4. Auflage, Stuttgart 1955 – SCHULTE, W., Endogene Psychosen, in: M. REICHARDT, Einführung in die Unfall- und Rentenbegutachtung, 4. Auflage, Stuttgart 1958 – SCHULTE, W., Die Wiedereingliederung seelisch Kranker und Abnormer in Beruf und Familie, Zschr. Psychother. 13, 209–218 (1963) – SCHULTE, W., Klinik der Anstaltspsychiatrie, Stuttgart 1963 – SLATER, E., Psychiatry, in: A. SORSBY: Clinical Genetics, London 1953 – TARGOWLA, R., Die neuropsychischen Folgen der Deportation, in: M. MICHEL, Gesundheitsschäden durch Verfolgung und Gefangenschaft und ihre Spätfolgen, Frankfurt/Main 1955 – Anhaltspunkte für die ärztliche Gutachtertätigkeit im Versorgungswesen, Ausgabe 1959, 2. Auflage, BAM.

Die psychoreaktiven Erscheinungen

VON WALTER DÖHNER, SCHLESWIG

Einleitung und Begriffsbestimmungen

Die versicherungsmedizinische Begutachtung ist überaus umfangreich und schwierig geworden. Die Differenziertheit der einzelnen Begutachtungsgebiete hat zwangsläufig zu einer immer stärkeren Spezialisierung geführt. Bei der Beurteilung von Unfallfolgen und Entschädigungsansprüchen werden bedauerlicherweise die jeweilige Persönlichkeitsstruktur, das psychische Gesamtverhalten und die reaktiven Erscheinungen in ihren verschiedenen Nuancierungen nicht immer in angemessener Weise mit berücksichtigt. Vor allem gilt dies hinsichtlich der psychologischen Sonderstellung des Versicherten (RIESE). Die Klärung des Einzelfalles muß dabei dem in der sozialmedizinischen Begutachtungskunde besonders erfahrenen Nervenarzt vorbehalten bleiben, der selbstverständlich über ausreichende praktische Erfahrungen und eine Beherrschung versicherungsmedizinischer Grundbegriffe verfügen muß.

Unerläßlich ist die Einschaltung des Psychiaters bei jeder erkennbaren Diskrepanz von starken subjektiven Beschwerden und fehlendem somatischen Befund. Dies gilt für differentialdiagnostische Erwägungen, die verschiedensten Schmerzzustände, oder wenn es darum geht, rechtzeitig die Aufpfropfung psychogener Symptome und Überlagerungen bei ursprünglich körperlich bedingten Funktionsstörungen zu erkennen und zu beheben. Sonst besteht unweigerlich die Gefahr verhängnisvoller Fehlbeurteilungen und überaus divergierender Einschätzungen von Ausmaß des Gesundheitsschadens und Grad der Mind. d. Erwerbsf., verbunden mit allen möglichen, mehr oder weniger zufälligen positiven oder negativen Werturteilen bezüglich über- oder unterschätzter Begleitreaktionen. Art und Ausmaß der leider sehr häufigen seelischen Fehlentwicklungen hängt mit davon ab, zu welchem Zeitpunkt diese erkannt werden. Vorbeugung und rechtzeitige Korrektur sind hier die beste, ja oft sogar einzig mögliche Therapie. Nicht oder zu spät erkannte abnorme Entwicklungen und psychogene Überlagerungen sind kaum noch zu korrigieren, die Folgen in den psychologischen und wirtschaftlichen Auswirkungen für Anspruchserhebende, aber auch für Angehörige und sogar für die Allgemeinheit unübersehbar.

Versäumnisse und Fehler auf psychologischem Gebiet ziehen sich wie ein roter Faden durch viele Gutachten. Dies gilt in gleicher Weise für das Erheben der Vorgeschichte, das Studium der Akten und auch für die Befunderhebung. Eine ungenügende Aufhellung von Tatbeständen und eine oft erstaunliche anfängliche Beweisgenügsamkeit (REISCHAUER) werden mitunter erst nach Jahren aufgedeckt. Vielfach folgt der Erstgutachter einem an sich verständlichen laienhaften Kausalitätsdenken und läßt sich dann mitunter dazu verführen, aus einem naheliegenden zeitlichen auf einen ursächlichen Zusammenhang zu schließen (Umkehr der Kausalität), wo in Wirklichkeit die Verhältnisse ganz anders liegen und eine zu einseitig mechanisch-physikalisch ausgerichtete Betrachtungsweise unangebracht war, dadurch aber verabsäumt wurde, im Sinne einer mehrdimensionalen Diagnostik unfallfremden Faktoren, situativen Gegebenheiten oder der biologischen und sozialen Entwicklung sowie den verschiedenen akuten und chronischen Lebensproblemen die nötige Beachtung zu schenken. Falsche, ungenaue und mißverständliche Bezeichnungen, die gleichzeitig mit einem moralisierenden Werturteil verbunden sind, führen oft zu heftigen Protesten und sehr unerfreulichen Auseinandersetzungen. Aus vielen Gründen ist es daher in der Begutachtungspraxis anzustreben, notwendige und unvermeidliche Charakterisierungen und Werturteile nur dort abzugeben, wo diese berechtigt und sorgfältig begründet sind sowie über die inhaltliche und begriffliche Seite der anzuwendenden Terminologie Klarheit besteht.

In bewußt vereinfachender Form sei daher versucht, einige begriffliche Abklärungen vorzunehmen, die auch für den Nichtfachkundigen eine für die praktischen Bedürfnisse ausreichende Unterscheidung geben und als allgemein verbindliche Richtlinien gelten können. Der an Spezialfragen interessierte Leser wird auf die umfangreiche einschlägige Literatur verwiesen (DIETRICH, DÖHNER, DUKOR, REICHARDT, SCHELLWORTH, STÖRRING, VENZLAFF u. a.).

Psychoreaktive Erscheinungen nach Unfällen und innerhalb Entschädigungsverfahren machen nur ein kleines Gebiet seelischer Reaktionen überhaupt aus. Hiervon wiederum sind nur bestimmte Gruppen als *psychogene Reaktionen* zu bezeichnen. Spricht man in der Versicherungsmedizin von psychogen, so denkt man an ganz bestimmte seelische Reaktionen, meint aber damit nicht seelisch Entstandenes schlechthin als Gegensatz von körperlich bedingten (somatogenen) Gesundheitsstörungen. Psychogen nenne man alle diejenigen seelischen Reaktionen auf verschiedenste Anlässe hin, die auf diese Anlässe in überwertiger Weise bezogen werden, über längere Zeit anhalten, meist von körperlichen Empfindungen, Gefühlen und Wahrnehmungen, häufig auch von einem subjektiven Krankheitsgefühl begleitet sind (DÖHNER), wobei nach REICHARDT das Eintreten reaktiv-seelischer Erscheinungen im Sinne der psychogenen Reaktion deshalb erfolgt, »weil sie (mit mehr oder weniger affektiver Spannung) erwartet (und zwar gefürchtet oder erwünscht) werden, wobei die Erscheinung nicht unmittelbar willkürlich hervorgerufen zu sein braucht«. Nach Lage des Einzelfalles wären anschließend Art und Charakter der jeweiligen psychogenen Reaktion durch den Zusatz »wunschbestimmt«, »hypochondrisch«, »hysterisch« oder »paranoisch« genauer zu beschreiben.

Bei einer Unterteilung der psychogenen Reaktionen wären als erste zu nennen: *Primitivreaktionen*, also kurzschlußartige Reaktionen, die einem reflexartigen Verhalten von Menschen niedrigen Differenzierungsgrades gleichkommen. Hier setzt sich ein bestimmtes Affekterlebnis ohne Einschaltung einer rationalen Stellungnahme unmittelbar in die Reaktion um, so daß ein direktes Reizantwortverhältnis entsteht im Sinne einer Kurzschlußschaltung (KRETSCHMER). Hierzu wären zu rechnen bestimmte Formen psychogener Dämmerzustände, stuporartige Bilder und Panikreaktionen. In der Begutachtungspraxis spielen sie eine untergeordnete Rolle, da sie nach Fortfall des Anlasses ausnahmslos wieder abklingen, wenn nicht unter Einschaltung bestimmter Motive später eine Ausweitung und Fixierung erfolgt.

Als zweite, viel wichtigere Reaktionsform ist zu nennen die sogenannte psychogene Symptomverstärkung, also die psychogene Überlagerung oder Fixierung ursprünglich körperlich bedingter Funktionsstörungen. In diesem Zusammenhang kann man auch von psychogen-organischen Mischbildern sprechen. Sie nehmen in der Begutachtungspraxis einen weiten Raum ein.

Ebenso häufig sind die psychogenen Dauerreaktionen, denen die verschiedensten Motivkoppelungen zugrunde liegen können, und wo man immer wieder erkennt, daß beispielsweise ein anfangs mehr psychasthenisch-hypochondrisches Verhalten späterhin in eine sthenisch-querulatorische psychogene Entwicklung umspringen kann.

Von den mehr oder weniger bewußtseinsnahen psychogenen Erscheinungen sind abzugrenzen *neurotische Reaktionen und Entwicklungen* als Störung der seelischen Verarbeitung innerer Konflikte. Bis zum heutigen Tage wird leider von vielen die Bezeichnung »psychogen« mit »neurotisch« gleichgesetzt. Es ist hierbei zuzugeben, daß in der Begutachtungssituation eine subtile Analyse und Differenzierung viel schwieriger sind als bei Behandlungsfällen und den Zustandsbildern, die der Psychotherapeut sieht. Die gleichsinnige Verwendung der Begriffe »psychogen« und »neurotisch« kann sich aber auch als überaus verhängnisvoll erweisen. Man denke hierbei nur an die kaum auszurottenden Bezeichnungen »traumatische Neurose«, »Unfallneurose«, aber auch »Rentenneurose«. Die Verschwommenheit und Überdehnung des Neurosebegriffs und die grundsätzlich andere Pathogenese echter neurotischer Reaktionen zwingen, um Mißverständnisse zu vermeiden, zu einer brauchbaren Begriffseinengung auf den Bereich innerer Konfliktreaktionen. Die Erfahrung hat gezeigt, daß für die Entwicklung manifester Symptome bei inneren, in der Regel unbewußten Triebkonflikten eine neurotoide, zumeist antinomische Persönlichkeitsstruktur Voraussetzung ist und die Pathogenese in zeitlicher Tiefengliederung bis in die Kindheit zurückreicht, als wesentliche Determinanten Erlebnisse aufweist, die dem Leidenden nicht oder nur mangelhaft einsichtig sind, zumindest aber von ihm nicht in den genetischen Zusammenhängen mit dem aktuellen Leidenszustand übersehen werden (VÖLKEL).

Bei ihnen dürfen wir annehmen, daß sie nicht zwangsläufig aus der Erbanlage hervorgehen, und daß seelische Fehlentwicklungen auf Grund mangelnder Umwelthilfe, schädigender Prägungsvorgänge und mißlungener Erlebnisbewältigung eine entscheidende Rolle spielen (GÖRRES). Die gebräuchliche Unterteilung der Neurosen nach I. H. SCHULTZ in charakterogene Kernneurosen, psychogene Schichtneurosen, physiogene Randneurosen und exogene Fremdneurosen ist zwar für den psychotherapeutisch tätigen Arzt wichtig, für Begutachtungszwecke im Versicherungswesen von untergeordneter Bedeutung.

Das Substantiv »Neurose« ist historisch so belastet und derartig verschwommen, daß es in der Begutachtung ganz zu vermeiden und statt dessen die adjektivische Bezeichnung »neurotische Reaktion« als einmalige Erscheinung von kurzer Dauer bzw. »neurotische Entwicklung« als chronifizierte seelische Fehlhaltung vorzuziehen ist und man im Einzelfall von psychoneurotischem Syndrom oder organneurotischen Erscheinungen spricht. Unter psychoneurotischen Störungen versteht man Angst-, Zwangs- und Hemmungszustände der verschiedensten Art, unter organneurotischen Störungen psychisch bedingte Organbeschwerden und Funktionsstörungen von seiten des Herzens, der Atmungsorgane, des Magen-Darm- und Genitaltraktes sowie anderer vegetativ nervös regulierter Organsysteme.

Abzugrenzen von psychoreaktiven Erscheinungen im Sinne psychogener Dauerreaktionen, psychogener Symptomverstärkungen und neurotischer Entwicklungen sind schließlich noch die Begriffe »Psychopathie« und »Neuropathie«.

Mit *Psychopathie* werden abnorme Charaktervarianten bezeichnet, also abnorme Persönlichkeiten mit Stimmungsanomalien und Auffälligkeiten des Trieb- und Willenslebens, die sich von Kindheit an im Verhalten und in der Lebensgestaltung auswirken. Auf Grund dominierender Eigenschaften lassen sich bestimmte psychopathische Typen herausstellen. Im Versicherungswesen spielen dabei sensitive Astheniker eine ganz andere Rolle als haltlose oder rechthaberisch querulierende Psychopathen (DEMME).

Die Diagnose einer Psychopathie ist oft umstritten, weil schwer zu entscheiden ist, ob im Einzelfall das Hauptgewicht auf die Konstitution oder auf eine abnorme Entwicklung im Sinne der neurotischen Entwicklung zu legen ist, oder ob die gezeigten Auffälligkeiten Ausdruck einer organischen Hirnerkrankung sind (sogenannte Pseudopsychopathie). Auch ein Nebeneinander von Psychopathie und erworbener neurotischer Fehlentwicklung ist möglich (GÖRRES).

In der Begutachtung kommt man meistens ohne die Diagnose »Psychopathie« aus und sollte diesen Begriff möglichst vermeiden, zumal die Gefahr besteht, daß er von juristischer Seite anders aufgefaßt wird, aber auch die Allgemeinheit darin eine moralisierende Abwertung sieht, diesen Ausdruck mitunter sogar als ausgesprochenes Schimpfwort empfindet. Die bewußte Einschränkung des Psychopathiebegriffs schützt vor allem den Arzt vor fahrlässigen Fehldiagnosen. »Jeder Arzt, der mit seelisch Kranken zu tun hat, ohne die psychotherapeutischen Verfahren zu beherrschen, ist in der Versuchung, die Mängel seiner ärztlichen und psychologischen Ausbildung vor sich und anderen dadurch zu verdecken, daß er mit einem logischen Kunstgriff, den ein weit gefaßter Psychopathiebegriff erleichtert, das ›für mich unheilbar‹ in ein ›an sich unheilbar‹ umfälscht.« (GÖRRES)

Die Bezeichnung »abnorme Persönlichkeit« als Abweichung von einer uns vorschwebenden Durchschnittsbreite von Persönlichkeiten (SCHNEIDER) wäre hier schon besser. Psychologisch noch geschickter ist es, im Einzelfall durch Hinzufügung von Adjektiven die auffallenden Charaktereigenschaften näher zu skizzieren, weil von vielen bereits in dem Begriff »abnorm« ebenfalls eine Herabsetzung gesehen wird.

Unter einer *Neuropathie* bzw. *konstitutionellen Nervosität* versteht man eine anlagebedingte Unausgeglichenheit des vegetativen Nervensystems, dem Wesen nach also eine außerpsychische Störung. Hierbei kann sich allerdings die neurale Fehlsteuerung innerer Organe mit einem bunten Bild funktioneller Störungen – auch auf psychischem Gebiet – wie Überempfindlichkeit gegen Sinnesreize, Konzentrationsschwäche, rasche Erschöpfbarkeit und emotionelle Übererregbarkeit verflechten und das Auftreten einer zusätzlichen motivierten neurotischen oder psychogenen Reaktion begünstigen. Auch ist zu berücksichtigen, daß die Neuropathie oft mit einer psychopathischen Veranlagung eng gekoppelt ist. Daneben gibt es aber konstitutionell Nervöse, welche psychisch überaus harmonisch und unauffällig sind, sich mit ihren körperlichen nervösen Störungen abfinden, andererseits ausgesprochen abnorme Persönlichkeiten ohne gröbere Fehlsteuerung des vegetativen Nervensystems. Aus der Erfahrung heraus, daß bei beiden Veranlagungen mit einer erhöhten Psychogeniebereitschaft zu rechnen ist, kommt der Beachtung der jeweiligen lebensgeschichtlichen Entwicklung eine besondere Bedeutung zu.

Von den psychoreaktiven Erscheinungen im Sinne psychogener und neurotischer Reaktionen sind abzutrennen:

1. *Schock- und Schreckreaktionen* als Ausdruck einer unmittelbaren vegetativ-seelischen Reaktion.

Hierher gehören insbesondere Ohnmachten und Kollapszustände. Allerdings ist hier die Gefahr einer späteren psychogenen Überlagerung und Fixierung wegen der großen Suggestibilität der Betroffenen stets gegeben, vor allen Dingen bei falscher psychischer Beeinflussung. Auch lassen gerade Schrecksyndrome, worauf später noch einzugehen ist, in der Praxis eine scharfe Grenzziehung zwischen primärem Erschrecken, das in Ausnahmefällen bis zum Schrecktod gehen kann (REICHARDT) und psychogenen Schreckreaktionen nicht immer zu. Wenn nach tatsächlichen oder nur vermeintlichen Schädigungen längere Zeit über lästige Schreckreaktionen geklagt wird (oft fälschlich wegen ähnlicher vegetativer Symptome als Hirnerschütterung diagnostiziert), ist kritisch zu prüfen, ob es sich um eine abnorme Schreckhaftigkeit bei Neuropathen, um relativ seltene Schrecksyndrome hirnorganischer Genese (pathologisches Zusammenschrecken nach DUENSING) oder um psychogene Symptome handelt.

2. *Neurasthenische Reaktionen* – in ihrer Dauer zeitlich abgrenzbar – als Zeichen einer erworbenen nervösen Erschöpfung (sogenanntes neurasthenisches Syndrom), z. B. nach Hirnverletzungen, Infektionen oder anderen inneren Erkrankungen, chronischen Vergiftungen, aber auch nach längerem Schlafentzug und andauernder Überbeanspruchung.

3. *Überforderungsreaktionen* als normalpsychologisch einfühlbare Reaktionen des veränderten Menschen (erlebnisbedingter Persönlichkeitswandel mit untendenziöser Umstrukturierung der Persönlichkeit im Anschluß an schwerste Erschütterung der Daseinssicherheit [von BAEYER], bestimmte seelische Entwicklungsstörungen Jugendlicher nach schwersten seelischen Belastungen durch Konzentrationslageraufenthalt und Verfolgungen [s. a. S. 86 ff.]).

Solche tragischen Schicksale lassen sich nicht einfach in die Gruppe bekannter neurotischer oder psychogener Entwicklungen einreihen. Ein solcher erlebnisbedingter Persönlichkeitswandel – meist unter dem Bild sogenannter Entwurzelungsdepressionen – ist in den letzten Jahren wiederholt beschrieben, aber im großen und ganzen doch relativ selten. Die Bilder sind gekennzeichnet von einer hypochondrischen Verstimmung, schweren Initiativstörungen mit Entschlußunfähigkeit, häufiger Schlaflosigkeit, einer Vielzahl vegetativer Beschwerden und einem Nicht-los-kommen-können von quälenden Erinnerungen (von BAEYER, HÄFNER, KISKER, KOLLE, STRAUSS). In solchen Fällen von erlebnisbedingtem Persönlichkeitswandel, in denen eine Zweckausrichtung oder eine anlagebedingt abnorme Reaktionsweise völlig in den Hintergrund tritt (VENZLAFF), sind Entschädigungsansprüche berechtigt. Unter den häufig geschilderten Angstträumen mit ständiger Wiederkehr der verschiedenen grauenvollen Erlebnisse können sich aber auch – wie eigene gezielte Explorationen ergeben haben – in Wirklichkeit ganz andere Konflikte verbergen, die tiefenpsychologischen Gesetzmäßigkeiten folgen. (vgl. S. 204).

Überforderungsreaktionen bzw. adäquate Erlebnisreaktionen sind auch *seelische Begleiterscheinungen* im Sinne des § 30 Abs. 1 des Bundesversorgungsgesetzes (BVG) *bei schweren Verstümmelungen und abstoßenden Entstellungen des Gesichts.* Die Reaktionen sind im allgemeinen bei Frauen stärker ausgeprägt als bei Männern.

4. Sogenannte *Hintergrundreaktionen* im Sinne SCHNEIDERS als unmittelbare Reaktionen mancher organisch Geschädigter – insonderheit Hirnverletzter – auf das immer wieder erlebte verletzungsbedingte Versagen. Sie sind meist völlig verständlich und einfühlbar. Es wäre sogar ungewöhnlich und unter Umständen Zeichen einer erheblichen organischen Wesensänderung, wenn sie in Einzelfällen ausblieben. Die zumutbare Erträglichkeitsgrenze hängt selbstverständlich weitgehend von der Persönlichkeitsstruktur und der jeweiligen Lebenssituation ab. In solchen Fällen hat der Arzt durch optimale Rehabilitationsmaßnahmen mit geschickter psychischer Führung darauf zu achten, daß das Auftreten zusätzlicher psychogener Fehlhaltungen vermieden wird.

5. *Katastrophenreaktionen* Schwersthirngeschädigter im Sinne GOLDSTEINS.
Hierbei ist der Geschädigte durch seine starke Reizgebundenheit bestimmten Situationen weitgehend ausgeliefert. Sein Verhalten darf aber trotzdem nicht rein soma-

tischem Reflexgeschehen gleichgesetzt werden. Auch läßt sich nachweisen, daß durch Selbsterziehung solche Reaktionen auf die Dauer bis zu einem gewissen Grade zu vermeiden sind, während andere Verletzte zu einer psychogenen Ausgestaltung gelangen. Der erfahrene Gutachter vermeidet daher bei seinen Untersuchungen zunächst einmal alle Situationen, in denen erfahrungsgemäß mit dem Auftreten solcher Katastrophenreaktionen zu rechnen ist. Besonders gilt dies für doppelseitig Stirnhirnverletzte.

Akute Reaktionen nach Unfällen und entschädigungspflichtigen Ereignissen (Schreckreaktionen)

So gut wie nie ist der Gutachter Zeuge des Unfallgeschehens oder anderer für eine Gesundheitsschädigung angeschuldigter Ereignisse. Er ist daher zu nachträglichen Rekonstruktionen gezwungen. Bei Nichtberücksichtigung des ausgesprochen subjektiven Charakters jeder Darstellung kann dann leicht ein völlig falsches Bild von der Schwere des tatsächlich oder nur vermeintlich eingetretenen Gesundheitsschadens entstehen.

Allein das Überstehen bedrohlicher Situationen führt bei vielen infolge einer erhöhten Suggestibilität zu der irrigen Überzeugung, eine bleibende körperliche Schädigung erlitten zu haben. Äußerungen von medizinischen Laien, aber auch von Ärzten über Dauerschäden nach Schreckwirkungen, können die Entstehung aller möglichen hypochondrischen Befürchtungen fördern. Besonders gilt dies bei entschädigungspflichtigen Unfällen.

Das *Erschrecken* ist an sich eine *normale Abwehrreaktion* (DEMME). Die jeweilige Schreckreaktion ist abhängig von dem tatsächlichen oder auch nur vermeintlichen Ausmaß der äußeren Einwirkung meist bedrohlichen Charakters und einer individuell recht unterschiedlichen Schreckbereitschaft. Die Schreckfähigkeit kann anlagemäßig individuell und zeitlich dispositionell verschieden stark ausgeprägt sein. Durchaus adäquaten Schreckreaktionen bei katastrophalen Ereignissen steht die abnorme Schreckhaftigkeit mancher neuropathischer Persönlichkeiten gegenüber. Das akute Schrecksyndrom in lebensbedrohlichen Situationen ist – und das scheint erstaunlich – meist kein seelisch emotioneller, sondern ein reflexartig ablaufender körperlicher Vorgang, den REICHARDT als Sonderform einer zentral-vegetativen bzw. vitalen Reaktion auffaßt. Hierbei beobachtete Umdämmerungen mit anschließender Amnesie sowie stärkste vasomotorische Reaktionen bis zu dem extrem seltenen Schrecktod machen wahrscheinlich, daß es sich zunächst primär nicht um psychologisch auflösbare und willentlich beeinflußbare Abläufe handelt, sondern um einen vorwiegend somatisch-physiologischen Mechanismus, der in einer passageren Außerbetriebsetzung vegetativer Zentralapparate als den obersten Regulatoren aller Lebensvorgänge zu suchen ist.

Ein der Situation gemäßes Erleben von Furcht, Entsetzen oder Grauen setzt erst nach einem kurzen zeitlichen Intervall ein, wenn die überstandene Gefahr in ihrem ganzen Umfang erkannt werden kann. Das nun folgende Verhalten ist abhängig davon, ob es gelingt, verstandesmäßig die Situation zu meistern und störende Emotionen zu dämpfen, oder ob man übermächtigen, meist furchtbestimmten Affekten erliegt.

An der *abnormen Schreckhaftigkeit mancher Neuropathen* läßt sich erkennen, wie eine anlagebedingte nervöse Übererregbarkeit mit Neigung zu vegetativer Fehlsteuerung das Auftreten von Schreckreaktionen begünstigt, abnorm deshalb, weil ein Zusammenfahren, Zittererscheinungen, eine Gliederstarre oder bleierne Schwere, daneben affektiv-vegetative Äußerungen wie Pupillenerweiterung, Herzklopfen, Schweißausbruch, Übelkeit, Benommenheitsgefühl, Magendruck, körperlich empfundene ängstliche Beklemmung und viele andere Symptome schon auf unterschwellige Reize hin auftreten bzw. Heftigkeit und Dauer der Reizbeantwortung von der Durchschnittsreaktion erheblich abweichen.

Einer willentlichen Abschwächung oder Behebung dieser oft als sehr lästig empfundenen »neurotischen Schreckhaftigkeit« sind Grenzen gezogen. Durch die häufige Koppelung einer neuropathischen Veranlagung mit psychopathischen Charakterzügen ist jederzeit mit sekundären psychogenen Fixierungen zu rechnen.

Anders zu bewerten ist eine *erhöhte Schreckfähigkeit als Zeichen einer neurasthenischen Reaktion* nach starker körperlicher Erschöpfung, im Anschluß an Infektionskrankheiten, bei chronischen Vergiftungen oder nach einseitiger geistiger Überbeanspruchung mit unzureichendem Nachtschlaf. Hierbei handelt es sich um passagere Erscheinungen, die nach Beseitigung der auslösenden, meist somatisch begründeten Störung fast immer wieder verschwinden.

Die extrem seltenen *Schrecksyndrome als Dauerreaktionen* sind gelegentlich nach Enzephalitiden und Hirntraumen beobachtet worden (DUENSING, DÖHNER), praktisch aber ohne Bedeutung.

Der sogenannte *Schreck-Basedow* ist ein ebenso vieldeutiger und verhängnisvoller Terminus wie die Bezeichnung »Schreckneurose«. Damit soll die allgemein anerkannte Bedeutung psychischer Faktoren für die Pathogenese des Basedow nicht bestritten werden. Es wird lediglich bezweifelt – und darauf wurde schon von REICHARDT nachdrücklich hingewiesen –, daß speziell dem erschreckenden Anlaß eine richtunggebende Bedeutung zukommt. Wohl kann der Schreck in besonders gelagerten Fällen einmal zum Anlaß einer pathologischen Reaktion bei vorher latent bestandener Basedow-Anlage werden (s. a. S. 631).

Ganz ähnlich, aber ebenfalls problematisch, liegen die Beziehungen zwischen Schreck und späteren Kreislaufstörungen, vor allem Hochdruckleiden (s. a. S. 265 ff., 287 f.).

Recht häufig kommt es aber unter Einschaltung psychischer Zwischenglieder – wie bestimmter Befürchtungen einer schon vorher bestandenen Erwartungsspannung, affektbesetzter Wünsche, Abwehr von Lebensschwierigkeiten, Flucht vor vermeintlichen oder tatsächlichen Gefahren und den mannigfachsten hypochondrischen und hysterischen Selbst- und Fremdsuggestionen – zu sogenannten *sekundären psychogenen Schreckreaktionen*. Solche Reaktionen werden leider immer wieder nicht erkannt, fälschlich als unfallbedingter Gesundheitsschaden berentet und damit endgültig fixiert.

Als Faustregel kann gelten, daß man besonders dann zur Annahme stärkerer Schreckemotionen berechtigt ist, wenn die als Unfall erlebte bedrohliche Situation *ohne* dabei erlittene körperliche Verletzungen überstanden wurde. Schwerere Körpertraumen schaffen oft eine Gleichgültigkeit und Apathie, die sich schreckhemmend auswirkt. Ein echter Schockzustand setzt schwere Körperschäden voraus. Auch das Erwarten eines unvermeidlichen Unfalles, womit der Überraschungseffekt fortfällt, läßt den spezifischen Schreckaffekt nicht aufkommen.

Schreckohnmachten auf harmlose Ereignisse hin sprechen für eine abnorme Veranlagung. Eine nachträglich durchgeführte subtile Exploration deckt dann meist weitere neuropathische Merkmale auf; auch wird von ehrlichen Personen oft ohne weiteres zugegeben, schon früher bei besonderen Anlässen zu den verschiedensten vegetativen Funktionsstörungen geneigt zu haben.

Bei ungewöhnlicher Häufung von Bagatellunfällen, die kurz nacheinander bei der gleichen Person auftreten, lassen sich diese nicht immer mit einer einfachen Ungeschicklichkeit, Berufsfremdheit oder Zeichen einer Ermüdung erklären. Es ist die Auffassung der modernen Psychiatrie, jedenfalls der vorwiegend psychologisch und tiefenpsychologisch orientierten, daß viele Unfälle weitgehend durch die eigene Disposition verursacht werden (ALEXANDER). Dies spiegelt sich auch in dem Schlagwort des unfallanfälligen Menschen (BOSS) bzw. der Unfallpersönlichkeit (ALEXANDER) wider. Hierfür sind besonders von der Amerikanerin DUNBAR typische Charakterstrukturen eingehend analysiert.

Wenn ein Schädeltrauma zur Diskussion steht und womöglich anschließend noch über Übelkeitsgefühl geklagt wird, können rein schreckbedingte Bewußtseinsänderungen den Gutachter irritieren und fälschlich zu der Annahme einer erlittenen Hirnerschütterung verleiten.

Nicht jede nach Verkehrsunfällen und anderen Unfallereignissen später behauptete Erinnerungslosigkeit ist eine echte organische Amnesie als Zeichen einer traumatischen Hirnreaktion. Stets ist die Möglichkeit eines psychogenen Ausnahmezustandes oder einer nachträglichen Verdrängung zu berücksichtigen. Diese Annahme gewinnt an Wahrscheinlichkeit, wenn äußerlich erkennbare Verletzungen insbesondere im Bereich des Kopfes fehlen. Auch lassen sich mit den modernen tiefenpsychologischen Untersuchungsverfahren (Hypnose, Narkoanalyse) derartige, als Bewußtlosigkeit angegebene Besinnungseinschränkungen (STÖRRING) oft nachträglich aufhellen. Die Unterscheidung von ausgeprägten Schreckdämmerzuständen und psychogenen Dämmerzuständen kann im Einzelfall überaus schwierig sein. Ein scheinbar vernünftiges und geordnetes Verhalten nach einem Schädelunfall schließt eine Hirnbeteiligung nicht aus. Hinweise auf psychogen-hysterische Dämmerzustände sind oft erkennbar an der demonstrativen Art der gebotenen Verwirrtheit und späterer Pseudodemenz als Zeichen eines Schuldgefühls. Wegen der Schwierigkeit der Differentialdiagnose muß hier stets ein erfahrener Nervenarzt hinzugezogen werden.

Aufbau und Erkennung psychoreaktiver Entwicklungen

Symptomatologie und Differentialdiagnose psychogener Dauerreaktionen nehmen in der versicherungsmedizinischen Begutachtung einen breiten Raum ein. Dabei geht es um die Abgrenzung mehr oder weniger bewußtseinsnaher psychogener Entwicklungen, psychoneurotischer oder organneurotischer Störungen in ihrer bunten Vielfältigkeit, psychogener Schmerzzustände und psychogen-organischer Mischbilder infolge nachträglicher Aufpfropfung psychogener Reaktionen auf bestehende traumatische Gesundheitsschäden, unfallfremde organische Krankheitszustände oder konstitutionelle Anomalien.

Erkennt der Gutachter bei seiner Untersuchung eine psychogene Reaktion, so ist er leicht geneigt, das wesentliche Motiv in einem Rentenwunsch bzw. einer Entschädigungsreaktion zu vermuten, und läuft dabei Gefahr, die viel komplizierter aufgebauten psychoreaktiven Erscheinungen von in der Besitzthematik neurotisch gestörten Persönlichkeiten (SCHULTZ-HENCKE) mit einer zugrunde liegenden antinomischen Charakterstruktur zu übersehen. Ein tatsächlicher oder nur vermeintlicher Unfall bzw. ein anderes schädigendes Ereignis wird hier lediglich mehr oder weniger unbewußt als willkommener aktueller Anlaß zu Ausweichreaktionen bei schon lange bestehendem chronischen Konfliktzustand benutzt. An solche Motivverschiebungen und Umkehrungen der Argumentation ist besonders bei differenzierteren Menschen zu denken, bei denen einfache Entschädigungswünsche aus der Kenntnis des Charakterbildes und des bisherigen Lebenslaufs unverständlich erscheinen.

Ein in den letzten Jahrzehnten erkennbarer *Stil- und Symptomenwandel psychogener bzw. neurotischer Reaktionen und Entwicklungen* führt zu weiteren differentialdiagnostischen Schwierigkeiten. Denn der Mensch von heute drückt die Krise seiner Existenz vorwiegend in vegetativen Reaktionen (KOLLE) und organneurotischen Beschwerden aus. Es überwiegt damit in der Praxis eine recht uncharakteristische vegetative Symptomatik und eine mehr passiv resignierende Haltung (WIESENHÜTTER). Grob demonstrativ wirkende psychogene Mechanismen treten dagegen zurück. Sie finden sich beinahe nur noch bei primitiven Persönlichkeiten, intellektuell Minderbegabten, als Zeichen von Schuldbewußtsein und schließlich gar nicht so selten als mehr oder weniger unbeabsichtigt provozierte Reaktion bei Schwersthirngeschädigten.

Die Deutung der meist *unscharf konturierten Syndrome psychogen-organischer Mischbilder* bereitet bei Menschen jenseits der Lebensmitte besondere Schwierigkeiten. Gerade bei ihnen nämlich verknüpfen sich körperliche, konstitutionelle und charakterliche Schwäche, Krankheit und Unfallfolgen, beginnender Abbau und Alterserscheinungen mit den verschiedensten erlebnisreaktiven Fehlhaltungen in vielfältiger Weise. Auch wird der vorwiegend konstitutionsbiologisch eingestellte Arzt bei der Beurteilung die Akzente anders setzen als der selbst psychotherapeutisch tätige (KRAUSS).

Der Beginn einer psychogenen bzw. neurotischen Fixierung mit einem Wechsel in klinischer Symptomatologie, Beschwerdebild und Gesamtverhalten liegt meist weit zurück, wobei der Symptomenwandel allmählich und daher kaum wahrnehmbar erfolgen kann. Möglich ist das Eintreten einer psychogenen Überlagerung zu jedem Zeitpunkt. Sie kann schon während der klinischen Behandlung beginnen, nach der Entlassung in die häusliche Umgebung einsetzen, sich bei Wiederaufnahme der Arbeit oder bei irgendeinem geeigneten späteren Anlaß zeigen.

Psychogene Überlagerungen und Symptomverstärkungen nach Kopfunfällen mit oder ohne Hirnbeteiligung nehmen eine Sonderstellung ein, da sie um ein Vielfaches häufiger sind als nach Verletzungen anderer Körperorgane. Statt einer zu erwartenden Rückbildung vorhandener Paresen kommt es dann beispielsweise trotz Besserung des Reflexbefundes und Nachlassens der Spastik zur Abnahme der Kraftleistung, verbunden mit deutlicher Nachgiebigkeit, Fehlinnervationen und Schonhaltung; oder es pfropfen sich auf organische Empfindungsstörungen zusätzliche, vorstellungsbedingte Sensibilitätsstörungen auf. Nach Hirnerschütterung wird das zunächst lageabhängige Schwindelgefühl abgelöst von situationsabhängigen Schwindelzuständen mit Angst und Unsicherheit. Schließlich können ganz neuartige vegetative Sensationen, wie Herzklopfen, Mundtrockenheit und Engigkeitsgefühl über der Brust, eine beginnende psychogene Fixierung erkennen lassen. Auch die Art des Berufes ist für die jeweilige psychogene Symptomverstärkung maßgeblich. So betrifft die psychogene Fixierung beim Handwerker bevorzugt die Motorik, beim geistig Schaffenden in erster Linie das Konzentrationsvermögen, die Auffassungs- und Merkfähigkeit.

Charakteristisch sind vor allem *Veränderungen des Gesamtverhaltens* während der Untersuchung. So wirken die Betreffenden entweder matt und schwunglos oder besonders klagend und versuchen dann, das Ausmaß ihres Krankheitsgefühls und Behindertseins physiognomisch, aber auch in Worten zum Ausdruck zu bringen. Andere zeigen sich ausgesprochen gereizt-querulatorisch. Stets ändert sich das Verhalten zur Umwelt. Infolge eines Verlustes an Spontaneität, allgemeiner Angst und Unsicherheit, aber auch latenter Aggressivität kommt es immer wieder zu schmerzlich erlebten Störungen der zwischenmenschlichen Beziehungen mit Kontaktverlust, dem Bedürfnis, sich zu isolieren und die Gemeinschaft anderer zu meiden. Der Neurotiker fühlt sich von seiner Umwelt nicht mehr verstanden, möchte aber auch nicht bemitleidet oder nach seinem Befinden befragt sein. Bemüht er sich um Anschluß, so stößt er oft durch eine meist egozentrische Einstellung auf den Widerstand seiner Umgebung.

Nicht zu unterschätzen ist hinsichtlich ihrer psychologischen Auswirkung die *Vielzahl gegebener Induzierungsmöglichkeiten*. Von der erhöhten Suggestibilität Frischverletzter war bereits die Rede. Besonders groß ist die Gefahr krankheitsfördernder Vorstellungen durch Hineinfragen zusätzlicher Symptome bei ungeschickter und suggestiver Exploration. Gar nicht so selten führt dies zu iatrogen herbeigeführten hypochondrischen Reaktionen und Entwicklungen (iatrogene Hypochondrie).

Eine bedauerlich große Rolle spielen auch ärztliche Gefälligkeitsatteste und Gefälligkeitsgutachten (DÖHNER).

Hinzukommen alle möglichen abergläubischen Vorstellungen, gutgemeinte, aber ungünstig wirkende Ratschläge von Angehörigen und Berufskollegen. Gelegentlich sind die psychischen Induzierungen von seiten der Angehörigen so stark, daß man geradezu von Dressurleistungen sprechen darf. Auch unsachliche und aufbauschende Presseveröffentlichungen können dazu beitragen, daß die Betreffenden unnötigerweise in die Situation schwergeschädigter und leistungsunfähiger Kranker hineinmanövriert werden. Negative Beeinflussungen erfolgen vor allem durch die mit jedem Entschädigungsverfahren fast zwangsläufig verbundenen Belastungen und Ärgernisse. Lange Wartezeiten, wiederholte und sich zum Teil widersprechende Begutachtungsergebnisse, eine Ungewißheit über den weiteren Verlauf sowie Sorgen um die berufliche Zukunft und das Schicksal der Familie wirken sich besonders nachteilig aus. Schließlich lassen sich mit der Sicherheit eines Experiments psychogene Beschwerden fixieren, wenn im Wortlaut der Rentenbescheide eine Aufzählung von Funktionsstörungen und subjektiven Beschwerden, z. B. Schmerzen verschiedenster Art, Schwindelgefühl, Störungen des Gedächtnisses oder der Konzentration, erfolgt. Wer subjektive Beschwerden als Schädigungsfolge im Bescheid bescheinigt erhält, der bringt sie verständlicherweise auch immer wieder vor. Später ist es aus Rechtsgründen kaum möglich, eine nachträgliche Berichtigung und Aberkennung vorzunehmen.

Unter den geklagten Beschwerden nehmen Angaben über die verschiedensten Schmerzzustände einen besonders breiten Raum ein. Erinnert sei an Klagen über Kopfschmerzen, Schmerzen in der Herz- und Magengegend mit ihrer großen pathogenetischen Vieldeutigkeit. Der Schmerzträger sieht die Ursache nur selten in seelischen Faktoren, sondern fast ausschließlich im körperlichen Bereich, zumal diese Auffassung durch die Lokalisation der Beschwerden nahegelegt wird. Der Schmerz als vegetatives Symptom darf aber nicht gleichgesetzt werden mit vegetativer Ursache. Er ist mehr als eine Sinnesempfindung, nämlich auch Gefühl, etwas Zuständliches, kann sogar rein vorstellungsbedingt sein (DÖHNER).

Psychogene und neurotische Schmerzen spielen daher in der Begutachtung eine große Rolle. Die Gefahr einer Schmerzausweitung und -fixierung ist besonders bei neuropathischen Persönlichkeiten mit einer erhöhten Schmerzbereitschaft infolge allgemeiner vasomotorischer Übererregbarkeit und Überempfindlichkeit gegen Sinnesreize zu bemerken, aber auch bei Menschen mit einer psychasthenischen, sensitiven oder depressiven Veranlagung. Eine hinzukommende Willensschwäche und Haltlosigkeit können die Erträglichkeitsgrenze für Schmerzen weiter herabsetzen mit der Gefahr eines Mittelmißbrauchs bis hin zu einer ausgesprochenen Süchtigkeit.

In Verkennung einer psychischen Bedingtheit von Schmerzen werden aus falscher Indikation oft Medikamente verordnet oder unnötige Operationen durchgeführt, was leicht zu einer weiteren Schmerzintensivierung führen kann. Charakteristisch für den psychogenen Schmerz ist ein häufig refraktäres Verhalten gegenüber schmerzstillenden Mitteln, eine Unregelmäßigkeit und Launenhaftigkeit seines Auftretens. Er ist besonders leicht in bestimmten Situationen auslösbar, und immer wieder imponiert die Eindringlichkeit und Vielfältigkeit der Schmerzbeschreibung bei oft gleichzeitiger Ungenauigkeit der Schmerzangaben.

Die Abgrenzung psychogener Schmerzen gegenüber echten depressiven Bildern, hirnorganischen Schmerzen mit einer qualitativen Änderung des Schmerzerlebens und somatogenen vegetativen Schmerzsyndromen muß dem Psychiater vorbehalten bleiben.

Die Annahme psychogener Schmerzen und darüber hinaus jeder psychogenen bzw. neurotischen Entwicklung bedarf selbstverständlich ebenso einer positiven Beweisführung wie jede andere Leidensbezeichnung auch. Auch ist stets daran zu denken, daß nicht alles Funktionelle gleichzusetzen ist mit »psychisch bedingt« und es häufig nicht um eine Entscheidung in Richtung »entweder – oder« geht, sondern um die Feststellung eines »Sowohl – Als-auch«.

Eine wichtige *Voraussetzung für die richtige diagnostische Deutung*, aber auch für die Vermeidung psychoreaktiver Erscheinungen, ist neben dem selbstverständlich entsprechenden Fachwissen die Schaffung einer günstigen Untersuchungsatmosphäre. Sie muß neutral sein, trotzdem muß der Untersuchte merken, daß man bemüht ist, sich in seine Situation hineinzufühlen und daß er Vertrauen haben kann.

Eine weitere Forderung ist, daß der Gutachter unvoreingenommen an die Untersuchung und die Gesamtwertung der Befunde herangeht. Die oft überraschende Diskrepanz in der Beurteilung gerade psychogener Zustandsbilder läßt aber doch nicht selten erkennen, wie spontane Sympathie- und Antipathiegefühle die Einstellung des Gutachters wesentlich beeinträchtigen können. Denn die weitgehend unbewußten Wechselwirkungen, die dem Psychotherapeuten aus dem Verhältnis Arzt–Patient vertraut sind, können auch in der Einstellung des Gutachters dem zu Untersuchenden gegenüber eine Rolle spielen. Werden diese Möglichkeiten übersehen, dann kommt es leicht zu einer Simplifizierung von pathogenetisch komplexen Zustandsbildern und damit zu Verfälschungen der Diagnose. Solche Gutachten erscheinen oft bestechend klar, glatt und flüssig, täuschen jedoch über die tatsächlich bestehende Problematik hinweg. Viele Ärzte neigen auch aus einem starken therapeutischen Bedürfnis leicht zu einer sogenannten wohlwollenden Stellungnahme bei Beurteilung psychogener und neurotischer Reaktionen, eine Haltung, die menschlich durchaus verständlich ist, der Aufgabe, die ihnen als medizinische Sachverständige gestellt ist, aber nicht gerecht wird. In Zweifelsfällen wäre es dann richtiger und auch verantwortungsbewußter, die Grenzen differentialdiagnostischer Möglichkeiten aufzuzeigen und auch offen ein gelegentliches Nichtwissen zuzugeben. Vielleicht läßt sich bei einer späteren Untersuchung der Sachverhalt klären. Andernfalls sollte sich der Gutachter darauf beschränken, die gegebene medizinische Problematik dem Juristen vorzutragen, damit dieser dann die letzte Entscheidung unter Berücksichtigung auch anderer Gesichtspunkte nach seinem Ermessen fällen kann.

Entschädigungspflicht und Krankheitswert psychoreaktiver Erscheinungen

Unsere gültigen Rechtsvorstellungen gehen aus von der Fähigkeit der freien Willensbestimmung des Menschen. Bei der Beurteilung psychoreaktiver Störungen im Versicherungswesen reicht die Skala von der bewußten Willensfehlbildung – hier könnte man auch von Simulation sprechen – über willentlich korrigierbare psychogene Reaktionen bzw. psychogene Symptomverstärkungen, neurotische Entwicklungen und Fehlhaltungen unterschiedlichster Differenzierungsgrade der Willenseinschränkung bis hin zu den glücklicherweise relativ seltenen Kern- oder Zwangsneurosen, bei denen die freie Willensbestimmung praktisch aufgehoben ist.

Innerhalb der großen Spielbreite psychoreaktiver Erscheinungen hat leider bis zum heutigen Tage in den verschiedenen Versicherungszweigen der Terminus »Neurose« trotz seiner Verschwommenheit und Überdehnung, aber auch seiner historischen Belastung durch die Bezeichnungen »Unfall- und Rentenneurose« seinen vorrangigen Platz behauptet. In der Praxis hat dies zur Folge, daß unter Umständen Rechtsentscheidungen getroffen werden, die auf mehr oder weniger fragwürdigen Ermessensbeurteilungen aufgebaut sind, von vielen Zufälligkeiten abhängen und den medizinischen Sachverständigen oft nicht überzeugen können. Es besteht dabei sogar die Gefahr, daß selbst sehr heterogene Zustandsbilder, die von der Simulation nahestehenden »Neurosen« einerseits bis hin zu schweren, in der Persönlichkeit verankerten »Neurosen« ohne jede Rententendenz reichen, nicht immer sorgfältig genug abgegrenzt werden.

Man darf sich daher nicht wundern, wenn bei der immer wieder neuen Diskussion über Krankheitswert und Rentengewährung von Neurosen noch bis zum heutigen Tage ein weit verbreitetes Gefühl der Unsicherheit und Verwirrung in der Frage der versicherungsrechtlichen Beurteilung psychoreaktiver Störungen (EHRHARDT) vorhanden ist. Vor allem die Änderung der Rechtsprechung des Bundessozialgerichts seit 1964 in der sogenannten Neurosenfrage konnte den Eindruck erwecken, sie fuße auf neuen und empirisch wissenschaftlich gesicherten Erkenntnissen der Psychiatrie (EHRHARDT). In Wirklichkeit ist *eine umwälzende Neuorientierung der Neurosen im Versicherungswesen in den letzten Jahrzehnten nicht erforderlich gewesen* (PANSE).

Die seit langem für den medizinischen Sachverständigen geltenden Richtlinien bei der Beurteilung psychoreaktiver Bilder bedurften nur in wenigen Punkten einer gewissen Änderung und Modifizierung, nämlich bei adäquaten erlebnisreaktiven Entwicklungen im Sinne von Überforderungsreaktionen mit untendenziöser Umstrukturierung der Persönlichkeit im Anschluß an schwerste Erschütterungen und Bedrohung der Daseinssicherheit, insbesondere bei bestimmten seelischen Entwicklungen Jugendlicher nach extremen unmenschlichen Lebensbedingungen. In diesen Fällen ist es aber – wie bereits gesagt – nicht mehr berechtigt, von Neurosen zu sprechen (s. S. 195 ff.).

Würde sich jeder Arzt um sprachliche Genauigkeit und kritische Begriffsanwendungen bemühen, so käme er als Gutachter im Versicherungswesen durchaus ohne das Hauptwort »Neurose« aus. *Die eingangs vorgeschlagene Definition für neurotische*

Reaktionen und Entwicklungen dürfte für Begutachtungszwecke ausreichend präzisiert und genügend leistungsfähig sein. An einer darüber hinausgehenden Ausweitung sollte weder ein wissenschaftliches noch ein gutachtliches Interesse bestehen (SCHELLWORTH). Falls Entscheidungen, die auf Grund gediegener Gutachten von Sachverständigen gefällt sind, dem sozialen Empfinden nicht entsprechen, müßten die Gesetze und Bestimmungen über Entschädigungspflicht und Rentengewährung geändert werden. Es geht aber nicht an, daß der Gutachter den Boden der ärztlichen Sachlichkeit verläßt. Ganz abgesehen von der entstehenden Unsicherheit und Unzuverlässigkeit würde damit auch nur eine notwendige Weiterentwicklung der sozialen Gesetzgebung aufgehalten (SIEBECK).

In der Regel muß sich der medizinische Sachverständige darauf beschränken, psychische Strukturen so weit als möglich aufzuhellen und die Vielzahl kausaler Determinanten aufzuzeigen (WITTER). Vielfach gibt es kein »entweder bewußt oder unbewußt«, sondern nur verschiedene Grade von Bewußtseinshelle, ein »Mehr oder Weniger« (KRETSCHMER). Die Grenzen zwischen komplexhaft verdrängten Motiven und einem sehr zweckbestimmten Verhalten können mitunter überaus unscharf und schwer erfaßbar sein. Der medizinischen Wissenschaft wird oft zugemutet, was sie gar nicht leisten kann; sie wird damit benutzt zum Verdecken unlösbarer Tatbestände (WITTER). Infolgedessen sollte der Gutachter in solchen Fällen auch den Mut aufbringen, offen die Grenzen eines Nichtwissens zuzugeben, statt sich zu Kompetenzüberschreitungen bestimmen zu lassen. Wenn man dem Psychiater immer wieder problematische Ermessensurteile und Ermessensvorentscheidungen zumutet, so lediglich deshalb, weil dies letztlich der nervenärztlichen Kennerschaft leichter fällt als dem psychopathologisch unerfahrenen Richter (WITTER).

Leider gibt es für die verschiedenen Zweige der Rechtsprechung *keinen einheitlichen Kausalitätsbegriff*. Bei Erörterung von Zusammenhangsfragen in der Unfallversicherung und im Versorgungswesen geht der Richter aus von der *Theorie der wesentlichen Bedingungen*. Die zivile Rechtsprechung in Haftpflichtverfahren folgt dagegen der sogenannten *Adäquanztheorie* (s. a. Bd. I, S. 52 ff.). So hat erst kürzlich KOHLHAAS hinsichtlich der Beurteilung von Neurosen in Schadenersatzfällen ausgeführt:

»Die Zivilrechtsprechung des Bundesgerichtshofs hält nach wie vor daran fest, daß der Schädiger grundsätzlich auch Beeinträchtigungen zu ersetzen hat, die auf einer durch die Körperverletzung ausgelösten seelischen Störung des Geschädigten beruhen, auch wenn sie anlagemäßig bereits latent vorhanden gewesen waren. Die Grenze findet diese Haftung dort, wo die seelische Störung erst durch die – wenn auch unbewußte – Begehrensvorstellung nach Lebenssicherung dazu führt, daß der Unfall zum Anlaß genommen wird, den Schwierigkeiten eines Arbeitslebens auszuweichen. Hieran hat sich auch in den neuesten Urteilen nichts geändert. Wenn in Wiedergutmachungssachen scheinbar weitergegangen wird, so liegt darin kein Widerspruch, sondern die Konsequenz daraus, daß Verfolgungsfälle durch jahrelange Angst und Qualen tiefere Seelenschichten getroffen haben können als ein einmaliges Unfallereignis.«

In der zu Beginn des Jahrhunderts und noch nach dem ersten Weltkrieg strittigen Frage der Beurteilung von Unfall- und Rentenneurosen hatte für die Zukunft die Grundsatzentscheidung des Reichsversicherungsamts (RVA) vom 24. 9. 1926 Klarheit gebracht; in ihr heißt es:

»Hat die Erwerbsunfähigkeit eines Versicherten ihren Grund lediglich in seiner Vorstellung, krank zu sein, oder in mehr oder minder bewußten Wünschen, so ist ein vorangegangener Unfall auch dann nicht eine wesentliche Ursache der Erwerbsunfähigkeit, wenn der

Versicherte sich aus Anlaß des Unfalls in den Gedanken, krank zu sein, hineingelebt hat, oder wenn die sein Vorstellungsleben beherrschenden Wünsche auf eine Unfallentschädigung abzielen oder die schädigenden Vorstellungen durch ungünstige Einflüsse des Entschädigungsverfahrens verstärkt worden sind.«

Dieses Urteil wurde fast von der Gesamtheit der begutachtenden Ärzte damals als eine erlösende Tat begrüßt (DEMME).

Ganz anders wiederum liegen die Verhältnisse in der *Arbeiterrenten- und Angestelltenversicherung* bei Fragen der Berufs- und Erwerbsunfähigkeit. Denn hier ist der Kausalzusammenhang psychoreaktiver Erscheinungen mit irgendeinem Ereignis oder Leiden ohne Bedeutung, und *es interessiert nur, ob geklagte Beschwerden und Gesundheitsstörungen echten Krankheitswert im Sinne der Reichsversicherungsordnung (RVO) haben*, und wie weit das Leistungsvermögen herabgesetzt ist.

Vom Krankheitsbegriff in der Rentenversicherung sind diejenigen seelisch bedingten Störungen erfaßt, die der Versicherte aus eigener Kraft nicht zu überwinden vermag. Damit steht dem Versicherten aber noch nicht ohne weiteres eine Rente zu, da die Störungen die Arbeits- und Erwerbsfähigkeit erst in einem vom Gesetz vorausgesetzten Ausmaß beeinträchtigen müssen. Auch trägt der Rentenbewerber die objektive Beweislast für das tatsächliche Vorliegen von seelischen Störungen, für ihre Unüberwindbarkeit aus eigener Kraft und für ihre Auswirkung auf die Arbeits- und Erwerbsunfähigkeit (HENNIES). Ein Rentenanspruch steht auch dann nicht zu, wenn nach Überzeugung des ärztlichen Sachverständigen Rehabilitationsmaßnahmen (Heilbehandlung, Berufsförderung und soziale Betreuung) erfolgversprechend und zumutbar sind oder vorausgesagt werden kann, daß bei Rentenablehnung psychoreaktive Erscheinungen und psychogene Symptomverstärkungen ohne weiteres verschwinden.

Bei Begutachtungen ist also grundsätzlich zwischen Behandlungsbedürftigkeit und Berentung als streng voneinander zu trennenden Sozialmaßnahmen zu unterscheiden (PANSE). Ein vor Jahren vom Bundesministerium für Arbeit und Sozialordnung eingesetzter Unterausschuß für die versorgungs- und sozialmedizinische Beurteilung der »Neurose« (BODECHTEL, DUBITSCHER, HIRT, PANSE, STÖRRING) hat klare Richtlinien erarbeitet, die nicht nur für Fragen der Kriegsopferversorgung gelten, sondern sinngemäß auch auf das Gebiet der Unfallversicherung angewendet werden können.

Die in diesem Zusammenhang gestellte Frage: »Kann eine Neurose (psychogene Symptomverstärkung) in einem ursächlichen Zusammenhang mit schädigenden Einflüssen des Wehrdienstes, der kriegseigentümlichen Verhältnisse oder Gefangenschaft stehen?«, wurde folgendermaßen beantwortet: »Aus der Definition der Neurose als einer Störung, die das Ergebnis einer bis in die Kindheit zurückgehenden seelischen Fehlentwicklung darstellt, wobei der pathogenetische Schwerpunkt auf der Entstehung der prämorbiden neurotischen Struktur liegt, ergibt sich die logische Folgerung, daß Neurosen in keinem ursächlichen Zusammenhang mit schädigenden Einflüssen des Wehrdienstes, der kriegseigentümlichen Verhältnisse oder der Gefangenschaft stehen können. Dabei müßte jedoch jeder Einzelfall von Spezialärzten eingehend untersucht und von psychischen Störungen anderer Genese abgegrenzt werden.«

Wohl können neurotische Entwicklungen und Fehlhaltungen ein solches Ausmaß annehmen, daß von Krankheit im Sinne der RVO gesprochen werden muß. Die Entscheidung, ob Krankheit im Sinne der RVO anzunehmen ist oder nicht, ist jedoch sehr schwierig und kann nur von besonders erfahrenen Ärzten nach gründlicher Untersuchung des Einzelfalles entschieden werden. Sinngemäß gilt das Gesagte auch für eine psychogene Symptomverstärkung, eine Symptomverstärkung auf dem Boden einer neurotischen Fehlentwicklung in Zusammenhang mit einem organischen Syndrom. Ist die psychogene Symptomverstärkung dagegen wunsch- oder zweckbedingt, so kommt ihr selbstverständlich kein Krankheitswert im Sinne der RVO zu. Arbeit ist hier die beste Medizin (DIETRICH). Dies gilt aber auch für viele für ihr Schicksal verantwortliche Neurotiker, denen zugemutet werden kann, Korrekturen und gezielte Ratschläge anzunehmen und zu befolgen.

Einer Psychopathie ist bis auf seltene und dann stets eingehend zu begründende Ausnahmen kein Krankheitswert beizumessen, trotz einer zuzugebenden Benachteiligung. Auch von psychopathischen Persönlichkeiten ist zu erwarten, daß sie ihre charakterliche Abnormität so weit steuern und kompensieren, daß sie nicht zu sozialen und im Arbeitsleben belangvollen Störungen Anlaß gibt (MÖLLHOFF).

Die Kostenübernahme für eine behandlungsbedürftige neurotische Entwicklung ist in den meisten Fällen Aufgabe der Krankenkasse. Die Heilerfolge sind weitgehend abhängig davon, wie weit es gelingt, den Gesundheitswillen zu aktivieren und die Bereitschaft zur Neuorientierung zu wecken. Oft empfiehlt es sich, erst in Form einer Probebehandlung die Bereitschaft zur Therapie festzustellen, ehe die meist monatelang dauernden psychotherapeutischen Behandlungsmaßnahmen durchgeführt werden. Eine den jeweiligen wirtschaftlichen Verhältnissen angepaßte Kostenselbstbeteiligung erhöht die Aussichten des Behandlungserfolges nicht unerheblich.

Simulation und Selbstbeschädigung

Das besondere Gefüge eines sozialen Rechtsstaates bringt nicht nur eine Sicherung und Hilfe für Schwache, Kranke und Geschädigte mit sich, sondern auch eine Versuchungssituation ersten Ranges (VENZLAFF). Die Ausnutzung von Vorteilssituationen ist eine allgemeinmenschliche Primitivreaktion. Auch ein charakterlich einwandfreier Durchschnittsbürger von heute kann einmal, mindestens zeitweise, der Versuchung unterliegen, eine Versicherung bewußt oder unbewußt auszunützen, etwa unter dem Druck der Sorge oder im Gefühl körperlichen Unvermögens, braucht aber damit noch lange nicht moralisch minderwertig zu sein (KRAUSS).

Anders ist die Situation bei bewußter Vortäuschung und eindeutigen Betrugsabsichten.

Simulation hat es zu allen Zeiten gegeben; sie ist nicht erst durch die soziale Gesetzgebung entstanden. Simulation und psychogene Erscheinungen können sehr wohl nebeneinander bestehen (DEMME). Die Grenzen zwischen psychogenen Reaktionen und Simulation können fließend sein.

Unter Simulation versteht man die bewußte (beabsichtigte) Darstellung und Vorspiegelung nicht vorhandener Sachverhalte. Der Akzent liegt auf der beabsichtigten Verstellung. Zur Simulation gehören somit Handlungen (bzw. Unterlassungen, die psychologisch auch Handlungen sind) oder eine bestimmte Ausdruckstätigkeit. Hierdurch unterscheidet sich die Simulation von der *Lüge,* die eine bewußte Unwahrheit ist. *Dissimulation* ist insofern das Gegenteil der Simulation, als tatsächlich vorhandene Krankheiten, Gebrechen, ins Gewicht fallende Anomalien, welche der Betreffende kennt, absichtlich weggetäuscht werden sollen und damit der Umgebung eine in Wirklichkeit nicht bestehende Gesundheit vordemonstriert wird (REICHARDT).

Aggravation ist die bewußte Übertreibung von vorhandenen Krankheitssymptomen oder Verletzungsfolgen.

Selbstbeschädigungen und *Selbstverstümmelungen* sind keine eigentliche Simulation, denn die Verletzung wird nicht vorgetäuscht, sondern ist tatsächlich vorhanden. Werden sie fälschlich als entschädigungspflichtiger Unfall dargestellt, so ist dies eine Lüge bzw. ein *Versicherungsbetrug*. Die Unterscheidung zwischen Simulation und hysterischer Reaktion ist mitunter sehr schwierig. Beides sind Zweckreaktionen, und symptomatologisch ist eine Unterscheidung oft nicht möglich. Während aber bei der Simulation im Bewußtsein Ziel- und Zweckrichtung sowie der Wille, vorzutäuschen, bestimmend sind, macht sich der hysterisch Reagierende sein eigentliches Motiv zur Zweckreaktion nicht klar oder verdrängt es aus dem Bewußtsein.

Während der Simulant stets die willensmäßige Oberherrschaft über sein Gebaren behält, kann diese beim hysterisch Reagierenden vorübergehend verlorengehen (REICHARDT) oder, wie KRETSCHMER es ausdrückt, »die hysterische Reaktion ist der untere Weg, der obere Weg ist die überlegte Wahlhandlung«. Übereinstimmend werden die besondere Bedeutung von Reifungshemmungen und Teilretardierungen der sexuellen Konstitution (KRETSCHMER), eine Labilität des Persönlichkeitsbewußtseins (BONHOEFFER, JASPERS) sowie besondere Kennzeichen auf körperlich-vegetativem und hormonellem Gebiet herausgestellt. Die hysterischen Reaktionen werden immer wieder verkannt, gelegentlich auch erst durch bestimmte provozierende Untersuchungsmethoden und falsche Behandlungsmaßnahmen künstlich gesetzt, ja sogar gezüchtet (SCHIMMELPENNING). Meist handelt es sich um Frauen, denen es gelingt, wegen der Überzeugungskraft der Darstellung und ihrer starken Suggestivwirkung Mitleid zu erwecken und die Anerkennung als Kranke zu erreichen. Es sei hier erinnert an hysterische Erblindungen, hysterische Gewöhnung mit willkürlicher Reflexverstärkung (KRETSCHMER), wobei letztere – wie wir immer wieder feststellen konnten – häufig als Pyramidenbahnschädigung verkannt wurden. Die meist gleichzeitig geklagten lebhaften Schmerzen veranlassen zu Verabreichung von schmerzstillenden Mitteln, so daß es dann leicht zur Mittelgewöhnung und Sucht kommt.

Bei Beachtung des Unterschiedes zwischen simulativem und hysterischem Gesamtverhalten und bei Berücksichtigung des meist gespielt, unecht, exaltiert wirkenden Gebarens hysterischer Persönlichkeiten dürfte in der Regel jedoch eine Unterscheidung beider Reaktionen möglich sein.

Je besser die Untersuchungstechnik, um so seltener wird es zu Simulationen kommen. Auch findet der gute Fragesteller weniger echte Simulationen als der unerfahrene. Denn manche Simulationstendenzen sind erst induziert und werden unter Ausnutzung der erkannten Vorteile später ausgebaut. Es wäre daher gefährlich, hier genaue Anweisung zu geben, wie Simulation und Selbstbeschädigung zu erkennen sind, da sonst die Gefahr besteht, daß in Zukunft von besonders erfindungsreichen und geschickten Betrügern neue Mittel und Wege ersonnen werden, um den Untersucher irrezuführen. Es empfiehlt sich deshalb, in der Begutachtung angewandte Methoden zur Entlarvung von Täuschungsmethoden mit dem Vermerk zu versehen, daß das Gutachten bei Akteneinsicht zu entziehen ist. Bei Verdacht auf eine Simulation bleibe der Gutachter stets ruhig, reagiere nicht affektiv und lasse sich nicht durch ein oft provozierendes Verhalten zu unüberlegten Äußerungen hinreißen. Er soll auch nicht ein Eingeständnis der Simulation oder Lüge erwarten; man kommt weiter mit einem schonenden und freundlichen Verfahren (REICHARDT).

Der Nachweis der Simulation kann zum Teil durch die ärztliche Untersuchung selbst geschehen. Andere Simulationen und namentlich Selbstbeschädigungen können nur auf detektivistischem Wege erkannt werden oder aus dem Benehmen außerhalb der Untersuchung. Gelegentlich geben anonyme Briefe den Anstoß zur Aufdeckung. Überall da, wo die Täuschungsabsicht nicht eindeutig nachweisbar ist, wird zweckmäßig keine Anklage wegen Betruges erhoben. Das gilt z. B. auch für die sogenannten Simulationstricks, auf die auch viele psychogen, insonderheit hysterisch Reagierende hereinfallen.

Bestimmte Formen von Vortäuschungen von Krankheiten und Selbstbeschädigungen kehren immer wieder. An Selbstbeschädigung im Sinne des Versicherungsbetrugs denken, heißt fast schon, sie aufdecken (JUNGMICHEL). Der Verdacht wird nahezu zur Gewißheit, wenn kurz zuvor hohe Versicherungen abgeschlossen wurden. Verdachtstärkend sind Besonderheiten im Krankheitsverlauf, das Fehlen von Unfallzeugen und ein mehrfacher Wechsel in der Darstellung der Ereignisse.

Gar nicht so selten werden in fast allen medizinischen Fachdisziplinen Unfälle, innere Leiden und Hauterkrankungen vorgetäuscht, obwohl es sich in Wirklichkeit um Artefakte handelt. Die Mehrzahl solcher von Arzt zu Arzt wandernden Patienten oder Rentenempfänger ist normalsinnig, wobei dem Verhalten allerdings häufig ein echter Krankheitswert beizumessen ist und die Aufdeckung und Überführung im wesentlichen die einzige wirkungsvolle therapeutische Maßnahme darstellt. Hierher gehört auch die Erkennung des sogenannten *Münchhausen-Syndroms* (PFLANZ, STÖRRING u. a.).

Neben dem Leitsymptom »Artefakt« wird es geprägt durch phantasiereiche Erzählungen, Berichte von ungewöhnlichen Krankheiten und mitleiderregenden Lebensschicksalen, das Hervorbringen scheinbar lebensbedrohlicher Symptome – u. a. mit Blutungen und häufiger Kollapsneigung – sowie durch eine ungewöhnliche Bereitschaft zu den verschiedensten operativen Eingriffen.

Da eine ambulante Klärung bei Selbstbeschädigung schwierig ist, eine Überrumpelung oder ein rasches Geständnis von Zufällen abhängt, sollte bei dem Verdacht auf Selbstbeschädigung stets ein Psychiater hinzugezogen werden. Denn nur durch eine sorgfältige Exploration mit vertieften Anamnesen und manchmal mittels Einbaus testpsychologischer Untersuchungsmethoden gelingt es, die oft sehr komplexen Motive aufzuhellen und damit gleichzeitig die bestimmenden Charakterzüge zu erkennen.

Innerhalb der Selbstbeschädigung kehren einige Formen und Koppelungen immer wieder, so daß sich – ohne Anspruch auf Vollständigkeit – eine gewisse *Gruppierung* vornehmen läßt:

1. Bewußte und geplante Selbstbeschädigung im Sinne eines nüchternen Bilanzartefakts bei asozialer Einstellung mit erstrebten materiellen Vorteilen.
2. Selbstbeschädigungen bei hysterischer Charakterstruktur. Dies ist zahlenmäßig die größte Gruppe.
3. Selbstbeschädigungen bei masochistischer Veranlagung.
4. Selbstbeschädigungen in Konfliktsituationen bei neurotischen Entwicklungen mit schwersten Schuldgefühlen und der Tendenz zur Selbstbestrafung.
5. Artefakte als Ausdruck von Trotzreaktionen, insbesondere bei Jugendlichen.
6. Induzierte Selbstbeschädigungen, angeregt durch Mitteilungen anderer.

Suchten

Der Pharmakologe spricht dann von Sucht, wenn dauernd ein chemisches Mittel gebraucht wird, das unter den Erscheinungen der Gewöhnung und Anpassung zu chronischen Vergiftungssymptomen führt (HEUBNER). Der Psychiater sieht den Schlüssel zum Verständnis der verschiedenen Suchtformen in einer psychologisch-psychopathologischen Betrachtungsweise, darüber hinaus als allgemein menschliches Problem (SPEER). Die früher vorherrschende Ansicht, Süchtige seien durchweg haltlose, willensschwache oder anderweitig auffällige Psychopathen, erfuhr bei stärkerer Beachtung soziologischer Gegebenheiten und neurotischer Fluchtreaktionen im Sinne eines mißglückten Anpassungsversuchs (WEXBERG) eine teilweise Korrektur.

Für die Begutachtungsfragen interessieren nur die seltenen Fälle, in denen ein mittelbarer Zusammenhang eines Mittelmißbrauchs und von Suchterscheinungen mit Unfallfolgen oder Schädigungsleiden zu bejahen ist.

Nach den Vorschlägen von BLUMENSAAT sind folgende Bedingungen als Voraussetzung für die Anerkennung eines Suchtleidens als mittelbare Folge eines Unfalls, einer entschädigungspflichtigen Krankheit oder eines Schädigungsleidens im Sinne des BVG zu fordern:

1. Es muß ein zeitlicher und ursächlicher Zusammenhang zwischen dem Auftreten der Rauschgiftsucht und dem dafür ursächlich angeschuldigten entschädigungspflichtigen Leiden bestehen.
2. Die Gewöhnung muß auf die Einnahme von Suchtmitteln zurückzuführen sein, welche wegen eines schmerzhaften Grundleidens vom behandelnden Arzt verordnet waren.
3. Dem Suchtkranken muß Gelegenheit zu einer sachgemäßen Entziehung der unter den erfüllten ersten beiden Bedingungen entstandenen Sucht gegeben sein. War dies der Fall, so hängt die Entscheidung von der Ursache des Scheiterns der Entziehungskur(en) ab.

In den seltenen Fällen der Bejahung der zweiten Forderung stellt die Sucht eine Behandlungsfolge dar, die in gleicher Weise zu entschädigen ist wie unbeabsichtigte Folgen anderer Behandlungsverfahren, z. B. Operationen. Bleiben Suchterscheinungen bestehen, obwohl inzwischen eine oder mehrere Entziehungskuren sachgemäß durchgeführt und auch vom Versicherungsträger bezahlt wurden, so ist zu prüfen, aus welchen Gründen der Behandlungserfolg ausblieb.

Bei richtiger Auslegung der gestellten Forderungen bleiben nur vereinzelte Fälle übrig, in denen der mittelbare Zusammenhang zu bejahen ist. Es ist dann notwendig, durch einen entsprechenden Vermerk auf dem Rentenbescheid einem weiterführenden Mittelmißbrauch vorzubeugen und gegebenenfalls zum Zwecke der Durchführung weiterer Entziehungskuren eine Zwangseinweisung zu erwirken. Inwieweit die Möglichkeit besteht, bei zu Unrecht anerkannten Leiden und erwiesenem Mittelmißbrauch eine bereits gewährte Rente zu entziehen, ist eine rein juristische Entscheidung.

Die Früherkennung mit rechtzeitigem Einsetzen der erforderlichen Behandlungs- und Rehabilitationsmaßnahmen wird leider meist durch den fehlenden Mut, eine Mittel- und Alkoholabhängigkeit einzugestehen, mangelndes Vertrauen und Uneinsichtigkeit versäumt.

Gar nicht so selten sind Verwechslungen von Hirntraumafolgen mit Arzneimittel- oder Genußmittelintoxikationen.

Da die meisten Süchtigen dazu neigen, ihre Abhängigkeit von Mitteln auf äußere Umstände zurückzuführen, werden verständlicherweise Verletzte nur allzu gern in einer erlittenen Gesundheitsschädigung die Ursache sehen und sich so bewußt oder unbewußt der Eigenverantwortlichkeit entziehen. Es ist daher stets danach zu fahnden, ob nicht Verdachtsmomente dafür gegeben sind, daß schon früher Suchtzeichen bestanden, Alkohol- und Nikotinmißbrauch zu erkennen und ob eine Neigung zu Trieb- und Dranghandlungen oder Haltlosigkeit und Willensschwäche zu vermuten war.

Hinsichtlich der klinischen Bilder der verschiedenen Suchtformen kann auf die einschlägige Literatur verwiesen werden, insbesondere auf das kürzlich herausgegebene »Handbuch über Sucht und Mißbrauch« von F. LAUBENTHAL und Mitarbeitern.

Unter den verschiedenen Suchtformen kommt heute der *Trunksucht* die größte Bedeutung zu. Die Gefahren einer Alkoholabhängigkeit gelten für alle Bevölkerungsschichten jeden Lebensalters und beiderlei Geschlechts. Dabei ist überall in der Welt die Tendenz zu einem ausgesprochenen Wohlstandsalkoholismus festzustellen. Man kann verschiedene Stadien unterscheiden. Entscheidend für die Alkoholsucht, aber ebenso für andere Suchtformen, ist der Verlust der Kontrollierbarkeit und damit die Unfähigkeit des Aufhörenkönnens. Nicht süchtige Trinker erleiden niemals einen solchen Kontrollverlust. Eine Kombination von Unfallfolgen und Krankheiten mit Medikamentensucht und Alkoholismus bringt große Komplikationen mit sich und ist prognostisch ungünstig.

Selbsttötung

In der Versicherungsmedizin sollte man es vermeiden, die an sich geläufigere Bezeichnung »Selbstmord« und ebenso den Begriff »Freitod« zu benutzen, und *nur von Selbsttötung oder Suizid* sprechen. Man vermeidet damit jedes Präjudiz. Auch würde ein »absichtlich herbeigeführtes Suizid« von vornherein jeglichen Entschädigungsanspruch ausschließen. Ein Versorgungsanspruch für die Hinterbliebenen ist nämlich nur dann berechtigt, wenn eine Beeinträchtigung oder Aufhebung der freien Willensbestimmung bejaht werden kann.

Der Tatbestand einer Selbsttötung als solcher ist in der Regel klar. Nur selten ergeben sich Schwierigkeiten in der Unterscheidung zwischen echtem und vorgetäuschtem Unfalltod durch Suizid (»Suizidunfall«), z. B. zur Erreichung einer Unfall-, Zusatz- oder Lebensversicherung für die Hinterbliebenen.

Bei Selbsttötungen sind grundsätzlich folgende Unterscheidungen möglich:

1. *Selbsttötung als unmittelbare Äußerung eines organischen Leidens.* Hierher gehören die endogenen Geistes- und Gemütskrankheiten, epileptische Verstimmungs- und Dämmerzustände, Hirnabbauprozesse oder andersartige, zu Persönlichkeitsänderung führende entzündliche Hirnerkrankungen, Stoffwechselleiden oder Intoxikationen, aber auch gelegentlich traumatische Hirnschädigungen.

In diesem Zusammenhang ist von besonderem Interesse, daß in den letzten Jahrzehnten eine deutliche Zunahme von Suizidversuchen, aber auch geglückten Suiziden bei Medikamentensüchtigen und Alkoholikern zu erkennen ist (RINGEL u. ROTTER, THOMAS). In solchen Fällen sind medizinischer Sachverständiger und Richter bei Klärung der Frage, ob ein Entschädigungsanspruch berechtigt ist, vor schwierigste Entscheidungen gestellt.

2. *Selbsttötungen* – und das ist die überwiegende Zahl der Suizide überhaupt – *von psychisch labilen, oft ausgesprochen psychopathischen Persönlichkeiten bzw. als Zeichen einer abnormen Reaktion.* Hier wäre zu unterscheiden zwischen Selbsttötung als Affekt- oder Kurzschlußhandlung, als Ausweich-, Flucht- oder Versagensreaktion bzw. als Demonstration (REICHARDT).

RINGEL vertritt die Ansicht, die meisten Selbsttötungen seien der Abschluß einer neurotischen Fehlentwicklung.

3. Eine relativ kleine Gruppe von *Selbsttötungen*, bei denen weder eine Geisteskrankheit noch eine wesentliche seelische Abnormität vorliegt, sondern das Suizid *aus schwerwiegenden, normalpsychologischen Motiven* (schwerste Konflikte, schwerste Schuldgefühle, Aussicht auf Strafe, unheilbare Krankheiten) erfolgte.

HOCHE hat in solchen Fällen von einem »*Bilanzselbstmord*« gesprochen, wobei allerdings zu bedenken ist, daß ein nüchtern-verstandesmäßiges Abwägen des Für und Wider nur in den seltensten Fällen wahrscheinlich ist.

Jedenfalls sollten nach dem Vorschlag DUBITSCHERS für die Annahme eines Bilanzsuizids zwei Voraussetzungen erfüllt sein:
a) Die vorliegenden Lebensumstände müssen das erträgliche Maß gewaltig übersteigen.
b) Der Täter muß imstande gewesen sein, alle Umstände in ihrem gesamten Ausmaß und in allen erdenklichen Konsequenzen klar und ohne affektive Verfärbung zu erfassen und sachlich richtig zu beurteilen.

Im Rahmen der gesetzlichen *Unfallversicherung* ist die Selbsttötung nach einem Unfall nur dann zu entschädigen, wenn sie in ursächlichem Zusammenhang mit einem vorher erlittenen Unfall steht (sinngemäß gilt dies auch für ein als Berufskrankheit anerkanntes Leiden). Der ursächliche Zusammenhang gilt aber nur dann als gegeben, wenn der Suizid in einem Zustand einer durch Unfall oder Berufskrankheit verursachten Unzurechnungsfähigkeit begangen wurde (Private Unfallversicherung, s. Bd. I, S. 128).

Waren allein Sorgen um die Gesundheit und die Erhaltung der Familie oder mangelnde Stärke im Ertragen zumutbarer Schmerzen Veranlassung zum Suizid, sind Ansprüche Hinterbliebener abzulehnen. Eine Ablehnung ist unstrittig, wenn die Selbsttötung eines Versicherten allein auf der subjektiven Vorstellung beruht, ein vorangegangener Betriebsunfall habe ihn so schwer krank gemacht, daß eine Besserung nicht eintreten könne und er deshalb aus dem Leben scheiden müsse, obwohl der Unfall nachweislich keine schwerere körperliche Schädigung verursacht hatte.

Ein Suizid auf der Betriebsstätte gilt in der Regel nicht als Betriebsunfall (WAGNER). Keine Unfallfolge sind auch die – vor allem nach entschädigungspflichtigen Unfällen – gar nicht so selten auftretenden Selbsttötungen als Ausdruck einer abnormen seelischen Reaktion, die man mit RINGEL als Schlußpunkt einer langen, oft schon in der Kindheit beginnenden neurotischen Entwicklung und Verbiegung der betreffenden Persönlichkeit auffassen kann (STÖRRING).

Auch in der *Lebensversicherung* genügt nicht der Nachweis der verminderten Zurechnungsfähigkeit, sondern es muß die freie Willensbestimmung aufgehoben gewesen sein. Die Beweislast wird dabei dem auferlegt, der Anspruch auf Auszahlung der Versicherungssumme erhebt (DEMME).

Im allgemeinen schützen sich Lebensversicherungen gegen betrügerische Suizide durch Einschaltung einer Wartezeit von ein bis zwei Jahren (STÖRRING). Für den Gutachter geht es also im wesentlichen darum, den Wahrscheinlichkeitsnachweis der Unzurechnungsfähigkeit bzw. der Aufhebung der freien Willensbestimmung zu bringen, gleichzeitig überzeugend zu begründen, daß die freie Willensbestimmung durch das anerkannte Leiden oder mittelbare Folgen desselben – z. B. eine traumatische Psychose oder Wesensänderung, ein Fieberdelir oder ein schweres septisches Bild – aufgehoben war.

Zusätzliche gutachtliche Ausführungen über allgemeine Erfahrungen suizidfördernder oder -hemmender Faktoren, aber auch der Versuch einer Rekonstruktion der maßgeblichen Motive können zwar überaus aufschlußreich sein, versicherungs*rechtlich* sind sie jedoch irrelevant.

Anders liegen die Verhältnisse in der Kriegsopferversorgung, weil hier andere rechtliche Voraussetzungen zur Gewährung einer Hinterbliebenenrente gelten. In den Verwaltungsvorschriften zu dem Bundesversorgungsgesetz 9 Abs. 2 heißt es: »Selbsttötungen gelten nicht als absichtlich herbeigeführte Schädigung, wenn eine Beeinträchtigung der freien Willensbestimmung durch Tatbestände im Sinne des § 1 Abs. 1 oder 2 BVG wahrscheinlich ist.

1. Wer durch eine militärische oder militärähnliche Dienstverrichtung oder durch einen Unfall während der Ausübung des militärischen oder militärähnlichen Dienstes oder durch die diesem Dienst eigentümlichen Verhältnisse eine gesundheitliche Schädigung erlitten hat, erhält wegen der gesundheitlichen und wirtschaftlichen Folgen der Schädigung auf Antrag Versorgung.
2. Einer Schädigung im Sinne des Absatzes 1 stehen Schädigungen gleich, die herbeigeführt worden sind durch
   a) eine unmittelbare Kriegseinwirkung,
   b) eine Kriegsgefangenschaft,
   c) eine Internierung im Ausland oder in den nicht unter deutscher Verwaltung stehenden deutschen Gebieten wegen deutscher Staatszugehörigkeit oder deutscher Volkszugehörigkeit,
   d) eine mit militärischem oder militärähnlichem Dienst oder mit den allgemeinen Auflösungserscheinungen zusammenhängende Straf- oder Zwangsmaßnahme, wenn sie den Umständen nach als offensichtliches Unrecht anzusehen ist.«

Die freie Willensbestimmung braucht also nicht völlig aufgehoben zu sein, ihre Beeinträchtigung genügt bereits.

War die Selbsttötung Abschluß eines kriegsbedingten organischen Krankheitsprozesses – z. B. eines hochfieberhaften Zustandes, einer schweren Intoxikation –, so ist die medizinische Beurteilung relativ einfach. Eine Sonderstellung nimmt dabei die Beurteilung von Suiziden traumatisch Hirngeschädigter – insonderheit Stirnhirnverletzter – ein (DUBITSCHER, REICHARDT, SPERLING, VEITH u. a.). Hier sollte nie auf eine Sektion verzichtet werden, da unter Umständen das Ergebnis der neuropathologischen Untersuchung für die gutachtliche Entscheidung von ausschlaggebender Bedeutung ist und manchmal die Zusammenhangsfrage nur deshalb nicht zu beantworten ist, weil – oft unverständlicherweise – auf die Durchführung einer Sektion verzichtet wurde.

Fast unüberwindbar können die Schwierigkeiten sein bei Beurteilungen von Selbsttötungen als Ausdruck einer abnormen Erlebnisreaktion, aber auch psychologisch verständlicher Reaktionen in ausweisloser Lage.

In der *Kriegsopferversorgung* und ebenso bei der *Bundeswehr* kann im Einzelfall auch dann Hinterbliebenenrente gewährt werden, wenn überzeugend begründet werden kann und aus bestimmten Tatsachen der Rückschluß berechtigt ist, daß es an der notwendigen Dienstaufsicht gefehlt hat und die Sorgfaltspflicht grob vernachlässigt wurde.

Diese Gesichtspunkte spielen auch bei Haftpflichtprozessen eine Rolle, nicht dagegen in der Unfallversicherung.

Die Begutachtung von Selbsttötungsfällen gehört in die Hand besonders erfahrener Fachärzte. Die Beobachtungen in der Beurteilung der Zusammenhangsfrage bei Selbsttötungen zeigen nämlich immer wieder, daß die Möglichkeiten zu Irrtümern und falschen Motivunterstellungen sehr groß sind. Nur in den wenigsten Fällen reicht eine kurze Prüfung aus. Stets sind alle nur irgend erreichbaren Unterlagen herbeizuziehen und jede Möglichkeit der Objektivierung von Angaben oder Annahmen wahrzunehmen; denn es ist unhaltbar, ein Urteil auf reine Vermutungen aufzubauen. Auch nachträgliche Rekonstruktionen von Angehörigen und Hinterbliebenen haben meist nur den Charakter eines Indizienbeweises mit all seinen Fragwürdigkeiten und Bedenklichkeiten.

Eine gezielte Befragung der Hinterbliebenen unter Mitverwendung von Briefen, Fotos und Krankheitsauszügen der Sozialversicherung, Unterlagen der Militärgerichte, Zeugenaussagen, Staatsanwaltschafts-, Versorgungs- und Versicherungsakten sowie Personalakten der Behörden, Straf- und Fürsorgeakten können wertvolle Aufschlüsse liefern (DUBITSCHER). Es lassen sich genügend Beispiele anführen, wo auf Grund sorgfältiger Katamnesen Korrekturen bereits ergangener rechtsgültiger Entscheidungen nötig wurden, sowohl im Sinne der nachträglichen Anerkennung als auch der späteren Ablehnung von unberechtigten Ansprüchen. Inwieweit im Einzelfall der Jurist an eine einmal ergangene Entscheidung gebunden ist, kann das Urteil des medizinischen Sachverständigen nicht beeinflussen.

SCHRIFTTUM: ALEXANDER, F., Psychosomatische Medizin; Berlin 1951 – v. BAEYER, W., HÄFNER, H., KISKER, K. P., Psychiatrie der Verfolgten. Berlin-Göttingen-Heidelberg 1964 – v. BAEYER, W., Nervenarzt 28, 337, 1957 – BLUMENSAAT, C., Mschr. Unfallheilkunde 44, 593, 1937 – BONHOEFFER, K., Klinische Beiträge zur Lehre von den Degenerationspsychosen. Alts Sammlung 7, Halle 1907 – Boss, M., Einführung in die psychosomatische Medizin. Bern-Stuttgart 1954 – BOSTROEM, A., Dtsch. Z. Gericht. Med., 21, 1–8, 1933 – BUNDESSOZIALGERICHT, Urteil vom 2. 9. 1964 – 11/1 RA 90/60 –, Urteil vom 1. 10. 1964 – 11/1 RA 266/62 – DEMME, H., Abnorme Persönlichkeiten und abnorme seelische Reaktionen. Selbstmord; in Fischer, A. W., Molineus, G., Herget, R.: Das ärztliche Gutachten im Versicherungswesen. München 1955 – DÖHNER, W., Dtsch. med. Wschr. 79, 114, 1954 – DÖHNER, W., Mschr. Unfallhk. 57, 289, 1954 – DÖHNER, W., Mschr. Psychiatr. Neurol. 128, 90, 1954 – DÖHNER, W., Krankengymnastik, 3, 1962 – DÖHNER, W., Hefte z. Unfallheilk. 60, 44, 1958 – DÖHNER, W., Der Med. Sachverst. 54, 240, 1958 – DÖHNER, W., Seelische Störungen; in Reichardt, M., Einführung in die Unfall- u. Rentenbegutachtung. Stuttgart 1958 – DÖHNER, W., Psychogene Reaktionen; in Schöneberg, G.: Die ärztliche Beurteilung Beschädigter. Darmstadt 1960 – DÖHNER, W., Therapiewoche 11, 15, 846, 1961 – DUBITSCHER, F., Der Suicid. Stuttgart 1957 – DUENSING, F., Arch. Psychiatr. 188, 162, 1952 – DUKOR, B., Schweizer Med. Wochenschr. 1950, 405/479/499 – DUNBAR, F., Psychosomatic Medicine. New York, 1947 – EHRHARDT, H., Der Med. Sachverst. 61, 163, 1965 – GÖRRES, A., Methode und Erfahrungen der Psychoanalyse. München, 1958 – GOLDSTEIN, K., Mschr. Psychiatr. Neurol. 68, 217, 1928 – HENNIES, G., Der Med. Sachverst. 61, 170, 1965 – HEUBNER, W., Genuß und Betäubung durch chemische Mittel. Baden-Baden 1952 – JASPERS, K., Allgemeine Psychopathologie. 4. Aufl. Berlin und Heidelberg 1946 – JUNGMICHEL, G., Hefte z. Unfallheilk. 48, 1955 – KOHLHAAS, M., Der Med. Sachverst. 61, 120, 1965 –

KOLLE, K., Verh. Dtsch. Ges. inn. Med. 55, 63, 1949 – KOLLE, K., Nervenarzt 29, 148, 1958 – KRAUSS, P., Fortschr. d. Neurol. 30, 135, 1962 – KRETSCHMER, E., Medizinische Psychologie. Leipzig 1945 – KRETSCHMER, E., Dtsch. med. Wschr. 82, 433, 1957 – LAUBENTHAL, F., Sucht und Mißbrauch Stuttgart 1964 – LAUERSEN, Kriegsopferversorgung 5, 65, 1953 – MÖLLHOFF, G., Der Med. Sachverst. 58, 100, 1962 – PANSE, F., Der Med. Sachverst. 61, 114, 1965 – PFLANZ, M., Dtsch. med. Wschr. 48, 2323, 1961 – REICHARDT, M., Einführung in die Unfall- u. Rentenbegutachtung. 4. Aufl.; neu herausgegeben von Störring, G. E., u. Schellworth, W.; Stuttgart 1958 – REISCHAUER, F., Hefte z. Unfallheilk. 42, 7, 1951 – RIESE, W., Die Unfallneurose. Stuttgart-Leipzig-Zürich 1929 – RINGEL, E., Der Selbstmord. Wien 1953 – RINGEL, E., u. ROTTER, H., Wiener Zeitschr. f. Nervenheilkd. 1957 – SCHELLWORTH, W., Neurosenfrage, Ursachenbegriff u. Rechtsprechung. Stuttgart 1953 – SCHELLWORTH, W., Der Med. Sachverst. 10, 1954 – SCHIMMELPENNING, G. W., Zeitschr. f. Psychotherapie u. med. Psychologie 7, 52, 1957 – SCHNEIDER, K., Klinische Psychopathologie. Stuttgart, 1955 – SCHRIFTENREIHE DES BUNDESVERSORGUNGSBLATTES Heft 1, Die »Neurose«, ihre versorgungs- u. sozialmedizinische Beurteilung. Stuttgart-Köln 1960 – SCHULTZ-HENCKE, H., Der gehemmte Mensch. Stuttgart 1947 – SCHULTZ, I. H., Grundfragen der Neurosenlehre. Stuttgart 1955 – SIEBECK, R., Zit. bei Schellworth, W., Der med. Sachverständige 51, 13, 1954 – SPEER, E., Vom Wesen der Neurose. Stuttgart 1949 – SPERLING, E., Fortschr. Neurol. 25, 180, 1957 – STÖRRING, G. E., Besinnung u. Bewußtsein. Stuttgart 1953 – STÖRRING, G. E., Hefte z. Unfallheilk. 52, 27, 1956 – STÖRRING, G. E., Langenbecks Archiv u. Deutsche Zeitschrift f. Chirurgie, Bd. 301, 1962, 173 – STRAUSS, H., Nervenarzt 28, 8, 1957 – THOMAS, K., Handbuch der Selbstmordverhütung. Stuttgart 1964 – VEITH, G., In »Handbuch der Selbstmordverhütung«. Stuttgart 1964 – VENZLAFF, U., Die psychoreaktiven Störungen nach entschädigungspflichtigen Ereignissen. Berlin-Göttingen-Heidelberg 1958 – VÖLKEL, H., Neurotische Depression. Stuttgart 1959 – WAGNER, R., Der Arbeitsunfall. Berlin 1954 – WEXBERG, E., Z. Psychother. 227, 235, 1951 – WIESENHÜTTER, E., Der Rentenneurotiker im Berufsleben; in »Handbuch der gesamten Arbeitsmedizin«, Bd. III. Berlin-München-Wien 1962 – WITTER, H., Nervenarzt 27, 505, 1956 – WITTER, H., Nervenarzt 30, 221, 1959 – WITTER, H., Der Med. Sachverst. 61, 143, 1965.

Herz und Kreislauf

VON ERICH KUHN, HEIDELBERG

Allgemeine Vorbemerkungen

PLÜGGE, WEICKER und PAESLACK haben in der letzten Ausgabe dieses Buches darauf hingewiesen, daß Leistung und Leistungsfähigkeit, »Begriffe«, mit denen wir in der Begutachtung ständig zu tun haben, im strengen Sinne stets den individuellen Menschen betreffen, also die Person und nicht ein Organ oder einen mehr oder weniger willkürlich systematisierten Teil dieser Person. Daran hat sich nichts geändert, und es ist wichtig, diese Feststellung gerade diesem Teil des Buches vorauszuschicken, ist man doch zu leicht geneigt, die ganz ohne Zweifel wesentliche Bedeutung der Herzleistung mit der Leistungsfähigkeit der Person schlechthin gleichzusetzen. Daß dies nicht richtig ist, liegt auf der Hand. Die Begutachtung der Herzleistung hat sich also der Gesamtbetrachtung und -beurteilung unterzuordnen, auch wenn sie im Einzelfall der entscheidende Faktor dieser Gesamtbeurteilung ist. So wird man andere leistungsbegrenzende Funktionen nicht übersehen, sondern für die alleingültige Gesamtbeurteilung der Person berücksichtigen.

Da nach meiner Erfahrung bei den hier abgehandelten Krankheiten die besonderen Verhältnisse von Fall zu Fall gerade bei der Schätzung der MdE sehr bedeutsam sind, wurde auf Pauschalangaben verzichtet. In SIEBECK's Buch der Beurteilung Herzkranker wird man manche Hilfe und Anregung für die Einschätzung der MdE bekommen. Auch auf den Medizinischen Sachverständigen, eine Zeitschrift, die sich besonders mit diesen Problemen befaßt, sei für manche spezielle Fragestellung hingewiesen.

Diagnostisches Vorgehen

Eine gute Diagnostik zeichnet sich immer dadurch aus, daß sie Wesentliches nicht unterläßt und Bedeutungsloses nicht tut. Dies gilt bei dem heute möglichen diagnostischen Aufwand mehr denn je.

Unerläßlich geblieben ist eine eingehende, sorgfältige *Anamnese,* die nichts hineinfragen, aber alles herausholen soll, was der zu Begutachtende aussagen kann. Dabei ist man natürlich immer wieder vorsätzlichen oder »gewordenen«, nicht richtigen Angaben ausgesetzt, die durch die klinische Untersuchung und die diagnostischen Hilfsmethoden widerlegt werden müssen. Es sollte nicht vorschnell mit dem Wortpaar unglaubhaft und glaubhaft umgegangen werden, wenn die Feststellung nicht über jeden Zweifel erhaben ist. Die klinische Untersuchung hat erst einmal dem *allgemeinen gründlichen Untersuchungsgang* zu folgen, ehe sie sich einem *speziellen Untersuchungsgang bei kardiovaskulärer Fragestellung* zuwendet. (Eine gute Beschreibung eines solchen gibt K. HOLLDACK in seinem Artikel »Begutachtung Herzkranker« im Novemberheft des Medizinischen Sachverständigen, 1964.) Hält sich der Gutachter nicht daran, wird er Beschwerden und Symptome, die mit dem kardiovaskulären System nichts zu tun haben, falsch interpretieren und ihre Wertigkeit in der Gesamtbetrachtung falsch einschätzen.

Eine *Röntgenuntersuchung des Herzens* und ein *Elektrokardiogramm* wird bei einer Begutachtung mit spezieller kardiovaskulärer Fragestellung kaum zu entbehren sein. Röntgenologische und elektrokardiographische Zusatzuntersuchungen (z. B. Kymogramm, Belastungs-EKG, Steh-EKG u. a.) sollten nur gezielt im Einzelfall vorgenommen werden, wenn die Ergebnisse der »Routineuntersuchungen« dies für die weitere Klärung fordern. Gleiches gilt für die Funktionsprüfungen (siehe unten) und die Phonokardiographie bzw. Mechanokardiographie. Für die Beurteilung dieser Untersuchungsergebnisse sind meist spezielle Kenntnisse erforderlich, weshalb sie nur in entsprechenden Händen sinnvolle Anwendung finden. Will sich der Gutachter, der mit Vorbefunden dieser Art konfrontiert ist, orientieren, stehen ihm eine Anzahl guter Bücher zur Verfügung, von denen ich nur einige nennen kann, die sich mir bewährt haben, ohne andere zu disqualifizieren (HOLZMANN, FRIESE, SCHAUB, SPANG, HOLLDACK und WOLF, KNIPPING und Mitarbeiter, MATTHES, SCHINZ, BAENSCH, FRIEDL und UEHLINGER, THURN, ZDANSKY). Er darf aber nicht vergessen, daß Erfahrung in der Deutung der Kurven und ein Umgang mit den Apparaten, die durch technische Mängel betrügerisch registrieren können, kaum durch Buchwissen allein ersetzt werden können, wenn dies auch eine gute und meist notwendige Voraussetzung ist. Es ist keine Schande, sondern offenbart Format, wenn man eine Begutachtung ablehnt, weil man sich einer besonderen Fragestellung nicht gewachsen fühlt.

Eingreifendere Maßnahmen im Rahmen der kardiovaskulären Diagnostik, wie Herzkatheter und Angiokardiographie, sind sowieso an bestimmte Kliniken gebunden. Die Indikation ist streng zu stellen und die Duldungsfrage zu beachten.

Bedeutung von Funktionsprüfungen zur Beurteilung Herz- und Kreislaufkranker

Es ist hier nicht der Platz, die Vielfalt der Methoden zu erörtern. Diesbezüglich verweisen wir auf SCHELLONG und LÜDERITZ, KNIPPING und Mitarbeiter, REINDELL und Mitarbeiter, SJÖSTRAND, FORSTER und Mitarbeiter, KIRCHHOFF, u. a. Vielmehr möchte ich hier noch einmal darauf hinweisen, daß wir zwischen Funktionsprüfungen der Herz- und Kreislaufregulation, z. B. durch den SCHELLONG-Test und Funktionsprüfungen zur Beurteilung der Leistungsfähigkeit des Herzens, z. B. nach den Methoden von SJÖSTRAND oder E. A. MÜLLER oder KNIPPING und Mitarbeiter oder PITTELOUD und G. FORSTER, um einige zu nennen, unterscheiden müssen. Diese beiden verschiedenen Arten von Funktionsprüfungen können sich nicht gegenseitig ersetzen, sondern haben jede ihre eigene Indikation, können aber auch gemeinsam nötig werden, um zu einer richtigen Aussage zu kommen. Dabei sehe ich einen wesentlichen Mangel darin, daß häufig die Vergleichsmöglichkeiten zwischen den einzelnen Gutachten erschwert sind, weil kein einschränkendes Übereinkommen über die brauchbaren Untersuchungsmethoden für die Begutachtung besteht und die methodischen Angaben oft sehr mangelhaft sind. Ich halte es für besser, keine Probe zur Beurteilung der Leistungsfähigkeit vorzunehmen, wenn man nicht die apparativen und personellen Voraussetzungen hat, sie ordnungsgemäß vorzunehmen und sich nur auf die Anamnese, den klinischen Befund und einfache Funktionsprüfungen – wenn nötig – zu stützen, die bei vielen Fragestellungen sowieso ausreichend Antwort geben können. So hütet man sich vor Fehlschlüssen auf Grund insuffizienter Methodik. Sind solche Untersuchungen aber unbedingt nötig, ehrt es den Gutachter, die Begutachtung dorthin abzugeben, wo diese Untersuchungen suffizient ausgeführt werden können.

Wann sind sie nötig? Unter anderen hat ZAPFE dazu kurz, für unsere Erörterungen aber ausreichend, kritisch Stellung genommen. Mit seinen Ausführungen stimme ich weitgehend überein. Es ist selbstverständlich, daß die Diagnose nicht durch diese Untersuchungen, die quantitativer Natur sind, gestellt wird, sondern möglichst genau durch andere vorausgegangene relevante Untersuchungen »gemacht« ist. Diese »Qualitätsdiagnose« läßt erst die richtige Wahl einer der bewährten Untersuchungsmethoden zu (z. B. wird man bei gleichzeitiger Kniegelenksarthrose kaum einen Treppenbelastungstest sinnvoll für die Klärung der Leistungsfähigkeit des Herzens ansetzen können). Erst dann läßt sich am ehesten beurteilen, ob man diese Belastungsuntersuchungen überhaupt braucht oder gefahrlos einsetzen kann.

Des weiteren spielen die *verschiedenen Beurteilungsprinzipien* der jeweiligen *Sozialversicherungszweige* dabei eine wesentliche Rolle. Wir werden selten für die Beurteilung der Berufsunfähigkeit, noch weniger der Erwerbsunfähigkeit im Rahmen der Rentenversicherung bei sitzender oder leichter Beschäftigung im Stehen eine ergometrische Untersuchung benötigen, hingegen bei entsprechender Fragestellung bei Berufen, die mittelschwere oder schwere Arbeit leisten. In der Unfallversicherung und den Versicherungszweigen, die eine prozentuale Abschätzung der MdE verlangen, sind sie für eine einigermaßen objektive Leistungseinschätzung weitgehend unentbehrlich.

Herzinsuffizienz
(allgemeine Stellungnahme)

Will man Erkrankungen des Herzens begutachten, muß man sich mit der Beurteilung der Herzinsuffizienz ganz besonders beschäftigen, weil sie häufig der leistungsbegrenzende Zustand ist. Es sollen deshalb über sie einige Bemerkungen vorausgeschickt werden, auf die ich mich in den folgenden Abschnitten berufen werde, um Wiederholungen zu vermeiden.

Der Begriff der Herzinsuffizienz ist trotz 100jähriger Bemühung auch heute noch umstritten. Auf Einzelheiten kann hier nicht eingegangen werden. Ich verweise auf SCHWIEGK und RIECKER im Handbuch der inneren Medizin, auf die Lehrbücher für Kardiologie von FRIEDBERG und P. WOOD, auf die entsprechenden Referate und Diskussionen anläßlich des Internisten-Kongresses 1964 in Wiesbaden und auf die Zusammenstellung der Referate auf einem Symposion über Herzinsuffizienz im Jahre 1963 in Würzburg, um einige zusammenfassende rezente Darstellungen unter vielen anderen zu erwähnen.

Wenn auch über die Begriffsbestimmung im allgemeinen noch keine Einigung erzielt wurde, haben wir für die *manifeste Herzinsuffizienz* doch sichere klinische Kriterien. Ihre Diagnose macht also keine Schwierigkeiten. Behandlung mit herzwirksamen Glykosiden ist dann erforderlich. Ist diese Behandlung erfolgreich, d. h. verschwinden die Symptome, die zur Diagnose Herzinsuffizienz geführt haben, sollte auch der ältere Patient – um ihn wird es sich vorwiegend handeln – noch einmal Gelegenheit erhalten, leichte Arbeit zu verrichten, wenn die Grundkrankheit, die zur Herzinsuffizienz geführt hat, dies erlaubt. Berufsunfähigkeit für schwere körperliche Arbeit liegt dann wohl immer vor. Kann trotz optimaler Behandlung der Herzinsuffizienz Rekompensation nicht erzielt werden, besteht praktisch immer Erwerbsunfähigkeit. Bei jüngeren Patienten liegen die Dinge insofern anders, als bei ihnen die Grundkrankheiten (z. B. Myokarditis), die zur Herzinsuffizienz führten, häufiger »heilen«. Funktionsprüfungen zur Beurteilung der Leistungsfähigkeit des Herzens sind hier besonders notwendig. Vorher muß dem Heilungsprozeß aber genügend lange Zeit gelassen werden. Hier kann die Möglichkeit einer Rente auf Zeit sinnvoll praktiziert werden.

Schwieriger ist die Beurteilung der sogenannten *latenten Herzinsuffizienz*. Hier werden die einzelnen Belastungsprüfungen – selbstverständlich nur neben sorgfältiger Anamnese und klinischer Untersuchung – und die Synopsis der gewonnenen Ergebnisse die Hauptrolle für die Beurteilung spielen. Irrtümer werden sich nicht ganz vermeiden lassen, kommt es doch sehr auf die Mitarbeit des Patienten bei den einzelnen Belastungsprüfungen an – sie sind also keineswegs »rein objektiv« – und kann die Anamnese doch vom »routinierten Rentenjäger« verfälscht werden. Der klinische Befund ist aber in diesem Stadium häufig mager und vor allem meist vieldeutig. So ist von dieser Form der Herzinsuffizienz manchmal äußerst schwierig zu trennen, was als *vegetative Herzstörung* bezeichnet wird (s. S. 246).

Die eben hier erörterten Probleme gelten für die folgenden Kapitel, soweit die Herzinsuffizienz für die Begutachtung relevant ist. Auf Besonderheiten, die die allgemeinen Aussagen ergänzen müssen oder in Widerspruch zu ihnen stehen, wird jeweils eingegangen.

Angeborene Herzkrankheiten

Eine Einteilung oder Aufzählung nach pathologisch-anatomischen oder klinischen Gesichtspunkten in diesem Zusammenhang hätte wenig Sinn. Die spezielle Diagnostik fordert praktisch immer auf diesem Sektor besonders erfahrene und ausgebildete Fachleute und ein entsprechend ausgerüstetes kardiologisches Laboratorium. Es kann auf einige einschlägige Bücher hingewiesen werden (W. BARGMANN und W. DOERR, GROSSE-BROCKHOFF, LOOGEN, SCHAEDE im Handbuch der inneren Medizin, H. TAUSSIG, P. WOOD u. a.).

Für die *Berufs- und Erwerbsunfähigkeit* sollte gelten: Bei Patienten in Berufen mit schwerer körperlicher Belastung sollte durch Umschulung eine geeignetere Beschäftigung angestrebt werden. In vielen Fällen ist aber heute die Durchführung einer Operation der entscheidende Schritt und deshalb die Überweisung in eine Klinik mit entsprechenden diagnostischen Möglichkeiten erforderlich. Ist eine Operation nicht möglich und fehlen vom Patienten her die Voraussetzungen für eine Umschulung, sollte Erwerbsunfähigkeit anerkannt werden, wenn die Einsatzfähigkeit in leichter Arbeit auf dem allgemeinen Arbeitsmarkt ohne Gefährdung der Restgesundheit nicht mehr vertretbar ist.

Da zu diesem Fragenkomplex wenig einschlägige Literatur vorliegt, müssen diese Vorschläge als vorläufige angesehen werden. Die Diskussion wird möglicherweise andere Gesichtspunkte herantragen.

Berücksichtigen wir, was SCHELLWORTH auf S. 24 u. 25 in M. REICHARDT ausführt, werden wir nur in einzelnen Fällen unter Beachtung positiver Beweisführung eine einmalige und nicht richtunggebende Verschlimmerung nach Unfällen vertreten können. Ausnahmen stellen die Ereignisse dar, bei denen als direkte Folge des Unfalls Bakteriämien auftreten, die zu einer bakteriellen Endokarditis am angeborenen Defekt oder im hämodynamisch belasteten Bereich des Herzens führen. Es kann weniger häufig allerdings auch zu einer bakteriellen Endokarditis kommen, die Klappenschädigungen der »nicht betroffenen Herzhälfte« verursachen kann. Dabei sollte ein Zusammenhang angenommen werden, wenn sich im Blut der gleiche Erreger findet, der auch am Verletzungsort nachweisbar ist. In allen anderen Fällen wird man in Anbetracht der Häufigkeit subakuter bakterieller Endokarditiden (u. a. GROSSE-BROCKHOFF) nur unter Beachtung obiger Richtlinien eine einmalige oder richtunggebende Verschlimmerung annehmen dürfen. Bei der sogenannten Endocarditis verrucosa – bei angeborenen Herzfehlern praktisch obligatorisch (SCHOENMAKERS und ADEBAHR) – kann der *pathologischanatomische* Befund meines Erachtens nur mit einem entschädigungspflichtigen Ereignis in Zusammenhang stehend anerkannt werden, wenn sich andere pathologisch-anatomisch erkennbare Veränderungen am gleichen Ort einer umschriebenen Endokarditis befinden, die mit Sicherheit direkt mit dem Unfall verknüpft sind (z. B. nach scharfen oder stumpfen Traumen und wenn der Grad der verrukösen Veränderungen den am übrigen Endokard wesentlich überschreitet). *Für klinisch eindeutige Endokarditiden* dieser Art im Sinn und im Rahmen der rheumatischen Karditis kann eine unfallbedingte Verschlimmerung nur angenommen werden, wenn durch den Unfall eine Streptokokkeninfektion der Gruppe A in Gang gekommen ist, die etwa 2–3 Wochen später zu einer Karditis führt. Dabei muß der Unfall (z. B. Sturz in eiskaltes Wasser) erheblich über den alltäglichen Ereignissen liegen, die zu einer solchen Streptokokken-Infektion führen können. Früher durchgemachte Endokarditiden dürfen gegebenenfalls nicht zur Ablehnung einer Verschlimmerung führen, wenn zeitlich einwandfrei vor dem zu begutachtenden Ereignis die Endokarditis nach klinischen Gesichtspunkten als geheilt anzusehen war. Ob eine einmalige (vorübergehende) oder richtunggebende (dauernde) Verschlimmerung resultiert, hängt davon ab, ob und mit welchen Folgen die Karditis »heilt«. Sinngemäß gleiches hat für Embolien und Thrombosen (Polyglobulie), die bei bestimmten angeborenen Herzfehlern häufiger vorhanden sind (BODECHTEL, MEESEN und STOCHDORPH) seine Gültigkeit. Auch gelegentlich auftretende Hirnabszesse sollen hier erwähnt werden (s. a. Bd. I, S. 521 ff.; Bd. II, S. 224, 371 ff.).

Wird ein Patient mit angeborenem Herzfehler von einem Unfall betroffen, haben im übrigen für die Anerkennung eines Zusammenhangs zumindest die Bedingungen zu gelten, die beim Herzgesunden vertretbar sind. Dabei ist allerdings zu beachten, daß dem Herzfehler zugehörige Veränderungen (z. B. unvollständiger Rechtsschenkelblock beim Vorhofseptumdefekt) nicht als Ereignisfolge aufgefaßt werden. Eine Orientierung in der einschlägigen Fachliteratur ist also unerläßlich. Darüber hinaus kann aber ein zusätzliches Trauma für das geschädigte Herz einschneidender sein als für das gesunde. Im Tierversuch haben vorgeschädigte Herzen ein zusätzliches Trauma eindeutig schlechter vertragen als gesunde Herzen (KULBS und STRAUSS u. a.).

Da in diesen Fällen leidensbedingt häufig Befunde, die kurzfristig vor den entschädigungspflichtigen Ereignissen erhoben wurden, zu erhalten sind, wird dem Gutachter die Entscheidung etwas erleichtert. Er wird deutliche Zunahme in diesem Zusammenhang akzeptabler Beschwerden und objektiv belegbarer Befunde oder sichere Brückensymptomatik bei späterer Begutachtung zu berücksichtigen haben. Wesentlich und bedeutsam für die Begutachtung sind in diesem Zusammenhang Befunde, die nicht zu den typischen bei den einzelnen angeborenen Herzkrankheiten gehören, aber zu den typischen der stattgehabten Schädigung.

Erworbene Herzkrankheiten

Wenn wir die nachstehende Unterteilung der besseren Übersicht wegen wählten, sind wir uns durchaus bewußt, daß die einzelnen Krankheiten häufig gemeinsam auftreten können. Die Unterteilung soll die Beurteilung des im Vordergrund stehenden Einzelgeschehens erleichtern. Bezüglich der Diagnostik verweisen wir auf FRIEDBERG, SCHÖLMERICH, GROSSE-BROCKHOFF, KAISER und LOOGEN, P. WOOD, um einige Autoren anzugeben (Rheumatische Karditis s. S. 371 ff.).

Entzündliche Erkrankungen des Perikards

1. *Akute Perikarditis:* Es handelt sich um eine Entzündung des Perikards mit und ohne Erguß infolge verschiedener Ursachen, u. a. auch traumatischer Genese.

2. *Die konstriktive Perikarditis als chronischer Prozeß mit schwieliger Verdickung des Herzbeutels:* Ihr wesentliches Merkmal ist die mechanische Behinderung der Aktion des Herzens, besonders der diastolischen Füllung (ROSSIER und BÜHLMANN). Daraus resultiert das »auffallende Mißverhältnis zwischen den hochgradigen, offensichtlich kardialen Stauungserscheinungen und dem geringfügigen objektiven Herzbefund« (VOLHARD und SCHMIEDEN). Der Venendruck ist erhöht, es besteht häufig Aszites, der Puls und die Blutdruckamplitude sind oft klein, meist beschleunigte Pulsfrequenz, manchmal deutlicher »Pulsus paradoxus«.

Im einzelnen muß für die Diagnose auf die Lehrbücher der inneren Medizin, der Kardiologie und das entsprechende Kapitel im Handbuch der Inneren Medizin verwiesen werden, von denen einige eingangs erwähnt wurden. Außerdem sei auf eine zusammenfassende Darstellung der Perikarditis von MCGUIRE und HELM aufmerksam gemacht.

Während der akuten Phase besteht Arbeitsunfähigkeit. Die konstriktive Perikarditis führt je nach Ausmaß und auch nach Sitz der Schwielenbildung zu einer Reduzierung der Leistungsfähigkeit des Herzens. Treten keine Stauungszeichen im großen und kleinen Kreislauf auf, ist die Leistungsfähigkeit meist kaum eingeschränkt. Treten Stauungszeichen auf, liegt je nach Ausmaß eine Minderung der Leistungsfähigkeit vor, deren Skala zwischen Erwerbsunfähigkeit und Zumutbarkeit leichter, gelegentlich auch mittelschwerer körperlicher Arbeit liegt. Die Operation wird dann in vielen Fällen nötig sein. Da es sich meist um jüngere Patienten handelt, ist nach den jeweiligen Voraussetzungen Umschulung zu empfehlen, wenn die postoperativ erreichte Leistungsfähigkeit den Einsatz im erlernten Beruf nicht mehr gestattet.

Nicht unerwähnt bleiben darf auch an dieser Stelle die unfallbedingte Schädigung des Perikards. Ist das Trauma – scharf oder stumpf – so gewesen, daß es eine Perikarditis – meist mit hämorrhagischem Erguß – verursachen kann, besteht an der Zusammenhangsfrage kein Zweifel, und alle Folgeerscheinungen superinfektiöser und konstriktiver Natur sind als Unfallfolge anzuerkennen, wenn früher keine Perikarditis durchgemacht wurde. Hat der Verletzte eine Perikarditis vor dem Unfall durchgemacht, und war sie ohne klinisch faßbare Folgen abgeheilt, muß die akute Perikarditis, die direkt im Anschluß an den Unfall festgestellt wird, als Unfallfolge anerkannt werden. Die Entscheidung eines Zusammenhangs mit dem Unfall und einer sich später entwickelnden konstriktiven Perikarditis ist äußerst schwierig, wenn eine unfallunabhängige Perikarditis vorher bestanden hatte und als klinisch geheilt galt. Sie kann letztlich nur durch den histologischen Befund des Perikards getroffen werden, wenn er eine typische, unfallunabhängige Erkrankung des Herzbeutels zeigt. Andernfalls wird man die konstriktive Perikarditis als Unfallfolge anerkennen.

Im übrigen kann auf das Kapitel über Schäden der Brustorgane vom chirurgischen Standpunkt aus im Band I, S. 511 ff. dieses Handbuches verwiesen werden.

Entzündliche Erkrankungen des Myokards

Sie treten praktisch immer in Begleitung einer Allgemeinerkrankung auf, können aber durchaus den Hauptanteil einer solchen Allgemeinerkrankung ausmachen. Während des akuten Stadiums besteht selbstverständlich Arbeitsunfähigkeit. Der Grad der Defektheilung wird die Leistungsfähigkeit des Myokards bestimmen. Diese wiederum ist entscheidend für die Beurteilung, ob der Patient wieder voll erwerbsfähig oder berufs- bzw. erwerbsunfähig ist. Gelingt es nicht, den Grundprozeß zu heilen, besteht bei eindeutiger Progression Erwerbsunfähigkeit. Kommt es zu einem sehr langsam progredienten Verlauf, halten wir eine Beschäftigung mit leichter Arbeit, evtl. mit verkürzter Arbeitszeit für vertretbar. Von der Art des erlernten Berufes und der zumutbaren Arbeitszeit hängt dann ab, ob Berufsunfähigkeit vorliegt.

Eine unfallbedingte Entstehung einer Myokarditis ist anzuerkennen, wenn die Allgemeininfektion, die dazu führte, direkt mit dem Unfallereignis in Verbindung steht. Der Grad ihrer Defektheilung und die dadurch bedingte Leistungsminderung sind für das Ausmaß der MdE ausschlaggebend.

Entzündliche Erkrankungen des Endokards

Für die *Rentenversicherung* gilt: Solange der Prozeß aktiv ist, besteht Arbeitsunfähigkeit, ganz gleich ob eine bakterielle oder abakterielle (verruköse) Endokarditis vorliegt. Danach ist die Frage, ob Berufs- oder Erwerbsunfähigkeit besteht, nach dem Grad der gebliebenen Schädigung am Klappenapparat des Herzens und seinen Folgen zu entscheiden.

Unfallbedingt können die Fälle angesehen werden, bei denen am Endokard oder im Blut bei klinisch einwandfreier Endokarditis der gleiche Erreger gefunden wird wie im Verletzungsbereich. Schwieriger und nur in Anbetracht der Besonderheiten des Einzelfalles zu entscheiden ist die Zusammenhangsfrage zwischen Unfall und bakterieller Endokarditis, bei der es nicht gelingt, Erreger nachzuweisen, oder der nachgewiesene Erreger nicht im Verletzungsbereich gefunden wurde. – An dieser Stelle sei also auch für die Begutachtung eindringlich auf die Bedeutung der häufigen Erregersuche bei infizierten Verletzungen hingewiesen. – Die Mehrzahl der bakteriellen Herzinnenhautentzündungen wird nicht im Sinne der Entstehung mit dem Unfall verknüpft angesehen werden können, will man nicht den Boden klarer Zusammenhänge verlassen. Dies gilt besonders für die Fälle, bei denen Streptokokkus viridans als Erreger nachgewiesen werden kann, der über $^2/_3$ aller bakteriellen Endokarditiden hervorruft. Ausnahmen sind vielleicht dann gegeben, wenn durch den Unfall auf längere Zeit erhebliche hämodynamische Mehrbelastungen des Herzens verursacht sind (z. B. arterio-venöse Fisteln, schwere, ausgedehnte Infektionen usw.) (s. a. S. 371 ff.).

Da mir aus eigener Erfahrung und aus der Literatur nicht bekannt ist, daß Unfallereignisse als solche häufiger zu bakteriellen Endokarditiden führen, haben wir keinen Anhaltspunkt, einen Zusammenhang zwischen zeitlich gleichzeitig diagnostizierter abakterieller Endokarditis mit dem Unfall schlechthin anzunehmen. Die Zusammenhangsfrage bleibt also auf Einzelfälle beschränkt.

Herzklappenfehler

Die folgenden Ausführungen beziehen sich nur auf die einzelnen Herzklappenfehler ohne entzündliche Erscheinungen, soweit diese diagnostisch ausgeschlossen werden können. Sind entzündliche Erscheinungen vorhanden, gilt das in den entsprechenden Kapiteln dazu Ausgeführte (S. 222 f.).

1. *Aortenstenose:* Sie läßt sich in drei Schweregrade einteilen, die für die gutachtliche Beurteilung eine gute Grundlage geben. Am besten und sichersten gewinnt man diese Einteilung durch Katheterisierung des linken Herzens mit Feststellung des Druckgradienten zwischen linkem Ventrikel und Aorta. Beträgt der Gradient unter 50 mm Hg, werden in den meisten Fällen keine Beschwerden und keine wesentliche Leistungsminderung erkennbar sein. Beträgt der Gradient zwischen 50 und 100 mm Hg, handelt es sich um eine mittelgradige Aortenstenose, bei über 100 mm Hg Gradient um eine Aortenstenose schweren Grades.

Nicht immer wird es im Rahmen einer Begutachtung möglich und vertretbar sein, eine Katheterisierung des linken Herzens oder eine Ventrikelpunktion vorzunehmen. Dann helfen am besten die Kriterien des Elektrokardiogrammes, wie vergleichende Untersuchungen gezeigt haben (FLEMING und GIBSON, GROSSE-BROCKHOFF, KAISER und LOOGEN, eigne Ergebnisse u. a.). Auch die Messung der Austreibungszeit kann für die Beurteilung des Schweregrades hilfreich sein (HOLLDACK und WOLF u. a.).

Vom klinischen Befund her bekommt man nicht so gute Hinweise, hat sich doch die Lautstärke des Geräusches und die kleine Blutdruckamplitude als nicht so relevant herausgestellt, wie man das früher glaubte. Immerhin ist eine kleine Blutdruckamplitude meist ein Hinweis auf eine schwere Aortenstenose, besonders im jugendlichen Alter. Ebenso spricht das spätere Maximum des systolischen Geräusches eher für eine schwere Aortenstenose.

Sehr gute Hinweise gibt die Anamnese. Treten Stenokardien, Synkope, Schwindel und Dyspnoe als alleinige oder kombinierte Beschwerden auf, ist die Aortenstenose als schwer zu beurteilen, wenn sie allein diese Beschwerden verursacht.

Für die Begutachtung sollten etwa folgende Maßstäbe gelten, wobei der Einzelfall gelegentlich natürlich andere Voraussetzungen schafft.

Die leichtgradige Aortenstenose bedingt in der *Rentenversicherung* und den Versicherungen, die etwa gleiche Betrachtungsweise fordern, Berufsunfähigkeit für Berufe mit schwerer körperlicher Belastung, da wir eine Progredienz unterstellen müssen. Umschulung sollte rechtzeitig erfolgen. Mittelschwere Aortenstenosen sollten nur in Berufen mit körperlich leichter Arbeit eingesetzt werden. Da bei diesen Patienten häufiger plötzliche Bewußtlosigkeit auftreten kann, sollte Berufsunfähigkeit für alle Berufe anerkannt werden, bei denen dadurch Gefahren für das eigene und das Leben anderer entstehen (z. B. Gerüstarbeiter).

Schwere Aortenstenosen machen den Patienten erwerbsunfähig und mindern die Erwerbsfähigkeit 100 %ig. Die Möglichkeit einer Operation soll erwähnt werden.

2. *Aorteninsuffizienz:* Pathognomonisches Kriterium ist ein diastolisches Geräusch verschiedener Intensität, das direkt im Anschluß an den 2. Herzton auftritt und über der Basis und am linken Sternalrand – häufiger am besten im 3. ICR links parasternal – zu hören ist. Je nach Schweregrad sind die peripheren Kriterien (Pulsus celer et altus, Arterientöne und -geräusche, große Blutdruckamplitude usw.) diskret oder sehr stark ausgeprägt. Die röntgenologischen und elektrokardiographischen Zeichen werden erst erkennbar, wenn die Belastung des linken Ventrikels so erheblich ist, daß es zu einem Umbau der Kammer kommt, der mit diesen Untersuchungsmethoden erfaßbar ist und die hämodynamische Bedeutsamkeit der Aorteninsuffizienz anzeigt. Auf die relative Aortenklappeninsuffizienz, als Folge von Veränderungen am Aortenrohr und nicht an der Klappe selbst, soll hingewiesen werden (Hypertonie, aneurysmatische Erweiterung der Aortae etc.). Im übrigen sei auf die eingangs erwähnte einschlägige Literatur verwiesen.

Ist eine Aorteninsuffizienz mit Sicherheit diagnostiziert, sollte schwere körperliche Arbeit auch den Patienten verboten werden, die sie noch ohne Schwierigkeiten schaffen, was bei der Aorteninsuffizienz gar nicht selten der Fall ist. Mittelschwere und leichte Arbeit hingegen kann je nach Schweregrad, d. h. nach hämodynamischer Bedeutsamkeit der Aorteninsuffizienz verrichtet werden. Ob bei den übrigen Berufs- oder Erwerbsunfähigkeit vorliegen, hängt von der Art der berufsmäßig geleisteten Arbeit und dem Schweregrad der Aorteninsuffizienz ab. Treten Anfälle von Angina pectoris oder die typischen Kriterien der Linksinsuffizienz (Belastungsdyspnoe, nächtliche paroxysmale Dyspnoe, in schweren Fällen Lungenödem) auf, liegt fast immer Erwerbsunfähigkeit vor. Die Frage eines Klappenersatzes sollte erörtert werden.

Die traumatischen Aorteninsuffizienzen (z. B. nach schweren Kompressionen des Brustkorbs, Hufschlag, Sturz aus großer Höhe etc.) sind äußerst selten und für die Zusammenhangsfrage nur deshalb problematisch, weil man nicht sicher weiß, ob sie beschwerdefrei nicht schon vor dem Trauma bestanden haben. Da die traumatisch entstandene Aortenklappeninsuffizienz »ein unvorbereitetes Herz« trifft und deshalb meist rasch zur Herzinsuffizienz und gar nicht selten rasch zum tödlichen Ausgang führt, wird man in den meisten Fällen doch zu einer klaren Entscheidung kommen. Bei traumatischen Veränderungen an der Aorta, denen eine relative Aortenklappeninsuffizienz folgt, steht sie natürlich ebenfalls im Zusammenhang mit dem Unfall. Im übrigen siehe unter Endokarditis Seite 223.

3. *Mitralstenose:* Pathognomonische Kriterien sind Mitralöffnungston und diastolische Geräusche. Letztere können verschieden stark ausgeprägt sein, verschiedenen Klangcharakter haben und zu verschiedener Zeit in der Diastole auftreten (präsystolisch, direkt nach dem Mitralöffnungston oder vom Mitralöffnungston bis zum 1. Ton durchgehend). Einzelheiten müssen in der erwähnten Literatur nachgelesen werden.

Bestehen geringgradige Beschwerden, wie leichtgradige Dyspnoe bei schwerer Belastung oder röntgenologisch bzw. elektrokardiographisch relevante Befunde außer dem physikalischen Befund, sollte Berufsunfähigkeit für Berufe mit schwerer körperlicher Arbeit angenommen und je nach Situation Umschulung in einen adäquaten Beruf eingeleitet werden. Erwerbsunfähigkeit besteht nicht. Kontrolluntersuchungen an Kliniken mit Erfahrung in der Indikationsstellung für Herzoperationen sollten empfohlen werden.

Bestehen eindeutig mit dem Herzfehler in Zusammenhang stehende Beschwerden bei geringer körperlicher Belastung und sind die Voraussetzungen vom Befund her für eine operative Maßnahme gegeben, sollte diese durchgeführt werden und nach ausreichender Rekonvaleszenz Begutachtung erfolgen. Ist eine Operation nicht möglich, besteht Berufsunfähigkeit für alle Berufe die soviel fordern, daß Beschwerden, die mit dem Fehler in Zusammenhang stehen, auftreten. Es kommen also meist nur noch Berufe in Frage, die im Sitzen oder Stehen und ohne Akkordarbeit ausgeübt werden können. Erwerbsunfähigkeit wird nur in Ausnahmefällen vorliegen.

Sind schon in Ruhe Beschwerden vorhanden, liegt Erwerbsunfähigkeit vor. Durch klinische Beobachtung und Behandlung sollte geklärt werden, ob eine Operation möglich ist.

Läßt sich nicht eindeutig klären, ob die geklagten Beschwerden mit dem Herzfehler in Zusammenhang stehen, sollte versucht werden, durch Funktionsprüfungen eine Klärung herbeizuführen (s. S. 218).

Für die *Unfallversicherung* gilt bezüglich des Zusammenhangs das, was im Abschnitt Endokarditis besprochen wurde (s. S. 223).

4. *Mitralinsuffizienz:* Die Diagnose ist selten genügend sicher allein auf Grund eines systolischen Geräusches zu stellen, sondern nur mit zusätzlichen Befunden (Linksverbreiterung des Herzens, Vergrößerung des linken Vorhofes, Linksbelastungszeichen im EKG). Letztere fehlen aber sicher bei den hämodynamisch nicht bedeutsamen Mitralinsuffizienzen ein Leben lang oder lange Zeit. Einzelheiten siehe FRIEDBERG, GROSSE-BROCKHOFF, KAISER und LOOGEN, P. WOOD u. a. Auf operative Behandlungsmöglichkeit hochgradiger Mitralinsuffizienz sei hingewiesen.

Ist die Diagnose gesichert, gelten für die Begutachtung weitgehend die gleichen Gesichtspunkte, wie wir sie eben für die Mitralstenose geschildert haben.

Traumatische Mitralinsuffizienzen sind selten, aber beschrieben (GLENDY und WHITE, PAYNE und HARDY, van ROOLTE). Relative Mitralinsuffizienzen haben nur gutachtliche Bedeutung im Zusammenhang mit dem Grundleiden, das sie bedingt.

5. *Selten isoliert auftretende erworbene Herzfehler:*
a) *Trikuspidalinsuffizienz:* Relevante organisch bedingte Trikuspidalinsuffizienz ist in etwa 10% der erworbenen Herzkrankheiten zu finden; selten besteht sie aber allein. Meistens ist gleichzeitig eine Mitralstenose oder ein Aortenfehler vorhanden. Die Diagnose ist im Anfangsstadium nicht leicht und oft nicht sicher zu stellen. In vielen Fällen ist ein systolisches Geräusch, das bei Inspiration lauter wird, klinisch ein guter Hinweis, bevor die typischen Befunde im venösen Einflußbereich (Jugularvenen, Leber) zu erkennen sind. Weitere diagnostische Hinweise siehe FRIEDBERG, GROSSE-BROCKHOFF, KAISER und LOOGEN, P. WOOD u. a.

Ihre gutachtliche Beurteilung wird also meist im Zusammenhang mit dem Schweregrad gleichzeitig vorhandener Fehler an anderen Herzklappen zu geschehen haben. Erwerbsunfähigkeit besteht bei all den Fällen isolierter Trikuspidalinsuffizienz, bei denen Müdigkeit und Muskelschwäche auch leichtere Arbeit nicht mehr gestatten. Berufsunfähigkeit besteht nach Diagnosestellung praktisch immer für alle Berufe, die mehr als leichte körperliche Arbeit fordern. Traumatische Trikuspidalinsuffizienz ist beschrieben, aber äußerst selten (KLEBERGER, PARMLEY, MANION und MATTINGLY, OSBORN, JONES und JAHNKE jr.).

b) *Trikuspidalstenose:* Sie ist isoliert noch seltener. Im großen und ganzen gilt bei der Begutachtung das eben für die Trikuspidalinsuffizienz Gesagte. Bezüglich der Diagnostik sei auf die eingangs erwähnte Literatur hingewiesen.

c) *Pulmonalstenose:* Äußerst selten ist eine Pulmonalstenose erworben. Sie ist praktisch immer angeboren. Dies zu wissen ist für die Begutachtung wichtig. Im übrigen können wir auf den Abschnitt angeborene Herzfehler verweisen (s. S. 220).

d) *Pulmonalinsuffizienz:* Sie ist als isolierter, erworbener organischer Fehler ebenfalls äußerst selten. Die Symptomatik (nachzulesen bei FRIEDBERG, GROSSE-BROCKHOFF, KAISER und LOOGEN, P. WOOD u. a.) hängt vom Regurgitationsvolumen ab und von der dadurch entstehenden Belastung des rechten Ventrikels. Der Grad der Rechtsbelastung und ihre Folgen, die Insuffizienz des rechten Herzens, bestimmen dann, ob Berufsunfähigkeit oder Erwerbsunfähigkeit vorliegt (siehe Abschnitt Herzinsuffizienz S. 219).

Häufiger als im allgemeinen angenommen, bestehen relative Pulmonalinsuffizienzen. Sie weisen meist auf erhebliche pulmonale Hypertonie bei Mitralstenose, Shuntvitien oder auch anderer Genese (primärer oder sekundärer Natur) hin. In diesem Zusammenhang können sie als Hinweis und auch für den Schweregrad der zugrunde liegenden Erkrankung für die Begutachtung bedeutsam werden. Als Traumafolge ist sie denkbar. Ein entsprechender Bericht ist mir nicht bekannt.

6. *Kombinierte Herzklappenfehler:* Sie können in jeder Kombination auftreten. Am häufigsten sind der Reihe nach: Kombinierte Mitralfehler, kombinierte Mitral-Aortenfehler, kombinierte Aortenfehler und kombinierte Mitral-Trikuspidal-, bzw. Mitral-Aorten-Trikuspidalfehler.

Für die Begutachtung wird man sich nach dem Fehler richten, der vorherrscht, und sich in seiner Beurteilung weitgehend so verhalten können, wie dies für ihn im entsprechenden Abschnitt beschrieben wurde, wobei vielleicht als grobe Regel gelten kann und für die Begutachtung zusätzlich berücksichtigt werden sollte, daß die kombinierten Fehler einen etwas schwereren Verlauf nehmen.

Ischämische Herzerkrankungen

Sie sind praktisch immer durch Erkrankungen der Koronarien hervorgerufen, äußerst selten infolge Anämie oder Behinderung der koronaren Zirkulation durch Amyloid, leukämische Infiltrate, Neoplasmen und andere infiltrierende Prozesse. Aber nicht jede Koronarerkrankung führt zu einer ischämischen Herzkrankheit. Am häufigsten ist sie durch stenosierende Koronarsklerose bedingt. Auch entzündliche Erkrankungen verschiedener Genese befallen die Koronarien und können zu einer ischämischen Herzerkrankung führen. Die wesentlichen klinischen Manifestationen, denen eine Ischämie mit und ohne Nekrose von Herzmuskelgewebe zugrunde liegt, unterteilen wir am besten in:

1. *Angina pectoris:* Es handelt sich um plötzlich auftretende »bohrende« und »schneidende« Schmerzen, meist hinter dem Sternum. Sie sind häufig mit einem Einschnürungs- und Vernichtungsgefühl gepaart und können in die linke Schulter und den linken Arm bis zu den Fingern ausstrahlen, gelegentlich aber ebenso nach rechts. Meist treten sie bei Belastung auf und verschwinden bei Ruhe. Emotionen, üppige Mahlzeiten, Kälte und Hypoglykämie können sie auch in Ruhe auslösen oder bei Belastung verstärken. Nitrolingual beseitigt sie in den ersten 2 Minuten praktisch immer. Angina pectoris bedingt als solche keine physikalisch und röntgenologisch erkennbaren Befunde. Das Fehlen elektrokardiographischer Veränderungen schließt eine Angina pectoris nicht unbedingt aus. Meist werden wir aber die unter 3. beschriebenen finden.

2. *Herzinfarkt:* Er offenbart sich durch stärkere und länger anhaltende Schmerzen der eben beschriebenen Art, häufiger jedoch nicht so umschrieben lokalisiert. Bei schwereren Infarkten bestehen meist Fieber, typische elektrokardiographische Veränderungen und Laborbefunde (Erhöhung von Kreatinphosphokinase (CPK), Glutamat-Oxalazetat-Transaminase (GOT), Laktatdehydrogenase (LDH), Leukozytose, Senkungsbeschleunigung u. a.). Der »elektrokardiographisch stumme« Herzinfarkt ohne jegliche Laborhinweise ist letztlich nur durch den Pathologen sicher zu diagnostizieren. Nur eine klinische Symptomatik, welche die der Angina pectoris an Schwere erheblich überschreitet (Schocksymptomatik, langanhaltender typischer retrosternaler Schmerz u. a.), mag zur Annahme berechtigen. Für die Begutachtung sollte man mit dieser Annahme sehr zurückhaltend sein. Mit dem elektrokardiographisch stummen »Herzinfarkt« darf der Herzinfarkt nicht verwechselt werden, bei dem eindeutige Befunde, aber keine typischen Beschwerden aufgetreten sind. Er ist von den Beschwerden her stumm geblieben, aber es liegt ein gesicherter, allerdings schmerzloser, atypischer Infarkt vor, der entsprechend beurteilt werden muß.

3. *Nicht mit Angina pectoris und Infarktzeichen einhergehende, belastungsreaktive Durchblutungsstörungen am Herzen:* Gemeint sind hier die Durchblutungsstörungen, die letztlich nur durch Veränderungen im Belastungs-EKG erkannt werden können. Diese Veränderungen betreffen ganz vorwiegend die ST-Strecke und werden auch als ischämische Form der ST-Senkung bezeichnet. Es handelt sich um die horizontale, muldenförmige oder deszendierende Form der ST-Senkung nach Belastung. Dabei muß darauf geachtet werden, daß die Patienten nicht unter Digitalisbehandlung stehen. Den alleinigen T-Abflachungen nach Belastung wird heute für diese Fragestellung kein diagnostischer Wert mehr beigemessen. Weitere Einzelheiten – auch bezüglich Art und Durchführung der Belastung und der richtigen Wahl der EKG-Ableitungen – siehe REINDELL und Mitarbeiter (1966) u. a.

Für die Begutachtung sollte als Leitseil gelten, daß bei mehrfachen Anfällen von Angina pectoris nur noch eine Arbeit zugemutet werden kann, deren Bewältigung keine einen Anfall auslösende Belastung darstellt. Jedoch ist körperliche Betätigung, wenn sie ohne Anfälle toleriert wird, insgesamt gesehen eher günstig. Da diese Patienten letztlich doch infarktgefährdet sind, sollten sie keinen Arbeitsplatz mit erhöhtem Unfallrisiko erhalten. Sie sollten nicht der Kälte ausgesetzt sein, regelmäßig ihre Mahlzeiten einnehmen können, emotionell wenig strapaziert werden und möglichst eine verlängerte Mittagspause haben. Letzteres hat auch für die Patienten mit typischer Ischämiereaktion im Belastungs-EKG Gültigkeit. Schwere körperliche Arbeit sollte nicht mehr ausgeführt werden.

Der Patient mit Herzinfarkt ist während der akuten Phase je nach Schweregrad und Rückbildungstendenz über bestimmte Zeit (Monate) arbeitsunfähig. Bleibt nicht eine dauernde, auch medikamentös nicht zu beseitigende Herzinsuffizienz oder die Arbeitsleistung erheblich beeinträchtigende Störung im Bereich des Reizleitungssystems zurück, wird der Patient mehrstündige oder die ganze Arbeitszeit bis zu mittelschwerer Arbeit, je nach verbliebener Leistungsfähigkeit des Herzens wieder leisten können. Gegebenenfalls ist Umschulung anzustreben, wenn sie Erfolg verspricht. Es soll aber hier darauf hingewiesen werden, daß mehr als die Hälfte aller Infarktpatienten ihren Beruf wieder ausüben können. Wir müssen also aufpassen, daß wir nicht »iatrogen« durch allzu ängstliches Verhalten einer Inaktivität den Weg bahnen, die dem Patienten schadet. Liegt ein Infarktrezidiv vor, ist die Prognose dadurch meist verschlechtert. Man wird unter diesen Umständen dem Patienten kaum mehr als leichte Arbeit zumuten, evtl. sogar mit verkürzter Arbeitszeit. Berufsunfähigkeit wird deshalb häufiger anzunehmen sein als nach dem Erstinfarkt. Aber auch in diesen Fällen kann das eben Gesagte nur als Anhaltspunkt gegeben werden. Sicher gibt es eine Anzahl von Patienten mit Infarktrezidiven, denen man die volle Beschäftigung je nach Berufsart zumuten kann, ja geradezu hilft, wenn sie an einem Arbeitsplatz mit wenig Aufregung und körperlicher Belastung wieder eine befriedigende Aufgabe voll erfüllen können. Wir kennen sicher alle eine Anzahl Patienten mit Infarktrezidiven, die darum geradezu bitten und bis zur Pension oder Altersrente berufstätig bleiben konnten. Bleibt der Symptomenkomplex der Angina pectoris nach abgelaufenem Infarkt, wird man ähnlich verfahren wie unter Angina pectoris beschrieben, aber vielleicht doch dem Patienten insgesamt weniger zumuten wollen und dürfen. Patienten mit Herzaneurysmen nach Infarkt sind als erwerbsunfähig zu beurteilen. Beim Auftreten von Herzinsuffizienz gelten die Gesichtspunkte, die im Kapitel Herzinsuffizienz dargelegt wurden (s. S. 219).

Ischämische Herzschädigung durch stumpfe Gewalt, penetrierende Herzverletzungen usw. (s. Bd. I, S. 519 u. Bd. II, S. 522 f.).

Hier soll etwas näher auf die Zusammenhangsfrage eingegangen werden, die sich ergibt, wenn ischämische Herzerkrankungen Monate oder Jahre nach dem Unfall diagnostiziert werden und mit dem Unfall oder seinen direkten Folgeerscheinungen in Verbindung gebracht werden. Besonders sind es unfallbedingte längere Infektionen – vorwiegend die Osteomyelitis – oder Amputation, aber auch Thoraxverletzungen, die nicht direkt das Herz getroffen haben, die dann als Ursache oder als verschlimmerndes Ereignis für Herzinfarkt oder Angina pectoris oder eine »Koronarinsuffizienz« angeschuldigt werden.

1. *Infektionen:* Unsere eigenen Erfahrungen decken sich mit denen der meisten Gutachter, die einen Zusammenhang ablehnen. Wir verweisen auf ein Gutachten von STAEMMLER, dessen Standpunkt wir teilen. Er lehnt zwar die theoretische Möglichkeit eines Zusammenhangs unter Bezugnahme auf SIEGMUND nicht vollkommen ab, hält aber für unsere Fragestellung die Aussage der Statistiken der praktischen Medizin für so eindeutig gegen einen Zusammenhang sprechend, daß für die gutachtliche Stellungnahme dieser Tatsache Rechnung zu tragen ist.

2. *Amputationen:* Handelt es sich um Amputationen im Bereich der unteren Gliedmaßen, so ist heute die allgemeine Auffassung klar gegen einen Einfluß im Sinne der Verschlimmerung (DELIUS, MEYERINGH, STEFANI, CIMBAL u. a.) auf die oben angeführten Herzleiden. Diesen Standpunkt teilen wir nach unseren Erfahrungen vollkommen. Den Autoren, die über ein Zwischenhirnsyndrom noch an einen Zusammenhang glauben, wenn stärkere Stumpfschmerzen angeblich den Thalamus irritieren und schädigen, ist nicht nur widersprochen worden, sondern auch die für ein Gutachten notwendige Beweiskraft ihrer Auffassung entzogen (DELIUS). Dabei stützen sich die widersprechenden Autoren auf Angaben von WEDLER. Bei Amputationen im Bereich der oberen Extremitäten liegen die Dinge insofern etwas anders, als über einen »pathischen Impulsbogen« (HAUSS) Schmerzen am Oberarmstumpf sich direkt über das untere Halsmark auf dem Weg der Herznerven dem Herzen mitteilen und es in seiner Funktion beeinflussen können. Dadurch soll es auch zu ischämischen Herzerkrankungen kommen können, wenn schon Vorschädigungen vorhanden sind. Bei jüngeren Individuen wird man diese Auffassung berücksichtigen und diskutieren können. Bei älteren Individuen ist aber große Zurückhaltung am Platze, da die Koronarsklerose dann an sich schon meist so ausgeprägt ist, daß sie ohne weiteren Anstoß häufiger zur ischämischen Herzerkrankung führt.

Es ist außerdem zu berücksichtigen, ob bei den Patienten infarktfördernde Befunde und Lebensgewohnheiten (Adipositas, Hypertonie, Nikotinabusus etc.) vorhanden sind, die bei Erörterung des Zusammenhangs beachtet werden müssen. Weitergehende Einzelheiten können bei SCHETTLER, SCHIMERT, SCHIMMLER, SCHWALB, und EBERL, HAUSS u. a. nachgelesen werden.

Kardiopathien unklarer Genese

Auch für sie gilt letztlich für die Begutachtung der Grad der Leistungsminderung des Herzens als Maßstab für die Berufs- bzw. Erwerbsunfähigkeit.

Herz- und Kreislaufschäden nach stumpfer Gewalteinwirkung
(siehe auch Bd. I, S. 511, 519)

Übersichten besitzen wir von GROSSE-BROCKHOFF und KAISER, BEELER, TAYLOR, WARBURG u. a. Auf sie kann für Einzelheiten verwiesen werden. Auch auf die grundlegenden tierexperimentellen Untersuchungen von SCHLOMKA, KÜLBS, KÜLBS und STRAUSS u. a. soll hingewiesen werden. Hier kann nur das für die Begutachtung direkt Wichtige berücksichtigt werden.

Wir sind mit KARTAGENER, HADORN, HEDINGER u. a. der Meinung, daß die Unterscheidung in Commotio und Contusio praktisch nicht möglich ist, weshalb man besser darauf verzichten und von »traumatischer Herzschädigung infolge stumpfer Gewalt« sprechen sollte. Wir haben uns dann gutachtlich nur über den Grad und über die Reversibilität oder Irreversibilität der Schädigung zu äußern.

Eine traumatische Herzschädigung liegt mit Wahrscheinlichkeit dann vor, wenn nach einem Trauma, das den Thorax – besonders umschrieben die Herzregion – mit kleiner Fläche und großer Rasanz trifft, sofort oder kurze Zeit danach Pulsunregelmäßigkeiten, kürzere oder längere Ohnmacht mit Blässe und eventuell akute Herzdilatation gemeinsam oder allein auftreten. Den Pulsunregelmäßigkeiten kommt dabei eine besondere Bedeutung zu.

Es ist vorteilhaft, zwischen einem akuten und chronischen Zustandsbild zu unterscheiden. Der kardiale Schock mit Abfall des arteriellen Druckes und Tachykardie, eventuell Herzdilatation, Erhöhung des venösen Druckes, Lungenödem, gelegentlich engumschriebenes Reiben über dem Herzen mit Angina pectoris und Pulsunregelmäßigkeiten kennzeichnen das akute Zustandsbild. Ein Herzinfarkt rein traumatisch bedingt ist aber offensichtlich eine sehr seltene Komplikation. TILLMANN konnte in keinem Fall der Nachuntersuchungen der Schweizer Unfallversicherungsanstalt einen Myokardinfarkt als direkte alleinige Traumafolge nachweisen. Weitere Komplikationen, wie Herzwandaneurysma, Hämoperikard, traumatische Perikarditis, Verletzung am Herzklappenapparat (s. Herzklappenfehler S. 224) und den Scheidewänden sind zwar relativ selten, aber möglich. Das akute Zustandsbild kann abklingen, ohne irgendwelche Schädigungsfolgen zu hinterlassen. Kommt es aber zu narbigen Veränderungen am Myokard mit faßbaren klinischen Symptomen, sprechen wir vom chronischen Zustandsbild. Die Verletzungsfolgen können sich am Reizleitungssystem, an der Arbeitsmuskulatur, am Endokard und an den Herzgefäßen etablieren. Häufig sind mehrere der soeben genannten Verletzungsfolgen vorhanden, wie wir besonders durch pathologisch-anatomische Untersuchungen wissen, wenn auch bei der klinischen Symptomatik meist ein Symptom im Vordergrund steht. Wie schon gesagt, sind Pulsunregelmäßigkeiten ein sehr wichtiges Symptom. Daraus leitet sich die Notwendigkeit ab, so früh wie nur möglich und vertretbar eine elektrokardiographische Untersuchung vorzunehmen. Dies sollte überhaupt bei jedem Trauma im Bereich des Brustkorbs zur Regel werden, wenn es die Umstände gestatten, da so klinisch nicht erkennbare Veränderungen zutage treten können, die auf eine traumatische Herzschädigung hinweisen. Am häufigsten werden hierbei vermehrt heterogene Extrasystolen (nicht gelegentlich einfallende Extrasystolen), Überleitungsstörungen und Veränderungen der Kammerkomplexe gefunden; aber auch Erregungsrückbildungsstörungen können vorhanden sein. Es ist wichtig, die elektrokardiographischen Untersuchungen in relativ kurzen Abständen zu kontrollieren. So wird auch die Pulsbeschleunigung besser zu charakterisieren sein. Tachykardie infolge heterotoper Reizentstehung, wenn sie auch regelmäßig erfolgt, spricht mehr für eine traumatische Schädigung des Reizleitungssystems als für extrakardiale Entstehung. Es braucht nicht besonders erwähnt zu werden, daß selbstverständlich jeder elektrokardiographische Befund auch hier nur im Rahmen der klinischen Gesamtuntersuchung sinnvoll gedeutet werden kann. Das schmälert seine wesentliche Bedeutung in unserem Fall nicht, stellt sie eher heraus.

Die traumatische Herzschädigung infolge stumpfer Gewalt kann zur Ausheilung kommen, es kann aber auch sofort oder kurz nach dem Trauma der Tod eintreten. Zwischen diesen Extremen kann als Folge der Schädigung die Lebenserwartung in verschiedenem Ausmaß vermindert werden. Haben die Verletzten das Trauma am Herzen einige Tage überstanden, ist nach den allgemeinen Erfahrungen die Prognose meist günstig. Erhebliche Narben und Schwielen oder gar Rupturen (RIXFORD) setzen naturgemäß die Lebenserwartung stark herab. Durch RANDERATH wissen wir, daß vorherige körperliche Belastungen häufig stärkere Schädigungen des Myokards nach Traumatisierung des

Herzens entstehen lassen. Die vorausgegangene körperliche Belastung ist also anamnestisch genau aufzuklären und zu berücksichtigen.

Von vornherein ist für die Begutachtung zu beachten, daß die Herzschädigung durch stumpfe Gewalteinwirkung insgesamt gesehen nicht sehr häufig ist und sehr viele Anträge auf Anerkennung eines Zusammenhangs mit einem Unfall unberechtigt gestellt werden. Es muß also darauf geachtet werden, daß einige unabdingbare Voraussetzungen erfüllt sind, ehe ein Zusammenhang angenommen werden kann.

In Anlehnung an STAEMMLER wäre zu fordern:

1. Das nachgewiesene Trauma soll möglichst unmittelbar die Herzgegend getroffen haben. Dabei braucht das Trauma keineswegs immer schwerer Natur zu sein. Wichtiger ist nach SCHLOMKA die umschriebene Einwirkung und Rasanz des Ereignisses.

2. Die kardialen Symptome treten unmittelbar nach dem Trauma oder nach einigen Tagen auf. Sie können unmittelbar oder nach kurzer Zeit zum Tode führen. Treten sie erst später in das Gesichtsfeld des Arztes oder kommt es zu Spättodesfällen – nach Monaten oder Jahren –, sind Brückensymptome unerläßlich.

3. Sind diese Voraussetzungen erfüllt, so ist für die gutachtliche Anerkennung eines Zusammenhangs mit dem Trauma nicht erforderlich, daß das Herz vor dem Trauma unbedingt gesund war, was meist sowieso schwierig festzustellen ist. Vorschädigungen, besonders die Koronarsklerose, begünstigen die traumatische Schädigung, die dann jeweils nach den vorliegenden Befunden und Umständen als einmalige oder dauernde Verschlimmerung anzuerkennen ist. Sind Vorbefunde erhältlich, müssen sie natürlich sorgfältig berücksichtigt werden und geben sicher immer wieder einmal Anlaß, keine Verschlimmerung anzuerkennen, da sie so erheblich waren, daß eine unfallabhängige Verschlechterung nicht faßbar eingetreten ist.

Äußerst wichtig sind häufige Nachuntersuchungen für die Klärung der Frage, von welcher Bedeutung das Unfallereignis bei vorgeschädigtem Herzen war. Befundänderungen, besonders im Sinne einer raschen Besserung oder Verschlechterung, können sehr viel klärend beitragen. Auch hier ist auf die besondere Bedeutung der elektrokardiographischen Befunde hinzuweisen. Diese häufigen Nachuntersuchungen sind aber überhaupt deshalb nötig, weil über die mögliche Dauer posttraumatischer Schadenszustände anfänglich kaum eine verbindliche Aussage möglich ist. Jede Nachuntersuchung muß immer wieder von neuem unter dem Gesichtspunkt unternommen werden, daß jede vorhergehende Untersuchung unter Umständen bestehende, aber latente Schäden nicht aufgedeckt hat (PLÜGGE, WEICKER und PAESLACK).

Der Grad der MdE ist durch das Ausmaß der Schädigung bedingt. Die dauernde MdE kann erst nach mehreren Nachuntersuchungen festgestellt werden, wenn sich keine wesentlichen Befundänderungen mehr ergeben, die mit dem Unfallereignis gerechtfertigt in Zusammenhang gebracht werden können.

Penetrierende Verletzungen am Herzen: Sie sind in Bd. I, S. 519 ff. abgehandelt.

Herz- und Kreislaufschädigungen durch Elektrizität und Blitzschlag

Herz- und Gefäßschäden stehen bei elektrischen Unfällen an vorderster Stelle. Es ist bekannt, daß die Einwirkung von Wechselstrom mit einer Periodenzahl um 50 Perioden gefährlicher ist als Gleichstrom bei derselben Stromstärke und Spannung. Für Drehstrom gilt dasselbe, was für Wechselstrom gilt. Stromstärken zwischen 25 mA und 5–8 A sind bei einer Spannung von etwa 110–380 V schädigend für den menschlichen Organismus, wenn der Kontaktschluß den Stromweg über das Herz ermöglicht und die Fließdauer mehr als 0,3 sec. beträgt (KOEPPEN). Deshalb sind der linke Arm oder die linke Hand mit Stromfluß nach dem rechten oder dem linken Bein besonders gefährliche Kontaktstellen. Es braucht dabei nicht immer zum Kontakt mit dem Körper zu kommen, denn im Abstand von 5 bis 30 mm kann der Strom auch vom Leiter auf den Körper überspringen.

Bei Verletzungen infolge Einwirkung eines Stromes von 25 bis 80 mA und den oben angegebenen Spannungen treten meist Schädigungen auf, die vorübergehender Natur sind (kurzdauernder Herzstillstand, pektanginöse Beschwerden, Blutdrucksteigerung, soweit sie unseren Sektor betreffen, u. a.). In der Regel bleiben keine Dauerschäden zurück, so daß nur selten nach Abschluß der ärztlichen Behandlung eine bleibende MdE besteht (KOEPPEN), wenn das Herz nicht vorgeschädigt war. Bei vorgeschädigten Herzen können wir hingegen eine dauernde Verschlechterung von Herzleistung und Kreislauffunktionen finden, die wir als richtunggebende Verschlimmerung anerkennen müssen.

Die Stromstärken zwischen 80–100 mA und 5–8 A gefährden bei einer Fließzeit von länger als 0,3 sec. und Spannungen von etwa 110–380 V das menschliche Leben. Es kann zu schweren Schädigungen des Reizleitungssystems kommen, die häufig zum Tode führen (z. B. durch Kammerflimmern). Autoptisch sind endo- und epikardiale Blutungen und Myokardnekrosen zu erkennen (KOEPPEN, PIETRUSKY, WEGELIN). Bei den Überlebenden sind Extrasystolen, lang anhaltendes Vorhofflimmern, intraventrikuläre Reizleitungsstörungen beschrieben (KOEPPEN, WEISSEL u. a.). Angina pectoris, die zum ersten Mal nach dem Unfall auftrat, wurde als »Angina pectoris electrica« bezeichnet. Bei vorgeschädigten Herzen kann danach manifeste Herzinsuffizienz auftreten.

Bei Stromstärken unter 25 mA kommt es meist nur zu kurzfristigen Reaktionen (Tachykardie, Engegefühl in der Herzgegend). Sie klingen, ohne Schäden zu hinterlassen, meist kurzfristig wieder ab. Bei Stromstärken über 5–8 A und Spannungen über 2000 V kommt es meist nicht zu wesentlichen bleibenden Herzschädigungen oder so bedingtem Tod. Es entstehen sehr schnell Verbrennungsschorfe an den Kontaktstellen, die den Organwiderstand so erhöhen, daß der Stromdurchfluß durch den Körper über das Herz meist unter der Schadensschwelle bleibt (JELLINEK, KAUFMANN, KOEPPEN).

In neueren Untersuchungen über Starkstromschäden am Herzen des Hundes berichten GUCK, KAYSER, RAULE und ZINK, daß auch bei Stromstärken über 10 A Kammerflimmern im direkten Kontakt mit dem Körper eintreten kann. Die Stromdauer mußte aber mehr als das 6fache des RR-Abstandes betragen. Bei Schwachströmen hingegen genügte das 1,4fache des RR-Abstandes. Wesentliche Unterschiede bei Wechsel- oder Gleichstrom konnten die Autoren nicht bemerken. Vorgeschädigte Herzen waren auch hier erheblich gefährdeter.

Für die Begutachtung ist wichtig, daß ein erfahrener Fachmann die technische Klärung des Unfallherganges durchführt. Neben der Kenntnis von Stromstärke, Spannung und Einwirkungsdauer des Stromes spielen Kontaktstellen, Erdschluß, Kleidung des Verletzten, Feuchtigkeitsgehalt des Raumes und Bodenbeschaffenheit eine wesentliche Rolle. Menschen mit Schweißneigung an Händen und Füßen werden oft schon durch »theoretisch ungefährliche« Strombereiche gefährdet (KOELSCH). Dasselbe gilt auch für Menschen mit vorgeschädigtem Herzen, was aus dem oben Gesagten verständlich ist.

Es muß also auch bei elektrischen Unfällen in den Strombereichen zwischen 25 und 80 mA eine sorgfältig abschließende Untersuchung auf jeden Fall, gegebenenfalls auch Nachuntersuchung, vorgenommen werden. Es ist dabei besonders auf Reizleitungs- und Reizbildungsstörungen zu achten. Aber auch koronare Durchblutungsstörungen und Blutdrucksteigerungen können als Folgen eines elektrischen Unfalls auftreten. Herzklappenläsionen als Folge sind uns nicht bekannt.

Schädigungen durch Hochfrequenzströme sind nicht bekannt und nach allen experimentellen Erfahrungen auch unwahrscheinlich.

Blitzschlag: Führt der Stromweg dabei über das Herz, kann unter Umständen ein Herztod durch Kammerflimmern auftreten. Schädigungsfolgen bei nicht tödlichen Blitzunfällen sind im wesentlichen wie die nach elektrischen Unfällen zu bewerten (KOELSCH). Hier muß allerdings eine neuere Arbeit von JRÁNYI, OROVECZ, SOMOGYI und JRÁNYI erwähnt werden, die 106 Überlebende von 156 Blitzunfällen 1–2 Jahre nach dem Ereignis untersucht haben. Sie konnten keinen Anhalt für Schädigungen am Myokard finden.

Herz- und Kreislaufschädigungen durch chemische Noxen

Der Autor folgt der Tradition dieses Buches, chemische Noxen in diesem Zusammenhang abzuhandeln, obwohl er der Ansicht ist, daß den Schädigungen am Herzen durch chemische Noxen gegenüber den Schädigungen an anderen Organen höchstens eine gleichgeordnete Bedeutung zukommt. Er sähe es deshalb lieber, wenn chemische Noxen in ihrer Bedeutung für die Begutachtung in einem gesonderten Kapitel abgehandelt würden, wodurch die Schädigung des gesamten Organismus und die Anfälligkeit bestimmter Organsysteme gegenüber bestimmten Chemikalien besser herausgestellt werden könnten.

Da ihm seit Erscheinen der letzten Ausgabe keine wesentlich neuen Gesichtspunkte bekannt geworden sind, sind bis auf kleine Abweichungen im Abschnitt Blei und Arsen die Ausführungen, die PLÜGGE, WEICKER und PAESLACK gegeben haben, wörtlich übernommen worden:

Wir finden Herz- und Gefäßschädigungen durch herabgesetzte Sauerstoffversorgung 1. infolge Blockierung des Hämoglobins durch CO (Leuchtgas, reines Kohlenoxyd), 2. durch Methämoglobin (z. B. Benzol, Trinitrotoluol, Anilin, Chlornitrobenzol u. a.), 3. durch Hämolyse (z. B. Blei, Arsen, Kupfer, Methan) und 4. pulmonal bedingt infolge Einschränkung der maximalen Ventilation und der Diffusion nach Einwirkung lungenwirksamer Gifte (z. B. Kampfstoffe, Chlor).

Als nächste Gruppe sind die Protoplasma- und Fermentgifte zu nennen, die eine Zellschädigung oder eine Inaktivierung des Warburg'schen Atmungsfermentes bewirken und verständlicherweise den kontinuierlich arbeitenden Herzmuskel besonders empfindlich treffen (Zyanwasserstoff, Schwefelwasserstoff).

Bei der Betrachtung der chemischen Substanzen, die vorwiegend Schäden am Gefäßsystem verursachen, finden wir einerseits solche, die besonders auf das Endothel wirken (z. B. Antimon, Arsen, Ergotoxin und Trichloräthylen), andererseits solche, die vor allem eine Intima- oder Mediaveränderung herbeiführen (z. B. Aldehyd, CO, Blei). Des weiteren sind hier die Stoffe zu nennen, die vorübergehende oder länger anhaltende Gefäßspasmen verursachen (z. B. Blei, Ergotoxin) (s. a. Bd. I, S. 303 ff.).

Kohlenoxyd: Bei gesonderten Darstellungen der einzelnen Intoxikationen ist es ratsam, die CO-Schädigung als wohl häufigste Ursache der chemisch ausgelösten Herz- und Kreislaufschäden an oberste Stelle zu setzen. Gehören hierher doch die zahlreichen Arbeitsunfälle in Hochofen- und Garagenbetrieben sowie die Leuchtgasintoxikationen durch defekte technische Anlagen oder auch aus suizidaler Absicht. Bei der großen Affinität des Hämoglobins zum CO kommt es schon bei einer Konzentration von nur 0,02 bis 0,03 Vol. % und einem CT-Faktor von 900 (normal bis 300) zu einer klinisch nachweisbaren Vergiftung (TAEGER, KOELSCH, MOESCHLIN). Da die Bindungsfähigkeit des CO an das Hämoglobin 250- bis 300fach größer ist als die des O_2, können selbst früh einsetzende therapeutische Maßnahmen spätere schwere Herz- und Gefäßveränderungen oft nicht verhindern. Nach der heute allgemein vertretenen Ansicht kommt es dabei in erster Linie zu einer Schädigung des Herzmuskels durch die CO-bedingte Anoxämie (TAEGER). Die Annahme, es handele sich beim CO um ein »Protoplasmagift«, erscheint nach neueren Darstellungen wenig gestützt (MOESCHLIN, LACHMANN). Schon im akuten Vergiftungsstadium kann es zu ausgesprochen schweren Herzmuskelveränderungen infolge ubiquitärer Nekrosen, subepikardialer Blutungen und Koronargefäßschädigungen kommen. Bevorzugt wird die Papillarmuskulatur und hier besonders der Bereich der Mitralis. Neben den disseminierten Nekrosen kommt es bei länger bestehender Anoxämie zu fettiger und hyaliner Degeneration des Herzmuskels (MOESCHLIN, TAEGER, HERZOG, GRAWITZ, POLCHER, SZARVAS, SCHWEITZER, BOSCH, PARADE, FRANKE). Die vielgestaltigen Veränderungen des Myokards erklären die abwechslungsreiche klinische Symptomatik, die wechselnden Beschwerden und die wechselnden elektrokardiographischen Veränderungen. Neben dem Bild der Herzmuskelinsuffizienz werden Adams-Stokes'sche Anfälle beobachtet. Infolge subepikardialer Blutungen treten Reizperikarditiden auf. Systolische Herzgeräusche und röntgenologisch nachweisbare Herzdilatationen werden beschrieben. Elektrokardiographisch sind Extrasystolen, Vorhof-Kammerblockierungen, Wenkebach'sche Perioden, Ast- oder Schenkelblöcke (KROETZ, GILBERT) und sehr häufig ST-Senkungen oder diphasische T-Wellen als Ausdruck einer Herzmuskelschädigung und koronarer Störungen nachweisbar (HOLZMANN, MOESCHLIN). TAEGER beschreibt klinisch und elektrokardiographisch faßbare Infarzierungen (ebenso RASTELLI, CORTESE, LOEPER). Vereinzelt wird über Aneurysmabildung berichtet (FÜHNER). Das Auftreten von intravasaler Blutgerinnung bei der hier bekannten Blutstromverlangsamung hat unter Umständen Thrombenbildungen und endarterielle Gefäßverschlüsse mit apoplektischen Zustandsbildern zur Folge (MOESCHLIN, TAEGER, LEWIS, WISKOWSKI, LECHLEITNER). Glücklicherweise bedingt die CO-Intoxikation auch eine Herabsetzung der Thrombozytenzahl, so daß die Thrombenbildung oft eingeschränkt wird. Ausgedehnte Intimaveränderungen und Endothelschäden werden beschrieben und sind als Ursache einer Gefäßaneurysmabildung anzusehen (WESTERLUND).

Trotz klinischen Wohlbefindens besteht im Anschluß an eine akute CO-Vergiftung oft eine ausgedehnte Myokardläsion, die mitunter in den ersten 2–5 Tagen elektrokardiographisch noch nicht faßbar ist. Entsprechend diesen Erfahrungen ist es daher erforderlich, auch bei Beschwerdefreiheit längere Zeit strenge Bettruhe einzuhalten (GROETSCHEL, TAEGER u. a.). Bemerkenswert ist die Erfahrung, daß das kindliche Herz und das Sportherz gegenüber CO besonders empfindlich sind; auch das gealterte Herz kann bei bestehender Koronardurchblutungsstörung durch CO zusätzlich geschädigt werden.

Die chronische CO-Intoxikation ist seit langem das Streitobjekt zwischen Toxikologen und Gewerbeärzten (SYMANSKI, BAADER, GERBIS). Die Theoretiker lehnen ihr Vorkommen kompromißlos ab (HEUBNER, HALDANE, ELLINGER). Die Gewerbeärzte fordern dagegen auf Grund ihrer praktischen Erfahrung die Anerkennung einer chronischen CO-Intoxikation, auch wenn in den betreffenden Fällen vorher kein akutes Syndrom zur Beobachtung gelangte (SYMANSKI, BAADER, GERBIS). Nach MOESCHLIN soll die chronische CO-Intoxikation als Ausdruck eines Summationseffektes unterschwellig abgelaufener Vergiftungen gedeutet werden können. Hierbei können häufig Schwindelanfälle, Gedächtnisschwäche, Fingertremor, Schlaflosigkeit und mimische Starre beobachtet werden. Für diese Erklärung spricht die Tatsache, daß CO-vorgeschädigte Organe durch erneute CO-Intoxikation in stärkerem Maße ungünstig beeinflußt werden als gesunde.

Blei: Schädigungen des Herzens findet man bei Einwirkungen von Bleioxyd, Bleichlorid und Bleikarbonat. Besonders häufig treten die Vergiftungserscheinungen bei der Akkumulatorenherstellung sowie in der Farben- und keramischen Industrie auf (BAADER, KOELSCH, EHRHARDT). Die Verwendung von Bleibenzin (»Antiklopfmittel«), das durch einen Zusatz von Bleitetraäthyl zum Treibstoff entsteht, führte während des Krieges bei dem technischen Personal der motorisierten Einheiten und der Luftwaffe zu Bleischädigungen.

Das Blei beeinflußt als allgemeines Zellgift jede Körperzelle. Besonders betroffen sind die glatte Muskulatur und das Gefäßsystem. So erklären sich auch die das klinische Bild so häufig beherrschenden Spasmen, die zu koronaren Syndromen (MOESCHLIN, TAEGER), Bleischrumpfniere (VELICOGNA), zu Koliken, endarteriitischen Veränderungen (EICHHOLTZ, LACHMANN) und schließlich zur Bleigangrän führen können. Im akuten Stadium verursacht das Blei neben Tachykardien Blutdrucksenkungen (BAADER, LESCHKE). Blutdrucksteigerungen dagegen, die man seit langer Zeit kennt und als Folge einer Bleischädigung ansah, werden dann, wenn keine Bleischrumpfniere vorliegt, durch reflektorisches Geschehen bei Bleikoliken erklärt (VELICOGNA). Primär sklerotisierende Gefäßprozesse sollen durch Bleiintoxikation verschlechtert werden können. Bei MOESCHLIN finden wir allerdings auch den Hinweis, daß nach amerikanischen Untersuchungen die Arteriosklerose bei Arbeitern, die mit Blei in Kontakt kommen, nicht häufiger sei als bei anderen Arbeitern. In einzelnen Fällen werden Gefäßaneurysmen beschrieben. HAUBRICH und CARSTEN beobachteten ein durch Blei ausgelöstes Aneurysma der linken Herzwand. RATSCHOW spricht dem Blei eine ursächliche Bedeutung für die Entstehung von peripheren Durchblutungsstörungen ab. Bei entsprechender Disposition könne es vielleicht als zusätzlicher Faktor eine Rolle spielen (s. a. Bd. I, S. 305).

Arsen: Die Wirkung des Arsens als Kapillar- und Zellgift sowie als Methämoglobinbildner führt zu einer Reihe schwerer Herz- und Gefäßveränderungen. Das Vorkommen in Hütten- und Eisenschmelzbetrieben und seine Verwendung in der Farbstoffindustrie und als Schädlingsbekämpfungsmittel führt oft zu Berufsschäden. Bei der akuten Arsenvergiftung steht die Kapillarschädigung und das Versacken des Blutes im peripheren Stromgebiet im Vordergrund und bewirkt durch reduziertes venöses Blutangebot Herzschwäche bei starker Tachykardie (TAEGER). Es kommt zu Extravasaten mit zerebralen und epiduralen Blutungen. Aber auch bei subakuten und chronischen Vergiftungen sind neben durch Herzmuskelverfettung bedingten kardialen Insuffizienzerscheinungen Gefäßschäden mit Akrozyanose, Periarteriitis nodosa (KOETZING) und Gefäßverschlüsse im Sinne der Endangitis obliterans (STAUBE u. a.) zu beobachten

(TAEGER, MOESCHLIN, LACHMANN, LESCHKE, EICHHOLTZ). So beschreibt BUTZENGEIGER bei einer größeren Untersuchungsreihe an Winzern mit Arsenschädigung kardiale Insuffizienzerscheinungen EKG-Befunde und periphere Durchblutungsstörung, z. T. mit Gangrän. RATSCHOW möchte gegenüber entsprechenden Befunden eine gewisse Skepsis bewahrt wissen, da jüngere Patienten im berichteten Krankengut fehlten. Nach Abklingen der allgemeinen Arsenintoxikation verschwanden die klinischen und elektrokardiographischen Zeichen der Herzschädigung zum Teil wieder (KOELSCH). Morphologisch handelt es sich beim Arsenschaden um fettige und hyaline Degeneration (s. a. Bd. I, S. 305).

Die Schädigungen durch Arsenwasserstoff beruhen neben der Arsenwirkung auf der hämolytisch wirkenden Komponente dieser Verbindung. Organische Arsenverbindungen, wie sie z. B. in den Kampfstoffen der Blaukreuzgruppe vorkommen (Clark I und II, Arsin, Adamsit), verursachen Kapillarschädigungen und wirken als Fermentgifte.

Phosphor: Seitdem bei der Herstellung von Zündhölzern kein gelber Phosphor mehr verwendet werden darf, sind Phosphorintoxikationen selten geworden. Schädigungen können heute durch Phosphorverwendung in der chemischen Industrie, bei Brandbombenherstellung und durch die Verwendung phosphorhaltiger Schädlingsbekämpfungsmittel verursacht werden; es kommt zu fettiger Degeneration des Herzmuskels mit entsprechenden klinischen, röntgenologischen und elektrokardiographischen Symptomen (MOESCHLIN). LACHMANN beschreibt endo-, epi- und perikardiale Blutungen, Beeinflussung des Reizleitungssystems und koronare Gefäßschädigung. Die chronische Einwirkung von Phosphorwasserstoff verursacht ebenfalls Herzmuskelläsionen mit Herzdilatation.

Halogene: Herz- und Gefäßerkrankungen durch Halogene (Jod, Brom, Chlor, Fluor) sind mit Ausnahme der Chlorschädigung nicht allzu häufig. Nach Chlorintoxikation sah LESCHKE Herzbeschwerden und Atemlähmung. MOESCHLIN beobachtete nach Kaliumchlorat, das als Methämoglobinbildner wirksam ist, Kollapserscheinungen und Tachykardien. DAVID beschreibt bei akuten Vergiftungen Herzinsuffizienz und Herzinfarzierungen. MOTTO fand im Tierversuch elektrokardiographische Veränderungen, LACHMANN nach Chlorinhalationen Schädigung des Endokards und Bluteindickung mit Thrombosen.

Fluorvergiftungen können Herzmuskel und Kranzgefäße schädigen (LACHMANN).

Brom soll bei Überdosierung Myokardschädigungen auslösen können (LESCHKE).

Jod kann auf dem Umweg über eine Beeinflussung der inneren Sekretion herzschädigend wirken (LESCHKE).

Schwefelwasserstoff: Der Schwefelwasserstoff wird in der chemischen Industrie vielseitig verwandt. Er entsteht bei der Steinkohlenverarbeitung, bei Petroleumdestillation, in Hochofenbetrieben und bei der Sodaherstellung. Er wirkt ähnlich dem Zyanwasserstoff durch Blockierung des Atmungsfermentes (WARBURG, RODENACKER).

Bei der akuten und subakuten Vergiftung wurden Tachykardien, unregelmäßige Herzaktion, akzidentelle systolische Geräusche und Stenokardien beobachtet (TAEGER).

Chronische Intoxikationen sollen durch Summationseffekt wirken. So beschreibt DREVS vier Fälle von Herzschädigung nach Schwefelwasserstoff mit Vagusreizung und Überleitungsstörungen. LACHMANN beobachtete Herzverbreiterung und AV-Überleitungsverzögerung. Prognostisch ist das Vergiftungsbild im ganzen gesehen relativ günstig.

Schwefelkohlenstoff: Der Schwefelkohlenstoff wird in der Kunstfaserverarbeitung und bei der Kaltvulkanisation als Lösungsmittel verwandt und verursacht hier häufig Berufsschäden. Dabei kommt es zunächst zu Arrhythmien. Bei körperlicher Überanstrengung entwickeln sich darüber hinaus stenokardische Symptome. Ätiologisch ist hier vor allem an eine Sulfhämoglobinbildung zu denken, die zur Sauerstoffverarmung des Herzmuskels und so zu Myokardschäden führen kann (MASCIOTTA, HAMILTON, LEWY). Bei chronischer Vergiftung wirkt der Schwefelkohlenstoff als Nervengift hemmend auf den Vagus.

Tetrachlorkohlenstoff, der als Lösungs- und Reinigungsmittel verwandt wird, kann Gefäßwandschäden mit Kollapssymptomen und beschleunigter Herzaktion verursachen (CHENOWETH, KOELSCH, TAEGER). RUPPERTS, VÖLKERS und Lars BJÖRK beobachteten elektrokardiographische Veränderungen mit hohen ST-Abgängen.

Zink: Auch hier können Herz- und Gefäßschädigungen mit Blutdrucksteigerungen auftreten (FÜHNER, LACHMANN).

Antimon führt ebenfalls zu Herzmuskelschädigungen und ist als Kapillargift wirksam (LACHMANN). Von anderen Autoren wird eine herzschädigende Giftwirkung abgelehnt (LESCHKE).

Kobalt führt nach LACHMANN in ganz seltenen Fällen zu Myodegeneratio cordis.

Mangan, das bei Arbeitern in Manganmühlen, Bergwerken und in der Trockenelementherstellung Intoxikationen verursachen kann, löst Reizbildungsstörungen und Extrasystolen aus (TAEGER).

Kupfer führt nach Beobachtung von LESCHKE und FÜHNER zu Gefäßlähmungen und Herzschwäche infolge des hämolysebedingten O_2-Mangels.

Barium in Form bestimmter Salze, wie z. B. Bariumsulfit, verursacht mitunter Bradykardien, Reizbildungs- und Reizleitungsstörungen mit Extrasystolen und QT-Verlängerungen. Unter Umständen können ST-Senkungen auftreten. EICHHOLTZ bezeichnet das Barium als schweres Herzgift und gibt als tödliche Dosis für lösliche Bariumsalze 2–4 g an. FÜHNER, AGNOLI und BUSSE beschreiben Herzlähmung, Rhythmusstörungen und Gefäßspasmen. Die toxische Wirkung auf den Herzmuskel soll durch Störung des Ionengleichgewichts auf dem Wege über eine Kaliumverdrängung erfolgen (MOESCHLIN).

Quecksilber: Die Verwendung von Quecksilber in labortechnischen Betrieben der chemischen Industrie führt nach den heutigen Erfahrungen unter Umständen ebenfalls zu Herz- und Gefäßschädigungen. Im akuten Vergiftungszustand treten Kollapssymptome auf (MOESCHLIN). Zeichen für eine chronische Vergiftung an Herz und Kreislauf wurden von diesem Autor nicht beobachtet. Dagegen beschreibt TAEGER Herzmuskelschäden und PICK Quecksilberperikarditiden. RÜTHER, TILP, PETRI und FULL berichten über Herzmuskelnekrosen mit subepikardialer Lokalisation und perikarditischen Begleitsymptomen. Außerdem sah BAADER Blutdruckerniedrigungen und Kollapssymptome. Die Regulationsstörungen des Gefäßsystems beruhen angeblich auf einem Wechsel zwischen Gefäßspasmen und -dilatationen. Russischen Berichten zufolge wurden bei Untersuchungen an Arbeitern aus Quecksilberbetrieben bei 33% von ihnen Herzmuskelschäden, Herzrhythmusstörungen sogar bei 38% beobachtet (LACHMANN, UHLENBRUCK). Die Pathogenese der Quecksilbervergiftung des Herzens ist noch ungeklärt, dagegen handelt es sich bei der chronischen Quecksilberintoxikation des Gefäßsystems um Dysregulationen und Endarteriitiden mit der Symptomatik einer Claudicatio intermittens (FELLINGER und SCHWEITZER).

Bei Thalliumvergiftungen wurden pektanginöse Symptome beschrieben. LESCHKE und MOESCHLIN sahen nach Thalliumintoxikation durch Rattengift Tachykardien und Blutdrucksteigerungen, die MERTENS und LACHMANN als Sympathikusreizung deuten. EKG-Veränderungen nach Thalliumvergiftungen lassen Myokardschädigungen annehmen. In Kapillargebieten kommt es zu deutlicher Gefäßverengung. Chronische Vergiftungen sollen weniger herz- und gefäßschädigend wirken.

Nach Borintoxikationen wurden Vasomotorenlähmungen mit tödlichem Kreislaufkollaps beobachtet (MOESCHLIN).

Kaliumvergiftungen, die von EICHHOLZ pharmakologisch definiert wurden, verursachen Myokardschädigungen mit verschiedenartigen EKG-Veränderungen. WINKLER, HOFF und SMITH sahen nach 40 mg Kalium pro 100 ccm Serum Herzstillstand. Es wird jedoch angenommen, daß bei oraler Verabreichung diese Blutkonzentration nicht erreicht wird, da Kalium laufend ausgeschieden wird (THOMSON).

Oxalsäure, z. B. in ihrer Verbindung als Kleesalz, kann durch Kalziumverdrängung Bradykardien hervorrufen und zu diastolischem Herzstillstand führen (KOELSCH). AGNOLI beobachtete im Tierversuch Regulationsstörungen, Vorhof-Kammer-Blockierung, Senkung der ST-Strecke und Abflachung der T-Welle.

Zyan und Zyanwasserstoff verursachen Blockierungen des Warburgschen Atmungsfermentes. Fast stets ist der sofortige Tod die Folge. In Fällen chronischer Intoxikation wurden mitunter Herz- und Gefäßschäden beobachtet (LESCHKE, MOESCHLIN, LACHMANN).

Ammoniak soll in starken Konzentrationen plötzlichen Herztod herbeiführen können (LACHMANN).

Nitrosegase, Nitrite und Nitratverbindungen verursachen akute Herzschwäche, Gefäßerweiterung und Koronardurchblutungsstörungen. KOELSCH beschreibt Herzdilatation bei Myodegeneratio cordis. Von anderer Seite werden Arrhythmien und Blockbildungen berichtet, für die vor allem zentrale Regulationsstörungen verantwortlich gemacht werden. Wahrscheinlich spielt daneben bei Nitriten eine Methämoglobinbildung mit Anoxämie eine Rolle (LACHMANN, KOELSCH, MOESCHLIN). Sekundär findet man wachsartige degenerative Veränderungen des Herzmuskels.

Das Benzol und seine Abkömmlinge, die in der Industrie und in Laboratorien vielfältig verwandt werden, wirken in ihren Nitro- und Aminoverbindungen als Methämoglobinbildner (TAEGER); durch die dabei entstehende Anoxämie werden Herz und Gefäße geschädigt. Herzbeklemmung, Atemnot, akzidentelle Herzgeräusche, aber auch Myokardschäden mit Insuffizienzerscheinungen werden als Folgen der Vergiftung beschrieben. Nitrobenzol erhöht die Blutviskosität und setzt gleich den Dinitroverbindungen die systolische Herzkraft herab. LACHMANN sah intraventrikuläre Reizleitungsstörungen nach Anilinvergiftungen. Von 5 Fällen mit Parachlornitrobenzolvergiftungen, die von uns beobachtet wurden, zeigten zwei deutliche EKG-Veränderungen mit intraventrikulären Reizleitungsstörungen und Abweichungen in der Kammerendschwankung (WERNER und WETZEL). LESCHKE beschreibt im akuten Vergiftungszustand durch Benzol Tachykardie, bei chronischen Intoxikationen dagegen Bradykardie. Ähnliche Bilder sieht man nach Vergiftung mit Chlorpikrin oder Pikrinsäure (LESCHKE, KOELSCH).

Mutterkornalkaloide: Die Herzveränderungen nach Mutterkornintoxikationen beruhen auf koronaren Durchblutungsstörungen. Als Zeichen einer Schädigung des peripheren Gefäßsystems beobachteten EICHHOLTZ, RATSCHOW und MOESCHLIN arterielle Spasmen bis zur Gangrän. Derartige Vergiftungen sind aber heute in unseren Regionen sehr selten geworden, da das Getreide vor dem Mahlen von mutterkornhaltigen Körnern peinlichst befreit wird. Das jedoch häufig verordnete und mitunter als Abortivum verwandte Ergotoxin führt zu Thrombangitis obliterans (LESCHKE). Im Tierversuch sah RATSCHOW schon nach 2–3 Tagen Proliferation und Intimaschwellungen der kleinen Gefäße auftreten, später unter Umständen Gangrän.

Methan, das bei Berg- und Kanalarbeiten Vergiftungserscheinungen hervorrufen kann, führt durch Kapillarerweiterung und Hämolyse (TAEGER) zu schweren Kreislaufschäden.

Trichloräthylen, das als Fettlösungsmittel verwandt wird, bewirkt pektanginöse Symptome und läßt im EKG evtl. intraventrikuläre Reizleitungsstörungen und Arrhythmien erkennen (GERRIS). Außerdem hat Trichloräthylen noch eine Wirkung als Kapillargift.

Methylalkohol, der in vielen chemischen und pharmazeutischen Betrieben Verwendung findet, wird im Organismus zu Formaldehyd umgesetzt (LEWIN). Dieses führt zu Schädigungen an Herz und Gefäßen sowohl auf dem Wege der akuten Vergiftung wie auch als Spätschädigung (MOESCHLIN). Am häufigsten sieht man den schweren Gefäßkollaps mit typischen und eindrucksvollen elektrokardiographischen Veränderungen. Neben den Vergiftungen durch Inhalation kommt als Intoxikationsmodus die orale Aufnahme des Giftes nach Verwechslung mit Äthylalkohol vor.

Chloroform führt sowohl als Narkotikum als auch als technisches Lösungsmittel zu Herzmuskelschädigung mit Herzdilatation (MOESCHLIN). LESCHKE, EICHHOLTZ und LEWIN beschreiben nach Überflutung des Herzmuskels mit Chloroform das Auftreten von Kammerflimmern mit Herztod.

Bei der Unmöglichkeit, alle eventuell als Herz- und Gefäßgifte wirksamen Chemikalien im einzelnen abzuhandeln, muß hier auf die entsprechende Speziallliteratur verwiesen werden.

Herz- und Kreislaufschädigungen durch Wärme, Kälte und Nässe

Auch hier folgt der Autor der Tradition dieses Handbuches, obwohl er der Meinung ist, daß in Anbetracht der Tatsache, daß die Schädigung den Gesamtorganismus trifft (besonders z. B. das Zerebrum), eine gesonderte Abhandlung berechtigt wäre.

Zur Konstanterhaltung der Körpertemperatur müssen Wärmeproduktion und Wärmeabgabe sich die Waage halten. Während der Warmblütler durch den Mechanismus des Muskelzitterns beträchtliche Mehrproduktion von Wärme gegenüber Kälteeinflüssen zuwege bringt und so über einen sehr wirksamen Schutzmechanismus verfügt, der beträchtliche Erniedrigungen der Umgebungstemperatur zuläßt, ohne daß es zu einem Absinken der Körpertemperatur kommt, ist er gegenüber Erhöhungen der Umgebungstemperatur, jedenfalls in bezug auf Kompensationen von der chemischen Wärmeregulation her, wesentlich schlechter gestellt (GROSSE-BROCKHOFF). Die Indifferenzzone, d. h. derjenige Bereich der Umgebungstemperatur, in dem es nicht zu Veränderungen des Verhältnisses der Wärmeproduktion und -abgabe kommt, erstreckt sich nach HARDY und DU BOIS bei nackten Männern auf 29° bis 31° C. Bei Frauen ist sie etwas breiter.

Körperliche Betätigung setzt die Indifferenzzone herab. So tritt schon bei 19–21° Umgebungstemperatur Schweißsekretion auf.

Die Erträglichkeitsgrenze für hohe Umgebungstemperaturen wird von der Möglichkeit der Wasserdampfverdunstung bestimmt. Sie kann auf zweierlei Weise begrenzt sein: 1. durch erschöpfte Schweißproduktion (trockenes Wüstenklima) und 2. durch hohe Feuchtigkeitsgehalte der Luft (feuchtheißes Klima).

Hitzeschäden

1. *akute:* Die für unsere Besprechung wesentlichen Schädigungen durch Einwirkung hoher Umgebungstemperaturen hängen besonders mit einem Zusammenbruch der nervösen Kreislaufregulation zusammen, wodurch es häufig zu orthostatischem Kollaps kommt (*Hitzekollaps*). Das klinische Bild entspricht einem peripheren Gefäßkollaps mit mangelhaftem venösem Rückfluß zum Herzen. Es bestehen fließende Übergänge zum sogenannten durch NaCl-Verlust bedingten *Hitzekrampf*, der besonders bei Personen auftritt, die bei schwerer körperlicher Arbeit strahlender Hitze ausgesetzt sind (Heizer, Feuerwehrmänner usw.) und zum *Hitzschlag*, der gefährlichsten Form der Hitzeschädigung. Bei ihm kommt es im Gegensatz zum Hitzekollaps bald zu einem Versiegen der Schweißsekretion. Hervorstechend sind in der klinischen Symptomatologie die zerebralen Symptome. Kommt es zu einem Anstieg der Temperatur über 42° C, tritt Bewußtlosigkeit ein. Ursächlich spielt das schwere Kreislaufversagen eine wesentliche Rolle. Der allgemeine Gefäßkollaps stellt den beherrschenden Gefahrenfaktor dar. Ein Nachlassen der Herzmuskelkraft kann hinzukommen. Daneben spielen direkte, durch die Überwärmung hervorgerufene Protoplasmaschädigungen eine Rolle. Die pathologisch-anatomischen Veränderungen sind besonders am Zentralnervensystem ausgeprägt. Aber auch an anderen Organen sind erhebliche Veränderungen zu erkennen. Im *Herzen* wurden kleine Nekrosen nachgewiesen. Ihnen folgen entzündliche Infiltrate, Granulome und fleckförmige Verkalkungen. Eigenartige manschettenförmige Gefäßverquellungen sind beschrieben. Ein grundsätzlicher Unterschied zwischen Hitzschlag und sogenanntem Sonnenstich wird nicht mehr anerkannt. Der Sonnenstich nimmt nur insofern eine gewisse Sonderstellung in der Pathogenese ein, als es hierbei zu einer besonders starken Wärmeeinstrahlung auf den entblößten Schädel kommt (GROSSE-BROCKHOFF). Charakteristisch ist die Plötzlichkeit des Auftretens. Infolge der besonderen Wärmeempfindlichkeit des Gehirns sind schon bedrohliche zerebrale Erscheinungen vorhanden, bevor es zu einer erheblichen Erhöhung der allgemeinen Körpertemperatur kommt.

2. *chronische:* Chronische Hitzeeinwirkung führt häufig zur Epithelisierung und Verstopfung der Schweißdrüsengänge. Dadurch wird verständlicherweise die Gefahr der Überwärmung schon bei weniger erheblichen Erhöhungen der Umgebungstemperatur heraufgesetzt. Die andauernde Erweiterung der Hautgefäße führt auf die Dauer zu einer *Hypotonie* (GROSSE-BROCKHOFF).

Für die Begutachtung – in unserem Falle also praktisch nur die Unfallbegutachtung – ist wichtig, daß die Frage eindeutig geklärt ist, ob die Umgebungstemperatur und die zusätzlichen Umstände so waren, daß sie für die zu begutachtende Schädigung ursächlich oder verschlimmernd in Frage kommen. Ist dies der Fall, gibt es für die Zusammenhangsfrage bei den akuten Schädigungen am Herz- und Kreislaufsystem kaum Schwierigkeiten. Sollen Spätschäden anerkannt werden, muß eindeutig ein akuter Hitzeschaden vorgelegen haben, Brückensymptome sind zu fordern. Dauerschädigungen am Herz- und Kreislaufsystem nach Überleben des akuten Ereignisses können resultieren, wenn wir bedenken, daß Nekrosen mit nachfolgendem Umbau am Herzmuskel beschrieben sind. Schwieriger ist die Zusammenhangsfrage der Verschlimmerung oder Entstehung eines Herz- oder Kreislaufleidens durch Hitze, wenn es nicht zu einer akuten Schädigung mit den üblichen Charakteristika gekommen ist. Immer wieder wird der Gutachter mit solchen Fragestellungen konfrontiert werden, die ihm viel Kopfzerbrechen machen. Es muß nach dem heutigen Stand unseres Wissens zu äußerster Zurückhaltung bezüglich der Anerkennung eines Zusammenhangs geraten werden. Am ehesten wird die Anerkennung einer vorübergehenden oder einmaligen Verschlimmerung bei Kranken mit Herzinsuffizienz zu vertreten sein, da kein Zweifel besteht, daß Hitze eine Mehrbelastung für das Herz darstellt. Durch Untersuchungen von BARCROFT und MARSHALL ist bekannt, daß unter Hitzeeinwirkung mit Temperaturanstieg das Minutenvolumen um etwa 50% ansteigt, wenn sich die Temperatur um etwa 24° C erhöht. Es muß aber beachtet werden, daß außergewöhnliche klimatische Bedingungen und Temperaturen bestanden haben müssen, wenn man einen Zusammenhang im Sinne vorübergehender oder einmaliger Verschlimmerung anerkennen will. Bei allen übrigen Erkrankungen am Herzen und Kreislauf, besonders auch beim Herzinfarkt und der Angina pectoris, sehen wir aber nach dem heutigen Stand unseres Wissens kein gesichertes Fundament, das die Anerkennung eines Zusammenhangs im Sinne der Entstehung oder Verschlimmerung rechtfertigen könnte. Wir stimmen darin mit HAUSS, SENF u. a. überein. Die vorübergehend feststellbaren Reizleitungsstörungen sind durch Kochsalzverlust bedingt und bilden sich nach Kochsalzgaben wieder zurück.

Wir möchten aber nicht versäumen, HOLLSTEIN zu erwähnen, der Infarkte bei Heizern als Folge vasomotorischer Überbeanspruchung des Gefäßsystems infolge Hitzeeinwirkung erörtert. Auch soll erwähnt werden, daß SCHRÖDER und ECKARDT über Herzdilatation und Stauungserscheinungen als Dauerschaden berichten.

Bei Untersuchungen neueren Datums von TOOR, YAHINI, ZAHAVI, MASSRY und AGMON an Menschen, die dauernd im heißen Klima leben, konnten auch nach Belastungen keine elektrokardiographischen Veränderungen gefunden werden, die auf einen Schaden am Herzen hinweisen.

Kälte

1. *Kurzfristige Einwirkung:* Da die örtlichen Kälteschädigungen an anderer Stelle dieses Handbuches (s. Bd. I, S. 199) abgehandelt werden, soll hier nur der allgemeine Kälteschaden, der zu einem Absinken der normalen Körpertemperatur führt, besprochen werden. Ob es infolge äußerer Kälteeinwirkung eher zu einer allgemeinen Kälteschädigung als zur örtlichen Erfrierung kommt, hängt im wesentlichen davon ab, wie groß die Körperfläche ist, die einem erhöhten Wärmeentzug ausgesetzt ist (GROSSE-BROCKHOFF).

Das Absinken der Körpertemperatur hängt nach GROSSE-BROCKHOFF hauptsächlich von der Umgebungstemperatur, Wärmeleitfähigkeit des umgebenden Mediums, Wärmeleitung bzw. Konvektion, Möglichkeit der Muskelbetätigung, Ernährungszustand, Schlaf oder Wachsein ab. Da die Wärmeleitfähigkeit im Wasser 27mal so groß ist wie in der Luft, kann es im Wasser schon bei +10° C innerhalb einer oder weniger Stunden zu erheblichem Absinken der Körpertemperatur kommen. Wir werden es deshalb meist mit akuten Einwirkungen der Kälte im Wasser zu tun haben.

Die übrigen Berichte beziehen sich meist auf Personen, die im Schnee eingeschlafen sind (LUCKE), die Schneestürmen ohne genügend wasserdichte Bekleidung ausgesetzt waren, oder unter ungünstigen Bedingungen Hals über Kopf fliehen mußten. Im letzteren Falle waren aber fast nur Greise und Säuglinge durch ihre größere Anfälligkeit gegen Kälteeinwirkung betroffen (GROSSE-BROCKHOFF). Eine allgemeine Erschöpfung kam hinzu.

Am Herz- und Kreislaufsystem finden wir bei akuter Einwirkung von Kälte, die zu einem allgemeinen Kälteschaden führt: Anfänglich kurzdauernde Pulsfrequenzsteigerung, dann laufendes Absinken der Pulsfrequenz, bedingt durch direkte Kälteeinwirkung auf den Sinusknoten. Je nach Ausmaß des Kälteschadens kommt es zu weiteren Störungen der Erregungsbildung und des Erregungsablaufes in allen möglichen Formen (GROSSE-BROCKHOFF, TOMASZEWSKI u. a.). Sie sind meist rückbildungsfähig, wenn der Betroffene die akute Phase überlebt. Dauert der allgemeine Kälteschaden länger an, kommt es zu einer starken Zunahme des Venendrucks, starker Erweiterung des Herzens und Verringerung des Schlagvolumens (KRAMER und REICHEL). In der Peripherie kommt es zu erheblicher Vasokonstriktion, besonders der Hautgefäße. Nach den Untersuchungen von MÜLLER, ROTTER, CAROW und KLOOS an Flugzeugbesatzungen, die durch Absturz über dem Kanal an einem akuten allgemeinen Kälteschaden gestorben waren, konnte kein spezifisch pathologisches Substrat gefunden werden.

2. *Langfristige Einwirkung:* Sie führt zu andauernden Frierreaktionen, die besonders die Glykogenreserven erschöpfen. STAUDINGER und IMMENDÖRFER haben bei Meerschweinchen nach chronischer Einwirkung von Temperaturen um 0° C – tage- und wochenlang – eine Abnahme des Herzglykogens bis auf sehr niedrige Werte festgestellt. GROSSE-BROCKHOFF berichtet von klinischen Beobachtungen langdauernder Unterkühlungen bei gleichzeitiger Erschöpfung, die zu Dauerschädigungen am Herzen geführt haben (Dilatation des Herzens, Verbreiterung des QRS-Komplexes und Senkung der ST-Strecke). Als Todesursache bei längerer Kälteeinwirkung im Sinne eine allgemeinen Kälteschadens spielt nach GROSSE-BROCKHOFF die akute Herzinsuffizienz eine bedeutende Rolle. MÜLLER, ROTTER, CAROW und KLOOS fanden bei längerdauernder Kälteeinwirkung: Dilatation der Herzkammern unter Bevorzugung der rechten Kammer, Hyperämie der Lungen, Lungenödem; einmal sahen sie subendokardiale Blutungen.

Für die Begutachtung ist wichtig: Steht der akute allgemeine Kälteschaden mit einem Unfall in direktem Zusammenhang, ist die Anerkennung problemlos. Kann nachgewiesen werden, daß vor einem Unfall mit längerdauernder erheblicher Kälteeinwirkung keine entsprechende Schädigung des Herzens vorlag, danach aber Veränderungen zu finden sind, die denen entsprechen, über die oben berichtet wurde, ist ein Zusammenhang im Sinne der Entstehung oder richtunggebenden Verschlimmerung anzunehmen, wenn sie bei weiteren Nachuntersuchungen fortbestehen, anderenfalls ist eine vorübergehende Verschlimmerung anzuerkennen. Steht eine Anerkennung erst später zur Diskussion, sind Brückensymptome zu fordern.

Herz- und Kreislaufschädigungen nach Überanstrengung

Wir stimmen mit PLÜGGE, WEICKER und PAESLACK und HOCHREIN und SCHLEICHER überein, daß die Stellungnahme zur Frage der Überanstrengung und deren Auswirkungen am Herz-Kreislaufsystem an sich schon zu den schwierigsten gutachtlichen Entscheidungen zählt. Es kommt noch hinzu, daß die Gesetzgebung bisher keine klaren Ausgangsgrundlagen geschaffen hat.

Das hat für die hier besonders zur Diskussion stehende Unfallversicherung zu widersprüchlicher Rechtsprechung geführt (Einzelheiten siehe bei HOCHREIN und SCHLEICHER).

Wie können wir als Gutachter einigermaßen den Schwierigkeiten begegnen?

1. Wir müssen verlangen, daß nachgewiesenermaßen eine Überanstrengung vorgelegen hat. Dazu ist wieder einmal die sorgfältige Anamnese, aber in den meisten Fällen wohl auch eine Stellungnahme von Sachverständigen nötig, die den Mehraufwand an Leistung und die Art der Überanstrengung — statisch oder dynamisch (HOLLMANN) — aus Erfahrung und Kenntnis der besonderen Umstände beurteilen können.

So bleibt dem Arzt die ihm wirklich zustehende Aufgabe: Er muß entscheiden, ob nach Erfahrung und Kenntnis des darüber Bekannten, dieses außergewöhnliche, die betriebsübliche Belastung weit überschreitende Ereignis in der Lage war, ein gesundes oder vorgeschädigtes Herz-Kreislaufsystem im Einzelfall einmalig oder richtunggebend zu verschlimmern.

Was ist darüber bekannt?

Wenn wir den Untersuchungen, die besonders im Bereich der Sportmedizin durchgeführt werden, folgen dürfen — ich glaube, daß wir dazu auch für unsere Fragestellung berechtigt sind — wird ein gesundes Herz auch mit erheblichen Mehrbelastungen im allgemeinen fertig. Der Gutachter wird also praktisch immer mit der Frage der Überanstrengung entweder bei vorgeschädigtem Herz-Kreislaufsystem oder mit Schädigung des überbeanspruchten Herz-Kreislaufsystems durch gleichzeitig ablaufende Infekte oder Fokalstreuung konfrontiert.

HOCHREIN und SCHLEICHER möchten drei Gruppen unterschieden wissen:

1. Scheinbar gesunde Herzen mit großer Leistungsfähigkeit, welche durch eine akute Überanstrengung zu plötzlichem Versagen gebracht werden und bei welchen dann die Sektion oder die diagnostische Bemühung um eine sorgfältige Differenzierung der Vorschädigung einen Herzklappenfehler, eine koronare Durchblutungsstörung oder dergleichen aufdeckt.

2. Nachweisbar gesunde Herzen, bei denen infolge der Anstrengung Schäden, wie fokale Infekte, latente Infektionen, Intoxikationen und dergleichen in solchem Ausmaß wirksam werden, daß ein Zusammenbruch der kardiovaskulären Regulationen die Folge ist.

3. Anatomisch gesunde Herzen, bei denen die Schädigung oder der tödliche Ausgang bedingt ist
   a) durch koronare Durchblutungsstörungen am gesunden Koronargefäß (Spasmus, Koronarwandriß),
   b) nervösen Reflex,
   c) metabol-myokardiale Erschöpfung.

Zu 1: Liegt tatsächlich eine Überanstrengung vor, d. h. unter Zugrundelegung der oben beschriebenen Voraussetzungen, ist — besonders wenn es sich um jüngere Patienten handelt — je nach weiterem Verlauf eine einmalige oder richtunggebende Verschlimmerung anzuerkennen. Dabei ist aber zu fordern, daß ein mehr oder weniger akutes Ereignis im engen zeitlichen Zusammenhang mit der außergewöhnlichen Überforderung aufgetreten und eine Schädigung am kardiovaskulären System eindeutig nachgewiesen ist. Es ist in manchen Fällen sicher äußerst schwierig, ja manchmal unmöglich – besonders bei älteren Leuten – zu entscheiden, ob nicht auch ohne das als Überanstrengung anerkannte Ereignis zu diesem Zeitpunkt der komplizierende kardiovaskuläre Schaden eingetreten wäre. Es ist also besonders bei älteren Patienten in jedem Einzelfalle die Zusammenhangsfrage auf ihre Wahrscheinlichkeit hin kritisch und sorgfältig zu erörtern.

Zu 2: Es ist davor zu warnen, jede chronische Tonsillitis oder jeden Zahnherd als dafür ausreichend anzusehen, daß sich eine Schädigung durch Streuung bei nachgewiesener Überanstrengung am Herz- und Kreislaufsystem manifestiert. Äußerste Zurückhaltung ist angebracht, worauf auch HOCHREIN und SCHLEICHER selbst hinweisen. Zumindest ist der Nachweis zu fordern, daß vor der Überanstrengung keinerlei Schäden am kardiovaskulären System bestanden, was aus vergleichbaren Untersuchungsergebnissen belegt werden muß. Dabei dürfen die entsprechenden Untersuchungen nicht weit vor dem überanstrengenden Ereignis liegen. Bei eindeutigen Infekten im akuten Stadium oder chronisch aktiven Infektionen, z. B. Osteomyelitis o. ä. und gleichzeitiger außergewöhnlicher Belastung werden sich solche Zusammenhänge eher wahrscheinlich machen lassen. Kritische Betrachtungsweise ist aber auch bei diesen Fällen angebracht.

Zu 3: Hat man einen Koronareinriß an der gesunden Koronarie nachgewiesen und ist der zeitliche Zusammenhang mit der Überanstrengung gesichert, steht einer Anerkennung kaum etwas im Wege. Solche Fälle sind aber sicher äußerst selten.

Alle anderen unter 3. aufgeführten Umstände sind meines Erachtens so wenig sicher und faßbar, daß äußerste Zurückhaltung geboten ist und sicher nur in Einzelfällen ein Zusammenhang im Sinne der Wahrscheinlichkeit plausibel gemacht werden kann, ganz besonders bezüglich des Punktes c), wo auch heute noch kaum einwandfreie Befunde zu erheben sind.

Bei den bisherigen Erörterungen handelt es sich um akute Verschlimmerungen oder akute Manifestationen nach akuter Überanstrengung. Es stellt sich nun die Frage, ob Dauerschädigungen am kardiovaskulären System bei häufigen Überanstrengungen, wie sie vielleicht bei manchen Berufen mit schwerer körperlicher oder seelischer Belastung vorliegen, anerkannt werden können. Es würde sich dann streng genommen bei dieser Form der Überanstrengung nicht mehr um ein »Unfallereignis« handeln, sondern um eine Berufskrankheit. Wenn darüber vielleicht auch noch nicht das letzte Wort gesprochen ist, kann aber nach dem heutigen Stand unseres Wissens noch kein einwandfreier derartiger Zusammenhang festgestellt und anerkannt werden. ROSKAMM, REINDELL und KEUL haben nach Spätschäden bei intensivem Hochleistungssport gefahndet und konnten keine sicheren Anhaltspunkte gewinnen. Es sind zu diesem Fragenkomplex sicher aber weitere Untersuchungen nötig, um ihn besser beurteilen zu können.

Zusammenfassend wäre zu sagen, daß wohl nur äußerst selten, wenn überhaupt, ohne zusätzliche andere Noxen (Infekte, Infektionen, Foci?) beim gesunden Herz- und Kreislaufsystem Schädigungen durch Überanstrengung auftreten. Bei vorgeschädigtem kardiovaskulärem System wird dies eher der Fall sein. Ob es sich um eine einmalige oder richtunggebende Verschlimmerung handelt, hängt vom weiteren Verlauf ab und kann häufig erst nach mehrfachen Nachuntersuchungen entschieden werden. Der Grad der so bedingten MdE ist von der Art und dem Ausmaß der aufgetretenen Komplikationen und dem Grundleiden abhängig.

Vegetative Herz- und Kreislaufstörungen

»Vegetative Herz- und Kreislaufstörungen« sind Fehlregulationen des gesamten Kreislaufs, des Herzens oder bestimmter Gefäßabschnitte ohne nachweisbare Organschädigung; charakteristisch ist die enge Beziehung zur individuellen Reaktionsart, zur Erlebnisweise und Persönlichkeit des Kranken (MECHELKE und CHRISTIAN).

Wir müssen uns in Anbetracht ihrer Häufigkeit zwangsläufig oft mit der Problematik dieser Störungen im Bereich der Begutachtung auseinandersetzen. Dabei liegt eine wesentliche Aufgabe sicher darin, die »nur vegetativen« von den »organischen« Herz- und Kreislaufstörungen zu trennen. Es ist dabei zu berücksichtigen, daß es natürlich auch bei »organischen« Herzleiden zusätzlich »vegetative« Störungen geben kann. Im allgemeinen ist die Trennung »organischer« von »vegetativen« Störungen am Herz- und Kreislaufsystem nicht schwierig, wenn man mit der kardiologischen Diagnostik vertraut ist. Es bedarf dazu nur äußerst selten eingreifender diagnostischer Maßnahmen. Sorgfältige Anamnese und klinische Untersuchung sind in den meisten Fällen wegweisend. Einfache Funktionsprüfungen (siehe die Ausführungen S. 218), Röntgenuntersuchung, Phonokardiographie und Elektrokardiographie können unterstützend herangezogen werden. Besonders warnen möchte ich vor der falschen Bewertung eines funktionellen oder akzidentellen systolischen Geräusches und gewisser elektrokardiographischer Veränderungen, die wir bei vegetativen Störungen finden können (FRIESE und HAID u. a.).

Erwerbs- und Berufsunfähigkeit werden praktisch nie durch vegetative Störungen eintreten. Das therapeutische Gespräch ist wohl der Kern einer Hilfe.

Da ohne Zweifel die Reaktionspotenz des vegetativen Systems sehr von der Anlage und der dadurch mitbedingten Entwicklung der Person abhängt, wird ein Unfallgeschehen immer nur eine zusätzliche Bedeutung für eine vegetative Störung am kardiovaskulären System haben. Die Kenntnis der Labilität oder Stabilität des Vegetativums vor dem Unfall ist also sehr wichtig, wenn man den unfallabhängigen Anteil an einer vegetativen Störung des Herz- und Kreislaufsystems schätzen soll, ganz gleich, welcher Art die vegetative Herz- und Kreislaufstörung ist, die sich verschlimmerte. Im allgemeinen wird man die MdE durch vegetative Störungen nicht sehr hoch einschätzen, da bekannt ist, daß trotz des Vorliegens solcher Störungen die Erwerbsfähigkeit meist nicht erheblich beeinträchtigt ist. So wird selten eine MdE resultieren, die höher als 30 % liegt und dauernd bestehen bleibt. In den meisten Fällen wird keine MdE vorliegen, und wenn vorübergehend eine anerkannt wurde, meist recht bald ausgeglichen sein. Bei der Beurteilung sollte das Alter (Gipfel der vegetativen Herz- und Kreislaufstörungen zwischen 20. und 50. Lebensjahr – weitgefaßt –) und das Geschlecht (Frauen häufiger betroffen) berücksichtigt werden. Erhebliche vegetative Störungen am Herz- und Kreislaufsystem beim älteren Menschen sind also eher mit dem Unfallereignis in Zusammenhang zu sehen und bedingen meist auch eine erheblichere MdE als bei jüngeren Menschen.

SCHRIFTTUM

Allgemeine Vorbemerkungen: PLÜGGE, H., WEICKER, H. und PAESLACK, V., Herz und Kreislauf, in: Das ärztliche Gutachten im Versicherungswesen, 2. völlig umgearbeitete Auflage, München (1955) – SIEBECK, R., Die Beurteilung und Behandlung Herzkranker, Berlin-München (1947).

Diagnostisches Vorgehen: FRIESE, G., Differentialdiagnose der Herzstromkurve, Berlin-Göttingen-Heidelberg (1961) – HOLLDACK, K., Begutachtung Herzkranker, Der Medizinische Sachverständige 60, 241 (1964) – HOLLDACK, K. und WOLF, D., Atlas und kurzgefaßtes Lehrbuch der Phonocardiographie, 3. Auflage, Stuttgart (1965) – HOLZMANN, M., Klinische Elektrokardiographie, Stuttgart (1965). 5. Auflage – KNIPPING, H. W., BOLT, W., VALENTIN, H. und VENRATH, H., Untersuchung und Beurteilung des Herzkranken, Stuttgart (1960) – MATTHES, K., Kreislaufuntersuchungen an Menschen mit fortlaufend registrierenden Methoden, Stuttgart (1951) – SCHAUB, F. A., Grundriß der klinischen Elektrocardiographie, in: Documenta Geigy, Wissenschaftliche Tabellen, Suppl. I (1965) – SCHINZ, H. R., BAENSCH, W. E., FRIEDL, E. und UEHLINGER, E., Lehrbuch der Röntgendiagnostik, Stuttgart (1966) 6. Auflage – SPANG, K., Rhythmusstörungen des Herzens, Stuttgart (1957) – THURN, P., Hämodynamik des Herzens im Röntgenbild, Stuttgart – THURN, P., Diagnose und Differentialdiagnose der Herzerkrankungen im Röntgenbild, in: Teschendorf, Lehrbuch der röntgenologischen Differentialdiagnostik, Stuttgart (1957) – ZDANSKY, E., Röntgendiagnostik des Herzens und der großen Gefäße, Wien (1962), 3. Auflage.

Bedeutung von Funktionsprüfungen: FORSTER, G., Schweiz. Med. Wschr. 92, 716 (1962) – KIRCHHOFF, H. W., Praktische Funktionsdiagnostik des Herzens und Kreislaufs, München (1965) – KNIPPING, H. W., BOLT, W., VALENTIN, H. und VENRATH, H., Untersuchung und Beurteilung des Herzkranken, Stuttgart (1960) – MÜLLER, E. A., Dtsch. Med. Wschr. 86, 2272 (1961) – PITTELOUD, J. J. und FORSTER, G., Schweiz. Med. Wschr. 92, 1094 (1963) – PITTELOUD, J. J., FORSTER, G. und GANDER, M., Schweiz. Med. Wschr. 94, 811 (1964) – REINDELL, H., KLEPZIG, H., STEIN H., MUSSHOFF, K., ROSKAMM, H. und SCHILDGE, E., Herz, Kreislaufkrankheiten und Sport, München (1960) – REINDELL, H., KÖNIG, K. und ROSKAMM, H., Funktionsdiagnostik des gesunden und kranken Herzens, Stuttgart (1966) – SCHELLONG, F. und LÜDERITZ, B., Regulationsprüfung des Kreislaufs, Darmstadt (1954) – SJÖSTRAND, T., Klin. Wschr. 34, 561 (1956) – SJÖSTRAND, T., Relationen zwischen Bau und Funktion des Kreislaufsystems und ihre Veränderungen unter pathologischen Bedingungen. Forum cardiologicum, Heft 3, C. F. Boehringer u. Söhne, Mannheim-Waldhof (1961) – ZAPFE, H., Der Med. Sachverständige 57, 193 (1961).

Herzinsuffizienz, angeborene und erworbene Herzkrankheiten: FLEMING, P. R. und GIBSON, R., Thorax, 12, 37 (1957) – FRIEDBERG, CH., Erkrankungen des Herzens, Stuttgart (1959) – GLENDY, E. R. und WHITE, P. D., Am. Heart J., 11, 366 (1936) – GROSSE-BROCKHOFF, F., KAISER, K. und LOOGEN, F., Erworbene Herzklappenfehler, Handbuch der Inn. Medizin, IX, 2, 1288 (1960) – McGUIRE, J. und HELM, A., Die Pericarditis, Forum cardiologicum, Heft 2, C. F. Boehringer u. Söhne, Mannheim-Waldhof (1961) – KLEBERGER, K., Virchows Arch. path. Anatomie, 228, 1 (1920) – KUHN, E., Z. f. ärztl. Fortbildg., 50, 26 (1961) – OSBORN, J. R., JONES, R. C. und JAHNCKE, E. J., Circulation XXX, 217 (1964) – PARMLEY, L. F., MANION, W. C. und MATTINGLY, T. W., Circulation 18, 371 (1958) – PAYNE, W. C. und HARDY, H. H., New Orleans, M. & S. J., 89, 373 (1937) – VAN ROOLTE, H. G. S., Indust. Med., 15, 436 (1946) – ROSSIER, P. H. und BÜHLMANN, A., Minerva cardioangiol. europea, 2 412 (1956) – SCHÖLMERICH, P., Erkrankungen des Perikard, Handbuch der Inn. Medizin, 4. Auflage IX/2, 1035 (1960) – SCHÖNTHAL, H. und KUHN, E., Fortschritte der Med., 81, 327 (1963) – VOLHARD, F. und SCHMIEDEN, V., Klin. Wschr. 2, 5 (1923) – WOOD, P., Diseases of the heart and circulation, London (1960).

Ischämische Herzerkrankungen: DELIUS, L. und TOBIEN, T., Oberschenkelamputation und Herzinfarkt, in: HIRT, Gutachtensammlung aus dem Gebiet der Versicherungs- und Versorgungsmedizin, II/17, München (1956) – FRIEDBERG, CH., Erkrankungen des Herzens, Stuttgart (1959) – HAUSS, W. H., Angina pectoris, Stuttgart (1954) – MEYERINGH, H., STEFANI, H. und CIMBAL, G., Dtsch. Med. Wschr. 85, 9 (1960) – REINDELL, H., KÖNIG, K. und ROSKAMM, H., Funktionsdiagnostik des gesunden und kranken Herzens, Stuttgart (1966) – SCHETTLER, G., Arteriosklerose, Stuttgart (1961) – SCHIMERT, G., SCHIMMLER, W., SCHWALB, H. und EBERL, J., Die Coronarerkrankungen, Handbuch der Inn. Medizin, IX, 3, 653, Berlin-Göttingen-Heidelberg (1960) – STAEMMLER, M., Coronarsklerose und chronische Infektion (Orteomyolitis), in: HIRT, Gutachtensammlung aus dem Gebiet der Versicherungs- und Versorgungsmedizin II/8, München (1956) – WEDLER, W., Stammhirn und innere Erkrankungen, Berlin-Göttingen-Heidelberg (1953) – WOOD, P., Diseases of the heart and circulation, London (1960).

Herz- und Kreislaufschädigung durch stumpfe Gewalteinwirkung: BEELER, E., Arch. Kreislauf-Forschg. 27, 236 (1957) – GROSSE-BROCKHOFF, F. und KAISER, K., Herzschädigung durch Gewalteinwirkung, in: Handbuch der Inn. Med. IX/2, 435, Berlin-Göttingen-Heidelberg (1960) – HADORN, W., Praxis, 40, 811 (1951) – HEDINGER, CH., Cardiologia, 8, 1 (1944) – KARTAGENER, M.,

Cardiologia, 10, 289 (1946) – PLÜGGE, H., WEICKER, H. und PAESLACK, V., Herz und Kreislauf, in: Das ärztliche Gutachten im Versicherungswesen, Bd. II, S. 661, München (1955) – RANDERATH, E., Zbl. Path., 68, Erg.-H., 163 (1937) – RIXFORD, E., Amer. Heart J., 11, 111 (1936) – SCHLOMKE, G., Ergebn. inn. Med. Kinderheilk., 47, 1 (1934) – STAEMMLER, M., Münchner Med. Wschr. 94, 1793 (1952) – TILLMANN, A., Schweiz. Med. Wschr. 22, 648 (1956) – WARBURG, E., Traumatic heart lessions, London u. Oxford (1938).

Herz- und Gefäßschäden durch Elektrizität und Blitzschlag: GUCK, R., KAYSER, K., RAULE, W. und ZINK, K., Ztschr. exper. Med. 123, 369 (1954) – JRÁNYI, J., OROVECZ, B., SOMOGYI, E. und JRÁNYI, K., Münchner Med. Wschr. 104, 1496 (1962) – JELLINEK, ST., Elektrische Verletzungen, Leipzig (1932) – JENNY, F., Der elektrische Unfall als pathologisch-anatomisches, klinisches und unfallmedizinisches Problem, Bern (1945) – KAUFMANN, H. J., Amer. Med. Ass. 147, 1201 (1951) – KOELSCH, F., Handbuch Berufskrankheiten, Jena (1935), S. 305–316 – KOEPPEN, S. und F. PANSE, Klinische Elektropathologie, Stuttgart (1955) – PIETRUSKY, F., Dtsch. Zschr. Gerichtl. Med., 29, 135 (1938) – WEGELIN, C., VII. Congrès intern. des accidents et des maladies du travail. Rapports 1, 167, Bruxelles (1935) – WEISSEL, W., Zschr. Klin. Med. 141, 399 (1942).

Chemische Noxen: AGNOLI, R. und MARCHI, G. DE, Riforma med., 1939, 479–485; ref. Kongr.-zbl. inn. Med. 1939, 101, 33 – ATTINGER, E., Schweiz. med. Wschr. 1952, 829–830 – BAADER, E. W., Gewerbekrankheiten, Berlin 1931, 31, 47 – BINET, L., BURSTEIN, M., Presse méd. 1939, 1477–1478 – BUTZENGEIGER, K. H., Dtsch. Arch. klin. Med., 1949, 194, 1–16; Klin. Wschr., 1940, 523–527 – CACCURI, S., Arch. mal. profess., 1940, 2, 540–564; ref. Kongr.zbl. inn. Med., 1942, 112, 422 – CARSTENS, M., Fortschr. Röntgenstr. 1950, 72, 339–344 – CHIEFFI, T., Cuore, 1943, 27, 72–78; ref. Kongr.zbl. inn. Med. 1943/44, 116, 465 – CORTESE, O., Cuore e circol., 1941, 25, 445 bis 450; ref. Kongr.zbl. inn. Med., 1942, 112, 420 – DREVS, J., Ärztl. Sachverst.ztg., 1940, 46, 177 bis 181 – EICHHOLTZ, F., Lehrbuch der Pharmakologie, Heidelberg 1947, 99, 163, 411, 421, 449, 452 – ELLINGER, zit. nach H. TAEGER, Berlin 1941 – ERHARDT, W., Arch. Gewerbepath., 1939, 9, 407–413 – FELLINGER, K., SCHWEITZER, F., Arch. Gewerbepath., 1938, 9, 269–275 – FRANKE, zit. nach H. TAEGER – FÜHNER, H., Medizinische Toxologie, Leipzig 1943, 62, 70, 78, 81, 102, 108 bis 115 – GERBIS, zit. nach H. TAEGER – GIERING, J. F., CHARR, R., Amer. J. Med. Ass., 1939, 113, 574–576 – GRAWITZ, zit. nach TAEGER – GROETSCHEL, H., Arch. Gewerbepath., 1940, 10, 223 bis 237 – HAUBRICH, R., Klin. Wschr. 1947, 754–756 – HERZOG, HALDANE, HEUBNER, zit. nach H. TAEGER – HOFFMEISTER, W., Verh. Dtsch. Ges. inn. Med., 1949, 55, 626–630 – HOLM, K. F., Med. Klin., 1950, 1427–1429 – HOLZMANN, M., Klinische Elektrokardiographie, Stuttgart, 1952, 305 – JOHNSTONE, M., Brit. Heart. J., 1951, 13, 47–55; ref. Kongr.zbl. inn. Med., 1952, 135, 347 – JOSEPHSON, C. J., SHERMANN, S., PETRONELLA, P. S., Arch. Industr. Hyg., 1951, 4, 43–52 – KALJAEVA, S. I., Klin. Med., 1951, 29, 60–64 – KÖLSCH, F., Hdb. Berufskrankh., Jena 1937 – LACHMANN, H., Dtsch. Ges.wes., 1949, 730–736 – LANYAR, F., Wien. klin. Wschr., 1939, 953–954 – LECHLEITNER, LEWIS, zit. nach H. TAEGER – LESCHKE, E., Die wichtigsten Vergiftungen, München, 1933 – LEWIN, L., Gifte und Vergiftungen, Berlin, 1929 – LOEPER, M., VARAY, A., COTTEL, J., Arch. mal. cœur, 1942, 35, 123–127; ref. Kongr.zbl. inn. Med., 1943, 119, 553 – MASCIOTTA, A., Rass. med. industr., 1942, 13, 23–25; ref. Kongr.zbl. inn. Med., 1943, 113, 213 – MAY, J., Zbl. Gewerbehyg., N. F. 1940, 17, 58 – MERTENS, H. G., Dtsch. Zschr. Nervenhk., 1952, 167, 442 bis 458 – MOESCHLIN, S., Klinik und Therapie der Vergiftungen, Stuttgart 1952 – MUNTSCH, O., Leitfaden der Pathologie und Therapie der Kampfstofferkrankungen, Leipzig 1939 – OLKERS, A., FIEDLER, H., Naunyn-Schmiedebergs Arch. exper. Path., 1940, 195, 117–120 – PARADE, G. W., FRANKE, H. W., Dtsch. Arch. klin. Med., 1939, 185, 294–302 – PATZ, A., Ärztl. Wschr., 1949, 653 bis 656 – PEIN, H., Hippokrates, 1941, 253–256 – PETRI, PICK, POLCHER, zit. nach H. TAEGER – RASTELLI, G., Giorn. clin. med., 1940, 21, 533–547; ref. Kongr.zbl. inn. Med., 1942, 110, 85 – RATSCHOW, M., Die peripheren Durchblutungsstörungen, Dresden 1953 – RATSCHOW, M., Angiologie, Stuttgart, 1959 – RÜTHER, zit. nach H. TAEGER – STAUBE, zit. nach H. TAEGER – STÜTZMANN, J. W., FETTINGA, F. L., Anaestisiology, 1949, 10, 374–378; ref. Kongr.zbl. inn. Med., 1952, 135, 235 – SYMANSKI, H., Neuere Erkenntnisse über die akuten und chronischen Kohlenoxydvergiftungen, Leipzig 1936 – SZARVAS, A., Med. Klin., 1939, 981–982 – TAEGER, H., Die entschädigungspflichtigen Berufskrankheiten, Berlin, 1941 – THOMSON, W., Brit. Heart J., 1939, 269–282 – VELICOGNA, A., Med. contemp., Torino 1939, 5, 714–716; ref. Kongr.zbl. inn. Med., 1940, 105, 601 – WACHHOLZ, WISKOWSKI, zit. nach H. TAEGER – WARBURG, RODENACKER, zit. nach H. TAEGER – WERNER, H., WETZEL, U., Ärztl. Wschr., 1952, 1210–1211 – WESTERLUND, E., Uskr. Laeger, 1941, 1263–1265; ref. Kongr.zbl. inn. Med., 1943, 114, 564.

Herz- und Kreislaufschädigungen durch Wärme, Kälte und Nässe: BARCROFT, J. und MARSHALL, E. K., J. of Physiol., 58, 145 (1923/24) – GROSSE-BROCKHOFF, F., Krankheiten aus äußeren physikalischen Ursachen, in: Handbuch der Inn. Med. VI/2, 1, Berlin-Göttingen-Heidelberg (1954) – HARDY, D. J. und DU BOIS, E. F., Proc. Nat. Acad. Sci. USA 23, 624 (1937) – HARDY, D. J., Physiology of human heart regulation, Philadelphia (1950) – HAUSS, W. H., Angina pectoris, Stuttgart (1954) – HOLLSTEIN, E., Grundriß der Arbeitsmedizin, Leipzig (1964), 4. Auflage – KRAMER, K. und REICHEL, H., Klin. Wschr. 23, 192 (1944) – LUCKE, H., Krankheiten aus physikalischen Ursachen, in: Handbuch der Inn. Med. VI/1, 796, Berlin – MÜLLER, E., ROTTER, W., CAROW, G. und KLOOS, K.-F., Beitr. path. Anat., 108, 551 (1943) – SCHRÖDER, J. und ECKARDT, P., Arch. physik. Therapie 4, 86 (1952) – SENF, H. W., Med. Sachverst. LVI, 28 (1960) – TOOR, M., YAHINI, J. H., ZAHAVI, J., MASSRY, S. und AGMON, J., Amer. Heart J., 69, 181 (1965) – TOMASZEWSKI, W., Arch. Mal. Cœur 31, 730 (1938).

Herz- und Kreislaufschäden nach Überanstrengung: HOCHREIN, M. und SCHLEICHER, J., Med. Klinik, 53, 41 u. 53, 81 (1958) – HOLLMANN, W., Ärztl. Wschr. 14, 605 (1959) – PLÜGGE, H., WEICKER, H. und PAESLACK, V., Herz und Kreislauf, in: Das ärztliche Gutachten im Versicherungswesen, Bd. 2, S. 661 (1955), München – ROSKAMM, H., REINDELL, H. und KEUL, J., Materia Medica Nordmark XVI/13–14, 613 (1964).

Vegetative Herz- und Kreislaufstörungen: FRIESE, G. und HAID, F., Arch. Kreislauf-Forschg. 29, 201 (1958/59) – MECHELKE, K. und CHRISTIAN, P., Vegetative Herz- und Kreislaufstörungen, in: Handbuch der Inn. Med. IX, 4, 704, Berlin-Göttingen-Heidelberg (1960).

Die essentielle Hypertonie

von Gotthard Schettler und Wolfgang Piper, Heidelberg

Unter den in allgemeinem Anstieg begriffenen Kreislauferkrankungen führt die Hochdruckkrankheit. Besonders in den westlichen Ländern sind Hochdruck und dessen nachfolgende Krankheiten eine häufige Todesursache. Nach der Mortalitätsstatistik der USA sind rund 25–30% aller Todesfälle bei Personen von 50 Jahren und darüber auf essentielle Hypertonie zurückzuführen (nach Fahr, Gubner u. a.). Betrachten wir die unter den Hypertoniefolgen häufige Todesursache, die Gehirnblutung, so hat sie in den letzten drei Jahrzehnten auch in der Deutschen Bundesrepublik zugenommen (s. Tab. 1). Zwar ist die der Apoplexie meist zugrunde liegende Arteriosklerose nicht

Tabelle 1: Die wichtigsten Todesursachen [1] (auf 100 000 der Bevölkerung)

Todesursache	1938	1951	1955	1961
Herzkrankheiten	160,2	178,7	216,2	229,9
Bösartige Neubildungen	145,9	175,7	183,3	198,5
Gehirnblutung	100,9	131,2	151,6	146,4
Altersschwäche	98,6	71,6	69,5	53,2
Lungenentzündung	83,8	49,2	39,7	28,7
Tuberkulose	62,1	37,6	20,4	14,3
Sonstige Kreislaufkrankheiten	48,8	53,1	58,3	73,7
Unfälle	49,8	49,2	58,1	58,0
Selbstmord	28,2	18,4	19,5	18,7

[1] 1938 Reichsgebiet, 1951 und 1955 Bundesgebiet (ohne Saarland und Berlin), 1961 Bundesgebiet ohne Berlin.

ausschließlich Hypertoniefolge, aber es steht doch fest, daß ein großer Prozentsatz der Arteriosklerotiker hochdruckkrank ist oder war. Umgekehrt haben nach Wakerlin 60% aller Hypertoniker klinische Zeichen einer Arteriosklerose. So darf die Hirnblutung doch als Richtmaß für die Hypertoniehäufigkeit gelten. Ihr Anstieg in der Bundesrepublik ist auch auf die Zunahme der durchschnittlichen Lebenserwartung zurückzuführen. Die gleichzeitige Zunahme der Sterberate an Gehirnblutung jenseits des 60. Lebensjahres zeigt aber, daß ein echtes Anwachsen hypertoniebedingter Todesursachen zu verzeichnen ist (s. Tab. 2). Wenn man berücksichtigt, daß unter den gleichfalls zunehmenden tödlich endenden Herzkrankheiten ein nicht kleiner Anteil Hochdruckfolgen sind und sich auch unter den »Nierenkrankheiten« manche vaskuläre Schrumpfniere befindet, so nehmen hypertoniebedingte Todesursachen allgemein die erste Stelle ein.

Die Angaben über die Hypertoniehäufigkeit in der lebenden Bevölkerung schwanken erheblich, je nachdem, welche systolischen und diastolischen Grenzwerte angenommen werden. Einen Überblick vermitteln die von Bøe und Humerfelt an rund 68 000

Tabelle 2: Tod an Gehirnblutung auf 100 000 der Bevölkerung[1]

Jahr	Altersgruppen:		
	15–30	30–60	60 u. mehr
1910	0,29	4,51	51,72
1925	0,17	3,66	55,71
1933	0,14	3,61	67,49
1939	0,14	3,61	71,33
1950	0,18	3,50	78,05
1952	0,12	3,47	85,59

[1] 1910, 1925, 1933, 1939 Reichsgebiet, 1950, 1952 Bundesgebiet (ohne Saarland und Berlin)

Einwohnern (etwa 70 %) der Gesamtbevölkerung) der Stadt Bergen durchgeführten Messungen. Die Häufigkeit der erhöhten Blutdruckwerte in der 4. bis 6. Dekade ist in Tabelle 3 angegeben. Bei der Untersuchung von 14 849 Industriearbeitern, Altersheiminsassen und unausgewählten Patienten eines allgemeinen Krankenhauses fanden MASTER, MARKS und DACK Blutdruckwerte von 150/100 mm Hg und höher im 4. bis 7. Lebensjahrzehnt bei Männern in einer Häufigkeit von 32 %, 43 %, 55 % und 62 % und bei Frauen derselben Altersklassen in 44 %, 46 %, 66 % und 70 %. Diese Autoren sehen einen Blutdruck von 150/100 mm Hg in den höheren Altersklassen allerdings noch nicht als Grenzwert der Hypertonie an. BECHGAARD[1] beobachtete unter 21 552 poliklinischen Patienten 1038 Hypertoniker, die mindestens einen systolischen Blutdruck von 180 oder einen Druck von 160/100 mm Hg und darüber aufwiesen. In diesem Material betrug die Hypertoniehäufigkeit 5 %. KÜHNS und BRAHMS sahen unter

Tabelle 3: Die Häufigkeit erhöhter Blutdruckwerte (nach BØE und Mitarb.)

	Systolischer Blutdruck 160 mm Hg und darüber		
	40 Jahre %	50 Jahre %	60 Jahre %
Männer ..	10	20	40
Frauen ..	5	35	50

	Diastolischer Blutdruck 100 mm Hg und darüber		
	40 Jahre %	50 Jahre %	60 Jahre %
Männer ..	4	7	12
Frauen ..	3	10	18

60 000 poliklinischen Patienten 5,8 % und unter 21 800 stationär behandelten Patienten 7,5 % Hypertoniker. Ähnliche Angaben machte PERERA[2]. Die allgemeinen Schätzungen der Hypertoniehäufigkeit jenseits des 40. Lebensjahres bewegen sich zwischen 15 und 25 % (BECHGAARD[2]; WOLLHEIM und MOELLER).

Nach LOSSE und HINSEN betrug die Häufigkeit der essentiellen Hypertonie am gesamten Krankengut der Universitätsklinik Münster in den Jahren 1942 bis 1944 etwa 10–11 %, im Jahre 1946 7,8 % und stieg im Jahre 1948 steil an, um schließlich im Jahre 1952 mit 18,6 % den Gipfel zu erreichen. Dagegen blieb der Prozentsatz der symptomatischen Hochdruckformen im Laufe der Jahre relativ konstant. Über ähnliche Befunde berichtet HOLTMEIER. So ist verständlich, wenn auch in der ärztlichen Begutachtung die Hypertonie eine immer größere Bedeutung erlangt.

Messung des Blutdruckes

Für die Diagnose der Hypertonie ist die exakte Messung des Blutdruckes unter bestimmten Bedingungen unerläßlich. Sie ist durch andere Maßnahmen (Pulsqualität, Röntgen- und EKG-Untersuchungen, Augenhintergrundprüfung u. a.) nie zu ersetzen. Aber selbst der genaue Meßvorgang gestattet die Unterscheidung von Normotonie und Hypertonie nicht immer. Man muß die Fehlerquellen, besonders der einmaligen Blutdruckmessung, kennen, um die verantwortungsvolle Diagnose Hochdruck zu stellen. Daher gehört die Blutdruckmessung in die Hände des Arztes und nicht der Schwester, des Masseurs, Chiropraktikers oder des Patienten selbst.

Die allgemein übliche und ausreichende unblutige Messung des Blutdruckes wird am besten mit dem Standardgerät nach RECKLINGHAUSEN (12 cm breite Gummimanschette für Erwachsene) vorgenommen. Wir geben dem Quecksilbermanometer von RIVA-ROCCI den Vorzug vor dem Federmanometer. Wird letzteres verwandt, so sind Vergleichsmessungen mit dem Quecksilbermanometer anzuraten. Der Quecksilberspiegel soll vor der Messung auf Null stehen. Die auskultatorische Methode nach KOROTKOW (Hörbarwerden des ersten Tones über der A. cubitalis nach Manschettenkompression gibt systolischen Wert an) ist zuverlässiger als die Palpation des Radialispulses nach RIVA-ROCCI. Der immer zu fordernde diastolische Blutdruckwert wird auskultatorisch festgestellt (letzte Hörbarkeit des Tones = Phase 5 nach GOODMAN und HOWELL; man kann auch das plötzliche Leiserwerden des Tones verwerten = Phase 4). Man sollte jedoch immer das gleiche Verfahren anwenden und angeben.

Wie ANSCHÜTZ und BURKERT gezeigt haben, erhält man mit der auskultatorischen Methode der Blutdruckmessung nur dann zuverlässige Werte, wenn die Breite der Manschette zum Umfang der zur Messung benutzten Extremität sich wie etwa 1:2 verhält. Das heißt, bei den gebräuchlichen Manschetten von 12 cm Breite soll der Umfang der Extremität 24 bis maximal 28 cm betragen, bei größerem Umfang sind die gemessenen Blutdruckwerte zu hoch.

Die Blutdruckschreibung mit dem Combitonographen (Hersteller Bosch & Speidel in Jungingen/Hohenzollern) schaltet subjektive Ablesefehler, auf die WRIGHT und Mitarb. auf Grund der Vergleichsmessungen verschiedener Untersucher am gleichen Patienten hinwiesen, weitgehend aus. Der Vorteil dieses Verfahrens, das BOCK und HOCHSTETTER kritisch nachprüften, besteht bei etwa gleicher Genauigkeit wie die KOROTKOW'sche Methode in der gleichzeitigen Messung und Registrierung. Der kurvenmäßig aufgezeichnete Blutdruck läßt sich, was für Begutachtungen wichtig erscheint, als Dokument verwenden. Für Kreislauffunktionsproben ist der mit mehreren Schreibhebeln ausgestattete Apparat besonders geeignet, da er die Ergebnisse übersichtlich darstellt.

Im allgemeinen ist die Blutdruckmessung nach RECKLINGHAUSEN-KOROTKOW für praktische Zwecke ausreichend. SAHLI nimmt allerdings an, daß die damit erhaltenen diastolischen Werte in Wirklichkeit niedriger seien.

Fehlerquellen der Messung

Neben den apparativen Fehlern muß man an folgendes denken: Änderungen der Körperhaltung bewirken Blutdruckschwankungen; Abnahme des Schlagvolumens im Stehen macht Senkungen, die bis in den Bereich pathologischer orthostatischer Reaktionsschwäche führen. Wir messen daher grundsätzlich am liegenden Patienten. Selbst dann kann die erste Messung zu hohe Werte ergeben, die bei mehrfachem Messen manchmal absinken. Mißt man 4 Tage hintereinander, sieht man oft täglich niedrigere Werte. Zu berücksichtigen sind dabei auch tageszeitliche Schwankungen (siehe Abb. 1). Während des Schlafes sind die Druckwerte im allgemeinen niedriger (KATSCH,

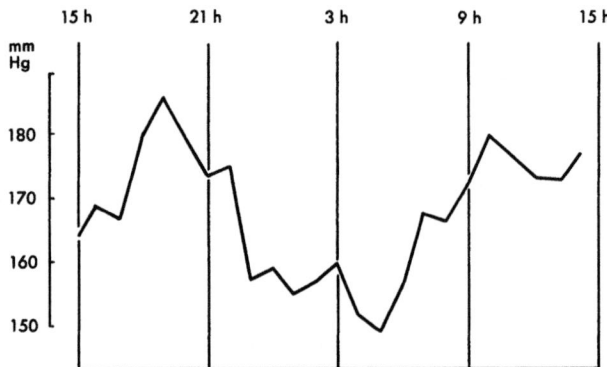

Abb. 1. Tagesgang von systolischem Blutdruck (1stdl. kombitonographische Messung). Vp. E. Fr., 62 Jahre, männlich. Ess. Hypertonus, Bettruhe 27.–28. 10. 1951. (Nach HILDEBRANDT und ENGELBERTZ)

MUELLER u. a.). Nach MACWILLIAM gilt das aber nur für ruhig Schlafende, unruhige Träume z. B. sollen den Blutdruck ansteigen lassen. Furcht, Sorge und Konflikte und andere psychische Emotionen, körperliche Schmerzen, können auch im Wachzustand zu Blutdruckanstieg führen. Seelisch erregte und gespannte Menschen können noch nach Tagen hohe Blutdruckwerte haben. Wir haben Begutachtete untersucht, die sich bei jeder Blutdruckmessung bewußt so erregten, daß sie eine Hypertonie vortäuschten. Die diastolischen Werte steigen freilich hierbei nicht oder wesentlich weniger als die systolischen an. Es ist beim labilen Hochdruckkranken falsch, das Absinken der RR-Werte nach Arbeit stets auf eine Myokardschwäche zu beziehen. (Die geschlechts- und altersgebundenen Blutdruckdifferenzen normaler Menschen werden in einem gesonderten Abschnitt S. 255 behandelt.)

Konstitutionelle Faktoren sollen nicht überschätzt werden. Offenbar neigen Athletiker und Pykniker zu höheren Blutdruckwerten als die eher hypotonen Astheniker, doch kennen wir Pykniker mit ausgesprochen niedrigem Blutdruck, ebenso wie hypertone Astheniker. Man muß stammesmäßige Unterschiede berücksichtigen. So fanden O. MÜLLER und PARRISIUS unter den in Schwaben häufigen Pyknikern sehr oft Hypertoniker, während KAHLER und POPPER in Österreich überwiegend hypertone Astheniker feststellten. Wir stimmen VOLHARD zu, wenn er die genuine Hypertonie keinem bestimmten Konstitutionstyp zugeordnet findet. Dagegen hat das Körpergewicht einen aus allen Statistiken ersichtlichen Einfluß auf die Blutdruckhöhe (s. S. 264). Auffällig ist nach HUBER die Hypotonie der gegenüber dem Standardgewicht (berechnet nach Alter und Körpergröße) untergewichtigen Menschen. Die Differenzen liegen im allgemeinen um ± 10 bis 20 mm Hg (FISHBERG [1]).

Blutdruckschwankungen unter atmosphärischen Einflüssen haben sicher eine nicht zu unterschätzende Bedeutung. So kann Kälte zu Blutdrucksteigerungen, Wärme zu -senkungen führen (FISHBERG). Die meisten Autoren fanden Blutdruckanstieg bei Luftdruckabfall (BEYNE, CRUCHET u. a.). JAENISCH und HAUG stellten dagegen bei Untersuchungen in der Unterdruckkammer Blutdruckabfall fest. Im Einzelfall wird man die Einwirkung atmosphärischer Störungen (Föhn!) sorgfältig zu prüfen haben, da hier Spekulationen besonders naheliegen.

Unter den Meßfehlerquellen am Ort der Messung ist die Muskelspannung am wichtigsten. Spasmen (willkürlich und unwillkürlich) führen gelegentlich zu beträchtlichem Blutdruckanstieg. Beidarmige Messungen bei spastischer Halbseitenlähmung lassen das bisweilen gut erkennen. Schlaffe Lähmungen können sowohl seitendifferente Blutdrucksteigerungen als auch -senkungen bewirken, wenn überhaupt Seitenunterschiede vorhanden sind (Lit. s. KAHLER, MIRALLIE, KINNEY, KERR u. a.). Auf die Bedeutung der Berücksichtigung des Armumfanges wurde bereits hingewiesen.

Die Abhängigkeit des Blutdruckes von Alter und Geschlecht

Über die Alters- und Geschlechtsabhängigkeit des Blutdruckes liegen mehrere große Reihenuntersuchungen vor (ROBINSON und BRUCER; RUSSEK und Mitarb.; GOVER; MASTER, DUBLIN und MARKS; HAMILTON und Mitarb.; BØE und Mitarb.; DÖRING u. a.). Wenn auch die Ergebnisse dieser Erhebungen infolge der unterschiedlichen Auswahl der Kollektive Differenzen erkennen lassen, so zeigen sie doch die gleichen Charakteristika. Als repräsentativ können die Befunde von MASTER und Mitarb. gelten, die an 74 000 gesunden Personen erhoben wurden. Zur statistischen Auswertung gelangten aus diesem Material die Meßwerte von 15 706 blind ausgewählten Personen (7722 Männer, 7984 Frauen), wobei jede Altersgruppe etwa 500 Individuen umfaßte (auskultatorische Methode, Phase 5). Die gefundenen Mittelwerte, Standardabweichungen und Variationskoeffizienten sind nach Altersgruppen gegliedert in Tab. 4 zusammengestellt. Aus den Daten ist der deutliche Anstieg des Blutdruckes mit dem Lebensalter bei beiden Geschlechtern ersichtlich. Bis zum 45. Lebensjahr liegt der systolische Druck bei Männern höher als bei Frauen, danach ist es umgekehrt. Geschlechtsgebundene Differenzen sind allerdings niemals sehr groß. Bemerkenswert ist der allgemein bestätigte Befund, daß die relative Streuung, gemessen am Variationskoeffizienten, mit dem Lebensalter gleichfalls zunimmt; d. h. der Bereich, in dem die zu erwartenden Werte liegen, wird nach den höheren Altersgruppen hin immer breiter.

Ergänzend zu den angegebenen Daten konnten MASTER und LASSER feststellen, daß

Tabelle 4: Systolischer und diastolischer Blutdruck normaler Männer und Frauen
(nach MASTER und Mitarbeitern)

Geschl. Alter	systol.:			diastol.		
	mittel	Standard-abweichg.	Variati-onskoef.	mittel	Standard-abweichg.	Variati-onskoef.
Männer (7722 Fälle)						
16	118,4	12,17	10,28	72,9	10,33	14,17
17	121,0	12,88	10,64	74,4	9,36	12,58
18	119,8	11,95	9,97	74,4	10,03	13,48
19	121,8	14,99	12,31	74,6	10,29	13,79
20–24	122,9	13,74	11,18	76,0	9,93	13,07
25–29	125,1	12,58	10,06	77,8	8,98	11,54
30–34	126,1	13,61	10,79	78,5	9,68	12,33
35–39	127,1	14,20	11,17	80,4	10,42	12,96
40–44	129,0	15,07	11,68	81,2	9,53	11,74
45–49	130,0	16,93	13,02	82,0	10,81	13,18
50–54	134,5	19,21	14,28	83,4	11,31	13,56
55–59	137,8	18,80	13,64	84,0	11,40	13,57
60–64	141,8	21,11	14,89	84,5	12,36	14,63
Frauen (7984 Fälle)						
16	116,1	12,10	10,42	72,3	9,55	13,21
17	116,0	11,51	9,92	72,0	9,16	12,72
18	116,3	11,42	9,82	71,8	8,60	11,98
19	115,1	11,87	10,31	71,1	8,93	12,56
20–24	115,7	11,83	10,22	71,7	9,67	13,49
25–29	116,8	11,43	9,79	73,7	9,05	12,28
30–34	119,8	13,97	11,66	74,9	10,78	14,39
35–39	123,9	13,85	11,18	78,0	10,01	12,83
40–44	127,0	17,07	13,44	79,5	10,60	13,33
45–49	130,6	19,47	14,91	81,5	11,63	14,27
50–54	137,3	21,29	15,51	83,5	12,36	14,80
55–59	138,5	21,40	15,45	83,5	11,72	14,04
60–64	144,0	22,33	15,51	85,0	12,95	15,24

jenseits des 65. Lebensjahres bei Männern ein weiterer Anstieg des durchschnittlichen systolischen und diastolischen Druckes nicht mehr erfolgt. In der Altersgruppe von 65 bis 106 Jahren betrugen der mittlere systolische Druck 145 mm Hg mit einer Standardabweichung von ± 22 und der diastolische Druck 82 mm Hg ± 10. Dagegen erreichte der Blutdruck bei Frauen das Maximum erst in der Altersgruppe von 70 bis 74 Jahren, um danach etwas abzusinken. Für die ganze Gruppe der über 65jährigen Frauen wurden ein durchschnittlicher systolischer Druck von 156 mm Hg ± 28 und ein diastolischer Druck von 84 mm Hg ± 14,7 ermittelt. Diesen Daten liegen Blutdruckmessungen an 5757 augenscheinlich gesunden Personen (3000 Männer, 2700 Frauen) im Alter zwischen 65 und 106 Jahren zugrunde.

Populationsstudien wie die vorstehenden ergeben allerdings von der Altersabhängigkeit des Blutdruckes ein unvollkommenes Bild, da sie nur die Durchschnittswerte unterschiedlich zusammengesetzter Altersgruppen erfassen. Sehr viel aufschlußreicher wären Langzeitstudien an einer großen Zahl von Einzelpersonen, doch liegen umfassende Reihenuntersuchungen dieser Art bisher nicht vor. Immerhin finden sich aber in der Literatur einige Hinweise auf beträchtliche individuelle Unterschiede im Altersgang des Blutdruckes. So hat STAMLER bei 140 Männern in einem Beobachtungszeitraum von 30 Jahren festgestellt, daß der diastolische Druck in 44 Fällen konstant blieb. Alle 22 Personen, deren diastolischer Druck zu Beginn bereits über 90 mm Hg lag, erreichten nach 30 Jahren einen Durchschnittswert von fast 100 mm Hg. In den übrigen 74 Fällen stieg der diastolische Druck von mittleren Ausgangswerten in 30 Jahren um durchschnittlich mehr als 12 mm Hg. THOMSON verfolgte den Blutdruck bei 3343 Versicherungsnehmern der Metropolitan Life Insurance Comp., bei Frauen vom 40. bis zum 60. und bei Männern vom 40. bis zum 65. Lebensjahr mit jährlichen Kontrollen. 74 % der Untersuchten überschritten in dieser Zeit niemals den Wert von 140/90 mm Hg. In 14,4 % der Fälle lag der Blutdruck häufig und in 11,4 % ständig über diesem Grenzwert. An einem Material von 10 883 Versicherten konnten ROBINSON und BRUCER zeigen, daß kein signifikanter Anstieg der durchschnittlichen Blutdruckwerte mit dem Lebensalter mehr festzustellen war, wenn alle Fälle mit einem Blutdruck von 140/90 mm Hg ausgesondert wurden. Zu ähnlichen Ergebnissen gelangte auch SYMONDS. Die altersbedingte Zunahme des Blutdruckes scheint demnach individuell sehr unterschiedlich zu sein.

Der normale Blutdruck und die Abgrenzung der Hypertonie

Die wichtige Frage, welche Blutdruckwerte in den einzelnen Altersgruppen beider Geschlechter als normal und welche als abnorm zu gelten haben, wird nicht einheitlich beantwortet.

MASTER und Mitarb. nahmen die Abgrenzung des normalen und pathologischen Bereiches nach statistischen Kriterien vor. Als normal betrachten sie die in den Bereich der einfachen Standardabweichung vom Mittelwert fallenden Werte (etwa ²/₃ des Kollektivs), halten es aber für angemessen, den Normalbereich auf 80 % aller Beobachtungen (jederseits des Mittelwertes 40 %) auszudehnen. Als wahrscheinlich abnorm werden Blutdruckwerte bezeichnet, die um die doppelte Standardabweichung oder weiter vom Mittelwert entfernt liegen; sie umfassen die extremen 5 % aller Beobachtungen. In Tab. 5 sind die abgerundeten Normalwerte und die Grenzwerte für Hypertonie wiedergegeben. Zwischen ihnen liegt der Bereich der Streugrenzwerte, der in Abb. 2 graphisch dargestellt ist. Bei den Meßergebnissen in dieser Zone ist die Entscheidung, ob eine Hypertonie vorliegt, auf Grund der Blutdruckmessung allein nicht möglich, sondern nur unter Berücksichtigung des gesamten klinischen Befundes zu treffen.

Eine Bestätigung für den fließenden Übergang zwischen normalen und pathologischen Blutdruckwerten liefern neuere Untersuchungen von MASTER und LASSER über die obere Normgrenze des Blutdruckes jenseits des 65. Lebensjahres. Um diesen Wert zu ermitteln, stellten die Autoren die prozentuale Häufigkeitsverteilung des Blutdruckes von 4870 gesund erscheinenden Personen zwischen 65 und 84 Jahren derjenigen von 1096 Patienten gleichen Alters mit kardiovaskulären Hochdruckkomplikationen gegenüber. Es ergab sich eine deutliche Überschneidung beider Gruppen, wie in Abb. 3 und 4 am Beispiel des systolischen und diastolischen Druckes der Männer zu erkennen ist. Beide Kollektive wurden durch die beste Trennungslinie gegeneinander abgegrenzt, doch liegen im Überschneidungsbereich der Kurven beiderseits der Grenzlinie Meßwerte von gesunden Personen wie von Hochdruckkranken. Für den systolischen Druck betrug der Grenzwert bei den Männern 162, bei den Frauen 172 mm Hg, für den diastolischen Druck bei den Männern 88 und bei den Frauen 90 mm Hg. Die

Tabelle 5: Normale Blutdruckwerte und Grenzwerte für Hypotension und Hypertension (nach MASTER)

Geschl. Alter	systol.			diastol.:		
	Hypotension ob. Grenze	Normaler Durchschn.	Hypertension niedr. Grenze	Hypotension ob. Grenze	Normaler Durchschn.	Hypertension niedr. Grenze
männlich:						
16	98	105–135	145	52	60–86	90
17	98	105–135	145	55	60–86	90
18	98	105–135	145	55	60–86	90
19	98	105–140	150	55	60–88	95
20–24	98	105–140	150	56	62–88	95
25–29	100	108–140	150	60	65–90	96
30–34	100	110–145	155	60	68–92	98
35–39	102	110–145	160	60	68–92	100
40–44	102	110–150	165	60	70–94	100
45–49	104	110–155	170	60	70–96	104
50–54	105	115–160	175	60	70–98	106
55–59	106	115–165	180	60	70–98	108
60–64	108	115–170	190	60	70–100	110
weiblich:						
16	95	100–130	140	55	60–85	90
17	95	100–130	140	55	60–85	90
18	95	100–130	140	55	60–85	90
19	95	100–130	140	55	60–85	90
20–24	95	100–130	140	55	60–85	90
25–29	98	102–130	140	55	60–86	92
30–34	98	102–135	145	55	60–88	95
35–39	100	105–140	150	60	65–90	98
40–44	100	105–150	165	60	65–92	100
45–49	100	105–155	175	60	65–96	105
50–54	105	110–165	180	60	70–100	108
55–59	105	110–170	185	60	70–100	108
60–64	105	115–175	190	60	70–100	110

Werte auf der rechten Seite der Trennungslinien sind mit größerer Wahrscheinlichkeit pathologisch, die auf der linken mit größerer Wahrscheinlichkeit normal. Mittels einer mathematischen Diskriminationsanalyse, die den systolischen und diastolischen Druck zusammen berücksichtigte, konnte die Abgrenzung beider Kollektive noch besser vorgenommen werden. Es ergab sich, daß bei Männern jenseits des 65. Lebensjahres ein systolischer Wert von über 175 mm Hg unabhängig von der Höhe des diastolischen Druckes wahrscheinlich abnorm ist, desgleichen jeder diastolische Druck über 100 mm Hg ohne Rücksicht auf den systolischen Druck. Für Frauen betrugen die entsprechenden Werte systolisch 185 mm und diastolisch 103 mm Hg.

Gegen die Berechnung der Normalbereiche aus der Häufigkeitsverteilung des Blutdruckes in großen Bevölkerungsgruppen unterschiedlichen Alters wird von mehreren Autoren eingewandt, daß der gefundene Altersanstieg des Blutdruckes, vor allem in den mittleren und hö-

Der normale Blutdruck und die Abgrenzung der Hypertonie

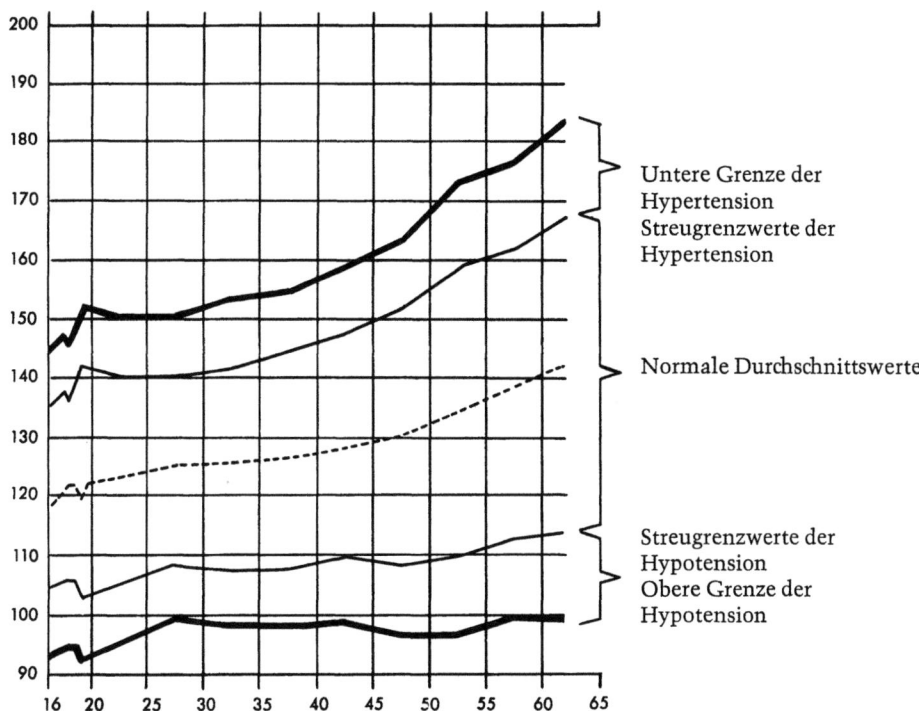

Abb. 2. Normale systolische Blutdruckwerte und Grenzwerte für Hypertension und Hypotension. (Nach MASTER)

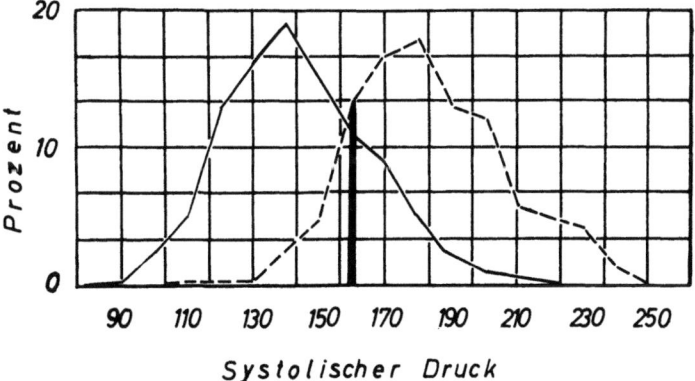

Abb. 3. Häufigkeitsverteilung des systolischen Drucks (Männer zwischen 65 und 84 Jahren).
——— gesunde Personen (ohne kardiovaskuläre Symptome)
— — — Patienten mit kardiovaskulären Hochdruckkomplikationen (nach MASTER u. LASSER)

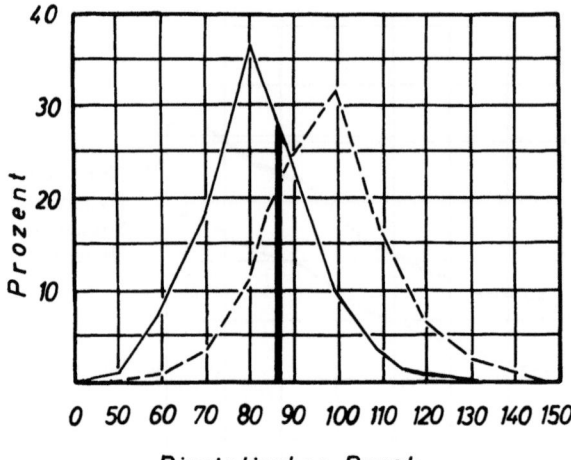

Abb. 4. Häufigkeitsverteilung des diastolischen Drucks (Männer zwischen 65 und 84 Jahren).
——————— gesunde Personen (ohne kardiovaskuläre Symptome)
— — — Patienten mit kardiovaskulären Hochdruckkomplikationen (nach MASTER u. LASSER)

heren Altersgruppen, durch den Einfluß zahlreicher klinisch gesunder Hypertoniker verfälscht werde. Als Argument dienen dabei die bereits zitierten Untersuchungen von ROBINSON und BRUCER, die ein starkes Absinken der Anstiegsrate des Blutdruckes mit dem Lebensalter ergaben, wenn aus dem Kollektiv alle Werte über 140/90 eliminiert wurden. MASTER und PICKERING[1] betonen aber mit Recht, daß es sich in diesen Arbeiten um ein ausgewähltes Material handelte. Für die Annahme, daß ein Wert von 140/90 oder allenfalls 150/90 die obere Normgrenze des Blutdruckes darstelle, werden ferner das häufige Vorkommen niedriger Blutdruckwerte bei alten Menschen (LUDWIG, HOWELL, HOLENSTEIN) und das Konstantbleiben des mittleren Blutdruckes jenseits des 65. Lebensjahres angeführt (WOLLHEIM und MOELLER). In einer Gruppe von 2000 poliklinischen Patienten unter 50 Jahren beobachtete PERERA[3] 136 Fälle mit diastolischen Druckwerten von 90 mm und darüber und konnte in einer Beobachtungszeit bis zu 30 Jahren feststellen, daß sich bei diesen Patienten ausnahmslos eine essentielle Hypertonie entwickelte. Diastolische Ruheblutdruckwerte von 90 mm Hg und mehr, falls sie konstant nachweisbar sind, wertet der Autor daher als Zeichen der Hypertonie. Zweifellos wird man nach diesen Beobachtungen annehmen müssen, daß der Altersanstieg des Blutdruckes erheblichen individuellen Schwankungen unterliegt. In Ermangelung umfassender Langzeitstudien über die Altersabhängigkeit des Blutdruckes läßt sich jedoch innerhalb der gesunden Bevölkerung bisher noch keine eindeutige Abgrenzung einer Subpopulation mit essentieller Hypertonie vornehmen.

Die Lebensversicherungen richten sich bei der Grenzziehung zwischen Normotonie und Hypotonie nach der Lebenserwartung. Zahlreiche große Versicherungsstatistiken zeigen eindeutig, daß zwischen der Höhe des Blutdruckes und der Sterblichkeit eine enge Korrelation besteht. Besonders eindrucksvoll geht diese aus dem Zahlenmaterial der »Build and Blood Pressure Study« 1959 hervor, die insgesamt 3,9 Millionen Versicherte und 102 000 Sterbefälle erfaßte. Wie aus Tab. 6 ersichtlich, stieg die Sterberate parallel mit dem Blutdruck an und überschritt bereits bei systolischen Werten von 128 bis 137 mm Hg und diastolischen von 83 bis 87 mm Hg den Erwartungswert von 100%

Tabelle 6: Das Verhältnis der tatsächlichen zur erwarteten Sterblichkeit (in Prozent) in Abhängigkeit vom systolischen und diastolischen Druck bei Männern (Versicherungsalter 15 bis 69 Jahre). Build and Blood Pressure Study; Society of Actuaries 1959

Systolischer Druck	Sterblichkeit %	Diastolischer Druck	Sterblichkeit %
88–97	78	48–67	83
98–127	88	68–82	97
128–137	118	83–87	129
138–147	155	88–92	150
148–157	194	93–97	188
158–167	244	98–102	234
168–177	242	103–112	262

deutlich. Ähnliche Befunde erbrachten die älteren Lebensversicherungsstatistiken. Von den Ärzten der Lebensversicherungen wird daher ein *Blutdruck von 140 mm Hg* als *Grenzwert zur Hypertonie* angesehen. Zweifellos hat diese Einteilung für die Wagnisbeurteilung volle Berechtigung. Man sollte jedoch nicht übersehen, daß dieser Grenzwert nur einen Mittelwert repräsentiert, da er auf die durchschnittliche Mortalität eines größeren Kollektivs bezogen ist. So erscheint er zwar zur Abgrenzung eines definierten durchschnittlichen Risikos geeignet, stellt jedoch keine natürliche Grenze zwischen Normotonie und Hypertonie dar. Ferner ist darauf hinzuweisen, daß der Anstieg der Sterberate von den niedrigsten Blutdruckwerten seinen Ausgang nimmt. Nach GUBNER[2] bedeutet dies, daß der niedrigste, mit den physiologischen Anforderungen überhaupt noch zu vereinbarende Blutdruck den optimalen Wert darstellt. Jede darüber hinausgehende Erhöhung schränkt bereits die durchschnittliche Lebenserwartung ein. Auf Grund der Mortalitätsstatistiken läßt sich also kein homogener Normalbereich abgrenzen.

Nach diesen Ausführungen erscheint es, abgesehen von den besonderen Belangen der Lebensversicherungen, vertretbar, in der Gutachterpraxis die bereits in die vorige Auflage aufgenommenen Tabellen von MASTER und Mitarbeitern auch weiterhin zur Abgrenzung krankhafter Blutdrucksteigerungen heranzuziehen (s. Abb. 2 und Tab. 5). Wenn mehrfach bestätigte Blutdruckwerte in die pathologischen Bereiche fallen, so kann die Diagnose Hypertonie mit überwiegender Wahrscheinlichkeit gestellt werden. Es fällt auf, daß die unteren systolischen und diastolischen Grenzwerte für Hypertonie relativ hoch liegen. Sie wurden so hoch angesetzt, um auch individuelle Schwankungen zu berücksichtigen. Wie MASTER und Mitarbeiter selbst betonen, sollten die Tabellen nicht zu starr, sondern stets unter Berücksichtigung des ganzen klinischen Bildes verwertet werden. Nach allgemeiner Erfahrung ist es wahrscheinlich richtig, als unteren *diastolischen Grenzwert der Hypertonie* bei Erwachsenen vor dem 40. Lebensjahr *95 mm Hg* und jenseits des 40. Lebensjahres *100 mm Hg* gelten zu lassen, vorausgesetzt, daß die Blutdruckmessungen unter strengen Ruhebedingungen und mit den nötigen Kontrollen durchgeführt werden.

Zur Ätiologie und Pathogenese der essentiellen Hypertonie

Die essentielle Hypertonie ist als Hochdruck unklarer Ursache definiert. Bis heute konnte ihre Entstehung auf keinen der bekannten renalen, endokrinen, neuralen und kardiovaskulären Mechanismen der Hochdruckgenese zurückgeführt werden. Die vielfältigen, den Blutdruck beeinflussenden physiologischen Faktoren und die geläufigen pathogenetischen Faktoren der Hypertonie hat PAGE[1] in seiner Mosaiktheorie des Hochdruckes zusammenfassend dargestellt. Nach der These von PAGE, die durch zahlreiche Ergebnisse der klinischen und experimentellen Hochdruckforschung gestützt wird, stehen alle Teilfaktoren der Blutdruckregulation untereinander im Gleichgewicht. Die Einstellung eines höheren Blutdruckwertes durch einen der drucksteigernden Faktoren geschieht unter Mitreaktion der übrigen Funktionsglieder des Systems, was zur Folge hat, daß der Hochdruck bei längerer Dauer dieses Zustandes auch nach Wegfall der auslösenden Ursache bestehen bleiben kann. Die daraus sich ergebenden Schwierigkeiten für die pathogenetische Analyse der essentiellen Hypertonie sind offensichtlich. Sie haben dazu geführt, die essentielle Hypertonie als nosologische Einheit überhaupt abzulehnen. PICKERING[1,2], der diese Auffassung als erster vertrat, sieht in der essentiellen Hypertonie lediglich eine quantitative Normvariante und keine durch qualitative Besonderheiten charakterisierte Erkrankung. PLATT, WOLLHEIM u. a. halten dagegen an der Konzeption fest, daß die essentielle Hypertonie eine selbständige Krankheitseinheit darstelle, und begründen ihre Auffassung vor allem mit dem hereditären Charakter der Störung und dem charakteristischen Manifestationsalter. Im folgenden soll zunächst die Bedeutung erblicher Faktoren für die Entstehung der essentiellen Hypertonie abgehandelt werden. Danach sind verschiedene Umwelteinflüsse zu erörtern, deren Zusammenhang mit der Pathogenese des genuinen Hochdruckes auch in der Begutachtung oft diskutiert wird.

Heredität

Die Häufung von Hypertonie und hypertoniebedingten Folgen in den Familien genuiner Hypertoniker ist oft beschrieben worden. Besondere Verdienste hat sich dabei die Tübinger Schule (O. MÜLLER, WEITZ, PARRISIUS, GÄNSSLEN, ZIPPERLEN) erworben. Die mehrfach bestätigten WEITZ'schen Untersuchungen ergaben in etwa 77% der Hochdruckfälle, daß mindestens ein Elternteil an Herzleiden, Herzschlag, Schlaganfall u. ä. verstorben war. Bei weiteren 16% litten eines oder mehrere Geschwister an Hochdruck. Nur 6 von 82 Patienten hatten eine stumme Familienanamnese.

WIECHMANN und PAL fanden unter 500 Hypertonikern in etwa 40% der Fälle eine familiäre Belastung, während sie bei normotonen Kontrollen nur in 20% der Fälle bestand. Auch die Reihenuntersuchungen von O'HARA und Mitarb. erbrachten eine sichere Häufung kardialer und zerebraler Todesfälle in der Verwandtschaft der Hypertoniker gegenüber Normotonikern (68% gegenüber 37,6% von 300 bzw. 436 Fällen). Zu ähnlichen Hundertsätzen kamen O. MÜLLER und PARRISIUS (weitere ältere Arbeiten s. GÄNSSLEN und PICKERING[1]). Neuere Mitteilungen über die familiäre Belastung von Patienten mit genuiner Hypertonie stammen von HINES[2] (positive Familienanamnese bei 44% von 256 Hypertonikern gegenüber 7% von 442 Normotonikern), PFLANZ und v. UXKÜLL (bei 129 Hypertonikern in 42%, bei den Normotonikern in 7,3% der Fälle familiäre Belastung) und aus der Würzburger Klinik von FERNEDING (von 1626 Hypertonikern 44%, von 6892 Normotonikern nur 8,4% belastet).

Vollständige Stammbäume von Hypertonikerfamilien geben u. a. ROSENBLOOM, PAL, POPPER, KYLIN, VOLHARD[1] und ZIPPERLEN. Die erbliche Disposition zur Hypertonie ist weiter nach Zwillingsforschungen erwiesen. CURTIUS, v. VERSCHUER, WEITZ, ZIPPERLEN u. a. haben bei normotonen eineiigen Zwillingen durchschnittliche Blutdruckdifferenzen von 5,04 mm Hg, bei 109 zweieiigen Zwillingen von 9,36 mm Hg gefunden. Bei eineiigen Zwillingen wurde konkordante Hypertonie mehrfach beschrieben. Sie kann sich bemerkenswerterweise nicht nur auf das zeitliche Auftreten, sondern auch auf Verlauf und Schicksal beziehen (NADOR-NIKITITS, FRÖHLICH, GÄNSSLEN, HINES[1], WEITZ).

Bei aller Bedeutung für den Nachweis des hereditären Charakters der essentiellen Hypertonie haften den anamnestischen Familienuntersuchungen aber so viele Fehlermöglichkeiten an, daß ihre Ergebnisse – entgegen der Ansicht früherer Autoren – keine sichere Aussage über den Vererbungsmodus dieser Erkrankung gestatten.

So könnte ein Teil der als Hypertoniefolgen gewerteten kardialen und zerebralen Todesfälle in den Familien der Probanden auch durch andere Ursachen bedingt gewesen sein. Hier ist nicht zuletzt an die essentielle familiäre Hypercholesterinämie und Hyperlipämie zu denken, die ohne Hochdruck zu zerebralen und koronaren Gefäßveränderungen führen können (s. SCHETTLER[2]). Begleitende Hypertonie wirkt hier risikosteigernd. In neuerer Zeit wurden zur Frage der Erblichkeit der genuinen Hypertonie größere Populationsstudien durchgeführt. PICKERING und seine Gruppe konnten zeigen, daß der arterielle Druck in einer von sekundärer Hypertonie freien Bevölkerung einer kontinuierlichen Häufigkeitsverteilung unterliegt, die keine scharfe Trennung in eine Population mit normalen und eine mit erhöhten Blutdruckwerten erlaubt. PICKERING und Mitarb. bezeichnen daher die vielfach übliche strenge Grenzziehung zwischen Normotonikern und genuinen Hypertonikern als Artefakt. Nach ihrer Auffassung stellt die genuine Hypertonie lediglich eine quantitative und keine qualitative Abweichung von der Norm dar.

PICKERING und Mitarb. fanden bei den Verwandten ersten Grades der essentiellen Hypertoniker in allen Alterklassen durchschnittlich höhere Blutdruckwerte, als bei den Verwandten ersten Grades von Normotonikern. Aus dem parallelen Verlauf der Verteilungskurven ergab sich, daß die Anstiegsrate des Blutdruckes mit dem Lebensalter in beiden Gruppen gleich war. PICKERING und Mitarb. folgern daraus, daß der Blutdruck als eine abgestufte Eigenschaft im ganzen Bereich von Werten unterhalb der Norm bis zur sog. genuinen Hypertonie vererbt wird.

Nun lassen aber die Blutdruckverteilungskurven von PICKERING und von anderen Autoren besonders in höheren Alterklassen eine Verbreiterung und positive Krümmung nach rechts erkennen, die auf die Existenz einer oder mehrerer Subpopulationen mit erhöhtem Blutdruck hinweisen. Diese bilden allerdings gegen die Gruppe der Normotoniker keine scharfe Grenze, sondern fließende Übergänge. PICKERING und Mitarb. erklären die Schiefe der Verteilungskurven damit, daß bei einem Teil der Bevölkerung durch Umwelteinflüsse ein stärkerer Blutdruckanstieg mit dem Alter erfolge als im Durchschnitt. Damit räumen sie neben den erblichen auch den exogenen Faktoren wesentliche Bedeutung für die Entstehung des genuinen Hochdruckes ein. Auf direktem Wege konnten sie aber keine bestimmten hochdruckerzeugenden Umweltfaktoren ermitteln.

PLATT u. a. sind im Gegensatz zu PICKERING der Ansicht, daß die genuine Hypertonie – möglicherweise monogen – vererbt wird, und daß die so determinierte Gruppe von Hypertonikern für die Schiefe der Verteilungskurven verantwortlich ist. Als Argument für seine schon von älteren Autoren vertretene These führt PLATT die doppelgipflige Verteilungskurve an, die er für die Blutdruckverteilung der 40- bis 60jährigen Geschwister der hypertonischen Probanden aus dem Material von PICKERING und SOBYE ermitteln konnte. Auch MORRISON und MORRIS fanden bei den Geschwistern hypertonischer Probanden aus einem Kollektiv Londoner Busfahrer eine doppelgipflige Häufigkeitsverteilung der Blutdruckwerte, die als Beweis für das Vorhandensein einer erblich mit Hypertonie belasteten Geschwistergruppe gewertet wurde. In einer von 12 Ärzten an 7234 Personen (5239 Männer, 1995 Frauen) durchgeführten Blutdruckstudie konnten allerdings LOWE und MCKEOWN überzeugend darlegen, daß die bisher beschriebenen doppelgipfligen Verteilungskurven durch den Fehler der kleinen Zahl und durch Bevorzugung bestimmter Ablesepunkte bei der Blutdruckmessung zustande gekommen sind. Die genannten Autoren bestätigen die von PICKERING u. a. gefundene kontinuierliche Häufigkeitsverteilung des Blutdruckes in großen Kollektiven, teilen aber nicht die Auffassung, wonach jede genuine Hypertonie eine Normvariante darstellen soll. Sie halten es für wahrscheinlicher, daß bei der Hypertonie unbekannter Ursache 2 Gruppen von Fällen zu unterscheiden sind, solche, die in der Tat eine nur quantitative Variante der Norm repräsentieren, und andere, bei denen ein noch unbekannter pathologischer Zustand besteht. Es wird vermutet, daß Patienten mit sehr hohen Blutdruckwerten in die letztere Gruppe fallen.

Nach den vorstehenden Ausführungen erscheint die Bedeutung von Erbfaktoren für die Entstehung der genuinen Hypertonie unbestritten. Die Frage, welcher Vererbungstyp vorliegt, muß allerdings noch offen gelassen werden. Sie ist mit den bisherigen Methoden familienanamnestischer und statistischer Forschung nicht zu lösen, sondern wird erst zu beantworten sein, wenn eine genügende Zahl sorgfältiger Langzeitstudien an Einzelpersonen und deren Verwandten vorliegt. (S. auch MCKUSIK).

Ernährung und Körpergewicht

Von den Umweltfaktoren, die mit der Entstehung der essentiellen Hypertonie in Zusammenhang gebracht wurden, steht die Ernährung an erster Stelle.

Was die qualitative Zusammensetzung der Nahrung betrifft, so werden Beziehungen zur Hochdruckgenese, vor allem für den Kochsalzkonsum und damit die Natriumzufuhr, diskutiert. DAHL hat darüber kürzlich zusammenfassend berichtet und interessantes Zahlenmaterial vorgelegt. Er fand bei 5331 Einwohnern einer nordjapanischen Stadt, die täglich im Durchschnitt 26 g Kochsalz verzehrten, eine Hochdruckquote (Werte über 140/90 mm Hg) von 39 %, während unter 231 Marshall-Insulanern etwa gleichen Alters mit einem Kochsalzverbrauch von durchschnittlich 7 g täglich nur 6,9 % eine Hypertonie hatten. Der Autor hält es für möglich, daß die chronische Salzüberfütterung bei zur Hypertonie disponierten Individuen als hochdruckauslösender Faktor wirkt. Seine epidemiologischen Beobachtungen bedürfen aber noch der Erweiterung, ehe bindende Schlüsse gezogen werden können (HOOBLER). Besonders proteinreiche Diäten führen nach den Untersuchungen von WILHELMJ und Mitarb. sowie DUBLIN und Mitarb. nicht zur Hypertonie. Fette und Kohlenhydrate spielen wahrscheinlich nur im Rahmen der Überernährung eine Rolle.

Über die Relation zwischen Körpergewicht und Blutdruck liegen zahlreiche Untersuchungen vor. Es kann als gesichert gelten, daß zwischen Fettleibigkeit und Hypertonie eine positive Syntropie besteht, wenn auch nicht in dem Maße, wie auf Grund älterer Arbeiten angenommen wurde, die den Altersanstieg des Blutdruckes nicht berücksichtigten. Eine weitere, rein technische Fehlerquelle stellt der größere Armumfang der Adipösen dar. MASTER, DUBLIN und MARKS fanden bei Männern von 20 bis 24 Jahren für den systolischen und diastolischen Druck folgende Durchschnittswerte: Bei Untergewicht von 10% und mehr 119,5/74,1 mm, bei normalem Gewicht 123,7/75,4 mm, bei Übergewicht von 25% und mehr 126,2/82,2 mm. In der Altersklasse 60–64 betrugen die entsprechenden Werte 139,2/82,6 mm, 142,1/84,6 mm und 148,3/89,4 mm. Eine ähnlich niedrige Korrelation zwischen Körpergewicht und Blutdruck ergaben auch die Untersuchungen von BØE und Mitarb. an 23 627 Einwohnern der Stadt Bergen. Für je 10 kg Gewichtszunahme wurde ein Anstieg des systolischen Druckes um 3 mm und des diastolischen Druckes um 2 mm Hg beobachtet. In mittleren Altersgruppen erwies sich die Korrelation enger als in der Jugend und im höheren Lebensalter. BECHGAARD[1,2] fand bei 633 essentiellen Hypertonikern keine überzeugende Korrelation zwischen dem Ausmaß des Übergewichtes und der Blutdruckhöhe. Der Anteil der Übergewichtigen unter den Hypertoniepatienten war jedoch mit 51,5% bei den Männern und 66,5% bei den Frauen auffallend hoch. Als Hinweis auf die Bedeutung der Fettleibigkeit für die Hochdruckgenese wurde schließlich das Absinken des Blutdruckes bei therapeutischer Gewichtsreduktion gewertet (FLETCHER). Bei der diätetischen Behandlung fällt allerdings neben der Kalorienbeschränkung auch die Verminderung der Kochsalzzufuhr ins Gewicht. Ungeklärt ist die Frage, auf welche Weise Fettsucht zur Hypertonie führen könnte. Nach WOLLHEIM und MOELLER ist es denkbar, daß die Syntropie beider Störungen auf einer Koppelung der heriditären Anlagen beruht (Prognose s. a. S. 275).

Körperliche Arbeit

Der Blutdruckanstieg bei körperlicher Arbeit ist als physiologisch zu betrachten. Er beruht in erster Linie auf einer Zunahme des Herzminutenvolumens und nicht, wie bei der essentiellen Hypertonie, auf einer Erhöhung des peripheren Strömungswiderstandes, der im Gegenteil sogar absinken kann. Schon aus diesem Grunde ist mit der Auslösung einer persistierenden Hypertonie selbst durch langdauernde körperliche Belastung nicht zu rechnen. Das bestätigen u. a. die Untersuchungen von LACHMANN und SCHUBARDT an verschiedenen im Erzbergbau beschäftigten Berufsgruppen. Unabhängig von der körperlichen Belastung wiesen alle Berufsgruppen nur die übliche Zunahme der Hypertoniehäufigkeit mit dem Lebensalter auf. WEISS fand bei körperlich schwer arbeitenden Berufen eine Hypertoniehäufigkeit von 4,5%, während sie bei Berufen mit leichter oder fehlender körperlicher Betätigung 7,2% betrug. NEWNHAM kontrollierte den Blutdruck bei 60jährigen Angestellten der britischen Eisenbahn, die sich zur Dienstverlängerung meldeten. In der körperlich schwer arbeitenden Gruppe betrug der durchschnittliche Blutdruckwert 172/89, in der mit leichter Beschäftigung 168/88 mm Hg. Gegen diese Erhebung ließe sich allerdings einwenden, daß die Personen mit den höchsten Blutdruckwerten keine Dienstverlängerung beantragt haben könnten. Dennoch erscheint es in Übereinstimmung mit der allgemeinen Erfahrung gerechtfertigt, körperlichen Anstrengungen eine wesentliche Bedeutung für die Pathogenese des genuinen Hochdruckes abzusprechen. Die Verschlimmerung eines schon bestehenden Hochdruckleidens durch schwere körperliche Arbeit ist allerdings durchaus möglich.

Psychische Faktoren

Um die Bedeutung psychischer Faktoren für die Entstehung der essentiellen Hypertonie zu erfassen, wurden verschiedene Wege beschritten. McFARLAND und HUDDLESON führten an 100 psychiatrischen und 160 neurologischen Patienten sowie 191 normalen

Männern und Sportlern eine vergleichende Blutdruckstudie durch, die keine wesentlichen Unterschiede zwischen den einzelnen Gruppen ergab. Auch andere Autoren fanden bei psychiatrisch Kranken keine auffällige Hypertoniehäufigkeit (HALL, MILLER).

REISER und Mitarb. untersuchten bei 230 unausgewählten Hochdruckpatienten, ob der Beginn der Hypertoniesymptome mit einer psychischen Belastungssituation korrelierte. In einer psychiatrisch analysierten Gruppe traf das in 100% der Fälle zu, während unter 92 Patienten, bei denen eine gewöhnliche Vorgeschichte erhoben wurde, nur 9% initiale psychische Emotionen angaben. Das zeigt, wie schwierig solche Untersuchungsreihen zu beurteilen sind. WEISS fand unter 93 Hypertonikern nur 5, bei denen im Beginn der Erkrankung psychische Faktoren anscheinend eine wesentliche Rolle spielten. Er betont, daß es oft nicht zu entscheiden sei, ob die Hypertonie den psychischen Erscheinungen vorausging oder umgekehrt.

Sehr sorgfältig haben mehrere Autoren die Persönlichkeitsstruktur von Hypertonikern analysiert. Ihre Ergebnisse stimmen dahingehend überein, daß unter Patienten mit essentieller Hypertonie sehr häufig Menschen gefunden werden, bei denen verhinderte Aggressionen und unterdrückte feindliche Impulse zu seelischen Konflikten führen (Lit. s. WOLLHEIM und MOELLER). Aber auch hier ist noch nicht klar, ob zwischen der abnormen Persönlichkeitsstruktur und der Hypertonie eine kausale Beziehung besteht. Es wäre ebenso möglich, daß die Abweichungen im seelischen Verhalten und die Neigung zur Hypertonie Reaktionen sind, die aus der gleichen konstitutionellen Veranlagung entspringen.

Weitere Untersuchungen an Hypertonikern und Normalpersonen galten dem Einfluß akuter emotioneller Belastungen auf Blutdruck und Kreislauf. PFEIFFER und WOLFF prüften Blutdruck und Nierenclearance während eines belastenden Gespräches. Sowohl Hypertoniker als auch normale Versuchspersonen reagierten mit einer Widerstandserhöhung im Nierenkreislauf, erstere jedoch stärker. Parallel dazu stieg der systolische Blutdruck an. Eindrucksvolle Blutdrucksteigerungen beobachteten v. ÜXKÜLL und WICK bei Staatsexamenskandidaten während der Prüfung. Andererseits sahen HICKAM und Mitarb. unter der Examensbelastung bis zum Kollaps führende Blutdrucksenkungen. Ein psychologischer Pressortest, bei dem die Patienten nach vorausgegangener Information über die Hochdruckkrankheit und mögliche Komplikationen auf ihre eigene Erkrankung angesprochen wurden, führte bei 78 von 100 Hypertonikern zu einem Blutdruckanstieg um 20–83 mm Hg. PALMER[1], der diese Untersuchungen anstellte, konnte bei Hypertonikern ebenso wie TUCKER, ENKE und GERKEN bestimmte gemeinsame Wesensmerkmale feststellen. Die genannten Autoren lehnen die Psychogenie des Hochdruckes ab. Nach ihrer Auffassung ist es wahrscheinlicher, daß die besonderen psychischen Abwegigkeiten der Hypertoniker und der bestehende Hochdruck auf die gleiche psychophysische Ursache zurückzuführen sind.

Wenn auch unter einmaliger emotioneller Belastung ein ähnliches hämodynamisches Muster wie bei der essentiellen Hypertonie entstehen mag, ist damit die Frage, ob wiederholte oder anhaltende situative Blutdrucksteigerungen in einen permanenten Hochdruck übergehen können, noch nicht beantwortet. Leider gibt es über diese Zusammenhänge erst wenige Untersuchungen. FRASER und COWELL fanden bei kämpfenden Soldaten höhere Blutdruckwerte als bei Einheiten in Ruhestellungen. Nach dem Abzug aus der Kampflinie zeigten die erhöhten Blutdruckwerte jedoch sofort fallende Tendenz. Dagegen stellte GRAHAM bei 695 Männern, die mindestens 2 Jahre in einer Truppe aus Deserteuren gedient hatten, noch 4–8

Wochen nach Kriegsende einen Durchschnittswert von 145/90 mm Hg fest; 187 von ihnen hatten diastolische Werte von mehr als 100 mm Hg. Nach MEYERINGH ergab die Aufschlüsselung von 1383 Spätheimkehrern nach Lebensjahrzehnten und der Vergleich der bei ihnen festgestellten Prozentsätze der Hypertoniker (Blutdruck über 150 mm Hg) mit dem Durchschnitt der Bevölkerung keine wesentlichen Differenzen. In einer Gruppe von 401 Heimkehrern, deren Blutdruckwerte bis zu 8 Jahren weiter kontrolliert wurden, blieben die Werte in 45,4 % der Fälle konstant, während sie bei 25,9 % absanken und bei 28,7 % anstiegen. Hier überlagerten sich offenbar abklingende seelische Reaktionen mit den Auswirkungen der Ernährungsumstellung und des Alterns in individuell unterschiedlicher Weise. Bei 37 von 85 Heimkehrern mit einem initialen Blutdruck von 150 mm und höher erwies sich die Hypertonie als transitorisch, bei den übrigen 49 blieb sie bestehen. Im zweiten Weltkrieg konnten BROZEK und TSCHERNORUTZKI während der Belagerung Leningrads trotz psychischer Belastung der Bevölkerung einen durch die Unterernährung bedingten Rückgang der Hypertoniehäufigkeit beobachten. Ihm folgte nach Beendigung des Belagerungszustandes in der körperlichen Aufbauphase unter anhaltender seelischer Belastung ein steiler Anstieg der Hypertonierate, die erst nach dem Krieg auf den Friedensdurchschnitt zurückging. Unter Hungerbedingungen scheinen demnach psychische Belastungen ihre hochdruckauslösende Wirkung nicht zu entfalten.

Nach den vorstehenden Ausführungen erscheint es möglich, daß lang anhaltende seelische Spannungszustände durch die Aktivierung neurogener Mechanismen eine Hypertonie in Gang setzen. Beim Vorliegen eines Dauerhochdruckes läßt sich allerdings keine gesteigerte Aktivität des sympathischen Nervensystems nachweisen, insbesondere auch keine eindeutige Vermehrung der Katechinaminausscheidung (CONWAY, EULER, HOLTZ). Zu erwähnen ist schließlich, daß WEISS die psychischen Symptome seiner hypertonischen Patienten bessern konnte, ohne daß sich der Hochdruck signifikant änderte. Selbst der Effekt der Leukotomie auf die Hypertension erwies sich als unsicher (CHAPMAN). In diesem Zusammenhang muß allerdings nochmals auf die Eigenart des blutdruckregulierenden Systems hingewiesen werden, eine Blutdruckerhöhung auch nach Wegfall der auslösenden Ursache aufrecht erhalten zu können (s. dazu Hans SCHAEFER). Für die Begutachtung sind diese Fragen enorm schwierig zu beantworten, wie später gezeigt wird (s. S. 286).

Geographische Faktoren

In zahlreichen Untersuchungen wurden Unterschiede in der durchschnittlichen Blutdruckhöhe und der Hypertoniehäufigkeit zwischen einzelnen Ländern festgestellt. So hat sich gezeigt, daß die Normalblutdruckwerte in China, auf Ceylon, auf den Philippinen, bei den eingeborenen Panamesen und bei einigen ostafrikanischen Negerstämmen niedriger sind als in westlichen Ländern (Lit. s. PICKERING[1]; WOLLHEIM und MOELLER; MOELLER). Entsprechend ist in diesen Gegenden auch das Vorkommen der essentiellen Hypertonie seltener. Weitere Beobachtungen ließen erkennen, daß die epidemiologischen Unterschiede nicht ausschließlich rassisch bedingt sein können. Bei Chinesen, die lange in Kanada lebten, glichen sich Blutdruckwerte und Hypertonierate denen der dortigen Bevölkerung an (KRAKOWER). Das Gleiche sah SZENT-GYÖRGY bei asiatischen und afrikanischen Einwanderern nach zehnjährigem Aufenthalt in den USA. Amerikaner und Europäer hatten andererseits nach einjährigem Aufenthalt in

China niedrigere Blutdruckwerte als vor der Übersiedlung (FOSTER, TUNG). Jemiten, die seit 25 Jahren in Israel leben, haben nach COHEN und Mitarb. häufiger eine Hypertonie als solche, die erst 10 Jahre oder weniger dort ansässig sind. Die Autoren vermuten, daß dafür die Anpassung an westliche Zivilisationsverhältnisse maßgebend sei. In den amerikanischen Großstädten kommt die Hypertonie unter den Negern häufiger vor als bei den Weißen (COMSTOCK u. a.). Man führte das auf zivilisatorische Einflüsse und auf die psychische Situation der unterdrückten Aggression zurück. Nach neueren Untersuchungen scheint allerdings auch in den Herkunftsländern der amerikanischen Neger an der Westküste Afrikas, ebenso wie bei den Bantus und den Negern in Südafrika – entgegen früheren Annahmen –, eine relativ große Hypertoniehäufigkeit zu bestehen (HEIMANN und Mitarb.). Auffällig sind ferner die schon erwähnten Unterschiede der Hypertoniehäufigkeit in Japan. Im kalten Klima bei der reisessenden Bevölkerung des Nordens wurde die essentielle Hypertonie wesentlich häufiger gefunden als in den warmen Küstengebieten, wo reichlich Fisch gegessen wird (ITAHARA und Mitarb.).

Zweifellos sind demnach die Umweltbedingungen für die Entstehung der essentiellen Hypertonie von Bedeutung. Ihr Einfluß dürfte im allgemeinen darin bestehen, daß sie zur vorzeitigen Manifestation der Hochdruckkrankheit bei entsprechender erblicher Disposition führen oder den Ablauf der Erkrankung beschleunigen. Die Wirkung des äußeren Milieus ist jedoch im einzelnen schwer zu analysieren, da die in Frage kommenden Faktoren wie Klima, Ernährung, Lebensgewohnheiten, psychologische Faktoren, Wirtschaftsstruktur und soziologische Situation, in komplexer Weise zusammenwirken und in ihrem Effekt von den erblichen Faktoren nicht leicht abzugrenzen sind. Eine absolute Zunahme der Hypertoniehäufigkeit in unterentwickelten Gebieten wird häufig darauf zurückzuführen sein, daß mit dem Fortschreiten der Zivilisation die Lebenserwartung besser wird und damit eine größere Zahl von Menschen das Manifestationsalter der essentiellen Hypertonie erreicht. Es ist nach den Feststellungen von P. D. WIGHT wichtig, daß die unter afrikanischen Eingeborenen häufige Pyelonephritis unabhängig von Ernährungszustand und Zivilisationsgrad zu Hochdruck führt.

Arteriosklerose und essentielle Hypertonie

Die von älteren Autoren vertretene Ansicht, daß die bei Hypertonikern häufigen degenerativen Wandveränderungen der mittleren und kleinen Arterien als Ursache des essentiellen Hochdruckes anzusehen seien, kann heute als widerlegt gelten. In Tierversuchen wurde überzeugend nachgewiesen, daß sich die Wandveränderungen erst unter dem Einfluß des chronischen arteriellen Hochdruckes entwickeln (WILSON und PICKERING). Auch bei der essentiellen Hypertonie des Menschen sind die Umbauvorgänge am Gefäßsystem, vor allem die typische Hyalinose der Arteriolen, als Folgeerscheinung des Hochdruckes aufzufassen. Allerdings stellt die Hypertonie keinesfalls den einzigen zur Arteriosklerose disponierenden Faktor dar, wenn auch bei chronischer arterieller Hypertonie produktive und/oder hyperplastische Arterienerkrankungen besonders häufig sind. Als indirekter Hinweis für die Beziehungen zwischen Blutdruck und Arteriosklerose kann die Tatsache gewertet werden, daß Hypotoniker weniger zu Arteriosklerose und degenerativen Herz- und Gefäßkrankheiten neigen als Normo- und Hypertoniker. Bei Blutdruckwerten, die 20 mm Hg unter dem zu erwartenden Normaldurchschnitt liegen, ist die Mortalität an Koronarkrankheiten nach HUNTER[2] um rund 25 % niedriger als bei Normotonikern und Hypertonikern. Auch nach klinischen Beobachtungen sind Herzinfarkte bei essentiellen Hypotonikern sehr selten, selbst wenn diese beträchtlich übergewichtig sind. Andererseits ist nicht zu vergessen, daß abrupte Blutdrucksenkungen Herzinfarkte oder Apoplexien erst entstehen lassen können.

In katamnestischen Erhebungen an den Pathologisch-Anatomischen Instituten der Universitäten Basel und Marburg/Lahn haben SOLTH, KÖHL, SCHETTLER und WERTHEMANN an Hand von rund 22000 Sektionsprotokollen die größte Verbreitung der allgemeinen Arteriosklerose und gleichzeitig das häufigste Auftreten von Koronarsklerose bei der Hypertonie wahrscheinlich machen können. Am Freiburger Sektionsgut fand RAU bei 197 Hochdruckkranken in 30–40 % der Fälle eine mit dem Alter zunehmende schwere Aortensklerose. Bei 735 Todesfällen ohne Hypertonie lagen die entsprechenden Werte unter 5–10 %. Noch deutlicher waren die Unterschiede bei Koronarsklerose, die in 50–80 % der Hypertoniefälle vorhanden, bei Nichthypertonikern dagegen nur in 5 % der Fälle nachzuweisen war. Weitere Sektionsstatistiken, aus denen die Häufung schwerer Koronarsklerose bei Hypertonikern hervorgeht, wurden von BELL sowie CLAWSON und BELL veröffentlicht (s. SCHETTLER[3,4]). In einer Langzeitstudie an 527 Eisenbahnern mit essentieller Hypertonie (diastolischer Druck vor dem 50. Lebensjahr über 90 mm Hg) beobachtete DIMOND bei schwerer fixierter diastolischer Hypertonie einen signifikanten Anstieg zerebraler vaskulärer Komplikationen, vorzeitige Dienstunfähigkeit und eine höhere Sterberate. Die Häufigkeit koronarer Herzerkrankungen zeigte zwar keine Relation zum Grad der Hypertonie, doch verschlechterte sich die Prognose der Koronarkranken mit steigendem Hochdruck beträchtlich (s. auch SCHIMERT und Mitarb.).

Die FRAMINGHAM-Studie ergab in einer sechsjährigen Beobachtungzeit beim Vorliegen einer Hypertonie für Männer von 40–59 Jahren das 2,6fache und für Frauen gleichen Alters das 6fache des normalen Risikos an koronarer Herzkrankheit. Bei gleichzeitigem Vorliegen einer Hypercholesterinämie und einer Linkshypertrophie des Herzens stieg das Risiko noch weiter an (KANNEL und Mitarb.). Besonders schwerwiegend für die Entwicklung und das Ausmaß arteriosklerotischer Gefäßläsionen bei der Hypertonie ist das Hinzutreten von Diabetes, Fettstoffwechselstörungen, Gicht und Hypothyreose (s. SCHETTLER[2,4,5]).* (s. a. S. 654, 674, 678, 687).

In den Endstadien der essentiellen Hypertonie kommen hyperplastische Veränderungen an den kleinen Nierenarterien sehr häufig vor (BELL und CLAWSON, FISHBERG). Intimaverdickungen der kleinen Arterien sind zwar bei den meisten Menschen nach dem 50. Lebensjahr vorhanden, bei Hypertonikern jedoch wesentlich ausgeprägter als bei Normotonikern (BELL). Eine Arteriosklerose wird bei Hypertensiven 5mal häufiger als bei Normotensiven angetroffen. Immerhin haben aber 25 % der an essentieller Hypertonie Verstorbenen unauffällige Nierengefäße, was den sekundären Charakter des Wandumbaues in den übrigen Fällen unterstreicht. Ergänzend sei auf die Befunde von CASTLEMAN und SMITHWICK an 500 Hypertoniepatienten hingewiesen, bei denen anläßlich der Sympathektomie Nierenbiopsien durchgeführt wurden. Bei 46 % der untersuchten Individuen war keine oder nur eine äußerst geringfügige Arteriolosklerose der Nieren nachweisbar.

---

* Die neuesten Ergebnisse der FRAMINGHAM-Studie wurden kürzlich in der Schrift »Prophylaxe der Koronarerkrankungen« zusammengestellt. (C. F. Boehringer & Söhne, Mannheim 1965.)

Die Entwicklung der Mediasklerose MÖNCKEBERG's, oft mit Verkalkung einhergehend, ist keineswegs an eine allgemeine Hypertonie gebunden und in ihrem Verlauf davon völlig unabhängig. Der durch die Mediasklerose verursachte Elastizitätsverlust der Arterien äußert sich bekanntlich in der großen Blutdruckamplitude bei im ganzen mäßig erhöhten systolischen und entsprechend herabgesetzten diastolischen Blutdruckwerten. Der Mitteldruck steigt in unkomplizierten Fällen kaum an. Hier kann man vom eigentlichen arteriosklerotischen Hochdruck sprechen, dem praktisch und klinisch eine untergeordnete Bedeutung zukommt, da er nicht progredient ist und nicht zu renalen Komplikationen führt. Die durch den Elastizitätsverlust der Aorta bedingte Änderung der Hämodynamik hat jedoch, wie an anderer Stelle ausführlich dargelegt (SCHETTLER und ANSCHÜTZ), einen Anstieg der Herzarbeit zur Folge. Häufiger als den reinen Elastizitätshochdruck findet man große Blutdruckamplituden mit erhöhtem diastolischem Druck. In diesen Fällen dürfte ein kombinierter Elastizitäts-Widerstandshochdruck mit schlechterer Prognose anzunehmen sein, bei dem die essentielle Hypertonie zuerst bestand und später durch eine Aortensklerose kompliziert wurde.

Diagnose und Differentialdiagnose

Für die Diagnose der essentiellen Hypertonie ist die Beachtung der Vorgeschichte besonders wichtig. In vielen Fällen wird ein familiäres Vorkommen der Hypertonie und ihrer Folgen festzustellen sein. Selbstverständlich schließt der Nachweis einer hereditären Belastung andere Hochdruckursachen nicht aus. Interessant ist in diesem Zusammenhang die Beobachtung von WOLLHEIM, daß bei 167 Patienten mit hypertoner Pyelonephritis in 35,8 % der Fälle eine familiäre Hochdruckbelastung bestand, während sie unter 114 normotonen Pyelonephritiskranken nur bei 8,4 % nachzuweisen war. Der Autor hält es für wahrscheinlich, daß unter den Patienten mit sog. pyelonephritischem Hochdruck nicht wenige eine essentielle Hypertonie mit gleichzeitiger Pyelonephritis haben (s. S. 328).

Die eigene Vorgeschichte enthält oft schon Hinweise auf die Hypertonie und ihre Folgen. Die Kranken klagen über heftige Pulsationen an Hals, Schläfen oder in den Beinen, über Nachlassen der körperlichen und geistigen Leistungsfähigkeit, Vergeßlichkeit, Stimmungslabilität, Schlaflosigkeit, Kopfschmerzen, Migräne. Freilich kommt all das auch bei zerebraler Gefäßsklerose ohne Hypertonie vor (s. SCHULTE und HARLFINGER). Kardiale Symptome, wie Arbeits- oder Ruhedyspnoe, nächtliche Atemnot bis zum Asthma cardiale, Ödemneigung, Nykturie, Zeichen koronarer Durchblutungsstörung bis zur Angina pectoris können Folgen der chronischen Blutdruckerhöhung sein.

Langdauernde Hochdruckperioden brauchen keine subjektiven Beschwerden zu machen. Man wird daher den Angaben gerade des Begutachteten besonders sorgfältig nachgehen müssen, um andere als hypertonische Ursachen zu finden.

Das für die Diagnose entscheidende Symptom ist der erhöhte Blutdruck. Auf die Abgrenzung der Hypertonie gegen die Normotonie wurde bereits eingegangen. Schwierigkeiten ergeben sich in der Beurteilung vor allem, solange der systolische Druck bei noch normalen diastolischen Werten nur mäßig und vorübergehend erhöht ist. Das ist im Anfangsstadium, gelegentlich aber auch bei schon länger bestehender Hypertonie zu beobachten. Für die Diagnose gewinnt in solchen Fällen der Nachweis sekundärer Veränderungen am Herzen (Linkshypertrophie, Aortenkonfiguration, Dekompensationszeichen, pathologische Befunde im Ruhe- oder Belastungs-EKG), am Augenhintergrund und an den Nieren entscheidende Bedeutung. Die diagnostischen Verfahren bei essentieller Hypertonie und die allgemeine Differentialdiagnose haben wir an anderem Ort (SCHETTLER[1]) veröffentlicht, insbesondere verweisen wir auf die Bedeutung von Clearance-Ergebnissen für die Differentialdiagnose des essentiellen Hochdruckes (SCHWAB; MERTZ und KLEINE; WOLLHEIM; WOLLHEIM und MOELLER, dort weitere Literatur). Bisweilen wird die Entscheidung auch bei sorgfältiger Untersuchung erst auf Grund der Verlaufskontrolle möglich sein.

Als ein wichtiges Charakteristikum der essentiellen Hypertonie gilt das Erkrankungsalter der Patienten. In Abb. 5 ist die Altersverteilung der essentiellen Hypertonie für

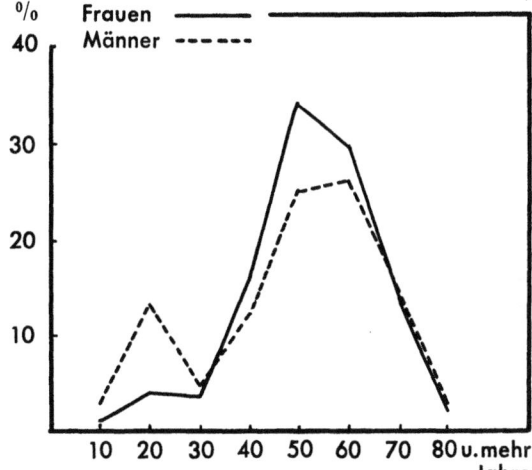

Abb. 5. Altersverteilung von 4559 essentiellen Hypertonikern (n. KÜHNS u. BRAHMS)

beide Geschlechter angegeben, wie sie von KÜHNS und BRAHMS bei 4559 Fällen (2964 Frauen, 1595 Männer) der Göttinger Klinik gefunden wurde. Man erkennt, daß die essentielle Hypertonie eine Erkrankung des mittleren und höheren Lebensalters darstellt. Der Häufigkeitsgipfel liegt in dieser Untersuchungsreihe bei den Frauen im 6. und bei den Männern etwa im 7. Lebensjahrzehnt. Die Häufigkeitsspitze bei den Männern in der 3. Dekade ist auf die in einer Pflichtuntersuchung erfaßten Studenten mit juveniler Hypertonie zurückzuführen. Ähnliche Verteilungskurven wurden von mehreren anderen Autoren publiziert (s. LOSSE und HINSEN).

Die Aufschlüsselung einer Gruppe von Hochdruckkranken nach ihrem Alter vermittelt jedoch vom Beginn und Ablauf der Hochdruckkrankheit einen falschen Eindruck. Hier haben die Langzeitbeobachtungen von PERERA[2] an 200 Patienten, deren Erkrankung vom Beginn an über Jahrzehnte verfolgt werden konnte, wichtige neue Erkenntnisse gebracht. PERERA fand, daß der Blutdruckanstieg meistens in den dreißiger Jahren, in allen Fällen jedoch vor dem 48. Lebensjahr einsetzte, und daß fast alle Hypertoniker zunächst ein beschwerdefreies Stadium von 10- bis 20jähriger Dauer durchmachten. Nach seiner Auffassung muß daher eine Hypertonie, die sich vor dem 30. und nach dem 50. Lebensjahr plötzlich entwickelt, an das Vorliegen einer sekundären Hypertonie denken lassen.

Bevor die Diagnose essentielle Hypertonie gestellt wird, sollten alle differentialdiagnostischen Möglichkeiten erwogen werden. Eine Übersicht gibt die Zusammenstellung der bekannten Hochdruckformen in Tab. 7 (nach WOLLHEIM und MOELLER). Nach übereinstimmenden Angaben in der Literatur erweisen sich rund 90% aller Hochdruckfälle als essentielle Hypertonie. Die renalen Formen werden im Kapitel Nierenkrankheiten dieses Buches besprochen (s. S. 293 ff.). An dieser Stelle sei aber nochmals darauf hingewiesen, daß auch bei normalem Urinbefund und normaler Nieren-

Tabelle 7: Klinische Einteilung der Hypertonie (n. WOLLHEIM u. MOELLER)

A. *Essentieller Hochdruck*
   (unter Berücksichtigung der humoralen, hormonalen, neurogenen und psychischen pathogenetischen Faktoren)
B. *Renaler Hochdruck*
   1. Erkrankungen mit Drosselung der Nierendurchblutung
      a) Arteriosklerose und Thrombose
      b) Embolische Verschlüsse
      c) Arteriovenöse Fistel der Nierengefäße
      d) Tumoren am Nierenstiel
      e) Dystopie der Niere
      f) Abflußstörungen der Niere
      g) Nierentumoren
      h) Cystenniere
   2. Entzündliche, ungleichmäßig ablaufende Nierenerkrankungen
      a) Pyelonephritis
      b) Nierentuberkulose
   3. Doppelseitige, hämatogene, diffuse Nierenerkrankungen
      a) Akute diffuse und chronische Glomerulonephritis
      b) Interkapilläre Glomerulosklerose und Amyloidose
      c) Periarteriitis nodosa
      d) Endangiitis obliterans
   4. Maligner Hochdruck
C. *Hormonaler Hochdruck*
   1. Phäochromozytom (anfallsartig und Dauerhochdruck)
   2. Syndrom nach CUSHING
      a) NNR-Karzinom bzw. Adenom
      b) Basophiler Tumor der Hypophyse mit NNR-Hyperplasie
   3. Akromegalie
   4. Erkrankungen anderer endokriner Drüsen mit Hypertonie
D. *Neurogener Hochdruck*
   1. Entzügelungshochdruck
      (Polyneuritis, Poliomyelitis, Porphyrie, Thalliumvergiftung u. a.)
   2. Vom Zentralnervensystem ausgehende Formen
      (erhöhter Hirndruck, Entzündung und dienzephale Ursachen)
E. *Hochdruck bei Schwangerschaftstoxikose*
F. *Hypertonien durch Veränderungen der Kreislaufdynamik*
   1. Aortenisthmusstenose
   2. Arteriovenöse Fistel und sonstige Gefäßanomalien
   3. Hochdruck durch Vergrößerung des Schlagvolumens
      (Elastizitätsverlust, Herzblock und Aorteninsuffizienz)
   4. Stauungshochdruck

funktion an das Vorliegen eines einseitig renal bedingten Hochdruckes gedacht werden muß.

In den letzten Jahren häufen sich die Mitteilungen über sekundäre Hypertonien bei ein- oder doppelseitiger Einengung der extrarenalen Nierenarterien. So sahen WILSON und Mitarb. in 6 Jahren 139 Fälle, darunter 82 mit unilateraler Stenose der Hauptarterie, 35 mit bilateraler Stenose, 20 mit Stenosierung eines oder mehrerer Hauptäste auf einer Seite und 2 mit bilateraler Hauptaststenosierung. PERLOFF und Mitarb. fanden in einer zur Aortographie ausgewählten Gruppe von 110 Hypertonikern 70 Fälle mit Nierenarterienstenose. Bei 54 Patienten waren die Gefäßläsionen klinisch signifikant, von ihnen konnten 60 % operativ gebessert werden. Der Stenosierung lag bei 63 % eine Arteriosklerose, bei 28 % eine fibromuskuläre Hyperplasie und bei 7 % eine Hypoplasie oder Atrophie der Nierenarterien zugrunde. POUTASSE berichtet über 173 Patienten mit okkludierenden Nierenarterienerkrankungen aus einem Krankengut von 617 zur Aortographie ausgewählten Hypertonikern. Es sei aber daran erinnert, daß die stenosierende Arteriosklerose der Nierenarterien nicht in jedem Fall für einen Hochdruck anzuschuldigen ist. So kann man aus den vergleichenden klinischen und autoptischen Studien von HOLLEY und Mitarb. entnehmen, daß sie bei normotensiven Menschen bereits in 64 % unter 294 Autopsien vorkam. Bei den Hochdruckfällen des Untersuchungsgutes fanden sich stenosierende Nierenarterienläsionen in 90 %. Der Anteil der Hochdruckfälle, die auf einen Drosselungsmechanismus der Nierenarterien zurückzuführen sind, läßt sich gegenwärtig noch nicht genau beziffern. Zweifellos liegt er höher als früher vermutet wurde und sollte daher häufiger zu entsprechenden differentialdiagnostischen Maßnahmen (i. v. Pyelogramm, Aortographie, Isotopennephrogramm) Anlaß sein. Uns scheinen derartige Fälle, gemessen an der großen Zahl essentieller Hypertoniker, selten zu sein, selbst wenn man in der Klinik nach ihnen fahndet. Hier differieren die Angaben von Internisten und Chirurgen erheblich (HEBERER, 1963). Angaben über die Diagnostik des Phäochromozytoms finden sich bei GERMER und KLÖSS, BAYER und ODENTHAL, SACK und KOLL sowie SCHÜMANN. Im übrigen muß auf die Lehrbücher der inneren Medizin und den Handbuchbeitrag von WOLLHEIM und MOELLER verwiesen werden.

Verlauf und Komplikationen der essentiellen Hypertonie

Dauernde Blutdrucksteigerungen führen zu Komplikationen von seiten des Herzens, des Gehirnes und der Niere. Infolge des Arteriolenspasmus kommt es bei Hochdruck zu Umbauerscheinungen der Gefäßwand und des Herzens (Hypertrophie). Ernährungs- und Stoffwechselstörungen am Herzen sind die Folge, so daß ein Großteil der Hypertoniker am Herzversagen stirbt. Weitere Todesursachen des Hypertonikers beruhen auf der durch die Blutdrucksteigerung geförderten allgemeinen Arteriosklerose (GUBNER und UNGERLEIDER; PAGE[1]; SCHETTLER[4]; SCHETTLER und ANSCHÜTZ[6]). Die Kombination von Hypertonie einerseits und Diabetes, Gicht, Hypercholesterinämie und Hyperlipämie andererseits ist der Entwicklung einer Arteriosklerose besonders förderlich (s. SCHETTLER[4]). Periphere Durchblutungsstörungen, Aneurysmabildungen sind bei Arteriosklerose häufig zu erwarten, auch sie beeinträchtigen die Lebenserwartung der Hypertoniker. Eine häufige Todesursache der Hypertoniker sind zerebrale Durchblutungsstörungen mit ihren Folgen der Enzephalomalazie und der Massenblutung. Geringer ist der Prozentsatz der Niereninsuffizienz als Todesursache bei essentieller Hypertonie. Damit unterscheidet sich die essentielle Hypertonie von den Formen der renalen Hypertonie, bei denen die Urämie ungleich häufiger ist. Daß die Niere über die Ausschüttung pressorischer Substanzen bei Spätstadien der essentiellen Hypertonie den Arteriolenspasmus unterhält oder fördert, dürfte sicher sein.

Als die schwerste Komplikation ist der Übergang der essentiellen in die maligne Hypertonie anzusehen, die durch folgende Kardinalsymptome gekennzeichnet ist: Dauernd stark erhöhter diastolischer Blutdruck, Retinopathia angiospastica mit Papillenödem und progrediente Niereninsuffizienz. Die maligne Hypertonie stellt ein Syndrom dar, in das auch renale, endokrine und neurogene Hypertonien übergehen können. In diesem Terminalstadium ist daher die Differentialdiagnose besonders schwierig (HEINTZ, MILLIEZ und Mitarb.). Nach BECHGAARD[2] beträgt das Verhältnis von maligner zu benigner essentieller Hypertonie nur etwa 1:200. Andererseits entwickelt sich die Hälfte aller Fälle von maligner Hypertonie aus der benignen Hypertonie, die andere Hälfte entsteht ohne benignes Vorstadium. Unter 641 hospitalisierten Hypertonikern fanden MILLIEZ und Mitarb. in 12,3 % der Fälle eine maligne Verlaufsform, fügen aber hinzu, daß nur schwere Formen zur stationären Behandlung kamen. Nach PERERA[3] beträgt die Häufigkeit der terminalen malignen Hypertonie 5 %, nach MURPHY und GRILL 2,5 % und nach KINCAID-SMITH und Mitarb. 1 %. Der Häufigkeitsgipfel der malignen Hypertonie liegt im Alter zwischen 40 und 45 Jahren, also deutlich vor dem der benignen essentiellen Hypertonie (MILLIEZ und Mitarb., HEINTZ). Männer erkranken erheblich häufiger als Frauen (MILLIEZ und Mitarb.).

Das Einsetzen der malignen Phase kann ganz plötzlich unter deutlichen subjektiven Beschwerden erfolgen. Als vorausgehende Noxen wurden verschiedene Infekte, Gravidität, Klima- und Höhenwechsel und ungewöhnliche emotionale Spannungen beschrieben (s. MILLIEZ und Mitarb.).

Das charakteristische pathologisch-anatomische Substrat, die nekrotisierende Arteriolitis, ist nicht regelmäßig vorhanden. In einem offenbar beträchtlichen Teil der Fälle findet man nur schwere Formen der Arterio- und Arteriolosklerose, auch plötzliche Nierenarterienverschlüsse können zum malignen Hochdruck führen (BRUST, PERERA und WILKINS; HEINTZ). Auch die oben angegebene Symptomentrias ist nicht immer vollständig. So kann bei maligner essentieller Hypertonie die Niereninsuffizienz lange Zeit fehlen oder überhaupt ausbleiben, wenn die Kranken vorher an kardialen oder zerebralen Komplikationen sterben. Der Krankheitsverlauf ist immer noch das sicherste Kriterium. Nach MILLIEZ und Mitarb. betrug die Überlebenszeit nach erstmaliger Feststellung eines Fundus 4 durchschnittlich 11,1 Monate (Mindestdauer 3 Tage, Höchstdauer 5 Jahre). Vom Auftreten der ersten funktionellen Zeichen einer malignen Hypertonie gerechnet hatten die Patienten eine mittlere Lebenserwartung von 22,3 Monaten (Minimum 3 Wochen, Maximum 5 Jahre). Übereinstimmende Daten werden von MACMAHON und PRATT, SCHOTTSTAEDT und SOKOLOW sowie KINCAID-SMITH, MCMICHAEL und MURPHY u. a. angegeben. Der Exitus tritt in der Mehrzahl der Fälle unter dem Bild der Urämie ein, die häufig von Herzinsuffizienz begleitet ist. Einen Überblick über die Verteilung der Todesursachen bei essentieller Hypertonie gibt die Tab. 8.

Tabelle 8: Todesursachen bei essentieller Hypertonie

Autor	Herzleiden	Apoplexie	Urämie	Verschiedenes
Bell	60 %	19,8 %	8,5 %	11,7 %
Christian	32 %	26 %	4,5 %	37,5 %
Granger	52 %	31,5 %	5,5 %	11 %
Vakil	61,9 %	16,9 %	7,5 %	13,7 %

Die Prognose der essentiellen Hypertonie

Die Prognose der essentiellen Hypertonie hängt von der zeitlichen und graduellen Entwicklung der genannten kardialen, zerebralen, renalen und vaskulären Komplikationen ab. Als übergeordneter Faktor bestimmt die Höhe des systolischen und diastolischen Blutdruckes den Krankheitsablauf. Im Einzelfalle kommt jedoch der Einfluß zahlreicher weiterer Faktoren wie Alter, Geschlecht, Konstitution, Ernährung, Lebensführung, andere Erkrankungen und ärztliche Behandlung hinzu. Die prognostische Beurteilung des einzelnen Hypertonikers ist daher eine schwierige Aufgabe und nur in fortgeschrittenen Stadien und insbesondere bei der malignen Hypertonie (s. S. 274) mit einiger Sicherheit möglich.

Über die durchschnittliche Lebenserwartung der essentiellen Hypertoniker in Abhängigkeit von Blutdruck und Lebensalter geben die großen Statistiken der Lebensversicherungsgesellschaften die verläßlichste Auskunft (FISHER; ROGERS und HUNTER; MAY; HUNTER[1]; DENFFER und FLACH; DÖRING; Build and Blood Pressure Study 1959, GUBNER[2]). Wegen der strengen Auswahlprinzipien der Lebensversicherungen erfassen diese Statistiken allerdings nicht die schweren Fälle von Hypertonie; außerdem werden stets alle Hochdruckformen zusammen verwertet, was aber bei dem geringen Anteil sekundärer Hypertonien kaum ins Gewicht fällt. In der »Build and Blood Pressure Study 1959« betrug bei den Versicherten der obere Grenzwert des Blutdruckes systolisch 192 mm und diastolisch 112 mm Hg (vgl. a. S. 261). Die in Tab. 6 (s. S. 261) aufgeführten Ergebnisse dieser Studie zeigen einen kontinuierlichen Anstieg der Sterberate mit dem systolischen und diastolischen Druck. In Tab. 9 ist die Altersabhängigkeit der Sterberaten in den diastolischen Bereichen von 98 bis 102 und 103 bis 112 mm Hg sowie für die systolischen Drucke von 158 bis 167 mm Hg zu entnehmen. Man erkennt, daß die Mortalität bei den im allgemeinen zuverlässiger zu bestimmenden diastolischen Hochdruckwerten mit dem Lebensalter von Dekade zu Dekade deutlich absinkt. HAFNER vertrat jedoch entgegen der allgemeinen Auffassung auf Grund der Auswertung von 220 000 Versicherungspolicen die Meinung, daß die Blutdruckerhöhung im Alter keine geringere Sterblichkeit zur Folge habe als in jungen Jahren.

Aufschlußreicher als die summarischen Mortalitätsdaten sind die in der »Build and Blood Pressure Study 1959« enthaltenen Angaben über die Mortalitätserwartung für die Haupttodesursachen der essentiellen Hypertoniker, die vaskulären Läsionen des Zentralnervensystems und die Herz- und Kreislaufkrankheiten unter gesonderter Berücksichtigung der ischämischen Herzkrankheiten. Die Daten beziehen sich auf die mit 100 % bezifferte Mortalität der Normalbevölkerung. Man erkennt, daß das Risiko der

Tabelle 9: Verhältnis von tatsächlicher zu erwarteter Sterblichkeit (%) bei Männern in Abhängigkeit vom Lebensalter und Blutdruck (Build and Blood Pressure Study, Society of Actuaries 1959)

Alter	Diastolischer Druck 98–102 mm	Systolischer Druck 158–167 mm
20–29	303	207
30–39	275	263
40–49	266	300
50–59	209	240
60–69	171	197

Alter	Diastolischer Druck 103–112 mm
15–39	328
40–49	298
50–69	217

genannten Komplikationen in jungen Jahren wesentlich größer ist als in höherem Alter (Tab. 10).

Gegenüber den versicherungsstatistischen Erhebungen haben die klinischen Reihenuntersuchungen über den Verlauf der Hochdruckkrankheit den Vorteil, alle Schweregrade der Hypertonie und die Komplikationen zu erfassen, wodurch für die prognostische Beurteilung fortgeschrittener Stadien wichtige Unterlagen gewonnen werden. Dafür haben die klinischen Statistiken aber den Nachteil, nur verhältnismäßig kleine Patientengruppen zu umfassen, die noch dazu in ihrer Zusammensetzung sehr uneinheitlich sind, je nachdem, ob es sich um stationär oder ambulant beobachtete Fälle handelt. Auch Kollektive stationär behandelter Hypertoniker können in ihrer Zusammensetzung stark variieren (PICKERING, BECHGAARD[2], SARRE und Mitarb.). Aus den Angaben über die Sterberate von Hochdruckkranken innerhalb bestimmter Beobachtungszeiträume lassen sich daher ohne weitere Aufschlüsselung keine bindenden Schlüsse ziehen.

Eine besonders eingehende Langzeitstudie unter Berücksichtigung zahlreicher Einzelfaktoren hat BECHGAARD[2] an 1038 Hypertonikern in Kopenhagen durchgeführt, deren Verlauf bis zu 22 Jahren kontrolliert wurde. Ein Drittel der Patienten ist nach dieser

Tabelle 10: Verhältnis von tatsächlicher zu erwarteter Sterblichkeit (%) an vaskulären und kardialen Ursachen (Build and Blood Pressure Study, Society of Actuaries 1959)

	Alter 15–39	Alter 40–69
Gefäßläsionen des Zentralnervensystems	1498	546
Herz- und Kreislaufkrankheiten (gesamt)	442	258
Koronare Herzkrankheit	358	232

langen Zeit noch am Leben, sie können als unbehandelt angesehen werden, da nur 4 Patienten Ganglienblocker erhielten bzw. sympathektomiert wurden. Mehr als ein Drittel der überlebenden Frauen sind älter als 70 Jahre, 21 über 80 Jahre alt. In Tab. 11

Tabelle 11: Sterblichkeit bei essentieller Hypertonie
828 Fälle, 248 Männer, 580 Frauen

Alter	Männer %	Frauen %	Beobachtungs- dauer	Männer %	Frauen %
−49	500	200	− 2	411	189
50–59	319	153	3– 5	292	133
60–	159	106	6–10	243	153
			11–	176	116
Insgesamt	238	133	Insgesamt	238	133

ist die Sterblichkeit von 828 Fällen, aufgeschlüsselt nach Alter und Geschlecht, angegeben. Man erkennt die deutliche Verbesserung der Prognose jenseits des 50. Lebensjahres für beide Geschlechter und die wesentlich bessere Lebenserwartung der weiblichen Hypertoniker. Auf die bessere Prognose des weiblichen Geschlechts und die erhebliche Übersterblichkeit der Männer in den Altersgruppen zwischen 40 und 49 Jahren haben auch FRANT und GROEN (712 %) und KÜHNS und BRAHMS (887 %) hingewiesen. Diese Autoren bestätigen gleichfalls die Abnahme der Sterblichkeit der Hypertoniker jenseits des 50. Lebensjahres.

BECHGAARD[2] fand eine Zunahme der Sterblichkeit unter seinen Hypertonikern nicht nur mit ansteigendem systolischen und diastolischen Druck, sondern auch beim Vorliegen einer begleitenden Herzmuskelerkrankung oder Albuminurie. Da Überlebenszeitkurven bei einer Erkrankung mit so langem Verlauf nur begrenzten Wert besitzen, berechnete er die Sterblichkeit mit und ohne Komplikationen nach Altersklassen geordnet, so wie es in Lebensstatistiken üblich ist (s. Tab. 12, 13 und 14). Die Zahlen sind in % angegeben, 100 entspricht der normalen Sterblichkeit in Dänemark.

Bereits VOLHARD hat gezeigt, daß der diastolische Blutdruck für die Beurteilung des Hochdruckes wichtiger ist als der systolische. BECHER und F. KOCH, SARRE sowie SARRE

Tabelle 12: Sterblichkeit in Abhängigkeit von Alter und diastolischem Blutdruck

Alter	Männer		Frauen	
	mm Hg $\leq$ 119 %	mm Hg $\geq$ 120 %	mm Hg $\leq$ 119 %	mm Hg $\geq$ 120 %
−49	500	750	170	286
50–59	320	317	120	250
60–	144	200	92	139
Insgesamt	221	295	111	189

Tabelle 13: Sterblichkeit in Abhängigkeit von gleichzeitig bestehender Myokarddegeneration

Alter	Männer		Frauen	
	+ %	− %	+ %	− %
−49	(1600)	462	350	181
50−59	1800	245	475	136
60−	288	135	171	96
Insgesamt	544	203	239	121

Tabelle 14: Sterblichkeit bei essentieller Hypertonie in Abhängigkeit vom Vorhandensein oder Fehlen einer Albuminurie

Alter	Männer		Frauen	
	+ %	− %	+ %	− %
−49		375		158
50−59	700	270	133	152
60−	200	145	167	95
Insgesamt	467	206	200	121

und LINDNER kommen zu den gleichen Ergebnissen. Kürzlich untersuchten KÜHNS und BRAHMS die Abhängigkeit der Prognose von der Blutdruckhöhe bei 3101 vorwiegend ambulanten Hypertoniepatienten der Göttinger Klinik. Sie fanden einen Anstieg der Sterberate mit der Höhe des systolischen Blutdruckes, der aber bei gleichzeitiger Berücksichtigung des diastolischen Druckes nicht so ausgeprägt war. In Abhängigkeit vom diastolischen Druck ergab sich dagegen stets ein charakteristisches Verhalten. Jenseits des 60. Lebensjahres war allerdings die Prognose bei gegebener systolischer Hypertonie nicht bei den niedrigsten, sondern bei diastolischen Druckwerten zwischen 90 und 115 mm Hg am günstigsten. Für die bessere Prognose der alten Hypertoniker mit leicht- bis mittelgradig erhöhten diastolischen Werten sind nach Ansicht der Autoren wahrscheinlich geringere sekundäre pathologisch-anatomische Veränderungen der großen Gefäße maßgebend.

PERERA[4] betont die bessere Prognose der Patienten mit labilen systolischen und diastolischen Blutdruckerhöhungen gegenüber solchen mit fixierter Hypertonie. Er verglich 2 Gruppen (zusammen 50 Patienten). In der ersten Gruppe mit labiler Hypertonie betrug das mittlere Todesalter 56 Jahre bei einem Krankheitsverlauf von 23 Jahren, in der zweiten Gruppe mit fixierter Hypertonie erreichten die Patienten ein durchschnittliches Alter von nur 44 Jahren, 13 Jahre nach Krankheitsbeginn. Zu ähnlichen Ergebnissen kamen MATHISEN und Mitarb. bei der Beobachtung einer Gruppe von 290 Hochdruckkranken.

KÜHNS und BRAHMS bestätigen in ihrer Studie die Verschlechterung der Prognose beim Vorliegen einer latenten oder manifesten Herzinsuffizienz. Sie weisen besonders auf die prognostische Bedeutung von EKG-Veränderungen (Innenschichtschaden) hin. Angaben über die Häufigkeit kardialer Komplikationen bei der essentiellen Hypertonie

Tabelle 15: Sterberate in Abhängigkeit vom Nierenbefund unter Berücksichtigung der diastolischen Blutdruckhöhe (nach KÜHNS und BRAHMS)

bei essentieller Hypertonie:	Nierenbefund	Männer					Frauen				
mmHg		Anzahl	verstorben (%)	Beobachtungszeitraum	mittl. syst. RR	mittl. diast. RR	Anzahl	verstorben (%)	Beobachtungszeitraum	mittl. syst. RR	mittl. diast. RR
bis 109	Gruppe 0	555	18,2	4,2 J.	173	96	947	8,0	4,1 J.	178	95
	Gruppe 1	60	20,0	3,7 J.	174	92	90	16,7	3,7 J.	177	96
	Gruppe 2	7	28,6	2,3 J.	171	96	15	6,7	3,7 J.	178	93
110–129	Gruppe 0	241	20,8	3,9 J.	184	113	614	11,4	4,1 J.	194	114
	Gruppe 1	33	39,4	2,5 J.	189	114	80	23,8	3,4 J.	202	114
	Gruppe 2	4	75,0	2,3 J.	178	110	8	12,5	3,5 J.	190	111
über 130	Gruppe 0	54	33,3	3,6 J.	215	135	139	20,8	4,1 J.	222	136
	Gruppe 1	19	57,9	3,3 J.	213	133	23	43,5	3,3 J.	227	140
	Gruppe 2	3	33,9	2,7 J.	217	140	3	33,3	5,0 J.	227	137

Legende: Gruppe 0: normaler Nierenbefund
Gruppe 1: Albuminurie und/oder Erythrurie
Gruppe 2: Funktionseinschränkung und ausgeprägter Sedimentbefund
(Isosthenurie, Rest-N-Anstieg, Einschränkung der Clearance)

finden sich u. a. bei SOKOLOW und HARRIS, FROST sowie WOLLHEIM und MOELLER. Nach GUBNER[2] wird die Lebenserwartung der Hypertoniker durch Fettsucht verschlechtert. Ebenso wie in der Allgemeinbevölkerung nimmt bei Übergewichtigkeit vor allem die koronare Todesrate zu, und zwar in der Altersgruppe von 15 bis 39 Jahren wesentlich stärker als jenseits des 40. Lebensjahres. BECHGAARD[2] konnte allerdings in einer Serie von 1038 Hypertonikern keine Zunahme der Mortalität feststellen, wenn Hochdruck und Fettsucht kombiniert waren. KÜHNS und BRAHMS beobachteten in einem Krankengut von 3055 Hypertonikern (957 Männer, 2080 Frauen) bei den übergewichtigen Männern eine etwas höhere Sterberate als bei den normalgewichtigen. Überraschend ist jedoch ihr Befund, daß untergewichtige Hypertoniker nach dem 40. Lebensjahr eine weitaus schlechtere Prognose haben als die normal- und übergewichtigen. Diese Abweichung konnte nicht auf eine Anhäufung von kachektischen Kranken mit bösartigen Neubildungen zurückgeführt werden. Nach unseren Erfahrungen sind Schlaganfälle hier besonders häufig, Herzinfarkte dagegen selten.

Über das Ansteigen der Sterberate mit Zunahme der Nierenkomplikationen im Göttinger Material unterrichtet die Tab. 12. Die Befunde stehen in guter Übereinstimmung mit den Angaben von BECHGAARD[2]. PERERA[1,3] fand, daß die Lebenserwartung durchschnittlich noch 1 Jahr betrug, wenn eine Rest-N-Erhöhung vorlag. Wichtige prognostische Anhaltspunkte ergeben die Clearanceuntersuchungen. Durch die Bestimmung der PAH- und Inulin-Clearance und der Filtrationsfraktion (FF) lassen sich Zirkulationsstörungen und Funktionseinschränkungen bereits im Frühstadium erfassen. Je höher der diastolische Druck, um so höher ist im allgemeinen die FF. Werte über 30% sind prognostisch sehr ernst zu deuten. Dabei ist zu beachten, daß Herzinsuffizienz die Clearanceergebnisse beeinflussen kann (s. WOLLHEIM und MOELLER; SCHWAB).

Die Untersuchung des Augenhintergrundes hat für die prognostische Beurteilung der Spätstadien, vor allem für die Erkennung der malignen Hypertonie, große Bedeutung (s. S. 274). Bei der benignen essentiellen Hypertonie war es BECHGAARD[2] hingegen nicht möglich, die Klassifizierung und Verlaufsprognose auf den Augenhintergrundbefund zu stützen. Von 124 älteren Personen mit Arteriosklerose und normalem Blutdruck hatten in der Altersgruppe von 40 bis 50 Jahren bereits 10% leichte Veränderungen der Retinalarterien. Im Alter über 50 Jahre nahmen diese Veränderungen an Intensität und Häufigkeit zu, und es wurden häufig verengte Arterien gefunden. Dieser Typ von Veränderungen entspricht denjenigen in KEITH und WAGNER's Gruppe I und II. Hämorrhagien und Retinopathie wurden nicht beobachtet. Die Sterblichkeit in der Gruppe IV betrug nach KEITH und WAGNER bei 146 Patienten im Laufe eines Jahres 80%, nach SARRE und LINDNER lebten von 166 Patienten mit Augenhintergrundveränderungen gemäß Stadium III und IV nach THIEL nach 6 Monaten noch 50%, nach 1 Jahr noch 30%, nach 7 Jahren noch 5%. Besonders ernst ist die Prognose beim Auftreten eines Papillenödemes (KAPPERT, SCHOTTSTAEDT und SOKOLOW u. a.). KÜHNS und BRAHMS fanden, daß sich bei primärer und sekundärer renaler Hypertonie schon bei Fundusveränderungen im Stadium I und II nach THIEL die Prognose abrupt verschlechterte, während eine solche Beziehung bei essentieller Hypertonie nicht bestand. Zusammenfassend kann man feststellen, daß der geringfügige Augenhintergrundbefund für sich allein kein sicheres prognostisches Zeichen darstellt, während schwere irreversible Veränderungen stets ernst zu werten sind.

Man hat sich ferner um eine Klassifizierung der essentiellen Hypertonie bemüht, die möglichst viele Faktoren einschließt. So unterscheidet PALMER[2] folgende Schweregrade:

1. Kranke ohne organische Schädigungen an Gehirn, Herz und Nieren.
2. Kranke mit Veränderungen an diesen Organen, aber ohne Funktionsausfälle.
3. Patienten mit organischen und funktionellen Ausfällen.
4. Kranke mit Papillenödem.

Bei 450 Hypertonikern, die bis zu 23 Jahren kontrolliert wurden, fand PALMER für die einzelnen Schweregrade die in Abb. 6 dargestellten Überlebenskurven. Weitere

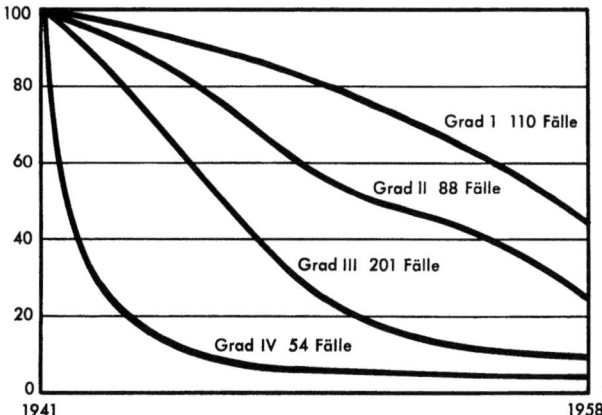

Abb. 6. Prozentsatz der Überlebenden nach Schweregraden geordnet. In die einzelnen Gruppen wurden seit 1941 keine neuen Fälle mehr aufgenommen. Die meisten Patienten wurden erstmals zwischen 1935 und 1940 untersucht. Die Mehrzahl der Patienten mit Schweregrad IV starb in weniger als 2 Jahren, ohne die damals zur Verfügung stehende langfristige Reis-Diät, eine Sympathektomie oder die jetzt eingeführten hypotensiven Medikamente erhalten zu haben. In dieser Gruppe betrug die mittlere Dauer der Hochdruck-Anamnese 1,5 Jahre und die Beobachtungsdauer bis zum Tode betrug etwas über 4 Monate (n. BECHGAARD)

Einteilungsversuche stammen von SMITHWICK, von BECHGAARD und HAMMARSTRÖM und von PFEFFER und Mitarbeitern. Eine bestimmte Klassifizierung hat sich bisher nicht allgemein durchsetzen können. Man wird daher in jedem Einzelfall alle erreichbaren Kriterien sorgfältig abzuwägen haben.

Abschließend ist auf die Verbesserung der Prognose durch die moderne medikamentöse Hochdruckbehandlung hinzuweisen. Hier lassen sich allerdings noch keine endgültigen Aussagen machen, zumal die Entwicklung auf dem therapeutischen Gebiet ständig im Fluß ist. Am deutlichsten ist der günstige Effekt der Behandlung bei den schweren Formen der essentiellen Hypertonie und der malignen Hypertonie zu erkennen. Einzelheiten sind den Arbeiten von PFEFFER und Mitarb., BECHGAARD, BJÖRK und Mitarb., KÜHNS und BRAHMS, ARNOLD[2], SARRE[2], SCHROEDER und PERRY, MOYER und BREST zu entnehmen.

Traumatischer Hochdruck

Die Frage des zentrogenen Hochdruckes wurde durch tierexperimentelle Ergebnisse (SPERANSKY, HESS) besonders aktuell. Geradezu experimentelle Verhältnisse wurden durch zahlreiche Hirnverletzungen in zwei Weltkriegen auch beim Menschen geschaffen. Wenn die sorgfältigen Untersuchungen von BODECHTEL, SIEBECK, VOLHARD, SACK, SARRE[1], SPECKMANN, LÜHRMANN, WEDLER, ZÜLCH u. a. selbst bei schweren Hirnverletzungen, sogar der vegetativen Zentren im Hypothalamus, nur außerordentlich selten und nur unter besonderen Verhältnissen einen Dauerhochdruck als Verletzungsfolge feststellen, so wird damit die Unmöglichkeit der Projektion tierexperimenteller Ergebnisse auf die essentielle Hypertonie des Menschen aufgezeigt. Die meisten der verwandten Tiere entwickeln spontan überhaupt keinen Dauerhochdruck und unterscheiden sich daher grundsätzlich vom Menschen. Die Veröffentlichung vereinzelter Fälle zentrogen-traumatischen Hochdruckes werden von Begutachteten (bzw. deren Rechtsvertretern) und Gutachtern besonders beachtet und verwertet. So ist es erklärlich, wenn Menschen mittleren Alters, bei denen ohne äußere und sonstige verständliche Gründe Hochdruckbeschwerden auftreten, ihre Schädel- oder Nierenverletzungen aus dem Kriege dafür anschuldigen und wenn immer aus früheren Gutachten Präzedenzfälle zitiert werden. Selbst die umfangreichsten Sammlungen von zentraltraumatischen Hypertonien (VEIL und STURM) führen aber so wenige Fälle auf, daß sie gegenüber der Häufigkeit der genuinen Hypertension Seltenheitswert besitzen. So tritt die zahlenmäßige Bedeutung der zentrogen-traumatischen Hypertonie gegenüber der essentiellen Hypertonie bei allem wissenschaftlichen Interesse weit zurück. Fr. KOCH betont in der ersten Auflage dieses Buches, daß er während der 12jährigen Zugehörigkeit zur VOLHARD'schen Klinik unter zahlreichen begutachteten Hochdruckkranken keinen Fall gesehen habe, in dem die Entstehung eines Hochdruckes auf einen Unfall hätte zurückgeführt werden können. Die gleiche Stellung nimmt BODECHTEL in seinem großen Referat »Zur Klinik des vegetativen Nervensystems« vor der Deutschen Gesellschaft für innere Medizin 1948 (Karlsruhe) ein: »Ich habe unter 2000 Hirnverletzten (im subakuten und chronischen Stadium) nicht einen einzigen Fall von Hypertonie gesehen, den ich mangels anderer Erklärungen berechtigt gewesen wäre, auf die Hirnverletzung zu beziehen.« SACK bespricht das Düsseldorfer Krankengut ausführlich, insbesondere auch die vegetativen Regulationen Hirnverletzter, die gegenüber Gesunden selten und dann nur vorübergehend und kurzfristig pathologisch ausfallen. WEDLER sah unter 2000 Hirnverletzten keine fixierte Hypertonie, eher Neigung zu Hypotonie, gelegentlich leichte labile Blutdrucksteigerungen, die »zahlenmäßig praktisch keine Rolle spielen«. ZÜLCH beobachtete unter 3000 Hirnverletzten 4 mit Zwischenhirnstecksplittern. Nur bei einem trat eine Blutdrucksteigerung im 9. Monat nach der Verletzung auf, die nach 2 Monaten wieder verschwunden war. Die Erfahrungen von SPECKMANN und KNAUF mit 100 schwer Hirnverletzten des ersten Weltkrieges und LINDENBERGS mit 349 Hirnverletzten auch des zweiten Weltkrieges sind ähnlich. GOLDSTEIN fand ebenfalls keine Beziehungen zwischen Hirnschädigung und Blutdruckhöhe. F. KOCH setzt sich ebenso wie SACK mit einer Reihe scheinbar traumatisch entstandener Hypertonien auseinander. Die Fälle von FLEISCHMANN, HARTLEBEN, URECHIA, WEISSMANN, STERN, BISCONS und MERCIER können demnach keineswegs sicher als posttraumatische Hypertonien gedeutet werden. Auffällig sind bei den meisten dieser Fälle die niedrigen diastolischen Blutdruckwerte bei hohen systolischen, also die große Amplitude. Besonders interessant sind die Mitteilungen von BEIGLBÖCK und von SARRE, bei denen es kurz nach stumpfen Schädeltraumen zu konstanten Blutdrucksteigerungen kam, die für deren Entstehung anerkannt wurden. SACK erkennt auch diesen Entscheidungen keine volle Berechtigung zu. Nach SARRE[1] treten bei offenen Hirnverletzungen weit seltener vegetative Irritationen auf als nach geschlossenen Schädeltraumen mit Commotio oder Contusio. Aber auch diese sind nach den Ergebnissen deutscher (LINDENBERG, TÖNNIS, WANKE), finnischer (BERINGER), österreichischer (HARRER und KARGEL) und schweizer (KLINGLER) Untersucher selten von längerer Dauer. Nach Erledigung der Versicherungsansprüche war meist die volle Erwerbsfähigkeit wiederhergestellt, falls es nicht unfallfremde Faktoren verhinderten (KLINGLER; s. a. Bd. I, S. 677, 701; Bd. II, S. 23, 74 f.).

VEIL und STURM teilen mehrere Fälle zentrogen-traumatischen Hochdruckes mit. Ihr Buch enthält eine ausführliche Literaturübersicht zu diesem Problem, Erfahrungen bei Menschen und Versuchstieren betreffend. Es werden Fälle beschrieben, bei denen sich im Anschluß an Schädeltraumen, zum Teil nach jahre- oder jahrzehntelangen Intervallen ohne fixierten Hochdruck Hypertonien entwickelten, die als unfallbedingt angesehen wurden. Die Ansichten VEILS und STURMS sind bekanntlich mehr oder weniger befehdet worden, und die Autoren veröffentlichen in ihrem Werk selbst Gegengutachten anderer Kliniker. Wir verzichten auf die Besprechung einzelner Fälle, denn wir versprechen uns davon keinen Nutzen für die Begutachtung anderer Fälle. Jeder Fall mit fraglichem zentrogen-traumatischem Hochdruck verlangt eine sehr sorgfältige, individuelle Begutachtung und Beurteilung, möglichst nach klinischer Untersuchung auch unter psychosomatischen Gesichtspunkten. Wir schlagen für diese Fälle mehrwöchige Klinikaufenthalte vor, in denen Gelegenheit zu genauen Kreislaufuntersuchungen gegeben ist. Je kurzfristiger nach dem Unfallereignis sie vorgenommen werden, um so wichtiger ist das für die Beurteilung der Zusammenhangsfragen. Wenn wir z. B. kurz nach dem Trauma bereits fixierte Blutdruckwerte mit Fundus- und Clearanceveränderungen vorfinden, so können diese unter Umständen gegen kausale Zusammenhänge verwertet werden. Wenn andererseits Jahre nach dem Unfall schwankende Blutdruckwerte mit anderen klinischen Daten einer labilen Hypertonie auftreten, so wird das eher gegen traumatischen Hochdruck sprechen. Als Richtlinien für die Begutachtung von Zwischenhirnstörungen überhaupt hat STURM[4] folgende Punkte angegeben:

1. Möglichst Nachweis neurologischer Ausfälle von Zwischenhirnregionen oder benachbarten Zentren (z. B. Riechstörungen, Augensymptome, Parkinsonismus). Unter Umständen Elektroenzephalogramm.
2. Nachweis des sog. psychischen Stammhirnsyndroms (gesteigerte affektive Erregbarkeit bei Senkung des allgemeinen Energieniveaus, gereizte und ängstliche Verstimmungen, Triebstörungen usw. Literatur s. EWALD).
3. Nachweis allgemeiner vegetativer Störungen.
4. Nachweis von Wasserhaushaltstörungen (VOLHARD'scher Versuch).
5. Pathologischer Ausfall im Adrenalinversuch.
6. Störungen der Geschlechtsfunktion.
7. Fehlen der spezifisch-dynamischen Eiweißwirkung oder paradoxe Grundumsatzsenkung nach Eiweißkost.

Es werden ferne klare Brückensymptome zu einem zerebralen Trauma gefordert (weitere Literatur s. STURM[1-6]).

Unter den traumatisch-zentralen Hypertonien finden sich mehrere Fälle nach Starkstromverletzungen (PFALZ, VEIL und STURM). Selbst bei diesen schweren Verletzungen steht die zentrale Genese nicht ohne weiteres fest (SACK).

Man wird bei zentral-traumatisch imponierenden Hypertonien an die Möglichkeit endokriner Hypertonien denken müssen, die auch ohne Trauma auftreten können (s. dazu LABHART).

Unter den peripheren Verletzungen, die für Blutdrucksteigerungen angeschuldigt werden, spielen Nierentraumen eine Rolle. In diesem Zusammenhang muß es abgelehnt werden, Nierentraumen für Entstehung oder Verschlimmerung einer essentiellen Hypertonie anzuerkennen, da diese nicht renal bedingt ist. Umgekehrt kann man durch eine bestehende essentielle Hypertonie keine Verschlimmerung einer eventuell ablaufenden Nierenentzündung erwarten (F. KOCH).

Hypertonie als Amputationsfolge wurde u. a. von VEIL und STURM mehrfach anerkannt, auch wenn zeitlich bis zur Fixierung der Hypertonie jahrzehnte- oder jahrelange Intervalle bestanden. Ihre Entwicklung werde durch einen lokalen sympathischen Erregungszustand durch Druck, Narben, Neurinome oder Entzündungsvorgänge im Stumpfbereich erklärt, von dem sich Erregungswellen auf zentripetalem Weg bis zum Zwischenhirn fortleiten. Eine Vasokonstriktion würde weiter durch latente Gewebsinfektionen begünstigt. BODECHTEL lehnt in seinem Referat derartige Zusammenhänge für einen von HARRER beschriebenen Fall ab. Beim Versorgungsamt sei außerdem anläßlich von Reihenuntersuchungen (1934–1936) bei Beinamputierten eine stärkere Belastung mit Hochdruckerkrankungen gegenüber der Durchschnittsbevölkerung nicht nachgewiesen. Auch SCHULZE lehnt sichere Beziehungen zwischen Amputation und Hochdruck ab. BOMMES erkennt die Verschlimmerung anlagemäßig bedingter Hypertonien durch chronisch infizierte Wunden oder Stumpfeiterungen an. SCHNEIDER fand unter 67 Amputierten verschiedener Altersklassen 14 Hypertonien = 20 % und nimmt an, daß »bei Amputierten Hypertonie etwas häufiger vorkommt als bei Nichtamputierten«. Er ordnet den Hochdruck den essentiellen Formen zu und schuldigt vor allem die besondere psychosomatische Situation der Kranken für die frühe und häufige Manifestation an. Wir verweisen hier auf unsere Ausführungen über die Begünstigung der Hypertonie durch Fettsucht. So hat RAUSCHE bei 500 Amputierten des ersten Weltkrieges nur bei Fettleibigen eine gesteigerte Häufigkeit des Hochdruckes gefunden. Die Reduzierung des Körpergewichtes während der Jahre 1939 bis 1945 bei einem Teil seiner Fälle infolge Nahrungseinschränkung war teilweise auch mit Blutdruckabfall verbunden. MEYERINGH und STEFANI fanden bei 794 Oberschenkelamputierten die gleiche Häufigkeit des Hochdruckes wie bei Nichtamputierten gleicher Altersgruppen. Bei der in den meisten Fällen konstitutionell oder durch übermäßige Nahrungsaufnahme bedingten Fettsucht wird es im Einzelfall schwerfallen, etwa Gehbehinderung als Fettsuchtursache anzuerkennen. Durch entsprechende Diäten wird man fettsüchtigen Amputierten oft helfen können.

Unter den Vergiftungen wird die chronische CO-Vergiftung als Ursache zentraler Hypertonien angesehen. So beschreibt WEISSENBERGER 13 Fälle mit geringer Steigerung der systolischen Blutdruckwerte bei CO-Vergiftung. Auch ARNOLD[1] und VOLHARD veröffentlichen derartige Fälle. Andererseits beobachtete BORBÉLY unter 287 Arbeitern einer Gaskokerei Hochdruck, periphere Durchblutungsstörungen und EKG-Veränderungen nicht häufiger als in einer Gruppe normaler Gleichaltriger. Die Blutdrucksteigerungen sind meist vorübergehend, jedoch berichtet ARNOLD über fixierten Hochdruck mit malignem Verlauf. FÜHNER und MOESCHLIN äußern sich in ihren Monographien über Vergiftungen nicht zu diesen Fragen. Die nach akuter und bei der wohl auch vorkommenden chronischen CO-Vergiftung mit kleineren Dosen auftretenden Schädigungen in Gefäßen, Herzmuskulatur und Nervensubstanz machen es verständlich, wenn im Rahmen der hier oft vorhandenen vegetativen Störungen auch passagere Blutdrucksteigerungen auftreten. Die vorwiegende Beteiligung des systolischen Blutdruckes legt die Möglichkeit von Schilddrüsenüberfunktion nahe, die als CO-Folgen mehrfach beschrieben wurden (BAADER, RAAB, RAPLOH, BORST). Man wird bei diesen Fällen nach weiteren vegetativen und zentralen Störungen suchen (MOESCHLIN), die meist rasch nach akuter Vergiftung, aber auch bei der schleichenden chronischen Intoxikation auftreten können. Der eventuell vorhandene Bluthochdruck ist nur ein Teil dieser Ausfälle und bestimmt das Schicksal der Kranken weit weniger als sonstige Störungen (z. B. durch Gefäßnekrosen und -thrombosen, Hirnblutungen, Herzinfarkte, extrapyramidale Störungen). RAABS[1] These des lokalen Sauerstoffmangels der vasomotorischen Zentren als eine Ursache der zentrogenen Hypertonie wird von BODECHTEL und Otfried MÜLLER als bisher unbewiesen angesehen.

Einen breiten Raum nehmen die postinfektiösen Blutdrucksteigerungen als Ausdruck zentraler Schädigungen ein, wie sie von NORDMANN und MÜLLER, VEIL und STURM, SACK und BERNSMEIER, ARNOLD[1], RAAB[1], LESCHKE, KAUFFMANN u. a. beschrieben wurden.

Bei Polyneuritis (BODECHTEL), Poliomyelitis (NORDMANN und MÜLLER, NORDMANN und WESTPHAL, SACK und BERNSMEIER, H. E. BOCK) sind meist passagere Blutdrucksteigerungen mehrfach beobachtet worden. Bei letal endigenden Fällen wurden öfter anatomische Veränderungen des Zentralnervensystems, besonders des in der Nähe des Atemzentrums gelegenen Vasomotorenzentrums, gefunden, so daß man mit VOLHARD, LAMPEN, H. E. BOCK, SARRE, SIEBECK u. a. für diese Fälle den zentrogenen Ursprung der Hypertonie annehmen muß. Wie BODECHTEL 1948 betont, können diese Fälle als Entzügelungshochdruck (LAMPEN) aufgefaßt werden. So sind klinisch bei Polyneuritiden periphere Affektionen des N. glossopharyngeus und N. vagus festgestellt worden, deren pressorezeptorische Fasern beschädigt sind. Für die Diagnose derartiger Fälle ist der Nachweis von Schädigungen dieser Hirnnerven notwendig (u. a. Stimmbänder, Schluckakt, Anästhesie an Kehlkopf und Epiglottis). Ausfall der viszeralen Fasern, die die Karotis versorgen, kann durch pathologische Reaktionen im Karotis-Druckversuch und nach der Sinusblockade angezeigt werden (LAMPEN).

BOLT und VENRATH, SACK und BERNSMEIER messen der Hyperkapnie bei Gasaustauschstörungen infolge Lähmung der Atemmuskulatur für die Blutdrucksteigerungen bei Affektionen der peripheren Nerven und des Rückenmarks eine wesentliche Bedeutung zu. Die Drucksteigerung ist durch künstliche Atmung der Kranken zu beseitigen. Auch Harnrückstauungen bei zentral bedingten Blasenlähmungen können, wohl über Reninausschüttung, Hochdruck erzeugen.

Blutdrucksteigerungen nach Meningitis (WEBER), Enzephalitis (LIEBERMEISTER, RAAB[1,2], LESCHKE, KAUFFMANN) einschließlich Fleckfieber (ROBBERS), bei entzündlichem Hydrozephalus sind bei entsprechendem anatomischem Befund wohl zentral bedingt. Auch vorübergehende intrakranielle Drucksteigerungen können zu Blutdruckanstieg führen. Sehr selten machen Thalamuszysten Blutdrucksteigerungen (Penfield-Syndrom).

Vorübergehende Blutdrucksteigerungen wurden bei Diphtherie (CATEL, KISS), bei Scharlach (s. ARNOLD[1]), bei rheumatischen Erkrankungen (RÜHL, SIEBECK), Typhus abdominalis (SIEBECK), bei Viruskrankheiten (FAHR, KLEMPERER, HANTSCHMANN), Leptospirenerkrankungen (ARNOLD) beschrieben. Bei allen diesen Erkrankungen muß man sorgfältig Nierenkrankheiten als Ursache der Blutdrucksteigerung ausschließen. Geringe oder fehlende Urinbefunde sind kein absoluter Beweis gegen eine Glomerulonephritis oder gegen interstitielle Nephritis. Hier sind Clearanceuntersuchungen von größter Wichtigkeit, die bei der oligosymptomatischen Glomerulonephritis Einschränkungen des Filtrates mit normalem oder gar gesteigertem effektivem Plasmastrom erkennen lassen. In Zweifelsfällen kann durch die Nierenbiopsie eine Entscheidung herbeigeführt werden. Wenn renale Veränderungen bestehen, liegt kein Grund vor, einen zentralen Hochdruck anzunehmen. In der Rekonvaleszenz sind Blutdruckschwankungen als Ausdruck vegetativer Labilität nicht selten. Sie können ein Zeichen früher essentieller Hypertonie sein, die zufällig anläßlich der Blutdruckmessung erfaßt wurde.

ARNOLD[1] mißt Infekten eine große Bedeutung für die chronische Hypertonie nichtrenalen Ursprunges bei. Das mag für einzelne Fälle zutreffen. Für die essentielle Hypertonie sind derartige Zusammenhänge nicht bewiesen.

Die Beurteilung Hochdruckkranker

Nach den vorstehenden Ausführungen dürfte klar sein, daß es nur in Ausnahmefällen und unter ganz begrenzten Voraussetzungen möglich ist, die Entstehung eines Dauerhochdruckes auf bestimmte äußere Ursachen zurückzuführen. Meist liegen anlagebedingte Störungen vor, die schicksalmäßig entstehen und verlaufen. Auch die Annahme einer vorzeitigen Manifestation der essentiellen Hypertonie durch äußere Einwirkungen wird nach den Darlegungen im Abschnitt über Ätiologie und Pathogenese nur selten gerechtfertigt sein (s. S. 262).

Die Möglichkeit der Verschlimmerung des anlagebedingten Leidens durch äußere Einflüsse ist dagegen ungleich häufiger. Sie ist dann anzunehmen, wenn der Ablauf der Hochdruckkrankheit mit hinreichender Wahrscheinlichkeit richtunggebend beeinflußt wurde. Die bloße *Möglichkeit* einer Schädigung genügt nicht, sie muß im Einzelfalle wahrscheinlich gemacht werden. Es muß sich vor allem nachweisen lassen, daß der Hochdruck zum Zeitpunkt der äußeren Einwirkungen bereits vorgelegen hat. Wenn Jahre nach dem Kriegsdienst eine labile Hypertonie festgestellt wird, so können Zusammenhänge im allgemeinen nicht angenommen werden. Wurde dagegen z. B. während des Kriegsdienstes bereits ein Hochdruck festgestellt, so wird die Dekompensation als Schädigungsfolge anzusehen sein. Latente oder manifeste Infekte spielen in der Begutachtung Hochdruckkranker weniger eine Rolle im Sinne der Entstehung eines zentrogenen Hochdruckes als im Sinne der Verschlimmerung des Leidens durch Myokardläsionen. Sind z. B. Osteomyelitis, Erysipel, Thrombophlebitiden als Schädigungsfolgen nachgewiesen, so muß man sie – wenn sie nicht durch Antibiotika oder ähnliche Therapie beseitigt wurden – unter Umständen für die Verschlimmerung eines Hochdruckleidens verantwortlich machen. Aber auch hier sind zeitliche Voraussetzungen zu beachten.

Infekte und Infektionskrankheiten werden bekanntlich auch für die Arteriosklerose angeschuldigt. Der eine von uns (SCHETTLER[4]) hat über mögliche und unmögliche Zusammenhänge diskutiert. Wenn eine allgemeine Arteriosklerose als Schädigungsfolge anerkannt ist, so sind die seltenen Fälle des arteriosklerosebedingten Hypertonus natürlich auch als Schädigungsfolge zu akzeptieren. Auf die Differenzierung des Hochdrucks, auf sorgfältige Familien- und Eigenanamnesen muß man hier besonderen Wert legen. Wenn eine allgemeine Amyloidose als Folge chronischer Eiterungen als Wehrdienstfolge akzeptiert wurde, so kann sich auf diesem Boden auch ein anzuerkennender Drosselungshochdruck entwickeln. Es muß hier nochmals auf die Beziehungen zwischen benigner und maligner Hypertonie und die verschiedene Prognose hingewiesen werden. Hypertonie als Unfallfolge mit Zertrümmerung der Niere kann durchaus vorkommen. Das gilt auch für traumatisch oder posttraumatisch bedingte Nierenvenen- und Arterienthrombosen. Wir verweisen auf das Kapitel von H. E. BOCK und Mitarb. in diesem Buch (s. Seite 293 ff.). Schließlich soll auf die Ausführungen des einen von uns über die Arteriosklerose als Unfallfolge und als Berufskrankheit verwiesen werden. Man kann unschwer auch die dort gezogenen Schlußfolgerungen auf die Hypertonie übertragen. Unter den derzeit aktuellen Begutachtungen stehen die Fragen des Hypertonus als Folge der Wehrdienstbeschädigung und als Verfolgungsleiden im Vordergrund.

Neben Infektionen werden immer wieder übermäßige körperliche Anstrengungen, z. B. im Wehrdienst, in der Gefangenschaft oder auch im Konzentrationslager mit Bluthochdruck in Zusammenhang gebracht. Im Sinne der Entstehung einer essentiellen Hypertonie ist das nicht möglich. Es ist aber möglich, daß schwere Strapazen bei bestehendem Hochdruck die Dekompensation eines bereits umgebauten Herzens bewirkten und den Ablauf der Krankheit richtungweisend – z. B. im Sinne der Vorverlegung gewisser Folgezustände – verschlimmerten, wobei häufig die Einjahresfrist eine Rolle spielt. Stets sind dabei enge zeitliche Zusammenhänge zu fordern. Die Anerkennung körperlicher Überanstrengung Jahre nach der Entlassung aus dem Wehrdienst als hochdruckverschlimmernd ist im allgemeinen nicht möglich. In der Unfallversicherung ist die Verschlimmerung eines Hochdruckleidens durch Überanstrengung dann möglich, wenn tatsächlich eine zeitlich umschriebene, das gewöhnliche Leistungsmaß überschreitende Arbeitsleistung zu Ausfallerscheinungen bei entsprechender zeitlicher Koinzidenz führte. Die Voraussetzung eines als Unfall anerkannten Ereignisses muß gegeben sein.

Recht schwierig ist die Frage Hochdruck und psychisches Trauma zu entscheiden. Sie von vornherein zu verneinen, ist nach unseren heutigen Vorstellungen über die Pathogenese der essentiellen Hypertonie nicht angängig. Wenn bei einem Menschen außergewöhnliche Ketten psychischer Traumen (z. B. durch Verhöre und Strafen in der Kriegsgefangenschaft oder in Konzentrationslagern) nachgewiesen sind, so ist bei Ausschluß anderer Hochdruckursachen wohl mit der Möglichkeit der vorzeitigen Manifestation eines anlagebedingten Hochdruckleidens zu rechnen. Denn wenn wir die essentielle Hypertonie als psychosomatisch mitgesteuertes Leiden auffassen, so beschränkt sich das nicht auf das Zivilleben. Wohl aber sollte man bei der Bewertung der Kriegsdienstbeschädigungsfolge nicht den Vergleich zwischen den generellen Belastungen einer Zivilbevölkerung mit denen der betreffenden militärischen Formation o. ä. vergessen. Wir möchten nachdrücklich darauf hinweisen, daß Hochdruck als Folge ungewöhnlicher körperlicher oder seelischer Belastungen außerordentlich selten sein dürfte und daß die Fragen sorgfältig geprüft werden müssen; vor allem sind auch hier zeitliche Zusammenhänge zu fordern (vgl. a. S. 199, 265).

In der Beurteilung von Verfolgungsschäden wird die Bedeutung psychischer Faktoren und außergewöhnlicher Streß-Situationen immer wieder diskutiert. Es wird schwerfallen, bei jahrelangem Intervall einen Hypertonus als Schädigungsfolge im Sinne der Entstehung anzuerkennen. Hier sei auf die Untersuchungen von PICKERING u. a. über die Genese der Hypertonie verwiesen. Es gibt zweifellos Fälle, die durch ungewöhnliche Streß-Situationen in ihrem Hochdruckleiden richtungweisend beeinflußt werden. Stellte sich z. B. eine Apoplexie oder ein Herzinfarkt in engem zeitlichem Zusammenhang mit belastenden Verhören oder ähnlichem ein, so wird man die Anerkennung als Schädigungsfolge nicht versagen dürfen. Viele der zu Begutachtenden sind durch Verfolgungsmaßnahmen völlig aus der Bahn geworfen worden. Neben äußerer und innerer Not, der Arbeit in berufsfremdem Milieu, unter ungünstigen und ungewohnten klimatischen Bedingungen werden im Einzelfall die verschiedensten Faktoren als direkte Schädigungsfolge auch im Sinne der Entstehung und der richtungweisenden Beeinflussung der Hypertonie angeschuldigt. Auch hier sind sorgfältige individuelle Maßstäbe anzulegen. Die gewiß schrecklichen Verfolgungen ermöglichen nicht die kritiklose Anerkennung eines Hochdruckleidens im allgemeinen und von Hochdruckfolgen im speziellen. Wenn aber enge zeitliche Gegebenheiten vorliegen, so muß dies zweifellos berücksichtigt werden. Der Arzt ist nicht selten überfordert, wenn er die Fragen der völlig berechtigten Wiedergutmachung auf dem medizinischen Sektor entscheiden soll, die eindeutig eine Sache des Staates und der Gesellschaft sind. In diesem Zusammenhang sei auf die Ausführungen von SCHULTE und HARLFINGER über die Begutachtung der zerebralen Gefäßsklerose verwiesen. Hier wird man vieles finden, was auch für die Begutachtung der Hypertonie und der hypertoniebegünstigten Zerebralsklerose gilt.

Die Tatsache eines Hochdrucks muß für verschiedene Zwecke der Begutachtung unterschiedlich gewertet werden. Für die Aufnahme in Lebensversicherungen haben wir bereits die erhöhten Risiken des Hochdruckes dargelegt (s. S. 260, 275). Sie werden versicherungsmathematisch im Einzelfall berechnet. Die größten Statistiken und exakten Risikoberechnungen ersetzen aber nicht die sorgfältige Beurteilung des Einzelfalles, da der Krankheitsverlauf und das Ausmaß der Komplikationen großen individuellen Schwankungen unterliegen.

Die Abschätzung des Grades der Mind. d. Erwerbsf. nach dem BVG oder in der Sozialversicherung ist im Einzelfall verschieden. Der Hochdruck an sich bedeutet keine Mind. d. Erwerbsf. Die Einstufung ist von den subjektiven Beschwerden, dem Zustand des Herz-Gefäß-Systems und der Nieren, vom Allgemeinzustand, Alter, Beruf und von den Lebensgewohnheiten abhängig.

Alle Versuche, den Grad der Mind. d. Erwerbsf. für einzelne Hochdruckstadien zu klassifizieren, sind mangelhaft. Am ehesten kann man nach dem Zustand des Herzens den Grad der Mind. d. Erwerbsf. und die Prognose der Hochdruckkranken beurteilen. Normale Herz-Kreislauf-Leistung, die dann auch in der Regel keine Hirn- oder Nierendurchblutungsstörungen aufkommen läßt, bewirkt beim Hochdruckkranken wohl immer volle Arbeitsfähigkeit, wenn nicht abrupte und ungewöhnlich schwere Anstrengungen verlangt werden. Auch labile Frühstadien der Hypertonie bedingen keine Minderung der Erwerbsfähigkeit. Die Möglichkeit von Heilverfahren sollte hier erwogen werden, um spätere Mind. d. Erwerbsf. zu verhindern oder zu verzögern.

In diesem Zusammenhang darf auf die Framingham-Studie hingewiesen werden. Klinisch gesunde Probanden, welche pathologische EKG-Veränderungen hatten, weisen an sich schon ein größeres Herzinfarkt-Risiko auf als Menschen mit normalem EKG. Hypertonie steigert das Risiko noch. Insbesondere haben sich Schenkelblock-Veränderungen als ungünstig herausgestellt (s. HEYDEN; SCHETTLER[5]). Es fehlen bisher zuverlässige Beobachtungen über die Wirkung blutdrucksenkender Maßnahmen auf die Lebenserwartung. Gelingt eine zuverlässige und andauernde Senkung des Blutdrucks auf medikamentösem Wege, so wird nach den bisherigen allgemeinen ärztlichen Erfahrungen die Prognose günstiger zu stellen sein als bei ungenügend und schwierig Einzustellenden. Man vergesse aber nicht, daß blutdrucksenkende Maßnahmen auch einmal die Katastrophe der Apoplexie oder des Herzinfarktes provozieren können. Vor allem bei Menschen mit manifester Arteriosklerose sollte man hier sehr vorsichtig sein.

Wenn auch eine zahlenmäßig prozentuale Erfassung der Mind. d. Erwerbsf. generell nicht möglich ist, so sind einige allgemeine Hinweise wohl angezeigt: Hypertonien mit mäßiger Herzvergrößerung und nachweisbaren EKG-Veränderungen ohne manifeste Dekompensationszeichen stufen wir mit 30 % Minderung der Erwerbsfähigkeit ein. Bei Übergang zu leichterer Berufstätigkeit kann der Prozentsatz im Einzelfall verringert werden. Mit 50 % Mind. d. Erwerbsf. kann man leichte Stauungserscheinungen bei deutlichem Herzumbau, absoluter Arrhythmie mit peripherem Pulsdefizit, Überleitungsstörungen usw. beurteilen. Auch zur Zeit ausgeglichene, frühere Dekompensationszustände sollten so hoch eingereiht werden. Noch höher müßten im allgemeinen Hochdruckkranke mit schweren Stauungszeichen eingestuft werden, die zwar durch ärztliche Maßnahmen gebessert sind, aber ohne medikamentöse Versorgung nicht auskommen. Hierher gehören auch Koronarsklerotiker mit gehäuften Angina-pectoris-Anfällen. Sie sind unter Umständen voll arbeitsunfähig zu schreiben.

Durchgemachte Herzinfarkte oder Apoplexien, schwere zerebrale Durchblutungsstörungen und Niereninsuffizienz bedingen meist ebenfalls Arbeitsunfähigkeit und 100 % Mind. d. Erwerbsf.

Diese Sätze können natürlich nur ungefähre Hinweise für die Einstufung geben. Man kann die Beurteilung nicht schematisieren.

Besonders sorgfältige Untersuchungen werden notwendig, wenn bei Hypertonikern entschieden werden soll, ob sie zur Führung eines Kraftfahrzeuges fähig sind. Eine genaue Anamnese (passagere Schwindelzustände, anfallsweise Kopfschmerzen, Erbrechen, Augenflimmern usw.), sorgfältige Herz- und Kreislaufuntersuchungen (weitgehender Ausschluß koronarer oder zerebraler Durchblutungsstörungen), unter Umständen neurologische, ophthalmologische oder psychiatrische Untersuchungen sind nötig, um diese für den Begutachteten und die Umwelt gleichermaßen wichtige Entscheidung zu treffen. Sie wird im Einzelfalle verschieden ausfallen, den körperlich angestrengten Fernlastzugfahrer z. B. anders einstufen als den Gelegenheitsfahrer.

Das komplexe Geschehen der Blutdrucksteigerung verlangt vom ärztlichen Gutachter große Erfahrung, gediegene Untersuchungstechnik und kritische Urteilskraft. Kein Leiden verführt so zu Spekulationen wie gerade die Hochdruckkrankheit.

SCHRIFTTUM: ANSCHÜTZ, F. und BURKERT, E., Z. Kreislaufforschg. 1954, 43, 335 – ARNOLD, O. H., Akute Infektionskrankheiten und Hochdruck. Stuttgart 1949 – ARNOLD, O. H., Verh. Dtsch. Ges. Kreislaufforschg. 1962, 28, 197 – BAADER, E. W., Arch. Gewerbepath. 1936, 7, 227 – BAYER, J. M. und ODENTHAL, H., Arch. u. Dtsch. Zschr. Chir. 1953, 274, 406 – BECHER, E., Nierenkrankheiten 1947, 2 – [1]BECHGAARD, P., Acta med. Scand. 1946, Suppl. 172, 3–358 – [2]BECHGAARD, P., Essentielle Hypertonie. Ciba-Symp. Berlin-Göttingen-Heidelberg 1960 – BECHGAARD, P. u. HAMMARSTRÖM, S., Acta chir. Scand., Suppl. 155, 1950 – BEIGLBÖCK, W., Z. klin. Med. 1935, 127, 144 – BELL, E. T. und CLAWSON, B. J., Arch. Path. (Chicago) 1928, 5, 939 – BELL, E. T., zit. n. STÉVENIN 1951 – BELL, E. T., Renal Diseases. London 1950; zit. n. WOLLHEIM, E. und MOELLER, J. 1960 – BERINGER, K., Nervenarzt 1935, 8, 561 – BEYNE, Médicine, Paris (Suppl.) 1932, 13, 670 – BISCONS und MERCIER, Arch. mal. coeur 1917, 10, 336, zit. n. Koch – BJÖRK, S., SANNERSTEDT, R., ANGERVALL, G. und HOOD, B., Acta med. Scand. 1960, 166, 175 – BJÖRK, S., SANNERSTEDT, R., FALKHEDEN, T. und HOOD, B., Acta med. Scand. 1961, 169, 673 – BOCK, H. E., Med. Klin. 1953, 48, 477 – BOCK, H. E. und HOCHSTETTER, W., Med. Klin. 1950, 45, 471 – BODECHTEL, G., Verh. Dtsch. Ges. inn. Med. 1948, 54, 57 – BØE, J., HUMERFELT, S. und WEDERVANG, F., Acta med. Scand. 1957, Suppl. 321, 1 – BOLT, W., VALENTIN, H. und VENRATH, H.,

Dtsch. Arch. klin. Med. 1951, 198, 474 – BOMMES, A., Münch. med. Wschr. 1940, 87, 501 – BORBÉLY, F., Arch. Gewerbepath., Gewerbehyg. 1954, 13, 154 – BORST, J. R., CO-Vergiftiging. Leyden 1945 – BROZEK, J. und TSCHERNORUTZKI, zit. n. MEYERINGH 1957 – BRUST, A. A., PERERA, G. A. und WILKINS, R. W., J. Amer. Med. Ass. 1958, 166, 640 – Build and Blood Pressure Study, 1959, Society of Actuaries – BÜRGER, M., Altern und Krankheit. Leipzig 1947 und 1954 – CASTLEMAN, B. und SMITHWICK, R. H., New Engl. J. Med. 1948, 239, 729 – CATEL, W., Zschr. Kinderhk. 1936, 64, 372 – CHAPMAN, W. P., LIVINGSTON, R. B., LIVINGSTON, K. E. und SWEET, W. H., Res. Publ. Ass. nerv. ment. Dis. 1950, 29, 775 – CHRISTIAN, H. A., zit. n. STÉVENIN 1951 – COHEN, A. M., NEUMANN, E. und MICHAELSON, S. C., Lancet 1960/II, 1050 – COMSTOCK, G. W., Amer. J. Hygiene 1957, 65, 271 – CONWAY, J., Amer. Heart J. 1963, 66, 409 – CRUCHET, Presse méd. 1925, 33, 1483 – CURTIUS, F. und KORKHAUS, G., Zschr. Konstit.lehre 1930, 15, 229 – DAHL, L. K., Essentielle Hypertonie, Ciba-Symp. Berlin-Göttingen-Heidelberg, 1960 S. 61 – DENFFER, H. v. und FLACH, D., Leb. Vers. Med. 1955, Nr. 4 – DIAMOND, G. F., Arch. int. Med. 1963, 112, 550 – DÖRING, H., Leb. Vers. Med. 1958, Nr. 1 – DÖRING, H., Biomtr. Z. 1959, 1, 1 – DUBLIN, L. I., FISK, E. L. und KOPF, E. W., Amer. J. med. Sci. 1925, 170, 576 – ENKE, H. und GERCKEN, G., Klin. Wschr. 1955, 33, 551 – EULER, U. S. v., Funktionsabläufe unter emotionellen Belastungen. Symp. d. II. Med. Univ.-Klinik Wien. Basel 1964, S. 5 – EWALD, G., Zschr. Neurol. 1950, 18, 577 – FAHR, G., Proc. Soc. Exper. Biol. 1927, 24 – FAHR, Th., Berliner klin. Wschr. 1919, 649 – FERNEDING, B., Doktordissertation (Würzburg 1962), zit. n. WOLLHEIM, E. 1962 – [1]FISHBERG, A. M., Hypertension. Philadelphia 1944 – [2]FISHBERG, A. M., Hypertension and Nephritis. 5. edit. S. 242, London 1954 – FISHER, I. W., J. Amer. Med. Ass. 1914, 63, 1752 – FLEISCHMANN, P., Med. Klinik 1929, 1912 – FLETCHER, A. P., Quart. J. Med. n. s. 1954, 23, 331 – FOESTER, J. H., Arch. intern. Med. 1927, 40, 38 – FRANT, R. und GROEN, J., Arch. Int. Med. 1950, 85, 727 – FRASER, J. und COWELL, E. M., zit. n. PICKERING, G. W. 1955 – FRÖHLICH, K., Med. Klin. 1937, 1196 – FROST, H. M., Proc. Ass. Life Insur. Med. Dir. Amer. 1932 – FÜHNER, H., Medizinische Toxikologie. 3. Aufl. Stuttgart 1951 – GÄNSSLEN, M., LAMBRECHT, K. und WERNER, M., Handbuch der Erbbiologie des Menschen. Berlin 1940, IV, 1, 193–232 – GERMER, W. D. und KLÖSS, J., Med. Klin. 1953, 7 – GOLDSTEIN, Ergebnisse d. inn. Med. 1939 – GOODMAN, S. und HOWELL, W., Amer. J. Med. Sci. 1911, 143, 334 – GOVER, M., Pub. Health Rep. 1948, 63, 1083 – GRAHAM, J. D. P., Lancet 1945/I, 239 – GRANGER, zit. n. Stévenin – [1]GUBNER, R. S., Nutrition Reviews 1957, 15, 353 – [2]GUBNER, R. S., Hypertension. II. Hahnemann Symp. Philadelphia 1961, S. 18 – GUBNER, R. und UNGERLEIDER, H., Amer. J. Med. 1949, 6, 60 – HAFNER, E. A., Period. Mitt. Schweiz. Lebensversicherungsgesellschaften 1955, 535 – HALL, S. B., Lancet 1927/II, 540 – HAMILTON, M., PICKERING, G. W., ROBERTS, J. A. F. und SOWRY, G. S. C., Clin. Sci. 1954, 13, 1 – HAMILTON, M., PICKERING, G. W., ROBERTS, J. A. F. und SOWRY, G. S. C., Clin. Sci. 1954, 13, 37 – HAMILTON, M., PICKERING, G. W., ROBERTS, J. A. F. und SOWRY, G. S. C., Clin. Sci. 1954, 13, 273 – HANTSCHMANN, L., Münch. med. Wschr. 1935, 185 und 1434 – HARRER und KARGEL, Dtsch. med. Rdsch. 1950, 173 – HARTLEBEN, Zbl. inn. Med. 1934, 1041 – HEBERER, G. F., Int. Fortbildungskurs d. Bundesärztekammer, Meran 1963 – HEIMANN, H. L., STRACHAN, A. S. und HEYMAN, S. C., Brit. med. J. 1929, 1, 344 – HEINTZ, R., Verh. Dtsch. Ges. Kreislaufforschg. 1962, 28, 108 – HESS, W. R., Veget. Funktion und Zwischenhirn. Basel 1947 – HEYDEN, S., Arteriosklerosis. Amsterdam (Elsevier), im Druck – HICKAM, J. B., CARGILL, W. H. und GOLDEN, A., J. Clin. Invest. 1948, 27, 290 – HILDEBRANDT, G. und ENGELBERTZ, P., Arch. physik. Therap. 1953, 5, 1960 – [1]HINES, E. A., Ann. intern. Med. 1937, 11, 593 – [2]HINES, E. A., Proc. Ass. Life Int. Med. Dir. Am. 1955, 39, 25 – HOLENSTEIN, P., Cardiologia (Basel) 1956, 29, 41 – HOLLEY und Mitarb., zit. n. SCHETTLER, G. und ANSCHÜTZ, F. – HOLTZ, P., Verh. Dtsch. Ges. Kreislaufforschg. 1962, 28, 27 – HOLTMEIER, H. J., HEILMEYER, L. und MAY, B., Symposion Therapie des Bluthochdrucks. Freiburg/Br. 1963, S. 39 – HOOBLER, S. W., Essentielle Hypertonie. Ciba-Symp. Berlin-Göttingen-Heidelberg, 1960, Disk.-Bemerkg. S. 95 – HOWELL, H. A., Old age. London 1944 – HUBER, J., Amer. Med. Ass. 1927, 88, 1554 – [1]HUNTER, A., Proc. Ass. Life Insur. Med. Dir. Amer. 1933 – [2]HUNTER, A., Invt. Actuaries 1939, 70, 60 – ITAHARA, K., FUKUCHI, S., FUJIBAYASHI, T. und YAMAGUCHI, M., Tokohu J. exp. med. 1955, 61, 231; zit. n. WOLLHEIM, E. und MOELLER, J. 1960 – JAENISCH, R. und HAUG, K., Münch. med. Wschr. 1929, 76, 1670 – KAHLER, N., Wien. klin. Wschr. 1922, 35, 219 – KANNEL, W. B., DAWBER, T. R., KAGAN, A., REVOTSKIE, N. und STOKES, J., Ann. intern. Med. 1961, 55, 33 – KAPPERT, A., Schweiz. med. Wschr. 1952, 82, 821 – KATSCH, G., Wien. klin. Wschr. 1930, 1 – KAUFFMANN, Hdb. d. norm. u. path. Physiol. Berlin 1928, VII, 1383 – KEITH, N. M., WA-

GENER, H. P. und BARKER, N. W., Amer. J. Med. Sci. 1939, 197, 332 – KEITH, N. M. und WAGENER, H. P., Arch. Int. Med. 1951, 87, 25 – KERR und ANDERWOOD, Amer. Heart J. 1936, 12, 713 – KINCAID-SMITH, P., MCMICHAEL, J. und MURPHY, E. A., Quart. J. Med. (G. B.) 1958, 27, 105 – KINNEY, J., Amer. Med. Ass. 1924, 83, 1420 – KLEMPERER, Therap. d. Gegenw. 1920, 241 – KLINGLER, M., Schweiz. med. Wschr. 1947, 166 – KRAKOWER, A., Amer. Heart J. 1934, 9, 396 – KÜHNS, K. und BRAHMS, O., Die Prognose der essentiellen Hypertonie. Darmstadt 1964 – KYLIN, E., Klin. Wschr. 1923, 2064 – KYLIN, E., Der Blutdruck des Menschen. Dresden 1937 – LABHART, A., Klinik d. inn. Sekretion. Berlin-Göttingen-Heidelberg 1957 – LAMPEN, H., Dtsch. med. Wschr. 1949, 536; Klin. Wschr. 1949, 272 – LESCHKE, Bull. Soc. méd. hop., Paris 1908, 1030 – LIEBERMEISTER, G., Verh. Dtsch. Ges. inn. Med. 1925, 37, 246 – LINDENBERG, W., Dtsch. Med. Rundsch. 1949, 469 – LINDENBERG, W., Dtsch. Gesd.wes. 1949, 4, 642 – LOSSE, H. und HINSEN, F., Z. Kreislaufforschg. 1958, 47, 39 – LOWE, C. R. und MCKEOWN, T., Lancet 1962/I, 1086 – LUDWIG, H., Communications on pathogenesis of hypertension. Blood pressure in old age. Third Intern. Congr. of Int. Med. Stockholm 1954 – LÜHRMANN, W., in: Becher, Nierenkrankheiten. Jena 1947, 2, 5, 298 – MACMAHON, H. E. und PRATT, J. H., Amer. J. Med. Sc. 1935, 189, 221 – MACWILLIAM, J. A., Quart. J. Exp. Physiol. 1923, 13, 178 – MASTER, A. M., MARKS, H. H. und DACK, S., J. Amer. Med. Ass. 1943, 121, 1251 – MASTER, A. M. und LASSER, R. P., Hypertension, II. Hahnemann Symp. Philadelphia 1961, S. 24 – MASTER, A. M., DUBLIN, L. J. und MARKS, H. H., J. Amer. Med. Ass. 1950, 143, 1464 – MATHISEN, H. S., JENSEN, D., ØKEN, E. und ØKEN, H., Amer. Heart J. 1959, 57, 371 – MAY, O., Brit. Med. Ass. Annual Meeting, Bath 1925 – MCFARLAND, R. A. und HUDDLESON, J. H., Amer. J. Psychiat. 1936, 93, 567 – MCKUSICK, V., Circulation 1960, 22, 857 – MERTZ, D. P. und KLEINE, H., Klin. Wschr. 1961, 39, 1123 – MEYERINGH, H., Med. Sachverst. 1957, 53, 97 – MEYERINGH, H. und STEFANI, H., Dtsch. med. Wschr. 1956, 10 – MILLER, M. L., Psychosom. Med. 1939, 1, 162 – MILLIEZ, P. et al., Essentielle Hypertonie. Ciba-Symposium. Berlin-Göttingen-Heidelberg 1960, S. 235 – MIRALLIE, Bull. Soc. méd. hop. Paris 1920, 44, 889 – MOELLER, J., Verh. Dtsch. Ges. Kreislaufforschung 1962 – MOESCHLIN, S., Klinik und Therapie der Vergiftungen. Stuttgart 1964 – MORRISON, S. L. und MORRIS, J. N., Lancet 1959/II, 864 – MOYER, J. H. und BREST, A. N. Hypertension. II. Hahnemann Symp. Philadelphia 1961, S. 642 – MUELLER, S., Acta med. Scand. 1921, 55, 381 – MÜLLER, O. und PARRISIUS, W., Die Blutdruckkrankheit. Stuttgart 1932 – MURPHY, F. D. und GRILL, J., Arch. Int. Med. 1930, 46, 75 – NADOR-NIKITITS, E., Arch. mal. coeur. 1925, 18, 582 – NEWNHAM, C. T., 3rd Congr. Un. int. Serv. méd. Chem. de Fer. 1952, S. 27; zit. n. PICKERING 1955 – NORDMANN und MÜLLER, O., Verh. Dtsch. Ges. Kreisl.-forsch. 1932, 145 – NORDMANN und WESTPHAL, Verh. Nordwestdeutscher Internistenkongreß. Göttingen 1949 – O'HARA, J. P., WALKER, W. G. und VICKERS, M. C., J. Am. Med. Ass. 1924, 83, 27 – PAGE, I. H., Biol. Sympos. 1945, 11, 43 – PAGE, I. H., Essentielle Hypertonie. Ciba-Symp. Berlin-Göttingen-Heidelberg, 1960, S. 1 – PAL, J., Dtsch. med. Wschr. 1930, 2205 – PAL, J., Wien. med. Wschr. 1930, 33 – [1]PALMER, R. S., J. Amer. Med. Ass. 1950, 144, 295 – [2]PALMER, R. S., J. chron. Dis. (USA) 1959, 10, 500 – [1]PERERA, G. A., Amer. J. Med. 1948, 4, 416 – [2]PERERA, G. A., The natural history of hypertensive vascular disease. Hypertension. A symposium. Ed.: E. T. Bell. Minneapolis, Minn. 1950, S. 363 – [3]PERERA, G. A., J. chron. Dis. 1955, 1, 33 – [4]PERERA, G. A., J. chron. Dis. 1955, 1, 121 – PERLOFF, D., SOKOLOW, M., WYLIE, E., SMITH, D. und PALUBINSKAS, A., Circulation 1961, 24, 1286 – PFALZ, W., Dtsch. med. Wschr. 1922, 1647 – PFEFFER, K. H., NIETH, H. und SCHNEIDER, H., Dtsch. med. Wschr. 1955, 956 – PFEIFFER, J. B. und WOLFF, H. G., Proc. Ass. Res. nerv. ment. Dis. 1950, 29, 929 – PFLANZ, M. und v. UXKÜLL, T., Med. Klin. 1962, 57, 345 – [1]PICKERING, G. W., High Blood Pressure. London 1955 – [2]PICKERING, G. W., Essentielle Hypertonie. Ciba-Symp. Berlin-Göttingen-Heidelberg 1960, S. 34 – PLATT, R., Essentielle Hypertonie. Ciba-Symp. Berlin-Göttingen-Heidelberg 1960 – POPPER, L., Wien. Arch. inn. Med. 1932, 22, 321 – POUTASSE, E. F. J., J. Amer. Med. Ass. 1961, 178, 1072 – [1]RAAB, W., Wien. klin. Wschr. 1934, 1482 – [2]RAAB, W., Wien. Zschr. inn. Med. 1948, 29, 1 – RAPLOH, H., Arch. Hyg. 1938, 120, 244 – RAU, H., Klin. Wschr. 1956, 34, 167 – RAUSCHE, C., Med. Klin. 1939, 1418 – REISER, M. F., BRUST, A. A., SHAPIRO, A. P., BAKER, H. M., RANSCHOFF, W. und FERRIS, E. B., Res. Publ. Ass. nerv. ment. Dis. 1950, 29, 870; zit. n. PICKERING 1955 – ROBBERS, H., Klin. Wschr. 1943, 22, 116 – ROBINSON, S. C. und BRUCER, M., Arch. Int. Med. 1939, 64, 409 – ROGERS, O. H. und HUNTER, A., Proc. Ass. Life Insur. Med. Dir. Amer. 1923 – ROSENBLOOM, J., J. Lab. Clin. Med. 1923, 8, 681 – RÜHL, A., Dtsch. med. Wschr. 1942, 1, 445 – RUSSEK, H. J., RATH, H. M., ZOHMANN, B. L. und MILLER, J., Amer. Heart J. 1946, 32, 468 –

SACK, H., Zur Frage der zentralnervösen Regulationsstörungen beim Hirntraumatiker. Hamburg 1947 – SACK, H. und BERNSMEIER, A., Dtsch. med. Wschr. 1950, 75, 886 – SACK, H. und KOLL, J. F., Medizinische 1952, 41 – SAHLI, H., Wien. Arch. inn. Med. 1923, 6, 515 – [1] SARRE, H., Dtsch. Arch. klin. Med. 1940, 187, 76 – [2] SARRE, H., Essentielle, Hypertonie. Ciba-Symp. Berlin-Göttingen-Heidelberg 1960, S. 359 – [3] SARRE, H. und LINDNER, E., Klin. Wschr. 1948, 26, 102 – SCHAEFER, H., Verh. Dtsch. Ges. inn. Med. 1963, S. 472 – [1] SCHETTLER, G., Lebensversicherungsmedizin 1954, 6, 67 – [2] SCHETTLER, G., Lipidosen. Hdb. d. inn. Med. 4. Aufl., Berlin-Göttingen-Heidelberg, 1955, VII, 2 – [3] SCHETTLER, G., Essentielle Hypertonie. Ciba-Symp. Berlin-Göttingen-Heidelberg 1960, S. 387 – [4] SCHETTLER, G., »Arteriosklerose«. Stuttgart 1961 (dort weitere Literatur) – [5] SCHETTLER, G., Med. Welt 1964, 1785 – [6] SCHETTLER, G. und ANSCHÜTZ, F., Freiburger Sympos. über Hypertonie 1964 – SCHIMERT, G., SCHIMMLER, W., SCHWALB, H. und EBERL, J., Hdb. Inn. Med. 4. Aufl., IX/3, Berlin-Göttingen-Heidelberg 1960 – SCHNEIDER, K. W., Klin. Wschr. 1953, 31, 697 (weitere Literatur) – SCHOTTSTAEDT, M. F. und SOKOLOW, P., Amer. Heart J. 1953, 45, 331 – SCHROEDER, H. A. und PERRY, H. M. jr., Essentielle Hypertonie. Ciba-Symp. Berlin-Göttingen-Heidelberg 1960, S. 332 – SCHULTE, W. und HARLFINGER, H., in »Arteriosklerose«. Stuttgart 1961 – SCHULZE, Arbeit und Gesundheit 1942, 41, 69 – SCHÜMANN, H. J., Dtsch. med. Wschr. 1961, 86, 2016 – SCHWAB, M., Verh. Dtsch. Ges. inn. Med. 1963, S. 299 – SEBASTIANI, A., Lipertensione arteriosa. Firence 1942 – SIEBECK, R., zit. n. ARNOLD, O. H., Dtsch. med. Wschr. 1950, 281 – SMITHWICK, R. H., Surgical measures in hypertension. Amer. Lect. Ser. Nr. 61, 1951. Springfield (Illinois) – SOKOLOW, M. und HARRIS, R. E., Hypertension. II. Hahnemann Symp. Philadelphia 1961, S. 3 – SOLTH, K., KÖHL, R., SCHETTLER, G. und WERTHEMANN, A., Verh. Dtsch. Ges. Path. 1958, 41, 64 – SPECKMANN, K. und KNAUF, H. W., Nervenarzt 1943, 16, 329 – SPERANSKY, A., A basis for the theories of medicine. New York 1935 – STAMLER, J., LINDBERG, H., BERKSON, D., SHAFFER, A., MILLER, W. und POINDEXTER, A., Proc. High Blood Press. Council, Am. Heart Ass. 1958, 7, 23 – Statistik d. Bundesrepublik Deutschland Bd. 74, S. 142 und Bd. 89, S. 96 – STÉFENIN, H., La medicine d'assurance sur la vie. Paris 1951 – STERN, R., Klin. Wschr. 1930, 1145; N. Dtsch. A. Klin. 10, 508 – [1] STURM, A., Zur Frage der internen Spätfolgen der Beinamputation. Münch. med. Wschr. 1943, 575 – [2] STURM, A., Hochdruck als einheitliches diencephales Symptom. Zschr. klin. Med. 143, 156 – [3] STURM, A., Zentrogener Hochdruck und Trauma. Nervenarzt 1944, 17, 92 – [4] STURM, A., Gutachterliche Beurteilung von Zwischenhirnstörungen. Dtsch. med. Wschr. 1952, 655 – [5] STURM, A., Hochdruck nach Oberschenkelamputation. Med. Klin. 1953, 197 u. 822 – [6] STURM, A., Das neuralpathologische Problem in der Begutachtung. Regensb. Jb. ärztl. Fortbild. 1953, 3 – SZENT-GYÖRGY, N., Circulation 1956, 14, 17 – THIEL, R., Verh. Internat. Kongr. Ophthal. 1938, 2, 201 – THOMSON, K. J., Proc. 38th ann. meeting of med. sect. of Amer. Life Convention 1950 – TÖNNIES, R., Ärztl. Fortbildg. 1948, 179 – TUCKER, W. I., New Engl. J. Med. 1950, 243, 211 – TUNG, C. L., Arch. Int. Med. 1927, 40, 153 – URECHIA, Presse méd. 1938, 107 – UXKÜLL, T. v., Funktionsabläufe unter emotionellen Belastungen. Symp. d. II. Med. Univ.-Klinik Wien. Basel 1964, S. 82 – VAKIL, R. J., J. med. Sci. 1955, 9, 365 – VEIL, W. H. und STURM, A., Pathologie des Stammhirns. 2. Aufl. Jena 1946 – VERSCHUER, O. v., Erg. inn. Med. 1927, 31, 35 – VOLHARD, F., Handbuch der inneren Medizin, 3. Aufl. Berlin 1931, VI, 1 – WAKERLIN, G. E., Ann. Int. Med. 1952, 37, 313 – WANKE, R., Chirurg 1947, 577; Arch. klin. Chir. 1940, 200, 189 – WEBER, Arch. Cardiol. 1928, 9, 15 (zit. n. SARRE) – WEDLER, H. W., Verh. Dtsch. Ges. inn. Med. 1948, S. 136 – WEISS, A., Arch. Kreisl.-forsch. 1951, 17, 226 – WEISS, E., ENGLISH, O. S., FISCHER, H. K., KLEINBART, M. und ZATUCHNI, J., Ann. Int. Med. 1952, 37, 677 – WEISSENBERGER, Wien. klin. Wschr. 1927, 51 – WEISSMANN, Wien. klin. Wschr. 1935, 494 – WEITZ, W., Zschr. klin. Med. 1923, 96, 151; Münch. med. Wschr. 1926, 2197 – WICK, E., Funktionsabläufe unter emotionellen Belastungen. Symp. d. II. Med. Univ.-Klinik Wien. Basel 1964 – WIECHMANN, E. und PAL, H., Dtsch. Arch. klin. Med. 1927, 154, 287 – WIGHT, P. D., pers. Mitteilung, Moskau 1963 – WILHELMJ, C., GUNDERSON, M. D., SHUPUT, D. und MCCHARTHY, H. M., Am. Dig. dis. 1955, 22, 219 – WILSON, C. und PICKERING, G. W., Clin. Sci. 1938, 3, 343 – WILSON, L., DUSTAN, H., PAGE, I. H. und POUTASSE, E. F., Arch. Int. Med. 1963, 112, 270 – WOLLHEIM, E., Verh. Dtsch. Ges. Kreisl.-forsch. 1962, 28, 59 – WOLLHEIM, E. und MOELLER, J., Hypertonie. Hdb. d. inn. Med. Bd. IX/5. Berlin-Göttingen-Heidelberg 1960 – WRIGHT, J. S., SCHNEIDER, J. A. und UNGERLEIDER, H., Amer. Heart J. 1938, 16, 469 – ZIPPERLEN, V., Zschr. Konstit.lehre 1931, 16, 93 – ZÜLCH, K. J., Vortrag, Hamburger Ärzteverein 1948.

Doppelseitige hämatogene Nierenerkrankungen

von Hans-Erhard Bock, Jürgen Gayer, Hans-Peter Missmahl und Hellmut Nieth,
Tübingen

Die Beurteilung und Begutachtung von Nierenkranken unter dem Gesichtspunkt der Versicherungs- und Versorgungsmedizin hat durch den Zuwachs an ätiologischen und pathogenetischen Erkenntnissen durch den Gewinn neuer Funktionsproben, bioptischer Untersuchungen und durch die Ergebnisse epikritischer Untersuchungen an Sicherheit der Aussage erheblich gewonnen.

Indikation, Methode und Aussagewert der Funktionsproben, wie Clearance, Phenolrotprobe und Nierenbiopsie, haben sich seit dem Erscheinen der II. Auflage dieses Buches allgemein durchgesetzt, so daß ein näheres Eingehen insbesondere auf methodische Einzelheiten nicht mehr notwendig ist. Wir verweisen dazu auf die Lehrbücher von Sarre, Reubi, Strauss und Welt, Brod, De Wardener, Black, Heintz und Losse.

Ob der Gutachter nach Volhard, nach Sarre, nach Wollheim, nach Losse oder nach Heintz die Einteilung der Nierenkrankheiten vornimmt, ist weniger wichtig als vielmehr eine gute Bedeutungsdiagnostik der Symptome, als eine vollständige Anamnese und als ein solides Wissen um die prinzipielle Prognostik (Bock und Mitarbeiter).

Untersuchungsmethoden und Funktionsproben können die Wertigkeit der Symptome zumindest bei Untersuchungen in größeren Abständen aufzeigen. Sie lassen eine Beurteilung des Verlaufes und eine Individualprognose eher zu.

Jeder Gutachter sollte mit allen verfügbaren Mitteln danach suchen, evtl. Vorschäden der Niere zu ermitteln, vor allem aber Restschäden durchgemachter Nierenerkrankungen objektiv festzuhalten.

Häufiger als allgemein angenommen wird, setzen pyelonephritische Schübe Vorschäden der Niere, die sich als Pfropfung einer Schwangerschaftsnephropathie, Arzneimittelabusus (Phenacetin), Stoffwechselleiden (Diabetes, Gicht), Allergosen und Kollagenosen – oft richtunggebend verschlimmernd – aufsetzen können. Bei der Ausscheidungsfunktion der Nieren für Schlackenstoffe, Elektrolyte, saure bzw. basische Valenzen und bei den engen Regelungsvorgängen zwischen Knochensystem, Epithelkörperchen und Nieren einerseits, kardiovaskulärem System, Nebennieren und Nierengefäßsystem andererseits ist es im Rahmen der konstitutionellen Gegebenheiten begreiflich, daß die jeweils individuelle Konstellation für die Entstehung, für das Gewicht und für die Begutachtung von Schäden eine große Rolle spielt.

Man sollte sich bei der Begutachtung von Nierenkrankheiten möglichst nicht auf eine einzige Musterung des Patienten und seiner Organleistungen verlassen, sondern zwei zeitlich auseinander liegende Punkte im Koordinatensystem mit den gleichen Methoden festlegen, um einige Sicherheit über den Verlauf zu haben und von augenblicklichen Konstellationen unwesentlicher Art unabhängig zu sein. Blutdruckhöhe, vor allem auch des diastolischen in mehreren Messungen, Herzgröße, Fundus oculi, Harnmenge, Proteinurie, spezifisches Gewicht und dessen Amplitude, Sediment, Bakterienkultur aus dem Mittelstrahlurin, Serumwerte für Kreatinin, Reststickstoff, wenn möglich auch Harnsäure und Harnstoff, Kalzium, Phosphat, Natrium, Kalium, Chlorid, Standardbikarbonat, stets Elektrokardiogramm, auch im Hinblick auf Zeichen von Kalium- oder Kalziumhaushaltsstörungen, dazu Gesamteiweiß und elektrophoretische

Aufgliederung der Serumeiweißfraktionen, Hämoglobin, Erythrozytenzahl, weißes Blutbild, Thrombozytenzahl, wenn nötig Blutmenge und Blutspiegel, sowie Urinausscheidung der Aminosäuren stellen das Programm dar, dessen Erfüllung uns auch versteckte biochemische Symptome von oft überraschend großer Bedeutung enthüllen kann.

Das Minimalprogramm umfaßt Blutdruck, Augenhintergrund, Rest-Stickstoff (oder Kreatinin), spezifisches Gewicht, Sediment, Eiweißgehalt und Menge des Harns, sowie Hämoglobingehalt des Blutes.

Der praktische Arzt macht unseres Erachtens zu wenig Gebrauch von der Bestimmung der Konzentrationsleistung der Niere. Ein Urin, der ohne einen abnormen Zuckergehalt von mehr als 2 g% oder Eiweißbeimengung von mehr als 2 ‰ ein spezifisches Gewicht von 1026 erreicht, gehört keinem Niereninsuffizienten.

Konzentrationsversuche protrahierter Art – also von mehr als 24 Stunden – verbieten sich natürlich, wenn eine Niereninsuffizienz offenkundig ist, ebenso wie sich Verdünnungsversuche mit 1500 ccm Teezufuhr, ein Volhard'scher Wasserstoß, verbieten, wenn der diastolische Blutdruck über 100 und der systolische Blutdruck über 200 mm Hg liegen. Ebenso muß man bei gesteigertem Hirndruck und bei Hirnödembereitschaft sehr vorsichtig sein mit großen Wasserzufuhren. Alle Fälle mit nächtlichem Asthma cardiacum, mit klinischer Linksinsuffizienz des Herzens oder mit den Zeichen einer Flüssigkeitslunge oder Wasserlunge (fluid lung) vertragen keine Wasserstöße.

Der Foetor uraemicus ist ein unsicheres Zeichen; er fehlt bei den meisten akuten Urämien und verschwindet bei intensiver Antibiotika-Behandlung. Die Anämisierung des Nierenkranken steht im allgemeinen in Relation zu den erhöhten Kreatininwerten des Serums (BOCK).

Bei Nierenkrankheiten kann es zu einem Anstieg der Plasmaamylase kommen, wenn diese ungenügend durch die Niere eliminiert wird. Die alkalische Phosphatase ist ein Spiegel der Osteoplastentätigkeit. Es gibt mehrere Isoenzyme der Phosphatasen im Plasma; diagnostisch bedeutungsvolle Veränderungen kennt man nicht außerhalb der aus den Knochen stammenden alkalischen Phosphatasen.

Eine systematische Abhandlung der einzelnen Nierenerkrankungen bleibt den Lehr- und Handbüchern vorbehalten. Sie sollten in Einzelheiten und bei strittigen Fragestellungen jeweils zu Rate gezogen werden. Anhand der zitierten Literatur wird es dem Gutachter möglich sein, die neueren Veröffentlichungen zu den betreffenden Kapiteln zu berücksichtigen.

Glomeruläre Nierenerkrankungen

Für die glomerulären Erkrankungen hat REUBI nachstehende Einteilung gebracht (Tab. 1).

Mag sich seit VOLHARD die Nomenklatur geändert haben, gleichgeblieben ist die Gliederung in vorwiegend entzündliche und vorwiegend degenerative »Nephropathien«. Verfeinert wurde außerdem – vor allem auf Grund bioptischer Befunde – die Klassifizierung der subakut-chronischen Glomerulonephritiden.

Mit den geläufigen Untersuchungsmethoden (Blutdruckmessung, Retentionswerte im Blut, Urinuntersuchung, Konzentrationsversuch, Phenolrot-Probe, Augenhintergrund) wird es nicht immer möglich sein, die in der Tabelle aufgeführten Erscheinungsformen abzugrenzen. Dazu sind Nieren-Clearances und Biopsie erforderlich. Im Rahmen dieser Darstellung seien daher lediglich die für die Begutachtungen wichtigen Untergruppen besprochen.

Akute diffuse Glomerulonephritis

Von den akut-entzündlichen Affektionen spielt die *akute postinfektiöse diffuse Glomerulonephritis* die wesentlichste Rolle. Sie tritt als postinfektiöse Erkrankung gewöhnlich 5–20 Tage, im Durchschnitt 10 Tage nach einem Infekt auf. Im verwertbaren eigenen Krankengut von 77 Fällen variierte die Latenzzeit zwischen dem 5. bis 28. Tag. Ist das Intervall kürzer, so besteht der Verdacht auf eine akute Exazerbation eines chronischen Nierenleidens. Im Gegensatz dazu beträgt die Latenzzeit bei akutem postinfektiösem rheumatischem Fieber durchschnittlich 19 Tage. Liegt eine Infektion länger als 4 Wochen zurück, so bestehen Zweifel, ob sie in ursächlicher Beziehung zur Glomerulonephritis steht.

Mikrobiologie

Als Erreger einer akuten diffusen Glomerulonephritis kommen vor allem beta-hämolytische Streptokokken Gruppe A, und zwar die Typen 12 und 4 (Red Lake), 19 und 25 in Frage. Typ 12 ist am häufigsten ursächlich anzuschuldigen (RAMMELKAMP).
Ein epidemisches Auftreten verursachen vor allem Typ 12 und 4, wobei bei Typ 12-Infektionen die Erkrankungshäufigkeit zwischen 2–33 % schwanken kann (RAMMELKAMP). STETSON und Mitarbeiter beobachteten bei einer epidemieartig auftretenden Infektion der oberen Luftwege mit β-hämolytischen Streptokokken Typ 12 in 12 % eine akute diffuse Glomerulonephritis. Bei 146 Kranken mit einer Pharyngitis, ausgelöst durch Typ 3, 6 und 19, sahen sie keine einzige Nierenerkrankung.
Im Gegensatz dazu beträgt die Erkrankungsrate an akutem rheumatischem Fieber nach Streptokokkeninfektion etwa 3 %. Unklar ist, auf welche Faktoren diese unterschiedliche Anfälligkeit zurückzuführen ist. Diskutiert werden unter anderem eine unterschiedliche »nephritogene« Kapazität auch der einzelnen Typen (KELLY und WINN). Daneben spielen sicherlich Alter, Geschlecht und geographische Einflüsse eine Rolle.

Was die Rolle der disponierenden Faktoren betrifft, so wurden früher exogene Momente, wie Kälte, Traumen etc., überschätzt. Dies geschah zweifellos unter dem Einfluß der Volhard'schen Theorie eines Vasospasmus.
Seit den Untersuchungen von SARRE am Tier und von REUBI am Menschen, welche eine übernormale Nierendurchblutung im Frühstadium der akuten diffusen Glomerulonephritis nachweisen konnten, wird man gerade in der Beurteilung von Zusammenhangsfragen trotz zahlreicher kasuistischer Befunde eher zurückhaltend sein, obwohl die zeitlich enge Koinzidenz oft frappant ist.
Andererseits ist eine erhöhte Anfälligkeit oder ein Aufflackern von Infektionen mit β-hämolytischen Streptokokken infolge exogener Faktoren, wie Kälte und Durchnässung, durchaus denkbar. Allerdings wird man sich gerade hier auf Grund einer exakten Anamnese bemühen müssen, den zeitlichen Zusammenhang herauszuarbeiten. Auf die Wichtigkeit eines erschöpfenden und klaren Befundberichtes des erstbehandelnden Arztes hat Friedrich KOCH in der ersten Auflage dieses Buches hingewiesen.
Finden sich im Rachenabstrich β-hämolytische Streptokokken oder stehen Antistreptolysin-O-Titer zur Verfügung, ist die Beurteilung auch bei diesen Fällen erheblich er-

Tabelle 1: Einteilung, Ätiologie und Symptomatologie der glomerulären Nierenerkrankungen
(nach REUBI)

Affektion	Ätiologie	Histologie
A. Vorwiegend entzündlich		
I. Akut		
1. Postinfektiöse diffuse Glomerulonephritis	Infektiös-allergisch	Diffuse exsudative Kapillaritis
2. Toxiallergische diffuse Glomerulonephritis	Toxi-allergisch	Diffuse exsudative Kapillaritis
3. Parainfektiöse Herdnephritis	Infektiös	Herdförmige Kapillaritis
II. Subakut oder chronisch		
4. Subakute proliferierende Glomerulonephritis	Infektiös-allergisch	Intra- und extrakapilläre Zellproliferation
5. Chronisches sklerosierendes Stadium der postinfektiösen Glomerulonephritis	Infektiös-allergisch	Entzündliche Sklerose, Hyalinisierung
6. Primär-chronische Glomerulonephritis (diffus oder herdförmig)	Infektiös	Diffuse oder herdförmige, exsudative oder sklerosierende Kapillaritis
7. Niere bei Sepsis lenta	Infektiös	Nekrotisierende thrombosierende Kapillaritis, später Proliferation
8. Niere bei Lupus erythematodes disseminatus	Infektiös?	Fibrinoide Nekrose («wire-loop»), später Proliferation
B. Vorwiegend degenerativ		
I. Akut		
9. Schwangerschaftsniere	Metabolisch?	Verdickung der glomerulären Basalmembranen
II. Chronisch		
10. Lobuläre Glomerulonephritis	?	Aufsplitterung der glomerulären Basalmembranen, später Zellproliferation
11. Lipoidnephrose	?	Verdickung der glomerulären Basalmembranen
12. Amyloidose	Metabolisch	Amyloidablagerung, Verdickung der Basalmembranen
13. Diabetische Glomerulosklerose	Metabolisch	Sklerose der Glomerulumschlingen und der Vasa afferentia
14. Karzinomproteinurie	Metabolisch	Verdickung der glomerulären Basalmembranen

Tabelle 1: Fortsetzung

Pathophysiologie				Hauptsymptome						
Glomeruläre Durchlässigkeit		Glomerulumfiltrat	Nierendurchblutung	Hämaturie	Albuminurie	Ödeme	Hypoproteinämie	Hyperlipämie	Azotämie	Blutdrucksteigerung
für Erythrozyten	für Eiweiß									
↑	↑	↓	o	+	+	+	o	o	o	+
↑	↑	↓	o	+	+	+	o	o	o	+
↑	↑	o	o	+	+	o	o	o	o	o
↑	↑	↓	↓	+	++	+	(+)	(+)	+	+
↑	↑	↓	↓	(+)	+	(+)	(+)	(+)	+	+
↑	↑	↓	(↓)	+	+	(+)	o	o	(+)	o od. +
↑	↑	↓	↓	+	+	o	o	o	(+)	o
(↑)	↑	↓	↓	+	+	(+)	(+)	o	+	(+)
o	↑	↓	(↓)	o	++	++	(+)	o	o	+
(↑)	↑	↓	↓	(+)	++	++	++	++	(+)	(+)
o	↑	o od. ↓	o	o	++	++	++	++	o	o
o	↑	↓	↓	o	++	++	++	++	+	+
o	↑	↓	↓	o	++	+	+	+	+	+
o	↑	o	o	o	+	+	(+)	o	o	o

leichtert. Für die Begutachtung wichtig ist ferner die Frage, ob etwa in der Umgebung gleichzeitig gehäuft Anginen vorgekommen sind, welche von einer Nierenentzündung begleitet wurden.

Die Rolle des Scharlachs – BRIGHT beschrieb 1827 die Nephritis vor allem als eine Komplikation dieser Krankheit – ist ganz zurückgetreten. Während KERPEL-FRONIUS und Mitarbeiter in 1,5 %, VOLHARD in 6,2 %, ADDIS in 16 % und TARAJEW sogar in 20 % eine Nierenentzündung als Komplikation des Scharlachs fanden, sahen wir in unserem Krankengut von 73 akuten Glomerulonephritiden keine einzige nach Scharlach mehr. Nach HOEN stellt daher heute die Scharlachnephritis nach frühzeitiger, richtig dosierter und ausreichend lange durchgeführter Penicillin-Behandlung unter Beachtung notwendiger Isolierungsmaßnahmen eine ausgesprochene Seltenheit dar. Wahrscheinlich läßt sich dadurch eine Sensibilisierung der Niere durch Leibessubstanzen der Streptokokken und damit die akute diffuse Glomerulonephritis verhindern.

Nicht durch Streptokokken bedingte akute diffuse Glomerulonephritiden

Wenn auch in der Ätiologie β-hämolytische Streptokokken dominieren (nach CHRIST in 84 % der Fälle), so sollten gerade im Hinblick auf die Begutachtung andere Erreger als Ursache der akuten diffusen Glomerulonephritis nicht vernachlässigt werden. Als solche kommen unmittelbar als Antigen in Frage: Pneumokokken (PLAKEMANN; RAKE), Streptococcus viridans, Streptococcus erysipelas (JOCHMANN und HEGLER), Virus-Pharyngitiden (BATES, JENNINGS und EARLE), Meningokokken (HUEBSCHMANN). In der älteren Literatur wurde auch auf das Vorkommen einer akuten diffusen Glomerulonephritis in ein bis drei Prozent der lobären Pneumonien hingewiesen (SEEGAL; RAKE; GOLDRING). Diese Komplikation ist heutzutage nicht mehr zu beobachten. Außerdem kommen bei Fleckfieber (ALLEN 70 %, RANDERATH 25 %), Leptospirosen (M. WEIL; GRIFFIN und Mitarbeiter), Bang'scher Krankheit, infektiöser Mononukleose (THOMAS und Mitarbeiter; SMITH und Mitarbeiter), Nierenerkrankungen mit Befall aller Glomerula vor. Eine Nierenbeteiligung bei Q-Fieber ist außerordentlich selten (REUBI; DOMMEN), ebenso bei Herpes zoster (FEYRTER).

Diffuse glomeruläre Erkrankungen sind ferner im Verlaufe von Tuberkulose, Lues, Malaria (TARAJEW), Blastomykose, Masern, Varizellen (ROLLY), Typhus abdominalis (BINGOLD; MÜLLER) beobachtet worden. Die Prognose ist weitgehend mit der Grundkrankheit identisch. Übergänge in chronische Nephritiden – also Prozeßautonomie wie bei klassischer streptokokkenallergischer Nephritis – wurden nicht beschrieben, ein Zusammenhang ist daher unwahrscheinlich. Allerdings besteht nach WIDAL die Möglichkeit, daß das Grundleiden die Niere verschont, aber als Schrittmacher einer Sekundärinfektion mit β-hämolytischen Streptokokken wirkt.

Ort der vorausgehenden Infektion

In etwa 80 % geht dem Auftreten einer akuten diffusen Glomerulonephritis ein Infekt der oberen Luftwege, wie Pharyngitis, Tonsillitis, Sinusitis oder Otitis media, voraus. (VOLHARD; SARRE; BROD; BURKE und ROSS; HAYMANN und MARTIN; LANGCOPE, LYTTLE, SEEGAL, LOEB und JOST; MURPHY und RASTETTER, SEEGAL und EARLE; NIETH). Infektionen der Haut (Erysipel) bestehen in 5 % der Fälle (MCCULLOUGH, COFFEE, TRICE und STONE).

Ein Nachweis der Erreger etwa im Rachenabstrich, der früher in einer großen Zahl von Fällen möglich war (BERNSTEIN und STILLERMANN; HAYMANN und MARTIN; LYTTLE, SEEGAL, LOEB und JOST; WINKENWERDER, McLOED und BAKER), ist heute durch die frühzeitige Antibiotikagabe erschwert.

Auf eine durchgemachte Streptokokkeninfektion weist ein erhöhter Antikörpertiter hin.

Von den Antikörperreaktionen Antistreptolysin-O (ASTO), Antistreptokinase (ASK), Antihyaluronidase (AH) und Antidesoxyribonuklease hat der ASTO-Titer auf Grund seiner leichten methodischen Durchführbarkeit und konstanten Erhöhung klinisch die größte Bedeutung (CHRIST; VORLAENDER). Er steigt 1–3 Wochen nach dem Streptokokkeninfekt an, erreicht zwischen der 3. und 5. Woche sein Maximum und fällt dann kontinuierlich ab. In etwa 50 % der Fälle normalisiert sich der Titer im Laufe von 6 Monaten, bei 75 % innerhalb 1 Jahres. Gelegentlich kann jedoch der ASTO-Titer über 2 Jahre hin erhöht sein (LYTTLE, SEEGAL, LOEB und JOST).

Es zeigen jedoch nur etwa 70–80 % der an einer Streptokokkeninfektion erkrankten Patienten einen signifikanten Anstieg des Titers (McCARTY; WEINSTEIN und TSAO).

Ein normaler ASTO schließt daher eine Streptokokkeninfektion und damit auch eine akute diffuse Glomerulonephritis nicht aus. Dies bestätigen eigene Befunde. Der ASTO-Titer, innerhalb der ersten 4 Krankheitswochen untersucht, war bei 21 von 39 untersuchten Fällen 320 E und höher, also pathognostisch verwertbar. Rückschlüsse auf das Vorhandensein, den Schweregrad sowie die Prognose auf Grund von Häufigkeit und Höhe des Antistreptolysintiters sind nicht zuverlässig (STETSON, RAMMELKAMP, KRAUSE, KOHEN und PERRY), daher auch nicht zulässig.

Die Häufigkeit eines positiven ASTO-Titers wird außerdem durch die Therapie mit Antibiotika insbesondere durch die frühzeitige Penicillingabe modifiziert. Letztere hat die Frequenz an positiven Befunden bei Streptokokkeninfektionen von 70 bis 80 % vor der Antibiotika-Ära auf 10 bis 15 % reduziert. Man nimmt daher eine Unterdrückung der Antikörperproduktion durch frühzeitige Penicillin-Gabe an (RAMMELKAMP).

Klinik der akuten diffusen Glomerulonephritis

Gewöhnlich stehen die Kardinalsymptome der akuten diffusen Glomerulonephritis wie Ödeme, Hypertonie, Proteinurie und Hämaturie im Vordergrund des Krankheitsbildes. Aber nicht immer sind alle Erscheinungen ausgeprägt, die Proteinurie kann fehlen und der Hochdruck im Vordergrund stehen. REUBI unterscheidet daher mehrere klinische Erscheinungsformen:

a) die *klassische Form* mit Urinsymptomen, Ödemen, Hypertonie, Herzvergrößerung und Hepatomegalie,
b) die *anhypertone Form* mit Urinsymptomen und Ödemen,
c) die *ausschließlich renale Form* lediglich mit Urinsymptomen,
d) die *periphere Form* (Nephritis ohne Albuminurie, akute postinfektiöse Hypertonie) mit Hypertonie. Ödeme können vorhanden sein oder fehlen.

Mitunter stehen Krankheitserscheinungen im Vordergrund, welche den Blick auf andere Organsysteme lenken und die Grundkrankheit der Nieren maskieren können.

Zu diesen »Nephritis-Masken« gehören die allein auf Hochdruck, Venenstauung, Kapillarschädigung und Ödeme zurückzuführenden Veränderungen des Zentralnervensystems, welche seit der Einführung der Volhard'schen Therapie seltener geworden sind, jedoch vor deren Einsatz immer wieder zu Fehldiagnosen Anlaß gaben.

Symptome wie Kopfschmerzen, Erbrechen, Somnolenz, Krämpfe, passagere Aphasien oder auch Hemiplegien treten etwa bei 5–10 % der an akuter diffuser Glomerulonephritis Erkrankten auf.

Nicht immer sind diese so eindrucksvoll wie bei folgender Beobachtung:

Ein 34jähriger Pat. (Pfa., Georg) erkrankte plötzlich an tonisch-klonischen Anfällen. Der Blutdruck betrug 125/80 mm Hg. Im Urin leichte Eiweißflockung, im Sediment vereinzelt Leukozyten und granulierte Zylinder. Die harnpflichtigen Substanzen im Blut waren erhöht. Rest-N 81 mg%, Kreatinin 5,4 mg%. BSG 18/35 mm n. W. Antistreptolysintiter 320 E bis 640 E. Nieren-Clearance CPAH 218 cm³ pro Min. = 40 % der Norm, C-Inulin 30 cm³ pro Min. = 28 % der Norm, Filtrationsfraktion 13,8 (Norm = 18–20 %).

Im EKG ausgeprägte Zeichen einer Linksschädigung, T I neg., T II und T III sehr flach positiv, in den Brustwandableitungen spitz negative T-Wellen in V 4–V 6. Erst nach Abklingen der Anfälle stieg der Blutdruck vorübergehend auf maximal 180/95 mm Hg an.

Ausgeprägte Zeichen eines Lungenödems als Manifestation eines Linksversagens können eine primäre Herzkreislauferkrankung vortäuschen. Husten, Atemnot und Anfälle von Asthma cardiale standen vielfach besonders bei der Feldnephritis als Ausdruck einer hochdruckbedingten Herzinsuffizienz im Vordergrund des klinischen Bildes. Erst eine exakte Anamnese und die charakteristischen Veränderungen im Urinsediment führen zu richtiger Diagnose.

Einer besonderen Erwähnung bedarf das sog. *Goodpasture-Syndrom*, bei dem es im Rahmen einer akuten oder subakuten Glomerulonephritis zu rezidivierenden Lungenblutungen auf Grund von entzündlichen Veränderungen kommen kann. Betroffen sind vorwiegend jüngere Männer. Zunächst treten kleine Hämoptoen und eine progressive Anämie auf. Erst später kommen dann Symptome von seiten der Niere, wie Rückenschmerzen, Erythrozyturie und Albuminurie hinzu. Charakteristisch ist ein progredienter Verlauf mit Übergang in das ausgeprägte Bild einer Urämie. Die durchschnittliche Überlebenszeit nach Auftreten der ersten Symptome beträgt 13 Monate (GIERSBERG und THOMAS).

Dazu eine eigene Beobachtung:

Ein 38jähriger Patient (Bat., Ernst) erkrankte im Oktober 1959 bei morgendlichen Hustenattacken an blutigem Auswurf bis zu Blutkoageln. Seit dieser Zeit stechende Schmerzen hinter dem Brustbein. Während einer 4wöchigen klinischen Beobachtung ließ sich kein krankhafter Befund feststellen.

10 Tage vor der Klinikeinweisung Schüttelfrost sowie erneut Aushusten von Blutkoageln.

Bei der Klinikaufnahme zunächst ordentlicher E- und AZ. Blutdruck 135/75 mm Hg. BSG 5/19 mm n. W.

Urin: Eiweißflockung. *Serum:* keine erhöhten Retentionswerte. ASTO mit 400 E fraglich pathologisch.

Röntgenologischer Befund der Lunge unauffällig.

Tonsillektomie am 29. 2. 1960. Danach progrediente Verschlechterung. Ansteigen der Retentionswerte. Kreatinin 17,3 mg%, Harnstoff 430 mg%. Auftreten einer Oligurie. Tod im Coma uraemicum. RR 140/90 mm Hg.

Autoptisch: Befund einer subakuten Glomerulonephritis bei hochgradiger Schwellung beider Nieren. Typische Zeichen der Urämie. Embolische Verschlüsse kleinerer Pulmonalarterien, zwei nußgroße hämorrhagische Lungeninfarkte.

Gelegentlich kann ein durch die Symptome große Proteinurie, Hypoproteinämie, Ödeme und Hyperlipämie geprägtes nephrotisches Bild auch schon bei Beginn einer akuten diffusen Glomerulonephritis vorhanden sein. Das Krankheitsbild darf dann mit der nephrotischen Verlaufsform der chronischen Glomerulonephritis nicht verwechselt werden.

Das *Ödem als wesentliche Manifestation einer akuten diffusen Glomerulonephritis*, Ödemkrankheit (ARNOLD), Kältehydrops (PILGERSTORFER), extrarenale Verlaufsform (NONNENBRUCH), wurde vor allem bei der sogenannten *Feldnephritis* beobachtet.

Diese Erkrankung trat vor allem in Kriegszeiten epidemieartig auf und scheint gerade bei den deutschen Truppen besonders häufig gewesen zu sein. (NONNENBRUCH; VOLHARD; TANNHAUSER; GUTZEIT; ASSMANN; PILGERSTORFER).

Unmittelbar nach Ende des zweiten Weltkrieges, wohl infolge der großen Truppen- und Bevölkerungsverschiebungen, wurde ebenfalls eine Häufung von feldnephritisähnlichen Erkrankungen beobachtet (ASCHENBRENNER; SARRE und MAHR; GOLDEGG, WENDT und LANDES). Wahrscheinlich spielen hierbei schlechte hygienische Verhältnisse, Erkältung, Unterernährung und psychische Belastungen als allgemein disponierende Krankheitsfaktoren eine Rolle.

Über sporadisches Auftreten in Friedenszeiten wurde ebenfalls gelegentlich berichtet. So erwähnt FISHBERG einen Farmer, der morgens um 5 Uhr im offenen Wagen von einem heftigen Regen überrascht wurde, mittags um 12 Uhr traten Gesichtsödeme auf. Am nächsten Morgen waren generalisierte Ödeme, Hochdruck und Urinveränderungen vorhanden. Jedoch handelt es sich hierbei, wie aus den Beobachtungen von GLOGNER in Deutschland hervorgeht, gelegentlich um akute *interstitielle* Nephritiden.

Während das histologische Bild der Feldnephritis dem einer akuten diffusen Glomerulonephritis entspricht, bestehen klinisch einige charakteristische Besonderheiten: Die Erkrankung beginnt mit den Zeichen einer akuten Infektion mit Fieber, Frösteln, Kopfschmerzen, Abgeschlagenheit und seltener Durchfällen. Das plötzliche Auftreten von Ödemen im Gesicht und an den unteren Extremitäten ist pathognomonisch. Es besteht fast immer eine Blutdrucksteigerung. Klinisch ist das Herz verbreitert, eine Bradykardie vorhanden, Lungenödem, Pleuraergüsse und Milzvergrößerungen kommen vor. Im Urin findet man nicht regelmäßig eine Hämaturie und Proteinurie. Erhöhte Retentionswerte im Blut sind eher selten. Ebenso fehlen meistens Augenhintergrundveränderungen.

Wenn auch manche Gründe für eine Viruserkrankung sprechen (GUTZEIT), so ist die Ätiologie der Feldnephritis immer noch unbekannt. Die Inkubationszeit wird mit 3–4 Wochen angegeben. Übertragungen auf das Pflegepersonal sind wiederholt beschrieben worden (RÜDISSER; SCHULZE; TROMMER), was aber auch mit Streptokokkenübertragungen erklärt werden kann.

Da auch während der Sommermonate Massenerkrankungen vorkommen, stellen Nässe und Kälte nach SARRE nicht die Hauptursachen dar. Jedoch sollen »Kältetrauma«, übergroße Strapazen und schwere Darminfekte nach PILGERSTORFER das Angehen einer Feldnephritis begünstigen.

VOLHARD hob hervor, daß zahlreiche Beispiele beschrieben sind, bei denen unmittelbar nach der Kälteeinwirkung die ersten Symptome bemerkt wurden.

In einem Falle eigener Beobachtung genügte der Aufenthalt von einer Nacht in einer feuchten und kalten Wäscherei (Nachtwache). Am nächsten Morgen kam der Mann vor Atemnot kaum mehr nach Hause, ein Zeichen, daß die später sehr hoch gemessene Blutdrucksteigerung schon eingesetzt hatte.

Oder: ein Mann schläft eine Nacht auf einem Strohsack ohne Zudecke; er erkrankt am nächsten Morgen mit Ödemen.

Oder: ein anderer Mann hat bei scharfem Ostwind mehrere Stunden auf offenem Förderwagen fahren müssen. Am nächsten Tag ausgedehnte Ödeme.

Daß eine diffuse Glomerulonephritis, die wir ja wegen des gewöhnlich zu beobachtenden Intervalls als postinfektiös bezeichnen, nach starker Kälteeinwirkung so rasch eintreten kann, ist sehr merkwürdig und ganz rätselhaft. Ein akuter Schub bei chronischer Glomerulonephritis ist differentialdiagnostisch in Erwägung zu ziehen. Gutachtlich kann ein Zusammenhang nur anerkannt werden, wenn die Umstände ganz außergewöhnlich und beweisbar sind. »Erkältungen« genügen keinesfalls.

Schließlich ist die *periphere, aproteinurische, hypertone Form der akuten diffusen Glomerulonephritis* (akute postinfektiöse Glomerulonephritis mit oder ohne Ödem (REUBI), Nephritis ohne Albuminurie (GUGGENHEIMER; KYLIN; NONNENBRUCH) zu erwähnen.

Hierbei steht der Hochdruck im Vordergrund. Er kann einige Tage vor dem Auftreten einer geringfügigen renalen Symptomatik erhöht sein (KYLIN; KOCH). Die renale Symptomatik ist nur gering.

ARNOLD konnte auch hier mit Clearance-Methoden eindeutig pathologische Befunde konstatieren. Da es kaum eine akute diffuse Glomerulonephritis gibt, bei der in den ersten Tagen der Venendruck nicht erhöht wäre, hilft eine Venendruckmessung häufig differentialdiagnostisch weiter (HEINTZ). Auch diese monosymptomatische Form hat eine günstige Prognose. Ist eine akute diffuse Glomerulonephritis in der Vorgeschichte abgelaufen und hat sich im Verlauf der Jahre ein Hochdruck entwickelt, so läßt nur eine eingehende klinische Abklärung einschließlich Clearance-Untersuchungen eine Antwort auf die Zusammenhangsfrage zu. Bei Fehlen eines nephritischen Sedimentsbefundes und vollkommen unauffälligen Funktionsproben ist ein Zusammenhang nicht anzunehmen (s. a. S. 285).

Bei der *Differentialdiagnose* spielen neben der klinischen Symptomatik die Clearance-Ergebnisse (C) und die Nierenbiopsie eine wichtige Rolle.

Im Frühstadium, wo sich gelegentlich nur eine entzündliche Hyperämie der Glomerulusschlingen findet, können Nierendurchblutung (CPAH) und Glomerulusfiltration (C-Inulin) noch normal sein. Bald kommt es jedoch zu einer Erniedrigung der C-Inulin, die CPAH bleibt normal oder leicht gesteigert. Charakteristisch ist deshalb eine erniedrigte Filtrationsfraktion (REUBI; SARRE; NIETH). Weniger aufschlußreich ist dagegen der Befund am Augenhintergrund, wo die Veränderungen überhaupt nicht oder nur geringfügig ausgeprägt sind. (NIETH und NEUBAUER). Die von ALWALL, IVERSEN und BRUN angegebene *Nierenbiopsie* gibt uns grundsätzlich die Möglichkeit, intra vitam den anatomischen Befund bei diffusen Nierenerkrankungen zu kontrollieren und mit den funktionellen Befunden zu vergleichen.

Folgende Punkte sollten jedoch streng beachtet werden:
Eine Gerinnungsstörung bzw. hämorrhagische Diathese stellt in jedem Falle eine Kontraindikation dar. Daher ist eine Untersuchung des Gerinnungsstatus (Thrombozyten, Blutungszeit und Gerinnungszeit, Retraktionszeit, Prothrombinzeit, Hämatokrit) unbedingt erforderlich.
Von der Biopsie auszuschließen sind ferner Patienten mit diastolischen Blutdruckwerten über 120 mm Hg, insbesondere maligne verlaufende Hypertonien. Weitere Kontraindikationen stellen Einzelnieren, hohes Alter, Nierentuberkulose, Hypernephrome und Zystennieren dar. Zurückhaltung ist auch bei oligurischen Patienten wegen der Gefahr einer Ureterverlegung durch ein Blutgerinnsel geboten.

Besteht gutachtlich die Möglichkeit, auf bioptische Befunde zurückzugreifen, so wird die Beurteilung erheblich erleichtert.

Eine akute diffuse Glomerulonephritis führt stets zu Arbeitsunfähigkeit im Sinne der Krankenversicherung. Der Gutachter wird dieses Krankheitsstadium selten zu Gesicht bekommen, eine ausführliche Erörterung der ätiologischen Faktoren schien uns jedoch zur Beurteilung der Zusammenhänge wesentlich.

Im Hinblick auf die Begutachtung ist die differentialdiagnostische Abgrenzung gegenüber einer *akuten Exazerbation einer chronischen Nephritis* von Bedeutung.

Eine früher durchgemachte Nierenerkrankung spricht für eine akute Exazerbation. Im selben Sinne sind ein niedriges spezifisches Gewicht im Urin, eine ausgesprochene und länger anhaltende Erhöhung der Retentionswerte im Blut, eine Anämie sowie eine ausgeprägte Dyselektrolytämie zu werten. Bestehen dagegen keine oder nur geringfügige Augenhintergrundsveränderungen und sind die PAH-Clearancewerte normal oder gering erhöht, so ist eine akute Glomerulonephritis wahrscheinlich.

Auch der Verlauf – akute Nephritis – Ausheilung, akuter Schub – chronischer Prozeß, ist differentialdiagnostisch wesentlich.

Patienten, welche eine streptokokkenbedingte akute diffuse Glomerulonephritis durchgemacht haben, weisen in offenbarem Gegensatz zu den Verhältnissen beim rheumatischen Fieber eine typenspezifische Immunität gegenüber den Streptokokkenstämmen auf. Sie erkrankten daher selten ein zweites Mal. Bei frühzeitiger Penicillingabe allerdings wird die Antikörperbildung gehemmt (Daikos und Weinstein); es ist infolgedessen häufiger mit Infektionen desselben Typs zu rechnen.

Die *parainfektiöse Herd-Nephritis* macht dagegen in der Regel keine differentialdiagnostischen Schwierigkeiten.

Im Verlauf verschiedener Infektionskrankheiten (Angina, Pharyngitis, Pneumonie, Sepsis, Rickettsiosen, Viruskrankheiten) können herdförmige proliferativ-entzündliche Läsionen an den Glomerula vorkommen. Die Niere ist ein physiologisches Ausschwemmungsorgan für Keime, eine Bakteriurie kann daher wohl in jedem bakteriämischen (und auch virämischen?) Stadium eines infektiösen Prozesses vorkommen. Für die entstehende histologische Mikroalteration dürften Erregermenge und Krankheitsstadium maßgeblich sein. Jedenfalls kann man klinisch Mikrohämaturie und geringfügige Zylindrurie finden. Blutdrucksteigerung und Ödeme fehlen. Die Nierenfunktionsproben sind normal, wie folgender Fall zeigt:

48jähriger Mann (Röd., Friedrich). Diagnose: Ornithose-Pneumonie.
Im Urin bei der Aufnahme massive Eiweißflockung, im Sediment Leukozyten, Erythrozyten und granulierte Zylinder. RR 120/60, Augenhintergrund unauffällig. Die Nieren-Clearance ergab normale Werte: CPAH 446 ccm = 100%/o der Norm, C-Inulin 104 ccm = 100%, Filtrationsfraktionen 23%/o. 8 Tage nach der Aufnahme hatte sich der Urinbefund normalisiert. Die Kontrolle der Clearance-Werte zeigte im weiteren Verlauf normale Verhältnisse.

Es wurden jedoch Fälle beschrieben, welche von einer intrainfektiösen Herdnephritis in eine diffuse Glomerulonephritis übergingen (Neu). Eine strenge Trennung läßt sich, ebenso wie bei der Löhlein'schen Herdnephritis, nicht mehr aufrecht erhalten. Sarre sieht sogar die parainfektiöse Herdnephritis als abortive Form einer akuten diffusen Glomerulonephritis an. Fälle, die am ersten oder zweiten bakteriämischen Krankheitstag schon ihren massiven Urinbefund haben und ohne besondere Therapie ausheilen, müßten allerdings davon abgetrennt werden.

ARNOLD und MESSMER machten darauf aufmerksam, daß sich mit Clearance-Methoden bei sogenannten Herdnephritiden nach Tonsillektomie eine diffuse Schädigung nachweisen läßt. Wahrscheinlich spielen aber bei der intrainfektiösen Herdnephritis sowohl direkte Einwirkung von Bakterien und Bakterientoxinen als auch allergische Prozesse eine Rolle (HEINTZ).

Bei der *subakuten bakteriellen Endokarditis* (Endocarditis lenta) lassen sich zwei Formen der Nierenbeteiligung feststellen:

1. Ein herdförmiger Befall einzelner Glomerulumschlingen: Löhlein'sche Herdnephritis bzw. fokale embolische Glomerulonephritis im engeren Sinne.
2. Eine der postinfektiösen diffusen Glomerulonephritis ähnliche bzw. mit ihr identische Form mit generalisiertem Befall der Glomerula, die auch die nephrotische Verlaufsform der echten subchronischen Glomerulonephritis annehmen kann.

Beide Formen kommen nicht nur bei durch Streptococcus viridans bedingten Endokarditiden vor, sie wurden auch bei Gonokokken-, Pneumokokken- und influenzabedingten Erkrankungen beobachtet.

Es finden sich auch Übergänge von der herdförmigen in die diffuse Form (ASCHOFF; VILLAREAL und SOKOLOFF), so daß das klinische Bild allein auf die eine oder andere Form keine Rückschlüsse zuläßt.

Man ist daher heute eher geneigt, die Löhlein'sche Herdnephritis nicht mehr auf einen fokal-embolischen Prozeß zurückzuführen, sondern auf einen der akuten diffusen Glomerulonephritis ähnlichen allergisch-immunologischen Vorgang (BRASS). Dafür spricht auch ein von BAIN u. Mitarb. beschriebener Fall, bei dem lediglich eine bakterielle Endokarditis der Tricuspidalis ohne Befall des linken Herzens mit einer »Löhlein'schen« Herdnephritis einherging. Die Häufigkeit einer Nierenbeteiligung wurde von LIBMAN auf 92% aller Fälle geschätzt, von anderen Autoren werden Prozentsätze zwischen 40–100% angegeben (Lit.: s. SCHÖLMERICH).

Nach pathologisch-anatomischen Untersuchungen zeigen $1/3$ bis $1/2$ der Fälle eine akute diffuse Glomerulonephritis, die Befallsrate mit fokaler Glomerulonephritis wird etwas höher geschätzt (SCHWARTZ und KASSIRER).

Während früher bei Endocarditis lenta eine »dominante Niere« (BOCK) in 5–10% der Erkrankungen die Todesursache darstellte, treten unter Antibiotika-Therapie nur noch vereinzelt Todesfälle an Nierenversagen auf. Solche wurden aber auch noch nach bakterieller Sanierung bzw. Ausheilung des Klappenprozesses beschrieben (SCHÖLMERICH; GORLIN u. Mitarb.; JONES u. Mitarb.). Die Hämaturie verschwindet meist nach einigen Tagen, läßt sich gelegentlich aber noch über Monate und Jahre nachweisen. Als weitere Komplikationen der subakuten bakteriellen Endokarditis kommen Nierenamyloidose, Nierenabszesse, Pyelonephritiden, interstitielle Nephritiden und Niereninfarkte vor (HEUCHEL).

Die Begutachtung des aktuellen Zustandes einer Endocarditis lenta geht von folgenden Gesichtspunkten aus (s. a. S. 223):

1. Aktivität des Prozesses.

    Bestehen noch Zeichen der Aktivität, gleichgültig ob am Herzen, an der arteriellen Strombahn, im Kapillarbereich, am RES oder an der Niere, so ist Arbeitsunfähigkeit und Behandlungsbedürftigkeit anzunehmen.

2. Ausmaß des Defektzustandes nach Heilung
    a) am Herzen und Kreislauf,
    b) an der Niere.

Das Ausmaß der Nierenschädigung läßt sich am besten mit Clearance-Methoden feststellen (HEUCHEL). Besteht Verdacht auf eine »dominante Niere«, so wird infolge der Kombination Herzfehler und Nierenleiden die Prognose als besonders ungünstig anzusehen sein. Bei guter kardialer Kompensation richtet sich die Beurteilung der Arbeitsfähigkeit nach den bei der Besprechung der Arbeitsfähigkeit der Niereninsuffizienz aufgeführten Richtlinien. Findet sich in der Vorgeschichte eine Verwundung oder Verletzung von besonderer Schwere oder abnormer Heilungsdauer und der Nachweis eines Herzklappenfehlers, so möchten wir die Zusammenhangsfrage über den Zeitraum von mindestens 10 Jahren bejahen. Subakute bakterielle Endokarditiden können auch von traumatischen arteriovenösen Anastomosen oder Fisteln ausgehen. Dabei ist eine Latenz von 5–10 Jahren nicht nur nach dem Termin der Erstverwundung, sondern von dem der letzten groben Irritation des Ausgangsherdes ab zu rechnen (s. a. S. 224).

Dem Formenkreis der zunächst fokalen, später aber auch generalisierten glomerulären Veränderungen ist die *Nierenbeteiligung bei Kollagenosen* einzuordnen (s. a. S. 376).

Eine Nierenbeteiligung ist beim *Lupus erythematodes disseminatus* (L.E.D.) besonders häufig. Sie läßt sich nach MONTGOMERY und McCREIGHT in $^2/_3$–$^3/_4$ der Fälle feststellen. Vor allem sind jüngere Menschen davon betroffen. Von 90 Kranken mit L.E.D., welche am Mt. Sinai Hospital beobachtet wurden, wiesen 56 eine Nierenbeteiligung auf. 35 davon waren unter 30 Jahre alt (SOFFER). Der Verlauf der Erkrankung wurde in der Regel durch die renale Schädigung bestimmt (HARVEY u. Mitarb.).

Wie bioptische Untersuchungen gezeigt haben, finden sich im Frühstadium Veränderungen im Sinne einer »fokalen Glomerulitis« mit Endothelproliferation, lokalen fibrinoiden Nekrosen und Verdickung der Basalmembranen (POLLAK). Im Verlauf der Erkrankung erscheinen Entzündungszellen, es treten größere drahtschlingenartige Veränderungen durch Einlagerung eines eosinophilen, scheinbar homogenen Materials auf (wire-loop-Nephritis). Schließlich sind Bilder wie bei subakuter oder chronischer Glomerulonephritis vorhanden, welche sich histologisch von den Nephritiden anderer Ätiologie nicht unterscheiden. Dazu können – wie bei Erythematodes auch an einem anderen Ort – mittlere und kleinere Gefäße angiitisch erkrankt sein.

Klinisch bestehen im Frühstadium, wo lediglich eine akute fokale Glomerulitis vorhanden ist, eine leichte Proteinurie, Hämaturie und Zylindrurie. Die Funktionsproben einschließlich der Clearancewerte sind normal. Jedoch kann die Proteinurie den anderen Symptomen des L.E.D. Monate vorausgehen (SCHÖLMERICH und DEICHER). FISHBERG mißt dem Auftreten von Leukozytenhaufen im Urinsediment besondere differentialdiagnostische Bedeutung zu.

Deckt die Biopsie mehr als herdförmige Veränderungen auf, so erscheinen im Urin größere Mengen Eiweiß, das Sediment enthält zahlreiche Zylinder und doppelbrechende Substanzen. Eine Makrohämaturie wird bei 5% der Fälle angetroffen. 15% verlaufen mit Hochdruck, 25% zeigen das Bild eines nephrotischen Syndroms.

Gegenüber dem nephrotischen Syndrom bei Glomerulonephritis zeichnet sich das nephrotische Syndrom bei L.E.D. durch meist normale Blutfette und eine raschere Progredienz aus (MUEHRKE, KARK, PIRANI und POLLAK). In den 105 Fällen von HARVEY u. Mitarb. wiesen 69 eine renale Symptomatik auf, 41mal war sie nur geringfügig ausgeprägt, 28mal lagen ausgeprägtere Symptome vor, 12mal bestand das Bild einer Urämie.

Klinisch lassen eine hämolytische Anämie bei Niereninsuffizienz, Autoagglutination der Erythrozyten, Immunthrombopenie, Kryoglobuline, erhöhte gamma-Globulinwerte sowie eine pseudopositive Wassermann'sche Reaktion bei negativem Nelson-Test an einen L.E.D. denken. Zur Sicherung der Diagnose tragen L.E. Serologie (positiver Coombs-Test, L.E.-Faktor, Antikörper auf Leukozytenkerne) sowie das L.E.-Zellphänomen bei (NIETH und GAYER) (s. a. S. 376).

Ein besonders aufschlußreicher Fall sei kurz geschildert:

Die 26jährige Pat. (Wa., Lore) erkrankte während der ersten Gravidität im Jahre 1958 mit leichten Ödemen und Blutdrucksteigerung um 170/95 mm Hg. Im Urin Proteinurie von 4,5 ⁰/₀₀ Esbach. Sediment unauffällig.

Im Jahre 1960 während der zweiten Gravidität Blutdruck 155/105. Im Urin Eiweiß: positiv, Esbach 12 ⁰/₀₀. Sediment Leukozyten, Erythrozyten und Zylinder. Nach Totgeburt Besserung.

Im Dezember 1961 bei erneuter Schwangerschaft wiederum Blutdruckanstieg auf 170/90, Ödeme, im Urin reichlich Eiweiß. Frühgeburt.

Am 13. 11. 1963 Blutdruck 155/95. Urin: Eiweiß stark positiv, Esbach 1 ⁰/₀₀. Kreatinin 1,7 mg⁰/₀. Im Sediment vereinzelt Leukozyten, hyaline Zylinder. Hämoglobin 9,9 g⁰/₀, Erythrozyten 3,14 Mill.

Pat. wurde wegen Verdacht auf renale Anämie zu uns überwiesen.

Befund bei der Aufnahme: Hb 4,7 g⁰/₀, Ery 1,3 Mill, Retikulozyten 452 ⁰/₀₀. Haptoglobin negativ. Bilirubin im Serum 1,2 mg⁰/₀. Thrombozyten 174000/cmm, Leukozyten 6700/cmm. Blutdruck 140/70 mm Hg.

Kreatinin im Serum 2,2 mg⁰/₀, Harnstoff 79 mg⁰/₀. Urin: Eiweiß positiv, Eiweißausscheidung in 24 Stunden 4 g. Sediment: viele Leukozyten, vereinzelt Erythrozyten, vereinzelt granulierte Zylinder. Konzentrationsversuch höchstes spez. Gewicht 1011. Phenolrotprobe mit 9 ⁰/₀ erheblich pathologisch.

BSG 178/180 mm n. W. WaR 4fach positiv. Nelson-Test negativ. Komplementbindungsreaktion mit Leukozytenkernen positiv. L.E.-Faktor im Blut negativ. Kein LE-Zellphänomen.

Die Nierenbiopsie (Dr. GAYER) ergab folgenden histologischen Befund (Pathologisches Institut der Universität Tübingen, Professor Dr. LETTERER): Neben intakten Glomerula finden sich solche, an denen einzelne Schlingenbündel eine zum Teil beträchtliche Verdickung der Basalmembrane zeigen. Nicht selten sieht man Schlingenvernarbungen und Verwachsungen mit der Bowman'schen Kapsel. Völlig ausgefallene Glomerula sind nur ganz vereinzelt nachweisbar. Im Zwischengewebe treten vereinzelt kleine Narben und Rundzellfiltrate auf.

Diagnose: Glomerulitis.

Therapie mit Prednisolon 40 mg/die oral. Anstieg des Hämoglobins auf 14,4 g⁰/₀, der Erythrozyten auf 4 Mill., Abfall der BSG auf 22/58 mm n. W. Kreatinin 1,5 mg⁰/₀.

Gleichzeitig Besserung der Proteinurie. Eiweißausscheidung, in 24 Stunden max. 0,8 g pro die.

In Anbetracht der ungeklärten Ätiologie sind Zusammenhangsfragen, wenn überhaupt, dann nur mit außerordentlicher Vorsicht zu beurteilen. Nachuntersuchung und Kontrolle der Autoantikörperbildungsbereitschaft sowie eventuell medikamentöser Überempfindlichkeitsreaktionen sind erforderlich.

Zwar sind Remissionen über Monate und sogar Jahre hin möglich, Berufs- u. U. sogar Erwerbsunfähigkeit halten wir gerade in Anbetracht der schlechten Prognose der Nierenbeteiligung bei erwiesenem L.E.D. für selbstverständlich und auch in unserem Falle für erforderlich.

Nach bioptischen Untersuchungen von POLLAK lassen sich zwar durch die Therapie mit NN-Rindensteroiden die aktiv entzündlichen Veränderungen vorübergehend unterdrücken, die Verdickung der Basalmembran aber und die Einlagerung von Fibrinoid bleiben weiter bestehen. Die Lebenserwartung von L.E.D.-Kranken ließ sich unter hochdosierter Steroidgabe (40 mg Prednison/die) bei 15 Fällen gegenüber der nur mit niedrigen Dosen behandelter Patienten (11 Fälle) (20 mg/die und weniger) von durchschnittlich 13 auf 35 Monate steigern.

Nierenamyloidose

Amyloidbefall der Nieren ist als sekundäre und als primäre Amyloidose möglich.

In erster Linie soll eine unter dem Bilde eines nephrotischen Syndroms verlaufende Erkrankung an das Vorliegen einer Amyloidose denken lassen. Dies gilt insbesondere für jene Fälle, in denen in der Vorgeschichte eine ursächlich für Amyloidose in Frage kommende Erkrankung nachweisbar ist. Hierzu gehören neben der Tuberkulose, Lepra und Lues alle mit längerdauernden Eiterungen einhergehenden Prozesse. Dazu kommen nach den heute vorliegenden Erfahrungen noch chronische Polyarthritiden, M. Bechterew, Ileitis terminalis, Colitis ulcerosa, Lymphogranulomatose und bösartige Tumoren, vor allem Hypernephrome.

Neuerdings ist bei Amyloidose die periodische Krankheit (familiäres Mittelmeerfieber) zu berücksichtigen. Es fand sich in einer Serie von 19 sekundären (periretikulären) Amyloidosen 17mal und bei 8 primären (perikollagenen) Amyloidosen in allen Fällen autoptisch Amyloid der Nieren (HELLER, MISSMAHL, SOHAR und GAFNI).

Im Hinblick auf Wiedergutmachungsfragen ist die genetisch bedingte Amyloidose beim familiären Mittelmeerfieber »periodische Krankheit« (HELLER und Mitarbeiter) von Bedeutung. In der Regel finden sich hier zunächst Fieberanfälle, die mit Schmerzen im Abdomen, der Brust und den Gelenken einhergehen, und später eine generalisierte Amyloidose. Der Tod erfolgt an Urämie durch Nierenamyloidose. In anderen Fällen geht die Amyloidose den Fieberattacken voraus. Außerdem darf als sicher gelten, daß bei manchen Patienten nur eine Amyloidose auftritt. Das Leiden kommt fast ausschließlich bei Mittelmeerjuden und Armeniern vor.

Demgegenüber kommt den übrigen bis heute bekannten genetisch bedingten Amyloidosen, welche mit peripheren Neuropathien, Herzinsuffizienz, gastrointestinalen Erscheinungen und Augensymptomen einhergehen (ANDRADE; RUKAVINA; MISSMAHL) gutachtlich keine Bedeutung zu.

Die Häufigkeit der Amyloidose wird von HARVEY mit 0,5 % aller Sektionen angegeben. Dies deckt sich mit den Zahlen von HÄRTTER. Eine Nierenbeteiligung ist in 70 % aller Fälle nachweisbar. Hier muß aber beachtet werden, daß nach den Erfahrungen von TEILUM Amyloidosen bei der Routinesektion übersehen werden und daß diese Untersuchungen die empfindlicheren histologischen Amyloidnachweise wie Polarisationsmikroskopie und Fluoreszenzmikroskopie nicht berücksichtigen.

Histologisch finden sich Amyloidablagerungen bei der typischen Amyloidose in den Glomerulumkapillaren, entlang den Tubuli, in den Wänden der größeren und kleineren Blutgefäße, bei den primären Amyloidosen im perivaskulären Bindegewebe und den übrigen kollagenen Bindegewebsstrukturen der Niere.

Klinisch kann die Amyloidose der Nieren in vier Stadien eingeteilt werden:
1. Bioptisch nachweisbare Amyloidose ohne Proteinurie,
2. beginnende, zunächst intermittierende Proteinurie, welche in starke Eiweißausscheidung übergeht,
3. nephrotisches Syndrom,
4. Übergang in chronisches Nierenversagen mit Urämie.

Die Proteinurie ist somit Leitsymptom der Amyloidose. Hämaturie tritt in der Regel nicht auf. Ein Bluthochdruck kann sich entwickeln, wenn Amyloidschrumpfnieren sich ausbilden; er gehört aber nicht zum Bilde der Nierenamyloidose. Bei schweren doppelseitigen Nebennieren-Amyloidablagerungen kann der Blutdruck – wie bei der Addison'schen Krankheit – wieder absinken. Bei ausgedehnten Amyloidosen können Symptome, welche durch den Amyloidbefall anderer Organe hervorgerufen werden, auf die Erkrankung hinweisen, wie z. B. bei der sekundären Amyloidose Milz- oder Lebervergrößerung, gelegentlich auftretende Glukosurie (MISSMAHL) und bei der primären Amyloidose nicht beeinflußbare Herzinsuffizienz, unklare hämorrhagische Diathese, Makroglossie, papulöse Hautinfiltrate.

Positiver Ausfall der Bennhold'schen Kongorotprobe (Farbstoffschwund über 60 % in einer Stunde) macht das Vorliegen einer (sekundären) Amyloidose wahrscheinlich. Schwundwerte unter 60 % dürfen nicht als Beweis gegen das Vorliegen einer Amyloidose gewertet werden. Als gesichert kann eine Amyloidose dann gelten, wenn sie histologisch nachgewiesen ist. Besonders hinzuweisen ist hier auf die gegenüber der Nierenbiopsie einfachere Rektumbiopsie, welche bei sekundären und primären Amyloidosen die Diagnose in einem hohen Prozentsatz gestattet (MISSMAHL; GAFNI und SOHAR; BLUM).

Über die notwendige Dauer und Schwere der Grundkrankheit lassen sich bei der Amyloidose keine sicheren Aussagen treffen. Wir beobachteten einen Patienten, bei dem bereits 1½ Jahre nach Beginn einer Osteomyelitis des Oberschenkels eine ausgedehnte Amyloidose mit Nephrose nachzuweisen war. Auf der anderen Seite konnten wir bei Jahrzehnte andauernden osteomyelitischen Prozessen keine Amyloidose finden. Da jedoch nach unserem heutigen Wissen familiäre Amyloidosen selten sind, ist in allen Fällen, in denen außer der Amyloidose eine entsprechende Grundkrankheit nachweisbar ist, der Zusammenhang zwischen diesen anzunehmen.

Daß hierbei klinisch oder anatomisch ein frischer Eiterherd nicht nachweisbar sein muß, zeigt ein von uns beobachteter Patient, der 1941 eine Granatsplitterverletzung der rechten Schulter erlitt. Im Anschluß daran Eiterung für 10 Monate, dann keine Eiterung mehr nachweisbar. 1961 wurde bei ihm erstmals eine Proteinurie festgestellt. Im Frühjahr 1963 konnten wir durch Rektumbiopsie das Vorliegen einer Amyloidose sichern. Im Herbst 1963 verstarb der Patient an einer Urämie. Pathologisch-anatomisch fanden sich außer einer Pleuraschwarte im Bereich der früheren Schußverletzung Narben, aber keine Eiterherde.

Der Grad der Mind. d. Erwerbsf. durch die Amyloidose der Nieren ist in jedem Falle verschieden. Neben der Amyloidose ist stets noch das Grundleiden abzuschätzen. Dabei ist zu berücksichtigen, daß sich eine Amyloidose über lange Jahre hinziehen kann. Nach F. KOCH ist die Erkrankung nicht unaufhaltsam progredient, sondern viele Jahre stationär bleibend, bis der nächste Schub eine Verschlimmerung bringt. Auch Cortison-Behandlung kann eine Amyloidose verschlimmern. Nach völliger Ausheilung des Grundleidens, z. B. Beseitigung der osteomyelitischen Eiterung, kommt die Amyloidablagerung zum Stillstand. Vielleicht findet sogar eine Resorption statt.

Ist der dadurch bedingte Ausfall von sekretorischen Elementen nicht hochgradig, so findet eine wesentliche Einschränkung der Nierenfunktion nicht statt, und alle klinischen Erscheinungen, auch der nephrotische Symptomenkomplex, können verschwinden. Eine Mind. d. Erwerbsf. ist in diesen Fällen nicht mehr anzunehmen, es besteht auch kein Grund, eine Verschlimmerung zu befürchten.

Periarteriitis (Polyarteriitis) nodosa
(Kussmaul, Maier, Gruber)

Auch bei dieser Kollagenose ist in etwa 80 bis 100% eine Nierenbeteiligung vorhanden (Portwich). Eine Urämie stellt nach Ralstone und Kvale in 33% die häufigste Todesursache dar. Es lassen sich bioptisch 2 verschiedene Formen unterscheiden:

1. Eine *Glomerulitis* mit Veränderungen wie bei Glomerulonephritis.

Klinisch ist die Symptomatik ähnlich wie bei akuter diffuser Glomerulonephritis (Davson, Ball und Platt), sie tritt aber überwiegend bei älteren Patienten auf, der Hochdruck fehlt im Frühstadium meist, ist aber im Spätstadium nach Harris, Scherf und Boyd in der Hälfte der Fälle zu finden.

Nach Krupp soll bei Periarteriitis nodosa und L.E.D. ein charakteristisches Urinsediment vorhanden sein, welches gleichzeitig Erythrozyten, Erythrozytenzylinder, Fettkörperchen, Fettzylinder sowie eigenartige breite Zylinder aus den distalen Tubulusabschnitten enthält. Während Addis ein solches Sediment bei Nephritis nie beobachten konnte, bezweifelt Schreiner die differentialdiagnostische Bedeutung dieser Befunde.

2. *Renale Periarteriitis* (Polyarteriitis) mit Befall der Vasae arcuatae und klinisch zunächst nur geringfügigen Urinsymptomen in Form einer Mikrohämaturie (Rose und Spencer). Bei dieser Verlaufsform treten gelegentlich massive Blutungen ins retroperitoneale Nierenlager mit großen perirenalen Hämatomen auf (Bock).

Begutachtungsmäßig kann die Frage der Nierenfunktion gelegentlich im Vordergrund stehen, im allgemeinen wird aber der Befall anderer Organe mit zu berücksichtigen sein. Nach Gruber steht unter den klinischen Symptomen ein Nierenbefund bei 74% der Patienten im Vordergrund, eine Herzbeteiligung ist bei 66%, eine Leberbeteiligung bei 61% vorhanden. Weiter sind der Gastrointestinaltrakt mit 46%, Mesenterial- und Peritonealgebiet mit 38%, Pankreas mit 33%, die Muskulatur mit 30% betroffen. Außerdem kommt ein Befall des Genitales bei 19%, der peripheren Nerven bei 18%, der Milz bei 14%, der Gallenblase bei 12%, der Nebennieren bei 14%, der Haut und Unterhaut bei 13%, der Bronchien bei 8%, des Zentralnervensystems bei 8% und der Lunge bei 3,7% vor.

Wie die Untersuchungen von Rose und Spencer an 100 Fällen neuerdings gezeigt haben, lassen sich bei Periarteriitis nodosa *Verlaufsformen mit und ohne Lungenbeteiligung* unterscheiden (s. a. S. 378).

Etwa 1/3 der Fälle gehen mit Lungenveränderungen einher. Sie weisen folgende Besonderheiten auf:

1. Geht dem Ausbruch der Periarteriitis nodosa eine respiratorische Erkrankung voraus, wobei in 23% hämolytische Streptokokken als Erreger isoliert werden konnten.
2. Eine hohe Eosinophilie findet sich im peripheren Blutbild, auch histologisch sind zahlreiche eosinophile Zellen vorhanden.
3. Die granulomatösen polyarteriitischen Veränderungen weisen Riesenzellen auf.
4. An den inneren Organen sind nekrotisierende und granulomatöse Veränderungen vorhanden, welche in keiner Beziehung zu den Gefäßen zu stehen scheinen.

Für das Lungen-Syndrom sind verschiedene Bezeichnungen, wie Wegener'sche Granulomatose, respirato-renale Form der Periarteriitis nodosa (Alström), nekrotisierende Granulomatose und Angiitis, Riesenzellgranulomatose (Walton), diffuse eosinophile Arteriitis, Pulmo-reno-spleno-Arteriitis (Chatelanat) gebräuchlich.

Bei histologisch gesicherter Periarteriitis nodosa (Muskulatur, Niere) und ausgeprägter Nierenbeteiligung ist Berufs- bzw. Erwerbsunfähigkeit in jedem Fall gegeben. Nach SCHERF und BOYD haben Patienten mit dem ausgeprägten Bild einer Nierenbeteiligung nur noch eine Lebenserwartung von durchschnittlich 4 Monaten. SARRE weist darauf hin, daß sich eine periarteriitisch bedingte Schrumpfniere klinisch nicht von einer Arteriolosklerose oder der malignen Nephroangiosklerose abgrenzen läßt, sondern nur pathologisch-anatomisch (FAHR).

Als ätiologische Faktoren werden bakteriell-allergische (GRUBER), aber auch arzneimittelallergische diskutiert. Folgende Pharmaka kommen als Allergene nach H. E. BOCK in Frage:

Sulfonamide, Penicillin, Thio-Harnstoff, Methyl- und Propylthiourazyl, Jod, Arsen, Diphenylhydantoin, Quecksilber, Stilbamidine, Acetyl-Salicylsäure sowie Fremdserum. BOYD fand unter 140 Fällen 7mal eine vorherige Gabe von Heilserum und mißt ihr pathogenetische Bedeutung zu. Sie muß daher gelegentlich bei der Beurteilung von Zusammenhangsfragen berücksichtigt werden, vor allem, wenn noch andere Zeichen – eine Serumkrankheit – nachweisbar waren (Hautausschlag, hohe Eosinophilie, Gelenkschmerzen, allergische Myokarditis oder Koronarangiitis [EKG!]). Ein Zusammenhang zwischen Periarteriitis nodosa und äußeren Einwirkungen wie Kälte, Nässe, Strapazen und Dystrophie in Verbindung mit chronischen Infekten ist mit Wahrscheinlichkeit abzulehnen (s. a. S. 376 f.).

Sklerodermie

Die Sklerodermie geht in etwa ³/₄ der Fälle mit Nierenerscheinungen einher (PIPER und HELWIG).

Nach MOORE und SHEEHAN handelt es sich dabei histologisch um ein zwar pathognostisch ziemlich charakteristisches Bild, welches gelegentlich aber auch bei maligne verlaufenden Hypertonien gefunden wird. Befallen sind vor allem die Gefäße distal der Arteriae arcuatae. Man findet konzentrische Intima-Proliferationen mit Einengung der Lichtung und sekundären Thrombosen.

Die Nierenbeteiligung tritt meist erst in den Spätstadien auf, eine Proteinurie weist dann darauf hin. Es entwickelt sich langsam fortschreitend eine Niereninsuffizienz. Im Terminalstadium kommt plötzlich eine akute Oligurie hinzu, welche dann innerhalb von 2 bis 6 Wochen zum Tode führt. Hierbei ist nicht ausgeschlossen, daß ACTH- und Cortison-Behandlung den letalen Verlauf beschleunigen (PFISTER und NÄGELE).

Sind Nierensymptome bei Sklerodermie vorhanden, so besteht in der Regel bereits eine Beteiligung von Herz, Gelenken, Lungen und Magen-Darm-Trakt. Erwerbsunfähigkeit ist daher gegeben.

Kollagenosen, besser Bindegewebskrankheiten oder Mesenchymosen, unter ihnen L.E.D., Periarteriitis nodosa und Sklerodermie, sind progrediente Erkrankungen. Frühzeitige Invalidisierung ist anzuraten. Vor allem vor Kälteschäden und intensiver Besonnung sind solche Menschen zu schützen, aber auch vor unkontrolliertem Arzneigebrauch (s. a. S. 376).

Purpura rheumatica
(SCHÖNLEIN-HENOCH)

Ein vorwiegend glomerulärer Befall besteht auch bei der Purpura rheumatica. Die Häufigkeit wird mit 14–49% angegeben (BYWATERS; DERHAM und ROGERSON; DIAMOND; OLIVER und BARNETT).

Histologisch finden sich alle Übergänge, angefangen von diskreten fokalen Veränderungen bis zu schweren glomerulonephritischen Befunden und Kapselwucherungen (ROSS).

Ein Leitsymptom stellt die Hämaturie dar, welche nach den Untersuchungen von Ross an 9 Patienten rezidivierend über einen Zeitraum von 2 bis 31 Jahren auftreten kann, häufig kurz nach einem Infekt vorhanden ist und auf lokale Veränderungen mit Zellvermehrung der Glomerula, Schlingenfibrose und Adhäsionen mit der Bowman'schen Kapsel zurückzuführen ist. Hochdruck, Ödeme oder Störungen der Nierenfunktion werden meist vermißt. Die Angaben über die Entwicklung einer chronischen Glomerulonephritis, welche dann die typische Symptomatik aufweist, schwanken zwischen 6 und 38 % (HEPTINSTALL und JOEKES).

Die Begutachtung entspricht der einer chronischen Glomerulonephritis. Ätiologisch kommen u. E. etwa ebensooft Infektionserreger sowie Drogen und andere chronische Allergene bzw. Haptene in Frage.

Ein zwar seltenes, aber gutachtlich gelegentlich zu berücksichtigendes Krankheitsbild stellt die *Glomerulonephritis als Folge einer Röntgentiefenbestrahlung* dar (s. a. S. 779).

Histologisch handelt es sich dabei, wie DOMAGK bereits 1929 feststellte, um vorwiegend glomeruläre Veränderungen in Form von hyaliner Obliteration, fibrinoiden und hämorrhagischen Nekrosen der Schlingen, sowie Proliferation der Kapselepithelien. Daneben wird eine diffuse interstitielle Fibrose gefunden.

Das Risiko einer Bestrahlungsnephritis ist dann zu erwarten, wenn beide Nieren mit einer Gesamtdosis von 2300 r in 5 Wochen oder weniger bestrahlt werden (KUNKLER, FARR und LUXTON).

Bei folgenden Bestrahlungsindikationen ist das Risiko einer Nephritis besonders ausgeprägt:
1. Therapeutische oder prophylaktische Bestrahlung des Abdomens nach einseitiger Orchiektomie wegen eines Hodenseminoms (BODEN und GIBB).
2. Therapie des Ovarialkarzinoms bei Peritonealmetastasen (COGAN und RITTER; ZIEGERMANN und Mitarbeiter).
3. Bestrahlung von malignen Tumoren in der Niere selbst oder in ihrer Umgebung (DEAN und Mitarbeiter).
4. Bestrahlung der unteren Brust und der Lendenwirbel bei osteogenem Sarkom oder bei Malignom-Metastasen (DAVEY und Mitarbeiter; LUXTON).

Eine echte Bestrahlungsnephritis als Folge anderer ionisierender Strahlen, wie nach Atombombenexplosion (SULLIVAN und Mitarbeiter), radioaktiven Isotopen und diagnostischen Röntgenmaßnahmen, wurde im Gegensatz zum Tierexperiment am Menschen bisher nicht beobachtet (LUXTON), ein Zusammenhang ist daher unwahrscheinlich.

Zu einer Bestrahlungsnephritis disponieren angeborene Mißbildungen, wie Hufeisenniere, Zystennieren, Lageanomalien, in der Nähe der Niere liegende Tumormassen mit mechanischer Durchblutungsdrosselung (LEVITT), sowie vorher vorhandene chronische Glomerulo- oder Pyelonephritiden (s. a. S. 779).

Die akute Nierenentzündung gelangt 6–13 Monate (im Durchschnitt 8 Monate) nach Beginn der Strahlentherapie zur vollen Ausprägung. Untersucht man die bedrohten Patienten während des Prodromalstadiums, so finden sich meist Hinweise in Form einer leichten Proteinurie, eines Blutdruckanstieges mit Herzvergrößerung und einer Anämie. Bei voller Entwicklung des Krankheitsbildes sind subjektiv Atemnot, Kopfschmerzen, Nykturie, Übelkeit, Erbrechen und Abgeschlagenheit vorhanden. Ödeme bestehen bei der Mehrzahl der Kranken. Konstant vorhanden ist ein Hochdruck unterschiedlicher Ausprägung, meist aber mit systolischen Werten über 170 mm Hg. Nach einseitiger Bestrahlung der Nierengegend sich entwickelnde Hypertonie kann durch Entfernung der erkrankten Niere geheilt werden (DEAN und ABELS; LEVITT und ORAM).

Eine normochrome und normozytämische Anämie, welche weit stärker ausgeprägt ist als dem Grad der Niereninsuffizienz entspricht, wird auf eine Schädigung der Erythropoetinproduktion in der Niere durch die Röntgenbestrahlung zurückgeführt (LUXTON).

Im Urin liegt die Eiweißausscheidung bei 0,5–4 g pro Liter, im Sediment finden sich vereinzelt Erythrozyten, hyaline, epitheliale und granulierte Zylinder.

Etwa die Hälfte der Fälle mit akuter Bestrahlungsnephritis bilden sich zurück, wobei die Besserung in der Regel erst 6 Monate nach Beginn der ersten Symptome einsetzt. In der anderen Hälfte der Fälle trübt die maligne verlaufende Hypertonie die Prognose und führt meist innerhalb von 12 Monaten zum Tode.

Eine chronische Bestrahlungsnephritis kann sich einmal an die akute Form anschließen und zum anderen als primär-chronische Form auftreten. Beide Formen unterscheiden sich klinisch nicht. Prognostisch dagegen ist der chronische Verlauf bei Patienten, welche ein akutes Stadium durchgemacht haben, günstiger (LUXTON).

Verlauf und Prognose der akuten diffusen Glomerulonephritis

Heilt eine akute diffuse Glomerulonephritis nicht innerhalb von 8 bis 10 Wochen aus, so ist die Erkrankung nicht mehr als akut anzusehen. Sie kann aus der akuten Phase unmittelbar in die aktiv chronische Glomerulonephritis übergehen. Ein solcher direkter Übergang des akuten in das aktiv chronische Stadium braucht jedoch noch keine Abkürzung des Krankheitsverlaufes und damit eine ungünstige Prognose zu bedeuten.

Zwischen das akute und das klinisch manifest chronische Stadium kann aber auch ein vollkommen beschwerdefreies, ruhendes (?) Intervall eingeschaltet sein.

Die Dauer dieses »Latenzstadiums« kann erheblich variieren: MURPHY und SCHULZ geben die durchschnittliche Dauer des Latenzstadiums mit 15,7 Jahren an. Wir selbst beobachteten ein durchschnittliches Latenzstadium von 7,9 Jahren (0,5 bis 36 Jahre).

Ein über Jahre hin dauerndes symptomfreies Intervall bereitet oft erhebliche Schwierigkeiten bei der Beurteilung der Zusammenhangsfrage. Verständlicherweise fehlen häufig Brückensymptome, wenn nicht zufällig eine Urinuntersuchung einen pathologischen Befund erbringt. Hier wird man sich bemühen müssen, Befunde von Entlassungsuntersuchung, Lebensversicherung, amtsärztlichen Untersuchungen usw. beizubringen, um sich ein Urteil bilden zu können.

Ist während des Wehrdienstes eine Glomerulonephritis aufgetreten und aktenkundig, so wird man auch noch nach Jahren und Jahrzehnten einen Zusammenhang mit dem Wehrdienst bejahen müssen, wie dies bei folgender Beobachtung der Fall war:

31jähriger Pat. (Mö., Justus). 1944 während des Wehrdienstes akute diffuse Glomerulonephritis, 1949/50 Behandlung eines nephrotischen Syndroms, Rückgang der Proteinurie von 28 $^0/_{00}$ auf 1/2 $^0/_{00}$ Esbach.

Der Kranke hat sich bis zum Sommer 1954 subjektiv wohlgefühlt und gearbeitet. Im Januar 1955 wird er stationär aufgenommen.

Bei der Aufnahme im Januar 1955: Blutdruck 130/90 mm Hg. Im Augenhintergrund lediglich prall gefüllte Venen. Im Urin Proteinurie von 3⁰/₀₀ Esbach. Im Sediment vereinzelt Erythrozyten, reichlich hyaline Zylinder. Rest-N im Serum 32 mg⁰/₀, Kreatinin 1,5 mg⁰/₀.

In den nächsten Jahren subjektives Befinden ordentlich. Im *März 1959* Operation einer perforierten Appendizitis. Vorübergehender Anstieg der Retentionswerte auf 4,2 mg⁰/₀ Kreatinin. Nach der Operation spez. Gewicht im Konzentrationsversuch 1021, Proteinurie von 5–7 ⁰/₀₀ Esbach. Im Sediment viele hyaline und granulierte Zylinder. Blutdruck 145/90 mm Hg.

Bis vor einigen Jahren – seit VOLHARD 1916 die Prinzipien der Behandlung dargelegt hat – lag die Mortalitätsrate der akuten diffusen Glomerulonephritis bei 5–10⁰/₀. Im eigenen Krankengut von 73 Fällen verstarben 9–12⁰/₀ innerhalb der ersten 3 Monate. Die unmittelbaren Todesursachen waren Komplikationen von seiten des Herzens, der Gefäße oder des Zentralnervensystems.

Durch kochsalzfreie Kost, Antibiotika, Kardiaka und Antihypertensiva gelingt es zwar, diese Komplikationen bei frühzeitiger konsequenter Behandlung zu beherrschen. Letale Verläufe als Resultat eines schweren irreversiblen Glomerulumschadens kommen jedoch immer wieder vor. Es sind dies Fälle mit subakutem Verlauf (extrakapilläre Formen von VOLHARD und FAHR), welche innerhalb von Wochen oder Monaten zum Tode führen. Sie stellen etwa 1⁰/₀ aller Glomerulonephritiden dar. Diese Glomerulonephritiden mit »stürmischer« Entwicklung (LÖHLEIN) treten nach eigenen Erfahrungen immer wieder auf (NIETH) und haben auch bei frühzeitiger Einweisung und optimaler Behandlung eine hohe Todesrate.

Weder das Ausmaß der Proteinurie, der Hämaturie, der Ödeme noch die Höhe des Blutdruckes bzw. die Senkungsbeschleunigung lassen sichere prognostische Schlüsse zu. Dagegen ist eine erhebliche Oligurie-Anurie, welche über 3 Tage andauert, nach den Erfahrungen von SCHREINER und Mitarbeitern sowie nach eigenen Erfahrungen als prognostisch ungünstig anzusehen. Eine länger dauernde Erniedrigung des Serum-Komplementes wird von LANGE, WASSERMANN und SLOBODY als prognostisch ungünstiges Zeichen gewertet.

Lediglich die Nierenbiopsie gibt einen gewissen Anhalt über die Prognose. Finden sich in der Mehrzahl der Glomerula Veränderungen im Sinne einer chronisch-proliferativen Glomerulonephritis, so sind die Aussichten für eine komplette Ausheilung gering (EARLE und JENNINGS).

Mit einer völligen Ausheilung ist dann zu rechnen, wenn der Blutdruck normal geworden ist, die Proteinurie und der Sedimentbefund sich normalisiert haben sowie die Nierenfunktionsproben unauffällig geworden sind. Ein wesentliches Zeichen der Ausheilung stellt das Verschwinden der Proteinurie dar.

Von SCHWARTZ und KASSIRER wird daher der quantitativen Eiweißbestimmung mittels Biuretreaktion im 24-Stunden Urin wesentliche Bedeutung beigemessen. Liegt die wiederholt im Verlauf einiger Wochen bestimmte Eiweißausscheidung in 24 Stunden unter 75 mg, so ist die Nephritis als ausgeheilt anzusehen.

Daß die Diagnose einer Ausheilung mit Vorsicht gestellt werden muß, zeigt folgender Fall:

30jähriger Pat. (O., Walter) nach einer Streptokokkenangina an akuter Glomerulonephritis erkrankt. Blutdruck 140/70 mm Hg. Urin: leichte Eiweißflockung, Esbach 1,5⁰/₀₀. Sediment: viele Erythrozyten, vereinzelt granulierte Zylinder. Kreatinin im Serum 1,4 mg⁰/₀, Harnstoff 57 mg⁰/₀. Behandlung mit Saft- und Obsttagen, kochsalzfreier Kost, Tonsillektomie. Befund bei Entlassung: Blutdruck 130/65 mm Hg. Urin: Eiweißtrübung. Sediment ganz vereinzelt Erythrozyten und Leukozyten. Kreatinin im Serum 1,1 mg⁰/₀, Harnstoff 24 mg⁰/₀, Antistreptolysintiter 60 E. Im Verdünnungs-Konzentrationsversuch nach VOLHARD spez. Gewicht 1000 bis 1030. Die Nierenclearance ließ noch einen erniedrigten Wert für Inulin (81 ccm = 77 % der Norm) bei normaler PAH-Clearance (734 = 100 % der Norm) und eine erniedrigte Filtrationsfraktion erkennen.

Wegen einer neu aufgetretenen Proteinurie erfolgte 3 Jahre später die Wiedereinweisung. Blutdruck 120/70 mm Hg. Urin: Eiweißtrübung, im Sediment lediglich vereinzelt Erythrozyten. Der Volhard'sche Versuch ergab eine verzögerte 4-Stundenausscheidung von 700 ccm bei einem spez. Gewicht von 1000 bis 1024. CPAH 500 ccm = 94 % der Norm, C-Inulin 68 cm = 65 % der Norm, Filtrationsfraktion mit 13,5 % noch deutlich erniedrigt.

Wie aus dem beschriebenen Fall ersichtlich ist, läßt die Verdünnungs- und Konzentrationsprobe nach VOLHARD trotz der Spanne von 1000 bis 1030 spezifischem Gewicht und normalem Serumkreatinin häufig keine Schlüsse auf eine definitive Ausheilung zu.

Es ist daher gerechtfertigt, bei Zweifeln an der Ausheilung einer akuten Glomerulonephritis zur Überbrückung eines Latenzstadiums eine Rente auf Zeit für die Dauer von 6 bis 12 Monaten vorzuschlagen und vor deren Ablauf eine nochmalige Nachuntersuchung durchzuführen.

Einer besonderen Erwähnung bedürfen Beurteilung und Begutachtung von *Restzuständen und Defektheilungen nach akuter Glomerulonephritis*.

Die Einordnung dieser Bilder ist nach SARRE heute wesentlich sicherer geworden, da die Clearance-Verfahren eine genaue Messung der glomerulären und tubulären Funktion ermöglichen.

Gerade in der Differentialdiagnose der Grenz- und Restzustände bei Nierenerkrankungen haben sich neben Blutdruckmessung und Augenhintergrund diagnostisch die Clearance-Methoden sowie die Nierenbiopsie bewährt (MERTZ). Hier deutet insbesondere eine niedere Filtrationsfraktion (Norm: 18–20 %) auf den noch aktiven glomerulären Prozeß hin.

Zusammenfassend gibt SARRE folgende Möglichkeiten zur Aufklärung einer Restproteinurie an:

1. Besteht eine Restproteinurie, ist dabei das Glomerulumfiltrat erniedrigt, die Plasmadurchströmung erhöht oder normal, so weist insbesondere die erniedrigte Filtrationsfraktion auf ein Weiterschwelen des glomerulären Prozesses hin.
2. Eine Restproteinurie bei normalen Clearance-Werten ist prognostisch günstig anzusehen. Eine definitive Ausheilung darf jedoch erst dann diagnostiziert werden, wenn bei weiteren Kontrollen normale Urinbefunde vorhanden sind.
3. Finden sich bei sonst normaler klinischer Symptomatik noch pathologische Clearance-Werte, ist die Diagnose einer Ausheilung noch verfrüht, es besteht Verdacht auf eine latente Phase und Übergang in das chronische Stadium.
4. Bessern sich im Laufe der Monate die Clearance-Befunde bei wiederholten Untersuchungen trotz andauernder Proteinurie, so kann die Nephritis gelegentlich auch noch nach Jahren ausheilen.

Die erwähnten Befunde ermahnen zur Vorsicht in der Diagnose einer *Defektheilung* der Glomerulonephritis. Nur wenn über Jahre hin konstant gering erniedrigte Clearance-Werte gefunden werden, kann die Diagnose einer Defektheilung mit Wahrscheinlichkeit gestellt werden.

Entwickelt sich aber wider Erwarten nach Jahren oder auch nach Jahrzehnten eine chronische Glomerulonephritis, wird man einen Zusammenhang mit der früher durchgemachten akuten Nephritis nicht ablehnen können.

Dem Gutachter obliegt, anhand einer sorgfältigen Anamnese, Blutdruckmessungen und umfassender Nierenfunktionsproben eine möglichst detaillierte Zustands- und Bedeutungsdiagnostik zu erarbeiten. Dabei wird die Hämaturie nicht immer, aber häufig als Zeichen eines aktiven Prozesses zu werten sein.

Eine Progredienz kann nur aus dem sich verschlechternden Ausfall des Konzentrationsversuchs, aus der zunehmenden Proteinurie sowie aus der Verschlechterung der Clearance-Werte und der sekundären Störungen der Niereninsuffizienz (Anstieg der Retentionswerte im Blut, Dyselektrolytämie und Blutdrucksteigerung) gefolgert werden

In diesem Zusammenhang müssen die *funktionellen Proteinurien* behandelt werden.

Die *orthostatische* oder *lordotische Proteinurie* tritt bei 3–5 % aller Jugendlichen während des Tages auf, sie verschwindet während der Nacht (LÖWGREN; SLATER und Mitarbeiter; KING; LATHEM und Mitarbeiter). Versuchsanordnung s. SARRE; HEINTZ; HALLMANN.

Eine extreme Lordose bewirkt nach BULL bei 77 % von Jugendlichen im Alter zwischen 14 und 16 Jahren und 33 % gesunder Studenten im Alter zwischen 20 und 30 Jahren eine Proteinurie, wobei die Eiweißkonzentration bis zu 1 g% betragen kann, meist jedoch niedriger liegt.

Neben dem Eiweiß werden auch vermehrt Erythrozyten, Leukozyten, Epithelien, hyaline und granulierte Zylinder ausgeschieden (BULL; RYTAND).

Zu berücksichtigen ist, daß auch Patienten mit Nierenerkrankungen im Stehen eine Zunahme der Proteinurie aufweisen können (KING, LATHEM und Mitarbeiter). Dies ist besonders häufig bei abklingenden Glomerulonephritiden der Fall.

Gelegentlich kann die Orthostase auch einen umgekehrten Effekt bewirken. Bei schweren Nierenaffektionen mit niedrigem Glomerulumfiltrat nimmt die Proteinurie ab.

Funktionelle Proteinurien können auch bei schweren körperlichen Belastungen *(Sportproteinurie)*, im Fieber, bei Hitze oder Kälte und bei erhöhter Aktivität des Sympathikus (Adrenalin) auftreten. Dabei kommen auch Erythrozyten und hyaline Zylinder im Sediment, aber nur kurzfristig, vor.

Ebenso kann eine Proteinurie als »Stauungsproteinurie« bei Herzinsuffizienz vorkommen. Sie bessert sich im Laufe der Kompensation oft schlagartig schon nach wenigen Tagen, wenn durchaus noch eine Venenstauung besteht. Stauungsproteinurien können bis zu 10 % und mehr Esbach betragen.

Pathophysiologisch ist bei all diesen Zuständen eine Änderung der Nierenhämodynamik mit relativer Vasokonstriktion verantwortlich zu machen (MERRILL und Mitarbeiter, BOCK und Mitarbeiter). Eine Stauungsproteinurie ist meist gut abgrenzbar. Gelegentlich kann die Differentialdiagnose jedoch recht schwierig sein. Dies zeigt folgende Beobachtung:

Ein 14jähriger Junge erkrankte im Alter von 10 Jahren an Nierenentzündung. Im Frühjahr 1957 machte er »einen grippalen Infekt« durch. 8 Tage danach traten Schwellungen im Gesicht und an den Beinen auf. Der Zustand des Kindes verschlechterte sich trotz Behandlung mit Obsttagen, strenger salzarmer Kost sowie Herzglykosiden allmählich. Wegen Verdacht auf Concretio pericardii erfolgte die Einweisung.

Folgender Befund wurde bei der Aufnahme erhoben:
Unterentwickeltes schmächtiges Kind (Größe 143 cm, Gewicht 32 kg), mäßig ausgeprägte Ödeme an den unteren Extremitäten. Geringer Aszites, deutliche Lippenzyanose. Einflußstauung der Halsvenen mit doppeltem Kollaps. Venendruck 390 mm H_2O. Blutdruck 160/120

mm Hg. Herz linksverbreitert. Im EKG Steiltyp mit ausgeprägter Linksschädigung. Leber 2 Qf vergrößert, derb. Milz nicht palpabel. BSG 30/45 mm n. W. ASTO-Titer 240 E. Gesamteiweiß 6,7 g%. Albumin 37,2 rel. %. Kreatinin im Serum 0,7 mg%. Brom-Test 16%.

Urin: Eiweißflockung, Esbach 7–15 ‰. Sediment Ery und granulierte Zylinder.

Die Herzkatheteruntersuchung ergab im rechten Ventrikel eine diastolische Druckerhöhung (33/7) mit weiterem Anstieg zur Präsystole hin. Druckwerte im rechten Vorhof auf 15/6 mm Hg erhöht.

Es wurde eine akute Nephritis angenommen und zunächst entsprechend behandelt. Da eine sichere Entscheidung, ob die Einflußstauung nicht doch auf eine Perikardobliteration oder eine anderweitige Behinderung des Blutzuflusses beruhte, nicht möglich war, erwogen wir eine Thorakotomie.

Bevor diese durchgeführt werden konnte, trat ein pseudourämisch-eklamptischer Anfall auf; anschließend Blutdruckabfall auf 110/60 mm Hg, Oligurie und Tod am Kreislaufversagen. Die pathologisch-anatomische Untersuchung (Professor Dr. LINZBACH) ergab eine akute Glomerulonephritis mit geringen Resten einer früher durchgemachten Glomerulumaffektion. Am Herzbeutel war eine vollständige alte bindegewebige Veröduung vorhanden.

Bei der Sportproteinurie geht die Eiweißausscheidung der Intensität und der Dauer der Anstrengung parallel (TAYLOR; WHITE und ROLF), mit zunehmendem Training scheint sie jedoch abzunehmen (TAYLOR). Sie ist nicht ein Dauerzustand, sondern steht stets in Relation zur körperlichen Anstrengung.

Hinzuweisen ist auch auf die – meist bei untrainierten Sportlern vorkommenden – selteneren isolierten Marschhämoglobinurien. Der Haptoglobingehalt des Serums gibt einen guten Maßstab der Hämoglobinämie, die auch direkt spektrometrisch festgestellt werden kann.

Was die klinische Dignität betrifft, so spricht das Vorhandensein von Eiweiß im Urin nicht für, das Fehlen nicht gegen eine Nierenerkrankung. Selbstverständlich ist stets auch an eine nierenfremde Beimengung von Eiweiß zu denken (Fluor, Sperma, Artefakte). Eine vorgetäuschte Proteinurie etwa mit Eiklar wird die Urinelektrophorese aufdecken (BOCK). In solchen Fällen ist die Untersuchung des Katheterurins erforderlich.

Wird eine Proteinurie nach Anstrengung festgestellt, sollte der Urin wiederholt auf Eiweiß untersucht werden. Meist verschwindet die Eiweißausscheidung innerhalb weniger Stunden, spätestens Tage, bleibt sie länger bestehen, so besteht Verdacht auf eine Nierenerkrankung.

Die Prognose der *funktionellen* Proteinurie ist in der Regel gut. Als isolierter Befund bedarf sie keiner Bewertung.

Immerhin entwickelten aber zirka ⅓ von 191 untersuchten Jugendlichen, welche eine orthostatische Proteinurie hatten, 5 bis 8 Jahre später eine konstante Proteinurie. 25 von ihnen hatten zusätzlich eine Mikrohämaturie und Zylindrurie (KING).

Nierenbioptische Untersuchungen von ROBINSON und Mitarbeiter bei 56 gesunden jungen Männern mit orthostatischer Proteinurie deckten in 3 Fällen eine membranöse Glomerulonephritis und in einem Fall eine Pyelonephritis auf. In 23 weiteren Fällen fanden sich diffuse oder fokale unspezifische Schäden am Glomerulum. Diese Befunde mahnen zur Vorsicht und lassen differentialdiagnostisch, notfalls in wiederholten Kontrolluntersuchungen mit Clearance-Methoden, eine Abgrenzung gegenüber

1. einer Restproteinurie bei einer defekt geheilten oder chronischen Glomerulonephritis und
2. gegen eine Herdnephritis bei noch nicht ausgeschaltetem Infekt deutlich geboten erscheinen.

Selbst wenn eine lordotisch-orthostatische Albuminurie als Folge einer traumatischen Veränderung der Wirbelsäule erscheint, bedingt sie keine Mind. d. Erwerbsf., auch nicht für körperliche Schwerarbeit, und sie stellt kein erhöhtes Risiko im Sinne der Lebensversicherung dar (KOCH).

Ernster zu bewerten ist dagegen eine dauernd vorhandene, nicht orthostatisch-lordotische Proteinurie. Dies zeigen Untersuchungen von POLLAK und Mitarbeiter an 19 Patienten, von denen 18 bioptisch eine Nierenerkrankung – in der Hälfte der Fälle eine chronische Glomerulonephritis – aufwiesen.

Ähnliche Befunde erhoben PHILIPPI und Mitarbeiter bei 11 angeblich gesunden Rekruten, bei denen lediglich eine Eiweißausscheidung im Urin aufgefallen war. In 6 Fällen ließ sich bioptisch eine chronische Glomerulonephritis oder Pyelonephritis objektivieren.

Die *Prognose der akuten diffusen* Glomerulonephritis ist je nach Alter unterschiedlich. Während bei Kindern eine Ausheilung in 80–85 % der Fälle zu erwarten ist, heilen bei Erwachsenen nur zirka 50–75 % definitiv aus.

Ob die Feldnephritis als pathogenetische Besonderheit geführt werden darf, ist fraglich. Prognostisch bestehen nach den Untersuchungen von PILGERSTORFER Unterschiede: Soldaten mit Feldnephritis wurden in 81,9 % praktisch ausgeheilt entlassen, während von den Soldaten mit postinfektiösen Nephritiden nur 52,5 % geheilt entlassen werden konnten.

Die Resultate der Nachuntersuchungen aus dem Krankengut von PILGERSTORFER, SARRE und MAHR, POHL gibt Abb. 1 wieder.

Während 60,7 % bei der Entlassung als praktisch geheilt anzusehen waren, 27,5 % eine schlechte Prognose und 11,5 % eine unsichere Prognose aufwiesen, erhöhte sich der Prozentsatz der Geheilten bei Kontrollen im Laufe von 1 bis 6 Jahren auf 69,5 %, der der nicht Geheilten auf 28,7 %. Ähnliche Ergebnisse erbrachte eine Statistik von POHL

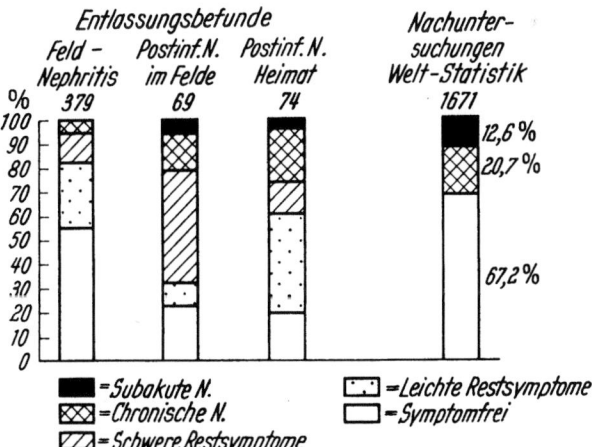

Abb. 1. Statistik des Ausgangs der akuten Glomerulonephritis (nach PILGERSTORFER, SARRE und MAHR, POHL). Die ersten 2 Säulen stellen die Entlassungsbefunde dar bei verschiedenen Formen der Nephritis (die Feldnephritis hatte einen viel günstigeren Verlauf als die postinfektiöse Nephritis, sei es im Felde oder in der Heimat). Die 3. und 4. Säule stellt das Ergebnis der Nachuntersuchungen, größtenteils der postinfektiösen Nephritiden dar

über Nachuntersuchungen von 12 Autoren bei einer Gesamtzahl von 1671 Fällen (s. Abb. 1). In 67,2% war eine definitive Heilung zu verzeichnen, 20,7% litten an einer chronischen Nephritis. 12,6% waren an ihren Nierenleiden verstorben.

Etwas günstiger waren die Ergebnisse des gleichen Autors bei Nachuntersuchungen an Kindern (1455 Fälle). Hier war in 69,58% Heilung aufgetreten, 14% wiesen eine chronische Glomerulonephritis auf, 9,6% waren verstorben und 6,82% ließen sich nicht einordnen.

Folgende Verlaufsformen lassen sich bei chronischer Glomerulonephritis abgrenzen (Abb. 2 nach HEINTZ).

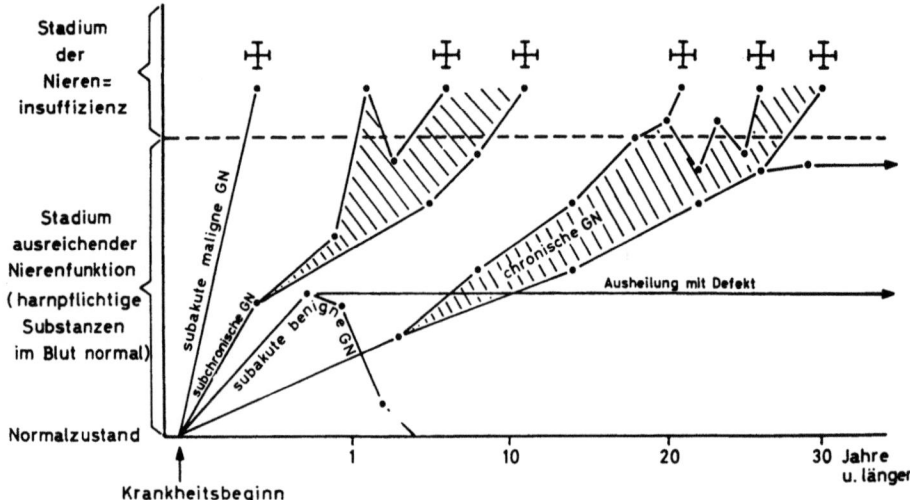

Abb. 2. Schematische Darstellung des zeitlichen Verlaufes bei verschiedenen Formen der chronischen Glomerulonephritis (nach HEINTZ)

1. Subakute diffuse Glomerulonephritis (Dauer: Monate bis zu zwei Jahren)
   a) maligne Form (Niereninsuffizienz, Hypertonie, geringe Ödeme, Proteinurie, Erythrozyturie, granulierte Zylinder). Histologischer Hauptbefund: Extrakapilläre Glomerulitis, Halbmonde.
   b) benigne Form (Proteinurie, Ödeme verschiedenen Grades, Erythrozyturie, keine oder wenig granulierte Zylinder, keine Hypertonie, keine Niereninsuffizienz). Histologischer Hauptbefund: geringe, vorwiegend herdförmige, intrakapilläre, proliferative Glomerulitis.
2. Subchronische diffuse Glomerulonephritis (Dauer bis zu 10 Jahren)
   a) vorwiegend proteinurisch-ödematöser Verlaufstyp (große Proteinurie, mäßige bis starke Ödeme, meistens keine oder nur geringfügige Blutdrucksteigerung, selten stärkere Hypertonie, keine oder nur zeitweilige Erythrozyturie, Lipidurie; »Nephritis mit nephrotischem Einschlag«, »Nephritis-Nephrose«, »Glomerulonephritis mit nephrotischem Syndrom«).
   Histologischer Hauptbefund: Membranöse Glomerulonephritis bzw. lobuläre Glomerulonephritis oder Mischform von intrakapillär-proliferativer mit membranöser Glomerulonephritis.

b) vorwiegend hypertonisch-vaskulärer Verlaufstyp (alle Schweregrade einer Hypertonie, Erythrozyturie, granulierte Zylinder im Sediment, deutliche Nierenfunktionseinschränkung, geringe Ödemneigung und geringe Proteinurie. Mitunter aus a) hervorgehend).
Histologischer Hauptbefund: intrakapillär-proliferative Glomerulonephritis stärkeren Grades.

3. Chronische diffuse Glomerulonephritis (Dauer über 10 Jahre)
Oft jahrelang klinisch latent mit nur geringer Proteinurie und leicht pathologischem Sedimentbefund, geringe Blutdrucksteigerung, zeitweise geringe Ödemneigung, lange Zeit gute Nierenfunktion.
Histologischer Hauptbefund: Geringe, sehr langsam progrediente intrakapillär-proliferative Glomerulonephritis.

Als 2 Hauptgruppen im Verlauf der chronischen Glomerulonephritis unterscheiden VOLHARD, SARRE sowie FISHBERG die *vaskuläre Verlaufsform*, bei der die Blutdrucksteigerung und die sekundär bedingten Gefäßveränderungen im Vordergrund des klinischen Bildes stehen und die *(pseudo)-nephrotische Verlaufsform*, deren Kardinalsymptom die hohe Eiweißausscheidung im Urin mit ihren Folgen, wie Hypoproteinämie, Hyperlipämie und Ödeme, darstellen, während Blutdrucksteigerung und Retention harnpflichtiger Substanzen jahrelang völlig zu fehlen pflegen.
Diese Einteilung hat sich gerade auch in prognostischer Hinsicht gut bewährt, sie stimmt mit der Klassifizierung von ELLIS annähernd überein, die u. E. aber die Bedeutung der Initialphase überbewertet.
Als *Typ I* bezeichnet ELLIS jene Fälle, die akut – oft im Anschluß an einen Infekt – mit Hämaturie begonnen haben. Es kommt entweder zu vollständiger Ausheilung der Erkrankung oder zum Übergang in die subakute Form. Andere Erkrankungen scheinen zunächst völlig auszuheilen, gehen aber über ein latentes Stadium in die Niereninsuffizienz mit Hypertonie (vaskuläre Verlaufsform) über (ENTICKNAP und JOINER).
Der *Typ II* entspricht der nephrotischen Verlaufsform und beginnt nach ELLIS schleichend, geht mit Ödembereitschaft und erheblicher Proteinurie einher. Häufig werden eine vorausgegangene Infektion und eine Hämaturie, d. h. ein akutes Stadium vermißt.
Eine Einordnung in diese Verlaufsformen ist nicht immer möglich. Es gibt mannigfaltige Zwischenformen und Übergänge von einer Verlaufsform in die andere. Für die Begutachtung ist die aktuelle Situation und die stets dubiose Prognose maßgebend.
In diesem Zusammenhang ist darauf zu verweisen, daß das *nephrotische Syndrom* einen klinischen Begriff darstellt, welcher durch eine massive Proteinurie infolge erhöhter glomerulärer Permeabilität, schwere Ödeme, Hypoproteinämie und Hyperlipämie gekennzeichnet ist.
Das Serumeiweißbild zeigt eine »nephrotische Konstellation« mit zum Teil recht erheblicher Abnahme des Gesamteiweißes. Albuminverminderung, alpha 2- und beta-Globulinvermehrung und in der Regel auch gamma-Globulinverminderung. Das »lipämische Serum« weist auf die Vermehrung der Blutfette hin. Ein gutes Maß für die Aktivität der Krankheit stellt die Blutkörperchensenkungsgeschwindigkeit dar, welche bei akuten Schüben maximal beschleunigt ist und der Schwere des Krankheitsbildes parallel geht.
Einige in der Tabelle 2 aufgeführten Grundleiden, welche als Ursache eines nephrotischen Syndroms in Frage kommen, wurden bereits besprochen (Tabelle 2, S. 321).

Was die reine »Lipoidnephrose« betrifft, so wird sie vor allem im Kindesalter, gelegentlich aber auch bei Erwachsenen angetroffen. Pathologisch-anatomisch beruht dabei die erhöhte glomeruläre Permeabilität auf einer gelegentlich nur elektronenoptisch sichtbar zu machenden Veränderung der Basalmembran.

Ob allerdings eine scharfe Trennung zwischen »Lipoidnephrose« und sogenannter lobulärer Nephritis möglich ist, scheint uns fraglich zu sein.

Noch von MUNK wurde der *Lues* eine große Rolle in der Ätiologie der Lipoidnephrose zugeschrieben. Diese Ursache ist heutzutage ganz in den Hintergrund getreten. Bei 4000 Lues-Kranken sahen THOMAS und SCHUR lediglich 12mal Nierensymptome in Form einer Proteinurie (10 bis 30 g/die) und Zylindrurie. Erwähnenswert ist, daß SCOTT und CLARK im Verlauf einer Jarisch-Herxheimer-Reaktion nach Penicillin-Behandlung das Auftreten einer Lipoidnephrose verfolgen konnten.

Gutachtlich von Bedeutung ist die Auslösung einer Lipoidnephrose durch toxische Stoffe, z. B. nach Behandlung mit bestimmten Medikamenten (siehe dazu REUBI).

Als solche kommen in Frage: Trimethadion (BARNETT; HAUGEN; NABARRO und ROSENHEIM), Gold (VALLERY-RADOT und Mitarbeiter; BEISSENBACH und Mitarbeiter), Wismut-Injektionen (BEATTIE; TZANCK und Mitarbeiter), Kaliumperchlorat (LEE und Mitarbeiter), Benemid (FLORIS und Mitarbeiter) und Tolbutamid (SCHNALL und WIENER).

Anorganische und organische Quecksilber-Präparate wurden ebenfalls als auslösende Agentien angeschuldigt (LUND und Mitarbeiter; MUNCK und Mitarbeiter; RIVA; ZOLLINGER), was von anderen Autoren wiederum abgelehnt wird (BURNACK und Mitarbeiter; GOBBATO und Mitarbeiter).

Die Entscheidung, ob die Nephrose als Manifestation der Grundkrankheit oder Therapiefolge anzusprechen ist, dürfte nicht immer leicht sein. Gerade die Frage einer Tolbutamid-Schädigung der Niere läßt sich nur schwer beantworten, da sich bei länger bestehendem Diabetes mellitus eine diabetische Nierenschädigung ebenfalls in Form eines nephrotischen Syndroms äußern kann.

Wie KIMMELSTIEL und WILSON 1936 zeigten, finden sich an den Glomerula von Patienten mit länger bestehendem Diabetes charakteristische Veränderungen in Form einer kugelförmigen Ansammlung hyaliner Substanzen. Das klinische Korrelat dazu sollte sich in einer erheblichen Proteinurie, Lipidurie, Ödemen, Hypertonie und Retinopathia diabetica manifestieren.

Nicht immer entspricht jedoch der pathologisch-anatomische Befund einer Glomerulosklerose diesem klinischen Syndrom. Nach BELL ist dies nur bei zirka 20%, nach LAIPPLY und Mitarbeiter nur in 4–6% der Fall.

Wie GOODOF nachweisen konnte, besteht eine eindeutige Beziehung zwischen Dauer des Diabetes und dem Vorkommen einer Glomerulosklerose. Daher findet man nach LUNDBAECK bei fast allen Kranken, die 15 Jahre und länger an einem Diabetes leiden, sowohl eine Glomerulosklerose als auch eine Retinopathia diabetica. Gleichzeitig ist sehr häufig eine Pyelonephritis bei der diabetischen Nephropathie vorhanden.

Zusammenfassend sei anhand einer Tabelle von REUBI die Differentialdiagnose des nephrotischen Syndroms veranschaulicht (Tabelle 2).

Läßt sich nun für die verschiedenen Verlaufsformen der Glomerulonephritis einschließlich nephrotischem Syndrom eine bestimmte *Prognose* stellen?

SARRE bezeichnet den vaskulären Verlauf als relativ lang und gutartig, während die Prognose der Nephritis mit nephrotischem Verlauf prognostisch ernster zu bewerten sei. Der gleichen Ansicht ist auch VOLHARD. Er hält die vaskuläre Form im allgemeinen

Tabelle 2: Differentialdiagnose des nephrotischen Syndroms (nach REUBI)

	Lipoidnephrose	Lobuläre Nephritis	Exsudativ-proliferative Glomerulo-nephritis	Lupusnephritis	Amyloidose	Diabetische Glomerulo-sklerose	Thrombose der Nierenvene
Intensität des nephro-tischen Syndroms	+++	+++	++	+	+++	+	++
Verlauf des nephro-tischen Syndroms	schubweise	schubweise	vorübergehend	schubweise	konstant vorhanden	oft nur vor-übergehend	konstant vorhanden
Hämaturie	0	(+)	+	+	0	(+)	(+)
Blutdruck	normal	leicht erhöht	oft erhöht	leicht erhöht	normal	deutlich erhöht	normal
Verlauf der Nephro-pathie	schubweise, oft Dauerheilung	Verschieden. Oft Stabilisierung	progressiv	progressiv	progressiv	progressiv	progressiv
Prognose	gut	verschieden	schlecht	schlecht	schlecht	schlecht	schlecht
Nierenfunktionen							
— Glomerulumfiltrat	normal oder ↓	meist ↓	Am Anfang normal, später ↓	→→	→→	→→	→→
— PAH-Clearance	normal	meist ↓	→	→	→→	→→	verschieden
Filtrierter Plasma-anteil	normal oder ↓	—	—		verschieden	verschieden	
Besondere Zeichen	—	—	Oft »nephriti-sche Ödeme«	Symptome des Lupus erythe-matodes disseminatus	bei sekundärer Amyloidose oft chron. Eite-rung oder Neoplasma	Symptome des Diabetes mellitus	Anamnese, oft Thrombose der Vena cava in-ferior

typisch für einen langjährigen Verlauf, den nephrotischen Einschlag dagegen für einen subchronischen Verlauf (s. Abb. 2). Bei Kindern und Jugendlichen scheint die chronische Glomerulonephritis gutartiger zu verlaufen. Die Chance einer Ausheilung der »Lipoidnephrose« ist bei Kindern um ein Vielfaches höher als bei Erwachsenen.

Allerdings macht VOLHARD einschränkend darauf aufmerksam, daß der vaskuläre Verlauf bei sehr hohen Blutdruckwerten bösartig innerhalb von 1 bis 2 Jahren zum Tode an Niereninsuffizienz führen und andererseits der nephrotische Verlauf gelegentlich ausheilen oder sich über Jahre hinziehen kann. Wir selbst möchten uns der Meinung von VOLHARD, SARRE, HEINTZ anschließen und auf Grund eigener Erfahrungen den vaskulären Verlauf als verhältnismäßig gutartig bezeichnen.

Jedoch zeigten auch an unserem Krankengut 4 Patienten mit nephrotischem Typ der Glomerulonephritis eine durchschnittliche Lebensdauer bis zu 15 Jahren.

Inwieweit die Therapie mit ACTH, Nebennierenrindensteroiden, anabolen Hormonen und Antibioticis die Prognose des nephrotischen Syndroms ändert, bleibt abzuwarten.

Aus einer Tabelle von SARRE geht immerhin eine deutliche Besserung des Verlaufs durch die moderne Therapie hervor.

Tabelle 3: Nachuntersuchungen von 51 Fällen chronischer Nephritis mit nephrotischem Verlauf (nach SARRE)

Beobachtungszeit	Fallzahl	gebessert %	verschlechtert %	gestorben %
1928–38 (Ffm.)	31	20	25	55
1949–59 (Frbg.)	20	70	5	20

Differentialdiagnose der chronischen Glomerulonephritis

Eine exakte Differentialdiagnose läßt sich bei den meisten Fällen von chronischer Glomerulonephritis unter Berücksichtigung von Vorgeschichte, physikalischer Untersuchung, Urinbefund und gängigen Laboratoriumsmethoden (Rest-N, Kreatinin, Harnstoff, Phenolrotprobe und Konzentrationsversuch) auch ohne Nierenbiopsie und Clearance-Verfahren stellen, doch sind die letzteren bei Verlaufskontrollen und Grenzfällen wichtig. Zur Abgrenzung gegenüber der malignen Nephroangiosklerose tragen folgende Punkte bei:

Geht die Proteinurie dem *Hochdruck* voraus, so handelt es sich um eine chronische Glomerulonephritis. Ist der Hochdruck dagegen schon länger bekannt, die Nierenschädigung erst sekundär aufgetreten, so ist eine chronische Glomerulonephritis unwahrscheinlich. Alle chirurgisch bedingten Hochdruckformen kommen hier in Frage (einseitige hypoplastische Niere, einseitige Pyelonephritis, Tumor, Nierenarterienstenose usw.).

In der Regel verschlechtert sich eine *Urämie* bei maligner Sklerose, wenn einmal vorhanden, schneller, während sie sich bei chronischer Glomerulonephritis langsamer und gleichmäßiger entwickelt (WOLLHEIM und MOELLER). Bei letzterer ist die *Anämie* ausgeprägter und das typische Hautkolorit häufiger vorhanden.

Die *Proteinurie* erreicht bei maligner Nephroangiosklerose seltener Werte über 2 ⁰/₀₀ Esbach.

Eine ausgesprochene Schrumpfniere findet sich röntgenologisch bei Glomerulonephritis häufiger.

Pyelonephritis

Pathogenese und Klinik

Pathogenese und Klinik der akuten und der chronischen Pyelonephritis werden hier nur so weit erörtert, als es für die Fragen der Begutachtung erforderlich ist. Auf die ausführlichen Darstellungen der Pyelonephritis bei STAEHLER (1959), SARRE (1959), REUBI (1960), QUINN und KASS (1960), BROD (1956), STRAUSS und WELT (1963) und COLBY (1959) sei hingewiesen.

Die Pyelonephritis ist eine *infektiöse* Erkrankung der Nieren, die durch eine primäre entzündliche Reaktion von Nierenbecken und Interstitium auf eindringende Mikroorganismen mit nachfolgender Beeinträchtigung der Nephrone und des Gefäßsystems charakterisiert werden kann. Diese Definition erlaubt eine Abtrennung der Pyelonephritis von anderen Formen interstitieller Nierenerkrankungen, die histologisch der Pyelonephritis entsprechen (SPÜHLER 1953), sich aber pathogenetisch von ihr unterscheiden (ZOLLINGER 1945), wie z. B. die interstitiellen Nephritiden bei manchen Infektionskrankheiten (Scharlach, Leptospirosen, Diphtherie, Typhus, Masern, Lues), die zuerst von SPÜHLER (1953) und ZOLLINGER (1955) beschriebene chronische interstitielle Nephritis nach Phenacetin-Abusus sowie die akute interstitielle Nephritis nach Hämolyse und nach Amanitin-Vergiftung (NIETH, GAYER, MÜLLER 1965).

Makroskopisch und mikroskopisch ist die ungleichmäßige Verteilung der pathologischen Veränderungen, die fokale Beteiligung einer oder beider Nieren, das hervorstechendste Merkmal der Erkrankung, wobei die Infiltration mit polymorphkernigen Leukozyten nach KIMMELSTIEL (1960) die einzige pathognomonische Veränderung ist, während die regressiven Veränderungen an den Glomerula und Tubuli sowie gegebenenfalls die Gefäßveränderungen im Sinne einer hyperplastischen Arteriosklerose sekundäre Erscheinungen sind.

Die Entwicklung einer Pyelonephritis kann auf 3 Wegen zustande kommen:

   a) hämatogen,
   b) aszendierend,
   c) lymphogen (Kontaktinfektion).

Der *hämatogene* Weg scheint beim Menschen recht häufig zu sein, wobei als Keime vorwiegend Staphylokokken, Enterokokken und Escherichia coli in Betracht kommen. Jeder Bakterienstreuherd (am Integument besonders Furunkel und Karbunkel) und vor allem jeder Sepsisentwicklungsherd, sei er thrombophlebitisch, lymphangitisch, endokarditisch oder in einem Hohlorgan gelegen, kann Ausgangsort sein. Die Pyelonephritis kann auch von eitrigen Kopfherden an Zähnen, Tonsillen und Nebenhöhlen ausgehen; ebenso können auch eitrige Knochenprozesse die Ursache einer Pyelonephritis sein, wobei die zumindest vorübergehende Übereinstimmung in der Keimbesiedelung der Osteomyelitis und der Niere für die Frage des Zusammenhanges von Wichtigkeit ist. Auch eine hämatogene Koliinfektion wurde nachgewiesen, die von Enteritiden, Appendizitiden und Kolitiden ihren Ursprung nimmt, aber auch bei Obstipationen und Meteorismus beobachtet wird (s. bei STAEHLER 1959). Mißbildungen wie Zystennieren, Hufeisennieren und Nierenhypoplasien begünstigen das Angehen hämatogener Infektionen einerseits als Locus minoris resistentiae, andererseits, weil häufig begleitende Abflußbehinderungen das Haftenbleiben der Keime begünstigen. Auch Nierentumoren fördern die Entwicklung einer Pyelonephritis; dabei ist es schwer zu entscheiden, ob die Infektion hämatogen oder aszendierend erfolgt.

Beispiel: 34jähriger Mann erlitt eine komplizierte rechtsseitige Oberschenkelfraktur als Betriebsunfall mit anschließender langwieriger Eiterung im Frakturgebiet. Während der 4-monatigen Klinikbehandlung trat 6 Wochen nach dem Unfall eine rechtsseitige Pyelonephritis mit anschließender Nephrolithiasis auf. Im Wundabstrich und im Katheterurin werden zu gleicher Zeit bei Beginn der Pyelonephritis die gleichen Staphylokokken gefunden. Später bestand eine Mischinfektion.

Auch die *Aszension* von Keimen ist meistens durch krankhafte Veränderungen im Bereiche der ableitenden Harnwege bedingt, hierzu gehören wiederum Stenosen der Ureteren, die Nephrolithiasis, Mißbildungen wie gedoppeltes Nierenbecken, Megaureter (auf Megakolon achten!) und Ureter duplex, weiterhin die Harnstauung durch ein aberrierendes Nierengefäß sowie durch Prostatitis und die Prostatahypertrophie. Das seltene Krankheitsbild der retroperitonealen Fibrose (ALBARRAN-ORMOND-SYNDROM) führt ebenfalls durch die dabei kaum je ausbleibende Obstruktion der Harnleiter zu aufsteigenden Pyelonephritiden, Hydronephrosen und schließlich zur Urämie. Klinisch ist dieses Syndrom von abdominalen Tumoren nicht zu unterscheiden, die Diagnose wird erst bei der Operation gestellt (Literatur bei GANZONI und SIEGENTHALER 1963). Mißbildungen der Niere, wie Nierenhypoplasien, Hufeisennieren und Zystennieren, begünstigen ebenfalls die Entwicklung einer Pyelonephritis, sei es, daß es durch die Mißbildung zu einer Abflußstörung kommt, sei es, daß die Infektion auf ein genetisch unterwertiges Gewebe trifft (vgl. a. Bd. I, S. 570).

Die durch die Schwangerschaft bedingte hormonal erzeugte Atonie des Ureters, die zu einer Weitstellung desselben, zu einer Herabsetzung der Peristaltik und damit zu einem verzögerten Harnabfluß führt, stellt nach STOECKEL (1938) die wichtigste Ursache für das häufige Auftreten der Pyelonephritis in der Schwangerschaft dar, während der Kompression der Ureteren durch den Uterus oder den kindlichen Kopf keine so erhebliche Bedeutung zukommt.

Eine ähnliche prädisponierende Bedeutung für die Entwicklungsmöglichkeit einer Pyelonephritis hat die Wanderniere, die nur selten Folge eines direkten Nierentraumas, sondern Ausdruck einer anlagebedingten Bindegewebsschwäche ist. Allerdings muß eingeräumt werden, daß hochgradige Abmagerungen, wie sie in der Kriegsgefangenschaft und der Konzentrationslagerhaft aufgetreten sind, verbunden mit direkter Traumatisierung der Nierengegend, die Beweglichkeit einer Niere dann steigern können, wenn der Aufhängeapparat als Ausdruck einer allgemeinen Bindegewebsschwäche (asthenischer Habitus, Status varicosus, Senkfüße) unterwertig ist (s. a. Bd. I, S. 576).

In den letzten Jahren ist von amerikanischer Seite auf die Bedeutung des vesikoureteralen Refluxes bei der Genese der aszendierenden Infektion hingewiesen worden. Offenbar spielt diese Erscheinung bei der Hälfte der kindlichen Pyelonephritiden eine große Rolle (KJELLBERG und Mitarbeiter 1957, EDWARDS 1961, ROSENHEIM 1963). Die Ursachen des vesiko-ureteralen Refluxes sind in Tabelle 4 zusammengestellt. Nach Untersuchungen an Kindern ist die idiopathische Form die häufigste. Bei Erwachsenen liegen bisher noch nicht genügend Untersuchungen vor, insbesondere nicht bei Gesunden, so daß die Bedeutung des vesiko-ureteralen Refluxes für die Pyelonephritis des Erwachsenen noch nicht endgültig beurteilt werden kann. Eine sichere Ursache ist in den Abflußbehinderungen der unteren Harnwege zu finden, wozu postoperative Adhäsionen, die Prostatahypertrophie und ebenfalls die Zystozele mit Inkontinenzerscheinungen zu rechnen sind. Es steht weiterhin fest, daß ein Teil der Fälle, der bisher als primäre Pyelonephritis bezeichnet und auf eine hämatogene Infektion bezogen wurde, aszendierend durch eine Ureterenostium-Insuffizienz zustande kommt. – Als besondere Form der aszendierenden Infektion muß die Tatsache angesehen werden, daß Infektionen im subepithelialen Bindegewebe des Ureters bis ins Interstitium der Niere aufsteigen können (TALBOT 1958).

Tabelle 4: Ursachen des vesiko-ureteralen Refluxes

1. Anomalitäten des Ureterostiums
   a) Kongenital
      z. B. ektopische Ureteren, Ureter duplex
   b) Erworben
      Infektion
      Tuberkulose
      Trauma (Ureterstein, chirurg. Eingriff)
2. Infektion (Zystitis)
3. Abflußbehinderung in den unteren Harnwegen
4. Neurogene Blase (angeboren, erworben)
5. Megaureter
6. Idiopathisch (mit chron. Pyelonephritis)
(nach ROSENHEIM, M. L., Brit. Med. J. 1963, 1433)

Die *neurogenen Störungen der Blasenfunktion* begünstigen durch das gestörte Zusammenspiel der Blasenmuskulatur – einerseits durch dadurch bedingte Inkontinenzerscheinungen, andererseits durch eine Ureterenostium-Insuffizienz – das Aufsteigen von Keimen und Angehen von Infektionen. Störungen der Blasenfunktion können bei zerebralen Prozessen (Verletzungen, Tumoren, apoplektischen Insulten, Enzephalitiden, Enzephalomalazien usw.), Verletzungen und Erkrankungen des Rückenmarks und der peripheren die Harnblase versorgenden Nerven vorkommen.

Nach Untersuchungen von TÖNNIS und BISCHOF (1961) (ausführliche Literatur daselbst) führen zerebrale Tumoren jeder Art und jeden Sitzes mit und ohne Hirndruckzeichen in 2,9% zu Blasenfunktionsstörungen, wobei die mit vorwiegender Blasenhypertonie supratentoriell, die mit überwiegender Hypotonie infratentoriell lokalisiert sind.

Neurogene Blasenstörungen kommen bei Rückenmarksaffektionen jeder Genese vor (Querschnittslähmung, Herdbildungen, Bandscheibenvorfällen, Tumoren, Myelitis, Multipler Sklerose, Poliomyelitis, myatrophischer Lateralsklerose, Friedreich'scher

Ataxie), dabei ist die Art der Störung von der Lokalisation des pathologischen Prozesses abhängig (Übersichten bei STAEHLER 1959, BODECHTEL 1961). Bei Schädigungen oberhalb von Th 11, also bei erhaltenem Reflexbogen, wird die Blase bei einem gewissen Füllungszustand reflektorisch entleert, wobei verbleibender Restharn das Angehen der Infektion begünstigt (spinale Reflexblase). Tieferliegende Läsionen zwischen Th 11 und S 4 führen durch Unterbrechung des Reflexbogens zur paralytischen Blase. Durch Überdehnung der Blasenwandung und erheblichen Restharn wird der Ostiumverschlußmechanismus aufgehoben und das Aufsteigen der Infektion ermöglicht (autonome Reflexblase) (GÖTZEN und BOEMINGHAUS 1954). Die gleichen Folgen hat die sensorische Atonie bei Syringomyelie, Tabes dorsalis und funikulärer Myelose, perniziöser Anämie, sowie die posttraumatische Atonie beim spinalen Schock und die postoperative Atonie nach abdominalen Operationen, Geburten und besonders nach Rektumamputation. Schädigungen der Cauda equina führen ebenfalls zur Atonie, und ähnliche Bilder können auch vorübergehend durch eine Polyneuritis (z. B. nach Trikresylphosphatvergiftung) bedingt sein (BODECHTEL 1961). – Als Folgekrankheit zahlreicher Affektionen des Nervensystems kann also die Pyelonephritis bei Zusammenhangsfragen zur Diskussion stehen.

Die *lymphogene* Infektion trifft vorwiegend die rechte Niere. Eine Lymphgefäßverbindung zwischen Colon ascendens und rechter Niere wurde bereits von FRANKE (1911) beschrieben. Die Bedeutung der lymphogenen Infektion für die Genese der vorwiegend rechtsseitigen Schwangerschaftspyelonephritis wird besonders von gynäkologischer Seite immer wieder betont (MARTIUS, STOECKEL), wobei die die Gravidität begleitende Obstipation das Abwandern der Bakterien auf dem Lymphwege begünstigt. Auch gibt die Appendizitis nicht selten zur Coli-Pyelonephritis Anlaß, allerdings häufiger ältere Appendiziditen und perityphlitische Abszesse (STAEHLER 1960). Im allgemeinen muß jedoch angenommen werden, daß selbst vom Darm aus eine hämatogene Infektion häufiger als eine lymphogene ist (HEITZ-BOYER 1922).

Die *akute Pyelonephritis* spielt in der Begutachtung nur selten eine Rolle, ein Zusammenhang mit schädigenden Einflüssen, z.B. des Wehrdienstes, ergibt sich einerseits aus der Koinzidenz, andererseits aus der Frage, ob das angeschuldigte Ereignis als Bedingung für die Erkrankung geeignet war (hochgradige akute Erschöpfung, Durchnässung usw.). Gelegentlich kann auch einmal eine Deflorationspyelonephritis nach Notzuchtverbrechen Gegenstand der Begutachtung sein. Es muß jedoch darauf hingewiesen werden, daß jede zunächst als akute Pyelonephritis erscheinende Nierenerkrankung auch der akute Schub einer chronischen Erkrankung sein kann. Die Prüfung der Nierenfunktion ist daher auch bei einer akuten Erkrankung nach Abklingen der akut-entzündlichen Erscheinungen erforderlich. Dies ist sowohl für die Therapie der Erkrankung als auch für die versicherungsmedizinische Beurteilung, ob das Leiden im Sinne der Entstehung oder der Verschlimmerung Schädigungsfolge (z. B. WDB) ist, von Wichtigkeit. Ein Harnwegsinfekt nach instrumentellen urologischen Eingriffen oder nur nach Blasenkatheterisierung kann gelegentlich Anlaß zu einer Schadenersatzforderung geben. Gerade hierbei ist die Frage nach dem Vorliegen eines chronischen latenten Infektes, der durch den Eingriff zur Exazerbation kam, von Bedeutung. Ein schuldhaftes Verhalten ist nur dann – wenn überhaupt – zu diskutieren, wenn das Vorliegen einer chronischen Infektion (auch der Prostata) ausgeschlossen wurde oder die Indikationsstellung mangelhaft war.

Chronische Pyelonephritis

Die Begutachtung bakteriell-entzündlicher Erkrankungen der Niere und der ableitenden Harnwege erstreckt sich heute dagegen in überwiegendem Ausmaß auf chronische Erkrankungen, die als Folge von Schädigungen während des Wehrdienstes und der Gefangenschaft oder als Schäden nach dem Bundesentschädigungsgesetz geltend gemacht werden, die also auf 15–25 Jahre zurückliegende Ereignisse zurückgeführt werden.

Die Schwierigkeit der Begutachtung der chronischen Pyelonephritis ergibt sich bereits daraus, daß sie die häufigste Nierenerkrankung ist und mehr als doppelt so häufig beobachtet wird wie die chronische Glomerulonephritis. Dies folgt aus den statistischen Erhebungen von pathologisch-anatomischer Seite aus den Jahren 1924–1960, wobei die chronische Pyelonephritis in 2–9 % der Fälle im Obduktionsmaterial gefunden wurde. Sehr eindrucksvoll sind dabei die Befunde von RAASCHOU (1948), daß von den autoptisch festgestellten Pyelonephritiden nur etwa ein Sechstel klinisch diagnostiziert worden war. Um die Häufigkeit von Nierenerkrankungen in der Durchschnittsbevölkerung in grober Annäherung beurteilen zu können, untersuchten GLOGNER und DÜRR kürzlich in einer schwäbischen Kleinstadt von 10 000 Einwohnern den Urin auf Eiweiß und fanden eine Proteinurie in 0,28 % der sich zu 80 % an der Untersuchung beteiligenden Bevölkerung.

Die außerordentliche Verschiedenartigkeit der Krankheitsabläufe bei der chronischen Pyelonephritis erschwert die Diagnose der Erkrankung; die gelegentliche Symptomatik, die nicht primär an eine Nierenerkrankung denken läßt, gibt zu Fehlbeurteilungen Anlaß und kann bei der Erörterung der Zusammenhangsfrage die Kausalitätskette unterbrechen. In der Tabelle 5 sind deshalb die Erscheinungsformen der chronischen Pyelo-

Tabelle 5: Erscheinungsformen der chronischen Pyelonephritis

1. Stille Form mit Übergang in chronische Niereninsuffizienz
2. Schubweiser Verlauf mit akuten Exazerbationen
3. Verlauf mit renaler Hypertonie
4. Natriumverlust-Pyelonephritis
5. Kaliumverlust-Pyelonephritis
6. Verlauf mit renaler hyperchlorämischer Azidose und renaler Osteopathie
7. Xanthomatöse Pyelonephritis
8. Pyelonephritis bei Gravidität
9. Pyelonephritis bei Diabetes mellitus

nephritis zusammengestellt, wobei die symptomenarme Verlaufsform die häufigste Form der Erkrankung ist. *Klinisch* weisen Müdigkeit, Kopfschmerzen und eine Anämie allgemein auf einen chronischen Infekt hin, der sich durch weitere Untersuchungen (BSG, Blutbild, Elektrophorese, Serumeisen) sichern läßt. Die auf eine Nierenerkrankung hinführenden Symptome der schwachen Blase, des vermehrten Durstes, der Pollakisurie und der Dysurie werden oft besonders bei Frauen bagatellisiert, unklare Rückenschmerzen als statisch bedingt angesehen. Diese Fehlbeurteilungen werden dadurch begünstigt, daß Leukozyten im Harn intermittierend fehlen können, ja der bakteriologische Befund negativ sein kann. Die Diagnose wird häufig erst beim Auftreten einer Urämie oder eines akuten pyelonephritischen Schubes gestellt. Abb. 3 zeigt die Verlaufsformen in einer schematischen Darstellung von BERNING (1961).

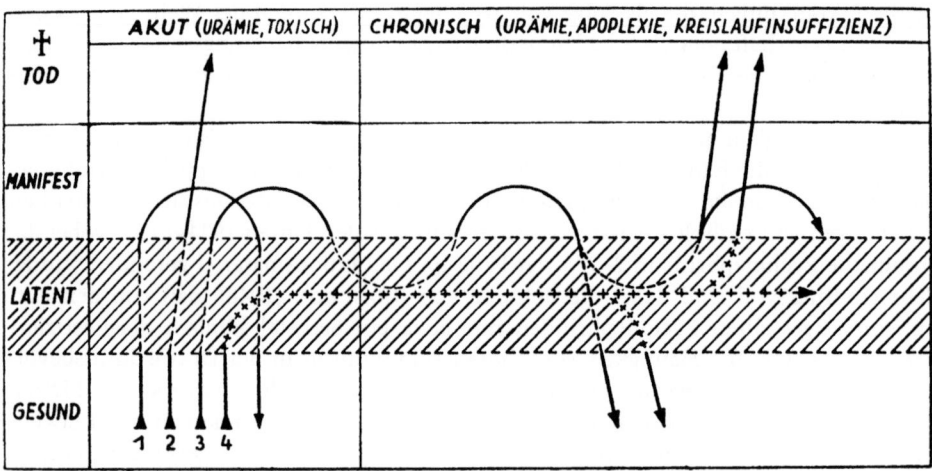

Abb. 3. Die verschiedenen Verlaufsformen der Pyelonephritis. Schematische Darstellung von BERNING (1961)

Der Gutachter steht jedoch häufiger vor der Frage nach dem Zusammenhang einer seit Jahren mit wiederholten akuten Exazerbationen verlaufenden »chronischen Nierenbeckenentzündung« mit Schädigungen des Wehrdienstes oder der Verfolgung. Hierzu ist zu bemerken, daß es keine akute »Pyelitis« gibt, die nicht mit entzündlichen Infiltraten im Nierenparenchym einhergeht, selbst wenn es sich um eine aszendierend aufgetretene Form handelt. So eindeutig diese Befunde bereits bei der akuten Erkrankung sind, um so ausgeprägter sind sie bei den chronisch rezidivierenden Formen, so daß man bei jeder chronisch rezidivierenden Pyelonephritis auf die Dauer mit faßbaren Störungen der Nierenfunktion rechnen muß.

Auch bei der *Beurteilung der Hypertonie* hat die Pyelonephritis eine erhebliche differentialdiagnostische Bedeutung, denn ein großer Teil der Pyelonephritiden geht mit einer renalen Hypertonie einher. Nachdem HARTWICH an der Volhard'schen Klinik (1930) und GOLDBLATT und Mitarbeiter (1934) im Experiment zeigen konnten, daß einseitige Nierendurchblutungsstörungen fortschreitende Hypertonien auszulösen vermögen, ergab die klinische Untersuchung bald, daß unter den Hochdruckformen renaler Genese die pyelonephritische Schrumpfniere die häufigste einseitige Nierenerkrankung mit Hochdruckfolge darstellt. Aus der Weltliteratur zusammengestellte Pyelonephritiden gehen in 28–44 % mit Hochdruck einher (DREYER 1951, COLBY 1959, GRIEBLE und JACKSON 1960). Nach einer Zusammenstellung von SARRE (1959) wurde bei der klinischen Diagnose »essentielle Hypertonie« autoptisch in 6,1 % der Fälle eine pyelonephritische Schrumpfniere gefunden, die unerkannt geblieben war. GRIEBLE und JACKSON fanden bei 90 »essentiellen Hypertonikern« in 13 % einen Harnwegsinfekt (S. 270).

Nach BROD (1956) geht die Hypertonie bei der Pyelonephritis etwa doppelt so häufig (in 19 %) in eine maligne Hypertonie über wie die essentielle Hypertonie (in 10 %). Aus diesen statistischen Erhebungen ergibt sich bereits, daß die Hypertonie bei der chronischen Pyelonephritis etwa ebenso häufig zur Entwicklung kommt wie bei der chronischen Glomerulonephritis, wenn man bei letzterer die vaskuläre und die nephrotische Verlaufsform zusammen betrachtet.

Gelegentlich wird die eingehende Untersuchung der Nierenfunktion bei Hypertonikern eine renale Erkrankung als Ursache der Hypertonie verifizieren können, während auch umgekehrt bei einer über mehrere Jahre hinaus bestehenden Hypertonie die renale Ursache dieser Erkrankung bei normaler Nierenfunktion unwahrscheinlich wird. Mehrere derartige Fälle mit normaler Nierenfunktion und Hypertonie, die fälschlich als chronische Glomerulonephritis oder Pyelonephritis und WDB-Folge angesehen wurden, haben wir in den letzten Jahren untersucht.

In einer Reihe der Fälle führt die besondere Lokalisation der entzündlichen Affektion im Interstitium der Niere – und zwar besonders bei der aszendierenden Form – zu isolierten Störungen der Nierenfunktion, die den Mineral- und Säure-Basenhaushalt betreffen. Diese sekundären Störungen des Elektrolythaushaltes, die zum Teil die körperliche Leistungsfähigkeit im Sinne einer Herabsetzung des Muskeltonus beeinflussen, aber auch über eine Entsalzung des Skelettsystems die Erwerbsfähigkeit beeinträchtigen können, müssen bei der Beurteilung der Höhe der Mind. d. Erwerbsf. berücksichtigt werden. Auch kann eine chronische Pyelonephritis gelegentlich nur in derartigen Elektrolythaushaltsstörungen zum Ausdruck kommen, so daß die richtige Einschätzung dieser Veränderungen als Brückensymptome gutachtliche Bedeutung erlangt.

Es seien daher im folgenden 3 Formen des Elektrolytverlust-Syndroms bei der chronischen Pyelonephritis dargestellt. Aus Abb. 4 geht die Lokalisierung dieser Störungen im distalen Tubulus hervor.

Natriumverlust-Pyelonephritis

Jede chronische Niereninsuffizienz tendiert, wenn sie ins Stadium der Isosthenurie kommt, zu einem Natriumverlust, der durch die Zwangspolyurie bedingt ist, um das Angebot harnpflichtiger Substanzen und saurer Valenzen trotz eingeschränkten Konzentrierungsvermögens auszuscheiden. Diese Zwangspolyurie ist eine osmotische Diurese, bei der es parallel zur Zunahme des Harnzeitvolumens zu einer Zunahme der Natriumausscheidung kommt (RAPAPORT und WEST 1950). Bei der pyelonephritischen Natriumverlust-Niere treffen zusätzlich entzündliche oder degenerative Schädigungen die distalen Tubulusanschnitte und die Sammelrohre, wo nach Untersuchungen von PITTS, BERLINER, WIRZ, ULLRICH u. a. (Literatur siehe SARRE und GAYER 1959, SARRE 1959, REUBI 1960) Ionenaustauschprozesse und ein wesentlicher Teil der Natriumrückresorption im Zusammenhang mit Konzentrierungsvorgängen im Haarnadelgegenstromsystem lokalisiert sind, so daß ein zusätzlicher Natriumverlust zustande kommt und pro Tag in Extremfällen bis zu 30 g Kochsalz ausgeschieden werden. Klinisch macht sich dieses Syndrom, das auch bei anderen Nierenerkrankungen beobachtet wird, zunächst in Müdigkeit, Apathie und Wadenkrämpfen bemerkbar, bei stärkerem Defizit kommt es zur Exsikkose, Blutdruckabfall, Adynamie und stärkerem Durst. Auf die differentialdiagnostische Bedeutung der Nebennierenrindeninsuffizienz soll hier nur verwiesen werden.

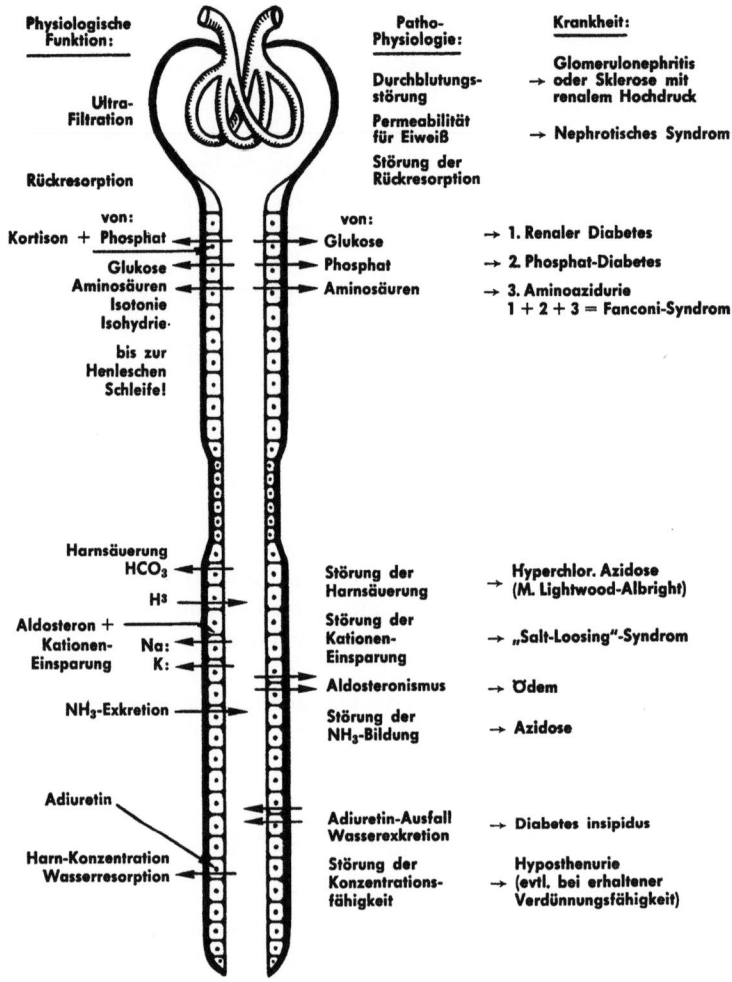

Abb. 4. Schematische Darstellung der Lokalisation einiger Partialfunktionen im proximalen und distalen Nephron mit ihren Störungen und daraus folgenden Erkrankungen bzw. Syndromen. Hormonale Beeinflussung (+ fördernd). (Modifiziert nach SARRE 1958)

Kaliumverlust-Pyelonephritis

Die Kaliumverlust-Niere ist ein wesentlich selteneres Elektrolytverlust-Syndrom. Hierbei liegen Störungen des Elektrolytaustausches im distalen Tubulus vor. Bei Störungen der Wasserstoff- und Ammoniumionen-Sekretion und somit der Unfähigkeit der Niere, einen sauren Urin zu bilden (Anazidogenese), wird zum Austausch gegen Natrium vermehrt Kalium ausgeschieden. Durch den Kaliummangel kommt es zu allgemeiner Schwäche, Benommenheit, psychischen Alterationen, Adynamie, passageren Lähmungen und EKG-Veränderungen (Schema der EKG-Veränderungen bei Elektrolytverschiebungen siehe Abb. 5) (MAHLER und STANBURY 1956, EALES und LINDER 1959).

Pyelonephritis mit renaler hyperchlorämischer Azidose
(LIGHTWOOD-ALBRIGHT)

Die Pathogenese der hyperchlorämischen Azidose ist der der Kaliumverlust-Niere ähnlich. Hier steht die Herabsetzung der Wasserstoffionen-Sekretion und eng verbunden damit der Bikarbonat-Rückresorption im Vordergrund (PITTS, SULLIVAN und DORMAN 1954, GREENSPAN 1949, SMITH und SCHREINER 1954). Durch den chronischen Alkalimangel, der durch den Verlust von Natrium und Kalium als Bikarbonat bedingt ist, wird Kalzium als Kation zur Säureausscheidung benutzt, wodurch es zur Osteoporose und bei Kindern zu Wachstumsstörungen kommt. Die vermehrte Kalzium-Ausscheidung verursacht gelegentlich eine röntgenologisch nachweisbare Nephrokalzinose. Auch die Niereninsuffizienz bei der chronischen Pyelonephritis kann mit

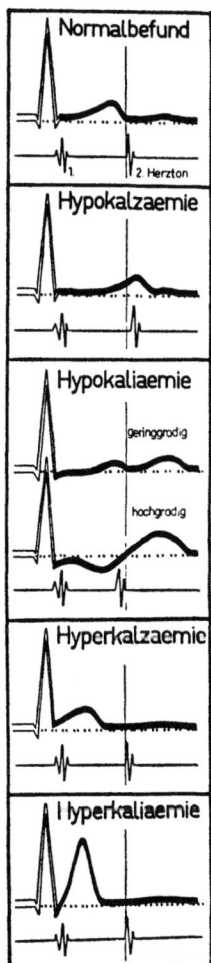

Abb. 5. Übersicht über die typischen Veränderungen des Kammerendteiles des EKG bei Mineralhaushaltsstörungen. Markierung der frequenzentsprechenden QT-Dauer (und damit des normalen Beginns des 2. Herztones) durch eine senkrechte Linie

einer Hyperphosphatämie einhergehen, so daß sich ein sekundärer Hyperparathyreoidismus mit entsprechenden Skelettveränderungen entwickeln kann.

Ausgeprägte Osteoporosen in mittlerem Lebensalter sind dementsprechend auf eine Nierenaffektion verdächtig und können im Zusammenhang mit einer chronischen Pyelonephritis Schädigungsfolge sein. Im ganzen sind *renale Osteopathien* im Vergleich zur Altersosteoporose außerordentlich selten, so daß für die Annahme eines Zusammenhanges gründliche Untersuchungen des Elektrolythaushaltes und des Skelettsystems erforderlich sind.

Die *xanthomatöse Form* der chronischen Pyelonephritis wird bei der Begutachtung kaum eine Rolle spielen. Sie sei der Vollständigkeit halber hier kurz erwähnt. Die Besonderheit liegt im röntgenologischen, makroskopischen und mikroskopischen Befund, der durch ein tumorartig wachsendes xanthomatöses Granulationsgewebe bedingt ist. Hierbei sind Verwechslungen mit Nierentumoren und Zysten möglich. Beziehungen zum Diabetes mellitus und anderen Stoffwechselerkrankungen bestehen offenbar nicht. Das Krankheitsbild wurde erstmals von SCHLAGENHAUFER (1916) beschrieben, seitdem sind 50 Fälle bekannt geworden.

Die durch die Pyelonephritis bedingten Komplikationen des Diabetes mellitus spielen in der Begutachtung recht häufig eine Rolle. Während ein ausreichend eingestellter komplikationsloser Diabetes mellitus die Erwerbsfähigkeit nicht einschränkt, werden Lebenserwartung und Erwerbsfähigkeit des Diabetikers durch das Auftreten einer Pyelonephritis sehr bald beeinträchtigt. Die Beurteilung der Mind. d. Erwerbsf. richtet sich dann nach den unten angegebenen Richtlinien (s. a. S. 654).

Die Pyelonephritis kommt bei Diabetikern nach HEUCHEL und Mitarbeiter (1961) in 7,2 % der Fälle klinisch manifest zur Beobachtung, das ist mehr als 10mal so häufig wie bei der Durchschnittsbevölkerung. Sie ist nach der Glomerulosklerose und der Arteriosklerose die dritthäufigste Nierenerkrankung beim Diabetiker und macht etwa 25 % der klinisch nierenkranken Diabetes-Fälle aus. Bei einer Untersuchung der Todesursachen beim Diabetes mußte DITSCHERLEIN (1963) die Pyelonephritis allerdings doppelt so häufig (5,7 %) wie die vaskulären renalen Erkrankungen (2,57 %) anschuldigen. Der Verlauf der Pyelonephritis ist beim Diabetiker entsprechend der herabgesetzten Infektresistenz wesentlich schwerer als bei Stoffwechselgesunden. Während die Papillennekrosen bei letzteren nur in 0,48 % der pyelonephritischen Fälle beobachtet wurden und dann meistens mit Abflußbehinderungen verbunden sind, treten sie bei Diabetikern mit Pyelonephritis in 5,1 % auf und sind kaum auf Abflußbehinderungen zu beziehen (DITSCHERLEIN 1963). Auch Nierenabszesse und -karbunkel sind relativ häufig, die dadurch bedingten Funktionsausfälle können sehr erheblich sein und bis zur pyelographisch stummen Niere gehen.

Die Häufigkeit von tödlichen Nierenaffektionen nimmt beim Diabetiker mit dem Lebensalter deutlich zu. Vor dem 40. Lebensjahr beträgt der Anteil 2,5 % und steigt kontinuierlich bis auf 11 % bei einem Lebensalter über 70 Jahren an. Der Anteil der Pyelonephritis beträgt dabei im Durchschnitt 66 %. Die Zunahme der Nierenaffektionen ergibt sich jedoch nicht nur in Relation zum Lebensalter, sondern auch zur Dauer der Krankheit. Die mittlere Lebenserwartung eines Diabetikers betrug 1900 4,9 Jahre, und eine renale Todesursache wurde in 3,4 % gefunden. Bis 1952 stieg die mittlere Lebenserwartung (durch die Insulin-Therapie) auf 15 Jahre, der Anteil der renalen Todesursachen auf 6,7 % (JOSLIN und Mitarbeiter 1952). Dieser Anteil stieg bis 1962 weiter auf 12,9 % (dabei 80 % Pyelonephritiden) (DITSCHERLEIN 1963).

In der Beurteilung der Zusammenhangsfrage zwischen äußeren Schädigungen (Wehrdienst, Inhaftierung, Leben im Versteck) und Pyelonephritis bei Diabetikern ist äußerste Zurückhaltung geboten. Die große Koinzidenz zwischen beiden Krankheiten unter normalen Bedingungen läßt es im allgemeinen für wahrscheinlicher gelten, eine Pyelonephritis vor allem auf den Diabetes und kaum auf andere Ursachen zu beziehen. Ein Zusammenhang ist aber dann gelegentlich im Sinne der Verursachung oder häufiger der Verschlimmerung wahrscheinlich, wenn der Diabetes durch schädigende Einflüsse dekompensierte, dadurch die Infektresistenz abnahm und während dieser Zeitspanne akute pyelonephritische Symptome auftraten.

Die Beurteilung der Zusammenhangsfrage wird bei der *Pyelonephritis der Frau* durch eine Reihe von Faktoren beeinflußt, die durch die Gravidität und deren Folgekrankheiten bedingt werden. Nach einer Reihe von Statistiken ist die Häufigkeit der Pyelonephritis im Obduktionsmaterial bei Frauen etwa um die Hälfte größer als bei Männern (KIMMELSTIEL 1960). Dabei ist besonders das 4. und 5. Lebensjahrzehnt bevorzugt, wo die Häufigkeit doppelt so hoch wie bei Männern ist. In der Gravidität wird eine Pyelonephritis nach KASS (1962) in 1–2 % der Fälle klinisch manifest; das ist etwa 6mal so häufig wie bei der Durchschnittsbevölkerung. Die Häufung im 4. und 5. Dezennium wird also einmal durch die nicht ausgeheilte Schwangerschafts-Pyelonephritis, zum anderen durch neu hinzukommende Harnwegsinfekte bedingt, die durch postpartale Schwäche der Beckenbodenmuskulatur mit Zysto- und Rektozele sowie Inkontinenzerscheinungen nach Verletzungen und Zangengeburten begünstigt werden. Bei der Beurteilung z. B. von Verfolgungsschäden sind diese Ursachen bei Pyelonephritis zu berücksichtigen. Eine angeblich während des zweiten Weltkrieges erworbene und fortbestehende Pyelonephritis mit Niereninsuffizienz verliert auch dann an Wahrscheinlichkeit, wenn in der Zwischenzeit normale Graviditäten und Geburten stattgefunden haben, denn eine vorbestehende chronische Pyelonephritis hätte mit großer Wahrscheinlichkeit zur Exazerbation oder gar zur Pfropfgestose geführt.

Die *Pyelonephritis bei Typhus abdominalis und Paratyphus* war vor der Antibiotika-Ära eine häufige Begleiterscheinung dieser Erkrankungen. Bei der Schwere der Allgemeinerscheinungen wurde sie oft übersehen. Je nach der Virulenz der Erreger und der Abwehrlage des Organismus kann es dabei an der Niere zu schweren Tubulusnekrosen, Verquellungen der Basalmembranen der Glomerula und/oder zu interstitiellen nekrotisierenden Infiltraten kommen. Die klinischen Erscheinungen können von einer leichten Pyelitis bis zu einem schweren nephrotischen Syndrom gehen. Die schweren Erscheinungen von seiten der Niere (früher Nephro-Typhus genannt) – durch schwere Elektrolythaushaltsstörungen und Schocknierenmechanismus – sind jedoch selten. Die Pyelonephritis typhosa heilt im allgemeinen folgenlos aus. Gelegentlich kann sie rezidivieren – auch kurze Zeit nach Ausheilung des Typhus – dann sind wieder massenhaft Typhusbakterien im Urin nachweisbar (BINGOLD 1954). Seit der Verwendung von Antibiotika haben sich die renalen Komplikationen des Typhus außerordentlich verringert (SARRE 1959).

Ein großer Teil der chronischen Pyelonephritiden ist mit einer Nephrolithiasis vergesellschaftet. Die Häufigkeit von Nierensteinen wurde von BELL (1950) mit 0,97 % im Obduktionsmaterial und mit 0,96 % im Gesamtkrankengut der Charité Berlin (HENNEMANN und BECKER 1955) angegeben. Männer werden doppelt so häufig wie Frauen befallen. Die Zusammenhänge zwischen Steinleiden und Pyelonephritis sind wechselseitig, und im Einzelfall dürfte es oft schwierig zu entscheiden sein, welche Erkrankung die primäre ist. Nach HIGGENS (1955) gehen 75% aller Nierensteine mit einem Harnwegsinfekt einher. Es lassen sich jedoch einige Gesichtspunkte herausstellen, die die eine oder die andere Kausalität wahrscheinlich machen. Dabei ist es nicht die Aufgabe dieser Darstellung, die Pathogenese der Nephrolithiasis zu schildern. Auf die ausführlichen Abhandlungen bei SARRE (1959), STAEHLER (1960) und BOSHAMER (1961) sei hingewiesen.

Gegen eine ursächliche Bedeutung eines pyelonephritischen Infektes für die Steinentstehung sprechen zunächst die extrarenalen Ursachen der Steinbildung, wie der Hyperparathyreoidismus (Steine in 37–70% der Fälle; prozentualer Anteil am gesamten Harnsteinkrankengut der Mayo-Klinik weniger als 0,2%) die Kalkmobilisation beim Morbus Cushing, Morbus Paget (Steine in 10% der Fälle), bei Plasmozytom (Steine in 10%), osteoklastischen Tumoren, bei Vitamin-D- und -AT-10-Überdosierung sowie bei abnormaler Kalkzufuhr (Milchtrinker-Syndrom). Bei diesen Erkrankungen treten meistens Kalzium-Oxalatsteine auf. Steine dieser Zusammensetzung sind mit 67% nach PRIEN und FRONDEL (1947 und 1949) die häufigsten, und nur ein kleiner Teil ist durch die genannten Störungen im Kalziumstoffwechsel erklärbar. Doch spricht das Vorliegen von Kalzium-Oxalatsteinen überwiegend gegen eine entzündliche Ursache, da diese Steine einerseits gehäuft familiär oder auch in besonderer geographischer Häufigkeit auftreten können (Steingebiete z. B. Türkei, Israel, Ägypten, Südfrankreich). Auch rassische Unterschiede (BUTT 1952, 1956) sprechen für anlagebedingte Faktoren. Diese »Anlage« muß wahrscheinlich in dem Fehlen von Schutzkolloiden gesehen werden (BUTT und HAUSER 1952), worauf BUTT auch die geringe Häufigkeit der Steinerkrankungen bei Frauen zurückführt.

In einer kritischen Arbeit untersuchten HORN, NIETH und GROTE (1964) die Aussagefähigkeit verschiedener Parameter der Phosphatausscheidung für die Differentialdiagnose des primären Hyperparathyreoidismus. Dabei wurden auch bei Patienten mit Pyelonephritis, Nephrolithiasis anderer Genese und bei renaler Hypertonie Befunde erhoben wie sie für einen primären Hyperparathyreoidismus als diagnostisches Kriterium empfohlen wurden.

Für die Frage des ursächlichen Zusammenhanges von Nierensteinen mit Avitaminosen (z. B. bei langen Haftzeiten) mag der Befund von HIGGENS (1949) interessant sein, dem es durch Vitamin-A-Mangel gelang, bei Tieren eine Nephrolithiasis zu erzeugen. (Ratte: Phosphat- und Karbonatsteine; Kaninchen: Kalzium-Oxalatsteine; Dalmatinerhund: Harnsäuresteine; Kaninchen: Azetyl-Sulfonamidsteine). In Übereinstimmung damit beschrieben LONG und PYRAH (1939) bei 25% der Patienten mit Nephrolithiasis eine gestörte Dunkeladaptation.

Zwischen Pyelonephritis und Steinerkrankung wird ein ursächlicher Zusammenhang dann wahrscheinlich, wenn die Pyelonephritis durch harnstoffspaltende Bakterien bedingt ist. So bilden nach SMITH und McINTOSH (1950) Proteus vulgaris in 100%, Micrococcus (Staphylococcus) pyogenes in 50%, Pseudomonas aerogenes in 10% und Escherichia coli in 1% Urease. Je stärker die Harnstoffspaltung ist, um so mehr wird das Urin-pH zur alkalischen Seite verschoben, wodurch die im Alkalischen schwer löslichen Phosphate ausfallen. Bei Phosphatsteinen (oft zusammen mit Karbonat als Apatit oder als Tripelphosphat-[Struvit]-Steine spielen also Entzündungen der Harnwege meist die Hauptrolle und ebnen den Weg für die Entwicklung solcher Steine.

Inwieweit bei der Pyelonephritis das Auftreten von Kristallisationskernen (Leukozyten, Epithelien und Bakterien) das Ausfallen von Salzen aus übersättigter Lösung begünstigt, ist nicht eindeutig geklärt, doch führt es wohl im allgemeinen nicht zur Steinbildung, wenn nicht die Schutzkolloidwirkung fehlt. In neuerer Zeit wird die

Bedeutung von Schutzkolloiden wieder bezweifelt (Literatur s. bei BOSHAMER 1961), doch scheint das Vorhandensein oder Fehlen anderer, die Auskristallisierung von Steinen fördernder Substanzen (z. B das Uromukoid von KEUTEL) ebenfalls auf anlagebedingten Faktoren zu beruhen. Bei Auftreten von Steinen im sauren Harn bei vorausgehender Pyelonephritis ist daher der Pyelonephritis nur eine Teilursache (im Sinne einer abgrenzbaren Verschlimmerung) zuzuschreiben. Bei der Nierentuberkulose kommt es dagegen auch in stark saurem Harn gelegentlich zu Inkrustationen und Steinbildungen, die in der Regel Kalziumoxalate enthalten (HOWARD 1954).

Das Wachstum von Harnsteinen ist von der Steinart abhängig. Aseptische Steine wachsen außerordentlich langsam, tritt jedoch eine Infektion hinzu, ist das Wachstum im allgemeinen schneller. Steinrezidive treten gehäuft innerhalb der ersten 4 Jahre nach der Operation auf (54%, SUTHERLAND 1954), doch sahen andere Autoren über 50% der Rezidive bereits innerhalb von 2 Jahren (NAOUMIDES 1949, BAKER und CONNELLY 1956).

Rezidive bei durch Staphylokokken-Pyelonephritis hervorgerufener Nephrolithiasis erfolgen nach HELLSTRÖM (1936) in fast der Hälfte der Fälle innerhalb eines Jahres. Apatit- und Struvit-Steine, die im Gefolge von Harnwegsentzündungen auftreten, wachsen wesentlich schneller, Rezidive werden bereits nach wenigen Wochen beobachtet (VAN DER VRUUST DE VRIES 1961). (S. a. Bd. I, S. 574.)

Ist das Steinleiden entschädigungspflichtig, so muß jede nachfolgende Pyelonephritis ebenfalls als entschädigungspflichtiges Leiden anerkannt werden. Dies dürfte der Fall sein, wenn ein Steinleiden z. B. nach kriegs- oder unfallbedingten Querschnittslähmungen und außergewöhnlich langen Krankheitslagern, beim Kriegsdienst oder Gefangenschaft in Afrika (PIERACH 1950) oder nach verfolgungsbedingter Einwanderung nach Palästina auftritt. Im letzteren Fall konnte nachgewiesen werden, daß Neueinwanderer aus Europa etwa 4- bis 8mal so häufig an einer Nephrolithiasis erkranken wie die einheimische Bevölkerung (FRANK, DE VRIES, ATMOS, LAZEBNIK und KOCHWA 1959).

Steinerkrankungen als Folge von Stoffwechselstörungen

Im folgenden sollen kurz einige Stoffwechselstörungen besprochen werden, die gelegentlich Nierenfunktionsstörungen im Gefolge haben und zur Entwicklung einer Pyelonephritis disponieren können. Die Erkrankungen selbst sind anlagebedingt, sie können nur im Sinne einer abgrenzbaren Verschlimmerung als Schädigungsfolge angesehen werden. Bei der Beurteilung von Berufs- und Erwerbsunfähigkeit wird die Grundkrankheit wohl meistens mehr im Vordergrund stehen als die Nierenkomplikation.

1. Gicht:
Das anlagebedingte Leiden der Harnsäurestoffwechselstörung führt nicht nur zu einer Erhöhung des Harnsäurespiegels im Serum und zur Ablagerung von Harnsäure in Gelenknähe, sondern auch zu einer erheblichen Mehrausscheidung von Harnsäure im Urin, was möglicherweise auf einer tubulären Harnsäuresekretion beruht (CUTMAN, YÜ und BERGER 1959). Diese Harnsäuremehrausscheidung kann zu Harnsäureablagerungen in der Niere (Harnsäureinfarkte) mit sekundären Tubulusdegenerationen und zu Harnsäuresteinen führen. Derartig vorgeschädigte Nieren und ableitende Harnwege sind empfänglich für pyelonephritische Infektionen. Allerdings werden die Umstände, die eine pyelonephritische Infektion begünstigen (Verfolgung, Haft, Kriegsgefangenschaft), meistens mit einer purinarmen

Ernährung einhergehen, wodurch die Gicht günstig beeinflußt wird. Derartige Zusammenhangsfragen sind also sehr zurückhaltend zu beurteilen. Berufs- und Erwerbsunfähigkeit werden vorwiegend durch die Gelenkerscheinungen und weniger durch die Niereninsuffizienz bedingt. Sollte letztere aber im Vordergrund stehen, so gilt das auf S. 342 Gesagte (s. a. S. 688).

2. Oxalose:
Diese Stoffwechselstörung beruht auf der Unfähigkeit, Glyzin über Glyoxylsäure in Ameisensäure und CO_2 abzubauen. Die dabei gebildete schwer lösliche Oxalsäure wird im Organismus ubiquitär abgelagert und erscheint in Mengen von 100–200 mg/Tag im Harn, wodurch es zu Oxalatablagerungen in der Niere (Oxalatnephrokalzinose) und ableitenden Harnwegen kommt (Kalzium-Oxalat-Steine). Durch die Oxalatnephrokalzinose kommt es zu Tubulusnekrosen mit Niereninsuffizienz und Urämie. Die Oxalose begünstigt die Entwicklung einer Pyelonephritis durch die begleitende Nephrolithiasis. Das Krankheitsbild ist sehr selten.

3. Xanthinurie:
Hierbei handelt es sich um einen rezessiv vererbbaren Mangel an Xanthinoxidase, wodurch der Abbau von Xanthin zu Harnsäure verhindert ist. Der vermehrte Anfall von Xanthin im Urin führt zur Ablagerung von röntgenologisch nicht schattengebenden Xanthinsteinen, die im alkalischen Urin besser als im sauren löslich sind. Damit ist wie bei der Gicht und der Oxalose das Auftreten einer sekundären Pyelonephritis begünstigt. Es sind bisher nur etwa 50 Fälle beschrieben.

4. Debre-De Toni-Fanconi-Syndrom
Bei diesem Syndrom liegt eine angeborene Störung der proximal-tubulären Aminosäurenrückresorption vor, die von einer isolierten Rückresorptionsstörung der basischen Aminosäuren zusammen mit Zystin (Zystin-Lysin-Urie, DENT und ROSE 1951) bis zu einer generalisierten proximal-tubulären Insuffizienz mit Störung der Phosphat-Rückresorption und der H-Ionen-Sekretion reichen kann. Die Störung betrifft überwiegend die glomerulumnahen Anteile des proximalen Tubulus, wo die Rückresorption der basischen Aminosäuren (GAYER und GEROK 1961) lokalisiert ist. Da Zystin die am schwersten lösliche Aminosäure ist, ist die Bildung von Zystinsteinen häufig. Begleitende Pyelonephritiden sind selten.

Diagnostische Maßnahmen

Die diagnostischen Möglichkeiten und Erfordernisse bei der Pyelonephritis unterscheiden sich von denen der doppelseitigen hämatogenen Nierenerkrankungen und auch von den Folgezuständen des akuten Nierenversagens, so daß sie hier gesondert abgehandelt werden müssen.

Wir möchten die Diagnostik in 4 Abschnitte unterteilen (Tabelle 6), von denen Teil A diejenigen Funktionsprüfungen umfaßt, die zunächst den Nachweis einer Nierenfunktionsstörung unabhängig von der Art des Krankheitsbildes ermöglichen. Gelegentlich lassen aber bereits diese Untersuchungsmethoden Rückschlüsse auf die Art der Erkrankung zu. Bei vorwiegend tubulärer Schädigung wird oft ein relativ stärkerer Anstieg des Harnstoffspiegels gegenüber dem Kreatininspiegel im Plasma beobachtet (SEMMELROTH 1955). Auch ist das Konzentrierungsvermögen früher eingeschränkt als bei der Glomerulonephritis (BROD 1963). Eine erhebliche Einschränkung der Phenolrotprobe (Methode: s. SARRE 1959, S. 103) (MOELLER und BEDÖ 1952) weist ebenfalls auf eine überwiegende Erkrankung der infraglomerulären Nephronabschnitte hin. Entsprechend der geringen Beteiligung der Glomerula liegt die Proteinurie bei der Pyelonephritis in 90% unter 5%, während bei der Glomerulonephritis nur 50% eine niedrigere Proteinurie haben. Zylinder sind dementsprechend weniger häufig zu er-

Tabelle 6: Diagnostik der chronischen Pyelonephritis

A. *Nicht seitengetrennte Funktionsprüfungen:*
  1. Harnstoff/Kreatinin-Quotient
  2. Konzentrationsvermögen
  3. Phenolrotprobe
  4. Proteinurie
  5. Clearance

B. *Seitengetrennte Funktionsprüfungen:*
  1. Clearance (endog. Kreatinin, Natrium, Inulin, PAH)
  2. Isotopen-Nephrographie

C. *Nachweis der Infektion:*
  1. Leukozyturie: Addis-count
     Leukozytenzylinder
     Sternheimer-Malbin-Zellen
  2. Qualitative und quantitative bakteriologische Untersuchung
  3. Pyrexal-Provokationstest
  4. Prednisolon-Provokationstest

D. *Morphologische Veränderungen:*
  1. Pyelographie (i. v. und retrograd)
  2. Aortographie
  3. Nierenbiopsie

warten. Die Standard-Clearance mit Inulin und Paraaminohippursäure weist gelegentlich mit einer erhöhten Filtrationsfraktion auf eine überwiegend tubuläre Störung hin (GAYER und SARRE 1958, NIETH 1960).

Für die Differentialdiagnose der chronischen Pyelonephritis sind entsprechend des ungleichmäßigen Befalles beider Nieren seitengetrennte Untersuchungen von großer Bedeutung. PRÁT (1958) wies auf die großen Unterschiede zwischen den Urin/Plasma-Quotienten für endogenes Kreatinin der rechten und linken Niere bei der Pyelonephritis im Gegensatz zur normalen und zur glomerulonephritisch erkrankten Niere hin. Doch erlaubt bereits die Zystoskopie mit Prüfung der Indigokarminausscheidung Rückschlüsse auf den vorwiegenden Befall einer Niere. Die seitengetrennten Untersuchungsmöglichkeiten sind in den letzten Jahren durch die Isotopennephrographie wesentlich bereichert worden (Literatur bei: ZUM WINKEL 1964, FEINE 1964). Diese Methode bietet den Vorzug der geringeren Belastung, ermöglicht die seitengetrennte Diagnostik der Nierendurchblutung und gibt Hinweise auf Störungen der glomerulären und tubulären Funktion. Abb. 6a und 6b zeigen ein normales Isotopennephrogramm und ein solches bei der chronischen Pyelonephritis. Doch soll betont werden, daß die Isotopennephrographie keine der anderen Nierenfunktionsprüfungen ersetzen kann (FRITZ 1964).

Der Nachweis der bakteriellen Infektion gelingt bei der akuten Pyelonephritis ohne Schwierigkeiten, bei der chronischen Form dagegen häufig erst bei wiederholten Untersuchungen. Das Auftreten von Leukozyten im Katheter- oder Mittelstrahlurin kann erheblich wechseln, der Nachweis von Leukozytenzylindern weist immer auf eine Pyelonephritis hin (RELMAN 1960). Die Glitterzellen nach STERNHEIMER und MALBIN

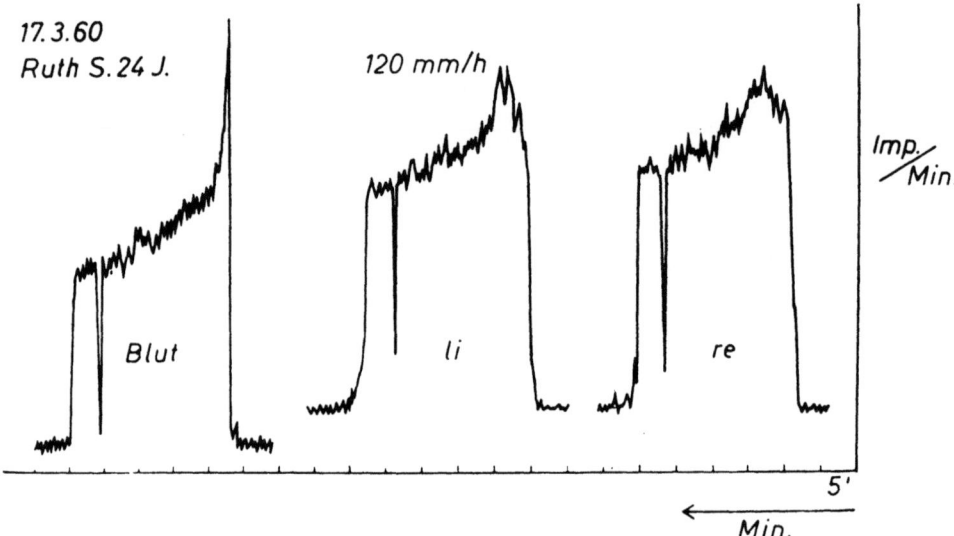

Abb. 6 a. Normales Isotopennephrogramm mit Blutkurve, letztere über dem Herzen gewonnen. Verwendung von J^{131}-Urographin. Die scharfe am Ende der 3 Kurven nach unten gerichtete Zacke ist eine Zeitmarkierung. Die 3 Phasen des Isotopennephrogramms (Initialphase mit Initialanstieg, Funktionsphase und Abflußphase) zeichnen sich deutlich ab.

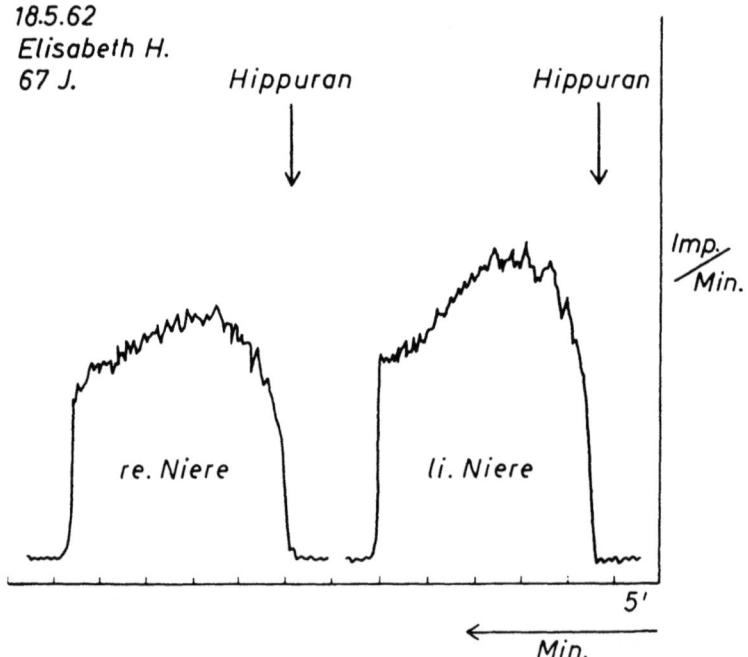

Abb. 6 b. Isotopennephrogramm bei chronischer Pyelonephritis. Deutlicher Seitenunterschied zwischen rechts und links. Typischer Kurvenverlauf mit verspätetem Maximum und erniedrigtem Funktionsanstieg bei gut erhaltener Abflußphase. (Status nach Wertheim'scher Operation, Blauausscheidung beiderseitig gering verzögert.) (FEINE 1964)

(1951) sind nach NIETH (1956) sowie JACKSON und Mitarbeiter (1962) nicht pathognomonisch für die Pyelonephritis.

Die Ergebnisse bakteriologischer Urinuntersuchungen sind ebenfalls recht wechselnd. KASS (1955, 1956) hat die quantitative Urinkultur zur besseren Beurteilung bakteriologischer Befunde eingeführt. Da sich die Keime im Urin bis zum Ansetzen der Kultur schnell vermehren, können nur Keimzahlen über 100 000/mm^3 als Bakteriurie bezeichnet und für eine Pyelonephritis gewertet werden (JACKSON and GRIEBLE 1957, SCHEITLIN 1964).

Neben der Keimzahl spielt die sorgfältige Bestimmung und Differenzierung des oder der pathogenen Keime nicht nur therapeutisch, sondern auch prognostisch eine wesentliche Rolle. Häufigster Erreger ist Escherichia coli, der in 40–80% aller Pyelonephritiden gefunden wird (ROTHER 1962). Die Nitritprobe mit Grieß'schem Reagenz ist zur Erkennung dieses Keimes, der das im Harn normalerweise auftretende Nitrat zu Nitrit reduziert, von großer Bedeutung. Das Nitrit läßt sich nach Zutropfen des Grieß'schen Reagenz durch Rotfärbung des Harnes leicht nachweisen (nur bei frischem Harn verwertbar). Nächsthäufige Erreger sind Enterokokken (Streptococcus faecalis), Staphylococcus aureus, Proteus mirabilis, Proteus vulgaris und Pseudomonas (Pyocyaneus). Letztere war bisher sehr selten. Heute kommt sie nach Anwendung von Cortison und Antibiotika häufiger vor als therapietrotzende Besiedlung, vor allem anatomisch irritierter Harnwege. Proteus und Pyocyaneus sind therapeutisch nur außerordentlich schwer zu beeinflussen; gegen Proteus ist das Nogram wirksam.

In den letzten Jahren sind 2 Teste entwickelt worden, bei denen die Leukozyturie durch die Gabe von Pyrexal oder von Prednisolon provoziert wird (HUTT, CHAMBERS, MACDONALD und DE WARDENER 1961, KATZ und Mitarbeiter 1962, LITTLE und DE WARDENER 1962, SCHIRMEISTER und Mitarbeiter 1963). Sowohl der Pyrexal- als auch der Prednisolon-Provokationstest befinden sich zur Zeit noch wegen ihrer Aussagekraft in Prüfung, zur gutachtlichen Anwendung sind sie nicht geeignet, da es zum Beispiel nach dem Prednisolon-Test zu einem akuten pyelonephritischen Schub kommen kann, wie wir kürzlich beobachteten:

56jähr. Pat. seit 1960 rezidivierende Fieberschübe, 1962 Nachweis einer Retention harnpflichtiger Substanzen. 18. 2. 63–17. 4. 63 stationäre Behandlung in der Med. Univ.-Klinik Tübingen. BSG 96/134. Hb 13,0 g%, Ery 4,07 Mill., Leuko 13 300. Kreatinin 3,1 mg%, Harnstoff 158 mg%, Harnsäure 12,8 mg%. Im Urin Eiweiß opal, massenhaft Leuko und Bakterien, Nitrit +. –
Bakteriologischer Urinbefund: Parakoli-Bakterien, die auf Chloramphenicol, Streptomycin, Colistin und Furadantin gut empfindlich waren.
Therapie: Infusionen 1000 ml/die, zuerst 14 Tage Chloramphenicol insgesamt 12,5 g, dann Streptomycin, täglich 1/2 g. Am 20. Streptomycin-Behandlungstag Prednisolon-Provokationstest mit nur 25 mg Prednisolon i. v. Am folgenden Tage Temperaturanstieg bis 39,3° C unter starkem Frösteln und erheblichem Krankheitsgefühl. Nach Umsetzen auf Chloramphenicol Entfieberung, am übernächsten Tag aber Fortschreiten des Nierenleidens.

Die Untersuchung morphologischer Veränderungen des Nierenhohlraumsystems durch die intravenöse und retrograde Pyelographie spielt in der Beurteilung der Pyelonephritis eine große Rolle; einerseits zum Nachweis der durch die Pyelonephritis selbst verursachten Veränderungen von Nierenbecken und Niere, andererseits zum Ausschluß von Anomalien und Abflußbehinderungen. Abb. 7 zeigt die verschiedenen Stadien der röntgenologisch faßbaren Veränderungen bei der Pyelonephritis (BERNING und PRÉVÔT

1950). Fast regelmäßig finden sich auch Harnleiterveränderungen mit Hypotonie oder Störungen des Harnleiterspiels.

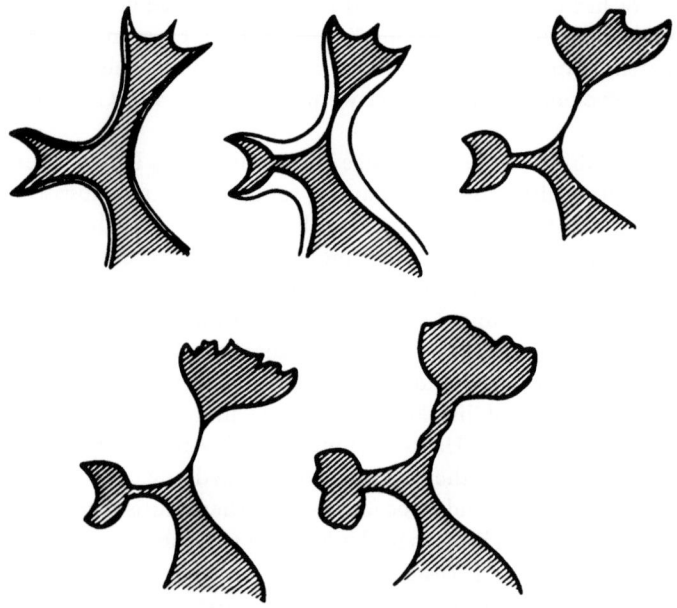

Abb. 7. Schematische Darstellung der röntgenologisch nachweisbaren pyelonephritischen Veränderungen des Nierenhohlraumsystems. Links oben beginnend mit spastischen Veränderungen der Kelchhälse bis zu den schweren anatomischen Destruktionen der Papillen (nach BERNING und PRÉVÔT 1952)

In gleicher Weise wie die Leberbiopsie und Laparoskopie zunehmend zur Abklärung gutachtlicher Fragen bei Erkrankungen der Leber herangezogen werden, wird auch die Nierenbiopsie in Zukunft eine wichtige Rolle in der Begutachtung unklarer renaler Erkrankungen einnehmen. Gelegentlich gelingt es nur durch die histologische Untersuchung eines Nierenpunktates, die letzte Entscheidung über die Art der Nierenaffektion zu fällen.

Die hier dargestellten Untersuchungsmethoden zum Nachweis einer Pyelonephritis sind keineswegs stets zur Diagnosestellung erforderlich. Sie sind erörtert worden, um dem gutachtlich tätigen Arzt die diagnostischen Möglichkeiten und deren Grenzen vor Augen zu führen. Bei den meisten die Pyelonephritis betreffenden gutachtlichen Fragestellungen ist die Diagnose bereits bekannt, und es geht um die Frage des Zusammenhanges oder um die Höhe der MdE. Für diese Beurteilungen kann die Zahl der Untersuchungen erheblich eingeschränkt werden. Im folgenden sind die in jedem Fall vorzunehmenden Untersuchungen zusammengestellt:

BSG, Blutbild, Serumkreatinin (eventuell auch nur Rest-N), Serumharnstoff (U+) und möglichst Serumharnsäure (U−), Phenolrotprobe, Serumelektrolyte (Natrium, Kalium und Chlor; bei Verdacht auf renale Osteopathie zusätzlich Kalzium, Phosphor, Blut-pH und Standard-Bikarbonat), Urinstatus von Mittelstrahl- und Katheterurin sowie dessen qualitative und – wenn möglich – quantitative bakteriologische Untersuchung. Grieß'sche Probe. Volhard'scher Versuch (bei fehlender Retention harnpflichtiger Substanzen). Der Volhard'sche Wasser- und Konzentrationsversuch gibt u. U. die wahre Konzentrationsleistungsfähigkeit der Nieren in den üblichen 24 (ja sogar 48 Stunden) nicht wieder, da Irritationen an Nierenbecken und ableitenden Harnwegen einen dauernden Diuresereiz darstellen können, den die Nieren mit Bildung eines nicht maximal konzentrierten Harnes beantworten (BOCK). Röntgenologische Untersuchung des Nierenhohlraumsystems, bei Verdacht auf renale Osteopathie Röntgenuntersuchung von Wirbelsäule, Schultergelenken und Händen (Akroosteolyse!). Einen interessanten diesbezüglichen Fall mit diagnostischer Odyssee beschreibt BOCK (1957).

Beurteilung des Zusammenhanges mit schädigenden Einflüssen

Die Begutachtung der Pyelonephritis erstreckt sich, wie oben angedeutet, überwiegend auf chronische Erkrankungsfälle, wobei häufig zu der Frage Stellung zu nehmen ist, inwieweit ein jetzt bestehender Harnwegsinfekt oder ein akuter Schub auf schädigende Einflüsse von Wehrdienst, Gefangenschaft, Konzentrationslagerhaft, Flucht und Leben im Versteck zurückzuführen ist. Als schädigende Ursachen werden Erkältungen und Durchnässungen, Schlafen auf Steinfußböden und als zusätzliche Faktoren Unterernährung und Mißhandlungen mit direkter Gewalteinwirkung auf Rücken und Nierengegend angeführt. Diese Faktoren sind durchaus in der Lage, einen latenten Harnwegsinfekt zur Exazerbation zu bringen und auch eine akute Pyelonephritis auszulösen. Der Zusammenhang mit der jetzigen Erkrankung wird von seiten der Geschädigten häufig durch die Angabe von rezidivierenden fieberhaften Harnwegsinfekten begründet.

Obwohl im klinischen Teil besonders auf die Vielgesichtigkeit der chronischen Pyelonephritis hingewiesen wurde, ergeben sich doch für die Beurteilung einige generelle Gesichtspunkte:

1. Jeder über viele Jahre bestehende chronische oder chronisch rezidivierende Harnwegsinfekt ist eine chronische Pyelonephritis, die, wenn sie über längere Zeit besteht, zu sicher nachweisbaren Einschränkungen der Nierenfunktion führt. Diese Funktionseinschränkung ist nach einem Zeitraum von 2 bis 4 Jahren in einer Retention harnpflichtiger Substanzen, zumindest jedoch in einer Einschränkung des Konzentrationsvermögens zu finden. Im allgemeinen finden sich dann auch röntgenologisch nachweisbare Formveränderungen des Nierenhohlraumsystems. Hat das schädigende Ereignis durch zusätzliche direkte Gewalteinwirkung vorwiegend *eine* Niere betroffen, so ist ebenfalls als Ausdruck der Nierenschädigung eine renale Hypertonie mit entsprechenden Augenhintergrundveränderungen kein seltenes Ereignis. Stets ist aber für die Bejahung eines Zusammenhanges in der oben angegebenen Fragestellung der Nachweis einer deutlichen Nierenfunktionsstörung zu fordern, und zwar auch dann, wenn eine renale Osteopathie oder ein Elektrolytverlust-Syndrom diskutiert wird. Die besonderen Gegebenheiten, die bei der Beurteilung von Pyelonephritiden bei Diabetes mellitus, bei Frauen und bei gleichzeitig bestehender Nephrolithiasis zu berücksichtigen sind, wurden in den jeweiligen Abschnitten erörtert.

2. Bei jeder chronischen Pyelonephritis, die die unter 1. angeführten Forderungen erfüllt, ist das Vorliegen von Mißbildungen, Abflußbehinderungen oder Tumoren durch röntgenologische und eventuell zystoskopische Untersuchungen auszuschalten.

Liegen derartige, das Auftreten einer Pyelonephritis begünstigende Veränderungen vor, so ist ein ursächlicher Zusammenhang mit anderen Ereignissen sehr zurückhaltend zu beurteilen. Bei einer innerhalb von 2 Jahren nach der Schädigung klinisch manifest auftretenden Prostatahypertrophie ist die ursächliche Bedeutung der letzteren so überwiegend, daß ein Einfluß von äußeren Einwirkungen nicht mehr wahrscheinlich ist. Nur bei eindeutig nachgewiesener zeitlicher Koinzidenz des schädigenden Einflusses mit Auftreten eines akuten pyelonephritischen Schubes kann in Fällen mit Harnwegsmißbildungen eine chronische Pyelonephritis im Sinne der abgrenzbaren Verschlimmerung, die dann eine MdE von 30 bis 40% nicht übersteigt, als Schädigungsfolge angesehen werden. In der überwiegenden Anzahl wird man den tatsächlichen Gegebenheiten bei zunehmendem zeitlichen Abstand von dem angeschuldigten schädigenden Ereignis mit einer ablehnenden Haltung am ehesten gerecht. Dies betrifft auch die ohne Abflußbehinderung aufgetretenen Pyelonephritiden.

Die Höhe der Minderung der Erwerbsfähigkeit

Die Annahme von Berufsunfähigkeit durch eine chronische Pyelonephritis ist sehr erheblich von dem ausgeübten Beruf abhängig. Ist der sichere Nachweis erbracht, daß eine akute Pyelonephritis nicht ausgeheilt ist, so ist oft schon in Berufen mit mittelschwerer und stets in solchen mit schwerer körperlicher Arbeit und bei solcher, die – klimatisch exponiert – überwiegend im Freien stattfindet, Berufsunfähigkeit anzunehmen, während Berufstätige, die ihre Tätigkeit vorwiegend in geschlossenen Räumen bei leichter körperlicher Arbeit oder sitzend ausüben, diese auch noch bei mäßiger Retention harnpflichtiger Substanzen ausführen können. In diesen Berufen ist die Annahme der Berufsunfähigkeit sehr individuell zu entscheiden; sie ist auch von den subjektiven Erscheinungen, wie Schmerzen durch Ureterspasmen oder durch begleitende Nephrolithiasis, Inkontinenzerscheinungen, Kopfschmerzen, Schwindelerscheinungen bei renaler Hypertonie sowie von der Entwicklung einer Anämie abhängig. Die Ergebnisse von Therapieversuchen müssen bei der Beurteilung der Berufsfähigkeit berücksichtigt werden. Um eine ungefähre Richtzahl anzugeben, sei für geistige Berufe und solche mit vorwiegender Bürotätigkeit ein Kreatininwert von 3 mg% und ein Harnstoffwert von 100 mg% genannt.

Erwerbsunfähigkeit besteht beim Auftreten von urämischen Krankheitssymptomen, von Zeichen einer renalen Osteopathie oder eines Elektrolytverlust-Syndroms. Auch die Dekompensation einer renalen Hypertonie bei gleichzeitiger Retention harnpflichtiger Substanzen sowie eine deutliche Einschränkung der Sehfähigkeit durch fortschreitende Augenhintergrundsveränderungen bedingt Erwerbsunfähigkeit, deren Eintritt unter Berücksichtigung individueller Unterschiede bei körperlicher und Büroarbeit etwa den gleichen Kriterien unterliegt.

Vor der Annahme von dauernder Berufsunfähigkeit oder Erwerbsunfähigkeit sollte jedoch immer eine intensive stationäre Heilbehandlung erfolgen, denn die chronische Pyelonephritis ist durch intensive und langdauernde antibiotische Therapie in vielen Fällen außerordentlich günstig zu beeinflussen, wenn die Therapie im Sinne einer Dauertherapie über Monate auch nach der Entlassung aus der Klinik fortgeführt wird. Die Wahl des Antibiotikums hat sich nach dem Ausfall der Resistenzbestimmung der Keime zu richten. Bei der Dauerbehandlung ist zwischen Antibiotika, Depot-Sulfonamiden, Furadantin und Harndesinfizienten zu wechseln (ausführliche Übersicht und

Literatur bei HASCHEK 1961). Zur Frage der derzeitigen Empfindlichkeit häufiger Erreger von Harnwegsinfekten gegen Antibiotika und Chemotherapeutika gibt eine Arbeit von LEGLER (1962) Aufschluß. Häufig ermöglicht eine Langzeitbehandlung, eine frühzeitige Berufs- und Erwerbsunfähigkeit hinauszuschieben oder nur als vorübergehend zu erklären.

Die Bemessung der prozentualen Minderung d. Erwerbsf. nach dem BEG, dem BVG und nach der gesetzlichen Unfallversicherung wird sich bei einer im Sinne der Verursachung oder richtunggebenden Verschlimmerung anzuerkennenden nicht komplizierten chronischen Pyelonephritis zwischen 30 und 50% bewegen, wenn die Retention harnpflichtiger Substanzen unter einem Kreatininwert von 2 mg% und einem Harnstoffwert von 60 mg% liegt. Tritt eine entschädigungspflichtige Nephrolithiasis mit subjektiven Symptomen hinzu, beträgt die MdE 50–60%. Das Auftreten einer nicht dekompensierten renalen Hypertonie ohne wesentliche subjektive Symptome läßt die MdE nur selten über 50% ansteigen.

Die Zunahme der Retention, die Entwicklung einer Anämie, das Auftreten subjektiver Symptome, wie Kopfschmerzen und Schwindelerscheinungen, die Dekompensation der Hypertonie, das Auftreten von die Sehfähigkeit beeinträchtigenden Augenhintergrundsveränderungen, häufige akute pyelonephritische Schübe oder das Hinzutreten einer renalen Osteopathie, lassen die MdE über 50% ansteigen; beim Auftreten schwerer kardialer oder renaler Dekompensationszeichen wird eine MdE von 100% erreicht.

Falls die chronische Pyelonephritis nur im Sinne einer abgrenzbaren Verschlimmerung Schädigungsfolge ist, ist die dadurch bedingte MdE zwischen 25 und 50%, je nach Lage des Falles, anzusetzen.

Eine summarische *Beurteilung der Arbeitsfähigkeit* chronisch Nierenkranker ist nicht statthaft.

Im Hinblick auf die Begutachtung, insbesondere die Beurteilung der Arbeitsfähigkeit, hat sich die von SARRE angegebene Stadieneinteilung der Niereninsuffizienz als vorteilhaft erwiesen:

Stadium IIa (vollkompensiertes Dauerstadium nach VOLHARD)

Hier ist die Nierenfunktion, auch unter den Belastungen des täglichen Lebens noch gut. Die Retentionswerte im Blut (Rest-N, Kreatinin, Harnstoff) sind normal. Lediglich die Funktionsbreite der Nieren ist gering eingeschränkt: Im Konzentrationsversuch beträgt das spezifische Gewicht 1022 und mehr, die Phenolrot-Probe zeigt eine leichte Erniedrigung (Norm 40+5%, MOELLER und BEDÖ), Inulin und PAH-Clearance sind gering vermindert.

Dieses Stadium kann Jahre oder Jahrzehnte ohne wesentliche Progredienz andauern, die berufliche Leistungsfähigkeit ist nicht eingeschränkt. Berufs- und Erwerbsunfähigkeit ist in diesem Stadium nicht gegeben. Es können ohne Gefahr leichte bis mittelschwere Arbeiten ohne Unterbrechung ausgeführt werden.

Lediglich für körperliche Schwerstarbeit und für Arbeiten bei unzweifelhafter Kälte- und Durchnässungsexposition ist unseres Erachtens Berufsunfähigkeit gegeben und eine Umschulung zu empfehlen.

Wie gemeinsame Untersuchungen mit KAUFMANN gezeigt haben, tritt nämlich unter körperlicher Belastung bei Gesunden, und ausgeprägter noch bei Nierenkranken, eine

Tabelle 7: Die verschiedenen Stadien der chronischen Niereninsuffizienz nach dem Grad der renalen Kompensation oder Dekompensation (nach SARRE)

	Kompensiertes Dauerstadium			Dekompensiertes Endstadium	
	I Latenz-Stadium	II a Volle Kompensation	II b Kompensierte Retention	III Dekompensierte Retention	IV Urämie
Nierenfunktion unter					
a) Belastung des täglichen Lebens	ausreichend	ausreichend	ausreichend bis nicht mehr ausreichend	nicht ausreichend	Zusammenbruch aller Funktionen
b) Minimalbelastung (eiweißarme Diät)	ausreichend	ausreichend	ausreichend	nicht ausreichend	
Blutwerte (Rest-N)	normal	normal	erhöht, konstant	zunehmend erhöht	zunehmend erhöht, Azidose
Harnmenge	normal	normal	Normurie bis Polyurie	Polyurie Pseudonormurie, Oligurie	Pseudonormurie, Oligurie
Konzentration	normal	normal	geringe Hyposthenurie	Hyposthenurie bis Isosthenurie	Isosthenurie
Konzentrationsversuch	1030	zwischen 1022 u. 1030	meist unter 1022	meist unter 1017	1011
PAH, Phenolrot	normal	normal bis verringert	verringert	verringert	verringert
Kreatinin-Clearance	normal	normal bis verringert	verringert	verringert	verringert
N-Ausscheidung	normal	normal	normal	verringert	verringert

deutliche Abnahme der effektiven Plasmadurchströmung, der glomerulären Filtration und des Harnzeitvolumens auf. Diese (im Versuch über 2 Stunden gefundene) Reduktion der nierenhämodynamischen Größen hält bei Nierenkranken (30—45 Minuten) länger an als bei Gesunden (15 Minuten).

Stadium IIb (kompensierte Retention)

In diesem Stadium sind die Retentionswerte leicht erhöht (Rest-N über 40 mg%/o und mehr, Harnstoff 60 mg%/o oder mehr, Kreatinin über 2 mg%/o).

Das Zustandsbild ist stationär und läßt keine Progredienz erkennen. Konzentrationsversuch, Phenolrot-Probe und Clearance-Werte zeigen deutliche, wenn auch nicht hochgradig pathologische Befunde.

Wenn auch zahlreiche Patienten in diesem Stadium beschwerdefrei und in ihrem Beruf über Jahre hin leistungsfähig sein können, so treten doch gelegentlich Störungen im Mineralhaushalt auf, die eine dauernde ärztliche Überwachung erforderlich machen.

Ob Berufs- oder Erwerbsunfähigkeit anzunehmen ist, hängt vom Beruf, insbesondere auch von der Einstellung des zu Begutachtenden ab. Mitunter empfiehlt sich ein Belastungsversuch über Wochen und Monate unter ärztlicher Kontrolle.

SARRE bringt Beispiele, daß solche Kranken noch jahrelang im Stadium der kompensierten Retention auch in körperlich anstrengenden Berufen leistungsfähig sein können.

Man wird hier jedoch in der Beurteilung der Arbeitsfähigkeit — je nach der Entwicklungszeit und den Verlaufsbesonderheiten, die man beurteilen kann — zurückhaltend sein und insbesondere dann, wenn eine deutliche Retention harnpflichtiger Stoffe, eine erhebliche Blutdrucksteigerung oder sogar eine renale Anämie vorhanden ist, zunächst eher einer Invalidisierung zuneigen.

Je mehr sich der Fall von SARRE Stadium IIa zu IIb entwickelt, um so vorsichtiger wird man sein. Hier spielt die Blutdruckhöhe, Gefäßbeschaffenheit (Augenhintergrund!), Allgemein- und besonderer Zustand, auch eine eventuelle Anämie, eine Rolle.

Stadium III (dekompensierte Retention oder manifeste Insuffizienz)

Da es sich hier um irreparable Zustandsbilder handelt und die Nierenfunktion nicht einmal unter den üblichen Schonungsbedingungen ausreichend ist und auch nicht entscheidend gebessert werden kann, ist selbstverständlich Invalidität und auch Behandlungsbedürftigkeit gegeben. Wegen der Bedeutung in gutachtlicher Hinsicht sei eine Abhandlung SARRES über die *Stellung des Nierenkranken im Berufsleben* näher besprochen.

Auf Grund der Tätigkeitsmerkmale erfolgte eine Einteilung in 4 Gruppen:

a) *körperlich anstrengende Berufe*
Von 20 Patienten waren alle berufstätig, 15 = 75 % fühlten sich dabei wohl, darunter 2 Kranke mit kompensierter Retention und mehrere mit zum Teil erheblicher Hypertonie.

5 Fälle waren Kranke mit leichten Störungen im kompensierten Dauerstadium, die ohne weiteres die Ausübung eines auch körperlich anstrengenden Berufes gestatteten.

Anhand von 5 Beispielen wird die gute Leistungsfähigkeit aber auch bei hohem Blutdruck, erhöhten Retentionswerten und ausgeprägter Proteinurie aufgezeigt.

»In allen Fällen ist der persönliche Einsatz, die Freude an der Arbeit oder aber der Zwang der Situation maßgebend dafür, daß zum Teil trotz fortgeschrittener Nierenerkrankung ein anstrengender Beruf noch beibehalten wird.« Man kann solche besondere Einsatzfreude zwar erlauben, auch begrüßen, aber nicht fordern.

b) *körperlich-geistig anstrengende Berufe*
Von 14 Personen (Fabrikanten, Ärzte, Kaufleute, Beamte, Schüler) waren alle berufstätig und geistig voll leistungsfähig. 4 fühlten sich dabei körperlich vollkommen wohl. Die Rest-N-Werte lagen in 4 Fällen über 40 mg%, in 2 Fällen über 80 mg% und

1mal über 100 mg%. Bei 5 Patienten war der Blutdruck systolisch auf über 160 mm Hg erhöht, 2mal wurden Werte zwischen 170 und 200 mm Hg systolisch gemessen.

Lediglich 3 Kranke fühlten sich in ihrer Leistungsfähigkeit eingeschränkt.

SARRE hat den Eindruck, daß diese Gruppe mit differenten Berufen unter geistiger und körperlicher Anstrengung leichter dekompensiert als Angehörige der Gruppe a). Jedoch führt er auch hier Beispiele von jahrelanger Berufstätigkeit trotz progredienten Nierenleidens auf.

c) *vorwiegend geistige oder sitzende Beschäftigung*

Diese umfaßt 11 Kranke; 8 von ihnen zeigten keine Einschränkung der körperlichen Leistungsfähigkeit. Ein erhöhter Rest-N lag in einem Fall vor (40–60 mg%), bei diesem bestand gleichzeitig eine ausgeprägte Proteinurie von 5 bis 10‰ Esbach. Diese Kranke sowie 3 Patienten mit einer Proteinurie von 5 bis 10‰ Esbach waren voll leistungsfähig.

d) *Diese Gruppe enthält*
1. Jugendliche, die infolge ihrer Erkrankung noch keinen Beruf erlernen konnten,
2. Jugendliche, welche zu einem anderen, körperlich nicht so anstrengenden Beruf überwechselten,
3. Arbeitsunfähige, Rentner und Fälle, die wegen Erreichens der Altersgrenze in den Ruhestand getreten sind.

Von dieser Gruppe mit 14 Patienten (ohne deutliche Retention) war mit Ausnahme eines in den Ruhestand getretenen Sattlers keiner körperlich voll leistungsfähig. 5mal lag völlige Arbeitsunfähigkeit vor. Bei mehreren war eine relativ hohe renale Hypertonie und große Proteinurie dafür anzuschuldigen.

Der Grad der Leistungsminderung entsprach in Gruppe d) nicht immer dem Ausmaß der Nierenfunktionsstörung oder der Höhe des Blutdrucks. Ein altersbedingter Leistungsabfall lag ebenfalls nicht vor. Wahrscheinlich spielte hier neben unbestimmten Beschwerden – es handelt sich um Patienten zwischen 14 und 35 Jahren – auch die mangelnde Gewöhnung an Arbeit und der Arbeitswille eine Rolle.

»Es ist tatsächlich so, daß Patienten in selbständigen Berufen oder Hausfrauen, die eben nicht zu ersetzen sind, weit länger berufstätig sind als Patienten, die die Möglichkeit einer Pensionierung oder Invalidisierung haben.« Dennoch sollte man keinem Menschen mit einem potentiell progredienten, prognostisch ungünstigen Nierenleiden an der Grenze einer renalen, kardiovaskulären oder metabolischen Kompensation zu einer schweren Arbeit veranlassen, sondern ihm alle Möglichkeiten einer Erhaltung und Pflege des noch verbliebenen Funktionsrestes erschließen. Untätigkeit und absolute Berufsaufgabe sind an sich aber keine Besserungselemente.

Zu schützen hat man Nierenparenchymkranke vor zusätzlichen Infekten, Kälte-, Hitze- und anderen Traumen. Wenn auch nur die entfernteste Möglichkeit einer Harnwegs-Begleitinfektion gegeben ist, sollte in Intervallen antibiotisch, bakteriostatisch o. ä. vorgegangen werden. Dazu sind neben obligatem Diätregime Kuraufenthalte bei kundigen Ärzten (z. B. unter Sanatoriumsbedingungen in Bad Wildungen) sehr geeignet. In anderen, mehr durch Hochdruck gefährdeten Fällen wird man auch (*diätetisch zuverlässige*) Sanatorien in Herz- und Kreislaufbädern wie Bad Oeynhausen, Bad Orb, Bad Nauheim empfehlen können.

Akutes Nierenversagen

Unter dem Begriff des akuten Nierenversagens wird im folgenden jenes lebensgefährliche Krankheitsbild verstanden, bei dem nach einer mitwirkenden Ursache die Nierenfunktion schwerst, aber potentiell reversibel eingeschränkt ist. Für dieses Krankheitsbild finden sich in der Literatur eine große Anzahl von Synonyma. Die wichtigsten sind: Schockniere, ischemuric nephrosis, Crush-Niere, acut toxic nephrosis, akute Tubulusnekrose, acut tubular necrosis, akute tubuläre Niereninsuffizienz, hämoglobinurische Nephrose, erythrolytische Nephrose, chromoproteinurische Nephropathie, traumatic anuria, acut urinary suppression, Bywater-Syndrom, lower nephron-nephrosis, akute interstitielle Nephrose. Sie lassen erkennen, daß die einen Autoren Blutdruckerniedrigung und Nierendurchblutung, andere den Anfall verstopfender Schlakkenstoffe, wieder andere die Hauptlokalisation des Geschehens und weitere die Akuität der Erkrankung zum Einteilungsprinzip machen.

Bedeutungsvoll für die Begutachtung sind bei dieser Erkrankung folgende Gesichtspunkte:
1. Das akute Nierenversagen ist in der Regel Folge einer anderen, oft primär nierenfernen Erkrankung, oder eines meist massiven auslösenden Ereignisses;
2. die Latenz zwischen Ereignis und Anurie oder Oligurie ist unterschiedlich. (Außerdem hat die Erkennung dieser Nierenfunktionsstörung leider eine individuelle iatrogene Latenz);
3. das akute Nierenversagen kann spontan heilen, ist aber auch — trotz rechtzeitiger Behandlung mit Dialyse — durch eine verhältnismäßig hohe Mortalität belastet;
4. das akute Nierenversagen hinterläßt in den Fällen, welche die Erkrankung überstehen, auf lange Sicht meistens keine funktionellen Dauerschäden. Ausnahmen hiervon sind jene Fälle, bei denen bereits vor dem akuten Nierenversagen eine Nierenschädigung vorlag.

Klinik des akuten Nierenversagens

Das akute Nierenversagen kann nach seinem Verlauf in 4 Stadien eingeteilt werden:
      a) Ursache bzw. Bedingungskonstellation;
      b) oligurische Phase,
      c) polyurische Phase,
      d) Ausheilung.

In Tabelle 8 sind die wesentlichen, heute bekannten Ursachen für ein akutes Nierenversagen angegeben. Sie zeigt, daß diese sehr verschieden sein können. Ein Zusammenhang zwischen einer Vorerkrankung oder einem Trauma und dem Auftreten eines akuten Nierenversagens kann auch bei anderen, hier nicht aufgeführten Erkrankungen bestehen.

Besonders zu bemerken ist zu jenen mitwirkenden Ursachen, welche mit einer Verminderung des Herzminutenvolumens einhergehen, daß hierbei ein meßbarer Abfall des peripheren Blutdruckes infolge einer reaktiven Vasokonstriktion nicht unbedingt nachweisbar sein muß und dabei die Nieren doch infolge Mangeldurchblutung mit einem akuten Nierenversagen antworten können. Dies gilt insbesondere, wenn eine Vorschädigung der Nieren vorliegt. Die Anamnese muß daher ad hoc besonders sorgfältig aufgenommen werden.

Tabelle 8: Mitwirkende und daher bei Begutachtung zu eruierende Ursachen des akuten Nierenversagens

I. Abfall des Herzminutenvolumens mit Verminderung der Nierendurchblutung.
   1. Blut- oder Plasmaverluste
      a) äußere Blutungen
      b) innere Blutungen
      c) Verbrennungen
      d) diffuse Kapillarschäden entzündlicher, toxischer oder allergischer Art.
      e) Plasmaaustritte durch Ergüsse oder Ödeme.
   2. Wasser- und Elektrolytverluste
      a) Erbrechen
      b) Durchfälle
      c) Fisteln
      d) Dehydratation anderer Ursache
   3. Verwundungen und Quetschungen mit oder ohne Myoglobinurie.
   4. Knochenfrakturen
   5. Fettembolie
   6. Muskelnekrosen nach CO-Intoxikation
   7. akute abdominelle Erkrankungen (Perforation, Peritonitis, Mesenterialinfarkt)
   8. Operationen (Trauma und Narkose)
   9. Herzinfarkt
   10. Hitzschlag
   11. Nebenniereninsuffizienz
   12. Schlafmittel- und andere Vergiftungen
   13. Antihypertonika

II. Intravasale Hämolyse
   1. Transfusion von unverträglichem Blut
   2. Seifenaborte
   3. Eindringen oder Infusion hypotoner Lösungen in die Blutbahn
   4. epidemisch-hämorrhagisches Fieber
   5. enzymopenische Hämolysen
   6. Schwarzwasserfieber
   7. Immunhämolysen

III. Nephrotoxine
   1. Sublimat
   2. Tetrachlorkohlenstoff
   3. Chromate
   4. Wismut
   5. Kupfersulfat
   6. Phosphor
   7. Oxalsäure
   8. Chloroform
   9. Pilzgifte
   10. Intravenöse Kontrastmittel (Angiographien, intravenöse Gallenblasen- oder Nierendarstellung)

IV. Infektionen
   1. Sepsis vor allem überwältigende Bakteriämien mit Staphylokokken und mit gramnegativen Erregern
   2. Gasbrand und andere Anaerobier
   3. Tetanus
   4. Ruhr
   5. Typhus abdominalis
   6. Cholera

V. Geburtshilfliche und gynäkologische Erkrankungen
   1. ante partum
      a) Abort
      b) Hyperemesis gravidarum mit schweren Wasser- und Elektrolytverlusten
      c) Prä- und Eklampsie
   2. a) Placenta praevia
      b) retroplazentares Hämatom
      c) Sectio caesarea
      d) Uterusruptur
      e) Nachgeburtsblutung
      f) Eklampsie
   3. a) Operation
      b) Blutung

VI. Sonstige Ursachen:
   1. Hepatorenales Syndrom
   2. Starkstromunfälle
   3. Delirium tremens
   4. Abnorme Operationssituationen
   5. Abnorme Tiefe und Länge sedierender Therapiemaßnahmen

Die Zeitspanne zwischen dem Ereignis und dem Auftreten der Oligurie kann zwischen wenigen Stunden und 2–3 Tagen schwanken.

Die Dauer der Oligurie beträgt zwischen 1–2 und 33 Tagen (ANTHONISEN und Mitarbeiter), im Mittel liegt sie bei 10 Tagen.

Das typische Merkmal der zweiten, oligurischen Phase ist die einer mitwirkenden Ursache folgende, verminderte Urinproduktion. Eine Oligurie liegt vor, wenn täglich weniger als 700 ml Urin ausgeschieden werden. Von Anurie wird in der Regel gesprochen, wenn die Urinausscheidung weniger als 100 ml täglich beträgt. Völlige Anurie ist beim akuten Nierenversagen möglich, aber selten. Wir beobachteten dies unter 60 Fällen nur einmal über 3 Tage. Es handelte sich hierbei um einen Patienten mit Weil'scher Krankheit (ZYSNO und MISSMAHL). Jede Anurie sollte Veranlassung sein, einen Verschluß der ableitenden Harnwege oder eine schwere traumatische Schädigung der Nieren und der ableitenden Harnwege auszuschließen, zumal diese den weiteren Verlauf richtunggebend bestimmen können.

Nach WETZELS und HERMS kann ein akutes Nierenversagen primär polyurisch verlaufen.

Der Urin zeigt in der polyurischen Phase ein spezifisches Gewicht von 1008–1012. Zylinder und Leukozyten sind häufig, ebenso geringgradige Proteinurien. Nach intravasaler Hämolyse können Pigmentzylinder auftreten. Typisch ist der Verlust des Ausscheidungsvermögens für Harnstoff. Der Quotient Urinharnstoffkonzentration/Plasmaharnstoffkonzentration sinkt auf Werte unter 10 (NIETH, MISSMAHL, DÜRR). Die Natriumkonzentration im Urin liegt nicht unter 30 mval/l (Normalwert 90 mval/l im 24-Stunden-Urin).

Im Blut steigen während der Oligurie die Reststickstoffsubstanzen Kalium, Magnesium, Phosphate, Sulfate, organische Säure und Aminosäuren an, Kalzium, Standardbikarbonat und Blut-pH fallen ab.

Im Blutbild tritt eine Leukozytose auf, außerdem eine zunehmende Anämie, die zu Hämoglobin-Werten von 5 bis 7 g% führen kann.

Die Hyperkaliämie beim akuten Nierenversagen kann elektrokardiographisch zu den hierfür typischen Zeichen, nämlich spitzes, symmetrisches hohes T, Zunahme der QRS-Dauer, Abflachung von P und ventrikulären Extrasystolen führen. Diese EKG-Veränderungen müssen jedoch dem Ausmaß der Hyperkaliämie nicht parallel gehen (SARTORIUS), zumal sie auch von anderen Elektrolyten abhängig sind. Außerdem können als Folgen der Hyperkaliämie periphere Lähmungen auftreten, doch ist das im Einzelfall schwierig zu entscheiden.

Wir sahen bei einem 18jährigen Jungen, der am 7. Tage nach einem Verkehrsunfall, welcher zu multiplen Frakturen und einer Quetschung der rechten Schulter führte, mit akutem Nierenversagen bei uns aufgenommen wurde, eine obere und untere Plexuslähmung des rechten Armes. Das Serumkalium betrug zu dieser Zeit 8,5 mval/l, der Serumharnstoff 650 mg%. Noch im Verlaufe der nun durchgeführten extrakorporalen Dialyse verschwand diese Lähmung. Serumkalium nach Dialyse 4,8 mval/l, Serumharnstoff 380 mg% (Abb. 8).

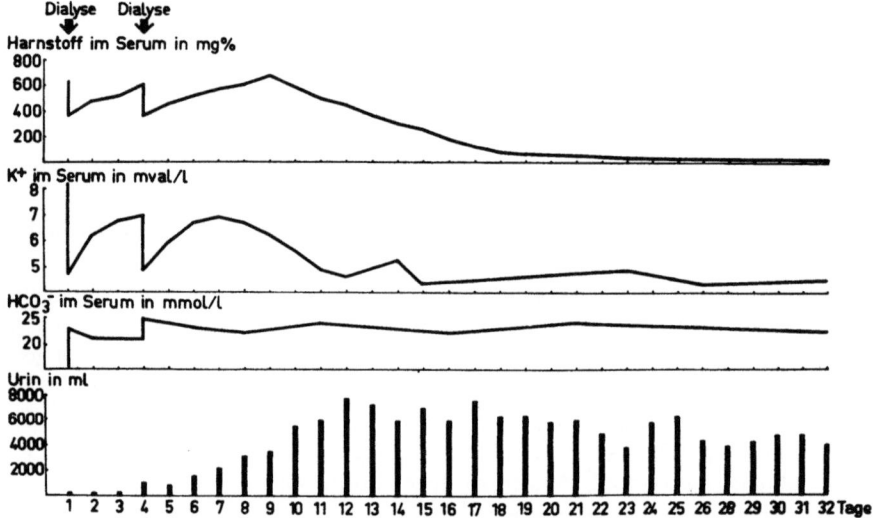

Abb. 8. Akutes Nierenversagen nach Verkehrsunfall (S. G., 18 J. ♂). Aufnahme am 7. Tag nach dem Unfall. Vor der ersten Dialyse vorhandene obere und untere Plexuslähmung des rechten Armes verschwand während der Dialyse. Polyurie bis 8000 ml/Tag. Völlige Ausheilung

Subjektiv spüren die Patienten häufig zunächst von der beginnenden Urämie keine Beschwerden. Im Verlaufe von Tagen treten dann Müdigkeit, Inappetenz, Erbrechen, trockene Mundschleimhaut und Zunge, Nasenbluten, Foetor uraemicus und Kurzatmigkeit auf. Eine urämische Perikarditis kann bei längerdauernder Oligurie vorkommen, ebenso eine urämische Kolitis.

Wird die oligurische Phase überlebt, so setzt die Diurese allmählich wieder ein. Sie kann in wenigen Tagen bis auf 8000 ml pro Tag ansteigen. Hiermit werden nicht nur die retinierten Rest-N-Substanzen rasch aus dem Körper entfernt, sondern ebenso Elektrolyte, insbesondere Kalium. Der tägliche Kaliumverlust kann in diesem Stadium 200 mval l (= 7 g Kalium bzw. 14,8 g Kaliumchlorid) überschreiten. Wird er nicht ersetzt, entsteht eine lebensbedrohende Hypokaliämie. Die Zeichen der Hypokaliämie sind neben dem erniedrigten Serumkaliumspiegel (Norm 3,5–5,3 mval/l) Abschwächung der Sehnenreflexe und der Muskelkraft, Darmatonie, Apathie. Dazu kommen im EKG eine QT-Verlängerung mit muldenförmiger Senkung von ST und durch Einbeziehung der U-Welle verbreitert erscheinendes T.

Die Flüssigkeitszufuhr muß in der polyurischen Phase der Ausfuhr einschließlich der Perspiration insensibilis entsprechen. Im allgemeinen werden täglich 500 ml mehr Flüssigkeit zugeführt, als dem Urin und dem Erbrochenen entsprechen. Andernfalls entsteht eine lebensbedrohende Dehydratation.

Mit dem langsamen Zurückgehen der Polyurie erlangen die Nieren wieder ihre normale Funktion. Clearance-Untersuchungen zeigten, daß diese häufig nach 3 Monaten wieder erreicht ist (REUBI; MERTZ und SARRE). Sie kann aber auch noch über Jahre gering eingeschränkt sein (FINKENSTÄDT und Mitarbeiter). Bei einem von uns beobachteten Patienten mit schwerer Sublimatvergiftung betrugen die Clearance-Werte 6 Wochen nach Beginn der Erkrankung für Inulin 70 ml/min. (Normwerte: Mann 124 ± 20, Frau $109 \pm 13,5$ ml/Min.), für PAH 460 ml/Min. (Normalwerte: Mann 650 ± 150; Frau 625 ± 125 ml/Min. MISSMAHL, nach HEINTZ 592 ± 153).

Bei einer Patientin mit akutem Nierenversagen nach Seifenabort fanden wir nach 6 Wochen für C-Inulin 138 ml/Min., für CPAH 390 ml/Min. (DÜRR, MISSMAHL). Eine klinisch manifeste, chronische Niereninsuffizienz konnten wir bisher, sofern keine Nierenerkrankung vorausgegangen war, unter 30 überlebenden Fällen von akutem Nierenversagen nie beobachten.

Zur gutachtlichen Beurteilung der Frage nach der Arbeits- und Berufsfähigkeit bzw. einem noch bestehenden Restschaden nach akutem Nierenversagen sollten in allen Fällen, in welchen mit einer späteren gutachtlichen Beurteilung zu rechnen ist, Clearance-Untersuchungen durchgeführt werden. Hierbei muß aber beachtet werden, daß eine mäßige Erniedrigung der Inulin- und/oder PAH-Clearance um 20—30 % allein keine Berufs- oder Arbeitsunfähigkeit bedingen.

Ebenso wie die Nierenfunktion können sich auch die an den Nieren histologisch faßbaren Veränderungen beim akuten Nierenversagen bis auf geringe Narben im Interstitium und an den Glomerula zurückbilden (NOLTENIUS). Zur Klärung der Frage, ob eine vorliegende Nierenschädigung Folge eines akuten Nierenversagens oder einer andersartigen Nierenerkrankung ist, kann die Nierenbiopsie wertvoll sein. Sie darf aber nur unter strenger Wahrung aller notwendigen Vorsichtsmaßnahmen und unter Beachtung der Gegenindikationen (hämorrhagische Diathese, fortgeschrittene Gefäßsklerose, diastolischer Blutdruck über 100 mm Hg, Zystennieren, Aneurysmen der Aa. renales, Fehlen einer Niere) durchgeführt werden.

Für die Behandlung ist die Frage, inwieweit lediglich eine funktionelle Niereninsuffizienz oder ein akutes Nierenversagen mit morphologisch faßbaren Veränderungen vorliegt, wesentlich. Die funktionelle Niereninsuffizienz kann durch rechtzeitige Infusion entsprechender Flüssigkeits- und Elektrolytmengen rasch behoben werden. In der Begutachtung dürfte diese Unterscheidung keine wesentliche Rolle spielen. Wichtig ist dagegen hierfür, daß das akute Nierenversagen von den Erkrankungen abgetrennt wird, welche ebenfalls mit rasch eintretender Verminderung der Harnentleerung einhergehen. Differentialdiagnostisch kommen beim akuten Nierenversagen folgende Krankheiten in Frage:

    1. Verlegung der abführenden Harnwege;
    2. Abriß der Ureteren;
    3. Ruptur der Harnblase;

4. bilaterale Rindennekrose;
5. beidseitiger Verschluß der Aa. renales (Thrombose, Embolie);
6. reflektorische Oligurie bei Nierenbecken- oder Harnleiterstein;
7. beiderseitige Nierenquetschung;
8. funktionell extrarenal bedingte Oligurie.

Pathologisch-anatomische Befunde und Pathogenese

Die makroskopischen, pathologisch-anatomischen Zeichen der Urämie, wie Foetor, Gastritis, Enteritis, typische Konsistenz und Farbe der Leber können in diesen Fällen fehlen. Dies entspricht unseren Befunden, nach denen beim akuten Nierenversagen trotz hohen Serumharnstoffspiegels das Gewebe weniger Harnstoff enthält als bei chronischer Niereninsuffizienz (NIETH, MISSMAHL, DÜRR).

Die Nieren sind zum Teil stark vergrößert (RANDERATH, BOHLE). Histologisch treten die Veränderungen an den Glomerula gegenüber jenen an den Tubuli in den Hintergrund. OLIVER und Mitarbeiter unterscheiden hier Tubulorhexis und Tubulonekrose. Bei den toxischen Nephropathien beherrscht die Nekrose das Bild, bei den Schock-Nieren die Ruptur. Die von BRUN und MUNCK beschriebenen Erweiterungen der tubulären Lumina wurden von BOHLE und Mitarbeiter genauer untersucht und bestätigt.

Die Ansicht, daß durch die Erweiterung der Tubuli contorti II die Hauptstücke der Tubuli sehr stark komprimiert werden und somit infolge eines ungenügenden Druckgefälles ein Sistieren der Harnausscheidung entsteht, hat sich hierbei aber nicht bestätigt (BOHLE). Die initiale Oligurie beim akuten Nierenversagen muß zumindest bei allen Fällen, denen ein Blutdruckabfall oder gar Schock vorausging, vielmehr mit einer renalen Ischämie in Zusammenhang gebracht werden (REUBI).

Hierfür sprechen die Untersuchungen von BRUN und Mitarbeiter, welche mit Hilfe von radioaktivem Krypton im Anfangsstadium der Anurie einen Abfall der normalen Durchblutung bis auf 10–20 % der Norm fanden.

Diese Minderdurchblutung bleibt, allerdings in geringerem Maße, über längere Zeit bestehen (REUBI). Daß eine Ischämie der Nieren zur Schädigung der Tubuli führen kann, zeigte MOELLER. Er fand, daß beim Menschen nach Senkung des systolischen Blutdruckes auf 80 bis 60 mm Hg für 90 Minuten mit Hilfe der Phenolrotprobe ein Tubulusschaden nachzuweisen ist, und schließt hieraus auf eine besondere Gefährdung der Tubuli bei einer Mangeldurchblutung der Nieren.

Für das akute Nierenversagen nach Nephrotoxinen, wie z. B. Quecksilber, spielt die direkte Epithelschädigung auch schon im Beginn der Erkrankung eine wesentliche Rolle. Diese führt zu einer Durchlässigkeit der Tubulusschranke und ermöglicht so die Rückdiffusion des glomerulär filtrierten Primärharnes (REUBI, VAN SLYKE). Clearance-Untersuchungen mit PAH (SIROTA) weisen aber darauf hin, daß auch in diesen Fällen eine Minderdurchblutung der Nieren eintritt. Ihr Ausmaß ist geringer als bei der sogenannten Schock-Niere.

Diese pathologisch-anatomischen und pathologisch-physiologischen Aspekte des akuten Nierenversagens zeigen, daß es sich hierbei keineswegs um einen rein tubulären Schaden handelt. Dies dürfte der Grund dafür sein, daß sich anstelle jener Bezeichnungen für dieses Krankheitsbild, welche eine bestimmte Lokalisation präjudizieren, der Name akutes Nierenversagen weitgehend durchgesetzt hat.

Verlauf und Prognose des akuten Nierenversagens

Die Prognose quoad vitam hängt wesentlich von dem einwirkenden Ereignis bzw. der Vorerkrankung ab. Dies läßt sich aus der folgenden Tabelle 9 unseres Krankengutes, bei welchem eine Behandlung mit der künstlichen Niere notwendig war, entnehmen. Besonders günstig ist hiernach die Prognose im Verlauf geburtshilflicher oder gynäkologischer Erkrankungen und nach Nephrotoxinen. Im Gegensatz hierzu steht die schlechte Prognose dieser Erkrankung nach Trauma, bei chirurgischen Erkrankungen und dem hepato-renalen Syndrom. Unsere Erfahrungen decken sich weitgehend mit denen von MERIC, JACKSON, PARSONS, BLUEMLE, KILEY.

Tabelle 9: Mortalität des akuten Nierenversagens bei 54 von uns mit extrakorporaler Dialyse behandelten Fällen

Akutes Nierenversagen	Zahl d. Fälle	gestorben	in % der Fälle
— post-traumatisch	8	6	75
— hepato-renales Syndrom	7	5	71
— Geburtsh.-gynäk. Grundleiden	22	6	27
— Nephrotoxine	5	1	20
— Sonstige post op. u. a.	12	6	50
	54	24	44

Wird die oligurische und polyurische Phase des akuten Nierenversagens überlebt und führt die auslösende Ursache nicht zum Tode, so ist die Prognose quoad sanationem günstig, was aus den oben angeführten Clearance-Untersuchungen hervorgeht. Nach Abheilen des akuten Nierenversagens kommt es zu keiner weiteren hieraus entstehenden Verschlechterung der Nierenfunktion (DOYLE).

Todesursachen beim akuten Nierenversagen

Sehen wir von den Todesursachen ab, welche direkt mit dem mitwirkenden Ereignis bzw. Erkrankung zusammenhängen (Kreislaufversagen nach Trauma, Fettembolie, Sepsis, Peritonitis u. a.), so stehen beim akuten Nierenversagen in der oligurischen Phase die Hyperkaliämie und die Überwässerung völlig im Vordergrund. Der Tod an Hyperkaliämie tritt in der Regel unter den Zeichen eines akuten Herzversagens innerhalb weniger Minuten ein. Ein absoluter Grenzwert des Kaliumspiegels im Serum kann dabei nicht angegeben werden. Nach unserer Erfahrung sind Kaliumwerte von mehr als 8 mval/l (31 mg%) lebensbedrohend. Zeichen der Überwässerung sind zunehmende Kurzatmigkeit, Lungenödem, Wasserlunge (fluid-lung) und Krämpfe, die auf ein Hirnödem hinweisen. Mit der Überwässerung geht eine Gewichtszunahme einher. Der Tod erfolgt hier im Lungen- und Hirnödem.

In der polyurischen Phase des akuten Nierenversagens kann demgegenüber die Hypokaliämie und die Dehydratation zum Tode führen. Liegen keine Meßwerte für Kalium, andere Elektrolyte, Körpergewicht, Hämatokrit und Hämoglobin vor, so können Meteorismus, Darmatonie, zunehmende Kreislaufverschlechterung und Apathie für das Vorliegen einer Hypokaliämie und einer Dehydratation sprechen.

Spätkomplikationen des akuten Nierenversagens, welche zum Tode führen können, sind bis heute nicht bekannt, es sei denn Folgeerscheinungen nach künstlicher Dialyse (wie z. B. Sepsis mit resistenten Erregern, Thrombophlebitis und Embolie).

Beurteilung der Arbeitsfähigkeit bei und nach akutem Nierenversagen

Während der oligurischen und polyurischen Phase der Erkrankung besteht in allen Fällen völlige Arbeits- und Erwerbsunfähigkeit. Sofern das auslösende Ereignis bzw. die Erkrankung nicht zu längerer stationärer Behandlung Veranlassung gibt, beträgt die mittlere stationäre Behandlungsdauer beim akuten Nierenversagen nach ALWALL 28 Tage. Nach dieser Zeit ist im Mittel der Fälle keine Retention harnpflichtiger Substanzen und keine im Serum meßbare Elektrolytstoffwechselstörung mehr nachweisbar.

Die hieran anschließende Rekonvaleszenz kann sehr kurz sein. So war einer unserer Patienten mit schwerer Sublimatvergiftung bereits nach 38 Tagen voll arbeitsfähig (MISSMAHL). Gemessen an der Normalisierung der Clearance-Werte, tritt die funktionelle Ausheilung im allgemeinen im Laufe von 3 Monaten ein. REUBI berichtet aber auch von einem Fall, bei welchem erst 4 Jahre nach Beginn der Erkrankung die Nierenfunktion wieder normal wurde.

Zur Beurteilung der Arbeitsfähigkeit nach akutem Nierenversagen dürfen die Clearance-Werte nicht als einziger Gradmesser herangezogen werden. Arbeitsunfähigkeit besteht im ersten halben Jahr, solange eine Erhöhung harnpflichtiger Substanzen im Serum oder eine Elektrolytstoffwechselstörung nachweisbar ist. Dasselbe gilt, solange noch eine Polyurie oder eine deutliche Einschränkung des Konzentrationsvermögens der Niere besteht. Als mindest zu erreichende Urinkonzentration kann ein Wert von 1024 bzw. eine Osmolarität von 800 mm Osmol/l gelten. Ein weiteres Zeichen der Besserung der Nierenfunktion ist das Ergebnis der Phenolrotprobe nach MOELLER. Sie sollte, bevor der Patient nach einem akuten Nierenversagen gesund geschrieben wird, zumindest auf 20% angestiegen sein. Zur Überbrückung der Zeit zwischen dem Ende der polyurischen Phase mit Rückkehr der Rest-N-Substanzen (Harnstoff, Kreatinin) im Serum zur Norm bzw. Verschwinden der Elektrolytstörungen (Hyperkaliämie, Hypokaliämie, Azidose) und der funktionellen Ausheilung der Nieren kann eine 2–3 Monate dauernde Nachsorgekur in einem entsprechenden Bade- oder Kurort (z. B. Bad Wildungen) durchgeführt werden. Während dieser Zeit sind keine diätetischen Maßnahmen, insbesondere keine salzlose Kost und keine strenge Bettruhe erforderlich. Die Rekonvaleszenten sollen hier unter ärztlicher Kontrolle (Harnstoff, Kreatinin, Natrium, Kalium, Blutbild) bis zur vollen körperlichen Leistungsfähigkeit gebracht werden.

Ist die Nierenfunktion – gemessen am Konzentrationsvermögen, dem Phenolrottest und den Clearance-Werten – noch gering eingeschränkt, so muß die Tätigkeit des erkrankt Gewesenen bei der Beurteilung der Arbeitsfähigkeit beachtet werden. Die allgemeine Regel, Menschen mit eingeschränkter Nierenfunktion vor Nässe, Kälte und Infektionen zu schützen, gilt auch hier. KAUFMANN und NIETH konnten nachweisen, daß körperliche Belastung in Hitze zu einer Einschränkung der Nierendurchblutung führt. Hieraus muß geschlossen werden, daß bei Berufen, welche großer Hitze ausgesetzt sind, die Arbeit erst bei intakter Nierenfunktion aufgenommen werden darf. Dagegen bestehen keine Bedenken bei nur mit Hilfe von Funktionsproben nachweisbarer geringgradiger Leistungseinschränkung der Nieren nach akutem Nierenversagen leichte körperliche Arbeit im Sitzen, Stehen oder Gehen ausführen zu lassen.

Erwerbs- und Berufsunfähigkeit nach akutem Nierenversagen

Da das akute Nierenversagen in der Regel folgenlos ausheilt, wird direkt hieraus sehr selten Berufs- oder Erwerbsunfähigkeit resultieren.

Die Entscheidung der Frage, ob eine mehr oder weniger ausgeprägte *chronische Niereninsuffizienz nach Überstehen eines akuten Nierenversagens* durch dieses verursacht wurde, oder ob schon vor dieser Erkrankung eine Einschränkung der Nierenfunktion bestand, kann sehr schwierig sein. Dies um so mehr, als erfahrungsgemäß vorgeschädigte Nieren eine größere Neigung zur Entwicklung eines akuten Nierenversagens haben als Gesunde (REUBI). Ein Beispiel hierfür ist der folgende, von uns beobachtete Fall:

Die 24jährige Patientin machte in früheren Jahren mehrfach fieberhafte Pyelonephritiden durch. Vor Aufnahme in unsere Klinik trat im Anschluß an eine komplikationslose Frühgeburt mens VII ein akutes Nierenversagen mit 15 Tage dauernder Oligurie auf, welches durch 3malige extrakorporale Dialysen überwunden wurde. Eine völlige Normalisierung der Nierenfunktion war jedoch bei ihr nicht zu erreichen, der Harnstoff im Serum betrug bei der Entlassung noch 160 mg% (Abb. 9). Es bestand Berufs- und Erwerbsunfähigkeit.

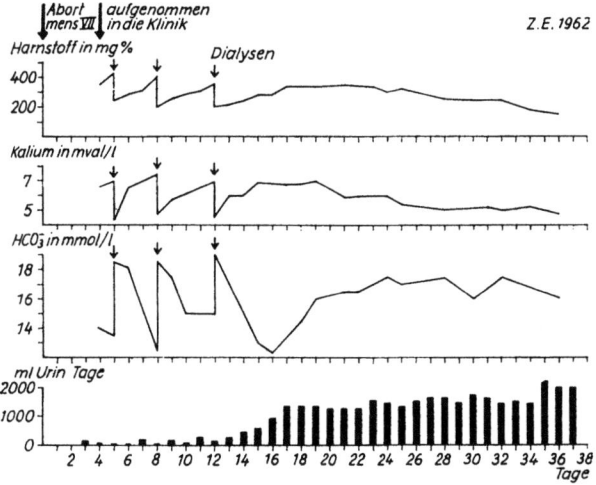

Abb. 9. Akutes Nierenversagen nach Fehlgeburt bei chronisch-rezidivierender Pyelonephritis (Z. E. 1962, 24 J.). Serumharnstoff bei Entlassung aus der Klinik 160 mg%, manifeste Niereninsuffizienz (DÜRR, MISSMAHL).

Wir möchten annehmen, daß die früheren pyelonephritischen Schübe einen Nierenschaden gesetzt hatten, auch wenn dieser als Pfropfgestose bis zu der Frühgeburt im 7. Monat (noch) nicht in Erscheinung getreten war.

In der Regel wird zur Beantwortung der Frage, ob eine chronische Niereninsuffizienz Folge eines akuten Nierenversagens ist, die sorgfältige Anamnese und die Beiziehung aller vorhandenen, früheren Befunde den Ausschlag geben müssen.

Nachdem wir selbst bei einem 16jährigen Jungen bereits 36 Stunden nach Operation eines Strangulationsileus, welchem die ersten subjektiven Beschwerden 8 Stunden vorausgingen, einen Serumharnstoff von 460 mg% und eine Hyperkaliämie von

7,5 mval/l (29 mg%) fanden, sehen wir auch in einer am 1. Tag der klinisch nachgewiesenen Oligurie bestehenden Erhöhung der Rest-N-Substanzen im Serum keinen absoluten Beweis dafür, daß die Nieren vorgeschädigt waren. – Jedoch ist dies bei allen Fällen, in welchen keine extrem starke Einschmelzung von körpereigenem Eiweiß oder vermehrter Anfall von Fäulnisstoffen aus dem Darm angenommen werden muß, in hohem Maße wahrscheinlich. Der tägliche Anstieg des Serumharnstoffes beträgt zwischen 30 und 200 mg%. Dafür, daß bereits vor dem akuten Nierenversagen eine Nierenschädigung vorlag, kann auch eine am 1. Tag des akuten Nierenversagens nachgewiesene massive Harnwegsinfektion mit hochgradiger Leukozyturie und mikroskopisch sowie kulturell feststellbaren Erregern sprechen (REUBI). Ebenso wären für die Annahme chronischer Nierenparenchymschäden eher hohe Phosphatwerte zu erwarten (HEINTZ).

Da man annimmt, daß eine vorgeschädigte Niere unabhängig davon, ob der Prozeß noch in Bewegung oder schon abgeschlossen ist, eher als eine gesunde zum akuten Nierenversagen neigt, ist die Beschaffung ausreichender Unterlagen über Nierenerkrankungen für den Gutachter von Wichtigkeit. Zu betonen ist an dieser Stelle noch einmal, daß sowohl nach den pathologisch-anatomischen Befunden als auch den bisher durchgeführten Nachuntersuchungen das akute Nierenversagen in der Regel folgenlos ausheilt. Eine derartige Ausheilung sollte aber nach Möglichkeit mit Clearance-Werten und Möller'scher Phenolrotprobe belegt werden (s. a. S. 351).

Die Anämie beim akuten Nierenversagen trägt u. U. Züge der aplastischen Markkrise. Dabei läßt sich, bevor die Zeichen der metabolischen Intoxikationen auftreten, ein Verschwinden von Erythroblasten im Knochenmark beobachten (RICHET und Mitarbeiter). Meist sind Zeichen eines relativ unzureichenden Regenerationszustandes nachweisbar. Diese Markschäden sind nach Ausheilung des akuten Nierenversagens reversibel, jedoch kann noch über Monate eine Anämie bestehen bleiben. Berufs- oder Erwerbsunfähigkeit wird hierdurch nicht bedingt.

Beurteilung des ursächlichen Zusammenhanges

Grundsätzlich gilt, daß jedes akute Nierenversagen im Gefolge eines erheblichen Traumas, einer schweren Erkrankung, eines Schocks oder einer nephrotoxischen Schädigung als hierdurch verursacht anzusehen ist. Ein akutes Nierenversagen, das als Folge einer Fettembolie nach Unfall auftrat, steht mit diesem Unfall in ursächlichem Zusammenhang.

Ebenso müssen etwa auftretende sekundäre Folgen eines akuten Nierenversagens anerkannt werden, z. B. Thrombosen an den zum Rückfluß des Blutes bei der extrakorporalen Dialyse herangezogenen Venen oder auch ein thrombophlebitischer Sepsisherd an der Katheterspitze. Hierzu sind außerdem die allerdings sehr seltenen Blutungen bei der extrakorporalen Dialyse (NIETH, MISSMAHL und DÜRR) und deren Folgen zu zählen, weiterhin Arzneimittelschäden, welche dadurch entstanden, daß während der oligurischen Phase des akuten Nierenversagens verabreichte Medikamente und deren Metaboliten nicht ausgeschieden werden konnten und toxisch wirkten (z. B. Streptomycinschäden des Nervus octavus oder Panmyelotoxikosen durch Chloramphenicol oder Kanamycin oder Tetracycline u. a.; vgl. a. S. 47). Kommt es dabei zu einer Allergie gegen ein derartiges Arzneimittel, so ist auch sie als Folge des akuten Nierenversagens anzuerkennen.

Glomeruläre Erkrankungen

SCHRIFTTUM: Addis, T., Glomerular nephritis, diagnosis and Treatment, New York, 1948 – Ahlström, C. G., K. Liedholm and E. Truedsson, Acta med. Scand. 144, 323 (1953) – Allen, A. C., The kidney, Medical and surgical diseases, New York, 1951 – Alwall, N., Acta med. Scand. 143, 430 (1952) – Alwall, N. Iversen und Brun, Amer. J. Med. 11, 324 (1951) – Andrade, C., Brain 75, 408 (1952) – Arnold, H., Die sogenannte Feldnephritis, Stuttgart, 1944 – Arnold, O. H. und E. Messmer, Dtsch. Arch. Klin. Med. 201, 745 (1955) – Aschoff, L., Pathologische Anatomie Bd. II, Jena 1936 – Aschenbrenner, P., Dtsch. Med. Wschr. 71, 45 (1946) – Assmann, H., Dtsch. Med. Wschr. 127 (1933) – Assmann, H., Ergebn. inn. Med. Kinderheilk. (Neue Folge) 1, 1 (1949) – Bain, R. C., J. E. Edwards, C. H. Scheifley and J. E. Gerac, Amer. J. Med. 24, 98 (1958) – Barnett, H. L., D. J. Simons and R. E. Wells, Amer. J. Med. 4, 760 (1948) – Bates, R. C., R. B. Jennings and D. P. Earle, Amer. J. Med. 23, 510 (1937) – Beattie, J. W., Ann. rheumat. Dis. 12, 144 (1953) – Bell, E. T., Renal Diseases, Philadelphia, 1950 – Bennhold, H., Klin. Wschr. 3, 1711 (1924) – Bernstein, S. H., M. A. Hillerman, Ann. Int. Med. 52, 1026 (1960) – Bingold, K., Handb. Inn. Med. Bd. 1/I. Berlin-Göttingen-Heidelberg, 1952 – Black, D. A. K., Renal Diseases, Oxford 1962 – Bock, H. E., Allergische Erkrankungen des Herzens und der Gefäße. Allergie, Herausg. K. Hansen, Stuttgart, 1957 – Bock, H. E., Doppelseitige haematogene Nierenerkrankungen, in Fischer-Herget-Molineus: Das ärztl. Gutachten im Versicherungswesen, München, 1955 – Bock, H. E., H. Nieth und K. Solth, Dtsch. Med. Wschr. 87, 573 (1962) – Bock, H. E., G. Schettler und P. Schölmerich, Medizinische, 626, 1952 – Boden, G. and R. Gibb, Lancet 2, 1195 (1951) – Boyd, L. J., N. Y. med. Coll. 4, 176 (1941) – Brass, Z. Path. 61, 42 (1949) – Brod, J., Die Nieren. Physiol. klin. Physiologie und Klinik, Berlin, 1964 – Bull, G. M., Clin. Sc. 7, 77 (1948) – Burnack, C., J. Pryce and J. F. Goodwin, Circulation 18, 562 (1958) – Burke, F. G. und S. Ross, J. Pediatr. 30, 157 (1947) – Bywaters, E. G. L., F. Isdale, J. J. Kempton, J. Med. 26, 161 (1957) – Chatelanat, F., Ann. anat. path. 2, 505 (1957) – Christ, P., Serolog. Untersuchg. bei Streptokokkeninfektion. Arb. Paul-Ehrlich-Inst. 51; 124 (1953) – Churg, J. und L. Strauss, Amer. J. Path. 27, 277 (1951) – Cogan, S. R. und J. Ritter, Amer. J. Med. 24, 530 (1958) – Daikos, G. und Weinstein, L., Proc. Soc. Exper. Biol. Med. 78, 160 (1951) – Davey, P. W., J. D. Hamilton and H. D. Steele, Canad. M. A. J. 67, 648 (1952) – Davson, J., J. Ball and R. Platt, Quart. J. Med. 17, 175 (1948) – Dean, A. L., J. C. Abels, Urol. 52, 497 (1944) – Derham, R. J., M. M. Rogerson, Arch. Dis. Child. 31, 3641 (1956) – Diamond, L. K., A. M. A. J. Dis. Child. 90, 544 (1955) – Domagk, G., Med. Klin. 23, 345 (1927) – Earle, D. P. and D. Seegal, J. chron. Dis. 5, 3 (1957) – Earle, D. P. and R. B. Jennings, Ann. Int. Med. 50, 851 (1951) – Ellis, A. W. M., Arch. Int. Med. 84, 159 (1949) – Enticknap, J. B. and C. L. Joiner, Brit. Med. J. 1, 1016 (1953) – Fishberg, A. M., Hypertension and Nephritis, Philadelphia, 1954 – Gafni, J. and E. Sohar, Amer. J. med. Sci. 240, 332 (1960) – Glogner, P., Med. Welt 2658 (1963) – Goldring, W., J. clin. Invest. 10, 355 (1931) – Gorlin, R., C. B. Favour, F. J. Emery, New Engl. J. Med. 242, 995 (1950) – Govaerts, P., Le fonctionnement du rein malade, Paris, 1936 – Griffin, J. R., L. J. Iseri, A. J. Boyle and C. B. Myers, Amer. J. Med. 10, 514 (1951) – Gruber, G. B., Arch. Path. Anat. 258, 441 (1925) – Guggenheimer, H., Dtsch. Med. Wschr. 45, 229 (1919) – Gutzeit, K., Münch. Med. Wschr. 161, 185 (1942) – Gutzeit, K., in: Becher, Nierenkrankheiten Bd. II, Jena 1947 – Harris, A. W., G. W. Lynch and J. P. O'Hare, Arch. Int. Med. 63, 1163 (1939) – Harvey, A. Mc. G., W. Gordon and J. H. Yardley, Renal involvment in myeloma, Amyloidosis, systemic Lupus erythematosus etc. in: Diseases of the Kidney, ed. by Strauss, M. B. and L. G. Welt, London 1963 – Harvey, A. Mc. G., L. E. Shuhman, P. A., Tumulty, C. L. Conley and E. H. Schoenrich, Medicine 33, 291 (1954) – Haugen, H. N., Acta med. scand. 159, 375 (1957) – Hayman, J. M. jr., J. W. Martin, Amer. J. Med. Sci 200, 505 (1940) – Heintz, R., Nierenfibel für Klinik und Praxis, Stuttgart, 1964 – Heller, H., H. P. Missmahl, E. Sohar and J. Gafni, J. Pathol. Bacteriol. 88, 15 (1964) – Heller, H., E. Sohar, J. Gafni and J. Heller, Arch. Int. Med. 107, 539 (1961) – Heptinstall, R. H. and A. M. Joekes, Focal glomerulonephritis in Diseases of the Kidney, edit. by Strauss and Welt, London, 1963 – Heuchel, G., Ergebn. Inn. Med. Kinderheilk. (Neue Folge) 4, 629 (1953) – Hoen, E., Scharlach in Handbuch der Kinderheilkunde Bd. V, Berlin-Göttingen-Heidelberg, 1963 – Jochmann, G. und C. Hegler, Lehrbuch der Infektionskrankheiten, Berlin, 1924 – Jones, A. M., Amer. Heart. J. 40, 106 (1950) – Kelly, D. K., J. F. Winn, Science 127, 1337 (1958) – Kerpel-Fronius, E. J. Kovack und M. Horvath, Acta med. Acad. Sci. hung. 3, 83 (1952) – KESSELRING, F., H. U. ZOLLINGER, Ergebn. Inn. Med. Kinderhk. (Neue Folge) Bd. 16, 79 (1962) – KING, S. E., Ann. Int. Med. 46, 360 (1957) – KING, S. E., N. Y. State J. Med. 59, 825 (1959) – KIMMELSTIEL, P. und C. WILSON, Amer. J. Path. 12, 83 (1936) – KOCH, F., Die doppelseitige haematogenen Nierenerkrankungen in Das ärztl. Gutachten im Vers. Wesen, Bd. II, Leipzig, 1939 – KRUPP, M. A., Arch. Int. Med. 71, 54 (1943) – KUNKLER, P. B., R. F. FARR und R. W. LUXTON, Brit. J. Radiol. 25, 190 (1952) – KYLIN, E., Ergebn. Inn. Med. Kinderhk. 36, 153 (1929) – LANGE, K., E. WASSERMANN, L. B. SLOBODY, J. americ. Med. Assoc. 168, 377 (1958) – LATHEM, W., B. S. ROOF, J. F. NICKEL und S. E. BRADLEY, J. clin. Invest. 33, 1457 (1954) – LEE, R. E., R. L. VERNIER und R. A. UHLSTRÖM, New Engl. J. Med. 264, 1221 (1961) – LEVITT, W. M., Brit. J. Urol. 29, 381 (1957) – LEVITT, W. M., Brit. med. J. 2, 910 (1956) – LÖHLEIN, M., Med. Klin. Berl. 6, 375 (1910) – LONGCOPE, W. T., Clin. Invest. 15, 277 (1936) – LUND, R. P., C. TILLGREN, Nord. Med. 50, 488 (1957) – LUNDBAECK, K. und A. V. JENSEN, The clinical picture in Diabetes mell. Copenhagen, 1953 – LUXTON, R. W., Quart. J. Med. 22, 215 (1953) – LUXTON, R. W., Effects of Irradiation on the Kidney in: Diseases of the Kidney ed. by Strauss, M. B. and L. G. Welt, London, 1963 – LYTTLE, J. D., D. SEEGAL, N. LOEB und E. L. JOST, J. clin. Invest. 17, 631 (1938) – McCARTY, M., The antibody response to streptococcalinfections in: Streptococcal infections, New York, 1954 – McCULLOUGH, G. C., J. Y. COFFEE, P. A. TRICE, J. J. STONE und H. L. CRANDALL, J. Pediatr. 38, 346 (1951) – MUNCK, O. und N. J. NISSEN, Acta med. scand. 153, 307 (1956) – MISSMAHL, H. P., Dtsch. Med. Wschr. 88, 1783 (1963) – MISSMAHL, H. P., Verh. Dtsch. Ges. Inn. Med. 70, 427 (1964) – MISSMAHL, H. P., Dtsch. Med. Wschr. 89, 709 (1964) – MOELLER, J. und A. BEDÖ, Ärztl. Wschr. 1125 (1952) – MONTGOMERY, H. und W. G. McCREIGHT, Arch. Dermat. Syph. 60, 356 (1949) – MOORE, H. C. und H. L. SHEEHAN, Lancet, 1, 68 (1952) – MUEHRKE, R. C., R. N. KARK, C. PIRANI und V. E. POLLAK, Medecine 36, 1 (1957) – MUNK, F., Virchow's Arch. Path. Anat. 194, 527 (1908) – MURPHY, F. D. und J. W. RASTETTER, J. amer. Med. Ass. 111, 668 (1938) – MURPHY, F. D. und E. G. SCHULZ, Arch. Int. Med. 98, 783 (1956) – NABARRO, J. D. N. und M. L. ROSENHEIM, Lancet 1091, I (1952) – NIETH, H., Z. Klin. Med. 155, 213 (1958) – NIETH, H., Internist 2, 45 (1961) – NIETH, H., H. NEUBAUER, Med. Welt 2642, 1963 – NIETH, H. und J. GAYER, Med. Welt 455, 1965 – NONNENBRUCH, W., Dtsch. Arch. Klin. Med. 122, 389 (1917) – NONNENBRUCH, W., Die doppelseitigen Nierenkrankh., Stuttgart, 1949 – OLIVER, T. K. jr. und H. L. BARNETT, A. M. A. J. Dis. Child 90, 544 (1955) – PFISTER, R. und E. NÄGELE, Ergebn. Inn. Med. Kinderhk. (Neue Folge) 7, 244 (1956) – PHILIPPI, P. J., R. R. ROBINSON und P. R. LANGELIER, Arch. Int. Med. 108, 139 (1961) – PILGERSTORFER, W., Die Nephritiden unter besonderer Berücksichtigung der sog. Feldnephr., Wien, 1948 – PIPER, N. W. und E. B. HELWIG, Arch. Dermat. Syph. 72, 535 (1955) – POLLAK, A. D., J. Mt. Sinai Hosp. 26, 224 (1959) – POLLAK, V. E., R. M. KARK und C. L. PIRANI, Bull. Rheumat. Dis. 11, 249 (1961) – PORTWICH, F., Ergebn. Inn. Med. Kinderhk. (Neue Folge) 12, 428 (1959) – RACE, G. A., C. H. SCHEIFLEY, J. E. EDWARDS, Circulation 13, 329 (1956) – RAKE, G., Guy's Hosp. Rep. 83, 430 (1933) – RALSTONE, D. E., F. W. KVALE, Proc. Mayo Clin. 24, 18 (1949) – RAMMELKAMP, C. H., R. S. WEAVER und H. J. DINGLE, Trans. Am. Physiceans 65, 168 (1952) – RAMMELKAMP, C. H. und R. S. WEAVER, J. Clin. Invest. 32, 345 (1953) – RAMMELKAMP, C. H., J. Chron. Dis. 5, 28 (1957) – RANDERATH, E., Dtsch. Arch. Klin. Med. 193, 119 (1948) – RANDERATH, E., Nephritis- Nephrose in Becher, Nierenkrankheiten Bd. 2, Juni 1947 – RANDERATH, E., Med. Klin. 37, 435 (1941) – REUBI, F., Nierenkrankheiten. Bern u. Stuttg. 1960 – REUBI, F., Helv. med. Acta, Suppl. 26 (1950) – REUBI, F., P. COTTIER, Erg. Inn. Med. Kinderhk. (Neue Folge) 18, 366 (1962) – RIVA, G., Helv. med. Acta 12, 539 (1945) – ROBINSON, R. R., S. N. GLOVER, P. J. PHILIPPI, F. R. LECOCQ und P. R. LANGELIER, Amer. J. Path. 39, 291 (1961) – ROSE, G. A. und H. SPENCER, Quart. J. Med. 26, 43 (1957) – ROSS, H. J., Quart. J. Med. 29, 391 (1960) – RÜDISSER, E., Münch. Med. Wschr. 89, 863 (1942) – RUKAVINA, H. V., W. G. BLOCK, L. E. JACKSON, H. F. FALLS, H. J. CAREY und A. C. CURTIS, Medecine 35, 239 (1956) – RYSTAND, D. E., Arch. Int. Med. 59, 848 (1937) – SARRE, H., Nierenkrankheiten, II. Auflage, Stuttgart, 1959 – SARRE, H., Dtsch. Med. Wschr. 80, 1290 (1955) 1345 – SARRE, H., Dtsch. Arch. Klin. Med. 183, 515 (1939) – SARRE, H., Der Nierenkranke im Berufsleben in: Handb. d. ges. Arbeitsmedizin III. Bd. Herausg. Ernst W. Baader, Berlin-München-Wien, 1962 – SARRE, H., J. GAYER und K. ROTHER, Dtsch. Med. Wschr. 82, 1093 (1957) – SARRE, H. und H. MAHR, Dtsch. Med. Wschr. 77, 522 (1952) – SARRE, H. und F. MOSER, Med. Klin. 57, 1526 (1962) – SCHÖLMERICH, P., Handb. Inn. Med. Bd. 9, II. Teil, Berlin-Göttingen-Heidelberg, 1960 – SCHÖLMERICH, P. und H. DEICHER, Klin. d. Gegenw., Bd. VI, München-Berlin, 1958 – SCHREINER, G. E., Ann. Int. Med. 48, 826 (1955) – SCHREINER,

G. E., J. Chron. Dis. 5, 45 (1957) – SCHWARTZ, W. B. und J. P. KASSIRER, Clinical aspects of ecute glomerulonephritis, in: Strauss und Welt, Diseases of the Kidney, London, 1963 – SCOTT, V. E. und G. CLARK, Amer. J. Syph. 30, 463 (1946) – SEEGAL, D., Arch. Int. Med. 56, 912 (1935) – SEEGAL, D. und D. P. EARLE, Am. J. Med. Sci. 201, 528 (1941) – SLATER, R. J., N. J. O'DOHERTY und M. S. DEWOLFE, Pediatr. 26, 190 (1960) – SMITH, J. N. jr., Ann. Int. Med. 44, 861 (1956) – SOFFER, L. J., A. L. SOUTHREW, H. E. WEINER und R. L. WOLF, Ann. Int. Med. 54, 215 (1961) – STETSON, C. A., C. H. RAMMELKAMP, R. M. KRAUSE, R. J. KOHEN und W. D. PERRY, Medecine, 34, 431 (1955) – STRAUSS, M. B. und L. G. WELT, Diseases of the Kidney, London, 1963 – SULLIVAN, M. P. und Y. TAKAHASHI, Pediatrice, 19, 607 (1957) – TARAJEV, E. M., Medgiz, Moskau 1958 (Nephritiden) – TAYLOR, A., Clin. Sc. 19, 209 (1960) – TEILUM, G., Acta path. Scand. 22, 73 (1945) – TEILUM, G. und A. LINDAHL, Acta med. Scand. 149, 449 (1954) – TANNHAUSER, S. J., Z. Klin. Med. 181, 89 (1920) – THOMAS, E. W. und M. SCHUR, Arch. Int. Med. 78, 679 (1946) – TROMMER, Ergebn. Inn. Med. Kinderhk. (Neue Folge), Bd. I, 1 (1949) – TZANCK, A. P., P. KLOPTZ und A. NEGREAM, Bull. Soc. méd. Hosp., Paris 100, 1936 – VALLERY-RADOT, P. G., R. MAURIC, R. WOLFROMM und G. GUILLOT, Bull. Soc. méd. Hosp., Paris 96, 1942 – VILLARREAL, H. und L. SOKOLOFF, Amer. J. Med. Sci. 220, 655 (1950) – VOLHARD, F., Handb. d. Inn. Med., 2. Aufl., Bd. 6, Berlin, 1931 – VOLHARD, F., Dtsch. Med. Wschr. 65, 1649 (1939) – VOLHARD, F., F. FAHR, Die Bright'sche Nierenkrankheit, Berlin, 1914 – VORLAENDER, K. D., Z. ges. exper. Med. 118, 352 (1952) – WEGENER, F., Beitr. Path. Anat. 202, 36 (1939) – WENDT, H. und G. LANDES, Med. Klin. 42, 666 (1947) – WEINSTEIN, L. und C. C. L. TSAO, Proc. Soc. Exper. Biol. Med. 63, 449 (1946) – WHITE, H. L. und D. ROLF, Am. J. Physiol. 152, 505 (1948) – WIDAL, F. A., LEMIERE und P. VALLEY-RADOT, Maladies des reins, Nouveau Traité de Medecine, Paris 1929 – WINKENWERDER, W. L., N. MCLOED und M. BAKER, Arch. Int. Med. 56, 297 (1935) – WOLLHEIM, E., Verh. Dtsch. Ges. Inn. Med. 58, 211 (1962) – WOLLHEIM, E., Tubuläre Insuffizienz, Glomeruläre und tubuläre Nierenerkrankungen, Stuttgart 1962 – WOLLHEIM, E. und J. MOELLER, Hypertonie, in: Handb. Inn. Med. Bd. 9/V., Berlin-Göttingen-Heidelberg 1960 – ZEEK, P. M., New Engl. J. Med. 248, 764 (1953) – ZEEK, P. M., C. C. SMITH and J. C. WEETER, Am. J. Path. 24, 889 (1948) – ZIEGERMANN, J. H., E. G. TULSKY, P. MAKLER, Obst. Gynec. 9, 542 (1957).

Pyelonephritis

SCHRIFTTUM: BAKER, R. and J. P. CONNELLY, J. Amer. Med. Ass. 160, 1106 (1956) – BELL, E. T., Renal Diseases, Philadelphia, II. Aufl. 1950 – BERNING, H., Pyelonephritis, in: Die Prognose chronischer Erkrankungen, Berlin-Göttingen-Heidelberg, 1960 – BERNING, H., Chirurg. Praxis 1961, 479 – BERNING, H. und R. PRÉVÔT, Erg. Inn. Med. Kinderhk. 3, 320 (1952) – BINGOLD, K., Typhus abdominalis und Paratyphus, Handb. Inn. Med., 4. Aufl., I/1. S. 1453, Berlin-Göttingen-Heidelberg 1954 – BOCK, H. E., Ärztl. Wschr. 12, 977 (1957) – BODECHTEL, G., Differentialdiagnose neurologischer Krankheitsbilder, Stuttgart 1961 – BOSHAMER, K., Morphologie und Genese der Harnsteine, Handb. der Urologie, Bd. X, p. 1–171, Berlin- Göttingen-Heidelberg 1961 – BROD, J., Lancet 1956/I, 973 – BROD, P., Postgraduate Med. J. 39, 121 (1963) – BUTT, A. J., Am. J. Urol. 67, 450 (1952) – BUTT, A. J., Etiologic factors in renal lithiasis, Springfield, Ill. 1956 – BUTT, A. J. and E. HAUSER, Science, 115, 308 (1952) – COLBY, F. H., Pyelonephritis, Baltimore 1959 – DENT, C. E. and G. A. ROSE, Quart. J. Med. 20, 205 (1951) – DITSCHERLEIN, G., Das deutsche Gesundheitswesen 18, 972 (1963) – DITSCHERLEIN, G., Das deutsche Gesundheitswesen 18, 1017 (1963) – DREYER, L., Zur Klinik und Pathogenese der pyelonephritischen Schrumpfniere mit Hochdruck, Inaug. Diss., Freiburg 1951 – EALES, L. and G. C. LINDER, Metabolism – Clin. a. Exper. 8, 445 (1959) – EDWARD, D., Proc. roy. Soc. Med. 54, 1096 (1961) – FEINE, U., Das Radio-Isotopennephrogramm, Grundlagen, Technik und klinische Anwendung, Ergebnisse der Medizin. Strahlenforschg., Bd. I, S. 318 (1964) – FRANK, M., A. DE VRIES, A. ATSMON, J. LAZEBNIK and S. KOCHWA, J. Urol. 81, 497 (1959) – FRANKE, C., Mittlg. Grenzgeb. Med. u. Chir. 22, 627 (1911) – FRITZ, K. W., 3. Symposion der Nephrologischen Gesellschaft, Berlin 1964 – GANZONI, A. und W. SIEGENTHALER, Praxis (Bern) 52, 1492 (1963) – GAYER, J. und W. GEROK, Klin. Wschr. 39, 1054 (1961) – GAYER, J. und H. SARRE, Die Medizinische 36, 1357 (1958) – GLOGNER, P. und F. DÜRR, Dtsch. Med. Wschr. 89, 2081 (1964) – GOLDBLATT, H., J. LYNCH, R. F. HANZAL und W. W. SUMMERVILLE, J. Exper. Med. 59, 347 (1934) – GÖTZEN, F. J. und H. BOEMINGHAUS, Z. Urol. 47, 129 (1954) – GREENSPAN, E. M., Arch. of intern. Med. 38, 271 (1949) – GRIEBLE, H. G. and G. G. JACKSON, Bacteriuria, Pyelonephritis and Hypertension in QUINN, E. L. and E. H. KASS, Biology of Pyelonephritis, London 1960 – GUTMANN, A. B., T. F. YÜ and L. BERGER, J. Clin. Invest. 38, 1778 (1959) – HARTWICH, A., Z. exper. Med. 69, 462 (1930) – HASCHEK, H., Wiener klin. Wschr. 73, 929 (1961) – HEITZ-BOYER, A., J. méd. franc. 11, 178 (1922) – HELLSTRÖM, J., Acta chirurg. scand. Suppl. 46, 101 (1936) – HENNEMANN und BECKER, zit. nach SARRE, 1959 – HEUCHEL, G., Die Med. Welt 1961, 2297 – HIGGENS, C. C., J. Urology 62, 403 (1949) – HIGGINS, C. C., Med. Clin. N. Amer. 39, 1073 (1955) – HORN, H. D., H. NIETH und G. GROTE, Klin. Wschr. 42, 991 (1964) – HOWARD, J. E., J. Urol. 72, 999 (1954) – HUTT, M. S. R., J. A. CHAMBERS, J. S. MAC DONALD and H. E. DE WARDENER, Lancet 1961/I, 351 – JACKSON, G. G., J. A. ARANA-SIALER, B. R. ANDERSEN, H. G. GRIEBLE and W. R. MC CABE, Arch. Int. Med. 110, 663 (1962) – JACKSON, G. G. and H. G. GRIEBLE, Arch. Intern. Med. 100, 692 (1957) – JOSLIN, E. P., H. F. ROOT, P. WHITE, A. MARBLE and C. C. BAILEY, The Treatment of Diabetes mellitus, Philadelphia 1952, 9. Aufl. – KASS, E. H., Am. J. Med. 19, 764 (1955) – KASS, E. H., Trans. Ass. Amer. Physicians 69, 56 (1956) – KASS, E. H., Ann. Internal Med. 56, 46 (1962) – KATZ, Y. J., S. R. BOURDO and R. S. MOORE, Lancet 1962/I, p. 1140 – KATZ, Y. J., A. VELASQUEZ and S. R. BOURDO, Lancet 1962/I, p. 1144 – KEUTEL, H. J., Wiener med. Wschr. 112, 32 (1962) – KIMMELSTIEL, P., Significance of chronic pyelonephritis, in: QUINN and KASS, Biology of Pyelonephritis, London 1960 – KJELLBERG, S. R., N. O. ERICSSON and W. RUHDE, The lower urinary tract in childhood, Chicago 1957 – LEGLER, F., Arzneim. Forschg. 12, 890 (1962) – LITTLE, P. J. und H. E. DE WARDENER, Lancet 1962/I, p. 1145 – LONG, H. and L. N. PYRAH, Brit. J. Urol. 11, 216 (1939) – R. F. MAHLER and S. W. STANBURY, Quart. J. Med., N. S., 25, 21 (1956) – MOELLER, J. und A. BEDÖ, Ärztl. Wschr. 7, 1125 (1952) – NAOUMIDIS, S., Sur la récidive de la lithiase rénale, Athen 1949 – NIETH, H., Ärztl. Wschr. 11, 554 (1956) – NIETH, H., Diagnostische Methoden bei Nierenerkrankungen, herausgegeben von der Ciba, Juni 1960 – NIETH, H., J. GAYER und MÜLLER, 1965 – PIERACH, A., Wasserhaushalt und Steinbildung, Sonderheft I, Zeitschrift Urol. 135 (1950) – PITTS, R. F., W. J. SULLIVAN and P. J. DORMAN, Regulation of the content of bicarbonate bound base in body fluids. The Kidney. Ciba-Foundation Symposium 1954, S. 125 – PRAT, V., Brit. J. Urol. 30, 142 (1958) – PRIEN, E. L. and C. FRONDEL, J. Urol. 57, 949 (1947), J. Urol. 61, 820 (1949) – QUINN, E. L. and E. H. KASS, Biology of Pyelonephritis, London 1960 – RAASCHOU, F., Chronic pyelonephritis, Kobenhaven 1948 – RAPAPORT, S. and C. D. WEST, Am. J. Physiol. 163, 175 (1950) – RELMAN, A. S., Some clinical aspects of chronic pyelonephritis in QUINN and KASS, Biology of Pyelonephritis, London 1960 – REUBI, F., Nierenkrankheiten, Bern und Stuttgart 1960 – ROSENHEIM, M. L., Brit. Med. J. 1963, p. 1433 – ROTHER, K., Med. Welt 1962, p. 2491 – SARRE, H., Nierenkrankheiten, 2. Aufl., Stuttgart 1959 – SARRE, H. und J. GAYER, Funktionelle Orthologie und Pathologie der Nierenausscheidung, Handbuch Allgem. Pathologie, Bd. V, 2, Berlin-Göttingen-Heidelberg 1959 – SCHEITLIN, W., Schweiz. Med. Wschr. 94, 8 (1964) – SCHIRMEISTER, J. H., H. KARACHONSITI, H. WILLMANN und H. KIEFER, DMW 88, 2416 (1963) – SCHLAGENHAUFER, F., Frankf. Zeitschr. Path. 19, 139 (1916) – SEMMELROTH, R., Inaug. Diss. Marburg/L. 1955 – SMITH, E. and J. F. MCINTOSH, J. Urol. 63, 923 (1950) – SMITH, L. H., G. E. SCHREINER, J. Lab. Clin. Med. 43, 347 (1954) – SPÜHLER, O., Schweiz. Med. Wschr. 1953, 145 – STAELER, W., Klinik und Praxis der Urologie, Bd. I, Stuttgart 1959 – STERNHEIMER, R. and U. B. MALBIN, Am. J. Med. 11, 312 (1951) – STOECKEL, W., Gynäkologische Urologie, Handbuch der Gynäkologie, Bd. X, 1938 – STRAUSS, M. B. and L. G. WELT, Diseases of the Kidney, 1963 – SUTHERLAND, J. W., Brit. J. Urol. 26, 22 (1954) – TALBOT, H. S., The J. Am. Med. Ass. 168, 1595 (1958) – TÖNNIS, W. und W. BISCHOF, Störungen innerer Organe bei Erkrankungen des Gehirns und des Rückenmarks, Beitr. zur Neurochirurgie, Heft 4, Leipzig 1961 – VAN DER VRUUST DE VRIES, J. H. J., Pathologische Anatomie und Klinik der Nieren- und Harnleitersteine, Handb. der Urologie, Bd. X, S. 172, 1961 – ZUM WINKEL, K., Nierendiagnostik mit Radioisotopen, Stuttgart 1964 – ZOLLINGER, H. U., Die interstitielle Nephritis, Basel 1945 – ZOLLINGER, H. U., Schweiz. Med. Wschr. 1955, 746.

Akutes Nierenversagen

SCHRIFTTUM: ALWALL, N., Dtsch. med. Wschr. 83, 950 und 1008 (1958) – ANTHONISEN, P., C. CRONE, a. C. BRUN, Lancet 1956 II, 1277 – BLUEMLE, L. W., G. D. WEBSTER a. J. R. ELKINTON, Arch. int. Med. 104, 180 (1959) – BOHLE, A., CH. HERFARTH, H. J. KRECKE, Klin. Wschr. 38, 152

(1960) – BRUN, C. a. O. MUNCK, Lancet 1957 I, 603 – DOYLE, J. E., Extracorporal hemodialysis, Springfield III, 1962 – DÜRR, F., H. P. MISSMAHL und H. NIETH, 1. Tg. Südwestdtsch. Ges. inn. Med. 1964 – DÜRR, F., H. P. MISSMAHL, Med. Welt 1920 (1963) – FINKENSTÄDT, J. T., M. P. OMEARA, J. M. WELLER, J. P. MERRILL, J. clin. Inv. 32, 567 (1953) – JACKSON, J. R., Proc. roy. soc. Med. 56, 107 (1963) – KAUFMANN, W., H. NIETH, J. G. SCHLITTER, Klin. Wschr. 42, 39 (1964) – KILEY, J. E., N. Y. State J. Med. 58, 4065 (1958) – MERIC, G., Thèse, Lyon 1957 – MERTZ, D. und H. SARRE, p 105, in: SARRE, H., R. ROTTER, »Akutes Nierenversagen«, Stuttgart 1962 – MISSMAHL, H. P., Verh. dtsch. ges. inn. Med. 66, 870 (1960) – R. MOELLER, J., p. 321, in: Klinik der Gegenwart, Bd. 4, 1958 – NIETH, H., H. P. MISSMAHL und F. DÜRR, Klinik der Gegenwart, im Druck – NOLTENIUS, H., p 27, in: SARRE, H., R. ROTTER, »Akutes Nierenversagen«, Stuttgart 1962 – OLIVER, J., M. McDOWELL a. A. TRACY, J. Clin. Inv. 30, 1305 (1951) – PARSONS, F. M., Proc. roy. Soc. Med. 56, 111 (1963) – RANDERATH, E. u. A. BOHLE, Verh. dtsch. Ges. inn. Med. 65, 250 (1959) – REUBI, F., Nierenkrankheiten, Bern und Stuttgart 1960 – RICHET, G., J. d'urol. 58, 252 (1952) – SARTORIUS, H., p 125, in: SARRE, H. und R. ROTTER, »Akutes Nierenversagen«, Stuttgart 1962 – SIROTA, J. H., J. clin. Invest. 28, 1412 (1949) – VAN SLYKE, D. D., Ann. int. Med. 28, 701 (1948) – WETZELS, E. und W. HERMS, Dtsch. med. Wschr. 86, 514 und 657 (1961).

Rheumatische Krankheitsbilder

VON ADOLF SCHRADER UND WILHELM WALCHNER, MÜNCHEN

Wenn heute rheumatische Krankheitsprozesse schärfer als früher erfaßt werden, so ist damit die Erkenntnis verknüpft, daß es den »Rheumatismus« alter Definition nicht gibt. Krankheiten, die man heute dem rheumatischen Formenkreis zuordnet, sind nicht ohne weiteres Manifestation eines pathogenetisch einheitlichen rheumatischen Grundprozesses. Es handelt sich vielmehr um selbständige, morphologisch, immunologisch und klinisch differente Erkrankungen des mesenchymalen Gewebes, die allenfalls den *fließenden, reißenden Schmerz,* das Leitsymptom des althergebrachten Rheumabegriffes, gemeinsam haben. Konsequenterweise sollte deshalb die verschwommene und vieldeutige Krankheitsbezeichnung »Rheumatismus« gänzlich fallengelassen werden. Jedenfalls ist der Terminus Rheumatismus ohne speziellere Definition abgegriffen und vor allem wissenschaftlich und gutachtlich nicht tragfähig.

Wie zahlreich und vielgestaltig die klinisch und morphologischen Syndrome sind, die man neuerdings zum Formenkreis rheumatischer Erkrankungen zusammenfaßt, läßt das Einteilungsschema erkennen, das 1957 auf dem Internationalen Kongreß in Toronto aufgestellt wurde:

Tabelle 1: Nomenklatur und Einteilung der rheumatischen Krankheiten, Toronto 1957

Krankheiten und Störungen des Bindegewebes rheumatischen Ursprungs.

A) Artikulär
   1. Entzündlich, idiopathisch:
     a) Rheumatisches Fieber (akuter Gelenkrheumatismus)
     b) Primär chronische Polyarthritis
       Atypische Formen:
       Polyarthritis und Psoriasis
       Stillsche Erkrankung
       Felty-Syndrom
       Sjögren-Syndrom
       Reiter-Syndrom
     c) Sonderformen:
       Ankylosierende Spondylarthritis (Morbus Bechterew)
       Intermittierender Hydrops
       Palindromer Rheumatismus
       Infektiöse Formen:
       Infektarthritis (als Folge spezifischer Infektionen)
   2. Degenerativ:
     Deformierende Arthrosis
     Intervertebrale Bandscheibenläsionen
B) Extraartikulär
     Bursitis
     Faszitis
     Fibrositis

Myositis, Myalgie, Muskelrheumatismus
Neuritis, Neuropathie, Neuralgie
Gelenkkapselfibrose
Periarthritis
Tendovaginitis, Tendosynovitis
Tendinitis, Tendinosis, Peritendinitis

Krankheiten und Störungen mit rheumatischen Zügen

A) *Traumatische und mechanische Störungen*
   Traumatische Arthropathie
   Statische Syndrome
B) *Entzündliche idiopathische Affektionen*
   Dermatomyositis
   Periarteriitis nodosa, Polyarteriitis
   Sklerodermie
   Lupus erythematodes (erythematosus) disseminatus
C) *Zustände von Medikamenten- bzw. Serum-Überempfindlichkeit mit muskuloartikulären Reaktionen*
   Erythema multiforme
   Erythema nodosum
   Purpura (verschiedene Typen)
   Purpura rheumatica
   Serum-Krankheit
D) *Stoffwechselstörungen*
   Gicht
   Alkaptonurie
E) *Endokrine Erkrankungen*
   Hyperparathyreoidismus
   Akromegalie
   Myxödem und andere
   Osteoporose (klimakterische, senile und andere)
F) *Blutkrankheiten*
   Leukämie
   Hämophilie
G) *Lungenerkrankungen*
   Sarkoidosis (Boecksche Krankheit)
   Osteoarthropathie hypertrophiante pneumique
H) *Krankheiten und Störungen des Nervensystems*
   Neuroarthropathie
   Reflexdystrophie
I) *Psychiatrische Krankheitszustände und psychische Syndrome*
J) *Neoplastische Erkrankungen*
   Bösartige Geschwülste von Gelenken oder Bindegewebe
K) *Osteochondrodystrophien*

Es bedarf keines besonderen Hinweises, daß jenes Toronto-Schema durchaus nicht als abgeschlossen oder endgültig zu betrachten ist. In vielen Punkten stellt es eine Kompromißlösung dar, die unter anderem aus der Tatsache resultiert, daß von Morphologen und Klinikern Abgrenzung und Definition rheumatischer Erkrankungen nach verschiedenen Gesichtspunkten vorgenommen wurden. Trotz berechtigter Einwände ist die grundsätzliche Bedeutung des Toronto-Schemas nicht in Abrede zu stellen. Man erinnere sich einmal der Babylonischen Sprachverwirrung, die vormals jede wissenschaftliche Verständigung, jeden Erfahrungsaustausch unmöglich machte!

Ein Vergleich des Torontoschemas mit Klassifizierungsversuchen der französischen und deutschsprachigen Schulen läßt die Schwierigkeiten erkennen, die verschiedenen Krankheitsprozesse präzis und verbindlich einzuordnen.

Tabelle 2: Klassifizierung und Terminologie des Rheumatismus im französischen Schrifttum

A) *Arthrites rhumatismales*
1. Rhumatisme articulaire aigue (fièvre rhumatismale, polyarthrite rhumatismale aigue, maladie de Bouillaud)
2. Rhumatisme articulaire subaigue
3. Polyarthrite chronique évolutive (rhumatisme articulaire chronique progressif, polyarthrite chronique rhumatismale)
4. Spondylarthrite ankylosante (spondylose rhizomèlique, maladie de Pierre Marie-Strümpell-Bechterew pelvispondylite rhumatismale ossifiante)
5. Rhumatisme psoriasique
6. Rhumatisme palindromique
7. Hydrarthrose intermittente

B) *Arthrites infectieuses = Pseudo-rhumatismes infectieux*

C) *Arthropathies métaboliques: goutte, alcaptonurie*

D) *Arthroses (Maladie arthrosique)*

E) *Arthropathies nerveuses*

F) *Rhumatisme des parties molles*
1. Périarthrite de l'épaule
2. Tendinites, tendino-périostites et tendino-synovites rhumatismales
3. Algies dites rhumatismales: sciatique, radiculalgicervico-brachiale
4. Algo-dystrophies sympathiques (Syndrome épaule-main)
5. Maladie de Dupuytren

Nach den Richtlinien der Deutschen Gesellschaft für Rheumatologie bzw. nach dem Einteilungsschema des Verbandes der Versicherungsträger vom 17. 11. 1952 kann der Formenkreis rheumatischer Erkrankungen folgendermaßen gegliedert werden:

Tabelle 3: Klassifizierungsschema der Deutschen Gesellschaft für Rheumabekämpfung (1939 MOLL; HOPMANN)

A) *Akute Gelenkerkrankungen*
1. Akuter Gelenkrheumatismus (Polyarthritis acuta)
2. Akute Rheumatoide bekannter Infektionen (Sepsis, Scharlach, Typhus, Grippe, Gonorrhoe, Lues usw.)

B) *Chronische Gelenkerkrankungen*
1. Chronischer Gelenkrheumatismus (Polyarthritis chronica), primär und sekundär entstandene Formen
2. Arthritis deformans (Arthropathia)
3. Chronische Erkrankung der Wirbelsäule (Spondylosis deformans und Spondylarthritis ankylopoetica)
4. Seltenere Formen (neurogene, hämophile, endokrine, psoriatische, alkaptonurische, Perthessche, Köhlersche, Schlattersche Gelenkerkrankung)

C) *Andere Erkrankungen der Knochen, Gelenkkapseln, Sehnen, Sehnenscheiden, Schleimbeutel, Faszien und Bänder*

D) Harnsäuregicht (Arthritis urica)
E) Muskelrheumatismus mit Muskelentzündung (Myalgien und Myositis)
F) Neuralgien
   1. Ischias
   2. Andere Neuralgien

Diesem Ordnungsprinzip entspricht auch das bekannte Schema von BOCK und KAUFMANN, das hier ebenfalls aufgeführt sein soll.

Tabelle 4: Klassifizierung und Schema nach H. E. BOCK und W. KAUFMANN

I. Entzündlicher Rheumatismus

	artikulär	extraartikulär »viszeral«	Anhang bzw. Diff.-Diagn.

A) Rheumatisches Fieber = Polyarthritis rheumatica acuta	alle Gelenke	Karditis
		Angiitis
		Myositis
		Fibrositis
		Tendovaginitis
		Bursitis
		Erythema
		  annulare
		  marginatum
		Chorea
		  minor
			Rheumatoide
			a) Infektionen
			   Scharlach
			   Ruhr
			   Bang
			   Viruserkrankung
			   Reiter
			   Tbc
			   Lues
			b) Drogen
			c) Seren
			   Tetanus
			   Diphtherie

B) Chron. entzündl. Polyarthritis a) sekundär chron. Polyarthritis b) primär chron. Polyarthritis = rheumatoid arthritis	alle Gelenke symmetrisch mehr kleine Gelenke 3 ♀ : 1 ♂	Gefäße Niere Unterhautgewebe Nervensystem M. Felty M. Still	Para- rheumatische Mesenchymosen Kollagenosen Erythematodes Periarter. nodosa Dermatomyositis Sjögren-Syndrom
C) Spondylarthritis ankylopoetica (M. Strümpell-Marie-Bechterew)	Wirbelsäule Sakroiliakalgelenke 100 ♂ : 1 ♀	Iritis Bandscheiben vorderes Längsband Aorten- insuffizienz	

II. Degenerativer »Rheumatismus«

artikulär bzw. vertebral		extraartikulär
A) Arthrosen, Polyarthrosen	mit reaktiven	Myalgien Trauma Abnutzung Neuropathogen Periarthrosen
B) Spondylarthrosis, Spondylosis	mit sekundären	Syndromen: Bandscheiben Myalgien HWS, BWS, LWS
C)		»Weichteilrheumatismus« Fibrositis Pannikulitis Pfeiffer-Weber-Christian Faszitis Nervengewebe

Es kann nicht unsere Aufgabe sein, auf die verschiedenen Einteilungsschemata, speziell auf die pathogenetischen Probleme aller genannten Krankheitsgruppen näher einzugehen, um von dieser Plattform aus gutachtliche Fragen detailliert zu erörtern. Die gutachtliche Beurteilung setzt jedoch eine definierte Diagnose nach einem dieser Schemata voraus.

Um nicht den vorgesehenen Rahmen zu sprengen, müssen wir uns auf die Hauptgruppen des *entzündlichen Rheumatismus* beschränken, die schon auf Grund ihrer Häufigkeit und großen sozialmedizinischen Bedeutung besonderes Interesse beanspruchen. Die *degenerativen rheumatischen Krankheitsformen*, die sich, wie die Übersichten zeigen, hauptsächlich am Stützapparat manifestieren, stellen in erster Linie ein chirurgisch-orthopädisches Problem dar. Der medizinische Sachverständige hat sich dabei vorwiegend mit Fragen der Berufs- und Arbeitsfähigkeit bzw. mit Maßnahmen zur Rehabilitation zu befassen. Da endogen-konstitutionelle Momente im Krankheitsgeschehen degenerativer rheumatischer Prozesse ganz im Vordergrund stehen, kommen kausal-genetische Zusammenhangsfragen für die versicherungs- und unfallmedizinische Beurteilung kaum in Betracht. Statt dessen kann sich der Gutachter darauf beschränken, Intensität und Wirkungsdauer situationsbedingter, exogener Teil- oder Verschlimmerungsfaktoren festzulegen.

Die große sozialmedizinische Bedeutung rheumatischer Erkrankungen wird durch statistische Angaben veranschaulicht, die bereits in den 50iger Jahren veröffentlicht worden sind. Schätzungsweise leiden über 100 Millionen Menschen der Erdbevölkerung an rheumatischen Erkrankungen und deren Folgeerscheinungen. In der Deutschen Bundesrepublik wird die Zahl der Rheumakranken auf 1,5 Millionen Menschen aller Altersgruppen (= 3 %/o der Gesamtbevölkerung) geschätzt (BAUER). Etwa 10 %/o aller Erkrankungen, die Arbeitsunfähigkeit bedingen, sind nach statistischen Unterlagen der Allgemeinen Ortskrankenkassen durch Rheuma verursacht. Der Gesamtanteil der

Arbeitsunfähigen soll sogar 15–25 % betragen. Die Zahl der rheumakranken Frauen liegt bei uns fast doppelt so hoch wie die der Männer. Nach BELART, MIKAT u. a. soll der jährliche Ausfall von 9,2 Millionen Arbeitstagen wegen rheumatischer Leiden das Volksvermögen mit rund 135 Millionen DM belasten. In den USA wird die Zahl der Rheumakranken mit 10 Millionen angegeben (WOOSLEY). Davon leiden allein 4,5 Millionen an akuter rheumatischer Arthritis; 1,43 Millionen verlieren jährlich 5 Arbeitsmonate; 190 000 Kranke bleiben arbeitsunfähig. Nach anderen Erhebungen führt das Leiden in 10–20 % zur vorzeitigen Berufs- und Erwerbsunfähigkeit, wobei die Hälfte der Arbeitsunfähigen jünger als 35 Jahre ist (FRIEDBERG u. a.). Allein die rheumatischen Kardiopathien hat man in den USA vor der Penicillin-Ära mit rund einer Million beziffert (PAUL). Ähnliche Angaben liegen aus anderen Ländern vor.

Zum entzündlichen Rheumatismus zählen als wichtigste Manifestationsformen:
1. das akute rheumatische Fieber, die Polyarthritis rheumatica acuta,
2. die chronisch entzündliche Polyarthritis,
3. die Spondylarthritis ankylopoetica, der Morbus Strümpell-Marie-Bechterew.

Überblickt man das moderne internationale Schrifttum, so fällt auf, daß der Vielzahl klinischer, immunologischer, pathologisch-anatomischer und experimenteller Arbeiten relativ wenige Beiträge gegenüberstehen, die sich spezieller mit gutachtlichen Fragen auseinandersetzen. Vor allem fehlen auf diesem Sektor verbindliche Richtlinien (MERKEL u. TICHY; SCHRADER u. WALCHNER). Die Schwierigkeiten beginnen schon mit einer verbindlichen Definition des Rheumabegriffes. Das gilt sowohl für die chronisch-entzündliche Polyarthritis als auch für das akute rheumatische Fieber, das hier zunächst erörtert werden soll.

Das rheumatische Fieber, die Polyarthritis rheumatica acuta

Unter anatomisch pathologischen Aspekten erscheint der akute, fieberhafte Rheumatismus in erster Linie als eine besondere mesenchymale Gewebsreaktion, die nach den Regeln der Entzündung abläuft (KLINGE, RÖSSLE, BÖHMIG, FASSBENDER u. a.). Dementsprechend setzt die vitale Antwort des Gewebes primär im Bereich des Mikrokreislaufes ein, führt unter Mitbeteiligung von chemischen Zwischensubstanzen – den Mediatoren (Histamin, 5-Hydroxytryptamin für die initiale Entzündungsphase; Kinine und andere hochmolekulare Substanzen für die spätere Entzündungsphase) – zu Permeabilitätsstörungen im Kapillarbereich und greift von hier aus auf das Bindegewebe über. Hier kommt es infolge Exsudation fibrinhaltiger Substanzen zur Umwandlung des Zwischengewebes, speziell zur fibrinoiden Verquellung oder Degeneration (KLINGE). Die Veränderungen der Kitt- oder Grundsubstanz, die sich bekanntlich aus polymerisierten Polysacchariden und Glykoproteidkomplexen aufbaut, finden histochemisch ihren Niederschlag in einer Anreicherung von sauren Mucopolysacchariden, in einer gesteigerten Glykolyse, in einer Verschiebung des Hyaluronsäure-Hyaluronidase-Gleichgewichtes mit Steigerung der Diffusion, Änderung der Viskosität und der Bindungskapazität für Wasser und Ionen. Die fibrinoide Degeneration bzw. Nekrose ist für rheumatische Erkrankungen recht charakteristisch, jedoch nicht spezifisch, wie Untersuchungen bei experimentell-allergischen Prozessen nach Zufuhr von Serum, Gammaglobulin und A-Streptokokken gezeigt haben. Der serös-fibrinösen Exsudationsphase folgt beim fieberhaften Rheumatismus in Analogie zu anderen Entzündungsprozessen das Resorptionsstadium und damit die eigentliche Morphogenese der rheumatischen Erkrankung: Charakterisiert durch histiozytäre Proliferationen und Bildung »spezifischer Granulome«, den Aschoff-Geipel'schen Knötchen. Sie werden ubiquitär in kollagenen Geweben angetroffen, in klassischer Ausprägung aber vorwiegend im Herzmuskel. Mehr oder weniger modifiziert findet man sie auch im Epi- und Endokard, in Gelenkmembranen, im Rachenring und anderen mesenchymalen Gewebsschichten. Nach etwa 4–6 Monaten klingen die granulomatösen Veränderungen unter fibrinöser oder hyaliner Narbenbildung ab.

Mit diesem kurz umrissenen Schema – der exsudativ-fibrinösen Phase einerseits, der resorptiven Gewebsantwort mit histiozytärer Wucherung, mit Granulom- und Narbenbildung andererseits – sind die entzündlich-rheumatischen Gewebsreaktionen in ihren Grundzügen festgelegt. Daß das morphologische Substrat des fieberhaften Rheumatismus durch zahlreiche Faktoren modifiziert und beeinflußt werden kann, ist durch umfangreiche histopathologische Untersuchungen belegt. Unter anderem spielt die Prozeßtopik, d. h. die jeweilige klinische Manifestations- und Verlaufsform eine wichtige Rolle. So stehen bei der akuten rheumatischen Polyarthritis dank der reichlichen Kapillarversorgung des Stratum synoviale exsudative Vorgänge mit Gelenkschwellung, Schmerzen und Bewegungseinschränkung im Vordergrund. Analogen Verhältnissen begegnet man bei pleuraler-perikardialer oder mesenterialer Prozeßbeteiligung, wo im Zuge einer Polyserositis rheumatica ebenfalls seröse Ergüsse vorherrschen. Demgegenüber zeichnet sich die Beteiligung der Muskulatur durch eine mehr oder weniger intensive, fibrinoide Verquellung der Grundsubstanz aus, die objektiv weniger in Erscheinung tritt. Im Hinblick auf diese häufige systematische Prozeßausbreitung hat KLINGE bekanntlich seine drei klinischen Erscheinungsformen unterschieden, nämlich den *klassisch-polyarthritischen Typ*, den *viszeralen Typ*, der die Eingeweide, vor allem das Herz und die Gefäße beteiligt, und den *peripheren Typ* bei hauptsächlichem Befall der Muskeln, Sehnen und Bänder.

Für den Gutachter steht die klinisch-funktionelle Bedeutung der anatomisch-pathologischen Veränderungen im Vordergrund des Interesses. Unter diesem Gesichtswinkel gehört z. B. der klassisch-polyarthritische Typ des fieberhaften Rheumatismus zu den Randformen. Wie die Erfahrung lehrt, werden selbst massive Gelenkergüsse resorbiert. Fibrinrückstände, die bei der primär-chronischen Polyarthritis zu den irreparablen, progressiven Veränderungen beitragen, spielen hier keine nennenswerte Rolle, so daß bleibende Gelenkschäden relativ selten vorkommen. Ganz anders liegen die Verhältnisse hinsichtlich der prognostisch stets ernst zu nehmenden rheumatischen Karditis. Abgesehen von perakuten, tödlich endenden Verlaufsformen führt sie als häufigste Herzerkrankung des Kindes- und Jugendalters in zahlreichen Fällen zu Dauerschäden, welche Leistungsfähigkeit und Lebenserwartung erheblich reduzieren.

Betrachtet man das klinische Bild des fieberhaften Rheumatismus, so hat die bekannte Feststellung LASEGUE'S: »Le rhumatisme aigu lèche les jointures, la plèvre, les méninges même, mais il mord le coeur« nichts von ihrer Prägnanz verloren. Lehrbuchmäßig gehen dem akuten rheumatischen Fieber mehr oder weniger faßbare Prodromalerscheinungen voraus, verursacht durch Streptokokkeninfekte des Nasen-Rachenraums. Nach einem freien Intervall von 1–2 Wochen kommt es innerhalb weniger Stunden zur eigentlichen *rheumatischen Zweiterkrankung*, die mit hohem Fieberanstieg, mit schubweise intermittierendem Gelenkbefall und mit kardialen oder anderen viszeralen Symptomen einhergeht. Eigenartigerweise wird heute der hoch fieberhafte, akute Krankheitsbeginn seltener beobachtet. Auch die Prodromalerscheinungen, z. B. eine Angina, eine Nasopharyngitis, eine Nebenhöhlenaffektion usw. können kaschiert verlaufen, so daß sie anamnestisch nicht zu fassen sind. Bekanntlich sind Temperaturhöhe und -abfall zur Norm kein Maß für die Aktivität einer rheumatischen Erkrankung. Das gilt besonders für die Endomyokarditis, bei der Fieber und kardiale Symptome ganz in den Hintergrund treten können. Im Gegensatz hierzu sind die sprunghaft remittierenden Gelenkerscheinungen mit erneutem Fieberanstieg gekoppelt.

Die Klinik des rheumatischen Fiebers läßt zusammenfassend folgende Organmanifestationen unterscheiden:
1. Die *kardialen Formen* (Endo-, Myo- und Perikarditis einschließlich Gefäßerkrankungen).
2. Die *extrakardialen Organerkrankungen*
   a) die artikulären Formen,
   b) die Tendinitis, die Tendovaginitis, die Bursitis, die Myositis,
   c) die Hauterscheinungen (Erythema anulare, Erythema exsudativum multiforme, subkutane Rheumaknötchen),
   d) Augensymptome,
   e) neurologische Symptome,
   f) pulmonale Formen (Erkrankungen der Pleura und der Lunge),
   g) abdominelle und viszerale Formen, wie Erkrankungen des Magen-Darm-Kanals und des Peritoneums,
   h) Erkrankungen der Leber,
   i) Erkrankungen der Niere.

Es liegt auf der Hand, daß die jeweils wechselnde Konstellation der Hauptmerkmale nahezu unbegrenzte Kombinationsmöglichkeiten bedingt, so daß das klinische Bild außerordentlich vielgestaltig sein kann. Auch der Krankheitsverlauf ist recht variabel. Er umfaßt fulminante, rezidivierende und chronische Formen bis hin zu den inaktiven Endstadien.

Um den bisweilen großen diagnostischen Schwierigkeiten beizukommen, ist von der American Heart-Association 1956 eine Unterteilung rheumatischer Krankheitszeichen in Symptome erster und zweiter Ordnung vorgeschlagen worden (Jones-Kriterien).

Symptome erster Ordnung bzw. Hauptkriterien:
Karditis,
Polyarthritis,
Chorea minor,
Subkutane Knötchen,
Erythema anulare.

Symptome zweiter Ordnung bzw. Nebenkriterien:
Fieber,
Gelenkerscheinungen,
erhöhte Blutkörperchensenkungsgeschwindigkeit,
Vorhandensein von C-reaktivem Protein oder Leukozytose,
Nachweis vorausgegangener Infektionen mit betahämolysierenden Streptokokken,
Nachweis einer inaktiven, rheumatischen Herzerkrankung oder einer spezifisch-rheumatischen Anamnese.

Danach erscheint die Diagnose »fieberhafter Rheumatismus« als ziemlich gesichert bzw. als wahrscheinlich bei Vorhandensein eines Hauptsymptoms und zweier Nebensymptome. Gesichert ist die Diagnose, wenn zwei und mehr Kardinalsymptome nachgewiesen werden können.

Die rheumatische Karditis

Wie schon erwähnt, zählen die rheumatischen Herzerkrankungen zu den folgenschwersten, viszeralen Manifestationsformen. Vor allem ist das Kindes- und Jugendalter gefährdet, weshalb man den akuten, fieberhaften Rheumatismus auch als Schulkinderkrankung bezeichnet hat. Nach übereinstimmenden statistischen Unterlagen des internationalen Schrifttums sind 90 % aller erworbenen Herzklappenfehler auf eine rheumatische Endokarditis zurückzuführen, die sich zwischen dem 5. und 15. Lebensjahr abgespielt hat. Weiterhin sind rund 70 % der im Kindes- und Jugendalter durchgemachten Herzmuskelerkrankungen rheumatischen Schüben zur Last zu legen. Die Mortalität des akuten rheumatischen Fiebers, speziell die der rheumatischen Herzerkrankungen, übersteigt die Gesamtletalität aller anderen Infektionskrankheiten in den entsprechenden Altersgruppen bis zum 20. Lebensjahr. Noch im Erwachsenenalter ist der Herztod in 25–35 % der Fälle auf eine vorher durchgemachte rheumatische Karditis zurückzuführen, trotz der Zunahme von Hochdruck und Koronarerkrankungen. Nach der Pubertät werden die kardialen Erst- und Rezidiverkrankungen des fieberhaften Rheumatismus seltener. Im Erwachsenenalter jenseits des dritten Lebensjahrzehntes sind sie geradezu ungewöhnlich und bleiben diagnostisch fraglich (FRIEDBERG, MOLL, SCHÖLMERICH, VOIT u. GAMP, SCHERF u. BOYD).

Den so häufigen *rheumatischen Herzklappenfehlern* liegt pathologisch-anatomisch eine abakterielle, verruköse *Endocarditis rheumatica* zugrunde, die als Valvulitis durch Vaskularisierung der an sich gefäßlosen Herzklappen und durch warzenförmige Auflagerungen namentlich am Schließungsrand der Klappen gekennzeichnet ist. Die Herzklappen verdicken, werden starr und schrumpfen, so daß mehr oder minder schwere hämodynamische Funktionsstörungen resultieren. Selbst das parietale Endokard und die Sehnenfäden können an den Entzündungsvorgängen beteiligt sein. *Für den Gutachter* erlangen folgende Gesichtspunkte Bedeutung:

1. Entwicklung von Herzklappenfehlern i. S. von Stenose oder Insuffizienz,
2. ausgesprochene Neigung rheumatisch veränderter Herzklappen zu Rezidiven, die trotz klinisch abgeheilter Endokarditis selbst nach längeren Intervallen wieder auftreten können,
3. die Disposition des rheumatisch vorgeschädigten Endokards zur aufgepfropften bakteriellen Besiedlung, etwa mit vergrünenden Streptokokken oder anderen pathogenen Keimen, so daß im Zuge hämatogener Infektionen die Gefahr einer septischen Endokarditis droht.

Erfahrungsgemäß werden die Klappen des rechten Herzens seltener befallen; jedenfalls treten die anatomisch oft faßbaren rheumatischen Veränderungen klinisch weniger in Erscheinung. Schwerpunktmäßig spielt sich die rheumatische Endokarditis an der

Mitralklappe ab, wobei Stenose bzw. Insuffizienz der Mitralis etwa 50% aller Klappenfehler ausmachen. An zweiter Stelle entwickeln sich kombinierte Aorten- und Mitralvitien, die in rund 30% der Fälle angetroffen werden, während auf isolierte Aortenfehler die restlichen 20% entfallen.

Die häufigste Form der rheumatischen Herzaffektion ist die *Myokarditis*. Zumeist tritt sie allerdings gegenüber endokardialen-valvulären Syndromen mehr in den Hintergrund. Trotzdem ist bei *allen* fieberhaften rheumatischen Prozessen die rheumatische Myokarditis in Rechnung zu stellen, selbst wenn sie klinisch nur sehr schwer zu erfassen ist. Das gilt vor allem zu Beginn des rheumatischen Fiebers, besonders auch für leichtere Formen der Myokarditis, die unter entsprechender Schonung eine relativ gute Prognose haben. Ebenso werden die isolierten myokardialen Manifestationsformen im Verlauf rheumatischer Schübe gern übersehen. Einzige Anhaltspunkte für eine rheumatische Myokarditis stellen in vielen Fällen die elektrokardiographischen Veränderungen dar, die gelegentlich erst durch wiederholte, notfalls sogar durch täglich mehrmalige Ableitungen erfaßt werden können. Recht bezeichnend für die rheumatische Myokarditis sind u. a. Bilder eines Schenkelblocks, Störungen der Erregungsausbreitung im Kammerbereich, Senkung bzw. Abflachung der ST- und T-Strecke, Veränderungen des AV-Intervalles und nicht zuletzt eine Verlängerung der PQ-Zeit. Schwere Myokardaffektionen gehen mit Tachykardien, Atemnot, Zyanose, Stauungserscheinungen im großen und kleinen Kreislauf, Blutdruckabfall usw. einher, so daß die myogenen Insuffizienzerscheinungen oft schon aspektmäßig zu erkennen sind. Wiederum ist das Kindesalter bevorzugt befallen, wobei die Rechtsinsuffizienz überwiegt, während beim Erwachsenen die Linksinsuffizienz dominieren soll. Fulminante Verlaufsformen, aber auch häufige Rezidive können innerhalb kurzer Zeit zur bedrohlichen, progressiven Herzdilatation führen, die sich vor allem röntgenologisch objektivieren läßt. Bei akuten fulminanten Formen mit hyperpyretischen Temperaturen, Toxiämie und schwerer Myokarditis läßt sich der rasch fortschreitende, tödlich endende Verlauf selbst durch optimale Therapie nicht mehr abwenden.

Für den Gutachter sind folgende Gesichtspunkte wichtig:

1. Beim akuten Rheumatismus ist diagnostisch und prognostisch immer auch eine Mitbeteiligung des Myokards in Rechnung zu stellen.
2. In vielen Fällen tritt die rheumatische Myokarditis hinter anderen Krankheitserscheinungen zurück, so daß sie besondere Beachtung verdient, um Spätkomplikationen zu verhindern. Auch bei klinisch kaschiert verlaufender Myokarditis ist von schweren körperlichen Belastungen für etwa 6 Monate nach Krankheitsbeginn abzuraten. Den jeweiligen Umständen entsprechend ist also auf befristete Arbeits- und Berufsunfähigkeit zu erkennen. Schulpflichtige Jugendliche sind von Leibesübungen, Schulsport usw. zu befreien. Bekanntlich sind Heilverfahren oder Bäderbehandlung erst nach Abklingen der akuten rheumatischen Karditis angezeigt.
3. Die rheumatische Myokarditis tendiert ebenfalls zu Rezidiven. Akut sich entwickelnde Insuffizienzerscheinungen des Herzmuskels sind bei Jugendlichen häufig durch das Aufflackern einer nicht ausgeheilten, chronisch rheumatischen Myokarditis verursacht.

Pathologisch-anatomische Untersuchungen haben gezeigt, daß außer dem Endo- und Myokard praktisch immer auch das *Perikard* beim rheumatischen Fieber mitbeteiligt ist. Wiederum ist schwerpunktmäßig das Kindes- und Jugendalter betroffen. Die großen Differenzen statistischer Angaben über die Häufigkeit der rheumatischen Perikarditis, die zwischen 10–90% der Fälle liegen, sind zweifellos auf die Schwierigkeiten der klinischen Diagnose zurückzuführen. Tatsächlich lassen sich umschriebene Prozesse einer initialen Perikarditis fibrinosa, die sich gerne im Bereich der Hinterwand des linken Vorhofs abspielt, nur schwer erfassen. Kennzeichnend für eine sich manifestierende, trockene Perikarditis sind u. a. substernale, bzw. präkardiale Schmerzsensationen, die zur linken Schulter oder ins Abdomen ausstrahlen. Diesen subjektiven Phänomenen und vor allem den bekannten perikardialen Reibegeräuschen geht bisweilen ein deutlicher Temperaturanstieg voraus.

Die exsudative Form der Herzmuskelentzündung mit serösem Perikarderguß ist gar nicht selten im Rahmen einer rheumatischen Polyserositis mit anderen viszeralen Manifestationen: mit ein- oder doppelseitiger Pleuritis, mit Peritonitis, evtl. mit Meningitis, Pankreatitis oder Hepatitis vergesellschaftet und dann immer Ausdruck einer schweren, rheumatischen Allgemeinerkrankung.

Bei größeren Ergüssen von ca. 300 und mehr ml entwickelt sich die bekannte, röntgenologische, dreieckförmige Verbreiterung der Herzkontur. Klinisch werden die Herztöne leiser; Herzspitzenstoß und Pulsation sind kaum oder nicht mehr zu tasten. Unter zunehmendem Oppressions- bzw. Angstgefühl treten Tachykardie, Orthopnoe, bisweilen sogar Schlafstörungen und Erregungszustände auf. Bei massiven Ergüssen kann es infolge Druckwirkung auf den Ösophagus und den N. recurrens zur Dysphagie oder Aphonie und schließlich sogar zum Syndrom der Herztamponade kommen, falls nicht Perikardpunktionen zur Entlastung führen.

Diesen akuten, lebensbedrohlichen, fibrinös exsudativen Stadien der rheumatischen Perikarditis stehen die zum Teil schweren Dauerschäden der Herzbeutelentzündung gegenüber, die sich allerdings nur in vereinzelten Fällen entwickeln. Strangförmige Adhäsionen, Verklebungen bzw. Schwartenbildungen zwischen den parietalen und viszeralen Perikardblättern, zum Teil mit totaler Obliteration des Herzbeutels, Verwachsungen des Perikards mit dem Myokard, mit mediastinalen Gewebsanteilen, mit der Pleura oder dem Zwerchfell, können zum anatomisch-klinischen Syndrom einer Accretio cordis bzw. zur Pericarditis adhaesiva führen.

Gelegentlich wird eine längst abgeklungene rheumatische Perikarditis durch lokalisierte Verkalkungen aufgedeckt, die bei einer Röntgenkontrolle zur Beobachtung gelangen. Weit ernster ist die Prognose bei der schwieligen, schrumpfenden Perikarditis, die allerdings beim fieberhaften Rheumatismus relativ selten gesehen wird. Von einigen Autoren wird die rheumatische Genese der chronisch konstriktiven Perikarditis überhaupt angezweifelt, so daß der Gutachter in erster Linie andere Faktoren zu berücksichtigen hat. Charakteristisch für die konstriktive rheumatische Perikarditis ist das auffällige Mißverhältnis zwischen den hochgradigen kardialen Stauungserscheinungen und dem geringfügigen objektiven Herzbefund. Der ständig erhöhte Venendruck, speziell die andauernde Einflußstauung vor dem rechten Herzen mit venöser Drucksteigerung in den Lebervenen, führt zur chronischen Leberstauung und letzten Endes zur Pick'schen Pseudozirrhose hepatis (s. a. S. 378).

Das klinische Bild ist durch portale Hypertension, durch prall gefüllte Hals- und Stammvenen und durch einen frühzeitigen, den Beinödemen vorausgehenden Aszites gekennzeichnet (Pick'sches Syndrom; Ascites praecox nach Volhard). In etwa 30% der Fälle entwickeln sich bei der adhäsiven und konstriktiven Perikarditis schalenartige Kalkablagerungen, die bisweilen das Herz allseitig ummauern (Panzerherz), so daß operative Dekortikation erforderlich wird.

Die übliche Unterteilung in Endo-, Myo- und Pericarditis rheumatica nach dem jeweilig führenden Leitsymptom ist vom Standpunkt der Klinik gerechtfertigt. Tatsächlich werden aber durchweg alle Gewebsschichten vom Entzündungsprozeß befallen, so daß der Terminus »rheumatische Karditis« weit mehr den anatomisch-pathologisch gesicherten Verhältnissen entspricht (FASSBENDER, SCHÖLMERICH, FRIEDBERG). Überhaupt besteht eine gewisse Diskrepanz zwischen pathologisch-anatomischem Substrat und klinisch faßbaren Krankheitserscheinungen, wodurch eine gutachtliche Stellungnahme erschwert werden kann. Hier fällt besonders die Erfahrungstatsache ins Gewicht, daß bei später diagnostizierten Herzklappenfehlern die Anamnese bezüglich rheumatischer Affektionen und rheumatischer Schübe in 20–40 % der Fälle »leer« ist (VORLAENDER). Leichtere Arthralgien, schnell abklingende, subfebrile Temperaturen, selbst flüchtige Herzbeschwerden werden als vieldeutige, uncharakteristische Allgemeinsymptome einer rheumatischen Karditis schon im Kindes- und Jugendalter häufig übersehen. Nach Jahren, wenn sich aus hämodynamischen Gründen eine Herzleistungsminderung bzw. ein Herzversagen bemerkbar macht, werden derart vage Initialerscheinungen vom Kranken nur noch selten erinnert.

Auch die so häufigen Rezidive, die das Risiko irreparabler Defekte an den Klappen oder am Herzmuskel erheblich steigern, können klinisch latent ablaufen. Demzufolge sind anamnestische Daten recht unzuverlässig. Der für den Gutachter so wichtige Nachweis einer völligen Gesundheit des Antragstellers vor einer geltend gemachten Gesundheitsschädigung läßt sich bei rheumatischen Herzerkrankungen nur schwer beibringen. Die Frage: Ersterkrankung oder Rezidiv nach einer bereits im Kindesalter durchgemachten Karditis muß häufig offengelassen werden. Weiterhin kann die Entscheidung schwierig werden, ob und wann eine rheumatische Karditis ausgeheilt bzw. mit oder ohne Restschaden abgeklungen ist. Bekanntlich nimmt das rheumatische Fieber während des Kindes- und Jugendalters in etwa 5 % der Fälle einen chronisch progredienten Verlauf, wobei das Herz fast immer mitgeschädigt wird. Auch die klinisch limitierten rheumatischen Affektionen hinterlassen am Herzen häufig entzündliche Veränderungen, die lange Jahre weiter schwelen und erst im höheren Lebensalter abklingen (EDSTRÖM). Auf Grund morphologischer Beobachtungen hat man eine definitive Ausheilung der rheumatischen Endokarditis überhaupt in Zweifel gezogen (BÖHMIG). Persistierende endokardiale Entzündungen, die sich auch serologisch erfassen lassen (VORLAENDER), haben sich vor allem im Herzohr bei Patienten mit Mitralstenose gefunden. Im allgemeinen sind solche chronischen Entzündungsvorgänge weder mit einer frischen Streptokokkeninfektion in Zusammenhang zu bringen, noch beeinträchtigen sie notwendigerweise die Herzleistung. Immerhin können sie Rezidiven Vorschub leisten, den Erfolg einer Kommissurotomie vereiteln, ja sogar postoperativ zu bedrohlichen Exazerbationen mit schweren meningo-enzephalitischen Komplikationen führen.

Die ausgesprochene Neigung der rheumatischen Herzaffektionen zu Rezidiven ist für den behandelnden Arzt wie für den Gutachter von gleich großem Interesse. Vor allem im Kindesalter droht Gefahr eines Rückfalles. Auch leichtere Formen des akuten, fieberhaften Rheumatismus erfordern daher eine sorgfältige Überwachung, da eine anscheinend schon abgeklungene Karditis nach 4–8 Wochen wieder aufflammen kann. Allerdings scheinen echte Rezidive jenseits dieser 2-Monatsgrenze nur dann aufzutreten, wenn ein erneuter Streptokokkeninfekt durchgemacht wird. Ohne zielstrebige Prophylaxe hat man bis zum 10. Lebensjahr mit einer Rückfallquote von 70–90 % zu rechnen. Davon spielen sich 20–40 % der Rezidive bereits im ersten Jahr nach der Primärerkrankung ab; etwa 70 % entfallen auf das nachfolgende Jahr. Nach einem

5jährigen krankheitsfreien Intervall kommt es erheblich seltener zu rheumatischen Rezidiven, d. h. zu klinisch faßbaren Schüben der rheumatischen Karditis.

Gutachtlich erlangt die Rezidivgefahr der rheumatischen Karditis im Rahmen der Vorsorgeuntersuchung Jugendlicher besondere Bedeutung. Nach den geltenden Bestimmungen des Jugendarbeitsschutzgesetzes müssen Berufswahl und Leistungsfähigkeit mit der ärztlichen Beurteilung in Einklang stehen.

Nach der Pubertät oder im Erwachsenenalter fällt die Tendenz zu Rückfällen deutlich ab. Man vertritt deshalb die Auffassung, daß mit zunehmendem Lebensalter einerseits die Streptokokken-Infekte seltener werden, andererseits sich aber auch die individuelle, altersgebundene Reaktionsfähigkeit des Organismus ändert bzw. abschwächt, weshalb erwachsene Rheumatiker trotz erneuter Streptokokken-Infekte durchweg leichter und seltener oder überhaupt nicht erkranken.

Die rheumatischen Herzaffektionen haben eine sehr ernste Prognose. Abgesehen von den akut oder perakut verlaufenden Endomyokarditiden des Kindes- und Jugendalters, die unter toxischen Erscheinungen binnen kurzem tödlich enden, kommt es bei einem Viertel jugendlicher Patienten bereits im ersten Jahr nach Erkrankung zur Dekompensation des Herzens mit einer Lebensdauer von 2–5 Jahren. Die durchschnittliche Lebenserwartung nach rheumatischer Karditis wird in älteren Statistiken mit 15–20 Jahren angegeben. In einem relativ großen Prozentsatz führt die rheumatische Karditis schon frühzeitig zur Vollinvalidität, wobei viele Kranke den Rest ihres Lebens sitzend, schließlich liegend verbringen müssen (SCHÖLMERICH, FRIEDBERG, SCHÖN und TISCHENDORF, VORLAENDER u. a.). Erst die moderne Chemoprophylaxe – wie sie von amerikanischen Autoren erarbeitet worden ist – hat hier Wandel geschaffen. Es gilt heute als Gebot, daß jedes rheumatische Fieber *ausreichend* und *ununterbrochen* antibiotisch bzw. chemotherapeutisch zu behandeln ist. Um Rezidiven vorzubeugen, soll die medikamentöse Prophylaxe bis zu 5 Jahren, notfalls darüber hinaus fortgeführt werden. Die Mehrzahl der Autoren ist sogar der begründeten Auffassung, daß schon bei Verdacht auf Streptokokkeninfektion frühzeitig Penicillin in hohen Dosen appliziert werden sollte, zumal bei Kindern und Jugendlichen, da unter Penicillinschutz die Häufigkeit des rheumatischen Fiebers auf eine Morbidität von 10 % herabgedrückt werden kann gegenüber unbehandelten Fällen, die in rund 90 % rheumatisch erkranken. Im Rahmen dieses Kapitels erscheint der kurze Hinweis auf moderne Behandlungsverfahren um so wichtiger, als sich aus einer unterlassenen oder unzulänglichen Chemoprophylaxe des akuten fieberhaften Rheumatismus evtl. gutachtliche Konsequenzen ergeben können.

Hinsichtlich der *rheumatischen Gefäßerkrankungen* soll hier nur beiläufig auf die Aortitis rheumatica und auf die rheumatischen Erkrankungen der Herzkranzgefäße hingewiesen werden, die bisweilen gutachtliches Interesse erlangen. Generell steht die klinische Diagnostik rheumatischer Gefäßveränderungen im Gegensatz zu den gut belegten morphologischen Untersuchungsbefunden auf schwachen Füßen. Rheumatische Gefäßentzündungen selbst größerer Arterien lassen sich klinisch nur sichern, wenn gleichzeitig andere rheumatische Leitsymptome auftreten. Für derartige akutentzündliche Gefäßerkrankungen gelten die gleichen prophylaktischen und therapeutischen Gesichtspunkte wie für andere Organmanifestationen des akut-rheumatischen Fiebers. Unter Berücksichtigung des jeweiligen Krankheitsbildes ist auch die gutachtliche Beurteilung der Arbeitsfähigkeit unschwer möglich. Allerdings bleibt die so wichtige Frage nach eventuellen Spätfolgen häufig offen. Vor allem sind die pathogenetischen Beziehungen zwischen der rheumatischen Aortitis oder den rheumatischen Erkrankungen der Herzkranzgefäße zur Aorten- bzw. Koronarsklerose sehr umstritten. Klinische und anatomische Untersuchungen u. a. von YATER, TRAUM u. Mitarb. sowie von SAPHIR und GORE haben gezeigt, daß zwischen rheumatischen Herzklappenerkrankungen und Koronarsklerose keine Koinzidenz besteht. Auch für den Myokardinfarkt ist nach Auffassung jener Autoren die rheumatische Koronarerkrankung nur ausnahmsweise verantwortlich zu machen. Ebenso räumen SCHIEMERT, SCHIMMLER u. Mitarb. der rheumatischen Gefäßentzündung in der Pathogenese des Myokardinfarkts nur eine sehr untergeordnete Rolle ein. Hiermit in Übereinstimmung sind auch wir der Auffassung, daß ein pathogenetischer Zusammenhang gutachtlich nur dann mit Wahrscheinlichkeit belegt werden kann, wenn im Gefolge eindeutiger rheumatischer Schübe das klinische Syndrom des Koronarinfarktes enzymatisch und durch EKG-Untersuchungen gesichert werden kann, bzw. postmortal histologisch zu fundieren ist.

Von den eigentlichen Gefäßerkrankungen beim rheumatischen Fieber sind Gefäß- bzw. Krankheitsprozesse abzugrenzen, die KLEMPERER unter dem Begriff *Kollagenosen* zusammengefaßt hat. Hierzu rechnen bekanntlich der Lupus erythematodes, die Periarteriitis nodosa-Gruppe, die Sklerodermie und die Dermatomyositis. Im Vordergrund dieser Bindegewebskrankheiten stehen fibrinös-degenerative Veränderungen, Entzündungsvorgänge und Proliferationen von wechselnder Ausprägung. Zudem werden die engen Beziehungen zwischen den genannten Krankheitsbildern durch häufige Kombinationsformen belegt (BAEHR, BOCK, SCHÖLMERICH, VORLAENDER u. a.). An dieser Stelle interessiert vor allem das Zusammentreffen von Kollagenkrankheiten und rheumatischen Prozessen. In erster Linie ist das vom Lupus erythematodes und der primär chronischen Polyarthritis bekannt. Seltener sind Kombinationen mit dem akut fieberhaften Rheumatismus. Die Gemeinsamkeit vieler Symptome erklärt sich aus der Tatsache, daß in solchen Fällen Erkrankungen verschiedener Herkunft und Ätiologie sich schwerpunktmäßig am Bindegewebe als dem gemeinsamen Manifestationsort abspielen (VORLAENDER) (s. a. S. 306, 309 f.).

Tatsächlich kann die Differentialdiagnose besonders im Initialstadium große Schwierigkeiten bereiten, da sich Krankheitsverlauf und Symptomatik – Abgeschlagenheit, Temperaturen, akute Arthritis, kardiale Beschwerden, rezidivierende Entzündungen der serösen Häute, Nierenaffektionen usw. – weitgehend überschneiden. Das gleiche trifft auf die zytopathologischen und serologischen Befunde zu. Nach einer Zusammenstellung von VORLAENDER werden echte LE-Zellphänomene bei der primär chronischen Polyarthritis in 3–27 % der Fälle angetroffen; umgekehrt beobachtet man in etwa 35 % der Fälle von Lupus erythematodes einen positiven Rheumafaktor, der allerdings in Kälte nicht präzipitierbar ist. Fehlen die charakteristischen Hautefloreszenzen, namentlich das schmetterlingförmige Erythem im Gesicht, die Leuko- und Thrombopenien, so sollte die Diagnose des Lupus erythematodes durch histopathologische Untersuchungen von Haut, Muskeln und Lymphknoten, notfalls durch Nadelbiopsie von Lungen- oder Nierengewebe, gesichert werden. Pathogenetisch scheinen dem geschlechts- und altersabhängigen Lupus erythematodes (in 90 % der Fälle Frauen im gebärfähigen Alter) immunopathologische Vorgänge zugrunde zu liegen. Dabei sollen erregerbedingte, infektallergische Prozesse, aber auch Medikamentallergien eine wichtige Rolle spielen (s. a. S. 306).

Trotz vieler Überschneidungen handelt es sich aber in solchen Kombinationsfällen um selbständige Bindegewebserkrankungen. Das gleiche gilt für die Periarteriitis nodosa-Gruppe, die zunächst ebenfalls eine akute oder chronisch-rheumatische Erkrankung vortäuschen kann. Auch andere allergische bzw. parallergische Gefäßprozesse, wie sie etwa im Zuge einer Serumkrankheit, einer Medikamentallergie, einer Blastomatose oder eines kryptogenen Infektes auftreten, sind von Gefäßprozessen des rheumatischen Formenkreises differentialdiagnostisch u. gutachtlich zu unterscheiden (s. a. S. 310).

Die von SYDENHAM beschriebene *Chorea minor*, die zumeist zwischen dem 5. und 15. Lebensjahr, vorwiegend bei Mädchen auftritt, hat enge Beziehungen zu Infektionskrankheiten des Kindesalters, u. a. auch zum akuten fieberhaften Rheumatismus. Als Leitsymptom eines akuten fieberhaften Rheumatismus kann demzufolge die Chorea nur dann gewertet werden, wenn auch andere rheumatische Erscheinungen zu erfassen sind. Vor allem darf unter den recht eindrucksvollen choreatischen Bildern niemals die rheumatische Kardiopathie übersehen werden, die nach autoptischen Befunden nahezu regelmäßig vorliegt. Pathogenetisch wird die Chorea minor auf eine embolische Herdenzephalitis zurückgeführt, die von einer rheumatischen Endokarditis ausgeht und besonders das Corpus striatum betrifft (ALZHEIMER, BRUETSCH, HASSLER u. a.). Da die Chorea rheumatica trotz gelegentlicher Rezidive im allgemeinen folgenlos abheilt, sind gutachtliche Fragen nur selten zu erwarten. Ähnlich liegen die Verhältnisse bei der Chorea gravidarum, die vorwiegend bei erstgebärenden, jüngeren Frauen auftritt und in 30–50% der Fälle eine kindliche Chorea als Vorspiel hatte.

Unter dem Begriff der *rheumatischen Hirnerkrankung* werden zwei pathogenetisch verschiedene Krankheitsgruppen zusammengefaßt, die mit zerebralen Herd- und Allgemeinsymptomen u. a. auch mit Psychosen einhergehen können. Einerseits handelt es sich bei der rheumatischen Enzephalopathie um multiple Erweichungsherde im Gefolge einer diffusen rheumatischen, obliterierenden Arteriitis der kleineren Hirngefäße von Rinde und Meningen. Andererseits sind hier embolische Gefäßverschlüsse zu nennen, die beim akuten, fieberhaften Rheumatismus von einer floriden, rheumatischen Endokarditis ausgehen. Häufiger und zumeist auch schwerwiegender sind Thromboembolien aus dem Vorhof bzw. aus dem Herzohr, die auf dem Boden der so häufigen Mitralstenose mit Vorhofflimmern als Spätkomplikation aus anscheinend völliger Gesundheit zu irreparablen Ausfallserscheinungen führen können. Der plötzliche Visusverlust auf einem Auge durch Embolie der Zentralarterie, apoplektiform einsetzende Mono- oder Hemiparesen oder andere zerebrale Syndrome u. a. auch zerebrale Krampfanfälle, die zur Minderung der Erwerbsfähigkeit bzw. Arbeitsunfähigkeit führen, verpflichten den Sachverständigen nach rheumatischen Herzklappenfehlern zu fahnden. Auch der Hirnabszeß ist hier als Spätkomplikation einer bakteriellen Endokarditis nach rheumatischer Vorschädigung der Herzklappen zu berücksichtigen. Die früher so häufig diagnostizierten rheumatischen Erkrankungen des peripheren Nervensystems sind nach unseren Erfahrungen relativ selten (siehe Seite 50).

Zu den viszeralen Manifestationsformen wird weiterhin die Mitbeteiligung der serösen Häute gerechnet, also außer den genannten Perikardaffektionen die *exsudative Serositis der Pleura und des Peritoneums*. Polyserositiden kommen praktisch nur im Kindes- und Jugendalter vor. Erfahrungsgemäß handelt es sich dabei um verhältnismäßig seltene Komplikationen. Eine rheumatische Polyserositis sollte nur im Rahmen eines akut fieberhaften Rheumatismus diagnostiziert werden. Die isolierte Monoserositis, etwa eine Pleuritis exsudativa, ist sehr viel häufiger tuberkulöser Genese. Im allgemeinen spielt die rheumatische Serositis gutachtlich keine Rolle. Allerdings können bakterielle Sekundärinfektionen zu Empyemen führen, so daß durch pleuritische

Verwachsungen Dauerschäden entstehen, welche Funktion und Leistungsfähigkeit beeinträchtigen.

Bekanntlich wurde von der französischen Schule wiederholt auf *rheumatische Lungenaffektionen* (bronchitische, bronchopneumonische, seltener lobär-pneumonische Prozesse) aufmerksam gemacht. Es ist jedoch sehr strittig, ob es überhaupt eine »rheumatische Pneumonie« beim fieberhaften Rheumatismus gibt. In der Mehrzahl der Fälle dürften die pulmonalen Syndrome auf Stauungszeichen bei rheumatischer Karditis oder Sekundärinfektionen zurückzuführen sein. Differentialdiagnostisch sind weiterhin die pulmonalen Manifestationen der Periarteriitis nodosa oder anderer Kollagenosen abzugrenzen (s. a. S. 309).

Spezifisch-rheumatische Veränderungen des *Magen-Darm-Traktes* sind unbekannt. Als uncharakteristische Allgemeinerscheinungen werden jedoch von Kindern und Jugendlichen initiale Beschwerden mit Erbrechen, Bauchschmerzen und Durchfällen relativ häufig geklagt. Gar nicht selten ist die *Leber* beim rheumatischen Fieber mitbeteiligt, eine Erfahrungstatsache, die bei therapeutischen Maßnahmen zu berücksichtigen ist. Die infektiös-toxischen Leberparenchymschäden lassen sich bisweilen nur durch gezielte Untersuchungen – Serum- und Fermentdiagnostik, Belastungsproben, Biopsie – aufdecken. Als chronische reaktive Hepatopathie, die gutachtliches Interesse verdient, wurde die Stauungsleber (Pick'sche Zirrhose) infolge langjähriger Rechtsinsuffizienz des Herzens schon genannt (s. S. 373).

Gutachtliche Beachtung erfordern die *rheumatischen Nierenaffektionen*, die ebenso wie das rheumatische Fieber als Zweiterkrankung nach Streptokokkeninfektionen aufzufassen sind. In erster Linie gilt das für die akute Glomerulonephritis im Zuge eines akuten fieberhaften Rheumatismus. Trotz aller Schwierigkeiten ist die Glomerulonephritis von banalen, fieberhaften Albuminurien abzugrenzen. Da die rheumatischen Nephropathien relativ symptomenarm verlaufen, kann eine daraus resultierende, maligne Sklerose hinsichtlich ihrer Pathogenese fehlgedeutet werden (VORLAENDER) (s. a. S. 305, 309).

Die verschiedenen *rheumatischen Hauterscheinungen*, vor allem die subkutanen Knötchen, das Erythema anulare, haben eine vorwiegend diagnostische Bedeutung, weshalb sie auch zu den Symptomen erster Ordnung gerechnet werden. Als fakultativ-rheumatische Hautaffektionen sind das Erythema nodosum, das Erythema exsudativum multiforme und die Purpura rheumatica Schönlein-Henoch zu erwähnen (s. a. S. 310).

Zu den Leitsymptomen des fieberhaften Rheumatismus zählt vor allem die *akute rheumatische Polyarthritis*, die ja dem Krankheitsbild den Namen gegeben hat. In gutachtlicher Hinsicht kommt jedoch der Gelenkbeteiligung beim akut-rheumatischen Fieber nur eine untergeordnete Bedeutung zu. In der Regel klingt die entzündliche Gelenkerkrankung im Gegensatz zur primär-chronischen Polyarthritis oder zu den degenerativ rheumatischen Formen ohne Restschäden zu hinterlassen wieder ab. Nach voraufgehendem Steifigkeitsgefühl mit Bewegungseinschränkung kommt es relativ rasch, oft über Nacht, zu einer entzündlichen Gelenkschwellung mit Rötung, Hitze, Schmerz und functio laesa. Erfahrungsgemäß werden vor allem die Fuß- und Kniegelenke, weniger häufig die Hand-, Hüft- und Schultergelenke oder andere Gelenke befallen. Charakteristisch für den Prozeß ist vor allem das sprunghafte Übergreifen von einem Gelenk auf ein anderes, so daß durchweg eine Polyarthritis resultiert, während akute monarthritische Gelenkaffektionen lediglich in 1,5 % der Fälle beobachtet werden (EDSTRÖM). Der bisweilen ausgeprägte Gelenkerguß, der zumeist mit einer entzündlichen periarthritischen Weichteilschwellung einhergeht, zeigt eine helle bis leicht trübe, gelbliche Farbe mit feinsten Fibrinflöckchen. Im frischen Schub kann die Zellzahl im Erguß bis auf 80000/mm³ erhöht sein, wobei je nach Prozeßstadium während der akuten Phase die neutrophilen Zellelemente überwiegen. Mit Beginn der chronischen Phase steigen die Lymphozyten an (Schön u. Tischendorf).

Anfangs liegen die Gamma-Globuline der Gelenkflüssigkeit höher als die des Blutserums, wohingegen die Alpha-2-Globuline relativ erniedrigt sind. Die Viskosität der Gelenkflüssigkeit wird durch einen erhöhten Hyaluronidase-Gehalt herabgesetzt.

Die gelenknahen Muskeln und Sehnen sind durchweg mitbetroffen (Voit u. Gamp, Schön u. Tischendorf, Schuler, Hartmann u. Behrend). Bei anhaltenden Gelenkerkrankungen resultieren zum Teil hochgradige, an sich aber reversible Muskelatrophien. Bei der histologischen Untersuchung lassen sich im periartikulären Gewebe Aschoff'sche Knötchen nachweisen.

Das erhebliche Schmerzsyndrom des akuten Gelenkbefalles, das eine ängstliche Ruhestellung erzwingt, kontrastiert zumeist mit einem relativ dürftigen Röntgenbefund. Lediglich bei größeren Ergüssen zeigt sich eine Erweiterung des Gelenkspaltes. Erst wenn die Gelenkprozesse länger andauern, frühestens nach 2 Monaten, findet sich eine gelenknahe Knochenatrophie mit Entkalkung, die sich durchweg zurückbildet, wenn die Gelenkfunktion wiederhergestellt ist. Die gute Prognose des akuten rheumatischen Gelenkprozesses wird allerdings durch seine Neigung zu Rezidiven, aber auch durch protrahierte Verlaufsformen eingeschränkt. Die Gelenkrezidive stehen in Abhängigkeit zum Lebensalter und sind in der Kindheit und in der Adoleszenz besonders häufig. Im allgemeinen muß man in 4% der Fälle mit chronisch destruierenden Gelenkaffektionen rechnen. Bei solchen Verlaufsformen, die eine lang andauernde Rheumatherapie erfordern, sollte der Gutachter frühzeitige Heil- und Rehabilitationsverfahren veranlassen, um schwerwiegenden ankylosierenden Gelenkschäden und Deformierungen vorzubeugen. Für die Dauer der akuten rheumatischen Gelenkerkrankung ist Arbeits- und Berufsunfähigkeit anzuerkennen. Die gutachtliche Beurteilung irreparabler Umbauprozesse am Gelenk- und Stützapparat unterliegt den gleichen Richtlinien, wie bei der primär-chronischen Polyarthritis (s. S. 384).

Ein Versuch, gutachtliche Fragen beim akut-fieberhaften Rheumatismus zu erörtern, muß berücksichtigen, daß im Mittelpunkt aller versorgungs- oder versicherungsrechtlicher Entscheidungen das Problem der Ätiologie und Pathogenese steht. Gerade hier ergeben sich aber Schwierigkeiten. Trotz wertvoller Erkenntnisse, die in den letzten Jahren gesichert werden konnten, darf nicht übersehen werden, daß viele Teilergebnisse der modernen Rheumatologie einander widersprechen. Jedenfalls ist es heute noch nicht möglich, ein geschlossenes, lückenloses Bild des vielschichtigen Krankheitsprozesses aufzuzeigen. Die derzeitige Situation hat Stollerman treffend charakterisiert, wenn er schreibt: »Die Pathogenese des fieberhaften Rheumatismus zählt zu den größten Rätseln der modernen Medizin.«

Klinische, bakteriologisch-serologische und auch tierexperimentelle Befunde haben wahrscheinlich gemacht, daß bakterielle Infektionen, vornehmlich des Nasen-Rachen-Raums, speziell prodromale Streptokokkeninfekte, für die rheumatischen Gewebsreaktionen eine wichtige Rolle spielen. Die schon lange bekannten engen Beziehungen zwischen Streptokokken-Infekten und rheumatischem Fieber konnten durch umfangreiche epidemiologische Untersuchungen während des zweiten Weltkrieges näher analysiert und bestätigt werden (Rammelkamp u. Denny). Es zeigte sich, daß u. a. geographische und klimatische Gegebenheiten, etwa der Feuchtigkeitsgehalt der Luft, die Einwirkungen von Nässe und Kälte, die Höhenlage, das Milieu des Mundes bzw. der Mund-Rachen-Schleimhaut, ferner ökonomische Verhältnisse, die Bevölkerungsdichte und das Lebensalter – also alle Faktoren, die Streptokokkeninfekten Vorschub leisten – die Morbiditätsquote an fieberhaften rheumatischen Erkrankungen steigern. Bakteriologisch-serologische Untersuchungen haben eine Vielzahl neuerer Erkenntnisse beigebracht, die hier nur kurz erörtert werden sollen. Unter den zahlreichen tier- und menschenständigen Streptokokkenstämmen ist es hauptsächlich – wenn nicht ausschließlich – die serologische Gruppe A, die den fieberhaften Rheumatismus in Gang setzt. Wie Reihenuntersuchungen gezeigt haben, lassen sich zu Beginn eines fieberhaften Rheumatismus in 50–70 % der Fälle A-Streptokokken im Rachenabstrich nachweisen, selbst wenn der bakterielle Infekt klinisch latent verlaufen war. Bekanntlich hat sich gegenüber der alten Schottmüller'schen Einteilung in hämolysierende und nicht-hämolysierende Stämme die Klassifizierung von REBECCA LANCEFIELD durchgesetzt, die auf dem Nachweis von bestimmten Bausteinen der Zellwand und des Stromas fußt, nämlich auf einem gruppenspezifischen Antigen, der sog. C-Substanz. Chemisch handelt es sich dabei um einen Polysacharidkomplex, der durch Agglutination und Präzipitation weiter aufgeschlüsselt werden konnte. Auf Grund der serologisch unterschiedlichen Komponenten unterscheidet man z. Zt. 15 verschiedene C-Substanzen, d. h. 15 verschiedene pathogene Streptokokken-Gruppen in alphabetischer Reihenfolge von A–Q. Bei der serologisch wichtigen, für den Menschen hoch pathogenen Gruppe A ließen sich weiterhin typenspezifische Proteide der Zelloberfläche mit antigenen Eigenschaften erfassen, die als M- und T-Substanz bezeichnet werden. Zudem fand sich eine P-Substanz, die weder gruppen- noch typenspezifisch ist und allen grampositiven Kokken anzugehören scheint. Die P-Substanz kann im Rahmen unserer Betrachtung vernachlässigt werden. Von der wichtigen typenspezifischen M-Substanz, die als M-Antigene die Virulenz mitbestimmen, sind inzwischen wiederum 50 serologische Untergruppen bekanntgeworden. Die sich rasch bildenden M-Antikörper steuern offenbar die Infektabwehr, während die Anti-C-Körper hierbei funktionell unbeteiligt bleiben (LANCEFIELD, KOHLER, TODD, CHRIST, VORLAENDER, HOLLANDER u. a.).

Gegenüber jenen bakteriologischen Differenzierungen zielt die klinisch-serologische Diagnostik in erster Linie auf den Nachweis von Antikörpern ab, die gegen Fermente bzw. Toxine der ganz im Vordergrund stehenden A-Streptokokken gebildet werden. Derartige Antikörper lassen sich nach bakteriologischem Kontakt in etwa 95 % der Fälle nachweisen. Unter den verschiedenen, antigen wirksamen Komponenten der A-Streptokokken sind es besonders die Hyaluronidase (Spreading factor), die Streptokinase und das sauerstoffempfindliche Streptolysin O, die hohe Antikörper bilden, weshalb man sich routinemäßig auf die Bestimmung der Antihyaluronidase, der Antistreptokinase und besonders des Antistreptolysins beschränken kann. Auf die Serologie der rheumatischen Erkrankungen soll in diesem Zusammenhang nicht weiter eingegangen werden. Wichtig erscheint, daß sich bei einer unkomplizierten Streptokokken-Angina rasch ansteigende, hohe Antikörper finden, die sich innerhalb von 3–5 Wochen wieder zurückbilden. Beim fieberhaften Rheumatismus werden selbst noch nach Wochen und Monaten persistent hohe Titer angetroffen. Aber auch dann zeigen die serologischen Befunde zunächst einmal an, daß der Organismus mit A-Streptokokken irgendwann in Berührung gekommen ist. Strenggenommen gestattet also erst die Übereinstimmung der klinischen Symptomatologie mit pathologischen, über lange Zeit erhöhten Titerwerten die Annahme einer rheumatischen Manifestation (VORLAENDER). Beispielsweise erreicht der Antistreptolysintiter beim fieberhaften Rheumatismus in 4–6 Wochen sein Maximum, wobei Werte bis zu 2000 und mehr Einheiten zu beobachten sind. Die Höhe der Titer steht allerdings weder mit der Schwere der rheumatischen Erkrankung noch mit ihrer Prozeßaktivität in unmittelbarem Zusammenhang. Zudem ist bekannt, daß »Normaltiter« (im Mittel zwischen 155–200 ASE) von der Häufigkeit der Streptokokkeninfekte, von der Reaktionsbereitschaft des Organismus, vom Lebensalter, von der Jahreszeit und auch von der geographischen Breite abhängen. Infolgedessen erlangt eine einmalige Titererhöhung keinen verbindlichen Aussagewert. Nur der Titerverlauf, der im Zuge einer fieberhaften, rheumatischen Organaffektion charakteristische Bewegungen zeigt, gestattet in 90 bis 100 % der Fälle verläßliche Rückschlüsse, vor allem dann, wenn mehrere Antikörpertiter bestimmt worden sind. VORLAENDER, KÖHLER, CHRIST u. a. haben auf die diagnostischen Grenzen der Serologie hingewiesen, die gelegentlich bei gutachtlichen Entscheidungen ins Gewicht fallen.

Die Erkenntnisse der modernen Rheumatologie lassen die alte von KLINGE und RÖSSLE vertretene Auffassung, dem akuten, fieberhaften Rheumatismus liege ein allergischhyperergischer Entstehungsmechanismus zugrunde, durch zahlreiche, gut fundierte Argumente belegen. Vor allem darf die besagte pathogene Bedeutung prodromaler Infekte mit A-Streptokokken als weitgehend gesichert gelten. Von der Mehrzahl der Autoren wird daher angenommen, daß es sich beim fieberhaften Rheumatismus um ein zwar infektabhängiges, aber dennoch selbständiges Krankheitsgeschehen handelt, das nur dann durch A-Streptokokken ausgelöst wird, wenn eine abnorme, immunologische Reaktionsbereitschaft des Körpers gegenüber exogenen und endogenen Antigenen gegeben ist (VORLAENDER). *Für den Gutachter* taucht hier die wichtige Frage auf: Handelt es sich bei einer derartigen immunologischen Reaktionsweise um eine erworbene Hyperaktivität infolge intensiver Antigenbelastung durch Streptokokken, oder ist der Rheumatiker anlagemäßig zur hyperergischen Reaktion disponiert, so daß er zeitlebens auf Streptokokkeninfekte hin rheumatisch erkrankt? Liegt also der Schwerpunkt des vielschichtigen Krankheitsprozesses auf der exogenen oder endogenen Komponente? Soweit heute zu sehen ist, basiert die immunopathologische Reaktionsbereitschaft auf endogenen, erbbedingten Faktoren (ZIFF u. a.). Untersuchungen von MARKOWITZ haben gezeigt, daß Rheumatiker nicht häufiger mit A-Streptokokken in Berührung kommen als Nichtrheumatiker, vor allem aber spricht die Tatsache, daß trotz ubiquitärer Verbreitung der A-Streptokokken nur 3 % der befallenen Individuen an rheumatischem Fieber erkranken, für eine konstitutionell verankerte, immunopathologische Reaktionsbereitschaft. Selbst bei endemischem bzw. epidemischem Auftreten fieberhafter, rheumatischer Erkrankungen wurde die durchschnittliche Morbiditätsquote von 2–3 % nicht überschritten. Bekannt sind Untersuchungen in Schulklassen oder auch an kasernierten Soldaten einer amerikanischen Luftwaffenbasis, also an Personen, die unter vergleichbaren Umweltbedingungen leben. Trotz des engen Kontaktes war auch hier konstant mit einer Erkrankungsquote von 2–3 % zu rechnen, gleichgültig in welchem Jahr oder zu welcher Jahreszeit die Erhebungen vorgenommen und welche Streptokokkenstämme gefunden wurden (RAMMELKAMP, DENNY u. WANNAMAKER).

Die Feststellung: Kein fieberhafter Rheumatismus ohne prodromalen Streptokokkeninfekt ist für gutachtliche *Zusammenhangsfragen* von größtem Interesse. Grundsätzlich ist jedoch daran festzuhalten – wie oben bereits ausgeführt –, daß der Streptokokkeninfekt nur *ein* Glied der vielschichtigen pathogenetischen Kette darstellt. Eine umwelt- oder berufsbedingte Streptokokkeninfektion allein genügt nicht, um daraus versicherungsrechtliche Konsequenzen abzuleiten. Als selbständiges Krankheitsgeschehen, als sog. Zweiterkrankung setzt der fieberhafte Rheumatismus eine bestimmte endogene, vermutlich hereditär verankerte Reaktionsweise des Organismus als führendes Krankheitsprinzip voraus. Die relativ konstante Erkrankungsquote trotz ubiquitärer Verbreitung von A-Streptokokken, die engen Beziehungen zwischen Geschlechtsdisposition, Manifestationsalter und Verlaufsformen unterstreichen die dominierende Rolle anlagebedingter bzw. konstitutioneller Faktoren.

Unter diesem Gesichtswinkel wird verständlich, daß situationsabhängige oder berufliche Belastungen allenfalls als pathogenetische Teilfaktoren gewertet werden können. Von den zahlreichen, immer wieder angeschuldigten, unspezifischen Belastungen erlangen namentlich Kälte und Nässe größere Bedeutung. Wie die Erfahrung lehrt, entwickelt sich ein fieberhafter Rheumatismus gar nicht selten im Gefolge solcher Expositionen. In derartigen Fällen wird man bei Erstmanifestation, besonders auch bei Rezidiven, einen teilursächlichen Zusammenhang bzw. den verschlimmernden Einfluß gutachtlich anerkennen müssen, vorausgesetzt, daß ein enger zeitlicher Zusammenhang gegeben ist und daß der belastende Teilfaktor hinlänglich intensiv war. Unter normalen Verhältnissen sind derartige Konstellationen, die eine gutachtliche Stellungnahme erfordern, verhältnismäßig selten. Einen berufsbedingten, fieberhaften Rheumatismus gibt es nicht. Dementsprechend ist das Leiden auch nicht unter den Berufskrankheiten aufgeführt.

Die alte, schon von CHARCOT vertretene Auffassung eines traumatogenen bzw. unfallabhängigen fieberhaften Rheumatismus läßt sich heute nicht mehr aufrechterhalten. In der letzten Auflage dieses Buches hat K. A. BOCK die pathogenetischen Beziehungen zwischen vorausgehendem Gelenktrauma und nachfolgendem, fieberhaften Rheumatismus bzw. akuter Polyarthritis rheumatica erörtert und dabei zur Beantwortung versicherungsmedizinischer Fragen gewisse Kriterien als Vorbedingung für eine Anerkennung solcher Zusammenhänge herausgestellt. Ein kausalgenetischer Zusammenhang zwischen unfallbedingter Gelenkschädigung und nachfolgendem fieberhaften Rheumatismus ist jedoch abzulehnen. Traumatogene Schäden und akute rheumatische Polyarthritis sind zwei grundsätzlich verschiedene Krankheitskategorien, letztere läßt sich nicht aus der ersten ableiten. Das schließt umgekehrt nicht aus, daß der sich zufällig posttraumatisch manifestierende, fieberhafte Rheumatismus das vorher unfallgeschädigte Gelenk mitbeteiligt und sich hier intensiver auswirkt, so daß irreparable Restschäden resultieren (vgl. Bd. I, S. 385).

Im Hinblick auf die extremen Belastungen des Kriegsdienstes wird man einräumen müssen, daß weder die endogene Reaktionsbereitschaft des Organismus noch die Summe der exogenen Faktoren konstante, unveränderliche Größen darstellen. Die beiden schon genannten infektionsfördernden Momente, also Kälte und Nässe, weiterhin das enge Zusammenleben unter ungünstigen hygienischen Verhältnissen, die körperlichen Strapazen, Verwundungen, Mangelernährung und andere Faktoren, welche die Reaktionsbereitschaft des Körpers beeinflussen, lassen es berechtigt erscheinen, den fieberhaften Rheumatismus, der während des Kriegsdienstes oder der Gefangenschaft aufgetreten ist, als Dienstbeschädigung anzuerkennen.

Dabei ist es gleichgültig, ob es sich um ein Spätrezidiv oder um eine Erstmanifestation handelt. Voraussetzung ist lediglich, daß tatsächlich kriegsbedingte Belastungen vorgelegen haben und der zeitliche Zusammenhang gewahrt ist. Auf Grund derartiger Überlegungen hat man ohne Bedenken fieberhafte rheumatische Erkrankungen *nach beiden Weltkriegen als WDB eingestuft.*

Die Anerkennung umfaßt selbstverständlich auch Spätkomplikationen, etwa kardiale Dekompensationserscheinungen, Hirnembolien im Gefolge rheumatischer Mitralstenosen, oder auch eine sich später aufpfropfende Lentasepsis, falls hinreichende Brückensymptome vorliegen. Gutachtliche Schwierigkeiten tauchen auf, wenn bei einer latent verlaufenen rheumatischen Affektion der zeitliche Zusammenhang mit den Kriegseinwirkungen strittig ist. Die Frage, ob und wann Rezidive nach einer während des Krieges durchgemachten rheumatischen Ersterkrankung anzuerkennen sind, läßt sich nur von Fall zu Fall entscheiden. Generell ist aber die Anerkennung solcher Rezidive zu begrenzen. Die Erfahrung lehrt, daß Rezidive im Erwachsenenalter verhältnismäßig selten sind. Bei einer erkannten und ausreichend behandelten Ersterkrankung wird der Zusammenhang mit dem Kriegsdienst oder mit anderen Belastungsfaktoren unwahrscheinlich, wenn sich Rezidive erst nach einem Jahr oder noch später unter normalen Bedingungen manifestieren. In einem gewissen Prozentsatz hat man mit subchronischen Verlaufsformen zu rechnen. Auch die unbehandelten viszeralen bzw. kardialen Manifestationsformen bei langjährig Inhaftierten lassen sich gutachtlich nicht in ein Schema zwingen. Derartige Fälle erfordern eine auf spezielle Fragen abgestimmte Beurteilung, die allen Gegebenheiten Rechnung trägt.

Weitaus einfacher liegen die Verhältnisse, wenn beim fieberhaften Rheumatismus die *Erwerbs- und Berufsfähigkeit* beurteilt werden soll, da es sich hier um ein vorwiegend diagnostisches Problem handelt. In diesem Zusammenhang treten die kutanen Erscheinungen, die neurologischen Manifestationen, die ophtalmologischen Symptome ebenso wie die Erkrankungen des Gelenk- und Bandapparates beim akuten, fieberhaften Rheumatismus mehr in den Hintergrund. Dementsprechend können wir uns hier auf die rheumatische Endomyokarditis beschränken, speziell auf die rheumatischen Herzklappenfehler, von denen ja Leistungsfähigkeit und Lebenserwartung in erster Linie abhängen. Daß eine rheumatische Myokarditis zunächst Bettruhe erfordert und bis zur völligen Ausheilung Invalidität bedingt, wurde bereits gesagt. Die residuale Leistungsfähigkeit des Herzmuskels ist in strittigen Fällen nur durch mehrfache Kontrollen festzustellen. Nach Abklingen der akuten Erscheinungen treten Rehabilitation und Heilverfahren in ihre Rechte. Zur Erwerbs- und Berufsfähigkeit der rheumatischen Herzklappenfehler soll am Modell der Mitralstenose, der häufigsten Klappenerkrankung nach fieberhafter, rheumatischer Endokarditis, Stellung genommen werden.

Bekanntlich lassen sich nach internationalem Modus bei der Mitralstenose 4 Stadien bzw. Schweregrade unterscheiden, die gleichzeitig über Berufs- und Arbeitsfähigkeit Auskunft geben:

1. Schweregrad: Keine Einschränkung der Erwerbsfähigkeit bei mittelschwerer bis schwerer körperlicher Arbeit.

2. Schweregrad: Geringe Leistungsminderung, leichte bis mittelschwere körperliche Arbeit zumutbar. Schwere körperliche Arbeit nicht mehr möglich.

3. Schweregrad: Einschränkung der Leistungsfähigkeit bereits bei leichter körperlicher Betätigung.

4. Schweregrad: Ruhedyspnoe, Arbeits- und Erwerbsunfähigkeit.

Nach vergleichbarem Schema lassen sich auch die anderen rheumatischen Herzklappenerkrankungen einstufen. Dabei ist selbstverständlich die jeweilige Berufsart zu berücksichtigen. Auf dem allgemeinen Arbeitsmarkt würde der Schweregrad-Einteilung folgende MdE in Prozentsätzen entsprechen:

    Gruppe 1   0%   Gruppe 3   30%–60%
    Gruppe 2   20%–40%   Gruppe 4   100%.

Zur Begutachtung der primär chronischen Polyarthritis

Die primär chronische Polyarthritis (pcP) ist eine meist schleichend beginnende, selten subakut bis akut einsetzende, langsam voranschreitende Allgemeinkrankheit, die vorwiegend den Bindegewebsapparat befällt. Nach einem oft sehr uncharakteristischen Prodromalstadium fällt die Diagnose nicht schwer, wenn in typischen Fällen die kleinen distalen Gelenke, vor allem die Fingergrund- und Mittelgelenke sowie die Handgelenke symmetrisch ergriffen werden. Daraus entwickelt sich das Vollbild der progredienten, mehr oder weniger ausgebreiteten entzündlichen und deformierenden Arthropathie charakteristischer Prägung. Artikuläre Fehlstellungen, z. B. die typische ulnare Abduktion der Finger erlauben dann meist eine Blickdiagnose. Bei Rudimentärformen und im Initialstadium kann die Diagnose schwierig sein.

Manche Kliniker verzichten auf das Adjektiv primär und verwenden den allgemeineren Namen chronische Polyarthritis. Damit könnte sich der deutsche Sprachgebrauch dem englischen angleichen, der bei wortgetreuer Übersetzung des englischen Synonyms rheumatoid Arthritis zu Nomenklaturschwierigkeiten führen muß. Darüber hinaus kennt auch die französische Rheumatologie lediglich den Begriff Polyarthrite chronique (évolutive, rhumatismale o. ä.) MASSHOF und REIMERS halten, wie bereits KLINGE, daran fest, »daß die gestaltliche Symptomatologie nicht zu einer nosologischen Trennung zwischen akuter und primär chronischer Polyarthritis berechtigt«. In Deutschland ist jedoch der Name »primär« chronische Polyarthritis derartig verankert, daß die meisten Rheumatologen bei dieser Bezeichnung verbleiben.

Das uncharakteristische *Frühstadium* der pcP wird leicht übersehen oder anderweitig fehlgedeutet. Folgende, rund in der Hälfte aller Fälle vorhandene Symptome weisen auf die Allgemeinerkrankung hin: Vermehrte Schweißneigung, Appetitlosigkeit, rasche körperliche und geistige Ermüdbarkeit sowie Kälteempfindlichkeit. Schon früh ergeben sich Hinweise auf die später typische Gelenklokalisation: In Dreiviertel aller Fälle wird die morgendliche Steifheit der Finger angegeben, die mit Spannungsgefühl, zunehmender Unbeholfenheit und mit Kraftlosigkeit verbunden ist. Darüber hinaus bestehen hyperthyreotische Phänomene und andere vegetativ-regulatorische Zeichen sowie funktionelle Durchblutungsstörungen und Myopathien.

In den meisten Fällen dürfte im späteren *Hauptstadium* die Diagnose nicht schwer sein, wenn die Fingergrund- und -mittelgelenke symmetrisch befallen sind. Nach MOLL schreitet der entzündliche Gelenkprozeß der oberen und unteren Extremitäten von der Peripherie nach proximal fort:

Mittel- und Grundgelenke der Finger	Zehengelenke
Handgelenke	Sprunggelenke
Ellenbogengelenke	Kniegelenke
↓ Schultergelenke	↓ Hüftgelenke

Demnach läßt sich die Vorstellung nicht halten, wonach die pcP ausschließlich die kleinen Gelenke, die sekundär chronische Polyarthritis aber die größeren Gelenke befällt. Auffallenderweise werden selbst in fortgeschrittenen Fällen die Fingerendgelenke von der entzündlichen Prozeßlokalisation kaum jemals ergriffen. Dieses Zeichen ist differentialdiagnostisch gegenüber anderen Gelenkprozessen zu verwerten. Schon frühzeitig, bevor röntgenologische Veränderungen nachweisbar werden, beginnt die typische ulnare Deviation der Radiokarpal- und Metakarpophalangeal-Gelenke. Aus der zunehmenden Fehlstellung resultiert eine Störung im Zusammenspiel der Extensoren- und Flexorengruppen, am häufigsten eine Beugekontraktur.

Wenn sich auch die pcP vornehmlich an der Synovialmembran manifestiert, so ist doch das übrige Mesenchym mitergriffen. Die begleitende Muskelatrophie wird verschiedenartig interpretiert: Einerseits als rheumatisch-entzündliche Myositis, andererseits als inaktivitätsbedingte Myatrophie. Darüber hinaus werden reflektorisch-trophische, teilweise aber primär neurogene Faktoren angeschuldigt.

Subkutane, sog. Rheumaknötchen treten in etwa 5–25% der Fälle auf (MOLL, RAGAN, ROSENBERG, u. a.). Am häufigsten sind derartige Knoten an Stellen mit vermehrter mechanischer Beanspruchung zu finden, z. B. an der Vorderarmstreckseite, in der Ellenbogenregion, am Handrücken, an der Kreuzbein- und Trochanterregion usw. Diese Knoten sind erbs- bis walnußgroß und weniger flüchtig, als die Knötchen bei akutrheumatischem Fieber. Histologisch läßt sich eine zentrale Nekrose zeigen. Das bioptische Material solcher Knoten kann also die Diagnose einer pcP erhärten.

Nicht selten reagiert das gesamte retikuloendotheliale System, so daß früher verschiedene Abarten der pcP abgetrennt wurden. Milzvergrößerung (in etwa 10% der Fälle), Lymphknotenschwellungen (in etwa 20–50% der Fälle) finden sich beim Feltysowie beim juvenilen Still-Chauffard-Syndrom. Diese Syndrome sind nach heutiger Auffassung keine selbständigen Krankheiten, sondern als Abarten der pcP zu deuten. Darüber hinaus ist das Sjögren-Syndrom eine Gelenkerkrankung vom Typ der pcP mit Keratoconjunctivitis sicca, Anschwellung der Glandula parotis und mandibularis beiderseits, Laryngitis sicca, Pharyngitis und Ösophagitis. Bei dem nach CAPLAN genannten Syndrom besteht eine charakteristische pcP zusammen mit Silikose der Lunge. Gewisse serologische Zusammenhänge zwischen beiden Krankheiten scheinen vorzuliegen (MIEHLKE, DICKMANS u. FRITZE).

Nach neueren pathologisch-anatomischen Untersuchungen sind rheumatisch-entzündliche Veränderungen am Herzmuskel bei pcP nicht gar so selten wie früher angenommen wurde (ROSENBERG, MOLL). Allerdings entziehen sich diese Veränderungen meist den heute üblichen klinischen Nachweismethoden. Nach FASSBENDER ist dem Reizleitungssystem des Herzens besondere Aufmerksamkeit zu schenken, da spezifisch entzündliche Veränderungen in diesem System zu Todesfällen führen können.

Weiterhin sind intermittierende Störungen des Wasserhaushaltes bzw. der Nebennierenrindenfunktion sowie hyperthyreotische Züge und parkinsonähnliche Zustandsbilder bekannt, die an eine Beteiligung der zentralen Regulation denken lassen.

Bei einem großen Teil von pcP-Kranken ist eine eigentümliche psychische Einstellung zum eigenen Leiden auffallend (BOLAND, MOLL). Geduldig fügt sich der pcP-Kranke in sein Schicksal. Er findet sich frühzeitig mit seinem Leiden ab und erträgt es dadurch leichter. Der Kranke bestimmt oft durch seine Inaktivität die Prognose und den weiteren Verlauf. Neben der auf Mitbeteiligung des ZNS hinweisenden psychischen Verhaltensweise sollen neuerdings auch am peripheren NS endo- und perineurale entzündliche Herde nachgewiesen sein. Daraus kann einerseits ein dauernder Reizzustand der Schmerzrezeptoren entstehen. Andererseits führen die perineuralen Entzündungsvorgänge zu autonomen, pathologischen Reflexabläufen, wodurch Tonus und Trophik des betreffenden Versorgungsgebietes ungünstig beeinflußt werden (MOLL).

Das *Spät- oder Endstadium* wird in seinem Erscheinungsbild durch Verlauf und Vielfalt der morphologischen Folgeerscheinungen variiert. Es ist dementsprechend uneinheitlich.

Zieht man Parallelen zwischen pathologisch-anatomischen und röntgenologischen Veränderungen, so ist festzustellen, daß in Frühstadien röntgenologische Hinweise häufig fehlen. Manchmal zeigen sich auch röntgenologisch periartikuläre Weichteilschwellungen. Pathologisch-anatomisch handelt es sich dabei um eine Ödembildung der Synovialmembran, die mit zellulärer Infiltration und Fibrinexsudation einhergeht. Bei größeren Gelenken kann ein Gelenkspalt vorübergehend durch Ergüsse oder Pannusbildung verbreitert sein. Als Frühsymptom stellt sich eine röntgenmanifeste, gelenknahe Entkalkung dar. In späteren Stadien, wenn der Gelenkpannus die Knorpelsubstanz zerstört, wird der Gelenkspalt verschmälert und aufgehoben. Die nachfolgende knöcherne Destruktion geht mit Usurierung und mit mehr oder weniger glatt begrenzten, gelenknahen Defekten einher. Die progrediente Gelenkdestruktion schreitet mit Ankylosierungstendenz und Verschwinden des Gelenkspaltes voran. Parallel dazu wird die zunehmende Demineralisation augenscheinlich. Röntgenologisch läßt sich der Krankheitsprozeß nach Erlöschen der Aktivität oft nicht mehr von degenerativen oder sekundär-entzündlichen Gelenkprozessen unterscheiden.

Auf die unerläßlichen, diagnostisch z. T. entscheidenden Laboratoriumsuntersuchungen kann im Rahmen dieser Arbeit nur am Rande eingegangen werden. Der initialen Leukozytose folgt im Spätstadium oft eine Leukopenie. Der Differentialausstrich des Blutbildes ist uncharakteristisch und geht manchmal mit Linksverschiebung, manchmal mit Lymphozytose einher. In Frühstadien läßt das rote Blutbild krankhafte Veränderungen vermissen. In späteren Stadien und bei schweren Fällen findet man häufig hypochrome Anämien, die mit Verminderung des Serum-Eisens einhergehen. Die Bestimmung des regelmäßig erniedrigten Serum-Eisens gilt daher als verläßlicher diagnostischer Test zur Beurteilung der Prozeßaktivität. Ähnlich wie bei Infektanämien verhält sich der Kupferspiegel im Serum meist gegenläufig zum Serum-Eisen-Spiegel. Seine Werte sind leicht erhöht.

Ganz besonders wichtig ist die Blutkörperchensenkungsgeschwindigkeit. Diese unerreicht einfache, leicht zu handhabende Methode erweist sich für die Beurteilung des pcP-Verlaufes als äußerst wertvoll. Der mehr oder weniger stark beschleunigte Wert der Blutkörperchensenkung geht fast immer parallel mit Aktivität und Ausdehnung des rheumatisch-entzündlichen Prozesses.

Gegenüber den früher vielfach verwendeten Serumlabilitätsproben hat sich die Serumelektrophorese als optimale Methode zur Beurteilung des Serum-Eiweißbildes durchgesetzt. Sie macht die früher üblichen Labilitätsproben weitgehend entbehrlich. In frühentzündlichen Stadien pflegen die Alpha- und Betaglobuline erhöht zu sein, in späteren Stadien die Gammaglobuline. In der Immunelektrophorese spielen sich akut-entzündliche Prozesse im Bereich der Alphaglobuline ab. Bei chronisch-entzündlichen Prozessen kommt es zur Vermehrung der Gamma-G-Linie, u. U. der Gamma-M-Linie.

Besondere Bedeutung hat die Rheuma-Serologie erlangt. Bei akut entzündlichen Prozessen ist der Nachweis des C-reaktiven Proteins, eines unspezifischen Lipoproteins aus der Betaglobulinfraktion, positiv. Diese unspezifische Reaktion fällt bei anderweitigen entzündlichen Krankheiten ebenfalls positiv aus. Das C-reaktive Protein kann aber im frischen akuten Schub bereits nachweisbar sein, während die Blutkörperchensenkung noch nicht angestiegen ist. Nach Abklingen des akuten Schubes kann das C-reaktive Protein verschwinden, während die Blutkörperchensenkung längere Zeit erhöht bleibt.

Zum Ausschluß eines verschlimmernden Infektes mit betahämolysierenden Streptokokken ist die wiederholte Bestimmung des Antistreptolysintiters nötig. Die Antistreptolysinreaktion ist jedoch nur selten erhöht.

Der von WAALER (1940) und ROSE (1948) angegebene Hämagglutinationstest wird heute meistens modifiziert angewandt. Inzwischen werden folgende Methoden unterschieden: Agglutinationsreaktionen, Präzipitationsreaktionen mit Gammaglobulin, Inhibitions- und Adsorptionsteste. Als Routine-Schnelltest empfiehlt sich der Latex-Tropfentest nach RHEINS und McCOY (1957).

Der Rheumafaktor, ein makromolekulares 19-S-Gamma-Globulin, weist auf eine abnorm erhöhte immunologische Reaktionsbereitschaft hin. Seine Bestimmung ist zur Diagnose und Differentialdiagnose der pcP unentbehrlich. Gelegentliche positive Reaktionen bei Spondylitis ankylopoetica, bei Lupus erythematodes, Panarteriitis nodosa oder anderen Krankheiten beeinträchtigen die Bedeutung dieses wichtigsten Testes für die Diagnose einer pcP nicht. Allerdings besagt die Höhe des positiven Titers nichts Sicheres über Aktivität, Ausdehnung und Schwere der pcP, zumal positive Reaktionen auch bei klinisch gesunden Familienmitgliedern nachweisbar sind. Der Rheumafaktor darf nicht als ätiologischer Faktor zur Entstehung der pcP angesehen werden. Nach der heutigen Auffassung kann dieses 19-S-Gammaglobulin als Immunkörper gegen ein 7-S-Gammaglobulin aufgefaßt werden. Demnach wäre die pcP in die Gruppe der Autoaggressionskrankheiten einzureihen (VORLAENDER).

Aus einer einzelnen, augenblicklichen Situation heraus wird in keinem Stadium eine sichere und endgültige *Prognose* zu stellen sein, es sei denn, es handle sich um irreparable, desolate Endstadien. Regelmäßige Untersuchungen, am besten im Abstand eines Jahres, sind erforderlich, um Arbeits- und Erwerbsfähigkeit zu bewerten. Außerdem gestatten wiederholte Kontrollen die Entwicklungstendenz des Leidens abzuschätzen. Erfolg oder Mißerfolg von Rehabilitationsmaßnahmen oder einer Umschulung können davon abhängen. In jedem Stadium der pcP ist ein Stillstand möglich. Darüber hinaus werden aber nach langjähriger Ruhepause Rezidive beobachtet. So sind nach größeren Reihenuntersuchungen in etwa 25 % der Fälle Spontanremissionen zu erwarten. Etwa 50 % der Fälle mit pcP lassen sich therapeutisch mehr oder weniger günstig beeinflussen. 15 % der Fälle schreiten unbeeinflußbar fort und führen dabei zu Minderung der Erwerbsfähigkeit. In weiteren 10 % der Fälle tritt völlige Erwerbsunfähigkeit ein (RAGAN, SHORT u. BAHER). Man wird daher bei der Begutachtung die gesamte bisher durchgeführte Vorbehandlung, deren Erfolg oder Mißerfolg berücksichtigen müssen. Die nicht selten jahrzehntelange Krankheitsdauer kann mit teilweiser oder vollkommener Arbeitsunfähigkeit sowie mit langfristiger Pflegebedürftigkeit einhergehen. Darin liegt die besondere soziale Bedeutung dieses chronischen Leidens.

Im allgemeinen gelten folgende Zeichen als *prognostisch ungünstig*: Anhaltende Aktivität des Gelenkprozesses mit schwerer Atrophie und Marasmus, ständige Tachykardie und konstant erhöhte hämatologisch-serologische Aktivitätszeichen (Blutkörperchensenkung, Serumelektrophorese, CRP, Rheumafaktoren). Weniger maßgeblich ist die Schmerzhaftigkeit des Gelenkprozesses, da hier subjektive Momente mitspielen und andererseits bei fortschreitender Ankylosierung Schmerzen abnehmen und sogar verschwinden können.

Nur ausnahmsweise besteht ein direkter *Zusammenhang zwischen Tod und pcP*. In solchen Fällen wird nur durch autoptische Untersuchungen Klarheit zu gewinnen sein, ob davon unabhängige Zweitkrankheiten letal waren. Dies gilt vor allem für die diagnostische Zuordnung krankhafter Herzbefunde, deren klinische Analyse oft schwierig ist. Nach neueren pathologisch-anatomischen Untersuchungen muß berücksichtigt werden, daß in 20–40 % der Fälle von pcP rheumatisch entzündliche Veränderungen des Herzmuskels nachgewiesen wurden. (BAGGENSTOSS u. ROSENBERG, YOUNG u. SCHWEDEL, BYWATERS, SOKOLOFF, MASSHOF u. REIMERS, FASSBENDER). Aus einem Kollektiv mehrerer Tausend Fälle von pcP wurden an der Mayoklinik im Laufe von 25 Jahren 30 Todesfälle autoptisch untersucht. In dieser Statistik nimmt die rheumatische Kardiopathie bei pcP mit 23 % aller Fälle die erste Stelle ein und überwiegt gegenüber nichtrheumatischen Herzerkrankungen (ROSENBERG). Bei schwerer pcP ist Amyloidose als direkte Folgeerscheinung relativ häufig. (CALKINS u. COHEN, FASSBENDER).

Eine Disposition zu anderen letal ausgehenden Zweitkrankheiten ist nach pathologisch-anatomischen Statistiken bei pcP nicht zu erwarten (ROSENBERG, BAGGENSTOSS, MOLL, YOUNG u. SCHWEDEL).

Zur Diagnose und Differentialdiagnose

Für die gutachtliche Beurteilung muß die Diagnose möglichst frühzeitig gestellt werden. Nach den 11 Kriterien der American Rheumatisme Association läßt sich der Wahrscheinlichkeitsgrad der Diagnose wie folgt feststellen:
1. Steifheit am Morgen.
2. Bewegungs- und Druckschmerz, mindestens an einem Gelenk.
3. Wenigstens sechs Wochen anhaltende Schwellung mindestens eines Gelenkes (weiche Gewebsschwellung oder Erguß, nicht alleinige Knochenveränderung).
4. Schwellung mindestens eines weiteren Gelenks (das symptomenfreie Intervall zwischen 2 Gelenkmanifestationen soll nicht mehr als 3 Monate betragen).
5. Symmetrische Gelenkschwellung, und zwar gleichzeitiger Befall gleicher Gelenke an beiden Körperseiten. (Die beiderseitige Beteiligung der Mittel- und Grundgelenke ist auch ohne vollständige Symmetrie annehmbar.) Der Befall der Endgelenke reicht für dieses Kriterium nicht aus.
6. Subkutane Knötchen über Knochenprominenzen an der Streckseite oder in Gelenknähe.
7. Für pcP typische Röntgenveränderungen (vornehmlich gelenknahe Entkalkung, nicht nur degenerative Veränderungen). Degenerative Veränderungen schließen aber die Diagnose einer pcP nicht aus.
8. Positiver Hämagglutionationstest (eine Modifikation dieser Methode darf bei pcP-freien Kontrollpersonen nicht mehr als 5 % positive Resultate aufweisen).
9. Herabgesetzter Schleimgehalt der Synovialflüssigkeit (mit Flockung und wolkiger Trübung).
10. Charakteristische Veränderungen der Synovialmembran mit 3 oder mehr der folgenden Befunde: Deutliche Hypertrophie der Zotten; Proliferation der oberflächlichen Synovialiszellen häufig mit Palisadenzellbildung; ausgeprägte Infiltration mit chronisch-entzündlichen Zellen (überwiegend mit Lymphozyten oder Plasmazellen) mit Tendenz zur Bildung »lymphoider Knötchen«; Fibrinablagerung entweder an Oberflächen oder im Interstitium; herdförmige Zellnekrosen.
11. Charakteristische histologische Veränderungen in den Knötchen im Sinne granulo-

matöser Herde mit zentralen Zellnekrosen, die von Proliferationsgewebe, peripherem Bindegewebe und vorwiegend perivaskulären, chronisch-entzündlichen Zellelementen umgeben sind.

Die klassische Form der pcP
darf dann diagnostiziert werden, wenn wenigstens 7 der obengenannten Kriterien erfüllt sind. Die Gelenkerscheinungen inklusive Schwellung müssen mindestens 6 Wochen lang ununterbrochen bestehen.

Die eindeutige Form der pcP
liegt dann vor, wenn mindestens 5 Kriterien erfüllt sind und die Gelenksymptome wenigstens 6 Wochen lang ununterbrochen anhielten.

Die wahrscheinliche Form der pcP
kann dann angenommen werden, wenn mindestens 3 Kriterien erfüllt sind und wenn die Gelenksymptome wenigstens 4 Wochen andauerten.

Die Annahme einer pcP ist dann möglich,
wenn nur zwei der *folgenden* sechs Kriterien vorliegen und wenn die Dauer der Gelenkerscheinungen 3 Wochen beträgt:
 1. Steifheit am Morgen.
 2. Druck- oder Bewegungsschmerz, wiederholt oder ständig während 3 Wochen.
 3. Anamnese oder Befund von Gelenkschwellungen.
 4. Subkutane Knötchen.
 5. Erhöhte Blutkörperchensenkung oder Nachweis eines C-reaktiven Proteins.
 6. Iritis.

Differentialdiagnostisch ist eine Reihe von Krankheiten abzutrennen:
 1. Arthritis urica mit monoartikulären und polyartikulären Verlaufsformen.
 2. Systematisierter Lupus erythematodes.
 3. Arthropathia psoriatica.
 4. Degenerative Gelenkveränderungen, die vorzugsweise die Fingerendgelenke befallen, mit Heberden'schen Knötchen einhergehen und gleichzeitig deformierende Spondylarthrosen zeigen.
 5. Rheumatisches Fieber.
 6. Reiter'sche Krankheit.
 7. Morbus Boeck.
 8. Palindromer Rheumatismus, intermittierende Hydrarthrose.
 9. Parainfektiöse Rheumatoide (z. B. bei pulmonaler Tbc).
10. Infektiöse Arthritis.
11. Symptomatische Gelenkerkrankungen, z. B. bei Leukämie, bei Retikulosen, bei Kollagenkrankheiten wie Dermatomyositis, Sklerodermie und Polyarthritis nodosa.
12. Psychogenes Rheuma.

Schwierigkeiten können auftauchen, wenn es gilt, vertebragene Beschwerden im Rahmen chronisch-rheumatischer Gelenkprozesse zu klären. Keinesfalls darf man sich damit begnügen, vertebragene Schmerzzustände als »rheumatisch« zu bezeichnen. HACKENBROCH hält die Bezeichnung »Wirbelsäulenrheumatismus« für fehlerhaft. Er unterscheidet grundsätzlich zwischen primär-entzündlichen (Spondylarthritis chronica rheumatica und Spondylarthritis ankylopoetica) und primär degenerativen Wirbelsäulenerkrankungen. An der Rheuma-Klinik und Poliklinik am Kantonspital Zürich fand GROSS unter 18 519 Patienten in 94,1 % der Fälle degenerativ-rheumatische und nur in 5,9 % der Fälle entzündlich-rheumatische Wirbelsäulenveränderungen. Die

Kranken mit entzündlichem Rheumatismus wiesen in 77 % der Fälle eine Beteiligung der peripheren Gelenke und in 23 % der Fälle eine Beteiligung der Wirbelsäule auf. Ein minimaler Teil (unter 1 %) der entzündlich-rheumatischen Wirbelsäulenerkrankungen entfiel auf die Diagnosen: Progredient-chronische Polyarthritis, Reitersyndrom, Polyarthritis psoriatica. Alle übrigen Fälle waren der Spondylarthritis ankylopoetica zuzurechnen. Im Gegensatz dazu war bei degenerativ-rheumatischen Veränderungen die Wirbelsäule in 53 % der Fälle mitbeteiligt (s. a. Bd. I, S. 501).

Unter Zuhilfenahme moderner diagnostischer Hilfsmittel sollte eine präzise Stellungnahme angestrebt werden. Veränderungen der Extremitätengelenke, wie sie in 20–30 % der Fälle bei Spondylarthritis ankylopoetica vorkommen, können in beginnenden Stadien zu differentialdiagnostischen Schwierigkeiten führen. Bei pcP und Spondylarthritis ankylopoetica findet man ähnliche entzündliche Reaktionen im Serum, jedoch wird der Rheumafaktor bei Spondylarthritis ankylopoetica nur selten (in 5–10 % der Fälle) positiv (OTT, SCHMIDT u. PODZICH), so daß allein dadurch eine gewisse Abgrenzung zur pcP möglich ist. Die bei Morbus Bechterew in mehr als 95 % der Fälle nachweisbaren Veränderungen der Ileosakralgelenke im Röntgenbild sind oftmals von entscheidender diagnostischer Bedeutung.

In der Regel ist es möglich, echte entzündlich-rheumatische Wirbelsäulenprozesse von rein degenerativen Vorgängen und sekundär statischen Veränderungen im Gefolge einer pcP abzutrennen. So kommt es vor, daß Inaktivierung im Bett und örtliche Reizzustände eines Gelenks (z. B. am Kniegelenk) zu funktioneller Mehrbelastung und Fehlhaltung der Wirbelsäule führen, die sich vertebragen äußern (HACKENBROCH).

Ätiologie und gutachtliche Beurteilung

In seinem Kapitel über die Ätiologie der pcP schreibt ROBINSON in lapidarer Kürze: »Die Ätiologie der pcP ist unbekannt.« An diesem Tatbestand hat sich seither nichts geändert. Überwiegend wird heute die Auffassung vertreten, daß Erbfaktoren über die Entstehung der pcP entscheiden. So betonen VOIT u. GAMP die familiäre Belastung. Nach einer Statistik des Empire Rheumatism Council waren von 532 Polyarthritiskranken 2151 Familienmitglieder untersucht worden, von denen 3,8 % an pcP erkrankt waren gegenüber nur 1,8 % einer gesunden Kontrollgruppe. Ähnliche Zahlen haben STECHER u. Mitarb. veröffentlicht. Die Annahme erblicher Disposition wird durch die Zwillingsforschung gestützt, wie VERSCHUER betonen konnte. HANGARTER fand ein unregelmäßig dominantes Erbverhalten, während HARTMANN u. BEHREND in ihrem Krankengut keine eindeutigen dominanten Erbgänge sichern konnten. HANGARTER ist mit EDSTRÖM der Ansicht, daß es weniger wichtig ist, ob der Erbgang dominant oder rezessiv abläuft, entscheidend ist allein – und dies gilt besonders für gutachtliche Beurteilungen – die *prädisponierende Erbanlage* für rheumatische Erkrankungen.

Für eine genetische Fixation könnte das Überwiegen des weiblichen Geschlechts sprechen, das im Verhältnis von 2 bis 3:1 gegenüber dem männlichen Geschlecht häufiger befallen ist. Der Rheumafaktor kann in Familien mit pcP auffallenderweise häufiger nachgewiesen werden als in Vergleichskollektiven. Oft ist er sogar bei klinisch gesunden Familienmitgliedern erhöht. (BALL u. LAWRENCE, ROBECCHI et al., ZIFF et al., KÖHLER). HANGARTER fand bei erbstatistischer Auszählung »eine sehr enge genetische

Verbindung zwischen rheumatisch-entzündlichen, sekundär- und primär-chronisch deformierenden Gelenkerkrankungen und der Arthrosis deformans«.

Bisher konnte kein einheitliches, infektiöses Agens nachgewiesen werden, das in Analogie zum Streptokokkeninfekt bei rheumatischem Fieber das klinische Bild der pcP auslöst. An Versuchen in dieser Richtung hat es nicht gefehlt (ROBINSON). Ein Teil der Krankheitssymptome erinnert in der Tat an das Bild eines akuten bis subakuten Infektes (Fieber, Tachykardie, Leukozytose, Lymphknoten- und Milzmitbeteiligung, entzündliche Serumveränderungen inklusive beschleunigter Blutkörperchensenkung). Die Bedeutung eines primär infektiösen Herdes wird aber dadurch gemindert, daß der Ablauf einer pcP nach Beseitigung des Infektes (z. B. durch Tonsillektomie, Zahnextraktion, Bronchitis- und Pyelonephritisbehandlung) im allgemeinen nur wenig beeinflußt wird. MOLL mißt dem Lokalinfekt keine »unmittelbar ätiologische Bedeutung«, sondern nur »mittelbar eine Schrittmacher- und Auslösungsfunktion« zu. Gar nicht so selten wird jedoch das Krankheitsbild der pcP durch infektiöse Entzündungsvorgänge überlagert und verschlimmert. Nach unseren Erfahrungen ist vor allem der oft verkannten chronischen Pyelonephritis Aufmerksamkeit zu schenken. Ebenso können chronische Bronchitiden und verschiedenartige Herdinfekte den davon unabhängig bestehenden Grundprozeß einer pcP verschlechtern.

Derartige Krankheitsformen leiten über zur Frage der infektiös bedingten Rheumatoide, z. B. bei chronischen Darmerkrankungen oder bei pulmonaler Tbc (sog. Poncet-Rheumatismus). Solche parainfektiös entstandenen Rheumatoide sind ätiologisch und gutachtlich wie das infektiöse Grundleiden einzustufen. Von der eigentlichen pcP müssen solche sekundären Gelenkprozesse abgegrenzt werden.

In Ermangelung eines ursächlichen Agens hat es nicht an Versuchen gefehlt, die Reizbeantwortung des Körpers in den Vordergrund der Betrachtungsweise zu stellen. SELYE fordert in seiner Lehre vom allgemeinen Adaptationssyndrom einen Reiz (Stress) physikalischer, infektiöser oder seelischer Art, der zuerst zur Stimulierung der Nebennierenrinde, bei Fortdauer der Reizwirkung aber zum Versagen der Nebennierenrinde führt. Gestützt wird diese Theorie teilweise durch die Wirkung von ACTH- und Cortison-Derivaten, die als unspezifische, allgemein-antientzündlicher Effekt mit Hemmung der mesenchymalen entzündlichen Reizbeantwortung aufzufassen ist. Speziellere Fragen der pathologisch-anatomischen Veränderungen und der Klinik bei pcP lassen sich jedoch durch die Selye'sche Theorie nicht beantworten.

Davon abgesehen läßt sich der therapeutische Effekt von ACTH- und Cortison-Abkömmlingen teilweise als Immunsuppression allergischer Vorgänge deuten. Neuere Untersuchungen haben zur Hypothese geführt, die pcP beruhe auf autoaggressiven Mechanismen. Durch Ultrazentrifugieren ließ sich zeigen, daß der Rheumafaktor zu den 19-S-Makroglobulinen gehört. Er bildet im Vollserum mit normalem 7-S-Gammaglobulin einen 22-S-Gammaglobulin-Komplex (FRÄNKLIN, HOLMAN, MÜLLER-EBERHARD, KUNKEL, KÖHLER). Nach der Autoaggressionshypothese nimmt das von Lymphozyten gebildete 7-S-Gammaglobulin Antigencharakter an, gegen das sich der Rheumafaktor vom 19-S-Gammaglobulintyp richtet. Daraus resultiert ein 22-S-Gammaglobulin, das von bestimmten Zellen phagozytiert wird und immunfluoroskopisch sichtbar gemacht werden kann. Die Phagozytosezellen unterhalten und verursachen mit ihren Enzymen die Gelenkentzündung (VORLAENDER, HOLLANDER). Eine Unterstützung erhält die Autoaggressionshypothese durch die günstigen Berichte über Behandlungserfolge der modernen immunsuppressiven Therapie der pcP mit Zytostatika. So bestehend jedoch solche laboratoriumsmäßig untermauerten Befunde sind: Nach wie vor ergibt sich die Frage, warum der pcP-Kranke immunologisch derartig reagiert, d. h. welcher Reiz das immunbiologische Geschehen einleitet. Der Ablauf nach den Gesetzen einer Autoaggressionskrankheit entwickelt sich nur bei genetisch prädisponierten Individuen.

Umweltbedingte Einflüsse und deren Einwirkung auf die pcP werden immer wieder diskutiert. Nach HARTMANN fördert die feucht-kühle Witterung des Frühjahrs und des Herbstes in 67% der Fälle den Beginn bzw. die Manifestation der Krankheit. Nach HANGARTER bestimmt die Erbanlage das Krankheitsbild der pcP, »die Umwelt wirkt aber mitgestaltend«. MOLL hält den Wirkungsmechanismus der Umwelt für ungeklärt. Rheumatisches Fieber und pcP, d. h. rheumatisch-entzündliche Erkrankungen kommen in feucht-gemäßigten Zonen häufiger vor als im heißen trockenen Wüstenklima und in der kalten, aber trockenen Arktiszone. Nach HOLBROOK u. HILL ist aber der therapeutische Klimawechsel in die heiß-trockene Wüste von Arizona bei pcP weniger überzeugend als bei rheumatischem Fieber.

Witterungsbedingte Umwelteinflüsse haben nach dem Stand unserer derzeitigen Kenntnisse keinen entscheidenden Einfluß auf die Entstehung einer pcP. Nur bei außergewöhnlich schweren und lang andauernden Kälte- und Nässeschäden ist es berechtigt, solche Umwelteinflüsse als *pathogenetische Teilfaktoren* bei der Entstehung der pcP gutachtlich anzuerkennen. Derartige Fragen tauchen meistens bei der Beurteilung einer Schädigung durch Wehrdienst oder Gefangenschaft auf. In solchen Fällen ist jedoch zu fordern, daß ein unmittelbarer zeitlicher Zusammenhang zwischen derartigen außergewöhnlichen Witterungseinflüssen und dem Beginn der ersten objektiv nachgewiesenen entzündlichen Gelenkerscheinungen vorliegt.

Bei den meisten Kranken mit pcP besteht eine gewisse Wetterfühligkeit. Auf trockene Wärme bessern sich die Beschwerden, feuchte und kalte Luft führt dagegen zur Verschlechterung. Ein großer Teil der Kranken klagt bei jedem Witterungswechsel und besonders bei Gewittern über stärkere Schmerzen. Bekannt sind die klassischen experimentellen Untersuchungen EDSTRÖMS unter konstanten Bedingungen von Wärme und Luftfeuchtigkeit. HOLBROOK erwähnt weitere Untersuchungen HOLLANDERS über ein kontrolliertes Wohnklima. Temperatur und elektrostatische Aufladung der Luft, Luftfeuchtigkeit und Niederschlagsbildung, Luftdruck und Luftbewegung bestimmen insgesamt »das Wetter«. Diese Faktoren können zwar zur Intensivierung bestehender Beschwerden beitragen, eine pcP jedoch nicht verursachen. Berufe, die starken Witterungseinflüssen und der ständigen Berührung mit Wasser ausgesetzt sind, sind erfahrungsgemäß ungünstig für Kranke mit pcP. Hier kann ein Wechsel des Arbeitsplatzes oder des Berufes nach Umschulung nötig werden.

Faßt man die derzeitigen pathogenetischen Erkenntnisse zusammen, so sind in ursächlichen Zusammenhangsfragen äußere Ereignisse, Umweltfaktoren usw. generell als zusätzliche Teilfaktoren eines Krankheitsgeschehens zu werten, das schwerpunktmäßig konstitutionell verankert ist. Wesentlich einfacher als die Klärung pathogenetischer Zusammenhänge ist die Beurteilung der Berufs- und Erwerbsfähigkeit bei der pcP. Hierbei spielen Topik und Aktivität des Prozesses unter Berücksichtigung der beruflichen Tätigkeit eine ausschlaggebende Rolle. Selbst wenn in Frühstadien lokalisierte Gelenkaffektionen bestehen, kann ein so hochdifferenziertes Organ, wie es die menschliche Hand darstellt, als Ganzes funktionsuntüchtig werden, so daß Arbeits-, Berufs- oder sogar vollständige Erwerbsunfähigkeit daraus resultieren.

Befunde verschiedener Kur- und Begutachtungsärzte sind nur dann zu vergleichen, wenn detaillierte Befundbeschreibungen aller Gelenke vorliegen. Besonders wichtig ist die Schilderung frisch entzündlicher Gelenkprozesse. Der Funktionsausfall muß nach den Grundsätzen der orthopädischen Untersuchung festgehalten werden. Die Kraftlosigkeit, ein wichtiges Frühsymptom der entzündlichen Fingergelenkaffektion, läßt sich durch einfache Ergometeruntersuchungen nachweisen (so können z. B. pcP-Kranke mit entzündlichem Schub die auf 40 mm Hg aufgeblasene Blutdruckmanschette nur um wenige Millimeter, nicht jedoch über 100 mm Hg zusammendrücken). Mit einfachen Lochtesten kann der Grad der Fingergelenkschwellung fixiert werden. Vergleichbare Röntgen- und Laboratoriumsuntersuchungen sind vorzunehmen. Nur so lassen sich Verlauf und Erfolg einer Behandlung kontrollieren. Verschiedene Autoren (STEINBROKKER u. Mitarb., FÄHNDRICH, HALHUBER u. a.) haben deshalb Einteilungsschemata angegeben. Die Stadieneinteilung nach TICHY ist zweckmäßig und übersichtlich:

I. Stadium
Die klinischen und serologischen Zeichen einer chronischen Polyarthritis sind zwar bereits vorhanden; Funktionsbehinderungen und röntgenologische Veränderungen fehlen aber.

II. Stadium
An sämtlichen Gelenken sind nur geringe Weichteilschwellungen, keine nennenswerten Funktionsbehinderungen und röntgenologisch nur mäßige Verschmälerungen des Gelenkspaltes, kleine ossäre Usuren bzw. subchondrale Nekrosen erkennbar.
Die alltäglichen Bewegungen können noch einigermaßen befriedigend ausgeführt werden. Die Schmerzen sind dabei aber unter Umständen schon erheblich; der Grad der subjektiven Schmerzempfindung hat jedoch für die Stadieneinteilung nur untergeordnete Bedeutung.

III. Stadium
Es sind mindestens an einem Gelenk stärkere Deformierungen, Funktionseinschränkungen und röntgenologische Befunde erkennbar. Die Mehrzahl der befallenen Gelenke zeigte jedoch nur geringe Veränderungen. Die Verrichtungen des täglichen Lebens können vom Patienten noch selbst (evtl. unter Benützung mechanischer Hilfe, wie des verlängerten Schuhlöffels usw.) vorgenommen werden.

IV. Stadium
Vorherrschend sind schwere Gelenkveränderungen, die den Patienten zeitweilig zur Inanspruchnahme fremder Hilfe zwingen. Bei Bettlägrigkeit kann durch eine probatorische Steroidbehandlung der Zustand aber, zumindest vorübergehend, so weit gebessert werden, daß der Patient wieder sitzen bzw. im Zimmer laufen lernt. Der Steroidtest kann zur Abgrenzung von Stadium III und V bei einiger klinischer Erfahrung entbehrt werden.

V. Stadium
Die Gelenke sind zum größten Teil so ankylosiert, daß eine den Bedürfnissen des täglichen Lebens angebrachte Funktion nicht mehr ausgeübt werden kann.

Bekannt ist die *anatomische Stadieneinteilung* nach STEINBROCKER, TRAEGER u. BATTERMAN.

Stadium I = Frühstadium
* 1. Nicht destruktive röntgenologische Veränderungen.
  2. Röntgenologisch kann eine Osteoporose nachgewiesen werden.

Stadium II = mäßige Gelenkveränderungen
* 1. Röntgenologischer Nachweis einer Osteoporose mit oder ohne geringfügige Knochendestruktion. Eine mäßige Destruktion des Knorpels kann vorliegen.
* 2. Keine Gelenkdeformierung, wenngleich eine Einschränkung der Gelenkbewegung vorhanden sein kann.
  3. Begleitende Muskelatrophie.
  4. Extraartikuläre Bindegewebsläsion wie Knoten oder Tendovaginitis können vorliegen.

Stadium III = schwere Veränderungen
* 1. Röntgenologischer Nachweis einer Destruktion des Knorpels und Knochens, verbunden mit einer Osteoporose.
* 2. Gelenkdeformierungen, wie Subluxation, ulnare Deviation, oder Hyperextension ohne fibröse oder knöcherne Ankylose.
  3. Fortgeschrittene Muskelatrophie.
  4. Extraartikuläre Bindegewebsläsionen, wie Knoten, oder Tendovaginitis können vorliegen.

Stadium IV = Endstadium
* 1. Fibröse oder knöcherne Ankylose.
  2. Kriterien von Stadium III.

Die vorstehenden Kriterien mit Sternchen (*) *müssen* vorliegen, damit die Einteilung in eines der Stadien zulässig ist.

Verschiedentlich wurde versucht, dieses überwiegend auf die Gelenkfunktion zugeschnittene Schema zu ergänzen oder zu ändern. So wurden komplizierte Berechnungssysteme publiziert (FÄNDRICH). LANSBURY berechnete einen Index nach der Zeitdauer der Morgensteife, nach der Zeitdauer der Ermüdung, nach dem Aspirinverbrauch, nach der Muskelschwäche und nach der Senkungsgeschwindigkeit der Blutkörperchen. Derartige, im angloamerikanischen Schrifttum angegebene Einteilungsversuche werden dort in der Praxis benützt. Bei gutachtlicher Beurteilung sollte man sich jedoch *eines* dieser Einteilungsprinzipien bedienen. Gutachter und alle beteiligten Dienststellen, z. B. Versorgungsämter, könnten sich damit ihre Tätigkeit wesentlich erleichtern. Bekanntlich sind solche Einteilungsschemen nicht unwidersprochen geblieben. Dennoch dürfte es in der Praxis immer günstig sein, über eine determinierte Betrachtungsweise zu einer einheitlichen Beurteilung zu gelangen.

So gaben STEINBROCKER, TRAEGER u. BATTERMAN Richtlinien zur Beurteilung der therapeutischen Erfolge an:

Therapeutische Kriterien

Grad I = vollständige Remission
* 1. Fehlende Aktivitätszeichen einer rheumatischen Systemerkrankung.
* 2. Fehlende Zeichen einer Gelenkentzündung.
* 3. Fehlender Nachweis einer Aktivität irgendwelcher extraartikulärer Prozesse, inklusive von Knoten, Tendovaginitis und Iritis.

* 4. Keine zurückbleibende Gelenkbehinderung, es sei denn, daß andere irreversible Veränderungen damit verbunden sind.
* 5. Keine Senkungsbeschleunigung.
* 6. Artikuläre Deformierung oder extraartikulärer Befall bei irreversiblen Fällen kann vorliegen.

Grad II = weitgehende Besserung
* 1. Fehlende Aktivitätszeichen einer rheumatischen Systemerkrankung mit Ausnahme einer erhöhten Blutsenkung und einer vasomotorischen Aktivität.
* 2. Die hauptsächlichen Zeichen der Entzündung haben sich zurückgebildet; solche sind Hitze, Gelenkrötung und extraartikulärer Befall.
* 3. Kein neuer rheumatischer Prozeß des intra- oder extraartikulären Gewebes.
  4. Eine minimale Gelenkschwellung kann bestehen.
  5. Eine Behinderung der Gelenkbeweglichkeit, verbunden mit einer minimalen Restaktivität kann bestehen.
  6. wie I/6.

Grad III = geringe Besserung
* 1. Die Abnahme der rheumatischen Aktivitätszeichen erfüllen die Kriterien von Grad II nicht vollständig.
* 2. Die Zeichen der Gelenkentzündung haben sich nur teilweise zurückgebildet.
* 3. Kein Nachweis, daß sich die rheumatische Aktivität auf zusätzliche Gelenke oder extraartikuläres Gewebe ausdehnt.
  4. Verminderte, aber nicht geringfügige Gelenkschwellung.
  5. Behinderte Gelenkbeweglichkeit mit restlichen Entzündungszeichen kann bestehen.
  6. Wie I/6 und II/6.

Grad IV = nicht gebessert oder Progression
* 1. Unverminderte Zeichen einer rheumatischen Aktivität, ohne Rücksicht auf das funktionelle Ergebnis.
* 2. Exazerbation einiger, vorher nicht befallener Gelenke oder Entwicklung neuerlicher Aktivitätsherde.
* 3. Röntgenologische Hinweise auf Progression des rheumatischen Prozesses, ausgenommen sind hypertrophische Gelenkveränderungen.
  4. Bei Bestehen eines oder mehrerer vorgenannter Kriterien ist die Besserung anderer Hauptmerkmale inklusive einer normalen oder niedrigen Blutkörperchensenkung nicht signifikant.

Die Punkte mit Sternchen (*) sind Grundbedingung zur Zuordnung des therapeutischen Erfolgsgrades.

In jedem Stadium der pcP sind spezielle medizinische und soziale Fragen zu lösen. Hier bewährt sich die Zusammenarbeit von Hausarzt, Fachklinik und Gutachter, die auf langfristige Betreuung ausgerichtet sein muß. Die Frage nach einem geeigneten Arbeitsplatz ist oft nur schwer zu beantworten. Hier und besonders bei einer notwendigen Umschulung muß die Sozialfürsorge eingeschaltet werden.

Die Möglichkeit dazu bietet in der Bundesrepublik das Bundessozialhilfegesetz mit seinen Sonderbestimmungen für Personen mit körperlicher Behinderung (§§ 123–126). Nach 124, Abs. 1 kommen diejenigen Personen in Betracht, »die in ihrer Bewegungsfähigkeit durch eine Beeinträchtigung ihres Stütz- und Bewegungssystems nicht nur vorübergehend wesentlich behindert oder von einer solchen Behinderung bedroht sind«.

»Ärzte haben die Aufgabe,
1. die in Abs. 1 genannten Personen über die Notwendigkeit oder Möglichkeit einer ärztlichen Behandlung aufzuklären,
2. sie durch Aushändigung eines amtlichen Merkblattes über die gesetzlichen Hilfemöglichkeiten zu unterrichten.«

Auf die Probleme der medizinischen Behandlung können wir hier nicht eingehen. Mit TICHY sind wir aber der Ansicht, daß schon in gesicherten Frühstadien eine ausreichende Frühbehandlung einsetzen sollte, insbesondere bei akut-entzündlichen und exsudativen Schüben. Im wesentlichen sollte durch aktive und intensive Frühbehandlung erreicht werden, daß das Ausmaß postentzündlicher Gelenkdestruktionen begrenzt bleibt. In der danach einsetzenden Nachbehandlungsphase sind orthopädische und andere Spezialinstitute sowie Sozialämter einzuschalten, damit der erreichte Behandlungserfolg erhalten bleibt. Heilverfahren, Nachkuren und vor allem krankengymnastische Behandlungen sollten großzügig gewährt werden. In schweren Fällen mit irreversiblen Ankylosen, vor allem in Endstadien müssen die Betreuungsmaßnahmen in Erwartung einer langjährigen Hilfs- und Pflegebedürftigkeit ausgerichtet werden. In einem großen Teil der Fälle ist dann Heimunterbringung nicht zu umgehen. Der begutachtende Arzt hat die verantwortungsvolle Aufgabe, geeignete Maßnahmen einzuleiten.

SCHRIFTTUM: Das ABC des Rheumatismus. Konstanz 1963 – ALZHEIMER, A., Beiträge zur pathologischen Anatomie der Hirnrinde und zur anatomischen Grundlage einiger Psychosen. Monatsschrift f. Psychiatr. u. Neurol. 2, 90 (1897) – BAEHR, G., KLEMPERER, P. u. A. SCHIFFRIN, A diffuse disease of the peripheral circulation. Amer. J. Med. 13, 591 (1952) – BAGGENSTOSS, A. und E. F. ROSENBERG, Visceral lesions associated with chronic infectious (rheumatoid) arthritis. Arch. path. 35, 503 (1943) – Cardiac lesions associated with chronic infectious arthritis. Arch. intern. Med. 67, 241 (1941) – Unusual cardiac lesions associated with chronic multiple arthritis. Arch. path. 37, 54 (1944) – BALL, J. und J. S. LAWRENCE, Epidemiology of the sheep cell agglutination test. Ann. Rheum. Dis. 20, 235 (1961) – BAUER, M., in Hochrein: Rheumatische Erkrankungen. Stuttgart 1952 – BELART, W., in: Das ABC des Rheumatismus. Konstanz 1963 – BOCK, H. E., Allergische Erkrankungen des Herzens und des Gefäßsystems, in: K. Hansen: Allergie. Stuttgart 1957 – Die hyperergischen Gefäßerkrankungen, in: M. Ratschow: Angiologie. Stuttgart 1959 – BOCK, H. E. und W. KAUFMANN, Das Bild der rheumatischen Krankheiten aus der Sicht des Klinikers. Klinik und Therapie des Rheumatismus. Arbeit und Gesundheit, Heft 75, Stuttgart 1963 – BOCK, K. A., Die rheumatischen Erkrankungen an Gelenken, Muskeln und Nerven. Das ärztliche Gutachten im Versicherungswesen. München 1955 – BÖHMIG, R., Die Ätiologie und Pathogenese des akuten Rheumatismus nach dem heutigen Stand des Wissens. Die Medizinische, 1412 u. 1447 (1953) – BOLAND, E., Psychogenic Factors in rheumatic disease, in: J. L. Hollander: Arthritis and allied conditions. Philadelphia 1962 – BRUETSCH, W. L., Specific structural Neuropathology of the Central Nervous System. The Proceedings of the I. International Congress of Neuropathology. Perugia 1952. (Kongress v. 8.–13. 9. 1952 in Rom) – BYWATERS, E. G. K., The relationship between heart and joint disease including »rheumatoid heart disease« and chronic post-rheumatic arthritis (Type Jaccoud). Brit. Heart J. 12, 101 (1950) – CALKINS, E. und A. S. COHEN, Amyloidosis, in: Hollander, J. L.: Arthritis and allied Conditions. Philadelphia 1962 – CHRIST, P. und W. H. HAUSS, Über die klinische Bedeutung des Antistreptokinase- und Antihyaluronidase-Titers. Z. Rheumaforschung 11, 84 (1952) – CHRIST, P., Serologische Untersuchungen bei Streptokokkeninfektionen. Arb. Paul Ehrlich-Institut, Heft 51, 124 (1954) – DENNY, L. W., Zit. nach Hartmann, F. und B. Schlegel – EDSTRÖM, G., Febris rheumatica. Lund 1935 – Rheumatic fever, its symptoms, prevention and treatment. Acta rheum. scand. 1, 145 (1955) – EDSTRÖM, G., LUNDIN, G. und T. WRAMNER, Investigations into the effect of hot, dry microclimate on peripheral circulation etc. in arthritis patients. Ann. Rheum. Diseases 7, 76 (1948) – FÄHND-

RICH, W. H., Zur Methodik der Beurteilung und Auswertung des Behandlungserfolges bei rheumatischen Erkrankungen. Z. Rheumaforschung 11, 36 (1952) – FASSBENDER, H. G., Das Bild der rheumatischen Krankheiten aus der Sicht des Pathologen. Klinik und Therapie des Rheumatismus. Stuttgart 1963 – Pathologische Anatomie der rheumatischen Herzerkrankungen. Herz und Rheumatismus. Nauheimer Fortbildungs-Lehrgänge Bd. 29, Darmstadt 1964 – Fortschritt in Pathogenese, Klassifizierung und Pathologie rheumatischer Erkrankungen. Regensburger Fortbildungskurse 38 (1967) – FRANKLIN, E. C., HOLMAN, H. R., MÜLLER-EBERHART, H. J. und H. G. KUNKEL, An unusual protein component of high molecular weight in the serum of certain patients with rheumatoid arthritis. J. Exper. Med. 105, 425 (1957) – FRIEDBERG, CH., Erkrankungen des Herzens. Stuttgart 1959 – GROSS, D., Epidemiologie der rheumatischen Wirbelsäulenerkrankungen, in: Wirbelsäule und Rheumatismus. Stuttgart 1966 – HACKENBROCH, M., Haltungsstörungen, degenerative Skeletterkrankungen und »Rheuma«, in: Der Rheumatismus. Stuttgart 1956 – Wirbelsäule und Rheumatismus. Die Wirbelsäule in Forschung und Praxis. Bd. 34. Stuttgart 1966 – HALHUBER, M., HANS, E. und K. INAMA, Zur Methodik der Erfolgsbeurteilung in der Rheumatherapie. Z. Rheumaforschung 14, 159 (1955) – HANGARTER, W., Das Erbbild der rheumatischen Arthritis. Der Internist 4, 407 (1963) – HARTMANN, F. und T. BEHREND, Die Behandlung der primär und sekundär chronischen Polyarthritis. Arbeit und Gesundheit, Heft 75, Stuttgart 1963, Zit. nach Hangarter – HARTMANN, F. und B. SCHLEGEL, Die entzündlichen und degenerativen Gelenkerkrankungen. Klinik der Gegenwart, Bd. VIII. München–Berlin 1959 – HASSLER, R., Extrapyramidalmotorische Syndrome und Erkrankungen. Handbuch d. inneren Medizin, 4. Aufl., Bd. 5/III. Berlin–Göttingen–Heidelberg 1953 – HOLBROOK, W. P., Climate and the rheumatic diseases, in: J. L. Hollander: Arthritis and allied Conditions. Philadelphia 1962 – HOLBROOK, W. P. und D. F. HILL, Zit. nach Holbrook – HOLLANDER, J. L., Arthritis and allied Conditions. Philadelphia 1962 – HOPMANN, R., Der Rheumatismus. Stuttgart 1956 – JONES, T. D., Zit. nach Das ABC des Rheumatismus. Konstanz 1963 – KLEMPERER, P., Der Begriff der Kollagenkrankheiten. Wien. klin. Wschr. 66, 337 (1955) – KLINGE, F., Der Rheumatismus; pathologisch-anatomische und experimentiell-pathologische Tatsachen und ihre Auswertung für das ärztliche Rheumaproblem. Erg. Path. 27, 1 (1933) – KÖHLER, W., Die Serologie des Rheumatismus und die Streptokokkeninfektion. Beiträge zur Hygiene und Epidemiologie. Leipzig 1963 – LANDSBURY, J., Methods for evaluating rheumatoid arthritis, in: J. L. Hollander: Arthritis and allied Conditions. Philadelphia 1962 – MASSHOF, W. und H. F. REIMERS, Der rheumatische Gewebsschaden und die rheumatischen Erkrankungen aus der Sicht des Pathologen. Der Internist, 8, 393 (1961) – MERKEL, G. und H. TICHY, Die Begutachtung von Rheumatikern. Berlin 1964 – MIEHLKE, K., Fortschritte in der serologischen Rheumadiagnostik. Z. f. Rheumaforschung 17, 362 (1958) – Die Rheumafibel. Berlin–Göttingen–Heidelberg 1961 – MIKAT, P., Zit. nach Das ABC des Rheumatismus. Konstanz 1963 – MOLL, W., Klinische Rheumatologie. Basel–New York 1958 – OTT, V. R., SCHMIDT, K. u. M. PODZICH, Die Serologie i. d. Diff.-Diagn. d. Wirbelsäulenrheumatismus, in: Wirbelsäule u. Rheumatismus. Stuttgart 1966 – RAGAN, CH., The clinical picture of rheumatoid arthritis, in: J. L. Hollander: Arthritis and allied Conditions. Philadelphia 1962 – RAMMELKAMP, C. H., Zit. nach Hartmann, F. und B. Schlegel. s. oben – RAMMELKAMP, C. H., DENNY, F. W. und L. W. WANNAMAKER, Rheumatic Fever, a Symposion. Minneapolis 1952 – RHEINS, M. S., F. W. MCCOY, BUEHLER and R. G. BURREL, Effects of animal sera and serum albumin in latex fixsationstest for rheumatic arthritis. Proc. Soc. Exper. Biol. Med. 96, 67 (1957) – ROBECCHI, A., DANEO, V., EINANDI, G. e R. GARELLI, Ricerche sulla familiarità del fattore reumatoide. Reumatismo 11, 66 (1959) – ROBINSON, W. D., The Etiology of Rheumatoid Arthritis, in: J. L. Hollander: Arthritis and allied Conditions. Philadelphia 1962 – RÖSSLE, R., Über den Formenkreis der rheumatischen Gewebsveränderungen mit besonderer Berücksichtigung der rheumatischen Gefäßentzündung. Virchows Arch. Path. Anat. 288, 780 (1933) – ROSE, H. M. und Mitarb., Differential agglutination of normal and sensitized sheep erythrocytes by sera of patients with rheumatoid arthritis. Proc. Soc. Exper. Biol. Med. 68, 1 (1948) – ROSENBERG, E. F., The visceral lesions of rheumatoid arthritis, in: J. L. Hollander, Arthritis and allied Conditions. Philadelphia 1962 – The pathology of rheumatoid arthritis, in: J. L. Hollander, Arthritis and allied Conditions. Philadelphia 1962 – SAPHIR, O. und J. GORE, Evidence for an inflamatory basis of coronary arteriosclerosis in the young. Arch. Path. (Chicago) 49, 418 (1950) – SCHERF, D. und L. J. BOYD, Klinik und Therapie der Herzkrankheiten und der Gefäßerkrankungen. Berlin–Göttingen–Heidelberg 1955 – SCHIEMERT, G.,

SCHIMMLER, W., SCHWALB, H. und J. EBERL, Die Coronarerkrankungen. Handb. d. inn. Medizin, 4. Aufl., Bd. IX/III. Berlin–Göttingen–Heidelberg 1960 – SCHÖLMERICH, P., Rheumatische Karditis. Handb. d. inn. Medizin, 4. Aufl., Bd. IX/II. Berlin–Göttingen–Heidelberg 1960 – SCHOEN, R. und W. TISCHENDORF, Rheumatische und rheumaoide Krankheiten. Handb. d. inn. Medizin, 4. Aufl., Bd. VI/I. Berlin–Göttingen–Heidelberg 1954 – SCHRADER, A. und W. WALCHNER, Zu pathogenetischen und gutachterlichen Fragen beim entzündlichen Rheumatismus. Der Internist, 6, 6, 284 (1965) – SCHULER, B., Der Muskelrheumatismus und seine Behandlung. Arbeit und Gesundheit, Heft 75. Stuttgart 1963 – SELYE, H. und E. BAJUSZ, Stress and rheumatic diseases, in: J. L. Hollander, Arthritis and allied conditions. Philadelphia 1962 – SHORT, C. und W. BAUER, The course of rheumatoid arthritis in patients receiving simple medical and orthopedic measures. New England J. Med. 238, 142 (1948) – SHORT, C., REYNOLDS, W. und W. BAUER, Rheumatoid arthritis with remissions. Ann. rheum. diseases 13, 362 (1954) – SOKOLOFF, L., The heart in rheumatoid arthritis. Amer. Heart J. 45, 635 (1953) – STECHER, R., HERCH, A., SOLOMON, W. und R. WOLPAW, The genetics of rheumatoid arthritis; Analysis of 224 families. Am. J. Human Genetics 5, 118 (1953) – STEINBROKKER, O., TRAEGER, C. und R. BATTERMAN, Therapeutic criteria in rheumatoid arthritis. J. Amer. Med. Ass. 140, 659 (1949) – STOLLERMAN, G. H., Die Behandlung und Überwachung des Rheumafiebers. 17. Basel 1960 – VERSCHUER, O. v., Klinische Genetik. Klinik der Gegenwart, Bd. X. München–Berlin 1960 – Die Entwicklung der Genetik in der inneren Medizin. Der Internist 4, 248 (1963) – VOIT, K. und A. GAMP, Der Rheumatismus. Stuttgart 1958 – VORLAENDER, K. O., Die Immunologie rheumatischer Erkrankungen. Verh. dt. Ges. inn. Med. 69 (1959) – Die Serologie der rheumatischen Erkrankungen, in: Herz und Rheumatismus. Nauheimer Fortbildungslehrgänge Bd. 29. Darmstadt 1964 – Immunologische Untersuchungen bei entzündlichen Erkrankungen, in: Miescher, P. und K. O. Vorlaender, Immunopathologie in Klinik und Forschung, 2. Aufl., Stuttgart 1961 – VORLAENDER, K. O., FRITZ, K. W. und H. J. BRAUN, Rheumatismus und Nierenentzündung. Münch. Med. Wschr. 4, 101, 150 (1959) – WAALER, E., On the occurence of a factor in human serum activating the specific agglutination of sheep blood corpuscles. Acta path. Microbiol. Scand. 17, 172 (1940) – WOOSLEY, T. D., Publ. Health Service Report 67, VI, 505 (1952) – YATER, W. M., TRAUM, H. H. und Mitarb., Coronary artery disease in men eighteen to thirty-nine years of age. Amer. Heart. J. 36, 334, 481, 683 (1948) – YOUNG, D. und J. B. SCHWEDEL, The heart in rheumatoid arthritis: a study of thirty eigt autopsie cases. Amer. Heart J. 28, 1 (1948) – ZIFF, M., SCHMID, F. R., LEWIS, A. J. und M. TANNER, Familial occurence of the rheumatoid factor. Arthrit. Rheumat. 1, 392 (1958).

Erkrankungen der Lunge und des Rippenfelles mit Ausnahme der Staublungenerkrankungen und der Tuberkulose

von Johannes Seusing, Hannover

Bronchitis

Bei der Bronchitis handelt es sich um einen in ätiologischer Hinsicht häufig komplexen Vorgang. Die akute Tracheobronchitis kann sowohl als selbständige Krankheit infolge einer Einwirkung bestimmter exogener Faktoren wie auch als Begleiterkrankung bei den verschiedensten Infektionskrankheiten auftreten. Als äußere Veranlassung kommen, abgesehen von Erkältungen, die Einatmung von staubiger Luft und reizenden Gasen, Fremdkörperaspiration und ein Trauma in Betracht.

Für das Auftreten einer *akuten Tracheobronchitis* durch eine Erkältung ist die Abkühlung der Körperoberfläche, wie z. B. bei Zugluft oder feuchter Kälte, eine wesentliche Voraussetzung, da es hauptsächlich hierdurch zu Änderungen der Durchblutung und der Sekretion im Bereich der Tracheal- und Bronchialschleimhaut kommen kann. Auf dem Boden dieser geschädigten Schleimhaut vermögen die sonst als harmlose Saprophyten lebenden Bakterien zu einer Autoinfektion zu führen. Bei der gutachtlichen Beurteilung des Zusammenhanges zwischen einer solchen Erkältung und einer akuten Tracheobronchitis ist zu beachten, daß die Krankheitserscheinungen hierbei in der Regel innerhalb von 24 Stunden nach dem Ereignis auftreten. Bei der Frage der Anerkennung einer akuten Tracheobronchitis als Arbeitsunfall muß ferner neben dem zeitlichen Zusammenhang noch die Frage geprüft werden, ob die Betriebstätigkeit eine wesentliche Ursache darstellte und die gesundheitliche Schädigung ein plötzliches, längstens in den Zeitraum einer Arbeitsschicht eingeschlossenes Ereignis war.

Auch bei Verursachung der akuten Tracheobronchitis durch Einatmung von staubhaltiger Luft sowie reizenden Gasen wirken zumeist die exogene Schädigung und die danach folgende Einwanderung von Infektionskeimen zusammen. In diesen Fällen kann die Bronchitis sowohl nach kurzfristiger Einwirkung massiver Dosen als auch lang dauernder Einwirkung unterschwelliger Dosen eintreten. Beträgt der zeitliche Abstand zwischen Exposition und Erkrankungsbeginn Wochen bis Monate, so ist wohl nur in seltensten Fällen ein ursächlicher Zusammenhang als wahrscheinlich anzunehmen.

Der Fremdkörperaspiration, die vor allem bei den verschiedensten komatösen Zustandsbildern wie z. B. unfallbedingte Bewußtlosigkeit sowie Narkose aufzutreten vermag, kommt als Ursache der Bronchitis wohl keine größere praktische Bedeutung zu. Bei der gutachtlichen Beurteilung solcher Fälle dürften im allgemeinen keine Schwierigkeiten bestehen.

Die posttraumatische akute Bronchitis, auf die Schneck hingewiesen hat, soll im allgemeinen sehr bald nach einer Brustkorbkontusion in Erscheinung treten, für die Rippenfrakturen wird sie als geradezu symptomatisch bezeichnet. Im Rahmen der Unfallbegutachtung dürfte der traumatischen Bronchitis keine wesentliche Bedeutung zukommen, da sie zumeist innerhalb kurzer Zeit bis spätestens 4 Wochen auszuheilen pflegt.

Außer den bisher genannten Ursachen können aber auch Mikroorganismen allein einmal zu dem Krankheitsbild der akuten Tracheobronchitis führen. Am häufigsten werden sich dabei Pneumokokken, Streptokokken, Staphylokokken, Mikrococcus catarrhalis und Viren als Infektionskeime nachweisen lassen. Da aber im allgemeinen eine Übertragung einer Tracheobronchitis von Mensch zu Mensch nur sehr selten beobachtet wird, muß, um eine solche mögliche Tröpfcheninfektion als Unfallfolge ansehen zu können, der Nachweis geführt werden, daß infektiöse Erkrankungen der oberen Luftwege in der Arbeitsumgebung zur gleichen Zeit vorlagen.

Von dem gewöhnlichen Bild des akuten Bronchialkatarrhs weichen die klinischen Befunde der Bronchitis fibrinosa, der akuten Bronchiolitis und der Bronchiolitis obliterans ab. Ätiologisch kommen für diese Sonderformen der akuten Bronchitis außer Infekten auch die Einwirkung ätzender Gase in Betracht.

Die chronische Bronchitis kann sich entweder an einen ursprünglich akuten Katarrh anschließen, der nicht zur Ausheilung gelangte und zur irreversiblen Schädigung der Bronchialwand führt, oder der chronische Bronchialkatarrh entsteht als Folge der Einwirkung der gleichen chemischen und mechanischen Reize, die auch eine akute Tracheobronchitis verursachen können. In anderen Fällen entwickelt sich die chronische Bronchitis sekundär bei primär andersartigen Erkrankungen, wie z. B. Kypho-Skoliose, Lungenemphysem, Lungenzirrhose und Lungenstauung.

Im allgemeinen dürften bei der gutachtlichen Beurteilung der chronischen Bronchitis die gleichen Grundsätze gelten wie bei der akuten. Schwierigkeiten können jedoch bei der Beurteilung der Zusammenhangsfrage der sekundären Form auftreten, wenn z. B. einerseits eine Kypho-Skoliose oder ein Lungenemphysem bestehen und andererseits ein Ereignis vorlag, das zu einem chronischen Bronchialkatarrh zu führen vermochte. In diesen Fällen wird man unter Heranziehung der Anamnese, früherer Befunde und der Berücksichtigung der Lungenfunktionsprüfung, des Röntgenbefundes und Elektrokardiogrammes den Einfluß der einzelnen Faktoren abwägen müssen und den sich hierbei ergebenden höheren Grad an Wahrscheinlichkeit bei der Entscheidung maßgebend zugrunde legen. Die Anerkennung von Spätfolgen nach einer akuten oder chronischen Bronchitis wie Bronchiektasen oder Emphysem setzen das Vorliegen von Brückensymptomen voraus. Im Hinblick auf das Bronchialkarzinom kann die chronische Bronchitis einen prädisponierenden Faktor darstellen (ORIE und Mitarbeiter).

Die Bronchiektasen

Unter Bronchiektasen verstehen wir nicht mehr rückbildungsfähige Erweiterungen der Bronchien von zylindrischer oder sackförmiger Gestalt. Der Entstehung nach können die Bronchiektasen unterteilt werden in solche ohne nachweisbare äußere Ursache und solche mit nachweisbarer äußerer Ursache.

Die *Bronchiektasen ohne nachweisbare* Ursache sind dadurch charakterisiert, daß in diesen Fällen trotz genauester anamnestischer Erhebungen keine Vorerkrankung zu eruieren ist, die zu dieser Bronchialerweiterung hätte führen können. Bei einem Teil von ihnen handelt es sich wahrscheinlich um kongenitale Mißbildungen. Die kongenitalen wabenartigen Bronchiektasen finden sich nach KARTAGENER meist im rechten Oberlappen und linken Unterlappen, ferner in akzessorischen Lappen. Häufig werden dabei gleichzeitig weitere kongenitale Mißbildungen an anderen Organen angetroffen.

Bei den *erworbenen Bronchiektasen*, also solchen mit einer nachweisbaren äußeren Ursache, kann ihre Entwicklung nach drei Hauptformen unterschieden werden: 1. bronchitische Bronchiektasen, 2. zirrhotische Bronchiektasen und 3. bronchostenotische Bronchiektasen.

Die *bronchitischen Bronchiektasen*, nach STAEHLIN und BRAUER, die häufigste Form der Bronchiektasie, entwickelt sich häufig schon im Kindesalter. Hierbei werden besonders zylindrische Erweiterungen der Unterlappen beobachtet. Als entscheidende pathogenetische Faktoren für diese Form der Bronchialerweiterungen werden einerseits die während der bei Hustenanfällen eintretende Steigerung des intraalveolaren Druckes und andererseits die Entzündungsvorgänge an der Bronchialwand sowie die peribronchiale Lymphangitis angesehen. Wie weit daneben noch pneumonische und atelektatische Prozesse für die Entwicklung der bronchitischen Bronchiektasen von Bedeutung sind, ist noch nicht sicher geklärt.

Die *zirrhotischen Bronchiektasen*, die zumeist sackförmig sind, entstehen in erster Linie durch den Narbenzug von geschrumpftem Lungengewebe bei chronisch-zirrhotischen Lungenprozessen der verschiedensten Genese, ferner infolge des Zuges von Pleuraschwarten. Die Entstehung auch dieser Bronchiektasen wird ferner noch begünstigt durch gleichzeitige Herabsetzung der Elastizität der Bronchialwand und entzündliche Veränderungen derselben.

Für die Entwicklung von *Bronchiektasen distal einer Bronchusstenose* ist, wie von pathologisch-anatomischer Seite (MALLORY) nachgewiesen werden konnte, das Vorhandensein einer Atelektase von wesentlicher Bedeutung. Als weitere wichtige Faktoren für das Auftreten solcher bronchostenotischen Bronchialerweiterungen sind eine entzündliche Schwächung der Bronchialwand und eine Störung der Bronchialdränage anzusehen. Solche zur Bronchiektasie führenden Bronchusstenosen finden sich unter anderem bei Tumoren, Bronchustuberkulose, Hilusdrüsenschwellungen verschiedenster Genese, sowie nach Fremdkörperaspiration und in seltenen Fällen bei postoperativem Lungenkollaps. Bei Stenosen der kleinen Bronchien bzw. Bronchioli kann es infolge der Dilatation der nächsthöheren Bronchien ebenfalls zur Bronchiektasenbildung kommen, wie sich dieses häufiger bei der Bronchiolitis findet.

Für die gutachtliche Beurteilung der Zusammenhangsfrage der Bronchiektasen sollte in jedem Falle versucht werden, die Genese der Bronchialerweiterungen unter Berücksichtigung der Anamnese, des klinischen und röntgenologischen Befundes zu klären. Die röntgenologische Untersuchung, einschließlich Tomographie und Bronchographie, kann hierbei wichtige Hinweise geben aus der Lokalisation, Ausdehnung und Art der Bronchialveränderungen sowie ihrer Beziehungen zu zirrhotischen Lungenprozessen bzw. pleuralen Schwartenbildungen. Da die Bronchialerweiterungen, dieses gilt vor allem für die bronchitischen Bronchiektasen, nicht selten von einem Krankheitsgeschehen in der Kindheit herrühren, an das sich der zu Begutachtende nicht mehr erinnert, ist nach Möglichkeit immer zu versuchen, Röntgenbilder aus der Zeit vor dem angeschuldigten Ereignis für die Beurteilung mit heranzuziehen. Während die Beurteilung der Zusammenhangsfrage bei den zirrhotischen Bronchiektasen wohl zumeist keine größeren Schwierigkeiten bereitet, können, aus den oben erwähnten Gründen, solche bei der Begutachtung der bronchitischen Form der Bronchiektasen auftreten. Beim Vorliegen von kongenitalen Bronchiektasen, die über Jahre symptomlos verlaufen, wird häufig zu entscheiden sein, ob durch ein besonderes Ereignis, wie z. B. Erkältung, Einatmung reizender Gase oder traumatische Pneumonie eine Infektion eingetreten ist und sich hierdurch der Krankheitsverlauf entscheidend geändert hat. In diesen Fällen müssen unter anderem der zeitliche Zusammenhang und eventuell vorhandene Brückensymptome berücksichtigt werden.

Zystische Veränderungen der Lunge

Bei den zystischen Veränderungen der Lunge kann, ebenso wie bei den Bronchiektasen, zwischen den angeborenen und erworbenen unterschieden werden. Die sogenannten angeborenen Lungenzysten entstehen entweder konnatal als Folge einer intrauterinen Entzündung oder postnatal auf dem Boden einer kongenitalen Prädisposition und können, wenn sie nicht besonders ausgedehnt oder infiziert sind, symptomlos verlaufen. Die erworbenen Lungenzysten entwickeln sich im Zusammenhang mit entzündlichen Veränderungen der Bronchien sowie des Alveolarparenchyms und zeigen häufig entsprechende entzündliche Veränderungen (Fieber, Pneumonie, röntgenologisch unscharfe Begrenzung und Infiltrationen der Umgebung der Zyste). Sekundär entzündliche Veränderungen bei angeborenen Lungenzysten können allerdings zu den gleichen Erscheinungen führen.

Bei der gutachtlichen Beurteilung der Zusammenhangsfrage der Lungenzysten sind dieselben Grundsätze zu berücksichtigen wie bei den kongenitalen Bronchiektasen, auch im Hinblick auf die Frage der Sekundärinfektion.

Stenosen der Trachea und der Bronchien

Stenosen der großen Luftwege können als Folge einer Kompression von außen, durch narbige Schrumpfung der Wandung oder durch Verlegung der Lichtung zustande kommen.

Die Trachealstenose entsteht am häufigsten durch Druck von Strumen und Mediastinaltumoren der verschiedensten Genese. Ferner kommen als Ursache noch in Betracht Verlegungen desTracheallumens durch Fremdkörper und Schleimhautveränderungen (Ödem, Entzündung, Narbenbildung) sowie endotracheal wachsende Tumoren. Die Fremdkörperaspiration verläuft in den meisten Fällen unter dem klinischen Bild der akuten Trachealstenose, wobei als Komplikation das Auftreten eines reflektorischen Atemstillstandes droht. Narbenbildungen können vorkommen unter anderem im Zusammenhang mit Verätzungen, nach einer Tracheotomie oder auch einer Verletzung der Trachea. Bei stärkerer Stenosierung der Trachea kann es zunächst zu einer Ventilationsstörung und später zu einem chronischen Cor pulmonale kommen.

Die Bronchustenose wird am häufigsten durch ein Bronchialkarzinom oder eine Kompression bei Hilusdrüsenvergrößerung und Mediastinaltumoren hervorgerufen. Außerdem finden sich selten Bronchusverschlüsse durch Fremdkörperaspiration bei Bewußtlosen (Hirnverletzung, Narkose, schwerer Schockzustand u. a.). Aus einem anfangs partiellen Verschluß bei einer solchen Fremdkörperaspiration kann sich in der

Folge durch Ödembildung und entzündliche Schwellung ein totaler Verschluß entwickeln. Bei länger bestehender Bronchusstenose vermag es in solchen Fällen außerdem zur Atelektasenbildung, der Bildung von Bronchiektasen sowie zum Auftreten von pneumonischen Prozessen zu kommen. Auch infolge einer Sekretretention entwickelt sich in seltenen Fällen eine Bronchusstenose (sog. Sekretionsstenose), wie zum Beispiel nach einem stumpfen Thoraxtrauma (s. a. Bd. I, S. 517).

Asthma bronchiale

Unter einem Asthma bronchiale versteht man eine anfallsweise auftretende Behinderung der Atmung besonderer Art, die auf einer Verengung der gesamten Bronchien kleinen Kalibers auf dem Boden eines Krampfes der Bronchialmuskulatur und gleichzeitiger Absonderung eines zähen Schleimes aus den Bronchialdrüsen beruht. Ferner können für das Auftreten eines Asthma bronchiale noch eine Tonuserhöhung der Zwerchfell- und Einatemmuskulatur von Bedeutung sein. Die Verkleinerung des Gesamtquerschnittes der Bronchiolen hat zur Folge, daß wohl durch die starken, inspiratorischen Kräfte noch die Einatmung ermöglicht wird, jedoch die Ausatmung erschwert ist. Es kann sich deshalb im Status asthmaticus der Zustand einer akuten Lungenblähung mit all seinen Folgen entwickeln. Bei einem chronischen Dauerasthma können dann im weiteren Krankheitsverlauf sekundäre Erscheinungen an der Lunge in Form eines Dehnungsemphysems auftreten, wodurch es zu einer Störung des Gasaustausches in der Lunge zu kommen vermag und einer Überlastung des rechten Herzens (chronisches Cor pulmonale).

Das Asthma bronchiale ist direkt oder indirekt Folge einer sich am Bronchialsystem abspielenden Antigen-Antikörper-Reaktion. Als Allergene bzw. Voll- und Halbantigene (Haptene), die nach dem Eindringen in den Organismus zur Bildung spezifischer Antikörper führen und mit diesem nach erneuter Einverleibung eine Bindung eingehen, kommen die verschiedensten Stoffe in Betracht. Erwähnt seien von den exogenen Allergenen: Puder, Getreide, Mehl, Tierhaare, Baumwolle, Flachs, Hanf, Chemikalien bzw. Arzneimittel und von den endogenen Allergenen Bakterien, die sich in der pathologischen Flora des Bronchialsystems finden. Zumeist sind es also Inhalationsantigene, die entsprechend der von HANSEN aufgestellten Kontaktregel am Ort der primären Resorption zur allergischen Entzündung führen. Sehr viel seltener kommen Antigene mit einem anderen Invasionsmodus für ein Asthma bronchiale in Betracht.

Bei der Beurteilung von Zusammenhangsfragen des Asthma bronchiale sollte stets davon ausgegangen werden, daß hier, ebenso wie bei anderen allergischen Erkrankungen die disponierenden und auslösenden Faktoren unterschieden werden müssen (HANSEN). Die allergische Diathese ist nach den Untersuchungen von HANHART und WEITZ dominant vererblich, wobei jedoch wichtig ist, zu wissen, daß nicht die Organdisposition vererbt wird, sondern die Anlage zu einer gesteigerten Sensibilisierbarkeit. Daneben gibt es aber zweifellos auch Fälle, bei denen ohne das Vorliegen einer allergischen Diathese ein Asthma bronchiale auftreten kann. Dies setzt dann allerdings eine intensive Exposition oder Berührung mit einer sehr antigenkräftigen Substanz (aggressive Allergene) voraus, wie dies zum Beispiel vom Mehlstaub beim Bäcker her bekannt ist.

Ist gutachtlich der Zusammenhang eines Asthma bronchiale mit einer bestimmten beruflichen Tätigkeit oder anderen äußeren Faktoren zu beurteilen, muß in jedem Fall versucht werden, das pathogene Antigen nachzuweisen. Als Nachweismethoden stehen uns u. a. zur Verfügung die direkten kutanen Antigenproben am Patienten bzw. im Übertragungsversuch nach PRAUSNITZ-KÜSTNER, sowie die entsprechenden Modifikationen zum Nachweis eines Allergens mit Haptencharakter. Für die Antigendiagnostik beim Asthma bronchiale ist außerdem der von GRONEMEYER und Mitarbeiter angegebene Antigen-Pneumometer-Test von großer Bedeutung.

Zu dem gewerblichen Asthma bronchiale sind außer dem primär allergischen Berufsasthma auch noch das primär chemisch-irritative Asthma und das primär physikalisch-irritative Asthma hinzuzurechnen. Das primär chemisch-irritative Asthma entsteht durch die Einwirkung von Stäuben, Gasen und Dämpfen. HERZOG und PLETSCHER sowie GRONEMEYER unterscheiden drei Verlaufsarten bei dieser Form des gewerblichen Asthma: 1. nach massiver Inhalation der Reizstoffe akut auftretender schwerer Status asthmaticus und Übergang, häufig ohne Intervall, in ein chronisches Dauerasthma, 2. nach länger dauernder Exposition bei einer geringen Dosis der Reizstoffe zunächst asthmoide Bronchitis mit nachfolgendem Übergang zur Anfallsbereitschaft, 3. erst ein bis mehrere Wochen nach der Exposition ohne erneuten Kontakt mit dem primären Reizstoff auftretendes Asthma bronchiale, das wahrscheinlich auf der intermittierenden Retention infizierter Sekretmassen bzw. der Ausbildung einer sekundären Infektallergie beruht.

Beim primär physikalisch-irritativen Asthma bronchiale unterscheidet GRONEMEYER unter Zugrundelegung der Art des physikalischen Reizes folgende Formen: 1. Asthma und asthmoide Bronchitis, hervorgerufen durch mechanisch-korpuskuläre Staubeinwirkung, 2. asthmoide Bronchitis infolge längerer Einwirkung großer Hitzegrade, wie z. B. in der Glasindustrie, bei Arbeiten am Hochofen und nach Hitzeexpositionen unter Tage, 3. asthmoide Bronchitis nach jahrelanger Einwirkung wie bei Arbeiten in Kühlhäusern und Gefrierkammern.

Schwierigkeiten bei der gutachtlichen Beurteilung des Asthma bronchiale können im Hinblick auf die Bedeutung unspezifischer, nicht allergischer Faktoren für die Krankheitsentstehung und dem Krankheitsverlauf entstehen. Bei der nach einer schweren Brustkorbkontusion mit strukturellen Lungen-, Bronchien- oder Pleuraveränderungen, z. B. auftretenden asthmatischen Dyspnoe, muß abgeklärt werden, ob es sich hierbei um chronische Bronchitiden oder um eine Bakterienallergie mit einem echten allergischen Asthma bronchiale handelt (HOFFMANN). Beim Auftreten eines Asthma nach einem akuten bronchialen oder pulmonalen Infekt ist u. a. die Frage zu erörtern, ob dem akuten Infekt bei vorhandener allergischer Diathese nicht lediglich die Bedeutung eines zeitbestimmenden Faktors zukommt, ohne daß ein ursächlicher Zusammenhang zwischen Infekt und Asthma bronchiale besteht.

Von dem Krankheitsbild des Asthma bronchiale mit seiner einheitlichen allergischen Ätiologie sind die in ihrer Pathogenese andersartigen Krankheitsbilder mit asthmatischer Dyspnoe wie unter anderem das Asthma cardiale, die spastische Emphysembronchitis, die Bronchiektasie abzugrenzen. In jedem zu begutachtenden Fall von »Asthma bronchiale« sind zur Abklärung sorgfältige ätiologische Überlegungen und die entsprechenden diagnostischen Maßnahmen durchzuführen.

Lungenblutung

Die Hämoptoe ist ein Symptom, das bei zahlreichen Erkrankungen des Respirationstraktes beobachtet werden kann. Zur Beurteilung des Zusammenhangs einer Lungenblutung mit einer Verletzung der Lunge sind folgende Kriterien zu beachten: 1. die zeitliche Aufeinanderfolge von Trauma bzw. Verletzung und Blutung, 2. muß die Frage erörtert werden, ob die äußere Einwirkung bzw. das Trauma geeignet war, eine Lungenverletzung hervorzurufen, 3. ist eine andersartige Blutungsquelle bzw. Blutungsursache auszuschließen.

Die *traumatische Lungenblutung* wird zumeist unmittelbar nach dem Unfall in Erscheinung treten und nur in seltenen Fällen später. Hierbei ist dann zu diskutieren, ob die Rißränder der Lunge nicht durch Verklebung und die blutenden Gefäße durch Thromben zunächst verschlossen und erst später durch einen Hustenstoß von neuem aufgerissen wurden. Wenn die Einwirkung des Traumas nur geringfügig war, so ist es zumeist sehr wahrscheinlich, daß es sich um eine bereits vorher erkrankte Lunge, z. B. Tuberkulose, Zystenlunge, Bronchiektasen, Bronchialkarzinom, gehandelt hat, bei der es auch spontan zur Blutung kommen kann.

Große Schwierigkeiten in der Beurteilung können sich auch bei der Frage ergeben, ob eine körperliche Anstrengung eine Hämoptoe hervorgerufen hat, zumal es sehr zweifelhaft ist, wie weit in einer gesunden Lunge unter dem Einfluß einer körperlichen Anstrengung eine Blutung aufzutreten vermag. Hingegen ist es verständlich, daß eine schon kranke Lunge bzw. geschädigte Gefäßwand leichter einreißen kann. Bestand bereits vor der Lungenblutung eine Lungenerkrankung, so dürfte es häufig nicht sicher zu beantworten sein, ob die Lungenblutung infolge der Betriebsarbeit oder zufällig während dieser aufgetreten ist. Ersteres dürfte nur dann anzunehmen sein, wenn die Hämoptoe mit einem zeitlich engbegrenzten Ereignis bei gleichzeitig das Maß der gewöhnlichen Arbeit übersteigender körperlicher Anstrengung zusammenfällt.

In jedem Fall der Beurteilung einer traumatischen Lungenblutung ist es wegen der aufgezeigten Schwierigkeiten ratsam, nicht nur die unmittelbar nach dem Unfall angefertigten Röntgenaufnahmen zu verwerten, sondern auch frühere Aufnahmen zur Beurteilung mit heranzuziehen.

Pneumonie

Die von HEGGLIN vorgeschlagene Einteilung der Pneumonien unterscheidet folgende Gruppen: 1. die primär akuten Pneumonien, 2. die chronischen Pneumonien und 3. die sekundären Pneumonien. Während die primär akuten Pneumonien durch bestimmte Erreger hervorgerufen werden, wie z. B. Bakterien, Viren, Rickettsien, Pilze, und nach akutem Beginn zumeist in einer bestimmten Zeit zur Abheilung kommen, ist die ätiologisch uneinheitliche, unspezifische chronische Pneumonie dadurch charakterisiert, daß sie unbegrenzt weiterschwelt und nach scheinbarer Heilung aus sog. Restzuständen heraus mehr oder weniger leicht rezidiviert. Als sekundäre Pneumonien werden solche Lungenentzündungen bezeichnet, bei welchen sich auf dem Boden einer andersartigen Erkrankung bzw. Schädigung der Lunge (Bronchusveränderungen, Zirkulationsstörung der Lunge, toxische Einflüsse, Unterkühlung, Trauma u. a.) entzündliche Infiltrationsherde im Lungengewebe bilden.

Die Erkrankungen an einer *primär akuten Pneumonie* sind nach den Hinweisen für die ärztliche Beurteilung im Kapitel Infektionskrankheiten zu begutachten (s. S. 445 ff.). An dieser Stelle soll lediglich auf die Staphylokokkenpneumonie im Rahmen des Hospitalismus hingewiesen werden. War der Krankenhausaufenthalt wegen einer Unfallfolge notwendig, so ist eine während dieser Zeit aufgetretene solche Staphylokokkenpneumonie als Unfallfolge bzw. Krankheitsfolge zu beurteilen.

Die *primär chronische Pneumonie* mit einem vom Beginn an schleichenden Krankheitsverlauf ist sicher ein sehr seltenes Krankheitsbild und ist abzugrenzen gegenüber der Tuberkulose, dem Karzinom, der Lungenfibrose u. a. sowie der sekundär chronischen Pneumonie, die sich aus einer primär akuten Pneumonie entwickeln kann oder auf dem Boden vorhandener Fehlbildungen des Tracheobronchialbaumes und der Lunge auftritt (NEUGEBAUER, SEUSING).

Zu den *sekundären Pneumonien* sind sowohl die Aspirationspneumonie als auch die postoperative Lungenentzündung und die hypostatische Pneumonie zu rechnen. Die Aspirationspneumonie entsteht durch Aspiration von infiziertem oder die Bronchialschleimhäute reizendem Material sowie Fremdkörper. Wir finden sie entsprechend vor allem bei Bewußtlosen und Schwerkranken, bei Ertrinkenden und Patienten mit Schluckstörungen.

Für die nach Operationen auftretenden Pneumonien kommen als Ursache einerseits die Aspiration von Schleim während der Narkose sowie mangelhaftes Abhusten des Schleimes nach der Operation und andererseits eine postoperative alveolare Hypoventilation, wie sie nicht nur nach Thoraxoperationen, sondern auch nach Bauchoperationen beobachtet wird, in Betracht. Als begünstigende Faktoren für eine postoperative Pneumonie sind Lungenstauung, Hypostase, Lungenblähung und eine schon vor der Operation bestehende Bronchitis anzusehen. In seltenen Fällen können auch embolische Verschleppungen aus dem Operationsgebiet bzw. aus einer sich postoperativ entwickelnden Thrombophlebitis zu entzündlichen Infiltrationen im Lungengewebe führen. Auch auf dem Boden von Zirkulationsstörungen im Bereich der Lunge allein, wie bei Lungenstauung, Hypostase und Lungenödem, kann sich, infolge der hierdurch günstigen Bedingungen für das Angehen einer Infektion, eine Lungenentzündung entwickeln.

Von den sekundären Pneumonien infolge von Bronchusveränderungen sei lediglich auf die im Zusammenhang mit Bronchiektasen auftretenden Lungenentzündungen hingewiesen, da solche rezidivierenden Pneumonien bei Bronchiektasen eine nicht seltene Komplikation vorstellen. Auch die nach Inhalation giftiger Gase (Nitrosegase, Phosgen, Chlorgas u. a.) und Metallstaub (Beryllium, Vanadium, Kadmium, Mangan) auftretenden entzündlichen Lungenveränderungen sind den sekundären Pneumonien zuzurechnen, da es nach der Inhalation zunächst zu einer Läsion der Bronchialschleimhaut und Alveolen kommt und erst sekundär die Infektion erfolgt.

Die traumatische Pneumonie kann hervorgerufen werden entweder durch eine allgemeine erhebliche Erschütterung des Körpers oder durch eine Brustkorbverletzung bzw. Thoraxkontusion, wodurch es zu einer Schädigung des Lungengewebes mit geringen kapillären Blutungen bzw. ausgedehnten Hämorrhagien sowie Zerreißungen gekommen ist mit nachfolgender Autoinfektion. Die traumatische Pneumonie kann sowohl auf der Seite des stattgehabten Traumas lokalisiert sein als auch infolge der Contrecoup-Wirkung auf der gegenüberliegenden Seite. Ganz selten wird eine bilaterale Pneumonie bestehen. Nach ARNETH kann ein Schüttelfrost schon 3 bis 4 Stunden nach dem Trauma auftreten, als kürzeste Zeit für die Beobachtung des Auftretens eines Infiltrates werden 8–12 Stunden angegeben (SYLLA, SCHÜRMANN), als obere Grenze 4 Tage. Nach MÜLLER und HOCHSTETTER sind als unterste Zeitgrenze zwischen Trauma und dem ersten Zeichen der Pneumonie vier Stunden anzusehen (s. a. Bd. I, S. 512).

Entsprechend den verschiedenen Möglichkeiten, durch die eine sekundäre Pneumonie hervorgerufen werden kann, wird gutachtlich die Zusammenhangsfrage immer dann zu bejahen sein, wenn die primär zugrunde liegende Erkrankung bzw. Schädigung des Respirationstraktes, des Lungengewebes und der Lungenzirkulation Folge eines entschädigungspflichtigen Geschehens war oder im Zusammenhang mit Maßnahmen stand, die wegen eines Unfalles notwendig wurde, wie zum Beispiel Operationen, Bettruhe.

Für die Anerkennung einer Lungenentzündung als Unfallfolge (traumatische Pneumonie) müssen auf Grund allgemeiner Erfahrungen folgende Kriterien beachtet werden: 1. das Trauma muß so erheblich gewesen sein, daß die Lunge verletzt bzw. beschädigt werden konnte (Symptome einer solchen Lungenläsion sind: Hämoptoe, heftige Brustschmerzen, blasses Aussehen bzw. Schocksymptome, eventuell äußere Verletzungszeichen und Rippenfrakturen), 2. die Lungenentzündung tritt zumeist 1–4 Tage, in seltenen Fällen 6 Tage nach dem stattgehabten Trauma auf; ist der zeitliche Abstand länger, so ist der Zusammenhang unwahrscheinlich, ausgenommen, wenn deutliche Brückensymptome nachweisbar sind.

Für die Anerkennung einer Pneumonie als Folge einer Unterkühlung oder Erkältung, wie z. B. durch Sturz in kaltes Wasser oder plötzliche Durchnässung bei schwitzendem Körper, gelten die gleichen Grundsätze wie bei der Bronchitis (s. S. 399).

Flüchtiges, eosinophiles Lungeninfiltrat (Löffler-Syndrom)

In der Ätiologie des 1932 von LÖFFLER beschriebenen Syndroms des flüchtigen Lungeninfiltrates mit Bluteosinophilie, das später von LÖFFLER und seiner Schule abgeklärt wurde, spielt die Askaridiasis insofern eine bedeutende Rolle, da sie bei uns die häufigste Helmintheninfektion darstellt. Aber auch andere Parasiten mit Lungenpassage, wie Trichinen, können zum Löffler-Syndrom führen (s. a. S. 497).

Auch andere allergisierende Vorgänge im Organismus, wie z. B. Asthma bronchiale und Heuschnupfen, können mit flüchtigen Lungeninfiltraten einhergehen. Ebenso wie wir sie im Rahmen einer Arzneimittelallergie beobachten können (CHRIST und ROSENTHAL) und infolge Staubeinwirkung bei Silo-, Mühlen- und Bäckereiarbeiten. In den letzteren Fällen wird man das flüchtige Lungeninfiltrat als Berufskrankheit auffassen müssen. Ferner können noch flüchtige Lungeninfiltrationen nach einem Brustkorbtrauma bzw. bei einer Rippenfraktur auftreten.

Lungenmykose

Ebenso wie in der Klinik sollte auch bei der Begutachtung stets daran gedacht werden, daß jeder unklare Lungenbefund durch Pilze hervorgerufen werden kann. Die klinische

Symptomatologie und diagnostischen Verfahren wurden in den letzten Jahren mehrfach zusammenfassend dargestellt (WEGEMANN, SKOBEL und SEELIGER u. a.).

Nach klinischen Gesichtspunkten und unter Berücksichtigung des Infektionsmodus unterscheidet man bei den Lungenmykosen zwischen primären oder exogen erfolgten Infektionen und solchen Pilzerkrankungen, die sekundär bzw. endogen durch Überwucherung von schon normalerweise im Organismus vorhandenen Pilzen infolge einer Störung des biologischen Gleichgewichtes, z. B. durch Antibiotika, entstehen. Zum endogenen Typ gehören u. a. Candidamykose, Aktinomykose. Dem vorwiegend endogenen Typ sind z. B. die Aspergillose und Sporotrichose hinzuzurechnen. Zur Sicherung der klinischen Vermutungsdiagnose einer Lungenmykose sind erforderlich: mikroskopische und kulturelle Untersuchungen des Bronchialsekretes sowie serologische Untersuchungen und Hautteste.

Lungenabszeß und Lungengangrän

Lungenabszesse können sowohl im Anschluß an eine Lungenentzündung als auch nach einer infizierten Lungenverletzung entstehen, seltener durch Einschmelzung eines Infarktes und eines Tumors oder infolge einer Aspiration von Fremdkörpern sowie einer hämatogenen oder lymphogenen Einschleppung von Eitererregern in die Lunge von einem extrapulmonal gelegenen Herd, wie u. a. bei Thrombophlebitis, Osteomyelitis, subphrenischem Abszeß. Die Lungengangrän entwickelt sich in ähnlicher Weise wie der Lungenabszeß. Während die Lungenabszedierung zumeist durch Aerobier hervorgerufen wird, finden sich bei gangränösen Prozessen Anaerobier.

Bei der Beantwortung der Zusammenhangsfrage ist zu berücksichtigen einerseits das ursächliche Geschehen, das zur Abszedierung bzw. dem gangränösen Zerfall führte, und andererseits die Kontinuität in der Entwicklung des Krankheitsbildes.

Lungenzirrhose

Bei der Lungenzirrhose handelt es sich um einen aus den verschiedensten Ursachen, wie z. B. unvollständige Lösung einer Pneumonie, Tuberkulose, Staublungenerkrankungen, Strahlenschäden, sich entwickelnden Endzustand, bei dem es auf Grund der verschiedenartigsten Reize zunächst zur Wucherung eines gefäßreichen Bindegewebes kommt, welches dann später eine derbe Beschaffenheit annimmt und schrumpft. Als Folge des Narbenzuges können sich dann Bronchiektasen ausbilden, weitere häufigere Komplikationen sind ferner eine Gasaustauschstörung in der Lunge und eine pulmonale Hypertonie mit ihren Rückwirkungen auf das rechte Herz. Für die Beurteilung der Zusammenhangsfrage ist stets das vorliegende Grundleiden von entscheidender Bedeutung.

Lungenfibrose

Bei der Lungenfibrose können wir zwischen den herdförmigen und den diffus interstitiellen Formen unterscheiden. Während bei der herdförmigen Lungenfibrose uni-

oder multilokuläre fibrotische Herde verschiedener Größe nachweisbar sind, ist bei der diffusen Form das interstitielle Gewebe der Lunge insgesamt befallen. Die Lungenfunktion zeigt sich im Rahmen der herdförmigen Form in vielen Fällen nicht oder nur gering eingeschränkt. Die interstitielle Lungenfibrose dagegen ist zumeist von einer Lungenfunktionsstörung (alveo-kapillärer Block) begleitet. Die herdförmige Lungenfibrose kann im Verlauf einer tuberkulösen Erkrankung, eines Morbus Boeck, einer Silikose u. a. auftreten. Die Ursachen der diffusen, interstitiellen Lungenfibrose können endogener und exogener Natur sein. Von SCHERRER wird hierzu folgende Aufgliederung gegeben: 1. Exogene Ursachen: a) Pneumokoniosen, b) Gase, Dämpfe, Aerosole, c) Virus, d) Röntgenstrahlen, e) Medikamente; 2. endogene Ursachen: a) Heredität, b) Phakomatosen, c) Speicherkrankheiten, d) Kollagenosen, e) Lungenvenenthrombose und multiple Embolien. In einer Reihe von Fällen wird die Ursache der Lungenfibrose nicht zu klären sein. Je nach dem zeitlichen Verlauf der Erkrankung spricht man dann vom Hamann-Rich-Syndrom im engeren oder weiteren Sinn.

Lungenemphysem

Unter einem Lungenemphysem wird ein Zustand mit einem vermehrten Luftgehalt der Lunge und gleichzeitiger Überblähung der Alveolen verstanden. Von diesem Blähungszustand kann die ganze Lunge betroffen sein oder nur ein begrenzter Bezirk. Sowohl hinsichtlich der Ätiologie als auch der späteren Komplikationen läßt sich die akut auftretende, wieder rückbildungsfähige Überblähung der Lunge, die auch morphologisch keine Umbauprozesse erkennen läßt, von der chronischen Form des Lungenemphysems mit seinen irreversiblen Lungenveränderungen abgrenzen.

Die *akute Lungenblähung* beruht auf Bronchial-Bronchiolenstenosen mit erschwerter Ausatmung und hierdurch bedingter Überdehnung der Alveolen. Ein solches funktionelles Emphysem, das wieder voll rückbildungsfähig ist, tritt auf im Status asthmaticus, beim anaphylaktischen Schock, beim Ertrinken und Ersticken.

Beim *chronischen Lungenemphysem* mit seinen irreparablen Lungenstrukturveränderungen können wir unter Berücksichtigung der Pathogenese und der pathologisch-anatomischen Befunde vier verschiedene Formen unterscheiden:

1. *Das substantielle, universelle oder chronisch-idiopathische Emphysem*: Diese Form des Lungenemphysems kann in jedem Lebensalter auftreten und geht mit einer Rarefizierung des Bindegewebskelettes und einem Konfluieren der Alveolen einher. Wenn die Pathogenese des substantiellen Lungenemphysems auch bis heute noch nicht vollständig geklärt ist, so kann jedoch als gesichert gelten, daß dem Krankheitsgeschehen primär keine obstruktive Störung mit organisch oder chronisch-funktionellen Kaliberverengungen des Bronchialsystems zugrunde liegt. Erst sekundär können solche obstruktiven Störungen infolge der Begünstigung einer Bronchialinfektion durch das Emphysem auftreten.

2. *Das Dehnungsemphysem*: Entsprechend seiner Pathogenese vermag auch das Dehnungsemphysem in jedem Lebensalter aufzutreten. Es wird hervorgerufen durch die verschiedenartigsten stenosierenden Prozesse im Bronchialsystem, wodurch es zu einer Behinderung der Expiration mit Überblähung und atrophischen Läsionen des Lungenparenchyms kommt. Ein solches obstruktives Emphysem findet sich z. B. bei der chro-

nischen Bronchitis, beim Asthma bronchiale, bei der Lungenzirrhose und den Staublungenerkrankungen (s. S. 421 ff.).

3. *Das Altersemphysem:* Das Altersemphysem, das zumeist erst nach dem 50. Lebensjahr in Erscheinung tritt, steht im Zusammenhang mit der Altersinvolution des Lungengewebes. Es handelt sich auch hierbei, ebenso wie beim essentiellen Emphysem, um eine primär restriktive Störung, bei der erst im weiteren Krankheitsverlauf die Symptome der Bronchial- bzw. Bronchiolenstenose auftreten können.

4. *Das kompensatorische Emphysem:* Diese Form des Emphysems entsteht durch eine vermehrte funktionelle Anforderung gesunder Lungenabschnitte in der Umgebung von retrahierten Lungenteilen zur Kompensation der Lungenfunktion, wie z. B. bei zirrhotischen Lungenprozessen, pleuralen Verschwartungen und nach lungenoperativen Eingriffen.

Als Begleit- und Folgeerscheinungen des Lungenemphysems finden sich in Abhängigkeit von dem Ausmaß der Veränderungen Störungen der Ventilation, des Gasaustausches zwischen Alveole und Lungenkapillare, sowie Auswirkungen auf den Lungenkreislauf. Nach dem Ergebnis der Lungenfunktionsprüfung können wir zwischen den obstruktiven, restriktiven und kombinierten obstruktiv-restriktiven Ventilationsstörungen unterscheiden. Die Gasaustauschstörung bzw. respiratorische Insuffizienz ist charakterisiert durch eine arterielle Hypoxämie, wobei gleichzeitig die arterielle Kohlensäurespannung sowohl im Bereich der Norm liegen (Partial- oder Verteilungsinsuffizienz) als auch erhöht sein kann (Globalinsuffizienz). Die Auswirkungen des Lungenemphysems auf den Kreislauf beruhen auf der Einengung der Lungenstrombahn, die im Zusammenhang mit den Lungenstrukturveränderungen auftritt, und einem daraus resultierenden Druckanstieg in den Lungenarterien, wodurch es zu einer Mehrbelastung des rechten Herzens kommt (chronisches Cor pulmonale).

Die Beantwortung der Zusammenhangsfrage beim chronischen Lungenemphysem kann häufig Schwierigkeiten bereiten, vor allem dann, wenn die Lungenblähung seit längerer Zeit besteht und bereits ein fortgeschrittenes Stadium erreicht ist. In vielen Fällen wird es dann wie zum Beispiel bei einem obstruktiven Emphysem nur unter gebührender Berücksichtigung der Anamnese im Zusammenhang mit dem klinischen, röntgenologischen und Lungenfunktionsbefund möglich sein, zu entscheiden, ob ein primär obstruktives Emphysem oder ein sekundär obstruktives besteht, wie dies bei einem substantiellen oder Altersemphysem möglich ist. Liegt eine entschädigungspflichtige Erkrankung dem Emphysem zugrunde, so ist es ebenfalls als Unfallfolge anzuerkennen. Auch das beruflich bedingte forcierte Ausatmen von Luft, wie z. B. bei Glasbläsern oder Bläsern von Musikinstrumenten, soll die Entstehung eines Lungenemphysems begünstigen können.

Atelektase

Als Atelektase wird ein luftleerer Zustand eines Lungenteiles bezeichnet, bei dem die Alveolenwände einander anliegen. Pathophysiologisch kommen die Atelektasen zumeist durch Resorption der Luft bei Verschluß der zuführenden Luftwege oder durch Kompression und Entspannung der betroffenen Lungenabschnitte zustande. Wie weit auch Kontraktionszustände des neuromuskulären Apparates in den Alveolarwandungen für die Entstehung von Atelektasen eine Rolle spielen, ist noch nicht eindeutig geklärt.

Als Ursache einer Bronchostenose kommen vor allem in Betracht das Bronchialkarzinom, Fremdkörper, Schleimpfröpfe sowie Aspiration von Blut bei Hämoptysen und Kompression des Bronchialbaumes von außen. Charakteristisch für die hierbei auftretenden Atelektasen ist es, daß sie sich der Aufgliederung des Bronchialbaumes zuordnen lassen. Je nach dem Sitz der Stenose finden sich Total- und Lappenatelektasen, Segmentatelektasen und Platten- bzw. Streifenatelektasen.

Die Kompressions-(Entspannungs-)Atelektase wird hervorgerufen durch Druck von außen auf das Lungengewebe infolge raumfordernder Prozesse, die von der Thoraxwand, den Rippen, der Pleura, dem Mediastinum oder dem Gefäßsystem ausgehen können. Im Gegensatz zu den Obstruktionsatelektasen zeigen die Kompressionsatelektasen keine segmentale Anordnung.

Eine besondere Art einer sehr ausgedehnten Atelektase, wobei ein oder mehrere Lungenlappen luftleer werden, ist auch unter der Bezeichnung des akuten Lungenkollapses bekannt. Dieses Bild findet sich unter anderem nach einem schweren stumpfen Thoraxtrauma, nach abdominellen Operationen und Beckenfrakturen. Die Ursache für den akuten Lungenkollaps wird teils in einer Sekretansammlung und dadurch vorübergehendem Bronchusverschluß und teils in reflektorischen Vorgängen gesehen.

Lungenstauung und Lungenhypostase

Die Lungenstauung wird durch gestörte Abflußverhältnisse in den Lungenvenen hervorgerufen. Als Ursache hierfür kommen in Betracht die Mitral- und Aortenklappenfehler, die verschiedenen entzündlichen und degenerativen Myokarderkrankungen, der dekompensierte Hypertonus, sowie Einflußstörungen vor dem li. Herzen bei Pericarditis constrictiva und Thrombenbildungen oder Tumoren im linken Vorhof. Als Komplikation können bei einer Lungenstauung Atelektasen, Hydrothorax und bronchopneumonische Infiltrate auftreten.

Die Lungenhypostase stellt eine Sonderform der Stauungslunge dar, bei der sich die Stauungserscheinungen vorwiegend in den abhängigen Lungenpartien finden, und tritt vor allem bei älteren Patienten auf, die längere Zeit bettlägerig sind. Deshalb ist es auch wahrscheinlich, daß außer den bereits besprochenen pathogenetischen Faktoren noch der Schwerkraft eine ursächliche Bedeutung zukommt. In den hypostatischen Lungenabschnitten entwickeln sich nicht selten Bronchopneumonien, deren Prognose bei älteren Patienten nicht selten ungünstig ist.

Lungenödem

Das Lungenödem entsteht durch Flüssigkeitsaustritt aus den Lungenkapillaren in die Alveolen und den interstitiellen Raum und ist charakterisiert durch die Ansammlung einer serösen Flüssigkeit vor allem in den Lungenbläschen. Als wesentliche Faktoren für die Entwicklung eines Lungenödems werden angesehen die Erhöhung des hydrostatischen Kapillardruckes, eine gesteigerte Kapillarpermeabilität sowie die Verminderung der Plasmaproteine.

Am häufigsten findet sich das Lungenödem bei einer Stauung in den Lungenvenen, also bei einem erhöhten hydrostatischen Druck infolge eines Versagens des li. Herzens bzw. einem Mißverhältnis in der Kontraktionskraft zwischen linkem und rechtem Ventrikel. Als Ursachen hierfür kommen in Betracht unter anderem dekompensierte Klappenfehler des linken Herzens, Herzinfarkt, dekompensierter Hypertonus und auch mechanische Behinderungen der Füllung des linken Herzens. Wahrscheinlich beruht auch das bei der Urämie und gelegentlich nach Infusionen und Transfusionen zu beobachtende Lungenödem auf einer Erhöhung des hydrostatischen Druckes.

Eine zum Lungenödem führende gesteigerte Kapillarpermeabilität kann entweder hervorgerufen werden durch eine entzündliche oder nicht entzündliche Schädigung der Kapillarwand. Solche entzündlichen Läsionen treten zumeist in Verbindung mit infektiösen Lungenerkrankungen auf, wie zum Beispiel bei Pneumokokkeninfekten. Die nicht entzündlichen Kapillarwandschädigungen können sowohl toxisch als auch traumatisch bedingt sein. Eine toxische Schädigung kann hervorgerufen werden durch die Einatmung von bestimmten Reiz- und Ätzstoffen, wie u. a. Ammoniak, Chlor, Phosgen und Nitrosegase, wobei je nach dem Schweregrad der Intoxikation die Latenzzeit bis zum Auftreten der Krankheitserscheinungen 3–6 Stunden betragen kann. Auch durch eine allergische Reaktion vermag es zum Auftreten eines Lungenödems zu kommen. Das posttraumatische Lungenödem (sog. feuchte Lunge) ist als Folge einer erhöhten Kapillarpermeabilität anzusehen auf dem Boden einer alveolaren Hypoventilation und veränderter Lungenzirkulation (ZENKER).

Auch das bei bestimmten Gehirnkrankheiten (Traumen, Tumoren, Hämorrhagien und Enzephalitis) in seltenen Fällen auftretende Lungenödem wird als Folge einer gestörten Kapillarpermeabilität angesehen, wobei ein neurogener Mechanismus vermutet wird. HEGGLIN und HOLZMANN diskutieren die Möglichkeit, ob das Lungenödem bei zerebralen Insulten nicht nur neural-reflektorisch, sondern mit über eine bisher nicht geklärte Beeinflussung des Myokardstoffwechsels zustande kommt. PAIN und Mitarbeiter fanden bei Patienten mit einer schweren Erkrankung des Zentralnervensystems und einem dabei auftretenden Lungenödem autoptisch Zeichen einer Herzkrankheit.

Lungenembolie

Eine Lungenembolie wird durch in das Lungenarteriensystem gelangende losgelöste Thromben, Fett, Luft oder Gewebsteile hervorgerufen. Das klinische Bild und die Folgen der Lungenembolie sind einerseits davon abhängig, ob der Hauptarterienast oder mittlere bzw. kleinere Arterienäste verschlossen wurden und andererseits vom Zustand des Herz-Kreislaufapparates.

Zumeist kommen Embolien der Lungenarterien durch losgerissene Thromben bzw. Teile von ihnen zustande, die am häufigsten aus den Venen des Beckens und der unteren Extremitäten stammen. Als die wichtigsten pathogenetischen Entstehungsmechanismen für eine Thrombose sind anzusehen die Verlangsamung des Blutstromes, Schädigung des Gefäßendothels und Veränderungen des Blutes. Prädisponierend können sich auf die Entstehung einer Thrombose auswirken unter anderem Blutkrankheiten,

Varizen, Operationen an den Beckenorganen und längere Bettruhe. Beim Vorliegen einer Herzinsuffizienz oder Vorhofflimmern kann die Lungenembolie auch ihren Ausgang vom rechten Herzen nehmen. Ausgelöst wird eine Lungenembolie oft durch eine Steigerung des venösen Druckes wie zum Beispiel durch Pressen oder Aufrichten aus dem Liegen. Ist die zur Lungenembolie führende Thrombose Folge einer entschädigungspflichtigen Erkrankung, so ist auch die Lungenembolie als solche anzuerkennen (vgl. Bd. I, S. 300).

Die Prognose der Lungenembolie ist bei Verlegung des Stammes und mitunter auch eines großen Astes der Lungenarterie ungünstig. Embolien mittlerer und kleinerer Äste sind meist weniger folgenschwere Ereignisse, können allerdings die Vorläufer weiterer Embolien sein. Die Entstehung eines Lungeninfarktes wird durch eine vorhandene Lungenstauung begünstigt. Nur selten entwickelt sich in einem solchen infarzierten Bereich eine aseptische Erweichung mit Zerfallshöhle aus. Sind die Emboli infiziert, so kommt es häufig zur Bildung eines Lungenabszesses bzw. einer Lungengangrän oder auch eines Pleuraempyems.

Bleibt die Lungenembolie ohne sekundäre Folgen, so braucht sie keinerlei erwerbsbeschränkende Erscheinungen zu hinterlassen, ist es dagegen zu Komplikationen gekommen, wie zum Beispiel pleuraler Schwartenbildung, so kann hierdurch die Erwerbsfähigkeit eingeschränkt werden.

Treten freie Fett-Tröpfchen aus den Venen des großen Kreislaufes in den Lungenkreislauf über, so sprechen wir von Fettembolien. Diese treten häufig nach Knochenfrakturen bzw. einem anderen Trauma des Knochenmarkes auf sowie nach Verletzungen des subkutanen Fettgewebes und infolge von Verbrennungen. Die in die Lungenarterien gelangenden Fett-Tröpfchen verteilen sich in den Lungenkapillaren und gelangen über diesen Weg zum Teil in den großen Kreislauf und können hier durch Verschluß von Endarterien, wie zum Beispiel im Gehirn, zu schweren Störungen führen. In typischen Fällen besteht bei den Patienten nach dem stattgehabten Trauma zunächst ein symptomfreies Intervall von 6 Stunden bis zu 2–3 Tagen, erst dann kommt es zu den klinischen Erscheinungen der Fettembolie im Bereich der Lunge oder noch häufiger des Gehirns.

Luftembolien der Lungenarterien kommen dann vor, wenn Luft mit großer Geschwindigkeit und in großen Mengen in die Venen des großen Kreislaufes gelangt. Dies kann einerseits bei operativ oder durch Verletzung eröffneten Körpervenen, in denen stark negativer Druck herrscht, geschehen und andererseits auch bei diagnostischen sowie therapeutischen Eingriffen, wie Spülungen der Nasennebenhöhlen oder Anlage eines Pneumoperitoneums. Die über die Venen eingetretene Luft mischt sich mit dem Blut und gelangt über das rechte Herz in die Lungenarterien. Hierdurch kommt es sowohl zu einer Behinderung der Kammerkontraktion als auch zu einem erhöhten Widerstand im Lungenkreislauf, so daß das linke Herz zu wenig Blut erhält und das Herzminutenvolumen absinkt. Hierauf wird zumeist der plötzliche Tod bei solchen venösen Luftembolien zurückgeführt.

Bei der arteriellen Luftembolie, hervorgerufen durch unmittelbaren Lufteintritt in die Pulmonalvenen wie zum Beispiel bei Verletzungen der Lunge, tritt der Tod durch Embolie in den Herzkranzgefäßen oder zerebrale Luftembolie ein. Derartige Luftembolien können auch beim Lufteintritt in eine Vene des großen Kreislaufes auftreten, wenn ein offenes Foramen ovale besteht.

Thrombose der Lungenarterie

Ein seltenes Ereignis sind die an Ort und Stelle entstehenden Thrombosen der Lungenarterien. Sie werden gelegentlich bei Mediastinaltumoren, Bronchialkarzinomen, Mitralstenosen, sowie Polyzythämien, gefunden. Thrombosen in den kleineren Lungenarterien beschrieb STAEHLIN nach Phosgenvergiftungen, nach ASSMANN beobachtet man sie auch nach Einatmung von Narkotika.

Pleuritis

Die Pleuritis ist die wohl häufigste Erkrankung des Rippenfells, sie kann in jedem Lebensalter auftreten. Nach klinischen Gesichtspunkten können wir unterscheiden zwischen der Pleuritis sicca und exsudativa, wobei das entzündliche Pleuraexsudat sowohl von seröser bzw. sero-fibrinöser, als auch eitriger Beschaffenheit (Empyem) sein kann.

Ätiologisch können wir die bakterielle Pleuritis von der abakteriellen abgrenzen. Weitaus die häufigste Ursache für eine bakteriell bedingte Brustfellentzündung vor allem im jugendlichen Alter ist eine tuberkulöse Infektion. Die nicht tuberkulösen bakteriellen Pleurititiden schließen sich an andere Lungenerkrankungen an, so besonders Pneumonie, Lungengangrän, Abszeß und Lungeninfarkt. Metastatisch werden Entzündungen der Pleura von eitriger Beschaffenheit häufig bei einer septischen Allgemeininfektion angetroffen. Ferner sei noch auf die Pleuritis serosa bzw. serofibrinosa im Rahmen der rheumatischen Erkrankungen und der Kollagenkrankheit hingewiesen. Nach Brustkorbkontusionen oder Rippenfrakturen kann sich am Ort der Einwirkung des Traumas eine abakterielle Pleuritis entwickeln, wobei es dann sekundär zu einer Infektion des Pleuraergusses zu kommen vermag.

Bei der Beantwortung der Zusammenhangsfrage der Brustfellentzündungen sind nicht nur die Pleurititiden, die als direkte Folge eines Traumas auftreten, als entschädigungspflichtige Erkrankung anzuerkennen, sondern auch die bakteriellen Formen, bei denen die primäre Lungenerkrankung (Pneumonie, Abszeß, Infarkt unter anderem) in Zusammenhang mit einem Unfall steht (Pleuraverletzungen s. Bd. I, S. 517).

Hydrothorax

Als Hydrothorax bezeichnen wir seröse Pleuraergüsse von wässriger, nicht entzündlicher Beschaffenheit, wie sie häufig bei einer Herzinsuffizienz vorkommen. Ferner können sich nicht entzündliche Pleuraergüsse bei einer Hypo- oder Dysproteinämie entwickeln sowie infolge einer Rückfluß- bzw. Einflußstauung bei Tumoren. In seltenen Fällen treten auch allergische Ergüsse als Transsudat auf. Für die Beantwortung der Zusammenhangsfrage ist stets die Beurteilung des zugrundeliegenden Leidens entscheidend (vgl. a. Bd. I, S. 515).

Chylothorax

Ergüsse von trüber milchiger Beschaffenheit bezeichnen wir als Chylothorax, wobei zwischen echt chylösen und pseudochylösen Ergüssen unterschieden werden muß. Ein Chylothorax kann sich entweder entwickeln auf dem Boden von Mißbildungen des Ductus thoracicus (Aneurysma, Zyste) oder einer Verlegung bzw. Einengung des Lumens des Milchbrustganges durch Tumoren oder Metastasen sowie infolge einer Abflußbehinderung im Bereich der Vena anonyma sinister. Der traumatische Chylothorax beruht auf einer Ruptur des Ductus thoracicus durch Verletzung oder stumpfes Trauma. MEADE nimmt ferner an, daß es in manchen Fällen posttraumatisch zunächst zu einer fibrösen Fixation des Ductus thoracicus und erst später zu einer Läsion des starren Ganges kommt. Nach LINDFELD genügt für die Ruptur des Milchbrustganges oft ein leichtes Trauma. DREY berichtet über 24 Fälle von Chylothorax, wovon ¹/₃ nach Schußverletzungen auftraten und ²/₃ nach einem stumpfen Trauma (s. a. Bd. I, S. 516).

Hämatothorax

Blutergüsse in die Pleura kommen sowohl im Zusammenhang mit Brustkorb- oder Lungenverletzungen vor als auch bei Diapedeseblutungen durch innere Erkrankungen sowie Malignom, Lungentuberkulose und Rippenkaries (s. a. Bd. I, S. 515).

Pleuraschwarte

Nach der Resorption der entzündlichen Pleuraergüsse sowie eines Hämatothorax, seltener aber eines Chylothorax, können sich bindegewebige Verwachsungen zwischen den Pleurablättern ausbilden. Entsprechend der Ausdehnung dieser Verwachsungen unterscheidet man die zirkumskripten von den großflächigen Verwachsungen sowie der Verschwartung einer ganzen Pleurahöhle. Unter Umständen, vor allem nach Hämatothorax und Empyem, kommt es zu Kalkplattenbildungen oder Knochenbildungen in der Pleuraschwarte. Es kann aber auch geschehen, daß die Verschwartung bzw. Verschwielung keine vollständige ist und so Resthöhlen bestehen bleiben.

Durch die Schrumpfung von Pleuraschwarten können sowohl Verziehungen der Mediastinalorgane bewirkt als auch eine Bronchiektasenbildung und eine kompensatorische Lungenblähung hervorgerufen werden. Ferner findet sich als Folge der pleuralen Verschwartungen in vielen Fällen eine Reduktion der respiratorischen Leistungsfähigkeit. Der funktionelle Ausfall ist besonders bei basalen Pleuraschwartenbildungen mit Einschränkung der Zwerchfellbeweglichkeit groß, während sich Kuppenschwielen kaum auswirken. Zu beachten ist ferner, daß, wie KÖSTER und LENT sowie HERTZ zeigen konnten, Röntgenbefund und funktioneller Ausfall nur etwa in der Hälfte aller Fälle parallel gehen. Weitaus die schwersten Funktionsstörungen treten bei der Brustwandschrumpfung bzw. Obliteration der Pleurahöhle nach Pleuritis auf. Im Zusammenhang mit dem kompensatorischen Lungenemphysem kann sich bei ausgedehnten pleuralen Verschwartungen neben der respiratorischen Insuffizienz auch ein chronisches Cor pulmonale entwickeln (vgl. a. Bd. I, S. 517).

Wenn das Grundleiden entschädigungspflichtig ist, so ist auch die Pleuraschwarte mit allen ihren Folgen bzw. Komplikationen anzuerkennen. Die Minderung der Erwerbsfähigkeit wird dabei weitgehend von dem Funktionsausfall bestimmt.

Pneumothorax

Als Pneumothorax bezeichnet man einen Zustand nach Eintritt von Luft in den Pleuraraum. Diese Luft kann einerseits durch die äußere Brustwand infolge Schuß-, Stich- und schweren Brustkorbverletzungen eindringen und andererseits durch die Lunge bei Einrissen der Pleura visceralis. Die häufigsten Ursachen für das letztere Ereignis sind Vorerkrankungen der Lunge, wie Tuberkulose, Abszeß, Gangrän, Lungenzysten und Emphysemblasen. Weiter vermag es zu Pleuraeinrissen durch grobe Verletzungen bei Brustwand- bzw. Lungenkontusion zu kommen; der Spontanpneumothorax entwickelt sich scheinbar ohne vorhergehende Lungenerkrankung.

Ferner können wir unterscheiden zwischen einem offenen, einem Ventil- und geschlossenen Pneumothorax. Beim offenen Pneumothorax besteht eine dauernde Verbindung zwischen Pleuraraum und der äußeren oder in der Lunge vorhandenen Luft, so daß die Luft in den Pleuraraum eintreten und in gleicher Weise wieder lungenwärts oder nach außen entweichen kann. Entsprechend ist beim offenen Pneumothorax der Druck im Pleuraraum gleich dem Atmosphärendruck. Beim Ventilpneumothorax kann die Luft wohl in der Inspirationsphase einströmen, aber während der Exspiration nicht ausströmen, so daß sich ein Spannungspneumothorax mit erhöhtem Druck entwickelt. Der Druck in der Pleurahöhle beim geschlossenen Pneumothorax kann verschieden sein. Oft ist der Eintritt der Luft in den Pleuraraum von einem Flüssigkeitserguß begleitet (Seropneumothorax), und es kann in seltenen Fällen ferner durch eine sekundäre Infektion zu einem Pyopneumothorax kommen (s. a. Bd. I, S. 515 f.).

Während die gutachtliche Beurteilung des äußeren Pneumothorax keine Schwierigkeiten bereitet, ist bei den übrigen Formen darauf zu achten, ob nicht bereits eine Vorerkrankung bzw. ein Vorschaden an der Lunge vorgelegen hat und das Trauma lediglich eine Gelegenheitsursache darstellt. Um den Unfallzusammenhang wahrscheinlich zu machen, ist sowohl die Stärke des Traumas als auch der zeitliche Zusammenhang mit eventuellen Brückensymptomen zu beachten.

Lungentumoren

Bei den Lungentumoren können wir zwischen den benignen und malignen Tumoren unterscheiden, wobei man sich immer vergegenwärtigen muß, daß fließende Übergänge von gutartigen zu bösartigen Neubildungen bestehen. Hinsichtlich der gutachtlichen Beurteilung der malignen Lungentumoren wird auf das allgemeine Kapitel über bösartige Geschwülste verwiesen (Bd. I, S. 229 ff.).

Parasitäre Lungenerkrankungen

Unter den parasitären Lungenerkrankungen werden die durch Zooparasiten hervorgerufenen Lungenveränderungen zusammengefaßt. Wegen der hierbei auftretenden gutachtlichen Fragen wird auf das Kapitel über die Infektionskrankheiten hingewiesen (s. S. 443 ff., 467 ff.).

Lungenfunktionsbeurteilung

Bei der gutachtlichen Beurteilung spielt neben der Ätiologie und der Pathogenese der verschiedenen Lungenerkrankungen auch die infolge dieser Krankheitszustände auftretende Funktionsstörung bzw. die Auswirkung eines von der Norm abweichenden Zustandes auf die Leistungsfähigkeit eine wesentliche Rolle. Wegen dieser Bedeutung der Lungenfunktionsstörung für die Begutachtung soll hier eine Übersicht über die wesentlichen Punkte gegeben werden, die bei der Lungenfunktionsbeurteilung berücksichtigt werden müssen. Einzelheiten und spezielle Methoden müssen in der entsprechenden Spezialliteratur nachgeschlagen werden. (BARTELS, BÜCHERL, HERTZ, RODEWALD und SCHWAB; ROSSIER, BÜHLMANN und WIESINGER; ANTHONY und VENRATH u. a.).

Die wesentlichste Aufgabe der Atmung ist es, dem Körper den für seine Stoffwechselvorgänge benötigten Sauerstoff zuzuführen und die im intermediären Stoffwechsel gebildete Kohlensäure nach außen abzugeben. Zur Beurteilung der Lungenfunktion können wir den Atmungsvorgang in die Ventilation und den Gasaustausch zwischen Alveole und Lungenkapillare unterteilen. Das Ausmaß der Ventilation, durch die die Luft in der Lunge erneuert und verteilt wird, ist unter anderem mit abhängig von der Zwerchfellverschieblichkeit, der Lungenelastizität und dem endobronchialen Widerstand. Beim Gasaustausch für Sauerstoff und Kohlensäure zwischen Alveole und Lungenkapillare handelt es sich um einen reinen Diffusionsvorgang, der einerseits abhängig ist von dem Druckgradienten zwischen Alveolarluft und dem Lungenkapillarblut, andererseits von der Beschaffenheit der verschiedenen Schichten, durch welche die Diffusion erfolgt (Alveolarmembran, interstitielle Flüssigkeit, Blutplasma und Erythrozytenmembran) sowie der Strömungsgeschwindigkeit des Blutes in der Lungenkapillare (Kontaktzeit).

Zur Überprüfung der Ventilation bedient man sich zumeist der am leichtesten zu bestimmenden Größe der Lungenvolumina und hier vor allem der Vitalkapazität. Nach tiefer Exspiration verbleibt in der Lunge das Residualvolumen, das mit zunehmendem Lebensalter größer wird. Als funktionelle Residualluft bezeichnet man die Summe aus Residualvolumen und exspiratorischem Reservevolumen. Erhebliche Vergrößerungen des Residualvolumens sind pathognomonisch für ein ausgeprägtes Lungenemphysem. Die Summe aus Vitalkapazität und Residualvolumen wird als Totalkapazität bezeichnet.

Für die Beurteilung der Ventilationsfähigkeit sind jedoch nicht allein die statischen Lungenvolumina ausreichend, sondern es müssen auch die dynamischen Atemgrößen (Volumen/Zeitgrößen) mitbestimmt werden. Die wichtigsten spirographisch meßbaren Ventilationsgrößen sind der Atemgrenzwert und die Sekundenkapazität. Die Größe des Atemgrenzwertes ist abhängig vom Lungenfassungsvermögen und der Strömungsgeschwindigkeit der Atemluft. Die Sekundenkapazität wird bestimmt durch die

Größe des endobronchialen Widerstandes und findet sich erniedrigt bei einer Erhöhung desselben. Zur weiteren Abklärung für die Ursache einer verminderten Sekundenkapazität ist ferner die Durchführung der Bestimmung dieser Sekundenkapazität vor und nach Aludrininhalation möglich.

Der Befund einer verminderten Vitalkapazität bei normaler relativer Sekundenkapazität spricht für das Vorliegen einer restriktiven Ventilationsstörung; eine normale Vitalkapazität bei einer Verminderung der relativen Sekundenkapazität findet sich bei einer obstruktiven Ventilationsstörung. Kombinierte restriktive-obstruktive Ventilationsstörungen sind gekennzeichnet durch eine Verminderung der Vitalkapazität bei gleichzeitiger Erniedrigung der relativen Sekundenkapazität.

Zur Beurteilung des Gaswechsels zwischen Alveole und Lungenkapillare bzw. zum Nachweis des Vorliegens einer respiratorischen Insuffizienz bestimmen wir die Zusammensetzung der arteriellen Blutgase. Besteht gleichzeitig eine Hypoxämie und eine Erhöhung der arteriellen CO_2-Spannung, so läßt dies auf eine allgemeine alveolare Hypoventilation (sog. Globalinsuffizienz nach ROSSIER) schließen. Ist lediglich die O_2-Spannung erniedrigt, während die Kohlensäurespannung im Bereich der Norm liegt, so kommen folgende Ursachen für diese Störung des Gaswechsels in Betracht: 1. eine ungleichmäßige Belüftung (sog. Verteilungsstörung bzw. Partialinsuffizienz), 2. ein intrapulmonaler vaskulärer Kurzschluß, und 3. eine Diffusionsstörung bzw. verkürzte Kontaktzeit zwischen Lungenkapillarblut und Alveolargasen. Die Abgrenzung dieser verschiedenen Möglichkeiten der respiratorischen Insuffizienz gegeneinander ist mit Hilfe der Untersuchung unter den Bedingungen der Hypoxie bzw. der Hyperoxie möglich.

Ferner ist für die Beurteilung der körperlichen Leistungsfähigkeit in den Fällen mit einer Ventilationsstörung aber noch in Ruhe normalen Blutgasen deren Bestimmung im Arbeitsversuch wie zum Beispiel am Fahrradergometer bis zu einer Belastung von 140 bis 150 Watt während mindestens 5 Minuten von großer Bedeutung. Kommt es während dieser Belastung zu einer arteriellen Hypoxämie mit oder ohne Hyperkapnie, so ist dies als Zeichen einer respiratorischen Insuffizienz zu werten.

Beim Vorliegen einer respiratorischen Insuffizienz muß mit dem Auftreten einer pulmonalen Hypertonie und somit eines Cor pulmonale gerechnet werden. Der Nachweis der pulmonalen Hypertonie ist nur mit der Herzkathetrisierung möglich. Als klinische Symptome eines chronischen Cor pulmonale können sich finden eine Tachykardie, im Elektrokardiogramm ein P-pulmonale oder ein pathologischer Rechtstyp und röntgenologisch Erweiterung der Hilusgefäße, Pulmonalbogenerweiterung, Hypertrophie und Dilatation des rechten Ventrikels, sowie im Endstadium die Zeichen einer Insuffizienz des rechten Herzens.

Für die Bewertung der bei der Lungenfunktionsprüfung erhaltenen Ergebnisse ist es notwendig, diese in Beziehung zu setzen mit den bekannten Mittelwerten normaler Versuchspersonen (siehe Tabelle):

Spirometrische und gasanalytische Normalwerte bei Erwachsenen in Meereshöhe (nach HERTZ):

Maximales Atemvolumen (Vitalkapazität) . . . . 3000 – 5000 ml [1]
Residualvolumen . . . . 1000 – 2000 ml [2]
Residualvolumen = % des maximalen Lungenvolumens
(Totalkapazität) . . . . 20 – 30 %

Relative Sekundenkapazität	70 %
Atemgrenzwert	80 – 150 l/min [1]
Alveolarer O_2-Druck (pO_2A)	100 Torr (95–105 Torr)
Alveolarer CO_2-Druck (pCO_2A)	40 Torr (38–42 Torr)
Arterielle O_2-Sättigung (SO_2a)	97 % (95–99 %)
Arterielle O_2-Spannung (pO_2a)	80–100 Torr
Arterielle CO_2-Spannung (pCO_2a)	40 Torr (38–42 Torr)
Arterielles pH	7,4 (7,26–7,44)
Venöse Beimischung (Vva)	2 %
Diffusionskapazität (DF_{O2})	20 ml O_2/min/Torr

[1] Abhängig von Alter, Geschlecht und konstitutionellen Faktoren. [2] Abhängig vom Alter.

Die Einschätzung des Grades der Lungenfunktionsstörung basiert mit auf der Abweichung von den erwähnten Normalwerten. Eine feinere Abstufung als nach Dritteln ist wohl nicht möglich. Als allgemeine Richtschnur kann gelten, daß beim Vorliegen einer Ventilationsstörung die Minderung der Erwerbsfähigkeit je nach dem Schweregrad bis 50 % betragen kann und bei Bestehen einer respiratorischen Insuffizienz einschließlich des chronischen Cor pulmonale 50 % und mehr.

SCHRIFTTUM: ANTHONY, A.-J. und H. VENRATH, Funktionsprüfung der Atmung, Leipzig 1962 – ARNETH, nach Hegglin, R. – ASSMANN, H., Krankheiten der Atmungsorgane, Lehrbuch der Inneren Medizin, Berlin–Göttingen–Heidelberg 1949 – BARTELS, H., E. BÜCHERL, C. W. HERTZ, G. RODEWALD und SCHWAB, Lungenfunktionsprüfungen, Berlin–Göttingen–Heidelberg, 1959 – BOCK, K. A., Erkrankungen der Lunge und des Rippenfells, in: Das ärztliche Gutachten im Versicherungswesen, München 1955 – BRAUER, L., Verh. dtsch. Ges. innere Medizin (37. Kongreß) 1925 – CHRIST, P. und P. ROSENTHAL, in: Erkrankungen durch Arzneimittel, Stuttgart 1966 – DREY, nach Bock, K. A. – FUCHS, E., W. GRONEMEYER und I. IVANOFF, Dtsch. med. Wschr. 81, 339 (1956) – GRONEMEYER, W., Dtsch. med. Wschr. 83, 30 (1958); 91, 902 (1966) – HANHART, E., Heredität und Konstitution bei Lungen- und Bronchialaffektionen, Handb. d. inn. Med. Bd. IV/1, Berlin–Göttingen–Heidelberg 1956 – HANSEN, K., Allergie, Stuttgart 1957 – HEGGLIN, R., Die Zirkulationsstörungen der Lunge und die Pneumonien, in Handb. d. inn. Med. Bd. IV/2, Berlin–Göttingen–Heidelberg 1956 – HERZOG, H. und H. PLETSCHER, Schweiz. med. Wschr. 85, 477 (1955) – HERTZ, C. W., Beitr. Klin. Tuberk. 112, 466 (1954); Internist 1, 80 (1960) – HOFFMANN, H., Internist 6, 105 (1965) – KÖSTER, K. und W. LENT, Beitr. Klin. Tuberk. 110, 213 (1953) – LINDFELD, nach Bock, K. A. – LÖFFLER, W., Beitr. Klin. Tuberk. 79, 368 (1932) – LÖFFLER, W., A. F. ESSELIER und M. MACEDO, Helv. med. Acta 15, 223 (1948) – LÖFFLER, W. und C. MAIER, Ergebn. inn. Med. Kinderheilk. 63, 195 (1943) – MALLORY, I. B., New England J. Med. 237, 795 (1947) – MEADE, R. H., Arch. intern. Med. 90, 30 (1952) – MÜLLER, O. und HOCHSTETTER, Entsch. Reichsversicherungsamt Berlin, 14, 36 (1923) – NEUGEBAUER, W., Die chronische Lungenentzündung, Leipzig 1961 – ORIE, N. G. M., K. DE VRIES, H. J. SLUIZTER, G. J. TAMMELING und H. BOOY-NOORD, Hefte zur Unfallheilkunde 87, 25 (1966) – PAIN, P., I. R. SMITH and F. A. HOWARD, J. Amer. med. Ass. 149, 643 (1952) – ROSSIER, P. H., A. BÜHLMANN und K. WIESINGER, Physiologie und Pathophysiologie der Atmung, Berlin–Göttingen–Heidelberg 1958 – SCHERRER, M., Schweiz. med. Wschr. 96, 508 (1966) – SCHNECK, nach Stern, R. – SCHÜRMANN, J., Dissertation Med. Univ.Klinik, Zürich 1933 – SEUSING, J., Ärztl. Wschr. 8, 55 (1953); Heilkunst 75, 445 (1962) – SKOBEL, P. und H. SEELIGER, in: Klinik der Lungenkrankheiten, Stuttgart 1964 – STERN, R., Über traumatische Entstehungen innerer Krankheiten, Jena 1930 – STAEHLIN, R., Handb. d. inn. Med. Bd. II, 2. Aufl. Berlin 1930 – SYLLA, nach Hegglin, R. – WEGMANN, T., in: Handb. d. inn. Med. Bd. IV/3, Berlin–Göttingen–Heidelberg 1956 – WEITZ, nach Verschuer, O. v., Genetik des Menschen, München–Berlin 1959 – ZENKER, R., Langenbecks Arch. klin. Chir. 284, 152 (1952).

Quarzstaublungenerkrankung (Silikose)

von Helmut Beckmann, Essen-Steele

In der am 7. Mai 1961 in Kraft getretenen VI. Verordnung über Ausdehnung der Unfallversicherung auf Berufskrankheiten ist die Quarzstaublungenerkrankung (Silikose) unter Nummer 34 der Liste angeführt und in gleicher Weise in die VII. BKVO vom 20. Juni 1968 (BGBl. I, S. 721) übernommen worden. Gegenüber der am 26. 7. 1952 in Kraft getretenen V. Verordnung ist an die Stelle der Bezeichnung »Staublungenerkrankung« jetzt die Bezeichnung »Quarzstaublungenerkrankung« (Silikose) getreten. Diese neue Bezeichnung bedeutet an sich eine Einengung des Begriffes, da das als Silikose bekannte Krankheitsbild nicht nur durch reinen Quarz, sondern auch durch Mischstäube mit geringem Quarzanteil und auch durch Silikate verursacht werden kann. Die reine Quarzstaublungenerkrankung ist sogar eine relativ seltene Krankheit. Die Silikose ist eine meldepflichtige Berufskrankheit. Bei ihrer Feststellung oder bei Verdacht auf das Vorliegen einer Quarzstaublungenerkrankung ist dem staatlichen Gewerbearzt oder der Berufsgenossenschaft Meldung auf dem vorgeschriebenen Formular zu erstatten.

Erstmalig wurde die Silikose durch die II. Berufskrankheitenverordnung von 1929 als Berufskrankheit anerkannt. Es wurde in dieser Verordnung noch verlangt, daß die Silikose röntgenologisch das schwere Stadium, d. h. ausgedehnte und flächenhafte Verschattungen, oder pathologisch-anatomisch massive Schwielenbildung aufweise und eine erhebliche Störung der Atmung *und* des Kreislaufs verursache. Es bestand auch eine Bindung der Anerkennung an bestimmte Arbeiten in bestimmten Betrieben, die in der II. Berufskrankheitenverordnung genau festgelegt waren. In der III. Verordnung aus dem Jahre 1936 wurde zur Anerkennung ein röntgenologisches Stadium mit intensiven disseminierten kleinfleckigen oder auch kompakten Verschattungen gefordert, d. h. etwa das Röntgenstadium II bis III der Silikose. Außerdem mußte der Nachweis einer Auswirkung der röntgenologisch erkennbaren Veränderungen auf die Atmung *und* auf den Kreislauf erbracht werden. Es wurden nur die Erkrankungen anerkannt, die in einem versicherten Betrieb oder während einer versicherten Beschäftigung erworben worden waren. Ein Krankheitszustand in versicherungsrechtlichem Sinne mußte vorliegen. Die 1943 in Kraft getretene IV. Berufskrankheitenverordnung brachte für die reine Silikose keine Änderung. Am 26. 7. 1952 trat die V. Verordnung über die Ausdehnung der Unfallversicherung auf Berufskrankheiten in Kraft. In dieser war die Silikose unter Nr. 27 a aufgeführt. Neu an der V. Verordnung war gegenüber den früheren, daß jede Silikose, gleich wie und wo sie auch erworben worden war, als Berufskrankheit anerkannt werden mußte, so daß die Bindung der Anerkennung an eine bestimmte Arbeit oder an einen bestimmten Betrieb entfiel. Weiter war die Anerkennung nicht mehr an ein bestimmtes röntgenologisches Stadium der Silikose gebunden. Es wurde verlangt, daß durch die Silikose eine Minderung der körperlichen Leistungsfähigkeit in dem Maße verursacht wurde, daß eine Krankheit im versicherungsrechtlichen Sinne begründet werden konnte. Es mußte eine röntgenologisch nachweisbare Silikose mit leistungsmindernder Beeinträchtigung von Atmung *oder* Kreislauf vorliegen. Dabei sollten Röntgenbild und klinischer Befund zusammen ausgewertet werden, da nur so ein ursächlicher Zusammenhang zwischen einer Staublungenerkrankung und einem nachgewiesenen Funktionsausfall ermittelt werden könne. Weiter wurden unter Ziffer 27 a der V. Verordnung erstmalig auch die *Silikatosen* aufgeführt, so z. B. die Talkumlunge, die Pneumokoniosen durch Glimmer- und Kieselgureinwirkung, ebenso auch

Staublungenerkrankungen durch Mischstäube, z. B. in Porzellan-, Granit- und Porphyr-Betrieben. Die durch die Berufskrankheit bedingte Minderung der Erwerbsfähigkeit mußte mindestens 20 % betragen.

Wenn nun in der VI. *Berufskrankheitenverordnung* eine Änderung der Bezeichnung in *»Quarzstaublungenerkrankung«* (Silikose) vorgenommen und in die VII. BKVO übernommen worden ist, so sind praktisch für die Begutachtung die in der V. Berufskrankheitenverordnung aufgestellten Richtlinien weiter gültig. Nach der VII. Berufskrankheitenverordnung ist also die Anerkennung einer Berufskrankheit nach Nr. 34 ebenfalls nicht mehr an ein bestimmtes Röntgenstadium der Silikose gebunden. Es wird ebenso wie in der V. Berufskrankheitenverordnung verlangt, daß durch die *Silikose eine Minderung der körperlichen Leistungsfähigkeit in dem Maße verursacht wird, daß eine Krankheit im versicherungsrechtlichen Sinne begründet werden kann.* Die röntgenologischen und gegebenenfalls die pathologisch-anatomischen Veränderungen müssen in Verbindung mit dem klinischen Befund und den Ergebnissen der Funktionsuntersuchungen bewertet werden. Die Höhe der Minderung der Erwerbsfähigkeit ergibt sich dann vorwiegend aus dem Ergebnis der Funktionsuntersuchung. Die Beurteilung des Röntgenbildes allein kann für die Festsetzung der Minderung der Erwerbsfähigkeit niemals ausreichen. Ja, es besteht sehr häufig sogar eine erhebliche Diskrepanz zwischen Röntgen- und klinischem Befund. Bei röntgenologisch feststellbaren groben Verschattungen oder grobfleckigen silikotischen Verdichtungen ist die Entscheidung nicht schwer, ob ein Zusammenhang zwischen Silikose und klinisch festgestellter Insuffizienz gegeben ist. Früher fanden wir im Röntgenbild fast immer kompakte und flächenhafte Verdichtungen mit erheblicher Schrumpfungstendenz. Jetzt zeigt das Röntgenbild vor allem der Bergleute meist sehr feintüpfelige und weichere Verdichtungen, die nur allmählich zu größeren Bezirken zusammenfließen. Die Schrumpfungstendenz der flächenhaften Verdichtungen ist hierbei nicht so ausgeprägt. Ähnliche Befundänderungen sind auch in anderen Industrien beschrieben. Dieser Wechsel des Röntgenbefundes ist bedingt durch eine Änderung des Staubangebotes sowohl in Qualität als auch vor allem in Quantität. Der Quarz- oder Silikat-Anteil im Gesamtstaub ist durch die technische Staubbekämpfung wesentlich verringert worden, und neben einer Verminderung des Staubgewichtes ist eine weitgehende Verschiebung der Teilchengrößen eingetreten. Sowohl die V. als damit auch die VII. Berufskrankheitenverordnung werden somit der Änderung des röntgenologischen und klinischen Erscheinungsbildes der Silikose gerecht, weil sie keine Bindung an ein bestimmtes röntgenologisches Stadium verlangen. In den röntgenologischen Stadien I bis II finden wir jetzt vorwiegend diffuse maschen- und netzförmige Strukturen mit sehr feinen, oft wenig intensiven Tüpfelbildungen in der Mitte der Maschen- und Netzbildungen. Sehr häufig läßt sich röntgenologisch bereits ein heller Rand um die Tüpfel und Flecken als Zeichen eines fokalen Emphysems feststellen. Bei Silikosen der früheren Zeit mit gröberen und härteren Verdichtungen fanden wir diese saumartigen Aufhellungen nicht so deutlich und so oft. Die klinische Erfahrung hat gezeigt, daß die früheren grob- und großknotigen Silikosen sehr oft nicht so starke Insuffizienzerscheinungen verursachten wie die jetzigen fein- und feinstknotigen Formen mit dem fokalen Emphysem. Man kann aus den Beobachtungen schließen, daß sich das Emphysem um so stärker entwickelt, je geringer der Quarzgehalt im Gesamtstaub war, der eingeatmet wurde. Unsere Kollegen in England sehen den wesentlichen Unterschied zwischen der reinen Silikose, nämlich der durch reinen Quarzstaub verursachten Staublungenerkrankung und der Mischstaub-Silikose, z. B. der Kohlenhauerlunge, darin, daß die reine Silikose kein oder nur ein geringes begleitendes fokales Emphysem, die Kohlenhauerlunge dagegen sehr oft ein ausgeprägtes fokales Emphysem zeigt. Die oft frühzeitigen Insuffizienzerscheinungen bei der feinfleckigen Form der Silikose sind immer Folge dieses fokalen Emphysems. Es ist somit stets eine eingehende Funktionsuntersuchung notwendig, um die Minderung der Erwerbsfähigkeit festzustellen. Alle komplizierenden Krankheiten, die in ursächlichem oder mittelbarem Zusammenhang mit der Silikose stehen, sind ebenfalls als Folgekrankheiten der Berufskrankheit aufzufassen und damit gutachtlich zu bewerten. Die Frage des Zusammenhangs einer begleitenden Krankheit mit der Silikose bedarf jedoch immer besonderer kritischer Betrachtung. Im Rahmen dieser Darstellung können nicht alle Möglichkeiten erschöpfend behandelt werden, so daß ich mich auf die besonders häufigen Begleitkrankheiten beschränken muß.

1. Das Emphysem und die Bronchitis

Im Abschnitt C des Leitfadens zur II. Verordnung wurde bereits ausgeführt, daß ein Emphysem und ebenso eine Bronchitis in Verbindung mit schweren silikotischen Veränderungen zum Bild der schweren Staublungenerkrankung gehören. Das »konstitutionelle Emphysem«, das als angeboren oder erworben gedeutet wurde, wurde dagegen ausgeschlossen. Das Platzen einer Emphysemblase bei schwerer Silikose und damit die Entstehung eines Pneumothorax wurde ebenfalls als Folgezustand anerkannt. Gleiches besagt auch der Leitfaden zur III. Verordnung, in welchem jedoch auch das allgemeine Lungenemphysem und die Bronchitis bei gleichmäßig in der ganzen Lunge ausgebreiteten klein- bis mittelfleckigen Tüpfelungen zum Krankheitsbild der schweren Silikose gerechnet werden. Die demnach erforderlichen silikotischen Veränderungen entsprachen also röntgenologisch etwa dem Stadium II.

Weder in der V., VI. noch in der VII. Berufskrankheitenverordnung finden wir Angaben über die Bewertung des Emphysems bei gleichzeitig bestehender Silikose, so daß der Gutachter entscheiden muß, ob die Insuffizienzerscheinungen der Atmung oder des Kreislaufs durch die Silikose oder durch das Emphysem oder durch beide verursacht werden. Er hat also zu beurteilen, ob das Emphysem mit der Silikose mittelbar oder unmittelbar in Zusammenhang steht. Diese Entscheidung ist nicht immer einfach, da die Auswirkungen auf die Funktion und die funktionellen Beziehungen der beiden Krankheiten zueinander auch bei noch so exakter klinischer und röntgenologischer Untersuchung nicht sicher abzugrenzen sind. Auch Feinfokusaufnahmen und Röntgenaufnahmen der Lungen in Hartstrahltechnik bringen oft keinen weiteren Aufschluß. Emphysematose Lungenveränderungen bei der Silikose als konstitutionell zu bezeichnen, ist jedoch immer gewagt.

Schlüssige Arbeiten über die *Konstitutionsabhängigkeit des Emphysems* sind bisher noch nicht veröffentlicht worden. Wir konnten allerdings gewisse konstitutionelle Merkmale bei dem großen Krankengut unserer Klinik feststellen. So fanden wir bei den Patienten mit Emphysem ohne Silikose und als Folgekrankheit des Emphysems mit chronischer Bronchitis eine Häufung von Geschwürerkrankungen des Magens und des Zwölffingerdarms. Geschwürkrankheiten bzw. einen Zustand nach Magenoperation wegen Ulkusleidens beobachteten wir bei unseren Emphysematikern in mehr als 40% aller Fälle. Bei vielen Patienten sahen wir den Zustand nach Herniotomie bzw. fanden noch bestehende Hernien der verschiedenen Art. Hinzuweisen ist auch auf die zahlreichen Nebenhöhlenerkrankungen, den oft zu beobachtenden Status varicosus sowie auf Veränderungen der Haut, die fast denen der Ichthyosis ähneln. Ferner konnten wir sehr oft Teilungen oder Rillenbildungen der Dornfortsätze im Bereich der Hals-, unteren Brust- und Lendenwirbelsäule feststellen, die auf einen mangelnden Schluß der Medullarrinne und mögliche mangelhafte Anlage der sympathischen Randleiste hinweisen. Dadurch kann auch die häufig beobachtete vagotone Reaktionslage bei den Kranken mit Emphysem erklärt werden. Bei Vorliegen einer derartigen Symptomatik ist jedenfalls in der Beurteilung des Emphysems als eventuelle Folgekrankheit einer Silikose immer besondere Kritik angezeigt. Auch Veränderungen der Immunitätslage, wie z. B. das Fehlen der Gammaglobuline und dadurch bedingtes Antikörpermangelsyndrom sind zu berücksichtigen. Hier ist auch die Frage aufzuwerfen, ob es im chronischen Verlauf des Emphysems sui generis auch zur Bildung von Autoantikörpern gegen das Lungengewebe kommt, wodurch der stets progrediente Verlauf erklärt werden könnte. Die progressive Lungendystrophie ist dann als selbständige Krankheit auszuschließen (vgl. S. 409).

Relativ einfach ist die Entscheidung, ob ein Emphysem mit der Silikose in Zusammenhang steht, wenn eine *großflächige, kompakte silikotische Verdichtung* in den Lungen vorliegt, wie wir sie, wie schon gesagt, in graduellen Unterschieden besonders in der Zeit mangelnden Staubschutzes sahen. Diese röntgenologisch als schwerste Stadien der Silikose imponierenden Formen mit massiven Schwielenbildungen führen durch die starke Schrumpfungstendenz zu einer erheblichen Überblähung des umliegenden Lungengewebes, damit zu einem vikariierenden Schwielenrandemphysem, vikariierend nicht im Sinne der Funktionsübernahme, sondern im Sinne der Ausfüllung eines großen, durch Schrumpfung entstandenen leeren Raumes im Thorax. Dabei ist auffällig, daß bei diesen Formen des Schwielenrandemphysems die Funktionsbeeinträchtigung oft gar nicht sehr erheblich ist, so daß angenommen werden muß, daß die atmende Oberfläche der Restlunge nicht so vermindert ist wie bei anderen Formen des begleitenden Emphysems. *Lokale emphysematöse Veränderungen* in den Lungen können verursacht werden durch schwielige Abmauerung von Bronchien, so in Hilusnähe bei knotigen Formen der Silikose, gelegentlich aber auch durch Verlegung des Bronchuslumens bei der Eierschalen-Silikose der Hiluslymphknoten und durch eine Hiluslymphknoten-Tuberkulose, sowie Tumoren. Diese Emphysemformen bieten dem Gutachter keine großen Schwierigkeiten, da ihre Ursache klar ist. Die Beurteilung des *diffusen feinstblasigen fokalen Emphysems,* welches bei der kleinfleckigen Silikose in neuester Zeit immer mehr beobachtet wird, bietet, wie oben dargelegt, viel größere Schwierigkeiten. Der Röntgenbefund steht meistens im Gegensatz zum klinischen Befund einer erheblichen Dyspnoe und schwerer Zyanose. Oft fehlen bronchitische Geräusche, teils sind sie auch nachweisbar. Das beherrschende Symptom ist bei diesen Formen immer die *Atemnot.* Bei der Suche nach der Ursache für die Dyspnoe finden sich dann weder klinisch noch röntgenologisch die sicheren Zeichen des allgemeinen Emphysems. Außer der erheblichen Insuffizienz der Atmung besteht oft schon eine sekundäre Rechtsinsuffizienz des Herzens. Es ist in allen diesen Fällen zwangsläufig ein erheblicher Verlust des atmungsfähigen Lungengewebes anzunehmen, obwohl das Röntgenbild diesen Schluß gar nicht zuläßt. Dieses *fokale Emphysem*, das oft nur durch den Pathologen nachzuweisen ist, kann der Kliniker in vielen Fällen diagnostisch gar nicht erfassen. Bei der Suche nach klinischen und röntgenologischen Hinweisen zur *Abgrenzung gegenüber dem genuinen Emphysem* fällt auf, daß diese Kranken nicht nur den hageren oder aber gedrungenen Körperwuchs aufweisen, den wir sonst beim Emphysematiker finden, sondern alle Konstitutionstypen. Die Zwerchfellkuppeln stehen im Gegensatz zum genuinen Emphysem fast immer zunächst an normaler Stelle, zeigen aber bereits eine Einschränkung der Beweglichkeit bei der Durchleuchtung. Emphysempolster in den Supraklavikulargruben sind nicht zu finden. Erst relativ spät läßt sich perkutorisch und bei der Durchleuchtung ein Tiefertreten des Zwerchfells nachweisen. Bei der Auskultation der Lungen fällt eine Verschiebung der Atemphasen auf. Das Inspirationsgeräusch setzt gegenüber der mechanischen Atmung verspätet ein. Der sonst für das Emphysem typische hypersonore Klopfschall ist sehr oft gar nicht oder nur in geringem Maße nachzuweisen. Auch vermißt man eine Verlängerung des Exspiriums. Der beim genuinen Emphysem oft sichtbare Venenkranz fehlt. Bei der Funktionsuntersuchung mittels der Spirometrie kann ein zu erwartendes Volumen pulmonum auctum durch die Fibrose der Lungen kompensiert sein. Auch können normale Werte für die Residualluft vorliegen, wenn das Gesamtvolumen der Lungen gleichmäßig durch die Fibrose herabgesetzt wird. Die Thoraxform ist kaum verändert. Röntgenologisch läßt sich eine Streckung und Verlängerung des Gefäßbandes nicht nachweisen. Ein derartiger Befund würde in erster Linie für ein genuines Emphysem sprechen.

Komplizierende Erkrankungen, wie *Bronchiektasen* mit und ohne *Bronchopneumonien*, müssen je nach Grad der Silikose mit dieser ursächlich in Zusammenhang gebracht werden. Oft stellt die Silikose einen verschlimmernden Faktor dar. Bei anlagebedingten Bronchiektasenbildungen, die man durch die doppelseitige Anlage erkennen kann, ist besonders kritische Wertung angezeigt. Liegen aber stärkere Schrumpfungserscheinungen der silikotischen Veränderungen z. B. mit basaler Emphysembildung vor, so wird man die Verschlimmerung anlagebedingter Bronchiektasenbildungen auch anerkennen müssen. Bei massiven Schwielenbildungen kann es zu Zerfallserscheinungen, meistens im Zentrum der Schwiele, kommen. Es handelt sich dabei um Kolliquationsnekrosen. Die entstehenden Kavernen können das Bild einer Siliko-Tuberkulose vortäuschen. Nach allgemeiner Erfahrung zerfallen kohlenstaubreiche Schwielen frühzeitiger als durch reinen Quarzstaub entstandene.

Besonders wichtig ist die Untersuchung der *Rückwirkungen der silikotischen Lungenveränderungen* mit ihren *Komplikationen* auf das *Herz*. Bei der meist langsamen Entwicklung der Silikose – schnell verlaufende Formen, wie wir sie in der Vorkriegszeit und während des Krieges beobachtet haben, kennen wir heute praktisch nicht mehr – zeigt das Herz fast immer einen guten Anpassungszustand an die Veränderungen der Strombahn in der Lunge. Infolge der Schrumpfung der Silikose sowie Ausprägung des begleitenden Emphysems kann es zu Verziehungen, Verwachsungen und Schrumpfungen auch am Gefäßsystem kommen. Die Strombahn wird durch Abmauerung durch die silikotischen Schwielen sowie auch durch den Lungenparenchymverlust, besonders bei ausgeprägtem Emphysem, eingeengt. Schließlich können erhebliche Schrumpfungs- und Verziehungserscheinungen am Herzen selbst entstehen, wobei besonders bei röntgenologisch schweren Formen der Silikose eine sehr starke Achsendrehung des Herzens beobachtet werden kann. Durch die Widerstandserhöhung im Stromgebiet nach dem rechten Herzen kommt es zunächst zu einer Hypertrophie der Kammermuskulatur und schließlich zu einer Dilatation der rechten Herzkammer, wenn die kapillare Versorgung der einzelnen hypertrophierten Muskelfasern des rechten Herzens nicht mehr gewährleistet ist. Es findet sich die Symptomatik der Rechtsinsuffizienz des Herzens in verschiedenen Stadien: Leberstauung, Blähgefühl im Leib, Störung des Appetits als Folge beginnender Stauung, dann evtl. Bauchwassersucht sowie Ödembildung an den Unterschenkeln. In fortgeschrittenen Stadien kann dann die Leistung des linken Herzens durch die Stauung vor dem rechten Herzen ebenfalls beeinträchtigt werden. Bei jeder

Staublungenerkrankung ist daher das Herz genau zu untersuchen und besonders auf Zeichen der Rechtsinsuffizienz des Herzens zu achten. Bei starken Verraffungen und Verdrehungen des Herzens können auch Störungen des Sinus-Rhythmus sowie sonstige Arrhythmien des Herzens beobachtet werden. Sie sind dann ebenfalls als Folgekrankheiten der Silikose aufzufassen.

Der Tod Silikoseerkrankter mit schwerer Rechtsinsuffizienz des Herzens erfolgt oft so plötzlich, daß gelegentlich klinisch der Eindruck eines Herzinfarktes oder einer Embolie entstehen kann. Somit ist bei der Angabe der Todesursache beim Bestehen einer schweren Rechts-Herzinsuffizienz stets Vorsicht am Platze. Bei schwerem Cor pulmonale können erhebliche Veränderungen der Strömungsgeschwindigkeiten in den peripheren Venen auftreten, so daß hier entstandene Thrombosen und evtl. folgende Embolien ebenfalls als Folge der Rechts-Herzinsuffizienz aufzufassen sind. Der Tod durch Embolie ist in diesem Falle als Silikosefolge aufzufassen. Das gleiche gilt auch für Thrombosen und Embolien, die im Verlauf eines langen Krankenlagers wegen der oben aufgeführten Folgekrankheiten der Silikose, z. B. einer Pneumonie, eintreten.

Die Möglichkeit der Entstehung *koronarsklerotischer Veränderungen* durch eine Silikose ist grundsätzlich zu verneinen, so daß auch die Anerkennung von Herzmuskelnekrosen und eines Infarktes als Folgekrankheit der Silikose im allgemeinen abgelehnt werden muß. Nur bei ganz besonders schweren Silikosen kann sich gelegentlich ein verminderter Sauerstoffgehalt des Blutes ungünstig bei bereits vorbestehender Koronarsklerose auswirken. Es wird immer eine strenge, kritische Beurteilung des Einzelfalles notwendig werden. Dieses gilt besonders für die Fälle, in denen nur eine geringe kleinfleckige Sklerose der Herz-Kranzgefäße besteht, gleichzeitig aber eine schwere Rechtsinsuffizienz des Herzens vorliegt, wodurch die Bildung von Thromben gefördert werden kann. Beim Vorliegen ausgedehnter sklerotischer Veränderungen der Herz-Kranzgefäße und auch des sonstigen Gefäßsystems wird man aber einen plötzlichen Herztod infolge Koronarverschlusses als Silikosefolge ablehnen müssen. Die endgültige Entscheidung wird in diesen Fällen immer der Pathologe treffen.

Gelegentlich wird der Gutachter auch vor die Frage gestellt, ob die Berufskrankheit ein *unabhängiges Leiden verschlimmert* hat, oder ob ein Unfalleiden und ein unabhängig davon bestehendes Leiden gemeinsam den Tod verursacht haben. In einer Entscheidung des Bundessozialgerichtes vom 11. 12. 1963 ist ausgeführt:

Wenn der *Tod* eines Versicherten naturwissenschaftlich durch *mehrere Leiden* verursacht ist, so ist eine daran beteiligte Unfallfolge (Berufskrankheit) dann als wesentliche Bedingung des Todes im Sinne der Kausalitätslehre der Sozialversicherung anzusehen und infolgedessen von der zuständigen Berufsgenossenschaft zu entschädigen, wenn der Versicherte entweder beim Fehlen der Unfallfolgen (bzw. der Berufskrankheit) noch mindestens 1 Jahr länger gelebt hätte oder wenn er auch an den Unfallfolgen (bzw. der Berufskrankheit) allein spätestens innerhalb eines Jahres gestorben wäre. Der erste Fall gilt gleichermaßen, wenn der Tod durch ein vom Unfall unabhängiges, durch die Unfallfolgen (bzw. die Berufskrankheit) jedoch verschlimmertes Leiden, wenn er durch gemeinsame Einwirkungen mehrerer Leiden, in dem mindestens eines eine Unfallfolge (bzw. Berufskrankheit) war, eingetreten ist. Der zweite Fall hat praktisch Bedeutung nur dann, wenn das unfallunabhängige Leiden bereits so schwer war, daß es den Tod auch für sich allein innerhalb eines Jahres herbeigeführt haben würde. Es erschien dem Senat sinnvoll, auch für diesen Fall zur Abgrenzung der rechtlich wesentlichen Teilursache von der Gelegenheitsursache den gleichen Zeitraum von einem Jahr zu verwenden, der sich für Fälle der ersteren Art im Laufe längerer Zeit als Grundlage durchgesetzt hat. (Vergleiche BSG 12, 247, 253).

Läßt sich somit nicht feststellen, daß die Mitbeteiligung der Unfallfolgen (bzw. der Berufskrankheit) an dem Tode des Versicherten den angegebenen zeitlichen Einfluß hatte oder hätte haben können, so muß die unfallunabhängige Todesursache als die allein wesentliche Ursache angesehen werden. An dieser Betrachtung ändert sich auch nichts dadurch, daß an Stelle der Folgen eines Unfalls (bzw. einer Berufskrankheit) die Folgen mehrerer Unfälle treten. Es ist also in den Fällen, in denen die Unfallfolgen ein unabhängiges Leiden verschlimmern oder ein Unfalleiden und unabhängiges Leiden gemeinsam den Tod herbeigeführt haben, zu prüfen, ob die Berufskrankheit den Tod des Versicherten um ein Jahr vorverlegt hat. War jedoch das unabhängige Leiden bereits so schwer, daß es allein innerhalb eines Jahres zum Tode geführt haben würde – die Berufskrankheit kann hier den Tod des Versicherten nicht um ein Jahr vorverlegt haben – so ist zu prüfen, ob der Versicherte auch an den Unfallfolgen innerhalb eines Jahres gestorben wäre.

Eine Rente an die Hinterbliebenen eines an Quarzstaublunge Verstorbenen wird nur dann gewährt, wenn der Tod des Versicherten durch die Berufskrankheit verursacht worden ist. Bei einem an Silikose Verstorbenen wurde früher zur Klärung der Todesursache eine Leichenöffnung dann durchgeführt, wenn der Zusammenhang des Todes mit der Berufskrankheit nur durch diese Obduktion mit hinreichender Wahrscheinlichkeit festzustellen war. Durch das Unfallversicherungs-Neuregelungsgesetz vom 30. 4. 1963 (Bundesgesetzblatt I, 241) ist vom 1. 7. 1963 an eine neue Regelung eingetreten. Danach wird nach § 589 Abs. 2 RVO in der Fassung des Unfallversicherungs-Neuregelungsgesetzes der Zusammenhang zwischen Tod und Quarzstaublungenerkrankung (Silikose und Siliko-Tuberkulose) *von Gesetzes wegen vermutet*, wenn die Erwerbsfähigkeit des Versicherten um 50 oder mehr v.H. wegen dieser Berufskrankheit gemindert war. Dies gilt nicht, wenn offenkundig ist, daß der Tod nicht durch die Berufskrankheit bedingt war. Zum Begriff der Offenkundigkeit im Sinne des § 589, Abs. 2 RVO führt das Bundessozialgericht in einer Entscheidung 5 RKn 92/66 vom 14. 3. 1968 aus: ». . . ist der Senat zu der Auffassung gekommen, daß die Voraussetzungen des Begriffes »offenkundig« im Sinne dieser Vorschrift dann vorliegen, wenn die Silikose mit einer jeden *ernsthaften* Zweifel ausschließenden Wahrscheinlichkeit den Tod des Versicherten in medizinischem Sinne nicht erheblich mitverursacht und ihn mit einer jeden *ernsthaften* Zweifel ausschließenden Wahrscheinlichkeit nicht um wenigstens ein Jahr beschleunigt hat. Es bestehen auch keine Bedenken, wenn das Gericht aus dem Umstand, daß nur eine ganz entfernte, d. h. eine lediglich theoretische Möglichkeit besteht, daß die Silikose den Tod des Versicherten in dem o. a. Sinne verursacht hat, annimmt, daß der Tod des Versicherten ohne jeden ernsthaften Zweifel nicht durch die Silikose in dem o. a. Sinne verursacht ist. Die Vorschrift des § 589, Abs. 2 RVO hat den Zweck, daß in den Fällen, in welchen die Silikose mit einer MdE von mindestens 50 % und ein anderes Leiden vorgelegen haben und die Silikose den Tod des Versicherten mittelbar oder unmittelbar rechtlich wesentlich verursacht haben könnte, die Hinterbliebenenrente grundsätzlich gewährt werden soll. Daher kann nur in besonders gelagerten Ausnahmefällen insoweit von der Gewährung der Hinterbliebenenrente abgesehen werden.« Leichenausgrabungen dürfen von den Unfallversicherungsträgern nicht gefordert werden. Diese Neuregelung bedeutet für den gutachtlich tätigen Arzt sicher eine Erschwerung seiner Tätigkeit. In allen Fällen, in denen die Minderung der Erwerbsfähigkeit wegen einer Quarzstaublungenerkrankung niedriger als 50 v. H. war und die Berufskrankheit Ursache des Todes war, wird auch in Zukunft die Leichenöffnung notwendig sein, besonders dann, wenn Zweifel bestehen. Die Neuregelung bedeutet nicht, daß in allen Fällen, in denen eine Rente von mehr als 50 % gewährt wurde, auch im Todesfall grundsätzlich die Hinterbliebenenrente zu gewähren ist. Der ursächliche Zusammenhang des Todes mit der anerkannten Berufskrankheit muß auf jeden Fall gesichert sein. Die Neuregelung besagt jedoch, daß der ursächliche Zusammenhang nur dann verneint werden kann, wenn der Tod des Versicherten offensichtlich auf eine andere Ursache als die Quarzstaublungenerkrankung zurückzuführen ist. Es muß für die Ablehnung also ein hoher Grad von Wahrscheinlichkeit bestehen, daß der Tod durch eine andere Ursache eingetreten ist. In diesen Fällen wird sich die Notwendigkeit einer Leichenöffnung auch weiterhin ergeben, um eben den Beweis führen zu können, ob die Berufskrankheit wesentliche Teilursache des Todes gewesen ist oder nicht. Es wird sich in vielen Fällen auch nur so klären lassen, ob die Voraussetzungen für das Urteil des Bundessozialgerichtes vom 11. 12. 1963 und der Entscheidung des Bundessozialgerichts 5 RKn 92/66 vom 14. 3. 1968, welche oben angeführt wurden, erfüllt werden können. Jedenfalls wird in so gelagerten Fällen die Leichenöffnung auch im Interesse der Hinterbliebenen liegen, zumal es Zweifel und verschiedene Meinungen bei Begutachtungsfällen immer geben kann. Postmortal kann der Gutachter auch theoretische Möglichkeiten bei den Funktionsabläufen im Leben konstruieren und finden. Die Quarzstaublunge stellt sicher nicht nur eine Erkrankung der Lungen allein mit sekundärer Rückwirkung auf das Herz dar, sondern sie wirkt sich funktionsmäßig auch auf andere Organsysteme aus und auch unter der Behandlung der Staublungenerkrankung und ihrer Folgeerscheinungen können Störungen des Elektrolytstoffwechsels, gelegentlich auch anderer Organsysteme auftreten.

Der Gutachter wird auch zu den hier angedeuteten Möglichkeiten Stellung nehmen und beurteilen müssen, ob es sich nur um eine theoretische Möglichkeit der gegenseitigen Beeinflussung oder aber mit einer jeden *ernsthaften* Zweifel ausschließenden Wahrscheinlichkeit um Folgezustände der Quarzstaublungenerkrankung handelt. Schwierigkeiten können vor allen Dingen dann auftreten, wenn der Gutachter sich nur anhand der Aktenlage ohne den Krankheitsablauf selbst beobachtet zu haben, äußern muß.

2. Quarzstaublungenerkrankung in Verbindung mit aktiver Lungentuberkulose (Siliko-Tuberkulose)

Nach der II. Berufskrankheitenverordnung vom Jahre 1929 wurde zur Anerkennung einer *Siliko-Tuberkulose* röntgenologisch und pathologisch-anatomisch das schwere Stadium der Silikose verlangt und das gesamte Krankheitsbild nur dann als Staublungenerkrankung anerkannt, wenn gleichfalls bereits eine erhebliche Störung der Atmung und des Kreislaufes hierdurch verursacht wurde. Das Bestehen der Silikose und der aktiven bzw. aktiv-fortschreitenden Tuberkulose nebeneinander genügte allein nicht für die Anerkennung der Siliko-Tuberkulose als Berufskrankheit. Nach Inkrafttreten der III. Verordnung im Jahre 1936 mußte bei dem gleichzeitigen Vorliegen einer Silikose und einer aktiv-fortschreitenden Lungentuberkulose nach Entscheidungen des Reichsversicherungsamtes ein Silikosegrad verlangt werden, der das I. Stadium überschritten hatte und sich dem II. Stadium näherte. Außerdem war nachzuweisen, daß die Silikose den aktiv-fortschreitenden Verlauf der Lungentuberkulose wesentlich verursachte. Zudem war eine Bindung an den versicherten Betrieb oder eine versicherte Tätigkeit gegeben, wie bereits im vorigen Abschnitt ausgeführt wurde. In der IV. Berufskrankheitenverordnung von 1943 entfiel die Beweispflicht, daß die Silikose bei einer bestehenden Siliko-Tuberkulose den Verlauf der Lungentuberkulose beeinflussen müsse. Nach der V. Berufskrankheitenverordnung vom 26. 7. 1952 erfüllte jede ursächliche Verknüpfung festgestellter silikotischer Veränderungen der Lungen mit aktiv-fortschreitender Lungentuberkulose die Voraussetzungen für die Anerkennung als Berufskrankheit. Ein bestimmtes Silikose-Stadium wurde nicht mehr verlangt. Bei dem Zusammentreffen sicherer silikotischer Veränderungen mit einer aktiv-fortschreitenden Lungentuberkulose waren somit die Voraussetzungen zur Anerkennung einer Berufskrankheit, die in dieser Verordnung unter Nr. 27b angeführt war, gegeben. In genannter Verordnung ist über die kausale Verknüpfung der Silikose und Tuberkulose nichts ausgesagt, so daß bereits das Nebeneinanderbestehen der beiden Krankheiten zur Anerkennung als Berufskrankheit ausreichte.

Die VI. u. VII. Berufskrankheitenverordnung, in der die *Siliko-Tuberkulose* unter der laufenden Nummer 35 aufgeführt ist, bringen nur insofern eine Änderung, als jetzt die Bezeichnung »*Quarzstaublungenerkrankung in Verbindung mit aktiver Lungentuberkulose*« (Siliko-Tuberkulose) gewählt wurde. Diese Neufassung entspricht praktisch der der früheren V. Verordnung, nur ist das Wort »*fortschreitend*« bei der Tuberkulose weggelassen. Die Bezeichnung Quarzstaublungenerkrankung beinhaltet auch hier, wie bereits in Abschnitt 1 gesagt, eine Einengung des Begriffes, da unter die Ziffer 35 nicht nur die »Quarzstaublungenerkrankung«, sondern auch die anderen Mischstaub-Silikosen und Staublungenerkrankungen fallen, wie sie im vorigen Abschnitt bereits angeführt wurden, und auch die Silikatosen und sonstige durch kieselsäurehaltiges Material entstandenen Staublungenerkrankungen. Zur Anerkennung als Berufskrankheit genügt also jetzt das Vorhandensein sicherer silikotischer Veränderungen der Lungen in Verbindung mit einer aktiven Tuberkulose. Auf die Bezeichnung »aktiv-fortschreitend« ist verzichtet worden, weil nach klinischen Erfahrungen eine Abgrenzung zwischen aktiver und aktiv-fortschreitender Lungentuberkulose nicht immer möglich ist und eine Tuberkulose auch noch aktiv sein kann, wenn sie sich in Rückbildung befindet.

Der Nachweis der *Aktivität der Tuberkulose* kann sich für den Kliniker aus der Änderung des Röntgenbefundes besonders an Hand beigezogener früherer Aufnahmen ergeben, z. B. durch eine Zunahme der spezifischen Herdschatten oder einen Rückgang derselben. So erfüllen nicht nur der Nachweis von Kavernen, von frischen Streuungen, Pneumonien, exsudativen Pleuritiden oder der Nachweis von sich verändernden Tuberkulomen die Voraussetzungen für eine aktive Lungentuberkulose. Eine sichere Abgrenzung spezifischer Herdschatten von silikotischen Verdichtungen ist nicht immer einfach. Symmetrische Verteilung spricht vorwiegend für Silikose, Asymmetrie der Verdichtungen vorwiegend für Siliko-Tuberkulose. Nur der Wandel der röntgenologischen Erscheinungen wird daher Aufklärung über das Vorhandensein einer aktiven Tuberkulose geben können. Dieses gilt besonders für die produktive Tuberkulose. Klinisch beweist der Nachweis von Tuberkelbakterien im Sputum oder Magensaft einwandfrei das Vorliegen einer aktiven Tuberkulose. Das gleiche gilt auch für den positiven Kehlkopfabstrich. Beweisend ist aber immer nur der positive Kulturbefund, nicht dagegen der einmalige Nachweis säurefester Stäbchen im Sputum, da gelegentlich säurefeste Stäbchen verschiedener Art auch als Saprophyten oder bei anderen Krankheiten vorkommen. Sie sind nicht immer mit Tuberkelbakterien identisch. Auch der klinische Befund bedarf der kritischen Wertung. Subjektive Beschwerden wie Gewichtsabnahme, Müdigkeit, Schweiße, Abgeschlagenheit, Abnahme der allgemeinen Leistungsfähigkeit und Klagen über Husten mahnen zur Vorsicht. Eine Senkungsbeschleunigung kann fehlen. Sie ist aber zu Beginn einer aktiven Lungentuberkulose meistens vorhanden. Das gleiche gilt für entzündliche Veränderungen im Blutbild. Serumlabilitätsproben, die Verkürzung des Weltmannbandes und Verschiebungen im Elektropherogramm mit Vermehrung der Alpha-Fraktionen zeigen auch aktive Veränderungen an. Oft wird sich eine längere stationäre Beobachtung nicht umgehen lassen. Dieses gilt besonders für die produktive Tuberkulose, die oft einen sehr langsamen Verlauf mit nur gelegentlichen aktiven Schüben zeigt. Diese *produktive Tuberkulose* kann z. B. mit einer exsudativen Pleuritis beginnen und als Tuberkulose erst später manifest werden. So bereitet gerade diese Form der Tuberkulose dem Gutachter oft Schwierigkeiten, da sie eben eine relativ gutartige Manifestation darstellt mit oft sehr langsamem und schleichendem, sich über Jahre hinziehendem Verlauf. Da sie jederzeit wieder aktive Schübe und ein Fortschreiten zeigen kann, erfordern Kranke mit dieser Form der Erkrankung eine sehr vorsichtige Beurteilung. Die *endogene Reaktivierung* bereits vorhandener tuberkulöser Herde der Lunge ist jederzeit möglich. Der weitere Verlauf läßt sich nie sicher voraussagen, so daß ständige Überwachung ein unumgängliches Gebot darstellt. Liegt eine offene Tuberkulose vor, so besteht auch meistens Behandlungsbedürftigkeit, und es ist Arbeitsunfähigkeit anzunehmen. Die Minderung der Erwerbsfähigkeit ist in solchen Fällen also immer auf 100 % zu schätzen. Nach Abklingen einer aktiven Lungentuberkulose ist noch längere Zeit eine Schonungsrente zu gewähren, deren Höhe sich jeweils nach dem klinischen und Röntgenbefund richten muß. Das gilt auch für die Gewährung einer Übergangsrente, falls der Kranke durch seine Berufskrankheit nicht mehr imstande ist, seine frühere Tätigkeit auszuüben und dadurch eine Minderung des Verdienstes oder sonstige wirtschaftliche Nachteile haben wird. Klinische tuberkulostatische Maßnahmen und Heilstättenkuren werden auch bei der Siliko-Tuberkulose in vielen Fällen eine wesentliche Besserung des Krankheitsbildes bringen und auch zur Ausheilung der Tuberkulose führen können, besonders dann, wenn die therapeutischen Maßnahmen frühzeitig genug eingeleitet werden.

Lungentuberkulose

von Wilhelm Lorbacher, Essen

An der Spitze jeder Begutachtung steht die Diagnose, und je mehr wir unsere diagnostischen Möglichkeiten verbessern, um so mehr werden wir erkennen müssen, daß auch bei der Tuberkulose die klinische und röntgenologische Diagnosestellung nicht unfehlbar ist, ja selbst die histologische Diagnose macht gelegentlich Schwierigkeiten.

Eine positive *Tuberkulinprobe* beweist, daß die untersuchte Person einmal Tuberkelbakterien in sich aufgenommen hat, aber nicht das Vorliegen einer Tuberkulose im krankmachenden Sinne und noch weniger einen Entschädigungsanspruch. Eine lege artis durchgeführte negative Tuberkulinprobe in Konzentration 1:100 oder gar 1:10 schließt das Vorhandensein einer Tuberkulose weitgehendst aus.

Der *Nachweis von Tuberkelbakterien* in den Ausscheidungsprodukten ist beweisend für eine aktive Tuberkulose, denn nur im Stadium der Vermehrung werden Tuberkelbakterien praktisch nachweisbar sein. Aber nicht jedes säurefeste Stäbchen ist ein Tuberkelbakterium, und deshalb ist nur die positive Kultur oder der positive Tierversuch im Zweifelsfalle für die Diagnose einer Tuberkulose beweisend. Auch unspezifische Entzündungen, Abszesse, Tumoren, die Boeck'sche Erkrankung oder schließlich die Silikose täuschen röntgenologisch gelegentlich eine Tuberkulose vor. In letzter Zeit haben wir viele differentialdiagnostische Schwierigkeiten durch histologische Untersuchung der mediastinoskopisch gewonnenen paratrachealen, subaortalen und Bifurkationslymphknoten klären können.

Bei der *Begutachtung der Tuberkulose* werden immer Schwierigkeiten dadurch entstehen, daß die Tuberkulose in ihrem Krankheitsablauf so verschiedene Bilder zeigt und die Feststellung der Tuberkulose oft Wochen und Monate nach der Infektion stattfindet. Dabei kann das Auftreten von Krankheitsgefühl oder irgendwelcher mehr oder weniger charakteristischer Symptome zur Entdeckung führen. Nicht selten wird eine unbekannte Tuberkulose bei systematischen Reihenuntersuchungen oder bei Einstellungsuntersuchungen und beim Auftreten anderer Krankheiten entdeckt. Für den Gutachter ist es dann nicht möglich, den Beginn der Erkrankung zu bestimmen, um mit der nötigen Wahrscheinlichkeit Infektionstermin und Exposition in zeitlichen Zusammenhang zu bringen.

Wenn wir unter *Inkubationszeit* das Intervall zwischen Infektion und Auftreten der ersten klinischen oder röntgenologischen Erscheinungen verstehen, so können wir annehmen, daß bei einer Infektion durch die Haut ein Primärkomplex frühestens nach zehn Tagen, im allgemeinen nach zwei bis drei Wochen entsteht. Dies würde bei einer traumatischen Inokulation von Tuberkelbakterien in die Haut gutachtlich von Bedeutung sein. Primärherde wurden – wenn auch selten – an der Haut (durch Verletzung mit infizierten Gegenständen) im Rachen, der Mundschleimhaut, an der Zunge und den Tonsillen beobachtet.

Die *Tuberkulinprobe* wird am häufigsten zwischen dem 35. und 40. Tag nach der Infektion positiv. Schwankungen zwischen 19. und 57. Tag sind beobachtet. In dieser Zeit tritt auch das Erythema nodosum auf.

Bei der häufigsten, der pulmonalen Infektion, müssen wir vier bis sechs Wochen bis zum Auftreten der ersten röntgenologischen Erscheinungen in der Lunge oder dem Hilus rechnen.

JENSEN rechnet mit einer Schwankungsbreite von 19 Tagen bis drei Monaten. Eine Meningitis wird nach zwei bis drei Monaten post infektionem auftreten.

Eine Pleuritis exsudativa, die nicht selten das erste Krankheitszeichen der Primärinfektion ist, wird nach vier bis sechs Monaten, frühestens nach sechs bis acht Wochen erwartet werden können. Diese Beobachtungen wurden bei Erstinfektionen von Kindern gemacht, bei Erwachsenen werden keine wesentlichen Unterschiede zu erwarten sein. Auch bei der ersten echten Reinfektion werden wir mit gleichen Resultaten rechnen müssen. Von einer Reinfektion können wir aber nur sprechen, wenn die Erstinfektion biologisch ausgeheilt war. Beweisen ließe sich eine echte Reinfektion nur, wenn die nach der Erstinfektion positiv befundete Tuberkulinprobe sich später in eine sicher negative Tuberkulinprobe umgewandelt hätte. Für die Begutachtung wird deshalb eine Reinfektion kaum eine Rolle spielen.

Schwierig ist für den Gutachter immer die Entscheidung, ob es sich im Verlauf einer Tuberkuloseerkrankung um eine Exazerbation einer bestehenden Tuberkulose handelt oder um eine Superinfektion.

Die *Exazerbation*, auch nicht selten endogene Reinfektion genannt, hat ihre Ursache im schicksalhaften Verlauf des Tuberkulosegeschehens. Arbeitsbelastung, psychische Belastung, Schwangerschaft, Unterernährung, interkurrente Erkrankungen sind oft die Ursache einer Exazerbation.

Daß aber auch bei bestehender ruhender oder gar aktiver Tuberkulose neue Herde durch Infektion mit Tuberkelbakterien gesetzt werden können, ist tierexperimentell erwiesen.

Auch beim Menschen kann es durch wiederholte oder einmalige massive Aufnahme von Tuberkelbakterien, also durch *Superinfektion*, zur Auslösung einer Aktivierung eines bestehenden Herdes mit folgender bronchogener oder lymphogener oder hämatogener Streuung oder zur Neuherdbildung kommen.

Je nach der allergischen Reaktionslage kann es bei einer Superinfektion schon nach Tagen zu einer intensiven allergischen Reaktion kommen. Bei Expositionen über lange Zeiträume werden Reaktionen durch Superinfektion auch nach Monaten und Jahren der Exposition beobachtet.

Über die Häufigkeit der Superinfektion gehen die Ansichten der einzelnen Autoren auseinander. STEINBRÜCK schätzt den Anteil der Superinfektion nicht höher als 10%. Auch WURM hält den Anteil des Rezidivs aus innerer Ursache für das häufigste. GIESE glaubt auf Grund pathologischer Untersuchungen, daß $2/3$ der Hungertuberkulose beim Erwachsenen auf exogener Infektion beruhe.

Die Entscheidung wird für den Gutachter immer leicht sein, wenn vor der beruflichen Exposition ein Einstellungsuntersuchungsbefund mit negativem Röntgenbefund und negativer Tuberkulinprobe vorliegt. War eine Calmette'sche Schutzimpfung vorausgegangen, dann kann die positive Tuberkulinprobe bei der Einstellungsuntersuchung nicht gegen die Annahme einer Primärinfektion verwandt werden.

Ist keine Tuberkulinprobe vor der Exposition vorgenommen worden, dann kann der Nachweis einer bereits stattgefundenen Erstinfektion schwierig, ja unmöglich sein. Kleine isolierte Schattenfleckchen im Röntgenbild berechtigen noch nicht zu der Annahme einer spezifischen Veränderung. Oft werden auch in Gutachten orthograd getroffene Gefäße zu Unrecht als alte tuberkulöse Herde gedeutet.

Auch wenn vor Aufnahme der Tätigkeit zwar positive Tuberkulinreaktion, aber nur geringfügige, mit an Sicherheit grenzender Wahrscheinlichkeit inaktive Herde vorlagen, werden wir den Zusammenhang mit der beruflichen Exposition bejahen müssen, wenn ein sicherer Kontakt in infektionsbegünstigendem Sinne sich nachweisen läßt.

Hat vor der Exposition schon einmal eine aktive Tuberkulose vorgelegen, deren Behandlung noch nicht lange zurückliegt, dann wird man nur nach sorgfältigster Prüfung einen Zusammenhang bejahen können. Man wird den Zusammenhang bejahen, wenn bei Arbeiten mit infektiösem Material bei bestehender Lungentuberkulose ein Leichentuberkel an der Haut entsteht, man wird aber die Wahrscheinlichkeit nicht bejahen, wenn die Aktivierung der Tuberkulose bei der ersten Arbeitsbelastung im Anschluß an die Behandlung auftritt.

Lungentuberkulose als Berufskrankheit

Nach der VI. Verordnung über Ausdehnung der Unfallversicherung auf Berufskrankheiten vom 28. 4. 1961 sind unter Ziffer 37 Infektionskrankheiten angeführt, wenn sie bei folgenden Unternehmen entstehen: Krankenhäuser, Heil- und Pflegeanstalten, Entbindungsheime und sonstige Anstalten, die Personen zur Kur und Pflege aufnehmen, ferner Einrichtungen und Tätigkeiten in der öffentlichen und freien Wohlfahrtspflege und im Gesundheitsdienst sowie Laboratorien für wissenschaftliche oder medizinische Untersuchungen und Versuche. Die VII. Berufskrankheiten-Verordnung vom 20. Juni 1968 brachte eine Erweiterung in der Definition: Infektionskrankheiten, wenn der Versicherte im Gesundheitsdienst, in der Wohlfahrtspflege oder in einem Laboratorium tätig oder durch eine andere Tätigkeit der Infektionsgefahr in ähnlichem Maße besonders ausgesetzt war.

Unter diese Verordnung fällt als Infektionskrankheit auch die Tuberkulose. Nach der ständigen Rechtsprechung in der gesetzlichen Unfallversicherung wurde schon vom Reichsversicherungsamt und wird auch heute von den Sozialgerichten für die Anerkennung einer Tuberkulose als Berufskrankheit gefordert, daß die erkrankte Person während ihrer beruflichen Tätigkeit über das verkehrsübliche Maß des täglichen Lebens einer Ansteckungsgefahr ausgesetzt war.

Bei Personen, die in *Spezialabteilungen* tätig sind, in denen ansteckende Tuberkulöse behandelt werden, ist diese Bedingung ohne weiteres gegeben. Sei es, daß in den Krankenzimmern selbst pflegerische Tätigkeit oder Reinigungsarbeiten vorgenommen werden, sei es, daß in den Toiletten, Fluren oder anderen Räumen, die von Kranken benutzt werden, die Arbeiten verrichtet werden. Hier bietet sowohl der direkte Kontakt mit den Kranken wie die Berührung von Gegenständen, die von Kranken benutzt werden und auch das Aufwirbeln von tuberkelhaltigem Staub immer eine erhöhte Infektionsgefahr. Der Kranke kann selbst bei gutem Willen nicht vermeiden, daß beim Sprechen, Niesen oder Husten Bakterien nach außen in seine unmittelbare Umgebung gelangen, hier antrocknen und bei entsprechenden Bewegungen mobilisiert werden. Oder der Kranke überträgt mit seinen Händen Tuberkelbakterien auf von ihm benutzte Gegenstände. Deshalb besteht auch für die Personen Infektionsgefährdung, die mit diesen Gegenständen, wie Wäsche, Geschirr, Sputumgefäße, in Berührung kommen, solange diese nicht ordnungsgemäß desinfiziert waren. Schon aus diesem Grunde ist auch das Personal der Laboratorien gefährdet, denn es muß mit den infektiöses Material enthaltenden Gefäßen umgehen, und die Patienten beschmieren nicht selten mit den Händen oder bei ungeschicktem Einbringen des Materials auch die Außenwände der Gefäße mit infektiösem Material. Hier trocknet es ein und wird bei Bewegung der

Gefäße leicht mobilisiert. Wird infektiöses Material in Glasgefäßen, wie Kulturgläsern, aufbewahrt, so kann schon aus unentdeckten Haarrissen infektiöses Material austreten. Auch werden im Laufe größerer Zeiträume immer einmal solche Glasgefäße zerbrechen, und das hochinfektiöse Material, das zum Beispiel bei Kulturen massenhaft Tuberkelbakterien enthält, wird dann rasch und nicht immer sachgemäß beseitigt. So entsteht nicht selten eine große Gefahr für das Personal. Wenn eine Infektion nach einiger Zeit festgestellt wird, erinnert sich niemand mehr an einen solchen Zwischenfall, besonders wenn der Gutachter nicht ausdrücklich danach fragt. Auch beim Überimpfen von Kulturen können infektiöse Partikelchen abspringen und zur Infektionsquelle werden. Diese Gefahr besteht besonders, wenn nicht in Impfkästen (Kapellen) gearbeitet wird.

Die von manchen Autoren vertretene Ansicht, in einem gut geleiteten und gut eingerichteten Tuberkuloselaboratorium bestehe keine überdurchschnittliche Infektionsgefahr, kann ich deshalb nicht teilen. Davon abgesehen werden viele der medizinisch-technischen Assistentinnen auch am Krankenbett oder im Laboratorium bei der Gewinnung des Untersuchungsmaterials in unmittelbaren infektionsgefährdeten Kontakt mit den Patienten kommen.

Wird von Personen, die zwar zum Kreis der Versicherten gehören, aber nicht in tuberkulösen Spezialabteilungen tätig waren, Anerkennung einer Tuberkulose als Berufskrankheit erstrebt, dann wird man den Nachweis, daß wirklich eine berufliche Exposition in der Zeit, in der die tuberkulöse Infektion mit Wahrscheinlichkeit stattfand, fordern müssen. Die oft auch in Gutachten vertretene Meinung, jeder auf einer Krankenabteilung Tätige komme auch im Laufe der Zeit mit bekannten oder unbekannten Tuberkulosekranken in Berührung, kann in dieser allgemeinen Form die Anerkennung als Berufskrankheit nicht rechtfertigen. Wird der Nachweis aber geführt, daß die erkrankte Person offene Tuberkulosekranke und besonders moribunde Tuberkulosepatienten gepflegt hat, oder mit solchen Personen beruflich in engeren Kontakt kam, dann sind die Voraussetzungen wie bei den obengenannten Personen von Spezialabteilungen gegeben.

Die gleichen Bedingungen gelten bei Sprechstundenhelferinnen, Zahnärzten und ihren Helferinnen.

Gegebenenfalls kann durch das Gesundheitsamt die Bestätigung der ansteckenden Tuberkulose der Kontaktperson für die Akten auch anonym erteilt werden, damit wegen Verletzung des ärztlichen Berufsgeheimnisses von seiten der Kontaktperson keine Regreßansprüche gestellt werden können. Der Gutachter wird bei allen Personen, die nicht in Spezialabteilungen tätig waren, jeden einzelnen Fall genau untersuchen und die Gefahrenmomente abwägen müssen, besonders wenn es sich nicht um Primär- sondern um Superinfektionen handelt.

Eine Röntgengroßaufnahme und Tuberkulinprobe ist deshalb bei jeder Einstellung in den Dienst eines Krankenhauses besonders wichtig und würde die Begutachtung wesentlich erleichtern. Die Aufbewahrung der Röntgenaufnahme und eine wenigstens jährlich zu wiederholende Kontrollaufnahme bis zwei Jahre nach Beendigung des Krankenhausdienstes müßte dann allerdings selbstverständlich sein. Werden solche Röntgenserien bei der Erstbegutachtung dem Gutachter vorgelegt, dann wird es nicht nur gelingen, über den Zusammenhang zwischen Expositionszeit und Erkrankung mit größerer Wahrscheinlichkeit etwas auszusagen, sondern es wird auch nach meiner Erfahrung in manchem Falle möglich sein, nachzuweisen, daß bereits bei der Einstellung ein tuberkulöser Herd bestand, der aber bei der Einstellungsuntersuchung übersehen oder in seiner Bedeutung nicht richtig eingeschätzt wurde. Ein Anerkennungsgutachten sollte man deshalb keinesfalls ohne vorherige Einsichtnahme einer möglichst umfassenden Röntgenserie erstatten. Auf die Bedeutung der Tuberkulinprobe weise ich deshalb hin, weil die Zahl der tuberkulinnegativen Jugendlichen sich in ständigem Zunehmen befindet und bereits 1950 schon 50% der Fünfzehnjährigen tuberkulinnegativ waren.

Bei Tierärzten, Melkern und in der Landwirtschaft tätigen Personen kommt die Anerkennung einer Tuberkulose als Berufskrankheit meist nur in Frage, wenn es sich um eine *bovine* Infektion handelt. Man wird deshalb bei diesem Personenkreis immer auf baldige Typenbestimmung dringen müssen. Wird der Typus Bovinus nachgewiesen, dann ist der Zusammenhang mit der beruflichen Tätigkeit fast immer zu bejahen. Gelingt der Nachweis von Bakterien nicht, dann sollte man auch bei Lungenresektionen daran denken, daß der Nachweis und die Differenzierung der Bakterien nachgeholt werden kann.

Auch extrapulmonale Inokulationstuberkulosen kommen bei diesem Personenkreis durch Verletzungen mit infizierten Gegenständen vor.

Ich habe noch vor kurzem bei einem Tuberkelbakterien enthaltenden Erguß im Kniegelenk, der im Anschluß an eine Heugabelverletzung entstanden war, Berufsinfektion anerkannt. Die spezifische Behandlung führte zur Heilung. Auch typische Berufstuberkulosen, wie die Tuberkulosis verucosa cutis bei Tierärzten und die Sehnenscheidentuberkulosen bei Metzgern, sind wie die Leichentuberkel bei Pathologen und ihren Gehilfen anzuerkennen (s. a. Bd. I, S. 204, 310).

Die Tuberkulose als Betriebsunfall

Als Arbeitsunfall kann eine Tuberkulose, wenn sie sich in einem Betriebe ereignet, der nicht unter Ziffer 37 der Verordnung über Berufskrankheiten genannt ist, anerkannt werden, wenn sich die zur Erkrankung führende Exposition auf ein zeitlich begrenztes Ereignis innerhalb einer Arbeitsschicht zurückführen läßt. Solche Beweise sind sehr selten zu führen. Aus meiner Gutachtertätigkeit ist mir ein Fall bekannt, daß ein Polizeibeamter bei der Verhaftung eines Offentuberkulösen von diesem angespien wurde und im gleichen Jahre an einer Tuberkulose erkrankte. Hier wurde der Zusammenhang anerkannt.

Trauma und Tuberkulose

Durch ein Trauma kann zwar eine Tuberkulose nicht entstehen, aber eine ruhende Tuberkulose aktiviert werden und auch eine richtunggebende Verschlimmerung im Gefolge haben.

Zur Anerkennung genügt aber nicht eine Verletzung außerhalb des Thorax, wenn nicht ein längeres, den Allgemeinzustand schädigendes Krankenlager durch den Unfall bedingt wurde, so daß diese Schädigung geeignet war, die allgemeine Widerstandskraft deutlich zu beeinträchtigen. Die Aktivierung muß sich aber während oder in direktem Anschluß an diese Beeinträchtigung des Allgemeinzustandes nachweisen lassen. Knochenbrüche der unteren Extremitäten, die eine längere Ruhigstellung erfordern, haben nach meiner Erfahrung durch die erzwungene allgemeine Körperruhe sogar oft einen günstigen Einfluß auf die Rückbildung einer aktiven Lungentuberkulose. Entsteht allerdings an der Stelle eines Knochenbruches oder einer schweren Gewebsschädigung in den ersten zwei Jahren eine Tuberkulose, dann müßte man die Ansiedlung der Tuberkelbakterien am locus minoris resistentiae als Unfallfolge anerkennen (vgl. Bd. I., S. 204 ff.). Betrifft ein schweres Trauma den Brustkorb, oder wird die Lunge gar selbst verletzt, dann kann eine ruhende Tuberkulose aktiviert werden. Aber auch hier muß die Aktivierung der Tuberkulose eingetreten sein, ehe die Folgen des Traumas abgeheilt sind. Eine gute Röntgenaufnahme sollte deshalb bei jeder Brustkorbverletzung, sobald es die Umstände erlauben, angefertigt werden. Eine Kontrolle nach Beseitigung der Unfallfolgen erleichtert die Beurteilung entscheidend.

Oft werden Hämoptysen oder Spontanpneumothoraxes, die sich während der Arbeit oder auf dem Wege zur oder von der Arbeitsstätte ereignen, zur Veranlassung, Unfallrente zu beanspruchen. Sowohl Hämoptysen wie Spontanpneumothoraxes treten bei und ohne Tuberkuloseerkrankung der Lunge sowohl im Schlaf wie bei jeder Tätigkeit auf. Ein Unfall kann nur dann als Ursache anerkannt werden, wenn nachweislich eine sichtbare schwerere Traumatisierung des Brustkorbes stattfand. Zeichen eines Blutergusses oder Rippenfrakturen wird der Durchgangsarztbefund enthalten oder sich in den ersten Tagen nach dem Unfall feststellen lassen müssen. War aber kein Arzt zugezogen, dann kann die Wahrscheinlichkeit eines ursächlichen Zusammenhangs zwischen Unfall und Tuberkulose später kaum ausgesprochen werden.

Bei diesen Unfällen wird man die Tuberkulose nur im Sinne der Verschlimmerung anerkennen können; meist wird bei einer zweckentsprechenden Behandlung mit den heute zur Verfügung stehenden Medikamenten auch der Krankheitszustand vor dem Unfall wieder erreicht werden können und damit nach einiger Zeit auch die Berentung von Unfallfolgen nicht mehr notwendig sein.

Lungentuberkulose als Wehrdienstbeschädigung

Auch im Frieden bedeutet der Wehrdienst eine Belastung, die durch oft ungewöhnliche körperliche Leistung, Ernährungsumstellung und Kasernierung gegeben ist. Dabei spielen auch psychische Belastungen durch die Trennung von der Familie, Heimweh und finanzielle Sorgen, besonders bei sensiblen Menschen eine Rolle. Diese Gegebenheiten können durchaus eine ruhende Tuberkulose aktivieren oder eine aktive Tuberkulose vorübergehend oder dauernd verschlimmern. Es muß deshalb das Ziel jeder Musterung sein, besonders gefährdete Menschen, wie Träger einer nachweisbaren Tuberkulose, auch wenn sie inaktiv ist, oder solche, die wegen aktiver Tuberkulose in Behandlung waren, vom Wehrdienst fernzuhalten. Eine Röntgenaufnahme oder wenigstens ein Schirmbild bei der Einstellung zum Wehrdienst bietet die beste Möglichkeit, eine unbekannte Tuberkulose zu entdecken. Eine solche Röntgenaufnahme muß unter allen Umständen bis zu drei Jahren nach Beendigung des Wehrdienstes aufbewahrt werden. Bei solchen Massenuntersuchungen kommt es auch immer wieder vor, daß die

Einstellungsröntgenaufnahme auch von einem Lungenfacharzt als o. B. befundet wird und bei der Entlassungsuntersuchung plötzlich ein Befund festgestellt wird, der retrospektiv sich schon bei der Einstellung nachweisen läßt. Blieb der Befund während des Wehrdienstes unverändert, dann entfällt auch ein Ersatzanspruch. Hat sich aber der Befund verschlechtert, dann ist Wehrdienstbeschädigung im Sinne der vorübergehenden Verschlimmerung oder gar dauernden Verschlimmerung anzuerkennen.

Bei Kleinformaten des Schirmbildes können, wenn ein geringer Befund unter die Knochensummationsschatten fällt, gelegentlich Zweifel entstehen, ob wirklich bei der Einstellung schon ein pathologischer Befund vorlag. Hier hat sich mir immer zur Bestätigung des eigenen Befundes bewährt, einen erfahrenen Kollegen, der noch keine Kenntnisse der Akten oder des späteren Befundes hat, das erste Schirmbild beschreiben zu lassen. Wenn dann der Anfangsbefund bestätigt wird, ist man sicher, keiner Autosuggestion unterlegen zu sein. Wenn diese Bedingungen erfüllt sind, dann wird es keine Schwierigkeiten für den Gutachter geben, eine während des Wehrdienstes oder unmittelbar nach dessen Beendigung festgestellte Tuberkulose richtig zu beurteilen.

Große Schwierigkeiten hat uns die Beurteilung der Ansprüche auf Anerkennung der Tuberkulose als WdB während und nach den beiden Weltkriegen bereitet.

War die Tuberkulose während des Kriegsdienstes oder der Gefangenschaft nachweislich entstanden, so war die Wahrscheinlichkeit des Zusammenhangs zu bejahen, wenn Aktenunterlagen aus den Kriegsarchiven vorlagen oder die Tuberkulose unmittelbar oder wenigstens in den ersten zwei Jahren nach Beendigung des Kriegsdienstes bzw. der Gefangenschaft festgestellt wurde. Je weiter wir aber von dieser Zeit abrücken, um so weniger wird man Zusammenhänge bejahen können. Sind Symptome aktenkundig, die retrospektiv eine Tuberkulose während des Wehrdienstes wahrscheinlich machen, dann ist der Zusammenhang ebenfalls noch im Wahrscheinlichkeitsbereich. Ich rechne hierzu besonders eine Pleuritis exsudativa, die zu Punktionen führte, da sie ja meist ein Initialsymptom der Tuberkulose ist. Wenn Röntgenaufnahmen unterblieben sind, können auch rezidivierende Grippen, die zu Lazarettbehandlungen oder Beobachtungen führten, gelegentlich auch rezidivierende Magenbeschwerden, als Symptom einer beginnenden Tuberkulose gedeutet werden. Sind diese Symptome aber nicht bei der ersten Untersuchung angegeben worden und nicht in den Krankengeschichten bereits verankert, sondern werden erst von Untersuchung zu Untersuchung an Zahl vervollständigt, dann verlieren diese Angaben an Bedeutung und können nicht geeignet sein, größere Intervalle zwischen Kriegsdienst und Tuberkulosefeststellung zu überbrücken. Auch Kameradenbescheinigungen sind nicht selten suggeriert und deshalb nur unter großem Vorbehalt zu verwerten. Ärztliche Bescheinigungen sollten nur bei vorhandenen einwandfreien und lückenlosen Kartotheken gegeben werden, denn auch der Arzt ist in seinem Erinnerungsvermögen Täuschungen unterworfen und kann sich leicht über den Zeitpunkt irren, wann der Patient ihm Angaben über bestimmte Ereignisse gemacht hat. Besonders vorsichtig muß man sein, wenn bereits die Zwei-Jahres-Grenze nach Beendigung des Krieges oder der Gefangenschaft überschritten ist, hier müssen schon nachweisliche Schädigungen bei der Entlassung vorhanden gewesen sein, die die Abwehrkraft gegen eine Tuberkuloseinfektion entscheidend verschlechterten, wie schwere Dystrophie, schwere Allgemeinerkrankungen oder Fisteln mit starker eitriger Sekretion. Man sollte auch bei der Begutachtung nicht vergessen, daß für die Gesamtbevölkerung in den ersten Jahren nach dem Kriege eine quantitative und besonders qualitative Unterernährung bestand, die die Morbidität und Mortalität der Tuberkulose zu dem höchsten Gipfel ansteigen ließ. Verletzungen von Organen, die einen Dauerschaden mit ständiger Störung des Allgemeinzustandes und damit der Resistenzlage gegen Tuberkulose zur Folge haben, können eine Tuberkuloseinfektion oder Verschlimmerung auch nach Jahren bedingen, so daß hier der Zusammenhang bejaht werden muß.

Nicht selten werden *Brustkorbverletzungen* für spätere Tuberkulosen verantwortlich gemacht. STEFFENS hat durch eine umfassende Statistik bewiesen, daß abgeheilte Lungen- und Brustkorbverletzungen keine tuberkulosebegünstigende Wirkung haben. Dies entspricht auch unserer Erfahrung bei der immer häufiger werdenden Thoraxchirurgie der Nachkriegszeit. Bei den seltenen Fällen, in denen es im Anschluß an eine Verletzung zu lang anhaltenden Eiterungen und Empyembildung gekommen ist, wird man den Zusammenhang mit einer sekundären Tuberkulose anerkennen können. Auch wenn in unmittelbarer Umgebung eines *Stecksplitters* eine Tuberkulose später nachgewiesen wird, ist der Zusammenhang mit der Infektion als locus minoris resistentiae wahrscheinlich. ADELBERGER hat einen solchen Fall beschrieben.

Ist die Tuberkulose während des Wehrdienstes entstanden und als solche anerkannt, dann müssen auch alle Folgen und späteren Schübe als WdB anerkannt werden. Das gleiche gilt, wenn die Tuberkulose im Sinne der richtunggebenden Verschlimmerung anerkannt ist.

Hat eine Tuberkulose aber schon vor dem Wehrdienst bestanden und die während des Wehrdienstes entstandene Aktivierung bildet sich zurück bzw. kommt zum Stillstand, dann kann nur die Differenz zwischen der vor der Reaktivierung und nach der Reaktivierung bestehenden MdE entschädigt werden.

Die Einschätzung bei der Tuberkulose

Jede offene und jede aktiv fortschreitende Tuberkulose bedingt eine Minderung der Erwerbsfähigkeit von 100 %.

Auch wenn die Aktivität der Tuberkulose nicht mehr sicher nachweisbar ist, besteht die Gefahr einer Reaktivierung noch einige Zeit weiter und wird erst, je nach dem Ausgangsbefund, mit zunehmendem Abstand vom Zeitpunkt der Aktivität langsam geringer werden. Dementsprechend ist auch in der Begutachtung die Minderung der Erwerbsfähigkeit zu beurteilen. Bei der Entscheidung über *noch bestehende Aktivität* ist besonderer Wert auf eine sorgfältige Überprüfung aller subjektiven und objektiven Aktivitätszeichen zu legen. Da der Nachweis von Tuberkelbakterien während und direkt nach der spezifischen medikamentösen Behandlung schwierig ist, kann man sich nicht nur mit der mikroskopischen Untersuchung begnügen, sondern muß Sammelsputum auch kulturell und in zweifelhaften Fällen im Tierversuch überprüfen. Auch die Untersuchung des Magensaftes und noch besser des gezielt abgesaugten Bronchialsekretes ist zur Klärung oft nicht zu entbehren. Steht der Patient noch in tuberkulostatischer Behandlung, dann ist vor Anlegen der Kultur und des Tierversuches möglichst die Behandlung für acht bis zehn Tage auszusetzen. Die Blutsenkung, der Blutstatus und die Temperatur sind für sich allein nicht beweisend, aber im Rahmen des Gesamtbildes wichtige Hilfsmittel zur Beurteilung der Aktivität. Langsamer, aber anhaltender Gewichtsverlust ist immer verdächtig. Katarrh über den erkrankt gewesenen

Lungengebieten kann durch Bronchialveränderungen bedingt sein, man sollte im Zweifelsfalle immer durch eine Bronchoskopie eine aktive Bronchialtuberkulose ausschließen. Erklärt der Röntgenbefund einen positiven Bakterienbefund nicht, dann sollte man nicht nur an Simulation denken, sondern auch ein Bronchialulkus unter allen Umständen durch Bronchoskopie ausschließen. Zarte Ringschatten können auch durch Emphysemblasen bedingt sein, gereinigte Kavernen kann man nur nach längerer Beobachtung zu den inaktiven Tuberkulosen rechnen. Bei Operationspräparaten findet der Pathologe nur allzuhäufig aktive Herde in den Wänden der sogenannten gereinigten Kaverne. Über einen längeren Zeitraum angefertigte Röntgenaufnahmen sind zur vergleichenden Betrachtung bei der Beurteilung einer Inaktivität und zur Festsetzung der Höhe der MdE unbedingt erforderlich. Wenn wir einerseits fordern müssen, daß bei konstantem Röntgenbefund nur eine längere Beobachtung den Entscheid über sichere Inaktivität zuläßt, so muß der Gutachter andererseits aber auch die Möglichkeit haben, ohne röntgenologischen Befund auf Grund langzeitiger Beobachtung die Inaktivität als gesichert zu betrachten, um dementsprechend auch die Mind. d. Erwerbsf. günstiger zu beurteilen.

Das Landessozialgericht Schleswig hat dementsprechend folgendes Urteil gefällt:

Ist aus Anlaß des Übergangs einer aktiven (Lungen) Tuberkulose in eine inaktive die MdE wegen wesentlicher Änderung der Verhältnisse herabgesetzt worden und dauert die Inaktivität der Tuberkulose längere Zeit – etwa fünf Jahre – ohne Rückfälle an, so kann die damit eingetretene klinische Heilung eine weitere wesentliche Veränderung der Verhältnisse im Sinne der § 62 B. V. G. darstellen. 1962 Az.: § R. V. 590/59.

Das Landessozialgericht Nordrhein-Westfalen hat ein ähnliches Urteil gefällt Ust. v. 7. 2. 62 L8 V. 550/58.

Ist der Endzustand einer *inaktiven* Tuberkulose erreicht, dann werden die *funktionellen* Ausfälle Minderung der Erwerbsfähigkeit bedingen. Pleuraverschwartungen nach Pneumothorax und Exsudat, vikariierendes Emphysem, Verziehungen bedingen häufig deutliche Funktionseinschränkungen. Die Einschränkung der Zwerchfellbeweglichkeit hat einen entscheidenden Einfluß auf die Lungenfunktion. Narbige Veränderungen geringen Grades in der Lunge schränken im allgemeinen nur wenig die Funktion ein. Eine spirometrische bzw. ergospirometrische Untersuchung läßt gute Schlüsse zu, wenn der Untersuchte nicht durch gewollte Passivität eine objektive Untersuchung verhindert. Im Zweifelsfalle gibt die Blutgasanalyse objektivere Befunde (s. a. S. 418).

Nach Anlage eines indizierten *Pneumothorax* oder einer *Pneumolyse* wird man ein Jahr Erwerbsunfähigkeit begutachten müssen.

Auch nach *Lungenresektion* wird nur in seltenen Fällen vor einem Jahr eine regelmäßige Arbeit aufzunehmen für den Patienten verantwortlich sein. Die Mind. d. Erwerbsf. wird anschließend stufenweise gesenkt werden müssen. Etwa zwei bis drei Jahre nach einer Lungenresektion wird man eine weitere Besserung der MdE kaum noch erwarten können, und es kann dann der endgültige Funktionsverlust im Gutachten festgelegt werden. Dabei sollen die nachfolgenden Zahlen nur einen Anhaltspunkt für die Einschätzung der MdE geben.

Der Verlust eines oder zweier Segmente wird eine dauernde MdE von 30 % meistens nicht unterschreiten. Der Verlust des ganzen Oberlappens rechts 40 %, links meistens 50 %. Der Verlust der ganzen linken Lunge 50–60 %, der Verlust der ganzen rechten Lunge kaum unter 70 %, oft aber auch mehr.

Tuberkulose und Karzinom

Die ständige Zunahme des Bronchialkarzinoms birgt auch die Wahrscheinlichkeit in sich, daß ein Tuberkulöser zusätzlich an Bronchialkarzinom erkrankt, denn auch der Tuberkulöse ist im allgemeinen denselben Ca.-fördernden Schädigungen ausgesetzt wie die Gesamtbevölkerung. Auch wir haben bei einigen unserer wegen aktiver Tuberkulose in Behandlung befindlichen Patienten zusätzliche Karzinome festgestellt. Trotzdem wird an den Gutachter immer wieder die Zusammenhangsfrage gestellt, wenn nach einer entschädigungspflichtigen Tuberkulose später auch ein Karzinom festgestellt wird. Zunächst wird es immer notwendig sein, mikroskopisch festgestellte säurefeste Stäbchen kulturell oder im Tierversuch als Tuberkelbakterien zu bestätigen, da gerade beim Karzinom, wenn es zerfällt, nicht selten saprophyte säurefeste Stäbchen im Sputum gefunden werden. Bei frischen Tuberkulosen wird ein Zusammenhang mit Karzinom nicht anzuerkennen sein. Entsteht in einer längere Zeit bestehenden Kaverne mit ständiger Sekretion ein Karzinom, dann darf man den Zusammenhang als wahrscheinlich ansehen. Das gleiche gilt auch noch für den Drainagebronchus. Diesen Standpunkt vertreten zahlreiche Autoren wie SCHWARTZ, KAHLAU, MEYER, MÜLLER, GRÄFF, FRIEDEL u. a. Aber es gibt auch im Schrifttum zahlreiche gegenteilige Meinungen, die eine Wahrscheinlichkeit nicht für überzeugend halten, wie UEHLINGER und BLANGEY und ROKITANSKY. Bei dem tuberkulösen Narbenkrebs wird man bei der Anerkennung noch zurückhaltender sein müssen, wenn es auch hier Autoren gibt, die den Zusammenhang bejahen (LÜDERS, THEMEL, DAHLMANN, LEICHER, POHL) (vgl. a. Bd. I, S. 264).

SCHRIFTTUM: ADELBERGER, Ärztliche Gutachtertätigkeit im Versorgungswesen. Bonn 1958 – BAADER, E. W., Klinische Grundlagen der sechsundvierzig meldepflichtigen Berufskrankheiten. München–Berlin 1960 – BAUER, M., Die entschädigungspflichtigen Berufskrankheiten. Leipzig 1953 – BRÄUNING, H., Beginn der Lungentbc. beim Erwachsenen. Leipzig 1941 – BREU, K., Über den Zusammenhang zwischen Lungenverwundung und Lungentuberkulose. Tuberkulosearzt 412 (1948) – BLITTERSDORF, Beitr. Klin. Tuberk. 116, 241 (1956) – BRECKE, F., Über Primärtuberkulose bei Soldaten. Z. Tuberk. 88, 164–171 – BRINKMANN, Dtsch. med. Wschr. 1, 41 (1958) – DAHLMANN, J., Fortschr. Röntgenstr. 75, 628 (1951) – DANIELS et al., Tbc in young adults. Report on the Tbc. Jenevey. London 1935–1944 – DEIST und KRAUS, Die Tuberkulose, ihre Erkrankung und Behandlung. Stuttgart 1951 – FAASS, Zur Frage der Lungentuberkulose als Berufserkrankung des Pflegepersonals. Dtsch. med. Wschr. 792 (1952) – FRIEDEL, H., Diagnostik der Lungentuberkulose und andere Lungenkrankheiten. Berlin 1960 – GRÄFF, S., Ergebnisse der gesamten Tuberkuloseforschung, Bd. 7. Stuttgart 1935 – HARRFELD, H. P., Beitrag zum Thema Trauma und Tuberkulose. Med. Klin. 614 (1952) – ICKERT, F., Tuberkulose und Trauma. Ergebnisse der gesamten Tuberkuloseforschung, Bd. 8, S. 158 – ICKERT, F., Über die Superinfektion bei Tuberkulose. Tuberkulosearzt 6, 396 (1952) – ICKERT, F., Tuberkulose und Berufskrankheit. Ergebnisse der gesamten Tuberkuloseforschung, Bd. 8, S. 211 – JENSEN, E., Medizinisch-klinische Erfahrungen über die Tuberkulose als Berufskrankheit durch Laborinfektionen. Tuberkulosearzt 7 (1959) – JENSEN, E., Die Begutachtung der Tuberkulose im Rahmen der Unfallversicherung. Tagungsbericht zum 9. Kongreß der Südd. Tbc. Ges. 1959 – KAHLAU, G., Ergebn. allg. Path. path. Anat. 37, 258 (1954) – KOCH, O., Zur Tuberkuloseberufserkrankung der Ärzte, besonders der Pathologen. Tuberkulosearzt 498 (1951) – KREUSER, F., Über Tuberkulose bei Krankenpflegepersonen während der Nachkriegsepidemie. Beitr. Klin. Tuberk. 106, 35 (1951) – LEHMANN, E., Tuberkulose und Wehrdienstbeschädigung. Dtsch. med. Wsch. 76, 56 (1951) – LEICHER, F., Münch. med. Wschr. 98 (1956) – LÜDERS, G., Virchows Arch. path. Anat. 325 (1954) – Medizinische Begutachtung in der Rentenversicherung. Verband Deutscher Rentenversicherungsträger – MEISSNER, G., Tuberkulosearzt 2, 74 (1959) – MEYER, H., Ärztl. Wschr. 13, 337 (1958) – MÜLLER, A., Ärztl. Wschr. 13, 674 (1958) – MÜLLER, R. W., Der Tuberkuloseablauf im Körper. Stuttgart 1952 – POHL, R., Fortschr. Röntgenstr. 92, 267 (1960) – REDEKER und WAL-

TER, O., Entstehung und Entwicklung der Lungenschwindsucht des Erwachsenen. Leipzig 1928 – REDECKER, Dtsch. med. Wschr. 204 (1924) – RICKMANN, L., in: Das ärztliche Gutachten im Versicherungswesen. München 1955 – RÖSSELE, R., Schweiz. med. Wschr. 73 (1934) – SCHÜTTMANN, W., Die gutachterliche Beurteilung der Beziehung zwischen Lungentuberkulose und Lungenkrebs. Dtsch. GesundhWes. 25 (1963) – SCHWARTZ, P., Beitr. Klin. Tuberk. 103, 192 (1950) – STEFFENS, W., Verletzungen der Lungen und des Brustkorbes. Stuttgart 1951 – STEINBRÜCK, P., Z. Tuberk. 115, 62, 235 (1961) – UHLINGER, E., Beitr. Klin. Tuberk. 90, 339 (1939) – WAGNER, R. u. D. KÖRNER, Die entschädigungspflichtigen Berufskrankheiten, Arbeit u. Gesundheit 82 (1968) – WURM, Lungenkrebs und Lungentuberkulose. Hippokrates 33. Jg., H. 19 – WURM, Handbuch der Tuberkulose. Leipzig 1943.

MIX
Papier aus verantwortungsvollen Quellen
Paper from responsible sources
FSC® C105338

If you have any concerns about our products,
you can contact us on
ProductSafety@springernature.com

In case Publisher is established outside the EU,
the EU authorized representative is:
**Springer Nature Customer Service Center GmbH
Europaplatz 3, 69115 Heidelberg, Germany**

Printed by Libri Plureos GmbH
in Hamburg, Germany

Das ärztliche Gutachten im Versicherungswesen

Das ärztliche Gutachten im Versicherungswesen

Dritte, völlig neubearbeitete Auflage

Herausgegeben von

A. W. Fischer, R. Herget, G. Mollowitz

Redaktion: M. Reichenbach

*Band II: Begutachtung der Unfallfolgen
und Berufskrankheiten
Innere Medizin · Neurologie · Psychiatrie
Frauenheilkunde · Strahlenschäden*

Volume II

Springer-Verlag Berlin Heidelberg GmbH

Eine Markenbezeichnung kann warenrechtlich geschützt sein,
auch wenn in diesem Buch ein Hinweis auf etwa bestehende Schutzrechte fehlt

Erklärung der Abkürzungen siehe Seite 803

ISBN 978-3-642-86039-3   ISBN 978-3-642-86038-6 (eBook)
DOI 10.1007/978-3-642-86038-6
© 1969 Springer-Verlag Berlin Heidelberg
Ursprünglich erschienen bei Johann Ambrosius Barth München 1969
Softcover reprint of the hardcover 3rd edition 1969
Alle Rechte, auch die des auszugsweisen Nachdrucks,
der photomechanischen Wiedergabe und der Übersetzung vorbehalten
Gesamtherstellung: Graphische Werkstätten Kösel, Kempten

Vorwort zur 3. Auflage

Seit dem Erscheinen der 2. Auflage dieses Buches ist mehr als ein Jahrzehnt vergangen. Diese Zeit hat zahlreiche neue Erkenntnisse auf dem Boden von Grundlagenforschungen gebracht, die sich auf alle Gebiete ärztlichen Handelns ausgewirkt haben, auch auf die Tätigkeit des Arztes als Gutachter. So wurde auch unabhängig davon, daß die vorausgegangene Auflage vergriffen war, eine Neuauflage notwendig. Bei dieser Neuauflage mußten viele Kapitel neu bearbeitet werden, bei manchen genügte eine Anpassung an neuere Erkenntnisse, wiederum andere Kapitel mußten aufgeteilt und manche neu hinzugefügt werden. Im Gegensatz zur letzten Auflage, wo Fragen allgemein rechtlicher Natur nur kurz zusammenfassend berührt worden waren, schien es sinnvoll, von berufener Seite jetzt auch die Grundlagen der juristischen Fragestellungen behandeln zu lassen, welche dem Arzt zur Beantwortung vorgelegt werden.

Die Abgrenzung der einzelnen Kapitel gegeneinander brachte gewisse Schwierigkeiten, wir mußten erkennen, daß ganz klare Grenzlinien hier nicht zu ziehen sind und daß man Überschneidungen in Kauf nehmen muß. Wir glauben nicht, daß der Wert des Buches dadurch beeinträchtigt wird, wenn gleiche Fragestellungen von verschiedenen Autoren behandelt werden, auch dann nicht, wenn diese Autoren in ihrer Auffassung nicht ganz in allem übereinstimmen. Die persönliche Erfahrung ist für den Gutachter in vielen Fällen ausschlaggebend, und so kann es nicht ausbleiben, daß eben diese persönlichen Erfahrungen bei verschiedenen Gutachtern verschiedenartig sind. Es kann auch nicht verkannt werden, daß hinsichtlich der Entstehungs- und Entwicklungsbedingungen sehr vieler Krankheiten zahlreiche Fragen offen bleiben müssen. Auch die Herausgeber werden nicht mit allen Ansichten der Kapitelbearbeiter übereinstimmen; das ist sicher kein Schaden. Wenn es von der Wissenschaft heißt, daß alles im Fluß ist, so gilt das auch für den Gutachter. Auch er sollte sich vor Augen halten, daß man hinsichtlich des Begriffes »gesicherte Erkenntnisse« vorsichtig sein soll.

Das Buch soll ein Berater sein für den Arzt, ein Berater aber auch für den Juristen und den Verwaltungsbeamten. Es mag sein, daß gerade aus dem Kreis der Juristen und Verwaltungsbeamten von uns Ärzten in manchen Dingen klarere Formulierungen erwartet werden. Die uns gestellte Frage mit »ja« oder »nein« zu beantworten, bringt uns oft in sehr große Verlegenheit, eben weil alles biologische Geschehen, dazu gehört auch der Unfallkomplex, etwas sehr Vielschichtiges ist. Der Jurist macht es sich oft leicht, wenn er uns die Frage stellt, ob dieses oder jenes im Gesamtgeschehen »wesentlich« oder »unwesentlich« gewesen sei. Solche Fragen sind leicht formuliert; die Beantwortung kann Gewissensqual sein.

An die Stelle des verstorbenen Prof. MOLINEUS, Andernach ist Prof. MOLLOWITZ, Moers in das Herausgeberkollegium eingetreten. Viele unserer früheren Mitarbeiter entriß uns der Tod, so daß neue Bearbeiter für die verwaisten Kapitel gewonnen werden mußten.

Wir hoffen, daß das Werk – wie in den früheren Auflagen – von allen, die sich mit Fragen der Begutachtung zu befassen haben, gut aufgenommen werden wird.

Frühjahr 1969   Die Herausgeber

Inhaltsverzeichnis

Begutachtung der Unfallfolgen und Berufskrankheiten

Innere Medizin – Neurologie – Psychiatrie – Frauenheilkunde – Strahlenschäden

Prof Dr. med. ADOLF SCHRADER, Chefarzt der II. Medizinischen Abteilung des Städtischen Krankenhauses München-Harlaching und Prof. Dr. med. OTTO STOCHDORPH, Vorsteher der Abteilung für Neuropathologie beim Pathologischen Institut der Universität München

Die gedeckten Schädel-Hirntraumen vom internistisch-neurologischen Standpunkt . . . 17

Dr. med. FRIEDER LÁHODA, II. Medizinische Abteilung des Städtischen Krankenhauses München-Harlaching und Prof. Dr. med. OTTO STOCHDORPH, Vorsteher der Abteilung für Neuropathologie beim Pathologischen Institut der Universität München

Traumatische Rückenmarksschädigungen 35

Prof. Dr. med. ADOLF SCHRADER, Chefarzt der II. Medizinischen Abteilung des Städtischen Krankenhauses München-Harlaching

Erkrankungen und Schädigungen des peripheren Nervensystems 43

Prof. Dr. med. HANS GRAHMANN, Oberarzt der Psychiatrischen und Nervenklinik der Universität Kiel

Nichtentzündliche Nervenkrankheiten 67

    Hirngeschwülste 68
    Subarachnoidalblutungen. Intrakranielles Aneurysma 70
    Zerebrale Gefäßprozesse 73
    Pachymeningitis haemorrhagica interna 75
    Syringomyelie 77
    Spinale Systemerkrankungen 78
    Parkinson, Parkinsonismus, extrapyramidale Hyperkinesen 80
    Zerebrale Dauerschäden nach schwerer Dystrophie 83
    Erlebnisbedingte Spätschäden nach Verfolgung 86

Prof. Dr. med. EWALD FRICK, Oberarzt an der Nervenklinik der Universität München

Die entzündlichen Nervenkrankheiten 89

    Bakterielle Infektionen 89
    Neurolues 96
    Leptospirosen 101
    Rickettsiosen 102
    Die Pilzinfektionen des Nervensystems 106
    Parasitäre Erkrankungen 106
    Virusinfektionen 109
    Multiple Sklerose 119
    Impfschäden 122

Dr. med. FRIEDER LÁHODA, II. Medizinische Abteilung des Städtischen Krankenhauses München-Harlaching und Prof. Dr. med. ADOLF SCHRADER, Chefarzt der II. Medizinischen Abteilung des Städtischen Krankenhauses München-Harlaching

Myopathien 133

Prof. Dr. med. RICHARD JUNG, Direktor der Neurologischen Universitätsklinik mit Abteilung für Neurophysiologie, Freiburg i. Br. und Dr. med. RUDOLF W. MEYER-MICKELEIT, Oberarzt des Sanatoriums Christophsbad, Göppingen

Epilepsie 147

    Klinische Formen der Epilepsien 147
    Die genuine Epilepsie und die epileptische Anlage 150
    Die traumatische Epilepsie 151
    Klinische Diagnose der Epilepsie 155
    Hilfsmethoden des Laboratoriums zur Diagnose der Epilepsien 158

        Das Electrencephalogramm (EEG) 158 – Die neuroradiologischen Untersuchungsmethoden 165

    Die gutachtliche Beurteilung der Epilepsien 165
    Begutachtung der Führerscheineignung 170

Prof. Dr. med. W. SCHULTE, Direktor der Universitäts-Nervenklinik Tübingen und Priv.-Doz. Dr. med. W. MENDE, Oberarzt der Universitäts-Nervenklinik Tübingen

Endogene Psychosen 177

    Zusammenhangsgutachten 178
    Begutachtung der Arbeits-, Berufs- und Erwerbsfähigkeit 190

Inhaltsverzeichnis 9

Prof. Dr. med. WALTER DÖHNER, Direktor des Landeskrankenhauses Schleswig

Die psychoreaktiven Erscheinungen 193

    Einleitung und Begriffsbestimmungen 193
    Akute Reaktionen nach Unfällen und entschädigungspflichtigen Ereignissen (Schreckreaktionen) 198
    Aufbau und Erkennung psychoreaktiver Entwicklungen 200
    Entschädigungspflicht und Krankheitswert psychoreaktiver Erscheinungen 204
    Simulation und Selbstbeschädigung 207
    Suchten 210
    Selbsttötung 211

Prof. Dr. med. ERICH KUHN, Oberarzt an der Medizinischen Universitäts-Poliklinik Heidelberg

Herz und Kreislauf 217

    Allgemeine Vorbemerkungen 217
    Diagnostisches Vorgehen 217
    Bedeutung von Funktionsprüfungen zur Beurteilung Herz- und Kreislaufkranker . . 218
    Herzinsuffizienz (allgemeine Stellungnahme) 219
    Angeborene Herzkrankheiten 220
    Erworbene Herzkrankheiten 222

        Entzündliche Erkrankungen des Perikards 222 – Entzündliche Erkrankungen des Myokards 223 – Entzündliche Erkrankungen des Endokards 223 – Herzklappenfehler 224

    Ischämische Herzerkrankungen 227
    Kardiopathien unklarer Genese 230
    Herz- und Kreislaufschäden nach stumpfer Gewalteinwirkung 230
    Herz- und Kreislaufschädigungen durch Elektrizität und Blitzschlag 232
    Herz- und Kreislaufschädigungen durch chemische Noxen 234
    Herz- und Kreislaufschädigungen durch Wärme, Kälte und Nässe 240
    Herz- und Kreislaufschädigungen nach Überanstrengung 243
    Vegetative Herz- und Kreislaufstörungen 246

Prof. Dr. med. GOTTHARD SCHETTLER, Direktor der Ludolf-Krehl-Klinik Heidelberg und Priv.-Doz. Dr. med. WOLFGANG PIPER, Oberarzt der Ludolf-Krehl-Klinik Heidelberg

Die essentielle Hypertonie 251

    Messung des Blutdruckes 253

        Fehlerquellen der Messung 254

    Die Abhängigkeit des Blutdruckes von Alter und Geschlecht 255
    Der normale Blutdruck und die Abgrenzung der Hypertonie 257

Zur Ätiologie und Pathogenese der essentiellen Hypertonie 262

> Heredität 262 – Ernährung und Körpergewicht 264 – Körperliche Arbeit 265 – Psychische Faktoren 265 – Geographische Faktoren 267 – Arteriosklerose und essentielle Hypertonie 268

Diagnose und Differentialdiagnose 270
Verlauf und Komplikationen der essentiellen Hypertonie 273
Die Prognose der essentiellen Hypertonie 275
Traumatischer Hochdruck 281
Die Beurteilung Hochdruckkranker 286

Prof. Dr. med. HANS-ERHARD BOCK, Direktor der Medizinischen Universitätsklinik Tübingen; Priv.-Doz. Dr. med. JÜRGEN GAYER, Chefarzt der Inneren Abteilung des Rot-Kreuz-Krankenhauses Bremen; Prof. Dr. med. HANS-PETER MISSMAHL, Oberarzt der Medizinischen Universitätsklinik Tübingen und Prof. Dr. med. HELLMUT NIETH, Chefarzt der Inneren Abteilung der Städtischen Krankenanstalten Fulda

Doppelseitige hämatogene Nierenerkrankungen 293

Glomeruläre Nierenerkrankungen 294

> Akute diffuse Glomerulonephritis 295 – Nicht durch Streptokokken bedingte akute diffuse Glomerulonephritiden 298 – Nierenamyloidose 307 – Periarteriitis (Polyarteriitis) nodosa 309 – Sklerodermie 310 – Purpura rheumatica 310 – Verlauf und Prognose der akuten diffusen Glomerulonephritis 312

Pyelonephritis 323

> Pathogenese und Klinik 323 – Chronische Pyelonephritis 327 – Diagnostische Maßnahmen 336 – Beurteilung des Zusammenhanges mit schädigenden Einflüssen 341 – Die Höhe der Minderung der Erwerbsfähigkeit 342

Akutes Nierenversagen 347

> Klinik des akuten Nierenversagens 347 – Pathologisch-anatomische Befunde und Pathogenese 352 – Verlauf und Prognose des akuten Nierenversagens 353 – Todesursachen beim akuten Nierenversagen 353 – Beurteilung der Arbeitsfähigkeit bei und nach akutem Nierenversagen 354 – Erwerbs- und Berufsunfähigkeit nach akutem Nierenversagen 355 – Beurteilung des ursächlichen Zusammenhanges 356

Prof. Dr. med. ADOLF SCHRADER, Chefarzt der II. Medizinischen Abteilung des Städtischen Krankenhauses München-Harlaching und Dr. med. WILHELM WALCHNER, Oberarzt an der II. Medizinischen Abteilung des Städtischen Krankenhauses München-Harlaching

Rheumatische Krankheitsbilder 363

Das rheumatische Fieber, die Polyarthritis rheumatica acuta 368
Die rheumatische Karditis 371

Zur Begutachtung der primär-chronischen Polyarthritis 384
Zur Diagnose und Differentialdiagnose 388
Ätiologie und gutachtliche Beurteilung 390
Therapeutische Kriterien 394

Prof. Dr. med. JOHANNES SEUSING, Chefarzt der Medizinischen Klinik im Krankenhaus der Henriettenstiftung, Hannover

Erkrankungen der Lunge und des Rippenfelles mit Ausnahme der Staublungenerkrankungen und der Tuberkulose 399

Bronchitis 399
Die Bronchiektasen 400
Zystische Veränderungen der Lunge 402
Stenosen der Trachea und der Bronchien 402
Asthma bronchiale 403
Lungenblutung 405
Pneumonie 405
Flüchtiges, eosinophiles Lungeninfiltrat (Löffler-Syndrom) 407
Lungenmykose 407
Lungenabszeß und Lungengangrän 408
Lungenzirrhose 408
Lungenfibrose 408
Lungenemphysem 409
Atelektase 410
Lungenstauung und Lungenhypostase 411
Lungenödem 411
Lungenembolie 412
Thrombose der Lungenarterie 414
Pleuritis 414
Hydrothorax 414
Chylothorax 415
Hämatothorax 415
Pleuraschwarte 415
Pneumothorax 416
Lungentumoren 416
Parasitäre Lungenerkrankungen 417
Lungenfunktionsbeurteilung 417

Dr. med. HELMUT BECKMANN, Chefarzt der Inneren Abteilung und ärztlicher Direktor des Knappschaftskrankenhauses Essen-Steele

Quarzstaublungenerkrankung (Silikose) 421

1. Das Emphysem und die Bronchitis 423 – 2. Quarzstaublungenerkrankung in Verbindung mit aktiver Lungentuberkulose (Siliko-Tuberkulose) 428

Dr. med. Wilhelm Lorbacher, Essen

Lungentuberkulose 431

    Lungentuberkulose als Berufskrankheit 433
    Die Tuberkulose als Betriebsunfall 435
    Trauma und Tuberkulose 435
    Lungentuberkulose als Wehrdienstbeschädigung 436
    Die Einschätzung bei der Tuberkulose 438
    Tuberkulose und Karzinom 440

Prof. Dr. med. Helmut Dennig, Chefarzt der 1. Inneren Abteilung des Karl-Olga-Krankenhauses Stuttgart

Infektionskrankheiten I 443

    Allgemeines 443
    Infektionskrankheiten 443
    Von Tieren auf Menschen übertragbare Krankheiten 446
    Wurmkrankheit der Bergleute, verursacht durch Ankylostoma duodenale oder Anguillula intestinale 450
    Tropenkrankheiten, Fleckfieber, Skorbut 451
    Die wichtigsten Infektionskrankheiten 454

        Angina und Pharyngitis 454 – Meningitis epidemica 455 – Salmonellosen 456 – Bakterienruhr 457 – Keuchhusten 457 – Brucellosis 458 – Diphtherie 458 – Tularämie 459 – Listeriose 459 – Leptospirosen 459 – Masern 460 – Röteln 460 – Pocken = Variola 461 – Varizellen 461 – Herpes zoster 461 – Parotitis epidemica 462 – Hepatitis infectiosa 462 – Infektiöse Mononukleose 464 – Katzenkratzkrankheit 464 – Grippe = Influenza 464 – Poliomyelitis 465 – Coxsackie-Virus-Infektionen 465 – Pseudogeflügelpest = Newcastlekrankheit 466 – Impfschädigungen 466

Prof. Dr. med. Werner Mohr, Chefarzt der klinischen Abteilung des Bernhard-Nocht-Instituts für Schiffs- und Tropenkrankheiten Hamburg

Infektionskrankheiten II 467

    Bakterielle Infektionen 467

        Lepra 467 – Milzbrand 468 – Pest 470 – Schweinerotlauf (Erysipeloid) 470 – Rotz 471 – Cholera asiatica 472

    Spirochätosen 473

        Frambösie (Yaws, Pian) 473 – Pinta 474 – Rückfallfieber (Febris recurrens, Relapsing fever) 475 – Sodoku (Rattenbißkrankheit) 476

    Rickettsiosen 477

        Fleckfieber (Typhus exanthematicus) 477 – Wolhynisches Fieber 479 – Q-Fieber 480

Virusinfektionen 481

Tollwut (Lyssa) 481 – Pappatacifieber 482 – Denguefieber 483 – Gelbfieber 484 – Ornithose 485 – Maul- und Klauenseuche 486

Protozoen-Erkrankungen 487

Malaria 487 – Schwarzwasserfieber 489 – Afrikanische Schlafkrankheit 490 – Chagas-Krankheit 491 – Toxoplasmose 491 – Leishmaniasen (Kala-Azar, Orientbeule, Südamerikanische Haut- und Schleimhautleishmaniase) 493 – Amöbenruhr 494 – Lambliase, Kokzidiose, Balantidiose 495

Wurminfektionen 497

Askarisinfektion 497 – Trichuriasis 497 – Ankylostomiasis 498 – Strongyloidesinfektionen 499 – Schistosomiasis (Bilharziose) 500 – Filariosen (Wuchereriainfektion, Loa-loa-Infektion, Onchozerkose) 501 – Drakunkulose 503 – Fasziolainfektion 503 – Clonorchisinfektion 504 – Fasziolopsisinfektion 504 – Paragonimusinfektion 504 – Echinokokkose 505 – Taeniainfektionen 506 – Zystizerkose 507 – Trichinose 507 – Infektion mit Diphyllobothrium latum 508 – Infektion mit Hymenolepis nana 509

Skorbut 509

Prof. Dr. med. HEINZ KALK, Kassel und Bad Kissingen

Krankheiten des Magen-Darm-Kanals, der Leber und Gallenwege 511

Ösaphagus 511
Magen 512

Gastritis 512 – Ulcus ventriculi und duodeni 518 – Magenkarzinom 529 – Der operierte Magen 531

Darm 533

Duodenum 533 – Dünndarm 534 – Dickdarm 536

Pankreas 540
Leber 541

Hepatitis 542 – Zirrhose und andere Folgezustände der Hepatitis 553 – Andere Hepatitiden 557 – Hepatosen 559 – Siderophilie (Hämochromatose) 565

Leber und Magen – Zwölffingerdarmgeschwür 569

Das sogenannte hepatogene Ulkus 569 – Das primäre Leberkarzinom 571 – Leberschädigungen durch Trauma 571

Gallenwege 573

Dyskinesie, Cholezystitis, Cholelithiasis 574 – Gallenblasenerkrankungen und Trauma 576

Schlußbemerkung 577

Prof. Dr. med. HANS-CHRISTIAN DRUBE, Chefarzt der Inneren Abteilung des Städtischen Krankenhauses Neumünster

Mangelkrankheiten 581

Prof. Dr. med. HEINRICH BARTELHEIMER, Direktor der I. Medizinischen Universitätsklinik Hamburg

Endokrine und Stoffwechselkrankheiten 589

    Hypophyse 589

        Hypophysenvorderlappen 591 – Hypophysenhinterlappen 601

    Nebennieren 606

        Nebennierenrinde 607 – Nebennierenmark 612 – Mögliche Folgen einer Therapie mit NNR-Hormonen 614

    Sexualdrüsen 617

        Männliches Geschlecht 619 – Weibliches Geschlecht 622

    Schilddrüse 625

        Das Kropfleiden 626 – Thyreoiditis und Strumitis 628 – Schilddrüsenkarzinom 629 – Hyperthyreose 630 – Hypothyreose 634

    Nebenschilddrüsen 637

        Unterfunktion (Tetanie) 639 – Überfunktion (Primärer, sekundärer und tertiärer Hyperparathyreoidismus) 641

    Stoffwechselstörungen 644
    Störungen des Kohlenhydrathaushaltes 645

        Diabetes mellitus 645 – Zuckermangelkrankheit 660 – Renale Glukosurie 664

    Störungen des Fetthaushaltes 666

        Fettsucht und Fettleibigkeit 666 – Magersucht und Magerkeit 671

    Störungen des Lipoidstoffwechsels 673

        Speicherungskrankheiten, essentielle xanthomatöse Hypercholesterinämie, essentielle Lipämie, Arteriosklerose 673

    Störungen des Eiweißhaushaltes 675

        Dystrophie 675

Inhaltsverzeichnis 15

Störungen des Purinstoffwechsels 684
Störungen des Kalzium- und Phosphathaushaltes 689
Störungen des Wasser- und Mineralhaushaltes 692

Prof. Dr. med. Hans Schulten †, Köln

Blutschäden und Blutkrankheiten 695

Die Erkrankungen der roten Blutzellen 696

Die aplastischen Anämien 698 – Einteilung der Anämien 699 – Die hämolytischen Anämien 710 – Die Polyzythämie und die Polyglobulien 719 – Die Porphyrien 721 – Die Hämochromatose 721

Die Erkrankungen des weißen Blutbildes 722

Die Leukämien 722 – Das eosinophile Leukämoid 725 – Die infektiöse Mononukleose 726 – Die Agranulozytose und die Granulozytopenie 726

Die Lymphogranulomatose und andere maligne Lymphome 728
Das Myelom oder Plasmozytom 729
Hämorrhagische Diathesen 731

Die Hämophilie und verwandte Krankheiten 731 – Die Osler'sche Krankheit 732 – Die Werlhof'sche Krankheit 732 – Der Skorbut 732

Die Myelosklerosen 733
Die Bewertung der Milzexstirpation 734

Prof. Dr. med. Willi Schultz, Gynäkologischer Konsiliarius am Israelitischen Krankenhaus Hamburg

Frauenheilkunde und Schwangerschaft 737

Gynäkologie 737

Einleitung 737 – Quetschung 737 – Vergewaltigung 738 – Pfählung 738 – Verkehrsunfall 739 – Klinik der Verletzungen 739 – Fremdkörper und andere Unfallschäden 741 – Beurteilung und Spätschäden 742 – Menstruationsstörungen 743 – Retroflexio 743 – Descensus und Prolaps 744 – Uterustumoren 745 – Entzündungen der Anhänge 746 – Sterilität 747 – Ovarialtumoren 747

Gravidität 748

Abort 748 – Retroflexio uteri gravidi 749 – Extrauteringravidität 750 – Verletzungen des schwangeren Uterus inklusive Ruptur 750 – Frucht 751 – Plazenta, Nabelschnur und Eihäute 752 – Haftpflicht des Geburtshelfers 753

Prof. Dr. med. HELMUT GREMMEL, Direktor der Radiologischen Universitätsklinik Kiel und Prof. Dr. med. HEINZ VIETEN, Direktor des Instituts und der Klinik für Medizinische Strahlenkunde der Universität Düsseldorf

Strahlenschäden 757

    Grundvorgänge der biologischen Strahlenwirkung 758
    Somatische Strahlenschäden 760

        Allgemeine Strahlenschäden 762 – Strahlenschäden einzelner Organe und Organsysteme 766 – Schäden durch Inkorporation radioaktiver Stoffe 784

    Genetische Strahlenschäden 788
    Therapie 789
    Strahlenschutz 791
    Forensische und versicherungsrechtliche Gesichtspunkte 796

Erklärung der Abkürzungen 803

Sachverzeichnis 805

Infektionskrankheiten I

VON Helmut Dennig, Stuttgart

Allgemeines

Schädigung durch Militärdienst: Der Militärdienst in der Garnison, im Feld und in der Gefangenschaft ist mit besonderen Verhältnissen verbunden: Körperliche und seelische Anstrengungen, Durchnässungen, unregelmäßiges Leben, Zusammenballung vieler Menschen aus vielerlei Gegenden mit verschiedener Durchseuchung und stiller Feiung: all dies begünstigt das Entstehen von Infektionskrankheiten. Daher wird man im allgemeinen Infektionskrankheiten, die während des Dienstes erworben wurden, als Schädigung anerkennen, ebenso ihre Folgen. Schon nach dem ersten Weltkrieg wurde in Urteilen des RVG dieser Standpunkt eingenommen, er gilt auch heute. Ausnahmen sind: Infektionen, die im Urlaub entstanden sind (Inkubationszeit beachten) und Geschlechtskrankheiten (außer extragenitaler Berufsinfektion bei Sanitätsdienstgraden).

Bei den entschädigungspflichtigen Berufskrankheiten kommen nach der 7. Berufskrankheiten-Verordnung (7. BKVO) vom 20. 6. 1968 (BGBl. I, S. 721) die Ziffern Nr. 37, 38, 39 und 44 in Betracht. Wir geben dazu die vom Bundesminister für Arbeit und Sozialordnung herausgegebenen Merkblätter wieder.

Zu Nr. 37: Infektionskrankheiten

I. Vorkommen und Gefahrenquellen

Infektionskrankheiten fallen nur dann unter Nr. 37 der Anlage 1 zur 7. Berufskrankheiten-Verordnung, wenn sie bei Personen auftreten, die in Ausübung ihrer beruflichen Tätigkeit einer gegenüber der allgemeinen Bevölkerung wesentlich erhöhten Infektionsgefahr ausgesetzt sind. Dies trifft ausschließlich für berufliche Tätigkeiten in Krankenhäusern, Heil- und Pflegeanstalten, Entbindungsheimen und sonstigen Anstalten, die Personen zur Kur und Pflege aufnehmen, ferner in Einrichtungen der öffentlichen und freien Wohlfahrtspflege im Gesundheitsdienst sowie in Laboratorien für wissenschaftliche oder medizinische Untersuchungen und Versuche zu.

II. Infektionsweg und Krankheiten

Unter Nr. 37 der Anlage 1 zur 7. Berufskrankheiten-Verordnung sind vornehmlich diejenigen Infektionskrankheiten erfaßt, die von Mensch zu Mensch übertragen werden. Diese können nach Aufnahme von Krankheitserregern über die intakte oder verletzte Haut bzw. Schleimhäute, z. B. der Atemwege oder des Verdauungstraktes entstehen.

Vorwiegend folgende Infektionskrankheiten kommen in Betracht:

A. Infektionskrankheiten, verursacht durch Viren
   Coxsackie-Viruskrankheit
   Denguefieber
   Enzephalitis, virusbedingt
   Gelbfieber
   Grippe (Virusgrippe)
   Hepatitis infectiosa
   Herpes zoster (Gürtelrose)
   Kerato-Conjunctivitis epidemica
   Lymphogranuloma inguinale
   Lyssa (Tollwut)
   Masern
   Molluscum contagiosum
   Mononukleose (Pfeiffer'sches Drüsenfieber)
   Mumps
   Ornithose (Psittakose und andere Formen)
   Pappatacifieber
   Pneumonie (Viruspneumonie)
   Pocken (Variola)
   Poliomyelitis
   Röteln (Rubeola)
   Trachom
   Windpocken (Varizellen)
B. Infektionskrankheiten, verursacht durch Rickettsien
   Felsengebirgsfieber (Rocky-Mountain-Spotted-Fieber)
   Fleckfieber (einschl. murines Fleckfieber)
   Q-Fieber
   Rickettsienpocken
   Tsutsugamushifieber
   Wolhynisches Fieber (5-Tage-Fieber)
   Zeckenbißfieber
C. Infektionskrankheiten, verursacht durch Bakterien
   Bruzellosen (Bang'sche Krankheit, Maltafieber)
   Cholera
   Coli-Dyspepsie
   Diphtherie
   Enteritis infectiosa (Salmonellose und übrige Formen)
   Erysipel
   Frambösie
   Gasbrand
   Gonorrhoe
   Lepra
   Leptospirosen (Weil'sche Krankheit, Feld-, Kanikolafieber u. a.)
   Listeriose
   Lues (Syphilis)
   Meningokokken-Meningitis
   Milzbrand

Paratyphus A und B
Pertussis (Keuchhusten)
Pest
Pneumonie, bakterielle
Pseudotuberkulose
Rattenbißfieber
Rotz
Rückfallfieber
Ruhr (Bakterienruhr, Shigellosen)
Scharlach
Sepsis
Tetanus
Tuberkulose
Tularämie
Typhus abdominalis
Ulcus molle
D. Infektionskrankheiten, verursacht durch Protozoen und Pilze
Amöbiasis (Amöbenruhr)
Balantidienruhr
Leishmaniasis (Kala Azar, Orientbeule)
Malaria
Toxoplasmose
Trichomoniasis
Trypanosomiasis (Schlafkrankheit, Chagaskrankheit)
Mikrosporie

III. Hinweise für die ärztliche Beurteilung

Die Diagnose ist nach Möglichkeit auch durch bakteriologische, serologische (ggf. auch Typendifferenzierung) und histologische Untersuchungsmethoden zu sichern.

Um eine Infektionskrankheit als Berufskrankheit anerkennen zu können, muß diese durch berufliche Tätigkeit in einem der unter Abschnitt I genannten Unternehmen erworben worden sein; eine zeitliche Verknüpfung zwischen Infektion und Entstehung bzw. Erkennung der jeweiligen Krankheit muß gegeben sein.

Die Ermittlung der Infektionsquelle ist besonders wichtig. Diese kann erschwert sein, wenn es sich um eine Infektionskrankheit handelt, die ubiquitär, endemisch oder epidemisch vorkommt, und auch dann, wenn eine Person Übertrager von Krankheitserregern ist, ohne selbst an der betreffenden Infektionskrankheit zu leiden. In einem solchen Falle muß sich die berufsbedingte Infektionsgefährdung gegenüber einer nicht berufsbedingten Gefährdung deutlich abheben. Als Infektionsquellen können auch mit lebenden Erregern geimpfte Personen in Betracht kommen.

Zu Nr. 38: Von Tieren auf Menschen übertragbare Krankheiten

I. Vorkommen und Gefahrenquellen

Hierunter fallen alle von Tieren auf Menschen übertragbare Krankheiten, sofern diese durch berufliche Beschäftigung verursacht sind.

Gefährdet sind insbesondere Personen, die mit Tierpflege oder Tierhaltung beschäftigt sind sowie sonstigen beruflichen Umgang mit Tieren, tierischen Erzeugnissen oder Ausscheidungen haben; dies trifft auch für Personen zu, die beruflich mit Behältnissen umgehen, welche infizierte Tiere oder infiziertes tierisches Material o. ä. enthalten haben.

II. Infektionsweg, Krankheitserreger und Krankheiten

Nach Umgang mit infizierten Tieren, tierischem Material o. ä. können von Tieren auf Menschen übertragbare Krankheitserreger über Haut oder Schleimhäute in den menschlichen Körper eindringen; dies ist auch möglich durch Einatmen von mit Krankheitserregern verunreinigter Luft oder über die Verdauungswege, z. B. durch verschmutzte Hände.

Geordnet nach Erregergruppen können dadurch hauptsächlich folgende Krankheiten entstehen:

A. Bakterien

1. Bruzellosen

Durch Rinder können die Erreger der Bang'schen Krankheit, durch Schafe und Ziegen die des Maltafiebers, durch Schweine die der Suisbruzellose (Schweinebruzellose) übertragen werden. Die Aufnahme der Erreger erfolgt in erster Linie durch unmittelbaren Kontakt mit infizierten Tieren, aber auch z. B. durch Trinken roher Milch (Melker, Milchprüfer u. ä.) s. Bd. I, S. 192; Bd. II, S. 94, 458.

2. Tuberkulose

Von Rindern, Schweinen, Ziegen, gelegentlich auch von Hunden und Katzen sowie Geflügel kann der Typus bovinus und humanus, seltener der Typus gallinaceus, übertragen werden. Dadurch können u. a. die sogenannte Impftuberkulose, eine regionäre Lymphdrüsentuberkulose, evtl. auch Lungentuberkulose und in späteren Stadien andere Organtuberkulosen (Sehnenscheiden-Tbc) auftreten (s. Bd. I, S. 191, 204, 310; Bd. II, S. 90, 92, 431 ff.).

3. Rotlauf (Erysipeloid)

Die Erkrankung ist einerseits durch kranke Tiere, insbesondere Haus- und Wildschweine sowie Geflügel, andererseits durch sekundär besiedeltes tierisches Eiweiß (z. B. Fische) übertragbar. Die Erreger dringen über die verletzte Haut, hauptsächlich der Hände, ein (s. Bd. I, S. 191; Bd. II, S. 470).

4. Listeriose

Als Überträger der Krankheitserreger kommen alle Warmblüter, vorwiegend Rinder, Schafe, Kaninchen, in Betracht. Die Erreger werden sowohl durch Inokulation als auch über die Verdauungswege aufgenommen. Es können lokalisierte Infektionen (z. B. granulomatöse Konjunktivitis, Furunkel), aber auch Meningoenzephalitis, Schwangerschaftskomplikationen u. a. verursacht werden (s. S. 459).

5. Milzbrand (Anthrax)
kommt vorwiegend bei Rindern, Ziegen, Schafen sowie bei Pelztieren vor.

Die Erreger können durch die Körperflüssigkeiten milzbrandkranker Tiere oder deren Produkte, wie Häute, Felle, Borsten, Haare und Wolle, auf den Menschen übertragen werden. Das Eindringen durch die Haut kann zu Hautmilzbrand (z. B. bei Notschlachtung), das Einatmen Milzbrandsporen enthaltenden Staubes zu Lungenmilzbrand führen (s. a. Bd. I, S. 191).

6. Tularämie
Wildlebende Nagetiere, insbesondere Hasen und Wildkaninchen, können Infektionsquellen sein; die Aufnahme des Erregers erfolgt direkt oder indirekt (Arthropoden) über die verletzte Haut (s. a. Bd. I, S. 192; Bd. II, S. 93, 459).

7. Rattenbißkrankheit (auch Sodoku genannt)
Infektionsquellen sind ausschließlich Ratten. Die Übertragung der Erreger – Spirillum minus (morsus muris) und Streptobazillus moniliformis – erfolgt durch Biß. Es kann zu anfallsweise auftretenden Fieberschüben, Lymphangitis und Hauterkrankungen kommen (s. a. S. 476).

8. Rotz (Malleus)
Die Erreger finden sich u. a. im Nasensekret und in den Hautgeschwüren rotzkranker Pferde, Esel und Maultiere. Sie können sowohl über die Haut als auch über die Atemwege (Tierfell-, Stallstaub) aufgenommen werden. Diese Erkrankung ist jetzt sehr selten geworden (s. a. Bd. I, S. 192; Bd. II, S. 471).

9. Erkrankungen durch Salmonella
Salmonellen können durch Ausscheidungen von kranken Tieren oder klinisch gesunden Dauerausscheidern verbreitet werden. Gefährdet sind vornehmlich Tierpfleger und Laborpersonal. Krankheitserscheinungen beim Menschen sind in der Regel akute bis subakute Gastroenteritiden (zu unterscheiden von den schlagartig einsetzenden bakteriellen Intoxikationen nach Genuß von infizierten Lebensmitteln tierischer Herkunft) (s. a. S. 93, 456).

B. Leptospiren

Leptospiren werden von infizierten Tieren entweder direkt oder durch ihre Ausscheidungen übertragen; hauptsächlich sind es Ratten, Mäuse, Hunde, Schweine und Füchse. Die Leptospirosen weisen unterschiedliche Krankheitssymptome, von leichten Fieberattacken, Gliederschmerzen, Durchfällen bis zur Gelbsucht, Urämie und Hämolyse auf; meningeale Symptome fehlen selten. Insbesondere kommen in Betracht:

1. Weil'sche Krankheit
Infektionsquelle ist meistens die Ratte und deren Ausscheidungen, gelegentlich auch Hund, Fuchs oder Schwein.

2. Die sog. Stuttgarter Hundeseuche
Durch Schmierinfektion (infektiöser Urin) ist eine Übertragung vom Hund auf den Menschen möglich. Beim Menschen wird dadurch das sogenannte Kanikola-Fieber ausgelöst.

3. Die benignen Leptospirosen (sog. Feld-Fieber u. a.)

Hierzu gehören das Schlammfeld-Fieber, Sumpf-Fieber, Reisfeld-Fieber, Rohrzucker-Fieber, die Erbsenpflückerkrankheit und die Schweinehirtenkrankheit (Bouchet-Gsell'-sche Krankheit). Infektionsquelle für letztere ist das Schwein, für die übrigen alle Mäusearten oder deren Ausscheidungen (s. a. S. 101, 459, 559).

C. Viren

1. Tollwut (Lyssa, Rabies)

Sämtliche Säugetiere, besonders aber Hunde, Füchse, Katzen und Rehe, können davon befallen sein. Die Infektion erfolgt in der Regel durch Biß, seltener durch Inokulation (s. a. Bd. I, S. 192; Bd. II, S. 111, 481).

2. Psittakose (Ornithose)

kann durch Vögel, insbesondere Papageien, Wellensittiche oder Tauben sowie durch Schlachtgeflügel (Enten, Puten, seltener Hühner), übertragen werden. Dies geschieht in erster Linie durch Einatmen erregerhaltigen Staubes (s. S. 111, 114, 485).

3. Maul- und Klauenseuche

Es handelt sich um eine Erkrankung besonders der Rinder, Schweine, Schafe und Ziegen. Die Übertragung der epitheliotropen Virusart auf den Menschen ist sehr selten (s. S. 486).

4. Pferdeenzephalomyelitiden

Verursacht durch neurotrope Virusarten können diese Erkrankungen in seltenen Fällen auf den Menschen übertragen werden (s. S. 112).

5. New Castle-Krankheit (atypische Geflügelpest)

Von Geflügel, vorwiegend Hühnern und deren Ausscheidungen werden die Erreger übertragen. Erkrankungen der Schleimhaut, insbesondere der Luftwege, und heftige Konjunktivitis können dadurch ausgelöst werden (s. S. 466).

D. Rickettsien

Zu den von Tieren auf Menschen übertragbaren Rickettsiosen gehören das die Rinder, Schweine und Ziegen befallende Q-Fieber und das bei Wild und Nagetieren gelegentlich vorkommende Rocky-Mountains-Fieber. Die Übertragung geschieht vor allem durch Einatmen erregerhaltigen Staubes, aber auch durch direkten Kontakt mit erkrankten Tieren oder deren Ausscheidungen. Erregerhaltiger Zeckenkot spielt in der Epidemiologie des Q-Fiebers eine wesentliche Rolle (s. S. 102, 480).

E. Pilze

Erkrankungen durch Hautpilze, übertragen von infizierten Tieren, kommen nicht selten vor; Favus, Trichophytie und Mikrosporie können vom Tier auf den Menschen übertragen werden (s. a. Bd. I, S. 626; Bd. II, S. 106).

F. Protozoen

Hierzu gehören die Erreger der Toxoplasmose, die bei Hunden, sonstigen Haus-, Nutz- und Wildtieren, darunter auch Nagetieren u. a. vorkommen. Beim Menschen verläuft diese Erkrankung, deren Häufigkeit nicht mit der Zahl der Infektionen gleichzustellen ist, vielfach unter dem Bild einer Meningoenzephalitis mit Fieber und Krampfanfällen. Auch Krankheitsbilder ohne neutrale Beteiligung sind möglich (z. B. Lymphadenitis) (s. a. S. 106 ff., 487 ff.).

G. Zestoden (Bandwürmer)

Erkrankungen durch die Finnen von Echinococcus granulosus und Echinococcus multilocularis (im Larvenstadium auch als E. cysticus und E. alveolaris bezeichnet) infolge beruflicher Tätigkeit sind möglich. Die geschlechtsreifen Würmer der ersten Art leben im Hund, seltener in der Katze, die der zweiten Art im Fuchs und in der Katze, die daher als Infektionsquelle für den Menschen (Eier der Bandwürmer) in Betracht kommen (s. a. S. 108, 505).

H. Andere Krankheitserreger

Milben als Krankheitserreger der Krätze, Räude u. a. können beim Umgang mit Eiern, tierischem Material o. ä. übertragen werden.

Andere Erreger und auch Pockenvakzine als mögliche Ursache des sog. Melkerknotens können ggf. Krankheiten hervorrufen (s. a. Bd. I, S. 625).

III. Hinweise für die ärztliche Beurteilung

Bezüglich der vielgestaltigen Krankheitsbilder wird auf die einschlägige Literatur verwiesen.

Zur Abgrenzung gegenüber anderen Krankheiten ist eine eingehende Arbeitsanamnese notwendig. Nach Möglichkeit ist der Krankheitserreger (Typendifferenzierung) nachzuweisen; insbesondere gilt dies für den Milzbrand, die Tuberkulose und die Bruzelosen. Zur Sicherung der Diagnose können intrakutane Hautteste sowie Ergebnisse anderer Laboratoriumsuntersuchungen, wie Komplementbindungsreaktion und andere serologische Verfahren, von wesentlicher Bedeutung sein.

Von Tieren auf Menschen übertragbare Krankheiten, die nicht durch berufliche Beschäftigung verursacht sind (z. B. durch infizierte Nahrungsmittel), sind auszuschließen.

Sofern Krankheiten nicht vom Tier auf den Menschen, sondern von Mensch zu Mensch übertragen worden sind, fallen sie nicht unter Nr. 38 der Anlage zur 7. Berufskrankheiten-Verordnung. Infektionskrankheiten, verursacht durch Arbeiten in Laboratorien für wissenschaftliche oder medizinische Untersuchungen und Versuche, fallen unter Nr. 37 der Anlage zur 6. Berufskrankheiten-Verordnung. Tropenkrankheiten und Fleckfieber sind ggf. unter Nr. 44 der Anlage zur 7. Berufskrankheiten-Verordnung einzureihen.

Komplikationen und Dauerschäden treten außer bei Tuberkulose häufig bei Bruzellosen und Leptospirosen auf. Die ärztliche Beurteilung der beiden letztgenannten Krankheiten ist wegen ihres oft intermittierenden Verlaufs besonders schwierig. Bei Erkrankungen oder latenter Infektion Schwangerer mit Toxoplasmose oder Listeriose ist die Übertragung der Krankheitserreger auf den Fötus möglich. Es kann dadurch zur Frühgeburt oder Schädigung des Fötus (einschließlich Totgeburt) kommen.

Zu Nr. 39: Wurmkrankheit der Bergleute, verursacht durch Ankylostoma duodenale oder Anguillula intestinale

I. Krankheiten

Wurmkrankheiten, verursacht durch
a) Ankylostoma duodenale
oder
b) Anguillula intestinalis (Strongyloides stercoralis),
treten in warmen Ländern, vor allem in den Tropen und Subtropen, z. T. endemisch auf. Die genannten Parasiten können sich auch in gemäßigtem Klima dort entwickeln und ausbreiten, wo hierfür günstige Bedingungen, insbesondere durch Luftfeuchtigkeit und Lufttemperatur, gegeben sind; dies kann für den Untertage- oder Tunnelbau zutreffen. Dort tätige Bergleute können gefährdet sein, wenn diese Parasiten eingeschleppt werden.

II. Infektionsweg, Krankheitsbild und Diagnose

a) Zu Ankylostoma duodenale:
Der 8 bis 12 mm lange, gelblich-weiße Rundwurm lebt im menschlichen Dünndarm. Täglich gehen mehrere tausend Eier mit dem Stuhl ab. Bei optimal 25 bis 30° C Lufttemperatur, größerer Luftfeuchtigkeit und bei Anwesenheit von Sauerstoff entwickeln sich in der Eihülle die Larven. Nachdem diese geschlüpft sind und sich zweimal gehäutet haben, beginnt das infektiöse Stadium. Die Larven sind jetzt noch von einer letzten Hülle umkleidet und werden als sog. »gescheidete« Larven bezeichnet. Der Befall erfolgt auf dem Wege über die intakte Haut, wobei die Larven ihre Hülle abstreifen und aktiv perkutan einwandern. Sie gelangen über Lymph- und Blutbahnen, Herz und Lungenkapillaren in die Alveolen, von dort über die Luftwege in den Kehlkopf und Pharynx, wo sie verschluckt werden, und so schließlich wieder in den Darm. Außerdem besteht die Möglichkeit der oralen Infektion, z. B. durch verunreinigtes Trinkwasser.

Im unteren Dünndarm werden die Larven zu geschlechtsreifen Würmern. Das Ankylostoma saugt sich dabei, häufig die Stelle wechselnd, in der Darmschleimhaut fest und sondert, ähnlich dem Egel, ein blutgerinnungshemmendes Ferment ab. Dadurch blutet die Haftstelle nach.

Klinisch äußert sich die Hakenwurmkrankheit in Magen-Darmbeschwerden, Übelkeit, Erbrechen und gelegentlich Blutbeimengungen im Stuhl. Es entstehen Anzeichen von Blutarmut, wie Blässe, Müdigkeit und Kopfdruck. Im Blut sind Hämoglobingehalt und Zahl der Erythrozyten häufig erheblich vermindert (Eisenmangelanämie); in der Regel ist eine stärkere Eosinophilie im Differentialblutbild festzustellen. Bei fortgeschrittener Anämie kann es zu Kreislaufstörungen, Oedemen und allgemeinen Hydrops kommen (s. a. S. 498).

b) Zu Anguillula intestinalis (Strongyloides stercoralis):
Der 2 bis 3 mm lange makroskopisch schwer sichtbare Parasit bohrt sich zur Nahrungsaufnahme und Eiablage in die Dünndarmschleimhaut ein. Aus den Eiern entwickeln sich Larven, die mit dem Stuhl den menschlichen Organismus verlassen. Diese sind weniger widerstandsfähig als die Larven des Ankylostoma duodenale. Der Infektionsweg ist der gleiche wie der unter a. In seltenen Fällen ist nach der Durchbohrung

der Darmschleimhaut und Eindringen in Blut- und Lymphbahnen Selbstinfektion möglich (sog. Autoendoinvasion).

Klinisch äußert sich die Strongyloidesinvasion in Oberbauchbeschwerden, Koliken und evtl. periodenweise auftretenden, ruhrartigen Durchfällen. Beträchtlich herabgesetzter Allgemeinzustand und allergische Erscheinungsbilder (insbesondere Urticaria und Eosinophilie) sind möglich. Sekundäranämie, die in der Regel jedoch nicht so ausgeprägt ist wie bei der Hakenwurmkrankheit, kann vorkommen.

III. Hinweise für die ärztliche Beurteilung

Nicht bei jeder Untertagearbeit sind die für die Entwicklung und Verbreitung dieser Parasiten genannten günstigen Voraussetzungen gegeben. Daher ist die Erhebung einer eingehenden Anamnese, insbesondere Arbeitsanamnese, von Wichtigkeit. Die Infektion ist durch beruflich und nichtberuflich bedingte Aufenthalte in warmen Ländern möglich.

Für die Beurteilung und Diagnose der Hakenwurmkrankheit ist möglichst der Nachweis der Eier im Stuhl oder die Züchtung von Larven aus eierhaltigem Stuhl zu erbringen. Bei Befall mit Anguillula intestinalis (Strongyloides stercoralis) sichern die im frischen Stuhl nachweisbaren Larven die Diagnose; Wurmeier werden hier im allgemeinen nicht gefunden. In einem Wirtsorganismus können gleichzeitig beide Parasiten vorkommen. Die Abnahme und Untersuchung von Stuhlproben mit ungeschützten Händen stellt eine erhebliche Infektionsgefahr dar.

Um die genannten Wurmkrankheiten handelt es sich erst dann, wenn neben den nachgewiesenen Krankheitserregern entsprechende Krankheitszeichen auftreten. Als Berufskrankheit nach Nr. 39 der Anlage 1 zur 7. Berufskrankheiten-Verordnung können diese Erkrankungen nur bei Bergleuten, verursacht durch die berufliche Beschäftigung, anerkannt werden.

Selbst schwere Formen dieser Erkrankung können nach Wurmabtreibung folgenlos abheilen. Wurmträger sind Dauerausscheider und besonders unter Tage eine Gefahr für ihre Umgebung.

Zu Nr. 44: Tropenkrankheiten, Fleckfieber, Skorbut

Vorbemerkung

Die Zusammenfassung der unter Ziffer 44 der Anlage 1 zur 7. Berufskrankheiten-Verordnung genannten ätiologischen und im Krankheitsbild verschiedenartigen Krankheiten ist historisch begründet. Früher traten diese überwiegend bei Personen auf, die in Unternehmen der Seeschiffahrt und später auch der Luftfahrt beruflich tätig waren. Heute können sie darüber hinaus in allen Unternehmen, insbesondere aber bei Personen vorkommen, die im Ausland beruflich beschäftigt sind.

I. Krankheiten

Unter Ziffer 44 der Anlage 1 zur 7. Berufskrankheiten-Verordnung sind erfaßt:

A. *Tropenkrankheiten*
Tropenkrankheiten sind vorwiegend Erkrankungen, die infolge der besonderen klimatischen und anderen Verhältnisse in den Tropen und Subtropen bevorzugt auftreten.
Hierunter sind zu verstehen:

1. Bestimmte Infektionskrankheiten, z. B.:
Amöbiasis
Bruzellosen
Cholera asiatica
Dengue
Frambösie
Gelbfieber
Leishmaniasen
Leptospirosen
Lepra
Malaria
Pappatacifieber
Pest
Rickettsiosen (Fleckfieber s. unter B),
Rückfallfieber
Trachom
Trypanosomiasen (Schlafkrankheit, Chagaskrankheit)

2. Bestimmte parasitäre Krankheiten, z. B.:
Ankylostomiasis
Bilharziasis (Schistosomiasis)
Clonorchiasis
Drakunkulose (Medinawurmkrankheit)
Filariasis (wie Onchocerciasis)
Opistorchiasis
Paragonimiasis
Sandfloherkrankungen
Strongyloidiasis

3. Bestimmte Pilzkrankheiten, z. B.:
verschiedene primäre Lungenmykosen
Histoblastomykose
Kokzidioidomykose
Histoplasmose
sowie bestimmte Hautpilzkrankheiten

4. Bestimmte anderweitig verursachte Krankheiten, z. B. Tropengeschwüre.

B. *Fleckfieber*
wie Läuse-, Zecken-, Milben- und murines Fleckfieber.
Diese können außer in Tropen und Subtropen auch in anderen Gebieten gehäuft vorkommen.

C. Skorbut
Eine hauptsächlich in früheren Zeiten besonders bei Schiffsbesatzungen aufgetretene Avitaminose.

II. Hinweise für die ärztliche Beurteilung

Um die genannten Krankheiten diagnostizieren und sie von nicht beruflich verursachten abgrenzen zu können, sind neben einer eingehenden Aufenthalts- und Arbeitsanamnese sowie klinischen Untersuchung in der Regel auch spezielle Laboratoriumsuntersuchungen erforderlich. Die entsprechende Fachliteratur sollte zu Rate gezogen werden.

Es ist jeweils zu prüfen, ob es sich evtl. um Krankheiten handelt, die unter Ziffer 37, 38, 39 oder 44 der Anlage 1 zur 7. Berufskrankheiten-Verordnung erfaßt werden.

Krankheiten infolge Mangelernährung, Insolationsschäden (Hitzschlag u. ä.), Folgezustände nach Schlangenbiß u. a. werden nicht unter dem Begriff Tropenkrankheiten erfaßt. Bei den letzteren kann es sich ggf. um Arbeitsunfälle handeln.

Bei Krankheiten der Ziffer 44 der Anlage 1 zur 7. Berufskrankheiten-Verordnung wird den in Unternehmen der Seeschiffahrt Versicherten Entschädigung auch dann gewährt, wenn sie sich die Krankheit zugezogen haben, während sie in eigener Sache an Land beurlaubt waren.

Bei der Unfallversicherung der privaten Versicherungsgesellschaften wird auf Antrag (bei Abschluß einer Versicherung beachten!) für Ärzte, Zahn- und Tierärzte, Dentisten, Heilkundige und das Heilpersonal folgende Infektionsklausel aufgenommen: »Eingeschlossen in die Versicherung sind alle bei Ausübung der versicherten Berufstätigkeit entstandenen Infektionen, bei denen aus der Krankengeschichte, dem Befund oder der Natur der Erkrankung hervorgeht, daß die Krankheitserreger durch eine Beschädigung der äußeren Haut – gleichviel, wie diese entstanden sein mag – oder durch Einspritzen infektiöser Massen in Auge, Mund oder Nase in den Körper gelangt sind. Anhauchen, Anniesen oder Anhusten erfüllen den Tatbestand des Einspritzens nicht; Anhusten nur dann, wenn durch einen Hustenstoß eines Diphtheriekranken infektiöse Massen in Auge, Mund oder Nase geschleudert werden.«

Die privaten Unfallversicherungen beschränken ihren Schutz also auf einen nachweisbaren unfallartigen Vorgang, der mit Plötzlichkeit und äußerer Einwirkung in der Berufsausübung verbunden ist. Dieser Schutz geht lange nicht so weit wie der der gesetzlichen Versicherung (vgl. Bd. I, S. 131).

Ob ein Mensch im Beruf sich eine Infektionskrankheit zuzieht, hängt stark davon ab, ob er die notwendigen Vorsichtsmaßnahmen (Sauberkeit, Desinfektion, Vermeiden von Staubaufwirbeln usw.) einhält. Für die Entschädigungspflicht spielt dies aber keine Rolle, auch eine durch unsachgemäßes oder vorschriftswidriges Verhalten beim Wehrdienst oder im Beruf zugezogene Infektion ist zu entschädigen.

Keimträger und -ausscheider: Unter Keimträgern versteht man Personen, die Krankheitskeime beherbergen, ohne selbst die betreffende Krankheit manifest durchgemacht zu haben. So spricht man von »Diphtheriebakterienträgern«. Mit der nicht sehr glücklichen Bezeichnung Keimausscheider werden Personen benannt, die die Krankheit überstanden haben, die Erreger aber noch beherbergen (z. B. »Diphtheriebakterienausscheider«). Besonders wichtig sind die Träger und Keimausscheider von Salmonella typhosa.

Sie werden diese Erreger meist ihr Leben lang nicht mehr los. Andere Salmonellenstämme (Paratyphus B, Gärtner) oder etwa Diphtheriebakterien haften nicht so hartnäckig; ihre Träger können im Lauf der Zeit von selbst oder durch Chemotherapie oft wieder von ihnen befreit werden.

Personen, die zu Keimträgern oder -ausscheidern geworden sind, können völlig arbeitsfähig sein und doch in ihrer Berufsausübung behindert bleiben, da sie ihre Umgebung gefährden. Ausscheider und Ausscheidungsverdächtige, denen auf Grund des Bundesseuchengesetzes vom 18. 7. 1961 die Ausübung ihrer bisherigen Berufs- und Erwerbstätigkeit verboten ist oder verboten wird und die dadurch einen Verdienstausfall erleiden, erhalten eine geldliche Entschädigung (§ 49), wenn sie innerhalb von zwei Monaten nach Beendigung der verbotenen Tätigkeit einen Antrag darauf stellen. Auskunft darüber, bei welcher Behörde dieser Antrag zu stellen ist und welche Unterlagen dazu erforderlich sind, erteilt das zuständige Gesundheitsamt (Merkblatt für die Arbeitsvermittlung von Dauerausscheidern, hrsg. vom Bundesgesundheitsamt).

Unter Umständen kommt Entschädigung für einen Berufswechsel in Betracht, z. B. bei Lebensmittelhändlern oder Pflegepersonal. Falls sich ein Keimträger einer Operation unterzieht, um seine Erreger loszuwerden (Tonsillektomie bei Diphtheriebakterienträgern, Gallenblasenexstirpation bei Typhusbakterienträgern), so wären sinngemäß diese Kosten zu übernehmen. –

Im folgenden werden die wichtigsten Infektionskrankheiten besprochen. Das Krankheitsbild wird als bekannt vorausgesetzt. Dagegen werden, da für die Begutachtung maßgebend, Infektionsmodus, Inkubationszeit und die häufigsten Folgen erwähnt.

SCHRIFTTUM: GRUMBACH, A., W. KIKUTH, Die Infektionskrankheiten des Menschen und ihre Erreger, Stuttgart 1969 – SCHÖNEBERG, G., Die ärztliche Beurteilung Beschädigter, 3. Aufl., Darmstadt 1967 – BIELING, R., O. GSELL, Die Viruskrankheiten des Menschen, Leipzig 1962 – KOELSCH, F., Die meldepflichtigen Berufskrankheiten, 4. Aufl., München-Berlin 1962; Handbuch der Berufskrankheiten, 3. Aufl. 1962 (unverändert wie 2. Aufl. 1959) – JAWETZ, E., J. L. MELNICK, E. A. ADELBERG, Einführung in d. medizinische Mikrobiologie, Berlin-Göttingen-Heidelberg 1968 – OPITZ, H., F. SCHMID, Handb. der Kinderheilk., Bd. V, Infektionskrankheiten, Berlin-Göttingen-Heidelberg 1963 – DENNIG, H., Lehrbuch der inn. Medizin. Bd. I, Infektionskrankheiten, Stuttgart 1966 – WAGNER, R., O. KÖRNER, Die entschädigungspflichtigen Berufskrankheiten, Arbeit u. Gesundh., N.F. 82 (1968) – GSELL, O., W. MOHR, Infektionskrankheiten, Bd. I, Viren; Bd. II, Bakterien, Berlin-Heidelberg-New York 1967 u. 1968 – HAAS, R., O. VIVELL, Virus- und Rickettsieninfektionen des Menschen, München 1965.

Die wichtigsten Infektionskrankheiten

Angina und Pharyngitis

Die beiden Krankheiten sind in typischen Fällen klinisch zu unterscheiden: Die Angina (Tonsillitis) geht mit einer Schwellung und Rötung der Gaumenmandeln einher, meistens sind stippchenförmige abwischbare Beläge zu sehen. Bei der Pharyngitis sind die Tonsillen weniger geschwollen, vielmehr ist der ganze Pharynx gerötet. Oft lassen sich aber die beiden Krankheitsbilder klinisch nicht unterscheiden. Auch ist die Züchtung der Erreger oft so schwierig, daß sie in der Praxis selten vorgenommen wird.

Die Angina kann wohl durch verschiedene Erreger hervorgerufen werden. Ganz im Vordergrund stehen die betahämolytischen Streptokokken der Gruppe A, nur gelegentlich führen Staphylokokken, Pneumokokken oder H. influenzae zu demselben Krankheitsbild. Die Streptokokkenangina kann von Tonsillarabszeß und Sepsis gefolgt werden. Besonders gefürchtet sind als Nachkrankheiten der akute Gelenkrheumatismus und die Glomerulonephritis.

Die Pharyngitis wird durch eine große Reihe von Virusarten hervorgerufen: Grippe-Virus A–C, die R.S.-Gruppe, Parainfluenza-Viren Typ 1–3, Coxsackie-Viren, Echo-Viren, Rhinoviren. Der Viruspharyngitis können sich akute und chronische Bronchitiden, Pneumonien, Lungenabszesse, Nebenhöhlenerkrankungen anschließen.

Sowohl die Streptokokkenangina als auch die Viruspharyngitis sind ansteckende Krankheiten mit einer Inkubationszeit von etwa 1 bis 8 Tagen. Die Übertragung der Erreger geschieht hauptsächlich durch Tröpfcheninfektion (Anatmen, Anhusten), seltener durch Schmierinfektion. Ärzte und Pflegepersonal sind sicher viel mehr gefährdet als die Durchschnittsbevölkerung. Deshalb wird man bei ihnen bei entsprechender Exposition eine solche Infektion meistens als Berufskrankheit anerkennen. Ebenso wird man bei Soldaten unter ungünstigen hygienischen Verhältnissen oder bei Epidemien eine Schädigung annehmen.

Möglicherweise kann eine Abkühlung diese Infektionen auslösen (Selbstinfektion bei Erregerträgern), doch spielt dies gegenüber der Fremdinfektion sicher nur eine sehr geringe Rolle. Nur bei ungewöhnlich starken Abkühlungen und direkt anschließender Erkrankung wird man einen solchen Zusammenhang anerkennen.

SCHRIFTTUM: Christ, P., Streptokokken, Polyarthritis und Nephritis, Erg. d. inn. Med. und Kinderheilk. 11, 379 (1959) – Bieling, R., O. Gsell, Viruserkrankung der Atemwege, in: Die Viruskrankheiten des Menschen, Leipzig 1962.

Meningitis epidemica

Die Meningokokken werden in der Regel durch Tröpfcheninfektion von Kranken oder – häufiger – von Kokkenträgern übertragen. Nur ein geringer Teil der Infizierten wird krank, der größere Teil wird für einige Wochen oder Monate zum Kokkenträger, der die Erreger auf der Rachenschleimhaut beherbergt, Inkubationszeit 2–4 (1–10) Tage.

Bei Kokkenträgern, die recht häufig sein können (in Epidemiezeiten über 50 % der Bevölkerung) ist es möglich, daß durch ein Schädeltrauma die Meningitis in wenigen Stunden oder Tagen ausgelöst wird. Sie ist dann als Unfallfolge anzuerkennen. Wenn eine Meningitis epidemica erst Monate nach einem Trauma auftritt, müssen zur Anerkennung Brückensymptome für die Zwischenzeit gefordert werden (Gutzeit und Stern, Lode und Schmuttermayer).

Pflegepersonen werden gewöhnlich zu Meningokokkenträgern, erkranken aber nur ganz selten. (Die Meningokokken auf der Rachenschleimhaut lassen sich durch Gabe von Sulfonamiden schnell vertreiben.)

Mögliche Folgezustände: Hydrocephalus internus, Imbezillität, Taubheit, Erblindung, Neigung zu Kopfschmerzen und Neuralgien.

SCHRIFTTUM: Gutzeit, K. und Stern, Unfall u. Meningitis epidemica, Med. Klin. 1929, 2, 1400 – Lode, A. und F. Schmuttermayer, Wien. klin. Wschr. 1929, 1, 5 – Gehrt, J., in: Handb. d. Kinderheilk. V, 519 (1963) – Gsell, O., in: Gsell-Mohr, Infektionskrankheiten, Bd. II, Berlin-Heidelberg-New York 1968.

Salmonellosen

Unterleibstyphus

Die Infektionsquelle der Salmonella typhosa ist entweder ein kranker Mensch, dessen Stuhl, Harn, Sputum oder Blut infektiös ist, oder ein Typhusbakterienausscheider. Inkubationszeit 10–14 (3–23) Tage. Pflegepersonal von Typhuskranken ist erheblich durch Ansteckung gefährdet. Vor allem infizieren sich selbst und andere besonders solche Pflegepersonen, die keine genügenden Erfahrungen in der Pflege ansteckender Krankheiten haben, indem sie ihre Hände nach Versorgung der Kranken nicht gründlich genug desinfizieren und so die Erreger auf ihre Schleimhäute verschmieren oder auf Speisen bringen. Ich selbst habe zwei solche tödliche Fälle von Typhus gesehen, eine Schwesternschülerin und einen Pfleger, der das Examen hatte, aber zum ersten Male praktisch auf einer Infektionsabteilung eingesetzt wurde. Aber auch bei kunstgerechter Pflege kann – wenn auch sehr selten – das Pflegepersonal infiziert werden, wenn Harn, Stuhl oder Blut, etwa durch ein zerbrochenes Glas, die Haut durchdringt oder auf eine Schleimhaut gelangt, vielleicht auch, wenn die Pflegeperson von einem Kranken mit Typhusbronchopneumonie angehustet wird. Und schließlich sind diejenigen Kranken besonders gefährlich, bei denen die Diagnose noch nicht feststeht und daher noch nicht genügend auf die Desinfektion geachtet wird, vor allem auch in Irrenanstalten. Nicht selten sind Laboratoriumsinfektionen.

Im allgemeinen muß man beim Typhus, auch bei der abkürzenden, sehr erfolgreichen Chloramphenikolbehandlung, mit einer langen Rekonvaleszenz rechnen. Aber glücklicherweise kommen nur selten Dauerschäden vor, am meisten noch chronische Gallenwegsentzündungen, die auch zu Steinbildung führen können; nur ausnahmsweise Herzmuskelschädigungen. Gelegentlich kann eine Osteomyelitis oder Periostitis noch nach vielen Monaten folgen; bei der Operation finden sich dann die Typhusbakterien im Eiter. Darmperforationen vermögen zu Adhäsionen, Thrombophlebitiden zu lokalen Stauungen zu führen (Meningitis typhosa s. S. 93; Pyelonephritis s. S. 333).

Paratyphus B

Die Salmonella Schottmüller wird ebenso wie die Salmonella typhosa praktisch nur von erkrankten Menschen oder menschlichen Bakterienträgern übertragen. Nur selten erkranken Tiere. – Die Inkubationszeit beträgt einige Stunden bis zu 2–3 Wochen.

Es gibt zwei Verlaufsarten: 1. Der viel häufigere typhöse Verlauf, der meist einem abgeschwächten Abdominaltyphus gleicht. Für ihn gilt alles, was oben über den Bauchtyphus gesagt wurde. 2. Der gastroenteritische Verlauf gleicht dem Bild der unten beschriebenen Enteritis infectiosa und hat dieselben Konsequenzen.

Enteritis infectiosa

Das Krankheitsbild entsteht durch Einverleibung von Lebensmitteln, auf denen giftbildende Bakterien wachsen, vor allem aus der großen Gruppe der *Salmonellen* (z. B. Typ Breslau oder Gärtner). Diese Salmonellen sind im Gegensatz zur Salmonella typhosa und Salmonella Schottmüller nicht selten tierpathogen. Daher kann die Enteritis infectiosa bei Tierpflegern und Metzgern als Berufskrankheit vorkommen. Weiterhin können die Salmonellen auch in Enteneiern enthalten sein. Gefährlich sind besonders in der heißen Jahreszeit rohes Hackfleisch, Leberwurst, Fisch, Mayonnaisen, Kartoffelsalat, Speiseeis. Inkubationszeit meist nur einige Stunden, selten einige Tage.

Das Pflegepersonal dieser Kranken ist nur wenig gefährdet, immerhin sind Schmierinfektionen nicht ausgeschlossen.

Bleibende Schäden entstehen nur sehr selten.

Bei allen den genannten Salmonellen können *Bakterienausscheider* zurückbleiben. Beim Bauchtyphus sind es trotz Chloramphenikolbehandlung 3–5 %. Die Typhusbakterien werden ohne Behandlung fast immer das ganze Leben hindurch ausgeschieden. Die anderen Salmonellen haften nicht ganz so hartnäckig, so daß hier Spontansanierungen vorkommen. Über die Bedeutung dieser Salmonellenausscheider s. S. 453. Neuerdings ist es möglich, einen Teil der Ausscheider durch hohe Penicillin- oder Ampicillingaben zu sanieren. Bei dem größeren Teil gelingt die Sanierung nur durch operative Entfernung der Gallenblase mit gleichzeitiger hochdosierter Penicillinbehandlung (KLOSE und KNOTHE) (s. a. S. 574).

SCHRIFTTUM: BADER, R. E., Die Salmonellen, in: Grumbach, A., W. Kikuth, Die Infektionskrankheit des Menschen, Stuttgart 1958 – BADER, R. E., Hippokrates 33, 481 (1962) – RUHLAND, H. und W. SCHIEDEL (Typhusepidemie), Münch. Med. Wschr. 104, 1077 (1963) – KLOSE, F. und H. KNOTHE, Der Internist 5, 219 (1964) – DENNIG, H. (Salmonellenausscheider), Therapiewoche 14, 18, 943 (1964) – HÖRING, F. O., Salmonellosen, in: Gsell–Mohr, Infektionskrankheiten, Bd. II, Berlin-Heidelberg-New York 1968.

Bakterienruhr

Die Shigellen mit ihren verschiedenen Unterstämmen werden teils durch Schmierinfektion vom Stuhl von Kranken oder Keimträgern übertragen, teils durch Fliegen, die die Erreger von den Exkrementen auf Nahrungsmittel verschleppen. Inkubationszeit etwa 3 (1–7) Tage.

Der bakteriologische und serologische Nachweis gelingt nicht immer. Daher muß – etwa bei Kriegsteilnehmern – die Diagnose bei blutig-schleimigem Durchfall angenommen werden (vgl. S. 536 ff.).

Wenn die Ruhr auch meistens gut ausheilt, so kann sie doch unangenehme Folgen hinterlassen: die chronische Kolitis, die mit Rezidiven oder jahrelangem Verlauf einhergehen und gelegentlich zu Leberzirrhose führen kann; der Ruhrrheumatismus, der gewöhnlich hartnäckiger ist als eine Polyarthritis rheumatica, aber wenigstens nicht zu Endokarditis führt; die Reiter'sche Krankheit, bei der außer Gelenkentzündung noch Konjunktivitis, Iritis, Urethritis auftreten. Eigenartigerweise wird bei Ruhr nicht selten der Magen mitbetroffen. Relativ häufig bleibt eine Achylia gastrica übrig (die zu Gallenwegserkrankungen und gelegentlich nach vielen Jahren zu einer perniziösen Anämie führen kann). Es scheint, daß auch die Entstehung eines Ulcus ventriculi oder duodeni durch Ruhr begünstigt wird (STÖRMER). Myokarditis kann, wie bei allen Infektionskrankheiten, vorkommen (s. a. S. 515, 525).

SCHRIFTTUM: STÖRMER, A., Med. Klin. 1946, 145 – WALTHER, G., in: Hdb. d. inn. Med., 4. Aufl. Berlin 1952, I/2, 1 – BADER, R. E., in: Grumbach, A., W. Kikuth, Die Infektionskrankheiten des Menschen, Stuttgart 1969 – WALTER, G., in: Gsell–Mohr, Infektionskrankheiten, Bd. II, Berlin-Heidelberg-New York 1968.

Keuchhusten

Der Haemophilus pertussis wird durch Tröpfcheninfektion übertragen. Die meisten

Menschen werden schon in der Kindheit infiziert und sind damit immun. Manchmal verliert sich die Immunität im Lauf des Lebens wieder. Im ganzen erkranken Erwachsene aber selten. Inkubationszeit 7–14 Tage. Unter Umständen kann eine Tuberkulose durch den Keuchhusten aktiviert werden. Bei alten Menschen kann der krampfhafte Husten eine Rippenfraktur oder eine Apoplexie herbeiführen.

SCHRIFTTUM: HANSEN, F., Handb. d. Kinderhk. V, 368 (1963).

Brucellosis

Der Erreger der *Bang'schen Krankheit* ist ein kleines, kokkenförmiges Stäbchen, das bei Rindern eine leichte fieberhafte Krankheit hervorruft, sich aber besonders im Uterus der trächtigen Kuh ansiedelt und das seuchenhafte Verwerfen (Abortieren) verursacht. Auch im Euter der Kuh siedeln sich die Bruzellen an und werden nun mit der Milch ausgeschieden. Unsere Kühe sind nicht ganz selten infiziert. Der Mensch kann durch Trinken roher Milch angesteckt werden, doch ist die Empfänglichkeit bei dieser Infektionsart offenbar nur gering. Anders ist es bei der Infektion durch die Haut: Tierärzte und Tierpfleger werden besonders häufig infiziert, wenn sie bei Aborten oder Geburten Hilfe leisten. Auch Melker, Molkereiarbeiter, Metzger sowie Schlachthaus- und Abdeckereiarbeiter sind so gefährdet, daß die Bang'sche Krankheit bei ihnen als Berufskrankheit gewöhnlich anzuerkennen ist. Inkubationszeit 10–14 (5–28) Tage (s. a. S. 94, 538).

Nachkrankheiten sind nicht selten: Endo- und Myokarditis, Leberzirrhose, Kachexie, Abszesse, Osteomyelitis (besonders auch der Wirbel), Orchitis, Arthritiden, Neuralgien, psychische Alterationen. Schwangere Frauen können abortieren; Fruchtwasser und Scheidensekret sind dann hochinfektiös (Infektion von Ärzten und Pflegepersonal!).

Eine andere Bruzellose ist das *Mittelmeer- oder Maltafieber*, das durch infizierte Ziegen und Schafe übertragen und hauptsächlich in den Mittelmeerländern vorkommt, aber auch in Süddeutschland bei Schafen und Schafhaltern gefunden wurde.

Die *Brucellosis suis*, deren Träger das Schwein ist, ist in Nordamerika heimisch, einzelne Fälle kommen auch in Europa vor.

Diese beiden Bruzellosen haben einen ähnlichen Verlauf und ähnliche Folgen wie die Bang'sche Krankheit.

SCHRIFTTUM: LÖFFLER, W., L. MORONE, W. FREI, Die Brucellose als Anthropo-Zoonose, Berlin-Göttingen-Heidelberg 1955 – WUNDT, W., H. F. VON OLDERSHAUSEN, in: Gsell–Mohr, Infektionskrankheiten, Bd. II, Berlin-Heidelberg-New York 1968.

Diphtherie

Die Diphtheriebakterien werden von Kranken und noch mehr von gesunden Bakterienträgern auf den Gesunden übertragen, hauptsächlich durch Tröpfcheninfektion. Immerhin ist auch eine Schmierinfektion durch Gegenstände oder Nahrungsmittel (Milch) nicht ganz ausgeschlossen. Inkubationszeit 3–5 Tage.

Pflegepersonen werden häufig angesteckt. Man sollte es deshalb zur Regel machen, mindestens bei den »Schickpositiven«, besser noch bei allen Pflegepersonen, eine Schutzimpfung vorzunehmen. Die Geimpften erkranken viel seltener, und die Krankheit verläuft, wenn sie doch eintreten sollte, bedeutend leichter.

Nachkrankheiten: Polyneuritis, die so gut wie immer ausheilt, wenn es oft auch eine

Reihe von Monaten dauert; Myokarditis, die häufig, aber nicht immer abheilt; bedeutend seltener Nierenschäden.

Über Diphtheriebakterien-Träger und -Ausscheider s. S. 453.

SCHRIFTTUM: STRÖDER, J., H. NIGGEMEYER, Handb. d. Kinderheilk. V, 325 (1963) – HOTTINGER, A., in: Gsell–Mohr, Infektionskrankheiten, Bd. II, Berlin-Heidelberg-New York 1968.

Tularämie

Das Bacterium tularense ist hauptsächlich für Nagetiere (Hasen, Kaninchen, Ratten, Mäuse), aber auch für andere Tiere, z. B. Krähen, pathogen und kann auf vielerlei Art auf den Menschen übertragen werden: durch Eindringen in die unverletzte Haut, z. B. beim Häuten und Zerlegen von Hasen und Kaninchen, durch die Nahrung, die mit Ratten- oder Mäusekot beschmutzt ist, durch Tierbisse, durch blutsaugende Insekten (Stechmücken, Flöhe, Zecken) und wahrscheinlich auch durch Inhalation. Außer Laboranten, die schwer gefährdet sind, gehören zum Kreis der Gefährdeten weiterhin Jäger, Tier-, Wild- und Fellhändler, Küchenpersonal. – Eine Übertragung von kranken Menschen auf gesunde kommt praktisch nicht vor. Die Inkubation dauert 2–4 (1–12) Tage.

Im letzten Weltkrieg waren Infektionen bei Soldaten im Osten nicht selten. Zur Zeit kommt die Tularämie in Deutschland nur noch sehr selten vor.

Wenn die Krankheit und die Rekonvaleszenz auch viele Monate dauern können, so bleiben doch kaum Restzustände zurück; allenfalls ganz selten Folgen von Pleuritis, Peritonitis, Osteomyelitis oder Meningitis. Die okuloglanduläre Form führt (sehr selten) zu Erblindung durch Hornhautgeschwür oder Optikusatrophie (s. a. Bd. I, S. 192; Bd. II, S. 93).

SCHRIFTTUM: NAUCK, E. G., in: Grumbach, A., W. Kikuth, Die Infektionskrankheiten des Menschen, Stuttgart 1958, II, 906 – SCHULTEN, H., J. ZACH, in: Gsell–Mohr, Infektionskrankheiten, Bd. II, Berlin-Heidelberg-New York 1968.

Listeriose

Der Erreger, die Listeria monocytogenes, wird von vielen Tierarten beherbergt, z. B. von Nagetieren, Schafen, Schweinen, Hunden und Geflügel. Er wird wohl durch Schmierinfektion auf den Menschen übertragen. Laboratoriumsinfektionen und Infektionen bei Angestellten von Geflügelhandlungen sind beschrieben.

Die Krankheit kann beim Menschen unter dem Bild 1. einer sehr schweren Meningoenzephalitis, 2. einer leichten anginös-septischen Form, oder auch Pneumonie- oder Typhus-ähnlich oder mit Konjunktivitis verlaufen. Besonders wichtig ist die Schwangerenlisteriose, die bei der Frau kaum Erscheinungen macht, aber diaplazentar oder intra partum auf die Frucht übertragen wird. Sie führt zu Aborten, Früh- und Totgeburten oder zu schwerer Erkrankung der Neugeborenen, der Granulomatosis infantiseptica.

SCHRIFTTUM: SEELIGER, H., Listeriosis, Basel-Freiburg i. Br.-New York 1961 – ERDMANN, G., H. P. R. SEELIGER, in: Gsell–Mohr, Infektionskrankheiten, Bd. II, Berlin-Heidelberg-New York 1968.

Leptospirosen

Etwa ein Dutzend einander sehr ähnlicher Krankheiten werden durch Leptospiren verursacht. Die für uns wichtigsten sind die folgenden:

1. Weil'sche Krankheit = Ikterus infectiosus. Die Leptospira ikterohaemorrhagiae

befällt Ratten und wird von ihnen im Harn ausgeschieden. Häufig ist Wasser infiziert, die Erreger dringen beim Baden, gelegentlich auch beim Trinken durch Schleimhäute oder auch durch die Haut in den menschlichen Körper ein: Gefährlich sind Badeanstalten und Kanäle mit stagnierendem Wasser, Sielen, Kläranlagen; auch durch Rattenbiß ist eine Infektion möglich. Folgende Berufe sind besonders gefährdet: Kanalarbeiter, Grubenarbeiter, Laboranten, Tierwärter, Fischer, Seeleute, Metzger, Schlachthausangestellte. Inkubationszeit 7–14 Tage.

2. Feld-, Schlamm- oder Erntefieber = Leptospirosis grippothyphosa. Der Träger dieser Leptospire ist die Feldmaus, deren Harn Wasser, Gräser und Buschwerk verseucht. In Jahren mit vielen Mäusen und Überschwemmungen kann es zu größeren Epidemien kommen. Besonders gefährdet sind Feldarbeiter, die barfuß oder mit undichtem Schuhwerk verseuchte Gegenden betreten.

3. Leptospirosis canicola. Der Erreger wird von Hunden beherbergt, die selbst schwer erkranken (Stuttgarter Hundeseuche) und nach ihrer Gesundung noch lange die Leptospiren im Harn ausscheiden können. 10–40 % aller Hunde sind infiziert! Bei Personen, zu deren Beruf es gehört, Hunde zu halten, kommt die Krankheit als Berufskrankheit in Betracht.

4. Schweinehüterkrankheit = Leptospirosis pomona. Träger dieser Leptospire ist das Schwein. Infektion durch Harn und Blut. Betroffen werden Schweineknechte, Landwirte, Metzger.

Am schwersten verläuft die Weil'sche Krankheit, die länger dauernde Anämie, Neigung zu Eiterungen (Furunkulose, Phlegmone), Parotitis, Iridozyklitis, Neuritis optica hinterlassen oder eine Tuberkulose aktivieren kann. Bei den anderen Formen der Leptospirose sind solche Vorkommnisse sehr selten (s. a. S. 101, 559).

SCHRIFTTUM: RIMPAU, W., Die Leptospirose. München-Berlin 1950. – WIESMANN, E., in: Grumbach, A. und W. Kikuth, Die Infektionskrankheiten des Menschen und ihre Erreger. Stuttgart 1969 – GSELL, O., in: Gsell–Mohr, Infektionskrankheiten, Bd. II, Berlin-Heidelberg-New York 1968.

Masern

Das Masernvirus wird sehr leicht vom Kranken auf Gesunde übertragen durch Tröpfchen- oder Staubinhalation bei Aufenthalt im selben Raum oder durch Luftzug von einem Raum in den anderen. Pflegepersonen erkranken aber nur selten, da sie durch Überstehen der Masern in der Kindheit immun geworden sind. Inkubationszeit bis zum Ausbruch des katarrhalischen Vorstadiums 11, bis zum Ausbruch des Exanthems 14 Tage.

Nachkrankheiten: Reste von Masernenzephalitis, Otitis media, Bronchitis, Bronchiektasen. Latente Tuberkulosen werden durch Masern leicht aktiviert, und es können sich dann alle möglichen Formen von Tuberkulose entwickeln (s. a. S. 113).

SCHRIFTTUM: ZISCHINSKY, H., in: Hdb. d. Kinderheilk. V, 43 (1963) – ENDERS-RUCKLE, G., in: Haas, R., Vivell, O., Virus- und Rickettsieninfektionen, München 1965 – MAYER, J. B., in: Gsell–Mohr, Infektionskrankheiten, Bd. I, Berlin-Heidelberg-New York 1967.

Röteln

Das Rötelvirus wird in der Regel durch Tröpfcheninfektion von Kranken auf Gesunde übertragen. Der Mensch ist nicht sehr empfänglich; nur ein Teil der Kinder erkrankt und wird immunisiert. Daher können erwachsene Pflegepersonen sich infizieren, Inkubationszeit etwa 18 (12–23) Tage.

Enzephalitis oder Nephritis, die aber nur sehr selten auftreten, können Folgen hinterlassen. Schlimm ist die Gefährdung der Frucht bei schwangeren Frauen in den ersten 3 Monaten der Gravidität. Es kommt bei den Kindern zu Defekten mit Katarakt, Taubheit, Herzfehlern (Embryopathie).

SCHRIFTTUM: FLAMM, H., Die pränatalen Infektionen des Menschen, Stuttgart 1959 – ZISCHINSKY, H., in: Hdb. d. Kinderheilk. V, 64 (1963) – Über Embryopathie: BIELING, R., GSELL, O., in: Die Viruskrankheiten des Menschen. Leipzig 1962 – TÖNZ, O., E. ROSSI, in: Gsell–Mohr, Infektionskrankheiten, Bd. I, Berlin-Heidelberg-New York 1967.

Pocken = Variola

Das Pockenvirus wird hauptsächlich durch Tröpfcheninhalation, gelegentlich aber auch durch Verschmieren von Pustelinhalt und Borken übertragen. Die Empfänglichkeit des Menschen ist sehr groß. Inkubationszeit 12(–14) Tage.

Als Dauerschäden können neurologische Ausfallserscheinungen, selbst mit Taubheit oder Erblindung, zurückbleiben. Bekannt sind die häßlichen Pockennarben.

Der Schutz durch Impfung hält mit Sicherheit nur 3 Jahre an. So können auch bei uns hauptsächlich durch Personen, die im Flugverkehr nach Deutschland kommen und nicht sofort als pockenkrank erkannt werden, Ansteckungen vorkommen. 1958–1963 sind in Deutschland 3 Epidemien entstanden, bei denen auch Ärzte und Pflegepersonen tödlich erkrankten, da sie zu spät wiedergeimpft wurden.

Über Impfschäden s. S. 122, 127.

SCHRIFTTUM: HERRLICH, A., Die Pocken, Stuttgart 1968 – BIELING, R., O. GSELL, Die Viruskrankheiten des Menschen, Leipzig 1962 – WOHLRAB, R., in: Haas, Vivell, Virus- und Rickettsieninfektionen, München 1965 – STÜTTGEN, G., in: Gsell–Mohr, Infektionskrankheiten, Bd. I, Berlin-Heidelberg-New York 1967.

Varizellen

Das Varizellenvirus wird hauptsächlich durch Tröpfcheninhalation vom Kranken auf den Gesunden übertragen. Die Empfänglichkeit ist sehr groß. Deshalb machen die meisten Menschen die Krankheit in der Kindheit durch, sie bleiben dann immun. Erwachsene erkranken nur sehr selten. Inkubationszeit etwa 14 (6–28) Tage.

Komplikationen mit Sekundärinfektionen der Bläschen und nachfolgender Nephritis, Polyarthritis, Sepsis sowie Enzephalomyelitis sind selten (s. a. S. 113).

SCHRIFTTUM: BRUGSCH, H., in: Hdb. d. Kinderheilk. V, 79 (1963) – OEHME, J., R. SIEGERT, in: Gsell–Mohr, Infektionskrankheiten, Bd. I, Berlin-Heidelberg-New York 1967.

Herpes zoster

Der Erreger ist mit dem der Varizellen identisch. Die Erstinfektion führt zum Krankheitsbild der Varizellen. Der Erreger, der dann im Körper (wohl in den Interspinalganglien) »schlummert«, kann durch andere Schädlichkeiten, z. B. durch Cholelithiasis, aber auch durch Verletzungen wieder aktiviert werden unter dem Bild des Herpes zoster. Zosterkranke tragen im Gegensatz zu Varizellenkranken das Virus nicht auf der Rachenschleimhaut, vielmehr nur im Pustelinhalt und im Liquor. Daher ist der Zoster nur wenig ansteckend (Begutachtung s. S. 117).

Gefährlich ist der Zoster ophthalmicus. Sonst heilt der Zoster gut aus, er kann aber noch lange anhaltende Schmerzen im betroffenen Segment hinterlassen (s. a. S. 111).

SCHRIFTTUM: BIELING, R., O. GSELL, Die Viruskrankheiten des Menschen, Leipzig 1962, 104 – BOCK, H. E., R. SIEGERT, in: Gsell–Mohr, Infektionskrankheiten, Bd. I, Berlin-Heidelberg-New York 1967.

Parotitis epidemica

Das Virus wird hauptsächlich durch Tröpfcheninhalation vom Kranken auf den Gesunden übertragen. Die Empfänglichkeit ist nicht sehr groß. Erwachsene erkranken seltener als Kinder. Übertragung auf Pflegepersonal ist selten, aber keineswegs ausgeschlossen. Inkubationszeit 18–21 (12–35) Tage.

Komplikationen und Folgen: Beim Mann nach der Pubertät in etwa 30% eine Orchitis, die in mehr als der Hälfte der Fälle zu Hodenatrophie führt. Glücklicherweise ist die Orchitis meist nur einseitig; bei doppelseitiger Erkrankung kann aber Sterilität eintreten (s. a. Bd. I., S. 585, 592, 611).

Nicht selten kommt eine meist gut verlaufende Meningoenzephalitis vor, sie kann gelegentlich eine bleibende Akustikus- oder Vestibularisschädigung hinterlassen. Seltener ist eine Pankreatitis oder eine Oophoritis (s. a. S. 110).

SCHRIFTTUM: GRUNDLER, E., in: Hdb. d. Kinderheilk. V, 111 (1963) – SIEGERT, R., J. OEHME, in: Gsell–Mohr, Infektionskrankheiten, Bd. I, Berlin-Heidelberg-New York 1967.

Hepatitis infectiosa

Dasselbe Krankheitsbild wird sehr wahrscheinlich durch 2 verschiedene, aber nahe verwandte Virusarten (A und B) hervorgerufen (s. a. S. 542 ff.).

1. Das Virus A, dessen Größe nicht bekannt ist, ruft die *Hepatitis epidemica* hervor, es ist im Stuhl der Kranken etwa 2–3 Wochen vor Ausbruch der Gelbsucht bis 14 Tage danach, gelegentlich auch einige Monate lang. Übertragung durch Verschmieren fäkaloral, auch durch Wasser, Milch, Nahrungsmittel. Das Virus ist aber im akuten Stadium auch im Blut und kann damit sowohl durch Verschmieren von Blut oral oder durch Hautschrunden als auch durch Spritzen und Instrumente übertragen werden. Die Inkubationszeit wird meist mit 15–40 Tagen angegeben, kann aber auch bis zu 56 Tagen dauern (ROEMER).

2. Das Virus B hat einen Durchmesser von 25 mµ und ruft die sogenannte *Serumhepatitis* (Inokulationshepatitis) hervor. Es ist während der langen Inkubationszeit und im Krankheitsstadium im Krankenblut und kann noch bis zu 10 Jahren darin persistieren. Es wird nur auf dem Blutweg durch Spritzen und Instrumente übertragen, nicht aber oral, auch ist es nicht im Stuhl der Kranken. Die Inkubationszeit beträgt 40–160 Tage, wahrscheinlich auch noch mehrere Monate mehr (ROEMER).

Die Krankheit kann ohne Ikterus verlaufen und wird dann meistens nicht erkannt.

Es ist wichtig, diese Tatsachen zu kennen. Denn recht häufig stecken sich Ärzte, Pflegepersonal oder Laboranten an. Aus allen Teilen der Welt ist es bekannt, daß Ärzte und Schwestern 40–50mal häufiger an Hepatitis erkranken als der Durchschnitt der Bevölkerung: z. B. in Dänemark, in Wien, in Rußland, in Ungarn (POPPER und RABER); so auch in Deutschland (HOFMANN, LINDNER s. a. S. 546 f.).

Die Ansteckung kann durch Schmierinfektion (faecal-oral) oder durch Inokulation (besonders durch Hautschrunden) erfolgen. Es scheint mir daher berechtigt, eine Hepatitis bei Personen, die beruflich mit Kranken, ihren Abgängen oder ihrem Blut in Berührung kommen, als Berufskrankheit anzuerkennen. Die Anerkennung wird um so leichter fallen, wenn innerhalb der Inkubationszeit ein Kontakt mit manifesten Hepatitiskranken vorhanden war. M. E. ist ein solcher klarer Kontakt mit Hepatitiskranken aber keine conditio sine qua non. Vielmehr genügt auch der Kontakt mit anderen Kranken, ihren Abgängen und besonders ihrem Blut (Spritzenreinigen!). Denn es ist immer anzunehmen, daß ein nicht geringer Teil von allen Patienten das Virus beherbergt, seien es Kranke mit unerkannter Hepatitis sine ictero, seien es Hepatitiskranke in der Inkubation oder solche mit jahrelang persistierender Virämie. Ist es doch recht bezeichnend, daß POPPER und RABER auf drei Hals-Nasen-Ohrenabteilungen eine besonders häufige Erkrankung von Ärzten beobachteten, wo die Ärzte durch die häufigen kleinen blutigen Eingriffe besonders gefährdet waren, wo aber natürlich keine manifesten Hepatitiden vorhanden waren.

Sicher sind auch *Zahnärzte* mehr gefährdet als die übrige Bevölkerung. Sie kommen ebenso wie die Hals-Nasen-Ohrenärzte sehr häufig mit Blut von ihren Patienten in Berührung, da sie in der Regel ohne Handschuhe arbeiten. Es ist aber anzunehmen, daß unter diesen Patienten nicht selten Hepatitis-Virusträger sind. Bei den Zahnärzten ist es aber sehr wahrscheinlich, daß sie durch ihr häufiges Händewaschen und -bürsten vermehrt kleine Hautläsionen, Schrunden und Nagelfalzverletzungen haben, durch die die Hepatitisviren des Patientenblutes eindringen können.

So rate ich, im allgemeinen eine Hepatitis bei Ärzten, Zahnärzten, Pflegepersonal und Laboranten auch dann anzuerkennen, wenn kein direkter Zusammenhang mit einer manifesten Hepatitis nachzuweisen ist. Voraussetzung ist selbstverständlich, daß diese Personen innerhalb der Inkubationszeit mit Kranken, ihren Abgängen und besonders ihrem Blut in Kontakt waren, und daß in ihrer privaten Umgebung keine Hepatitisfälle vorhanden waren. Die Gründe für die Anerkennung sind bei DENNIG und FLEISCHER dargelegt, hier weitere Literatur. Die Berufsgenossenschaft und die Gerichte haben sich dieser Ansicht angeschlossen (DEGLMANN); vgl. S. 548.

Die Hepatitis infectiosa heilt in 2–3 Monaten in 80% völlig aus. Als Folgekrankheiten kommen vor in 5–15% chronische Entzündungs- und Narbenprozesse der Leber, in 5–10% eine posthepatitische Hyperbilirubinämie, akute Pankreatitis (SIEDE), sowie vereinzelt neurologische Komplikationen (s. a. S. 113 u. 551). Daß eine Virushepatitis die Bildung von Gallensteinen begünstigt, wurde vielfach angenommen. Nach den eingehenden Beobachtungen von DEMLING u. M.a. trifft dies aber nicht zu.

Die Hepatitis infectiosa ist die häufigste Infektionskrankheit des medizinischen Personals. Im Jahr 1961 wurden der Berufsgenossenschaft für Gesundheitsdienst und Wohlfahrtspflege 305 Fälle gemeldet (WUNDT).

SCHRIFTTUM: HOFMANN, H., Z. Ges.Hyg. 6, 75 (1960) – POPPER, L., A. RABER, Wiener klin. Wschr. 75, 387 (1960) – ROEMER, G. B., Dtsch. med. Wschr. 88, 2081 (1963) – SIEDE, W., Almanach der Leber-Galle-Pankreaskrankheiten, 57, München 1963 – SIGNER, E., in: Haas, Vivell, Virus- und Rickettsieninfektionen, München 1965 – WUNDT, W., Dtsch. med. Wschr. 89, 1577 (1964) – DENNIG, H., K. FLEISCHER, Med. Welt, 17 (N.F.), 2418–2421 (1966) DEGLMANN, TH., Med. Welt, 18 (N.F.), 2709 (1967) – DEMLING, I., H. J. BAHN, H. GEIDEL, I. BAHN, Dtsch. med. Wschr. 92, 14, 652–654 (1967).

Infektiöse Mononukleose
(Pfeiffersches Drüsenfieber – Monozytenangina)

Der Erreger ist ein Virus, das wahrscheinlich durch Tröpfcheninhalation übertragen wird. Die Ansteckungsfähigkeit ist relativ gering, immerhin ist eine Infektion von Pflegepersonal schon vorgekommen. Inkubationszeit 7–8 (4–60) Tage. Nachkrankheiten sind kaum zu erwarten, es sei denn, daß sich Sekundärinfektionen, wie Pneumonien mit Lungenabszessen oder Pleuraempyemen, entwickeln (vgl. S. 557).

SCHRIFTTUM: MEYTHALER, F., W. HÄUPLER, Die infektiöse Mononucleose, Stuttgart 1962 – RECHENBERG, H. K. VON, in: Gsell–Mohr, Infektionskrankheiten, Bd. I, Berlin-Heidelberg-New York 1967.

Katzenkratzkrankheit

Diese 1950 beschriebene Krankheit muß zu den von Tieren übertragenen Krankheiten gerechnet werden. Sie scheint in der ganzen Welt vorzukommen und ist neuerdings auch in Deutschland beschrieben. Der Erreger ist ein Virus, das besonders häufig an Katzenkrallen haftet (die Katzen selber erkranken nicht) und durch Kratzen dem Menschen eingeimpft wird. Die Inkubationszeit beträgt bis zum Auftreten des Primäraffekts 3–14 Tage, bis zum Auftreten der zugehörigen Lymphadenitis 2–6 Wochen. Unter leichtem Fieber entsteht eine Schwellung und häufig eine Eiterung des zugehörigen Lymphknotens. Spontane Ausheilung in 2–3 Monaten. Keine Folgeerscheinungen.

SCHRIFTTUM: DEBRÉ, R. und Mitarbeiter, Bull. Soc. méd. hôp., Paris 66, 76 (1950) – GSELL, O., R. FORSTER, E. KLAUS, Schweiz. med. Wschr. 81, 699 (1951) – GSELL, O., in: Gsell–Mohr, Infektionskrankheiten, Bd. I, Berlin-Heidelberg-New York 1967.

Grippe = Influenza

Das Grippevirus (mit den Typen A, B und C und einer Anzahl von Untergruppen) wird durch Tröpfcheninhalation von Kranken (oft von kaum erkennbaren Leichtkranken) übertragen. Inkubationszeit 2–3 (1–5) Tage.

Als Nachkrankheiten sind u. a. möglich: chronische Pneumonie oder Bronchitis, Bronchiektasen, Lungenabszesse, Pleuraempyeme und ihre Folgen, Myokardschäden (Grippe-Enzephalitis s. S. 110).

Das Bezeichnende an der Grippe ist, daß gewöhnlich sehr viele Menschen annähernd gleichzeitig erkranken. Es erhebt sich nun die Frage, ob Pflegepersonen, die erkranken, ihre Grippe sowieso bekommen hätten oder ob eine Berufskrankheit vorliegt. Man wird hier keine allgemeinen Regeln aufstellen können. Es kommt darauf an, ob die Epidemie so ausgedehnt ist, daß die Chance, nicht angesteckt zu werden, kaum mehr besteht. Und weiter ist zu bedenken, daß Pflegepersonen, die mit Schwerkranken in nahe Berührung kommen, wohl die Aussicht haben, schwerer zu erkranken, weil sie mit besonders vielen und besonders virulenten Erregern infiziert werden.

SCHRIFTTUM: GSELL, O., G. HENNEBERG, in: Gsell–Mohr, Infektionskrankheiten, Bd. I, Berlin-Heidelberg-New York 1967.

Poliomyelitis

Das sehr kleine Virus, von dem es 3 Unterstämme gibt, ist hauptsächlich im Stuhl enthalten und wird durch Verschmieren fäkal-oral übertragen. Daneben spielt die Tröpfcheninfektion (das Virus ist einige Tage im Rachensekret) nur eine geringe Rolle. Die Infektionsquelle liegt weniger in Kranken als in gesunden Virusträgern. Der Mensch ist sehr empfänglich für das Virus, jedoch erkrankt nur ein sehr kleiner Teil der Infizierten an einer manifesten Poliomyelitis, die Mehrzahl macht die Krankheit abortiv durch. Die Möglichkeit, manifest zu erkranken, wird wesentlich erhöht durch äußere Traumen aller Art: Verletzungen, Impfungen, Überanstrengungen, Sonnenverbrennung, Reisen, Operationen. So neigen Menschen nach einer Tonsillektomie für mehrere Wochen zur bulbären Form der Poliomyelitis. (Man sollte deshalb in Epidemiezeiten verschiebbare Impfungen, Operationen und Zahnextraktionen vermeiden). Wenn eine Poliomyelitis bei einer Verletzung in den nächsten Wochen sich an der benachbarten Stelle (etwa am gleichen Arm) lokalisiert, so erscheint ein Zusammenhang wahrscheinlich; solche Fälle sind z. B. von FREY und von BEHRENDT beschrieben (s. dagegen S. 115).

Die Inkubationszeit von der Exposition bis zum Ausbruch des Initialstadiums dürfte 9–12 (3–17) Tage betragen. Pflegepersonal wird kaum je betroffen. So ist in der großen Epidemie in Kopenhagen 1952 von 4000 Pflegekräften niemand erkrankt. Immerhin sind Menschen, die mit Kindern in engeren Kontakt kommen, mehr gefährdet: Bei der genannten Epidemie hatten Lehrer und Kindergärtnerinnen eine doppelt so hohe Morbidität als die übrige Bevölkerung (Med. Klin. 1953, 1013).

Der größere Teil der Kranken macht die Krankheit – meist unerkannt – in Form einer leichten Meningitis ohne Lähmungen durch. Von den Gelähmten ist bei mindestens der Hälfte mit einer bleibenden Teillähmung zu rechnen (s. a. S. 110, 114).

SCHRIFTTUM: FREY, Schweiz. med. Wschr. 1938, 1, 491 – BEHRENDT, R. C., Med. Klin. 1953, 1013 – BIELING, R., O. GSELL, Die Viruskrankheiten des Menschen, Leipzig 1962 – GRÜNINGER, U., M. HERTL, F. SCHMID, E. TROSST, O. VIVELL, in: Hdb. der Kinderheilk., V, 211 (1963) – FANCONI, G., in: Gsell-Mohr, Infektionskrankheiten, Bd. I, Berlin-Heidelberg-New York 1967.

Coxsackie-Virus-Infektionen

Die Coxsackie-Infektionen spielen in der Versicherungsmedizin kaum eine Rolle. Das Virus mit seinen Typen A und B und den vielen Unterstämmen ist ubiquitär (auch in Abwässern) und wird auch von gesunden Menschen beherbergt. Die Infektion geschieht hauptsächlich durch Verschmieren fäkal-oral, ist aber auch durch Tröpfchen vom Nasenrachenraum möglich. Inkubationszeit 2–3(–9) Tage. Man unterscheidet 4 Krankheitsformen:
1. Bornholmer Krankheit (Myalgia epidemica), die ohne Folgen abheilt (s. a. S. 139).
2. Kurze fieberhafte Sommergrippe; seröse Meningitis, poliomyelitisähnliche Lähmungen, die sich fast immer zurückbilden (s. a. S. 110).
3. Herpangina, besonders bei Kindern, mit gutem Verlauf (s. a. S. 455).
4. Myokarditis und Enzephalomyelitis der Neugeborenen und Säuglinge, sehr schwer.

SCHRIFTTUM: WINDORFER, A., in: Hdb. d. Kinderheilk. V, 252 (1963) – MAASS, G., in: HAAS-VIVELL, Virus und Rickettsien-Infektionen, München 1965 – ROSSI, E., in: Gsell-Mohr, Infektionskrankheiten, Bd. I, Berlin-Heidelberg-New York 1967.

Pseudogeflügelpest = Newcastlekrankheit

Das Newcastle-Virus kann von (influenzaähnlich) krankem Geflügel, hauptsächlich Hühnern, auf den Menschen übertragen werden, außerdem kommen Laboratoriumsinfektionen vor. Es handelt sich um eine ausgesprochene Berufskrankheit bei Geflügelzüchtern und Laboranten. Sie ist in den letzten Jahren in der ganzen Welt und auch in Deutschland beobachtet worden. Die Krankheit äußert sich in einer meist einseitigen *Konjunktivitis*, des öfteren aber auch in Rhinitis, Pharyngitis, Bronchitis, atypischer Viruspneumonie, zentralnervösen Reaktionen und hämolytischer Anämie. Der Nachweis geschieht durch Komplementbindungsreaktion oder durch Erregerisolierung aus Augen-, Nasen- oder Rachenspülwasser.

Nach den bisherigen Erfahrungen scheint die Krankheit beim Menschen relativ leicht zu verlaufen und keine Folgen zu hinterlassen.

SCHRIFTTUM: SIEGERT, R., H. G. HAUSSMANN und E. MANNWEILER, Klin. Wschr. 1954, 8 – BIELING, R., O. GSELL, Die Viruskrankheiten des Menschen, Leipzig 1962, 252 – SIEGERT, R., in: Gsell-Mohr, Infektionskrankheiten, Bd. I, Berlin-Heidelberg-New York 1967.

Impfschädigungen

Für Gesundheitsschäden, die durch Impfungen hervorgerufen werden, kann nach dem Bundesseuchengesetz Entschädigung verlangt werden. Siehe hierzu S. 48, 122 ff.

Infektionskrankheiten II

von Werner Mohr, Hamburg

Bakterielle Infektionen

Lepra

Die Lepra ist eine in verschiedenen Formen verlaufende, durch das säurefeste *Mycobacterium leprae* (Hansen) hervorgerufene Erkrankung.

Die Erforschung dieser Krankheit hat lange Zeit große Schwierigkeiten bereitet, da sich der Erreger nicht auf künstlichen Nährböden züchten ließ und auch nicht auf Tiere übertragen werden konnte. Erst in allerjüngster Zeit haben elektronenmikroskopische Untersuchungen weitergeholfen (Klingmüller) und es zeigt sich ein möglich gangbarer Weg für die Züchtung über die Gewebekultur (Scheller).

Die *Übertragung* ist nur von Mensch zu Mensch möglich. Die Erreger finden sich, je nach dem Typ der Erkrankung, mehr oder minder reichlich in dem leprös veränderten Gewebe. Langdauerndes Zusammenleben unter schlechten hygienischen Verhältnissen und engste Berührung sowie eine gewisse *Disposition* (Kinder eines Leprösen erkranken leichter als der Ehepartner) sind begünstigende Faktoren. Jugendliche Personen zwischen dem 5. bzw. 10. und 20. Jahr sind besonders gefährdet, wenn auch der Ausbruch der Erkrankung meist erst zwischen dem 20. und 40. Jahr erfolgt. Eine *gewisse Disposition* des männlichen Geschlechts scheint zu bestehen.

Die Inkubationszeit der Lepra bis zum Auftreten der ersten sicheren Zeichen beträgt durchschnittlich 2–4 Jahre; als kürzeste Frist werden einige Monate, als längste 30–40 Jahre genannt. Hautwunden (Schrunden, Tätowierungen, Impfpusteln, Kratzeffekte bei Skabies) sind als Eintrittspforten für das Mykobakterium beschrieben worden. Auch die unverletzte Schleimhaut der Nase und der Konjunktiven scheint für den Erreger passierbar, nicht aber die intakte Haut.

Man unterscheidet verschiedene Formen der Lepra. Die Nomenklatur war lange Zeit ein Streitpunkt. Heute gelten im allgemeinen folgende Bezeichnungen:

1. *Tuberkuloide Lepra* (T-Typ); sie ist charakterisiert durch eine gute Abwehrlage – daher fällt der Lepromintest nach Mitsuda auch positiv aus – und geringen Bakteriengehalt, deshalb meist nicht sehr ansteckend.
2. *Lepromatöse Lepra* (L-Typ); hier besteht eine schlechte Abwehrlage, anergische Phase des Organismus, daher ist der Lepromintest negativ, die Läsionen sind sehr bakterienreich, sehr ansteckend.
3. Die »*indeterminated group*« (I-Form); aus ihr kann es zur Entwicklung in Richtung der beiden erstgenannten Formen kommen. Der Mitsudatest kann positiv, aber auch negativ sein. Der Bakteriengehalt ist meist noch gering; diese Lepraform kann schon ansteckend sein.
4. Die »*Borderline-group*«; hier ist der Lepromintest negativ, der Verlauf ist meist sehr schwer und es kommt leicht zu Komplikationen.

Die *Diagnose* ist durch den mikroskopischen Erregernachweis (Ziehl-Neelsen-Färbung) im Nasenschleim, in exzidierten Hautstellen, Punktat von Lepromen sowie im Reizsekret von skarifizierten, erkrankten Hautstellen zu erbringen. Die *serologischen* Methoden sind nicht streng spezifisch (Präzipitationsmethode nach WITEBSKY, KLINGENSTEIN und KUHN oder die RUBINOsche Reaktion). Der häufig positive Ausfall der WaR ist als unspezifisch zu deuten. Besondere Bedeutung hat in den letzten Jahren der *Lepromintest* (Hauttest nach MITSUDA) gewonnen, um die Reaktionslage des erkrankten Organismus zu beurteilen. Er wird mit einem aus einem exzidierten Leprom der lepromatösen Form hergestellten Extrakt angestellt.

Durch die heute zur Verfügung stehenden *Behandlungsmöglichkeiten* ist ein Wandel in der Prognose eingetreten. Die Behandlung mit den Sulfonen (DDS, Promin, Promizol, Diazon, Sulphetron usw.), ferner Neoteben, in letzter Zeit auch dem Sulfonamid-Präparat Lederkyn, ist heute die Methode der Wahl. Sie muß aber lange genug durchgeführt werden, um eine wirkliche Heilung zu erzielen (meist mehrere Jahre!).

Schwere *Komplikationen*, die früher nie ausblieben, sind heute bei rechtzeitigem Einsetzen der Behandlung zu vermeiden. So gehörten septische Prozesse, intestinale Infektionen und auch die Lungentuberkulose zu den nicht selten diese Krankheit erschwerenden Komplikationen.

Bei der fortschreitenden lepromatösen Form findet sich auch fast stets eine Schädigung der inneren Organe, wie Leber, Milz, Knochenmark, Lymphknoten, Hoden. An den Extremitäten können schwerste Veränderungen auftreten, wie das Mal perforant du pied, der Knorpelschwund, die Mutilation (Verstümmelung durch Schwund der normalen Knochenstruktur) und Sequesterbildung mit schwerer Deformierung.

Gefährdet sind nur Personen, die lange eng mit Personen, die an der lepromatösen Form der Lepra leiden, unter primitiven hygienischen Verhältnissen zusammenleben müssen. Zum Beispiel Monteure, die in Entwicklungsländern in Eingeborenen-Siedlungen für Monate leben müssen u. ä. Erkrankungen des Pflegepersonals in Lepraheimen sind selbst bei jahrelanger Tätigkeit dort selten. Man hat verschiedentlich die Forderung aufgestellt, daß in solcher Tätigkeit nur Personen mit einem positiven Lepromintest beschäftigt werden sollten, die sich also in einer günstigen Abwehrlage gegenüber der Infektion befinden (Parallele zur Tuberkulosepflege und dem Einsatz nur von tuberkulinpositiven Personen als Pflegepersonal).

Prophylaktisch hat man auch die Kinder lepröser Eltern der BCG-Impfung unterworfen, da eine gewisse Kreuzimmunität angenommen wurde. Das endgültige Ergebnis dieser Maßnahme ist aber heute bei der langen Inkubationszeit der Lepra noch nicht ganz zu übersehen.

SCHRIFTTUM: BÜNGELER, W., Klin. Wschr. 1940, 299; 1941, 1169; Münch. med. Wschr. 1941, 1301 – COCHRANE, R. G. and T. F. DAVEY, Leprasy in Theory and Prachice, Bristol 1964 – KLINGMÜLLER, V., Ergebnisse der Lepraforschung seit 1930, Berlin 1935 – KLINGMÜLLER, V., Die Lepra, in: Hdb. d. Haut- und Geschlechtskrankht., Berlin 1930, X, 2 – KLINGMÜLLER, G., Arch. f. klin. u. exper. Derm. 225, 149–162 (1966) – MOHR, W., Lepra, in: Hdb. d. inn. Med., 4. Aufl., Berlin-Göttingen-Heidelberg 1952, I, 2, 306 – SCHALLER, K. F., Die Lepra, in: GSELL-MOHR, Infektionskrankheiten, Berlin-Heidelberg-New York 1968.

Milzbrand

Der Milzbrand ist eine septikämisch verlaufende Seuche pflanzenfressender Säugetiere (Rind, Ziege, Schaf, Schwein). Die menschliche Infektion kommt entweder durch direkten Kontakt mit krankenTieren (meist Bazilleninfektion) oder Produkten kranker Tiere, wie Fell, Häute usw. (meist Sporeninfektion), zustande. Der Erreger ist das unbewegliche, grampositive, sporenbildende *B. anthracis*. Die Milzbrandsporen sind außerordentlich resistent.

Der häufigste *Infektionsweg* beim Menschen ist das Eindringen von Milzbrandsporen in Schrunden oder kleine Verletzungen der Epidermis, meist an ungeschützten Körperstellen (Gesicht, Hals, Arme, Beine). *Darmmilzbrand* wurde in den letzten Jahrzehnten in Deutschland nicht mehr beobachtet; er tritt aber noch im afrikanischen Raum auf, und zwar dort, wo das Fleisch von an Milzbrand verendeten Tieren roh oder kaum gekocht gegessen wird.

Primärer *Lungenmilzbrand* tritt bei Aspiration von sporenhaltigem Staub auf (Lumpensammler, unter Umständen Arbeiter in der Fellindustrie und in Wollkämmereien).

Die *Inkubationszeit beim Hautmilzbrand* beträgt 2–3 Tage, selten nur einige Stunden. Er tritt einmal als Milzbrandkarbunkel, zum anderen als Milzbrandödem auf, letzteres vorwiegend im Gesicht und an den Schleimhäuten. Gelegentlich bilden sich auf der gespannten, teigig geschwollenen Haut Blasen. Vom Hautmilzbrand kann es sehr rasch in unbehandelten Fällen zur Entwicklung einer *Milzbrandsepsis*, u. U. mit Meningitis kommen. Auch jede Hautmilzbranderkrankung ist, sobald Fieber auftritt, als schwere Allgemeinerkrankung anzusehen und entsprechend zu behandeln und zu werten.

Der *Lungenmilzbrand* beginnt schlagartig meist schon 24 Stunden nach der Inhalation des sporenhaltigen Materials.

Der *Darmmilzbrand* setzt unter stürmischen Erscheinungen von seiten des Magen-Darmtraktes ein mit der Bildung von Milzbrandgeschwüren an der Dünndarmschleimhaut.

Die *Diagnose* sollte stets durch den Erregernachweis im mikroskopischen Präparat und in der Kultur erhärtet werden, da gelegentlich auch durch andere Erreger hervorgerufene Prozesse im Anfangsstadium ähnlich aussehen können.

Die *Prognose* beim unkomplizierten Hautmilzbrand ist nicht ungünstig, ernster schon beim Milzbrandödem.

Fast stets tödlich enden Lungen- und Darmmilzbrand. Die Antibiotika-Therapie mit Penicillin in hoher Dosierung oder mit den Breitband-Antibiotika hat die Prognose bei rechtzeitiger Anwendung sehr viel günstiger gestaltet.

Für die *Anerkennung als Berufskrankheit*, wie auch für die richtige Antibiotikatherapie ist der *kulturelle Nachweis des Erregers aus dem Wundabstrich* wichtig (Resistenzbestimmung!).

Gefährdet sind Personen, die mit kranken Tieren zu tun haben, wie Hirten, Landwirte, Fleischer, Abdecker, Tierärzte. Die größere Zahl von Erkrankungen aber ist bei Arbeitern und Arbeiterinnen in der Leder- und Bürstenindustrie, in Wollkämmereien, bei Wollsortierern, Roßhaarspinnern und nicht zuletzt bei Arbeitern im Hafen, die mit Ausladen von ausländischen Fellen beschäftigt sind, zu finden (s. a. Bd. I, S. 191).

SCHRIFTTUM· MOHR, W. und ENIGK, K., Milzbrand, in: Hdb. d. inn. Med., 4. Aufl., Berlin 1952, I, 1, 803 – MOHR, W., Milzbrand, in: Klinik der Gegenwart, Bd. IV, S. 8 (1956) – MOHR, W., Milzbrand, in: Hdb. d. Kinderheilkunde, Bd. V, Infektionskrankheiten, S. 605, Berlin-Göttingen-Heidelberg 1963 – MOHR, W., Milzbrand, in: GSELL-MOHR, Infektionskrankheiten, Bd. II/2, Berlin-Heidelberg-New York 1968 (siehe dort auch weiteres Schrifttum!).

Pest

Die Pest ist primär eine bei Nagern vorkommende hämorrhagische Septikämie, die unter bestimmten Voraussetzungen auf den Menschen übergehen kann. Heute noch in verschiedenen Teilen Asiens (Indien), aber auch Afrikas endemisch, ist sie vom Klima weitgehend unabhängig und kommt sowohl in den Tropen wie Subtropen als auch im gemäßigten Klima vor. Der Erreger ist *Pasteurella pestis*.

Die *Übertragung* von den erkrankten Nagern, sehr häufig Ratten, auf den Menschen erfolgt durch Flöhe (Rattenflöhe sind besonders disponiert). Die Flöhe können auch die Infektion von Mensch zu Mensch übertragen. Bei dieser Übertragungsart ist die erste *Eintrittsstelle der Infektion die Haut*. Hier entwickelt sich auch der erste Entzündungsherd als furunkelähnliche Initialpustel. Diese kann später in eine phlegmonöse *Hautpest* übergehen. Es folgen die Ausbreitung auf dem Lymphweg und der Befall der regionären Lymphdrüsen, der das Bild der *Beulenpest* charakterisiert. Die *Inkubationszeit der Beulenpest* beträgt 2–5 Tage, auch kürzere Zeiten, 1–2 Tage, sind bei Laboratoriumsinfektionen beobachtet worden. Die mit Fieber, Kopfschmerzen, Übelkeit, Konjunktivitis schlagartig einsetzende Erkrankung kann in 3–4 Tagen zum Tode führen. Am 2. bis 3. Tag treten die charakteristischen primären Bubonen (Achsel, Leisten-Schenkel-Gegend, Hals) auf. Bei frühem Eindringen der Erreger in die Blutbahn kommt es zur *Pestseptikämie*, die in kürzester Zeit (2–3 Tage) zum Tode führen kann, unter Umständen fast aus voller Gesundheit heraus *(Pestis siderans)*.

Der *Übertragungsweg für die Lungenpest* ist die Tröpfcheninfektion. Innerhalb von 1 bis 3 Tagen entwickelt sich das Bild einer schweren, fast stets tödlichen Pneumonie mit blutigem Auswurf.

Die früher sehr ungünstige *Prognose* hat sich seit der Einführung der Sulfonamide und Antibiotika (Streptomycin, in letzter Zeit mehr Achromycin) in die Therapie sehr erheblich gebessert (Abfall der Letalität in endemischen Gebieten von 50 auf 10%). Auch die Pestseptikämie ist bei rechtzeitig einsetzender Behandlung und genügend hoher Dosierung der Medikamente zu heilen. Das Überstehen der Pest schützt vor Wiedererkrankung.

Für die *Prophylaxe* haben sich auch die Sulfonamide bewährt (z. B. 5 g Sulfadiazine täglich eine Woche lang).

Gefährdet sind alle Personen, die in Räumen tätig sind, in denen gleichzeitig auch Ratten hausen, wie Hafenarbeiter, Lagerarbeiter in Nahrungsmittellagern u. ä. Stärker gefährdet noch ist das Krankenpflegepersonal (Schwestern, Ärzte, Laboranten). Bei der Pflege Lungenpestkranker müssen unbedingt Masken getragen werden.

SCHRIFTTUM: HORMANN, H., Pest, in: Hdb. d. inn. Med., 4. Aufl., Berlin-Göttingen-Heidelberg 1952, I, 2, 203 – LIPPELT, H., Die Pest, in: Hdb. d. Kinderheilkunde, Bd. V Infektionskrankheiten, S. 577, Berlin-Göttingen-Heidelberg 1963 – KRAMPITZ, H., Die Pest, in: GSELL-MOHR, Infektionskrankheiten, Berlin-Heidelberg-New York 1968 – POLLITZER, R., »Plague«, World Health Organization, Monograph-Series 22, Genf 1954.

Schweinerotlauf (Erysipeloid)

Der Rotlauf ist eine Anthropozoonose. Er kommt primär bei den Schweinen vor und geht mit einem Exanthem einher. Hervorgerufen wird er durch das *B. erysipelatis suis* sive *Bacterium rhusiopathiae suis*. Dieses ist relativ widerstandsfähig.

Die *Infektionsquelle* für die menschliche Erkrankung ist aber nur in einem Teil der Fälle das rotlaufkranke Schwein. Ein nicht geringer Prozentsatz der menschlichen Infektionen wird durch die im Freien auf faulendem Substrat lebenden Rotlaufbakterien hervorgerufen (Wild, Geflügel, Fische, Krebse, selbst Gemüse). Dabei sind z. B. nicht bestimmte Fischsorten infiziert, sondern die Infektion hängt weitgehend von der Verletzungsmöglichkeit beim Hantieren mit den Fischen ab. Erst Verletzungen der Haut ermöglichen den Bakterien den Eintritt in den menschlichen Organismus. So kommt es bei den Arbeitern der fischverarbeitenden Industrie besonders dann zu Erkrankungen, wenn sie an Fischen mit scharfen Kiemendeckeln, spitzen Stacheln und harten Schuppen hantieren müssen. Eine Übertragung von Mensch zu Mensch wurde *niemals* beobachtet (s. a. Bd. I., S. 191).

Die Inkubationszeit beträgt im Durchschnitt 1–2 Tage, seltener 18 Stunden, gelegentlich bis zu 5 Tagen. Die häufigste Verlaufsform ist die dermale. Oft kommt es zu einer Gelenkbeteiligung; selten ist die enterale Form oder eine Allgemeininfektion unter Mitbeteiligung des Endokards (gelegentlich bei Tierärzten, die sich bei der Herstellung oder Einspritzung von Rotlaufimpfstoff infiziert hatten). Das Überstehen der Erkrankung hinterläßt eine *gewisse* Immunität. Unter einer Behandlung mit Penicillin oder anderen Antibioticis – Sulfonamide sind nicht so wirksam – heilt die Erkrankung rasch ab und Komplikationen werden vermieden.

Gefährdet sind Fleischer, Landwirte, Tierärzte und Tierpfleger, aber auch der Personenkreis, der in der Fisch, Krebse, Fleisch und Wild verarbeitenden Industrie tätig ist, und auch Personen, die mit Gemüseputzen beschäftigt sind. MONCORPS bezeichnet deshalb den Rotlauf als gewerbliche Dermatose.

SCHRIFTTUM: BINGOLD, K. und TRUMMERT, W., Ärztl. Wschr. 1952, 7, 26, 593 – ERDMANN, G., Erysipeloid, in: Hdb. d. Kinderheilk., Bd. V Infektionskrankh., Berlin-Göttingen-Heidelberg 1963, S. 556 – LODENKÄMPER, H. und NICKEL, H., Zbl. ges. inn. Med. 1952, 7, 277 – MACDOUGALL, J. A., Lancet 1951, 1, 1345 – MOHR, W. und ENIGK, K., Der Rotlauf, in: Hdb. d. inn. Med., 4. Aufl., Berlin-Göttingen-Heidelberg 1952, I, 1, 769 – MOHR, W., Rotlauf, in: Klinik der Gegenwart, Bd. IV, 1, München 1954 – MOHR, W., Erysipeloid, in: GSELL-MOHR, Infektionskrankheiten, Bd. II, 1, Berlin-Heidelberg-New York 1968 – MONCORPS, C., Med. Klin. 1948, 270 u. 471 – SIEBERT, G., Medizinische 1953, 199.

Rotz

Der Rotz ist eine Infektionskrankheit der Einhufer (Pferd, Esel, Maultier), die gelegentlich auf den Menschen übertragen werden kann. Hervorgerufen wird die Erkrankung durch den *Actinobacillus mallei*.

Die *Infektion* erfolgt durch direkten Kontakt mit den erkrankten Tieren über Hautwunden und seltener Schleimhauterosionen. Die Inkubation beträgt beim Menschen 3–5 Tage.

An der infizierten Hautstelle bildet sich ein Infiltrat mit Geschwür; es folgen Lymphknotenschwellungen, Lymphangitis und Metastasen in der Haut sowie in den Muskeln mit teigigen Schwellungen und Eiterungen. Beim *akuten Nasenrotz* beginnt die Erkrankung mit Schnupfen und Schwellung der Nasenschleimhaut; auch dieser Prozeß kann auf Haut und Lungenschleimhaut übergreifen.

Der *chronische Rotz* (Mehrzahl der Fälle) zeigt meist eine schleichende, sich über ein oder mehrere Jahre hinziehende Entwicklung. Es besteht durchaus die Möglichkeit, daß der chronische Rotz plötzlich in eine akute Verlaufsform umschlägt.

Die *Diagnose* ist nur durch bakteriologische und serologische Untersuchung zu sichern (Komplementbindung ab 17. bis 20. Krankheitstag, Agglutination ab 24. Tag) sowie durch die Malleinprobe (konjunktival oder intrakutan). Mit der Einführung der Antibiotika und Sulfonamide hat sich bei rechtzeitigem Einsetzen die früher dubiöse Prognose dieser Erkrankung auch gewandelt.

Gefährdet sind in erster Linie Menschen, die beruflich mit Tieren zu tun haben, wie Tierhalter, Tierpfleger, Tierärzte, Abdecker. Für diesen Personenkreis gilt der Rotz als *Berufskrankheit* (s. a. Bd. I., S. 192).

SCHRIFTTUM: ANSARI, M. und MINOU, M., Ann. Inst. Pasteur 1951, 81, 98 – DOMMA, K., Wien. tierärztl. Mschr. 1953, 40, 426 – MOHR, W. und ENIGK, K., Rotz, in: Hdb. d. inn. Med., 4. Aufl., Berlin-Göttingen-Heidelberg 1952, I, 1, 769 – MOHR, W. Rotz, in: Klinik der Gegenwart, München, Bd. III, 633 (1956) – MOHR, W., Rotz, in: GSELL-MOHR, Infektionskrankheiten, Bd. II, 1, Berlin-Heidelberg-New York 1968 – POPPE, K., Zschr. Immunit.forsch. 1952, 109, 302.

Cholera asiatica

Der Choleraerreger ist der 1883 von ROBERT KOCH entdeckte *Vibrio cholerae asiaticae*, dessen typische Gestalt (Kommaform) ihn leicht kenntlich macht. In den Stuhlentleerungen der Kranken kann er fast in Reinkultur vorhanden sein (Diagnose schon aus dem Stuhlausstrichpräparat).

Der Choleravibrio ist wenig widerstandsfähig gegenüber Desinfizientien, Eintrocknung und Einwirkung von Licht. Bestimmte biologische Bedingungen sind wohl in den endemischen Gebieten die Voraussetzung für seine Verbreitung, so daß er sich außerhalb der endemischen Gebiete auf die Dauer nicht halten kann. Wichtig ist die Abgrenzung des V. cholerae gegenüber apathogenen Vibrionen. Man unterscheidet verschiedene Stämme. Bei den letzten Epidemien hat auch der früher für apathogen gehaltene *El-Tor-Stamm* Bedeutung erlangt. Eine genauere Differenzierung der Stämme ist durch biologische (Tierversuch) und serologische Methoden möglich.

Die Cholera ist eine Wanderseuche, die von bestimmten Ländern Asiens sich durch den Land-, Seeverkehr, und wie sich jüngst zeigte, auch durch den Luftverkehr ausbreiten kann.

Zur *Infektion* kommt es durch Aufnahme von infektiösem Material per os (direkter Kontakt, seltener Übertragung durch Gebrauchsgegenstände, wie Wäsche, Geschirr oder durch Insekten, schließlich verunreinigte Nahrungsmittel, auch Trinkwasser und Milch). *Infektionsquelle* ist der erkrankte Mensch oder auch der nicht erkrankte Vibrionenträger; besonders letzterer und Personen mit leicht verlaufenden Erkrankungen sind gefährlich, da sie lange unerkannt bleiben und streuen können. Die Ausscheidung der Vibrionen erfolgt durch den Stuhl noch etwa 2–3 Wochen nach Krankheitsende, weniger häufig im Harn oder mit Erbrochenem. Auch nicht erkrankte Vibrionenträger pflegen etwa 6–8 Wochen den Erreger auszuscheiden. Sie werden dann meist von selber negativ. In den nicht eingetrockneten Cholerastühlen halten sich die Erreger unter Umständen bis zu 17 Tagen lebens- und infektionsfähig.

Die *Inkubationszeit* beträgt 1–4 Tage, im Mittel 24–48 Stunden; gelegentlich können auch schon wenige Stunden nach der Infektion die ersten Erscheinungen auftreten.

Neben dem Bild der schweren Erkrankung mit reiswasserähnlichen Entleerungen, starkem Wasserverlust, Kreislaufversagen und zum Tode führender Anurie finden sich alle Zwischenstufen über den symptomenarmen, leichten Darminfekt bis zum gesunden Vibrioträger. Keimträgertum immunisiert nicht immer. Bei Hinzutreten von Schädigungen können diese Personen auch akut erkranken.

Die *Diagnose* ist durch den *mikroskopischen* und *bakteriologischen* Stuhlbefund zu sichern. Vom 4. bis 6. Tag an sind spezifische Agglutinine im Patientenserum nachweisbar. Auch eine Hämagglutination auf dem Objektträger als Schnellreaktion wurde ausgearbeitet (GALLUT und BRUMPT).

Die *Prognose* ist durchaus mit Vorsicht zu stellen. Im Beginn und auf der Höhe einer Epidemie sind die Erkrankungen meist schwerer als im Ausklingen. Die Letalität schwankt bei den einzelnen Epidemien zwischen 50 bis 90%. Bei der Therapie steht die Normalisierung des Wasser- und Mineralhaushaltes an erster Stelle. Einige Autoren haben von der Sulfonamid(Sulfaguanidin-)Gabe beim Erwachsenen Günstiges gesehen. Doch gibt es *kein* spezifisch auf den Cholera-Vibrio wirkendes Mittel. So ist bisher immer noch die prophylaktische Schutzimpfung, rechtzeitig durchgeführt, die wirksamste Maßnahme.

Septische Begleitinfektionen werden selten beobachtet, ebenso Lungenkomplikationen. Bei bestehender Schwangerschaft kann es zum Abort kommen. Die Erkrankung stellt eine sehr starke Kreislaufbelastung dar; so sind Kreislaufkranke und ältere Personen besonders gefährdet. Als Folgezustände werden gelegentlich in der Rekonvaleszenz Neuritiden und Psychosen beschrieben.

Gefährdet sind alle Personen, die mit Kranken in Berührung kommen und Personen, die in ein Epidemie- oder Endemiegebiet einreisen oder sich darin aufhalten müssen.

SCHRIFTTUM: GERMER, H. D., Cholera asiatica, in: GSELL-MOHR, Infektionskrankheiten, Bd. II, 2, Berlin-Heidelberg-New York 1968 – NAUCK, E. G., Cholera asiatica, in: Hdb. d. inn. Med., 4. Aufl., Berlin 1952, I, 2, 61 – NAUCK, E. G., Lehrb. d. Tropenkrankh., 3. Aufl., Stuttgart 1967 – KIRCHMAIER, H. und W. PLENERT, Cholera asiatica, in: Hdb. d. Kinderheilk., Bd. V, S. 583, Berlin-Göttingen-Heidelberg 1963 – POLLITZER, R., Le Cholera, Organisation mondiale de la Santeé, Genève 1960.

Spirochätosen

Frambösie (Yaws, Pian)

Die Frambösie ist eine in vielen Tropenländern endemisch verbreitete kontagiöse Infektionskrankheit. Sie wird durch das *Treponema pertenue* hervorgerufen. Von dem Treponema pallidum unterscheidet es sich dadurch, daß es noch zarter und schwerer färbbar ist. Es findet sich in den Papeln, solange sie noch frisch und geschlossen sind, aber auch in Lympknoten, im Milz- und Knochenmark der Erkrankten.

Die *Übertragung* kann durch direkten Kontakt, aber auch indirekt durch die gemeinsame Benutzung von Gebrauchsgegenständen, Kleidern, Schlafunterlagen, schließlich auch noch durch Insekten, stattfinden.

Nach einer *Inkubationszeit* von 3 bis 6 Wochen, selten länger, in Ausnahmefällen bis zu 6 Monaten, tritt ein Primäraffekt auf. Dieser wandelt sich geschwürig um; er kann seinen Sitz an Füßen, Händen, Unterschenkeln, Unterarm, bei stillenden Frauen an der Brustwarze, beim Säugling am Mund, haben. Nach 1–3 Monaten kommt es zum sogenannten Eruptionsstadium mit einem papulösen Ausschlag an Gesicht, Armen, Beinen und Rumpf bei gleichzeitiger Lymphknotenbeteiligung, in ca. 20% mit Knochen- und Gelenkschwellungen. Im dritten Stadium treten tiefe Granulome auf mit ausgedehntem Gewebszerfall, gummaähnlichen Gebilden in der Muskulatur und dem Unterhautzellgewebe sowie dem Periost. Im Spätstadium ist auch eine Zerstörung der knorpeligen und knöchernen Nasenscheidewand und des Gaumens möglich sowie Geschwüre an Handtellern und Fußsohlen, Knochenverkrümmungen und Gelenkversteifungen.

Neurologische Spätfolgen gibt es bei dieser Spirochätose nicht. Die *Diagnose* ist durch den Erregernachweis in den Papeln zu erbringen. Die WaR ebenso wie die Flockungs- und Trübungsreaktionen pflegen positiv zu sein. Eine serologische Differenzierung zwischen Lues und Frambösie ist bis heute noch nicht möglich.

Die *Prognose* dieser Infektion ist unter den heutigen therapeutischen Möglichkeiten sehr günstig. Mit 1-2 Gaben von 1 000 000 i.E. Penicillin ist die Erkrankung zu heilen. Durch die Bekämpfungsmaßnahme der Weltgesundheitsorganisation ist die Frambösie in ihrer Verbreitung erheblich zurückgedrängt worden.

Gefährdet sind Personen, die sich im tropischen Afrika, Indonesien, Malaysia, Burma, Indien, Ostpakistan, Ceylon, den Philippinen, einigen Südsee-Inseln, aber auch in Zentral- und im Norden von Südamerika aufhalten.

SCHRIFTTUM: Fischer, L., Frambösie, in: Hdb. d. Kinderheilk., Bd. V, S. 888, Berlin 1963 – Ruge, Mühlens, zur Verth, Krankheiten und Hygiene der warmen Länder, 5. Aufl., Leipzig 1943 – Ruge, H., Frambösie, in: Gottron-Schönfeld, Dermatologie und Venerologie, Bd. V, 2, Stuttgart 1965 – Nauck, E. G., Lehrb. d. Tropenkrankh., 3. Aufl., Stuttgart 1967 – Sheldon, A. J., Framboesia, in: Gradwohl, Soto and Felsenfeld, Clin. Tropical Medicine, St. Louis 1951, S. 269.

Pinta

Mit dem Namen »Pinta« ist eine Treponematose bezeichnet worden, die sich ausschließlich auf die Haut und gelegentlich die oberflächlichen Lymphknoten beschränkt. In dem von ihr befallenen Gebiet kommt es zu farbigen Veränderungen der Haut, die schließlich zu völligem Pigmentmangel (Leukodermie) führen. Diese Erkrankung ist fast ausschließlich auf das Innere der tropischen Zone Südamerikas und Zentralamerikas sowie Mexikos beschränkt. Sie tritt vorwiegend unter der Indianer- und Mestizen-Bevölkerung auf und nur außerordentlich selten bei Europäern. Außerhalb Südamerikas wurde sie noch in Ceylon und Indonesien gefunden sowie auf Guam.

Der Erreger ist das T. carateum; er läßt sich weder morphologisch – d. h. im Licht- oder Elektronenmikroskop – noch serologisch von T. pallidum oder T. pertenue unterscheiden. Der Nachweis des Erregers wird in der Lymphe, die man der erkrankten Hautstelle entnimmt, vorgenommen.

Die Inkubationszeit, ermittelt durch künstliche Infektionen, schwankt zwischen 1 bis 4 Wochen.

Man unterscheidet 3 Stadien: Das 1. Stadium wird häufig zunächst nicht erkannt, es kann psoriasis-ähnlich sein und zeigt stecknadelkopf- bis linsengroße Papeln. Das 2. Stadium, das dem ersten Herd etwa nach 2–6 Monaten folgt, ist als lympho-hämatogene Aussaat aufzufassen. Es geht mit allgemeinem Krankheitsgefühl und Fieber einher, und es kommt zu Hauterscheinungen am ganzen Körper (Pintide).

Im daran anschließenden 3. Stadium bilden sich die Flecke z. T. zurück, die Hauterscheinungen zeigen schuppiges Aussehen und sind jetzt symmetrisch, meist an der Streckseite der Gliedmaßen, lokalisiert. Jetzt kommt es zu der Verfärbung der Hautpartien, die der Krankheit den Namen gegeben hat. In diesem Spätstadium treten auch eine Atrophie der Haut und oft eine Alopezie auf.

Die Seroreaktionen werden im ersten Stadium zu 80%, im 2. Stadium zu 97% positiv, jedoch ist es nicht möglich, mittels der serologischen Reaktionen eine Abgrenzung gegenüber Syphilis oder Frambösie vorzunehmen.

Die Prognose ist heute günstig. Zur Behandlung genügt im allgemeinen die einmalige Einspritzung von 1,5 Mill. Einh. Penicillin, die man in hartnäckigen Fällen nach 8–10 Tagen wiederholen kann. Allerdings bilden sich die Läsionen langsamer zurück als bei Lues und Frambösie.

Beachtenswert ist, daß in manchen Fällen *trotz* klinischer Heilung die serologischen Reaktionen positiv bleiben. Bei Überempfindlichkeit gegen Penicillin kann man auch Streptomycin oder Aureomycin anwenden.

Gefährdet sind Personen, die unter schlechten gesundheitlichen Verhältnissen in engem Kontakt mit der eingeborenen Bevölkerung leben und arbeiten müssen.

SCHRIFTTUM: NAUCK, E. G. u. Mitarb., Lehrbuch der Tropenkrankheiten, 3. Aufl., Stuttgart 1967 – RUGE, H., Pinta, in: GOTTRON u. SCHÖNFELD, Dermatologie und Venerologie, Stuttgart 1965.

Rückfallfieber (Febris recurrens, Relapsing fever)

Das Rückfallfieber wird durch verschiedene Borrelienarten hervorgerufen, die sich während der Fieberanfälle im Blut des Kranken nachweisen lassen. In regelmäßigen Abständen wiederkehrende Fieberanfälle charakterisieren das klinische Bild dieser Infektionskrankheit. Die *Übertragung* erfolgt meist durch Zwischenträger (Läuse, Wanzen, Zecken), ist aber auch direkt möglich, z. B. bei Blutuntersuchungen, Obduktionen o. ä.

Die Borrelien weisen im Gegensatz zu den Treponemen nur wenige Windungen auf. Eine morphologische Differenzierung der einzelnen Arten ist nicht möglich, nur durch den Tierversuch gelingt eine immunbiologische Unterscheidung einzelner Stämme.

Man unterscheidet:
1. Das durch Läuse (meist Pediculus humanus) übertragene europäische, durch B. recurrentis Obermeieri hervorgerufene Rückfallfieber. Es tritt meist in Notzeiten epidemisch, oft bösartig auf.
2. Das durch Zecken übertragene, meist endemisch vorkommende, weniger schwer verlaufende »Zeckenfieber«.

Die epidemiologisch bedeutungsvollsten Borrelienarten für letzteres sind *B. duttoni* in Afrika, *B. persica* in Westasien, *B. mazotti* und *B. venezuelensis* in Mittelamerika und *B. hispanica* in Südeuropa. Nagetiere spielen als Zwischenwirte eine Rolle. Die Hauptverbreitungsgebiete dieser Form sind Zentral- und Ostafrika, Persien und Indien, Texas sowie Mittelamerika und der Norden von Südamerika, schließlich Spanien und Nordafrika.

Nicht der Stich der infizierten Laus ist es, der die Infektion überträgt, sondern das Eindringen des infizierten Kotes in die defekte Haut (Kratzeffekt); infektiös ist auch die Zölomflüssigkeit (die Leibeshöhle füllende Flüssigkeit) der Zecken sowie das Sekret der Speichel- und Koxaldrüsen. Auf Grund von Laboratoriumsinfektionen weiß man, daß die Spirochäten auch die unverletzte Haut durchdringen können, auch Eindringen durch die Konjunktiva ist beobachtet worden.

Die Spirochäten kreisen während der Fieberperiode massenhaft im Blut des Kranken. In der fieberfreien Periode finden sie sich nicht im peripheren Blut, sondern fast nur in der Milz.

Das Überstehen der Erkrankung verleiht eine gewisse, aber nicht dauernde Immunität, die sich nur auf den eigenen Infektionsstamm, nicht aber auf andere Rekurrensarten bezieht.

Die *Inkubationszeit* beträgt 3–10 Tage (im Mittel 5–7). Fast ohne Prodromalerscheinungen setzt die Erkrankung mit Schüttelfrost ein. Schwere Verläufe mit hämorrhagischer Diathese, Pneumonie, Nephritis und Parotitis sind beschrieben. Leichte Erkrankungsfälle, oft nicht erkannt, stellen ein Erregerreservoir für weitere Infektionen dar. Iritis, Ophthalmien und Paresen (Fazialisgebiet, aber auch Extremitätenmuskulatur), Früh- oder Fehlgeburten werden als Folgeerscheinungen beobachtet.

Die *Prognose* ist meist günstig. Man hat heute mit den Breitbandantibiotika – Penicillin wirkt rasch, verhütet aber Rückfälle nicht – wie Aureomycin oder Terramycin die Möglichkeit, die Erkrankung rasch und vollständig auszuheilen, so daß Rückfälle nicht mehr zu befürchten sind.

Gefährdet sind Personen, die in Gebieten mit endemischem oder epidemischem Rückfallfieber zu arbeiten genötigt sind. Für Krankenpflegepersonal, das mit Rekurrenskranken zu tun hat, sind besondere Vorsichtsmaßnahmen zu empfehlen (Gummihandschuhe usw.).

Die wichtigste *prophylaktische* Maßnahme ist beim Läuserückfallfieber die Bekämpfung der Überträger mit Insektiziden. Sehr viel schwieriger ist die Eindämmung des Zeckenrückfallfiebers. Auch hier kann ein Bekämpfungsversuch der Zecken mit Gammexan gemacht werden.

SCHRIFTTUM: FISCHER, L., Rückfallfieber, in: Hdb. d. Kinderheilk., Bd. V Infektionskrankheiten, S. 894, Berlin-Göttingen-Heidelberg 1963 – LIPPELT, H., in: Hdb. d. inn. Med., 4. Aufl., Berlin-Göttingen-Heidelberg 1952, I, 2, 402 – LIPPELT, H., Das Rückfallfieber, in: GSELL-MOHR, Infektionskrankheiten, Bd. II, 2, Berlin-Heidelberg-New York 1968 – PACKCHANIAN, A. A., Relapsing Fever, in: GRADWOHL, SOTO and FELSENFELD, Clin. Tropical Medicine, St. Louis 1951, S. 231.

Sodoku (Rattenbißkrankheit)

Das Rattenbißfieber oder Sodoku wird nur durch den Biß einer Ratte oder eines anderen Nagetieres hervorgerufen.

Als Erreger wurde lange Zeit nur *Spirillum minus* (Spirillum morsus muris) angesehen, doch hat sich gezeigt, daß auch durch *Streptobacillus moniliformis* ein klinisch fast gleiches Krankheitsbild hervorgerufen werden kann. Bei dieser Erkrankung kommt es nicht zu Epidemien, sondern nur zu Einzelerkrankungen. Die Zahl der Erkrankungsfälle steht in engstem Zusammenhang mit der Rattenverbreitung (Häufung von Fällen an Orten, an denen Ratten reichlich Nahrungs- und Verbreitungsmöglichkeit haben, z. B. Häfen, Kanäle, Trümmergebiete). Die meisten Fälle wurden bisher aus Asien (Indien) und Südeuropa (Italien) bekannt. Aus Deutschland sind bisher nur wenige Fälle (davon 3 in Hamburg) beschrieben.

Die Spirillen finden sich bei dem infizierten Tier nicht im Speichel, sondern gelangen durch Verletzungen aus der Submukosa der Zunge oder Lippe oder dem zirkulierenden Blut in die Mundhöhle (auch der Weg Konjunktiva–Tränenkanal–Mundhöhle ist möglich). Ratten und Mäuse sind sehr häufig nur Wirte der Spirillen, ohne selbst zu erkranken, wie andere Nagetiere (Meerschweinchen). Eine Übertragung von Mensch zu Mensch ist bei dieser Krankheit nicht bekannt.

Die *Inkubationszeit* beträgt im Mittel 14 Tage, kann sich aber auch auf 3 Tage verkürzen bzw. bis zu 7 Wochen ausdehnen. An der Stelle des Bisses entwickelt sich ein Primäreffekt. Die regionären Lymphwege und -knoten sind entzündet (Erregernachweis auch aus dem Punktat der regionalen Lymphknoten). Während der akut fieberhaften Phase gelingt der Spirillennachweis auch aus dem strömenden Blut (u. U. Tierversuch). In schweren Fällen können wiederholte mehrtägige Fieberschübe auftreten mit einem oft makulo-papulösen Hautausschlag. Bei solchen schwereren Fällen ist eine Nierenbeteiligung als Komplikation nicht selten. Die WaR ist in vielen Fällen *unspezifisch* positiv! Die durch den Streptobacillus hervorgerufene Erkrankung *(Haverhill-fever)* hat meist eine kürzere Inkubationszeit, etwa 2–5 Tage, und führt öfter zu einem makulopapulösen Exanthem sowie polyarthritischen Erscheinungen.

Als *Therapie* der Wahl ist heute auch bei dieser Infektion die Penicillin- oder Breitbandantibiotika-Behandlung zu bezeichnen. Durch sie ist die früher mit 10% etwa belastete Letalität wesentlich geringer geworden.

Wichtigste *Vorbeugung* ist die Rattenbekämpfung!

Gefährdet sind Personen, wie Sielarbeiter, Hafenarbeiter, Schauerleute, Lagerarbeiter, Entwesungspersonal, Schiffspersonal sowie Tierpfleger und Laboratoriumspersonal.

SCHRIFTTUM: FISCHER, L., Rattenbißkrankheit, in: Hdb. der Kinderheilk., Bd. V Infektionskrankh., S. 918, Berlin-Göttingen-Heidelberg 1963 – LIPPELT, H., in: Hdb. d. inn. Med., 4. Aufl., Berlin-Göttingen-Heidelberg 1952, I, 2, 413 – LIPPELT, H., Die Rattenbißkrankheit, in: Klin. d. Gegenwart, Bd. V, S. 225, München 1957 – LIPPELT, H., Die Rattenbißkrankheit, in: GSELL-MOHR, Infektionskrankheiten, Bd. II, 1, Berlin-Heidelberg-New York 1968 – NAUCK, E. G., Lehrb. d. Tropenkrankh., 3. Aufl., Stuttgart 1967.

Rickettsiosen

Fleckfieber (Typhus exanthematicus)

Das epidemische Fleckfieber, hervorgerufen durch die *Rickettsia prowazeki*, ist eine akute Allgemeininfektion mit einer Fieberdauer von etwa 14 Tagen, die bei günstigem Ausgang eine zuverlässige lang anhaltende Immunität zurückläßt. Vorkommen: Osteuropa.

Die *Übertragung des Fleckfiebers* erfolgt durch die Kleiderlaus. Die mit dem Blut in den Magen der Laus gelangten Rickettsien vermehren sich dort und werden schließlich mit dem Kot ausgeschieden. Durch den vom Biß der Laus verursachten Juckreiz kommt es dann zum Einreiben des rickettsienhaltigen Läusekots in den Stichkanal oder in eine Hauterosion und damit zur Infektion. Eine direkte Übertragung von Mensch zu Mensch ohne Zwischenwirt kommt nicht vor.

Die *Inkubationszeit* schwankt zwischen 11–12, seltener bis zu 20 Tagen. Der Fieberanstieg erfolgt meist mit Frösteln ziemlich rasch zu einer Kontinua. Schon am 3. bis 4. Krankheitstag findet sich eine Milzschwellung, und zwischen dem 4. und 7. Tag tritt das Exanthem auf, dessen Roseolen eine hämorrhagische Umwandlung erfahren können. In der 2. Krankheitswoche stellen sich zentralnervöse Störungen ein. *Kompliziert* wird der Krankheitsverlauf durch Lungenentzündung, Otitis, Nierenentzündung, Abszesse, schwere Kreislauf- und Durchblutungsstörungen an den Extremitäten, die zu Gangrän führen können.

Spätfolgen sind am Herzen selten zu beobachten, wenn auch im akuten Stadium EKG-Veränderungen nachweisbar sind. Im allgemeinen aber bilden sich diese Störungen sehr rasch wieder völlig zurück. Genauere Kenntnisse über den Umfang und die Häufigkeit von *zentralnervösen Spätschäden* nach Fleckfieber haben erst die Untersuchungen nach dem letzten Weltkrieg gebracht. Es waren nicht nur langedauernde vegetative Dysregulationen, die beobachtet wurden, sondern auch Lähmungen, Parkinson-artige Bilder und mehr oder minder ausgeprägte psychische Veränderungen. ARNS und WAHLE haben in sehr sorgfältigen Studien (1965) ebenso wie andere (BÜRKLE usw.) darauf hingewiesen. Wieweit auch vorzeitige Arteriosklerose oder andere Gefäßschäden auf ein überstandenes Fleckfieber zurückzuführen sind, wird oft schwer zu entscheiden sein; immerhin muß aber die Möglichkeit solcher Schäden durchaus in Betracht gezogen werden (s. a. S. 102 f.).

Die *klinische Diagnose des Fleckfiebers* wird durch die *Weil-Felix'sche Reaktion* (Agglutination mit dem Proteus-Stamm OX 19) erhärtet, die zwischen dem 6. und 9. Krankheitstag positiv wird. Die in neuerer Zeit ausgearbeitete *Komplementbindungsreaktion* wird aber auch erst in der 2. Krankheitswoche positiv. Sie zeigt aber sehr lange, meist über Jahre hin, ein Hochbleiben des Titers; dadurch wird es möglich, auch noch nach Jahren das Überstehen eines Fleckfiebers bei sonst fehlenden Unterlagen durch den Nachweis des positiven serologischen Titers in der KBR zu erhärten. Sie ist streng spezifisch. Wird sie 10 oder mehr Jahre nach dem Überstehen der Ersterkrankung noch positiv gefunden, so liegt der Verdacht nahe, daß in einem solchen Fall die Rickettsien-Infektion weiterbesteht und es von Zeit zu Zeit zu Rickettsiämien kommt, die diesen lange dauernden positiven Ausfall bedingen. Diese Rickettsiämien können klinisch stumm bleiben oder nur geringe Erscheinungen machen, sie können aber auch zu echten Rezidiven führen. Daß man mit solchen *Spätrezidiven* beim klassischen Fleckfieber rechnen muß, haben die Untersuchungen von MOOSER, WEYER, WORMS u. a. gezeigt. Sie konnten nachweisen, daß die sogenannte *Brill-Zinsser'sche Krankheit* nichts anderes als ein Spätrezidiv des klassischen Fleckfiebers ist. Körperliche, aber auch seelische Traumen und Überbelastungen können nach diesen Untersuchungen als auslösende Faktoren für ein solches Spätrezidiv eine Rolle spielen. Der Ablauf des Spätrezidivs ist im allgemeinen wesentlich leichter als der der Ersterkrankung.

Außer dem klassischen Fleckfieber gibt es noch das *murine Fleckfieber*, das in Mexiko, den USA und auch in Ostasien gefunden wird. Die Letalität ist gering, im ganzen ist der Verlauf ähnlich dem des klassischen Fleckfiebers, jedoch meist milder.

Unter dem Begriff des *Zeckenfleckfiebers* sind Mittelmeerfleckfieber, Bullis-Fieber und Rocky-Mountain-Spotted-Fever zusammenzufassen. Das klinische Bild dieser Erkrankung ähnelt weitgehend dem epidemischen Fleckfieber.

Als letztes sind die *Milbenfleckfieber* (Tsutsugamushi-Fieber, Busch-Fleckfieber, Rickettsienpocken) zu nennen. Auch diese Rickettsiosen, die durch Milben übertragen werden, ähneln dem klassischen epidemischen Fleckfieber in ihrem Verlauf. Meist dauern sie länger und zeigen ein etwas anders geartetes, mehr makulo-papulöses Exanthem.

Die *Behandlung des Fleckfiebers* ist heute durch die Antibiotika (Chloromycetin, Aureomycin, Terramycin) wesentlich erleichtert und die Prognose günstiger geworden. Bei rechtzeitiger Therapie sind heute auch Spätfolgen weitgehend zu vermeiden. Ob die heute durchgeführte Antibiotika-Behandlung in Zukunft solche Spätrezidive ganz wird verhindern können, ist zwar anzunehmen, aber noch nicht erwiesen.

Gefährdet sind Personen, die in verseuchten Gebieten reisen, bzw. unter ungünstigen Lebensbedingungen in Gegenden mit endemischen Vorkommen leben müssen. Das Pflegepersonal auf einer Fleckfieberstation sollte stets geimpft sein.

Vor Einreise in fleckfiebergefährdete Gebiete sollten Schutzimpfungen durchgeführt werden, die, wie die Erfahrungen des Zweiten Weltkrieges zeigten, wenn auch keinen absoluten Schutz, so doch eine weitgehende Sicherung gegen schwere, tödlich verlaufende Erkrankungen bieten.

SCHRIFTTUM: ARNS, W., H. WAHLE, Fortschr. Neurol. Psychiat. 33, 1965, 113 – ASCHENBRENNER und v. BAEYER, Epidemisches Fleckfieber, Stuttgart 1944 – ASCHENBRENNER, R. und EYER, H., Rickettsiosen, in: Hdb. d. inn. Med., 4. Aufl., Berlin-Göttingen-Heidelberg 1952, I, 1, 638 – BÜRKLE, G., Dtsch. med. Wschr. 88, 1963, 2039 – LÜHR, K., Klinik des Fleckfiebers, Halle 1951 – MOHR, W., in: Gutachten-Sammlung a. d. Gebiet der Versicherungs- und Versorgungsmedizin, VII/2, München 1956 – MOHR, W., Spätfolgen nach Fleckfieber, Med. Klinik 61, 3, 1966 118/119 – MOHR, W., Medizinische, 1952, Nr. 29/30; 1954, 1600; Ärztl. Praxis 1953, 5, Nr. 10 – MOOSER, H. und LÖFFLER, W., Schweiz. med. Wschr. 1946, 76, 150 – SCHMIEDER, F., Klin. Wschr. 26, 1948, 14 – WEYER, F., Zschr. Tropenmed. 1949, I, 1 u. 1952, 3, 417; Zbl. Bakt. – Abt. I Orig. – 1948, 152, 403 – WORMS, R., Sem. hôp. Paris 1950, 26, 1.

Wolhynisches Fieber

Das Wolhynische Fieber ist eine durch die *Rickettsia wolhynica sive quintana* hervorgerufene Erkrankung. Sie wurde erstmalig im Weltkrieg 1914–1918 beschrieben.

Das Wolhynische Fieber wird wie das Fleckfieber durch Kleiderläuse von Mensch zu Mensch übertragen. Eine direkte Übertragung kommt nicht vor. Eine Übertragung durch Blut, z. B. bei Transfusionen, ist möglich.

Die *Inkubationszeit* schwankt zwischen 8 und 15 Tagen. Das klinische Bild geht mit Fieberanfällen in mehr oder minder regelmäßigen 5tägigen Abständen, Schienbein- und Kopfschmerzen sowie leichter Leber- und Milzschwellung einher. Die Dauer beträgt im allgemeinen 3–8 Wochen. In einigen Fällen aber kann sich eine Erkrankung auch über Monate und Jahre hinziehen. BIELING und OELLRICHS sowie vor allem WEYER und MOHR mit HIRTE und HOENIG beobachteten durch den Läuseversuch gesicherte Verläufe über 15–19 Jahre. Schwerwiegende *Folgeerscheinungen* nach Wolhynischem Fieber sind *nicht* festzustellen (s. a. S. 102).

Die *Therapie* ist nach den Erfahrungen der letzten Jahre mit Achromycin und Terramycin, wie beim klassischen Fleckfieber, durchzuführen. Die bei gesicherten Fällen nach solcher Breitbandantibiotika-Kur durchgeführten Läuse-Versuche blieben alle negativ. Die Rickettsiämien wurden also durch diese Maßnahmen beseitigt.

Für das Auftreten von *Epidemien* spielen abnorme Zeitläufe, wie Krieg, Hungersnot u. ä., sowie vor allem eine starke Verlausung die wichtigste Rolle.

Gefährdet sind Personen, die besonders im Kriegseinsatz in verlausten Gegenden unter hygienisch unzureichenden Bedingungen zu leben gezwungen sind, ferner auch Pflegepersonal auf Krankenstationen. Das Wolhynische Fieber ist eine ausgesprochene Kriegsseuche.

SCHRIFTTUM: ASCHENBRENNER, R., Das Wolhynische Fieber, in: Hdb. d. inn. Med., 4. Aufl., Berlin-Göttingen-Heidelberg 1952, I, 1, 722 – Hoenig, W. und MOHR, W., Med. Klin. 1954, 1034 – MOHR, W. und HIRTE, W., Das Wolhynische Fieber, Erg. inn. Med. N.F. 1954, 5, 97 – MOHR, W. und WEYER, F., Deutsches Archiv für klin. Med. 209, 392 (1964) – MOOSER, H. und WEYER, F., Zschr. Tropenmed. 4, 513 (1953).

Q-Fieber

Das Q-Fieber ist eine durch die *Coxiella burneti* (früher Rickettsia burneti) hervorgerufene akute Infektionskrankheit.

Ursprünglich ist das Q-Fieber eine akute Infektionskrankheit verschiedener Wildtiere, die gelegentlich aber auch das Großvieh befallen kann. Sie wird durch Zecken übertragen.

Explosionsartig aufgetretene Epidemien in Griechenland und Italien scheinen durch Infektion auf dem Inhalationsweg (Heu- und Strohstaub mit Milben- oder Zeckenkot verunreinigt) zustande gekommen zu sein. Eine Übertragung von Mensch zu Mensch ist bisher nicht eindeutig beschrieben worden. Verschiedentlich sind Laborinfektionen in größerem Umfange zur Beobachtung gelangt.

Die *Inkubationszeit* des Q-Fiebers beträgt 3–5 Tage, gelegentlich auch länger bis zu 26 Tagen. Die Krankheitserscheinungen bestehen in unerträglichem Kopfschmerz, Beklemmung über der Brust, Hustenreiz, deutlichem Röntgenbefund über der Lunge bei außerordentlich geringem Auskultationsbefund. Dieser Röntgenbefund ist in etwa wegweisend mit seiner unscharfen Begrenzung, seiner nur weichen Schattengebung (milchglasartig!) und seiner Lokalisation meist in Mittel- und Unterfeldern. Einen nur dem Q-Fieber eigenen Röntgenbefund gibt es allerdings nicht. Diese Veränderungen im Röntgenbild bleiben noch verhältnismäßig lange Zeit auch nach dem Abklingen der akuten klinischen Krankheitserscheinungen bestehen.

Die *Diagnose* kann aus dem klinischen Bild in Zusammensicht mit dem Röntgenbefund gestellt werden. Ein in den ersten Tagen durchgeführter Zeckenfütterungsversuch führt zu einer Anreicherung der Erreger in der Zecke. Die *Komplementbindungsreaktion* ist allerdings *erst vom 12. bis 15. Tag an positiv*. Im allgemeinen ist das Krankheitsbild gutartig und klingt nach 7–12 Tagen ab. *Komplikationen* werden aber doch in einer gewissen Anzahl von Fällen beobachtet. So sahen DENNIG und WENDT chronische Myokarditiden, auch Endokarditiden sind verschiedentlich beschrieben worden. Als Folgezustände muß man mit Thrombophlebitiden rechnen sowie mit Lungeninfarkten, Embolien und Gangrän. Seltener sind zentralnervöse Störungen (s. S. 103).

Die *Rekonvaleszenz* kann in manchen Fällen erheblich verzögert sein. Die *Therapie* der Wahl sind die Breitband-Antibiotika. Eine Tagesdosis von 1,5 bis 2,0 g und eine Gesamtdosis von 10 bis 15 g führt sehr rasch zum Verschwinden der klinischen Erscheinungen. Der Röntgenbefund bildet sich allerdings wesentlich langsamer zurück. Rezidive sind möglich.

Gefährdet sind Personen, die auf Schlachthöfen arbeiten, besonders Fleischer, aber auch Arbeiter in der fleisch- und fellverarbeitenden Industrie, Tierpfleger, Tierärzte, Laboratoriumspersonal.

Die Erkrankung kommt auf der ganzen Welt vor; in Deutschland sind vor allem aus Süddeutschland, aber auch aus Hamburg und Nordwestdeutschland einzelne Fälle und Gruppenerkrankungen beschrieben worden.

SCHRIFTTUM: ASCHENBRENNER, in: Hdb. d. inn. Med., 4. Aufl., Berlin 1952, I, 1, 740 – DENNIG, H., Dtsch. med. Wschr. 1947, 369 – GSELL, O., Helvet. med. acta 1948, 15, 372; Schweiz. med. Wschr. 1948, 1 – HENGEL, R., KAUSCHE, G. A., LAUR, A. und RABENSCHLAG, K., Das Q-Fieber, Erg. inn. Med., N. F. 5, 219 – IMHÄUSER, K., Klin. Wschr. 1948, 352 – KOLLMEIER, K., Ärztl. Wschr. 1946, 334 – LÜHR, K., in: Klinik d. Gegenwart 1955, 1, 59–74 – MOHR, W., Q-Fieber, in: HAAS-VIVELL, Virus- und Rickettsieninfektionen des Menschen, München 1965, S. 888 – NOLDEN, J., Dtsch. med. Wschr. 1954, 79, 1743 – SIEGERT, R., SIMROCK, W. und STRÖDER, L., Zschr. Tropenmed. 1950, 2, 1 – SIMROCK, W. und SIEGERT, R., Dtsch. Arch. klin. Med. 1951, 198, 578 – TERHAAG, L., Arch. Hyg. 1953, 137, 247.

Virusinfektionen

Tollwut (Lyssa)

Die Tollwut ist eine immer tödlich verlaufende *Viruserkrankung*. Sie befällt in erster Linie Hunde, Katzen, Wölfe, Füchse, Dachse, aber auch Pferde, Rinder, Schafe und Rehe. Das filtrierbare, sehr hitzeempfindliche Virus ist bei den kranken Tieren in den Speicheldrüsen, dem Pankreas, aber auch den meisten anderen Organen nachweisbar.

Die *Übertragung* erfolgt zwar vorwiegend *beim Biß* kranker Tiere *mit dem virushaltigen Speichel,* doch sind vereinzelt auch andere Infektionswege durch Verletzungen an mit Speichel von kranken Tieren beschmutzten Gebrauchsgegenständen beim Menschen beobachtet worden. Besonders gefährlich sind Bißverletzungen an Kopf und Hals, ferner aber auch an den Händen. Die Ausdehnung der Verletzung spielt für die Gefährdung eine Rolle (s. a. S. 111, 119).

Die beobachtete kürzeste *Inkubationszeit* beim Menschen beträgt 6 Tage (SORIANO LIERAS). Im Durchschnitt liegt die Inkubationszeit bei 30–60 Tagen. Gelegentlich wurden sehr lange Inkubationszeiten beschrieben. Ob sie allerdings wirklich zu Recht angenommen werden, oder ob nicht bei diesen auch ein neuerlicher Kontakt mit infiziertem Material stattgefunden hat, muß dahingestellt bleiben.

Prognostisch ist die einmal ausgebrochene Lyssa infaust. Eine Therapie gibt es bisher noch nicht. Es muß aber betont werden, daß *nur bei etwa 15–20% der von wutkranken Tieren Gebissenen eine Tollwut zum Ausbruch kommt.*

Unter diesen Umständen ist es deshalb erforderlich, *sofort nach dem Biß* durch ein tollwütiges oder tollwutverdächtiges Tier die *Tollwutschutzimpfung,* die Gutes leistet, *durchzuführen.* Allerdings brachte die Impfung mit dem Impfstoff nach Pasteur eine ganze Reihe von Gefahren mit sich, die sich jedoch bei Vornahme der Impfung mit dem Impfstoff nach HEMPT, wie er zur Zeit in Deutschland angewendet wird, erheblich verringert haben. Immerhin muß man auch bei dieser Impfung mit allergischen Reaktionen in einem gewissen Prozentsatz rechnen, und auch Neurokomplikationen können einmal auftreten. An neurologischen Komplikationen wurden beobachtet: Landry-Paralyse, myelitische Formen (dorso-lumbale Myelitis), neuritische Formen (Mono- oder Polyneuritiden) und die meningo-enzephalo-myelitische Form. Die häufigste ist wohl die dorso-lumbale Myelitis. Sie tritt beim Erwachsenen häufiger auf als beim Kind und Jugendlichen. In erster Linie wird der Gehalt des Impfstoffes an Hirnsubstanz für das Auftreten dieser Komplikationen verantwortlich gemacht (s. a. S. 126).

Mit Kortisonpräparaten sind die Nebenerscheinungen günstig zu beeinflussen. Auch *Desensibilisierungsmaßnahmen* sind empfohlen worden. Daneben können möglichst *hirnsubstanzfreie Impfstoffe* zur Anwendung gelangen, die allerdings zur Zeit in Deutschland noch nicht zu haben sind, aber in den USA hergestellt werden (Entenembryo-Vakzine!).

Bei dieser Situation ist die *Indikation zur Tollwutschutzimpfung sehr streng und exakt zu stellen.* Es sollte hier nach den Richtlinien der Welt-Gesundheits-Organisation verfahren werden (WHO Techn. Rep. Ser. Nr. 201).

1. Eine Impfung ist nicht erforderlich, wenn eine Person nur indirekten Kontakt mit einem tollwutkranken Tier hatte und keinerlei Verletzungen erfolgt sind.

2. Eine Impfung ist auch nicht erforderlich, wenn Lecken durch ein tollwutkrankes Tier bei unverletzter Haut stattgefunden hat.

3. Eine Tollwutschutzimpfung ist vorzunehmen, wenn die Person Hautläsionen hatte, die von einem bekannten, sich tollwutverdächtig benehmenden Tier *beleckt* wurden. Ist das beleckende Tier bekannt und z. Zt. des Beleckens tollwutverdächtig, dann soll sofort mit einer

Impfung begonnen werden, die aber unterbrochen werden kann, wenn sich nach 5 Tagen herausstellt, daß das Tier gesund geblieben ist. Hat ein beleckendes Tier, das zum Zeitpunkt des Beleckens noch gesund erschien, in den darauf folgenden 10 Beobachtungstagen Anzeichen von Tollwut geboten, dann muß die von dem Tier beleckte Person geimpft werden. Ist das beleckende Tier nicht bekannt und benahm es sich sonst eigenartig tollwutverdächtig, dann sollte bei Tollwutverbreitung in der Gegend, in der dieser Kontakt erfolgte, geimpft werden.

4. Bei den *Bißverletzungen* muß zwischen leichten und schweren Verletzungen unterschieden werden. Eine Tollwutschutzimpfung kommt bei solchen Bißverletzungen erst in dem Augenblick in Frage, wenn sich bei dem z. Zt. des Bisses noch gesund erscheinenden Tier in den dem Biß folgenden 10 Tagen Anzeichen für Tollwut bemerkbar machen. Hat sich das beißende Tier z. Zt. des Bisses tollwutverdächtig benommen, so soll mit der Impfung sofort begonnen werden. Erweist sich aber, daß das beißende Tier am 5. Tag der Beobachtung noch gesund ist, dann kann die begonnene Impfung abgebrochen werden. Eine Impfung muß auf jeden Fall durchgeführt werden, wenn der Biß durch einen unbekannten Hund erfolgt ist oder durch ein Wildtier, das entkam. In letzterem Fall wird außerdem noch Serumgabe angeraten.

5. Bei *schweren Verletzungen* sollte sofort Tollwutantiserum gegeben werden, auch wenn das Tier noch gesund erscheint. Mit einer Vakzination ist aber erst zu beginnen, wenn das Tier klinische Anzeichen einer Tollwut bietet oder eine positive Laboratoriumsdiagnose vorliegt. Bestätigt sich der Tollwutverdacht nicht, so kann die Vakzinebehandlung abgebrochen werden, wenn das Tier 5 Tage nach dem Beißen noch gesund ist. Impfungen müssen aber sofort ausgeführt werden, und zwar kombiniert mit Serumgaben, wenn es sich um unbekannte, nicht feststellbare Tiere oder getötete Tiere handelte oder um Wildtiere, wie Fuchs, Dachs, Wolf, Schakal, Fledermaus usw.

Gefährdet sind Tierhalter, Landwirte, Jäger, Tierärzte, kurz alle Personen, die Kontakt mit kranken Tieren haben, insbesondere wenn sie gebissen wurden.

Ereignet sich in diesem Personenkreis ein zweites Mal eine Bißverletzung durch ein tollwütiges Tier, dann muß bei der erforderlichen, neuerlichen Schutzimpfung mit besonderer Vorsicht vorgegangen werden (Wechsel des Impfstoffes, Bereitstellung von Cortisonpräparaten oder Impfung erst nach Desensibilisierungsbehandlung).

SCHRIFTTUM: BOECKER, E., Zbl. Bakt. – Abt. I Orig. – 1948, 152, 303 – DÜWER, I., Berliner Münchener tierärztl. Wschr. 1950, 3, 43 – GERMER, W. D., Viruserkrankungen des Menschen, Stuttgart 1954 – HELL, H., Klin. Med. 1947, 2, 1033 – MOHR, W., Die Tollwut, in: GSELL-MOHR, Infektionskrankheiten, Bd. I, 1, Berlin-Heidelberg-New York 1968 – MOHR, W. und ENIGK, K., Tollwut, in: Handb. d. inn. Med., 4. Aufl., Berlin-Göttingen-Heidelberg 1952, I, 1, 567 – MOHR, W., Med. Klinik 1968, 63, 1321 – Ratschläge an Ärzte zur Bekämpfung der Tollwut, Bundesgesundheitsamt 1955, Merkbl. 3.

Pappatacifieber

Pappatacifieber ist eine durch Mücken (Phlebotomus papatasii) übertragene, hoch fieberhafte *Viruskrankheit*, die im Süden Europas (Mittelmeergebiet) sowie auch in Nordafrika, Zentralasien, Indien, nicht aber auf dem amerikanischen Kontinent verbreitet ist.

Die »*äußere Inkubation*«, d. h. die Zeit vom Saugakt der Mücke am Kranken bis zur Ausbildung der Infektiosität bei der Mücke, beträgt etwa 7–10 Tage.

Die *Inkubationszeit* beim Menschen liegt zwischen 3–6 Tagen. Plötzliches, hohes Fieber mit allgemeinem Krankheitsgefühl, Kopfschmerzen, Abgeschlagenheit kennzeichnen den Beginn. Erythem und Ausschläge kommen gelegentlich vor. Das Fieber mit Bradykardie dauert nur

2½–3 Tage. In einigen Fällen wurden nervöse Symptome und meningeale Reizzustände mit Pleozytose im Liquor beobachtet. Immunität besteht nach Überstehen der Krankheit nur teilweise.

Die *Prognose* ist immer günstig. Eine *Therapie* erübrigt sich. Schwere Komplikationen kommen nicht vor, doch kann die Rekonvaleszenz protrahiert sein und mit psychischen Depressionen einhergehen. Über Jahre gehende Folgezustände gibt es nicht.

SCHRIFTTUM: GERMER, W. D., Viruserkrankungen des Menschen, Stuttgart 1954 – MORITSCH, H., Die Arbo-Viren, in: HAAS-VIVELL, Virus- und Rickettsieninfektionen des Menschen, 483, 1965 – NAUCK, E. G., Lehrbuch der Tropenkrankheiten, 3. Aufl., Stuttgart 1967.

Denguefieber

Das Denguefieber ist eine in warmen Ländern epidemisch vorkommende, kurzfristige, gutartig verlaufende *Viruserkrankung*. Seine Hauptverbreitungsgebiete sind die tropischen und subtropischen Zonen des Mittleren und Fernen Ostens, Afrikas und Amerikas. Seit den Forschungsergebnissen der letzten Jahre weiß man, daß es nicht nur ein Virus ist, das dieses Krankheitsbild »Dengue« hervorruft, sondern daß dieses Erscheinungsbild durch verschiedene Arbor-Viren hervorgerufen werden kann. Von dem *virologischen »Dengue-Komplex«* verursachen Typ 1 und 2 im wesentlichen das Bild des *»Dengue-Fiebers«*, während Typ 3 und 4 für das *»hämorrhagische Fieber«* verantwortlich gemacht werden (MORITSCH). Die Übertragung der Viren erfolgt durch Stechmücken (hauptsächlich Aedes aegypti). Die Mücken werden, abhängig von der Temperatur, nach einer *»äußeren«* Inkubationszeit von 2 bis 8 Tagen infektiös und bleiben es bei genügend hoher Temperatur für den Rest ihres Lebens. Sie übertragen die Infektion nicht auf ihre Eier. Für die Ausbreitung der Epidemien spielen die Mückendichte und die Empfänglichkeit der Bevölkerung eine große Rolle.

Die *Inkubationszeit* beträgt 5 bis 8 Tage. Das Dengue-Fieber geht einher mit Schüttelfrost und Fieber, heftigen rheumatischen Beschwerden, einem masern- oder scharlachähnlichen Exanthem am 3. bis 5. Tag, das nach 24–48 Stunden verschwindet und eine kleieförmige Schuppung hinterläßt. Durch die rheumaartigen Schmerzen im Kreuz und in den Gelenken kommt es zu einer eigenartigen Körperhaltung und einem gespreizten Gang. Am 3. bis 5. Tag kann vor allem bei Infektionen mit Typ 3 und 4 eine gewisse hämorrhagische Diathese auftreten. Blutungen in die serösen Häute sind allerdings selten. Die Gesamtfieberdauer beträgt etwa 1 Woche. Prognose ist meist gut, Todesfälle sind selten (3 auf 10 000 etwa). Das Überstehen der Krankheit hinterläßt nur teilweise eine Immunität.

Als *Komplikationen* treten neben der hämorrhagischen Diathese Orchitiden und als Spätfolge vereinzelt auch Neuritiden auf. Sonstige Nachkrankheiten wurden nicht beobachtet.

Eine spezifische Therapie gibt es nicht; die Behandlung ist rein symptomatisch.

SCHRIFTTUM: GERMER, W. D., Viruserkrankungen des Menschen, Stuttgart 1954 – NAUCK, E. G., Denguefieber, in: Hdb. d. inn. Med., 4. Aufl., Berlin-Göttingen-Heidelberg 1952, I, 1, 614 – MALAMOS, B., Denguefieber, in: GSELL-MOHR, Infektionskrankheiten, Bd. I, 1, Berlin-Heidelberg-New York 1968 – MORITSCH, H., Die Arbo-Viren, in: HAAS-VIVELL, Virus- und Rickettsieninfektionen des Menschen, München 1965, S. 472.

Gelbfieber

Das Gelbfieber ist eine akute Virusinfektion; es ist endemisch auf den Tropengürtel zwischen 20–30° südlicher und 15° nördlicher Breite begrenzt.

Die Übertragung des *klassischen* »yellow fever« erfolgt ausschließlich durch den Stich des Weibchens von *Aedes aegypti*; für das *Buschgelbfieber* spielen als Überträger in Afrika *Aedes africanus* sowie *Aedes simpsoni* die wichtigste Rolle. Das Virus macht in den übertragenen Insekten keine besondere Entwicklung durch, es kommt auch zu keiner stärkeren Vermehrung. Die einmal infizierte Mücke bleibt zeit ihres Lebens, d. h. etwa 2 Monate lang, infektiös. Doch überträgt sie das Virus nicht auf ihre Nachkommenschaft. Eine Infektion der nächsten Mückengeneration ist nur über die Hauptwirte, Mensch oder Affe, möglich. Die Außentemperatur ist für die Erhaltung und Vermehrung des Virus in der Mücke von Bedeutung. Die *»äußere«* Inkubation beträgt bei 37° nur 4 Tage. Eine direkte Übertragung von Mensch zu Mensch kommt nicht vor, es sei denn durch Verletzungen bei Untersuchungen oder Sektionen.

Die Hauptverbreitungsgebiete sind nach den letzten Informationen der Welt-Gesundheitsorganisation in Afrika alle westafrikanischen Staaten (Kamerun, Angola, Kongo), Zentralafrika (West-Äthiopien!) und Madagaskar, in Südamerika Brasilien, Bolivien, Kolumbien, Ecuador, Britisch-, Französisch- und Niederländisch-Guayana sowie Venezuela (letzter kleiner Ausbruch dort 1963/64).

Die *Inkubationszeit* beträgt 3–6 Tage.

Das *klassische Gelbfieber* zeigt drei Stadien; daneben gibt es abortive Verlaufsformen mit grippeähnlichem Bild von 2- bis 3tägiger Dauer. Das *Dschungel- oder Buschgelbfieber* bietet oft ein nicht so ausgeprägtes, sondern ein wechselndes klinisches Bild. Beide Formen sind aber klinisch nicht sicher und immunologisch gar nicht zu unterscheiden. Das klassische Gelbfieber beginnt mit 3 Tagen dauerndem hohem Fieber, Kopf- und Gliederschmerzen, Appetitlosigkeit, Trockenheit und Rötung der Haut, Konjunktivitis. Nach kurzer Remission steigt am 4. Tag die Temperatur erneut, toxische Schädigungen an Leber und Niere stellen sich ein (Ikterus und Nephrose, schwarzes Erbrechen, »vomito negro«, hämorrhagische Diathese mit Teerstühlen, Blutungen auch an anderen Körperstellen). Des weiteren finden sich Bilirubinämie und Schädigung der Granulopoese (Leukopenie mit relativer Monozytose) sowie kardiale Symptome.

Die *Diagnose* ist aus dem klinischen Bild, laboratoriumsmäßig auf Grund der Isolierung des Virus, des Nachweises von Antikörpern und der histopathologischen Untersuchung der tödlich verlaufenen Fälle zu stellen.

Je nach Schwere der Erkrankung kann es zu lange bleibenden toxischen Schädigungen am Herzmuskel, an der Leber und Niere kommen. Zentralnervöse Störungen als Folge sind selten.

Das *Überstehen der Erkrankung verleiht Immunität.*

Mit dem Fortschreiten der modernen Verkehrstechnik (Flugverkehr) tauchte das Gefahrenmoment der Verschleppung von Gelbfieber auf. Es ergab sich daraus die Notwendigkeit, *Gelbfieberschutzimpfungen* in großem Maßstab durchzuführen. Heute müssen alle Personen, die nach endemischen Gelbfiebergebieten reisen, sich einer solchen Impfung unterziehen (auch Seeleute). Schädigungen durch gebräuchliche Impfstoffe sind kaum zu befürchten; allerdings wurde das Auftreten von Gelbsucht bei der früheren Form der Impfstoffbereitung wiederholt beobachtet (Hepatitisvirusinfektion?). Seit Fortlassen des menschlichen Serums bei der Impfstoffherstellung sind aber keine solchen Zwischenfälle mehr gesehen worden, es sei denn *Überempfindlichkeitsreaktionen* gegen das im Impfstoff enthaltene Hühnereiweiß. Zur Impfstoffherstellung wird einmal der 17-D-Stamm, gewonnen aus Kulturen auf Hühnerembryogewebe, verwendet, zum anderen, vor allem im französischen Einflußgebiet Afrikas, der Stamm »Dakar«. Es handelt sich dabei um einen an Mäuse adaptierten Virus-Stamm. Das Mäusegehirn, Ausgangsmaterial dieses Impfstoffes, wird im Vacuum gefriergetrocknet, pulverisiert und in Ampullen abgefüllt. Für den Gebrauch wird der Ampulleninhalt in 0,2 ml Gummi arabicum suspendiert. Durch Skarifizieren der Haut wird der Impfstoff inokuliert.

Gelbfieber- und Pockenschutzimpfungen dürfen *nicht gleichzeitig* gegeben werden. Es empfiehlt sich, zuerst die Gelbfieberimpfung zu geben und 14 Tage später die Pockenimpfung. Wurde die Pockenimpfung zuerst vorgenommen, so muß man mit der Gelbfieberimpfung besser 3 Wochen warten. Der Impfschutz tritt frühestens 10 Tage nach der Impfung ein. Er hält nach den letzten Erfahrungen etwa 10 Jahre an, so daß eine erneute Impfung erst nach diesem Zeitraum notwendig wird.

Eine spezifische *Therapie* des Gelbfiebers gibt es nicht.

Gefährdet sind Personen, in endemischen Gelbfiebergebieten, auch die Besatzungen von Schiffen, die Häfen in verseuchten Gebieten anlaufen.

SCHRIFTTUM: GERMER, W. D., Viruserkrankungen des Menschen, Stuttgart 1954 – KNÜTTGEN, H., Gelbfieber, in: GSELL-MOHR, Infektionskrankheiten, Bd. I, 1, Berlin-Heidelberg-New York 1968 – MOHR, W., in: SPIESS, Schutzimpfungen, Stuttgart 1966 – MORITSCH, H., in: HAAS-VIVELL, Virus- und Rickettsieninfektionen des Menschen, München 474, 1965 – NAUCK, E. G., Gelbfieber, in: Lehrbuch der Tropenkrankheiten, 3. Aufl., Stuttgart 1967.

Ornithose

Als Ornithose wird eine bei Vögeln auftretende Infektionskrankheit bezeichnet (hervorgerufen durch das *Ornithosevirus*), die unter natürlichen Verhältnissen eine Endozootie ist. Den Begriff »Psittakose«, der früher gebräuchlich war, hat man heute nur für diejenigen Krankheitsformen gewählt, die mit Sicherheit durch verseuchte oder erkrankte Papageien oder Wellensittiche verursacht worden sind. Als Oberbegriff aber für alle von Vögeln auf Menschen übertragbaren Infektionen dieser Art wählte man den Begriff der Ornithose. Die Zahl der Vögel, die in dieser Richtung eine Rolle spielen können, ist nicht klein, so können z. B. die Sturmvögel (Faröerer Krankheit!), Tauben, Enten (Epidemien in Entenzüchtereien!), Puten, andere Hühnervögel, Finken, Pirole, Reisvögel, Kanarienvögel und Zeisige die Krankheit übertragen. Nasenausfluß, Fäzes und sonstige Absonderungen der Vögel sind infektiös. Eine Differenzierung der beiden Virusarten ist morphologisch nicht möglich, auch eine serologische Trennung war bisher nicht durchführbar, nur im biologischen Test am Versuchstier scheint eine gewisse Unterscheidung möglich. Allein serologisch war bisher eine Aufgliederung der Psittakose-Lymphogranuloma-Trachom-Gruppe (PLT-Gruppe) nicht möglich. Die für diese Gruppe ausgearbeitete *Komplementbindungsreaktion* ist eine *Gruppenreaktion*, die nur zusammen mit der Klinik verwertbar ist.

Die *Übertragung* des Virus vom Vogel auf den Menschen geschieht wohl meist durch Inhalation von virushaltigen Tröpfchen oder Staub. Gefährlich sind für die Übertragung Bißwunden. Auch eine Ansteckung von Mensch zu Mensch kommt gelegentlich vor (HEGLER, auch TRÜB bei einer Epidemie in Nordrhein-Westfalen). Laboratoriumsinfektionen wurden in größerer Zahl beobachtet.

Die *Inkubationszeit* schwankt zwischen 7 und 14 Tagen, bisweilen 3–4 Wochen. Nach Prodromalerscheinungen mit Kopfschmerzen, allgemeinem Unwohlsein kommt es zu einer typhusähnlichen Fieberkurve. Erst Ende der ersten Woche treten Lungenerscheinungen auf. Fast immer kommt es zu *toxischen Herz- und Kreislaufschädigungen*, gelegentlich zu Verwirrungszuständen, Erscheinungen von seiten des Intestinaltraktes, sowie zu neurologischen Symptomen (s. a. S. 111). Die durchschnittliche Dauer der Erkrankung beträgt 3–4 Wochen. Das Überstehen der Krankheit hinterläßt eine wahrscheinlich lebenslängliche Immunität.

Als *Folgezustände* können sich Pleuraexsudate und Empyeme entwickeln, Thrombosen treten auf, postinfektiöse Myokarditiden sowie hämorrhagische Nephritiden werden beschrieben, gelegentlich auch eitrige Parotitis und Otitis media. Lange andauernde Herz- und Kreislaufstörungen sind wiederholt geschildert worden. *Rezidive* können, wenn auch selten, auftreten. Die Rekonvaleszenz ist oft stark verlängert.

Die *Prognose* der Psittakose war früher als sehr ernst bezeichnet worden. Die Berichte aus der letzten Zeit lassen erkennen, daß es doch eine sehr viel größere Zahl von leicht und subklinisch verlaufenden Fällen gibt, die man früher ohne die Komplementbindungsreaktion nicht erfaßt hat.

Die *Therapie* mit den Breitbandantibiotika hat ein übriges getan, den Verlauf dieser Krankheit abzuschwächen und günstig zu gestalten. Allerdings muß die Achromycin- oder Terramycintherapie lange genug und hoch dosiert, nicht unter 24 g, durchgeführt werden, wenn Rückfälle vermieden werden sollen, die meist unangenehmer sind als die Ersterkrankung.

Gefährdet sind insbesondere Tierhändler und Tierpfleger, sodann Veterinärmediziner und Personen, die sich mit Tierhaltung aus Liebhaberei beschäftigen.

Bei Verdachtsfällen ist Material (Sputum, Nasen-Rachen-Spülwasser oder Blut) der Erkrankten zum Tierversuch (Mäuse) an eine dafür vorgesehene Untersuchungsstelle zu schicken (Bernhard-Nocht-Institut für Schiffs- und Tropenkrankheiten, Hamburg, oder Robert-Koch-Institut, Berlin).

SCHRIFTTUM: HÄNDEL, F. und KÜHNLEIN, E., Med. Klin. 1953, 1469 – HEGLER, C., in: Hdb. d. inn. Med., Berlin 1934, 1 – GERMER, W. D., Viruserkrankungen des Menschen, Stuttgart 1954 – LIPPELT, H., Ornithose (Psittakose), in: HAAS-VIVELL, Die Virus- und Rickettsieninfektionen des Menschen, München 1965, 805 – LIPPELT, H. und MOHR, W., Ornithose, in: GSELL-MOHR, Infektionskrankheiten, Bd. I, 2, Berlin-Heidelberg-New York 1968 – MOHR, W. und ENIGK, K., in: Hdb. d. inn. Med., 4. Aufl., Berlin 1952, I, 1, 788 – Ratschläge an Ärzte zur Bekämpfung der Papageienkrankheit, Bundesgesundheitsamt, Merkbl. Nr. 5, Ausgabe 1955 – STROBEL, W., Dtsch. med. Wschr. 1954, 176 – TRÜB, C. L. P., Münch. med. Wschr. 1950, 701 – WEYER, F., Weitere Beobachtungen im Rahmen von diagnostischen Tierversuchen bei Ornithose-Psittakose mit Bemerkungen über die Entwicklung der Ornithose-Situation in Deutschland während der letzten Jahre, Zbl. Bakt. I. Orig. 193, 147, 1964.

Maul- und Klauenseuche

Die Maul- und Klauenseuche ist eine durch ein *filtrierbares Virus* hervorgerufene Erkrankung der Wiederkäuer (Rinder, Schafe, Ziegen, seltener Hirsche, Rehe, Kamele) und Schweine, ganz selten Hunde oder Katzen. Gelegentlich kann sie den Menschen befallen.

Bei dem Erreger der Maul- und Klauenseuche sind verschiedene Typen des Virus (O, A und C) mit Untergruppen zu unterscheiden, die sich serologisch und immunbiologisch verschieden verhalten. Außerdem wurden noch weitere Typen in Afrika und Asien gefunden. Die Zahl der wissenschaftlich einwandfrei gesicherten Fälle beim Menschen ist im ganzen gesehen klein, doch dürften die wirklichen Erkrankungsziffern wesentlich höher liegen. Die *Übertragung der Infektion* geschieht zum Teil sicher durch direkten Kontakt (Eindringen des Virus in Hautrisse oder Schrunden), aber auch über die Schleimhäute der Mundhöhle oder des Intestinaltraktes, etwa durch den Genuß von Milch und Milchprodukten erkrankter Tiere.

Die *Inkubationszeit* dieser Erkrankung ist beim Menschen mit 4–8 Tagen anzusetzen. Es treten außer einer mehr oder minder starken Stomatitis mit kleinsten Blasenbildungen Hauterscheinungen an den Händen und Füßen auf, insbesondere an den Fingern bei Personen, die sich beim Melken infiziert haben.

Die Erkrankung verläuft beim Menschen meist leicht und heilt *folgenlos* ab. Berichte über schwere Komplikationen sind ganz vereinzelt. Hier ist erwähnenswert, daß es gelegentlich zu Herzbeschwerden kommen kann, die auch elektrokardiographisch zu fassen sind. Dauerschäden aber scheint es nicht zu geben.

Der Nachweis der Infektion an Maul- und Klauenseuche ist durch den *Meerschweinchen-Impfversuch* zu erbringen oder auch durch den Übertragungsversuch auf ein junges Schwein. In neuerer Zeit spielt aber neben diesen Versuchen die *Komplementbindungsreaktion* bzw. der *Schutzversuch* eine bedeutende Rolle.

Die *Prognose* dieser Infektion beim Menschen ist stets gut; zwar sind im älteren Schrifttum zwei Fälle mit tödlichem Ausgang beschrieben, doch handelte es sich dabei sicher nicht um unkomplizierte Erkrankungen, und ob es wirklich Maul- und Klauenseuche war, ist nicht auf die heute geforderte exakte Weise nachgewiesen worden.

Eine spezifische *Behandlung* für die menschliche Erkrankung gibt es nicht. Beim Tier besteht die Möglichkeit, durch Schutzimpfungen dem Auftreten der Seuche vorzubeugen.

Gefährdet sind alle Personen, die mit kranken Tieren in Berührung kommen, wie Tierpfleger, Melker, Milchhändler, Fleischer, Tierärzte, aber auch Personen, die ungekochte Milch, Schlagsahne oder andere Produkte aus roher Milch von infizierten Tieren zu sich nehmen.

SCHRIFTTUM: ARIES, L., Dtsch. tierärztl. Wschr. 1953, 60, 374 – BECK, W. und ZIMMERMANN, TH., Berliner-Münchener tierärztl. Wschr. 1954, 101 u. 122 – GRÄF, H., Medizinische, 1955, 2, 83 – HEIDSIECK, D., Dtsch. Gsd.wes. 1952, 36 – MAGNUSSEN, Berliner-Münchener tierärztl. Wschr. 1939, 27, 28 – MOHR, W., Maul- und Klauenseuche, Klinik der Gegenwart, Bd. VI, 75, München 1954 – MOHR, W., Maul- und Klauenseuche, in: GSELL-MOHR, Infektionskrankheiten, Bd. I, Berlin-Heidelberg-New York 1968 – MOHR, W. und ENIGK, K., in: Hdb. d. inn. Med., 4. Aufl., Berlin-Göttingen-Heidelberg 1952, I, 1, 762 – SCHNEIDER und KOCH, Berliner-Münchener tierärztl. Wschr. 1951, 36 – WAHL, H., Zschr. Tropenmed. 1952, 4, 26.

Protozoen-Erkrankungen

Malaria

Die Malaria gehört noch immer zu den verbreitetsten Krankheiten auf der Erde. Es ist notwendig, *streng zwischen den drei verschiedenen Malariaformen, der M. tertiana, M. quartana und M. tropica, zu unterscheiden*, die in ihrem Verlauf und in ihrer Auswirkung für den Gesamtorganismus verschieden sind und dementsprechend *auch eine andere Bewertung in gutachtlicher Hinsicht verlangen.* Alle drei Formen sind als Berufskrankheit für bestimmte Berufsgruppen (Seeleute, Monteure in den Tropen usw.) anzuerkennen.

Malaria tertiana und tropica sind in den Tropen und Subtropen weit verbreitet. Auch in Deutschland gab es im Emdener Gebiet endemische M. tertiana-Herde, die aber jetzt erloschen sind. Die Bekämpfungsaktionen der letzten Jahre haben auch in Südeuropa einen ganz erheblichen Rückgang der Malaria-Verbreitung mit sich gebracht. Zwar muß man in Süditalien, auf Sizilien, Sardinien und Korsika, in Griechenland, Rumänien und Bulgarien gelegentlich noch mit dieser Krankheit rechnen, aber in Jugoslawien sind weite Gebiete heute völlig malariafrei. Auch in Übersee ist in der Malariaverbreitung ein gewisser Wandel eingetreten, doch sind West- und Zentralafrika, Ostafrika, Indonesien, Vietnam, Laos, Kambodscha, das Amazonasgebiet in Brasilien auch heute noch Hauptverbreitungsgebiete besonders der Malaria tropica. – Die im ganzen seltenere Malaria quartana findet sich herdförmig besonders in Westafrika und auch im Irak.

Die *Verbreitung der Malaria* erfolgt *ausschließlich durch Stechmücken* (Anopheles-Arten). Die Flugweite der Anophelen beträgt bis zu 1 km, die Flughöhe bis 100 m. Die Weltgesundheitsorganisation rechnet mit 5-km-Zonen bei ihren Bekämpfungsmaßnahmen, dabei ist allerdings nicht nur die Flugweite, sondern auch die Möglichkeit der Verschleppung von Mücken eingerechnet. Gelegentlich können auch *bei Blutübertragungen* Malariainfektionen zustande kommen; solche Fälle sind im Kriege wiederholt beobachtet worden.

Die *Inkubationszeit* bei Tertiana beträgt 8–14, bei Quartana 12–21, bei Tropica 6–10 Tage. Bei nichtbehandelter Tertiana und Quartana wiederholen sich die Anfälle in 3- bzw. 4tägigen Rhythmen. Erkältungen können Rezidive auslösen.

Bei der Tropica kann ein *uncharakteristischer Fieberverlauf* auftreten (Kontinua über einige Tage oder auch völlig regelloser Fieberablauf mit nur gelegentlich auftretenden oder auch ganz fehlenden Schüttelfrösten). Die schwere komatöse und kardiale Tropica kann mit normalen oder nur wenig erhöhten Temperaturen einhergehen.

Die Malaria verursacht stets Leber- und Milzschwellung. Bei chronischen Malariafällen können diese Organe fibrös indurieren. Leberschädigungen sind im akuten Stadium durchaus gegeben, sie bilden sich aber nach Abklingen des akuten Anfalls rasch zurück. Die früher häufiger diskutierte Frage der Entstehung einer Leberzirrhose auf der Basis einer Malaria wird heute fast allgemein abgelehnt. Nur ganz selten und unter ganz besonderen Umständen kann es einmal zu einer Dauerschädigung kommen. Sicher führt aber eine einmalige Malariainfektion *ohne* das Hinzutreten anderer Faktoren nicht zu einer Zirrhose (s. a. S. 539, 558).

Eine *M. tertiana* dauert im Durchschnitt nicht länger als 2½ Jahre, in allerseltensten Fällen 3 Jahre. Eine *M. tropica* währt im allgemeinen nicht länger als 9–12 Monate. Nur die *M. quartana* kann, wie einzelne Literaturmitteilungen bestätigen, über längere Zeiträume als die beiden vorher erwähnten Malariaformen noch zu Rückfällen führen (6–8 Jahre, ganz vereinzelt 10, 12 und mehr Jahre!).

Von einer *chronischen Malaria kann man nur in tropischen Gebieten* sprechen, wo es *dauernd zu Superinfektionen* kommt, nicht aber bei den Malariaerkrankungen, die sich Personen zuziehen, die kurzfristig in tropischen Gebieten weilten und dann mit dieser Malariainfektion behaftet zurückkehren. Bei ihnen können im Rahmen der jeweiligen Dauer der einzelnen Malariaformen noch Rezidive auftreten, es handelt sich dabei aber *nicht* um »chronische Malariafälle«.

Die *Diagnose der Malaria ist nur auf Grund des positiven Parasitennachweises im Blut* (»dicker Tropfen«, Ausstrich) *zu stellen.* Alle anderen bei der Malaria vorkommenden Symptome, wie Milzschwellung, Leberschwellung, vermehrte Urobilinogenausscheidung im Urin, Anämie, Monozytose bei relativ normalen Leukozytenwerten, ebenso wie die Fieberrhythmen, *sind nicht diagnostisch beweisend,* denn sie werden in ähnlicher Form auch bei anderen Infektionskrankheiten beobachtet. In manchen Fällen von spärlichem Parasitenbefall soll die Sternalpunktion noch positive Resultate liefern, wenn das periphere Blut schon negativ ist. Diese Beobachtung hat sich uns aber *nicht* bestätigt. – Die serologischen Reaktionen haben bisher für die Diagnostik der Malaria keinerlei wirkliche Bedeutung erlangt. In einem gewissen Prozentsatz (etwa 4–6 %) findet sich eine unspezifisch positive Wassermann'sche Reaktion bei den akuten Malariaerkrankungen.

Die heute zur Verfügung stehenden Heilmittel setzen uns in die Lage, eine wirksame und gute Prophylaxe gegen die Malaria zu betreiben sowie auch die Behandlung in kürzester Zeit wirksam durchzuführen. Resochin, Chloroquine, Nivaquine und Daraprim sind heute die erfolgreichsten synthetischen Mittel in der Malaria-Bekämpfung. Sie haben Chinin und Atebrin weitgehend verdrängt.

Komplikationen und *Spätfolgen* treten im allgemeinen *nur* bei der *Tropica* auf; hier kann es in seltenen Fällen zu bleibenden Herzmuskelschädigungen bei der kardialen, aber auch zu zentralnervösen Störungen (Epilepsie u. a.) nach der komatösen Form der Tropica kommen. Die Rekonvaleszenz aller drei Formen weist häufig neurovegetative Störungen auf. *Psychosen* kommen im akuten Stadium vor (s. a. S. 107).

SCHRIFTTUM: BOYD, M. F., Malariology I u. II, Philadelphia 1949 – FISCHER, L. u. REICHENOW, R., Die Malaria, in: Hdb. d. inn. Med., 4. Aufl., Berlin-Göttingen-Heidelberg 1952, I, 2, 421 – FISCHER, L., Protozoenerkrankungen, in: Hdb. d. Kinderheilk., Bd. V Infektionskrankheiten, S. 923, Berlin-Göttingen-Heidelberg 1963 – MAEGRAITH, B., Pathological Processes in Malaria and Blackwater Fever, Oxford 1948 – MOHR, W., Zur Frage der Spätfolgen bei den verschiedenen Malariaformen, N. med. Welt 1950, 27/28 – MOHR, W., Landarzt 1954, 30, 647 – NAUCK, E. G., Zschr. Tropenmed., 1953, 4, 285 – NAUCK, E. G., Lehrbuch der Tropenkrankheiten, 3. Aufl., Stuttgart 1967 – WESTPHAL, A., MOHR, W. u. THIELE, H., Protozoenkrankheiten, in: Klinik d. Gegenwart, Bd. X, 1961.

Schwarzwasserfieber

Das Schwarzwasserfieber wird besonders in Gegenden mit Malaria tropica beobachtet: Zentral- und Westafrika, Indien, Burma, Vietnam, Indonesien, Philippinen, Mittelamerika, Westindien, Nordbrasilien.

Mit dem Rückgang der Chinintherapie ist es auch sehr viel seltener geworden; für sein Auftreten spielte sicher die ungenügende Chinin-Prophylaxe oder unzureichende Chinin-Behandlung eine ausschlaggebende Rolle neben der bestehenden Malariainfektion – meist Malaria tropica – und einer gewissen persönlichen Disposition.

Nach den neueren Beobachtungen tritt ohne Chiningenuß das Schwarzwasserfieber nur ganz selten auf; als andere auslösende Faktoren bei persönlicher Disposition werden angesprochen: Erkältungen, Durchnässung, Überanstrengung, einzelne andere Arzneimittel. Alle bisher geäußerten Hypothesen aber geben keine ganz befriedigende Erklärung der beim Schwarzwasserfieber auftretenden Hämolyse.

Das Krankheitsbild setzt mit Schüttelfrost ein und anschließend folgt hohes Fieber, schweres Krankheitsgefühl, Kopfschmerz, Unruhezustände, Brechreiz bis zum Erbrechen, Schmerzen in der Leber- und Milzgegend sowie intravasale Hämolyse, die zur Ausscheidung eines rot- bis schwarzbraunen Urins führt. Im weiteren Verlauf entwickelt sich sehr rasch eine Anämie. Die

Harnsekretion verringert sich bis zur Anurie. Dieser bedrohliche Krankheitszustand entwickelt sich meist im Anschluß an einen Malariaanfall; so sind zu Beginn der Erkrankung oftmals auch noch Plasmodien im »dicken-Tropfen«-Präparat nachweisbar.

Die Diagnose ist aus dem klinischen Bild und der Vorgeschichte zu stellen (Malariaanfälle, ungenügende Chinin-Prophylaxe oder Chinin-Therapie!). Jede weitere Chiningabe ist sofort zu unterlassen. Die Malariabehandlung ist mit Resochin weiterzuführen; absolute Ruhigstellung des Kranken, Anregung der Nierentätigkeit und Kreislaufstütztherapie sind erforderlich.

SCHRIFTTUM: FISCHER, L., Protozoenkrankheiten, in: Hdb. d. Kinderheilk., Bd. V Infektionskrankheiten, S. 923, Berlin-Göttingen-Heidelberg 1963 – FISCHER, L. und REICHENOW, E., Schwarzwasserfieber, in: Hdb. d. inn. Med., 4. Aufl., Berlin-Göttingen-Heidelberg 1952, I, 2, 533 – MAEGRAITH, B., Pathological Processes in Malaria and Blackwater Fever, Oxford 1948 – NAUCK, E. G., Lehrbuch der Tropenkrankheiten, 3. Aufl., Stuttgart 1967 – WESTPHAL, A., MOHR, W. und THIELE, H. G., Protozoenkrankheiten, in: Klinik d. Gegenwart, Bd. X, 1961.

Afrikanische Schlafkrankheit

Die afrikanische Schlafkrankheit (Trypanosomiasis) wird durch das *Trypanosoma gambiense* bzw. *rhodesiense* hervorgerufen. Morphologisch besteht eine Übereinstimmung beider mit *Trypanosoma brucei*, dem Erreger der *Nagana* der Tiere; letzteres ist aber normalerweise nicht menschenpathogen.

Die Übertragung geschieht durch die *Tsetsefliege* (verschiedene *Glossinenarten*). In der Tsetsefliege machen die durch Stich mit dem Blut vom Kranken aufgenommenen Trypanosomen eine Entwicklung durch. Diese Entwicklung in den Glossinen ist aber nur unter entsprechend hohen Außentemperaturen möglich. Ist es einmal zur Ansiedlung in den Glossinen gekommen, so bleiben diese für Lebenszeit infiziert. Die Übertragung erfolgt durch den Stich der infizierten Glossine, in deren Speicheldrüsen sich die Trypanosomen finden und beim Saugakt mit dem Speichel in den menschlichen Organismus gelangen.

Inkubation: 2–5 Tage nach dem Stich der infizierten Glossine kann sich an der Infektionsstelle eine lokale Entzündung, furunkelähnlich, oft von einem größeren Erythem umgeben, entwickeln (Trypanosomen-Schanker). Die Zeit vom Insektenstich bis zum ersten nachweisbaren Auftreten von Trypanosomen im Blut beträgt 2–3 Wochen.

Dem Ausbruch von Krankheitserscheinungen geht eine *stumme parasitämische Phase* voraus. Das Fieber hat remittierenden Charakter; quälender Kopfschmerz, Tachykardie und allgemeines Krankheitsgefühl sowie Lymphknotenschwellungen im Bereich des Halses und Nakkens gehören zu den frühen Erscheinungen der Erkrankung. Im weiteren Verlauf treten dann zentralnervöse Symptome, Reizbarkeit, Krämpfe, Muskelzittern, Parästhesien, Lähmungen, Gehörstörungen hinzu. Unter zunehmender Schlafsucht kommt es zum Verfall der Persönlichkeit und zur hochgradigen Kachexie. Aus diesem Stadium ist der Kranke meist nicht mehr zu retten.

Die *Diagnose* ist durch den Erregernachweis im Blut nur während kurzer Zeit zu erbringen, länger und sicherer durch Lymphknotenpunktat; im späteren Stadium auch durch Nachweis der Erreger im Liquor.

Die *Prognose* der Schlafkrankheit ist mit Vorsicht zu stellen. Frühfälle sind bei sachgemäßer Behandlung zu heilen. Bei zu spät behandelten Fällen besteht die Gefahr *bleibender zentralnervöser Störungen*.

Gefährdet sind Personen, die in Schlafkrankheitsgebieten arbeiten; auch die Besatzungen von Schiffen, die Häfen in Schlafkrankheitsgebieten anlaufen müssen, können erkranken, zumal wenn die Besatzung sich während der Hafenliegezeit an Land begeben hat.

SCHRIFTTUM: Fischer, L., Protozoenkrankheiten, in: Hdb. d. Kinderheilk., Bd. V Infektionskrankheiten, S. 923, Berlin-Göttingen-Heidelberg 1963 – Fischer, L. und Reichenow, E., Schlafkrankheit, in: Hdb. d. inn. Med., 4. Aufl., Berlin-Göttingen-Heidelberg 1952, I, 2, 574 – Nauck, E. G., Lehrbuch der Tropenkrankheiten, 3. Aufl., Stuttgart 1967 – Westphal, A., Mohr, W. und Thiele, H. G., Protozoenkrankheiten, in: Klinik d. Gegenwart, Bd. X, 1961.

Chagas-Krankheit

Die Chagas-Krankheit ist eine durch Trypanosomen hervorgerufene und durch *Raubwanzen* übertragene Infektionskrankheit. Die Erkrankung ist in allen Ländern Südamerikas verbreitet, wahrscheinlich auch in den Südstaaten von Nordamerika; sicher ist sie auch in Mexiko nachgewiesen. Ihr Erreger ist das *Trypanosoma cruzi*. Die Raubwanzen nehmen beim Saugakt am erkrankten Individuum die Parasiten auf. Diese machen in den Insekten einen Entwicklungsgang durch und werden mit dem Kot der Insekten nach einer gewissen Zeit infektionsfähig ausgeschieden. Da die Insekten beim Saugakt Kot absetzen, gelangen die Erreger so auf die Haut und werden dann leicht in den Stichkanal oder in sonstige Hautverletzungen eingerieben, oder aber sie gelangen auf die Schleimhäute und dringen von hier aus in den Organismus ein.

Die Inkubationszeit ist bei natürlichen Infektionen schwer zu ermitteln. Nach den Erfahrungen bei künstlichen Infektionen liegt sie zwischen 10 und 20 Tagen. Die Erkrankung kann akut oder chronisch verlaufen. Die akute Form überwiegt bei Kindern in den frühen Lebensjahren. Die Eintrittsstelle der Infektion ist häufig der Konjunktivalsack. Es kommt dann zum einseitigen Lidödem (Romaña'sches Zeichen). Meist entwickeln sich dann sehr rasch ernsthafte Erscheinungen von seiten des Herzens. Bei günstigem Verlauf kommt es nach 2–4 Wochen zur Abfieberung. Die chronische Form ist meist charakterisiert durch die *Kardiopathie* bzw. *chronische Myokarditis* und die Entwicklung von *Enteromegalien* (Ösophagus, Magen, Kolon usw.). Der früher angenommene Zusammenhang zwischen Chagas-Krankheit und Myxödem ist nach den Forschungsergebnissen der letzten Jahre sehr fraglich.

Die *Diagnose* der Erkrankung ist durch den Nachweis der Erreger im Blut, die klinische Symptomatologie und eventuell die Komplementbindungsreaktion und den Intradermaltest zu stellen.

Gefährdet sind Personen, die sich vorwiegend in ländlichen Gebieten Südamerikas aufhalten.

SCHRIFTTUM: Fischer, L., Protozoenkrankheiten, in: Hdb. d. Kinderheilk., Bd. V Infektionskrankheiten, Berlin-Göttingen-Heidelberg 1963 – Fischer, L. und Reichenow, E., in: Hdb. d. inn. Med., 4. Aufl., Berlin-Göttingen-Heidelberg 1952, I, 2, 600 – Nauck, E. G., Lehrbuch der Tropenkrankheiten, 3. Aufl., Stuttgart 1967 – Westphal, A., Mohr, W. und Thiele, H. G., Protozoenkrankheiten, in: Klinik d. Gegenwart, Bd. X, 1961.

Toxoplasmose

Als Toxoplasmose wird eine Infektion mit *Toxoplasma gondii*, einem Erreger, der den Protozoen zuzurechnen ist, bezeichnet. Im Tierreich sind Erkrankungen durch diesen Erreger bei über 30 Tierarten beschrieben. Die Toxoplasmen besitzen keine strenge

Wirtsspezifität. Der *Übertragungsweg* ist in vielen Fällen die Schmutzinfektion, mit Toxoplasmen infizierte oder verunreinigte Nahrungsmittel (Fleisch, Milch). Bei massiven Tierinfektionen ist festzustellen, daß die Muttertiere auch mit der Milch Toxoplasmen ausscheiden, ebenso wie Toxoplasmen im Urin infizierter Tiere nachweisbar sind.

Beim Menschen muß man zwischen erworbener und angeborener (konnataler) Toxoplasmose unterscheiden.

Die Mehrzahl der Toxoplasma-gondii-Infektionen beim Erwachsenen verläuft symptomlos als latente Infektion. Ihr Nachweis stützt sich nur auf die serologischen Reaktionen (Serofarbtest nach Sabin-Feldman und Komplementbindungsreaktion) und den Hauttest (Intradermaltest). Reihenuntersuchungen mittels dieser beiden Testverfahren ergaben, daß die Bevölkerung zu etwa 40–50% positive Reaktionen aufweist, d. h. sich mit dem Erreger infiziert hat, in der Mehrzahl der Fälle allerdings ohne zu erkranken. Diese Tatsache gibt Veranlassung, in der *Bewertung eines positiven Titers zurückhaltend zu sein hinsichtlich seiner Bedeutung für die Ätiologie eines Krankheitsgeschehens.*

Folgende klinische Krankheitserscheinungen werden bei der akuten oder subakuten, erworbenen Form der Erkrankung gefunden (geordnet etwa in der Reihenfolge der Häufigkeit ihres Vorkommens):

Lymphadenitis, Kopfschmerzen (besonders in der Stirngegend), uncharakteristisches, meist nicht sehr hohes Fieber, meningo-enzephalitische Erscheinungen, geringe Splenomegalie, Hepatomegalie (selten Hepatitis!), Retinitis, Konjunktivitis.

Bei der chronischen Form finden sich Lymphknotenschwellungen ebenfalls, ferner Gelenk- und Gliederschmerzen, Kopfschmerzen, psychische Alteration.

Die *Inkubationszeit* liegt zwischen 5 und 15 Tagen.

Sowohl bei der akuten, wie der subakuten und chronischen, als auch bei der symptomlosen, latenten Infektion einer graviden Frau kann es zu einer Störung der Entwicklung des Fötus im Mutterleib kommen. Diese tritt nach der heutigen Auffassung dann ein, wenn die Infektion während oder unmittelbar vor Eintritt der Gravidität erworben wurde. Es ist also nach der heute geltenden Auffassung meist nur diese eine Schwangerschaft gefährdet, während bei den dann folgenden späteren Schwangerschaften die Gefahr einer Fehlgeburt, Totgeburt oder der Geburt eines toxoplasmosegeschädigten Kindes kaum mehr gegeben ist (s. a. S. 107 f.).

Die *angeborene* Toxoplasmose weist als Hauptcharakteristikum die Trias: Hydrozephalus, intrazerebrale Verkalkungen und Chorioretinitis auf.

Infektionsgefährdet sind in besonderem Maße alle Personen, die mit Tieren in Berührung kommen, insbesondere mit Hunden (an »staupeähnlichen« Erkrankungen leidende Tiere sind verdächtig!), Katzen, Kaninchen, Hühnern, Schweinen, Schafen, also vor allem Arbeiter in der Landwirtschaft, aber auch Hundezüchter und Tierärzte.

In diesem Zusammenhang ist die Beobachtung von Piekarski von Bedeutung, der in ländlichen Kreisen einen höheren Durchseuchungsgrad feststellte als bei rein städtischer Bevölkerung. Da aber auch eine Infektion durch den Genuß rohen Hackfleisches möglich ist (Piekarski), so ist die *Anerkennung als Berufskrankheit gerade bei dieser Infektion mit sehr großer Vorsicht auszusprechen.* Das gilt besonders auch bei der Entscheidung, ob eine Toxoplasma-Infektion bei einer Krankenschwester oder einer medizinisch-technischen Assistentin als Berufskrankheit anzuerkennen ist oder nicht. Hier sind außerordentlich strenge Maßstäbe anzulegen.

SCHRIFTTUM: BAMATTER, F., Toxoplasmosis, Erg. inn. Med., N. F. 1952, 3, 652 – JACOBS, L., Toxoplasma and Toxoplasmosis, in: Advances in Parasitology, London-New York 1967 – KIRCHHOFF, H. u. H. KRÄUHIG: Toxoplasmose, Stuttgart 1966 – MOHR, W., Die Toxoplasmose, in: Hdb. d. inn. Med., 4. Aufl., Berlin-Göttingen-Heidelberg 1952, I, 2, 730 – MOHR, W. und PIEKARSKI, G., Die Toxoplasmose, eine meldepflichtige Infektionskrankheit, Dtsch. med. Wschr. 89, 1373, 1964 – MOHR, W. und PIEKARSKI, G., Zur Epidemiologie der Toxoplasmose, Dtsch. med. Wschr. 1964, 89, 1400 – PIEKARSKI, G., Lehrbuch der Parasitologie, Berlin 1954 – THALHAMMER, O., Toxoplasmose, in: Hdb. d. Kinderheilk., Bd. V Infektionskrankheiten, Berlin-Göttingen-Heidelberg 1963.

Leishmaniasen

Kala-Azar

Kala-Azar ist eine tropische Infektionskrankheit, hervorgerufen durch *Leishmania donovani*. Sie tritt in vielen Ländern des Mittelmeergebietes auf, im Vorderen und Mittleren Orient sowie in Ostasien, insbesondere China und Indien, aber auch im östlichen Afrika von Ägypten bis Uganda sowie in mehreren südamerikanischen Ländern.

Die *Übertragung* der Kala-Azar geschieht durch *Phlebotomen*, die sich wahrscheinlich an Tieren, vornehmlich Hunden, mit Leishmanien infizieren und dann die Leishmanien auf den Menschen, an dem sie Blut saugen, übertragen.

Die *Inkubationszeit* beträgt 3 Wochen bis mehrere Monate. Es kommt nach einem kurzen Prodromalstadium meist ohne schweren Schüttelfrost zu Temperaturen von 40 bis 41°. Es entwickelt sich dann ein unregelmäßig verlaufendes, remittierendes Fieber (Doppelgipfligkeit der Tageskurve!). Unter den Fieberanfällen entsteht verhältnismäßig schnell eine große, schmerzhafte Milz-, meist auch Leberschwellung. Rasch entwickeln sich eine Anämie und eine Leukopenie, die exzessive Werte erreichen können, mit relativer Monozytose. Die Dauer der Erkrankung beträgt meist einige Monate, in selteneren Fällen mehrere Jahre.

Die *Prognose* ist ohne Behandlung recht ungünstig, doch besteht heute die Möglichkeit, durch die rechtzeitige *Behandlung* mit Antimonpräparaten, wie Fuadin, Solustibosan oder ein Diamidine-Präparat wie Pentamidin den Prozeß günstig zu beeinflussen. Herzschädigungen und Leberstörungen können zurückbleiben, die Rekonvaleszenz kann sehr protrahiert sein.

Gefährdet sind Personen, die sich in den oben genannten Gebieten aufhalten und arbeiten müssen.

Orientbeule

Die Orientbeule (Erreger: *Leishmania tropica*) ist eine Hautleishmaniase; sie wird durch Stich der *Phlebotomen* übertragen und findet sich an unbedeckten Körperstellen, wie Gesicht, Händen, Unterarmen, Unterschenkeln, Füßen. Selten greifen die Prozesse auf die Augenbindehaut oder auf die Lippen- und Nasenschleimhaut über.

Inkubationszeit: etwa 14 Tage. Komplikationen sind selten. Die *Diagnose* ist durch den Erregernachweis aus dem Randgebiet des frischen Geschwürs zu stellen. – Die Infektion heilt langsam, meist erst nach einem Jahr, unter Hinterlassung einer tiefen Narbe, spontan ab. Die Antimontherapie beschleunigt die Heilung.

Gefährdet sind Personen, die sich im Vorderen Orient aufhalten.

Südamerikanische Haut- und Schleimhautleishmaniase

Sehr ähnlich der eben beschriebenen Form ist die Südamerikanische Haut- und Schleimhautleishmaniase, sie ist aber in ihrem Verlauf ungleich langwieriger und folgenschwerer. Man unterscheidet heute zwei Haupttypen dieser Leishmaniaseform: der eine von diesen ähnelt der Orientbeule, der andere führt zu den gefürchteten ausgedehnten Läsionen, die auch die Schleimhäute und tieferen Gewebe betreffen können.

Die *Übertragung* erfolgt durch Phlebotomenstich. *Inkubationszeit:* 2–3 Monate. *Lokalisation:* überwiegend unbedeckte Körperstellen, am häufigsten Beine und Füße, sodann Arme und Hände, verhältnismäßig selten Gesicht und Kopf. Lebensgefährliche Komplikationen treten nicht auf, doch ist der *Verlauf* sehr protrahiert. Gelegentlich kann es zu größeren Zerstörungen im Bereich der Nasen- und Rachenschleimhaut kommen.

SCHRIFTTUM: FISCHER, L., Protozoenkrankheiten, in: Hdb. d. Kinderheilk., Bd. V Infektionskrankheiten, Berlin-Göttingen-Heidelberg 1963 – FISCHER, L. und REICHENOW, E., Leishmaniasen, in: Hdb. d. inn. Med., 4. Aufl., Berlin-Göttingen-Heidelberg 1952, I, 2, 545 – NAUCK, E. G., Lehrbuch der Tropenkrankheiten, 3. Aufl., Stuttgart 1967 – WESTPHAL, A., MOHR, W. und THIELE, H. G., Protozoenkrankheiten, in: Klinik d. Gegenwart, Bd. X, 1961.

Amöbenruhr

Die Amöbenruhr ist eine Darmerkrankung, die in allen tropischen und den meisten subtropischen Gebieten vorkommt. Sie wird durch die *Entamoeba histolytica* hervorgerufen. Diese kommt in drei Erscheinungsformen vor:
1. Als vegetative oder Gewebsform; nur in dieser Form ist sie in den Geschwüren des Dickdarms nachweisbar,
2. Als Minutaform (wird im Darmlumen gefunden, nie im Gewebe),
3. Als Zystenform.

Die *Übertragung* erfolgt durch Wasser oder Nahrungsmittel, oder als Kontakt- bzw. Schmutzinfektion. Gesunde Amöbenzystenträger spielen als Infektionsquelle eine wichtige Rolle.

Die Amöbenruhr ist hauptsächlich eine Erkrankung des Dickdarms, besonders der Partien, die mechanisch stark in Anspruch genommen sind.

Die *Inkubationszeit* der Amöbenruhr schwankt zwischen wenigen Tagen und 6 Wochen. Die *akute* Form zeigt als Hauptsymptom gehäufte blutig-schleimige Durchfälle und starke Tenesmen. Das Allgemeinbefinden kann zu Beginn noch gut sein; Fieber gehört *nicht* zum Bild der Amöbenruhr. – Die *chronische* Amöbenruhr kann sich über viele Jahre hinziehen und hat als Hauptcharakteristikum den Wechsel zwischen Verstopfung und Durchfall, ferner uncharakteristische und vieldeutige Symptome, wie Völlegefühl im Leib, Aufstoßen, Übelkeit, Druckschmerzhaftigkeit im Kolonverlauf. – Eine Sonderform stellt die Entwicklung eines *Amöboms* dar, d. h. einer streng lokalisierten, tumorartigen Entzündung von einem Amöbengeschwür ausgehend.

Komplikationen, wie Darmperforation oder Darmblutungen, sind nicht sehr häufig. Nur bei sehr langem, unbehandeltem Bestehen einer solchen Darminfektion kommt es zur Entwicklung einer Avitaminose oder einer Kachexie; häufiger entsteht eine leichte Anämie. Bei der Ausheilung können sich schließlich auch Strikturen durch vernarbende Geschwüre bilden (s. a. S. 539).

Im älteren Schrifttum werden häufiger neurovegetative Störungen mit der chronischen Amöbenruhr in Beziehung gebracht. Die Frage solcher Zusammenhänge muß aber doch sehr zurückhaltend und kritisch beurteilt werden. Daß es aber nach einer Amöbenruhr zu gewissen *Folgezuständen* kommen kann, ist sicher. Das Bild des sogenannten *postdysenterischen Syndroms* mit Durchfällen im Wechsel mit Verstopfung, Blähungserscheinungen, Völlegefühl usw. kann sich dann entwickeln. Der Darm kann durchaus nach Überstehen einer Amöbenruhr ein locus minoris resistentiae werden und bleiben.

Im allgemeinen verläuft die Amöbenruhr ohne Fieber. Tritt Fieber bei der Amöbenruhr auf, so bedeutet das stets eine Komplikation, entweder das Hinzutreten einer anderen Infektionskrankheit – z. B. einer bazillären Dysenterie – oder eine Leberbeteiligung *(Leberabszeß, häufigste Komplikation)*. Der früher oft gebrauchte Begriff der »Amöbenhepatitis« ist heute fallengelassen worden, da eine echte Hepatitis nicht vorliegt, wie die bioptischen Untersuchungen ergaben; es handelt sich vielmehr um eine *Hepatose*. Diese tritt im Verlauf der Amöbenerkrankung des Darmes nicht so selten auf. Sie ist aber meist nicht sehr bedrohlich und führt nur zu geringen Veränderungen in den Serumlabilitätsproben und den Leberfunktionstesten.

Der *Leberabszeß* kann unilokulär oder multilokulär auftreten, in den Pleuraraum oder in das Peritoneum oder auch nach außen hin durchbrechen. Selten sind Perforationen zum Herzbeutel oder in das Mediastinum. Leberschäden, auch bleibende, sind möglich (s. a. S. 558).

Ein Metastasieren des Leberabszesses in die Lunge per continuitatem oder auch auf dem Blutweg ins Gehirn ist möglich, wenn auch selten. Ein Befall anderer Organe durch Amöben kommt praktisch kaum vor. Bei Frauen sind vereinzelt Infektionen der Scheide, ganz selten der Blase, im älteren Schrifttum erwähnt worden.

Infektionen mit Amöbenzysten kommen auch in gemäßigten Breiten vor. So fand WESTPHAL bei Hamburger Schulkindern in 5 % Amöbenzysten, von anderen Autoren wurde über 10 % Zystenträger berichtet. – Sehr selten ist aber im gemäßigten Klima das Übergehen der Darmlumeninfektion in die gewebspathogene Form, die dann zur akuten Amöbenruhr führt. Um diesen Vorgang einzuleiten, bedarf es der Wegbereitung durch bazilläre Ruhr, Diätfehler, sonstige Allgemeininfektionen oder andere die Resistenzlage ändernde Ereignisse.

Gefährdet für eine Amöbenruhr sind alle die Personen, die in tropischen Gebieten sich aufhalten, also Seeleute, die die Tropen befahren, Monteure oder Ingenieure, die zur Montage oder sonstigen Arbeiten in den Tropen weilen.

SCHRIFTTUM: BLANC, F. und SIGUIER, F., L'amibiase. L'expansion. 1950. – FISCHER, L., Protozoenkrankheiten, in: Hdb. d. Kinderheilk., Bd. V, Infektionskrankheiten, Berlin-Göttingen-Heidelberg 1963. – FISCHER, L., Medizinische 1954, 41 u. 42. – FISCHER, L. und REICHENOW, E., Amöbiasis, in: Hdb. d. inn. Med., 4. Aufl., Berlin-Göttingen-Heidelberg 1952, I, 2, 616. – FISCHER, O., Vorträge a. d. prakt. Med., Stuttgart 1950, 27. – NAUCK, E. G., Lehrbuch der Tropenkrankheiten, 3. Aufl., Stuttgart 1967. – WESTPHAL, A., MOHR, W. und THIELE, H. G., Protozoenkrankheiten, in: Klinik d. Gegenwart, Bd. X, 1961.

Lambliase, Kokzidiose, Balantidiose

Die *Lamblia intestinalis* ist ein kosmopolitisch vorkommender Darmflagellat, der sich besonders im Duodenum und oberen Dünndarm des Menschen ansiedelt. Eine Besiedlung der Gallenblasenwand findet nicht statt, da die Lebensbedingungen für den Parasiten dort nicht günstig sind (REICHENOW). – Infolge der in den Tropen gegebenen hygienischen Situation sind Lamblieninfektionen dort um ein Vielfaches häufiger als im gemäßigten Klima.

Die *Übertragung* der Lamblieninfektion erfolgt durch mit Zysten aus menschlichem Kot unmittelbar oder durch Fliegen verunreinigtes Wasser und Nahrungsmittel.

Die Infektion findet sich besonders häufig bei Kindern und hängt hier wohl mit der kohlehydratreichen Kost zusammen, die eine Vermehrung der Lamblien im Duodenum und Jejunum begünstigt. Eine *primäre Pathogenität* kommt den Lamblien nicht zu. Störungen der Magensaftsekretion und der Verdauungsfermente, die zu einer mangelhaften Spaltung und herabgesetzten Resorption der Kohlehydrate führen, ermöglichen die Ansiedlung der Lamblien und führen unter Umständen zu einer exzessiven Vermehrung. In solchen Fällen können sie *sekundär pathogenetische Wirkung* ausüben. Von verschiedenen Autoren sind infolge der irrtümlichen Annahme des Sitzes der Parasiten in der Gallenblase Cholezystitiden, Hepatitiden und eine ganze Reihe von Allgemeinsymptomen als Folge der Lambliase aufgefaßt worden, die sicher ätiologisch nichts mit dieser Infektion zu tun haben, und bei denen die Lamblieninfektion nur eine Sekundärerscheinung war.

Die Möglichkeit, diese Infektion rasch und nachhaltig durch eine Acranil-Kur zu beseitigen, gibt auch die Möglichkeit, ätiologische Zusammenhänge zu klären.

Als Berufskrankheit wird diese Infektion nur unter ganz besonderen Bedingungen (Tropenaufenthalt) anzuerkennen sein.

Die *Kokzidiose* wird meist als Begleitinfektion bei anderen diarrhoischen Darmerkrankungen gefunden. Bei Verfütterung von massenhaft reifen *Oozysten von Isospora hominis* kommt es nach 6–10 Tagen zu einer akuten Enterokolitis, doch dauern diese Erscheinungen nur einige Tage (HERRLICH).

Die Übertragung unter natürlichen Umständen erfolgt durch Verunreinigung von Nahrungsmitteln unmittelbar oder mittelbar durch Fliegen. Da sie meist aber nicht hochgradig ist, kommt es auch nur selten zu Erkrankungen.

Die *Balantidiose* oder *Balantidienruhr* wird durch den Ziliat *Balantidium coli* hervorgerufen und führt zu blutig-schleimigen Entleerungen. Das Krankheitsbild hat viel Ähnlichkeit mit der Amöbenruhr und kann sich auch über sehr lange Zeiträume erstrecken.

Die gewöhnliche Infektionsquelle des Menschen ist das Schwein. Die Infektion erfolgt durch die mit dem Kot ausgeschiedenen Zysten. Neben den direkten Infektionen können sicher auch hier Fliegen als Überträger der Zysten auf Nahrungsmittel eine Rolle spielen. Auffallend ist aber, daß auch bei Personen, die durch ihre Beschäftigung mit Schweinen reichlich Infektionsgelegenheit haben, die Infektion selten ist. Wahrscheinlich müssen noch irgendwelche wegbereitende Faktoren hinzukommen, wie Achylie, dyspeptische Zustände, bakterielle Darminfektionen, um den Balantidien die Ansiedlung zu ermöglichen; deshalb muß immer noch nach möglichen anderen Ursachen im Falle des Vorliegens eines schweren Krankheitsbildes bei Balantidieninfekten geforscht werden.

SCHRIFTTUM: HERRLICH, A. und LIEBMANN, H., Zschr. Hyg. 1943, 125, 331 u. 1944, 126, 220 – REICHENOW, E., Lambliase, Coccidiose und Balantidiose, in: Hdb. d. inn. Med., 4. Aufl., Berlin-

Göttingen-Heidelberg 1952, I, 2, 866 ff. – WESTPHAL, A., MOHR, W. und THIELE, H. G., Protozoenkrankheiten, in: Klinik d. Gegenwart, Bd. X, 1961.

Wurminfektionen

Hinweis auf das Vorliegen einer Wurminfektion ist die Eosinophilie im peripheren Blut, das Auftreten allergischer Hauterscheinungen und der Nachweis der Wurmeier im Stuhl, Urin oder Duodenalsaft. In neuerer Zeit hat man daneben noch die Möglichkeit, bei einer ganzen Reihe von Wurmerkrankungen die Diagnose mittels Komplementbindungsreaktion oder Hauttest (Intrakutantest) zu stellen bzw. zu erhärten. Die Komplementbindungsreaktionen sind allerdings an einige wenige Speziallaboratorien gebunden. Sie können in ihrer heute vorliegenden Form aber weitgehende Spezifität für sich beanspruchen.

Askarisinfektion

Diese Wurminfektion kommt für die Begutachtung nur gelegentlich in Frage, doch gibt es Gebiete mit so massivem Wurmbefall, daß man dort von besonderer Gefährdung sprechen muß, zumal wenn sie zusammen mit anderen Wurminfektionen (Hakenwurm) auftritt. Sie ist dann als Berufskrankheit im Sinne der Nr. 39 der Anlage 1 zur 7. BKVO aufzufassen.

Die *Übertragung* der Eier auf den Menschen geschieht gewöhnlich durch mit Kot gedüngte, roh genossene Gemüse oder durch Verunreinigung von Nahrungsmitteln. So gelangen die Eier in den Mund, im Dünndarm schlüpfen die Larven aus, durchdringen die Darmwand und bedürfen für ihre weitere Entwicklung des Aufenthaltes im Gewebe, insbesondere der Lunge *(eosinophiles Lungeninfiltrat)*. Dieses tritt meist zwischen dem 9. und 12. Tag nach Eindringen der Eier auf und erreicht etwa nach 1 Woche sein Maximum (3 Wochen nach der Infektion), um während der 4. Woche abzuklingen. Die Klärung der Ätiologie des Infiltrats kann große Schwierigkeiten bereiten. Die beste Sicherung ist der Nachweis junger Askariden im Stuhl 5–6 Wochen nach der Beobachtung des Infiltrats (Wurmkur). Askarieier fehlen zunächst und treten *erstmalig 8–10 Wochen nach dem Infiltrat* auf (s. a. S. 407).

Askariden können auch in die Appendix, die Gallengänge und den Pankreasgang eindringen, selten in die Leber, und dadurch mehr oder minder schwere Störungen verursachen (SCHUBERT).

Gefährdet sind Personen, die viel rohes Gemüse und Beerenobst, wie Erdbeeren, essen, die mit menschlichen Fäkalien gedüngt werden.

SCHRIFTTUM: SCHUBERT, R. u. FISCHER, H., Klinik parasitärer Erkrankungen, Darmstadt 1959 – VOGEL, H., Ascariasis, in: Hdb. d. inn. Med., 4. Aufl., Berlin-Göttingen-Heidelberg 1952, I, 2, 850 – VOGEL, H. und MINNING, W., Beitr. Klin. Tbk. 98, 8, 620.

Trichuriasis

Die Infektion kommt besonders in feucht-warmen Ländern vor und kann hier 40–90% der Eingeborenen befallen. Auch in Europa stellt man diese Infektion besonders bei Kindern häufiger fest. Die Ansiedlung der Würmer führt nur selten zu katarrhalischen Lokalerscheinungen der Darmschleimhaut. In Ausnahmefällen, bei sehr massivem Befall, treten auch heftigere Erscheinungen auf, u. U. in Verbindung mit allergischen Reaktionen.

Die Therapie kann Schwierigkeiten bereiten, da es ein spezifisch wirksames Mittel noch nicht gibt.

SCHRIFTTUM: OCKLITZ, H. W., Trichuriasis, in: Hdb. d. Kinderheilk., Bd. V Infektionskrankheiten, Berlin-Göttingen-Heidelberg 1963 – VOGEL, H., Trichuriasis, in: Hdb. d. inn. Med., 4. Aufl., Berlin-Göttingen-Heidelberg 1952, I, 2, 828.

Ankylostomiasis

Die Ankylostomiasis findet sich vornehmlich innerhalb einer Zone, die zwischen dem 40. Grad nördlicher und dem 30. Grad südlicher Breite liegt. Sie ist infolge der an klimatische Bedingungen gebundenen Entwicklung der Hakenwurmlarven auf warme, niederschlagsreiche Gebiete angewiesen (Süd- und Mittelamerika, besonders Puerto Rico, tropisches Afrika, Indien, Vietnam, Südchina, Ceylon, Sundainseln und Philippinen). Sie fehlt in Wüsten- und tropischen Hochgebirgsländern, findet sich aber in Europa auch, und zwar im feucht-warmen Klima der Bergwerke (auch Tunnelbau). Hervorgerufen wird sie durch *Ankylostoma duodenale, Necator americanus* und seltener durch *Ankylostoma brasiliense*. Die drei Arten verhalten sich biologisch, epidemiologisch und pathogenetisch sehr ähnlich (s. a. S. 450).

Die Zahl der von Hakenwurm-Infektionen befallenen Menschen wird von STOLL, ERHARDT und SCHULZE auf etwa 500 Millionen geschätzt. In den letzten Jahren scheint die Invasionsrate angestiegen zu sein und Einschleppungen in bisher parasitenfreie Gebiete sind erfolgt.

Die *Invasion in den menschlichen Organismus* erfolgt durch aktives, perkutanes Einbohren der Larven in die Haut. An der lokalen Eintrittsstelle kann sich eine *Dermatitis* entwickeln. Diese Larven gelangen dann über das Blutgefäßsystem, Herz, Lunge, Trachea in den Darm, wo sie zu geschlechtsreifen Würmern heranwachsen. Die Invasion kann aber auch per os erfolgen.

Vom Eindringen der Parasiten durch die Haut bis zum Auftreten von Eiern im Stuhl vergehen etwa 35–40 Tage. Im menschlichen Dünndarm können die Hakenwürmer zu vielen Hunderten sich festhalten. Durch Blutsaugen aus der Schleimhaut ernähren sie sich. Man hat feststellen können, daß ein einzelner Hakenwurm zwischen 0,1 bis 1,4 ml Blut pro Tag aufnimmt. Diese Beobachtung erklärt, daß es bei starkem Befall zu einem sehr heftigen Blutverlust kommen kann. Außerdem aber verursachen die Würmer auch Schleimhautzerstörungen und, daraus resultierend, Nachblutungen. Die sich so entwickelnde hochgradige Anämie kann zu körperlichen Schwächezuständen führen; ferner werden Ödeme beobachtet und Störungen im peripheren Nervensystem. Bei schwerem Wurmbefall in der Schwangerschaft treten Totgeburten oder Fehlgeburten auf.

Die Eier werden mit dem Kot entleert und entwickeln sich außerhalb des Körpers zu Larven bei feuchtem, sauerstoffhaltigem Milieu und Temperaturen von mindestens 25°.

Die *Diagnose* ist nur durch den Nachweis der Eier im Stuhl oder der Würmer selbst zu stellen.

Gefährdet sind vor allem Personen in tropischen und subtropischen Gebieten, die barfuß gehen, so auch Personen am Badestrand, der durch menschliche Fäkalien verunreinigt ist.

Unter europäischen Verhältnissen sind es die Ziegelei-, Tunnel- und Grubenarbeiter, die dieser Infektion ausgesetzt sind. In den Bergwerken des Ruhrgebietes konnte die Hakenwurmerkrankung allerdings durch günstige Umstände restlos beseitigt werden.

SCHRIFTTUM: ERHARDT, A. und HINZ, E., Tropische Wurmkrankheiten, in: Hdb. d. Kinderheilk., Bd. V Infektionskrankheiten; Berlin-Göttingen-Heidelberg 1963 – STOLL, N. R., J. Parasit. 1947, 33, 1 – VOGEL, H., Ankylostomiasis, in: Hdb. d. inn. Med., 4. Aufl., Berlin-Göttingen-Heidelberg 1952, I, 2, 831.

Strongyloidesinfektionen

Strongyloides stercoralis ist in seinen Lebensbedingungen an ein feucht-warmes Klima gebunden. Er kommt in den gleichen Gegenden vor wie der Hakenwurm und spielt auch im *Bergbau als Berufserkrankung* der unter Tag arbeitenden Personen eine Rolle (Infektionshäufigkeit im rheinisch-westfälischen Industriegebiet um 1900 1%, jetzt auf 0,2–0,3% gesunken; BRUNS).

Die Weibchen legen die Eier im Dünndarm ab; schon hier schlüpfen die Larven aus. Mit dem Kot gelangen diese Larven ins Freie und entwickeln sich weiter. Die Infektion beim Menschen erfolgt meistens durch die Haut, ähnlich der Hakenwurm-Übertragung. Die Larven vollziehen eine Wanderung durch die Lunge und den Rachen in den Darm. 17 Tage nach experimenteller Infektion beim Menschen wurden die ersten Larven im Stuhl gefunden.

Verschiedene Faktoren im biologischen Verhalten des Strongyloides stercoralis sind die Ursache dafür, daß diese Infektion jahrzehntelang als Selbstinfektion sich halten kann.

Beim Eindringen in die Haut kommt es zu Juckreiz, gelegentlich auch zu urtikariellen Erscheinungen. Bei der Wanderung durch die Lunge können auch objektiv faßbare Symptome auftreten neben stärkeren subjektiven Beschwerden (Bronchitis, Bronchopneumonie mit Eosinophilie). Die Aktivierung einer Lungentuberkulose erscheint möglich.

Man kann drei Krankheitstypen unterscheiden:
1. Bei starkem Befall chronische Diarrhoen, u. U. Appendizitis-ähnliche Bilder,
2. Bei mittelstarkem Befall kurze, periodische Diarrhoen,
3. Bei schwachem Befall – aber auch bei mittelstarkem und starkem Befall – Obstipation.

Kolikartige Leibschmerzen sind häufig, auch Ulcus duodeni wird in Zusammenhang mit der Strongyloides-Infektion gesehen. Auch zu Darmblutungen kann es kommen mit nachfolgenden Anämien. Sehr häufige Symptome sind auch Meteorismus, Brechreiz, Erbrechen, Kopfschmerzen, allgemeine Schwäche und nervöse Symptome, wie Unruhe, Schlaflosigkeit und Depression. Ganz selten soll es auch zum Eindringen der Parasiten in die Gallenblase und damit zu Reizerscheinungen dort kommen.

Die *Diagnose* wird durch den Nachweis der Eier im Stuhl (Frischuntersuchung) oder im Duodenalsaft sowie durch den von FÜLLEBORN herausgebrachten Nachweis mit der Agarplattenmethode gesichert. Auch Hauttest und Präzipitinreaktion erwiesen sich in der Diagnostik als brauchbar.

Gefährdet sind in Deutschland in besonderem Maße nur Bergarbeiter. In feuchtwarmen Gebieten sind vor allem Schulkinder, Landwirte, Hausfrauen und Arbeiter, die mit infiziertem Boden in Berührung kommen, der Infektion ausgesetzt.

SCHRIFTTUM: BRUNS, H., Zschr. Hyg. 1937, 119, 336 – ERHARDT, A. und HINZ, E., Tropische Wurmkrankheiten, in: Hdb. d. Kinderheilk., Bd. V Infektionskrankheiten, Berlin-Göttingen-

Heidelberg 1963 – MINNING, W., Strongyloides-Infektionen, in: Hdb. d. inn. Med., 4. Aufl., Berlin-Göttingen-Heidelberg 1952, I, 2, 845.

Schistosomiasis (Bilharziose)

Vier verschiedene Erreger der menschlichen Schistosomeninfektion sind zu unterscheiden:

1. *Schistosoma haematobium* (Vorkommen: Ägypten, Sudan, in Westafrika vom Senegal bis Angola, in Ost- und Südafrika, Madagaskar, Stromgebiet des Euphrat). Diese Infektion führt hauptsächlich zur chronischen *Urogenital-Bilharziose* mit schließlicher schwerer Schädigung von Blase und Nieren.
2. *Schistosoma mansoni* (Vorkommen: Westafrika, Madagaskar, Saudi-Arabien, Jemen, Brasilien, Venezuela, Surinam, Puerto Rico und andere westindische Inseln) ist der eigentliche Erreger der *Darm-Bilharziose* und kann vom Magen bis zum Anus Veränderungen der Darmschleimhaut hervorrufen, die sich aber *besonders auf den unteren Teil des Dickdarms* konzentrieren. Vom Dünndarm wird am ehesten der untere Ileumabschnitt ergriffen.
3. *Schistosoma japonicum* (Vorkommen: Mittelchina, Südchina, Japan, Formosa, Philippinen und Celebes). Hier gilt das gleiche wie zu 2.
4. *Schistosoma intercalatum*, das von untergeordneter Bedeutung ist.

Infektionsgang: Die in das Wasser ausgeschlüpften Larvenstadien dringen in Wasserschnecken ein und entwickeln sich in diesen zu Zerkarien. Etwa 1–3 Monate nach der Infektion der Schnecke schwärmen diese Zerkarien aus der Schnecke in das Wasser aus und dringen in die Haut des Menschen, der das Wasser barfuß durchschreitet oder in dem Wasser badet oder mit den Händen im verseuchten Wasser zu arbeiten gezwungen ist (Reisfelder). Das Eindringen der Zerkarien erfolgt meist schmerzlos, höchstens mit leichtem Juckreiz verbunden. Die in den Organismus eingedrungenen Larven finden sich 4–6 Tage nach der Infektion in den Pfortaderästen der Leber; dort wachsen sie zu geschlechtsreifen Würmern heran, paaren sich und kriechen dann gegen den Pfortaderstrom in die Wurzel der Mesenterialvenen. Beim Menschen sind die ersten Eier bei Schistosomiasis japonica oder mansoni 5–8 Wochen nach der Infektion im Stuhl zu erwarten.

Bei der *Urogenital-Bilharziose* (Sch. haematobium) beginnen die Symptome meist 3–6 Monate nach der Invasion. Die Eier der Erreger finden sich 2½, 3 und mehr Monate nach der Infektion im Urin. Klinische Symptome: *Hämaturie, Veränderungen in der Blasenwand, zirrhotische Spätveränderungen in der Blase*, oft bakteriell superinfiziert, Befall von Samenblase und Prostata. Auch im Rektum, in Vagina, Zervix, Uterus und Ovar sowie den Eileitern kommt es zur Eiablage.

Bei der mansoni-Infektion zeigt sich zunächst eine *Dermatitis* (Zerkarien-Dermatitis); es folgt dann sehr häufig ein *akut-fieberhaftes Stadium*, das 4–10 Wochen nach der Infektion auftritt. Dieses Stadium ist bei Schistosoma-haematobium- und Schistosoma-mansoni-Infektionen nur in 50 % der Fälle zu finden, während es bei japonicum-Infektionen nie fehlt. Für dieses Stadium, das zunächst schwer von anderen Infektionskrankheiten zu unterscheiden ist, sind *urtikarielle Erscheinungen, angioneurotisches Ödem, Leukozytose* und *hohe Eosinophilie* charakteristisch.

Die chronische Darmbilharziose verläuft als *Kolitis* in Schüben mit weichen oder dünnflüssigen, schleimig-eitrigen und blutigen Entleerungen. Im späteren Verlauf dieser Erkrankung, die 2–3 Monate nach der Invasion beginnt, kann es zu der *hepato-lienalen Bilharziose* kommen, die ein dem Banti-Syndrom ähnliches klinisches Bild verursachen kann. Das dabei beobachtete klinische Bild ist außerordentlich mannigfaltig je nach der Lokalisation der Herde (s. a. S. 558).

Auch eine *pulmonale* und *kardio-pulmonale Bilharziose* sind beschrieben worden. Das Röntgenbild bei der pulmonalen Form ähnelt mit seinen kleinfleckigen Verschattungen der Miliartuberkulose oder Histoplasmose. In späteren Stadien findet sich vor allem eine vermehrte Streifenzeichnung in den Lungenunterfeldern. Relativ früh kommt es zur Leukozytose, hoher Eosinophilie und leichten Temperaturen (MAINZER), dazu Dyspnoe, Brustschmerzen und körperliche Schwäche. Seltener ist eine Bilharziose des Zentralnervensystems, doch wurden immerhin eine Reihe von Fällen mit Bilharziaherden im Gehirn oder Rückenmark – besonders bei Schistosoma-japonicum-Infektionen – bekannt, so daß auch an diese Komplikation immer gedacht werden muß.

Die *Diagnose* ist durch den Einachweis im Urin oder Stuhl zu erbringen, unter Umständen mit dem sogenannten Ausschlüpfversuch auf Mirazidien nach FÜLLEBORN. Ferner ist die Möglichkeit gegeben, durch Hauttest, vor allem aber durch die Bilharzia-Komplementbindung und die Zerkarienhüllenreaktion serologisch den Nachweis der Infektion zu führen.

Gefährdet sind Personen, die in den oben bezeichneten Ländern mit verseuchten Gewässern in Berührung kommen (baden usw.).

SCHRIFTTUM: ERHARDT, A. und HINZ, E., Tropische Wurmkrankheiten, in: Hdb. d. Kinderheilk., Bd. V Infektionskrankheiten, Berlin-Göttingen-Heidelberg 1963 – MAINZER, F., Erg. inn. Med., N. F. 1951, 2, 388 – MOSTOFI, F. K., Bilharziasis, Berlin-Heidelberg-New York 1967 – MÜHLENS, P., Arch. Schiffs- u. Trop.hyg. 1937, 41, 308 – VOGEL, H., Arch. Schiffs- u. Trop.hyg. 1932, 36, 385 – VOGEL, H., Schistosomiasis, in: Hdb. d. inn. Med., 4. Aufl., Berlin-Göttingen-Heidelberg 1952, I, 2, 889 – WOLSTENHOLME, G. E. W. and O'CONNOR, M., Bilharziasis. CIBA Foundation Symposium, London 1962.

Filariosen

Wuchereriainfektion

Der Erreger Wuchereria bancrofti kommt fast überall in den Tropen und Subtropen zwischen dem 42. Grad nördlicher Breite und 38. Grad südlicher Breite auf der östlichen Halbkugel und zwischen 30. Grad nördlicher Breite bis 30. Grad südlicher Breite auf der westlichen Hemisphäre vor.

Die *Übertragung* erfolgt durch eine große Anzahl von Anopheles- sowie einige Culex- und Aedes-Arten. Die Mückendichte spielt epidemiologisch eine wichtige Rolle.

Im Mückenmagen schlüpfen die Mikrofilarien aus ihrer Scheide, dringen in die Magenwand ein und wandern in die Thoraxmuskulatur; dort machen sie eine Entwicklung durch. Die Dauer der Entwicklung hängt von der Außentemperatur, Luftfeuchtigkeit und Mückenart ab (10 Tage bis 6 Wochen). Beim Stich der infizierten Mücke dringen die Larven durch die Haut des Gestochenen ein und wandern zu den peripheren Lymphgefäßen. Die erwachsenen Wuchereriawürmer können bis zu 15 Jahren am Leben bleiben; nach ihrem Tod werden sie resorbiert oder verkalken. Erwachsene Würmer sind schon 3 Monate nach der Infektionsmöglichkeit im Lymphknoten nachzuweisen. Mikrofilarien finden sich frühestens 1 Jahr nach der Infektion. Außer im Blut sind die Mikrofilarien auch in der Lymphe, in chylösem Urin und in Hydrozelenflüssigkeit zu finden.

Die *Inkubationszeit* bis zum Auftreten erster klinischer Symptome schwankt zwischen 3 und 16 Monaten. Lymphangitiden und Lymphadenopathien an den Gliedmaßen und in der Genitalgegend, Epididymitis, Funikulitis, Varikozelen und Hydrozelen können sich in der Folge entwickeln. Durch Lymphstauung kann es zu Chylurie, einem Lymphskrotum und schließlich zur Elephantiasis, besonders im Bereich der unteren Gliedmaßen sowie der Genitalregion, kommen. Bei Sekundärinfektionen mit Staphylokokken können sich im Bereich der Lymphstauung Abszesse bilden. Allergische Symptome, wie asthmaartige Zustände und auch neurovegetative Störungen, werden beobachtet. Ein erheblicher Prozentsatz der Infektionen läuft *klinisch symptomlos* ab.

Die *Diagnose* ist durch den Mikrofilarienbefund zu stellen, doch schließt ein negativer Blutbefund durchaus nicht eine Wuchereriainfektion aus. Die günstigste Zeit zum Nachweis der Mikrofilarien im Blut ist die Zeit abends zwischen 22 und 24 Uhr. *Hauttest* und *Komplementbindungsreaktion* können in Fällen von fehlendem Mikrofilariennachweis wichtige diagnostische Hinweise geben.

Verkalkte Wuchereriawürmer sind oft einzeln oder verknäuelt als 1–5 cm lange Schatten im Röntgenbild darstellbar.

Gefährdet sind vor allem Personen, die mit infizierten Menschengruppen (Eingeborenen) in engem Kontakt wohnen.

SCHRIFTTUM: VOGEL, H., Wuchereria-Infektion, in: Hdb. d. inn. Med., 4. Aufl., Berlin-Göttingen-Heidelberg 1952, I, 2, 860.

Loa-loa-Infektion

Kommt vor allem im tropischen Westafrika vor, aber auch im südlichen Teil des anglo-ägyptischen Sudans. Überträger sind *Tabaniden* der Gattung *Chrysops*. Mikrofilarien im Blut sind meist erst 2–4 Jahre nach der Infektion nachweisbar. Die Lebenszeit der erwachsenen Würmer schwankt zwischen 4 und 15 Jahren.

Kalabarschwellungen, Prurigo, Konjunktivitiden werden gelegentlich im Verlauf der Infektion beobachtet. Im allgemeinen sind bei dieser Form aber schwerwiegende Folgen nicht zu verzeichnen.

Hohe Eosinophilie mit Leukozytose ist ein wichtiges, diagnostisches Symptom. In der Phase des noch nicht möglichen Mikrofilariennachweises kann die Filarien-Komplementbindungsreaktion diagnostisch weiterhelfen.

Zentralnervöse Erscheinungen sind bei Filariasis selten, doch haben wir im Laufe der Jahre einen Fall von Filarien-Encephalomeningitis beobachtet, der unter Hetrazan-Behandlung ausheilte, aber unter Hinterlassung sehr schwerer Defekte, sowohl neurologisch wie auch psychisch.

SCHRIFTTUM: ERHARDT, A. und HINZ, E., Tropische Wurmkrankheiten, in: Hdb. d. Kinderheilk., Bd. V Infektionskrankheiten, Berlin-Göttingen-Heidelberg 1963 – MINNING, W., Loa-Infektion, in: Hdb. d. inn. Med., 4. Aufl., Berlin-Göttingen-Heidelberg 1952, I, 2, 276.

Onchozerkose

Onchocerca volvolus findet sich in Westafrika vom Senegal bis zum Kongo, aber auch in Mexiko, Guatemala und den übrigen zentralamerikanischen Staaten sowie in Südamerika, besonders in Venezuela. Er wird durch Mücken der Gattung *Simulium* übertragen. Schon 3 Wochen nach der Infektionsmöglichkeit können beim Menschen Onchozerkaknoten an Stellen, wo die Haut einem Knochen fest anliegt, auftreten. Durch

Befall der Lymphräume können sie Hautkrankheiten verursachen (juckende papulösvesikulöse Prozesse, Sklerodermie, Pseudoichthyosis). Besonders die Augenkomplikationen – wie Keratitis punctata und Iridozyklitis – sind gefürchtet, da hierbei die Gefahr der Erblindung auftreten kann.

Die *Diagnose* ist durch Punktion von onchozerka-verdächtigen Knoten, besser noch durch Probeexzision, zu stellen.

Acanthocheilonema perstans ruft meist keine schwerwiegenden klinischen Erscheinungen hervor, außer gelegentlichen allergischen Reaktionen. Auch für die *Diagnostik* dieser Filarieninfektion kann der positive Ausfall der Filarien-Komplementbindungsreaktion wichtige Hinweise geben.

SCHRIFTTUM: ERHARDT, A. und HINZ, E., Tropische Wurmkrankheiten, in: Hdb. d. Kinderheilk., Bd. V Infektionskrankheiten, Berlin-Göttingen-Heidelberg 1963 – MINNING, W., Onchocercose, in: Hdb. d. inn. Med., 4. Aufl., Berlin-Göttingen-Heidelberg 1952, I, 2, 879.

Drakunkulose

Dracunculus medinensis kommt in West- und Äquatorialafrika vor, aber auch in Ostafrika und Arabien, Iran, Turkestan sowie Pakistan und Westindien. An der Stelle des Durchtritts durch die Haut, meist an den unteren Extremitäten, kann es zu Sekundärinfektionen kommen (Phlegmone mit nachfolgender Sehnenkontraktur und aseptischer Arthritis). Abgestorbene Würmer können verkalken (im Röntgenbild zu erkennen).

SCHRIFTTUM: ERHARDT, A. und HINZ, E., Tropische Wurmkrankheiten, in: Hdb. d. Kinderheilk., Bd. V Infektionskrankheiten, Berlin-Göttingen-Heidelberg 1963 – MINNING, W., Dracunculose, in: Hdb. d. inn. Med., 4. Aufl., Berlin-Göttingen-Heidelberg 1952, I, 2, 886 – MOHR, W., Röntgenpraxis 1939, 361.

Fasziolainfektion

Fasciola hepatica kommt als Parasit der Rinder und Schafe in allen Teilen der Welt vor.

Übertragung: Gelangen die Eier mit dem Kot ins Wasser, so entwickelt sich bei günstiger Temperatur in 2–3 Wochen ein *Mirazidium;* dieses dringt in eine Wasserschnecke ein, in der es einen Entwicklungsgang durchmacht. Die *Zerkarien,* die dann diese Schnecke verlassen, enzystieren sich an Wasserpflanzen oder an im Wasser liegenden Gegenständen. Durch den Genuß solcher Zysten infiziert sich der Endwirt.

Inkubationszeit: Etwa 1–2 Monate nach der Infektion tritt ein febriles, eosinophiles Syndrom auf (hohe Leukozytose mit extrem hoher Eosinophilie, unregelmäßige Temperaturen, Leber- und Milzschwellung). Im Verlauf der Invasion kann es zu septisch-eitrigen Prozessen im Bereich der Leber und Gallengänge (Cholangitis) sowie der Gallenblase kommen. Nicht so häufig sind Kolikanfälle und Verschlußikterus durch die Würmer. Fast stets entwickelt sich bei intensivem Befall eine stärkere Anämie. Bei Auftreten der septischen Prozesse kann es zum tödlichen Ausgang kommen.

Die *Diagnose* ist am sichersten – neben der Leberschwellung, der Leukozytose mit hoher Eosinophilie – aus dem Nachweis der Eier im Duodenalsaft oder auch im Stuhl zu stellen. Eine ergänzende, sehr wesentliche Hilfe ist die Komplementbindungsreaktion. Weniger Bedeutung hat der Intrakutantest.

Gefährdet sind vor allem Personen in ländlichen Gebieten, in denen die Viehbestände stark mit Fasciola hepatica verseucht sind. Werden von ihnen Sauerampfer oder Fallobst von feuchten Wiesen, auf denen infiziertes Vieh weidete, gegessen, so gelangen damit die anhaftenden, enzystierten Zerkarien in den Endwirt und verursachen die Infektion.

SCHRIFTTUM: BÜRGI, H., Mitt. Grenzgeb. Med. Chir. 1935/37, 44, 488 – BÜRGI, H., Schweiz. med. Wschr. 1938, 1274 – EHLERS, G. und KNÜTTGEN, H., Zschr. Tropenmed. 1949, 1, 364 – JANSSEN, G., Arch. Kinderhk. 1953, 146, 167 – KALK, H., Ärztl. Wschr. 1948, 88 – MINNING, W., Fasciola-Infektion, in: Hdb. d. inn. Med., 4. Aufl., Berlin-Göttingen-Heidelberg 1952, I, 2, 921 – MOHR, W. und Mitarbeiter, Med. Mschr. 1951, 8.

Clonorchisinfektion

Der ostasiatische Leberegel, *Clonorchis sinensis,* kommt ursprünglich nur bei Hund und Katze vor, wird aber in Ostasien häufig auch beim Menschen gefunden.

Die ins Wasser gelangten Eier werden von Schnecken aufgenommen, in denen sich Zerkarien entwickeln. Diese befallen Fische der Karpfenfamilie, um sich dort zu enzystieren. Durch den Genuß rohen, infizierten Fischfleisches erfolgt die Übertragung auf den Endwirt. Meist kommt es bei dieser Infektion zu chronischen Prozessen. Gallenblasenaffektionen, inter- und intraazinös fortschreitende Leberzirrhose und miliare Abszesse sind beschrieben. Verschiedentlich wird im Schrifttum darauf hingewiesen, daß in den Ländern mit endemischer Clonorchiasis sich eine auffällige Häufung von primärem Leberkarzinom findet (ERHARDT). Auch Pankreaserkrankungen wurden im Zusammenhang mit Clonorchiasis beobachtet.

Die *Diagnose* ist durch den Einachweis im Duodenalsaft und im Stuhl zu erbringen.

Gefährdet sind Personen, die in Ostasien, insbesondere der Kwantungprovinz Chinas, Japan, Vietnam und Formosa sowie Korea leben und sich weitgehend der dortigen Ernährungsweise anpassen müssen.

SCHRIFTTUM: ERHARDT, A. und HINZ, E., Tropische Wurmkrankheiten, in: Hdb. d. Kinderheilk., Bd. V Infektionskrankheiten, Berlin-Göttingen-Heidelberg 1963 – MINNING, W., Clonorchis-Infektion, in: Hdb. d. inn. Med., 4. Aufl., Berlin-Göttingen-Heidelberg 1952, I, 2, 929 – OTTO, J. H., Arch. Schiffs- u. Trop.hyg., 1937, 41, 481 – OTTO, J. H., und TSCHAN TSCHING jr., Arch. f. Schiffs- u. Trop.hyg. 1935, 39, 99 – RISSEL, E. und HARTMANN, G., Wien. klin. Wschr. 1949, 355.

Fasziolopsisinfektion

Fasciolopsis buski, Riesendarmegel, kommt außer beim Menschen (chinesische Provinzen Chekiang, Kwangtung, ferner in Indonesien, Vietnam, Malaya und Hinterindien) auch bei Schwein und Hund vor. Die Infektion ist besonders verhängnisvoll im Kindesalter. Sie kann zu Anämie, schwerer Leberschädigung und hochgradigem Kräfteverfall führen.

Paragonimusinfektion

Der Lungenegel, *Paragonimus westermani,* kommt bei Hunden, Schweinen, Raubkatzen und beim Menschen (hauptsächlich in Japan, Südkorea, China, Formosa und den Philippinen, aber auch Westafrika) vor.

Klinisch gleicht das Erscheinungsbild der Tuberkulose und wird oft mit dieser verwechselt. Man kann mehrere Stadien unterscheiden:
1. das *infiltrative, bronchopneumonische* als Ausdruck der akuten, entzündlichen Reaktion unmittelbar nach der Einwanderung des Egels,
2. das *nodöse* oder *Zysten-Stadium* mit isoliert vakuoligem Rundherd,
3. das *fibröse Stadium mit Narbenbildung*,
4. das *Stadium der Verkalkung*.

Neben der Lunge wird häufig auch das Gehirn befallen. Hierbei kann es dann zu epileptiformen Bildern oder auch zu Halbseiten-Paresen kommen. Seltener sind die abdominelle und die generalisierte Form, die eine sehr vielgestaltige Symptomatik aufweisen und bei der es auch zu lymphadenitischen Prozessen kommen kann.

Die *Diagnose* ist leicht durch den Einachweis in Sputum, Stuhl oder Urin zu stellen. Handelt es sich um Formen, bei denen die Eier nicht in die Außenwelt gelangen, kann die *Komplementbindungsreaktion* weiterhelfen oder auch der *Intrakutantest*.

Gefährdet für beide obigen Infektionen sind Personen, die in den betreffenden Ländern leben, besonders dann, wenn sie sich nach Art der Einheimischen ernähren.

SCHRIFTTUM: LIESKE, H., Paragonimiasis, in: Hdb. d. Kinderheilk., Bd. V Infektionskrankheiten, Berlin-Göttingen-Heidelberg 1963 – MINNING, W., Wurmkrankheiten, in: Hdb. d. inn. Med., 4. Aufl., Berlin-Göttingen-Heidelberg 1952, I, 2, 931 u. 933.

Echinokokkose

Der *Echinococcus granulosus*, dessen wichtigster Endwirt der Hund ist, kann auch, ebenso wie viele Wild- und Haustiere, den Menschen als Zwischenwirt befallen. Er tritt beim Menschen in zwei verschiedenen Formen auf, als a) Echinoccocus cysticus und b) Echinoccocus alveolaris.

Der *E.-cysticus*-Befall beim Menschen ist dort besonders häufig, wo Mensch und Hund eng zusammenleben und die Hunde Fleisch von mit Echinokokken-Zysten infizierten Tieren (Schafen) fressen. Starke Verbreitung in Argentinien und Uruguay, Australien, Neuseeland, Syrien, Griechenland, Jugoslawien, Balkan; in Deutschland vorwiegend in Mecklenburg und Vorpommern.

E. alveolaris kommt nur herdmäßig begrenzt vor, z. B. in Württemberg, Baden, Oberbayern, Tirol, Kärnten, Steiermark und der Schweiz. Aber auch Herde in Rußland und Sibirien sind bekannt.

Übertragungsweg: Aus den in das Duodenum gelangten Eiern werden die *Onkosphären* frei, sie dringen in die Kapillaren der Mukosa ein und gelangen mit dem Pfortaderblut in die Leber, die Lunge oder andere Organe. Sie können sich also in jedem Organsystem ansiedeln und beginnen dort langsam zu wachsen. Die Schnelligkeit des Wachstums wechselt. Die Ruptur einer Echinokokkenzyste birgt nicht nur die Gefahr sekundärer Echinokokkeninfektionen durch die Aussaat von Skolizes in sich, sondern es kann auch durch die freiwerdende Hydatidenflüssigkeit zu schweren akuten, anaphylaktischen Krankheitserscheinungen kommen. Allergische und anaphylaktische Symptome können bei jedem beliebigen Sitz einer Echinokokkenzyste auftreten. Die häufigste Lokalisation der Echinokokkenzyste ist die *Leber:* 74,5 % (DÉVÉ). 10 % der Fälle weisen eine Perforation in die Nachbarschaft auf. Auch ein Sitz des Echinokokkus im Peritoneum und in der Lunge ist beschrieben. Die *Lungen-Echinokokkose* wird mit

10,1 % von Dévé angegeben, ferner können die Pleura-, die Thoraxwand, die Nieren, die Milz, seltener die Knochen befallen sein. Gehirn und Rückenmark sind verhältnismäßig wenig betroffen (s. a. S. 108).

Die *E.-alveolaris-Infektion* betrifft in erster Linie die Leber. Durch ihr zügelloses Wachstum – vergleichbar dem Tumorwachstum einer malignen Neubildung – kommt es zur weitgehenden Zerstörung des Leberparenchyms und damit zur Entwicklung eines sich langsam steigernden, kaum zu beeinflussenden Ikterus. Ausgesprochen anaphylaktische Erscheinungen sind hier seltener. Gelegentlich kommt es zur Metastasierung in der Lunge. Die Krankheitsdauer wird mit 6 bis 10 Jahren angegeben. Meist aber wird die Diagnose erst in den letzten Jahren gestellt, wenn es schon zu erheblichen Zerstörungen in der Leber gekommen ist.

Die *Therapie* der Echinokokkose ist bisher nur chirurgisch wirklich erfolgreich. Die Versuche mit Thymoloverm (Thymol-Jodöl-Präparat) sowie andere therapeutische Versuche sind bisher nicht sehr erfolgreich gewesen.

Der *Nachweis* der Infektion kann Schwierigkeiten bereiten. Die klinischen Erscheinungen sind u. U. sehr vieldeutig; das Röntgenbild kann beim *E. cysticus* relativ typisch sein und Hinweise geben. Eine Probepunktion von Echinokokken-Zysten sollte möglichst vermieden werden, da sie erhebliche Gefahren mit sich bringen kann. Als besonders wichtige und auch bewährte Hilfsmittel der Diagnostik sind die Komplementbindungsreaktion und – wenn auch weniger zuverlässig – der Hauttest zu bezeichnen. Letzterer sollte stets erst *nach* der Komplementbindungsreaktion vorgenommen werden.

Gefährdet sind Menschen, die im engen Kontakt mit Hunden leben, insbesondere dann, wenn die Hunde mit dem Fleisch infizierter Tiere, Schafe z. B., gefüttert werden. Mangelhafte Sauberkeit und Hygiene unterstützen die Verbreitung.

SCHRIFTTUM: Dörig, J., Helvet. med. acta, Ser. A 1946, 13, 625 – Kissling, K., Zbl. Chir. 1938, 65, 2325 – Lampiris, S., Dtsch. Zschr. Chir. 1932, 237, 383 – Lehmann, J. C., N. Dtsch. Chir. 1928, 40, 115 – Minning, W., Echinokokkose, in: Hdb. d. inn. Med., 4. Aufl., Berlin-Göttingen-Heidelberg 1952, I, 2, 953 – Piekarski, G., Lehrbuch der Parasitologie, Berlin 1954 – Psenner, L., Wien. klin. Wschr. 1946, 155 – Ruckensteiner, E., Wien. klin. Wschr. 1941, 54, 372 – Schlierbach, P., Röntgenpraxis 1938, 10, 164 – Schubert, R. u. Fischer, H., Klinik parasitärer Erkrankungen, Darmstadt 1959 – Utz, F., Med. Klin. 1946, 777 – Yamato, S., Virchows Arch. path. Anat. 1940, 253, 290 – Zizmor, J. und Szucs, M. M., Amer. J. Roentgenol. 1945, 53, 15.

Taeniainfektionen

Taenia saginata (Rinderbandwurm) und *Taenia solium* (Schweinebandwurm) sind über die ganze Welt verbreitet. In Deutschland ist *Taenia solium* sehr selten (1 auf 200 T.-saginata-Infektionen). Häufig ist *T. solium* in Indien, Lateinamerika, Osteuropa (vorwiegend bei der ärmeren Bevölkerung).

Übertragung: Im Verdauungstrakt geeigneter Zwischenwirte entwickeln sich die Eier. Die Finnen *(Cysticercus bovis* und *Cysticercus cellulosae)* dringen nach 10 bzw. 18 Wochen in die Muskulatur ein, beim Rind z. B. bevorzugt in die Kaumuskulatur. Der Genuß von Fleisch, das lebende Zystizerken enthält, führt zur Infektion (Entwicklung eines Bandwurmes im Dünndarm). Die Taenien können sich viele Jahre im menschlichen Organismus halten. Gelegentlich treten als Folgen Anämien auf, seltener ein Ileus.

SCHRIFTTUM: MINNING, W., Taenia-Infektionen, in: Hdb. d. inn. Med., 4. Aufl., Berlin-Göttingen-Heidelberg 1952, I, 2, 935 – OCKLITZ, H. W., Taenia saginata und Taenia solium, in: Hdb. d. Kinderheilk., Bd. V Infektionskrankheiten, Berlin-Göttingen-Heidelberg 1963 – SCHUBERT, R. und FISCHER, H., Klinik parasitärer Erkrankungen, Darmstadt 1959 – WIGAND, R., Therapie der Infektionen des Menschen durch Würmer in Mitteleuropa, Leipzig 1953.

Zystizerkose

Die Zystizerkose wird fast stets durch eine Taenia-solium-Infektion verursacht. Sie kann beim Menschen in allen Organen und Organsystemen vorkommen. Meist finden sich multiple Herde. Cysticercus bovis wird beim Menschen ganz selten gefunden.

Die Zystizerkose kann beim Menschen durch *Selbst-* oder *Fremdinfektion* zustande kommen. Wenn Eier bei Taenia-solium-Infektionen in den Dünndarm gelangen, so kommt es hier, wie im tierischen Zwischenwirt, zu der Umwandlung des Eies in das Larvenstadium. Es werden Onkosphären frei. Schon 24–72 Stunden nach der Infektion können sich Larven in der Muskulatur und den inneren Organen finden. Die Lebensdauer der Zystizerken im Menschen ist verschieden. Zur Verkalkung kann es nach 4- bis 5jähriger, oft aber auch schon nach kürzerer Infektionsdauer kommen.

Genaue Angaben über die Zeit von der erfolgten Infektion bis zum Auftreten eindeutiger Symptome liegen bei menschlicher Erkrankung nicht vor.

Die Zystizerkose kann einmal als *Haut-* und *Muskelzystizerkose* verlaufen, zum anderen als *Hirnzystizerkose,* seltener als *Rückenmarkszystizerkose,* schließlich als *Augenzystizerkose.*

Die *Diagnose* ist am besten durch Probeexzision zu sichern, besonders aus der Haut. In der Muskulatur bleiben die Zystizerken oft jahrelang unerkannt; verkalkt zeigen sie im Röntgenbild einen lanzettförmigen Schatten. Sie sind länger als verkalkte Trichinen und liegen parallel zum Muskelverlauf. Verkalkte Gehirnzystizerken zeigen scharf begrenzte, rundliche, erbsengroße Schatten.

Wichtiger Hinweis auf eine Hirnzystizerkose kann die *Eosinophilie im Liquor* sein. Eine Hirnzystizerkose kann als Spätfolge epileptiforme Anfälle, eine basale Zystizerken-Meningitis hervorrufen sowie Zustände von Kopfschmerzen, Schwindel, Hirndrucksymptome, Stauungspapille (s. a. S. 108).

Gefährdet sind besonders Personen, die Taenia-solium-Infektionen haben. Träger von Taenia solium sind als Küchenpersonal gefährlich und ungeeignet.

SCHRIFTTUM: KIRCHMAIR, H., Cysticercose, in: Hdb. d. Kinderheilk., Bd. V Infektionskrankheiten, Berlin-Göttingen-Heidelberg 1963 – MINNING, W., Cysticercose, in. Hdb. d. inn. Med., 4. Aufl., Berlin 1952, I, 2, 947.

Trichinose

Infektionen mit *Trichinella spiralis* werden beim Menschen in Europa, Amerika (vorwiegend USA, Mexiko und Südamerika), der Arktis und Kleinasien beobachtet. In USA kommt durchschnittlich auf 6 Einwohner 1 mit Trichinella Infizierter, meist allerdings sind es leichte subklinische Fälle.

Während des vergangenen Krieges wurden Infektionen bei Soldaten gesehen, die an der Ostfront und in Norwegen eingesetzt waren sowie bei Kriegsgefangenen aus USA und Großbritannien. 1950 wurde in Deutschland eine Gruppenerkrankung von über 400 Fällen durch importiertes Schweinefleisch beschrieben. Im Jahre 1967 kam es in Dietz/Lahn erneut zu einer Gruppenerkrankung von über 200 Fällen.

Die *Übertragung* vom Schwein auf den Menschen erfolgt durch den Genuß von rohem Hackfleisch, Mettwurst, rohem Schinken, nicht garem Braten, durchwachsenem Speck und von Salzfleisch.

Die im Fleisch eingeschlossenen *Muskeltrichinellen* gehen zugrunde, wenn sie Temperaturen von 60 bis 65 Grad erreichen. Im Inneren dicker Fleischstücke wird diese Temperatur aber erst nach mehrstündigem Kochen erreicht.

Nach etwa 1–7 Tagen treten Durchfälle, Erbrechen, Leibschmerzen und Muskelschwäche auf. Es setzen dann starke Muskelschmerzen, Lidödem und Fieber von typhusartigem Charakter ein. Ein sehr wichtiges Symptom ist die *Leukozytose mit hochgradiger Eosinophilie* (Differentialdiagnose zum Typhus abdominalis!). Auch *myokarditische Herde* können sich entwickeln, sie gefährden den Patienten am stärksten. Neigung zu Blutungen und Lungenkomplikationen sind weitere schwerwiegende Störungen. Auch Erscheinungen von seiten des Nervensystems, wie *Trichinenenzephalitis,* seltener Meningitis, kommen vor. Häufig führen Kreislaufstörungen den Tod herbei. Die Rekonvaleszenz zieht sich auffallend lange hin, oft durch Muskelschwäche und Kreislaufstörungen kompliziert. Spätfolgen in Form von Muskelschmerzen nach Anstrengungen, rheumatischen Beschwerden sehr ähnlich, können sich einstellen. In seltenen Fällen kommt es zu einer bleibenden Herzmuskelschädigung.

Die *Diagnose* ist zu sichern durch den Nachweis von Trichinellen in Resten des genossenen Fleisches, im Stuhl des Patienten oder im Blut, Liquor oder in einem exzidierten Muskelstückchen. Weitere wichtige diagnostische Hilfsmittel: *Intrakutanprobe,* ferner die Präzipitin- und die *Komplementbindungsreaktion.*

Durch Einführung des *systematischen Fleischbeschauens* ist in Deutschland die Erkrankung sehr selten geworden.

SCHRIFTTUM: BUGGE, G., Tierärztl. Rdsch. 1941, 175 – GRUBER, G. B., Militärarzt 1942, 7, 542 – MOHR, W., Münch. med. Wschr. 1961, 103, 2511 – OCKLITZ, H. W., Trichinose, in: Hdb. d. Kinderheilk., Bd. V Infektionskrankheiten, Berlin-Göttingen-Heidelberg 1963 – PARRISIUS und Mitarbeiter, Militärarzt 1942, 7, 198 – REIMANN, H., Militärarzt 1942, 7, 448 – STAUDACHER, Dtsch. Arch. klin. Med. 1934, 191, 128 – VOGEL, H., Trichinose, in: Hdb. d. inn. Med., 4. Aufl., Berlin-Göttingen-Heidelberg 1952 – WENDEROTH, H., Militärarzt 1942, 7, 687 – ZONDEK, STÄUBLI und GRUBER, G. B., Erg. Hyg. 1926, 8, 165.

Infektion mit Diphyllobothrium latum

Diphyllobothrium latum kommt bei einer Reihe von Tieren vor; als menschliche Infektion wird er nur in ganz bestimmten Gegenden gefunden (Länder des Ostseeraumes, wie Ostpreußen, insbesondere das Gebiet der Kurischen Nehrung, Finnland, Karelien und Nordrußland, ferner das Schweizer und norditalienische Seengebiet, das rumänische Donaudelta, Sibirien, Japan, Nordmandschurei und das nordamerikanische Seengebiet).

Übertragung: Das ins Wasser gelangte Ei entwickelt sich zu einer Larve, die von niederen Krebsen gefressen wird, in denen sie eine Umwandlung in ein weiteres Larvenstadium erfährt. Wenn diese Krebse von Fischen gefressen werden, die für diese Infektion empfänglich sind, so gehen die Larven auf den neuen Wirt über und siedeln sich im Muskelgewebe unter der Serosa der Leber und in anderen Organen an. Genuß rohen Fischfleisches führt zur Infektion mit Eiausscheidung (etwa nach 3 Wochen). Sie kann völlig symptomlos verlaufen, aber auch Diarrhöen, Erbrechen, Übelkeit, Gewichtsabnahme und Kräfteverfall hervorrufen, schließlich eine starke makrozytäre, hyperchrome Anämie.

Die *Diagnose* ist auf Grund des Einachweises im Stuhl zu stellen. Glieder werden nicht abgestoßen.

Gefährdet sind Fischer und Menschen, welche Fischarten, die diesen Bandwurm enthalten, roh essen.

SCHRIFTTUM: PIEKARSKI, G., Lehrbuch der Parasitologie, Berlin 1954 – MINNING, W., in: Hdb. d. inn. Med. 4. Aufl., Berlin-Göttingen-Heidelberg 1952, I, 2, 941.

Infektion mit Hymenolepis nana

Hymenolepis nana ist der kleinste im Menschen vorkommende Bandwurm. Er ist ein in den Tropen, besonders bei Kindern, sehr weit verbreiteter Parasit, wird aber auch in den Mittelmeerländern, in Süd-Rußland und sehr häufig in den Südstaaten der USA gefunden.

Die Symptome, die diese Bandwurminfektion verursacht, sind beim Erwachsenen gering. Bei Kindern kommt es besonders bei starkem Befall zu heftigen Leibschmerzen, Brechreiz und Erbrechen, Durchfall im Wechsel mit Verstopfung, Schlafstörungen, Kopfschmerzen und Krämpfen.

Die Diagnose ist wegen der uncharakteristischen Erscheinungen nur durch den Nachweis der Eier im Stuhl zu stellen.

Folgezustände nach dieser Wurminfektion treten außer bei sehr massivem Befall in Form einer sekundären Anämie, nicht auf. Außer diesem Bandwurm können gelegentlich auch Affenbandwürmer, sowie Hunde- und Katzenbandwürmer beim Menschen gefunden werden.

Skorbut

Der Skorbut ist eine überall in der Welt auftretende Mangelkrankheit, die auf das Fehlen des Vitamins C in der Nahrung zurückzuführen ist. Die ersten Erscheinungen dieser Vitaminmangelerkrankung, wie Müdigkeit, Teilnahmslosigkeit, Schwäche, Gelenkschmerzen, stellen sich erst nach einem länger dauernden Fehlen des Vitamins C in der Nahrung ein. Bei weiterem Mangel steigern sie sich zum vollentwickelten Bild des Skorbuts mit Zahnfleischblutungen, Herzbeschwerden, rheumatischen Schmerzen und ausgedehnten punktförmigen Blutungen in Haut und Schleimhäuten schon nach geringen Traumen sowie geschwüriger Auflockerung des Zahnfleisches. Das Ausfallen der Zähne ist eine weitere Folge. Schließlich kann es zu einer erheblichen hypochromen Anämie (Eisenmangelanämie) kommen. Wesentlich ist auch die Anfälligkeit für Sekundärinfektionen, denen die Patienten dann häufig zum Opfer fallen.

Gefährdet sind Personen wie z. B. Schiffsbesatzungen auf langen Seereisen, insbesondere Segelschiffsbesatzungen, in deren Ernährung frisches Gemüse, Kartoffeln, Obst, Milch und frisches Fleisch fehlen. Der Skorbut bei Seeleuten ist heute sehr selten geworden. »Präskorbutische« Zustände dagegen werden häufiger beobachtet, z. B. bei unzureichend mit Vitamin C ernährten Menschengruppen sowohl im gemäßigten Klima als auch in den Tropen (einseitige Ernährung von weißen und farbigen Arbeitsgruppen unter besonderen äußeren Bedingungen). Sehr häufig handelt es sich aber bei den in solchen Fällen beobachteten Störungen nicht nur um einen Vitamin-C-Mangel allein, sondern um Mischformen mit anderen Avitaminosen (z. B. B_1-Avitaminose usw.). Nur einmal haben wir im Laufe der letzten 15 Jahre 2 Fälle von echtem Skorbut bei 2 Monteuren einer in subtropischem Gebiet unter ganz besonders ungünstigen Arbeits- und Ernährungsbedingungen eingesetzten Gruppe gefunden. Sofort durchgeführte intensive Therapie mit Vitamin C brachte eine völlige Ausheilung ohne Hinterlassung von Folgezuständen (Mangelkrankheiten s. a. S. 581 ff.).

SCHRIFTTUM: LEIPOLD, W., Dermatologie in ihrer Beziehung zur Gesamtmedizin, in: Klinik der Gegenwart, Bd. III, S. 433 ff. 1956 – MOHR, W. und PELTZER, F., Dtsch. med. Wschr. 1961, 86, 2148 u. 2216 – RUGE, MÜHLENS, z. VERTH, Krankheiten und Hygiene der warmen Länder, 5. Aufl., Leipzig 1943.

Krankheiten des Magen-Darm-Kanals, der Leber und Gallenwege

von Heinz Kalk, Kassel und Bad Kissingen

Ösophagus

Von den Krankheiten des unteren Abschnittes des Ösophagus sind hier für unser Thema nur zwei erwähnenswert, das Ulcus pepticum und die sogenannte idiopathische Ösophagusdilatation (kardiotonische Ösophagusdilatation nach STARCK, Achalasie nach HURST). Hinsichtlich der Begutachtungsfragen steht das *Ulcus pepticum des Ösophagus* dem Ulcus ventriculi und duodeni nahe, es sei deshalb auf dieses verwiesen (S. 518 ff.).

Die *idiopathische Ösophagusdilatation* bietet für die Begutachtung einige Probleme. Es ist sicher, daß diese Krankheit in einer nervösen Fehlsteuerung ihre Ursache hat, und zwar in dem Sinne, daß das normale Wechselspiel zwischen der Peristaltik eines Transportorganes und dem Verschlußmechanismus seines Schließmuskels gestört ist. Normalerweise ist es so, daß der fortbewegenden Peristaltik eines Transportorganes eine Öffnung des Schließmuskels entspricht. In diesem unserem Fall bleibt die Öffnung aus, sei es, daß die aktive Öffnung versagt, weil dort ein Spasmus besteht, sei es, daß die Fähigkeit zur Erschlaffung fehlt (daher der Name Achalasie von χαλάω = erschlaffen). Wie alles, was der Regulation des Nervensystems untersteht, ist dieser Vorgang psychischen Einflüssen sehr zugänglich, und so sehen wir die idiopathische Ösophagusdilatation durchaus bei Schreck- und Ekelzuständen auftreten, bei denen einem »der Bissen im Munde steckenbleibt«. Darauf weist auch STARCK[1] hin.

Das ist aber wichtig für Begutachtungsfragen, da man in solchen Fällen die Ösophagusdilatation trotz ihrer zweifelsfreien konstitutionellen Bedingtheit als entschädigungspflichtige Krankheit anerkennen muß, weil das psychische Erlebnis überwertig ist.

STARCK selbst führt zwei Fälle an, in denen er die Krankheit als Wehrdienstbeschädigung anerkennt, weil sie zum erstenmal auftrat im Feldzug beim Anblick ekelerregender Leichen. Wir selbst haben ebenfalls in zwei Fällen des Ersten Weltkrieges die idiopathische Ösophagusdilatation als Kriegsdienstbeschädigung anerkannt. In einem Fall war dem Kranken bei einem plötzlichen Alarm während des Essens der hastig verschluckte große Bissen »im Hals steckengeblieben«, im zweiten Fall war ein etwas zart besaiteter Mensch während des Essens von einem Unteroffizier grundlos angeschrien worden. Beide wurden übrigens durch unsere Kardiasprengung nach jahrelangem Bestehen des Leidens geheilt.

Es ist selbstverständlich, daß man solche etwas an der Grenze liegenden Fälle nur dann anerkennen wird, wenn der das Leiden manifestierende Vorgang sich einwandfrei nachweisen läßt.

Das Vorhandensein einer idiopathischen Ösophagusdilatation bedeutet stets eine erhebliche Minderung der Erwerbsfähigkeit je nach der Stärke der Beschwerden und der Beeinträchtigung des Allgemeinbefindens (Ösophagusverletzungen s. Bd. I, S. 522 u. 537).

Nur kurz sei bemerkt, daß es bei Leberkrankheiten, insbesondere bei Zirrhosen mit portaler Hypertension, zu erheblichen *Ösophagusvarizen* kommt, die die große Gefahr der Blutung und Verblutung in sich bergen. Die Anerkennung der Ösophagusvarizen als Dienst-Kriegsdienst-Berufskrankheit deckt sich mit der evtl. Anerkennung der Ätiologie der Leberkrankheit, insbesondere der Zirrhose und Narbenleber (S. 553 f.).

Magen

Wir kennen drei große Magenkrankheiten: die Gastritis, das Ulkus und das Karzinom.

Gastritis

Die *Beurteilung der Gastritis* als entschädigungspflichtige Krankheit ist oft recht schwierig, nicht zuletzt deshalb, weil die Gastritis überhaupt eine außerordentlich häufige Krankheit und eigentlich die häufigste Magenkrankheit ist, die unter den Schädigungen des modernen Lebens entsteht. Bei manchen Vorgängen könnte man geradezu von der Gastritis als einer »physiologischen« Krankheit sprechen, dies besonders dann, wenn man die Veränderungen der Magenschleimhaut betrachtet, wie sie sich etwa schon beim normalen Verdauungsvorgang abspielen oder bei den Alterungsvorgängen der Magenschleimhaut. Es gibt unzählige Ursachen für die Entstehung der Gastritis; das Kausalitätsbedürfnis des Menschen und nicht zuletzt bewußte oder unbewußte Begehrungsvorstellungen suchen sich dann leicht solche Ursachen für die Entstehung der Gastritis heraus, bei denen die Möglichkeit einer Entschädigungspflicht gegeben ist. Bei der Beurteilung der Gastritis als entschädigungspflichtige Krankheit wird also besondere Sorgfalt und kritisches Denken am Platze sein. Man soll sich unbedingt im Einzelfall bemühen, die Diagnose der Gastritis zu objektivieren durch Vornahme einer Saugbiopsie der Magenschleimhaut, einer fraktionierten Aushebung, einer Röntgenuntersuchung mit Darstellung des Schleimhautreliefs und einer Gastroskopie. Keinesfalls reicht für die Diagnose allein die Tatsache aus, daß über Magenbeschwerden geklagt wird.

Nach neueren Untersuchungen (vor allem aus der Klinik von HENNING [14]) ist eine sichere Diagnose der Gastritis und ihre verschiedenen Formen (Oberflächengastritis, interstitielle Gastritis, atrophische Gastritis) nur mit Hilfe der Saugbiopsie zu stellen. Die Röntgenuntersuchung reicht dazu nicht aus. Verbreiterung der Schleimhautfalten, vermehrtes Sekret beweisen nur die Existenz eines »Reizmagens«, nicht eine Gastritis. Bei der fraktionierten Aushebung beweist nur der Nachweis einer histaminrefraktären Anazidität das Vorliegen einer atrophischen Gastritis. Bei der Gastroskopie ist eindeutig auch nur der Befund einer Schleimhautatrophie als Zeichen einer atrophischen Gastritis zu werten.

Eine Gastritis kann zustande kommen durch Zufuhr schädigender Stoffe von außen, auf dem hämatogenen Wege, aber auch durch die Inhalation von Stoffen, die die Magenschleimhaut angreifen (Auspuffgase, Öldämpfe, aromatische Nitro- und Aminoverbindungen, Benzin usw., Narkosegifte). Das letztere wird oft vergessen.

Die *akute* Gastritis wird kaum je der Gegenstand einer Begutachtung sein, da die überwiegende Mehrzahl aller Gastritiden folgenlos ausheilt. Eine gewisse Ausnahmestellung nehmen hier die Gastritiden ein, die durch Aufnahme ätzender Substanzen entstehen (Säure-, Laugenverätzungen), die oft unter Narben- und Stenosenbildung im Ösophagus und Magen ausheilen. Die Zusammenhangsfrage ist in diesen Fällen klar. Meist ist bei ihnen mehr der Ösophagus betroffen als der Magen. Die Spätstenosen im Ösophagus nach Verätzungen sind bekannt. Man muß sich übrigens dessen bewußt sein, daß dem Magen auch da eine erstaunliche Regenerationskraft innewohnt. So konnten wir z. B. vor 30 Jahren einen Kranken beobachten, der 3mal aus Suicidgründen

Salzsäure getrunken hatte und bei dem sich im Anschluß an den letzten Versuch eine komplette Achylie des Magens entwickelt hatte. Aber im Verlauf von 3 1/2 Monaten stellte sich auch hier die normale Magensekretion wieder her, und vor einigen Jahren teilte uns dieser ehemalige Patient mit, daß er seit nunmehr 30 Jahren beschwerdefrei von seiten seines Magens geblieben sei. Man darf bezweifeln, ob das der Fall gewesen wäre, wenn es sich um eine entschädigungspflichtige Verätzung gehandelt hätte.

Bei der Ätiologie der akuten Gastritis ist zu bedenken, daß neben den üblichen Ursachen akuter Gastritis durch eingeführte »verdorbene«, zu heiße oder zu kalte Speisen, Genußmittel, Gifte, Arzneimittel es auch eine hämatogene Gastritis gibt und daß ein großer Teil der Infektionskrankheiten (wahrscheinlich alle) mit einer Begleitgastritis einhergeht. Hier spielt nicht nur eine direkte Schädigung der Magenschleimhaut eine Rolle, etwa durch die Bakterientoxine der Parathyphusgruppe, die schon in den infizierten Nahrungsmitteln vorgebildet sind, sondern die Allgemeinreaktion des Organismus auf den Infekt und auch die Reaktion der Magenschleimhaut auf Eiweißzerfallsgifte. Hierher gehören auch die Gastritiden nach Hautverbrennungen (s. a. Bd. I, S. 198).

Eine Gastritis kann durch eine ganze Reihe von Schädigungen provoziert werden: durch alimentäre Faktoren, besonders auch durch Alkohol, durch Infekte und Infektionskrankheiten, und sehr häufig ist sie eine Zweitkrankheit als Folge anderer Krankheiten des Verdauungskanals, vor allem auch der Nachbarorgane des Magens, wie z. B. des Pankreas und insbesondere von Leber- und Gallenwegserkrankungen. Nach Untersuchungen mit der Schleimhautbiopsie besteht bei Cholelithiasis in 46% eine Gastritis, bei Cholecystitis in 57%, bei Cholecystektomierten bis 60%. Auch Störung der Durchblutung des Magens durch Herz- und Kreislauferkrankungen, Arteriosklerose, durch portale Hypertension bei Leberkrankheiten, auch Vitaminmangel (besonders Vitamin-A-Mangel) führt zur Gastritis.

Die akute Gastritis ist, wie gesagt, selten ein Anlaß zur Begutachtung, sie interessiert hauptsächlich als Ursache für eine daraus entstehende *chronische Gastritis*.

Warum eine Gastritis chronisch wird, ist auch heute noch ebenso eine ungelöste Frage wie die Frage nach dem Chronischwerden akuter Entzündungen anderer parenchymatöser Organe (denn auch der Magen ist ebenso ein parenchymatöses Organ wie etwa die Leber, das Pankreas, die Niere). Nur in einem Teil der Fälle liegt die Ursache klar, dann nämlich, wenn eine langandauernde Einwirkung schädigender Einflüsse vorhanden ist: wenn eine Leber- oder Gallenwegserkrankung, eine Kreislaufstörung bei Herzinsuffizienz oder portaler Hypertension, eine Infektionskrankheit, wie z. B. die Tuberkulose, über Monate und Jahre hinaus besteht, wenn eben nicht nur einmal, sondern jahrelang zu heiße oder zu kalte Speisen genossen werden, wenn ein dauernder Gebrauch von Arzneimitteln vorliegt, die erfahrungsgemäß eine Gastritis erzeugen, wie z. B. Luminal- und Salizylpräparate, oder wenn nicht nur eine einmalige Alkoholgastritis erzeugt wird, sondern ein dauernder übermäßiger Genuß von Alkohol besteht. Etwas derartiges mag z. B. auch eine Rolle spielen, wenn eine dauernde Schädigung durch gewerbliche Gifte vorliegt, auch durch solche, die inhaliert werden, wie z. B. Äther (Chirurgen), Benzin, Benzolverbindungen u. a., oder langdauernde Infektionen vorhanden sind, wie z. B. bei der Tuberkulose, Osteomyelitis oder andere langdauernde Eiterungen.

Die Angelegenheit wird aber problematisch dann, wenn nur eine einmalige Entzündung erworben wurde und diese dann, ohne daß Schädlichkeiten fortdauern, von sich aus oder sogar trotz ärztlicher Bemühungen in das chronische Stadium übergeht. Nur in einem Teil mögen hier konstitutionelle Gründe eine Rolle spielen, wie etwa bei Leuten, bei denen eine familiäre Neigung zu Magenkrankheiten vorhanden ist. In einem anderen Teil mag die Reaktionsbereitschaft des Organismus daran schuld sein in dem Sinne, daß der Körper nicht mit dem gewöhnlichen Entzündungsablauf reagiert, sondern hyperergisch; in einem Teil mag eine Sensibilisierung vorliegen durch den ersten Entzündungsvorgang und im weiteren Ablauf eine allergische Reaktion einsetzen, die durch die vermehrte Permeabilität der entzündeten Schleimhaut provoziert wird, und in einem Teil der Fälle muß man auch daran denken, daß bei der Entzündung und dem Zellzerfall Autozytolysine gebildet werden, die gegen die eigene Zellart weiterwirken.

Gerade aber am Magen muß man in Begutachtungsfragen daran denken, daß verbreitete Genußmittel wie der Alkohol, das Nikotin und der Kaffee, geeignet sind, den einmal entzündeten Magen immer wieder zu reizen, auch dann, wenn die erste Ursache der akuten Gastritis eine andere war. Der Mißbrauch dieser Genußmittel wird aber von dem zu Begutachtenden entweder bewußt verschwiegen, oder der Gutachter vergißt, danach zu fragen.

Die chronische Gastritis kann zu einer Frage der Begutachtung werden, wenn es sich um *gewerbliche Gifte* handelt, die hier im einzelnen gar nicht alle aufgezählt werden können. Erwähnt seien hier nur das Blei und das Quecksilber und die Nitro- und Aminoverbindungen des Benzols.

Gastritis und Wehrdienstbeschädigung

Am häufigsten wird wohl die chronische Gastritis bei der Frage der *Wehrdienstbeschädigung* eine Rolle spielen. Dazu wäre folgendes zu sagen:

Daß unter Friedensverhältnissen in dem Wehrdienst Faktoren vorlagen, die geeignet gewesen wären, eine chronische Gastritis zu erzeugen, kann nicht anerkannt werden. Das gleiche gilt für die Kriegszeit für den Dienst in der Heimat oder in einem besetzten Gebiet ohne Kriegshandlungen. Die Möglichkeit, sich unter diesen Verhältnissen eine chronische Gastritis durch Genußgifte, insbesondere Alkohol und Nikotin, zuzuziehen, war erheblich größer als die durch Schädigungen des Dienstes. Dagegen war – wie unsere Untersuchungen ergaben – die Gastritis eine außerordentlich häufige Krankheit des Frontsoldaten, bei der Luftwaffe des fliegenden Personals, insbesondere der Transportflieger; bei der Marine lagen wohl ähnliche Verhältnisse für die Vorpostenboote und Minenräumverbände vor. So war z. B. in Feldlazaretten die Gastritis 4–5mal so häufig als das Ulkus (KALK[2]). Besonders ungünstige Verhältnisse bestanden für die Frontsoldaten in Rußland im Winter und bei eingeschlossenen Truppenteilen. Ebenso ungünstig oder noch schlechter lagen die Verhältnisse in der Gefangenschaft, wobei nicht nur an die Gefangenschaft in Rußland zu denken ist. Für die Heimkehrer aus Rußland hat PASCHLAU darauf hingewiesen, daß bei 5,1 % von ihnen eine chronische Gastritis nachweisbar war. Die Magenkrankheit des Frontsoldaten und des Gefangenen war die Gastritis und nicht das Ulkus. (Weiteres darüber s. S. 517, 523). Die alimentäre Dystrophie sowohl mit als ohne Ödeme geht mit Gastritis mit Herabsetzung der Salzsäure- und Fermentsekretion einher, ebenso ein großer Teil der Vitaminmangelkrankheiten, insbesondere die Pellagra. Die überwiegende Mehrzahl dieser Gastritiden ist ohne Folgen abgeheilt. Immerhin wird man, wenn sich nach einem solchen Frontdienst oder nach Gefangenschaft eine Gastritis herleitet, *die mit Brückensymptomen* bis in die heutige Zeit als chronische Gastritis anhält, eine Wehrdienstbeschädigung anerkennen müssen und können (s. auch PASCHLAU[3]).

Eine besondere Rolle spielen bei Entstehung und dem Chronischwerden der Gastritis gewisse Infektionskrankheiten, die dem Wehrdienst und den Besonderheiten des Kriegsdienstes eigentümlich sind. In vorderster Linie steht da, schon vom Ersten Weltkrieg her bekannt, die Ruhr, und zwar wohl am ehesten die Bazillenruhr. Die Gastritis und nicht nur diese, sondern auch die Enteritis und Kolitis nach Ruhr neigen zum Chronischwerden. Die Mehrzahl dieser chronischen Gastritiden nach Ruhr geht mit einer Herabsetzung der Säure- und Fermentproduktion bis zur kompletten Achylie einher. In Einzelfällen sieht man danach aber auch gelegentlich superazide und supersekretorische Gastritiden. Übrigens haben wir den Eindruck, daß die chronische Gastritis mit Herabsetzung der Säurewerte bis zur Achylie in und nach dem Ersten Weltkrieg häufiger war als nach dem Zweiten Weltkrieg. Der Grund, warum im Zweiten Weltkrieg die chronische Gastro-Entero-Kolitis nach Ruhr soviel seltener war als im Ersten Weltkrieg, ist wahrscheinlich die rasche Ausheilung der Ruhr durch Sulfonamide (s. a. S. 457, 536 ff., 707).

Die Gastritis bei und nach *Typhus* und Paratyphus neigt zur Ausheilung und wird sehr selten chronisch. Die im Kriege so häufige Hepatitis epidemica und die Serumhepatitis gehen nicht nur im akuten Zustand mit einer akuten Gastritis einher, sondern führen beim Übergang ins chronische Stadium und Fortdauer der Leberschädigung zur chronischen Gastritis. Der Prototyp einer chronisch verlaufenden Infektionskrankheit mit Gastritis ist die Tuberkulose. Chronische Nierenerkrankungen (Feldnephritis und ihre Folgen) sind oft verbunden mit chronischer Gastritis.

Chronische Eiterungen nach Verwundungen führen schon allein durch die dauernden Vorgänge des Eiweißzerfalls zur chronischen Gastritis. In solchen Fällen muß man auch daran denken, daß langdauernder Gebrauch von Medikamenten, z. B. Sulfonamiden bei Verwundungen oder Salizylpräparaten bei chronischer Polyarthritis rheumatica, eine chronische Gastritis zur Folge haben kann.

Häufig wird geltend gemacht, daß ein durch Wehrdiensteinflüsse hervorgerufener Gebißdefekt eine Gastritis erzeugt und unterhalten habe. So sehr es ärztlich wünschenswert ist, daß beim Bestehen einer chronischen Gastritis das Gebiß saniert wird, so sehr möchte ich bezweifeln, daß Gebißdefekte *allein* eine chronische Gastritis erzeugen und unterhalten können. Häufig wird hier noch eine zweite Ursache hinzukommen, wie z. B. langdauernde Eiterungen bei Kieferschußverletzungen oder anderen Verwundungen (s. a. Bd. I, S. 802).

Folgezustände der Gastritis

Wenn man die chronische Gastritis in *besonders* gelagerten Fällen als entschädigungspflichtige Krankheit anerkennt, muß man auch ihre Folgezustände in der gleichen Weise behandeln. Wir haben der Kürze halber diese Folgezustände schematisch zusammengestellt (siehe Abb. 1 auf S. 516).

Es ist das besondere Verdienst Konjetznys[4], auf Grund genauer anatomischer Untersuchungen diese Folgezustände scharf herausgearbeitet zu haben.

Am bedeutungsvollsten ist wohl die Folgerung, daß sich das Karzinom auf dem Boden einer chronischen Gastritis entwickeln kann (wobei freilich noch nicht gesagt ist, daß *jedes* Magenkarzinom auf dem Boden einer chronischen Gastritis entsteht). In diesem Punkt stimmt die Theorie Konjetznys durchaus überein mit der Regenerationstheorie über die Krebsentstehung von Fischer-Wasels[5], der nachwies, daß die Ent-

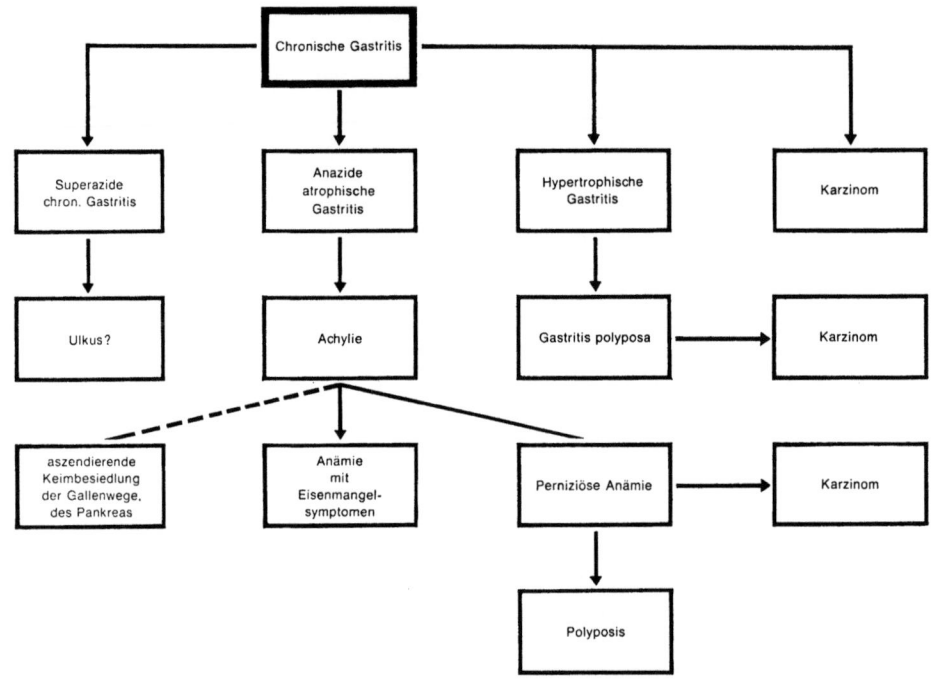

Abb. 1. Folgezustände der chronischen Gastritis

wicklung des Karzinoms auf dem Boden einer immer wiederholten und häufig gestörten pathologischen Regeneration erfolgt. Für die Begutachtung ist dabei wichtig zu wissen, daß aber *Jahre* vergehen müssen, bis es zur Karzinomentstehung auf dem Boden der chronischen Gastritis kommt. USLAND[6] hat festgestellt, daß von den Kranken, die an einer Gastritis behandelt worden waren, 15 % 5–12 Jahre später einen Magenkrebs bekamen. Wir selbst haben wiederholt Begutachtungsfälle erlebt, bei denen man anhand sorgfältig geführter Akten und immer wieder wiederholter Untersuchungen beobachten konnte, daß sich der Krebs auf dem Boden einer atrophisierenden Gastritis im Laufe von Jahren, ja Jahrzehnten (bis zu 20 Jahren) entwickelt hatte (vgl. a. Bd. I, S. 274 u. 559; Bd. II, S. 530).

Es ist außerdem als erwiesen anzusehen, daß es auf dem Boden einer chronischen Gastritis zu einem Nebeneinander von Atrophie und Hypertrophie der Schleimhaut kommen kann und sich auf dem hypertrophischen Gewebe *Polypen* entwickeln, die ihrerseits wieder nach einiger Zeit zum Karzinom entarten können, einer der seltenen Fälle, in denen eine primär *multiple* Entstehung des malignen Tumors stattfindet.

Auf dem Boden der atrophisierenden chronischen Gastritis entwickelt sich oft eine Anazidität, die zunächst noch auf Histamin mit Säure- und Fermentproduktion anspricht, und schließlich zur völligen Schleimhautatrophie mit histaminrefraktärer Achylie führt.

Dabei kommt es zu all den klinischen Folgeerscheinungen der Achylie mit gastrogenen Diarrhöen, aszendierender Infektion der Gallen- und Pankreaswege, chronischer

Enteritis, Dysbakterie des Magen-Darm-Kanals, die hier im einzelnen nicht zu schildern sind.

Die achylische Gastritis kann zu zwei Folgezuständen des Blutes führen, zur Anämie als Folge der gestörten Eisenresorption – im ganzen doch recht selten – und zur *perniziösen Anämie* als Folge des Mangels an intrinsic factor. Diese letztere Art der Entstehung der perniziösen Anämie – wozu sicher ein konstitutioneller Faktor unerläßlich ist – haben wir doch gerade an lange verfolgten Begutachtungsfällen gar nicht so selten gesehen, meist erst nach langen Jahren (10–18 Jahren) (s. a. S. 698, 703).

Zwischen der perniziösen Anämie und dem Magenkarzinom einerseits und der Polyposis des Magens andererseits bestehen wiederum Beziehungen insofern, als beide Krankheiten gehäuft gemeinsam miteinander vorkommen (VELDE[7], HÄRING[8], KADE[9] u. a.; vgl. a. Bd. I, S. 275; Bd. II, S. 706 f.).

Dabei ist es doch meist wohl so, daß die immer wiederholten Regenerationsvorgänge der Magenschleimhaut einerseits zur Achylie und zur Perniziosa, andererseits zur Karzinomentwicklung führen. Die Angaben der Literatur sind so, daß die Häufigkeit des Magenkrebses bei Perniziosa mit 2–20 % angegeben wird (Einzelheiten bei KADE[9]). Nicht ganz so klar sind die Beziehungen zwischen Polyposis und Perniziosa. Gewiß könnte es auch hier so liegen, daß sich beide auf dem Boden der Umbauvorgänge nebeneinander entwickeln; es gibt auch Fälle, wo es anscheinend so ist, daß erst die perniziöse Anämie entsteht und dann die Polyposis, wobei daran zu denken ist, ob nicht zunächst aus kompensatorischen Gründen eine beet- oder herdartige Wucherung der Magenschleimhaut einsetzt (vgl. KADE[9], bei dem diese Verhältnisse eingehender erörtert werden). In der Literatur schwankt die Angabe über die Häufigkeit von Polypen bei Perniziosa etwa zwischen 5 und 25 %.

Durchaus umstritten ist die Theorie KONJETZNYS, daß sich auf dem Boden einer chronischen Gastritis die Ulkuskrankheit des Magens entwickeln kann. Die Gastritis des Ulkusmagens unterscheidet sich nicht nur morphologisch (BÜCHNER[10]), sondern auch klinisch (KALK[11]) durchaus von der »banalen« Gastritis. Einzelheiten hier anzuführen, würde viel zu weit führen. Gerade auch die Erfahrungen des letzten Weltkrieges[2] sprechen durchaus gegen die KONJETZNY'sche Auffassung. Da, wo die Gastritis außerordentlich häufig war, nämlich an der Front bei der kämpfenden Truppe und in russischer Gefangenschaft (PASCHLAU[3]), war das Ulkus ausgesprochen selten. Die Tatsache, daß mit neueren Untersuchungsmethoden (Saugbiopsie der Magenschleimhaut) eine Gastritis nur in 56 % der Ulcera duodeni und in 82 % der Ulcera ventriculi nachgewiesen werden konnte, spricht auch dafür, daß die Gastritis keine Vorkrankheit des Ulkus ist (DEMLING[12], HEINKEL und Mitarbeiter[13], HENNING und Mitarbeiter[14]). Jedenfalls sollte diese einfache und »billige« Argumentation: »Gastritis – Folge davon Ulkus«, die man so häufig in Gutachten und naturgemäß gerade in chirurgischen Gutachten findet und die immer dann herangezogen wird, wenn es sich darum handelt, eine Begründung für die Entstehung eines Ulkusleidens bei einem Kriegsteilnehmer zu finden (welcher Kriegsteilnehmer hat nicht einmal eine Gastritis durchgemacht?), allmählich aus den Gutachten verschwinden.

Ein solcher Zusammenhang käme höchstens in Frage für eine recht seltene Verlaufsform der chronischen Gastritis, nämlich die, die lange Zeit mit einer Superazidität des Magensaftes einhergeht, während ja die banale Gastritis in ihrer chronischen Verlaufsform durchaus zur zunehmenden Atrophie der Schleimhaut tendiert. Es wäre möglich – mehr kann man nicht sagen –, daß es hier bei dieser Sonderform der chronischen Gastritis mit Superazidität im

Laufe der Zeit zur Ulkuskrankheit kommen könnte bei entsprechender konstitutioneller Bereitschaft. So ist schon früher von POSSELT[15] Geschwürsbildung des Magens nach Ruhr beschrieben worden. Es fragt sich aber doch sehr, ob es sich nicht in solchen Fällen von Gastritis superacida mit Geschwürsbildung von vornherein um eine Ulkuskrankheit gehandelt hat. Etwas ganz anderes liegt vor bei der von NAUWERCK und später von KONJETZNY[4] beschriebenen Gastritis ulcerosa. Hier handelt es sich um Fälle, bei denen es zur *multiplen* Geschwürsbildung im Magen kommt; oft kann man in der schwer entzündeten Schleimhaut dieser Mägen alle Stadien der Ulkusbildung von der punktförmigen Blutung über die kleine Erosion bis zum Ulkus nebeneinander sehen. Bezeichnenderweise gehen diese Fälle mit Subazidität, am häufigsten mit Anazidität des Magens einher. Solche Fälle von Gastritis ulcerosa sind aber doch sehr selten. Sie sind eine Sonderverlaufsform der Gastritis und haben mit der echten Ulkuskrankheit nichts zu tun.

Eine eingehende Erörterung dieser Zusammenhänge schien uns wichtig, weil ihre Kenntnis für die Beurteilung von Zusammenhangsfragen in Begutachtungsfällen notwendig ist. Praktisch am häufigsten tauchen diese Fragen in der Begutachtung auf bei Menschen, die im Kriege eine Ruhr durchgemacht haben. Gerade diese immer wieder in Schüben verlaufende Infektionskrankheit ist es hauptsächlich, die die chronische Gastritis und all ihre Folgezustände hervorruft, und darauf wurde nach den Erfahrungen des Ersten Weltkrieges auf der Tagung der beratenden Internisten der deutschen Wehrmacht schon aufmerksam gemacht, nachdem die große Ruhrepidemie am Ende des Polenfeldzuges 1939 hereingebrochen war. Merkwürdigerweise fehlen ähnliche Erfahrungen bei anderen Infektionskrankheiten, die auch gelegentlich zu Gastritis und Achylie führen, so bei Typhus und Paratyphus. Die Gastritis bei gewerblichen Vergiftungen, z. B. nach Bleivergiftung, führt auch manchmal zur Achylie, doch haben wir ähnliche Folgezustände, wie Perniziosa, Karzinom, nie danach gesehen.

Für die Beurteilung einer Gastritis und ihrer Nachkrankheiten als Wehrdienstbeschädigungsfolge ist der Nachweis wichtig, daß wirklich Brückensymptome mit ernsthaften Beschwerden bis zum jetzigen zu beurteilenden Zustand bestehen. Ist die erste im Krieg entstandene Gastritis ausreichend behandelt worden und hat danach ein beschwerdefreies Intervall von 1–2 Jahren bestanden, so können später wieder auftretende Beschwerden nicht mehr dem Wehrdienst zur Last gelegt werden; darauf weist auch SCHÖNEBERG[16] hin. Die Verhältnisse liegen dann ähnlich wie beim Ulkus. Diesen Standpunkt muß man schon deshalb einnehmen, weil ja für das Chronischwerden der Gastritis konstitutionelle Momente eine wesentliche Rolle spielen und obendrein der häufige Mißbrauch von Genußmitteln, wie Alkohol, Nikotin, Kaffee, geeignet ist, eine einmal unter Krankenhaus- bzw. Lazarettbehandlung ausgeheilte Gastritis wieder zu aktivieren oder neu zu erzeugen.

Es ist außerordentlich schwer, einen Anhaltspunkt zu geben, wie hoch man die Erwerbsbeschränkung durch eine chronische Gastritis einschätzen soll, da die Verhältnisse im Einzelfall ganz verschieden liegen. Sieht man von den schweren Folgekrankheiten, wie Karzinom, perniziöse Anämie, ab, so wird die Mind. d. Erwerbsf. durch eine chronische Gastritis meist zwischen 10 und höchstens 20 % liegen.

Ulcus ventriculi und duodeni

Sehr schwierig liegen die Verhältnisse der *Begutachtung beim Ulcus ventriculi und duodeni.*

Das *Ulkus* stellt *ätiologisch keine Einheit* dar, eine Auffassung, die wir[11] 1931 zum erstenmal eindeutig ausgesprochen haben und die seitdem offenbar von einem großen Teil der Autoren als nahezu selbstverständlich angenommen wird. Das akute Ulkus ist etwas grundsätzlich anderes als die Ulkuskrankheit, worunter wir nicht nur das Chronischwerden eines Ulkus, sondern auch sein immer wieder neues Auftreten in bestimmten Perioden verstehen.

Es ist sinnlos, immer wieder nach *der* Ursache der Ulkuskrankheit zu fragen. Es gibt zahlreiche Ursachen, weshalb ein Ulkus entsteht. Der Grundvorgang der Ulkusentstehung ist der, daß hier eine hochkonzentrierte Mineralsäure von Zellen der Magenschleimhaut produziert wird, die immer wieder gemeinsam mit den Fermenten Pepsin und Kathepsin bereit ist, eine in ihrer Vitalität und Widerstandskraft geschädigte Schleimhaut anzugreifen. Daß das normalerweise nicht geschieht, dagegen hat der Organismus ein ganz bestimmtes Sicherheitssystem aufgebaut. Es besteht z. B. darin, daß wirksamer Magensaft nur dann produziert wird, wenn Speisen eingeführt werden, die Säure und Fermente binden, es besteht darin, daß die Magenschleimhaut gut durchblutet sein muß, um die nötigen alkalischen Valenzen zur Absättigung heranzuführen (das geschieht schon dadurch, daß während der gesteigerten Sekretion und des Verdauungsvorganges eine Hyperämie der Schleimhaut entsteht), und es beruht darauf, daß Magensekretion und -motilität normalerweise auf das genaueste aufeinander abgestimmt sind, u. a. auch in dem Sinne, daß wirksamer Saft dann weiter zur Alkalisierung in das Duodenum abgeschoben wird, wenn keine Speisen mehr vorhanden sind, die Säure und Fermente absättigen. Schließlich kommt als weiterer Regulationsmechanismus hinzu, daß, wenn zu hohe Säurewerte (Fermente sind in solchen Fällen immer vorhanden) im Magen vorliegen, einerseits eine Verdünnungssekretion der Magenschleimhaut einsetzt und andererseits ein Rückfluß alkalischen oder zumindest neutralen Duodenalsaftes. Es gibt sicher noch mehrere derartige Sicherheitsmechanismen, die wir noch nicht kennen. Immer dann, wenn einer dieser Sicherheitsfaktoren nachhaltig gestört ist, muß es zur Entstehung eines Ulkus kommen, solange Salzsäure und Fermente in wirksamer Form vorhanden sind. Die Einheitlichkeit der Ätiologie wird vorgetäuscht lediglich durch die Einheitlichkeit der Reaktion, bedingt dadurch, daß ein körpereigenes Gewebe durch eine hochprozentige mineralische Säure und im Verein damit wirkende eiweißverdauende Fermente (Pepsin und Kathepsin) angedaut wird. »In dem Augenblick, in dem ein Stück aus diesem komplizierten System der Sicherungen herausgebrochen wird, sei es durch Versagen der humoralen oder neuralen Steuerung, sei es durch Störung der Durchblutung, Schädigung der Vitalität des Gewebes durch toxische und entzündliche Vorgänge, durch irgendeine Schädigung des Gesamtorganismus und andere Vorgänge, ist die Katastrophe in Form der Anätzung und Andauung da: vielerlei Ursachen, aber ein und dieselbe pathologische Reaktion« (KALK [17]). Diese Anschauung setzt die Existenz der Säuresekretion und Fermentproduktion voraus; das steht im Einklang mit der klinischen Erfahrung, damit, daß das echte Ulkus nur da im Magendarmkanal vorkommt, wo wirksamer Magensaft hingelangen kann, also nicht nur im Magen, sondern auch im unteren Teil des Ösophagus, im Duodenum, im Jejunum nach operativen Eingriffen und im Meckel'schen Divertikel, wenn es Magenschleimhaut enthält (BÜCHNER [10]). Es ist keineswegs dazu notwendig, daß ein überwertiger Magensaft vorhanden ist, wie BÜCHNER zeitweise gemeint hat. Normaler Magensaft, ja sogar subazider Magensaft reicht auch bei entsprechender Schädigung der Vitalität des Gewebes aus, letzteres ist begreiflich auch deshalb, weil die Untersuchungen der letzten Jahre gezeigt haben, daß das zweite proteolytische Ferment des Magens, das Kathepsin, auch bei niederen Werten der H-Ionenkonzentration (pH 3,5) wirksam ist.

Da die Koordination dieser Steuerungs- und Sicherungsvorgänge, abgesehen von humoralen Einflüssen (Steuerung der Sekretion von der Antrumpartie aus), im wesentlichen durch *neurale* Einwirkung erfolgt, die gewissermaßen das übergeordnete Prinzip darstellt, ist es verständlich, daß Störungen des Nervensystems es in erster, aber nicht einziger Linie sind, die der Entstehung des Ulkus Vorschub leisten. So ist die Theorie der sogenannten neurogenen

Entstehung des Ulkus (von BERGMANN), die zur Zeit der Entdeckung der Physiologie und pathologischen Physiologie des vegetativen Nervensystems eine Tat war, heute eine Banalität. Die Theorie, die seit ihrer Aufstellung so viel Wandlungen erfahren hat, wie neue Tatsachen bekannt wurden, wird bei der besonderen Bedeutung des Nervensystems für die Steuerung physiologischer Vorgänge immer stimmen. Und da das vegetative Nervensystem den Einflüssen des zerebralen und spinalen Nervensystems zugänglich ist, ja das ganze Nervensystem eine Einheit ist, wird auch verständlich, weshalb es auch unter dem Einfluß seelischer Vorgänge zu einer Ulkusentstehung kommen kann. Wir halten es aber für falsch, nun jedes Ulkus und jede Ulkuskrankheit auf psychogene Einflüsse zurückzuführen, wie es GLATZEL [18] getan hat, dem auch HELD [19] entgegengetreten ist. Nicht jedes Ulkus entsteht aus einer psychischen Zwangssituation heraus. Übrigens kann man auch bei Tieren, die man in eine Zwangssituation bringt, Ulzera erzeugen, wie LAMBLING und BONFILS [20] in ihren Versuchen an Ratten gezeigt haben. Über das Stressulkus siehe S. 521, 528.

Das alles trifft aber zunächst nur die Entstehung des akuten Ulkus. Das Problem des Ulkus und demgemäß seiner Begutachtung beginnt erst da, wo aus dem akuten Ulkus ein chronisches Ulkus wird und darüber hinaus die Ulkuskrankheit. Gewiß kann es durch Fortdauer der oben angeführten schädlichen Einflüsse zu einem Chronischwerden des Ulkus kommen. Das reicht aber noch nicht aus. Hier liegt offenbar der überragende *Einfluß der Konstitution*, der Ulkusbereitschaft des Organismus. Nur sie erklärt, warum es nach Abheilung oder operativer Ausrottung eines Ulkus (Ulkusexzision) immer wieder in bestimmten Perioden zur Neuentstehung einer oder mehrerer Ulzera kommt.

Der überragende *Einfluß der Konstitution*, im Genotypus begründet, ist sichergestellt (vgl. das entsprechende Kapitel bei KATSCH und PICKERT [21]); es gibt nicht nur zahlreiche Beispiele von Ulkus bei eineiigen Zwillingen (vgl. z. B. VERSCHUER [22], IVY und FLOOD [23], ROBINSON [24]), sondern auch durchuntersuchte Familien (von denen auch wir [2] einen Stammbaum veröffentlicht haben) mit einer Erblichkeit des Ulkus, die die Vermutung einer Art dominanten Erbganges mit Bevorzugung des männlichen Geschlechtes nahelegen (vgl. v. VERSCHUER [22]). Die Erblichkeit geht so weit, daß sich nicht nur die Ulkuskrankheit selbst, sondern auch die Neigung zu bestimmten Komplikationen (große Blutung, Perforation) vererbt (KALK [25]). Kein Kliniker, der viel mit Ulkuskranken zu tun hat, wird sich diesem Eindruck entziehen können, daß *Erblichkeit und besondere Konstitution das Schicksal* des Ulkuskranken bestimmen. Daneben kann man sich aber auch nicht der Einsicht verschließen, *daß neben jenen endogenen Faktoren auch exogene Momente bei Entstehung und Chronischwerden des Ulkus eine Rolle spielen*. Besonders eindrucksvoll haben das die Wandlungen gezeigt, die das Krankheitsbild des Ulkus im Verlauf des Zweiten Weltkrieges und seiner Folgezeit erfahren hat und von dem unten noch die Rede sein soll (s. a. S. 522 ff.).

Den Einfluß hormonaler Faktoren auf die Ulkusentstehung zeigen das Ulkus beim Zollinger-Ellison-Syndrom und das Ulkus bei Hyperparathyreoidismus (ZOLLINGER [26]). In der amerikanischen Literatur hat man in den letzten Jahren auch die Bedeutung bestimmter Medikamente für die Ulkusentstehung betont: Salizylsäure und ihre Derivate (z. B. Aspirin), Butazolidin, Atophan u. a. – Eine gute Übersicht über die neuere ausländische Literatur gibt DEMLING [27].

Für die *Begutachtung* ist streng zu trennen zwischen dem akuten Ulkus und der Ulkuskrankheit.

Das Verständnis für die Entstehung akuter Ulzera ist gefördert worden durch die Untersuchungen von SELYE [28] und anderer amerikanischer Autoren (z. B. S. GRAY und Mitarbeiter [29]) über die Stresswirkung am Magen. Es zeigte sich, daß unter dem Einfluß einer schweren körperlichen oder seelischen Stresswirkung am Magen Ulzera mit Blutungen und Perforationen entstehen. Der Weg geht dabei wahrscheinlich über den

Hypothalamus, dann sicher über den Hypophysenvorderlappen mit Ausschüttung von ACTH, über die Nebennierenrinde mit Ausschüttung von Cortisonen, die ihrerseits wieder zu einer vermehrten Produktion von Salzsäure und Pepsin führen. (Dementsprechend kann auch die therapeutische, länger dauernde Verwendung von ACTH und Corticosteroiden am Magen eine akute Ulkusbildung zur Folge haben, s. a. S. 614).

Wenn man sich klarmacht, was alles als Stress wirken kann, wie z. B. nervöse Erregungen schwerer Art, körperliche Überanstrengung, extreme Temperaturwechsel, Infektionen, Verbrennungen, Sauerstoffmangel, Schock u. a., so begreift man, daß es durch all diese Ereignisse zur Ulkusentstehung kommen kann.

Das akute Ulkus ist von der Ulkuskrankheit völlig verschieden. Es entsteht plötzlich, man hat bei ihm den Eindruck, daß an seiner Entstehung auch Kreislaufstörungen beteiligt sind nach Art eines Infarktes – HAUSER[30] und V. HOFFMANN[31] haben ja Beispiele dafür gebracht – (auch das sogenannte Altersulkus, wie es SPANG[31a] bezeichnet hat, gehört wohl in die Kategorie der auf dem Boden der Kreislaufstörung akut entstehenden Ulzera). Es setzt plötzlich ein – oft wie ein Blitz aus heiterem Himmel –, ohne entsprechende Vorgeschichte, und führt häufig sofort zur großen Blutung oder innerhalb von Stunden zur Perforation, und wenn es das nicht tut, so heilt es meist innerhalb weniger Tage und Wochen wieder ab.

Hierher gehören auch die Ulzera, die nach einem »Stress«, nach einer Kopfverletzung, nach großen Hautverbrennungen und Erfrierungen oder nach einem stumpfen Trauma des Bauches entstehen. Die letzteren entstehen nicht infolge einer Zerreißung der Magenwand (das kommt vor, führt aber nicht zu einem Ulkus – vgl. Bd. I, S. 537 ff. u. 541), sondern auf dem Boden der schweren Kreislaufstörung im Gefolge des Traumas, die sich in der Magenwand entwickelt (hier ist der Platz für die Theorien von VIRCHOW, RICKER, KALBFLEISCH, HAUSER und SPERANSKY). Das gleiche muß man für die akuten Ulzera in Anspruch nehmen, die nach Kopftraumen entstehen (CUSHING, VEIL und STURM[32], KALK[2], KALK und BRÜHL[33], SACK[34], BODECHTEL[35], GAGEL[36], WEDLER[37], STAEMMLER[38]). Aber alle Autoren (bis auf VEIL und STURM) sind sich darüber einig, daß das Ereignis einer Entstehung eines akuten Ulkus bei Hirntrauma sehr selten ist und daß diese Ulzera rasch abheilen, wenn sie nicht zur Perforation führen (vgl. den von uns gastroskopisch und röntgenologisch verfolgten Fall[33]) (s. a. Bd. I, S. 545 u. Bd. II, S. 24).

Die sehr seltenen Fälle von Ulkusentstehung nach stumpfem Bauchtrauma können nur dann als Traumafolge, und zwar nur als *akute* Ulzera, anerkannt werden, wenn die Symptome Schmerzen, Blutung, Perforation *unmittelbar* nach dem Trauma einsetzen. Es kann sich stets nur um Einzelfälle handeln (s. a. Bd. I, S. 542 f.).

Zu den Stressulzera gehören auch jene akut entstandenen Ulzera während der Kriegszeit nach schweren Bombenangriffen, vor allem in der Nacht, wie sie von H. H. BERG, KALK, LOHMANN, V. HOFFMANN, in England von SPICER, STEWART und WINSER[39] berichtet wurden, sicher entstanden durch das Überspringen der ungeheuren psychischen Erregung auf das vegetative Nervensystem.

Wir selbst haben in einem Fall den ätiologischen Zusammenhang zwischen einem Autounfall und einer 9 Tage später auftretenden großen Ulkusblutung anerkannt, weil hier die Bedingungen eines Stressulkus gegeben waren. (H. KALK und M. L. KNÜPPEL[40]).

Man muß aber daran festhalten, daß es sich bei diesen Stressulzera doch stets um *akute Ulzera* handelt und daß dadurch noch keine chronische Ulkuskrankheit entsteht.

Wohl aber kann einmal im Rahmen einer chronischen Ulkuskrankheit ein Stressulkus entstehen, das danach eine neue Schmerzperiode der Ulkuskrankheit auslöst.

Daß diese Fälle in das chronische Ulkusleiden hinüberführen, kommt so gut wie nie vor (vgl. BETZ [40a]). Man kann in Einzelfällen auch dieses nur als Unfall- bzw. Wehrdienstbeschädigungsfolge anerkennen, wenn von dem Hirntrauma ein dauernder Reizzustand des Nervensystems zurückbleibt, wenn also z. B. infolge der Hirnverletzung eine traumatische Epilepsie restiert. Daß nach Verletzungen des Gehirns immer oder häufig ein Reizzustand des Nervensystems zurückbleibt, haben VEIL und STURM [32] behauptet, das ist aber durch nichts erwiesen (BODECHTEL [35], WEDLER [37], GAGEL [36] u. a.). Ulzera, die erst jahrelang ohne Brückensymptome nach einem solchen Trauma entstehen und zum chronischen Ulkusleiden führen, auf eine frühere Hirnverletzung zurückzuführen, ist durch nichts gerechtfertigt, es sei denn, daß der Reizzustand des Nervensystems durch eine traumatische Epilepsie belegt ist.

Es gibt »neurogene« Ulzera nach einem Trauma, die entstehen, wenn durch Verletzung der Medulla spinalis eines der Segmente getroffen ist, die den Magen versorgen – also etwa das 5.–10. Thorakalsegment – oder die entsprechenden vegetativen Fasern (Kompression des Markes durch Wirbelfraktur, Hämatomyelie), vergleichbar den Ulzera, wie sie etwa bei Syringomyelie sich bilden, wenn die Erkrankung diese Segmente befällt. Hier ist wohl auch ein Übergang vom akuten in das chronische Ulkus möglich, wenn der Reizzustand der entsprechenden Segmente infolge einer dauernden Kompression durch die verschobenen Wirbel oder Kallusbildung anhält. Diese Art der Ulkusbildung wird aber stets eine große Seltenheit sein.

Im allgemeinen führt keine Brücke von dem akuten traumatisch entstandenen Ulkus hinüber zum chronischen Ulkus und zur Ulkuskrankheit. Es ist erstaunlich, wie rasch traumatische Schleimhautdefekte, wie sie z. B. bei der Magenaushebung, bei der Gastroskopie mit dem starren Instrument oder gar bei Operationen am Magen gesetzt werden, ausheilen. Wäre das nicht der Fall, so müßte man nach jeder Magenoperation die Entstehung eines neuen Ulkus erwarten (s. a. Bd. I, S. 542).

Daß ein *Ulkus chronisch wird*, dazu gehört eben die zum Ulkusleiden gehörende besondere Konstitution. Konstitution, die ich einmal als die »Reaktionsart und -bereitschaft des Individuums, die seine Leistungsfähigkeit bedingt« bezeichnet habe, ist eine Legierung aus Genotypus und erworbener Umstimmung des Organismus. So kommt es, daß auch äußere Umstände ein so eminent konstitutionell bedingtes Leiden wie die Ulkuskrankheit beeinflussen können. Am deutlichsten haben das die Verhältnisse des Zweiten Weltkrieges gezeigt.

Ulkus und Wehrdienstbeschädigung

Am häufigsten wird an uns die Frage gestellt, inwieweit ein vorhandenes Ulkus – es handelt sich dabei nahezu immer um die Ulkuskrankheit – auf Kriegsdiensteinflüsse zurückzuführen ist.

Dazu muß man wissen, wie die Verhältnisse des Ulkus in dieser besonderen Zeit lagen. Folgendes ist bemerkenswert:

1. Bei der Zivilbevölkerung war schon in der Zeit vor dem Krieg ein ständiges Anwachsen der Ulkuskrankheit feststellbar, das sich während des Krieges verstärkt fortsetzte (vgl. die Statistiken von KALK [2] und REICHERT [41]). Im Jahre 1943 betrug die Zunahme der Ulzera minde-

stens das Doppelte gegenüber der Vorkriegszeit. Die Zunahme betraf zunächst nur das männliche Geschlecht, aber von 1942 ab parallel dem Maße des totalen Kriegseinsatzes der Frauen auch das weibliche Geschlecht.

2. In der Kriegs- und Nachkriegszeit nahm das Ulcus ventriculi viel stärker zu als das Ulcus duodeni, so daß das ursprüngliche Verhältnis 1:4 sich verschob zunächst auf 1:1, später in hungernden Großstädten sogar auf 3:1 (KALK[2]). Das gleiche wurde in anderen Ländern beobachtet, die plötzlich in einen Hungerzustand gerieten, wie z. B. Frankreich im Winter 1940/41 (VITTOT[42]). Diese Zunahme des Ulcus ventriculi ging durchaus parallel dem Maß des Hungerzustandes. Sie war am stärksten in den Großstädten und blieb aus in ländlichen Gegenden mit Selbstversorgung. Gleichzeitig traten einige Besonderheiten im Bild des Ulcus ventriculi auf (KALK[43, 44]), die dazu Veranlassung gaben, von einem Kriegsulkus zu sprechen, Besonderheiten wie z. B. auffallende Größe des Ulkus, vermehrte Neigung zu Blutungen, verstärkte Beeinträchtigung des Allgemeinzustandes, schlechte Heilungstendenz. Diese Häufung der Ulzera und des Ulcus ventriculi hörte in dem Maße auf, in dem die Ernährung sich besserte (HENNING und STADLER[45]), zuerst in den Westzonen Deutschlands, während sie in dem hungernden Berlin und in der Ostzone noch lange bestehen blieb (KALK[17], MONCKE[46]). Im gleichen Maße stellte sich das ursprüngliche Verhältnis Ulcus ventriculi : Ulcus duodeni = 1:3 oder 1:4 wieder her.
Entsprechende Beobachtungen über Häufung der Ulzera in Hungerzeiten sind auch schon von früher her bekannt, z. B. durch HAMPERL[47] aus der Hungersnot in Rußland 1927.

3. Bemerkenswerterweise fehlte eine echte Zunahme des Ulkus bei der Wehrmacht mit ihrer guten Ernährung in der Heimat vollständig, es fehlte völlig das sogenannte Kriegsulkus und die Verschiebung des Verhältnisses zwischen Ulcus ventriculi und Ulcus duodeni. Die Wehrmacht war der einzige Bevölkerungsteil, bei dem das alte Verhältnis Ulcus ventriculi zu Ulcus duodeni völlig erhalten blieb wie in Friedenszeiten.

4. Die Zunahme des Ulkus bei der Wehrmacht in der Heimat, die zu beobachten war, war lediglich dadurch bedingt, daß schon früher bestehende Ulzera während des Wehrdienstes gehäuft rezidivierten. Das gleiche wird auch von der Wehrmacht anderer Länder (England, Amerika, Autoren bei KALK[2]) berichtet, auch von solchen Ländern, die am Kriege nicht beteiligt waren, wie z. B. in der Schweiz (HAEMMERLI[48], MARKOFF[49], MICHAUD[50]). Das gleiche gilt für die Häufigkeit des Ulkus in den rückwärtigen Gebieten ohne Kampfhandlungen (Zahlen bei KALK[2]). Die Tatsache, daß die Magenkrankheiten und dabei fast nur das Ulkus an der Spitze aller Krankheiten standen, die wegen Dienstunfähigkeit zur Entlassung führten, erklärt sich nur aus der großen Zahl der Rezidive alter Ulzera während des Wehrdienstes, nicht aus einer echten Zunahme der Ulkuskrankheit (s. a. S. 526).

5. Die Rezidive der Ulkuskrankheit bei der Wehrmacht traten vorwiegend bei solchen Leuten auf, die sich mit den Besonderheiten des militärischen Dienstes nicht abfinden konnten oder wollten. (Entsprechende Erfahrungen wurden auch in anderen Ländern gemacht, z. B. Amerika [SAVITT[51]].) Ulkuskranke, die »begeisterte Soldaten« waren, verloren ihre Beschwerden, vor allem in den Zeiten von siegreichen Kämpfen und Vormärschen (s. a. S. 527).

6. An der Front waren die Ulzera auffallend selten im Gegensatz zur Gastritis. (Das Verhältnis beider betrug in den Feldlazaretten der Luftwaffenfelddivisionen 1:4, s. bei KALK[2]). Es ist niemals mit Sicherheit nachweisbar gewesen, daß im Frontdienst gehäuft Ulzera entstanden wären (KALK[2], WESTPHAL[52], WILEN und POOLE[53]). Bei einer in Rußland im Frontdienst eingesetzten Flakdivision der Luftwaffe, die von uns in dieser Beziehung genau überwacht wurde, betrug die Häufigkeit des Ulkus 0,28% des Gesamtbestandes im Jahre 1942. Im gleichen Jahr war die Häufigkeit des Ulkus bei der arbeitenden Bevölkerung Berlins nach Ausweis der Allgemeinen Ortskrankenkasse 3,74%, also mehr als das Zehnfache.

7. In russischer Gefangenschaft waren Ulzera auffallend selten (BURGMANN[54], ZSCHAU[55], PASCHLAU[3]). Ulkusbeschwerden hörten auf – ebenso wie Angina-pectoris-Beschwerden –, sobald die Leute in russische Gefangenschaft gerieten. In englischer und amerikanischer Gefangenschaft war das nicht der Fall. PASCHLAU hat 2000 Heimkehrer aus russischer Gefangenschaft

untersucht und fand bei ihnen in 0,95 % ein Ulkus; davon waren 0,6 % erstmalig in der Gefangenschaft aufgetreten. Als Vergleich sei erwähnt, daß 1937 – also vor dem Kriege – bei deutschen Krankenkassenmitgliedern in 0,83 % ein Ulkus bestand (REICHERT[41]). Ulkus beim Heimkehrer war also nicht häufiger als bei der deutschen Zivilbevölkerung vor dem Kriege. Dagegen war die Gastritis bei den Heimkehrern häufig (5 %)

Sehr interessant sind die Beobachtungen BURGMANNS in russischer Gefangenschaft an einem sehr großen Material. In dem Maße, in dem die »Sturheit« des Gefangenen zunahm, verschwanden die Ulkusbeschwerden für dauernd, frühestens nach 4 Wochen, spätestens nach ½ Jahr, und zwar obwohl unter den Gefangenen zahlreiche alte Ulkusträger (z. B. aus Magenbataillonen) und früher schon Magenoperierte waren und Dystrophie und schwerste Avitaminosen (besonders A und C, aber auch B) bestanden. Von 300 sicheren früher Ulkuskranken waren nach 1½ Jahren 75 % beschwerdefrei, 20 % hatten noch unklare Beschwerden im Sinne einer Gastritis, 5 % machten keine verwertbaren Angaben. Von 40 Magenoperierten waren alle frei von Beschwerden. Unter vielen Tausenden von befragten Gefangenen kam nur 1 große Magenblutung vor, und von lediglich 1 Perforation in einem Lager wird berichtet. BURGMANN hat damals vorausgesagt, daß bei zahlreichen Ulkuskranken, die in der Gefangenschaft beschwerdefrei waren, nach Entlassung und Rückkehr in das bürgerliche Leben sich das Ulkus wieder einstellen würde. Das ist inzwischen bei von ihm Weiterverfolgten geschehen, und wir haben die gleiche Beobachtung gemacht.

Die Gastritis war häufig, besonders im Gefolge der Ruhr. Die Beschwerden bei chronischer Ruhr schwanden im Gegensatz zu den Ulkusbeschwerden (und den Angina pectoris-Beschwerden) nicht.

Diese Beobachtungen scheinen im Widerspruch zu stehen mit den oben angeführten Tatsachen, daß Ulzera, besonders Ulcera ventriculi, gehäuft im Hungerzustand auftreten. Der Widerspruch ist nur scheinbar. Die Häufung des Ulkus tritt nur auf, wenn eine vorher ausreichend ernährte Bevölkerung plötzlich in den Hungerzustand gerät. Dauert der Hungerzustand an und gerät der Körper in den Zustand der Dystrophie, so geht die Ulkushäufigkeit zurück, da dabei die Salzsäure- und Fermentproduktion des Magens darniederliegen (BANSI[56]).

Das plötzliche Aufhören der Ulkusbeschwerden in russischer Gefangenschaft im Gegensatz zur englischen und amerikanischen Gefangenschaft (in der anfangs ebenfalls schwere Hungerzustände mit Dystrophie bestanden) wirft ein kennzeichnendes Licht auf den Einfluß seelischer Vorgänge: in russischer Gefangenschaft mit all ihrer Hoffnungslosigkeit hatte man anfangs keine Aussicht, sein Los durch das Vorhandensein eines Magenleidens zu bessern, wohl aber in englischer und amerikanischer Gefangenschaft (s. a. S. 527).

Wir wollen hier nicht darauf eingehen, was sich aus diesen Beobachtungen für unsere Kenntnis von der Ulkusgenese ergibt, wollen auch keinen Erklärungsversuch machen, worauf die Zunahme des Ulkusleiden bei der Zivilbevölkerung beruht, sondern nur die *praktischen Folgerungen für die Begutachtung von Ulkuskranken ziehen:*

Der Wehrmachtsdienst in der Heimat und in den rückwärtigen Gebieten kann nicht als Ursache für die Entstehung eines Ulkus angenommen und als Wehrdienstbeschädigung anerkannt werden. Auch Fronteinsatz und Gefangenschaft begünstigen im allgemeinen nicht die Entstehung eines Ulkus und sein Chronischwerden.

Wir haben in einer früheren ausführlichen Arbeit auf Grund unserer Nachforschungen in den Lazaretten ausgeführt, daß bei 65–70 % aller Ulkuskranken die Anfänge des Leidens in der Vorkriegszeit lagen. (Zu ähnlichen Ergebnissen sind in der Schweiz HAEMMERLI[48] und MARKOFF[49] gekommen mit 84 %, in Deutschland KAUFMANN[57] 80 %). Von denjenigen Kranken, bei denen das Ulkus während des Krieges zum erstenmal in Erscheinung trat, hatten nahezu 70 % von Hause aus eine hereditäre Belastung für die Ulkuskrankheit. Da diese Kranken fast durchweg in dem jugendlichen Alter (20–30 Jahre) waren, in dem auch sonst bei hereditärer Belastung die Ulkuskrankheit manifest zu werden pflegt, kann man mit Fug und Recht annehmen, daß der weitaus überwiegende Teil dieser Kranken auch ohne Kriegsdienst in diesem Alter *ihr* Geschwür bekommen hätte. *Bei rund 85–90 % aller Ulkuskranken der Wehrmacht kann nach unseren damaligen Beobachtungen, die an sämtlichen Lazaretten der Luftwaffe an einem großen, aus allen Wehrmachtsteilen bestehenden Krankengut gewonnen waren, kein Einfluß des Kriegsdienstes auf die Entstehung des Ulkusleidens vorliegen* (s. a. Bd. I, S. 544 u. 546).

Die Tatsache, daß ein Ulkus während des Wehrmachtsdienstes entstanden ist, also ein zeitlicher Zusammenhang besteht, reicht für die Anerkennung als Wehrdienstbeschädigtenleiden *nicht* aus: Bei der großen Häufigkeit des Ulkus überhaupt und den vorstehend angeführten Zahlen liegt mit großer Wahrscheinlichkeit ein zufälliges Zusammentreffen vor, vor allem, wenn der Ulkuskranke in einem entsprechenden Lebensalter steht. Das Ulcus duodeni entsteht auch ohne Wehrdienst und besondere Belastungen meist im 3., das Ulcus ventriculi meist im 4. Lebensjahrzehnt. Bei jugendlichen Ulkuskranken unter 20 Jahren liegt in der überwiegenden Zahl der Fälle eine besondere familiäre Belastung vor (KALK [58]).

Häufig ist auch der zeitliche Zusammenhang trügerisch. Man hört oft von Kranken, bei denen in der Nachkriegszeit das Vorliegen eines Ulkus feststeht, daß Magenbeschwerden bereits im Kriege vorhanden gewesen seien und das jetzige Ulkus die Fortsetzung dieser Magenbeschwerden darstelle. Abgesehen davon, daß nirgends so viel bewußt gelogen wird wie bei solchen Angaben, liegen die Verhältnisse oft so, daß im Kriege eine Gastritis mit Magenbeschwerden vorlag (die ja, wie gesagt, außerordentlich häufig war) und daß ganz unabhängig davon nach dem Kriege nach Rückkehr in das Zivilleben erst ein Ulkus entstand, nunmehr mit typischen Beschwerden. Ist der zu Untersuchende exakt in seinen Angaben, so gelingt es einem erfahrenen Untersucher durchaus, die verschiedenen Beschwerdetypen beider Krankheiten herauszuarbeiten und zu erkennen.

Überhaupt ist bei der Erforschung der Zusammenhänge eine eingehende Erhebung der Vorgeschichte und Analyse der Beschwerden von besonderer Bedeutung; Ulkuskranke, die angeben, ununterbrochen seit dem ersten Auftreten ihres Leidens im Kriege Beschwerden gehabt zu haben, sagen bewußt die Unwahrheit, denn es gibt kein Ulkus, das über Jahre hinaus ununterbrochen Beschwerden verursacht, der Verlauf in Perioden ist typisch.

Es ist eine außerordentliche Erschwerung der Gutachtertätigkeit, daß in der Mehrzahl der Fälle objektive Unterlagen aus der Kriegszeit nicht mehr vorliegen und man weitgehend auf die Aussagen des zu Begutachtenden angewiesen ist.

Von dem oben angegebenen Satz, daß auch bei Fronteinsatz und Gefangenschaft im allgemeinen eine Ulkuskrankheit nicht als Wehrdienstbeschädigungsleiden anerkannt werden kann, gibt es nur wenige *Ausnahmen:*

So kann man bei Fronteinsatz ein Ulkus im Sinne einer Entstehung anerkennen, wenn es sich um besonders schwere psychische Belastungen in Verbindung mit Hungerzuständen handelt (eingekesselte Truppenteile).

Anerkennen als entschädigungspflichtig bzw. als Wehrdienstbeschädigung muß man wohl auch Ulzera, die im Anschluß an schwere im Kriege durchgemachte Infektionskrankheiten (Ruhr, Fleckfieber) entstanden sind, ebenso Ulzera im Anschluß an eine durchgemachte Hepatitis epidemica mit länger dauernder schwerer Leberinsuffizienz, da dabei gehäuft Ulzera entstehen (hepatogenes Ulkus von JAHN[59], vgl. auch BAUR[60]). Einzelheiten s. S. 528, 537, 569.

In all den Fällen, in denen man ausnahmsweise ein Ulkus als Wehrdienstbeschädigung anerkennt, gilt diese zunächst nur für den ersten Schub der Krankheit. Ist das *Geschwür* im Anschluß an eine ausreichende Krankenhaus- oder Lazarettbehandlung oder auch spontan (was, wie oben gesagt, beim akuten Ulkus die Regel ist) *abgeheilt*, und zwar ohne bleibende anatomische Veränderungen, die mit Funktionsstörungen verknüpft sind, so ist damit auch die Wehrdienstbeschädigung *erloschen*. Später wieder auftretende Schübe fallen der Konstitution zur Last.

Etwas anders liegen die Verhältnisse dann, wenn das erste im Kriege entstandene *Ulkus mit narbigen Veränderungen* ausheilte, die die Funktion beeinträchtigen, wie z. B. die Entstehung eines Sanduhrmagens, einer Pylorusstenose oder – der häufigste Fall – einer ausgesprochenen Bulbusdeformation. Damit sind Zustände geschaffen, die die Neuentstehung eines Ulkus auch nach der Abheilung des ersten Geschwürs begünstigen, und jeder weitere Schub der Ulkuskrankheit wird damit ebenfalls als Wehrdienstbeschädigung anzuerkennen sein. Sehr wichtig ist, wenn man sich in solchen zweifelhaften Fällen, bei denen jetzt eine narbige Veränderung besteht, die nach dem Kriege im Zivilleben erhobenen Röntgenbefunde (am besten die Filme selbst) beschaffen kann. Dann gelingt es oft nachzuweisen, daß bei den ersten Röntgenuntersuchungen nach dem Krieg eine Bulbusdeformation noch nicht vorhanden und das im Kriege entstandene Geschwür demgemäß folgenlos abgeheilt war.

Ist es während des Krieges zu einem operativen Eingriff wegen eines perforierten Ulkus gekommen, so wird man, wenn es sich um einen Fronteinsatz gehandelt hat, im allgemeinen Wehrdienstbeschädigung anerkennen, auch für später auftretende Ulzera, denn einfache Übernähungen tragen immer die erhöhte Gefahr von Rezidiven in sich.

Wir wiesen oben darauf hin, daß es während des Dienstes bei der Wehrmacht außerordentlich häufig zu *Rezidiven einer schon früher* vor dem Kriege und dem Wehrdienst *bestehenden Ulkuskrankheit* kam. Es ist kein Zweifel, daß in dem Dienst in der Wehrmacht, auch im Heimatgebiet und gerade dort, zahlreiche Momente vorlagen, die das Auftreten von Rezidiven begünstigten, z. B. die für einen Magenkranken nicht bestimmte und nicht zuträgliche Kost, die langen Pausen zwischen einem oft dürftigen, in Hast eingenommenen Frühstück und der Hauptmahlzeit (während der Soldat an der Front ja meist immer noch die Möglichkeit hatte, zwischendurch etwas zu essen, wenn er Hunger hatte), ungewöhnliche körperliche Anstrengungen in der Ausbildung, oft mit leerem Magen u. ä. Daraus ergibt sich die Folgerung, daß man für solche *im Wehrdienst auftretende Schübe eines alten Ulkusleidens Wehrdienstbeschädigung im Sinne einer Verschlimmerung anerkennen* soll. Ist dieser Schub unter entsprechender Behandlung abgeklungen, so ist meist der alte Zustand wiederhergestellt, und es entfällt eine weitere Anerkennung als Wehrdienstbeschädigung. Hat der Schub aber zu einer wesentlichen Verschlechterung der Gesamtsituation geführt, indem es zu einer Perforation kam und zu einem operativen Eingriff oder zu einem Neuauftreten narbiger Veränderungen mit Funktionsstörungen, so ist eine richtunggebende Verschlimmerung und damit Wehrdienstbeschädigung für den weiteren Ablauf der Ulkuskrankheit anzuerkennen (s. a. S. 523).

Große, im Wehrdienst erlittene *Blutungen* bedeuten im allgemeinen keine richtunggebende Verschlimmerung, auch wenn sie im Wehrdienst zum erstenmal auftraten, da diese Ulzera bei konservativer Behandlung meist restlos ausheilen.

Bei Ulkuskranken, bei denen während des Wehrdienstes eine der üblichen *Operationen* (Gastroenterostomie, Magenresektion nach Billroth I oder II) wegen der Geschwürskrankheit vorgenommen wurde, ist der weitere Verlauf der Krankheit als Wehrdienstbeschädigung im Sinne einer richtunggebenden Verschlimmerung anzuerkennen, denn man muß im allgemeinen annehmen, daß die Operation notwendig war wegen einer wesentlichen Verschlimmerung des früher schon vorliegenden Leidens.

Wir sind uns dessen bewußt, daß die Anerkennung eines während des Wehrdienstes auftretenden Schubes einer alten Ulkuskrankheit als Wehrdienstbeschädigung in vielen Fällen nicht berechtigt ist, dann nämlich, wenn es nicht die Eigenarten des militärischen Dienstes waren, die den neuen Schub hervorriefen, sondern der gewöhnliche Ablauf der Ulkuskrankheit. Aber meist wird es sich nicht sicher nachweisen lassen, ob der neue Schub den Eigenarten des militärischen Lebens oder dem gewöhnlichen periodischen Ablauf der Ulkuskrankheit zur Last zu legen war. Auch in denjenigen Fällen ist an sich die Anerkennung unberechtigt, in denen der neue Schub psychisch bedingt war, weil der Betreffende sich mit den Eigenarten des militärischen Dienstes nicht abfinden konnte oder wollte und sich von seiner Magenkrankheit Vorteile erhoffte (vgl. das oben erwähnte gegensätzliche Verhalten der Ulkusbeschwerden in russischer und englisch-amerikanischer Gefangenschaft). Hier lag also eine ausgesprochene *Zweckneurose* vor, durchaus vergleichbar den Schüttlern und Zitterern des Ersten Weltkrieges. Es besteht aber für den Gutachter keine Möglichkeit, solche Ulkusschübe als Zweckneurose zu trennen von denen, die wirklich in der Natur des Leidens oder in einer echten Verschlimmerung durch den Wehrdienst begründet waren. Die Amerikaner haben das durch den Einsatz von Psychologen, Psychotherapeuten und Psychiatern versucht (vgl. SAVITT[51]) (s. a. S. 523).

Die obigen Bemerkungen über Wehrdienst und Ulkus beziehen sich im wesentlichen auf das Heer, entsprechende SS-Verbände und die Fallschirmtruppen. Für die Luftwaffe ist im allgemeinen die Tätigkeit des fliegenden Personals von Jagd-, Kampfflieger- und Transportverbänden, soweit sie unter Feindbedrohung flogen, dem Einsatz des Heeres an der Front gleichzusetzen, während bei dem Bodenpersonal Verhältnisse wie bei dem Dienst in der Heimat und im rückwärtigen Gebiet vorlagen. Bei der Marine entspricht der sehr schwere Einsatz auf Vorpostenbooten, U-Booten, Minenräumverbänden durchaus dem Fronteinsatz im Landkrieg, während auf den großen Schiffen verpflegungsmäßig Verhältnisse bestanden, die dem Friedens- oder Heimatdienst gleichzuachten sind.

Wir haben die Wehrdienstbeschädigungsfrage beim Ulkus etwas ausführlicher gebracht, da praktisch derartige Begutachtungen bei der großen Menge der Magenkranken im Kriege außerordentlich häufig sind.

Ulkus als entschädigungspflichtige Krankheit
mit Ausnahme der Wehrdienstbeschädigung

Neuerdings hat auch die Begutachtung der Ulkuskrankheit im täglichen Leben zugenommen. So kommt es im Anschluß an Unfälle zur Fragestellung des ursächlichen Zusammenhanges und der Minderung der Erwerbsfähigkeit. Ebenso spielt die Ulkusfrage eine Rolle etwa in der Rentengesetzgebung und auch in dem Gesetz der Entschädigung der Opfer des Faschismus. Hinsichtlich der traumatischen Entstehung eines Ulkus ist oben schon das Wesentliche gesagt. In der Mehrzahl der Fälle kann es sich dabei nur um das akute Ulkus handeln, das, wie oben gesagt, fast stets nach kurzer Zeit ausheilt. Selten ist es die Perforation eines akuten Ulkus, die eine Operation notwendig macht. Häufiger wird auch die Frage auftauchen, wieweit bei einer schon bestehenden Ulkuskrankheit oder bei einem früher vorhandenen, aber abgeheilten Ulkus, eine richtunggebende Verschlimmerung der Ulkuskrankheit erfolgt ist. Bei der akuten Ulkusentstehung durch Unfall wird man öfters an das Stress-Ulkus denken (vgl. den Fall von H. KALK und M. L. KNÜPPEL [40]) und den Zusammenhang dann gegebenenfalls bejahen müssen. Allgemein gültige Richtlinien kann man da nicht geben. Hinsichtlich der richtunggebenden Verschlimmerung gilt das gleiche, was oben über diese Frage beim Ulkus im Kriege gesagt wurde (s. S. 18, 522 ff.). Immer ist bei der Begutachtung daran zu denken, daß an sich das akute traumatische Ulkus eine Seltenheit ist und meist spontan ausheilt (vgl. Bd. I, S. 541 ff.). Bei einem traumatischen Ulkus bei bestehender Ulkuskrankheit kann man auch nur den ersten Schub der Krankheit nach Trauma anerkennen. Ist das Ulkus folgenlos ausgeheilt, so müssen spätere Schübe der Konstitution bzw. der alten Ulkuskrankheit zur Last gelegt werden. Nur wenn dieses neue traumatische Ulkus zu bleibenden anatomischen Veränderungen geführt hat oder zu einem operativen Eingriff, nur dann könnte auch der weitere Verlauf der Ulkuskrankheit als richtunggebende Verschlimmerung anerkannt werden. Man muß zugeben, daß der Stress eine Rolle bei politisch und rassisch Verfolgten spielen kann hinsichtlich der Entstehung von Ulzera. Handelt es sich um einen einmaligen Stress, so kann dabei ein akutes Ulkus entstehen, das bald wieder abheilt. Handelt es sich aber um einen immer wiederholten bzw. fortdauernden Stress, so kann es wohl auch zu einem chronischen Ulkus kommen, das etwa dem Ulkus in der Zwangssituation entspricht, das LAMBLING und BONFILS [20] im Tierversuch erzeugen konnten. Diese Ulzera wird man als Schädigungsfolge anerkennen müssen (LYON [61]; s. a. S. 520 f.).

Die Anerkennung eines Ulkus als entschädigungspflichtige Krankheit kommt gegebenenfalls dann in Frage, wenn es sich um Angehörige von *Heilberufen* handelt, die sich bei der Krankenpflege eine schwere Infektionskrankheit, z. B. eine Ruhr, zugezogen haben, in deren Gefolge ein Ulkus auftritt – was im übrigen ja ausgesprochen selten ist. Ansteckung mit Hepatitis epidemica bzw. Serumhepatitis kann eventuell zu einer Zirrhose und damit zum hepatogenen Ulkus führen (s. S. 569 ff.). Liegen *Bronchiektasen* vor, die als entschädigungspflichtige Krankheit anerkannt sind (z. B. nach Pneumonien im Kriege, nach Einatmung von Chlor, Phosgen, Nitrosegasen, Kampfgasvergiftung), so ist mit einem erhöhten Befall an Ulkus zu rechnen, das dann gegebenenfalls auch als entschädigungspflichtige Krankheit anzuerkennen ist, da bei Bronchiektasen ungewöhnlich häufig Ulzera auftreten. Hier liegt eine echte Syntropie vor, wie nicht nur die Untersuchungen von Pathologen (VON ALBERTINI und VERDEN [62]), sondern auch von Klinikern (FR. KAUFFMANN und SCHRECKER [63]) zeigen. Im allgemeinen gilt für die Ulzera nach Infektionskrankheit ähnliches wie für die im Kriegsdienst entstandenen Geschwüre, daß nur der erste Krankheitsschub als entschädigungspflichtige Krankheit anerkannt wird und später, wenn das Ulkus restlos ausgeheilt ist, die Entschädigungspflicht erlischt, weil spätere Schübe der Konstitution zur Last gelegt werden.

Früher fanden sich in der Literatur häufig Angaben über die Häufung des Ulkus bei Bleivergiftung (VON BERGMANN, SCHULLER u. a.); neuerdings ist das gleiche wieder von STRAUBE [64] behauptet worden. Schon GRUBER hat dem widersprochen. Ich kann nicht sagen, daß uns eine Häufung des Ulkus bei Bleiarbeitern aufgefallen wäre. Es mag aber sein, daß heute durch die Gewerbehygiene die Bleivergiftungen in einem früheren Stadium als in vergangenen Zeiten erfaßt werden, so daß es nicht mehr zu dem ganz schweren Bild kommt und demgemäß auch nicht zur Ulkusentstehung.

Die Frage, wieweit das Ulkus gehäuft bei bestimmten Berufen auftritt, hat wiederholt zu eingehenden Diskussionen geführt; sie kann hier nur am Rande gestreift werden. Für uns besteht trotz der wortreichen Ausführungen GLATZELS [65] sowohl nach der Statistik wie nach den eigenen Erfahrungen kein Zweifel daran, *daß das Ulcus ventriculi gehäuft bei Schwerarbeitern auftritt* (KAUFMANN [66], REICHERT [41], WIEBEL und KUNSTREICH [68], WEIDINGER), während *das Ulcus duodeni die Berufe bevorzugt, die unregelmäßig leben und essen* (Taxichauffeure, Berufsfahrer, Friseure, Eisenbahner, Sekretärinnen), letzteres deshalb, weil die sogenannte Leersekretion des Magens im Hungerzustand bei der Entstehung des Ulcus duodeni eine wesentliche Rolle spielt (Einzelheiten bei KALK [2]). Eine Anerkennung als Berufskrankheit für die Ulzera bei diesen Berufen kommt aber nicht in Frage.

Häufig werden Perforationen und große Blutungen bei bestehendem Ulkusleiden als Folgen eines Unfalles hingestellt. In Wirklichkeit handelt es sich fast niemals um einen echten »Unfall«, sondern um den schicksalsmäßigen Eintritt einer auch sonst auftretenden Ulkuskomplikation (s. a. Bd. I, S. 546).

Wieweit durch ein Ulkus, bzw. eine Ulkuskrankheit eine *MdE in der Kriegsopferversorgung bzw. der Unfallversicherung im Einzelfall eintritt*, darüber kann man nur Anhaltspunkte geben. Es wechseln bei dieser Krankheit im allgemeinen Zeiten völliger Beschwerdefreiheit ab mit Beschwerdeperioden (meist im Frühjahr und Herbst in Erscheinung tretend), in denen der Kranke ganz oder weitgehend arbeitsunfähig ist. Am besten wird man diesen Verhältnissen gerecht durch Festsetzung eines mittleren Grades der MdE von etwa 30%. Stenosen von Pylorus und Duodenum, schwere narbige Veränderungen wie z. B. Sanduhrmagen, Ulcera jejuni peptica nach Operationen sind viel höher anzusetzen, bei ihnen liegt die MdE etwa zwischen 60% und 100% je nach Schwere des Einzelfalles. Jedoch kann in solchen Fällen ein operativer Eingriff zu einer erheblichen Besserung, ja Heilung führen und damit auch zu einer Hebung der Erwerbsfähigkeit. In der Rentenversicherung wird die MdE durch Ulkus meist unter 50% liegen bis auf die oben erwähnten schweren Fälle von Pylorus- und Duodenalstenosen, Sanduhrmagen, Ulcera jej. peptica. Auch hier ist die Möglichkeit eines operativen Eingriffes mit erheblicher Besserung ins Auge zu fassen.

Magenkarzinom

Das Karzinom des Magens entsteht ebenso wie die überwiegende Mehrzahl der malignen Geschwülste auf dem Boden immer wieder auftretender Regeneration bis zum Entstehen maligner Fehlregenerate. Jeder derartigen Umwandlung regenerierender Zellen geht eine lange Phase voraus, in der sich die Regeneration von Zellen immer wiederholt – die präkanzeröse Phase.

Es ist schon aus diesem Grunde ganz unmöglich, daß sich auf dem Boden eines einmaligen Traumas ein Karzinom ausbildet. Deshalb ist die früher gelegentlich geäußerte Anschauung, daß sich auf dem Boden eines Unfalls und einer einmaligen Verletzung ein Magenkarzinom entwickeln könne, durchaus abzulehnen. Solche früher berichteten Fälle beruhen auf Fehldeutungen von klinischen Beobachtungen. Weiteres darüber siehe Bd. I, S. 558 (vgl. auch L. SINGER [69]).

Die von FISCHER-WASELS [5] entwickelte Theorie der Karzinomentstehung auf dem Boden maligner Fehlregenerate wird wohl heute von den Pathologen allgemein anerkannt (vgl. BÜCHNER [70]). Unserer Ansicht nach wird aber heute die Möglichkeit, daß Vererbung bei der Karzinomentstehung ebenfalls eine Rolle spielt – und eine ganz wesentliche –, zu gering eingeschätzt (vgl. K. H. BAUER [71]). FISCHER-WASELS [5] selbst hat sich gerade in seinen letzten Arbeiten immer wieder für die Wichtigkeit der Vererbung für die Karzinomentstehung eingesetzt, für die man ja tatsächlich eine Menge klinischer

Beobachtungen ins Feld führen kann (vgl. z. B. KALK[25]) und gerade auf dem Gebiet des Magenkrebses, in dem ja immer wieder einmal ganze Krebsfamilien beobachtet werden (s. a. Bd. I, S. 273 f.).

Die Entstehung des Krebses auf dem Boden der Fehlregeneration macht es verständlich, daß am Magen zwei Formen des Krebses beobachtet werden, nämlich die Entstehung des Karzinoms
1. auf dem Boden eines lang dauernden chronischen Ulkus,
2. auf dem Boden der chronischen Gastritis.

Das *Ulkuskarzinom* ist aber in seiner Häufigkeit weit überschätzt worden. Wir[72] kamen in einer früheren Arbeit zu dem Ergebnis, daß nur 3 bis höchstens 6 % der chronischen Ulzera maligne entarten. v. BEUST[73] kommt bei einer genauen Verfolgung des Personals der Schweizerischen Bundesbahn über Jahrzehnte hinaus auf eine Häufigkeit von 2,75 %. Höher sind die Zahlen von ORATOR mit 7 %. Die maligne Entartung betrifft nahezu ausschließlich das Ulkus des Magens und da vor allem das der präpylorischen Partie. Eine maligne Entartung des Ulcus duodeni kommt praktisch nicht vor. Das ist wichtig auch für Begutachtungsfragen. Voraussetzung ist weiterhin, daß ein- und dasselbe Ulkus lange Zeit als chronisches, nicht heilendes Ulkus an derselben Stelle besteht. Die Ulzera im Rahmen einer Ulkuskrankheit, die periodisch im Rahmen der Periodizität des Leidens neu entstehen, oft an verschiedenen Stellen, und dann wieder abheilen, kommen als Ausgangspunkt der Entstehung eines Ulkuskarzinoms nicht in Betracht. Die Tatsache, daß man nur außerordentlich selten ein Ulkus als entschädigungspflichtige Krankheit anerkennen wird im Verein mit der Tatsache, daß das Ulkuskarzinom ganz selten und nur im Magen auftritt, bedeutet, daß die Anerkennung eines Karzinoms als Folge eines Ulkus, das als Wehrdienstbeschädigung, Unfallfolge usw. anerkannt ist, für die Begutachtung sehr selten in Frage kommt.

Die Anschauung, daß die maligne Entartung eine häufige Komplikation des Ulkus sei, die im wesentlichen von amerikanischen Autoren vertreten worden ist, ist falsch. Sie entstand dadurch, daß in Wirklichkeit die überwiegende Mehrzahl dieser sogenannten Ulkuskarzinome primäre Karzinome waren. Das gilt insbesondere für das von KNOTHE[74] und uns[72] beschriebene Ringwallkarzinome (s. auch BRÜHL[75]), das jahrelang unter durchaus ulkusähnlichen Symptomen verläuft (vgl. a. Bd. I, S. 274).

Die Entstehung eines *Karzinoms* auf dem *Boden der chronischen Gastritis* ist vor allem von KONJETZNY[4] vertreten und bewiesen worden. Darüber und über die Frage der Gastritis als entschädigungspflichtige Krankheit ist oben schon das Wesentliche im Abschnitt Gastritis (s. S. 514 ff.) gesagt worden. Voraussetzung für die Anerkennung eines Karzinoms als Folge einer Gastritis ist aber der Nachweis, daß eine Gastritis als präkanzeröse Phase *nachweisbar* mit *Brückensymptomen* über lange Zeit hinaus bestanden hat. Hier wird man wohl mindestens eine Zeit von 3 Jahren fordern müssen; meist wird es sich um einen Zeitraum von 10 bis 15 Jahren und mehr handeln (s. a. Bd. I, S. 275 u. 559).

Bekanntlich wurde nachgewiesen, daß es eine Reihe chemischer Substanzen gibt (aromatische Kohlenwasserstoffe, Azofarbstoffe, Arsen, Chromate), die kanzerogen wirken. Dazu gehört auch, daß das Rauchen, insbesondere von Zigaretten, die Entstehung des Krebses, vorwiegend im Bronchialsystem, aber auch im oberen Magen-Darm-Trakt begünstigt (Einzelheiten s. bei K. H. BAUER[71]). Es ist daran zu denken, daß kanzerogene, toxische Substanzen, die zu entschädigungspflichtigen Berufskrankheiten führen, doch auch die Entstehung eines Magenkarzinoms begünstigen bzw. verursachen können, das gilt z. B. für das Arsen (s. S. 563).

Das Vorhandensein eines Karzinoms im Magen bedingt je nach der Art der Versicherung eine völlige Arbeitsunfähigkeit, bzw. eine 80–100%ige Minderung der Erwerbsfähigkeit bzw. in der Rentenversicherung eine Berufs- und Erwerbsunfähigkeit.

Ist das Karzinom operabel und kann es vollständig entfernt werden, so müssen neue Festsetzungen getroffen werden.

Andere Tumoren des Magens

Bei den anderen Tumoren des Magens, Sarkome, Adenome, Papillome, Leiomyome, Fibrome, Myxome, Angiome, Neurinome, Neurofibrome, spielen Fragen der Begutachtung kaum eine Rolle, nicht nur wegen ihrer Seltenheit, sondern auch deshalb, weil sie auf angeborene Fehlbildungen zurückgehen. Eine gewisse Ausnahme machen nur die glandulären Schleimhauthyperplasien, die äußerlich von den echten Polypen oft nicht zu unterscheiden sind. Von den meisten Pathologen wird zugegeben, daß sie auf dem Boden entzündlicher Veränderungen entstehen können. Es gibt alle Übergänge zwischen Gastritis atrophicans, Gastritis polyposa bis zur Polyposis ventriculi. In solchen Fällen wäre zu diskutieren, ob eine solche chronische Gastritis evtl. auf dem Boden einer Wehrdienstbeschädigung, einer Gastritis als Folge einer Berufserkrankung (Blei), der Aufnahme von industriellen Giften entstanden sein könnte. Findet man im übrigen Magen-Darm-Trakt, besonders im Kolon, ebenfalls Papillome, so spricht das eindeutig für eine angeborene Erkrankung, wie sie z. B. bei dem Peutz-Jeghers-Syndrom (Polyposis verbunden mit Lippenmelanose) vorliegt. Über eine eventuelle MdE kann nur im Einzelfall entschieden werden.

Der operierte Magen

Die Begutachtung von Kranken mit einem operierten Magen verlangt nicht nur eine ganz exakte Untersuchung mit allen Hilfsmitteln und eine möglichst genaue Kenntnis der vorgenommenen Magenoperation, sondern auch eine große Erfahrung des Untersuchers.

Die Operation der Wahl beim Ulkus ist die *Magenresektion* meist in der Form des Billroth II, seltener Billroth I. Selbst wenn ein Ulkus mit Erfolg reseziert ist, muß man mit einer Beschränkung der Leistungsfähigkeit des Magens und mit gewissen *postoperativen Nachbeschwerden* rechnen.

Man kann im allgemeinen nach unserer Erfahrung damit rechnen, daß nach einer Magenresektion nach Billroth II oder I, auf die Dauer beobachtet, 70–75% der Patienten beschwerdefrei bleiben, andere Autoren geben 85–95% an (näheres s. bei KALK[76]). Auf die Ätiologie dieser Beschwerden kann hier im einzelnen nicht eingegangen werden. Man kann die Beschwerden etwa folgendermaßen unterteilen:
1. die Beschwerden des kleinen Magens,
2. das Hiatus-Syndrom,
3. das Syndrom der afferenten Schlinge,
4. das eigentliche Dumping-Syndrom,
5. das postalimentäre Spät-Syndrom,
6. das postoperative Mangelsyndrom,
7. die Gastritis, Enteritis,
8. das Ulkusrezidiv und das Ulcus jejuni pepticum,

9. Anämien nach Magenresektion,
10. Krankheiten des Pankreas,
11. Krankheiten der Gallenwege,
12. Krankheiten der Leber.

Wegen der einzelnen Folgezustände muß auf die oben angegebene Arbeit von uns verwiesen werden. Immerhin muß man angesichts der eben gebrachten langen Liste betonen, *daß der überwiegende Teil der Magenresezierten trotz mancherlei Beschwerden im täglichen Leben durchaus wieder arbeitsfähig wird.* Eine gewisse erhöhte Anfälligkeit, Einschränkung der Leistungsfähigkeit des Magens und des Gesamtorganismus ist vorhanden, und diese bedingt eine MdE, die man *im Mittel mit etwa 25 bis 35 %* ansetzen kann.

Es kommt dabei sehr auf die Arbeitswilligkeit des Resezierten an, ob er gewillt ist, trotz der mehr oder weniger großen Beschwerden, seinen Beruf weiter auszuüben. Selbstverständlich sind unter der oben angeführten Liste einige Zustände, die eine erheblich höhere MdE bedingen. Das gilt z. B. für das Syndrom der afferenten Schlinge, das postoperative Mangelsyndrom, das Ulkusrezidiv und das Ulcus jejuni pepticum. Das Syndrom der afferenten Schlinge bedingt eine hohe MdE von etwa 70–100 % und muß operativ behandelt werden. Bei manchen Resezierten tritt eine mangelnde Ausnutzung der zugeführten Nahrung auf, vor allem der Fette, oft einhergehend mit Durchfällen, verbunden mit Eiweiß- und Mineralverlust, und so kommt es bei ihnen dann im Laufe von Jahren zu einer erheblichen Abmagerung. Bei einigen schweren Fällen bildet sich auch ein ausgesprochenes Mangelsyndrom aus, das etwa der im letzten Krieg beobachteten alimentären Dystrophie entspricht, oder dem sog. Malabsorption-Syndrom, das man besser als *agastrische Dystrophie* (HENNING) bezeichnen sollte, mit Symptomen des Eiweiß- und Vitaminmangels, mit Ödemen, Hypoproteinämie, Steatorrhoe, Anämie, Osteoporose, Hautblutungen, trophischen Störungen der Haut und Nägel, Hyperkeratosen, Mundwinkelrhagaden, neurologischen Ausfallserscheinungen. Die Wahrscheinlichkeit des Auftretens solcher schweren Erscheinungen ist um so größer, je größer die resezierte Magenfläche ist und am stärksten bei totalen Magenresektionen, wie sie beim Karzinommagen notwendig werden. Es ist einleuchtend, daß solche Fälle, die alle Übergänge von der einfachen Abmagerung bis zur agastrischen Dystrophie bieten, je nach der Schwere des Einzelfalles in ihrer Erwerbsfähigkeit ganz verschieden beurteilt werden müssen (s. a. S. 83, 581 ff., 675 ff.).

In einer sehr lesenswerten, in Deutschland wenig bekannten Arbeit hat der Oberbahnarzt der Schweizerischen Bundesbahn v. BEUST[73] nachgewiesen, daß von den operierten Ulkuskranken 40 % vorzeitig pensioniert werden mußten.

In der Praxis erlebt man leider, daß, wenn die Vorkrankheit, also das Ulkus, als entschädigungspflichtige Krankheit, etwa als Wehrdienstbeschädigungsleiden, anerkannt ist, die Neigung zur Erlangung einer höheren Rente unter Berufung auf die Magenoperation sehr groß ist. Wir haben noch keinen Gutachtenpatienten, der im Wehrdienst wegen eines Ulkusleidens operiert wurde, erlebt, der nicht eine Unzahl von Beschwerden vorgebracht hätte, um eine möglichst hohe Rente zu erlangen. Beschwerdefreiheit nach Ulkusoperation im Wehrdienst gibt es offenbar nicht. Wir haben das schon seinerzeit während des Krieges auf Grund unserer früheren Erfahrungen vorausgesagt und immer wieder darauf hingewiesen, daß man Operationen bei Ulkuskranken im Wehrdienst nur auf die unbedingt notwendigen Notoperationen beschränken soll.

Eine ähnliche Erfahrung macht man auch in der Unfall- und Rentenbegutachtung. Seitdem Berufsunfähigkeit bereits dann vorliegt, wenn ein Mensch nur noch weniger als 4 Stunden täglich arbeiten kann, ist die Neigung, mit Hilfe eines operierten Magens die Berufsunfähigkeit zu erreichen, erheblich angewachsen.

Beim Vorliegen einer *Gastroenterostomie* – heute nur noch selten als Ulkusoperation verwandt – bestehen ebenfalls meist erhebliche Beschwerden. Abgesehen von den Ulkuspatienten im höheren Alter, bei denen die Gastroenterostomie wegen einer erheblichen Pylorus- bzw. Duodenalstenose angelegt wurde und die oft danach völlig beschwerdefrei werden, sind die Beschwerden der Ulkuspatienten nach Gastroenterostomie meist größer als nach Magenresektionen. Abgesehen davon, daß diese Operation in einem erheblichen Teil der Fälle (nämlich denjenigen, die eine gesteigerte Säureresektion des Magens aufweisen) zu Rezidiven bzw. zur Entstehung eines Ulcus jejuni pepticum disponiert, ist es im wesentlichen eine sehr schwere Gastritis, die immer wieder zu Beschwerden Anlaß gibt. Die *MdE nach Gastroenterostomie* ist also im allgemeinen höher anzusetzen als nach Magenresektion und dürfte zwischen 40–50 % liegen.

Beim Vorliegen eines *Ulcus jejuni pepticum*, das heute in etwa 1–4 % der Magenresektionen wegen Ulkus auftritt, besonders Menschen mit besonderer Ulkuskonstitution trifft und eine unbedingte Indikation zur Operation darstellt, besteht, da die Beschwerden stärker, die Neigung zu Komplikationen erheblich größer sind als beim gewöhnlichen Ulkus, eine hohe MdE, die zwischen 75–100 % liegt.

Ulkuskranke, bei denen eine einfache *Übernähung* wegen eines *perforierten Ulkus* vorgenommen wurde, neigen erhöht zu Rezividen des Ulkus (ZUKSCHWERDT und ECK[77] – eigene Erfahrung). Bei ihnen liegt im allgemeinen eine MdE von 20–30 % vor, sie kann aber auch erheblich höher sein.

Totalresektionen des Magens, in neuerer Zeit immer häufiger wegen eines Karzinoms vorgenommen, bedingen eine hohe MdE, die bei etwa 75–100 % liegen dürfte. Jedenfalls dauert es lange Zeit, bis der Organismus sich an diesen totalen Ausfall des Magens angepaßt hat. Das, was oben als Gründe für die Beschwerden nach der gewöhnlichen Magenresektion angeführt wurde, gilt für sie in erhöhtem Maße.

Darm

Duodenum

Von den *Erkrankungen des Duodenums* ist das Ulkus bereits besprochen (S. 518 ff.). Karzinome kommen kaum vor, abgesehen von dem Karzinom der Papilla Vateri. Sie gehören ebensowenig zu den gegebenenfalls entschädigungspflichtigen Krankheiten wie das immer anlagebedingte Duodenaldivertikel, das unter den verschiedensten klinischen Symptombildern in Erscheinung tritt.

Der *duodenale Infekt* – Besiedelung mit Koli und Enterokokken – wird klinisch zu wenig berücksichtigt. Er findet sich am häufigsten bei Sub- und Anazidität bzw. Achylie des Magens. Er ist von Bedeutung deshalb, weil der Infekt unter bestimmten Bedingungen (Abflußstauungen) von hier aus einerseits in das Pankreas einwandert und dort zur Pankreatitis führt, andererseits in die Gallengänge eindringen und Veranlassung zu Cholezystitis, Cholelithiasis, Cholangitis geben kann. Es ist zweifellos, daß solche Zustände die Folge einer atrophisierenden banalen Gastritis, aber auch einer durchgemachten Ruhr sein können. In beiden Fällen kann eventuell eine Entschädigungspflicht in Frage kommen.

Parasiten des Darmes

Sie können hier nur sehr kurz besprochen werden. Es kommen in Frage Askariden, Ankylostoma duodenale, Trichuris trichiura, Enterobius vermicularis, Schistomiasis, Filaria, um nur einige zu nennen. (Einzelheiten bei E. HAFTER[78].) Lambliasis und Amoebiasis, sie alle können eine entschädigungspflichtige Krankheit sein, wenn diese Krankheiten im Kriegsdienst erworben wurden, oder dann, wenn, wie es ja heute häufig ist, Leute im Ausland beruflich tätig sind bzw. gewesen sind (s. a. S. 449 f., 494 f., 539, 558).

Dünndarm

Divertikel des Dünndarms sind selten und stets anlagebedingt. Am bekanntesten ist das sog. Meckel'sche Divertikel, dessen Schleimhaut nicht mit Darmschleimhaut, sondern mit Salzsäure und Pepsin sezierender Magenschleimhaut ausgekleidet ist. Dadurch kann es dort zur Ulkusentstehung mit großer Blutung und Perforation kommen.

Akute Enteritiden, bakteriell bedingt durch Erreger der Paratyphus-Enteritidis-Gruppe, heilen meist so schnell und vollständig ab, daß eine dauernde Beeinträchtigung der Erwerbsfähigkeit bei ihnen nicht zurückbleibt.

Die Ursache *chronischer*, mit Verdauungsstörungen einhergehender *Dünndarmerkrankungen* ist heute noch nicht völlig geklärt. Die Begutachtung ist daher oft schwer.

Sehen wir ab von Dünndarmerkrankungen, die endokrin (M. Basedow) oder allergisch bedingt sind, so bleibt ein großes Heer von chronischen Dünndarmerkrankungen, die man früher mit dem nichtssagenden Ausdruck der Dyspepsien zu bezeichnen pflegte. Als Ursachen kommen in Frage:

1. Mangelhafte Sekretion von Verdauungssekreten weiter oben gelegener Organe (Magen: Achylie, gastrogene Diarrhöen; Pankreas: mangelhafte Sekretion von Trypsin, Diastase, Lipase).
2. Beeinträchtigung der Fermentproduktion der Dünndarmschleimhaut, wie es z. B. sicher bei Mangelernährung – Dystrophie – der Fall ist.
3. Besiedelung mit pathogenen Bakterien: vorwiegend der Salmonellengruppe, von denen man heute serologisch etwa 600 verschiedene Typen unterscheiden kann. Am häufigsten sind Salmonella typhi, S. typhi murium (Breslau), S. schottmülleri (Paratyphus B), S. enteritidis (Gärtner).

Man kann die unter 1 und 2 angeführten Ursachen unter der Bezeichnung Maldigestion oder Malabsorption zusammenfassen, weil es sich ja dabei um eine Störung der Aufspaltung der Nahrungsbestandteile handelt, die deshalb nicht resorbiert werden können. So kommt es bei langer Dauer zu Mangel an Eiweiß, Fett, Kohlehydraten, Vitaminen, Elektrolyten, zur Gewichtsabnahme und auch Mangelsymptomen, auf die im einzelnen nicht eingegangen werden kann (näheres bei HAFTER[78]). Sie müssen natürlich, falls es sich um entschädigungspflichtige Krankheiten bzw. Krankheiten in der Rentenversicherung handelt, berücksichtigt werden. Der Grad der Mind. d. Erwerbsf. hängt von der Schwere des Einzelfalles ab (s. a. S. 581 ff., 675 ff.).

Von den eventuell entschädigungspflichtigen Krankheiten heilt der Typhus meist folgenlos ab. Vernarbung von Typhusgeschwüren kann zu bleibenden Stenosen führen, jedoch sind diese ganz außerordentlich selten.

Salmonellenerkrankungen hinterlassen oft längere Zeit eine Anfälligkeit des Darmes, ohne daß dadurch eine wesentliche Erwerbsbeschränkung bedingt wäre (s. a. S. 456).

Am häufigsten kommt es nach einer durchgemachten *Bazillenruhr* zu langdauernden Darmbeschwerden, die meist mit gleichzeitigen Störungen des Dickdarmes (Enterokolitis) einhergehen (s. S. 536). Sie werden zum Teil sicher dadurch unterhalten, daß bei diesen Leuten häufig eine Achylie des Magens und oft eine Subfermentie des Pankreas besteht. Möglicherweise spielt dabei auch eine Rolle, daß Kolibakterien pathogen entarten und sich dabei eine *Dysbakterie des Dünndarmes* einstellt, über deren klinische Bedeutung freilich noch nicht das letzte Wort gesprochen ist. Auch nach durchgemachter Amöbenruhr soll es zu chronischen Enteritiden kommen (s. a. S. 457, 515, 707).

Man muß heute damit rechnen, daß Enteritiden und auch Kolitiden – beide sind ja oft in diesem Komplex nicht voneinander zu trennen – dadurch entstehen, daß durch die reichliche Anwendung von Breitband-Antibiotika die normale Darmflora entartet und gestört ist, und es oft außerordentlich schwer ist, eine normale Darmflora wieder herzustellen. Manchmal entsteht auf diesem Boden dann die gefürchtete Staphylokokkenenteritis.

Nicht jedes Mangelsyndrom beruht auf einer Störung der Verdauung und Resorption. Nur der Vollständigkeit halber sei hier erwähnt, daß auch ein Eiweißmangelsyndrom durch eine besondere Krankheit hervorgerufen werden kann, die sog. exsudative Enteropathie, bei der durch Exsudation von Plasmaproteinen, insbesondere von Albuminen und Gammaglobulinen, in dem Magen-Darm-Kanal der Eiweißmangel entsteht. Sie findet sich bei Enteritis regionalis, Sprue, Zöliakie, Darmtuberkulose, Colitis ulcerosa, bei manchen Tumoren. Ob eine solche Krankheit in den Bereich der entschädigungspflichtigen Krankheiten gehört, hängt von der Grundkrankheit ab (s. a. S. 585).

Die einheimische Sprue – idiopathische Steatorrhoe – ist in ihrer Ätiologie inzwischen aufgeklärt. Sie verläuft bei Kindern unter dem klinisch längst bekannten Bild der Zöliakie. Ihr wesentliches Symptom ist die Häufung von Durchfällen mit großem Fettverlust, charakteristischen anatomischen Veränderungen im Saugbiopsiepräparat und einer massiven Fettleber. Es hat sich gezeigt, daß sie auf einer angeborenen oder erworbenen Unverträglichkeit von einem besonderen Eiweiß im Getreide beruht (Gliadin im Roggen, Hordein in der Gerste, Arenin im Hafer). Wahrscheinlich ist die Krankheit, bzw. Unverträglichkeit dieses Eiweißes bedingt durch das Fehlen einer ganz bestimmten Peptidase. Da ihr Auftreten im Erwachsenenalter fast ausschließlich bei solchen Menschen erfolgt, die schon im Kindesalter an Zöliakie gelitten haben und offenbar ein angeborener und hereditärer Defekt die Ursache ist, kommt eine Anerkennung als entschädigungspflichtige Krankheit nicht in Frage. Jahrelange Dauer führt zu Fettleber und Zirrhose.

Die *tropische Sprue,* die in manchen Ländern, vor allem in Indien, endemisch auftritt, ist in ihrer Ätiologie noch nicht restlos geklärt. Sie befällt auch Europäer trotz guter Ernährung. Da ja heute häufig solche Länder von Europäern aus dienstlichen oder gesellschaftlichen Gründen aufgesucht werden müssen, tritt auch gelegentlich an uns die Frage heran, ob hier nicht eine entschädigungspflichtige Krankheit vorliegt. Man muß unserer Ansicht nach diese Frage bejahen. Es ist bemerkenswert, daß im 2. Weltkrieg nach britischen Erfahrungen von 8846 in tern erkrankten britischen Soldaten, die in das Heimatland in den Jahren 1943 bis 1946 zurücktransportiert werden mußten, allein 1073 Fälle von tropischer Sprue waren (KEELE und BOUND [79]).

Immerhin heilt die Krankheit bei Europäern nach Rückkehr in das Heimatland in der Mehrzahl der Fälle aus, im übrigen spricht die Krankheit sehr gut auf Verabreichung von Folsäure (am besten in Kombination mit Vitamin B_{12}) an.

Die alimentäre *Dystrophie,* wie wir sie zur Genüge in Gefangenenlagern und in einheimischen Mangelgebieten während und nach dem Zweiten Weltkrieg kennengelernt haben, ist ein außerordentlich komplexer Vorgang. Wesentlichste Ursache ist der Eiweißmangel, besonders an tierischem Eiweiß in der Ernährung. Sie führt zu einer

Herabsetzung und einem Erlöschen der Fermentproduktion in Magen und Darm und demgemäß auch zu schweren Darmstörungen, verbunden mit Durchfällen. Jedoch verschwinden diese Darmerscheinungen sehr bald nach Behebung der Dystrophie. Ihre Beurteilung als entschädigungspflichtige Krankheit muß natürlich im Rahmen der allgemeinen Entschädigung der Dystrophie erfolgen (s. a. S. 585, 675 ff.).

Der vor allem 1946 in der Gegend von Lübeck gehäuft aufgetretene (HANSEN, JECKELN, RUPPERT[80]), später aber auch bis nach Mitteldeutschland hinein beobachtete *Darmbrand* (eine Erkrankung vorwiegend des oberen Dünndarmes) ist in seiner Ätiologie so weit geklärt, daß es sich um eine Infektion mit Gasbrandbazillen (FRÄNKEL und verwandte Arten) handelt, wobei wahrscheinlich *eine starke Überlastung* des Darmes mit großen Mengen zellulosereicher Ernährung begünstigend wirkt. Vorherige Kriegs- und Mangelernährung dürfte von Bedeutung sein, da die gleiche Krankheit auch zur Zeit des Ersten Weltkrieges gehäuft beobachtet wurde. Insofern würde ich keine Bedenken tragen, sie als entschädigungspflichtige Krankheit anzuerkennen, wenn sie in einem Gefangenenlager auftrat.

Die *Tuberkulose* des Darmes, vorwiegend im Dünndarm und der Ileozökalgegend lokalisiert, kann zu den entschädigungspflichtigen Krankheiten gehören, wenn etwa die Tuberkulose unter Kriegsverhältnissen in Gefangenschaft oder im Beruf erworben wurde. Sie bedingt immer eine 100 %ige MdE, solange sie sich im floriden Stadium befindet. Nach Abheilung können Darmstenosen zurückbleiben, die nach operativer Beseitigung zu einer völligen Wiederherstellung der Arbeitsfähigkeit führen können, wenn es sich um eine isolierte Erkrankung des Darmes handelte (Traumatische Darmtuberkulose s. Bd. I, S. 540).

Die neuerdings öfter erwähnte, aber zweifellos seltene Enteritis regionalis (= Ileitis terminalis, Crohn'sche Krankheit), eine in der Ileozökalgegend lokalisierte schwere Enteritis mit Wandverdickung mit ulzerösem Prozeß der Schleimhaut, ist in ihrer Ätiologie noch völlig unklar. Sie verursacht zweifellos eine 80–100 %ige Minderung der Erwerbsfähigkeit.

Dickdarm

Die *Divertikelbildungen*, selten im Dünndarm (Meckel'sches Divertikel), häufiger im Dickdarm, stellen anlagebedingte Leiden dar. Das gleiche gilt für das Megakolon (Hirschsprung'sche Krankheit).

Die häufigste Dickdarmerkrankung, die wir im letzten, ebenso wie im vorletzten Weltkrieg erlebten, war die *Ruhr*.

Die *Bakterien- oder Bazillenruhr* trat am eindrucksvollsten 1939 am Ende des Polenfeldzuges als große, schwere Epidemie in Erscheinung, durch Shiga-Kruse- und Flexner-Bazillen (heute Shigella dysenteriae und S. Flexneri genannt) bedingt. Sie ist aber entsprechend ihrer Natur als ausgesprochene Kriegskrankheit auch im weiteren Verlauf auf allen Kriegsschauplätzen und in Gefangenenlagern teils sporadisch, teils epidemisch aufgetreten. Ihr klinisches Bild darf hier als bekannt vorausgesetzt werden. Es ist aber bei Begutachtungsfragen sehr wichtig, sich nicht mit der einfachen Angabe von Durchfällen zufrieden zu geben, *sondern sich von dem zu Begutachtenden seine damaligen Darmerscheinungen genau schildern zu lassen*. Insbesondere ist er danach zu fragen, ob neben Schleim auch *Blut* im Stuhl vorhanden war, ob Schmerzen vor und nach dem Stuhlgang, ob Tenesmen bestanden und wie häufig die Stuhlentleerungen waren. *Das ist wichtig zur Abgrenzung banaler Darmkatarrhe* (durch Salmonellen bedingt) *von der echten Ruhr*. Denn nur für die letztere gilt, daß sie auch später nach Abschluß der aku-

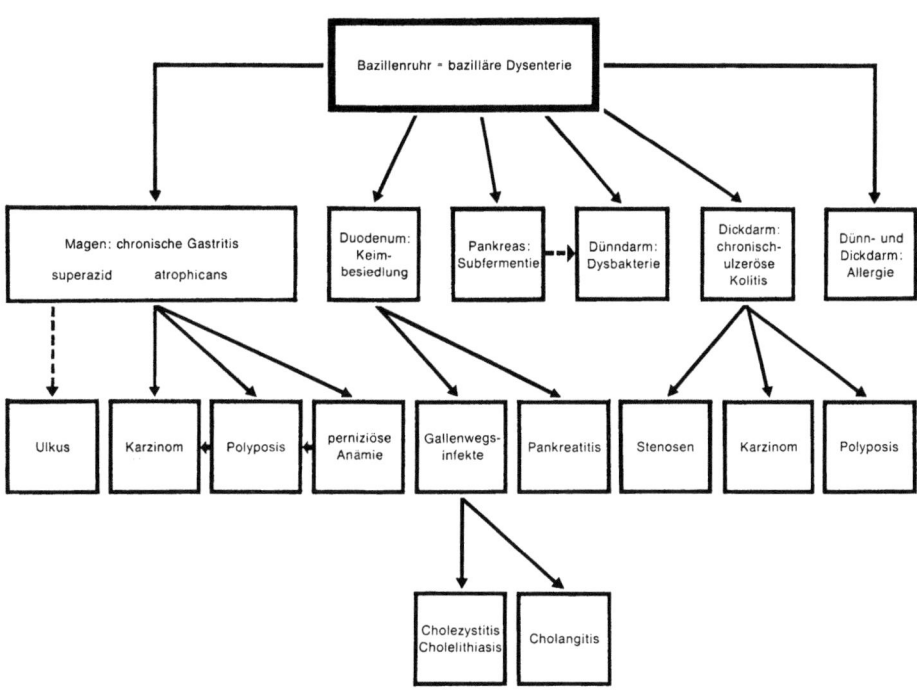

Abb. 2. Mögliche Folgezustände der Bazillenruhr

ten Erkrankung langdauernde Magen-Darm-Beschwerden mit sich bringen kann, die auch heute noch Jahre und Jahrzehnte nach der akuten Krankheit Beschwerden verursachen und die Erwerbsfähigkeit einschränken können (s. a. S. 457, 707).

Die postdysenterischen Beschwerden sind im Zweiten Weltkrieg viel seltener und erheblich kürzer dauernd gewesen als im Ersten Weltkrieg. Die Ursache dafür ist sicher im wesentlichen die Sulfonamidbehandlung, die erstmals in diesem Krieg eingesetzt hatte (s. a. S. 515).

Wie häufig in und nach dem Zweiten Weltkrieg die Fälle sogenannter chronischer Ruhr waren, ist sehr schwer zu sagen. Im Ersten Weltkrieg wurden sie auf 5–10 % geschätzt, in diesem Weltkrieg 1941 von HOLLER[81] auf 2,4 % (G. WALTHER[82]).

Die Bazillenruhr ist eine Allgemeinerkrankung, keine lokale Erkrankung des Dickdarmes. Dementsprechend betreffen auch die *Nachkrankheiten* den ganzen Organismus, vorwiegend aber den Verdauungskanal, der ja seinerseits eine Einheit bildet. Man muß diese Nachkrankheiten kennen, um die Möglichkeit des Zusammenhanges bei der Begutachtung angegebener Beschwerden mit einer durchgemachten Ruhr beurteilen zu können.

Die Folgekrankheiten der Ruhr sind außerordentlich zahlreich und können hier im einzelnen nicht aufgeführt werden. Wir geben statt dessen eine Übersicht (Abb. 2) und können dazu nur einige Bemerkungen machen.

Von den Folgen der häufig bei und nach Ruhr einsetzenden Gastritis (meist anazid oder achylisch) war schon im Kapitel »Gastritis« die Rede (S. 515).

Das *Ulcus ventriculi nach Ruhr* – früher schon von POSSELT[15] beschrieben – ist nach unseren Erfahrungen eine ganz große Seltenheit. Die für den Zweiten Weltkrieg von KRIEGER[83] angegebenen Zahlen mit 8,4 %, SCHEIDEL[84] mit 18,3 % (!) sind sicher viel zu hoch. (Die bei G. WALTHER[82] sich findende Behauptung, STÖRMER[85] gebe die Häufigkeit des Ulkus nach Ruhr mit 33 % an, muß auf einem Irrtum beruhen, dafür findet sich in der Arbeit von STÖRMER kein Anhalt.) Diese Zahlen sind sicher damals unter dem augenblicklichen Eindruck der großen Ruhrepidemie entstanden (s. a. S. 525).

Die *chronische ulzeröse Kolitis* nach Ruhr ist nach dem Zweiten Weltkrieg im Gegensatz zum Ersten Weltkrieg nur wenig in Erscheinung getreten. Im Jahre 1936 schätzten wir[86] die Häufigkeit dieser Nachkrankheit auf 1–5 % der Ruhrfälle.

Die von A. W. FISCHER etwas skeptisch beurteilte Möglichkeit der *Entstehung eines Karzinoms* nach chronisch-ulzeröser Kolitis habe ich in einigen seltenen Fällen gesehen, ebenso die Polyposis, die auf dem Boden einer Schleimhauthypertrophie sich entwickelt und mit der echten angeborenen Polyposis nichts zu tun hat (vgl. Bd. I, S. 560).

Eindrucksvoll war uns ein Fall von chronisch-ulzeröser Kolitis nach einer im ersten Weltkrieg erworbenen Ruhr, deren klinische Erscheinungen wir durch einige künstlich erzeugte anaphylaktische Schocks zur Abheilung brachten (vgl. KALK[87]). Danach entwickelte sich an einer Stelle des Kolons eine Stenose, an einer anderen Stelle (Flexura lienalis) eine Stenose + Polyposis, die nach 6 weiteren Jahren in ein Karzinom überging. Die Krankheit wurde auf unsere Veranlassung hin als Kriegsdienstbeschädigung anerkannt.

Die häufigsten Folgen einer durchgemachten Dysenterie sind die *chronisch-dyspeptischen Formen der chronischen* Ruhr mit immer wieder sich zeigenden Beschwerden einer Gastritis, verbunden mit zeitweiligem Meteorismus, Durchfällen, Darmspasmen, Empfindlichkeit gegen kalte Getränke und bestimmte Speisen. Zweifellos hat man hier eine Mischform von Gastritis, Subfermentie des Pankreas, Dysbakterie des Darmes und einer erworbenen Überempfindlichkeit (Allergie) des Magen-Darm-Rohres gegen bestimmte Speisen vor sich. Auf diesem Boden entwickeln sich dann auch in manchen Fällen Infekte des Gallenwegsystems (s. a. S. 575).

Voraussetzung zur Anerkennung der oben aufgezeigten Nachkrankheiten nach Ruhr als entschädigungspflichtige Krankheit, insbesondere als Wehrdienstbeschädigungsleiden, ist:
1. es muß eine echte Ruhr überstanden worden sein,
2. es müssen ununterbrochene bzw. nur kurzzeitig (½ Jahr) unterbrochene Brückensymptome bestehen bis zur jetzt bei der Begutachtung vorliegenden Krankheit.

Den Nachweis einer überstandenen Ruhr kann man manchmal noch nach Jahren (6 Jahre und mehr) durch das Vorhandensein von Ruhrbazillen im Stuhl oder Darmabstrich führen oder durch Agglutination auf Ruhrerreger im Blut. Fehlen Krankengeschichten aus der Zeit des Krieges, so macht manchmal noch das genaue Ausfragen des Patienten nach den damals bestehenden Erscheinungen (s. oben) das Überstehen einer Ruhr zumindest wahrscheinlich. Bei ehemaligen Kriegsgefangenen in Rußland kann man bei der ungeheuren Häufigkeit der Ruhr in den dortigen Gefangenenlagern ohne weiteres annehmen, daß sie eine Ruhr durchgemacht haben.

Die häufigste Form der Magen-Darm-Beschwerden nach Ruhr – die chronisch-dyspeptische Form – wird man im allgemeinen mit 20, höchstens 30 % Mind. d. Erwerbsf. anerkennen.

Bei den anderen Nachkrankheiten kann man keine Richtlinie für die Höhe der Mind. d. Erwerbsf. geben, es hängt das ganz vom Einzelfall ab.

Die *Amöbenruhr* war im Ersten wie im Zweiten Weltkrieg im wesentlichen auf den Kriegsschauplätzen in der Umgebung des Mittelmeeres verbreitet. Nach den bisherigen Erfahrungen scheint uns, daß die überwiegende Mehrzahl der Fälle nach Rückkehr in die gemäßigte Zone abgeheilt ist (s. a. S. 494).

Als Folge der Amöbenruhr stellen sich oft jahrelang dauernde Magen-Darm-Beschwerden ein mit anazider Gastritis und Kolonspasmen und Obstipation, eventuell persistierende Geschwüre.

Eine gewisse Sonderform der Ruhr ist vorwiegend in der Gegend des Zökums lokalisiert unter Bildung granulomatöser Tumoren, z. T. mit Wandverdickung und Stenosenbildung.

Die Amöbenruhr ist bei Seeleuten als Berufserkrankung anerkannt. Ihnen gleichgestellt werden müssen unter den neuen Verhältnissen auch diejenigen deutschen Staatsangehörigen, die in Tropengebieten (etwa in der Entwicklungshilfe) tätig sind. Für die Anerkennung als Berufskrankheit muß aber der Nachweis der Amöben oder ihrer Zysten im Stuhl gefordert werden.

Die Hauptsache ist, daß die Amöbenruhr rechtzeitig erkannt und der entsprechenden Behandlung zugeführt wird, dann heilt sie in der gemäßigten Zone so aus, daß wesentliche Mind. d. Erwerbsf. nicht zurückbleiben. Spätfolgen sind auch die Amöbenhepatitis und der Leberabszeß, die als entschädigungspflichtige Erkrankungen ebenso wie die Amöbenruhr anzuerkennen sind, wenn die Bedingungen dafür – Wehrdienstbeschädigung bei Infektion im Krieg, Berufskrankheit bei Infektion in den Tropen – gegeben sind.

Entzündungen in der Ileozökalgegend sowohl den untersten Teil des Jejunums wie das Zökum betreffend – Typhlitis – können längere Zeit bestehen bleiben, nicht nur nach einer durchgemachten Ruhr, sondern auch nach einem überstandenen Typhus und Paratyphus. Sie sind u. U. zu den entschädigungspflichtigen Krankheiten zu rechnen.

Zu den geschwürigen Erkrankungen des Dickdarms und gleichzeitig auch des Rektums gehört auch die *Colitis ulcerosa gravis* – ein eigenes Krankheitsbild. Für mich besteht kein Zweifel, daß ein Teil dieser Fälle, freilich *nur ein Teil*, sich auf dem Boden einer durchgemachten Bazillenruhr entwickelt (HURST[88]), und diese werden dann als entschädigungspflichtige Krankheit anzuerkennen sein, wenn für die Ruhr diese Situation gegeben ist. In der Ätiologie spielen zweifellos allergische Reaktionen neben psychischen Faktoren eine Rolle.

Es gibt seltene Fälle von Tuberkulose, die unter dem klinischen Bild einer Kolitis mit polypös-ulzerösen »Schleimhautveränderungen verlaufen (SIEGMUND[89])«; (tuberkulöse Dysenterie nach ASCHOFF). Auch hier besteht die Notwendigkeit der Anerkennung als entschädigungspflichtige Krankheit, wenn die Tuberkulose als solche anerkannt werden muß.

Die entzündlichen und geschwürigen *Kolitiden*, die durch *Ausscheidung giftiger Substanzen* zustande kommen – Prototyp urämische Kolitis –, können zum Teil auf der Basis von Krankheiten entstehen, die entschädigungspflichtig sind: Kolitiden bei Quecksilber-, Wismutvergiftung. Hier wird schon allein durch die Stärke der allgemeinen Vergiftung meist Erwerbsunfähigkeit bestehen.

Daß die Malaria zu jahrelang dauernden Darmstörungen mit Geschwulstbildungen führt – VELDE führt einen derartigen Fall von SCHORLEMMER an –, halte ich für völlig ausgeschlossen. In diesen in der früheren Literatur berichteten Fällen handelt es sich doch wohl um Mischinfektionen mit Amöbenruhr (s. a. S. 488).

Die *Colica mucosa* und ihre Fortentwicklung, die *Colitis mucosa*, ist eine auf dem Boden angeborener oder erworbener Überempfindlichkeit beruhende, durch psychogene Einflüsse außerordentlich verstärkte und steuerbare *Sekretionsneurose* des Dickdarmes. Sie kann unter Umständen als entschädigungspflichtige Krankheit dann anerkannt werden, wenn sich die Sensibilisierung auf dem Boden einer durchgemachten Ruhr entwickelt hat.

Entzündliche und geschwürige Veränderungen des Kolons und Sigmas können zustande kommen durch Verwechslung von Arzneimitteln (mit Säuren, Laugen) oder Irrtümer in der Konzentration bei der Verwendung von Arzneimitteln (z. B. Argentum nitricum) zu Einlaufzwecken. Hier liegt es auf der Hand, daß solche Verletzungen des Darmes unter Umständen entschädigungspflichtig sind bei schuldhaftem Verhalten von Arzt, Schwester oder Apotheker.

Neuerdings sieht man häufiger schwere, auch ulzeröse Kolitiden artifiziell bzw. iatrogen erzeugt durch langdauernde Anwendung von Antibiotika, die die normale Darmflora zerstören und zum Überwuchern resistenter Erreger (Staphylokokken, Hefen und Pilze) führen.

Hämorrhoiden und Analprolaps können dann als entschädigungspflichtige Krankheiten in Frage kommen, wenn eine schwere Dysenterie vorausgegangen ist.

Für die Entstehung des *Karzinoms des Dickdarmes* gilt im allgemeinen das, was oben über die Entstehung des Magenkarzinoms gesagt wurde (s. S. 515, 529). Da man heute durchaus auf dem Boden der Regenerationstheorie – Entstehung des Karzinoms durch maligne Fehlregenerate – steht, kann es als ausgeschlossen betrachtet werden, daß ein Karzinom des Darmes auf dem Boden eines einmaligen Traumas entsteht. Wohl aber ergibt sich daraus, daß gelegentlich ein Karzinom des Dickdarmes als entschädigungspflichtige Krankheit anzuerkennen ist, wenn es sich auf dem Boden einer chronischulzerösen Ruhr entwickelt hat. Solche Fälle sind von uns beobachtet worden (s. S. 538). Es gelten dafür dieselben Voraussetzungen wie für das Magenkarzinom. Der chronischulzeröse Prozeß muß jahrelang bestanden haben, bis die Entwicklung aus der präkanzerösen Phase in die des Karzinoms ausläuft. Im übrigen bin ich – abweichend von der heute herrschenden Meinung – der Ansicht, daß auch bei der Entstehung des Kolonkarzinoms erbliche Einflüsse von Bedeutung sind, nicht nur im Sinne einer allgemeinen Diathese zu Geschwulstbildungen, sondern im Sinne einer besonderen Bereitschaft zur Geschwulstentstehung gerade im Bereich des Kolons (vgl. KALK[25] und Bd. I, S. 274 u. 560).

Pankreas

Scharfe und stumpfe Bauchtraumen können zu Verletzungen des Pankreas und zur akuten Pankreasnekrose führen (s. Bd. I, S. 564), als Folgekrankheiten können sich Pankreaszysten und ein Diabetes mellitus entwickeln.

Die Frage des traumatischen Diabetes siehe Seite 645 ff.

Entzündung der Bauchspeicheldrüse kann entstehen durch aszendierende Infektion vorwiegend mit Koli und Enterokokken vom Duodenum aus, falls dieses keimbesiedelt ist. Das ist der Fall bei der Achylie des Magens.

Alle Zustände, die zu einer Achylie führen, können die Entstehung einer Pankreatitis begünstigen, wie z. B. chronische Gastritis (z. B. nach Ruhr), durchgemachte schwere

Dystrophie, Magenresektion. Liegt also bei einer dieser primären Erkrankungen (s. im einzelnen S. 514, 531, 581 u. 675) Veranlassung vor, eine Wehrdienstbeschädigung oder Berufskrankheit anzuerkennen, so ist Anerkennung auch bei der Pankreatitis möglich bzw. notwendig.

Das Bestehen einer Cholezystitis und -lithiasis begünstigt die Entstehung einer Pankreatitis, ja auch der akuten Pankreasnekrose, vor allem in den Fällen, in denen ein gemeinsamer Ausführungsgang bzw. eine gemeinsame Mündung von Choledochus und Ductus Wirsungianus vorliegt. Ist also eine solche Cholezystitis bzw. -lithiasis als entschädigungspflichtige Krankheit anerkannt oder anzuerkennen, z. B. nach Typhus, Ruhr, Hepatitis, dann müssen auch gegebenenfalls Pankreatitis und Pankreasnekrose anerkannt werden, auch ein eventuell nachfolgender Diabetes (s. a. S. 574, 650).

Pankreatopathie kann auch zustande kommen durch toxisch-hämatogene Schädigung des Pankreas bei schweren Infektionskrankheiten: Ruhr, Typhus, Grippe, Malaria, Scharlach. Bei Scharlach fand z. B. GÜLZOW in 75% eine Diastaseerhöhung im Blut und Blutzuckererhöhung. Entwickelt sich also bei einer solchen Erkrankung eine Pankreatopathie, so kann eventuell auch die Frage des Zusammenhangs mit einer entschädigungspflichtigen Krankheit zu erörtern sein.

Schwere alimentäre Dystrophie führt zu einer Schädigung des Pankreas mit Herabsetzung der Fermentsekretion.

Bei *Hepatitis epidemica*, deren Bedeutung als entschädigungspflichtige Krankheit wir unten noch zu erörtern haben werden (s. S. 542, 551, 555), ist fast immer gleichzeitig das Pankreas beteiligt, wobei sicher der Erreger auch das Pankreas selbst befällt. Ähnliches gilt für andere Viruskrankheiten, z. B. die Parotitis epidemica (s. a. S. 462).

Bei der schweren Störung des Eisenstoffwechsels, der *Hämochromatose* (wir nennen sie jetzt *Siderophilie*), ist fast immer das Pankreas mit starken Hämosiderinablagerungen betroffen; dadurch entsteht dann ein Diabetes (Bronzediabetes). Erörterungen darüber, wieweit hier eine Entschädigungspflicht in Frage kommt, werden auf S. 565 ff. gebracht.

Leber

Auf dem Gebiet der Leberkrankheiten sind unsere Kenntnisse im Laufe der letzten 15 Jahre außerordentlich erweitert worden. Das hat sich auch auf das Gebiet der Begutachtung sehr wesentlich ausgewirkt. Um hier die Zusammenhänge verstehen zu können, ist es notwendig, die Ergebnisse der Forschung in den letzten Jahren kurz zusammenzufassen.

Die Erweiterung unserer Kenntnisse auf dem Gebiet der Leberkrankheiten ist bedingt
1. durch die Einführung der bioptischen Methoden in die Diagnostik der Leberkrankheiten (Laparoskopie und Leberpunktion),
2. durch die Erfahrungen des letzten Krieges, der uns eine große Epidemie von Hepatitis epidemica gebracht hat,
3. durch Ausarbeitung neuer Laboratoriumsuntersuchungen und durch Tierversuche.

An Stelle des nichtssagenden Ausdrucks Hepatopathie, der nichts anderes aussagt wie »Leberschaden«, konnte durch die bioptischen Methoden die Bezeichnung Hepatitis (= Leberentzündung) und Hepatose (toxisch-degenerative Erkrankung des Leberparenchyms) gesetzt werden.

Es gibt zahlreiche Formen und Ursachen der Leberentzündung (Einzelheiten bei KALK [87]).

Hepatitis

Hepatitis epidemica und Serumhepatitis

Die gewaltige Zunahme der Hepatitis in den letzten 25 Jahren, im Zweiten Weltkrieg und seit dem Krieg, war bedingt durch die sog. *Hepatitis infectiosa* (vgl. S. 462). In diesem Sammelbegriff sind enthalten:
1. die Hepatitis epidemica, die die Ursache der immer wieder auftretenden großen Epidemien ist,
2. die hämatogene infektiöse Hepatitis (= Serumhepatitis).

Beide werden durch Viruserreger hervorgerufen (Virus A bei Hep. epid., Virus B bei der Serumhepatitis). Die beiden Erreger sind nicht identisch miteinander, doch wohl aber miteinander verwandt. Einer amerikanischen Forschungsgruppe (TAYLOR, RIGHTSEL, BOGGS, MCLEAN [90]) ist es gelungen, ein Virus, das eine Hepatitis hervorruft, zu isolieren und im Elektronenmikroskop sichtbar zu machen. Uns scheint noch nicht eindeutig geklärt, um welches Virus es sich dabei handelt. Die beiden Arten der Virushepatitis sind histologisch nicht voneinander zu trennen. Klinisch ist die Trennung ebenfalls schwer, wenn auch die Serumhepatitis im allgemeinen schwerer verläuft und auch offenbar in einem größeren Prozentsatz in chronische Hepatitis und Zirrhose übergeht.

Grundsätzlich sind beide Hepatitisarten in 2 Punkten voneinander verschieden:
1. Die Übertragung der Hep. epid. erfolgt im wesentlichen durch perorale Aufnahme des Erregers, der mit dem Stuhl der Kranken ausgeschieden wird, selten auf dem Blutweg. Die Übertragung der Serumhepatitis erfolgt parenteral mit dem Blut, bzw. Serum des Kranken, sei es, daß Blut eines Kranken, etwa bei der Blutentnahme, auf einen Hautdefekt eines anderen Menschen gerät, sei es, daß Reste von Blut oder Serum eines Kranken an einem ärztlichen Instrument (Spritze, Skalpell) haften und bei Verwendung an einem anderen Menschen auf diesen übertragen werden oder daß Krankenpflegepersonen bei der Blutentnahme eines Kranken sich selbst versehentlich mit der zur Entnahme verwendeten Nadel stechen, sei es, daß Blut eines unbemerkt erkrankten oder erkrankt gewesenen Menschen bei einer Bluttransfusion auf einen anderen übertragen wird. Die letztere Gefahr ist natürlich besonders groß, wenn bei Verwendung von Blutkonserven dieses Blut von zahlreichen Menschen stammt, bei denen immer die Gefahr besteht, daß ein Virusträger sich darunter befindet.
2. Die Inkubationszeit beider Formen von Hepatitis ist unterschiedlich. Siehe nachstehende Tabelle. – Einzelheiten und Literatur bei E. MÜHLER und H. GROS [91].

Die Hep. epid. ist die Ursache der großen Gelbsuchtepidemien im letzten Weltkrieg, die genau besehen auch bis heute noch nicht abgeklungen sind und nicht nur Deutschland, sondern auch Polen, die Tschechoslowakei, Ungarn befallen haben (vgl. ANDERS und KIMA, ANDERS [92]), darüber hinaus aber auch andere europäische Länder und auch die USA. Die Zunahme hat dazu geführt, daß in manchen Ländern die Hep. epid. – von Masern und Scharlach abgesehen – die häufigste Infektionskrankheit überhaupt geworden ist. In Deutschland werden immer wieder von neuem kleine Epidemien beobachtet, die einzelne Städte und Kreise befallen. Darauf kann im einzelnen nicht eingegangen werden. Seit dem 18. 6. 1961 ist die Hep. infectiosa in Deutschland meldepflichtig geworden. Aber die bisher gemeldeten Zahlen entsprechen nicht entfernt den wahren Verhältnissen, da in zahlreichen Fällen die Meldungen unterbleiben. Die hämatogene infektiöse Hepatitis (Serumhepatitis) war im Kriege und in

Tabelle 1: Inkubationszeit der Hepatitis epidemica (A. Virus)
und der Serumhepatitis (B. Virus)

Autor	A-Virus Minimum	A-Virus Maximum	A-Virus Mittel	B-Virus Minimum	B-Virus Maximum	B-Virus Mittel	Nachweis	Zahl der Untersuchten
Bericht der Weltges.-Organisation 1953	15	40		60	160			
Siede, W. 1958				15–30	195–210		klinisch	
Neefe, J. R. und Mitarbeiter 1945								
Ward, R., S. Krugmann 1962	35	56	45	22–12			klinisch	32
Krugmann, S. und Mitarb. 1962	31–45	43–55					experimentell	
Allen, J. G., W. A. Sayman 1962					230	30–60	klinisch	113
Creutzfeldt, W. und Mitarb. 1962	24	64		19			klinisch	9
Krebs, H. J., P. Scharenberg 1959					170		klinisch	11
Popper, H., F. Schaffner 1957	15	40		60 40	160			
Schön, H., H. Wüst 1961	14	42					klinisch	185
Kalk, H. 1956	10	42	14–35	30	180			

der Nachkriegszeit sehr verbreitet durch die häufigen Impfungen und mangelhafte Sterilisation der ärztlichen Instrumente. Im Krankengut der Nachkriegszeit waren im Jahre 1949 etwa 50% der Fälle von Hep. infectiosa bedingt durch die Serumhepatitis. Inzwischen ist durch die Einführung und Verbreitung wirkungsvoller Sterilisation die Häufigkeit der Serumhepatitis im Jahre 1959 auf 18% (DENNIG), bzw. 10% (KALK) zurückgegangen.

Keimfreimachung der Instrumente

Zur ausreichenden Sterilisation der ärztlichen Instrumente zur Verhütung der Serumhepatitis wäre noch folgendes zu sagen:

Es hat sich gezeigt, daß Alkoholdesinfektion nicht zur völligen Keimfreimachung der ärztlichen Instrumente ausreicht und daß es auch nicht zulässig ist, bei Injektionen von Medikamenten und Impfstoffen an mehreren Leuten lediglich die Kanüle zu wechseln und die Spritze mit Inhalt wieder zu verwenden, da Spuren von Blut in den Konus der Spritze zurücktreten können. So wurde es bei den zahlreichen Impfungen während des letzten Krieges gehandhabt, und das ist zweifellos ein Grund für die enorme Verbreitung der Hepatitis gewesen.

Heute kann man sagen, daß ein Arzt, der Alkohol allein zur Spritzendesinfektion verwendet und Instrumente in Alkohol aufbewahrt, ebenso die erforderliche Sorgfalt außer acht läßt wie der, der ein und dieselbe Spritze bei mehreren Kranken verwendet (auch wenn er die Kanüle wechselt), ohne die Spritze zu sterilisieren. Das gleiche gilt für die Verwendung des sogenannten Schneppers bei der Blutentnahme, wenn er zwischendurch nur mit Alkohol desinfiziert wird. Schnepper mit auswechselbaren Spitzen, etwa in der Form von Kanülen oder kleinen Messern, sind ebenfalls nicht ideal – ohne daß die Verwendung deshalb als ein Verschulden gelten kann –, weil ja der Restteil des Schneppers nicht zwischendurch sterilisiert wird. Das beste ist die Verwendung von ausglühbaren Stahlfedern, die nach Gebrauch weggeworfen werden.

Die Sterilisation der Instrumente zur Abtötung der Erreger der Hepatitis epidemica und der Serumhepatitis sollte erfolgen entweder im Überdruck von 1 atü bei 120° über 10 Min. oder im Heißluftsterilisator bei 160° für 30 Min., dies gilt vor allem für Glasspritzen und Kanülen. Instrumente mit Dichtungen und Lötstellen (z. B. auch Leberpunktionsnadeln) kann man im Heißluftsterilisator bis höchstens 120° für 20–30 Min. erhitzen, da sie sonst Schaden erleiden.

Es ist inzwischen erwiesen, daß das Virus B nicht, wie man ursprünglich glaubte, eine größere Hitzebeständigkeit hat als das Virus A.

HAHN [95] hat geltend gemacht, daß bei vorheriger gründlicher Reinigung mit Bürste und Seife das übliche Auskochen bei 100° über 20 Minuten unter Sodazusatz durchaus ausreichend sei. Er hat gezeigt, daß bei Verwendung dieses Verfahrens in seiner Klinik kein Fall von Serumhepatitis mehr vorgekommen ist. Wir neigen dazu, dem beizustimmen, denn auch in unserer Klinik wurden zeitweise beide Verfahren nebeneinander angewandt, ohne daß Fälle von Hepatitisübertragung dabei beobachtet wurden; wir sind aber in den letzten Jahren ganz zur Sterilisation mit Heißluft bei 160–180° für 30 Minuten aus Sicherheitsgründen übergegangen.

Im übrigen kann man in der allgemeinen Praxis dem Arzt nur raten, aus Sicherheitsgründen grundsätzlich die Heißluftsterilisation zu verwenden, weil ja doch das Hahn'sche Verfahren steht und fällt mit der Gründlichkeit der mechanischen Reinigung der Instrumente, die im allgemeinen nicht immer gewährleistet ist. Die Herstellung auch kleiner Sterilisationsapparate für die Praxis mit der Möglichkeit der Heißluftsterilisation erleichtert die einwandfreie Sterilisation. Auch zahnärztliche Instrumente sollten so behandelt werden, da Fälle von Serumhepatitis nach zahnärztlicher Behandlung bekannt geworden sind (s. a. Bd. I, S. 812).

Über die Infektiosität der Hepatitis infectiosa

Es hat sich inzwischen einwandfrei herausgestellt, besonders durch die Bestimmung der Fermente, insbesonders der Transaminasen im Serum, daß ein ganz erheblicher Teil der Fälle von Hep. epid. mit ganz geringer, leicht übersehbarer Gelbsucht oder ganz ohne Gelbsucht verläuft. Die Zahlen dafür liegen bei 50–75 %, wobei die hohen Zahlen vor allem für Kinder gelten. Es ist also durchaus möglich, daß ein Kranker mit einer Hep. epid. zwar eine reguläre Inkubationszeit durchmacht, daß die Hep. zunächst nicht bemerkt wird, da sie anikterisch verläuft und erst später manifest gelb wird. Dann erscheint fälschlicherweise die Inkubationszeit verlängert. Oder eine andere Möglichkeit: der erste Schub einer Hep. verläuft anikterisch, wird nicht bemerkt. Nach einigen Monaten erfolgt ein zweiter Schub mit Ikterus. Dieser wird fälschlicherweise für den Beginn der Hepatitis gehalten. In Wirklichkeit entdeckt man dann im Leberpunktat, daß es sich nicht um eine akute, sondern um eine ältere subchronische oder schon chronische Hepatitis handelt. Eine weitere Frage ist die, wie lange eine Hepatitis infektiös ist. Bei dem Virus A (also der Hep. epid.) sind Stühle, Duodenalsaft, Serum infektiös und können sowohl peroral wie auch parenteral eine Hep. epid. übertragen. Die Infektiosität besteht bereits 8–21 Tage vor dem Erscheinen der Gelbsucht. In diesem Stadium und unmittelbar nach Ausbruch der Gelbsucht ist die Infektiosität am stärksten, etwa 3–4 Wochen nach Ausbruch des Ikterus ist sie im allgemeinen erloschen. Zu diesem Zeitpunkt können dann auch Fälle von Hep. epid., die bestimmungsgemäß im Krankenhaus (und zu Hause) isoliert werden müssen, auf eine Allgemeinstation verlegt werden. Davon gibt es Ausnahmen: so ist z. B. von BENNETT und Mitarbeitern [96] nachgewiesen worden, daß in manchen Fällen noch nach 1 Jahr das Virus A im Stuhl nachweisbar war. Interessant ist der Patient von CREUTZFELD und Mitarbeitern [97], der bei einer offenbar durch Virus A bedingten postnekrotischen Zirrhose als Blutspender mindestens 8 Patienten durch Bluttransfusionen innerhalb von 10 Jahren infizierte. Es gibt also bei bzw. nach Hepatitis mit Virus A sicher Virusträger im Blut über Jahre und Jahrzehnte hinaus. Die Frage, ob es wirklich echte Virusdauerausscheider im Stuhl nach Hepatitis gibt, ist bis heute noch nicht sicher entschieden.

Die Hep. epid. (Virus A) hinterläßt eine gewisse *Immunität*, über deren Dauer nichts bekannt ist. Zweitinfektionen sind beobachtet, allerdings nur mit einer Häufigkeit von etwa 5 % (GOULD [98]). Zwischen Virus A und Virus B besteht keine gekreuzte Immunität. So erklärt sich manche »falsche« Zweitinfektion, wie wir sie wiederholt beobachten konnten. Ein Mann macht im Kriege eine Hep. epid. durch. 20 Jahre später wird er operiert unter Gabe von großen Bluttransfusionen, einige Monate später erscheint eine Gelbsucht. Sie wird verständlicherweise auf die Hepatitis im Kriege bezogen. In Wirklichkeit handelt es sich um eine Neuerkrankung an Serumhepatitis, die mit der Hepatitis im Kriege nichts zu tun hat. Dementsprechend zeigt das Leberpunktat eine frische akute Hepatitis. Auch das umgekehrte kommt vor: Im Kriege Serumhepatitis, nach dem Kriege Gelbsucht im Rahmen einer neuen Epidemie. Sobald es gelungen sein wird, den Erreger A und B zu züchten und evtl. serologisch zu diagnostizieren, werden viele solche unklaren Fälle geklärt werden können. Die *Serumhepatitis (Virus B)* kann offenbar nur parenteral, nicht peroral übertragen werden. Bei ihr scheint die Immunität wesentlich kürzer zu sein, etwa bis zu einem Jahr (NEEFE [99]).

Wir sprachen oben schon von der *Gefahr der Serumhepatitis nach Bluttransfusionen*, vor allem bei gepooltem Plasma. Im allgemeinen wird angegeben, daß es in 4 % der Bluttransfusionen zum Auftreten einer Serumhepatitis kommt. Die Zahl scheint mir zu klein, sie hängt ja auch ab von der Häufigkeit der Transfusionen und der Menge des transfundierten Blutes. Wir haben z. B. bei Untersuchungen über die Lebererkrankungen nach Magenoperationen festgestellt, daß bei 50 Fällen von Hepatitis und Zirrhose nach Billroth-II-Operation 4 Fälle auf eine Serumhepatitis zurückzuführen waren. Unserer Ansicht nach wird die Häufigkeit der Serumhepatitis nach Bluttransfusionen und Operationen mit Transfusionen unterschätzt. Wenn 5 Monate nach einer Operation bzw. Transfusion eine Gelbsucht erscheint, denken Arzt und Patient nicht mehr an die Transfusion als Ursache. Von anderen Autoren werden auch Häufigkeitszahlen von 4,5–12,2 % genannt. Die Zahlen hängen ja auch davon ab, wieviel Spender am Sammelplasma beteiligt waren.

Hier ist vielleicht noch wichtig der Hinweis, daß die Hepatitis nicht nur durch Blut und Blutplasma übertragen werden kann, sondern auch durch menschliches Thrombin, Fraktion IV des Plasmas und durch die antihämophile Fraktion des Plasmas, aber nicht durch gamma-Globulin (POPPER und SCHAFFNER [100]).

Hepatitis infectiosa als Berufskrankheit

Die Tatsache, daß es sich sowohl bei der Hepatitis epidemica wie bei der Serumhepatitis um eine übertragbare Krankheit handelt, hat dazu geführt, daß in letzter Zeit die Fälle sich häufen, in denen die übertragbare Gelbsucht bei Ärzten, Pflegepersonal und Laboranten als Berufskrankheit gemeldet und Entschädigungsansprüche gestellt werden. Dazu ist zu sagen, *daß zweifellos beim Personal in Krankenhäusern und Laboratorien und bei an der Blutbank Beschäftigten die Fälle von infektiöser Hepatitis gehäuft* vorkommen. Entsprechendes wurde aus Nordamerika von LEIBOWITZ und Mitarbeitern [101], KUH und WARD [102] u. a., aus Dänemark von RYSSING und DAHL, aus Nor-

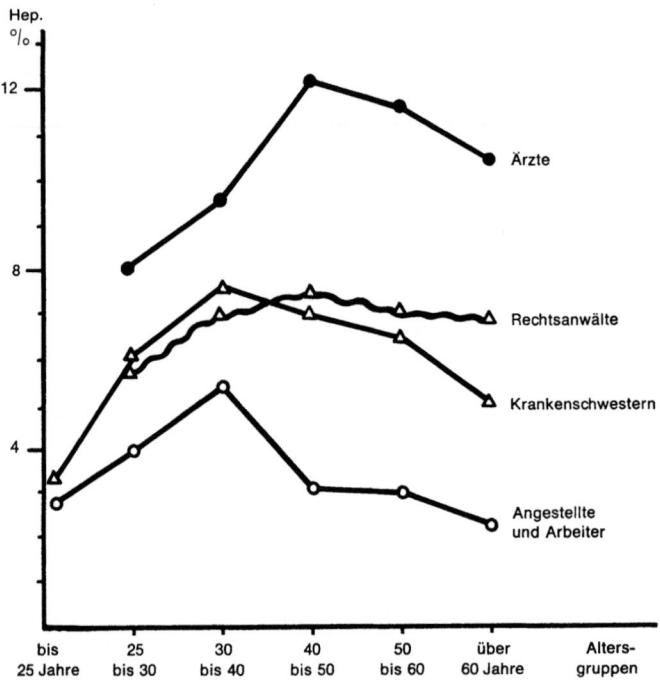

Abb. 3. Häufigkeit der Hepatitis bei verschiedenen Berufen
in bestimmten Altersklassen nach MADSEN [104]

wegen von GAUSTADT, aus Schweden von STROMBECK[103] berichtet, und das entspricht ganz unseren Erfahrungen, obwohl wir die Hepatitiskranken auf einer besonderen Station unterbringen und das Personal dieser Station zur Vorsicht erzogen ist. STROMBECK fand bei einer Umfrage bei 4030 Ärzten in Schweden eine Häufigkeit der Hepatitis von 14,5 %, wobei auffällig war, daß Allgemeinpraktiker sehr viel seltener erkrankten als Krankenhausärzte. GAUSTADT stellte fest, daß 27 % der Laboratoriumsschwestern, aber nur 2,5% der anderen Schwestern an Hepatitis erkrankten. MADSEN[104] fand in Dänemark bei einer Rundfrage bei 4458 Ärzten und 1862 Rechtsanwälten in 6 Kopenhagener Krankenhäusern und bei 2190 Arbeitern und Angestellten die nachstehend folgenden Häufigkeits- und Alterswerte (s. Abb. 3). Ärzte sind also mit 12 % in der Altersgruppe von 40–50 Jahren weitaus am häufigsten befallen und überragen in allen Lebensjahren die anderen Berufe ganz wesentlich an Häufigkeit. Schwestern waren trotz des Umganges mit Urin und Faeces viel seltener (7,5% in der Altersgruppe von 30–40 Jahren) erkrankt. Im Krieg waren übrigens Offiziere bei den Engländern und Amerikanern 4–7mal häufiger erkrankt (oder krank gemeldet?) als Mannschaften.

In Deutschland berichtete HAHN, daß Ärzte und Schwestern des Krankenhauses Mannheim 52mal so häufig an Hepatitis erkrankten wie die nicht in Heilberufen tätigen Personen. HOFMANN[105] gibt für Leipzig eine 20fache Häufigkeit an. Internisten sind häufiger betroffen als Chirurgen, beide zusammen häufiger als z. B. Pathologen. Bei diesen hohen Zahlen von 52facher und 20facher Häufigkeit ist jedoch zu berücksichtigen, daß sie in Zeitabschnitten gewonnen sind, in denen eine allgemeine Hepatitisepidemie herrschte und daher der Anteil von Hepatitiskranken auch in den Kliniken besonders hoch war. Unserer Meinung nach dürfen sie nicht generell angewandt werden; denn HAHN hat z. B. gezeigt, daß nach Abklingen der Hepatitisepidemie in Mannheim auch die Erkrankungshäufigkeit unter dem Personal sofort zurückging. Für »Normalzeiten« scheint uns nach unseren Erfahrungen eine 20- oder gar 50fache Gefährdung des Krankenhauspersonals nicht gegeben (s. S. 462 u. unten POPPER und RABE). JUNGK[106] hat der Frage Hepatitis und Berufskrankheit eine besondere Arbeit gewidmet. Dort finden sich wesentliche Zahlen der Landesarbeitsärzte über die Hepatitis als Berufskrankheit:

Tabelle 2

Meldungen an Hepatitis	gemeldet	davon als Berufskrankheit anerkannt
Sachsen 1947–1951	101	91
Thüringen 1950–1951	16	16
Mecklenburg 1951	1	1
Berlin (Ostsektor) 1951/52	11	1
Niedersachsen 1949–1950	76	71
Westfalen 1946–1949	8	8
Nordbaden 1949–1950	30	30
Bayern	3	3

Diese Zahlen zeigen, daß in der Anerkennung der Hepatitis als Berufskrankheit sehr uneinheitlich verfahren wird.

POPPER und RABE[107] überblicken sämtliche in Wien seit 1959 als Berufskrankheiten gemeldeten Hepatitisfälle. Die Häufigkeit der Hepatitis betrug im Jahresdurchschnitt bei Ärzten 10,2 %, bei Krankenschwestern 4,9 %. Vergleichszahlen der übrigen Bevölkerung Wiens zur gleichen Zeit: Männer 1,4 %, Frauen 1,3 %. Interessant ist bei diesem Material die Verteilung auf die Fachdisziplinen in den Krankenhausabteilungen: in 3 Jahren erkrankten 38 Internisten, 10 Hals-Nasen-Ohren-Ärzte, 7 Chirurgen, 5 Pathologen und 5 Ärzte auf anderen Abteilungen. Hierbei fällt die besonders hohe Zahl von Otolaryngologen auf (worauf bisher noch nicht hingewiesen war). Interessant ist eine Arbeit von LANGER und WILDE[108], und zwar deshalb, weil sie die besondere Gefährdung und Häufigkeit der Hepatitis als Berufskrankheit bei Chirurgen betonen, während ja im allgemeinen die Meinung besteht, daß gerade die Internisten besonders gefährdet sind. Hier liegen aber offenbar besondere Verhältnisse in der Chirurgischen Klinik in Jena vor, insofern, als diese Klinik einen großen Durchgang in einer Poliklinik hat, wobei unter unklaren Bauchfällen offenbar eine Häufung von Hepatitiskranken im präikterischen Stadium bestand, in dem ja bekanntlich die Infektiosität besonders groß ist (12 % der in Jena behandelten Hepatitiskranken hatten unter anderer Diagnose die Chirurgische Klinik passiert). Die Häufung der Hepatitis gerade auch beim medizinischen Personal geht auch aus den Zahlen dieser Autoren hervor: In den Jahren 1956–1961 erkrankten im Stadtkreis Jena 1417 Personen an Hepatitis. 754 waren Kinder unter 14 Jahren. Von den restlichen 663 Fällen gehörten 94 dem medizinischen Personal an (davon 13 Ärzte). Außerdem erkrankten 26 in Kindergärten als Säuglingspflegerinnen, Kindergärtnerinnen tätige Personen. Die Epidemien, die in den letzten Jahren in der Bundesrepublik aufgetreten und beobachtet sind, zeigten es ja auch, daß im jetzigen Stadium der Hepatitisepidemiologie die Epidemien vorwiegend Kinderepidemien sind und die Hepatitis gerade von dort aus auf Personal von Kindergärten und Lehrer übergreift. Für diese Berufe kommt also auch durchaus die Anerkennung der Hepatitis als Berufskrankheit in Frage.

Das Laboratoriumspersonal nimmt zweifellos eine Sonderstellung ein, da bei ihm eine Gefährdung durch virushaltiges Blut und Galle besonders groß ist. Deshalb wird man auch beim Laboratoriumspersonal auf den direkten Nachweis einer Infektionsquelle als Bedingung für die Anerkennung als Berufskrankheit verzichten können.

Weitere wesentliche Angaben bei BRÜHL[122], 3. Aufl.

Allgemeine Richtlinien bei der Begutachtung von Hepatitiserkrankungen als Berufskrankheit

Folgende allgemeine Gesichtspunkte für eine Berufsinfektion mit dem Hepatitisvirus müssen berücksichtigt werden:

1. Es ist unbedingt notwendig, daß bei demjenigen, bei dem eine Anerkennung als Berufskrankheit gefordert wird, festgestellt wird, ob überhaupt eine Hepatitis infectiosa besteht, bzw. bestanden hat.

   Das klingt selbstverständlich, ist es aber durchaus nicht: Seit der Anerkennung der Hepatitis als Berufskrankheit wird immer wieder versucht, Oberbauchbeschwerden, insbesondere Gallenwegsbeschwerden, als Hepatitis zu deklarieren, besonders dann, wenn ein Ikterus bestanden hat (der in Wirklichkeit ein Verschlußikterus bei Cholelithiasis war bzw. eine Cholangitis). Für solche Fälle muß unbedingt eine genaue klinische Untersuchung, insbesondere auch mindestens eine Leberpunktion, gefordert werden (s. a. S. 550, 553).

   Es ist auch der Nachweis zu fordern, daß tatsächlich eine akute Neuerkrankung vorliegt und nicht etwa das Rezidiv einer früher durchgemachten oder latenten chronischen Hepatitis, die jetzt als akute Erkrankung imponiert.

2. Ärzte, Laboratoriums- und Krankenpflegepersonal sind ganz allgemein stärker exponiert als die übrige Bevölkerung.

3. Die in den Heilberufen Tätigen sind keineswegs gleichmäßig gefährdet. Am stärksten exponiert sind klinische Internisten, danach die Chirurgen, Pathologen, das Laboratoriumspersonal und vom Krankenpflegepersonal alle diejenigen, die direkten Kontakt mit den Infektionskranken und deren Ausscheidungen haben.

4. Die besondere Häufung der Hepatitis infectiosa bei den oben erwähnten Angehörigen der Heilberufe läßt es gerechtfertigt erscheinen, daß man einerseits nicht mehr in jedem Einzelfall den genauen Nachweis der Infektionsquelle verlangt, wie wir das früher noch gefordert hatten. Andererseits ist nach dem Wortlaut der Berufskrankheitenverordnung vom Gesetzgeber noch nicht daran gedacht, generell jede Hepatitiserkrankung bei den obengenannten, besonders gefährdeten Berufen ohne Prüfung der näheren Umstände als Berufskrankheit anzuerkennen. Wenn man auch auf Grund der oben dargelegten Schwierigkeiten nicht in jedem Falle den Kontakt mit einer nachweisbaren Inkubationszeit wahrscheinlich machen kann, *so müssen doch andererseits die besonderen beruflichen Umstände geprüft werden.* Die oft geäußerte pauschale Ansicht, daß klinisch nicht erkrankte Virusträger bzw. -ausscheider als Infektionsquelle in Betracht kommen könnten, genügt jedenfalls nach meiner Auffassung für die Anerkennung nicht, zumal nach den bisherigen Beobachtungen

die Zahl der Virusträger in Deutschland gering zu sein scheint (HAHN spricht von 0,4 % der Gesamtbevölkerung).

Eine größere Elastizität ist hinsichtlich der möglichen Inkubationszeiten angebracht. ROEMER[109] weist darauf hin, daß es von den von der Weltgesundheitsorganisation 1953 angegebenen Inkubationszeiten für Hepatitis epidemica von 15-40 Tagen, für Serumhepatitis von 60 bis 160 Tagen Ausnahmen gibt, so z. B. bei Hepatitis epidemica bis zu 56 Tagen (nach WARD und KRUGMANN[110]), bei durch infektiöses Blut übertragenen Hepatitiden kürzere Inkubationszeiten von weniger als 40 Tagen (nach ALLEN und LAYMAN[110]) und längere Inkubationszeiten bis zu 230 Tagen. Unter diesen Umständen wird im Einzelfall eine Unterscheidung zwischen Hepatitis epidemica und Serumhepatitis mit Sicherheit kaum möglich sein. Trotzdem haben wir Bedenken gegen die allzu großzügige Auslegung von BRÜHLMEYER[111], der schreibt: »Man muß also jedem, der den genannten Berufsgruppen angehört und insbesondere klinisch tätig ist, zubilligen, daß seine Erkrankung mit weitaus überwiegender Wahrscheinlichkeit beruflich erworben wurde.«

Es müßte immerhin doch in jedem Fall eindeutig nachgewiesen werden, *daß der Betreffende wirklich an einer Hepatitis infectiosa erkrankt ist bzw. war und daß seine dienstliche Tätigkeit so war, daß damit die Wahrscheinlichkeit eines Kontaktes bzw. einer Infektion an Hepatitiskranken gegeben war* (vgl. S. 463).

Hepatitis epidemica und Wehrdienstbeschädigung

Die Hepatitis epidemica muß als Wehrdienstbeschädigungsleiden anerkannt werden, wenn sie während des Wehrdienstes im Kriege durchgemacht wurde, weil

1. während des Krieges ausgesprochene Epidemien von Hepatitis epidemica bei der Wehrmacht und auf den verschiedenen Kriegsschauplätzen auftraten,
2. weil durch das enge Zusammenleben und die schlechten hygienischen Verhältnisse die erhöhte Möglichkeit zur Ansteckung gegeben war,
3. weil durch verstärkte körperliche Anstrengung und durchgemachte andere Kriegskrankheiten, schwere Infektionskrankheiten, langdauernde Eiterungen, alimentäre Dystrophie, z. B. Ruhr, die Anfälligkeit des Organismus gegenüber dem Hepatitisvirus erhöht war,
4. weil durch die gehäuften Impfungen (s. S. 543) eine erhöhte Möglichkeit der Infektion mit dem Erreger der hämatogenen infektiösen Hepatitis (Serumhepatitis) gegeben war.

Es besteht eine deutliche Beziehung zwischen der Schwere des Verlaufes einer Hepatitis epidemica und dem Allgemeinzustand. Bei alimentärer Dystrophie verläuft die Hepatitis besonders schwer und neigt zum Übergang in die weiter unten zu schildernden Zustände der Lebernekrose (Leberdystrophie) einerseits und in die Zirrhose andererseits. *Bemerkenswert ist dabei, daß auch im Anschluß an eine durchgemachte Dystrophie diese Anfälligkeit für Hepatitis und besonders ihre Folgekrankheiten noch lange Zeit bestehen bleibt.* So haben wir häufig Heimkehrer erlebt, die bisher von der Hepatitis verschont, sich erst bei ihrer Rückkehr nach Deutschland an einem bekannten Hepatitisherd (z. B. im Lager Frankfurt/Oder) oder in ihrer Heimat infizierten und bei denen die Hepatitis unaufhaltsam trotz aller ärztlichen Bemühungen in die Zirrhose überging. Dabei lag die Dystrophie bei ihnen schon längere Zeit zurück. Wir haben den Eindruck, daß diese erhöhte Anfälligkeit zum bösartigen Verlauf der Hepa-

titis nach Dystrophie noch jahrlang anhält. *Auch für diese Leute gilt die Notwendigkeit, die Hepatitis epidemica und ihre Folgekrankheiten noch als Wehrdienstbeschädigung anzuerkennen, auch wenn sie erst nach ihrer Rückkehr erkrankten.* Es müssen aber für die Anerkennung einer erst nach der Gefangenschaft aufgetretenen Hepatitis als Wehrdienstbeschädigung bestimmte Voraussetzungen erfüllt sein (vgl. KALK[112]):
1. eine nachweisbare, längere Zeit schwerer Unterernährung oder anderer leberschädigender Einflüsse (chronische Infektionen),
2. Brückensymptome, die auf einen mutmaßlichen Leberschaden hindeuten, wie z. B. Inappetenz, Mattigkeit, Druckbeschwerden im rechten Oberbauch, Meteorismus, Störungen des Stuhlganges, fühlbare Leberschwellung,
3. Entstehung der Hepatitis in einem Zeitraum nach der Entlassung aus Gefangenschaft, innerhalb dessen mit der Fortdauer eines alimentären Leberschadens gerechnet werden kann. Dieser Zeitraum dürfte im allgemeinen mit 2–3 Jahren, höchstens mit 4–5 Jahren zu bemessen sein,
4. besonders schwerer Verlauf der Hepatitis mit nachweisbarem Restschaden.

Bei solchen Fällen einer Erkrankung an Hepatitis nach dem Abschluß des Wehrdienstes bzw. nach Gefangenschaft ist zu berücksichtigen, daß diese Erkrankung nur scheinbar nach dem Wehrdienst zum erstenmal aufgetreten sein kann: In Wirklichkeit geschah die Infektion bereits während des Wehrdienstes, verlief anikterisch oder nur mit geringer Gelbsucht, heilte nicht völlig aus und rezidivierte erst nach dem Wehrdienst, bzw. ging zunächst unbemerkt in die chronische Hepatitis über und wurde erst dann wieder manifest mit Ikterus und anderen klinischen Zeichen der chronischen Hepatitis bzw. der Zirrhose. Wir müssen ja annehmen – und zahlreiche klinische Beobachtungen haben das gezeigt –, daß in manchen Fällen eine Hepatitis nach einem frischen Infekt nicht ausheilt und jahrelang völlig latent auch ohne deutliche Brückensymptome weiterläuft und dann erst mit massiven Symptomen einer chronischen Hepatitis, ja gar einer Zirrhose in Erscheinung tritt. In solchen Fällen kann die Biopsie als Laparoskopie und Leberpunktion Klarheit bringen, denn häufig kann man daraus doch ersehen, wie alt ein solcher Prozeß ist, ob es sich um eine frische akute Hepatitis handelt oder um einen älteren oder alten chronischen Prozeß (siehe auch BURGMANN u. S. 548, 553). Neuerdings ist in einem Erlaß des Bundesministers für Arbeit und Sozialordnung vom 31. 10. 1963 dem Rechnung getragen worden: Bei ehemaligen Kriegsgefangenen, die an Dystrophie oder leberschädigenden Infektionskrankheiten erkrankt waren und bei denen nach mehreren Jahren – auch ohne nachweisbare Brückensymptome – ein *fortgeschrittener* Leberschaden festgestellt wird, kann der ursächliche Zusammenhang mit schädigenden Erkrankungen der Gefangenschaft anerkannt werden, wenn für das Leberleiden und die damit verbundenen Begleitkrankheiten, außer der Dystrophie oder den genannten Infektionskrankheiten, keine begründete medizinische Ursache besteht.

Im übrigen wird – das sei auch hier bereits im Hinblick auf die noch zu erörternden Folgen der Hepatitis betont – bei Begutachtung oft der Fehler gemacht, nur die Verhältnisse in russischen und eventuell noch jugoslawischen Gefangenenlagern zu berücksichtigen. Es wird dabei vergessen, daß auch die Westmächte in ihren Lagern 1945 nach Kriegsende die Gefangenen oft monatelang hungern ließen, obwohl gerade die amerikanischen Physiologen ganz ausgezeichnet über den Kalorien-, Eiweiß- und Vitaminbedarf unterrichtet waren. Besonders bekannt sind in dieser Beziehung zwei Lager in Belgien und die Verhältnisse in französischen Lagern, nachdem die Amerikaner die deutschen Gefangenen den Franzosen übergeben hatten. Auch in den deutschen Konzentrationslagern herrschten, besonders in den letzten 2 Jahren des Krieges, schwerste Hungerzustände mit Dystrophie. Das alles ist bei der Begutachtung sowohl von ehemaligen Kriegsgefangenen wie von ehemaligen Insassen der Konzentrationslager zu berücksichtigen.

Dauer, Ausheilung und Letalität der akuten Hepatitis infectiosa

Ehe wir zu den Folgezuständen der Hepatitis übergehen, soll hier noch einiges gesagt werden über die Dauer und Ausheilung der akuten Hepatitis. Eine ohne Komplikationen verlaufende Hepatitis infectiosa heilt klinisch frühestens in 6 Wochen ab, häufiger beträgt die Krankheitsdauer bis 8 Wochen, seltener bis zu 12 Wochen. Klinische und histologische Heilung sind nicht identisch (neurologische Komplikationen s. S. 113).

Wann ist klinisch eine Hepatitis abgeheilt? Man muß zu einer klinischen Ausheilung verlangen: Der Ikterus soll verschwunden sein, die Leberfermente im Serum, vor allem die Transaminasen, sollen völlig normalisiert sein, ebenso die Serumlabilitätsteste mit Ausnahme der Thymolprobe, die manchmal noch etwas nachhinkt. Die Bromthaleinprobe soll keine Retention über 10 % nach 45' zeigen, die Serumbilirubinwerte (Gesamtbilirubin) sollen höchstens 1 mg% betragen (über die posthepatitische Hyperbilirubinämie s. S. 552, 555). Im Urin soll kein Bilirubin, Urobilin, Urobilinogen mehr nachweisbar sein. Gerade hierbei empfiehlt sich zum Nachweis des Restbilirubins im Urin die von KALK-WILDHIRT angegebene Methylenblauprobe. Das wichtigste aber ist der Palpationsbefund im Oberbauch: Leber und Milz sollen von normaler Größe und Konsistenz sein. Eine Leber, die sich noch vergrößert und verhärtet zeigt, ist noch nicht ausgeheilt, auch wenn sämtliche Leberfunktionsproben negativ ausfallen. Das zeigt immer wieder die bioptische Kontrolle durch Leberpunktion in solchen Fällen. Das ist wichtig gerade auch für die Feststellung der Arbeitsunfähigkeit. Bei Fortdauer der Verhärtung der Leber sollte unbedingt eine Krankenhausaufnahme mit Leberpunktion erfolgen. Klinische Heilung und histologische Heilung gehen nicht miteinander konform. Im Leberpunktat sind 8 Wochen meist der früheste Termin, an dem man von Ausheilung sprechen kann, und gar nicht selten kann man erst nach 12 Wochen von Heilung sprechen. Während der floriden Hepatitis besteht Arbeitsunfähigkeit und MdE von 100 % für 4–6 Wochen. Ich bin der Meinung, daß man darüber hinaus im allgemeinen noch weitere 4 Wochen eine Einschränkung der Arbeitsfähigkeit und auch eine MdE von 50 % anerkennen sollte. Das sind aber nur Anhaltspunkte. – Schwere und Dauer der Hepatitis im Einzelfall zwingen zu Modifikationen. Leichte, nur histologisch nachweisbare Restzustände nach Hepatitis, die man klinisch meist auch nicht mehr, sondern nur im Leberpunktat erkennen kann, beurteilen wir im allgemeinen mit einer Mind. d. Erwerbsf. von 30 % (s. auch E. MÜHLER und H. GROS [91]; s. a. S. 556).

Die Letalität der akuten Hepatitis epidemica beträgt im Durchschnitt, der an großen Zahlen gewonnen ist, 0,2 % und ist vom Alter abhängig. Im Säuglingsalter ist die Letalität höher, im Kindesalter niedriger. Nach dem 25. bis 30. Lebensjahr steigt die Letalität mit zunehmendem Alter erheblich an und erreicht nach dem 60. Lebensjahr Werte von 0,65 % bis 1,0 bzw. 1,5 % (Einzelheiten bei KALK [93, 113]). Die Letalität der Serumhepatitis ist höher und liegt etwa bei 4–6 % (KALK [113]). Auch heute tauchen von Zeit zu Zeit immer wieder einmal Epidemien von Hepatitis epidemica auf mit auffallend hoher Letalität von 25–35 % und mehr (Einzelheiten bei KALK [113]), ohne daß man einen anderen Grund dafür finden könnte, als den Genius epidemicus (besondere Virulenz des Erregers), der sich auch darin zeigt, daß in manchen Epidemien besondere Verlaufsformen überwiegen, z. B. die Häufung von Hepatitiden mit cholostatischem Einschlag.

Folgezustände der Hepatitis infectiosa (Abb. 4, S. 552)

Beschwerdefrei und völlig ausgeheilt, auch histologisch, werden nach überstandener Hepatitis acuta etwa 80 %. Bei etwa 10 % geht die Hepatitis infectiosa in die chronische Hepatitis über, wovon auch etwa 7–8 % ausheilen und 2–3 % in die Zirrhosen übergehen. Der Rest von weiteren 10 % zeigt zwar eine anatomische Ausheilung, leidet aber an anderen Folgezuständen (posthepatitische Hyperbilirubinämie, erworbener hämolytischer Ikterus, Cholecystitis, Cholelithiasis, Gastroduodenitis, posthepatitische Fermentschwäche des Pankreas).

Für die Begutachtung der Hepatitis infectiosa und ihrer Folgezustände ist wichtig zu wissen, daß es Fälle von Hepatitis epidemica gibt, die ohne jede oder kaum merkbare *Gelbsucht* verlaufen (bei Epidemien 50–70 %, s. S. 544), dabei aber im Leberpunktat die eindeutigen histologischen Zeichen einer akuten Hepatitis aufweisen. Der Ikterus ist also kein obligatorisches Symptom der akuten Hepatitis (vgl. KALK[93]). Wenn man auch im allgemeinen sagen kann, daß die Stärke des Ikterus ein Maß der Schwere des histo-

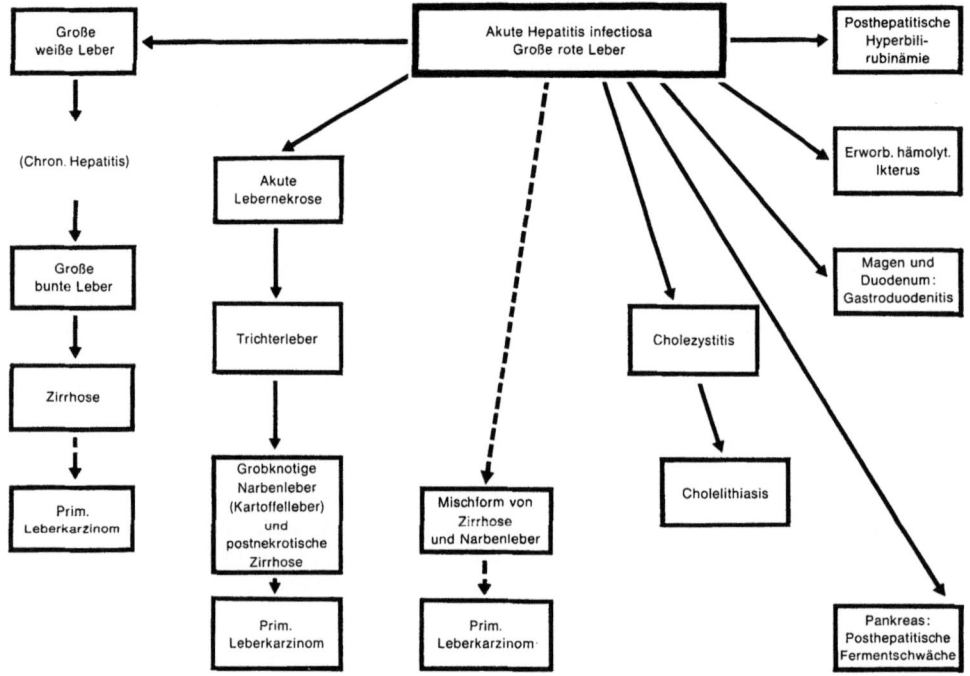

Abb. 4. Folgezustände der Hepatitis infectiosa

logischen Befundes und der Schwere der Krankheit ist, so gibt es davon doch Ausnahmen. Selbst bei der schwersten Verlaufsform der Hepatitis, der akuten Lebernekrose, gibt es Fälle mit geringem oder fehlendem Ikterus. Bei der chronischen Hepatitis verläuft ein erheblicher Teil der Fälle ohne Ikterus oder mit nur *zeitweise auftretender Gelbsucht*.

Der Übergang der akuten Hepatitis in die chronische Hepatitis läßt sich eindeutig anatomisch verfolgen im Leberpunktat (ROHOLM, KRARUP und IVERSEN, AXENFELD und BRASS) und auch mit Hilfe der Laparoskopie und Leberpunktion (KALK). Auf die histologischen Kennzeichen der chronischen Hepatitis und ihrer Progredienz können wir hier nicht eingehen.

Für die Begutachtung der chronischen Hepatitis scheint uns der Hinweis wichtig, daß ein Teil der Fälle von chronischer Hepatitis (etwa 25 %, s. bei KALK und WILDHIRT[114]) ohne oder fast ohne pathologische Veränderung der Leberfunktionsproben verläuft.

Richtunggebend für die Diagnose ist am wichtigsten der Palpationsbefund einer großen verhärteten Leber und auch evtl. Milz, ein Hinweis für die Aktivität des Prozesses das Verhalten der Transaminasen im Serum. Eindeutige Befunde ergibt nur die Leberpunktion evtl. in Verbindung mit der Laparoskopie. Es muß also in Begutachtungsfällen unbedingt darauf gedrungen werden, daß die bioptischen Methoden, zum mindesten aber die Leberpunktion, durchgeführt werden, nur sie ergeben eindeutige Befunde hinsichtlich der Schwere, Aktivität, Ausheilung und Prognose einer Hepatitis. Es gibt, das fällt bei Begutachtungen auf, eine erhebliche Zahl von Leuten, die noch eine Dauerrente für eine chronische Hepatitis beziehen, bei denen sich aber kein krankhafter anatomischer Befund mehr feststellen läßt (s. a. S. 548, 550).

Bei der systematischen Durchuntersuchung mit Hilfe der Leberpunktion fällt auf, daß es eine erhebliche Zahl von Kranken gibt, die im Punktat eine chronische Hepatitis aufweisen, ohne daß klinisch jemals eine Gelbsucht durchgemacht wurde. In dem von WEPLER[115] bearbeiteten Punktionsmaterial unserer Klinik war das in 41 % der Punktate der Fall. Das läßt sich nicht nur dadurch erklären, daß eine anikterische Hepatitis überstanden wurde. Es taucht die Frage auf, ob es nicht eine primär chronische Hepatitis gibt, die nicht allein durch eine überstandene Virushepatitis verursacht wurde. Fettlebern in einem gewissen Stadium, Folgezustände einer toxischen Schädigung, also von Hepatosen, können das histologische Bild einer chronischen Hepatitis bieten, so daß man in solchen Fällen von einer toxischen (chronischen) Hepatitis sprechen muß.

Bei der Frage, ob nun wirklich eine echte Virushepatitis überstanden wurde, die zu den Folgezuständen geführt hat, hilft häufig die Laparoskopie weiter. Die Mehrzahl der Fälle mit überstandener Virushepatitis bietet im Laparoskop mehr oder weniger ausgedehnte Gebiete mit Verdickung des Serosaüberzuges der Leber.

Für die Begutachtung ist die Frage wichtig, ob es Gründe gibt, die eine Ausheilung einer akuten Hepatitis verhindern (Einzelheiten bei KALK[116]). Als solche wären anzuführen: besondere Virulenz der Erreger (genius epidemicus), verminderte Resistenz des Organismus (Schädigung durch Hungerzustände oder durch bestehende oder vorausgegangene Infektionen), Schädigung durch toxisch wirkende Substanzen (Alkohol, Schlafmittel, Arsen und andere Gifte, wie z. B. Tetrachlorkohlenstoff; Einzelheiten s. unter toxische Leberschädigung S. 559, 562, 568), ungenügende Behandlung, mangelhafte Bettruhe, zu frühzeitige körperliche Betätigung – alles Momente, die unter Kriegsverhältnissen und in Notzeiten besonders in Frage kommen.

Eine der wichtigsten und gefürchtetsten Folgezustände der Hepatitis ist die Zirrhose. Der Übergang der akuten Hepatitis über die chronische Hepatitis in die Zirrhose ist durch fortlaufende Punktionen sichergestellt.

Zirrhose und andere Folgezustände der Hepatitis

Als Zirrhose bezeichnet man einen mit Untergang von Leberzellen mit vermehrter Bindegewebsbildung einhergehenden Prozeß, der zum Umbau der normalen Leberstruktur führt. Dadurch kommt es zur sogenannten Pseudoacinusbildung und evtl. auch zur Kombination mit nekrotischem Untergang von Leberzellen und Bildung von Narbengewebe. In dem Augenblick, in dem Pseudoacini auftreten, kann man nicht mehr von chronischer Hepatitis sprechen, sondern muß schon die Bezeichnung Zirrhose wählen. Zum Begriff der Zirrhose gehört weiterhin neben dem pseudozinösen Umbau eine *Entzündung*, die sich im Bindegewebe und auch innerhalb der Acini bzw. Pseudoacini abspielt, und diese Entzündung ist es, die das Fortschreiten und damit die Prognose des einzelnen Falles bedingt. Erlischt die Entzündung – das kann man sehr genau im Leberpunktat beurteilen –, so erlischt damit die Progredienz, das Bindegewebe wird zellarm, und mit dem Erlöschen der Entzündung wird die Zirrhose zur *Fibrose*, die also den narbigen Ausheilungsprozeß der Zirrhose darstellt. Daß sich dabei von seiten des Leberparenchyms auch Regenerationsvorgänge, und zwar recht ausgedehnte Regenerationsprozesse, abspielen können, die die Struktur der Leber weitgehend beeinflussen können – am ausgeprägtesten bei der sog. Narbenleber –, soll ausdrücklich erwähnt werden. Gerade bioptische Erfahrungen haben das auch am Menschen eindrucksvoll gezeigt. Es kann geradezu zu einer »neuen« Leber kommen (KALK[117], KALK und WILDHIRT[114]). Die zur Zirrhose führende Bindegewebsvermehrung kommt auf zwei Wegen zustande: 1. durch das Vordringen von Entzündung mit Bindegewebszellen vom periportalen und periazinösen Raum aus in die Läppchen hinein; 2. durch das Auftreten von Leberzellnekrosen innerhalb der Läppchen, wobei sich am Orte der Nekrose im Abheilungsstadium Entzündung mit Bindegewebsbildung abspielt. Im Einzelfall überwiegen dann, auch verschieden nach der Ätiologie der Prozesse, mehr die vom periportalen und periazinösen Raum ausgehenden Entzündungen und man hat dann von *portaler Zirrhose* gesprochen, im anderen Fall mehr die Nekrosen (am eindeutigsten bei schweren toxischen Schädigungen) und man hat dann die Bezeichnung *»postnekrotische Zirrhose«* gewählt.

Sind fast ausschließlich nekrotische Prozesse vorhanden, so kommt es zu der von uns besonders herausgestellten *grobknotigen Narbenleber* oder *Kartoffelleber*, die mehr zur Regeneration, klinischen Ausheilung und völligen funktionellen Wiederherstellung neigt als die portale Zirrhose, und die man deshalb auch vom klinischen Standpunkt aus als ein eigenes Krankheitsbild bezeichnen kann (s. bei KALK[117]).

Im laparoskopischen Bild sieht man ebenso wie auf dem Sektionstisch bei der Zirrhose einerseits eine gleichmäßig gehöckerte Leber oft mit Verkleinerung des ganzen Organes, die klassische atrophische Laennec'sche Zirrhose, andererseits eine mehr oder weniger ungleichmäßig gehöckerte Leber. Das ist die Form der Zirrhose, bei der sowohl schleichende vom periportalen Raum ausgehende Entzündungen sich kombinieren mit mehr oder weniger ausgedehnten Nekrosen – hier könnte man schon von postnekrotischen Zirrhosen sprechen –, wir sprechen dann von einer Kombination von Zirrhose und Narbenleber – und schließlich die grobknotige Narbenleber –, Kartoffelleber, die ihre Entstehung und Form fast ausschließlich den Nekrosen verdankt.

Die Laennec'sche Zirrhose ist meist eine Alkoholleber, entstanden auf dem Boden einer fortlaufenden, über Jahre sich erstreckenden toxischen Einwirkung, die auch bei anderen toxischen, schleichenden Schädigungen entstehen kann. Man kann aber aus dem Aussehen der Leber nur mit Vorbehalt auf die Ätiologie schließen. So haben ČERLEK, OESTERLE und WILDHIRT[118] an unserer Klinik gefunden, daß man bei Hepatitis als Vorkrankheit in $^2/_3$ der Fälle eine unregelmäßig grobgehöckerte Leberoberfläche, bei Alkoholismus in $^3/_4$ der Fälle eine gleichmäßig feingehöckerte Leberoberfläche findet.

Eine Sonderform der Zirrhose ist die auf dem Boden einer langdauernden Cholangitis entstandene *cholangitische Zirrhose*, die sowohl klinisch wie histologisch sich von den oben beschriebenen Zirrhoseformen unterscheidet.

Die *grobknotige Narbenleber*, die wie gesagt doch ein eigenes klinisches Krankheitsbild darstellt, entsteht auf dem Boden der nekrotischen Verlaufsform der akuten Hepatitis. Sie zeigt meist klinisch gute Leberfunktionsproben und hat eine gute Prognose, besser als die der eigentlichen Zirrhosen, die freilich getrübt wird in Einzelfällen durch Ausbildung einer portalen Hypertension mit Ösophagusvarizen. Die Mischformen von Zirrhose und Narbenleber haben eine schlechte Prognose.

Sowohl die Zirrhose wie die Narbenleber können gefolgt sein von der Entwicklung eines *primären Leberkarzinoms*, das entweder von den Gallenwegen ausgeht oder vom Lebergewebe (Hepatom). Beide werden jetzt häufiger gefunden als früher, da die Zirrhosepatienten durch die moderne Behandlung länger leben als früher. Besonders gefährdet sind die Mischformen von Zirrhose und Narbenleber. Amerikanische Autoren (GALL, HIGGENSON) haben behauptet, daß auf dem Sektionstisch in 20% bei der sog. postnekrotischen Zirrhose Hepatome gefunden werden.

Bei den auf dem Boden einer Zirrhose bzw. einer Mischform von Zirrhose und Narbenleber entstandenen primären Leberkarzinomen wird dann an eine *Kriegsdienstbeschädigung* bzw. entschädigungspflichtige *Berufserkrankung* zu denken sein, wenn für die ursprüngliche Hepatitis ein solcher Zusammenhang gegeben war.

Die *Cholezystitis und Cholelithiasis* nach Hepatitis ist sowohl bioptisch sichergestellt (KALK[112,178]) als auch von anderer klinischer Seite bestätigt (STOCKINGER[176], STÖRMER[177], SCHARPF[117]; s. a. S. 575).

Immerhin ist in Fällen von vorausgegangener bzw. bestehender Hepatitis und Zirrhose daran zu denken, daß an sich schon Cholezystitis und Cholelithiasis häufige Krankheiten sind, so daß am häufigsten eine solche Kombination noch keinen ätiologischen Zusammenhang bedeutet. Es empfehlen sich Nachforschungen in der Richtung, ob nicht in der Familie Gallensteinerkrankungen gehäuft vorkommen. Gallenbeschwerden sind an sich häufig bei chronischer Hepatitis und Zirrhose, auch wenn keine Cholezystitis bzw. Cholelithiasis besteht.

Die *posthepatitische Fermentschwäche* des Pankreas scheint nach allem, was wir bisher wissen, ein vorübergehender Zustand ohne wesentliche Beeinträchtigung der Leistungsfähigkeit zu sein. Das gleiche gilt für die eine Hepatitis immer begleitende Gastroduodenitis.

Nach einer überstandenen Hepatitis kann es zu einem echten erworbenen hämolytischen Ikterus kommen (KALK, HEILMEYER, VOIT, K. E. SCHMIDT) mit allen Zeichen einer echten Hämolyse und oft beträchtlicher Anämie. Diese Fälle von erworbenem hämolytischen Ikterus nach Hepatitis sind sehr selten.

Gar nicht selten (nach der Literatur s. MÜHLER und GROS[91] in etwa 6%), besonders bei Jugendlichen, kommt es im Anschluß an eine durchgemachte akute Hepatitis zu einer intermittierenden Hyperbilirubinämie, die von uns als *posthepatitische Hyperbilirubinämie* beschrieben wurde (KALK[119], KALK und WILDHIRT[120]). Es kommt dabei zu einer dauernd bestehenden oder in Schüben auftretenden Erhöhung des Bilirubinspiegels im Blut, wobei vorwiegend das sog. indirekte Bilirubin erhöht ist. Es besteht wohl kein Zweifel daran, daß klinisch die Krankheit identisch ist mit der sog. Cholémie simple familiale von GILBERT und dem Ikterus juvenilis Meulengracht. Der Unterschied besteht nur darin, daß die letztere Krankheit angeboren ist und familiär gehäuft auftritt, während die posthepatitische Hyperbilirubinämie erworben ist durch eine durchgemachte Hepatitis. In ihrem Wesen ist die Krankheit noch nicht völlig geklärt, es ist aber wahrscheinlich, daß hier eine gestörte Bindung des (indirekten) unkonjugierten Bilirubins an Glukuronsäure vorliegt, wahrscheinlich durch Beeinträchtigung der für diesen Vorgang notwendigen Glukuronyl-Transferase. Nach neueren Versuchen mit Isotopen (GALAMBROS und MCLAREN[121]) ist es wahrscheinlich, daß auch das Bilirubin nur verzögert aus der Blutbahn von der Leberzelle aufgenommen wird. Wegen des immer wieder auftretenden leichten Ikterus (1,5–4,0 mg%, selten bis 8 mg% Bilirubin) wird dabei sehr häufig fälschlicherweise an eine chronische Hepatitis oder gar Zirrhose gedacht; dabei sind die Leberfunktionsproben völlig einwandfrei und histologisch ist kein krankhafter Befund im Leberpunktat zu erheben. Die Patienten zeigen fast durchweg ausgesprochen neurasthenische Züge, klagen immer wieder über Oberbauch- und Magenbeschwerden, Kopfschmerzen, Depression, ein Teil von ihnen bietet auch zeitweise auftretende leichte hämolytische Schübe. Die Erscheinungen verlieren sich fast immer im Laufe von Jahren. Naturgemäß ist es im Einzelfall schwierig festzustellen, ob es sich um die angeborene oder um die erworbene posthepatitische Form handelt – nur die letztere kommt ja evtl. als entschädigungspflichtige Krankheit in Frage. In einem Teil der uns zur Begutachtung zugewiesenen Fälle konnten wir durch Untersuchung von Familienangehörigen, insbesondere Geschwistern, nachweisen, daß es sich um die angeborene Form handelte.

Mit Hilfe der Laparoskopie kann man unter Umständen feststellen, ob Verdickungen des Serosaüberzuges der Leber vorliegen. Ist das der Fall, so spricht das, wie oben erwähnt wurde, dafür, daß eine Hepatitis durchgemacht wurde. Da die Krankheit in Schüben verläuft und der Bilirubingehalt des Serums dabei oft auch innerhalb kurzer Zeit wechselt, müssen wiederholte Bilirubinbestimmungen durchgeführt werden. Auf jeden Fall empfiehlt sich die Durchführung einer Leberpunktion. Im histologischen Präparat finden sich lediglich geringe Aktivierung des Sternzellensystems, vermehrte Ablagerung eines braunen, eisennegativen Pigments (Lipofuscin?) in den Leberzellen, manchmal auch geringe Zeichen einer Cholostase in der Form von Gallentropfen, selten von Gallenzylindern kleinen Kalibers ebenfalls in der zentroazinären Zone. Zeichen einer Entzündung fehlen. Minderung der Erwerbsfähigkeit besteht in den meisten Fällen nicht, in ausgesprochenen Fällen mit starken Beschwerden, zeitlich begrenzt, etwa 20%, höchstens 30%.

Das Maß der Minderung der Erwerbsf. bei der akuten Hepatitis und ihren Folgezuständen generell festzusetzen ist sehr schwer, jeder Fall ist ja verschieden. Es besteht schon ein erheblicher Unterschied, ob man es mit Patienten zu tun hat, die eine vorwiegend geistige Tätigkeit, oder mit solchen, die eine vorwiegend körperliche Tätigkeit ausüben. Gerade die letzteren sind ja besonders benachteiligt, da bei den entzündlichen Leberkrankheiten die körperliche Belastung besonders schädlich wirkt. Aber auch bei vorwiegend geistiger Tätigkeit bestehen erhebliche Unterschiede. Es gibt geistige Berufe, die mit häufigen Reisen verknüpft sind und andere, die eine geregelte Bürotätigkeit am Schreibtisch mit sich bringen. Man sollte gegebenenfalls von der Möglichkeit einer »Zeitrente« in der Rentenversicherung Gebrauch machen, von Heilverfahren und von der Möglichkeit einer Umschulung von einem körperlich belastenden auf einen geistigen Beruf (s. a. S. 551).

Wenn wir im folgenden also Zahlen der prozentualen Minderung der Erwerbsfähigkeit geben, so bezieht sich das in erster Linie auf Kriegsopferversorgung, Unfallversicherung bzw. Berufskrankheiten, denn nur bei diesen kommt ja eine Angabe der Minderung der Erwerbsfähigkeit in Frage.

Immerhin geben diese Zahlen ja auch einen gewissen Anhaltspunkt für die Krankenversicherung, ob es sich um eine Arbeitsunfähigkeit handelt oder nicht; und für die Rentenversicherung zu der Frage der Berufs- bzw. Erwerbsunfähigkeit, bzw. der Notwendigkeit von Zeitrente, Dauerrente, Umschulung, Heilverfahren.

Die Beurteilung eines Leberkranken bei der Begutachtung – und das gilt auch für die noch im folgenden zu besprechenden Leberkrankheiten – richtet sich ja, abgesehen von der Beurteilung des Allgemeinzustandes, vom Auftreten von Leberhautzeichen, vom Palpationsbefund, im wesentlichen nach drei Gesichtspunkten:
1. Störung der Funktion, kenntlich an den sog. Leberfunktionsproben;

2. Aktivität des Prozesses, kenntlich
   a) am Verhalten der Leberfermente im Serum, insbesondere der Transaminasen,
   b) im histologischen, laparoskopischen Bild.

Dabei ist wichtig, gerade bei der Beurteilung der Erwerbsfähigkeit, die Aktivität eines entzündlichen Prozesses, weil von ihm, was schon oben erwähnt wurde, die Neigung zur Progredienz einerseits, das Ausmaß der Ausheilung andererseits und damit die Prognose abhängt.

Die nachfolgenden Zahlen können daher nur als ungefähre Anhaltspunkte gelten.

Bei der akuten Hepatitis ist die MdE	100%
Bei der chronischen Hepatitis (große weiße, große bunte Leber, Höckerleber) ist die MdE	80–100%
Bei Restzuständen danach ist die MdE etwa	40– 60%
Bei der Zirrhose ist die MdE	80–100%

Bei der großknotigen Narbenleber beträgt, wenn sie völlig inaktiv ist und keinen krankhaften Ausfall der Leberfunktion erkennen läßt, die MdE 40–50%. Hat sie zu Zeichen der portalen Hypertension geführt und zu Anzeichen des Versagens der Leberfunktion, so ist die MdE 70–100%. Eine vollkommene inaktive und zur Fibrose gewordene Zirrhose bedingt immer noch eine MdE von 30–50%.

Bei der Mischform von Zirrhose und Narbenleber ist die MdE 80–100%. Die Cholezystitis bzw. -lithiasis bedingt im allgemeinen eine MdE von 30%.

Die posthepatitische Fermentschwäche bedingt keine wesentliche Einschränkung.

Die begleitende Gastroduodenitis ist in der Minderung der Erwerbsfähigkeit durch die Hepatitis eingeschlossen.

Die posthepatitische Hyperbilirubinämie bewirkt je nach ihrer Schwere eine MdE von 20–30%.

All das können aber, wie gesagt, nur Anhaltspunkte sein. Weiteres findet sich bei BRÜHL[122] (S. 189, 190) und S. 565 ff.

Andere Hepatitiden

Es war bis hierher im wesentlichen nur die Rede von der Viruskrankheit der Hepatitis epidemica und der hämotogenen infektiösen Hepatitis.

Es gibt aber noch zahlreiche andere Hepatitiden mit anderen Erregern. Davon können hier nur einige aufgeführt werden:

So geht von den Viruskrankheiten z. B. die *infektiöse Mononukleose* (Pfeiffersches Drüsenfieber) mit einer Hepatitis einher (s. bei KALK[123], KALK und ULBRICHT[124]). Sie ist im allgemeinen harmlos, betrifft nur das Mesenchym der Leber und heilt glatt ab. Wir haben allerdings seltene Fälle erlebt, in denen sich auch schwere Schädigungen des Leberparenchyms wie bei der echten Hepatitis epidemica fanden. In solchen Fällen kommt es auch zum Anstieg der Transaminasen im Serum (MÜHLER[125]), ja zum Ikterus, der in etwa 5% der Fälle beobachtet wird. Wir haben auch protrahiert verlaufende Fälle gesehen, die man wohl als chronische infektiöse Mononukleosis bezeichnen kann, vor allem bei älteren Menschen, während ja sonst die inf. Mononukleose eine ausgesprochene Krankheit des jugendlichen Menschen bis zum 30. Lebensjahr ist. Ob wirklich ein Übergang in Zirrhose möglich ist, erscheint uns mehr als zweifelhaft (s. a. S. 464, 726).

Diese Krankheit ist für die *Begutachtung von Wehrdienstbeschädigungsfragen* deshalb von Bedeutung, weil sie, epidemisch vor allem im Kreise junger Menschen auftretend, eine Krankheit von Rekruten und jungen Studenten sein kann. So sahen wir einmal eine Epidemie bei Studenten der militärärztlichen Akademie und in einem Ausbildungsbataillon. Sie heilt aber so gut wie immer ohne Folgen ab.

Unter den *Protozoenkrankheiten* ist es vor allem die *Amöbiasis*, die zu einer Hepatitis führt. Sie äußert sich nicht nur in dem bekannten, oft erst spät auftretenden Leberabszeß, sondern auch unter Umständen in einer chronischen Hepatitis, die zur *Zirrhose* führt (H. E. BOCK [126]). Die Amöbiasis gilt – wie oben schon bei den Krankheiten des Darmes angeführt wurde – bei Seeleuten als Berufskrankheit (s. a. S. 494, 534, 539). In den letzten Jahren sind viele Deutsche aus Berufsgründen in die Tropen gegangen und dort an Amöbiasis, z. T. auch mit Leberabszessen, erkrankt. Auch bei ihnen gilt dann die Amöbiasis als Berufskrankheit. Zirrhosen haben wir bisher bei diesen Leuten nicht gesehen, wohl aber in einem Fall eine langdauernde, ohne Entzündungserscheinungen und ohne Ikterus verlaufende cholostatische Hepatose. Von DOXIADES [127] sind chronische Verlaufsformen der Amöbenhepatitis beschrieben. Im letzten wie im Ersten Weltkrieg waren zahlreiche Kriegsteilnehmer, vor allem auf den Kriegsschauplätzen um das Mittelmeer, an Amöbiasis erkrankt, im Ersten Weltkrieg auch die Teilnehmer an den Kriegshandlungen in Afrika. Wenn auch aus den tropischen Ländern bekannt ist, daß die chronische Amöbiasis eine der Hauptursachen für die Häufigkeit der Zirrhose (neben der eiweißarmen Ernährung) ist (vgl. z. B. die Arbeiten aus Ceylon und Indien; FERNANDO und Mitarbeiter), so ist bei den deutschen Kriegsteilnehmern die Amöbiasis als Ursache für eine Zirrhose der Leber bisher nicht in Erscheinung getreten. Es mag das daran liegen, daß die Amöbiasis nach Rückkehr in die Heimat stets rasch abgeheilt ist.

Die *Malaria* verursacht zwar eine begleitende Hepatitis, und früher war die Ansicht verbreitet, daß die Malaria auch zur Zirrhose der Leber führen oder zumindest ihre Entstehung begünstigen könne. Neuerdings wird aber diese Möglichkeit durchweg abgelehnt (vgl. RÖSSLE [128], O. FISCHER [129], MORETTI [130], GHARPURE [131] u. a.). Soweit Zirrhosen bei Kranken mit oder nach überstandener Malaria auftreten, sind sie auf andere hepatotoxische Faktoren und auf Mangelernährung zurückzuführen. Wir haben bei der Begutachtung keine Fälle zu Gesicht bekommen, in denen man mit Sicherheit eine Malaria als Ursache einer Zirrhose hätte nachweisen können (s. a. S. 106 f., 487 f.).

Die *Bilharzia*-Krankheit erzeugt chronische Hepatitiden und Zirrhosen. Auch für sie gilt, daß sie als entschädigungspflichtige Berufskrankheit anzuerkennen ist, wenn der Kranke aus Berufsgründen sich längere Zeit in den Tropen bzw. im Ausland mit Vorkommen von Bilharzia aufgehalten hat (s. a. S. 500).

Als sog. *granulomatöse Hepatitiden* (das sind die, die mit einer histologisch ganz typischen knötchenartigen Granulombildung einhergehen) werden zusammengefaßt: die Brucellosen (Morbus Bang, Maltafieber), Boeck'sches Sarkoid, Tuberkulose, Lymphogranulomatose, Tularämie, Berylliose. Unter ihnen sind einige, die als entschädigungspflichtige Krankheiten in Frage kommen, sei es als Tropenkrankheiten oder als von Tieren auf den Menschen übertragbare Krankheiten (vgl. 7. Berufskrankheiten-Verordnung vom 20. 6. 1968; s. a. S. 443 ff., 467 ff.).

Die *Brucellosen* erzeugen typische Granulome in der Leber und Hepatitiden von hartnäckigem chronischen Verlauf. Die Hepatitis kann jahrelang völlig latent verlaufen, sie ist dann nur durch die Leberbiopsie erfaßbar. Ob es dabei wirklich zu echten Zirrhosen kommt, wie früher behauptet wurde, ist neuerdings wieder bezweifelt worden. Sie wird als Berufserkrankung anerkannt vor allem bei Tierärzten, Melkern, Molkereiarbeitern, Schäfern, Landwirten, aber auch sonst bei solchen Menschen, die beruflich in engem Kontakt stehen mit Rindvieh (Morbus Bang), Ziegen und Schafen (Maltafieber; Einzelheiten bei E. W. BAADER [132], WAGNER und ZERLETT [133]) (s. a. S. 94, 458).

Den Morbus Boeck als Berufskrankheit anzuerkennen, wie seinerzeit von WEDLER vorgeschlagen wurde, besteht bei der unklaren Ätiologie dieser Krankheit keine Veranlassung.

Die *Tularämie* wurde gehäuft bei den Soldaten in Rußland beobachtet, selten auch in Deutschland und den Nachbarstaaten. Sie kann, wenn der Umgang mit Nagetieren beruflich erfolgt, als Berufskrankheit anerkannt werden (s. a. Bd. I, S. 192; Bd. II, S. 93, 459).

Die *Berylliose*, die zu Granulombildungen in der Leber, Milz, Lymphknoten führt (neben Erkrankungen der Lunge) und im übrigen leicht zu Verwechslungen mit Morbus Boeck Anlaß gibt, kommt als Berufskrankheit in der Metallindustrie in Frage (Näheres bei E. W. BAADER [132]).

Die *Leptospirosen*, vor allem Morbus Weil (Erreger Leptosp. ictero-haemorrhagica), Feldfieber (Erreger Leptosp. grippotyphosa), Stuttgarter Hundeseuche (Leptosp. Canicola), Schweinehüterkrankheit (Leptosp. pomona) und andere Leptospirosen sind Allgemeininfektionen. Sie spielen sich zum Teil mit schwerem Ikterus, vor allem bei Morbus Weil, ab. Nach dem histologischen Befund handelt es sich nicht um Hepatitiden (insofern gehören sie eigentlich nicht in das Kapitel Hepatitis), sondern um toxisch-infektiöse Hepatosen (H. KALK und E. MÖLLER [134]). Von Bedeutung ist, daß nach unseren Beobachtungen die Zeichen der Cholostase in der Leber über lange Zeit (annähernd zwei Jahre) bestehen bleiben können, was für die Frage der Beurteilung der MdE wichtig erscheint. Diese Leptospirosen können durchaus für die Anerkennung als Berufskrankheit in Frage kommen, wenn es sich um im Beruf erworbene Krankheiten bei Tierärzten, Laboranten, Tierzüchtern und Tierwärtern, Kanal- und Grubenarbeitern, Feldarbeitern, Schäfern, Fischern und ähnliche Berufe handelt. Auch Übertragung durch Unfall kommt in Frage (LOOS [135]) (s. a. S. 101, 447, 459).

Hepatosen

Treffen die Hepatitiden in erster Linie das Mesenchym der Leber und erst sekundär das Parenchym, so wird bei den Hepatosen vor allem das Parenchym, also die Leberzelle, betroffen und erst sekundär folgen Reaktionen des Mesenchyms.

Wird die Leberzelle toxisch geschädigt, so reagiert sie zunächst mit einer Verfettung; ist die Schädigung stärker, so folgt die Nekrose der Leberzelle. Nehmen die Nekrosen einen größeren Umfang an, so erfolgen auch Reaktionen am Mesenchym in der Form der Bindegewebs- und Narbenbildung. Besteht die Fettleber lange Zeit, so kann sie in Zirrhose übergehen. Das ist durch Tierversuche vorwiegend amerikanischer Autoren und ebenso durch Beobachtungen am Menschen durchaus gesichert. So kann also auch eine toxische Leberschädigung einerseits zur Narbenleber und andererseits zur Zirrhose führen.

Eine besondere Form der Hepatose ist die sog. *cholostatische Hepatose*. Bei ihr äußert sich die Leberzellschädigung in einem Ikterus mit Retention des Gallenfarbstoffes in den Leberzellen und in den Canaliculi (sog. Gallenkapillaren) infolge einer toxischen bzw. toxisch-allergischen Schädigung. Da es zahlreiche Medikamente gibt, die diese Erscheinung hervorrufen, wird diese Form auch Drogenikterus genannt. DÖLLE und MARTINI [136] haben eine Liste der in Betracht kommenden Medikamente aufgestellt. Anfangs handelte es sich vorwiegend

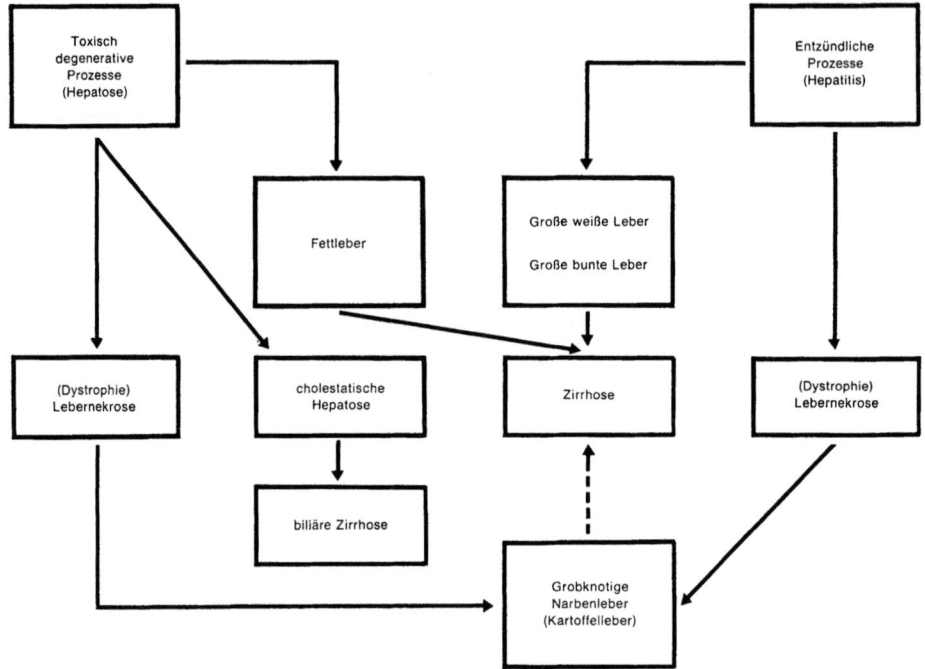

Abb. 5. Folgezustände von Hepatose und Hepatitis

um Chlorpromazin und Methyltestosteron, heute umfaßt die Liste mehr als 100 Medikamente. In manchen Fällen ist der Verlauf chronisch und einzelne Fälle gehen, wir wir selbst beobachtet haben, in eine biliäre Zirrhose über.

Im allgemeinen läßt sich diese Krankheit klinisch und histologisch trennen von der sog. Hepatitis mit cholostatischem Einschlag (vgl. KALK[93]). Es gibt jedoch einzelne Medikamente, wie die sog. Monoaminooxydasehemmer, die an der Leber histologische Veränderungen setzen, die von einer akuten Hepatitis nicht zu unterscheiden sind (z. B. Iproniacid = Marsilid), wobei vielleicht eine Kombination von toxischer Schädigung mit der Infektion durch Hepatitisvirus zusammenwirkt.

Demnach stellen sich die Zusammenhänge wie in Abb. 5 dar.

Da die *Fettleber* gerade bei den Hepatosen eine besondere Rolle spielt, soll hier einiges über sie gesagt werden (Einzelheiten bei KALK[137], dort weitere Literatur). Nach dem mikroskopischen Befund kann man drei Stadien der Fettleber unterscheiden: Stadium I der Fettleber bedeutet lediglich massenhafte Ablagerung von Fett in den Leberzellen ohne Reaktion am Mesenchym, Stadium II Fettleber mit mesenchymaler, entzündlicher Reaktion und Bindegewebsvermehrung, Stadium III Zirrhose, oft noch mit vermehrter Fettablagerung.

Im Stadium I weist die Fettleber bei der Palpation eine eigentümliche prall-elastische Konsistenz bei vergrößerter Leber und eine leichte Verzögerung der Bromthaleinausscheidung (10 bis 20 %) auf und manchmal auch eine leichte Erhöhung des Bilirubins im Serum. Die eindeutige Diagnose ist lediglich durch die Leberbiopsie möglich. Im Stadium II und III treten dann die klinischen Zeichen einer chronischen Hepatitis bzw. Zirrhose auf, auf die im einzelnen nicht eingegangen werden soll (Einzelheiten bei KALK[137]). Nach dem, was oben gesagt wurde, kann eine Fettleber allmählich über das Stadium II in eine Zirrhose übergehen. Sie kann es, sie muß es aber nicht. Jedenfalls ist das Tempo, in dem der Übergang erfolgt, im allgemeinen sehr langsam, viel langsamer als bei der Virushepatitis bzw. chronischen Hepatitis. Wir beobachten einige Patienten mit Fettleber, ursprünglich Stadium I, bioptisch seit 8 Jahren. In dieser Zeit ist erst das Stadium II erreicht. So kann man sagen, daß der Entwicklungsgang zur Zirrhose 10 und mehr Jahre benötigt. Für die Begutachtung ist wichtig, daß die Fettleber im Stadium I und z. T. auch im Stadium II ein durchaus reversibler Zustand ist. Gelingt es, die Ätiologie der Fettleber (s. unten) zu beseitigen, vor allem noch im Stadium I und z. T. auch im Stadium II, so verschwinden die Fettablagerungen recht schnell (bei einem Alkoholiker im Stadium I z. B. durch Alkoholentzug innerhalb von vier bis acht Wochen, ähnliches gilt für Avitaminosen, Fettlebern bei Anämien, beim Altersdiabetes durch richtige Einstellung). *Die Fettlebern bei Kriegsteilnehmern bzw. bei Kriegsgefangenen, die eine Hungerdystrophie durchgemacht haben, sind nach Auffütterung sehr schnell verschwunden. Wenn heute bei einem ehemaligen Kriegsteilnehmer bzw. Kriegsgefangenen eine Fettleber gefunden wird, so ist mit Sicherheit die Mangelernährung nicht daran schuld, sondern es müssen andere Ursachen aus der letzten Zeit dafür vorliegen.* Die weitaus häufigsten Ursachen einer Fettleber sind heute der Alkohol und die diabetische Stoffwechselstörung (Prädiabetes, latenter Diabetes, Diabetes), wobei je nach der Landschaft, ihren Sitten und Gebräuchen der Alkohol oder die diabetische Stoffwechselstörung die häufigere Ursache ist (in unserem Krankengut ist die Fettleber auf der Basis der diabetischen Stoffwechsellage häufiger als die Alkoholfettleber). Wichtig ist, daß die für den Altersdiabetes typische Fettleber mit Lochkernen jahrelang dem Manifestwerden des Diabetes vorausgeht (KALK[138]) und damit einen Hinweis auf die Notwendigkeit einer genauen Untersuchung des Kohlehydratstoffwechsels gibt (Artosintest, Traubenzuckerbelastungskurve, Tagesprofil). Wir geben nachstehend noch einmal eine *Übersicht über die Ursachen der Fettleber, wie wir sie heute sehen:*

1. Sauerstoffmangel
   Beispiel: Schwere Anämien, Kreislaufstörungen, Hypoxämie, Fettablagerung vorwiegend zentral im Leberläppchen
2. Störungen der inneren Sekretion
   Beispiel: M. Basedow, Myxödem, innersekretorisch bedingte Fettsucht, Störungen der NNR-Funktion, M. Cushing, Diabetes
3. Krankheiten des Stoffwechsels
   Beispiel: Zöliakie, Galaktosämie und andere Fermentdefekte, Porphyria cutanea tarda, Diabetes
4. Krankheiten des Pankreas
   Lipocaic-Mangel (lipotroper Pankreasfaktor)
5. Mangelernährung
   a) alimentäre Dystrophie, Eiweißmangel, Hungerleber: Mangelernährung in Gefangenenlagern, Ernährungsstörungen der Säuglinge
   b) Vitaminmangel: Sprue, Pellagra
6. Exogene Gifte und Medikamente
   Beispiel: Alkohol, Phosphor, Pilzgifte, Tetrachlorkohlenstoff, Chloroform, Trinitrotoluol, Allylformiat, Antibiotika, Cortisone, Barbiturate, Dicumarine, Marcumar
7. Endogene Gifte
   Chron. Infektionen, Tuberkulose, Colitis ulcerosa, chron. Enteritis
8. Fett- und Kohlehydratmast

Die Hepatose bzw. die Fettleber spielt in der ärztlichen Begutachtung eine große Rolle, und zwar sowohl für die Frage der Kriegsdienstbeschädigung wie bei der Begutachtung von Berufskrankheiten, und das ist auch der Grund, weshalb hier ausführlicher darauf eingegangen werden mußte.

Von besonderer Bedeutung für die Begutachtung waren die Leberschädigungen bei Insassen von Kriegsgefangenenlagern und auch von Konzentrationslagern, bei denen, wie zahlreiche Arbeiten nachwiesen, gehäuft Fettlebern und ihre Übergangsstadien bis zur Zirrhose gefunden wurden (vgl. KALK[138], H. BERG[139], H. BROICHER[140]).

An der Häufung dieser Leberkrankheiten in der Nachkriegszeit ist kein Zweifel, man muß aber heute soviel sagen, daß diese Krankheiten und besonders die Fettleber nicht allein bedingt waren durch Hunger (Hunger allein bewirkt eine braune Atrophie der Leber; GIRGENSOHN, SELBERY), sondern durch den Eiweißmangel, den Vitaminmangel und durch die Kombination mit Infektion, insbesondere Ruhr und Hepatitis. Die Heimkehrerzirrhose kann also auch entstehen, ohne daß eine Hepatitis durchgemacht wurde. Fehlende Gelbsucht in der Anamnese ist also kein Grund in solchen Fällen, eine Wehrdienstbeschädigung abzulehnen. *Heimkehrerzirrhosen müssen als Wehrdienstbeschädigung anerkannt werden, und dementsprechend sind auch Zirrhosen nach alimentärer Dystrophie im Konzentrationslager entschädigungspflichtig* nach dem »Gesetz zur Wiedergutmachung nationalsozialistischen Unrechts«. Es wurde oben schon darauf hingewiesen, daß längere Zeit bestehender Hungerzustand mit Dystrophie noch auf Jahre hinaus eine erhöhte Anfälligkeit der Leber, besonders gegen das Hepatitisvirus bedingt.

Die Hungerleber und Hungerzirrhose zeichnen sich durch eine *Neigung zur vermehrten Eisenablagerung in der Leber* aus, so daß es zur echten Siderophilie (= Hämochromatose) kommen kann (KALK[141]). Weiteres darüber s. S. 565, 721.

Zu beachten ist auch bei der *Begutachtung vorliegender Fettlebern oder Zirrhosen*, ob nicht langdauernde Eiterungen bei Verwundungen, Verbrennungen, schweren Gewebszertrümmerungen vorausgegangen sind. Chronische und schwere Tuberkulose zeigen häufig nicht nur Fettlebern, sondern auch Zirrhosen. Es ist das nicht nur die Folge toxischer Schädigung durch den Bazillus Koch und Folge der mangelhaften O_2-Versorgung, sondern auch der Effekt langdauernder Einwirkung von Eiweißzerfallsgiften.

Exogene Gifte

Zu den exogenen Giften wäre noch einiges zu bemerken: Sowohl die Dosierung wie auch die Art der Gifte ist wesentlich für das, was an der Leber entsteht. Alkohol und viele der oben genannten Gifte und Medikamente erzeugen zunächst nur eine Fettleber, die erst nach langem, wahrscheinlich jahrelangem Bestehen in eine Zirrhose übergeht. Auf der anderen Seite gibt es wieder Gifte, die so massiv die Leber schädigen, daß es zu schwersten Nekrosen des Leberparenchyms nach Art der akuten Lebernekrose (= akute gelbe Leberatrophie), kommen kann. Dabei kann man oft beobachten, daß weniger geschädigte Teile der Leber nur der Verfettung anheimfallen, während andere schwer betroffene Partien totale Nekrosen der Leberzellen mit Trümmerzonen in weiten Bezirken aufweisen. Werden diese Vergiftungen überstanden, so entsteht eine grobknotige Narbenleber in derselben Art wie nach der akuten Leberdystrophie. Zu diesen schweren Lebergiften gehören die Toxine des Knollenblätterschwammes, der Phosphor, die Halogenkohlenwasserstoffe, wie der Tetrachlorkohlenstoff, und einige Nitro- und Amidoverbindungen des Benzols und seiner Homologen.

Es kann nicht der Sinn dieser Darstellung sein, nun sämtliche in der Verordnung für Berufskrankheiten angeführten schädlichen Stoffe im einzelnen auf die Möglichkeit einer Leberschädigung hin zu besprechen, nur andeutungsweise soll dazu etwas gesagt werden.

Bei *Bleiintoxikation* kann die damit verbundene Anämie, die als sideroachrestische Anämie aufzufassen ist, zur Leberverfettung führen. *Phosphor* ist bekannt als schweres zu Nekrosen der Leber führendes Gift in der Form des weißen bzw. gelben Phosphors.

Arsen verursacht neben anderen Schädigungen (BAADER [132]) Hauterscheinungen (Melanose, Hyperkeratosen), Leberschäden in Form von Fettlebern, Nekrosen des Lebergewebes mit Bindegewebsvermehrung bis zur Narbenleber bzw. Kombination von Narbenleber mit Zirrhose, man könnte auch sagen eine postnekrotische Zirrhose. Sie trat gehäuft auf bei Winzern in Weinbaugebieten, in denen von 1925 bis 1942 als Insektenvertilgungsmittel Arsenbrühe gespritzt wurde und ist auch als Berufskrankheit anerkannt. Die Verhältnisse liegen da aber durchaus nicht eindeutig. Neben dem Arsen, oder auch ohne Arsen, spielt nämlich der reichliche Genuß von Alkohol besonders in der Form des Haustrunkes (bis zu drei Liter am Tag) eine Rolle bei der Entstehung der Leberveränderungen. Die meisten sog. Arsenzirrhosen der Winzer sind in Wirklichkeit Alkoholzirrhosen. Man kann beides, Alkoholzirrhose oder Arsenzirrhose, recht gut danach unterscheiden, ob gleichzeitig andere Arsenzeichen vorliegen, insbesondere Melanosen und Hyperkeratosen der Haut. An unserer Klinik wurde von WILDHIRT [142] festgestellt, daß innerhalb von 5 Jahren von 12 uns zur Rentennachprüfung überwiesenen Winzern nur 2 eine Kombination von Zirrhose mit Hyperkeratose und Melanose hatten. Die übrigen 10 waren Alkoholzirrhosen. Unserer Ansicht nach sollte man aber nicht, wie BAADER [132] das tut (und neuerlich auch KOELSCH), die Arsenzirrhosen grundsätzlich als Berufskrankheit ablehnen, zumal ja in einigen Fällen immerhin eine Kombination von Alkohol und Arseneinwirkung die Entstehung einer Leberzirrhose begünstigen kann. Arsen begünstigt auch, wie bekannt ist, die Entstehung des Karzinoms, besonders des Hautkrebses an den Hyperkeratosen, aber auch an inneren Organen. Das trifft auch auf die Leber zu. LIEBEGOTT [143] fand in 20% seiner Fälle von Arsenzirrhosen ein primäres Leberkarzinom, während sonst bei Zirrhosen nach RÖSSLE [128] nur 5% primäre Leberkarzinome gefunden wurden. So müßte man also doch auch in solchen Fällen ein primäres Leberkarzinom als Berufskrankheit anerkennen (s. a. Bd. I, S. 255, 260, 266).

Mangan soll gelegentlich zu Zirrhosen führen.

Kadmium wird bei Vergiftungen in Mengen in der Leber abgelagert (und in der Niere).

Von *Beryllium* war oben schon bei granulomatöser Hepatitis die Rede (S. 558).

Benzol kann infolge der bei der Benzolvergiftung erzeugten Anämie indirekt schon zu einer Fettleber führen, es scheint allerdings auch als direktes Lebergift zu wirken, und Fettlebern und Lebernekrosen in allerdings sehr seltenen Fällen sind beschrieben (Einzelheiten bei BAADER [132]). Die *Nitro- und Amidoverbindungen des Benzols* und seiner Homologen, die gewerblich verwandt werden, sind zahllos und kaum zu übersehen. Sie erzeugen nicht nur eine schwere Leberschädigung, sondern gleichzeitig eine Anämie, da sie Methämoglobinbildner sind (Hämiglobinbildner). Dadurch wird die an sich schon geschädigte Leber noch unter O_2-Mangel gesetzt. Sie werden verwendet und hergestellt in der chemischen Industrie, in der Sprengstoffindustrie, als Nitrobenzole auch in der Parfüm- und Seifenindustrie (Einzelheiten s. Merkblatt Nr. 10, S. 67, bei BAUER [144] und bei WAGNER und ZERLETT [133]) (s. a. S. 709, 717 ff.).

Die vorwiegend leberschädigenden Stoffe, denen LÖHER [145] eine besondere Bearbeitung gewidmet hat, sind das 1-2-4-Dinitrophenol, das Phenolhydrazin, Nitrobenzol, Dinitrobenzol, Aminobenzol, ferner Trinitrotoluol, Toluylendiamin, Tetranitromethylanilin (Tetryl), p-Phenyldiamin (= Ursol D). Das letztere wird in Pelzfärbereien, in der Teerfarbenindustrie und im Friseurgewerbe zum Färben der Haare benutzt. Es ist bekannt, daß es Überempfindlichkeitserscheinungen und insbesondere Asthma erzeugt. Weniger bekannt ist, daß es auch zur Leberschädigung führt (tödlicher Ausgang bei einer Friseuse nach 5jährigem Gebrauch zum Haarfärben. Engl. Literatur).

Das gefährlichste Lebergift dieser Gruppe ist das in der Sprengstoffindustrie verwandte *Trinitrotoluol*, dessen Giftigkeit für die Leber zuerst im Ersten Weltkrieg erkannt und besonders in der englischen Literatur beschrieben wurde. Im Jahre 1916 erkrankten in England rund 160 Arbeiter (vorwiegend weibliche), davon starben an subakuter Leberdystrophie über 50 (BAADER [132]). Das Trinitrotoluol ist ein ausgesprochenes Fermentgift der Leberzelle.

Wir haben bei Chemikern und Arbeitern aus solchen Betrieben als Spätkrankheit grobknotige Narbenlebern, Zirrhosen und in einem Fall eine hämolytische Anämie gesehen, die wir als Berufskrankheit anerkannt haben.

Die *Halogenkohlenwasserstoffe* werden verwandt als Extraktionsmittel für Fette, zur chemischen Reinigung, zum Entfetten von Metallen, als Lösungsmittel für Harze, Wachse, Schwefel, Lacke, als Kühlflüssigkeit in Kältemaschinen, als Feuerlöschmittel, als Schädlingsbekämpfungsmittel, als Isoliermittel (gechlorte Naphtaline). Welche Verbindungen der aliphatischen und aromatischen Reihe dafür in Frage kommen und ihre Handelsnamen sind bei BAUER[144] S. 70 und BAADER[132] S. 179 nachzulesen.

Die stark leberschädigende Wirkung von *Dichlormethan* (Choroform) und *Tetrachlorkohlenstoff)* bis zur Lebernekrose und Narbenleber, verbunden auch mit hepatorenalem Syndrom, ist bekannt.

Uns ist wiederholt aufgefallen, daß man bei Arbeitern, ja sogar leitenden Personen in Betrieben, die mit Tetra arbeiten, z. B. in chemischen Reinigungsanstalten, durch die Biopsie Fettlebern nachweisen kann, obwohl alle Sicherungsmaßnahmen im Betrieb getroffen worden sind. Das letztere war der Grund, weshalb die Gewerbeärzte eine Berufserkrankung ablehnten. Offenbar reichten die kleinen, öfters inhalierten Mengen aus zur Erzeugung von Fettlebern.

Dichloraethan entspricht als S-Dichloraethan der Giftwirkung des Tetrachlorkohlenstoffes. *Tetrachloraethan* ist der für die Leber gefährlichste Stoff (BROWNING). Er wird verwandt zur Entfernung von Farben, Extraktion von Fetten, bei der Herstellung künstlicher Perlen, früher auch als Flugzeuganstrich. Das Tetrachloraethan ist achtmal so giftig wie Chloroform. *Dichloraethylen* soll hepatotoxisch wirken. Als Entfettungs-, Lösungs- und Extraktionsmittel wird *Trichloraethylen* (kurz »Tri« genannt) oft benutzt. Von ihm sagt BAADER[132], daß seit 30 Jahren keine Beobachtungen über Leberschädigungen vorliegen (wohl aber andere Vergiftungen, Gehirn- und Nervenschädigungen).

Das als Schädlingsbekämpfungsmittel, Entlausungs- und Insektenvertilgungsmittel DDT (Dichlor-Diphenyl-Trichlormethan) soll Gelbsucht, Lähmung von Nerven und Depressionen erzeugen (entsprechende Fälle sind bei Krankenpflegern z. B. als Berufserkrankung anerkannt). Chloropren soll bei chronischer Vergiftung Anämien und Erhöhung des Bilirubinspiegels hervorrufen. Ich zweifle keinen Augenblick daran, daß auch das im Ersten Weltkrieg als Kampfgas verwandte Trichlortriäthylamin (Stickstofflost) ebenso wie seine als Zytostatika verwendeten Derivate leberschädigend wirkt.

Von den *Halogenkohlenwasserstoffen der aromatischen Reihe* ist das Dichlorbenzol als Blut- und Lebergift, das zu Anämien und akuter Lebernekrose führt, bekannt. Eine *Trichlorphenolintoxikation* mit Leberschädigung konnten wir vor einigen Jahren bei 8 Arbeitern einer chemischen Fabrik nachweisen (KALK und WILDHIRT[146]), die mit dieser Substanz bzw. ihren Zwischen- bzw. Abbauprodukten gearbeitet hatten.

Sie klagten über Schlappheit, Müdigkeit, Übelkeit und Brechreiz. Äußerlich bestand eine Chlorakne (Perna-Krankheit), kein Ikterus. Die Leber war geschwollen, hatte aber dabei eine weiche Konsistenz. Auch die Milz war in zwei Fällen fühlbar. Sämtliche Leberfunktionsproben waren normal bis auf die Thymolprobe, die in vier Fällen pathologisch ausfiel. Das Serum war schon makroskopisch lipämisch. Bei fünf war der Gesamtfettgehalt des Blutes und das Gesamtcholesterin mäßig erhöht. 2 Fälle zeigten im Laparoskop eine ganz auffallende graubraune Farbe der Leber. Im Leberpunktat fand sich bei 5 Fällen eine leicht periportale Fibrose, bei 2 Fällen eine geringe periportale Rundzelleninfiltration. Das Sternzellensystem war in sämtlichen Fällen leicht aktiviert. Es bestand keine vermehrte Fettablagerung in den Leberzellen, dagegen fand sich vorwiegend im Läppchenzentrum eine erhebliche Ablagerung eines staubfeinen, gelblichbraunen Pigmentes, meist eisennegativ, z. T. auch eisenpositive Reaktion gebend. Interessanterweise bekamen später 2 Kranke ein Jahr nach der Intoxikation eine histologisch eindeutige Hepatitis, ein Dritter hatte schon ein Jahr zuvor, als bereits Chlorakne und Leberschwellung bestanden, eine Gelbsucht mitgemacht. Man muß daraus schließen, daß die Intoxikation ganz offenbar die Infektion durch das Hepatitisvirus begünstigt hatte. Bisher war in der Literatur eine derartige Trichlorphenolintoxikation nicht bekannt, jedoch gab uns OETTEL (in einer persönlichen Mitteilung) an, daß er im Tierversuch mit Trichlorphenol schwere Lebernekrosen erzielt habe.

Ein Teil der Kranken wurde 5 Jahre später nachuntersucht (bioptisch). Das Pigment war immer noch nachweisbar. Die Erkrankung wurde als Berufskrankheit anerkannt.

Die Salpetersäureester *Dinitroglykol* und *Nitroglyzerine* sind offenbar keine ausgesprochenen Lebergifte. Soweit Verfettungen an Leber, Herz, Niere autoptisch beobachtet wurden, sind sie wohl Folgen mangelhafter Durchblutungen bzw. Anämien.

Minderung der Erwerbsfähigkeit bei Fettleber

Im vorstehenden Abschnitt war viel die Rede von der Fettleber, und man wird sich fragen, wieweit eine Fettleber die Arbeitsfähigkeit bzw. Erwerbsfähigkeit eines Menschen einschränkt. Die Beurteilung einer Fettleber ist sehr schwer, einfach deshalb, weil die Fettleber keine klinische Einheit ist. Man sehe sich noch einmal die auf Seite 561 gegebene Übersicht über die Ätiologie der Fettleber an. Sie ist ja meist nichts anderes als eine Begleiterscheinung einer anderen allgemeinen Krankheit bzw. Allgemeinschädigung. Eine Mastfettleber ist etwas völlig anderes als eine Fettleber bei toxischer Schädigung oder bei Diabetes oder bei Vitaminmangel oder bei Sauerstoffmangel. Meist ist ja gleichzeitig das Grundleiden dabei zu beurteilen. Insofern ist die nachstehende Übersicht sehr mit Vorsicht und Einschränkung anzusehen.

Nehmen wir einmal eine reine Fettleber, so könnte man folgendes sagen:
Fettleber Stadium I MdE 0–20 %
       Stadium II je nach dem Stadium der mesenchymalen Entzündungsreaktion, MdE 30–70 %
       Stadium III entspricht den oben angegebenen Zahlen für Zirrhosen.

Belastungsfähigkeit von Leberkranken

Es ist selbstverständlich, daß bei der Begutachtung eines Leberkranken hinsichtlich seiner Arbeitsfähigkeit zu berücksichtigen ist, welchen Beruf er ausübt. Vor allem ist doch ein grundsätzlicher Unterschied, ob der Kranke eine körperliche Arbeit oder eine vorwiegend geistige Arbeit bei sitzender Tätigkeit auszuüben hat. Dieser unterschiedlichen Beurteilung versucht mein langjähriger Mitarbeiter W. BRÜHL[122] gerecht zu werden durch die Tabellen (Seite 566 f.).

Siderophilie (Hämochromatose)

Es wurde oben bereits darauf hingewiesen, daß im Anschluß an die schweren Hungerzustände, besonders in Gefangenschaft, auch vermehrt Eisenablagerungen in der Leber beobachtet werden, so daß es zu einer echten *Siderophilie (= Hämochromatose)* kommt (s. a. S. 541, 562).

Diese Beobachtungen sind für Fragen der Begutachtung außerordentlich wichtig, und es ist deshalb notwendig, einiges über die *Ätiologie dieser Krankheitszustände zu sagen* (s. a. S. 721).

Tabelle 3

a) Übersicht über das Maß der Belastungsfähigkeit bei verschiedenen Formen von Leberkrankheiten bei vorwiegend *körperlicher* Tätigkeit	I. Verbot jegl. Tätigkeit (Bettruhe, klin. Behandlung)	II. geringere Belastung (Spazierg.), keine Arb., Heilverfah.	III. mittlere Tätigkeit (Halbtagsarb.), ggf. Heilverfah.	IV. volle berufl. Belastung, aber gelegentl. ärztl. Kontrolle
A) *Chronische Hepatitis*				
1. völlig ruhend, stationär				+
2. mäßige bzw. abklingende Zeichen von Aktivität		+		
3. ausgeprägte Aktivitätszeichen (floride Hepatitis)	+			
B) *Leberzirrhose*				
1. stationäre (volle Kompensation)		+	(+)	
2. mäßig aktiv (leidl. Kompensation, Zustand nach Shunt-Op.)		+		
3. ausgesprochene Progredienz. Dekompensation (Neigung zu dystr. Schüben, Koma, Aszites, Ösophagusvarizen mit Blutungsneigung)	+			
C) *Fettleber*				
I. Stadium (ohne Mesenchymreaktion)				+
II. Stadium mit Mesenchymreaktion, jedoch ohne stärkere Aktivität)		+		
III. Stadium (zirrhotische Veränderungen) floride: (sonst wie B. 1.)	(+)	+		
D) *Funktionelle Hyperbilirubinämie*				
1. angeborene Form: Morbus Gilbert-Meulengracht (Icterus juvenilis intermittens)				+
2. erworbene Form: Posthepatitische Hyperbilirubinämie				+

Die *Hämochromatose* wurde früher – daher der Name, der von RECKLINGHAUSEN stammt – auf vermehrten Blutzerfall zurückgeführt. Es ist richtig, daß vermehrter Blutzerfall, z. B. beim hämolytischen Ikterus und bei der perniziösen Anämie, zur verstärkten Fe-Ablagerung führt. Diese Zustände haben aber mit der echten Hämochromatose gar nichts zu tun und sind deshalb als Siderosen der Leber zu bezeichnen.

Die *echte Hämochromatose* (im Endstadium = Bronzediabetes) kommt niemals durch vermehrten Blutzerfall zustande – die großen dabei in den Organen, besonders in der Leber, abgelagerten Eisenmengen, die bis 40–50 g Eisen betragen, können nicht aus dem Blutzerfall stammen –, sondern nur *durch vermehrte Eisenresorption aus dem Magen-Darm-Kanal* zustande kommen; das haben Untersuchungen amerikanischer Autoren, insbesondere von

Tabelle 4

b) Übersicht über das Maß der Belastungsfähigkeit bei verschiedenen Formen von Leberkrankheiten bei vorwiegend *geistiger* Tätigkeit	I. Verbot jegl. Tätigkeit (Bettruhe, klin. Behandlung)	II. geringere Belastung (Spazierg.), keine Arb., Heilverfah.	III. mittlere Tätigkeit (Halbtagsarb.), ggf. Heilverfah.	IV. volle berufl. Belastung, aber gelegentl. ärztl. Kontrolle
A) Chronische Hepatitis				
1. völlig ruhend, stationär				+
2. mäßige bzw. abklingende Zeichen von Aktivität		+	(+)	
3. ausgeprägte Aktivitätszeichen (floride Hepatitis)	+			
B) Leberzirrhose				
1. stationäre (volle Kompensation)			(+)	+
2. mäßig aktiv (leidl. Kompensation, Zustand nach Shunt-Op.)		(+)	(+)	
3. ausgesprochene Progredienz. Dekompensation (Neigung zu dystr. Schüben, Koma, Aszites, Ösophagusvarizen mit Blutungsneigung)	+			
C) Fettleber				
I. Stadium (ohne Mesenchymreaktion)				+
II. Stadium mit Mesenchymreaktion, jedoch ohne stärkere Aktivität)			+	
III. Stadium (zirrhotische Veränderungen) floride: (sonst wie B. 1.)	(+)	+		
D) Funktionelle Hyperbilirubinämie				
1. angeborene Form: Morbus Gilbert-Meulengracht (Icterus juvenilis intermittens)				+
2. erworbene Form: Posthepatitische Hyperbilirubinämie				+

GRANICK [145a], und Untersuchungen mit radioaktivem Eisen eindeutig bewiesen. Der Name *Hämochromatose* ist deshalb durchaus falsch und von uns durch die Bezeichnung *Siderophilie* ersetzt worden (Einzelheiten bei KALK [146, 147]).

Nach unseren Untersuchungen muß man unterscheiden zwischen der echten *Siderophilie* und den *Siderosen*.

Einteilung der Siderophilien bzw. Siderosen

A) Die echte Siderophilie (Hämochromatose) mit erhöhtem Serumeisenspiegel und verminderter latenter Eisenbindungsfähigkeit
1. Die primäre, konstitutionell bedingte Siderophilie (Siderophilie-Familien).
2. Die sekundäre Siderophilie, sich entwickelnd aus einer Hepatitis infectiosa, wahrscheinlich auch bei Mangelernährung, toxischer Schädigung der Leberzelle (Alkohol, Schwermetalle).

B) Siderosen
1. wie sie z. B. gefunden werden als sekundäre Eisenablagerungen bei Zirrhosen (Zirrhose primär – Eisenablagerung sekundär), bei Hepatitis epidemica (dort oft später wieder schwindend durch Abräumvorgänge);
2. bei Blutkrankheiten – oft verbunden mit Anämie, Panmyelophthise, sideroachrestischen Anämien (HEILMEYER), hämolytischen Anämien, gehäufter medikamentöser Eisenzufuhr und Transfusionen (Transfusionssiderose);
3. bei der Porphyria cutanea tarda
   a) angeboren
   b) erworben – Hepatitis, Mangelernährung, Hungerdystrophie, toxische Schädigung der Leberzelle durch Hexachlorbenzol (CAM und Mitarbeiter[148]), Alkohol, Blei, Salvarsan.

Es ist also nicht jede vermehrte Eisenablagerung in der Leber eine Siderophilie. Es muß in jedem Fall zunächst einmal mit Hilfe der klinischen und histologischen Untersuchungen geklärt werden, welche Form der vermehrten Eisenablagerung vorliegt.

Für die Begutachtung der Siderophilie ist wichtig, daß man mit Hilfe der Anamnese und mit Hilfe der Untersuchungen von Verwandten feststellt, ob eine primäre, konstitutionell bedingte Siderophilie vorliegt – für sie kommt eine Anerkennung als Berufskrankheit oder Wehrdienstbeschädigung nicht in Frage.

Anders liegen die Dinge bei der *sekundären Siderophilie*. Es liegen nun eindeutige Unterlagen darüber vor, daß sich eine sekundäre Siderophilie aus einer Hepatitis infectiosa entwickeln kann, und ganz besonders dann, wenn die Hepatitis infectiosa verknüpft war mit einer Mangelernährung. Wir selbst haben vier solche Fälle gesehen, das gleiche berichten PIRART und Mitarbeiter[149] und SIEDE und KLAMP[150]. In solchen Fällen ist also durchaus eine Anerkennung der sekundären Siderophilie als Wehrdienstbeschädigung möglich. Das gleiche gilt für eine Anerkennung als Berufskrankheit bei Schädigung durch Schwermetalle. Es ist nachgewiesen, daß bei schwerer Mangelernährung Eisen aus dem Darmtrakt vermehrt resorbiert wird (HEGSTEDT und Mitarbeiter[151], MÜHLER[152]). Eiweißmangel begünstigt im Tierversuch eine verstärkte Ablagerung von Eisen in der Leber (H. GAMERDINGERN und H. PIETZONKA[153]) (s. a. S. 682).

Zu den *Siderosen* gehört die sekundäre Eisenablagerung bei Zirrhosen, wobei also erst die Zirrhose vorliegt und dann erst Eisen eingelagert wird; weiterhin die vermehrte Eisenablagerung bei manchen Fällen von Hepatitis (mit Ablagerung des Eisens in der Leberzelle und im Sternzellenapparat und dem Auftreten des sog. Diffuseisens; WEPLER und OPITZ[153a]), die fast immer nach einiger Zeit zu verschwinden pflegt. Wieweit aus solchen Fällen sich sekundäre Siderophilien entwickeln können, ist noch nicht geklärt. Für die Begutachtung dieser Siderosen gilt das, was oben über die Zirrhose und Hepatitis gesagt wurde (s. S. 549, 562).

Die Siderosen bei Blutkrankheiten sind hier nicht zu besprechen.

Die Porphyria cutanea tarda, die in den letzten Jahren zweifellos zugenommen hat, geht mit einer erheblichen Eisenablagerung in der Leber einher. WALDENSTRÖM unterscheidet zwei Formen:
a) die Porphyria cutanea tarda,
b) die erworbene Form der Porphyria cutanea tarda symptomatica.

Die letztere ist zweifellos die häufigere Form. Da STICH[154] der Meinung ist, daß bei der Entstehung auch Hungerdystrophie und Hepatitis möglicherweise eine Rolle spielen, müßte man das bei einer etwaigen Begutachtung berücksichtigen (näheres siehe bei MÜHLER und GROS[91]). Uns ist aufgefallen, daß die Krankheit gehäuft bei Monteuren gefunden wird, die mit Motoren zu tun haben (vgl. S. 721).

Es ist wichtig, die Siderophilien so früh wie möglich diagnostisch zu erfassen, ehe sie zu Bindegewebsvermehrung in der Leber und Schädigungen anderer Organe (Pankreas, Nebenniere, Hypophyse) geführt hat. Die Siderophilie macht lange Zeit keine Funktionsstörung der Leber und ist nur zu erkennen mit Hilfe der Leberpunktion. Als Leitsymptome haben dabei zu dienen eine Vergrößerung und Verhärtung der Leber, eine Erhöhung des Serumeisenspiegels und eine Verminderung der Eisenbindungskapazität. Bei der primären (hereditären) Siderophilie wird bei Knaben aus solchen Familien etwa mit dem 15. Lebensjahr die Ablagerung des Eisens in der Leber bzw. in den Leberzellen sichtbar und nimmt von Jahr zu Jahr zu. Mit etwa 45 Jahren ist die Eisenablagerung in den Leberzellen so stark, daß es zu Leberzellschädigung bis zur Zirrhose kommt. Frauen bekommen keine vermehrte Eisenablagerung bis zur Siderophilie, solange sie menstruieren, da der Verlust des Eisens durch die Menstruationsblutung die Ablagerung des Eisens verhindert. Erst in der Menopause beginnt die zunehmende Eisenablagerung in der Leber und den anderen Organen. Die frühzeitige Erkennung ist wichtig, da die Siderophilie durch die von den Amerikanern DAVIS und ARROWSMITH angegebene Behandlung mit gehäuften, großen Aderlässen, die das abgelagerte Hämosiderin mobilisiert und entfernt, heilbar ist, wie wir in mehreren Arbeiten eindeutig nachgewiesen haben (KALK[146, 147]). Neuerdings kann auch durch Injektionen von Desferal (WÖHLER[155]) eine vermehrte Eisenausscheidung im Urin erzielt werden. In späteren Stadien ist die Prognose schlecht. Über die Häufung des primären Leberkarzinoms bei Siderophilie (Hämochromatose) siehe Seite 571.

Überblick über die Bedeutung der Mangelernährung für die Entstehung von Leberkrankheiten

Sieht man einmal die Leberkrankheiten von dem Standpunkt aus, wieweit sie durch die Mangelernährung bzw. die alimentäre Dystrophie hervorgerufen bzw. in ihrer Entstehung begünstigt und in ihrem Verlaufe beeinflußt werden, so ergibt sich die Zusammenschau, die in Abb. 6 gezeigt ist (s. a. Mangelkrankheiten S. 83, 581 ff,. 675 ff.).

Leber und Magen – Zwölffingerdarmgeschwür

Das sogenannte hepatogene Ulkus

Eine alte Beobachtung der Pathologen, daß bei der Sektion von Zirrhosekranken häufig Ulcera ventriculi und duodeni gefunden werden, hat JAHN[59] den Klinikern wieder ins Gedächtnis gebracht, und er hat demgemäß von einem hepatogenen Ulkus gesprochen. BAUR[60] fand in Sektionsprotokollen in 19,5% ein Zusammentreffen von Leberschädigungen und ulzerösen Veränderungen an Magen und Duodenum. Im Anschluß daran fand eine lebhafte Diskussion über die Frage von Ulkusgenese und Leber statt, auf die im einzelnen nicht einge-

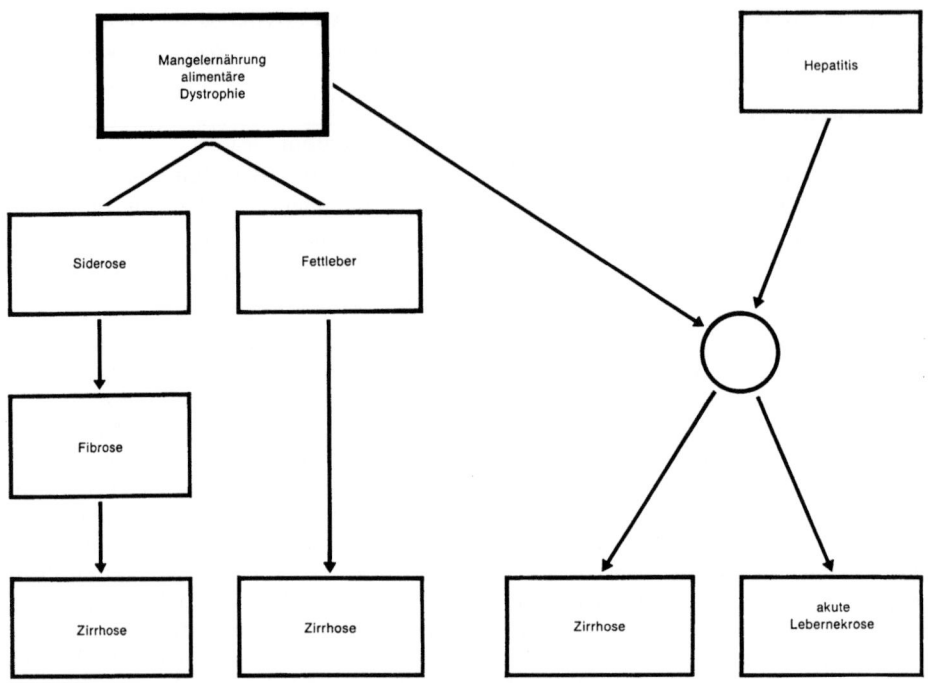

Abb. 6. Die Bedeutung der Mangelernährung (Dystrophie)
für die Entstehung von Leberkrankheiten

gangen werden soll (s. bei STROBACH und E. WILDHIRT[156]). Eines ist sicher, daß nämlich im Sektionsmaterial bei Zirrhosen gehäuft Ulzera gefunden werden (in unserer Klinik z. B. fanden sich bei 1790 Sektionen 135 schwere Leberschäden, und von diesen wiesen 22 = 16,3% ein Ulkus auf, während im Gesamtmaterial der Sektionen der Anteil der Ulzera nur 5,6% betrug). Das gleiche trifft auf das klinische Krankengut nicht zu. Keineswegs finden sich bei den Leberkrankheiten gehäuft Ulzera (vgl. auch SIEDE und KLAMP[150]). Klinisch kann man also eigentlich kaum von einem hepatogenen Ulkus sprechen.

Unserer Meinung nach beschränken sich die Fälle von Ulkus (meist akute Ulzera) bei Lebererkrankungen auf ausgesprochen schwere Leberkrankheiten, also auf die akute Lebernekrose (akute gelbe Leberatrophie) und auf die Zirrhose bzw. Kombination von Zirrhose und Narbenleber bzw. postnekrotische Zirrhose, und zwar auf Fälle von richtigem Versagen der Leberfunktion mit entsprechend schlechten Leberfunktionsproben. In diesen Fällen scheint ein ätiologischer Zusammenhang zwischen Ulkusgenese und Leberkrankheiten zu bestehen. So erklärt sich auch die von anderen Autoren gefundene Diskrepanz zwischen dem pathologischen und klinischen Krankengut. Diejenigen, die zur Sektion kommen, sind eben die schweren Fälle von akuter Lebernekrose und Zirrhose. Es sei dabei dahingestellt, wieweit in solchen Fällen für die Ulkusgenese erstens die portale Hypertension und zweitens prämortale Kreislaufstörungen eine Rolle spielen.

Wir gehen auf diese Verhältnisse deshalb hier noch einmal näher ein, weil uns schon in Gutachtenangelegenheiten Fälle zu Gesicht gekommen sind, bei denen ein Ulkusleiden auf eine Hepatitis epidemica mit Wehrdienstbeschädigung zurückgeführt worden ist. Davon kann keine Rede sein. Ein entsprechender kausaler Zusammenhang kommt nur in Frage bei schwerer Hepatitis necroticans, besonders mit Koma und bei Zirrhosen.

Das primäre Leberkarzinom

Nach dem Ausgangspunkt unterscheidet man von den Leberzellen ausgehende hepatozelluläre und von den Gallengangszellen ausgehende cholangioläre Karzinome. Das primäre Leberkarzinom ist in 87 % der Fälle verknüpft mit Zirrhosen bzw. Narbenlebern = postnekrotischen Zirrhosen, wobei das hepato-zelluläre Karzinom häufiger ist als das cholangioläre (POPPER und SCHAFFNER [157]). Primäre Karzinome ohne Zirrhose bzw. Narbenleber sind also außerordentlich selten. Diese Verbindung Zirrhose–Karzinom erklärt sich aus der im Sinne der Karzinogenese fehlgeleiteten Regeneration bei den chronischen Entzündungs- bzw. Regenerationsvorgängen mit Umbau. Geht man von den Zirrhosen aus, so entstehen bei ihnen in der gemäßigten Zone in 3–7 % (nach RÖSSLE in 5 %) primäre Leberkarzinome. Diese Zahlen gelten nur für die Länder Europas und Nordamerikas. In den ostasiatischen Ländern ist nach W. FISCHER [158] das primäre Leberkarzinom die häufigste Krebsmanifestation überhaupt, ähnliches beschreibt ROULET [159] für Westafrika. Sehr wahrscheinlich ist das eine Folge der eiweißarmen Ernährung. Nun gibt es aber auch bei uns bestimmte Fälle, bei denen die Entstehung von Karzinomen häufiger ist. So ist uns aufgefallen, daß bei der Kombination von Zirrhose mit Narbenleber, den sog. postnekrotischen Zirrhosen, die Entstehung eines primären Karzinoms sehr viel häufiger ist als die oben angegebenen Zahlen von 3–7 %, ihre Zahl beträgt etwa 20 %, also das Vierfache. Das gleiche wird auch von anderen Autoren (GALL, SAGEBIEL) berichtet. Das ist immerhin gerade für die Begutachtung bzw. für die Berufskrankheiten wichtig, da ja der größte Teil der sog. Zirrhosen nach toxischen Einwirkungen (s. Hepatosen S. 559 ff.), also z. B. bei den Halogenkohlenwasserstoffverbindungen, bei den Nitro- und Aminoverbindungen des Benzols in Wirklichkeit keine atrophischen Zirrhosen, sondern Kombinationsformen von Zirrhosen + Narbenleber (= postnekrotische Zirrhosen) sind. Ebenso ist der Prozentsatz des primären Leberkarzinoms bei den Fällen höher, bei denen mit karzinogenen Stoffen gearbeitet wurde, etwa mit Arsen, aromatischen Aminen, Benzpyren. So hat ROTH [160] einen Prozentsatz von 20 % bei den Arsenzirrhosen beschrieben. Bei der Zirrhose der Siderophilie (Hämochromatose, S. 565) ist ebenfalls der Prozentsatz des primären Leberkarzinoms auffallend hoch. Er beträgt in unserem Krankengut 16 %, in der Literatur (POPPER und SCHAFFNER [157]) werden 7–20 % angegeben.

Auffallend lang ist die Zeit der klinischen Latenz bei primären Leberkarzinomen. Wir haben laparoskopisch primäre Leberkarzinome diagnostiziert, die erst nach 5–7 Jahren klinisch manifestiert wurden.

Es ist einleuchtend, *daß, wenn eine Zirrhose gutachtlich als entschädigungspflichtige Erkrankung anerkannt ist*, auch das gleiche gilt für das primäre Leberkarzinom, das auf dem Boden der Zirrhose entstanden ist (vgl. a. Bd. I, S. 255, 266).

Leberschädigungen durch Trauma

Es ist kein Zweifel, daß Leberzerreißungen nach stumpfem Bauchtrauma vorkommen. Sie sind bei der Zunahme der Verkehrsunfälle häufiger geworden. In der Literatur wird 15–30 % Mortalität angegeben (RATHKE [161]). Das Hauptsymptom ist der Schock, der Tod erfolgt oft durch Verblutung. Angeblich soll es auch nach solchen Verletzungen ein Leberkoma geben.

Übersteht der Verletzte die Zerreißung, dann bleiben kaum Dauerschädigungen zurück. A. W. FISCHER [163] spricht ganz richtig von einem Alles- oder Nichtsgesetz: entweder man stirbt an einer solchen Zerreißung, oder sie heilt vollkommen aus. Die Leber arbeitet mit einer so großen funktionellen Reserve (bekanntlich kann man im Tierversuch $^3/_4$ bis $^4/_5$ der Leber entfernen, ohne daß Funktionsausfälle auftreten), daß irgendwelche Bindegewebs- bzw. Narbenstränge, die nach einem Leberriß in dem Organ zurückbleiben, keine Funktionsausfälle bewirken können. Wie häufig sehen wir im Laparoskop schwere Narbenlebern nach durchgemachter Leberdystrophie, die keinerlei Funktionsausfall und keine Beschwerden erkennen lassen! (s. a. Bd. I, S. 561).

Wir sahen einmal im Laparoskop einen verheilten ausgedehnten Leberriß, der nach einem stumpfen Trauma vor vielen Jahren entstanden war (Verschüttung im Krieg), ohne daß irgendwelche Funktionsstörungen der Leber oder Beschwerden vorhanden waren.

STERN[162] behauptet, daß Traumen zu Leberzysten führen können. Auch von KREKES und EWING[164] wird neuerdings ein solcher Fall berichtet. (Weitere Fälle siehe bei A. W. FISCHER[163].)

Um echte Zysten kann es sich dabei aber nicht gehandelt haben. Wir sahen bis 1959 im Laparoskop 28 Zystenlebern, davon waren 8 erworbene Zysten, die meist auf dem Boden einer Zirrhose oder Narbenleber entstanden waren. Es fand sich kein Zusammenhang mit einem Trauma. 20 waren kongenital.

Abszesse der Leber können nach Zerreißungen entstehen (s. bei A. W. FISCHER[163]).

Pfortaderthrombosen nach stumpfem Bauchtrauma wurden beobachtet.

Vorübergehender kurz dauernder Ikterus, nachdem ein Trauma die Lebergegend getroffen hat, kommt offenbar vor. SIEDE[165] hat solche Fälle beschrieben und dafür den Ausdruck »Commotio hepatis« geprägt. Vielleicht geht der Weg dazu über eine durch das Trauma ausgelöste Kreislaufstörung in der Leber.

Wenn sich nach einer solchen Verletzung nicht sofort, sondern nach einer gewissen Latenzzeit ein länger dauernder Ikterus vom Charakter der Hepatitis epidemica entwickelt, so handelt es sich wahrscheinlich um eine echte Hepatitis epidemica, die durch das Trauma in Gang gesetzt worden ist. Erreger der Hepatitis epidemica waren bereits vorhanden; durch das Trauma wurde die Leber so weit geschädigt, daß der Erreger das geschädigte Lebergewebe angreifen konnte, ähnlich wie man es im Kriege öfters sah, daß eine Hepatitis epidemica ausbrach, nachdem vorher eine andere Infektionskrankheit überstanden war.

Wir sahen zwei Fälle (KALK[166]): Entstehung einer Hepatitis epidemica bei einem Krankenpfleger einige Zeit, nachdem er mit dem Rippenbogen auf den Rand der Badewanne aufgeschlagen war, und Auftreten einer Hepatitis epidemica bei einem Arbeiter, dem bei Säckeverladen ein Sack auf die Lebergegend gefallen war. (Ein ähnlicher Fall s. Dtsch. med. Wschr. 77 [1952], 466.) In diesen Fällen wird man den *Zusammenhang zwischen Hepatitis epidemica und Unfall* anerkennen. W. LINDNER und H. ABENDROTH[167] berichten über fünf Fälle von Ikterus nach stumpfer Bauchverletzung, von denen sie drei auf eine Commotio hepatitis zurückführen, während sie zwei als eine Aktivierung einer bereits vorhandenen Virushepatitis auffassen.

Die Entstehung einer *Leberzirrhose* nach einem Trauma, die früher von UMBER, SENATOR, ALEXANDER, FINKELNBURG berichtet wurde, halte ich nach allem, was wir heute über die Zirrhose wissen, für unwahrscheinlich. Wahrscheinlich handelt es sich dabei nicht um eine echte Zirrhose, sondern um eine Leberatrophie durch eine traumatisch bedingte Thrombose der Pfortader bzw. eines größeren Astes der Pfortader.

Dagegen halte ich es für durchaus möglich, daß eine bereits vorhandene *Zirrhose durch ein Trauma* eine wesentliche und richtunggebende *Verschlimmerung* erfährt, und zwar weniger dadurch, daß das Trauma die Leber selbst trifft, als daß der mit einer Verletzung verbundene Eiweißzerfall und eventuell eine Wundinfektion eine bereits stationär gewordene Zirrhose wieder aktiviert (vgl. einen entsprechenden Fall von

KAUFMANN[168]). Ähnliches gilt auch für andere Infektionen. Solche plötzlichen Aktivierungen einer Zirrhose sieht man z. B. auch nach Nierensteinkoliken.

Daß eine *akute Lebernekrose* nach einem Trauma entstanden ist, wurde in der Literatur früher wiederholt berichtet (CURSCHMANN[170], STÖCKENIUS[171], BERGEL[172], WIELE[173], VELDE[169]). Die Fälle, vor allem die von WIELE und VELDE, sind so, daß man kaum an der Wahrscheinlichkeit des Zusammenhanges zweifeln kann, zumal der Zeitraum zwischen Trauma und klinischen Erscheinungen der akuten Lebernekrose recht kurz ist. Möglicherweise ist es auch so, daß eine bereits latent vorhandene Hepatitis epidemica durch ein Trauma aktiviert wird bis zur akuten Lebernekrose.

Eines darf man bei der Frage des Zusammenhanges zwischen akuter Lebernekrose (Leberdystrophie, akute gelbe Leberatrophie) und Trauma nicht vergessen: Die Verletzungen führen oft zu langdauernden großen operativen Eingriffen und zu erheblicher Zertrümmerung von Gewebe. Und damit ist an sich schon eine Schädigung der Leber verbunden (so sieht man auch bei größeren Eingriffen einen Anstieg der Transaminasen, abgesehen von vermehrtem Auftreten von Urobilin und Urobilinogen im Urin und einem leichten Auftreten von Bilirubin im Serum; vgl. M. SCHMIDT[174] und Mitarbeiter). Entscheidend wird aber für einen plötzlichen Zusammenbruch des Leberparenchyms die Narkose. Schon Evipan z. B. ist ja als Barbitursäurederivat eine leberschädigende Substanz, und manche moderne Narkotika wie z. B. Halothan (ein Trifluoräthan) sind es nicht minder. Die Kombination zweier solcher Präparate wirkt potenzierend (von Halothan sind Massennekrosen im Sinne einer akuten Lebernekrose bekannt). In solchen Fällen entwickelt sich doch als Folge von Verletzung und Narkose und Operation eine akute Lebernekrose, deren Symptome schon wenige Tage nach dem Unfall einsetzen.

Wir haben in letzter Zeit wiederholt solche Fälle begutachtet, bei denen die Vorgutachter einen Zusammenhang zwischen Trauma und akuter Lebernekrose abgelehnt haben und ein zufälliges Zusammentreffen zwischen Trauma und Virusinfekt angenommen hatten; an den Zusammenhang mit der langdauernden Narkose bzw. den Narkosemitteln war nicht gedacht worden. Im Gegensatz zu den Vorgutachtern haben wir den Zusammenhang bejaht.

Verständlicherweise kann es auch einmal so sein, daß eine bereits latent vorhandene anikterische Hepatitis epidemica durch ein Trauma aktiviert wird bis zur akuten Lebernekrose.

Daß ein Leberkarzinom auf dem Boden eines Traumas entsteht (CALCAGNI, zit. nach VELDE[169]), halte ich für so unwahrscheinlich, daß man einen solchen Zusammenhang nicht anerkennen kann.

Interessant ist eine Arbeit von COLOMBE[175]. In ihr wird berichtet, daß im Anschluß an eine unfallbedingte *Leberzerreißung*, die operativ mit Erfolg behandelt wurde, in vier von insgesamt neun Fällen nach fünf Jahren, drei Jahren, zwei Jahren *Gallensteine* operativ nachgewiesen werden konnten, während bei der ersten Operation Gallenblase und Gallenwege noch intakt gewesen waren. Hier scheint tatsächlich ein ursächlicher Zusammenhang zu bestehen. In Zukunft wird man darauf achten müssen.

Gallenwege

Über traumatische Schädigung der Gallenwege siehe Bd. I, S. 561 ff.

Dyskinesie, Cholezystitis, Cholelithiasis

Die häufigsten Erkrankungen der Gallenblase sind die Dyskinesien, die Cholezystitis, die Cholelithiasis.

Bei den Dyskinesien ist die normale Zusammenarbeit zwischen Austreibungsfunktion der Gallenblase durch aktive Kontraktion und Retentionsfunktion der Sphinkteren am Kollum-Zystikus-Gebiet und in der Papillengegend gestört. Die Folge davon ist entweder beschleunigte Austreibung der Galle oder verlängertes Verweilen der Galle in Gallenwegen und Gallenblase, also Stauung. WESTPHAL, SCHÖNDUBE, KALK haben die Dyskinesien unterteilt in hyperkinetische und hypokinetische, hypertonische und hypotonische Dyskinesien.

Die Dyskinesie der Gallenwege und Gallenblase ist eine der Vorbedingungen für die Entstehung von Cholezystitis und Cholelithiasis, da die Stauung einerseits die Einwirkung von Bakterien begünstigt, andererseits Stauung und damit vermehrte Konzentrierung der Galle das Ausfallen von Konkrementen in die Wege leitet.

Die Entzündung der Gallenblase ist ihrerseits wieder eine der Vorbedingungen für die Ausfällung von Konkrementen, da die mit der Entzündung verbundene vermehrte Eiweißabscheidung in die Galle die Ausfällung der Konkremente begünstigt (s. S. 575).

So hängen die drei häufigen Erkrankungen der Gallenwege auf das engste ursächlich zusammen.

Die Dyskinesien entstehen durch Störungen im vegetativen System, also neurohormonal. Sie finden sich demnach einerseits bei Störungen der inkretorischen Drüsen (z. B. Thyreoidea, Parathyreoidea, Ovarien usw.), andererseits bei Störungen des vegetativen Nervensystems (anlagebedingt oder erworben). Von den letzteren interessieren hier für die Begutachtung diejenigen, die traumatisch zustande kommen nach Gehirnerschütterungen und Gehirnverletzungen. Zweifellos entstehen nach diesen Traumen über den Weg des Zwischenhirnes Dyskinesien, sie klingen aber nach einiger Zeit ab – es sei denn, daß es zu einer traumatischen Epilepsie kommt – und reichen allein nicht aus, eine Cholezystitis oder Cholelithiasis zu erzeugen. Bei bereits bestehender Cholezystitis oder Cholelithiasis können sie aber eine Aktivierung hervorrufen.

Dyskinesien allein bedingen keine oder nur ganz geringe Mind. d. Erwerbsf. (etwa um 10–15%).

Die Cholezystitis kommt zustande durch das Zusammenwirken von Dyskinesie mit einem Infekt. Die Erreger des Infektes erreichen die Gallenblase entweder hämatogen – das findet sich z. B. bei Sepsis – oder durch Ausscheiden der Bakterien mit der Galle – z. B. beim Typhus oder Paratyphus – oder durch aufsteigende Infektion vom Duodenum aus. Im letzteren Fall sind die Erreger meist Bact. coli und Enterokokken.

Bei der Begutachtung einer *Cholezystitis* – Entzündung der steinfreien Gallenblase – als entschädigungspflichtige Krankheit wird man zu bedenken haben, daß anlagebedingt nur die Neigung zur Dyskinesie sein kann, während die dazugehörige Infektion stets erworben ist. Nach Krankheiten, die mit einer Streuung von Bakterien auf dem Blutweg einhergehen, insbesondere einer Sepsis, wird man meist eine hämatogene Entstehung annehmen können und die Frage erörtern müssen, inwieweit die primäre Erkrankung, also die Sepsis, als entschädigungspflichtige Krankheit anzusehen ist.

Die Ausscheidung von Bakterien mit der Galle kommt vor allem bei Typhus- und Paratyphusinfektionen vor. (Übrigens reicht die Ausscheidung dieser Bazillen meist nicht aus, um eine Cholezystitis zu erzielen; meist tritt noch eine Sekundärinfektion dazu.) Wenn also eine derartige Infektionskrankheit durchgemacht und der Fall der

Entschädigungspflicht gegeben ist (z. B. bei Berufsinfektionen von Ärzten und Personen der Krankenpflege), so ist auch die Cholezystitis als entschädigungspflichtige Krankheit aufzufassen. Im Wehrdienst durchgemachte Typhus- und Paratyphusinfekte wird man als Wehrdienstbeschädigung anerkennen (s. a. S. 456).

Am häufigsten entsteht wohl die *Cholezystitis durch aufsteigende Infektion vom Duodenum* aus dann, wenn Stauungen im Choledochus die Aszension begünstigen. Meist handelt es sich um Bact. coli und Enterokokken. All die Momente, die die Besiedelung des normalerweise keimfreien Duodenums mit diesen Erregern herbeiführen, können also zu einer Cholezystitis und Cholangitis führen. Hier sind in erster Linie die *Folgezustände der Ruhr* zu nennen, darüber hinaus aber Zustände, die zu einer Anazidität oder Achylie des Magens auf dem Boden einer atrophischen Gastritis führen (s. S. 457, 515, 538). Ist die Ruhr oder die atrophische Gastritis entschädigungspflichtig, so ist es auch die nachfolgende Cholezystitis. Die Lambliasis kann durch Aszension in die Gallenwege eine Cholezystitis verursachen, sie kann als Wehrdienstbeschädigung oder als andere entschädigungspflichtige Krankheit anerkannt werden, falls sich dieser »Übergriff« im Wehrdienst vollzogen hat oder bei einer entschädigungspflichtigen Beschäftigung (vgl. S. 494, 534).

Ein besonderer Fall ist die *Cholezystitis nach einer durchgemachten Hepatitis epidemica*, von EPPINGER und von G. v. BERGMANN vermutet, von STOCKINGER[176] und STÖRMER[177] auf Grund klinischer Beobachtung behauptet. Von uns wurde bioptisch nachgewiesen, daß sich bei Hepatitis epidemica häufig eine begleitende Entzündung der Gallenblasenwand findet (KALK[178]) und gleichzeitig eine Störung der Entleerungsfunktion der Gallenblase (KALK und BÜCHNER[179]). In den Fällen, in denen die Hepatitis epidemica entschädigungspflichtig ist (s. a. S. 545 f., 555), wird man auch die begleitende und nachfolgende Cholezystitis als entschädigungspflichtige Krankheit auffassen.

Bei der *Cholelithiasis* liegen die Verhältnisse noch etwas verwickelter. Denn hier tritt als neuer Faktor für die Entstehung von Konkrementen zur Stauung und eventuellen Infektion noch hinzu eine *Veränderung in der Zusammensetzung der Lebergalle*. Dieser Faktor kann so ausschlaggebend sein, daß er zusammen mit der Stauung allein ausreicht, um zu einer Ausfällung von Konkrementen zu führen. Das ist z. B. der Fall bei den reinen Cholesterinsteinen (ASCHOFF), die bei vermehrter Cholesterinausscheidung zustande kommen (Schwangerschaft, angeborene Hypercholesterinämie, Hypercholesterinämie bei cholesterinreicher Ernährung, bei Diabetes). Meist sind beim Gallensteinleiden alle drei Faktoren vorhanden: Stauung, veränderte Zusammensetzung der Lebergalle und Entzündung; dabei entstehen dann die sogenannten Kombinationssteine.

Die Veränderungen der Lebergalle in solchen Fällen, die die Ausfällung der Konkremente begünstigen, sind zu suchen in
1. *vermehrtem Eiweißgehalt der Galle*, teils durch die eiweißhaltigen Entzündungsprodukte der Gallenwege, teils durch vermehrten Eiweißgehalt der Lebergalle bei Hepatitis (früher von RAUE, KALK, KÜHN und ALTMANN nachgewiesen, neuerdings bestätigt durch die Elektrophorese der Galle durch HARTMANN und KOHL[180], dort weitere Literatur),
2. *Verschiebung der pH-Werte der Galle* durch die Entzündung zum isoelektrischen Punkt, bei dem die Neigung zur Ausfällung am größten ist,
3. *Dyskrasie der Galle:* Verschiebung des normalen Verhältnisses zwischen Schutzkolloiden (Gallensäuren) und den übrigen Gallenbestandteilen (insbesondere Cholesterin),
4. *Verschleppung kleiner organischer Bestandteile* aus der Leber (z. B. kleine Gallenzylinder) in die Gallenblase, wo sie als Kondensationskerne dienen,
5. *Veränderungen im Mineralgehalt der Galle* (Überwiegen von Kalziumionen).

Sind erst Konkremente vorhanden, wird durch sie die Entzündung meist unterhalten.

Was die *Beurteilung der Cholelithiasis* als entschädigungspflichtige Krankheit betrifft, so ist folgendes zu berücksichtigen:

In dem überwiegenden Teil der Fälle ist die Gallensteinkrankheit anlagebedingt und erbbedingt (KALK[181], v. VERSCHUER[22]). Es gibt ganze Familien von Gallensteinträgern und -kranken. Überwiegend betroffen ist das weibliche Geschlecht. Sind Männer befallen, so stammt der »Gallensteinerbteil« meist von der Mutter. Alle Faktoren, die oben als begünstigend für die Infektion angeführt sind, begünstigen auch die Entstehung der Steinkrankheit (aszendierende Infektion, hämatogene Infektion, Ausscheidungsinfektion). Praktisch am häufigsten sind wiederum eine durchgemachte Typhus-, Paratyphus-Ruhr-Infektion zu berücksichtigen.

Besonders hinzuweisen ist wiederum auf die *Häufigkeit der Cholelithiasis nach durchgemachter Hepatitis epidemica*, die bei der Aufnahme der Anamnese besonders zu erforschen ist. Denn hier besteht nicht nur die von uns eingehend beschriebene Störung der Gallenblasenentleerung und eine Infektion der Gallenblasenwand, sondern auch *eine ausgesprochene Veränderung der Lebergalle*, die besonders die oben angeführten Punkte 1–4 betrifft.

Sind Typhus, Paratyphus, Ruhr und Hepatitis epidemica als entschädigungspflichtig anzuerkennen, so ist auch die Cholelithiasis in gleichem Sinne aufzufassen.

Sinngemäß gilt das auch für *Folgezustände der Cholelithiasis*: Empyem, Cholangitis, cholangitische Zirrhose, postoperative Beschwerden nach Cholezystektomie, Gallenblasenkarzinom.

Gallenblasenerkrankungen und Trauma

Cholezystitis und Cholelithiasis nach Trauma sind möglich dann, wenn bereits eine Infektion der Gallenblase vorlag. Meist handelt es sich dabei darum, daß eine Cholezystitis und Cholelithiasis bereits vorhanden waren und nur durch das Trauma aktiviert wurden. Hat das Trauma direkt die Lebergegend getroffen, so setzen die Beschwerden sofort nach dem Trauma ein, und damit kann auch eine für den weiteren Verlauf *richtunggebende Verschlimmerung einsetzen*. Hat das Trauma nicht die Lebergegend getroffen, so ist ebenfalls eine Aktivierung einer alten Cholezystitis bzw. -lithiasis möglich. Sie kommt zustande durch einen stärkeren, mit dem Trauma verbundenen Eiweißzerfall (große Blutergüsse, Zertrümmerungen; s. a. Bd. I, S. 562 und die Fälle von BIEBL[182]). Charakteristisch für eine solche Aktivierung einer bereits bestehenden Cholezystitis und Cholelithiasis ist, daß die Gallenblasenbeschwerden erst nach dem Verstreichen eines Intervalls von 2–3 Wochen einsetzen. Die Aktivierung in diesen Fällen ist meist nur vorübergehend. Sie hält nur dann an, wenn ein Interesse an der Erreichung einer Rente besteht. Steine können durch Trauma dann entstehen, wenn es infolge eines Traumas zu einer Blutung in die Gallenwege gekommen ist (s. A. W. FISCHER[163] und VELDE[169]). Zweifellos handelt es sich um außerordentlich seltene Fälle.

In diesem Zusammenhang mit Cholelithiasis muß auf eine Fehlbeurteilung hingewiesen werden, die wir häufig erlebt haben. Es kommt immer wieder vor, daß Personen, die an einer latenten oder zur Zeit nicht aktiven Cholelithiasis leiden, nach einem opulenten Essen in einem renommierten Restaurant (meist handelt es sich um Hummer, Krabben, Mayonnaise und ähnliche Speisen) von schweren Oberbauchschmerzen mit Erbrechen befallen werden und der Inhaber des Restaurants verklagt wird wegen angeblicher »Hummer-, Austern- oder Krabbenvergiftung«. Oft sind dann noch ein gefälliger Ehemann oder andere gefällige Bekannte vorhanden, die bestätigen, daß es auch ihnen nach dem Genuß der Speisen übel geworden sei. In Wirklichkeit handelt es sich um nichts anderes als um banale Gallen- oder Pankreaskoliken nach dem Genuß nicht verdorbener, sondern besonders fettreicher Speisen, und die Anerkennung solcher Erkrankungen als entschädigungspflichtige Krankheit mit Rente und Kuraufenthalt bedeutet durchaus ein Fehlurteil.

Ist nachgewiesen oder zumindest überwiegend wahrscheinlich, daß eine Cholezystitis oder Cholelithiasis ein entschädigungspflichtiges Leiden darstellt, so kann man etwa folgende Zahlen einer Minderung der Erwerbsfähigkeit annehmen: für Cholezystitis bei steinfreier Gallenblase 10–20%, für Cholelithiasis 20–40%. Im Einzelfall können natürlich diese Zahlen erheblich schwanken und besonders bei Cholelithiasis mit Komplikationen auch höher sein.

Bei der Begutachtung dieser Kranken ist immer daran zu denken, daß es sich oft nur um vorübergehende Zustände handelt, die wir bei der Untersuchung als Gutachter sehen, gewissermaßen um ein Augenblicksbild. Man sollte deshalb, ehe man eine dauernde Minderung der Erwerbsf. festsetzt, eine Nachuntersuchung nach einem gewissen Zeitraum, etwa nach 1 Jahr, verlangen.

Schlußbemerkung

Es ist fast banal, zu sagen, daß man als Grundlagen einer Begutachtung immer eine exakte Diagnose voraussetzen muß. Auf dem Gebiet der Gallenblasen- und Gallenwegserkrankungen ist das durch den Ausbau diagnostischer Methoden, wie der Duodenalsondierung und vor allem der Röntgenuntersuchung mit Cholezystographie und Cholangiographie, durchaus möglich. Aber auch bei den Leberkrankheiten, die lange genug ein dunkles Kapitel der Oberbauchdiagnostik waren, sind wir durch den Fortschritt der diagnostischen Methoden (Ausbau der Leberfunktionsproben und vor allem des bioptischen Verfahrens) heute durchaus dazu in der Lage. Nichtssagende Ausdrücke wie »Hepatopathie« – vergleichbar dem berüchtigten »Myokardschaden« im Elektrokardiogramm – müssen verschwinden. Damit soll nicht einer geist- und uferlosen Laboratoriumsdiagnostik das Wort geredet sein. Ausschlaggebend bleibt auch da Wissen, Erfahrung und ärztliches Können des Untersuchers, der gegebene Befunde in das Gesamtbild des Untersuchten einzuordnen und seine Entscheidung zu treffen hat – »unparteiisch und nach bestem Wissen und Gewissen«.

SCHRIFTTUM: [1] STARCK, N., Militärarzt 8 (1943), 315–318 – [2] KALK, H., Das Magen- u. Zwölffingerdarmgeschwür im Kriege, Leipzig 1954 – [3] PASCHLAU, G., Dtsch. Med. Wschr. 76 (1951), 1622–1644 – [4] KONJETZNY, G. E., Die Entzündungen des Magens, in: Hdb. d. spez. pathol. Anatomie, Hg. Henke u. Lubarsch, Bd. 4, 2. Teil, Berlin 1926 – [5] FISCHER-WASELS, in: Hdb. norm. und Pathol. Physiologie, Hg. Bethe, v. Bergmann u. a., Berlin 1928, 14/2; Klin. Wschr. 1928, 53, 106, 153; Klin. Wschr. 1930, 1153 – [6] USLAND, Acta chir. Scand. 76 (1935), 485 – [7] VELDE, G., Zschr. Klin. Med. 134 (1938), 5 – [8] HÄRING, W., Klin. Wschr. 17 (1938), 1586; Med. Klinik 34 (1939), 39 – [9] KADE, H., Die Bedeutung der chronischen Gastritis als praecarcinomatöse Erkrankung, Hamburg 1949 – [10] BÜCHNER, F., Die Pathogenese der peptischen Veränderungen, Jena 1931; Klin. Wschr. 1930, 1 – [11] KALK, H., Das Geschwür des Magens und Zwölffingerdarmes, Berlin 1931 – [12] DEMLING, L., Dtsch. Med. Wschr. 86 (1961), 1337 (Geschwürsentstehung) – [13] HEINKEL, K., ELSTER, K., HENNING, N., Dtsch. Arch. Klin. Med. 202 (1956), 675 – [14] HENNING,

N., HEINKEL, K., ELSTER, K., Klin. Wschr. 32 (1954), 1088 – [15] POSSELT, Abhdlg. a. d. Geb. der Verdauungskrankheiten 9 (1924), 1 – [16] SCHÖNEBERG, G., Die ärztliche Beurteilung Beschädigter, Darmstadt 1952 – [17] KALK, H., Ärztl. Wschr. 1947, 623–626 – [18] GLATZEL, H., Med. Klinik 57 (1956), 245 – [19] HELD, A., Der medizin. Sachverständige 52 (1956) – [20] LAMBLING, A. und BONFILS, S., Das Ulcus in der Zwangssituation, Ärztl. Forschung I, 208, H. 4, 1960 – [21] KATSCH, G., PICKERT, H., Hdb. d. Inn. Med., Hg. v. Bergmann, Frey u. Schwiegk, 4. Aufl., Bd. 3, Teil 1, Berlin-Göttingen-Heidelberg 1952 – [22] VERSCHUER, O. Frhr. v., Erbpathologie, 4. Aufl., Dresden-Leipzig 1945 – [23] IVY, A. C., FLOOD, F. T., Ref. Kongr. Zbl. 133, 35 – [24] ROBINSON, Rev. Gastroenterol. 14 (1947), 489 – [25] KALK, H., Dtsch. Med. Wschr. 60 (1934), 1465; Zschr. Klin. Med. 108 (1928), 225 – [26] ZOLLINGER, R. M., CRAIG, T. V., Endocrine Tumors and peptic Ulcer, s. bei Kirsner Symposion on peptic ulcers, Americ. J. Med. 29 (1960), 723 – [27] DEMLING, L., Dtsch. Med. Wschr. 86 (1961), 1337 – [28] SELYE, Einführung in die Lehre vom Adaptionssyndrom, Stuttgart – [29] GRAY, BENSON, REIFFENSTEIN und SPIRO, J. Americ. Med. Ass. 147 (1951), 1529 bis 1537 – [30] HAUSER, G., Hdb. d. spez. pathol. Anat. von Henke u. Lubarsch, Bd. 4, Teil 1, Berlin 1926 – [31] HOFFMANN, V., Bruns Beitr. Klin. Chir. 150 (1930), 7 – [31a] SPANG, Das Altersulcus an Magen und Zwölffingerdarm, Stuttgart 1948 – [32] VEIL, W. u. STURM, A., Die Erkrankung des Stammhirns, 2. Aufl., Jena 1946 – [33] KALK, H. u. BRÜHL, W., Dtsch. Arch. Klin. Med. 193 (1948), 363–371 – [34] SACK, H., Zur Frage der zentralnervösen Regulationsstörungen beim Hirntraumatiker, Hamburg 1947 – [35] BODECHTEL, G. und SACK, H., Med. Klin. 42 (1947), 133 – [36] GAGEL, O., Klin. Wschr. 24/25 (1947), 389 – [37] WEDLER, H. W., Stammhirn u. Innere Erkrankungen, Berlin-Göttingen-Heidelberg 1953 – [38] STAEMMLER, M., Dtsch. Med. Wschr. 74 (1949), 1485 – [39] SPICER, STEWART u. WINSER, Lancet 1944, 14 – [40] KALK, H. u. KNÜPPEL, M. L., Der med. Sachverständige 54 (1958), 133–135 – [40a] BETZ, Acta gastro enterol. Belg., Supp. 1949, 39–52 – [41] REICHERT, F., Dtsch. Med. Wschr. 66 (1940), 633 – [42] VITTOT, Arch. Mal. Appor. dig. 31 (1942), 201 – [43] KALK, H., Vortrag auf der Kriegstagung der Deutschen Gesellschaft für Innere Medizin, Wien 1943 – [44] KALK, H., Dtsch. Med. Wschr. 69 (1943), 559 – [45] HENNING, N. und STADLER, H., Dtsch. Med. Wschr. 74 (1949), 136 – [46] MONCKE, C., Dtsch. Med. Wschr. 75 (1950), 1001 – [47] HAMPERL, H., Erg. allg. Path. 26 (1932), 353 – [48] HAEMMERLI, Helv. Med. Act. 8 (1941), 691 – [49] MARKOFF, N., Magenentzündung und Magengeschwür als Dienstbeschädigung, Bern 1941; Schweiz. Med. Wschr. 1943, 157 – [50] MICHAUD, Helv. Med. Act. 8 (1941), 666–690 – [51] SAWITT, Rev. Gastroenterol. 14 (1947), 401–409 – [52] WESTPHAL, K., Zschr. Klin. Med. 145 (1949), 240–257 – [53] WILEN und POOLE, Gastroenterology 9 (1947), 253–271 – [54] BURGMANN, W., persönliche Mitteilung – [55] ZSCHAU, Münch. Med. Wschr. 92 (1950), 502–506 – [56] BANSI, H. W., Das Hungerödem, Stuttgart 1949; Dtsch. Med. Wschr. 78 (1953), 1318–1321 – [57] KAUFMANN, W. A., Gastroenterologia 75 (1949/50), 147 – [58] KALK, H., Zschr. Klin. Med. 108 (1928), 225 – [59] JAHN, D., Klinik u. Praxis 12 (1946), 221; Dtsch. Med. Wschr. 74 (1949), 229–231 – [60] BAUR, A. G., Med. Klinik 44 (1949), 537–539 – [61] LYON, E., Med. Klinik 58 (1963), 1514 – [62] ALBERTINI, v. u. VERDEN, Beitr. path. Anat. 1938, 100, 430 – [63] KAUFFMANN, FR. u. SCHRECKER, Zschr. Klin. Med. 152 (1953), 151 – [64] STRAUBE, Arch. Gewerbepath. 10 (1940), 349–359 – [65] GLATZEL, H., Ärztl. Wschr. 1947, 424, 933, 1065; Ärztl. Wschr. 1949, 165, 494; Fortschr. Diagn. 1951, 1 – [66] KAUFMANN, W. A., Dtsch. Zschr. f. Verd. Krkht. 5 (1941), 76 – [67] REICHERT, Dtsch. Med. Wschr. 66 (1940), 633 – [68] WIEBEL u. KUNSTREICH, Münch. Med. Wschr. 82 (1940), 94 – [69] SINGER, L., Regensburger Jahrbuch, Ärztl. Fortb. 3, Lfg. 1, 59–61 – [70] BÜCHNER, F., Allgemeine Pathologie, München 1956 – [71] BAUER, K. H., Das Krebsproblem, Berlin-Göttingen-Heidelberg 1949 – [72] KALK, H., Hdb. d. Inn. Med., 3. Aufl., Berlin 1938, Bd. 3, Teil 1, 510–653 – [73] v. BEUST, Praxis, Bern (Schweiz) 1948, 41 – [74] KNOTHE, W., Klin. Wschr. 10 (1931), 520 – [75] BRÜHL, W., Zschr. Klin. Med. 144 (1944), 114 – [76] KALK, H., Internist 3 (1962), 412–423 – [77] ZUKSCHWERDT, L. und ECK, Dtsch. Zschr. Chir. 236, 424 – [78] HAFTER, E., Praktische Gastroenterologie, 3. Aufl., Stuttgart 1965 – [79] KEELE u. BOUND, Brit. Med. J. 124 (1946), I, 77 – [80] HANSEN, JECKELN, RUPPERT, Darmbrand, Stuttgart 1949 – [81] HOLLER, Zit. nach 82 – [82] WALTHER, G., in: Hdb. d. Inn. Med., Hg. v. Bergmann, Frey u. Schwiegk, 4. Aufl., Bd. I, Teil 2, 27, Berlin-Göttingen-Heidelberg 1952 – [83] KRIEGER, Münch. Med. Wschr. 83 (1941), 1125 – [84] SCHEIDEL, Zit. nach 82 – [85] STÖRMER, A., Med. Klinik 41 (1946), 305 u. 341 – [86] KALK, H., Ref. Kongr. d. Dtsch. Röntgenolog. Ges., in: Fortschr. d. Röntgenstrahlen 54 (1936), 1–16 – [87] KALK, H. u. WILDHIRT, E., Klinik der Gegenwart, München-Berlin 1958, Bd. VII, S. 377–508 – [88] HURST, Guys Hosp. Rep. 317, 85 – [89] SIEGMUND, in: Handbuch spez. path. Anatomie, Hg. Henke u. Lubarsch, Bd. 4, Teil 3, 385, Berlin 1929 – [90] TAYLOR, A. R., RIGHTSEL, W. A., BOGGS, J. D., McLEAN, J. W., Americ. J. Med. 32

(1962), 679; BOGGS, J. D., in: Aktuelle Probleme der Hepatologie, hg. von G. A. Martini, S. 173 bis 179, Stuttgart 1962 – [91] MÜHLER, E. u. GROS, H., Über die Begutachtung der Leberkrankheiten, hg. von der Deutschen Laevosanges., Mannheim 1964 – [92] ANDERS, W. u. KIMA, Th., Zbl. Bakteriol. 176 (1959), 1; ANDERS, W., Bundesgesundheitsblatt 1960, 389, 382–428 – [93] KALK, H., Helvet. Med. Acta 28 (1961), Fasc 4, 387 – [94] SIEDE, W., Virushepatitis und Folgezustände, 2. Aufl., Leipzig 1958; Der Internist 3 (1963), 446 – [95] HAHN, H., Dtsch. Med. Wschr. 76 (1951), 629; Klin. Wschr. 29 (1951), 574 – [96] BENNET, A. M., CAPPS, R. B., DRAKE, A. E., EHLINGER, R. H., MILLS, E. H., STOKES jr., J., A.M.A. Arch. Intern. Med. 90 (1952), 37 – [97] CREUTZFELDT, W., SCHMIDT, H., RICHERT, R., KAISER, K., MATTHES, M., Dtsch. Med. Wschr. 87 (1962), 1801 – [98] GOULD, Rh., Americ. J. Hyg. 43 (1946), 248 – [99] NEEFE, J. R., Arch. intern. Med. 31 (1947), 857; Americ. J. Med. 16 (1954), 710; NEEFE, J. R. u. GELLIS, S. S., STOKES jr., J., Americ. J. Med. 1 (1946), 3 – [100] POPPER, H. u. SCHAFFNER, Die Leber, Struktur und Funktion, Stuttgart 1961 – [101] LEIBOWITZ, GREENWALD, COHEN u. LITWINS, J. Americ. Med. Ass. 140 (1949), 1331 – [102] KUH und WARD, J. Americ. Med. Ass. 143 (1950), 631 – [103] RYSSING, DAHL, GAUSTADT, STROMBECK, sämtl. zit. nach 104 – [104] MADSEN, Postgrad. Med. 11 (1952), 517–522 – [105] HOFMANN, Zbl. f. Inn. Med. 1952, 965 – [106] JUNGK, Mschr. Unfallheilkunde 56 (1953), 257–268 – [107] POPPER, L. u. RABE, A., Wien. Klin. Wschr. 75 (1963), 387 – [108] LANGER, G. u. WILDE, J., Zbl. f. Chir. 88 (1963), 697–705 – [109] ROEMER, G. B., Dtsch. Med. Wschr. 88 (1963), 2081–2084 – [110] Zit. nach Roemer, 109 – [111] BRÜHLMEYER, G., Bundesgesundheitsblatt 3 (1960), 394 – [112] KALK, H., Dtsch. Med. Wschr. 77 (1952), 1131 – [113] KALK, H., Die Lebensprognose der infektiösen Hepatitis, Ref. a. d. Weltkongreß f. Versicherungsmedizin, Scheveningen, 12–14/VI, 58 – [114] KALK, H. u. WILDHIRT, E., Klinik der Gegenwart, hg. von Cobet, Gutzeit, H. E. Bock, F. Hartmann, Bd. 7, S. 377, München-Berlin 1958 – [115] WEPLER, W., Fortschritte der Gastroenterologie, hg. v. E. Wildhirt, S. 231–277, München-Berlin 1960 – [116] KALK, H., Dtsch. Med. Wschr. 75 (1950), 1317–1323 – [117] KALK, H., Zirrhose u. Narbenleber, 2. Aufl., Stuttgart 1957 – [118] ČERLEK, S., OESTERLE, R. und WILDHIRT, E., Zschr. f. Gastroenterologie 2 (1964), 201–207 – [119] KALK, H., Gastroenterologia 84 (1955), 207 – [120] KALK, H. u. WILDHIRT, E., Zschr. Klin. Med. 153 (1955), 354–387 – [121] GALAMBROS, F. T. u. MCLAREN, J. R., Arch. Int. Med. 11 (1963), 214 – [122] BRÜHL, W., Münch. Med. Wschr. 106 (1964), 885–891; BRÜHL, W., Leber u. Gallenwegserkrankungen, 3. Aufl., Stuttgart 1969 – [123] KALK, H., Dtsch. Med. Wschr. 76 (1951), 357–358 – [124] KALK, H. u. ULBRICHT, J., Z. Klin. Med. 148 (1951), 265–278 – [125] MÜHLER, E., Med. Klinik 59 (1964), 96 – [126] BOCK, H. E., Klin. Wschr. 25 (1947), 331–337 – [127] DOXIADES, T., Münch. Med. Wschr. 103 (1961), 744 – [128] RÖSSLE, R., in: Hdb. d. spez. pathol. Anatomie, hg. v. Henke und Lubarsch, Bd. 2, 1. Teil, Berlin 1930 – [129] FISCHER, O., Münch. Med. Wschr. 94 (1954), 56 u. 81 – [130] MORETTI, Presse Méd. 1951, 1180 – [131] GHARPURE, Indian Med. Gaz. 82 (1947), 327–330 – [132] BAADER, E. W., Klinische Grundlagen der 46 meldepflichtigen Berufskrankheiten, München-Berlin 1960 – [133] WAGNER, R. u. ZERLETT, G., Die Berufskrankheiten nach der 6. BKVO, Stuttgart 1964 – [134] KALK, H. und MÖLLER, E., Dtsch. Med. Wschr. 90 (1965), 608–610 – [135] LOOS, Med. Welt (1940), 195 – [136] DÖLLE, W. u. MARTINI, G. A., Act. hepatosplen. 6 (1959), 225; 9 (1962), 74; 11 (1964), 35 – [137] KALK, H., Münch. Med. Wschr. 107 (1965), 1141–1147 – [138] KALK, H., Dtsch. Med. Wschr. 84 (1959), 1898; Schweiz. Med. Wschr. 89 (1959), 1117 – [139] BERG., H. u. FORDERRHEUTER, H. A., Ärztl. Wschr. 14 (1959), 30 – [140] BROICHER, H., Med. Klinik 56 (1961), 1118 – [141] KALK, H., Dtsch. Med. Wschr. 75 (1950), 225 – [142] WILDHIRT, E., in: Leber, Haut und Skelett, 3. Lebertagung der Sozialmediziner in Bad Mergentheim, hg. v. Wannagat, S. 156, Stuttgart 1964 – [143] LIEBEGOTT, G., Zbl. Arbeitsmed. 2 (1952), 1 – [144] BAUER, M., Die entschädigungspflichtigen Berufskrankheiten, Stuttgart 1953 – [145] LÖHER und HOLSTEIN, LÖHER und OTTO, Berufskrankheiten durch aromatische Nitro- und Aminoverbindungen, Leipzig 1953 – [145a] GRANICK, Bull. N. Y. acad. Med. 25 (1949), 403 – [146] KALK, H. u. WILDHIRT, E., Med. Klinik 55 (1960), 694 – [147] KALK, H., Referat, 17. Tagung der Ges. f. Verdauungs- u. Stoffwechselkrankheiten, S. 48, u. Bericht 1953, Stuttgart 1954; Über die Siderophilie (Haemochromatose) und ihre Behandlung durch Aderlaß, Vortrag a. d. 6. Bayr. Internistenkongreß in Nürnberg 1958, Stuttgart 1959 – [148] CAM, C. u. NIGOGOSAYAN, G., J. Americ. Med. 138 (1963), 88 – [149] PIRART, J., GALLUS, P., GOLDSTEIN, M., Act. Gastroenterol. Belg. 24 (1961), 131 – [150] SIEDE, W. u. KLAMP, A., Spätfolgen der Virushepatitis, Erg. Inn. Med. u. Kinderheilkunde, Neue Folge, Bd. 18, S. 283, Berlin-Göttingen-Heidelberg 1962 – [151] HEGSTEDT und Mitarbeiter, J. Exp. Med. 90 (1949), 137–147 – [152] MÜHLER, E., Dtsch. Arch. Klin. Med. 206 (1960), 361 – [153] GAMERDINGER, H., und PIETZONKA, Zschr. exp. Med. 127 (1956), 325–337 – [153a] WEPLER u. OPITZ, K., Zbl. Path. 97 (1958) 382 – [154] STICH, W., Klin. Wschr. 37 (1959), 681 –

[155] Wöhler, F., Med. Klinik 57 (1962), 1370 – [156] Strobach, G. u. Wildhirt, E., Dtsch. Med. Wschr. 89 (1964), 2241–2244 – [157] Popper, H. und Schaffner, Die Leber, Struktur und Funktion, Stuttgart 1961 – [158] Fischer, W., Augsburger Fortbildungskurse prakt. Med. 1952 – [159] Roulet, F. C., Acta nat., Basel (1947), 248 – [160] Roth, Zschr. Krebsforschung 61 (1956) – [161] Rathke, L., Die Krankheiten der Leber (Chirurgie), Klinik der Gegenwart, Bd. 7, 509, München-Berlin 1958 – [162] Stern, Traumatische Entstehung innerer Krankheiten, 3. Aufl., Jena 1930 – [163] Fischer, A. W., Herget, R., Molineus, G., Das ärztliche Gutachten im Versicherungswesen, 3. Aufl., München 1968 – [164] Krekes u. Ewing, Radiology 55 (1950), 861–864 – [165] Siede, W., Dtsch. Zschr. f. Verdauungskrankheiten 6 (1942), 92–101 – [166] Kalk, H., Dtsch. Med. Wschr. 77, (1952), 466 – [167] Lindner, W. u. Abendroth, H., Münch. Med. Wschr. 96 (1954), 1275–1277 – [168] Kaufmann, zit. nach 169 – [169] Velde, G., Erkrankungen der Bauchorgane, Bauchorgane vom internen Standpunkt, Leipzig 1939 – [170] Curschmann, H., Münch. Med. Wschr. 57 (1915), 1783 – [171] Stöckenius, Med. Klinik 21 (1926), 179 – [172] Bergel, Ärztl. Sachverständigen-Zeitung, 41 (1935), 284 – [173] Wiele, Zbl. Inn. Med. (1936), 541 – [174] Schmid, M., Hefti, M. L. u. Senning, A., Helvet. Med. Acta 31 (1964), 563–567 – [175] Colombe, O., Wien. Med. Wschr. (1963), 265– [176] Stockinger, W., Dtsch. Med. Wschr. 72 (1947), 476 – [177] Störmer, A., Med. Klinik 41 (1946), 305–310 – [178] Kalk, H. u. Wildhirt, E., Lehrbuch und Atlas der Laparoskopie, Stuttgart 1962 – [179] Kalk, H. u. Büchner, F., Klin. Wschr. 25 (1947), 874 – [180] Hartmann, E. und Kohl, E., Klin. Wschr. 28 (1950), 500 – [181] Kalk, H., Dtsch. Med. Wschr. 65 (1939), 1465 – [182] Biebl, Bruns. Beitr. Klin. Chir. 172 (1941), 161–229.

Mangelkrankheiten

von Hans-Christian Drube, Neumünster

Unter Mangelkrankheiten im weitesten Sinne werden alle diejenigen Gesundheitsstörungen zusammengefaßt, die durch eine ungenügende Versorgung des Organismus mit Nahrungsstoffen entstehen, welche für die Gesunderhaltung erforderlich sind. Da die Nahrungsstoffe nicht nur eine energetische, sondern auch eine spezifische stoffliche Aufgabe erfüllen, kann ein Mangelzustand rein quantitativ, d. h. durch ein kalorisches Defizit hervorgerufen werden oder aber qualitativ bedingt sein, also auf einer ungenügenden Versorgung mit essentiellen Nahrungsstoffen (Aminosäuren, Fettsäuren, Vitaminen, Mineralien und Spurenelementen) beruhen. Dieser formal üblichen Einteilung in eine quantitative und qualitative Unterernährung haftet aber der Nachteil an, daß eine klinische Trennung oft unmöglich ist. So führt jede länger dauernde energetische Mangelversorgung zu einer auch qualitativen, insbesondere einer Eiweißunterernährung. Wenn der Energiebedarf nicht gedeckt wird, wird zwangsläufig das Nahrungseiweiß als Energiequelle herangezogen und kann daher seiner spezifischen Aufgabe nur in ungenügendem Maße zur Verfügung stehen (GLATZEL).

Die Auswirkungen einer unzureichenden Nährstoffversorgung auf den Organismus werden zwangsweise von dem Ausmaß des Mißverhältnisses zwischen Angebots- und Bedarfsrelation bestimmt. Die Erfahrungen bei den Kriegsgefangenen und der unterernährten Zivilbevölkerung nach dem 2. Weltkrieg haben aber im einzelnen erkennen lassen, daß die Auswirkungen einer Mangelversorgung doch von verschiedenen Faktoren beeinflußt werden. Sie hängen ab von der Schnelligkeit des Eintritts, von der Dauer und nicht zuletzt vom Alter des Menschen (GLATZEL, BANSI, BERNING). Bei jugendlichen und bei älteren Menschen wirkt sich eine Unterernährung besonders schnell aus; Frauen passen sich einer Mangelversorgung im allgemeinen leichter an als Männer. Ferner spielt der prämorbide Ernährungszustand eine Rolle. Der vorher Fettleibige erträgt eine Unterernährung schlechter.

Dem begutachtenden Arzt stellt sich bei der Feststellung eines Mangelzustandes bzw. einer Unterernährung zunächst die Frage nach der Ursache, die für die prognostische Beurteilung von entscheidender Wichtigkeit ist. Grundsätzlich kommen dafür folgende pathogenetische Möglichkeiten in Betracht:
1. eine ungenügende exogene Nahrungszufuhr,
2. die mangelhafte Ausnutzung und Verwertung einer ausreichend zugeführten Nahrung,
3. die Kombination von 1 und 2.

Bei der heutigen Ernährungslage besitzt der exogene Nährstoffmangel als Ursache in unseren Breiten praktisch keine Bedeutung. Ebenso spielen die klassischen Hypo- oder Avitaminosen infolge einer Exokarenz keine Rolle mehr. Es handelt sich immer nur um sekundäre Vitaminmangelzustände infolge bestimmter Organerkrankungen, die als solche meist im Vordergrund des klinischen Erscheinungsbildes stehen. Die seltenen bei Vagabunden und bei alleinstehenden älteren Menschen zu beobachtenden Zustände einer Fehl- und Mangelernährung sind gutachtlich ohne Belang (TISCHENDORF und HARTMANN). Der Feststellung einer Mangelkrankheit kommt daher heute nicht mehr als der Wert eines Symptoms zu (BARTELHEIMER). Dem Gutachter fällt also die Aufgabe zu, das abnorme Untergewicht und die Mangelsymptome zu analysieren, d. h. die Grunderkrankung zu erkennen; denn sie allein vermag eine gutachtliche Zusammenhangsfrage zu beantworten und entscheiden, ob voraussichtlich ein Dauerzustand vorliegt oder ob durch eine entsprechende Therapie eine Reversibilität des Zustandes herbeigeführt werden kann. Nach den obengenannten pathogenetischen Möglichkeiten ist die Skala der auslösenden Grunderkrankungen sehr weit. Die Begutachtung von Mangelkrankheiten greift daher in viele Teilgebiete der Medizin ein. Im Folgenden sollen die wichtigen und häufigeren Grunderkrankungen kurz aufgeführt werden, deren Einzelheiten im Rahmen der Begutachtung z. T. auch in anderen Kapiteln berücksichtigt wurden (s. a. S. 83 ff., 523, 534 ff., 569, 675).

Zunächst ist die Abmagerung im Gefolge von zehrenden Organerkrankungen, Infektionserkrankungen insbesondere der Tuberkulose und bösartigen Tumorleiden zu nennen. Zu dieser Gruppe gehört auch die bei chronischen Leber- und Nierenerkrankungen oft eintretende Abmagerung. Bei keinem dieser genannten Leiden dürfte die Diagnose und damit der Zusammenhang problematisch sein. Schwieriger kann schon die Erkennung endokrin bedingter Unterernährungszustände werden, wie z. B. einer Forme fruste einer Hyperthyreose, bei der die Abmagerung eines der ersten auffälligen Symptome sein kann (REINWEIN). Seit der Mitteilung von SIMMONDS über eine hypophysäre Kachexie infolge embolischer Hypophysenzerstörung wird auch heute noch ein sonst nicht einzuordnender Abmagerungszustand fälschlich als hypophysäre »Simmond'sche Kachexie« bezeichnet, obwohl SHEEHAN nachwies, daß nur etwa 25 % der Fälle von echter Hypophyseninsuffizienz, und zwar nur in den Endstadien, abgemagert waren. Der Ausfall der Hypophysenfunktion, insbesondere wenn nur ein partieller oder selektiver Ausfall einzelner troper Hormone besteht, führt nicht zur Gewichtsabnahme. Im Gegenteil kann die postpartale vaskulär bedingte Hypophysennekrose, das Sheehan-Syndrom im engeren Sinne, infolge einer sekundären Hypothyreose zunächst zur Gewichtszunahme führen (BARTELHEIMER, REINWEIN). Fast ebenso selten wie die postpartale Magersucht sind die sogenannten zerebralen oder infundibulären Kachexieformen infolge einer Enzephalitis, Hirntumoren oder fortgeschrittener Zerebralsklerose. Sie werden gutachtlich in der Erkennung und Zusammenhangsfrage keine Schwierigkeiten bereiten. Allzuoft wird die Pubertätsmagersucht, die sogenannte Anorexia nervosa wegen der sich einstellenden Regelblutungen bis zur sekundären Amenorrhoe als primär endokrine Störung verkannt. Nicht die somatischen Auswirkungen, sondern die zugrundeliegenden psychischen Fehlhaltungen und auslösenden Konfliktsituationen, die erst kürzlich von CLAUSER monographisch zusammengefaßt wurden, bestimmen aber hierbei den Krankheitsverlauf. Schließlich seien noch die Abmagerungszustände bei Kranken mit endogenen Psychosen und den Morphiumsüchtigen aufgeführt.

Zweifelsohne am häufigsten steht der begutachtende Arzt heute den Mangelkrankheiten infolge gastrointestinaler Erkrankungen gegenüber. Eine Abmagerung kann bei diesen Störungen sowohl durch eine ungenügende Nahrungsaufnahme wegen subjektiver Beschwerden als auch durch eine mangelnde Ausnutzung der Nahrung hervorgerufen werden. Die Tabelle 1 gibt eine Übersicht über alle diejenigen Erkrankungen, die eine Nahrungsausnutzungsstörung hervorrufen können.

Hinsichtlich der Symptomatik ist es pathogenetisch gleichgültig, ob eine ungenügende fermentative Aufschließung des Chymus oder eine ungenügende Resorption infolge funktioneller bzw. struktureller Defekte der Dünndarmschleimhaut vorliegt.

Tabelle 1: Übersicht und Einteilung der gastrointestinalen Erkrankungen mit Nahrungsausnutzungsstörungen

I. gastrogen:
1. Totale Gastrektomie
2. Teilresektion des Magens

II. pankreatogen:
1. Zystische Pankreasfibrose
2. chronische Pankreatitis
3. Tumor des Pankreas oder der Ampulla vateri
4. Pankreasfistel
5. Eiweißmangel bei Unterernährung

III. hepatogen:
1. Verschlußikterus
2. Leberzirrhose

IV. enterogen:
1. Darmresektion
2. Enteroanastomosen ⎫
3. Divertikulose   ⎬ Syndrom der blinden Schlinge
4. Innere Fisteln   ⎭
5. Ileitis terminalis
6. Amyloidose
7. Sklerodermie
8. Antibiotikabehandlung (insbes. Neomycin)
9. Tabes mesaraica
10. Lymphogranulomatose und Sarkomatose
11. infiltrierendes Neoplasma
12. Whipple'sche Erkrankung
13. einheimische Sprue

In jedem Fall resultiert eine Mangelversorgung an Nähr- und Wirkstoffen, deren Ausmaß allerdings graduell in Abhängigkeit von der Art und Progredienz des Grundleidens unterschiedlich ist. Als erstes ist immer die Fettresorption gestört. Die Steatorrhoe, die also im Mittelpunkt steht, führt als solche von einer bestimmten Größe an infolge des Kalorienverlustes zur Abmagerung (siehe Abb. 1). Im Gegensatz zur Dystrophie der Hungerjahre ist es für die enteral bedingten Dystrophiezustände bzw. für

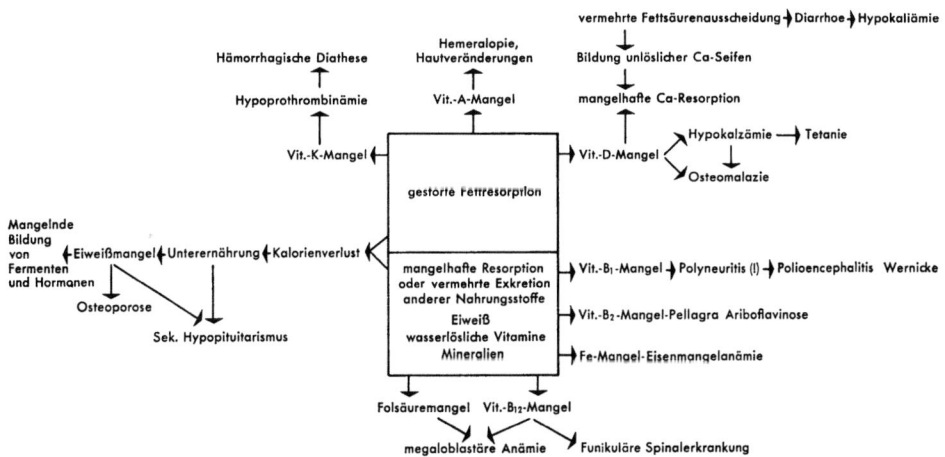

Abb. 1. Pathogenese beim Malabsorption-Syndron

ein Malabsorption-Syndrom – worunter heute alle Krankheitserscheinungen durch eine Nahrungsausnutzungsstörung zusammengefaßt werden – gerade kennzeichnend, daß hierbei hypovitaminotische oder andere Mangelsymptome stärker ausgeprägt sind und manchmal als scheinbar führendes Leiden in den Vordergrund treten (ADLERSBERG, REINWEIN). Als Sekundärschäden entwickeln sich nicht selten eine mikro- oder auch megalozytäre Anämie, eine enterogene Osteopathie oder eine Hypoproteinämie, deren Auswirkungen dem Kranken und dem Arzt als erste auffallen. Sie sollten daher immer an eine Resorptionsstörung denken lassen. Darüber hinaus finden sich meist sekundäre Vitaminmangelzustände, die praktisch nie isoliert oder rein auftreten; so gut wie immer handelt es sich um komplexe Hypovitaminosen, bei denen allerdings das eine oder andere spezifische Symptom je nach Art des prävalierenden Mangels im Vordergrund steht (Skorbut s. S. 509).

Bei jeder stärkeren Fettausnutzungsstörung treten Mangelerscheinungen der an eine intakte Fettresorption gebundenen Vitamine auf, besonders der Vitamine A, D und K. So hat RITTER bei einer größeren Zahl von Magenresezierten mit Steatorrhoe eine Nachtblindheit infolge eines Vitamin-A-Mangels nachgewiesen. Eine follikuläre Hyperkeratose pflegt erst im fortgeschrittenen Stadium eines Malabsorption-Syndroms hervorzutreten. Die klassische Xerophthalmie wurde bei Resorptionsstörungen im Erwachsenenalter bisher nicht beobachtet.

Bedeutungsvoller ist die Vitamin-D-Mangelversorgung, die zur Kalziumresorptionsstörung und einer enterogenen Osteopathie führt (BARTELHEIMER, JESSERER). Von uns wurde eine Kranke beobachtet, die monatelang mit einer Gipsschale behandelt wurde, bis die enterogene Ursache, d. h. ein schweres Malabsorption-Syndrom, erkannt wurde. Gegenüber den Knochenveränderungen tritt an Häufigkeit die enterogene Tetanie zurück. Auch sie stellt immer ein Zeichen einer schon lange bestehenden und schweren Steatorrhoe dar (s. a. S. 689 ff.).

Infolge einer K-Hypovitaminose ist oft eine mehr oder weniger deutliche Verminderung des Prothrombinspiegels festzustellen. Demgegenüber ist eine manifeste hämorrhagische Diathese jedoch seltener.

Relativ frühzeitig sind bei Kranken mit einer Nahrungsausnutzungsstörung Mangelerscheinungen der wasserlöslichen Vitamin-B-Gruppe vorhanden. Sie treten als Mundwinkelstomatitis, Cheilosis und Hyperkeratose besonders an den Nasenflügeln in Erscheinung. Auch typische Pellagrasymptome an den belichteten Hautstellen sind mitunter zu beobachten.

Unter den sekundären Mangelerkrankungen nehmen die neurologischen peripheren und zentralnervösen Störungen, auf die BODECHTEL und SCHRADER sowie JANSEN hinwiesen (s. a. S. 54 ff.), deshalb eine besondere Stellung ein, weil sie sich nicht nur als Erstsymptom der Grunderkrankung manifestieren können, sondern auch hinsichtlich ihrer Ausheilung alle anderen Symptome oft überdauern. Neben den 3 klassischen Mangelkrankheiten des Nervensystems, der Polyneuritis, der Polioencephalitis Wernicke und der funikulären Spinalerkrankung, wurden von WOLFF auch zentrale Krampfanfälle bei Kranken mit enteraler Dystrophie beschrieben. Die bisherige Meinung, nach der die funikuläre Spinalerkrankung als Mangelsymptom des Vitamin B_{12} an eine Achylie gebunden ist, ist wohl nicht mehr aufrecht zu erhalten; denn sowohl beim Syndrom der blinden Schlinge infolge einer Dünndarmdivertikulose, Enteroanastomosen durch eine Operation oder Spontanfisteln des Dünndarms kann die Magensäurebildung erhalten sein, obwohl ein Vitamin-B_{12}-Mangel durch eine vermehrte Adsorption von Vitamin B12 durch eine pathologische Bakterienflora vorliegt. Die fast immer nachweisbare Anämie ist im allgemeinen hypochrom und Folge einer Eisen- und Eiweißmangelversorgung. Demgegenüber tritt eine hyperchrome megalozytäre Anämie durch einen Mangel an den klassischen hämopoetischen Vitaminen B12 und Folsäure an Häufigkeit zurück. Bei der echten Sprue ist sie zwar in etwa 65% der Fälle vorhanden (ESTERN). Diese Erkrankung ist aber bei uns extrem selten. Eine Vitamin-B12-Mangelanämie findet sich bei dem schon genannten Syndrom der blinden Schlinge und vor allem mit Regelmäßigkeit nach totalen Magenresektionen. Hier tritt sie infolge des noch vorhandenen körpereigenen Vorrats im allgemeinen erst nach 3 bis 5 Jahren in Erscheinung (TOMODA, HEINRICH) (s. a. S. 531 ff.).

In Ergänzung zu diesen durch ein Malabsorption-Syndrom entstehenden Mangelerkrankungen ist noch auf eine zu einer selektiven Eiweißmangelkrankheit führende Störung hinzuweisen, nämlich die sogenannte exsudative Gastroenteropathie oder Proteindiarrhoe. Dieses klinisch durch ausgedehnte Ödeme infolge einer Hypoproteinämie gekennzeichnete Krankheitsbild ist ätiologisch vielschichtig. Es handelt sich dabei um einen pathologisch gesteigerten Eiweißverlust über den Darm, der nicht kompensiert werden kann. Der Nachweis ist nur mit Hilfe von radioaktivem Albumin oder PVC (Gordon-Test) zu erbringen. Neben symptomatischen Formen nach Magenresektion, Darmtuberkulose und anderen Resorptionsstörungen wurde diese Proteindiarrhoe vor allem bei der hyperplastischen Gastritis, dem sogenannten Ménétrier-Syndrom sowie bei angeborenen Lymphgefäßanomalien im Mesenterium beobachtet. Bei jedem unklaren Eiweißmangelsyndrom sollte daher auch diese Proteindiarrhoe in Erwägung gezogen werden (s. a. S. 535).

Voraussetzung für die Annahme einer enterogenen Resorptionsstörung als Ursache einer Mangelkrankheit ist natürlich ihr objektiver Nachweis. Leider wird in vielen Gutachten eine enterogen bedingte Mangelerkrankung aufgeführt, ohne daß hinreichend beweisende Untersuchungen durchgeführt wurden. Diagnosen wie »Anazidität des Magens« oder »Durchfallsneigung nach Ruhr« stellen primär keine Befunde dar, die eine Nahrungsausnutzungsstörung rechtfertigen.

Die mikroskopische Untersuchung der Faeces auf Nahrungsreste ist praktisch nur verwertbar und dann meist überflüssig, wenn bereits makroskopisch ein Salbenstuhl erkennbar ist oder keine Ausnutzungsstörung vorliegt. Ferner sind zur Sicherung der Diagnose die Toleranzteste (Vitamin A Test, Blutkarotinbestimmung, doppelte Dextrosebelastung, Xylosetest, orale Fettbelastungsteste mit alleiniger Messung der Blutkonzentration) wegen ihrer erheblichen Schwankungsbreite und manchmal falsch positiver Ergebnisse unsicherer in der Aussagekraft als Bilanzuntersuchungen und Pankreasfermentbestimmungen. Der Wert der Toleranzteste liegt mehr in der Differenzierung einer resorptiven von einer digestiven Insuffizienz. Neben der Funktionsanalyse ist immer auch eine Bestimmung der Blutmineralien, eine röntgenologische Untersuchung des Verdauungstraktes, evtl. auch eine bioptische Untersuchung mittels Schleimhautbiopsie erforderlich. Bei der Aufwendigkeit der vorzunehmenden diagnostischen Maßnahmen ist stets eine stationäre Untersuchung notwendig. Da erfahrungsgemäß die im allgemeinen bewilligte dreitägige Beobachtung zur Erkennung und Bewertung eines solchen Zustandes nicht ausreicht, sollte der begutachtende Arzt in diesen Fällen von vornherein eine längere, möglichst siebentägige Beobachtungszeit beantragen.

Neben der ursächlichen und pathogenetischen Aufklärung eines Mangelzustandes ist zur Beurteilung der erhaltenen, körperlichen Leistungsfähigkeit die durch die Störung hervorgerufene Einschränkung der Funktion nicht weniger wichtig. Der übliche

Ausgangspunkt einer gutachtlichen Stellungnahme über eine »Mangelkrankheit« ist das Körpergewicht. Der Zustand der »Magerkeit oder Abmagerung« wird sich bei den erheblichen konstitutionellen Schwankungen des Habitus nicht scharf abgrenzen lassen. Es ist wohl BARTELHEIMER zuzustimmen, der ein pathologisches Untergewicht erst bei Unterschreitung des Soll-Gewichtes von über 20% annimmt. Für die grobe Berechnung des Sollgewichtes kann man die Broca'sche Formel zugrunde legen; genauer sind die Angaben in den Geigy-Tabellen, die den individuellen Körperbau berücksichtigen und sich auf die statistischen Erhebungen der Metropolitan Life Insurance Company stützen. Jedes über die Normvariante hinausgehende Untergewicht führt zu einer Einschränkung der Leistungsfähigkeit. Im allgemeinen nimmt die Arbeitsfähigkeit mit dem Ausmaß des Untergewichtes ab. Es ist jedoch zu beachten, daß Ödeme das wahre Untergewicht verdecken können. Wichtig für die Beurteilung der verbliebenen Leistungsfähigkeit ist die Feststellung, ob lediglich ein Schwund des Fettgewebes vorliegt oder ob bereits Sekundärschäden eingetreten sind. Hier ist in erster Linie auf eine Muskelatrophie, eine Hypoproteinämie, eine Osteoporose und die schon beschriebenen hypovitaminotischen Symptome zu achten. Bei einem ausgeprägten Malabsorption-Syndrom ist in jedem Fall eine völlige Erwerbsunfähigkeit gegeben. Andererseits wird bei einem Kranken mit Dünndarmresektion, bei dem nur unter Belastung mit Schmidt'scher Probekost eine geringgradige Steatorrhoe festzustellen ist, kaum eine Leistungseinschränkung vorhanden sein. Zwischen diesen beiden Extremen gibt es natürlich fließende Übergänge. In jedem Falle ist eine individuelle Beurteilung notwendig, generell gültige Regeln lassen sich nicht aufstellen. Da durch eine Vitamin- und Fermentsubstitution sowie durch eine entsprechende diätetische Einstellung oftmals eine weitgehende Besserung, wenn nicht sogar Aufhebung der Mangelsymptome erreicht werden kann, wird man mit einer endgültigen Festsetzung der Mind. d. Erwerbsf. zurückhaltend sein müssen und regelmäßige Nachuntersuchungen empfehlen. Darüber hinaus ist bei permanenten nicht reversiblen enteralen Mangelzuständen oft eine regelmäßige klinische oder Kurbehandlung zur Erhaltung der verbliebenen Arbeitsfähigkeit notwendig. Wenn die Ursache der zu einem Mangelzustand führenden Erkrankung (Magen-Darmresektion, Pankreaserkrankung usw.) als Unfall- oder WDB-Folge anerkannt ist, wird sich der Gutachter auch mit evtl. Allgemeinkomplikationen auseinanderzusetzen haben, die letztlich auf die humoralen Auswirkungen des Mangelzustandes zurückgeführt werden müssen. Hier ist in erster Linie die Verminderung der Resistenz gegenüber Infektionen, insbesondere der Tuberkulose zu nennen. Liegen sichere Zeichen einer Mangelkrankheit vor, wird man, wie bei den dystrophischen Heimkehrern, eine sich unter diesem Zustand entwickelnde Tuberkulose als Folge der Mangelkrankheit anerkennen müssen. In der Begutachtung permanenter, d. h. durch die Therapie nicht ausgleichbarer Mangelzustände, gelten im übrigen die gleichen Grundsätze wie in der floriden Phase der Hungerdystrophie.

SCHRIFTTUM: ADLERSBERG, D., The Malabsorption-Syndrom, New-York und London 1957 – BANSI, H. W., Das Hungerödem und andere Mangelerkrankungen, Stuttgart 1949, Med. Klin. 50, 49 (1955) – BARTELHEIMER, H., Endokrine und Stoffwechselkrankheiten vom Standpunkt des Gutachters. München 1959 – BARTELHEIMER, H. u. J. M. SCHMITT-ROHDE, Erg. Inn. Med. u. Kdhlkd, N. F. Bd. 7, 454 (1956) – BERNING, H., Die Dystrophie, Stuttgart 1949 – BODECHTEL, G. u. A. SCHRADER, Klinik d. Gegenwart, Bd. III, S. 217 – ESTREN, S., in: Adlersberg: The Malabsorption-Syndrom – GLATZEL, H., in Hdb. d. Inn. Med. IV. Aufl., Bd. VI, 2. Teil S. 313 Berlin-Göttingen-Heidelberg 1954 – HEINRICH, H. C., Klin. Wschr. 32, 867 (1954), in Vit. B 12 und

Intrinsic-Faktor: 1. Europ. Sympos. über Vit. B 12 und Intrinsic-Faktor, Stuttgart 1956 – JANSEN, R., Dtsch. Med. Wschr. 89, 296 (1964) – JESSERER, H., Osteoporose, Berlin 1963 – REINWEIN, H., in Dennig: Lehrbuch der Inneren Medizin, 6. Aufl., Stuttgart 1964, Gastroenterologia 97, 314 (1962) – RITTER, U., 2. Weltkongr. f. Gastroenterologie, München 1962 II. Band, S. 517 (1963) – TISCHENDORF, W. u. H. HARTMANN, Med. Welt 1960, 2593 – TOMODA, M., Chirurg 2, 49 (1954).

Endokrine und Stoffwechselkrankheiten

von Heinrich Bartelheimer, Hamburg-Eppendorf

Endokrine und metabolische Steuerung lassen sich in vieler Hinsicht nicht trennen, besonders wenn es gilt, Zusammenhangsfragen zu klären. Es kann schwierig sein zu entscheiden, was Ursache und was Wirkung ist. So stellt gerade dieses Gebiet den Gutachter vor besondere Aufgaben. Seiner Arbeit hat immer eine Analyse der gestörten Steuerung und des verursachten Schadens voranzugehen. Das Ausmaß der Krankheit, der Grad der Mind. d. Erwerbsf., die Aussichten für die Zukunft lassen sich nur bei Berücksichtigung all der verflochtenen Abweichungen entscheiden. Dazu muß man sich ganz besonders in das Wesen dieser Erkrankungen vertiefen. Ihre Analyse muß heute mit modernen Untersuchungsverfahren durchgeführt werden, wie sie bei Bartelheimer und Jores zusammengestellt wurden (Klinische Funktionsdiagnostik, Stuttgart 1970).

Um das Verständnis zu erleichtern, erschien es am zweckmäßigsten, erst die Störungen der endokrinen Steuerung und dann die im Aufbau- und Betriebsstoffwechsel auffindbaren krankhaften Veränderungen zu besprechen.

Hypophyse

Hier werden, ähnlich wie in den Nebennieren, eine ganze Reihe von Hormonen in einem Organ gebildet, das dadurch noch eine besondere Stellung einnimmt, daß es mit dem Nervensystem, d. h. mit dem Zwischenhirn in unmittelbarem Kontakt steht. Eine nicht nur morphologisch, sondern auch funktionell enge Bindung vereinigt beide zum Hypophysenzwischenhirnsystem. Will man die Pathogenese hier ablaufender Krankheiten verstehen, so ist es unerläßlich, sich immer wieder diesen Zusammenhang zu vergegenwärtigen. Ihre Erkennung wird dadurch noch erschwert, daß sich Funktionsänderungen oft indirekt im Organismus auswirken, sei es durch mangelnde oder gesteigerte glandotrope Stimulation einer peripher gelegenen Inkretdrüse, sei es, daß etwa im Stoffwechsel oder im Blutdruckverhalten eine Änderung erzeugt wurde. Die hypophysären Syndrome sind daher besonders vielgestaltig, je nachdem, welche Teilstörungen miteinander verknüpft werden. Jedes dieser Krankheitsbilder erfordert eine ins einzelne gehende Analyse des gesamten Endokriniums und Vegetativums. Häufig läßt sich erst dann erkennen, wo der Ausgangspunkt der Krankheit gesucht werden muß und welche schädigenden Einflüsse überhaupt in Frage kommen.

Nicht selten liegt der Ausgang des endokrinen Syndroms in einer übergeordneten diencephalen Fehlsteuerung, die sich begreiflicherweise besonders intensiv auf die Hypophyse und das periphere neurovegetative System überträgt.

Hier kann nicht ausführlich auf die Symptomatologie solcher Stammhirnsyndrome eingegangen werden. Die bekannte Monographie von Veil und Sturm (1) hat eine große hierhergehörige Kasuistik gesammelt. Trotzdem dürfte manche dieser Deutungen Widerspruch herausfordern, so wenn z. B. auf die Bedeutung fokaltoxischer Einflüsse und auf nervöse Fern-

wirkungen, etwa bei Amputierten, zu großes Gewicht gelegt wurde. Stammhirnschäden durch Enzephalitis verschiedenster Genese oder durch CO-Intoxikationen, auch durch elektrische Stromdurchgänge, findet man aber nicht selten bei sorgfältiger Prüfung in der Vorgeschichte von Menschen, bei denen später eine endokrine Krankheit, eine Fettsucht, ein Diabetes oder etwa ein Hypertonus leistungsmindernd wurde. Natürlich kommen auch geeignete Hirntraumen und Zirkulationsstörungen in Frage. Immer sollte jedoch der Nachweis erbracht werden, daß auch nach dem Ausfall von Funktionsproben tatsächlich ein Stammhirnschaden vorliegt. STURM (2) hat zur Sicherung eines solchen eine Reihe von Forderungen aufgestellt:
1. Nachweis neurologischer Nachbarsymptome am Optikus, Pupillen- und Riechstörungen, zum M. Parkinson gehörende Zeichen, epileptiforme Anfälle u. a.,
2. Nachweis eines hier nicht im einzelnen auszuführenden psychischen Stammhirnsyndroms,
3. Nachweis vegetativer Störungen, besonders im Bereich der Vasomotoren,
4. Wasserhaushaltsstörungen wie Diabetes oder Antidiabetes insipidus,
5. Störungen der Geschlechtsfunktion,
6. Fehlen der spezifisch-dynamischen Eiweißwirkung oder paradoxe Grundumsatzsenkung nach Eiweißkost, die allerdings in ihrem diagnostischen Wert unsicher sind,
7. Fehlen der Adrenalinleukozytose,
8. pathologische Blutzuckerkurve nach Adrenalin.

Legt man einen solchen Maßstab an, so schwindet die Gefahr, daß in allzu großer Verallgemeinerung, die zeitweilig droht, die Dienzephalose zu einem zuviel gebrauchten und verwaschenen Begriff wird. Ohne Zweifel würde es den Tatsachen widersprechen, wenn man eine solche Möglichkeit der zentralen Krankheitsentstehung gänzlich ablehnte. Von L. R. MÜLLER, GAGEL u. a. ist ebenfalls überzeugend auf die Bedeutung derartiger Zusammenhänge hingewiesen worden. Entsprechende Fälle hat ORTHNER (3) aus dem bekannten Schrifttum kritisch ausgewählt. Wie sollte man sich die Übertragung psychischer Einflüsse auf die Organfunktionen auch anders vorstellen als über das vegetative System, wobei man nicht umhin kann, dem Zwischenhirn eine maßgebliche Stellung zuzuerkennen! Hinzu kommt, daß die Neurokrinie GAUPPS durch die Untersuchungen BARGMANNS (4) und seiner Schüler eine überzeugende Stütze gefunden hat: die im Hypophysenhinterlappen vorhandenen Wirkstoffe waren aus dem Zwischenhirn nach dorthin gewandert.

Versucht man, die Hypophysensyndrome aufzugliedern, so genügt es nicht, sie nach ihrer Auslösung vom HVL oder vom HHL zu unterscheiden. Im HVL ist von den drei morphologisch faßbaren Zellsystemen offenbar nur das eosinophile endokrin aktiv. In diesen Gruppen werden bestimmte Inkrete, die glandotrop oder direkt wirksam sind, gebildet. Es würde den Rahmen dieser Bearbeitung überschreiten, sie im einzelnen, gesicherte und noch zweifelhafte, hier aufzuführen.

Wenn man heute also annehmen muß, daß die chromophoben Zellen nicht direkt inkretorisch wirken, so ist das klinische Syndrom der Dystrophia adiposo-genitalis immer eindeutiger auf das Stammhirn zu beziehen.

Soll der Gutachter zu der Frage Stellung nehmen, ob im Bereich des Hypophysenzwischenhirnsystems eine Schädigung vorliegt, so kommt er nicht umhin, den betroffenen Teil genau festzulegen und sich darüber zu äußern, ob eine endokrine Funktionssteigerung oder -minderung vorliegt oder auch beides nebeneinander, eine Dissoziation der Hormonbildner (MORANDI, L., CLEMENCON, G. und H. AMSTEIN [5]). Dagegen wird oft verstoßen. Nicht allein die Minusentgleisung kann Traumafolge sein, wie bei Schädigungen peripherer Inkretdrüsen. Besonders dann, wenn mehr oder weniger das Zwischenhirn getroffen war, ist es möglich, daß auch Plusentgleisungen entstehen, vor allem ein von hier ausgelöster Morbus Cushing und, wenn auch viel seltener, eine inkretorische Störung im Sinne der Akromegalie. Kasuistisch sind Cushing-Syndrome nach Schädeltraumen beschrieben, die sich völlig zurückbilden können (SCHWAB und DENNIGER [6]).

Abweichungen der Hypophysentätigkeit können konstitutionell bedingt sein, ja es spricht vieles dafür, daß die Bereitschaft zur endokrinen Krankheit schon gegeben sein mußte. Äußere, also manifestierende Einflüsse vom endogenen ätiologischen Faktor zu trennen und ihre Wertigkeit abzuschätzen, ist naturgemäß schwierig, aber sicher besonders wichtig. Die endogenen Momente lassen sich gelegentlich an Hand früherer, vor dem Trauma erhobener Untersuchungsbefunde, auch durch Fotos oder durch Sippenstudien erfassen.

Bevor auf die einzelnen Syndrome eingegangen wird, wäre noch in Erinnerung zu bringen, daß die vermehrte Tätigkeit des Hypophysenvorderlappens einen diabetogenen Effekt entfaltet, die Entstehung eines Hypertonus begünstigt und die vorzeitige Alterung fördert. Die Hypophysenunterfunktionssyndrome zeigen ebenfalls manche Parallelen, die Neigung zur Hypoglykämie und zur Hypotonie beispielsweise. Änderungen der Hypophysenfunktion haben, besonders in ihrer Auswirkung auf die Nebennierenrinde, weit über die klassischen endokrinen Krankheiten hinaus im Krankheitsgeschehen Bedeutung. Vor allem bei der Besprechung der Regulationskrankheiten des Stoffwechsels im engeren Sinne, des Diabetes, der Fettsucht und der Magersucht, ist darauf noch zurückzukommen (s. a. S. 606, 645, 671).

Hypophysenvorderlappen

1. Eosinophiler Hypopituitarismus (hypophysärer Zwergwuchs, Akromikrie)

Zum hypophysären Zwergwuchs können natürlich nur im Wachstumsalter eintretende Schäden führen. In jenen Fällen, in denen dieses Bild idiopathisch entsteht, kommt es gelegentlich bald nach der Geburt, meist aber erst nach einem mehr oder weniger großen Intervall, zu einer Verzögerung des Wachstums und zwar in allen Richtungen; die Folge ist ein proportionierter Kleinwuchs. Dabei wirkt sich die Hypoplasie der Sexualdrüsen besonders reifungsmindernd aus. Wegen der runzeligen und oft pigmentierten Haut (Geroderma) erscheinen diese Individuen vorzeitig gealtert. Hinzu kommt nicht selten eine Unterwertigkeit der Schilddrüse, so daß der Grundumsatz gesenkt ist, die spezifisch-dynamische Eiweißwirkung fehlt. Erfolgt die Wachstumshemmung erst kurz nach der Pubertät, so spricht man auch vom Lorain-Levi-Syndrom. Bei noch späterem Hormonausfall würde allmählich eine Akromikrie (BRUGSCH) zur Ausbildung gelangen. Nicht selten finden sich Anklänge an die Dystrophia adiposo-genitalis. Ein gelegentlich hervortretender Diabetes insipidus kann auf die Funktionsminderung auch des Hinterlappensystems oder die Beteiligung des Zwischenhirns schließen lassen (s. S. 601).

Zur Frage der Ätiologie weist REINWEIN (7) auf autoptische Beobachtungen hin, die frühere Infektionen annehmen ließen. So sind luische (FALTA und MEYERS [8]), tuberkulöse (HUETER) (9) und unspezifische Entzündungen (HUTCHINSON) (10) als Ursache von Zwergwuchs angegeben.

ZONDEK (11) beschreibt einen 11jährigen Jungen, der 5 Jahre vorher infolge einer Bomben-explosion an sympathischer Panophthalmie erkrankte und bei dem es zu einem Wachstumsstillstand kam, infolge eines sich nach hinten bis in die dienzephal-hypophysäre Region erstreckenden entzündlichen Prozesses. Sonst kommen vor allen Dingen Tumoren (Kraniopharyngeome) und Nekrosen in Frage. APITZ [12] konnte zeigen, wie ein Kraniopharyngeom die völlige Abtrennung der Hypophyse verursacht hatte und schloß daraus, daß auch bei vollwertigem Vorderlappen das Fehlen der zentralen Impulse zum Kleinwuchs führen könne. Man müsse also einen derartigen Mechanismus dem einer Atrophie des Vorderlappens gegenüberstellen. GÜNTHER [13] spricht daher auch von einem hypophysär-dienzephalen Zwergwuchs. Verschiedentlich wurde als Ausdruck endogener Entstehungsweise familiäres Vorkommen beschrieben (ZONDEK [11], MARX [14] u. a.). Andererseits kam bei einem eineiigen Zwillingspaar in einer Beobachtung von KOMAI und FUKUOKA [15] sowie von LÜTH [16] die Wachstumshemmung nur bei einem Partner zustande, ohne daß dafür verantwortliche Umwelteinflüsse zu finden waren. Solche Fälle sprechen dafür, daß letztere leicht unerkannt bleiben, schon wegen der langen Latenzzeit bis zur Ausprägung der Entwicklungsstörung. Hier muß man ja annehmen, daß die genetischen Bedingungen gleich waren.

Einen absolut gesicherten traumatischen Entstehungsweg habe ich übrigens in dem mir zugänglichen Schrifttum nicht gefunden.

OSWALD [17] führt den Zwergwuchs bei einem 17jährigen, der Größe und Habitus eines 6jährigen aufwies, auf einen Fall auf den Kopf im 3. Lebensjahr zurück. Auch in einer neueren Darstellung des hypophysären Zwergwuchses von ALBEAUX-FERNET und Mitarbeitern vermißt man in der Kasuistik eine schlüssige Beweisführung. Zwei Jahre nach einem Schädeltrauma im 11. Lebensjahr, dem ein achttägiger Verwirrungszustand gefolgt sein soll, trat ein Wachstumsstillstand ein. Der Kranke wurde in seinem 30. Lebensjahr untersucht, sein Knochenstatus entsprach dem eines 15jährigen. KRING [18] bezog einen solchen mit Magersucht und genitaler Hypoplasie auf jahrelang unzureichende Ernährung. Sicher ist, daß besonders ein Eiweiß- und Fettmangel während der Entwicklungsjahre zur Wachstumsverzögerung führen kann, aber doch wohl kaum in solchem Maße, daß Zwergwüchsigkeit resultiert. Bei Manifestation einer Lues oder einer Tuberkulose im HVL-Bereich ist die Auswirkung auf das Endokrinium schon einleuchtender.

2. Eosinophiler Hyperpituitarismus
(Akromegalie, hypophysärer Hochwuchs, Gigantismus)

Wachstumsimpulse, soweit sie hormonal erfolgen, stammen ganz überwiegend aus den eosinophilen Zellen des Hypophysenvorderlappens; demgegenüber besitzen Nebennierenrinde, Schilddrüse und Sexualdrüsen nur zusätzlich reifende Wirkungen. Hierfür liefern Experiment und Klinik eine Fülle von Beweisen. Für die Begutachtung ist, insbesondere in unfallrechtlicher Hinsicht, die Frage entscheidend, ob ein äußeres Ereignis imstande ist, einen derartigen Überfunktionszustand herbeizuführen. Diese Möglichkeit wird sehr verschieden beurteilt. In der älteren Literatur hat man sie zum Teil sehr weitherzig zugestanden, in der späteren wurde man immer skeptischer (PLOOG [19]). REINWEIN [20] hat schon unter Zitierung der früheren Urteilsfindung einen sehr zurückhaltenden Standpunkt vertreten.

Es bedarf keiner besonderen Begründung, daß bei Nachweis eines von hier ausgehenden inkretorisch tätigen Karzinoms oder beim Vorhandensein eines größeren Adenoms exogene Ursachen denkbar unwahrscheinlich sind. Sehr viel schwieriger wird die Beurteilung, wenn nur ein eosinophiler Pituitarismus zur klinischen Ausprägung gelangt, bei dem derartige autochthon entstehende Drüsentumoren fehlen. Bei allein erkennbarer Überfunktion ohne anatomisch sonderlich eindrucksvolles Substrat, selbst wenn schon die Neigung zur Adenombildung erkennbar wird, erhebt sich die Frage, ob vom Stammhirn kommende oder aber etwa stoffwechselbedingte Reize eine solche Stimulation erzeugt haben. Im ersten Fall würden sich die Voraussetzungen für die Angriffsfläche eines Hirntraumas oder einer Enzephalitis ergeben. So berichtet JUSTIN-BESANÇON und Mitarbeiter (21) über das Auftreten von hypophysärem Diabetes, verbunden mit Diabetes insipidus, nach Enzephalitis in zwei Fällen (s. a. S. 651 f.).

Ein weiterer Gesichtspunkt ist noch in diesem Zusammenhang hervorzuheben, die Abhängigkeit der Funktion des eosinophilen Zellsystems von der der übrigen Drüsen. Wenn man davon ausgeht, daß die Balance zwischen HVL und peripherem Inkretorium sich bei Ausfällen der peripher gelegenen Drüsen so ändert, daß es zu einer Aktivitätssteigerung des übergeordneten HVL kommt, wird verständlich, daß z. B. das Fehlen der Sexualdrüsen auf diese Weise häufig zu einer vermehrten Tätigkeit einzelner oder aller Teile des Vorderlappens führt.

Der postklimakterische Akromegaloidismus, die dann einsetzende allgemeine Vergröberung oder auch die Entstehung eines Cushing-Typs oder eines Morgagni-Syndroms zeigen das in anschaulicher Weise. Nur bewegt sich im allgemeinen die Inkretionsänderung fast noch in der physiologischen Breite oder es imponiert bei oberflächlicher Betrachtung allein ein Hypertonus, seltener auch ein Diabetes. Erst wenn die anlagemäßig begründete Neigung zur endokrinen Dekompensation besonders ausgesprochen ist, tritt das eine oder andere hypophysäre Symptom typisch in Erscheinung. Sehr viel eindrucksvoller, bis zum Charakter eines Experiments, können diese Wechselwirkungen werden, wenn der traumatische oder operative Verlust der Sexualdrüsen zum Habitus des hochwüchsigen Frühkastraten führt. ZONDEK (22) hat einen Fall beschrieben, bei dem es 2 Monate nach Ovarialexstirpation zur Ausbildung einer Akromegalie kam. Ähnlich führte SACK (23) Fälle an, bei denen eine solche 1-8 Jahre nach therapeutischer Funktionseinschränkung der Schilddrüsen entstand.

Alle Folgen derartiger Eingriffe kann man nur richtig bewerten, wenn man das Steuerungssystem als Ganzes sieht und nicht allein die Auswirkung des Wegfalls nur eines Hormons erwartet. Da jede inkretorische Störung in die verschiedensten vegetativen Funktionen eingreift, können die zu Beschwerden führenden Krankheitserscheinungen außerordentlich vielgestaltig sein. Ebenso wie sie das Wachstum verändern, beeinflussen sie die Gefäßinnervation, den Fettansatz, den Betriebsstoffwechsel, meist besonders deutlich den der Kohlenhydrate, aber auch den Mineralhaushalt. Davon hängen wieder Adynamie, Resistenzlage und die Neigung des Organismus zu entzündlichen und allergischen Erkrankungen ab. Die Auswirkungen können weit über die Symptomatologie der klassischen Endokrinologie hinausgehen. Das muß natürlich beobachtet werden.

Auch hier bei der Besprechung der Akromegalie sind grundsätzlich das Vollsyndrom und formes frustes zu unterscheiden, wobei ähnlich wie bei den übrigen Endokrinopathien Übergänge wohl möglich, aber doch recht selten sind. Ersteren liegen eben mehr selbständig entstandene Adenome oder Karzinome zugrunde, während letztere oft Ausdruck von Funktionssteigerungen im Sinne der Korrelationspathologie von BÜNGELER und SIEGMUND sind oder sie zu bedingten Degenerationssyndromen gehören. BLEULER (24) meint, daß das Akromegaloid ein ererbter Konstitutionstyp sei und nichts mit der Akromegalie zu tun habe. Eine so apodiktische Einstellung, wie sie analog auch auf anderen Gebieten der Endokrinologie vertreten wurde, läßt sich in dieser unbedingten Form wohl kaum aufrechterhalten. Beispielsweise haben CURSCHMANN und SCHIPKE (25) in derselben Familie beide Ausprägungen gesehen. Familiäres Vorkommen der Akromegalie ist wiederholt beschrieben worden

(MARX [26]). In jedem Fall wäre also danach zu fahnden, schon um den endogenen Bildungsfaktor richtig einzuschätzen. Die Hauptmanifestationsphase, etwa von 60% aller Fälle, liegt zwischen dem 20. und 35. Lebensjahr. Vorher entsteht meist infolge noch offener Epiphysen der hypophysäre Hochwuchs und nur sehr selten die Ausprägung einer Akromegalie. Zu einem Gigantismus kommt es dann, wenn gleichzeitig eine Funktionssteigerung der Nebennierenrinde ausgelöst wurde. In der Pubertät auftretende akromegaloide Züge bilden sich ebenso wie in der Menopause oder in der Gravidität entstehende häufig zurück.

Hier interessiert vor allem, wieweit Traumen des Schädels eine Akromegalie zur Folge hatten bzw. ob sie eine vorhandene beeinflußten, und zum anderen, wieweit und wodurch bei solchen Hypophysenstörungen die Leistungsfähigkeit gemindert wird.

PLOOG (19) hat die viel zitierten Fälle von UNVERRICHT, MENDEL, EULENBURG, THIEM, SCHLÜTER, C. KAUFMANN, ROLANDI und SCHUR besprochen. Man kann seiner Schlußfolgerung, daß in den meisten Fällen das als Ursache angegebene Trauma nicht überzeugend erwiesen sei, nur beipflichten. Nach der maßgeblichen amerikanischen Literatur (SOFFER [27]) ist die Akromegalie ausschließlich endogen bedingt. Lediglich einzelne Verläufe, wie der von ROLANDI, wo bei einem Soldaten 4 Tage nach einem Sturz mit mehrstündiger Bewußtlosigkeit Polyurie und Polydipsie auftraten und bei dem sich 2 Monate später deutlich eine Akromegalie entwickelte, sprechen mit Wahrscheinlichkeit für einen wirklichen Zusammenhang. Andere Beobachtungen lassen viel eher die Möglichkeit zu, daß eine schon vorhandene Akromegalie durch eine geeignete Kopfverletzung schneller progredient wurde. Wenn sich nach der Beschreibung von LEWIS (28) bei einem eineiigen Zwilling nach Schädeltrauma eine Akromegalie entwickelte, kann man nicht umhin zuzugestehen, daß wohl die äußere Einwirkung Hauptursache war. Somit läßt sich die traumatische Auslösung einer Akromegalie nicht völlig leugnen, sicher erfolgt sie sehr selten. Bei einem analogen Fall von STÖRRING und LEMSER (29) war dagegen kein exogener Faktor zu finden. In dieser für die Existenz eines hypophysären Diabetes beim Menschen so wichtigen Kasuistik entwickelte sich bei einem weiblichen eineiigen Zwilling eine Akromegalie und dann ein vermindert insulinansprechbarer Diabetes. Für die Manifestation einer familiär bekannten Neigung zum Hochwuchs durch Kopfunfall spricht dann noch eine Beobachtung von SORGO (30).

Steht die Ausprägung der Akromegalie im zeitlichen Zusammenhang mit dem Trauma, ist dieses adäquat und haben sich danach Zwischenhirnsymptome eingestellt, so wird man die Wahrscheinlichkeit eines Zusammenhanges annehmen dürfen. Allerdings war offenbar in den meisten Fällen schon eine gering ausgebildete Akromegalie oder die Neigung zum Akromegaloidismus vorhanden, so daß das Trauma nur eine die Prägung begünstigende Teilursache darstellt. Der Unfall übt einen Wachstumsreiz aus (HABERMANN [31]). PLOOG konnte durch einen glücklichen Zufall zeigen, daß bei dem von ihm beschriebenen Patienten schon vorher eine Vergrößerung der Sella bestanden hatte. Das wird nur in den seltensten Fällen möglich sein. Immerhin sollte man in jeder Begutachtung versuchen, den früheren Befund in dieser Hinsicht möglichst genau zu klären.

Nach entzündlichen Prozessen ist ebenfalls mehrfach die Akromegalieentstehung anerkannt worden, so von RIESE (32), der sah, wie eine Nebenhöhlenentzündung auf die Hypophyse übergriff. Relativ häufig wurde eine Lues angeschuldigt (FISCHER [33], CAMPAILLA [34] u. a.). Behauptungen, daß ein Schreck oder eine periphere Verletzung dazu geführt habe, lassen sich ohne weiteres ablehnen. Hier fehlt der Nachweis einer wirklichen Zwischenhirnläsion, den man fordern muß. Auch PETTE (35) sagt, daß ein vom Zwischenhirn ausgehender Reiz primär und direkt den HVL stimulieren könne, so daß die basophilen und eosinophilen Zellelemente zu vermehrter Tätigkeit angeregt werden, erstere häufiger als letztere. Dieser Autor verlangt aber auch die anlagebedingte Schwäche des Systems als Vorbedingung. Ebenso nimmt KRETSCHMER (36) an, daß das konstitutionell begründete Syndrom durch das Kopftrauma bei Schädelbasisfrakturen so dekompensieren könne, daß eine Akromegalie entsteht. Entsprechend beobachteten WINKLER und BAUSS (37), daß es bei einem Athleten nach einer durch die Chiasmagegend verlaufenden Basisfraktur zu einer echten Akromegalie kam, ohne daß aber eine Sellavergrößerung entstand. Auch hier war gleich nach dem Unfall ein Diabetes insipidus vorhanden, so daß die endokrine Störung als dienzephal bedingt zu erklären war. Einen solchen Zusammenhang kann man also anerkennen, wenn sich das Vorliegen eines Adenoms ausschließen läßt. Ist dagegen ein solches vorhanden, so käme nur eine Verschlimmerung in Frage, die dann aber auch tatsächlich belegt sein muß, wobei der Unfall zur richtunggebenden Teilursache würde.

Als nächstes wäre die Frage zu beantworten, wieweit ein eosinophiler Pituitarismus die Leistungsfähigkeit verringert. Ist er gering ausgeprägt, fehlen vor allen Dingen Stoffwechselabweichungen, so vermißt man oft eine nennenswerte Mind. d. Erwerbsf. Das gilt im allgemeinen für den Akromegalismus und für den Akromegalie-Typ. Wenn dagegen ein Vollsyndrom vorliegt, so ist die Herabsetzung der Arbeitsfähigkeit meist größer, als man bei oberflächlicher Bewertung des Habitus, der Entwicklung des Skeletts und der Muskulatur annehmen möchte. Im Vordergrund steht neben rheumatischen Beschwerden die Adynamie, die gelegentlich mit einer Kreatinurie verbunden ist. In 1/3 der Fälle (ATKINSON [38]), nach anderen Autoren (COGGESHALL und ROOT [39], HAMWI [40] und Mitarbeiter, GORDON und Mitarbeiter [41]) in 15–40%, ist ein Diabetes vorhanden, der in der Beurteilung besonders berücksichtigt werden muß und der von der fast unwesentlichen hypophysären Glukosurie bis zur schweren insulinresistenten Zuckerkrankheit alle Grade annehmen kann. Das Herz ist vergrößert und zeigt auch sehr oft elektrokardiographisch faßbare Myokardveränderungen, deren häufiges Vorkommen ich (42) nachweisen konnte, was auch von OBERDISSE und TÖNNIS (43) bestätigt worden ist. Dabei fand sich weiter, daß ein höhergradiger Hypertonus nicht zur Akromegalie gehört, wohl aber die Neigung zur vorzeitigen Arteriosklerose. Oft zeigt die orthostatische Kreislaufbelastung nach SCHELLONG die mangelhafte Anpassung der Kreislaufregulation.

Besonders bemerkenswert ist die leicht zu übersehende Tatsache, daß die Akromegalie, also ein HVL-Überfunktionszustand, in das Gegenteil, in einen Unterfunktionszustand, umschlagen kann. Akromegalieerscheinungen können dann als Narbensymptome bestehen bleiben, ebenso wie auch eine Splanchnomegalie. 1940 habe ich (44) einen solchen Fall beschrieben, bei dem sich erwartungsgemäß eine Insulinüberempfindlichkeit des Diabetes entwickelt hatte. Einen ähnlichen Verlauf, bei dem es zur Magersucht kam, haben dann OBERDISSE und TÖNNIS veröffentlicht. Hier führt also der Habitus leicht zu Täuschungen über den derzeitigen Charakter der endokrinen Störung.

Eine Erhöhung des Grundumsatzes liegt nach OBERDISSE und TÖNNIS in etwa 2/3 aller Fälle vor. Nach dem Ausfall des Radiojod-Testes ist daran nicht allein eine Hyperthyreose schuld, sondern auch noch extrathyreoidale, vor allem zentrale Faktoren. Trotzdem kommt es doch relativ häufig zur Hyperthyreose, entsprechend der engen Abhängigkeit der Schilddrüse vom eosinophilen Anteil des HVL. Der Übergang in das Myxödem kann einerseits Folge der Erschöpfung der Schilddrüse sein, er kann aber ebenso dafür sprechen, daß ein Hypopituitarismus entstanden ist. Sexualstörungen sind bei der Akromegalie nicht obligat. Wasserhaushaltsstörungen beeinträchtigen die Leistungsfähigkeit nicht, wohl aber Lokalerscheinungen an der Hypophyse, die zur Ausweitung der Sella und zu einem charakteristischen Tumorsyndrom führen können, das bekanntermaßen vor allen Dingen den Optikus schädigt. In selteneren Fällen führt die Größe des Tumors auch zur Zwischenhirnbeteiligung.

In der Begutachtung hat man also individuell zu prüfen, welche Folgen dieser endokrinen Störung aufgetreten sind. Dabei pflegt die Skelettumbildung mit gleichzeitiger Osteoporose und die Auswirkung der erhöhten Wachstumstendenz für die Beurteilung der Mind. d. Erwerbsf. nur eine zweitrangige Bedeutung zu besitzen. Bedeutungsvoll ist außer den schon genannten Befunden die bei diesen Patienten feststellbare Neigung zur vorzeitigen Alterung, ihre verringerte Infektresistenz und auch die oft feststellbare Verlangsamung im psychischen Verhalten.

3. Globaler und partieller Hypopituitarismus

Die hierhergehörigen Syndrome lassen sich als Gegenstücke zu den hypophysären Überfunktionskrankheiten ableiten. Die Symptomatologie ist am bekanntesten in der Form der Simmonds'schen Kachexie, oft ist aber nicht ein Schwund oder eine Funktionsminderung des gesamten HVL erfolgt. Leichtere Grade kommen weit häufiger als das Vollsyndrom vor.

Dabei fallen von den abhängigen Drüsen nacheinander die Gonaden, dann die Schilddrüse und zuletzt die NNR aus (LIEBEGOTT [45]). Nach einer Aufstellung von SCHWARZ [46] führt die Zerstörung von 60% des HVL nur zu leichten Ausfallserscheinungen, mittelschwere Symptome treten bei Nekrose von 75% des hypophysären Gewebes auf, das Vollbild der HVL-Insuffizienz entsteht bei 95%iger Zerstörung des Vorderlappens. Der globale HVL-Ausfall ist fast ausschließlich anatomisch bedingt, während das selektive Versagen einzelner Zellkategorien ungeklärt ist (MORANDI und Mitarb. [47]).

Voraussetzung, um eine solche Insuffizienz dieses Hypophysenteils anzuerkennen, ist der Nachweis typischer Symptome, etwa die Neigung zu Spontanhypoglykämien mit Insulinüberempfindlichkeit, erniedrigter Grundumsatz bei einer nicht obligaten Tendenz zum Gewichtsschwund. Auftreten lanugoartiger Behaarung an den Extremitäten, meist mit teilweisem Ausfall der physiologischen Behaarung, Amenorrhoe, Untertemperatur, Isosthenurie, Oligurie, Adynamie, Hypotonie und Hinweise auf eine verringerte Nebennierentätigkeit können die Symptomatologie abrunden. Sicher ist es fehlerhaft, bei wenig leistungsfähigen Leptosomen mit einzelnen dieser Symptome, wie es oft geschieht, von einer Hypophysen- ebenso wie von einer Nebennierenrindeninsuffizienz zu sprechen und daraus gutachtlich ausgewertete ursächliche Zusammenhänge abzuleiten (s. a. S. 607 ff.).

SHEEHAN (58) hat auf Grund von Beobachtungen bei postpartualer Hypophyseninsuffizienz darauf aufmerksam gemacht, daß die Magersucht bei diesen Syndromen nicht obligat ist. Diese einleuchtenden Angaben haben in der klinischen Auffassung des zu wenig arbeitenden Hypophysenvorderlappens einen neuen Gesichtspunkt geliefert. Ich möchte später noch darauf eingehen (S. 598), da es sich hier um ein keineswegs seltenes, oft verkanntes und falsch beurteiltes Bild handelt. Der chronische, sich lang hinziehende Verlauf führt dazu, daß der Grad der Mind. d. Erwerbsf. dabei oft beurteilt werden muß.

Grundsätzlich ist bei dem skizzierten, mit Magersucht verbundenen Syndrom die Frage zu entscheiden, ob eine organische oder eine psychogene Ätiologie vorliegt. Nur im ersten Fall ist man berechtigt, von einer hypophysären Kachexie (SIMMONDS) zu sprechen, auch wenn bei der psychogenen Auslösung dieser Symptomatologie wohl tatsächlich am Schluß auch eine Verringerung der Drüsentätigkeit entstehen kann, bei zunächst regelrechten pathologisch-anatomischen Verhältnissen. Es liegt also nur eine zunächst wenigstens, funktionelle Störung vor, bei der die unzureichende Nahrungsaufnahme die entscheidende Bedeutung besitzt. Man spricht dann von einer Anorexia nervosa. Sie erfordert nicht nur eine andere Therapie, sie hat auch eine andere Prognose. Ihre Beurteilung dürfte in erster Linie dem Psychiater vorbehalten sein. Die Forderung REINWEINS, in allen Fällen, in denen eine solche Differentialdiagnose auftaucht, eine gemeinsame Begutachtung durch Internist und Psychiater vornehmen zu lassen, kann nur auf das nachdrücklichste unterstützt werden (s. a. S. 582).

Die Unterscheidung dieser beiden in ihrem Aussehen so gleichartigen Krankheiten ist oft sehr schwierig. Zumindest im Anfang ist es möglich, durch Bestimmung der 11-Hydroxysteroide und 17-Ketosteroide im Urin eine objektive Unterlage zu bekommen. Sie sind bei dem primär organischen Leiden verringert. Besonders wesentlich ist aber die Auswertung der Vorgeschichte. Eine vorangegangene Schwangerschaft, auch wenn sie einige Jahre zurückliegt, ein Abort oder ein Partus mit großer Blutung muß dann, wenn sich der allmähliche Beginn der Beschwerden im Anschluß an diese zurückverfolgen läßt, an eine organische Ursache denken lassen, ebenso wie das Auftreten nach einer Infektionskrankheit oder nach einem Schädeltrauma. Kranke mit einer so entstandenen Kachexie wirken apathisch und träge, während die mit Anorexia nervosa psychoneurotische Züge, ein gesperrtes Verhalten, seelische Schwankungen und eine allgemeine Unruhe aufzuweisen pflegen.

Trotz ihres Beginns während einer vorwiegend endokrin bestimmten Phase, in und nach der Menarche, gehört die Postpubertätsmagersucht meist ebenfalls hierher. Die Tatsache, daß das gleiche klinische Syndrom sowohl durch organisch verursachten pathologisch-anatomisch erweisbaren Ausfall des HVL wie durch psychogen erzeugte Funktionshemmung erfolgt sein kann, unterstreicht mit besonderer Deutlichkeit, wie eng Hirnrinde, Stammhirnzentren und Hypophyse zusammenarbeiten. Dieses Krankheitsbild liefert damit ein Beispiel, wie tief sich psychische Wirkungen in somatische Vorgänge projizieren können, ein besonders umstrittenes Problem in der Begutachtung.

Hier, vom Standpunkt des Internisten, interessiert vor allem, welche Krankheiten zur direkten Schädigung des HVL führen.

In Frage kommen Lues, Tuberkulose, Abszesse, Embolien oder Blutungen, dann benigne und maligne Tumoren, Zysten, Atrophien und am seltensten wohl ein Trauma.

Unter 92 von SCHWARZ (46) gesammelten und autoptisch untersuchten Fällen, die nicht durch Tumor verursacht wurden, waren 3 auf Traumen, 15 auf unklare Narben, 4 auf Degeneration und 62 auf postpartuale Nekrosen zurückzuführen. Gegenüber diesen 92 Erkrankungen fanden sich 26 Fälle von intra- und extrasellären Tumoren. Damit stehen kreislaufbedingte HVL-Nekrosen (Thrombosen, kongenitale Herzfehler, Atemstillstand post partum durch Narkose usw.) im Vordergrund. CAUGHEY und GARROD (48) kommen bei der ätiologischen Aufklärung von 17 Fällen zu ähnlichen Schlüssen. Neben Operationen in Sellanähe dominieren Infektionen, Thrombosen, Narkosefolgen, zerebrale Anoxie und Elektrolytstörungen. Traumen fanden sich nicht. Nach einer Angabe von ROBERTSON und KIRKPATRICK (49) entwickelte sich bei einem 46jährigen Mann, der von einem Tennisball an den Kopf getroffen wurde, das Bild einer hypophysären Kachexie. Als Ursache wird eine Blutung in die Hypophyse angenommen. Eine derartige Deutung ist naturgemäß der Kritik ausgesetzt. GROSS (50) fand im Jahre 1940 7 ähnliche Fälle in der Literatur. Tatsächlich gibt es demnach nur einzelne überzeugende Verläufe, bei einem Teil war wohl die Zwischenhirnschädigung auslösend. Von 2 Fällen WEDLERS (51) (1947/48) hatte einer einen Prellschuß der Sellagegend, der andere einen solchen durch die Hypophyse. Dabei kam es innerhalb von 4

Jahren zu einer völligen Rückbildung der Erscheinungen. WEDLER, der auch früher veröffentlichte Fälle anführt, betonte ebenso wie vorher STERN, daß gerade stumpfe Traumen des Schädels, zuweilen mit Basisfrakturen verbunden, zu solchen Hypophysenstörungen führen können. Oft wurden dann von den Pathologen Blutungen gefunden. Meist dürfte bei der gleichzeitigen Schädigung des Zwischenhirns sofort der Tod erfolgen, so daß es nicht zur Ausbildung endokriner Symptome kommen kann.

Daß mit Blutungen einhergehende traumatische Schädigungen des Zwischenhirns nicht unbedingt zum Tode führen müssen und daß dabei die Abgrenzung gegenüber einer direkten Schädigung des Endokriniums auf besondere Schwierigkeiten stößt, zeigt ein Fall von LUCHTRATH und FITTING (52), den ich früher (1959) ausführlich besprochen habe, zusammen mit einer eigenen Beobachtung nach Enzephalitis. GOLDMAN und JACOBS (53) stellten bei einem 15jährigen Mädchen nach geringfügigem gedeckten Schädeltrauma einen unmittelbar folgenden Diabetes insipidus fest, dem sich 7 Jahre später, 3 Jahre nach einer normalen Schwangerschaft eine tödliche HVL-Insuffizienz anschloß. Autoptisch waren HHL und Infundibulum bindegewebig umgewandelt, der HVL jedoch völlig intakt. Sein Versagen wurde auf die Zerstörung einiger (stimulierender?) hypothalamischer Kerne zurückgeführt.

Von tuberkulösen oder luischen Herden wurden in seltenen Fällen sowohl Hypophyse wie auch Hypothalamus durchsetzt (SCHWERESCHEWSKI [54]). Literatur hierzu bringt ZONDEK (55).

Blutungen in die Hypophyse als Besonderheit des hämorrhagischen Fiebers, einer Virusinfektion, die bei den UNO-Truppen in Korea beobachtet wurde, beanspruchen größeres Interesse. Man hat die dadurch entstandene Hypophysenvorderlappeninsuffizienz im wesentlichen für den in 5–10% letal verlaufenden Ausgang verantwortlich gemacht. Wichtig erscheint auch, daß zugleich Blutungen in das Nebennierenmark und tubuläre Insuffizienz zustandekamen (GERMER [56], ZOECKLER und ORBISON [57]). Wenn diese Infektionskrankheit auch in unseren Breiten nicht beobachtet wurde, so zeigt eine solche Endemie doch, daß unter bestimmten Voraussetzungen einmal an eine derartige Möglichkeit gedacht werden muß.

Zwei besondere Formen dieses HVL-Syndroms müssen noch herausgehoben werden, einmal jene, bei der die Magersucht zu fehlen pflegt und häufig eine Hypothyreose, wohl durch mangelnde Stimulation der Schilddrüse, das klinische, als Sheehan-Syndrom bezeichnete Bild beherrscht, und eine zweite, bei der verringerte Stimulation der Nebennierenrinde in den Vordergrund tritt u. zum »weißen Addison« führt (s. a. S. 596, 607).

Schon REYE stellte in seinen ersten Beobachtungen von Simmonds'scher Krankheit fest, daß dieser gelegentlich postpartual aufgetretene Thrombosierungen und Nekrosen im HVL zugrunde lagen. SHEEHAN (58) hat dieser Genese besondere Aufmerksamkeit gewidmet. Er vermißt meist die Abmagerung. Deutlich war das Fehlen der Körperbehaarung, oft auch die Verringerung der Genital- und der Schilddrüsenfunktion. Ferner kamen Hypoglykämieneigung und Adynamie vor. Von ihnen wird besonders hervorgehoben, daß die völlige Entfaltung des klinischen Bildes häufig erst nach vielen Jahren stattfindet. Auch hier ist es so, daß wahrscheinlich ¼–⅓ an erhaltenem Drüsengewebe genügen, um die Funktion aufrechtzuerhalten; erst bei späteren Belastungen kann die Insuffizienz plötzlich deutlich werden. SCHÜPBACH (59) schreibt bei Wiedergabe zweier Fälle: »Das Fehlen der Gesamthypophyse hat weder Fett- noch Magersucht zur notwendigen Folge.« Es bedarf keiner besonderen Betonung, daß gerade dann der so zustandekommende Beschwerdekomplex leicht mißdeutet und unterbewertet wird. Man übersieht bei der geringen Ausprägung klinisch-endokrinologischer Züge, daß bei diesen Frauen eine beträchtliche Leistungsminderung besteht. In Zweifelsfällen wären also Funktionsprüfungen des dienzephal-hypophysären Systems nötig. Nach den Darstellungen SHEEHANS (58) gibt es auch einen akuten Verlauf. Bei einem Viertel der Frauen, die im Puerperium zugrunde gegangen waren, fand sich eine ischämische Nekrose der Hypophyse infolge Thrombosierung der kleinen, diese versorgenden Gefäße. Diese entsteht bei einer zu schnellen Rückbildung der hyperplastischen Hypophyse nach der Geburt (s. a. S. 582).

Bei der Begutachtung von Frauen im mittleren Alter, die über Kraftlosigkeit und vegetative Störungen klagen, sollte man sich daher immer, wenn die Beschwerden nicht durch einen Organbefund zu objektivieren sind, mit dieser Frage befassen. Das Intervall kann kurz sein, meist erstreckt es sich aber über eine Reihe von Jahren.

Manches hier Gesagte gilt auch für den weißen Addison, da die Abmagerung gelegentlich nicht zustande kommt. Dieser beruht also auf einer Unterfunktion der Hypophyse. Die Pigmentierung fehlt, da die Bildung von hypophysären Wirkstoffen verringert ist, die beim echten Addison reaktiv vermehrt abgesondert werden und die für die Pigmentbildung verantwortlich sein sollen. Auch dieses Syndrom verläuft kaschiert und kann doch durch Adynamie und Mineralstörungen eine Mind. d. Erwerbsf. bis zu 100 % verursachen.

Solche Zusammenhänge sind ganz eindeutig, wenn bekannt ist, daß die Hypophyse, etwa wegen eines Adenoms, entfernt wurde. Daß aber auch dann die Erscheinungen häufig fehlgedeutet und die Ausgleichsmöglichkeiten nicht ausgeschöpft werden, zeigen einige von uns früher beschriebene Kasuistiken.

Auf die Symptomatologie haben HEDINGER (60), BASTÉNIE, CONARD und FRANCKSON (61) u. a. hingewiesen. Die letzten Autoren konnten pathologisch-anatomisch chronisch entzündliche Prozesse nachweisen, die zu einer völligen Zerstörung der Hypophyse geführt und eine Atrophie der Nebennierenrinde ausgelöst hatten.

Erscheinungsbilder, die man früher als pluriglanduläre Insuffizienz – ein sehr schlechter Ausdruck, der die Unzulänglichkeit der endokrinologischen Analyse zeigt – oder als multiple Blutdrüsensklerose nach FALTA bezeichnet hat, gehören in der Regel zu den Ausfallsyndromen des hypophysär-dienzephalen Systems. Solche Diagnosen sind also zu vermeiden.

4. Hypophysäres Cushing-Syndrom

Geht man davon aus, daß es bei manchen Überfunktionszuständen des Hypophysenvorderlappens durch vermehrte ACTH-Bildung vorwiegend zu einer Stimulation der Nebennierenrinde kommt, so ergibt sich zwangsläufig, welche inkretorischen Störungen zustande kommen müssen. Für die Begutachtung sind nur jene Befunde von Bedeutung, durch die eine als krankhaft zu bezeichnende Beeinträchtigung verursacht wird (s. a. S. 611).

Nachdem der Streit zwischen CUSHING und Julius BAUER dahin entschieden war, daß es einen primären und einen sekundären, vom Hypophysenzwischenhirn-System ausgelösten Interrenalismus gibt, war lediglich noch die Frage offen, wann und wie häufig die eine oder die andere Genese angenommen werden muß. Heute kann man wohl sagen, daß der primäre Interrenalismus die weit größere Rolle spielt. Wenn aber etwa eine Thymusgeschwulst zum Bilde des schweren »Morbus Cushing« führt, wie etwa in der Beobachtung SIEGMUNDS (62), dürfte in Wirklichkeit ein basophiler Pituitarismus vorliegen, der erst die Nebennierenrinde stimulierte. Während in Arrhenoblastomen die Bildung männlicher Wirkstoffe möglich ist, fanden sich in häufig auch im Becken liegenden Teratomen entweder Nebennierenrindengewebe oder HVL-Zellen (PARADE und KRÖNKE [63]) dann, wenn es zum Cushing-Syndrom kam. In all diesen Fällen spielt das Trauma oder eine sonstige exogene Auslösung keine Rolle. Das ist bei dem vom Hypophysenzwischenhirnsystem ausgehenden Entstehungsmechanismus offensichtlich anders.

1944 habe ich (64) eine Beobachtung beschrieben, bei der sich bei einem 10jährigen Jungen mit einem Hydrocephalus internus eine ausgeprägte Virilisierung mit Fettsucht, Hypertonus, vorzeitiger Entwicklung der Genitalien und der Schambehaarung und eine passagere diabetische Stoffwechselstörung entwickelte, und habe gleichzeitig über ein 17jähriges Mädel berichtet, bei dem ein Schädeltrauma mit Commotio zum sofortigen Auftreten diabetischer Symptome gleichzeitig mit Hochdruck, Stammfettsucht und Entwicklung von Striae führte, also zu einem Bild, das fraglos zum Cushing-Syndrom gehörte. Schwerlich hat hier wohl eine Schädigung des HVL den basophilen Pituitarismus ausgelöst, wahrscheinlich wurde dieser von einer Zwischenhirnläsion aus angeregt. 1951 berichtete ROBBERS (65) über zwei Fälle von ähnlich entstandenem traumatischen Morbus Cushing und zitierte dazu Beobachtungen von BOOKJANS (66) und INTRONA (67). WIJNBLADH und NIELSEN (68) beschreiben ein zum Morbus Cushing führendes, mit Sellavergrößerung einhergehendes Hypophysenadenom, bei dem 19 Jahre vorher ein Schädeltrauma stattgefunden hatte, bei dem sich auch zerebrale Brückensymptome fanden. Ein Zusammenhang wurde aber abgelehnt, weil erst nach 12 Jahren die endokrinen Symptome auftraten und vor allem, weil ein so großer Hypophysentumor vorlag. Auch wurde der Cushing-Fall von SCHILLING (69) erwähnt, bei dem Verkalkungsschatten oberhalb der Sella bestanden, die für eine Beziehung zu einem erlittenen Kopftrauma sprachen. HEINBECKER und PFEIFENBERGER (70) haben die typische Symptomatik nach Hydrocephalus internus beobachtet, bei der auch eine Hyalinisierung der basophilen Zellen bestand. Später berichtete TRAUTMANN (71) noch über einen Morbus Cushing nach Schädelbruch mit Wesensveränderungen und neurologischen Ausfallserscheinungen und wies besonders darauf hin, daß die Prognose bei dieser Genese viel günstiger sei als sonst; 10 Jahre später waren sämtliche Symptome einer endokrinen Störung verschwunden. Die Rückbildungsaussichten sind auch nach den Verläufen von ROBBERS günstiger als bei der nicht traumatischen Entstehungsweise (s. a. S. 652).

Die zentrale Auslösung eines M. Cushing via Zwischenhirn → Hypophyse ist als exquisite Rarität anzusehen. Meist handelt es sich um Fettsuchtformen, die dem M. Cushing ähneln. Ein Fall mit mehreren Zeichen einer Nebennierenrindenüberfunktion wurde von MÜLLER-WIELAND (72) beschrieben.

Bei mancher zentral traumatisch ausgelösten Fettsucht oder Hochdruckkrankheit findet man Hinweise auf einen basophilen Pituitarismus, wenn man nur danach sucht. Gerade der Nachweis einer derartigen endokrinen Störung ist dann ebenso wie für die Anerkennung einer von hier erfolgten Auslösung einer Zuckerkrankheit ein wichtiges Argument. Nachdem JORES (73) und WESTPHAL (74) beim Cushing-Syndrom den Nachweis der Vermehrung kortikotroper Wirkstoffe im Blut erbringen konnten, gelang mir dieser gemeinsam mit CABEZA (75) auch bei derartig gekennzeichneten Zuckerkranken.

Schon früh hatte man beobachtet, daß auch Infektionskrankheiten zum basophilen Pituitarismus in mehr oder weniger typischer Ausprägung führen können, so der Typhus (M. JUCHUM und H. JUCHUM [76], PARHON und LIEBLICH [77]) oder die bazilläre Ruhr (HERLICH [78]). Allerdings dürfte hier eine Bereitschaft zur Entwicklung dieser endokrinen Störung unbedingte Voraussetzung sein. Neuerdings hat man der paraneoplastischen Entwicklung dieses Syndroms durch extrahypophysär bewirkte Bildung ACTH ähnlicher Wirkstoffe besonderes Augenmerk gewidmet.

In nicht so ausgesprochener Weise hängt wohl eine derartige Umformung des Habitus damit zusammen, wenn Stammfettsucht, Striae, Glukosurie und Hypertonus nach einer Streptomyzin-, Conteben- oder Isonikotinsäurehydrazid-Behandlung zustande kommen, oft in einer mäßigen Entwicklung, die sich aber bei sorgfältiger Beobachtung recht häufig feststellen läßt. Wie sehr dabei eine meist passagere diabetische Stoffwechselsituation in den Vordergrund treten kann, zeigten STADLER und WEISSBECKER (79) nach Contengaben. Derartige Verläufe nach INH-Anwendung veröffentlichten HEUCHEL (80), VELTMANN und BAHRS (81). Der Zusammenhang mit der Medikation ist unbestreitbar, es scheint so, daß das Vorhandensein einer Tuberkulose nicht unbedingte Voraussetzung ist. MICHEL (82) beschreibt einen hierher gehörigen Verlauf, bei dem keine Tuberkulose vorlag. Ähnliche Wirkungen werden von einer Aspirin- und Salicyltherapie beschrieben. COCHRAN, WATSON und REID (84) diskutieren, ob das Aspirin die Nebennierenrinde stimuliert oder aber die Hypophyse. TRONCHETTI und NELLO (84) beziehen diese Verläufe auf eine ACTH-Wirkung, die zur Nebennierenhypertrophie führt; dabei kommt es gleichzeitig zu einer Involution der Hoden. Während hier offenbar eine Anregung des hypophysär-interrenalen Systems erfolgt, liefert der gleiche Effekt therapeutischer ACTH- und Cortisongaben die geradezu experimentelle Bestätigung, daß ein Zuviel dieser Wirkstoffe ein Cushing-Syndrom erzeugt. Eine Dauerschädigung entsteht unter anderem, wenn auf diese Weise, durch die Erschöpfung des Inselorgans, ein ständiger Diabetes resultiert. Hier wird man den Zusammenhang im Sinne der Teilursache anerkennen müssen, da die Minderwertigkeit des B-Zellsystems im Pankreas wohl unabdingbare Voraussetzung war.

Hypophysenhinterlappen

1. Unterfunktion (Diabetes insipidus)

Es ist üblich, hier den Diabetes insipidus, eine der klassischen endokrinen oder besser neuroendokrinen Krankheiten, aufzuführen, auch wenn die diesem zugrunde liegende Störung außerordentlich komplex ist. Die eindrucksvollen Untersuchungen BARGMANNS und seiner Mitarbeiter (85) haben überzeugend gezeigt, daß der Entstehungsort der im HHL nachweisbaren Wirkstoffe zumindest zu einem wesentlichen Teil im Zwischenhirn, in den Kerngebieten des Nucleus supraopticus und paraventricularis liegt, von wo aus dieses Neurosekret in den Hinterlappen wandert. Die Ausschüttung erfolgt durch einen nervalen Reiz, der infundibulär-zentrifugal auf die Pituizyten ausgelöst werden soll.

Das antidiuretische Hormon (ADH) regelt die Flüssigkeitsausscheidung, indem es die Resorption für Wasser in den distalen Tubulusabschnitten und Sammelröhren erhöht. Daraus resultiert ein hyperosmolarer Urin. In bestimmten Fällen, z. B. beim sog. renalen Diabetes insipidus, sprechen die distalen Tubuli auf eine normale ADH-Dosis nicht an. Diurese und Antidiurese regulierende Hormone sind in die NNR und das Hypophysenzwischenhirnsystem zu lokalisieren. In tierexperimentellen Studien konnte gezeigt werden, daß auch nach hohen DOCA-Gaben ein dem Diabetes insipidus ähnliches Bild auftritt. Beim experimentellen Diabetes insipidus fanden BAISSET und MONTASTRUC (86) eine Hyperplasie der Zona glomerulosa, in der das Aldosteron sezerniert wird. Nach Adrenalektomie stellte sich eine deutliche Besserung des Diabetes insipidus ein.

Die Klärung der Pathogenese des Diabetes insipidus, für dessen Zustandekommen nach wie vor der Adiuretinmangel bestimmend ist, läßt verstehen, daß psychische, sich in das Zwischenhirn projizierende Einflüsse zu einem ähnlichen Bild führen können. Während beim echten Diabetes insipidus aber die Zwangspolyurie entscheidend ist, kommt hier eine ähnliche Symptomatologie durch eine Polydipsie zustande. Entsprechend sind die Regulationsmöglichkeiten der Niere erhalten, zumindest im Anfangsstadium.

Immer wieder ist behauptet worden, daß aus einer solchen Polydipsie allmählich ein echter Diabetes insipidus wird. Während beim echten Diabetes insipidus der Organismus nicht imstande ist, einen konzentrierten Urin auszuscheiden, das spezifische Gewicht liegt meist unter 1005, läßt sich ein psychogenes Insipidus-Syndrom durch den Konzentrationsversuch, oder durch Kochsalzbelastung abgrenzen. Bei der Polydipsie wird danach ein Anstieg der Natriumkonzentration im Urin durch die gleichzeitige Wasserrückresorption beobachtet. Beim echten Diabetes insipidus bleibt hingegen die Polyurie bestehen, auch wenn schon eine Exsikkose eingetreten ist. Häufig wandelt sich eine vorher bestehende Hypothermie in ein Durstfieber um. Hinzu kommen Adynamie, Unruhe, Kopfschmerzen, Kreislaufstörungen vorwiegend mit Tachykardie und schwerste psychische Veränderungen. Bei der meist psychogen ausgelösten Polydipsie dagegen fehlt diese schwere Beeinträchtigung durch das Dursten. Eine ähnliche Symptomatologie kann gelegentlich auch einmal bei einer chronischen Nephritis oder bei Nierenanomalien mit tubulären Veränderungen zustande kommen. Die verbliebenen Nephren arbeiten dann im Zustand maximaler osmotischer Diurese, wobei aber selten derartig große Urinmengen ausgeschieden werden.

So beschrieben HINDEMITH und REINWEIN (87) einen 19jährigen, bei dem ein proportionierter Zwergwuchs mit Diabetes insipidus, Debilität, wahrscheinlicher Hydronephrose und sekundärer Pyelonephritis bestanden. Der Diabetes insipidus war hier durch die Harnwegserkrankung zu erklären und auf die fixierte Polyurie zu beziehen. Nach WEST und Mitarbeitern (88), FORSSMAN (89) und anderen kann bei Kindern ein Diabetes insipidus auftreten, der nicht auf ADH anspricht und frühzeitig zum Tode führt. Die Kinder weisen eine mangelhafte geistige und körperliche Entwicklung auf. Es handelt sich offenbar um ein rezessiv erbliches Leiden, das hier nur erwähnt sein soll.

Diese ätiologisch verschiedenen, klinisch ähnlichen Syndrome sind also klar zu trennen. Bei jeder Beurteilung einer solchen durch die Harnflut beherrschten Symptomatologie ist es erste Aufgabe, die Pathogenese zu klären, um damit auch den Angriffspunkt der Störung festzulegen und um ihre Schwere und ihre Auswirkungen beurteilen zu können. Beim echten Diabetes insipidus ist schon wegen des graduellen Ausmaßes der Wasserhaushaltsstörung die Leistungsminderung meist am beträchtlichsten. Nach dem Gesagten muß man die Initialstörung vor allen Dingen im Zwischenhirn und im HHL suchen und sie hier als Unterfunktionsfolge bewerten. Ob auch ein Überschuß an einem sogenannten, im HVL gebildeten Prädiuretin einmal dazu führen kann, bleibt zweifelhaft. Tubulusschäden als Ursache sind sicher sehr selten.

Über die Bewertung des Diabetes insipidus als Unfallfolge existiert eine große Literatur, vor allen Dingen aus jener Zeit, in der man noch abgerundete Kasuistiken publizierte. Ich habe darüber ausführlich berichtet (90).

Wasserstoffwechselstörungen unmittelbar nach einem Schädeltrauma sind kein seltenes Ereignis. Sie zeigen sich in den ersten Tagen nach der Verletzung etwa bei der Commotio oder Contusio und bei Schädelbasisbrüchen in Form überschießender Diurese, aber auch in Form von Retentionen. Nur selten entwickelt sich aber ein echter Diabetes insipidus. Je später dieser nach dem Unfall auftritt, desto beständiger ist er. Ein längeres Intervall von 1 bis 2 Jahren macht einen Zusammenhang unwahrscheinlich.

Eine isolierte Zerstörung des Hinterlappens durch Tumor als Ursache ist sicher sehr selten. Meist wird gleichzeitig der Vorderlappen beeinträchtigt. Erst wenn auch das Zwischenhirn eine Schädigung erfährt, kommt es bei solchem Simmonds-Syndrom zum Diabetes insipidus.

Dagegen sind Enzephalitiden, deren Auswirkung im Zwischenhirn allerdings erst nach den von STURM geforderten Voraussetzungen erwiesen werden muß, naturgemäß auch geeignet, zu einer solchen Regulationsstörung des Wasserhaushaltes zu führen. Eine Anerkennung kommt so nach Fleckfieber oder nach andersartigen Enzephalitiden, ebenso aber auch nach einer CO-Intoxikation in Frage, auch wenn die Manifestation erst längere Zeit später zustande kommt; zumindest ist dann die Wahrscheinlichkeit eines Zusammenhanges als Teilursache gegeben. VEIL und STURM (91) sehen im Vorhandensein eines Insipidus-Syndroms den sichersten Indikator für das Bestehen einer Schädigung des Zwischenhirns (s. a. Bd. I, S. 701).

Erwähnt sei hier noch der epidemische Diabetes insipidus, der in Indien im Verlaufe einer epidemischen Virusenzephalitis beobachtet wurde. Im Vordergrund der Symptomatologie standen die Polyurie und Polydipsie. Mit Abklingen der Infektion verschwanden diese Erscheinungen (VISWANATHAN [92]). Als außerordentlich seltene Komplikation beschreibt HASHIMOTO (93) das Auftreten von Diabetes insipidus nach Encephalitis japonica. Mit Beziehungen zur Pockenimpfung setzt sich POLSTER (93a) auseinander. Durch Entzündungen an der Hirnbasis bei der Meningitis tuberculosa ist übrigens durchaus die Möglichkeit gegeben, daß nach erfolgreicher tuberkulostatischer Behandlung als Restzustand ein Diabetes insipidus zurückbleibt (INGLESSI [94], CASTEL-BRANCO [95]).

Karzinommetastasierungen etwa von Mamma- oder Bronchuskarzinom, aber auch entzündliche und embolische Verschleppungen können vorliegen. Die Tuberkulose einschließlich des Morbus Boeck (HEESEN [96]) und die Lues als Ursache sind immer zu erwägen, auch Hodgkin-Granulome sowie aus der Umgebung übergreifende Entzündungsprozesse (Parasinusitis). In einer Statistik von FINK (97) auf Grund autoptischer Ergebnisse lagen bei 107 Autopsien in 61% Tumoren an der Schädelbasis bzw. der hinteren Schädelgrube vor, in 13% Syphilis in Form von Basalmeningitis bzw. Gummen, in 8% eine Tuberkulosemeningitis, in weiteren 8% andere Infektionen und nur in 10% ein Trauma.

Besonders beachtenswert ist auch, daß bestimmte genetisch begründete Syndrome, wie das von LAURENCE-MOON-BIEDL oder das von HAND-SCHÜLLER-CHRISTIAN, ebenfalls mit einem Insipidus-Syndrom einhergehen können. Der Anlagefehler dürfte wie bei der Akromegalie und der Dystrophia adiposo-genitalis das Entscheidende sein, wobei natürlich Größe und Ausdehnungsweise des Adenoms ausschlaggebend sind. Als Kombinationskrankheit ist das Auftreten von Akromegalie, Diabetes mellitus und insipidus zu betrachten. Während der Diabetes mellitus nach NATELSON (108) in 12–40% der Fälle von Akromegalie auftritt, ergibt sich für das gleichzeitige Erscheinen von Diabetes mellitus und insipidus bei diesem Syndrom nur eine Häufigkeit von 5 bis 9%. NATELSON beschreibt einen Fall, bei dem ein eosinophiles Adenom das Zwischenhirn komprimierte und dadurch den Diabetes insipidus auslöste.

Das familiäre Vorkommen eines Diabetes insipidus ist mehrfach beobachtet worden (siehe bei BARTELHEIMER [90]).

Gerade das endogene Auftreten des Diabetes insipidus ist wohl wesentlich häufiger als man im allgemeinen annimmt. Für die Bewertung angeschuldigter exogener Faktoren als Krankheitsursache ist es natürlich außerordentlich wichtig, dieser Frage nachzugehen. Sicher wird allerdings auch dann in dem einen oder anderen Fall eine Belastung des Wasser-Elektrolythaushaltes ebenso wie eine solche des diese regulierenden Systems krankheitsauslösend, d. h. also manifestationsfördernd sein. Dann gilt es, das endogene und das exogene kausale Moment gegeneinander abzugrenzen.

Entsprechend dem Charakter der zugrunde liegenden Krankheit kann die Regulationsstörung des Wasserhaushaltes auch nur passager vorhanden sein, was für die Prognose oder für die Beurteilung der bei einer Berentung notwendigen Nachuntersuchungen wesentlich ist. BERNHARDT (98) hat auf einen derartigen Ablauf besonders nach Traumen aufmerksam gemacht. Auch hier gibt es formes frustes wie bei anderen endokrinen Krankheiten. Die pro Tag ausgeschiedenen Urinmengen betragen dann nur wenige Liter. Wie in der geschilderten Endemie, kann das Insipidus-Syndrom auch nur vorübergehende Erscheinung einer akuten Krankheit sein. Dann würde eine gutachtliche Bewertung ohnehin entfallen.

Die Vorhersage ist quoad vitam insofern günstig, als die Ausscheidung so großer Urinmengen oft jahrzehntelang ohne Allgemeinschädigung vertragen wurde. Sonst ist sie weitgehend von der Grundkrankheit abhängig. Leistungsmindernd wirkt sich gelegentlich die durch das häufige Urinlassen verursachte Schlafbehinderung aus, manchmal auch eine damit einhergehende Abmagerung. VEIL und STURM weisen besonders darauf hin, daß die vorhandene Mattigkeit und Erschöpfbarkeit jener nicht nachstehe, die man beim Diabetes mellitus findet. Man wird also den Grad der Mind. d. Erwerbsf. nur individuell nach sorgfältiger Prüfung auch begleitender Störungen entscheiden können. Eine klare Abgrenzung erfordern neurotisch bedingte, vor allem bei Kindern und Jugendlichen auftretende derartige Symptomenbilder. Die Behandlungsvorschläge können in den durchaus verschieden gelagerten Fällen erfolgversprechend sein.

2. Überfunktion (primäre Oligurie, Antidiabetes insipidus)

Kurz wären noch Störungen des Wasserhaushaltes zu erwähnen, bei denen das eben genannte Regulationssystem in entgegengesetzter Richtung dekompensiert (RODECK [99], ESSER [100]). Dann ist eine Oligodipsie infolge einer primären Oligurie vorhanden und die Flüssigkeitsausscheidung im Volhardschen Wasserversuch ohne kardiale oder renale Ursache beeinträchtigt. Gleichzeitig müssen auch noch Hinweise auf eine hypophysär-dienzephale Erkrankung vorhanden sein. Hier ist ein Teil jener Fälle zu nennen, die man als Antidiabetes insipidus oder die ZONDEK [101] als Salz-Wasser-Fettsucht bezeichnet hat.

Von diesem Autor wird die Ursache sowohl der Fettsucht wie des Salz-Wasser-Ansatzes auf Veränderungen im Bereich des Nucleus supraopticus und paraventricularis bezogen, also auf eine Gegend, in der nach BARGMANNS Untersuchungen die im HHL gefundenen Neuroinkrete entstehen. Hinzu kommt häufig ein Hypogenitalismus. In einer eigenen Beobachtung war nur die primäre Oligurie und der vermehrte Wasser-Salz-Ansatz, aber nicht die Fettsucht vorhanden. Als Ursache kommen nach ZONDEK den Hirndruck steigernde Prozesse, wie Tumoren oder Hydrocephalus internus, sowie Hirntraumen und Infekte in Frage, Enzephalitis nach Pneumonie, Masern, Mumps oder Typhus etwa.

Für gutachtliche Fragen könnten sie Bedeutung besitzen, da zu solchen Wasserhaushaltsstörungen führende Schäden des Zwischenhirns durch exogene Einflüsse entstehen können. Dabei dürfte allerdings die Oligurie kaum leistungsmindernd werden, allenfalls der gesteigerte Salz-Wasser-Ansatz und besonders begleitende zentral ausgelöste sonstige Krankheitserscheinungen.

SCHRIFTTUM: [1] VEIL, W. H. und A. STURM, Die Pathologie des Stammhirns. Jena 1946 – [2] STURM, A., Dtsch. med. Wschr. 655 (1952) – [3] ORTHNER, H., Acta Neurol. (Wien) 23, 75 (1961) – [4] BARGMANN, W., W. HILD, R. ORTMANN und TH. SCHIEBLER, Acta Neurol. (Wien) 1, 233 (1950) – [5] MORANDI, L., G. CLEMENCON und H. AMSTEIN, Schweiz. med. Wschr. 87, 867 (1957) – [6] SCHWAB, R. und K. DENNIGER, Erg. inn. Med. u. Kinderheilk. 12, 563 (1959) – [7] REINWEIN, H., in: Lehrb. d. inn. Med. Stuttgart 1952 – [8] FALTA, W. and M. K. MEYERS, Ductless Glandular Diseases. Philadelphia 1915 – [9] HUETER, C., Virchows Arch. path. Anat. 182, 219 (1905) – [10] HUTCHINSON, W., New York med. J. 89, 113 (1900) – [11] ZONDEK, H., Die Krankheiten der endokrinen Drüsen. Basel 1953 – [12] APITZ, K., Virchows Arch. path. Anat. 302, 555 (1938) – [13] GÜNTHER, H., Virchows Arch. path. Anat. 307, 641 (1941) – [14] MARX, H., in: Handb. d. inn. Med. Hrsg.: Bergmann-Staehelin, VI/1, S. 333. Berlin 1941 – [15] KOMAI, T. and G. FUKUOKA, J. Hered. 25, 10 (1934) – [16] LÜTH, K. F., Z. Konstit.lehre 21, 55 (1937) – [17] OSWALD, A., Die Erkrankungen der endokrinen Drüsen. Bern 1949 – [18] KRING, J., Klin. Wschr. 412 (1943) – [19] PLOOG, D., Schweiz. Arch. Neurol. 68, 319 (1952) – [20] REINWEIN, H., in: Fischer-Molineus, Das ärztliche Gutachten im Versicherungswesen. Leipzig 1939, II – [21] JUSTIN-BESANÇON, L. und S. LAMOTTE-BARRILLON, Sem. Hop. Paris 36, 2419 (1960) – [22] ZONDEK, H., siehe Nr. 11 – [23] SACK, H., Dtsch. med. Rdsch. 478 (1948) – [24] BLEULER, M., Arch. Psychiat. 180, 171 (1948) – [25] CURSCHMANN, H.

und J. Schipke, Endokrinologie 14, 88 (1934) – [26] Marx, H., siehe Nr. 14 – [27] Soffer, L. J., Diseases of the Endocrine Glands. Philadelphia 1958 – [28] Lewis, A., Ann. Eugen. 7, 58 (1936) – [29] Störring, F. K. und H. Lemser, Münch. med. Wschr. 338 (1940) – [30] Sorgo, W., Z. ges. Neurol. 174, 681 (1942) – [31] Habermann, H., Dtsch. med. Rdsch. 2 (1948) – [32] Riese, W., Schweiz. Arch. Neurol. 29, 327 (1932) – [33] Fischer, O., Z. ges. Neurol. 100, 299 (1926) – [34] Campilla, G., ref. Zbl. inn. Med. 80, 284 (1935) – [35] Pette, H., Dtsch. Z. Nervenhk. 163, 405 (1950) – [36] Kretschmer, E., Arch. Psychiat. 182, 452 (1949) – [37] Winkler und Bauss, zit. bei Kretschmer, E., siehe Nr. 36 – [38] Atkinson, F. R., Acromelagy. London 1933 – [39] Coggeshall, C. and H. F. Root, Endocrinology 26, 1 (1940) – [40] Hamwi, G. J., Th. G. Skillmann and K. C. Luft, Amer. J. Med. 29, 690 (1960) – [41] Gordon, D. A., F. M. Hill and C. Ezrin, Canad. med. Ass. J. 87, 1106 (1962) – [42] Bartelheimer, H., Dtsch. med. Wschr. 72, 382 (1947) – [43] Oberdisse, K. und W. Tönnis, Erg. inn. Med. 5, 975 (1953) – [44] Bartelheimer, H., Erg. inn. Med. 59, 595 (1940) – [45] Liebegott, G., Dtsch. med. Wschr. 82, 64 (1957) – [46] Schwarz, K., Münch. med. Wschr. 17, 777 (1962) – [47] Morandi, L., G. Clemencon und H. Amstein, Schweiz. med. Wschr. 87, 867 (1957) – [48] Caughey, J. E. and O. Garrod, Brit. med. J. 2, 554 (1954) – [49] Robertson, I. P. and H. F. W. Kirkpatrick, Lancet I, 1048 (1951) – [50] Gross, D., Arch. Psychiat. 111, 619 (1940) – [51] Wedler, H. W., Dtsch. Arch. klin. Med. 193, 383 (1947/48) – [52] Lüchtrath, H. und W. Fitting, Wschr. Unfallhk. 137 (1957) – [53] Goldman, K. P. and A. Jacobs, Brit. med. J. 2, 1924 (1960) – [54] Schereschewsky, N. A., Rev. franç. Endocr. 5, 275 (1927) – [55] Zondek, H., siehe Nr. 11 – [56] Germer, W. D., Dtsch. med. Wschr. 1717 (1955) – [57] Zoechler, S. J. and J. A. Orbison, Ann. intern. Med. 43, 1316 (1955) – [58] Sheehan, H. L. and R. T. Cooke, Brit. med. J. 928 (1950) – [59] Schüpbach, A., Schweiz. med. Wschr. 610 (1951) – [60] Hedinger, C., Schweiz. med. Wschr. 489 (1950) – [61] Basténie, P. A., V. Conard et I. R. M. Franckson, Presse méd. 61, 263 (1953) – [62] Siegmund, H., Dtsch. med. Wschr. 33 (1948) – [63] Parade, G. W. und E. Krönke, Z. klin. Med. 134, 698 (1938) – [64] Bartelheimer, H., Wien. Arch. inn. Med. 38, 17 und 97 (1944); Ärztl. Wschr. 1137 (1953) – [65] Robbers, H., Dtsch. med. Wschr. 175 (1951) – [66] Bookjans, G., Diss. Münster 1938 – [67] Introna, F., Policlino (Sez. med.) 45, 165 (1938) – [68] Wijnbladh, H. und A. E. Nielsen, Acta chir. scand. 82, 125 (1939) – [69] Schilling, V., Med. Welt 183, 219, 259 (1936) – [70] Heinbecker, P. und M. Pfeiffenberger, Amer. J. Med. 9, 3 (1950) – [71] Trautmann, H., Wschr. Unfallhk. 55, 146 (1952) – [72] Müller-Wieland, K., Der med. Sachverst. 56, 253 (1960) – [73] Jores, A., zit. nach Falta, W., Wien. Arch. inn. Med. 33, 277 und 34, 209 (1939/40) – [74] Westphal, zit. nach Falta, W. – [75] Bartelheimer, H. und J. Cabeza, Klin. Wschr. 14, 322 (1942); 28, 638 (1942) – [76] Juchum, M. und H. Juchum, Med. Klin. 2, 876 (1942) – [77] Parhon, C. et S. Lieblich, Bull. Soc. roum. Endocr. 6, 42 (1940) – [78] Herlich, A., Med. Wschr. 4, 744 (1950) – [79] Stadler, L. und L. Weissbecker, Ärztl. Wschr. 222 (1951) – [80] Heuchel, G., Tuberkulosearzt 8, 359 (1954) – [81] Veltmann, G. und S. Bahrs, Ärztl. Wschr. 1000 (1955) – [82] Michel, W., Ärztl. Wschr. 788 (1953) – [83] Cochran, B., R. D. Eatson and J. Reid, Brit. med. J. 4694, 1141 (1950) – [84] Tronchetti, F. e P. R. Nello, Folia endocr. (Pisa) 5, 365 (1952) – [85] Bargmann, W., Klin. Wschr. 617 (1949) – [86] Baisset, A. et P. Montastruc, Sem. Hop. Path. Biol. / Arch. Biol. méd. 127 (1957) – [87] Hindemith, H. und H. Reinwein, Wien. med. Wschr. 139 (1950) – [88] West, J. R. and J. G. Kramer, Pediatrics 424 (1955) – [89] Forssman, H., Acta endocr. (Kbh.) 16, 355 (1954) – [90] Bartelheimer, H., Endokrine und Stoffwechselkrankheiten vom Standpunkt des Gutachters. München 1959 – [91] Veil, W. H. und A. Sturm, Die Pathologie des Stammhirns, Jena 1946 – [92] Viswanathan, D. K., J. trop. Med. 57, 75 (1954) – [93] Hashimoto, K., Folia endocr. jap. 29, 25 (1953) – [93a] Polster, H., Z.ärztl. Fortbild. (Jena) 60, 429 (1966) – [94] Inglessi, E., Arch. franç. Pédiat. 11, 621 (1954) – [95] Castel-Branco, N., Rev. Iberica endocr. 3, 422 (1956) – [96] Heesen, Zbl. Tuberkuloseforsch. 102, 18 (1955) – [97] Fink, Arch. Path. (Amer.) 6, 102 (1928) – [98] Bernhardt, H. Med. Klin. 143 (1939) – [99] Rodeck, H., Erg. inn. Med., N. F. 6, 186 (1955) – [100] Esser, H. und E. L. Schäfer, Acta neuroveg. (Wien) 276 (1950) – [101] Zondek, H., siehe Nr. 11.

Neuere, nach Fertigstellung dieses Beitrages veröffentlichte Auffassungen, finden sich in: Jores, A. und H. Nowakowski, Praktische Endokrinologie. Stuttgart 1968 – Dennig, H., Lehrbuch der inneren Medizin. Stuttgart 1966 – Bartelheimer, H. (Hrsg.), Klinische Funktionsdiagnostik. Stuttgart 1970.

Nebennieren

Diese paarig angelegten Organe, deren Funktion gelegentlich durch versprengte Nebennierenrindenkeime und durch vom Sympathikus ausgehende Paragangliome ergänzt, auch pathologisch gesteigert sein kann, bestehen eigentlich aus zwei innersekretorischen Drüsen, von denen die eine, das Mark, aus dem Ektoderm, die andere, die Rinde, aus dem Mesoderm hervorgeht. Der bei den höheren Wesen vorhandenen morphologischen Einheit entspricht im Funktionellen eine enge Zusammenarbeit, etwa bei der Regulation des Blutdrucks oder des Betriebsstoffwechsels.

Die Bedeutung dieses Drüsensystems ergibt sich vielleicht am eindrucksvollsten aus der Tatsache, daß sein Ausfall im Gegensatz zu dem aller anderen Inkretdrüsen in kurzer Zeit, oft in wenigen Stunden, zum allgemeinen Zusammenbruch und zum Tode führt. Erst durch eine sofort einsetzende, laufend streng zu überwachende Hormontherapie wurde es möglich, solche Individuen am Leben zu erhalten. Dabei kommt es auf die Zufuhr der Rindenhormone an. Das ist deswegen erwähnenswert, weil bei richtiger Erkennung eines traumatisch bedingten Verlustes oder hochgradiger Schädigung der Nebennieren die Erhaltung des Menschen möglich ist. Wenn die Therapie das akute Stadium überbrückt, kann damit gerechnet werden, daß bei der Regenerationsfähigkeit der Rindensubstanz in vielen Fällen eine Wiederherstellung gelingt, mit oder ohne Unterwertigkeit gegenüber besonderen Belastungen.

Verletzungen der Nebennieren, jedenfalls beider gleichzeitig, die ja erst zur endokrinen Störung führen, sind wegen der günstigen, geschützten Lage außerordentlich selten, so daß bei ihrer Insuffizienz in der Regel noch zusätzliche Ursachen gefunden werden müssen. Bei Einseitigkeit des Traumas wäre theoretisch noch an die zwar seltene Möglichkeit zu denken, daß die andere Drüse nicht angelegt sein könnte. Eine höhergradige pathologische Überfunktion kommt als Folge exogener Einflüsse kaum vor. Anders liegen die Verhältnisse jedoch bei leichteren, auch schon als krankhaft zu bezeichnenden Funktionssteigerungen der Nebennierenrinde, die zu einer forme fruste des Morbus Cushing führen können, von mir als Cushing-Typ bezeichnet, wobei in verschiedenartiger Weise Teilstörungen in den Vordergrund treten, zuweilen allein, meist in Kombination. Bei der ätiologischen Analyse mancher Fettsuchtformen, manches Diabetes oder nicht renalen Hochdrucks muß man an diese Möglichkeit denken, wenn im Habitus charakteristische klinisch-endokrinologische Zeichen zu finden sind.

Schon dieses Beispiel zeigt, daß es ganz bevorzugt auf das Verhalten der Nebennierenrinde ankommt, deren Minusentgleisung den Morbus Addison hervorruft. Dabei sind leichte und Übergangsformen als Cushing-Typ gegenüber dem Addison-Typ, meist als Addisonismus bezeichnet, zu unterscheiden. Bei ihrer Entstehung, für die als Substrat u. a. Enzymdefekte in Frage kommen, ist die genetisch konstitutionell bedingte Bereitschaft zur endokrinen Störung Voraussetzung. Das ist in der Begutachtung zu beachten und möglichst durch Angaben über den früheren Habitus des Untersuchten oder den seiner Blutsverwandten zu belegen.

Die besonders enge Beziehung der Nebennierenrinde zum Hypophysenvorderlappen macht immer die Entscheidung nötig, ob primäre Veränderungen in der Nebennierenrinde oder am übergeordneten Hypophysenzwischenhirnsystem vorliegen (s. a. S. 596, 599).

Das kongenitale adrenogenitale Syndrom mit Nebennierenrindenhyperplasie wird durch einen Gendefekt verursacht, mit Störung der Cortisolsynthese. Einzelheiten hierzu, insbesondere auch über das vermehrte Auftreten von Androgenen findet man in der Praktischen Endokrinologie von JORES und NOWAKOWSKI, Stuttgart 1968.

Demgegenüber spielen Störungen des Nebennierenmarks eine untergeordnete Rolle. Sie lassen sich durch vom Neurovegetativum, vom Sympathikus kommende Impulse auslösen. Häufiger als man bisher annahm, kommt die Plusentgleisung des Nebennierenmarks vor, wenn die Entwicklung einer Markgeschwulst, eines Phäochromozytoms, erfolgt war. Seiner Symptomatologie entspricht, verständlich nach den eben genannten Beziehungen, diejenige humoral wirksamer, vom Sympathikus ausgehender Tumoren, die der Paragangliome (s. a. S. 612).

Nebennierenrinde

1. Unterfunktion (Waterhouse-Friderichsen-Syndrom, Morbus Addison, Addisonismus)

Dieser Hormonausfall führt bei plötzlichem und vollständigem Auftreten das schnell zum Tode führende Versagen des peripheren Kreislaufs bei Zusammenbruch lebenswichtiger Stoffwechselfunktionen herbei, bei chronischem Verlauf das klassische endokrine Syndrom des Morbus Addison.

Für die Beurteilung ist es zweckmäßig, die absolute Nebenniereninsuffizienz einer relativen gegenüberzustellen. Tritt schlagartig der Ausfall beider Nebennieren ein, so kommt es, wie schon gesagt, unter den Zeichen einer akuten Krankheit sehr bald zum Exitus letalis. Leicht wird bei einem solchen plötzlichen Zusammenbruch verkannt, daß das Versagen der Nebennieren ausschlaggebend war. Die Pädiater sprechen dann von einem Waterhouse-Friderichsen-Syndrom. Beim Erwachsenen steht der nur unter Mithilfe großer Hormonmengen zu behebende Kollaps im Vordergrund. Wenn nicht eine unverkennbare traumatische Zerstörung vorliegt, durch Schußverletzung oder durch massive Bauchquetschung etwa, pflegen Thrombosen und Infarzierungen der Nebennierengefäße die Ursache zu bilden, manchmal auch Blutungen bei besonders bösartig verlaufenden Infektionskrankheiten. Nach Operationen beschriebene NNR-Nekrosen sollen septisch verursacht sein (TECKESCHI und PEABODY [1]), die dazu führende Grundkrankheit wäre im Einzelfall zu suchen. Auch bei akuten Hirnschädigungen fallen die Steroide im Plasma bis auf Werte von um 0 ab (BASSØE u. a. [2]).

Dieser akuten steht wegen ihres viel eindeutigeren Verlaufs die chronische Form gegenüber, der eigentliche Morbus Addison, meist hervorgerufen durch eine beiderseits lokalisierte Tuberkulose, Lues oder auch karzinomatöse Durchsetzung. Fernerhin muß an die relativ häufig vorkommende Atrophie, an eine Amyloidose oder auch an unspezifische Entzündungen verschiedenster Art gedacht werden.

Die frühere Verteilung wird durch eine Statistik von GUTTMANN (3) wiedergegeben. Unter 560 Fällen zeigen 68,3 % eine Nebennierentuberkulose, 19,4 % eine primäre Atrophie, 1,7 % eine Amyloidose und 1,2 % eine Zerstörung durch Tumor. Heute steht die Tbc aber an 3. Stelle! ZEFIROVA (4) berichtet von 53 % idiopathischen Atrophien, ein primärer ACTH-Mangel ist selten. Mit Recht betont HOFF (5), daß eigentlich bei Fällen, in denen eine primäre Atrophie vorliegen soll, noch zu entscheiden wäre, ob tatsächlich eine solche oder vielleicht doch eine sekundäre, vom Hypophysenvorderlappen ausgehende, besteht. Da in den letzteren Fällen die Pigmentierung fehlt – man führt deren Auftreten auf eine vermehrte Bildung hypophysärer Wirkstoffe zurück, die beim primären Nebennierenausfall reaktiv auftritt –, hat man dann von einem weißen Addison gesprochen. Dieser kann die Intermediärstörungen, also Adynamie, Hypoglykämie, Erniedrigung des Kochsalzspiegels, Erhöhung des Kaliumgehaltes des Blutes und auch den Blutdruckabfall in ausgeprägtem Maße zeigen. Übergänge zur Simmondsschen Kachexie sind fließend. Der Angriffspunkt der Schädigung wäre dann also im Hypophysenbereich zu suchen (s. a. S. 596, 598).

Das Addison-Syndrom hat schon immer in Stellungnahmen zur Begutachtung besondere Beachtung gefunden. So berichten STERN (6) und REINWEIN (7) sehr ausführlich über die traumatische Entstehung. In diesen Darstellungen wurde das Für und Wider der Anerkennung eines ursächlichen Zusammenhanges individuell erörtert. Sicher dürfte nicht selten das angeschuldigte Trauma bereits zu wenig arbeitende Nebennieren getroffen haben, so daß es allenfalls nur als verschlimmernder oder als Zusatzfaktor anerkannt werden kann. Die Art der Schädigung, ihr Ausmaß, die strikte Wahrung des zeitlichen Zusammenhanges sollten die Wahrscheinlichkeit einer ursächlichen Bedeutung so verdichten, daß man sich in Anbetracht der relativen Seltenheit dieser Krankheit in anerkennendem Sinne entscheiden kann.

Eine bestimmte Konstitution, die dem asthenischen Habitus nahesteht, bildet oft die Voraussetzung. Beziehungen zu larvierten Formen mit relativer Nebenniereninsuffizienz (WEISSBECKER [8]) sind unverkennbar. Unter solchen Addisonismen lassen sich, wie KAPPERT (9) übersichtlich zeigte, durch toxisch-infektiöse, enterogene, durch physikalische Einwirkungen (Verbrennungen, Erfrierungen, Röntgen-Radium-Bestrahlung) ausgelöste Verläufe, sowie durch Nahrungsmangel, durch Hypo- und Avitaminosen, durch Gravidität und im Bilde pluriglandulärer Insuffizienz zustande kommende unterscheiden. Gerade diese gelangen oft zur Begutachtung; es ist also wichtig, hierher gehörige Faktoren aufzudecken, um sie als exogene Schäden richtig zu bewerten. Man kann nicht allein das endogene Moment, die Bereitschaft zum Versagen des interrenalen oder des hypophysär-interrenalen Systems, in den Vordergrund stellen, wenn sie meist auch notwendige Bedingung war. Männer erkranken häufiger als Frauen, besonders zwischen dem 3. und 5. Lebensjahrzehnt.

Wird einmal das akute Versagen der Nebennieren überwunden, so ist eine völlige Wiederherstellung der Funktion möglich. Allerdings sind diese Organe dann später zuweilen weniger belastungsfähig; nach einem unter Umständen Jahre dauernden Intervall kann die chronische Insuffizienz, der Morbus Addison, entstehen. Einen solchen Zusammenhang wird man aber nur anerkennen können, wenn die Erstschädigung eindeutig war. So hat CHÁRVAT (10) gezeigt, daß bei einem Exitus durch Nebennierenversagen, etwa durch Sonnenbrand, durch einen anstrengenden Marsch, durch eine belastende Röntgenuntersuchung des Magen-Darmkanals oder durch eine Aspirationspneumonie, schon vorher Veränderungen der Nebennieren vorhanden waren, in zwei Fällen eine Zerstörung durch Krebsmetastasen bestand, bei einem anderen eine Tuberkulose und bei dem letzten eine Nebennierenatrophie. Die Frage nach einem vorgeschädigten Organ ist also gerade bei der Bewertung eines Traumas als Ursache einer Nebenniereninsuffizienz fraglos von besonderer Bedeutung, sei es, daß diese die akute oder die chronische Verlaufsform aufweist.

Die Nebennierentuberkulose führt, da sie infolge hämatogener Entstehung meist doppelseitig auftritt, oft erst nach käsigem Zerfall zu einer so weitgehenden Schädigung, daß sich der Hormonmangel auswirkt. In der Regel handelt es sich um die Teilerscheinung einer generalisierten Tuberkulose, die gelegentlich allein extrapulmonal verläuft. Nur selten findet sich die ausschließliche klinische Manifestation in den Nebennieren. Kommt es zur Ausheilung, so entstehen häufig Kalkschatten, die sich mit der Röntgentechnik gut nachweisen lassen und die noch nach Jahren den Rückschluß auf eine durchgemachte Tuberkulose gestatten können. Auch hier ist es so, daß erst eine spätere Belastung die mangelnde Reservebreite dieser Organe zeigt, wenn ein Addison-Syndrom ausgelöst wird. In solchen Fällen wird man infolgedessen einen gewichtigen Teil der Leistungsminderung mit der früheren Tuberkulose in Beziehung bringen müssen. Ferner kann auch eine Amyloidose der Nebennieren Tuberkulosefolge sein.

Ebenso können andere, mehr oder weniger akut verlaufende Infektionskrankheiten zur bleibenden Nebennierenrindenschädigung führen, so einige Sepsisformen, bestimmte Pneumonien, Staphylokokkeninfektionen, aber auch Typhus und Tetanus (CHAKRABARTI und BANERJEE [11]). Eine besondere Gefährdung bedeutet in dieser Hinsicht die Meningokokkensepsis (BETZ [12]), die zudem auch leicht übersehen wird. So ist die Erhebung der Vorgeschichte, insbesondere unter Berücksichtigung mehr oder weniger den ganzen Organismus umfassender Infektionen, für die Frage nach der Vorschädigung der Nebennierenrinde außerordentlich wichtig.

Nicht allein die genannten, akut oder subakut wirkenden Infektionen, auch ausgesprochen chronische, wie die Malaria, können einen Morbus Addison zur Folge haben (DEMIRAG [13]). Unter den schädigenden Substanzen, die besonders die Nebennierenrinde treffen, ist das Germanin am wichtigsten. Eine ganze Reihe von Addisonfällen wurde schon nach therapeutischer Anwendung beschrieben (WELLS [14], BERGSTERMANN [15], DE GENNES, BRIGAIRE und BUGE [16]). FRADA und MENTESABA (17) weisen besonders darauf hin, daß die chronische Bleivergiftung eine Nebennierenrindenfunktionsschwäche bewirken kann. Blutungen in der NNR bei Antikoagulantienbehandlung mit tödlichem Kollaps beschreiben DONART, WOLFRAM und HAZARD (18). Daß sowohl Cortison- wie auch ACTH-Therapie, letztere auf dem Wege einer Erschöpfung geschädigter Nebennieren, zum Addison führen kann, zeigen heute besonders wichtige Beobachtungen (MARSCHAL [19], MCINTYRE und LOVELL-SMITH [20], STOLTE und NUGENS [21]). Eine indirekte Wirkung ebenfalls auf das hypophysär-interrenale System muß man wohl annehmen, wenn Östromongaben aus einem latenten einen manifesten Addison machten (STANGE [22]).

Die Röntgenbestrahlung als Ursache ist jetzt mit verbesserter Technik fast verschwunden (vgl. S. 778). Will man bei Erfrierungen und Verbrühungen eine Nebennierenschädigung anerkennen, so muß ein beträchtlicher Grad von Gewebszerfall gegeben sein. Bekanntermaßen kann es bei diesen Schädigungen selbst zum Zusammenbruch vorher völlig leistungsfähiger Nebennieren kommen, trotzdem wird man immer besonders zu prüfen haben, ob von vornherein wenig belastungsfähige Organe vorlagen. Ebenso kann ein sich nur langsam entwickelnder Addisonismus entstehen.

Das gleiche gilt nach Mangelernährung, sei sie allgemein oder partiell, durch quantitativ oder qualitativ ungenügende Nahrungszufuhr oder bei Resorptionsstörungen infolge chronischer gastroenteraler Entzündungen. Addisonismen kommen vor allen Dingen bei der Sprue und der Pellagra vor, wie wir (23) auch selbst in der Nachkriegszeit feststellen konnten. ROSENTHAL und LEES (24) führten eine Addison-Krise auf eine Pellagra zurück. Die Zusammenhangsfrage ist in solchen Fällen naturgemäß leicht zu beurteilen.

Die Verbindung eines Diabetes mellitus mit einem Addison ist selten, JUSTIN-BESANÇON und Mitarb. (25) stellten 80 Fälle aus der Literatur zusammen, während die Hyperthyreose bei Addisonkranken häufiger als bei normalen Personen zu finden ist (GREENBERG [26]). Nach Vorstellungen von KISSIN, SCHENKER und SCHENKER (27) haben Alkoholiker grundsätzlich eine NN-Unterfunktion, bei einem Leberschaden, wobei ein chronischer Eiweißmangel mitwirken dürfte. Durch die ständige Stressituation des Potators soll sie übrigens meist ausgeglichen sein.

Das Vorliegen einer latenten Nebennierenrindeninsuffizienz macht verständlich, daß besonders große körperliche Anstrengungen, also eigentliche Überlastungen, ebenso konsumierende Infektionskrankheiten, zu den Erscheinungen des Nebennierenversagens führen können. Ein Wundschock kann durch dieselben ganz beherrscht sein.

Bemerkenswert ist weiterhin noch das Zusammentreffen von Morbus Addison und Schwangerschaft. BRENT (28) hat aus der Zeit von 1859 bis 1946 in 19 derartigen Fällen die Addison-Krankheit schon vor der Gravidität gefunden, in 16 weiteren sei sie während derselben entstanden. Die Seltenheit dieses Zusammentreffens bestätigt O'SULLIVAN (29), der

1954 55 derartige Fälle aus der Literatur gesammelt hat. Todesfälle sind besonders durch eine Myokarditis beschrieben worden. ENDE und STEINER (30) trugen 49 Fälle zusammen.

Für die Beurteilung der Widerstandsfähigkeit der Nebennierenrinde ist eine Angabe von BOYD (31) interessant; ebenso wie beim Inselorgan im Pankreas genügt es, daß 10% des Gewebes funktionsfähig sind, um Störungen zu verhindern. Dadurch wird verständlich, daß autoptisch gelegentlich erhebliche pathologische Veränderungen gefunden werden, ohne daß der Kliniker eine Nebennierenrindeninsuffizienz beobachtete. Diese Verhältnisse erklären andererseits, daß relativ geringe Belastungen zu einem plötzlichen Versagen dieser Drüsen führen können, wie eben schon betont wurde.

Während bei den schweren Graden der Nebennierenrindeninsuffizienz fast immer das exogene Moment entscheidend ist, pflegen bei den leichteren endogene Einflüsse wichtiger zu sein. Die konstitutionelle Bereitschaft wird durch eine Beobachtung von Hans CURSCHMANN (32) besonders anschaulich, bei der das Vorkommen einer Nebennierenschwäche vom letal verlaufenden Morbus Addison bis zu Addisonismen in einer Familie nachzuweisen war. Neuere Untersuchungen weisen darauf hin, daß autoimmunologische Prozesse für die Entstehung eines Addison, oft in Kombination mit einem Hypoparathyreoidismus in Frage kommen (SOLOMON und BLIZZARD [33]).

In der Gutachterpraxis stößt man besonders häufig auf die Angabe, daß eine Nebennierenrindeninsuffizienz vorliegt, ohne daß sich dann aber bei diesen meist Leptosomen mit vegetativer Dystonie charakteristische Zeichen einer solchen objektivieren lassen. Das ist aber unbedingt zu fordern. Es gilt also, den Nachweis zu erbringen, daß wenigstens einige hierher gehörige wesentliche Zeichen vorliegen, etwa die charakteristische Pigmentierung auch mit Lokalisation auf den Schleimhäuten, Adynamie, möglichst gemessen mit Ergometer, Hypochlorämie, Hyperkaliämie, Hypoglykämie z. B. Allein die Hypotonieneigung genügt nicht! Evtl. lassen sich die Störungen des Intermediärstoffwechsels erst durch Belastungen verifizieren. Besondere Beweiskraft kommt den heute schon vielerorts möglichen Hormonbestimmungen im Harn und Blut zu, die auch für Verlaufsbewertungen sehr nützlich sind.

Wie hoch der Grad der Mind. d. Erwerbsf. zu bemessen ist, hängt von dem Ausmaß der Blutdruck- und der Stoffwechselstörungen ab. Sie kann sich zwischen 100% und etwa 30% bewegen. Meist wird sie sich jedoch durch eine geeignete Behandlung wesentlich verringern lassen. Die Prognose für die Zukunft ist von der Ätiologie abhängig. Z. B. nahm MEYERINGH (34) in einem solchen Fall an, daß die nach Dystrophie aufgetretene Nebennierenrindeninsuffizienz wahrscheinlich reversibel sein würde.

2. Überfunktion (Morbus Cushing, Cushing-Typ, adrenogenitales Syndrom, Conn'sches Syndrom)

Die Tatsache, daß in der Rinde eine ganze Reihe verschiedener Wirkstoffe zu finden sind, läßt allein schon verstehen, warum die Klinik so variabel ist.

Die im Vordergrund stehende Vermehrung der Glukokortikoide führt zum Morbus Cushing, die der androgenen Kortikoide zur Virilisierung, die der Mineralokortikoide zu einem Bild, das endokrinologisch nicht so auffällig ist, das sich durch Hypertonie, Symptome der Hypokaliämie, wie Muskelschwäche bis zu Lähmungen, Tetanie und Polyurie auszeichnet (Conn'sches Syndrom). In Wirklichkeit lassen sich naturgemäß nicht selten Mischformen finden. Wesentlich ist dabei, daß manche Hormone der Nebennierenrinde in Wechselwirkung zueinander stehen. So wird die mesenchymale Reaktion, die die Arthritis, wie überhaupt Entzündungen begünstigt, von den Mineralokortikoiden gefördert und von den Glukokortikoiden gehemmt.

Letztere wirken diabetogen, erstere eher in entgegengesetztem Sinne. Einer allgemeinen assimilatorischen oder Aufbauwirkung der androgenen Kortikoide steht die dissimilatorische der Glukokortikoide gegenüber. Zusammenhänge, die beispielsweise für die Vorgänge des Alterns, wie ich (35) vor einiger Zeit einmal ausgeführt habe, Bedeutung besitzen. Somit kann eine richtige Beurteilung dieser Beziehungen sehr dazu beitragen, das biologische Alter des Individuums richtig zu schätzen. Bei Individuen mit Zeichen des Cushing-Syndroms wird man es u. a. nach dem Vitalitätsgrad, nach der Beschaffenheit des Gefäßsystems, des Skeletts, der Haut oft höher bewerten müssen, als den Jahren entspricht (s. a. S. 599, 651).

Obgleich die Symptomatologie des Cushing-Syndroms so ausschlaggebend durch die vermehrte Bildung der Nebennierenrindenhormone bestimmt wird, ist die primäre Erkrankung offenbar nur selten in dieser Drüse zu suchen, etwa bei einem von dort ausgehenden Karzinom. HEINBECKER und Mitarbeiter (36) fanden dieses dann sogar doppelseitig entwickelt. Bei Adenomen als Ursache ist die Frage, ob sie autochthon entstanden sind oder nur statt einer Hypertrophie eine Neigung zur Adenombildung der Rinde unter der glandotropen Stimulation angenommen werden muß, meist nicht zu entscheiden. In einer früheren Auflage schrieb REINWEIN (37), daß er keine Angabe über die Entstehung einer solchen Geschwulst nach einem Trauma gefunden habe. Dasselbe läßt sich auch heute sagen, wenn man das an den Nebennieren angreifende Trauma meint. Die vom Hypophysenzwischenhirnsystem bestimmte Ätiologie unter exogenen Einflüssen ist dagegen mehrfach überzeugend niedergelegt worden, wie später noch zu zeigen sein wird.

Nach einem klinischen Syndrom, das durch die vermehrte Wirksamkeit von Mineralokortikoiden zustande kommt, hat man lange Zeit gesucht. Erst mit Entdeckung des Aldosterons ist hier eine gewisse Klärung erzielt worden. Man erkannte, daß es einen klinischen Symptomenkomplex gibt mit Muskelschwäche bis zu lähmungsartigen Zuständen, mit Hypertonie, Hypokaliämie, Alkalose und tetanischen Phasen, die man auf einen Nebennierenrindentumor zurückführen konnte. Man hat dieses Bild nach dem Erstbeschreiber als Conn'sches Syndrom (39) bezeichnet.

Es handelt sich meist um Adenome, nur selten ist eine doppelseitige Hyperplasie vorhanden. Neben einem solchen primären Aldosteronismus gibt es einen sekundären, bei dem ein erhöhter Wasseransatz besteht, entweder als allgemeine Ödembildung oder in Form von Aszites oder Anasarka. Bei beiden Störungen läßt sich die vermehrte Ausscheidung von Aldosteron im Harn nachweisen. Bemerkenswerterweise erfolgt die Absonderung dieses Wirkstoffes nicht durch eine hypophysäre Stimulation, etwa durch das ACTH, dessen Überschuß beim Morbus Cushing und beim adrenogenitalen Syndrom nachzuweisen ist, hier findet man lediglich eine Abhängigkeit von dem extrazellulären Flüssigkeitsvolumen, von der Relation von Natrium und Kalium im Plasma. So groß die Bedeutung dieser Entdeckungen für die Analyse der Faktoren, die im Wasserhaushalt eine Rolle spielen, ist, so dürften diese Zusammenhänge vorerst in der Begutachtung noch ohne Auswirkung sein. Näheres über diese Zusammenhänge findet sich bei TAMM in der Klinischen Funktionsdiagnostik (BARTELHEIMER und JORES [72]).

Die Bedeutung dieser Nebennierenrindensyndrome liegt, was das Gutachterwesen betrifft, in ihren Komplikationen. Die Fraktur bei der Osteoporose, die Resistenzlosigkeit bei Infektionskrankheiten, bei der Tuberkulose, bei der Sepsis, in der Begünstigung diabetischer Stoffwechselstörungen, der Fettsucht, von Hochdruckkrankheiten mit all ihren Folgen. Falls nicht die bei der Besprechung der Hypophysenkrankheiten wiedergegebenen auslösenden Noxen vorliegen, kommt die Anerkennung des Zusammenhangs mit einem exogenen Schaden nicht in Frage, im Gegenteil, das Schicksalsmäßige dieser Störungen ist besonders zu betonen und gelegentlich als wesentliche Teilursache, etwa bei der Bewertung von Frakturen, zu berücksichtigen. So beschrieben beispielsweise OPPENHEIMER und Mitarbeiter (40), daß bei einem Morbus Cushing auf Grund eines Nebennierenrindenadenoms bei einer 26jährigen Frau vor der Operation zahlreiche Frakturen durch eine Osteoporose zustande kamen.

Für die Beurteilung der Leistungsfähigkeit sind aber nicht allein die somatischen Veränderungen, sondern auch die psychischen wesentlich. Letztere können ausgesprochen schizoiden Charakter haben, auch treten schwere Depressionen auf, nicht selten mit Selbstmordgedanken. Manische Phasen sind weniger zu beobachten. ZONDEK (41) hebt auch eine Neigung zur Epilepsie hervor. Bei ihm findet sich übrigens eine eingehende Darstellung über die Vielgestaltigkeit dieser Syndrome.

Abschließend wäre noch zu erwähnen, daß das Vorhandensein von Nebennierenrindenadenomen keineswegs den Rückschluß auf eine Überfunktion dieser Drüsen gestattet. Sie finden sich nicht selten bei völlig normalem klinischem Befund, sie können sich dann auch maligne entwickeln. Nebennierenzysten haben keine hormonale Aktivität (REMÉ [42]).

Nebennierenmark
(Phäochromozytom, Paragangliom)

Seitdem ROGOFF und STEWART (37) im Tierversuch zeigen konnten, daß die Zerstörung der Nebennierenrinde schnell zum Tode führt, die des Markes aber gut überstanden wird, ist entschieden, daß letzteres für die bei Verlust dieser paarig vorhandenen Drüsen auftretenden Störungen nicht von entscheidender Bedeutung ist. Klinische Erfahrungen am Menschen sprechen in gleichem Sinne.

Auch wenn man den hier gebildeten Wirkstoffen Adrenalin und Noradrenalin eine Beteiligung an der Regulation des Blutdruckes und des KH-Stoffwechsels nicht absprechen kann, so handelt es sich offenbar nur um zusätzliche Funktionen. Immer noch charakterisiert die von CANNON dem Nebennierenmark zugesprochene »Notfallsfunktion« am besten ihre Stellung unter natürlichen Bedingungen. Das Zusammenspiel mit dem Sympathikus ist dabei besonders eng. Emotionen, besonders Schreckerlebnisse, aber auch körperliche Anstrengungen, Abkühlungen oder verschiedenartige blutdrucksenkende Einwirkungen, können den Tonus beider beträchtlich steigern.

Einen isolierten Verlust des Nebennierenmarks beim Menschen kennt die Klinik nicht. Damit geht die Besprechung der Frage, welche Folgen eine zu ihrer Unterfunktion führende Schädigung haben könnte, in der von Morbus Addison und Addisonismus auf.

Ganz anders liegen die Verhältnisse bei dem Überfunktionssyndrom des Nebennierenmarks. Die Häufigkeit seines Vorkommens hat man erst in den letzten Jahren erkannt. Die Tatsache, daß die anfangs genannten Wirkstoffe nicht allein im Nebennierenmark, besser ausgedrückt, in von hier ausgehenden Phäochromozytomen im Übermaß gebildet werden, sondern ebenso, wenn auch in anderer gegenseitiger Verteilung, in den dem Sympathikus angelagerten Paragangliomen, unterstreicht noch einmal die funktionelle Einheit des Nebennierenmarks mit dem neurovegetativen System, nämlich mit dem Sympathikus.

Diese meist gutartigen Tumoren können in drei, auch gutachtlich ganz verschieden zu bewertenden Erscheinungsformen (PEIPER und Mitarbeiter [43]) auftreten:

1. asymptomatisch (Zufallsbefund bei Bauchoperationen, Rö-Untersuchungen und Autopsien),
2. als sog. adreno-sympathisches Syndrom, das klinisch mit Blutdruckkrisen einhergeht, bei normalem oder erhöhtem Ausgangsdruck im arteriellen System,
3. als von hier ausgelöstes Hochdrucksyndrom, das naturgemäß besonders leicht in seiner Ätiologie verkannt wird (SPÜHLER, WALTHER und BRUNNER [44], PEIPER [45], SOWRY [46]).

SMITHWICK und Mitarbeiter (47) fanden bei 1700 Sympathektomien wegen Hypertension in 0,5% der Fälle Nebennierenmarktumoren. Geschwülste des chromaffinen Gewebes besitzen also in der Pathogenese der nicht renalen Hypertonie eine nicht zu vernachlässigende Bedeutung. Vor allen Dingen aber kann das Auftreten von Blutdruckkrisen nicht allein zur Leistungsminderung, sondern zu einer Bedrohung führen. In der vegetativen Trias der Blutdruckkrise (SACK [48]) finden sich ein plötzlich einsetzender Anfall von Hypertonus mit Tachy- oder Bradykardie, Halsvenenstauung, Kollaps, Blaßwerden, Zittern, Frieren, Schweißausbruch bis zu zerebralen Störungen und Krampfzuständen, eine Hyperglykämie und transitorische Glukosurie, eine Leukozytose.

Eine wirkliche Beeinträchtigung stellen nur die Auswirkungen auf den Kreislauf dar. Der Störfaktor im KH-Stoffwechsel führt allerdings nicht selten zu auch in den Zwischenzeiten nachweisbaren diabetischen Stoffwechselsituationen leichteren Grades (ZINTEL und BOTTLIE [49]), wie etwa in dem von BROGLIE (50) beschriebenen Fall. Sie verringern nicht die Erwerbsfähigkeit, da sie von alimentären Einflüssen meist unabhängig sind und die KH-Bilanz nicht gefährdet wird.

In der Zwischenzeit lassen sich sonst im allgemeinen keinerlei Erscheinungen nachweisen, wenn nicht das Blutdruckniveau erhöht ist. Erst die Provokation von Krisen durch tiefe Massage der Nierengegend (KALK [51]), durch Hyperventilation oder den Karotisdruckversuch, durch Applikation von Kälteeinflüssen, von Histamin oder Mecholyl (HORTON und ROTH [52]) kann dazu führen.

Diese Methoden sind nicht ungefährlich. Unbeabsichtigte Belastungen, Stoß oder Druck auf die Tumorgegend, wie auch physikalische, zur Histaminausschüttung führende Reize, können ebensogut einen Anfall auslösen; HORN (53) beschreibt einen Mann, bei dem Blutdruckkrisen durch körperliche Arbeit, durch Lagerung auf die Seite des Tumors oder durch Trinken kalter Getränke verursacht wurden. Unerkannte Phäochromozytome können letale Narkosezwischenfälle bewirken (COATES und RIGAL [54], CROCKETT [55] u. a.).

Auch Alkohol, Kälte, Hunger (BLACKLOCK [56]), psychische Alterationen (WALTON [57]), körperliche Anstrengungen, Menses und Partus (PEIPER [43]), vor allem aber die hormonelle Stimulation im letzten Drittel der Schwangerschaft (WALLACE und MCCRARY [58], MALONEY [59], BROWEN und GRANDLIN [60], PEIPER, FRASER, TURNER und BAND [61]) können anfallsauslösend wirken und wären dementsprechend zu berücksichtigen.

Phäochromozytome und Paragangliome sind ausgesprochen anlagebedingte Tumoren, so daß das endogene Moment für den Krankheitszustand entscheidend ist. Von einem solchen wird man besonders dann sprechen können, wenn die Anfälle sehr schwer sind oder wenn sie sich besonders häufen. Das gleichzeitige Vorkommen einer Neurofibromatose (BERGHEISER und RAPPOPORT [62], BOQUIN, DAUPHIN und AUVIGNE [63], MINNO und Mitarbeiter [64]) sowie der v. Hippel-Lindau'schen Angiomatose (KÄGI und LANGMANN [65]) bestätigt ihre anlagebedingte Entstehung ebenso wie familiäres Auftreten (CALKINS und HOWARD [66], LOHMANN [67] u. a.). Die klinische Symptomatologie kann auch von Veränderungen der Niere herrühren, wie GÖPEL (68) schrieb, pathologisch-anatomisch fanden sich solitäre Zysten.

Weiterhin ist ein innersekretorisch-vegetativer Zusammenhang zwischen Phäochromozytom und Ulkuskrankheit behauptet worden (MANDL [69], BOQUIN und Mitarbeiter [63]), wie überhaupt bei diesem vegetativ und endokrin beeinflußten, sehr labilen

Organ exogene, irgendwo das Vegetativum stimulierende Reize manifestationsfördernde Wirkungen haben können, die gutachtlich entsprechend als Teilursache abzugrenzen wären. Die damit verknüpfte Mind. d. Erwerbsf. läßt sich durch operative Entfernung des Tumors, die möglichst früh erfolgen sollte, beseitigen. Demgemäß wäre es wünschenswert, daß die von Sack aufgestellte Forderung, jeden Hypertoniker auf das Vorhandensein eines Phäochromozytoms zu testen, mehr Beachtung finden würde. Unklare Beschwerden wie mehr oder weniger ausgeprägte abdominelle Krisen mit Druckgefühl in der Nierengegend oder im Oberbauch und gleichzeitiger Hemmung der Diurese, wie sie bei symptomarmen Phäochromozytomen vorkommen können, sollten die Diagnostik auch in diese Richtung lenken. Ferner war bei einem durch ein Phäochromozytom verursachten Dauerhochdruck (Rothauge [70]) oder im Anfall der Blutkaliumspiegel erhöht, bei normalem Kalziumgehalt, wodurch es zu tetanischen Anfällen kommen kann. Gelegentlich wird sich so eine sogenannte normokalzämische Tetanie in ihrer Ätiologie klären lassen. Freyschmidt [71] hat die diagnostischen Verfahren für die Erkennung eines Phäochromozytoms bezüglich ihrer Zuverlässigkeit und Gefahrlosigkeit einer kritischen Sichtung unterzogen. Es sollte nicht mehr vorkommen, daß nur aus äußeren Gründen nicht alle Maßnahmen angewandt werden, diese Diagnose zu sichern (s. auch Bartelheimer [72]).

Die Adrenalinausschüttung nach Nikotin und Kohlenoxyd ist flüchtig, sie verläuft nicht über die physiologische Breite hinaus. Sie geht gegebenenfalls im Bilde dieser Intoxikation auf.

Mögliche Folgen einer Therapie mit NNR-Hormonen

Die Indikation für diese überaus differenten Stoffe beschränkt sich nicht allein auf den Ausgleich eines Hormonmangels oder die Dämpfung einer etwa beim adrenogenitalen Syndrom vorhandenen Bildung von Androgenen, sie erstreckt sich in viel höherem Maße in der allgemeinen Praxis auf die Beeinflussung mesenchymaler Reaktionen, in der Therapie von Arthritiden, von allergischen Krankheiten, von bestimmten hyperergischen Entzündungsformen und von einigen hämatologischen Krankheiten. Man könnte noch manche andere Indikationen ähnlicher Art nennen.

Die Gefahr der Überdosierung wird schon dadurch deutlich, daß bei einer Dosierung, wie sie vielfach angewendet wird, in einigen Wochen die klinische Symptomatologie eines Glukokortikoidismus künstlich ausgelöst werden kann, d. h. also die Erzeugung von Symptomen des Morbus Cushing. Nach dem, was über diesen geschrieben wurde (S. 599, 610, 651), wird einem bewußt, welch ungeheurer Eingriff auf diese Weise im Organismus durchgeführt wird. Darüber sollte man sich immer bei einer derartigen Behandlung klar sein. Eine Schwierigkeit, die die Überdosierung besonders begünstigt, liegt noch darin, daß die Ansprechbarkeit des Individuums auf diese Wirkstoffe außerordentlich unterschiedlich ist. Eine Menge, die bei manchen Menschen ohne einen endokrinologisch faßbaren Effekt verabreicht werden kann, ruft bei anderen schon die genannte Umgestaltung hervor.

Für die Bewertung des Grades der Beeinträchtigung ist es wichtig, ob bereits eine diabetische Stoffwechselsituation nachweisbar wird, wie beträchtlich der Fettansatz ist, wieweit Auswirkungen auf die Funktion anderer endokriner Drüsen eingetreten sind, etwa auf den menstruellen Zyklus. Unmittelbare Gefahren können dadurch zustande kommen, daß eine Änderung der Abwehrsituation des Organismus erzeugt wurde, daß eine Resistenzlosigkeit entstanden ist. Sie besteht dann eigentlich gegenüber allen Infektionen. Die größte praktische Bedeutung hat sie allerdings für die schleichend verlaufenden chronischen Infektionskrankheiten. Hier ist in erster Linie die Tuberkulose zu nennen. Unter dem Einfluß dieser Wirkstoffe kann man erleben, wie eine durchaus inaktiv erscheinende Lungenaffektion wieder aktiv wird. Sowohl lymphogen wie auch hämatogen können Streuungen zustande kommen, die Resistenzlosigkeit des Individuums kann Ursache einer generalisierten Ausbreitung bis zur Tuberkulo-Sepsis werden. Für einen solchen Verlauf ist eigentlich nicht allein das Vorhandensein von Tuberkelbazillen im Organismus entscheidend, sondern die durch die Verabreichung von Cortison, von Cortisol oder von Derivaten dieser Stoffe bewirkte Resistenzminderung, die das Gleichgewicht zwischen Erreger und Organismus aufgehoben hat. Einer derartigen Therapie muß also immer die Suche nach einer aktiven oder latenten Tbc-Krankheit vorausgehen. Ein florider Prozeß wird sie bis auf besondere, vor allem granulomatöse Formen verbieten. Bei Bekanntsein einer früher durchgemachten Tuberkulose ist die Unterlassung einer gleichzeitigen tuberkulostatischen Behandlung ebenso fehlerhaft wie die einer antibiotischen Behandlung, wenn Infektionsprozesse anderer Art bestehen, erscheinen sie auch noch so wenig aktiv, beispielsweise in den Nebenhöhlen, an der Gallenblase oder an den Unterleibsorganen. Noch wochenlang nach einer Steroidtherapie kann eine erhöhte Anfälligkeit für Infektionen bestehen.

In ähnlich ernste Situationen kann diese Therapie einen Patienten bringen, der konstitutionell zur Ulkuskrankheit neigt. Man kann erleben, daß sich in wenigen Stunden oder Tagen Ulzera entwickeln. Diese Wirkstoffe begünstigen nicht allein das Auftreten von Geschwüren, ihre schnelle Entstehung läßt die schwer beherrschbaren Blutungen verstehen, ebenso die Neigung zu reaktionsarmen Perforationen. In ähnlicher Weise können sich auch Ulzerationen und Perforationen im unteren Bereich des Intestinaltraktes entwickeln (s. a. S. 521).

Weiterhin ist für Fragen der gutachtlichen Bewertung noch die Beeinflussung der Knochengrundsubstanz, wie sie durch die Glukokortikoide erfolgt, von besonderem Interesse. Vom Morbus Cushing ist ja allgemein bekannt, daß bei diesem fast immer eine Osteoporose besteht. Eine solche läßt sich auch durch die künstliche Anwendung dieser Wirkstoffe erzeugen. Schon in jener Dosierung, die etwa bei der chronischen Arthritis oder beim Asthma bronchiale gebräuchlich ist, kann es zur Entstehung von osteoporotischen Skelettumformungen kommen. Das zeigt besonders eindrucksvoll die Arbeit von DE SÈZE, HUBAULT und RENIER (73), nach der Frakturen mit den verschiedensten Lokalisationen aufgetreten waren. Die Kalziummobilisierung kann bis zum Auftreten von Nierensteinen gehen (s. a. Bd. I, S. 332).

Daß erst bestimmte Voraussetzungen Vorbedingung zur Krankheit sind, gilt vor allem auch für die Bewertung eines auf diese Weise ausgelösten Diabetes, einer Fettsucht oder einer Hypertonie. Immerhin zeigen diese wenigen Hinweise schon, wie wesentlich es ist, in der Beurteilung von Zusammenhangsfragen nach Durchführung einer solchen Behandlung immer dazu Stellung zu nehmen, ob die Krankheitsentstehung auf irgendwelche, schon vorher vorhandene, aber erst später nachgewiesene Veränderungen bezogen werden muß. Eine Therapie, die bei falscher Durchführung solche Folgen haben kann, verlangt Vorkenntnisse und Erfahrungen. Sie ist in ihrer ganzen Tragweite etwa der eines chirurgischen Eingriffes gleichzusetzen, bei dem ja niemand darüber im Zweifel sein wird, daß derartige Forderungen gestellt werden müssen.

Im allgemeinen nicht so schwerwiegend, aber auch nicht zu vernachlässigen sind die Folgen einer Überdosierung von Substanzen, die der Reihe der Mineralokortikoide zuzurechnen sind. Auch hier gilt, daß die Ansprechbarkeit des Einzelnen außerordentlich verschieden ist. Dosen, die von dem einen beschwerdefrei vertragen werden, können beim anderen zum pathologischen, universellen, in gewissem Maße auch von statischen Einflüssen abhängigen Wasseransatz führen, zu Hypertonie und erheblicher allgemeiner Beeinträchtigung. Symptome, die im übrigen auch einigen wohl ähnlich wirkenden Pharmaka anhaften, wie dem Irgapyrin oder dem Butazolidin. Immer ist es notwendig, den Patienten auf die Entwicklung derartiger Nebenwirkungen aufmerksam zu machen und ihn aufzufordern, die Behandlung schon von sich aus zu unterbrechen. Solche iatrogen erzeugten Schäden lassen sich vermeiden, sie rechtfertigen nicht bei entsprechender Indikation die Auslassung so wirkungsvoller Maßnahmen. Bei rechtzeitiger Absetzung ist nicht mit Dauerschäden zu rechnen.

In der Begutachtung kommt es darauf an, wie dringlich eine so differente Therapie war und ob alle Vorsichtsmaßnahmen zur Früherkennung solcher Komplikationen eingehalten wurden, z. B. auch der Schutz mit Antibiotika und Tuberkulostatika (s. a. S. 655).

SCHRIFTTUM: [1] TEDESCHI and PEABODY, Arch. Path. (Amer.) 73, 6 (1962) – [2] BASSØE et al., Acta endocr. (Kbh.) 40, 254 (1962) – [3] GUTTMAN, P. A., Arch. Path. (Amer.) 10, 742 (1930) – [4] ZEFIROVA, G. S., Med. Klin. 39, 101 (1961) – [5] HOFF, F., Klinische Physiologie und Pathologie. Stuttgart 1950 – [6] STERN, R., Traumatische Entstehung innerer Krankheiten, Jena 1930 – [7] REINWEIN, H., in: Fischer-Molineus, Das ärztliche Gutachten im Versicherungswesen. Leipzig 1939 – [8] WEISSBECKER, Erg. inn. Med. 7 (1956) – [9] KAPPERT, A., Klin. Wschr. 769 (1947) – [10] CHARVÁT, J., Rev. Czechoslov. Med. 2, 216 (1956) – [11] CHAKRABARTI, B. and S. BANERJEE, Indian J. med. Res. 44, 211 (1956) – [12] BETZ, H., Rev. méd. Liège 7, 665 (1952) – [13] DEMIRAG, B., Ann. paediat. 169, 65 (1947) – [14] WELLS, H. G., J. Amer. med. Ass. 109, 490 (1937) – [15] BERGSTERMANN, H., Slg. Vergiftungsforsch. 14, 72 (1952) – [16] DE GENNES, L., H. BRIGAIRE et BUGE, Presse méd. 1355 (1952) – [17] FRADA, G. e G. MENTESANA, Medicina (Parma) 4, 549 (1954) – [18] DONART, A., P. R. WOLFRAM et J. HAZARD, Presse méd. 69, 489 (1961) – [19] MARSCHAL, zit. nach Justin-Besançon, L., H. D. Klotz et H. Sikorow, Bull. Soc. méd. hop. (Paris) 67, 578 (1951) – [20] MCINTYRE, J. H. and J. B.LOVELL-SMITH, New Zealand med. J. 51, 234 (1952) – [21] STOLTE, L. A. M. and A. J. J. NUGENS, Acta endocr. (Kbh.) 289 (1951) – [22] STANGE, H. H., Berliner med. Z. 665 (1950) – [23] BARTELHEIMER, H., Z. klin. Med. 146, 480 (1950) – [24] ROSENTHAL, F. D. and F. LEES, Lancet I, 665 (1957) – [25] JUSTIN-BESANÇON, L. et al., Sem. Hop. Paris 37, 1407 (1961) – [26] GREENBERG, W. V., Ann. intern. Med. 55, 663 (1961) – [27] KISSING, B., V. SCHENKER and A. C. SCHENKER, Amer. J. med. Sci. 238, 344 (1959) – [28] BRENT, F., Amer. J. Surg. 79, 645 (1950) – [29] O'SULLIVAN, D., J. Irish med. Ass. 35, 315 (1954) – [30] ENDE, S. und J. M. STEINER, Brit. med. J. I, 526 (1962) – [31] BOYD, W., J. Lab. clin. Med. 4, 133 (1918) – [32] CURSCHMANN, H., Med. Klin. 409 (1941) – [33] SOLOMON, I. L. and R. M. BLIZZARD, J. Pediat. 5, 1021 (1963) – [34] MEYERINGH, H., Sammlung versorgungs- und gerichtsärztlicher Gutachten. Stuttgart 1952 – [35] BARTELHEIMER, H., Med. Klin. 245 (1954) – [36] HEINBECKER, P. and M. PFEIFFENBERGER jr., Amer. J. Med. 9, 3 (1950) – [37] REINWEIN, H., in: Fischer-Molineus, Das ärztliche Gutachten im Versicherungswesen, Bd. 2, S. 665. Leipzig 1939 – [38] BAHNER, F. und K. SCHWAN, Acta endocr. 38, 236 (1961) – [39] CONN, J. W., J. Lab. clin. Med. 45, 661 (1955) – [40] OPPENHEIMER, G. D., I. L. GABRILOVE, M. VOLTERA and H. A. LEAR, J. Urol. 68, 547 (1952) – [41] ZONDEK, H., Die Krankheiten der inneren Drüsen. Basel 1953 – [42] REMÉ, H., Zbl. Chir. 86, 26 (1961) – [43] PEIPER, H., H. J. PEIPER und H. SPITZBARTH, Dtsch. med. Wschr. 78, 253, 296 (1953) – [44] SPÜHLER, O., H. WALTHER und W. BRUNNER, Schweiz. med. Wschr. 357 (1949) – [45] PEIPER, H. et al., Dtsch. med. Wschr. 78, 253, 296 (1953) – [46] SOWRY, G. S. C., Proc. roy. Soc. Med. 49, 117 (1956) – [47] SMITHWICK, R. H., W. E. R. GREER, C. W. ROBERTSON and R. N. WILKINS, New England J. Med. 242, 252 (1950) – [48] SACK, H., Das Phaeochromocytom. Stuttgart 1951 – [49] ZINTEL, H. A. and R. BOTTLIE, Surgery (St. Louis) 39, 270 (1956) – [50] BROGLIE, M., Ärztl. Wschr. 523 (1953) – [51] KALK, H., Klin. Wschr. 1, 613 (1934) – [52] HORTON, B. T. and J. M. ROTH, Arch. exp. Path. Pharm. 204, 228 (1947) – [53] HORN, H. L., Ann. intern. Med. 51, 129 (1959) – [54] COATES, P. A. and W. M. RIGAL, Lancet I, 1374 (1961) – [55] CROCKETT, K. A. et al., Amer. Surg. 27, 395 (1961) – [56] BLACKLOCK, J. W. S., J. Path. Bact. 39, 27 (1934) – [57] WALTON, J. W., Lancet I, 438 (1950) – [58] WALLACE, L. and J. D. MCCRARY, J. Amer. med. Ass. 157, 1004

(1955) – [59] MALONEY, J. M., New England J. Med. 253, 242 (1955) – [60] BROWEN, W. C. and E. F. GRANDLIN, Amer. J. Obstet. 59, 378 (1950) – [61] PEIPER, H., siehe Nr. 43 – [62] BERKHEISER, S. W. and A. E. RAPPOPORT, Amer. J. clin. Path. 21, 657 (1951) – [63] BOQUIN, DAUPHIN et AUVIGNE, Bull. et Mem. Soc. méd. Hop. Paris Ser. 4, 71, 1100 (1955) – [64] MINNO, A. W., W. A. BENNET and W. A. KVATE, New England J. Med. 251, 959 (1954) – [65] KÄGI, J. und H. LANGMANN, Schweiz. med. Wschr. 402 (1955) – [66] CALKINS, E. and J. E. HOWARD, J. clin. Endocr. 7, 475 (1947) – [67] LOHMANN, V., Dtsch. med. Wschr. 138 (1950) – [68] GÖPEL, H., Chirurg 31, 185 (1960) – [69] MANDL, W., Wien. med. Wschr. 516 (1955) – [70] ROTHAUGE, C. F., Ärztl. Wschr. 1159 (1955) – [71] FREYSCHMIDT, P., Medizinische 1753 (1956) – [72] BARTELHEIMER, H. (Hrsg.), Klinische Funktionsdiagnostik. Stuttgart 1970. – [73] DE SÉZE, S., A. HUBAULT and J. CL. RENIER, Rev. Rheumat. 20, 193 (1953).

Sexualdrüsen

Das Geschlecht wird schon bei der Befruchtung festgelegt. Die Entfaltung dieser zygotischen Geschlechtlichkeit aber erfolgt während des ganzen Lebens durch hormonale und durch mannigfache exogene Einflüsse. Später einsetzende Störungen können die Prägung des Individuums wesentlich verändern. Sie können bereits intrauterin vorkommen, zu allen Zeiten vermögen sie mehr oder weniger den Typ in weiblicher oder männlicher Hinsicht umzugestalten, sowohl in somatischer wie in psychischer Hinsicht. Dadurch gewinnen sie für die Beurteilung der Leistung und oft der Arbeitsfähigkeit des Einzelnen Bedeutung.

Diese ändert sich ebenso, wenn es zu einer Feminisierung des Mannes, wie wenn es bei der Frau zur Maskulinisierung kommt, die im allgemeinen als Virilisierung bezeichnet wird. Dabei entsteht also eine Umwandlung der sekundären Geschlechtsmerkmale im weitesten Sinne. So kann es notwendig werden, das Geschlecht eines Individuums nicht nur nach dem Erscheinungsbild zu beurteilen, sondern die chromosomal entschiedene Zugehörigkeit zu bestimmen. Unsere Kenntnisse über diese hier nur kurz zu streifenden Probleme haben im Laufe der letzten Jahre eine wesentliche Vertiefung erfahren. Wir verweisen in diesem Zusammenhang auf die Darstellungen von LABHART (1) und OVERZIER (2) im deutschsprachigen Schrifttum, denen Einzelheiten entnommen werden müssen. Die chromosomale Geschlechtsbestimmung aus dem Zellkern, die Hodenbiopsie und Hormonuntersuchungen sind mehr und mehr vervollkommnete Methoden geworden, die in Sonderfällen auch in Fragen der Begutachtung Anwendung finden sollten, wenn in somatischer und psychischer Hinsicht der Verdacht auf Störungen in diesem Bereich auftaucht. Eine einfache Methode stellt auch die Bestimmung des Geschlechtschromatins in den Kernen der Leukozyten (»Drumsticks«) oder der Mundschleimhautepithelien dar. Heute wissen wir, daß die Sexualhormone für die Reifung zahlreicher Organsysteme entscheidende Bedeutung besitzen. Die männlichen Wirkstoffe fördern beispielsweise mehr den Aufbau und die Festigung des Skeletts oder der Muskulatur als die weiblichen. Entsprechend wird sich ihre Verringerung für den körperlich arbeitenden Mann unmittelbar ungünstig auswirken. Die Relation von Androgenen und Östrogenen verschiebt sich. Beide Geschlechter sind ja Träger beider Sexualhormone. Einzelheiten über diese Zusammenhänge findet man bei JORES und NOWAKOWSKI (3). Diese Relation kann sich etwa bei der Feminisierung des Mannes mit Leberzirrhose oder mit Dystrophie ändern, also infolge eines Eiweißmangels, der zu einer partiellen Leberfunktionsstörung führt.

Ein Hermaphroditismus, bei dem in verschiedenem, manchmal sogar wechselndem Ausmaß Merkmale beider Geschlechter zu finden sind, kann zu einer Entscheidung für das eine, gelegentlich später aber für das andere Geschlecht führen. Oft ist dann nicht allein der körperliche Befund leistungsmindernd, sondern ebenso die durch den Zustand des Zwitters gegebene psychische Wandlung. Zu diesen Fragen haben sich PHILIPP (4) und VON MIKULICZ-RADECKI und HAMMERSTEIN (5) geäußert.

Ein auf die verschiedenste Weise entstehender Schaden (Trauma, Entzündung, operative Entfernung) an den Sexualdrüsen kann zur Verminderung der Hormonbildung führen. Mehr oder weniger ausgeprägt kommt es dann zu einer Funktionsänderung im übrigen Endokrinium. Die primäre Insuffizienz der Testes oder der Ovarien führt fast zwangsläufig zur vermehrten Produktion von Gonadotropinen.

Dabei beschränkt sich die Steigerung der Tätigkeit des Hypophysenvorderlappens oft nicht allein auf die Mehrerzeugung dieser Wirkstoffe. Es entsteht eine Symptomatologie, die sich an die bekannten hypophysären Überfunktionssyndrome anlehnt, an die Akromegalie, an den zentral ausgelösten Morbus Cushing oder an das eine Mittelstellung einnehmende Morgagni-Syndrom. Die hierhergehörigen Veränderungen stellen einen wesentlichen Teil der krankhaften Abweichungen dar, die das Bild des Sexualdrüsenausfalls kennzeichnen. Besonders beim Mann läßt der Frühkastrat an einen eosinophilen Pituitarismus, der Spätkastrat mehr an einen basophilen Pituitarismus denken, ohne daß in der Regel das Vollsyndrom erreicht wird. Die gleichen Grundformen können bei der Frau in der Menopause in auffälligen Symptomen erkennbar werden. Hinzu kommt dann meist noch die Irritation des Neurovegetativums. Diese sekundären endokrinen Umstellungen werden meist wichtiger als die direkte Auswirkung des Fehlens der Sexualhormone.

Eine neuerdings viel beachtete Sonderform des hypergonadotropen Hypogonadismus ist das Klinefelter-Syndrom, dem pathologisch-anatomisch eine sklerosierende Tubulusdegeneration zugrunde liegt. Es ist durch mäßige eunuchoide Körperproportionen, nur wenig entwickelte männliche Geschlechtsmerkmale, kleine Testes, feminine Pubesbehaarung und in ausgeprägten Fällen durch eine Gynäkomastie gekennzeichnet. Bei diesem Syndrom liegt meist eine Chromosomenaberration mit der Konstellation XXY vor. Demnach sind diese Patienten geschlechts-chromatin-positiv (OVERZIER [6], HAUSER [7]).

Funktionsänderungen der Keimdrüsen können aber auch sekundär von übergeordneter Stelle, vom Hypophysenzwischenhirnsystem aus, erzeugt werden. Wenn zu wenig Gonadotropine gebildet werden, bleibt bereits der Deszensus der Testes unvollkommen, die Menarche tritt gar nicht oder verspätet ein. Die fehlende Reifung läßt einen Infantilismus entstehen. Man spricht dann gelegentlich im Gegensatz zu dem erstgenannten hypergonadotropen Hypogonadismus von einem hypogonadotropen Hypogonadismus. Durch die Bestimmung der Gonadotropine läßt sich also der Sitz der Störung erkennen. Die Störungsquelle kann auch schon höher, im Zwischenhirn liegen. Die Klärung der ätiologischen Gesichtspunkte hat entsprechend diesen Erkenntnissen der eigentlichen Begutachtung vorauszugehen (s. a. S. 590 ff.).

Eine Virilisierung oder eine Pubertas praecox findet zuweilen auch ihre Ursache in anderen Teilen des Zentralnervensystems, im Ausfall der Zirbeldrüse, in einem Prozeß am Tuber cinereum, in einem Hydrocephalus internus, wobei ich (8) zeigen konnte, daß es zu einer symptomatologischen Anlehnung an den basophilen Pituitarismus kommen kann. Sie kann fernerhin Zeichen eines Degenerationssyndroms, etwa bei der polyostotischen Dysplasie (JAFFÉ-LICHTENSTEIN), sein. Besonders wichtig für die Virilisierung wird fernerhin eine vermehrte Ausscheidung in der Nebennierenrinde gebildeter androgener Kortikoide. Sie ist so wesentlich, daß BOTELLA LLUSIA (9) diese als dritte Geschlechtsdrüse bezeichnet hat. Entsprechend lassen sich bei Kastraten noch Androgene im Urin nachweisen. Die hier erzeugten virilisierenden Wirkstoffe können beim adrenogenitalen Syndrom der Frau die weibliche

Prägung völlig überdecken. Daß Arrhenoblastome und gelegentlich Teratome zum gleichen Effekt führen können, ist altbekannt. Sie dürften kaum einmal von äußeren Faktoren beeinflußt werden, so daß ein Hinweis auf diese differentialdiagnostische Möglichkeit genügt.

Wegen der beim adrenogenitalen Syndrom oft erheblichen Beeinträchtigung der Leistungsfähigkeit und der fast unvermeidbaren psychischen Belastungen sowie der Erschwerung im Kontakt mit den Mitmenschen ist die Abgrenzung und differentialdiagnostische Klärung der verschiedenen Formen anzustreben. Insbesondere durch die Entwicklung der Bestimmungsmethoden von Kortikosteroiden im Harn und Blut ist heute die Möglichkeit gegeben, hereditäre Formen von den durch eine erworbene Hyperplasie der NNR sowie von den durch ein Adenom oder ein Karzinom verursachten Formen abzugrenzen (s. Husslein und Schüller [10]). Ihre Unterscheidung vom Cushing-Syndrom ist meist schon klinisch leicht möglich, schwieriger kann die Abgrenzung von virilisierenden Ovarialtumoren, von dem Stein-Leventhal-Syndrom, das durch das große derbe Ovar mit Zyklusstörungen, Virilismus und Adipositas gekennzeichnet ist, sowie vom idiopathischen Hirsutismus sein.

Die Virilisierung der Frau und die Feminisierung des Mannes muß man als chronische Krankheitszustände bewerten, auch wenn sie in leichteren Graden den Trägern nicht immer als solche bewußt werden.

Ein Überblick über primäre und sekundäre Krankheiten der Sexualdrüsen kann sich hier auf einige für die Begutachtung wichtige Zustandsbilder beschränken. Oft bestimmen diese nur die Ausgangslage, eine andere Krankheit steht im Vordergrund. Auch dann ist sorgfältig zu prüfen, ob diese nicht doch ihre Begründung in der endokrinen Störung findet, bei einer Fettsucht, einer Hochdruckkrankheit, einer vorzeitigen Arteriosklerose oder Osteoporose zum Beispiel.

Männliches Geschlecht
(Eunuchismus, Eunuchoidismus, Dystrophia adiposo-genitalis)

Beim Kastraten oder Eunuchen fehlt die Funktion der Keimdrüsen vollständig. Die Ursachen können in einem angeborenen Defekt, in entsprechenden Verletzungen oder Verwundungen, in operativen Eingriffen bei der Tuberkulose oder dem Karzinom liegen, ebenso aber auch in entzündlichen Erkrankungen, wie Typhus, Bang, Lues, Malaria oder Orchitis bei Mumps (s. auch Nikolowski [11]). Letztere vermögen im allgemeinen nur zu einem Hypogonadismus oder Eunuchoidismus zu führen.

Die je nach dem Zeitpunkt des Eintritts der Störungen zu beachtenden Unterschiede im Prävalieren der Wachstumstendenz oder der Neigung zum Fettansatz wurden bereits erwähnt. Libido und Potentia coeundi können besonders bei spät erfolgtem Beginn erhalten sein (Jores [12]). Was die Symptomatologie im einzelnen anlangt, sei auf die Darstellungen von Reinwein (13), Labhart (1), Jores und Nowakowski (14) hingewiesen. Für die gutachtliche Bewertung sind die Adynamie, das Nachlassen der Spannkraft, vasomotorische Störungen, gelegentlich mit Schwindelanfällen, vor allen Dingen die Neigung zu Frakturen und zu rheumatoiden Beschwerden, auf Grund einer kalzipenischen Osteopathie, die so oft übersehen wird (Bartelheimer [15]), sowie die Begünstigung von Arthrosen besonders wesentlich. Der Grad der Mind. d. Erwerbsf. liegt oft sehr hoch, besonders, da es sich nicht selten um ältere Menschen handelt, die ohnehin zur Involutionsosteoporose neigen.

Bei Hypogonadismus infolge hypophysärer Insuffizienz, durch Atrophie oder durch Traumen des HVL verursacht, sind bei frühem Beginn auch noch Wachstumsstörungen vorhanden. Hinzu kommen die Folgen der fehlenden Stimulation der übrigen peripheren Drüsen, Schilddrüse und Nebennierenrinde. Vor allem bei zeitweiligem oder dauerndem, manchmal schon von zentralen Einflüssen abhängigem Hypogonadismus resultieren Pubertas tarda oder

Infantilismus. Die Grenze vom Normalen zum Pathologischen ist dann oft schwer festzulegen (s. a. S. 592, 606 ff., 636).

Eine besondere Form des hypogonadotropen Hypogonadismus stellt der isolierte Mangel an ICSH dar, wie er bei fertilen Eunuchen beobachtet wird. Hier ist die exkretorische Hodenfunktion, die von der inkretorischen unterschieden werden muß, nur wenig beeinträchtigt. Da z. Z. routinemäßige Testosteronbestimmungen noch nicht möglich sind, ist die exakte Klärung eines inkretorischen Hypogonadismus um so schwieriger, je später dieser eintritt, da die klinischen Zeichen dann um so weniger ausgeprägt zu sein pflegen. Ein gewisses Maß für die inkretorische Leistung des Hodens bietet der Fruktosegehalt des Spermas (JORES, A., H. NOWAKOWSKI [14]).

Bei der Dystrophia adiposo-genitalis liegt die Ursache bereits im Zwischenhirn. Außer den chromophoben, von der Hypophyse ausgehenden Adenomen können die verschiedenartigsten hier ansetzenden Schäden zu diesem Syndrom führen. Von dieser Form muß die gutartige und sich meist im Verlauf der Reifung rückbildende Pubertätsform streng getrennt werden. Sie ist nicht selten familiär nachweisbar und von exogenen Einwirkungen unabhängig (H. CURSCHMANN [16]). Daß nach schweren Kopftraumen Libido und Potenz schwinden und es dadurch sogar zur Hodenatrophie kommen kann, haben REINWEIN und BRESGEN (17) hervorgehoben. Die Anerkennung des Zusammenhanges wird dann wesentlich durch den Nachweis der zeitlichen Aufeinanderfolge und die Schwere des Traumas mitbestimmt (vgl. Bd. I, S. 597).

Mit welchen Entstehungsursachen eines Hypogonadismus man zu rechnen hat, zeigt am besten die folgende Tabelle (JORES und NOWAKOWSKI [14]):

Tabelle 1: Klassifikation des männlichen Hypogonadismus

1. Primärer Hypogonadismus

A. Angeboren Funktionelle präpuberale Kastration
 Germinalzellaplasie (del Castillo-Syndrom)
 Echtes Klinefelter-Syndrom
 Kryptorchismus
B. Erworben Exogene Schäden der Hodenfunktion
 (einschließlich chirurgischer Kastration)
C. Hypogonadismus bei Erbleiden
D. Klimakterium virile.

2. Sekundärer Hypogonadismus

A. Hypophysenvorderlappeninsuffizienz:
 1. Isoliert gonadotrop
 Idiopathischer Eunuchoidismus
 Pubertas tarda
 »Fertile Eunuchen«
 2. Gonadotropin + Somatotropin-Mangel
 Hypophysärer Zwergwuchs
 3. Panhypopituitarismus
 Tumoren, Nekrosen des Hypophysenvorderlappens
B. Hypothalamuserkrankungen
C. Querschnittsläsionen des Rückenmarks
D. Exogene und endogene Steroidhormonwirkung
 Androgene und Östrogene
 Adrenogenitales Syndrom
 Leberzirrhose.

Mit eindeutigen morphologischen Befunden hat STIEVE (25) belegt, in welchem Ausmaß sich psychische Reaktionen auch im histologischen Bild des Hodens und in der Samenbildung auswirken. Die Änderung des Habitus ist allerdings meist nicht so eindrucksvoll. Sie ist dagegen bei jenen Menschen besonders ausgebildet, die lange Hungerzeiten durchmachen mußten. Kriegs- und Nachkriegsjahre haben uns das gesondert zu besprechende Bild der lipophilen Dystrophie vor Augen geführt, zu dem auch die Keimdrüsenunterwertigkeit gehört. Hierbei entstehen Potenzstörungen, femininer Fettansatz, weiblicher Behaarungstyp und entsprechende seelische Änderungen. Dabei wirkt sich der durch eine Leberfunktionsstörung verursachte mangelhafte Abbau des Follikelhormons abnorm in der Prägung aus. Die Östrogenausscheidung im Urin ist erhöht. Aber gleichzeitig besteht eine Atrophie der Testes, wodurch das Mißverhältnis zwischen weiblichen und männlichen Prägungsstoffen noch verstärkt wird. Auch eine Unterbrechung des Pubertätsverlaufes kann zustande kommen (s. a. S. 677).

In diesen Überblick gehört auch ein Wort zum männlichen Klimakterium, ein Begriff, der immer wieder einmal auftaucht. Ein derartiges sich regelmäßig einstellendes Klimakterium, in dem Sinne wie beim weiblichen Geschlecht, gibt es nicht. Die Keimdrüsen behalten ihre Funktion bis zum 70. Lebensjahr und bilden sich erst dann gleichzeitig mit der Nebennierenrinde zurück. Im allgemeinen kommt es also auch nicht zu einer so frühzeitigen Enthemmung der Hypophyse, wie sie für die weiblichen menopausischen Störungen bestimmend ist. Bei vorzeitigem Ausfall der gonadalen Hormonproduktion kann die Stimulation der Hypophyse mit vermehrter Gonadotropinausschüttung ein dem Klimakterium ähnliches Beschwerdebild erzeugen. Allerdings ist in diesen Fällen die Sicherung der Diagnose durch den Nachweis des auch für eine solche endokrine Umstellung beim weiblichen Geschlecht typischen Anstiegs der FSH-Ausscheidung zu erbringen. Allzu leicht kann das Syndrom durch einen rein neurasthenisch bedingten Symptomenkomplex vorgetäuscht werden.

Störungen der Erektion und der Potentia coeundi sind ungemein häufig, oft psychisch, aber auch durch langdauernde, meist konsumierende Krankheiten verursacht. Bei organischen Nerven-, besonders Rückenmarkskrankheiten, dann vor allem beim Diabetes, werden sie oft als quälend empfunden, ohne daß allerdings speziell darauf eine Mind. d. Erwerbsf. bezogen werden kann. Dasselbe gilt für das Vorhandensein einer Sterilität (s. a. Bd. I, S. 591 ff.)

Für Schädigungen der Keimdrüsen durch Röntgenstrahlen gilt generell das im Kapitel über die Unterfunktion der weiblichen Sexualdrüsen Gesagte. Die ersten als Bestrahlungsfolge auftretenden Veränderungen an den männlichen Geschlechtsorganen zeigen sich – jedoch erst unter höherer Dosierung – an den Spermien, während ihre Vorstufen, die Spermatogonien, überaus widerstandsfähig sind (s. a. Bd. I, S. 610; Bd. II, S. 776). Neben einer so bewirkten Keimdrüsenschädigung haben neuerdings auch Zytostatika hierfür Bedeutung erlangt.

Der Verlust eines Hodens verursacht übrigens bei Intaktheit des zweiten keine innersekretorischen Störungen.

Immer wieder wird die Entstehung von endokrin nicht aktiven Seminomen oder von Chorionepitheliomen mit einem Trauma, mit einer Hodenquetschung beispielsweise, in Zusammenhang gebracht (ROTH [18]). Oft macht erst das Trauma auf den Beginn aufmerksam. Einen solchen Zusammenhang muß man ablehnen, höchstens könnte sich ein derartiger Reiz im Sinne der Förderung der örtlichen oder metastatischen Progredienz auswirken.

Von besonderer Bedeutung ist jedoch der Zusammenhang zwischen Geschwulstentstehung und Kryptorchismus. Letzterer begünstigt offenbar die Neigung zur Tumorbildung, wie zahlreiche Hinweise aus dem Schrifttum erkennen lassen. Einer Zusammenstellung von ROBINSON und ENGLE (19) über 7000 Fälle zufolge betrug der Anteil maligner Tumoren bei abdominalen Hoden 11 %. Von anderen Autoren wurden Geschwulstbildungen bei retinierten Hoden 10- bis 50mal häufiger als bei normal gelegenen gesehen, so daß bereits vielfach die obligate Entfernung der nach der Pubertät nicht deszendierten Testes gefordert wird. Auch bei den erst operativ in das Skrotum verlagerten Hoden sollen Tumorbildungen häufiger sein (s. a. Bd. I, S. 267, 588).

Weibliches Geschlecht
(Turner-Albright-Syndrom, Gonaden-Dysgenesie, Status nach Ovariektomie, Klimakterium, Amenorrhoe)

Im Gegensatz zu der charakteristischen Umformung des Habitus beim Ausfall der Keimdrüsen des Mannes kommt eine solche bei Fehlen der Ovarien nicht zustande. Eine Ausnahme macht lediglich die angeborene Eierstocksaplasie, die nicht so selten ist, wie man bisher annahm, besser gesagt, die Gonadenaplasie, die mit weiblicher Prägung einhergeht.

An der Kieler Universität habe ich eine Reihe solcher Frauen internistisch untersuchen können, bei denen der gynäkologische Befund von der Philipp'schen Klinik erhoben worden war. Nach amerikanischen Autoren, die sich um die Präzisierung dieses Krankheitszustandes besonders verdient gemacht haben, wird es meist Turner-Albright-Syndrom genannt. Erst durch Operation oder Endoskopie des Bauchraumes läßt sich die Agenesie von Ovarien mit Sicherheit feststellen. Die weibliche Prägung erfolgt im intrafötalen Leben, wohl durch die mütterlichen Wirkstoffe. Neben Amenorrhoe und infantilem Habitus bei mangelnder Ausbildung der sekundären Geschlechtszeichen ist ein Zwergwuchs solcher Individuen besonders kennzeichnend. Es fehlt natürlich der Zyklus. Gynäkologisch fällt die Hypoplasie des Genitales auf, im gesamten Status die von der Sexualfunktion abhängige ungenügende Reifung. Der Zwergwuchs ist allerdings nicht obligat. Das Vorkommen einer Osteoporose ist für die Auswirkung etwaiger Traumen bedeutungsvoll. Die Tatsache, daß überhaupt eine sekundäre Geschlechtsbehaarung besteht, bestätigt deren Abhängigkeit von der Nebennierenrindentätigkeit. Nicht selten finden sich gleichzeitig Fehlbildungen, kongenitale Herzfehler, Zahnanomalien usf. Im Gegensatz zum hypophysären Zwergwuchs ist eine sogar vermehrte Gonadotropinabsonderung im Urin vorhanden. Man könnte hier also von einem hypergonadotropen Hypogonadismus oder richtiger Agonadismus sprechen. Die mangelhafte Sexualfunktion beim hypophysären Zwerg oder bei der hypophysären Magersucht wäre demgegenüber ein hypogonadotroper Hypogonadismus. Bei der Ähnlichkeit solcher, die Leistungsfähigkeit für körperliche Arbeit sehr beeinträchtigenden Zwergwuchsformen erscheint eine Differenzierung nicht allein aus pathogenetischen, hier beachtenswerten, sondern vor allem aus therapeutischen Gründen wichtig. – Die Bestimmung der Gonadotropine erlaubt die Trennung der primären und der sekundären Amenorrhoe (HUSSLEIN [20]). Die heute angestrebte Abgrenzung und Deutung der angeborenen und erworbenen Störungen der Gonadenentwicklung mit ihren verschiedenartigen klinischen Ausprägungsformen gewinnt immer mehr an Bedeutung. Es ist wichtig, in gutachtlichen Stellungnahmen bei diesen Krankheitssituationen zu einer möglichst klaren Differentialdiagnose zu kommen, ja überhaupt das Vorliegen einer solchen Störung zu erkennen. Durch den Ausfall der normalen Sexualhormonproduktion sind derartige Menschen meist erheblich in ihrer Leistungsfähigkeit gemindert, sehr häufig findet man eine stark ausgeprägte Osteoporose, eine wenig leistungsfähige Muskulatur und Klagen über allgemeine körperliche Schwäche. Auch die psychische Belastung solcher Individuen durch die vorliegende Störung muß berücksichtigt werden.

Von dem klinischen Bild des Turner-Albright-Syndroms ist ein Krankheitsbild abzugrenzen, bei dem der Sexualdrüsenausfall erst später, aber noch vor der Pubertät einsetzt, und das eine Symptomatologie aufweisen kann, wie man sie sonst beim Eunuchoidismus des männlichen Geschlechts trifft. Über eine eigene Beobachtung dieses seltenen Krankheitsbildes, bei dem eine schwere ausgeprägte Osteoporose im Vordergrund stand, haben wir berichtet (BARTELHEIMER und SCHMITT-ROHDE [21]) (s. a. S. 634).

Eine besondere Schwierigkeit bilden Begutachtungsfragen, die mit radioaktiver und Röntgenstrahlung zusammenhängen. Die Gonaden sind außerordentlich strahlensensibel. Die im Laufe der Zeit an die Keimdrüsen gebrachten Einzeldosen summieren sich und führen nach Beobachtungen im Tierexperiment zu einer Erhöhung der spontanen Mutationsrate. Gegenüber den nicht abgrenzbaren Schädigungen durch kleinere Strahlenmengen, etwa im Verlaufe einer unüberlegt ausgedehnten Röntgendiagnostik, kommen faßbare Veränderungen an den Keimdrüsen praktisch nur bei der Röntgen-Radiumtherapie der Unterleibsorgane zustande. In der Gravidität sind Schädigungen der Frucht nur während einer Bestrahlung innerhalb der ersten 3–4 Monate zu erwarten, wohingegen die Applikation auch höherer Strahlendosen in den folgenden Monaten anscheinend keinerlei schädigende Wirkung erkennen läßt (s. a. S. 752, 776).

Schließlich muß in diesem Zusammenhang noch auf die Möglichkeit der Entstehung von Fruchtschäden und damit verbundenen Mißbildungen vornehmlich durch Infektionskrankheiten – vorzugsweise Viruserkrankungen wie Röteln und Masern – während der ersten Schwangerschaftsmonate hingewiesen werden. Über diese Embryopathien hat besonders BAMATTER (22) berichtet. Zu diesen Möglichkeiten sind in neuerer Zeit noch medikamentöse Einflüsse hinzugekommen (Thalidomidembryopathie).

Störungen der Ovarialfunktion zeigen sich bevorzugt während der Pubertät und im Klimakterium. In der Pubertät werden im einzelnen eine Pubertas praecox, Pubertas tarda, Rhythmusanomalien und juvenile dysfunktionelle Dauerblutung beobachtet. Der Zeitpunkt des Eintritts der Pubertät gemessen an der Menarche wird durch Umweltfaktoren nicht signifikant verschoben (JORES und NOWAKOWSKI [14]). Die künstliche Entfernung der Ovarien auf operativem Wege kann auch einmal Schadensfolge sein.

Sie wirkt sich sehr unterschiedlich aus. In der Zeit des Klimakteriums entspricht das Gesamtbild im allgemeinen dem physiologischen Verhalten. Das würde bedeuten, daß der Verlust nicht zu entgelten wäre. Dasselbe ist in höherem Alter der Fall, wenn nicht örtliche Beschwerden eine andere Beurteilung rechtfertigen. Wird eine Kastration früher notwendig, also in der Zeit der Geschlechtsreife, so können beträchtliche Störungen auftreten. Teils sind diese endokriner Art, beherrscht durch die Enthemmung des Hypophysenzwischenhirnsystems mit entsprechender Entwicklung einer klinischen Symptomatologie, teils sind sie aber auch neurovegetativer Natur, dann oft außerordentlich quälend, mit Wallungen und aufsteigender Hitze, Schwindelzuständen, Kollapsneigung usf. Hier ist die Abhängigkeit vom Zwischenhirn wohl bestimmend. Die Schnelligkeit des Drüsenausfalls ist ebenso von Bedeutung wie ihr Ausmaß. Man wird ja immer versuchen, den Patientinnen einen Teil der Ovarien zu belassen. Aber selbst nach einseitiger Ovariektomie können, oft erst nach längerer Zeit, Amenorrhoe und andere Störungen auftreten. Derartige Begutachtungen erfordern natürlich die Mitarbeit des Gynäkologen.

Das Klimakterium ist, wie schon gesagt wurde, ein physiologischer Zustand. Von einer Krankheit kann man erst sprechen, wenn es in seinem Gefolge zur Entwicklung eines Akromegaloidismus, eines basophilen Pituitarismus mit entsprechender Fettsucht oder Osteoporose, eines Morbus Basedow, eines Myxödems, einer Zuckerkrankheit, vor allem der recht häufigen, nicht renalen Hypertonie oder anderer tiefgreifender Störungen kommt. Dann liegt eben ein pathologisches Klimakterium vor, mit menopausischen oder postmenopausischen Störungen, die sich oft erst lange, bis zu 10 Jahren nach Ausbleiben der Regel ausprägen.

Das ist beachtenswert, da man auch dann noch die Zusammenhangsfrage mit dem Verlust der Sexualdrüsenfunktion bejahen muß. Die Umformung des Individuums kann sehr beträchtlich sein. Oft ist ein ausgeprägter Virilismus vorhanden, sehr häufig ein Morgagni-Syndrom (Hyperostosis frontalis interna, Obesitas und Virilismus). Die nicht selten Kopfschmerzen verursachende Hyperostosis frontalis interna ist so häufig, daß HENSCHEN sie als sekundäres weibliches Geschlechtsmerkmal bezeichnet hat. Manifestationsfördernd ist ohne Zweifel der Ausfall der Sexualdrüsen, auch wenn die am familiären Vorkommen erkennbare konstitutionelle Bereitschaft Voraussetzung zu sein scheint und gelegentlich ein früheres Auftreten bei noch erhaltener Ovarialtätigkeit zustande kam. Eine traumatische Auslösung habe ich nie feststellen oder in der Literatur finden können.

Die klimakterischen Ausfallserscheinungen geben oft Anlaß zu einer Hormontherapie. Da hierbei meist testosteronhaltige Mischpräparate verwandt werden, ist durch sie eine Virilisierung möglich, die zu Schadensersatzforderungen führen kann. Gleiches gilt auch prinzipiell für die Therapie mit allen anabolen Hormonen, die ja chemisch Abkömmlinge des Testosterons sind und in abgeschwächter Form deren virilisierende Wirkung besitzen. Insbesondere kann in der Frühschwangerschaft eine Virilisierung des Fötus mit Ausbildung eines Pseudohermaphroditismus femininus hervorgerufen werden. Durch zugeführte anabole Hormone kann das Tumorwachstum eines Mamma-Karzinoms begünstigt werden.

Zu einem mehr oder weniger schnellen Rückgang der Ovarialfunktion können die verschiedenartigsten Einflüsse führen, Ernährungsstörungen, schwere Infektionen, wie Diphtherie, Typhus, Tuberkulose, Maul- und Klauenseuche. Vergiftungen mit Metallen und Metalloiden sollen allein bei hoher Dosierung die Sexualorgane schädigen. Nikotin und Kokain haben nur eine geringe Wirkung. Schon der Morphiummißbrauch ist imstande, eine Amenorrhoe zu erzeugen. Bei Enzephalitis, multipler Sklerose und Atherosklerose kann es über eine Zwischenhirnschädigung zu einer endgültigen Auslöschung des Ovarialzyklus kommen. Auch nach Abheilung der Enzephalitis kann diese als Restsymptom bestehen bleiben.

Praktisch von außerordentlicher Bedeutung ist die Bewertung von psychischen Belastungen auf die Eierstocktätigkeit. Hierüber verdanken wir STIEVE (23) grundlegende Kenntnisse.

Ein Beispiel für die Auswirkung der Psyche ist fernerhin die eingebildete Schwangerschaft, bei der nicht nur die Menses ausbleiben, sondern auch noch eine durch Tonusänderung im Bauchraum entstehende Vermehrung des Leibesumfanges zustande kommt.

Der außerordentlich große Einfluß der psychischen Faktoren auf die Ovarialfunktionen läßt sich übrigens auch am Krankheitsbild der Anorexia nervosa demonstrieren. Hier findet sich häufig eine Erniedrigung der Gonadotropinausscheidung, die zunächst die LH-, später auch die FSH-Werte betreffen soll.

SCHRIFTTUM: [1] LABHART, A., Klinik der inneren Sekretion. Berlin-Göttingen-Heidelberg 1957 – [2] OVERZIER, C., Acta endocr. (Kbh.) 21, 97 (1956) – [3] JORES, A. und H. NOWAKOWSKI, Praktische Endokrinologie. Stuttgart 1968 – [4] PHILIPP, E., Dtsch. med. Wschr. 1530 (1953); 129 (1958) – [5] MIKULICZ-RADECKI, F. v. und J. HAMMERSTEIN, Münch. med. Wschr. 464 und 506 (1958) – [6] OVERZIER, C., Internist 4, 1 (1963) – [7] HAUSER, Internist 4, 6 (1963) – [8] BARTELHEIMER, H.,

Wien. Arch. inn. Med. 38, 17 und 97 (1944) – [9] BOTELLA LLUSIA, Dtsch. med. J. 10 (1953) – [10] HUSSLEIN, H. und E. SCHÜLLER, Acta Endocr. 28, 11 (1958) – [11] NIKOLOWSKI, W., Dtsch. med. Rdsch. 85 (1950) – [12] JORES, A., Dtsch. med. J. 294 (1953) – [13] REINWEIN, H., in: Lehrb. d. inn. Med. Stuttgart 1952 – [14] JORES, A. und H. NOWAKOWSKI, Praktische Endokrinologie, 3. Aufl. Stuttgart 1968 – [15] BARTELHEIMER, H., Ärztl. Wschr. 1137 (1953) – [16] CURSCHMANN, H., Med. Klin. 16 (1941) – [17] BRESGEN, C., Z. klin. Med. 146, 710 (1950) – [18] ROTH, F., Z. Krebsforsch. 57, 21 (1950) – [19] ROBINSON und ENGLE – [20] HUSSLEIN, H., Wien. med. Wschr. 609 (1953) – [21] BARTELHEIMER, H. und J. M. SCHMITT-ROHDE, »Osteoporose als Krankheitsgeschehen« in: Erg. inn. Med. u. Kinderhk. 454 (1956) – [22] BAMATTER, F. und M. MONNIER, Schweiz. Arch. Neurol. Psychiat. 77, 250 (1956) – [23] STIEVE, H., Z. Sex.wiss. 2, 151 (1950).

Schilddrüse

In der Beurteilung der oft vorkommenden Krankheiten dieser Drüse (siehe hierzu FREYSCHMIDT [60,98]) werden besonders dadurch häufig Fehler gemacht, daß die Analyse ihrer Kausalgenese nicht folgerichtig durchgeführt wird. So kommt es leicht zu nicht indizierten operativen Eingriffen oder anderen erfolglosen Therapieversuchen, auch zu unrichtigen Begutachtungen. Grundsätzlich sind Schilddrüsenkrankheiten ohne und mit Störung der Inkretion zu unterscheiden, d. h. mit verminderter oder erhöhter Abgabe von Schilddrüsenhormon, die sich in der noch zu erörternden klinischen Symptomatologie ausgeprägt haben muß. Eine Dysthyreose ist abzulehnen. Zum anderen ist mit allen klinischen Mitteln, unter besonderer Berücksichtigung der Röntgenologie und der Nuklearmedizin, die Größe der Drüse und deren Auswirkung auf die benachbarten Organe festzustellen, insbesondere, ob und wie weit sie unter das Sternum reicht, die Trachea einengt, die Rekurrensnerven beeinträchtigt und vor allen Dingen, ob auch eine venöse Stauung verursacht wird. Schon mechanisch kann allein die Vergrößerung der Schilddrüse auf diese Weise zu wesentlichen Beschwerden und zur Beeinträchtigung der Leistungsfähigkeit führen. Ein Radiojodstudium kann bei positivem Szintigramm Einblick in die anatomische Situation geben.

Weiterhin ist nach vegetativen Störungen zu suchen, seien sie neurovegetativer Art, dann meist mit erhöhtem Sympathikotonus, oder hormonaler Art, wobei vor allen Dingen nach hypophysären Zeichen, aber auch nach einer Veränderung der Ovarial- oder Nebennierenrindenfunktion zu fahnden ist. Abweichungen der Schilddrüseninkretion können Folge übergeordneter Fehlsteuerung, vom Hypophysenzwischenhirnsystem aus, sein. Aber sie hängen nicht selten auch mit Funktionsänderungen der übrigen Drüsen zusammen. Immer besteht die Aufgabe zu entscheiden, wieweit gerade Schilddrüsenstörungen endogen, konstitutionell erblich begründet sind und wieweit exogene, im einzelnen noch zu besprechende Faktoren mitgewirkt haben. Es genügt nicht, aus dem Grad des erhöhten oder erniedrigten Grundumsatzes auf die Schwere dieser endokrinen Krankheit zu schließen. Richtiger ist es, sie mehr nach der Symptomatologie als nach den bestimmten Ruheumsatzwerten zu beurteilen.

Man ist also nicht berechtigt, allein aus diesem Laboratoriumswert auf den Grad der Schilddrüsenaktivität zu folgern, wie es leider noch vielfach geschieht. Nach Möglichkeit sollte man in einer schwierigen Begutachtung die Bestimmung auch nach einiger Zeit wiederholen. Immer muß die Fehlerbreite des Verfahrens und die biologische Variationsbreite beachtet werden, die bei guter Technik mit $+10\%$ und mit -5% begrenzt ist. Meist wird von dieser Methode zu viel erwartet!

Eindeutiger sagt der Radiojodtest etwas über den Funktionszustand der Schilddrüse aus, besonders bei der Hyperthyreose. Hierbei ist es sogar möglich zu entscheiden, ob das ganze Organ beteiligt ist oder nur ein Teil desselben, etwa ein Adenomknoten. Gerade in diagnostisch schwierigen Fällen, besonders in der Abgrenzung der neurovegetativen Dystonie, kann man auf dieses Verfahren kaum noch verzichten; das gilt sowohl für die therapeutische Indikation als auch für die Differenzierung der gutachtlichen Bewertung. Die Methode hat ferner zur Abgrenzung eines neuen Krankheitsbegriffes geführt, der aktiven oder kompensierten Hyperplasie der Schilddrüse (BILLION, BRIX, FREYSCHMIDT, KREMPIEN und MEHL [1]). Bei noch vorhandenen klinischen Hyperthyreosesymptomen und abklingender Schilddrüsenüberfunktion findet man noch die gesteigerte Speicherung der meist vergrößerten Schilddrüse, aber es fehlt die Abgabe des Wirkstoffes, wie sich aus dem Verlauf der Meßergebnisse schließen läßt. Dadurch ist nicht nur die Beurteilung des Krankheitsbildes richtiger, man erhält auch einen Hinweis, daß Thyreostatika dringend kontraindiziert sind, da ihre Anwendung Anlaß zu einer übermäßigen Strumabildung zu sein pflegt.

Vor allem bei verdeckten oder symptomatisch einseitigen Hyperthyreosen kann der Radiojodtest die wahre Krankheitsursache aufdecken.

Das wurde besonders eindrucksvoll von CHAPMAN (2) gezeigt. In einer kasuistischen Zusammenstellung wird veranschaulicht, daß ständige Oberbauchschmerzen mit häufigem Erbrechen, das ungeklärte Vorhandensein von Störungen an der Gefäßperipherie, die herabgesetzte Digitalisansprechbarkeit einer Herzinsuffizienz, eine ungeklärte Osteoporose, schwere Myopathien mit Abduktorenparese der Stimmbänder sowie enzephalopathische Zustandsbilder, sogar mit Auftreten epileptiformer Anfälle, ursächlich auf einer Hyperthyreose beruhten. So ist die Einbeziehung des Radiojodtestes in die gutachtliche Analyse unerläßlich.

Verletzungen der Schilddrüse sind selten. Seine Lage schützt dieses Organ vor stumpfen Traumen, die durch das obere Sternum und die Halsmuskulatur abgefangen werden. Hinzu kommt, daß diese Drüse infolge ihrer Beweglichkeit leicht ausweichen kann, wie schon VON EISELSBERG (3) betont hat. Quetschungen wesentlichen Grades kommen nur zustande, wenn sie durch eine schwere Gewalteinwirkung von vorn gegen die Wirbelsäule gepreßt wird (STERN [4]). Gefährdeter ist die vergrößerte Schilddrüse, die Struma, je nach ihrem Umfang, ihrer Lage und ihrer Fixation. Übereinstimmend wird betont, daß dann leichter Verletzungen vorkommen. STERN hat solche Einzelbeobachtungen mit Ruptur von Kropfzysten und Zerreißung von Arterien mit Blutungen aufgeführt. Die Zusammenhangsfrage ist dann leicht zu entscheiden.

Unter den Schilddrüsenkrankheiten wären zunächst jene zu besprechen, bei denen die Hormonabgabe nicht gestört ist, bei denen allerdings über kurz oder lang auch Über- oder Unterfunktionssyndrome entstehen können:

a) das Kropfleiden mit oder ohne Knotenbildung in der Struma,

b) die Strumitis,

c) das Schilddrüsenkarzinom.

Bei den Funktionsänderungen wären unter Berücksichtigung sonstiger vegetativer Störungen einander gegenüberzustellen:

d) die Hyperthyreose einschließlich der Basedowschen Krankheit,

e) die Hypothyreose einschließlich Myxödem und Kretinismus.

Das Kropfleiden

Schon physiologisch kommen Vergrößerungen der Schilddrüse vor, ohne daß sich in der Symptomatologie eine Funktionsänderung der Drüse ausprägt. Wenn man vom unkomplizierten Kropfleiden spricht, so soll eine Euthyreose bestehen. Sich in bestimmten Lebensphasen einstellende, meist reversible und nicht sehr erhebliche Umfangsvermehrungen der Thyreoidea findet man beim weiblichen Geschlecht wesentlich häufiger als beim männlichen und zwar in den Zeiten der Leistungssteigerung des Endokriniums, in der Pubertät, vor und zur Zeit der Menses, in der Gravidität, kurz nach der Kastration, im Klimakterium. Von einer krankhaften Veränderung kann man erst dann sprechen, wenn es zu einer wesentlichen Größenänderung und vor allem zu deutlichen inkretorischen Störungen gekommen ist. Der Gutachter wird diese endogene Komponente für die Beurteilung des Entstehungsmechanismus mit zu berücksichtigen haben.

Eine Schilddrüsenvergrößerung hat praktisch immer, wenn sie einen bestimmten Umfang erreicht, mehrere Ursachen. So können sich unter anderem im Sinne einer Kropfbildung auswirken:

1. Endokrine Einflüsse. Sie wurden schon angeführt und bestehen in einer Stimulation durch das thyreotrope HVL-Hormon, die ebenso wie vom Stammhirn kommende, über das Neurovegetativum, besonders den Sympathikus verlaufende Einflüsse (SUNDER-PLASSMANN [5]) leicht Funktionssteigerungen im Gefolge haben. Der Ausfall der Ovarien kann die Enthemmung des Hypophysenzwischenhirnsystems im Gefolge haben, postoperativ oder im Klimakterium. Häufig läßt sich dabei die endogene Neigung zur Kropfbildung durch familiäres Vorkommen nachweisen.
2. Jodmangel als Ursache des endemischen Kropfes. Diese bis vor kurzem allgemein anerkannte Theorie ist in letzter Zeit gelegentlich angezweifelt worden (EUGSTER [6], CANNDELL [7]). JAKOB BAUER und HILPOLTSTEINER (8, 9) haben beim Schulkropf während des zweiten Weltkrieges in großen Zahlen in Niederbayern die langsam wachsenden auf Jod ansprechenden Kröpfe der Einheimischen von den rasch wachsenden jodrefraktären der Eingewanderten unterschieden. Trotzdem kann es wohl keinem Zweifel unterliegen, daß der Jodmangel die Kropfbildung begünstigt. Das berechtigt natürlich nicht zu dem Schluß, daß nun der endemische Kropf schlechthin durch einen solchen verursacht wird. – Verschiedene ursächliche Faktoren können zum gleichen Krankheitsbild führen!
3. Mangel und Einseitigkeit der Ernährung. Von mehreren Seiten ist eine Zunahme der Strumen in den Kriegs- und Nachkriegsjahren beschrieben worden (KROH [10]). Durch verbesserte Ernährung ließ sich der bei Jugendlichen aufgetretene Kropf schnell wieder beseitigen. Bei der Entstehung dürfte auch der Eiweißmangel der Nahrung von Bedeutung sein (RICHARD [11], ZACHER [12], GERHARTZ [13]). Auf einen Partialmangel im Fehlen des Vitamin A, das ebenfalls zur Thyroxinbildung nötig ist, hat besonders HAUBOLD (14, 15) hingewiesen. Er (16) zeigte ferner, daß die soziale Struktur wesentlich sei. Wohlhabende Bauern waren weniger Kropfträger als andere. In Garnisonen und Kasernen erkrankten vor allem die einfachen Soldaten, während die Offiziere frei blieben.
4. Strumigene Noxen führen durch Hemmung der Schilddrüsenfunktion über eine reaktiv vermehrte Thyreotropinausschüttung zur Kropfbildung. Die vielerorts beschriebene Zunahme der Kropfbildung bei Lagerinsassen kann man wohl nicht allein auf die eben genannten Einflüsse beziehen. Seit den Untersuchungen WEBSTERS (17), nach denen bei Tier und Mensch durch einseitige Kohlfütterung Strumen erzeugt werden konnten, mit oder ohne Funktionsänderung der Schilddrüse, die dann zur Entwicklung der Thiouracil-Therapie führten, muß man in solchen Fällen auch an einen derartigen, gelegentlich bei der Begutachtung zu berücksichtigenden Nährschaden denken. Eine noch größere antithyreoidale Wirkung mit Kropfbildung hat die Ernährung mit Rüben gezeigt (ASTWOOD [18]), die aber nach deren Kochen sehr abnimmt. Thioharnstoffabkömmlinge, Aminothiazole, p-Amino-Benzoesäure, Rhodanide, Selenverbindungen und Fluor sind weitere Kropfbildner. Auch Kobalt, das in letzter Zeit gelegentlich zur Anämiebehandlung verwandt wurde, kann die Entstehung von Strumen auslösen (BREIDAHL und FRASER [19]). Fernerhin haben Bohnen, Lin-

sen, Erdnüsse, Karotten und Sojabohnen, Versuchstieren im Übermaß gegeben, Kröpfe verursacht (FERTMANN und CURTIS [20]). Die durch solche Noxen erzeugte Kropfentwicklung beruht auf der Beeinträchtigung der Thyroxinbildung. Entsprechend war sie durch Jod-, besser durch Thyreoidingabe zu verhindern. Die letztgenannten Autoren haben daher den von WAGNER-JAUREGG und KOCH (21) geprägten Satz »mir graut vor Kraut« folgendermaßen abgeändert: »mir graut vor zu viel Kraut und zu wenig Jod.«

5. Trinkwasserverschmutzungs-, Infektions-, Strahlen- und andere etwa geologisch zu suchende Einflüsse haben gegenüber diesen ursächlichen Faktoren einstweilen nur hypothetischen Charakter. Man kann sie nicht in der Begutachtung verwerten.
6. Jodfehlverwertung: Durch Störung in der Jodverwertung und der intrathyreoidalen Hormonsynthese setzt reaktiv über eine Hypophysenstimulation eine Strumabildung ein (JORES und NOWAKOWSKI [22] und EMRICH [23]).

Ein Kropfleiden ist anzuerkennen, wenn die von REINWEIN (24) sehr plastisch geschilderte Symptomatologie vorliegt: Verunstaltung, Druck am Hals, Atem- und Schluckbeschwerden, Klagen über Herzempfindungen und Ermüdbarkeit der Stimme. Man prüfe die Kehlkopfnerven. Ein Horner-Syndrom spricht für eine Sympathikusschädigung. Stridoröse Atmung läßt auf eine Trachealstenose schließen, sie prägt sich häufig erst bei körperlicher Belastung aus. Dann kommt es auch zur Einziehung der Supraklavikular-, der Interkostalräume und des Epigastriums. Die Stauung der Venen und der Lymphgefäße kann bis zum Stokes'schen Kragen führen. Die Gesamtbeeinträchtigung von Atmung und Kreislauf läßt das sogenannte »Kropfherz« entstehen (v. ROMBERG [25]).

Das mäßig vergrößerte Herz neigt dann bei Menschen über dem 40. Lebensjahr zu rheumatischen und anderen Herzkomplikationen, außerdem soll eine Neigung zum Hochdruck entstehen (ROSEN [26]). In der Begutachtung spielt daher der Herzbefund eine wesentliche Rolle. Besonders großen Umfang erreicht der Kolloidkropf mit der meist vorhandenen Knotenbildung gegenüber dem kleineren Parenchymkropf. Man vergesse nicht, genau die Form, durch Umfangmessung die Größe, durch Palpation die Beschaffenheit und die Verschieblichkeit der Struma festzulegen. Das Ausmaß der zitierten Veränderungen entscheidet den Grad der Mind. d. Erwerbsf., der von wenigen Prozenten bis zur Berufsunfähigkeit reichen kann, falls nicht durch operative Maßnahmen Abhilfe geschaffen wird. Von HORST, JORES und SCHNEIDER (27) ist 1960 auf ausgezeichnete Behandlungsergebnisse mit J 131 hingewiesen worden. Auch euthyreote Strumen können ihre Größe um die Hälfte verringern, so daß etwaige Tracheal- oder Venenbeteiligungen wieder zurückgehen.

Gelegentlich wird die Frage auftauchen, ob eine Struma oder ein Adenomknoten durch ein Trauma entstanden ist. In der Regel werden diese schon vorgelegen haben, durch das Unfallereignis wurden sie dem Kranken bewußt. Die Entwicklung eines Adenomknotens dauert länger. Die Möglichkeit, daß in einer zystischen Struma eine Blutung auftritt, wurde bereits erwähnt. Die damit verbundene Anschwellung kann natürlich akut Kompressionserscheinungen verursachen und so zu einer plötzlichen Beeinträchtigung führen, aber nicht zu einer wesentlichen Änderung des Zustandes für die Zukunft.

Thyreoiditis und Strumitis

Die Entzündung der ursprünglich nicht vergrößerten Schilddrüse bezeichnet man am besten als Thyreoiditis. Sie ist noch seltener als die bei vorliegender Struma, die Strumitis. Bei diesen nicht eitrigen Entzündungen sind die akuten Formen von der granulomatösen chronischen Thyreoiditis vom Typ »DE QUERVAIN«, RIEDEL und HASHIMOTO zu unterscheiden. Zwischen ihnen gibt es fließende Übergänge. Daneben kommen eitrige Schilddrüsenmetastasen bei bakteriämischen Erkrankungen, bei der Sepsis, dem Typhus und bei Bruzellosen vor. LABHART (28) macht besonders darauf aufmerksam, daß spontane oder traumatische Blutungen in den Knoten und zentrale Nekrosen wichtige prädisponierende Faktoren darstellen.

Die akute Form der Thyreoiditis kann auf einer Virusinfektion beruhen, zumal Symptome eines grippalen Infektes voranzugehen pflegen, mit katarrhalischen Erscheinungen an den oberen Luftwegen, ebenso wird als Ursache eine Autoaggressionskrankheit diskutiert. Eine neuere Darstellung findet sich bei FEDERLIN, OPPERMANN u. PFEIFFER (29).

Bei Auftreten der Schilddrüsenschwellung kommt es zu plötzlichem Temperaturanstieg, sogar mit Schüttelfrost, mit heftigen Schmerzen, die in die Umgebung ausstrahlen, zu einer Fixierung des Kropfes und zu Schluck- und Sprachstörungen. Nicht selten lassen eine hohe Pulsfrequenz, weite Lidspalten und ein Fingertremor an eine Hyperthyreose denken. Entsprechend findet sich dann gelegentlich eine Steigerung des Grundumsatzes, aber bemerkenswerterweise eine Verringerung der Aufnahme von radioaktivem Jod (BANSI, LEPPIN und LODENKÄMPER [30]). Im akuten Stadium kommt es aber meist nicht zur typischen Ausprägung endokriner Symptome.

BASSALLECK (31) spricht von der Thyreoiditis als zweiter Krankheit im unmittelbaren Anschluß an Infektionskrankheiten, deren Virusnatur wahrscheinlich oder sicher ist. Sie wurde auch nach Gelenkrheuma, Parotitis, Masern und Scharlach beobachtet, so daß ein solcher Zusammenhang wohl anzuerkennen ist. Chronische Formen fanden sich bei der Tuberkulose, bei der Syphilis und der Aktinomykose (SCHLICKE [32]). GOETSCH und KAMNER (33) beschreiben übrigens die Thyreoiditis als keineswegs seltene Komplikation des Morbus Basedow.

Für die Beurteilung der Folgen besonders der akuten Thyreoiditis ist es wichtig, daß gelegentlich eine echte Hyperthyreose beobachtet wurde, häufiger jedoch das Gegenteil, ein Myxödem (s. a. S. 634 f.).

Schilddrüsenkarzinom

Wie schon GOETSCH (33) auf Grund seiner umfangreichen Untersuchungen betont hat, ist ein Trauma als Ursache in den allermeisten Fällen abzulehnen. Nach den heutigen Kenntnissen über solche Zusammenhänge wird man sich wohl immer so entscheiden und dieses auch nicht als Teilursache zugestehen. Exogene Einflüsse wären hier gutachtlich zu berücksichtigen, wenn die Entstehung einer vorangegangenen benignen Struma zu beurteilen ist (vgl. Bd. I, S. 230).

Immer wieder wird nämlich betont, daß Schilddrüsenkarzinome fast nur bei Kropfträgern vorkommen. JACKSON (34) stellte fest, daß 90% dieser Karzinome aus präexistenten Adenomen hervorgehen. Zu ähnlichen Ergebnissen kam FUCHS (35) bei Untersuchungen in Bayern: Kropf und Kropfkrebs ständen in enger Beziehung zueinander. Ebenso sagen BERARD und DUNETT (36), daß die Landkarte der Struma maligna die des endemischen Kropfes sei. EICKHOFF (37) betont das besondere Befallensein der jüngeren Jahrgänge und des weiblichen Geschlechtes. Im Szintigramm sind besonders die uninodulären »kalten« (nicht radioaktives Jod speichernden) Schilddrüsenknoten malignomverdächtig.

Immer wieder wird die Frage aufgeworfen, ob die Radiojodtherapie zur Karzinombildung führen könne. Da in den 15 Jahren ihrer Anwendung bisher noch niemals das Auftreten eines Schilddrüsenkrebses beobachtet wurde (BLOMFIELD u. Mitarbeiter [38], CHAPMAN [2]), muß man BILLION (39) wohl recht geben, wenn er sagt, daß das Risiko dieser Therapie nicht größer als das der Operation sei. Zu denken geben aber tierexperimentelle Beobachtungen von DONIACH

(40) und FREEDBERG und Mitarb. (41), die bei Ratten nach unphysiologisch hohen Dosen von Radiojod solche Karzinome entstehen sahen. CHAPMAN u. Mitarb. (42) stellten sie häufiger fest, wenn so behandelten Tieren noch Thyreostatika gegeben wurden, nämlich bei 5 von 20 Tieren. Bei der Suche nach ätiologischen Faktoren eines Schilddrüsenkarzinoms wird man sich an diese Versuche erinnern müssen.

Hyperthyreose

Die sehr häufig vorkommenden Zustände von Schilddrüsenüberfunktion stellen keine einheitliche Krankheit dar. Nicht allein die Heraushebung des klassischen Morbus Basedow, die zeitweilig dazu geführt hat, diesen als pathogenetisch einheitliches Bild den übrigen Hyperthyreoseformen gegenüberzustellen, wäre hier zu erwähnen. Man findet alle Übergänge von der noch im Bereich der physiologischen Variationsbreite liegenden Betonung der Schilddrüse, etwa im B-Typ VON BERGMANNS, über sich manchmal noch leistungsfördernd auswirkende leichtere Hyperthyreosen bis zu jenen schweren Krankheitsbildern, bei denen die Kreislaufstörungen, die Herzmuskel- und die Leberschädigung, die extrem gesteigerten neurovegetativen Abweichungen oder der Exophthalmus mit seinen Folgen sich erheblich, ja bis zur vitalen Bedrohung auswirken, besonders wenn die thyreotoxische Krise droht. Zur exakten Diagnostik sollte auch hier das Radiojodstoffwechselstudium durchgeführt werden. Durch Belastung mit Trijodthyronin und Bestimmung der Hormonjodphase lassen sich Überfunktionszustände exakt erfassen.

Bei der Basedowschen Krankheit liegt, wie schon CHVOSTEK (43) gezeigt hat, ein pluriglanduläres Syndrom vor, für das eine partielle HVL-Überfunktion besondere Bedeutung besitzt, für das auch eine vom übergeordneten Stammhirn kommende Fehlsteuerung (VEIL und STURM [44]) verantwortlich sein kann. Auch für die Begutachtung ist es wichtig, erst einmal eine Analyse nach jenen Gesichtspunkten vorzunehmen, die zur Aufstellung der Hyperthyreose als Regulationskrankheit geführt haben. Man wird den tatsächlichen Verhältnissen erst gerecht, wenn man sich nicht allein auf die Betrachtung der gesteigerten Schilddrüsenfunktion mit ihren Konsequenzen beschränkt, sondern das gesamte vegetative System in seinem neurovegetativen und hormonalen Teil untersucht und beurteilt, etwa unter Zugrundelegung der von F. HOFF (45) aufgestellten Funktionskreise. Nicht minder wesentlich ist es, die einzelnen Stoffwechselstörungen zu erfassen, wie sie nicht nur im Gasaustausch, sondern auch im gesamten Bau- und Energiestoffwechsel auftreten. Abwandlungen des Eiweiß-, Lipoid-, und Kohlenhydrathaushaltes lassen sich ebenso nachweisen wie solche im Mineral- und Wasserumsatz. Die Vielgestaltigkeit der Änderungen ist imponierend.

Hat man die Bedeutung der vegetativen Umstellung erfaßt, so wird man auch geneigt sein, die psychischen Einflüsse mit zu bewerten. Sieht man etwa die Darstellung von E. STERN (46) in seiner Monographie über die traumatische Entstehung innerer Krankheiten durch, so kann man sich allerdings dem Eindruck nicht verschließen, daß sie überbewertet wurden, auch noch nach den Grundsätzen, die LINIGER und MOLINEUS (47) aufstellten.

Je später die Erkrankung nach dem Unfall auftritt, um so unwahrscheinlicher ist ein Zusammenhang. REINWEIN (48) gibt hierfür eine Spanne bis zu etwa 1 Monat an, 3 Monate dürften wohl das weiteste zu berücksichtigende Intervall sein. Eine wesentliche Verschlimmerung durch einen geeigneten Unfall erkennen LINIGER und MOLINEUS an, wenn diese eklatant, rasch eintretend und verlaufend ist. Diese klaren Richtlinien behalten ihre Geltung, auch was die Beurteilung eines psychischen Ereignisses anlangt, für das EICKHOFF (49) fordert, daß es den Grad der Todesangst erreicht haben muß. Darüber hinaus ist es jedoch notwendig, noch andere Faktoren genügend zu berücksichtigen, organische Zwischenhirnschäden, endokrine, noch näher zu besprechende Störungen, Jodüberangebot, alimentäre Einflüsse und bestimmte Intoxikationen.

Voraussetzung zur Entstehung einer krankhaften Schilddrüsenüberfunktion ist in der Regel die konstitutionell, oft familiär und erbmäßig erkennbare Bereitschaft.

H. MARX (50) hat in seinem Handbuchartikel hierüber existierende Beobachtungen gesammelt. MARTIN und R. A. FISCHER (51) fanden einen rezessiven Erbgang. Immer hat eine Auseinandersetzung darüber zu erfolgen, wie hoch dieses endogene Moment gegenüber exogenen Einflüssen zu bewerten ist. Hierbei sollte man sich bemühen, möglichst eindeutige, etwa durch frühere Photos oder durch Untersuchung von Blutsverwandten zu schaffende Grundlagen anzuführen. Von größtem Nutzen sind natürlich frühere Untersuchungsergebnisse des zu Begutachtenden, wobei Kreislaufbefunde, das Vorhandensein einer Struma, anamnestische Angaben über vegetative Störungen, Hyperthermien, Nervosität, Haarausfall u. dergl. besondere Bedeutung haben. Erst wenn man so die Ausgangslage festgestellt hat, kann man die Auswirkung einer erfolgten Schädigung richtig beurteilen.

Häufig ist nicht nur eine Ursache als richtunggebend für den Krankheitsablauf anzuschuldigen.

Das überwertige Schreckerlebnis wird in jenen Lebensphasen, die, wie früher aufgeführt, mit einer Schilddrüsenvergrößerung einhergehen, in denen ohnehin eine Neigung zur Entwicklung einer Überfunktion vorliegt, in der Pubertät, im Klimakterium, in der Gravidität oder Laktation beispielsweise, eher krankmachend wirken. Dasselbe könnte für eine Stammhirnschädigung gelten. Es wird sich bei einem vegetativ stigmatisierten Individuum leichter so auswirken als bei einem robusten. Dabei kann man solche Faktoren nicht einfach in ihrem Ausmaß addieren, sie verflechten und begünstigen sich, so daß unter Umständen eine relativ geringe Noxe letzthin die Krankheit auslöst (s. a. S. 199).

Versucht man nun, im einzelnen die maßgeblichsten äußeren Momente nebeneinanderzustellen, so wäre zuerst die schon herausgehobene psychische Beeinflussung zu besprechen. Die meisten Autoren fordern, wie schon gesagt wurde, ein ausgesprochenes und ganz ungewöhnliches Schreckerlebnis.

REINWEIN gibt in der letzten Auflage des Handbuches von FISCHER-MOLINEUS ein solches Beispiel, bei dem eine junge Frau erlebte, wie ihr Mann 2 Tage nach der Hochzeit Suizid verübte und wie sich dann bei ihr eine klar gegenüber dem Vorbefund abgrenzbare Krankheit entwickelte. Weitere Beobachtungen veröffentlichten SIDZ und WHITEHORN (52), wobei sie das auslösende Moment mehrfach in der Aufhebung von Partnerbeziehungen sahen. GRAFE (53) schreibt, indem er zur Existenz eines Kriegsbasedows Stellung nimmt, daß dieser außerordentlich selten sei, daß aber hochgradige psychische Traumata, wie sie gerade der Krieg mit sich bringt, eine auslösende Rolle spielen können. Er bejahe sie bei Frontkämpfern fast immer und verneine sie im allgemeinen beim Etappen- und Heimatheer. Voraussetzung ist allerdings auch in solchen Fällen eine konstitutionelle Grundlage (PANSE [54]). Daß ein derartiger Zusammenhang sehr selten sei, wird auch von HOFF (55), BANSI (56) und GATTIG (57) hervorgehoben. Sicher werden gerade hier oft Ursache und Wirkung verwechselt. Das gilt noch mehr, wenn länger dauernde psychische Spannungen bestehen, die SIEBECK (58) kaum je bei seinen Basedowkranken vermißt hat. Die von ihm vertretene Ansicht, daß Konflikte, die langdauernd sind, wichtiger seien als eine akute Erregung des vegetativen Systems, ist schon früher von REICHARDT (59) abgelehnt worden, der die Konfliktsituation als Ursache nicht anerkannte. Immerhin wird man Zwischenformen einer wiederholten existentialen

Bedrohung als wesentliche Ursache nicht immer ablehnen können. Wichtig ist gerade hier die Abgrenzung gegenüber Psychoneurosen und neurovegetativen Störungen (FREYSCHMIDT [60]).

Für den Gutachter bleibt die Tatsache, daß schon die Erfahrungen des ersten und dann auch die des zweiten Weltkrieges eine Zunahme der Hyperthyreose und der Basedowschen Krankheit haben vermissen lassen, wegweisend. Die Bejahung eines Zusammenhanges wird die extreme Ausnahme bleiben, sie kann nur nach den anfangs angeführten Richtlinien erfolgen.

Zu solchen Hyperthyreosen vom zentral-nervösen Typus BERNHARTS (61) gehören auch die durch organische Stammhirnschädigungen ausgelösten, wobei eine Enzephalitis, eine toxische Schädigung der Hirnsubstanz und ein direktes Unfalltrauma in Frage kommen.

Auch hierfür bringen vor allen Dingen VEIL und STURM eine umfangreiche Kasuistik. Sie verzichteten dabei meist auf die Forderung eines unmittelbaren zeitlichen Zusammenhanges und sammelten statt dessen weitere Stammhirnsymptome, Parkinsonzeichen, Schlafsucht, Stoffwechselstörungen, Persönlichkeitsveränderungen u. a. Dabei schrieben sie auch Fokalinfekten mit zentraler Auswirkung, etwa Stumpfeiterungen bei Amputierten, größere Bedeutung zu. Ihre so weit gefaßten Annahmen sind vielfach auf Widerspruch gestoßen. Besonders BODECHTEL und SACK (62) haben bei 2000 Hirnverletzten keine entsprechenden Befunde erheben können. HOFF hat sich unter grundsätzlicher Anerkennung dieser Möglichkeit gegen eine derartige Verallgemeinerung gewandt. Es wäre falsch, aus einer solchen Kritik heraus den zentralen Morbus Basedow und die zentrale Hyperthyreose ganz abzulehnen. Unter vielen anderen hat sich SCHITTENHELM (63) auf Grund großer Erfahrungen für dessen Existenz eingesetzt. Das praktische Problem liegt darin, die Wahrscheinlichkeit eines Zusammenhangs nachzuweisen, was bei Vorliegen eines regelrechten Ausgangsbefundes und bei Gegebenheit des zeitlichen Zusammenhangs nach den in den vorigen Absätzen erwähnten Grundsätzen am besten möglich ist. Schwierig und vieldeutig wird diese Frage erst bei größerem zeitlichem Abstand, dann kann man nicht auf den Nachweis von Brückensymptomen verzichten (s. a. S. 24).

Die Enzephalitis kann bereits im floriden Stadium zur Hyperthyreose führen; ebenso wie VEIL und STURM habe ich bei Fleckfieber während des letzten Krieges solche Beobachtungen machen können. DE GENNES und Mitarb. (64) haben die gleichzeitige postenzephalitische Entwicklung eines Basedows mit einem Parkinson auch als Hinweis der zentral-nervösen Ätiologie anerkannt. BROGLIE (65) beschrieb nach Auswertung der umfangreichen Literatur drei Fälle, in denen er eine Neurolues als Ursache ansah.

Ähnlich können zentral angreifende Gifte (Kohlenoxyd, Blei, Quecksilber) zu gleichen Wirkungen führen. Neuerdings haben u. a. ALMGREN (66), PAILLAS und BOUDOURESQUES (67) die Zusammenhangsfrage bejaht.

Durch die Sammlung einer Fülle mehr oder weniger überzeugender Beobachtungen wurde so die Möglichkeit dargetan, daß sich eine Schädigung des Zwischenhirns, sei es mittels des Hypophysenvorderlappens oder über das periphere neurovegetative System, derart auf die Schilddrüse auswirkt, daß es zur Hyperthyreose bis zum Morbus Basedow kommen kann. In praxi ist es notwendig, im Einzelfall den Wahrscheinlichkeitsbeweis zu erbringen, daß die angeschuldigte Ursache tatsächlich zu einer derartigen zentralen Fehlsteuerung geführt hat. Hierzu muß der schädigende Einfluß nicht nur einen erheblichen Grad erreicht haben, eindeutig muß ein zeitlicher Zusammenhang vorliegen, gegebenenfalls durch Brückensymptome gesichert.

Mit welcher Kritik diese Frage zu entscheiden ist, zeigen am besten jene Fälle, bei denen ein Schädeltrauma angeschuldigt wird, das eine Contusio cerebri, vielleicht genügt auch manchmal eine Commotio, hervorgerufen haben muß. Die Schwere der Gewalteinwirkung, die nach Art und Richtung geeignet war, das Zwischenhirn zu treffen, soll u. a. aus erwiesener Bewußtlosigkeit, zumindest aus der Notwendigkeit zur Inanspruchnahme eines späterhin zur Begutachtung mit heranzuziehenden Arztes hervorgehen. Trotzdem bleibt die Entstehung einer Stoffwechselstörung in solchen Fällen eine seltene Ausnahme. Jede Anerkennung ist sorgfältig zu begründen.

Änderungen im Endokrinium, die zur Hyperthyreose führen, sind vor allem in einer Überfunktion des Hypophysenvorderlappens zu suchen (s. a. S. 595).

Die enge Beziehung zum Zwischenhirn kommt schon in dem Begriff des Hypophysenzwischenhirnsystems zum Ausdruck. Auf Grund klinischer und experimenteller Erfahrungen kann es wohl keinem Zweifel unterliegen, daß die übermäßige Absonderung des thyreotropen Hormons die Schilddrüse bis in ein pathologisches Stadium hinein stimulieren kann. So verwundert es nicht, daß mit bemerkenswerter Häufigkeit sowohl bei der Akromegalie wie beim Morbus Cushing Hyperthyreosen beobachtet wurden. In gutachtlicher Hinsicht hat ein derartiger Auslösungsmechanismus geringere Bedeutung, da gerade diese Hypophysenstörungen nur selten durch exogene Einflüsse zustande kommen (s. a. S. 591 ff.).

Wichtiger ist dieser Weg, wenn er sekundär bei Ausfall der Ovarien nach ihrer operativen Entfernung oder im Klimakterium, gelegentlich schon bei ovarieller Insuffizienz, zu einer Enthemmung des Hypophysenzwischenhirnsystems führt. SCHOLDERER (68) aus der KATSCH'schen Klinik hat dann von sekundären Hyperthyreosen gesprochen, die Franzosen von Hyperthyreoidie d'origine ovarienne. Daß solche Funktionsänderungen der Schilddrüse häufig larviert verlaufen, wurde von M. FISCHER (69) gezeigt. Schilddrüsenstörungen in und nach der Klimax werden oft nicht erkannt; das ist nicht nur deswegen bedauerlich, weil sie therapiedankbar sind, sondern auch, weil sie diese Frauen in somatischer und psychischer Hinsicht in ihrer Leistungsfähigkeit wesentlich beeinträchtigen (s. a. S. 623).

Autoren, die Infekte für die Entstehung einer Hyperthyreose verantwortlich machen, vermuten eine Wirkung derselben auf das Hypophysenzwischenhirnsystem, aber auch auf die Schilddrüse selbst. Ihre Schlußfolgerungen überzeugen nicht.

Daß die hohe Jodgabe zunächst die Thyreotoxikose günstig beeinflußt, sie aber bis zum nachfolgenden Basedow verschlimmern kann, ist eine allgemein bekannte Erfahrungstatsache. Aber die Jodüberdosierung führt nur bei manchen Individuen zur Hyperthyreose, bei jenen, die eine konstitutionelle Bereitschaft besitzen. Frauen sind besonders gefährdet. Bei ihnen findet sich ja sowieso die Basedowsche Krankheit bis zu 10mal häufiger als bei Männern. Die Bezeichnung Struma basedowificata sagt schon, daß erst die Jodgabe aus der einfachen Struma eine Basedowstruma gemacht hat. Für die Begutachtung, etwa im Wehrdienstbeschädigtenverfahren, ist es dabei wichtig, den Ablauf der Symptomatologie genau festzulegen. Allein der erhöhte Jodgehalt der Luft begünstigt die Entstehung der Hyperthyreose, wie ihre geographische Verteilung, ihre Häufung im Ostseeraum, zeigt. Nach unseren Greifswalder Beobachtungen waren an die See versetzte Träger eines Kropfes besonders gefährdet. So erkrankten auf diese Weise Soldatenfrauen, die aus Gebieten mit endemischem Kropf kamen, auffällig häufig.

Ein abnormer Eiweißgehalt der Nahrung begünstigt die Entstehung einer Hyperthyreose. Abmagerungskuren mit und ohne Thyroidinanwendung können sie ebenfalls auslösen (LABHART [28]).

Die Dauerbewertung der Schilddrüsenüberfunktion ist dadurch leichter geworden, daß in einem ungeahnten Maße therapeutische Verfahren entwickelt wurden. Die Operation wurde zwar nicht überflüssig, aber die medikamentöse thyreostatische Behandlung, Radiojodtherapie und manchmal auch nach pathogenetischen Grundsätzen modifizierte Behandlungswege gestatten es fast immer, Berufsunfähigkeit und Erwerbsunfähigkeit zu beseitigen oder bei geringeren Graden die Mind. d. Erwerbsf. noch weiter zu verkleinern. Lediglich der Herzschaden ist bei zu spätem Eingreifen nicht mehr genügend ausgleichbar, ganz besonders bei älteren Menschen. Sein Ausmaß geht keineswegs immer der Grundumsatzerhöhung parallel. Ebenso ist oft die Besserung des Exophthalmus begrenzt.

Dieser wird durch ein Zuviel von Thyreotropin verursacht (VEILHAGEN [70]), durch einen eigenen, eng damit verknüpften Wirkstoff, die Exophthalmus produzierende Substanz EPS (DOBYUS [71], SLOAN [72] u. a.). Dieser kann infolgedessen auch bei fehlender Hyperthyreose, bei normalem Grundumsatz auftreten, wenn nämlich nur die Hypophysenstörung zur Ausprägung gelangt (SAUTTER [73], MEDINE [74]). Bekannt ist die Entstehung eines Exophthalmus nach operativer Schilddrüsenresektion durch reaktive Mehrproduktion von TSH und gleichzeitig EPS (HORST, SAUTTER und ULLERICH [75]).

Die bei der Hyperthyreose vorkommende, von uns (76) besonders beachtete Osteoporose kann sich naturgemäß erst nach mehreren Monaten rückbilden. Ebenso hat sich STEYER (77) aus der Bürger'schen Klinik mit dieser ausgiebig befaßt, er fand sie fast nur bei Frauen. Besonders wies er darauf hin, daß ihr Ausmaß nicht der Grundumsatzsteigerung parallel ging. BARTELHEIMER und SCHMITT-ROHDE (78) haben hervorgehoben, daß bei Vorhandensein einer Osteoporose bei Hyperthyreose meist ein komplexeres endokrines Syndrom vorliegt (s. a. S. 623).

Hypothyreose

Myxödem und besonders Hypothyreosen geringerer Grade sind keine seltenen Krankheiten mehr. Ich finde sie unter den Kranken meiner Klinik fast ebenso häufig wie Hyperthyreosen.

Daß die Hypothyreose zugenommen hat, schreibt auch REINWEIN (79). Ursache dieser Verschiebung dürfte u. a. die Auswirkung der kriegs- und nachkriegsbedingten langjährigen Hungerzeit sein, die zum Sparumsatz führte, bei dem auch im Versuch die Verringerung des Sauerstoffverbrauches nachzuweisen war. Diese Beobachtung wurde in Deutschland wohl überall gemacht, ebenso wie in anderen Ländern, in denen es zu den gleichen Nahrungseinschränkungen kam. Frauen sind, ähnlich wie bei der Hyperthyreose, weitaus am meisten betroffen, vor allem im Rückbildungsalter. Diese Feststellungen sind für den Gutachter wichtig. Sie werden ihn bei der Behauptung einer sonst angeschuldigten Schädigung vorsichtiger sein lassen. WETZEL (80) erwähnt, daß ein großer Teil durch Eiweißmangel geschädigter Kriegsgefangener myxödematöse Züge geboten habe, aber die Entwicklung eines dauernden Myxödems war eine ausgesprochene Seltenheit. Für die leichte Ausprägung der Hypothyreose liegen die Verhältnisse aber offenbar anders. Auf die Bedeutung einer vorausgegangenen Thyreoiditis als Ursache für eine Hypothyreose ist hinzuweisen (s. a. S. 629, 698).

In der Symptomatologie, auf die nicht näher eingegangen werden kann, sind vor allen Dingen die trockene Haut, der typische Fett- und Wasseransatz, das müde Aussehen, das dicke, glanzlose Haar, Kreislaufveränderungen wie Bradykardie und Myokardinsuffizienz, Obstipation oder Anämie und im Intermediärstoffwechsel Hypercholesterinämie sowie die Neigung zur Hypoglykämie wegweisend. Die Verringerung der Leistungsfähigkeit ist erheblich, wegen ihrer langsamen Entstehung wird sie oft dem Betroffenen erst spät bewußt. Eine Besonderheit in ihrem klinischen Bild bedeutet das Vorhandensein einer hypothyreotischen Myopathie (JESSERER und BLACIZEK [81]), die mit einer Tonuserhöhung bis zur Krampfneigung der Muskulatur verbunden sein kann.

Die Grundumsatzbestimmung soll nur eine Bestätigung darstellen; graduell ist sie ebenfalls nur begrenzt auswertbar. Der Radiojod-Test dürfte immer in Zweifelsfällen indiziert sein, vor allem dann, wenn man an einen Hypometabolismus ohne Hypothyreose denkt. Außerdem kann im Radiojod-Test kombiniert mit einer TSH-Stimulation die Differentialdiagnose zwischen primärer (Ursache in der Schilddrüse) und sekundärer (Ursache in der Hypophyse) Hypothyreose erfolgen. Im wesentlichen ist die Diagnose aus dem Klinischen zu stellen.

Oft finden sich als mehr oder weniger maßgebliche Ursache die gleichen Faktoren, die zur Hyperthyreose führen. Das erklärt sich vor allem dadurch, daß als ganz allgemeines endokrinologisches Prinzip der anfänglichen zentral ausgelösten Funktionssteigerung häufig die Erschöpfung der peripheren Inkretdrüse folgt.

Aus der Wandlung der klinischen Zeichen läßt sich bei aufmerksamer Analyse ein solcher inkretorischer Funktionswechsel ableiten. Oft ist allerdings die anfängliche Plusentgleisung nicht so deutlich oder flüchtig, während die Minusentgleisung dann den mehr oder weniger progredienten Dauerzustand bildet. So kann die Hypothyreose beim Akromegalen oder beim Cushing-Kranken, zuweilen auch bei dienzephaler Auslösung, zustande kommen. Krankheitsbestimmend wäre also die Verringerung der Belastungsfähigkeit der Thyreoidea, also letzten Endes ein konstitutionelles Moment. Man könnte dann von einem hyperthyreotropen Hypothyreoidismus sprechen. Ungenügend ist die Ausschüttung des thyreotropen Hormons bei der Simmonds-Kachexie, beim hypophysären Zwergwuchs, beim Sheehan-Syndrom (BARR [82]), auch einmal, wie BONNIN (83) berichtet, nach epidemischer Enzephalitis. Tritt die Schilddrüsenunterfunktion besonders in Erscheinung, so würde sie als hypothyreotroper Hypothyreoidismus zu kennzeichnen sein. Wie sehr familiär nachweisbare Voraussetzungen gerade für hierher gehörige Krankheitsverläufe von Bedeutung sind, hat schon HANS CURSCHMANN (84) unter Hinweis auf gleiche Beobachtungen von HERTHOGE u. Mitarb. (85) gezeigt. Wichtig ist die Kopplung mit anderen endokrinen, aber auch mit Degenerationssyndromen. Dann ist es besonders schwer, die endogenen von den exogenen Komponenten zu trennen.

GRAFE schreibt, »klar ist die Situation nur bei Halsschüssen, die die Schilddrüse getroffen haben und bei denen direkt oder indirekt durch die Folgen einer notwendigen Operation erhebliche Verluste an Drüsengeweben eingetreten sind«. Das postoperative Myxödem ist leider gar nicht so selten, besonders wenn es zu Eiterungen nach dem Eingriff kam. Aber auch die Röntgenbestrahlung der Schilddrüse schädigte früher, als man noch nicht so große technische Erfahrungen besaß, nicht selten die hyperthyreotische Schilddrüse zu stark (REINWEIN, F. HOFF u. a.). Das gleiche gilt für die Radiojodtherapie (RICHARD [86]). Meist tritt die Hypothyreose dann 4 Monate nach der Behandlung auf, bis zur Entwicklung eines ausgeprägten Myxödems können aber auch Jahre vergehen. Die Häufigkeit eines solchen Zwischenfalles wird zwischen 1 % und 12 % angegeben (BILLION [39] u. a.).

Auch thyreostatische therapeutisch angewandte Substanzen vermögen nicht nur einen Kropf, sondern auch ein Myxödem zu erzeugen. Die Entstehung eines hypothyreotischen Kropfes wurde zuweilen auch nach PAS-Medikation gesehen (HAMILTON [87], BANSI [88], HEUMANN [89], KÜHNAU [90]) sowie nach Cortison- und ACTH- (FREEDBERG [41], FREDERICKSEN [91], SOLOMON [92]), ebenso nach Sulfonamid-Gaben (KOMROVER [93]).

Bei der Besprechung der Strumitis wurde bereits darauf hingewiesen, daß nicht selten auch ihre Folge eine Hypothyreose ist. In allen Situationen, die zur Drüsenschädigung führen, kann das Intervall bis zur Entwicklung eines Myxödems Jahre betragen. Immerhin sollte man versuchen, auch dann die Kontinuität zu erweisen. Das Kropfleiden geht in etwa 10 % mit einer verringerten Schilddrüsentätigkeit einher (PARADE [94] u. a.) (s. a. S. 629).

Leicht verkannt und dann gelegentlich unseligerweise operativ entfernt wird die von PECENKOVIC (95) kürzlich näher bearbeitete Struma sublingualis, die sich bei Jodmangel, aber auch bei Fehlen einer physiologisch liegenden Schilddrüse besonders vergrößert und störend in der Mundhöhle entwickelt. In solchen Fällen gibt der Radiojodtest Aufschluß, ob sich an normaler Stelle noch ausreichend Schilddrüsengewebe befindet.

Psychische Einflüsse als Ursache eines Myxödems werden allgemein abgelehnt. Immerhin wäre es denkbar, daß eine emotionell ausgelöste Hyperthyreose allmählich in ein solches übergeht. Gerade dann ist aber wohl die konstitutionelle Komponente ausschlaggebend.

Nach dem anfangs Gesagten verwundert es nicht, daß nach Zwischenhirnschädigungen, durch Enzephalitis oder CO-Vergiftung beispielsweise, auch Hypothyreosen beobachtet werden (SCHÖNEBERG [96], BONNIN und MORETTI [97] u. v. a.). Ähnlich dürfte beim Ausfall der Sexualdrüsen über die Enthemmung des Hypophysenvorderlappens mit vermehrter Thyreotropinbildung und später resultierendem Versagen der überbeanspruchten Schilddrüse ein solcher Ablauf verständlich werden. Eine derartige Entwicklung könnte gelegentlich einmal auch dem Gutachter vorgelegt werden (s. a. S. 595).

Der Kretinismus dürfte hier ohne Bedeutung sein. REINWEIN macht darauf aufmerksam, daß dann die Wachstumsstörungen und die Auswirkung auf die Persönlichkeit meist so groß sind, daß solche Individuen in gebräuchlichem Sinne praktisch niemals arbeitsfähig werden.

SCHRIFTTUM: [1] BILLION, H., J. BRIX, P. FREYSCHMIDT, J. KREMPIEN und H. G. MEHL, Klin. Wschr. 23 (1955) – [2] CHAPMAN, E. M., Medizinische 1 (1956) – [3] EISELSBERG, V. zit. nach R. STERN, Über traumatische Entstehung innerer Krankheiten. Jena 1930, S. 566 – [4] STERN, R., Traumatische Entstehung innerer Krankheiten. Jena 1930 – [5] SUNDER-PLASSMANN, P., Sympathikus-Chirurgie. Stuttgart 1953 – [6] EUGSTER, J., Schweiz. med. Wschr. 158 (1952) – [7] CANNDELL, J. e P. PINDACHS, Enfermedades de Tiroides. Barcelona 1950 – [8] BAUER, J., Med. Klin. 530 (1952) – [9] BAUER, J. und HILPOLTSTEINER, Endokrinologie, 28, 260 (1951) – [10] KROH, F., Dtsch. med. Rdsch. 1257 (1949) – [11] RICHARD, M., Wien. med. Wschr. 511 (1952) – [12] ZACHER, K., Zbl. Chir. 74, 1020 (1949) – [13] GERHARTZ, H., Verh. Dtsch. Ges. Path. 284 (1950); 2. Symp. Dtsch. Ges. Endokr. 178 (1955); ASTWOOD, J. clin. Endocr. 9, 1069 (1950) – [14] HAUBOLD, H., Münch. med. Wschr. 329, 429 (1950) – [15] BUKATSCH, F., H. HAUBOLD und F. LACHNER, Münch. med. Wschr. 450 (1951); HAUBOLD, H. und F. LACHNER, Ärztl. Forsch. 34 (1951) – [16] HAUBOLD, H., Med. Klin. 353 und 388 (1950) – [17] WEBSTER, CHESNEY and CLAWSEN, Bull. John Hopkins Hosp. 43, 261; 43, 278 – [18] ASTWOOD, E. B., Ann. intern. Med. 30, 187 (1949); GREER, M. A., M. G. ETTLINGER and E. B. ASTWOOD, J. clin. Endocr. 9, 1069 (1950) – [19] BREIDAHL, H. and R. FRASER, Proc. roy. Soc. Med. 48, 1026 (1955) – [20] FERTMANN, M. B. and G. M. CURTIS, J. clin. Endocr. 11, 1361 (1951) – [21] WAGNER-JAUREGG, KOCH, zit. nach 18 – [22] JORES, A. und H. NOWAKOWSKI, Praktische Endokrinologie. 3. Aufl. Stuttgart 1968 – [23] EMRICH, D., Med. Klin. 59, 1409 (1964) – [24] REINWEIN, H., im: Lehrb. d. inn. Med. Stuttgart 1952 – [25] ROMBERG, V., zit. nach Matthes-Curschmann: Differentialdiagnose innerer Krankheiten. Berlin-Göttingen-Heidelberg 1947 – [26] ROSEN, S. H., US Arm. Forc. med. J. 2, 1593 (1951) – [27] HORST, W., A. JORES und C. SCHNEIDER, Dtsch. med. Wschr. 85, 623 (1960) – [28] LABHART, A., Klinik der inneren Sekretion. Berlin-Göttingen-Heidelberg 1957 – [29] FEDERLIN, OPPERMANN und PFEIFFER, Dtsch. med. Wschr. 90, 247 (1965) – [30] BANSI, H. W., W. LEPPIN und H. LODENKÄMPER, Dtsch. med. Wschr. 85, 693 (1960) – [31] BASSALLECK, H., Med. Klin. 925 (1950); Dtsch. med. Wschr. 466 (1951) – [32] SCHLICKE, C. P., Arch. Surg. 63, 426 (1951) – [33] GOETSCH, E. and KAMMER, J. clin. Endocr. 15, 1010 (1955) – [34] JACKSON, zit. nach Eickhoff – [35] FUCHS, zit. nach Eickhoff – [36] BERARD und DUNET, zit. nach Eickhoff – [37] EICKHOFF, W., Dtsch. med. Wschr. 171 (1951) – [38] BLOMFIELD, G. W., J. C. JONES, A. G. MCGREGOR, H. MITTER and E. J. WAYNER, Brit. med. J. 373 (1951) – [39] BILLION, H., Strahlentherapie 97, 78 (1955) – [40] DONIACH, D., Brit. J. Cancer 4, 223 (1950) – [41] FREEDBERG, A. S., D. L. CHAMOVITZ and G. S. KURLAND, Metabolism 1, 30 (1952) – [42] CHAPMAN, E. M., F. MALOOF, J. MAISTERRENA and J. M. MARTIN, J. clin. Endocr. 14, 45 (1954) – [43] CHVOSTEK, F., Morbus Basedow Enzykl. 1917 – [44] VEIL, W. H. und A. STURM, Pathologie des Stammhirns, 2. Aufl. Jena 1946 – [45] HOFF, F., Klinische Physiologie und Pathologie. Stuttgart 1950 – [46] STERN, R., Traumatische Entstehung innerer Krankheiten. Jena 1930 – [47] LINIGER, H. und G. MOLINEUS, Der Unfallmann, 7. Aufl. München 1951 – [48] REINWEIN, H., in: Fischer-Molineus, Das ärztliche Gutachten im Versicherungswesen. Leipzig 1939 – [49] EICKHOFF, W., Dtsch. med. J. 9–12 (1953) – [50] MARX, H., in: Handb. d. inn. Med. Hrsg. Bergmann-Staehelin. Berlin 1941 – [51] MARTIN, L. und R. A. FISCHER, Quart. J. Med. 14, 207 (1945) – [52] SIDZ, TB. und WHITEHORN, Psychosom. Med. 12, 184 (1950) – [53] GRAFE, E., Münch. med. Wschr. 452 (1953) – [54] PANSE, F., Angst und Schreck.

Stuttgart 1952 – [55] HOFF, F., Medizinische Klinik. Stuttgart 1948, S. 313 – [56] BANSI, H. W., Thyreotoxikose und antithyreoide Substanzen. Stuttgart 1951 – [57] GATTIG, Bruns' Beitr. klin. Chir. 178, 275 (1949) – [58] SIEBECK, R., Dtsch. med. Wschr. 1 und 49 (1937) – [59] REICHARDT, M., Einführung in die Unfall- und Invalidenbegutachtung, 3. Aufl. Jena 1942 – [60] FREYSCHMIDT, P., Schilddrüsenerkrankungen. Stuttgart 1968 – [61] BERNHART, G., Schweiz. med. Wschr. 1225 (1950) – [62] BODECHTEL, G. und H. SACK, in: Hoff, F., Medizinische Klinik. Stuttgart 1948, S. 109 – [63] SCHITTENHELM, A., Klin. Wschr. 1037 (1941) – [64] DE GENNES, L., H. BRICAIRE, U. BENZEORY et J. VILLIAUMEY, Presse méd. 41 (1951) – [65] BROGLIE, M., Zbl. inn. Med. 13/14, 225 (1942) – [66] ALMGREN, S., Acta med. scand. 141, 36 (1951) – [67] PAILLAS, J. E. and BOUDOURESQUE, Condinia neurol. 10, 21 (1950) – [68] SCHOLDERER, Dtsch. med. Wschr. 850 (1936) – [69] FISCHER, M., Z. klin. Med. 142, 47 (1943) – [70] VELHAGEN, K., Dtsch. med. Wschr. 81 (1942) – [71] DOBYUS, B. M., A. L. VICKERY, F. MALOOF and E. M. CHAPMAN, J. clin. Endocr. 14, 45 (1954) – [72] SLOAN, L. W., New York Acad. Med. 29, 477 (1953) – [73] SAUTTER, H., Dtsch. med. Wschr. 1614 (1950) – [74] MEDINE, M. M., Amer. J. Ophtal. 34, 1587 (1951) – [75] HORST, W., H. SAUTTER und C. ULLERICH, Dtsch. med. Wschr. 85, 730 (1960) – [76] BARTELHEIMER, H., Ärztl. Wschr. 1137 (1953) – [77] STEYER, zit. nach 84 – [78] BARTELHEIMER, H. und J. M. SCHMITT-ROHDE, Erg. inn. Med. 7, 563 (1956) – [79] REINWEIN, H., Med. Klin. 20 (1955) – [80] WETZEL, U., Dtsch. med. J. 34 (1953) – [81] JESSERER, H. und O. BLACIZEK, Dtsch. med. Wschr. 1779 (1954) – [82] BARR, D. P., New York Acad. Med. 29, 551 (1953) – [83] BONNIN, H. and G. F. MORETTI, Rev. neurol. 79, 330 (1947) – [84] CURSCHMANN, H., Med. Klin. 409 (1941) – [85] HERTHOGE et al., zit. nach CURSCHMANN, H. (84) – [86] RICHARD, M., Schweiz. med. Wschr. 913 (1952) – [87] HAMILTON, R. R., Brit. med. J. (1953) – [88] BANSI, H. W., Klin. Wschr. 33 (1951) – [89] HEUMANN, E., Schweiz. med. Wschr. 1097 (1951) – [90] KÜHNAU, J., Dtsch. med. J. 317 (1953) – [91] FREDERICKSEN, D. S., P. H. FORSHANN and G. W. SHORN, J. clin. Endocr. 12, 541 (1952) – [92] SOLOMON, A. B. and R. S. GALOW, J. clin. Endocr. 12, 407 (1952) – [93] KOMROVER, G. N., Brit. med. J. 2, 1193 (1951) – [94] PARADE, G. W., Med. Klin. 20 (1950 – [95] PECENKOVIC, CH., Ärztl. Wschr. 809 (1951) – [96] SCHÖNEBERG, G., Die ärztliche Beurteilung Beschädigter. Darmstadt 1952 – [97] BONNIN, H. and G. F. MORETTI, Rev. neurol. 79, 330 (1947) – [98] OBERDISSE, K. und E. KLEIN, Erkrankungen der Schilddrüse. Stuttgart 1967.

Nebenschilddrüsen

Erst in den letzten Jahren hat man erkannt, daß es nicht genügt, die von hier ausgelösten klassischen endokrinen Syndrome, Tetanie und Osteodystrophia fibrosa generalisata (Recklinghausen) zu beachten. In dem Ca-, P- und pH-Bereich des Mineralhaushaltes haben diese Drüsen eine ähnliche Stellung, wie sie der NNR im übrigen Intermediärstoffwechsel zukommt, mit besonderer Auswirkung auf das Nervensystem, auf das Skelett, die Nieren und den Intestinaltrakt (21).

Der in den Nebenschilddrüsen gebildete Wirkstoff, oder vielleicht richtiger gesagt die dort entstehende Wirkstoffgruppe hat die Aufgabe, die für den Organismus, besonders für die Funktion des Nervensystems unbedingt notwendige Konstanz des Blutkalziumspiegels zu sichern, was über einen Selbsteinsteuerungsmechanismus bewerkstelligt wird (McLEAN [1]). Bei Fehlen des im allgemeinen als Parathormon bezeichneten Wirkstoffes kommt es zu einem Absinken des Kalkspiegels auf etwa 7 mg%. Auf diesem Niveau entsteht ein Gleichgewicht zwischen den an der Oberfläche der Kalksalzkristalle leicht austauschbaren Kalziumionen und denen, die im Serum sowie in der Extravasalflüssigkeit gelöst, vorhanden sind. Auch bei maximaler Ionisation reicht aber ein solcher Wert nicht aus, um die physiologische Funktion des Nervensystems zu sichern. Es entwickelt sich das vielgestaltige klinische Syndrom der Tetanie.

Das Parathormon besitzt einen Angriffspunkt am Skelett, wo es in kleinen Mengen die Tätigkeit der Osteoblasten fördert, in größeren aber zu einer Depolymerisation der organischen Grundsubstanz, speziell ihrer Mukopolysaccharidkomponenten führt und auf diese

Weise die Osteoklastentätigkeit stimuliert. Damit erzeugt es eine Entkalkung des Knochens, der Kalziumspiegel im Blut steigt an. Einen zweiten Angriffspunkt hat das Parathormon an den Nieren, wo es die Ausscheidung der Phosphate stark vermehrt. Ein Hormonüberschuß führt also zum »Phosphatdiabetes«. Weiterhin verbessert dieser Wirkstoff die Kalziumresorption im Dünndarm. Parathormonüberschuß führt vor allem zu einer Erhöhung des Blutkalziumspiegels. So werden beide Minerale im Urin vermehrt ausgeschieden. Der erhöhte Ca-Gehalt des Urins ist diagnostisch wichtig, er läßt sich im Sulkowitch-Test leicht nachweisen. Weitere Methoden zur Erfassung der gesteigerten Parathormonabsonderung siehe bei BARTELHEIMER und KUHLENCORDT [2]. Seit kurzem weiß man, daß Schilddrüse, Nebenschilddrüse und Thymus einen Antagonisten bilden, das Calcitonin.

Neuere Untersuchungen haben gezeigt, wie abhängig der Abbau der Mineralbestandteile des Knochens von der Beschaffenheit des organischen Grundgerüstes ist. Unter der Einwirkung von Parathormon kommt es immer zuerst zu einem solchen der Mukopolysaccharidkomponenten desselben. Als Folge hiervon kann man im Serum eine Erhöhung der Mukoproteide bis auf das Fünffache nachweisen. Ihr Vorhandensein im Urin ist anscheinend Voraussetzung zur Nierensteinbildung bei der enorm gesteigerten Kalziurie. Die gelegentlich im Verlauf dieser ossären Entkalkung erfolgende Einlagerung von Kalziumphosphat in die Weichteile, speziell in den Muskelansätzen und in den Nieren, kommt anscheinend nur dann zustande, wenn gleichzeitig eine Azidose vorliegt. Praktisch beachtenswert ist weiterhin der vermehrte Phosphatasegehalt des Blutes, der durch eine kompensatorische Stimulation der Osteoblasten, kaum durch die übermäßige Tätigkeit der Osteoklasten zustande kommt (s. a. S. 333 ff., 689 ff.).

Während also bei einem primären Hyperparathyreoidismus der Kalziumspiegel im Blut erhöht und der des Phosphors erniedrigt ist, beobachtet man beim Hypoparathyreoidismus das Gegenteil, Absinken des Kalkspiegels bei Ansteigen des Phosphorspiegels [21]. Für die Bewertung solcher Befunde ist Voraussetzung, daß die übrigen Faktoren, die für den physiologischen Ablauf des Mineralstoffwechsels, also besonders des Kalzium-Phosphorhaushaltes verantwortlich sind, keine Störungen aufweisen. In erster Linie muß die normale Bahnung der Resorption von Kalzium und Phosphat im Darm durch Vitamin D garantiert sein. Nicht minder wichtig ist allerdings die Intaktheit des Intestinaltraktes sowie vor allen Dingen die Tatsache, daß keine Abweichungen des Stoffwechsels zur azidotischen oder alkalotischen Seite vorliegen. Aber nicht nur die Analyse von Abweichungen im Intermediärhaushalt vermag Einblick in diese Zusammenhänge zu geben, auch die Erfassung des meist betroffenen morphologischen Substrats, des Knochens, kann differentialdiagnostisch charakteristisch sein (BARTELHEIMER und SCHMITT-ROHDE [3]). Die Knochenbiopsie kann gerade dem Gutachter, da ihm die Beschaffenheit des Bewegungsapparates häufig besonders wesentlich ist, nützliche Hilfe leisten (s. a. S. 689 ff.).

Erst aus einer Kenntnis der Funktion dieses Hormons läßt sich die klinische Symptomatologie verstehen. Hierher gehörige Störungen werden ungemein oft verkannt oder fehlgedeutet! Während man die meisten endokrinen Krankheiten mit einem Blick am charakteristischen Cachet der Kranken erkennen kann, fehlt bei einem Nebenschilddrüsen-Syndrom ein solches. Diese Krankheiten sind beinahe mehr Stoffwechsel- als endokrine Krankheiten. Dabei entstehen klinische Syndrome, die durch neurologische Veränderungen oder solche am Knochensystem beherrscht werden, die aber auch als vorzeitige Sklerose am Kreislauf, an den Harnwegen als Nephrolithiasis, am Nierenparenchym (Nephrocalcinosis) als Niereninsuffizienz, durch die Pankreascalcinose oder durch Ulkuserzeugung am Magen-Duodenum zu Störungen führen (s. a. Bd. I, S. 576).

In der gutachtlichen Beurteilung mancher endokrinologisch unverdächtigen Krankheit hat man daher an die Möglichkeit eines solchen Zusammenhanges zu denken.

Unterfunktion (Tetanie)

Das klinische Syndrom der Tetanie rechtfertigt nicht einfach den Schluß auf eine Nebenschilddrüsenunterfunktion. Besonders nervöse, ja psychogene Ursachen können bei entsprechender Reaktionsweise des Neurovegetativums zu klinisch außerordentlich ähnlichen Bildern führen. Auch die früher übliche Einteilung in primären und sekundären Hypoparathyreoidismus mit Abgrenzung einer psychogenen Tetanie, bei der die bekannten blutchemischen Veränderungen fehlen, reicht nicht zur Erklärung aus. Jede Alkalose kann sie erzeugen, wobei die konstitutionell, jahreszeitlich oder alimentär begünstigte Bereitschaft wesentliche Voraussetzung ist.

Hinzu kommt neuerdings noch eine ganz andersartige Genese, bei der eine klassische Ausprägung der Erscheinungen einschließlich der humoralen Veränderungen besteht, bei der aber die Nebenschilddrüsen weder anatomisch noch funktionell verändert sind und bei der die AT 10- und Parathormontherapie auch in höchsten Dosen versagt. ALBRIGHT (5) hat dann von einem Pseudohypoparathyreoidismus gesprochen und nimmt an, daß bei diesem eine Reaktionslosigkeit der Erfolgsorgane bei normaler Hormonproduktion vorliege. Eine Besprechung in gutachtlicher Hinsicht erübrigt sich, da so abweichende Verläufe allenfalls nur differentialdiagnostische Bedeutung besitzen.

Das Erscheinungsbild der Tetanie wurde u. a. von WERNLY (6), JESSERER (7) so abgerundet dargestellt, daß sich eine Wiederholung erübrigt. Beachtenswert ist vor allem, daß häufig maskierte Formen auftauchen, bei denen bestimmte Symptome, Angina pectoris, Beschwerden wie bei Polyneuritis oder bei peripheren Durchblutungsstörungen, synkopale Zustände bis zum epileptischen Anfall oder auch neurotische Reaktionen mit einer Unterwertigkeit der Nebenschilddrüsen zusammenhängen. Daher ist es notwendig, bei einem solchen Verdacht die objektiven Untersuchungen anzuwenden:

Das Chvosteksche Phänomen ist lediglich wegweisend, es ist unzuverlässig, indem es bei der Tetanie fehlen, andererseits aber auch vorkommen kann, ohne daß eine solche vorliegt. Das Erbsche Zeichen ist wichtiger (Kathodenöffnungszuckung unter 5 mA, Kathodenschließungszuckung unter 0,9 mA), ebenso das Trousseausche Phänomen. Der Hyperventilationsversuch hat nur Gewicht, wenn er schon bei relativ geringer Beatmung positiv wird. Ein Kalkspiegel unter 9 mg% gibt einen wichtigen Hinweis. Das Auftreten tetanischer Zeichen ist aber nicht von seiner Gesamthöhe abhängig, sondern von dem technisch schwer zu bestimmenden ionisierten Ca-Anteil. Im EKG fällt die Verlängerung der QT-Strecke auf.

Diese Untersuchungen dürfen in keinem Gutachten, das zur Tetaniefrage Stellung zu nehmen hat, fehlen.

Die folgende Tabelle (2) soll veranschaulichen, an welche ursächlichen Möglichkeiten zu denken ist. Sie stellt die Abwandlung eines von HADORN (8) gegebenen Schemas dar und zeigt, daß es einerseits auf den Nachweis der durch die Bestimmung der Alkalireserve meßbaren Alkalose ankommt, zum anderen auf die Verringerung des Blutspiegels an ionisiertem Kalzium. Da die Bestimmung dieses Anteils im Blut im allgemeinen kaum durchführbar sein wird, können nur aus der Höhe des Gesamtspiegels Schlüsse gezogen werden. In praxi führen nicht selten erst mehrere dieser Ursachen zur Krankheitsmanifestation, so daß grundsätzlich alle in Frage kommenden Möglichkeiten zu erwägen sind.

Tabelle 2: Ätiologische Gesichtspunkte bei einer Tetanie

Idiopathische Tetanie Hyperventilation Psychogene Tetanie Saures Erbrechen (Tetania gastrica) Diuretika Bikarbonatzufuhr Phosphatstauung	} Alkalose	Parathyreoideainsuffizienz Sprue Osteomalazie Guanidinvergiftung Fluorintoxikation Oxalatinjektion Zitratinjektion Schwangerschaft	} Hypokalzämie

Die idiopathische Tetanie kommt familiär vor, in manchen Gegenden gehäuft, das weibliche Geschlecht ist bevorzugt. Jahreszeitliche Schwankungen zeigen sich in einem Winter-Frühjahrs-Gipfel. Hier überwiegen neben endogenen Momenten in der Ernährung und in der Lichtabhängigkeit gelegene. Eine Bereitschaft gehört auch zur Tetanie bei Infektionskrankheiten, besonders im Kindesalter. Hyperventilation kann bei Psychopathen die ganze Symptomatologie der Tetanie herbeiführen, wobei allerdings das Psychogene als Ursache meist unverkennbar ist. Solche artifiziellen, dem Laien besonders eindrucksvollen Störungen dürfen bei der Festlegung der Mind. d. Erwerbsf. nicht berücksichtigt werden. Sie lassen sich leicht durch Beseitigung der Hyperpnoe, etwa durch erfolgreiche Belehrung, beseitigen. Saures Erbrechen, wie es vor allen Dingen bei der Pylorusstenose, ebenso aber auch bei zentraler Auslösung des Brechreizes entstehen kann, läßt die Krankheitszusammenhänge leicht erkennen. Hinzu kommt dann noch die Auswirkung des Kochsalzentzuges, die bis zum hypochlorämischen Koma führen kann. Eine solche Auswirkung der Verabreichung von Diuretika, Bikarbonat- oder Phosphatzufuhr läßt sich ebenfalls ohne weiteres verstehen, da eine Alkalose erzeugt wird. Die Phosphatstauung wiederum läßt sich erst bei der Blutuntersuchung erkennen; ihre Ursache liegt häufig in kongenitalen Nierenfehlbildungen, so bei der renalen Rachitis.

Die Parathyreoideainsuffizienz kann ganz verschiedene Gründe haben. Postoperativ entstanden habe ich sie in meiner poliklinischen Tätigkeit besonders häufig gesehen; nach größeren Statistiken findet man sie bei 0,2–1 % der Strumektomierten. Auch dann pflegen sich alimentäre Einflüsse, einseitige Ernährung, Vitamin-D-Mangel oder Lichtarmut noch manifestationsbegünstigend auszuwirken. Auch hier ist es so, daß das weibliche Geschlecht weit mehr betroffen ist. Gravidität und Laktationsperiode sind Zeiten besonderer Gefährdung. Daß ein Trauma alle Nebenschilddrüsen zerstört, ist unwahrscheinlich, aber nicht unmöglich. Auch meint JENNY (9), daß erst die später einsetzende Narbenbildung dazu führen könne, in seiner Beobachtung allerdings nur passager. Postoperative Tetanien können gelegentlich erst nach Jahren auftreten, wenn es zu nicht vorherzusehenden degenerativen Veränderungen in den lege artis zurückgelassenen Nebenschilddrüsen kommt.

Bei der Sprue erklären die Resorptionsstörung und der damit verbundene Kalziumverlust die intermediären Abweichungen. Hier ist sowohl die Entkalkung des Skeletts wie auch die Ausprägung der Tetanie nicht selten besonders hochgradig.

Die Osteomalazie, die Rachitis des Erwachsenen, findet ihre Erklärung in dem mangelnden Vitamin-D-Angebot, in zu geringer Resorption, aber auch Zufuhr von Kalziumphosphat. Oft sind gleichzeitig noch gastrointestinale Störungen vorhanden. Hier sind also die exogenen Einflüsse von entscheidender Bedeutung. Die Ausprägung der Tetanie steht meist weit hinter der der Osteopathie. Über diese habe ich früher schon im einzelnen berichtet unter Hinweis auf die Ergiebigkeit einer Knochenbiopsie. Diese Zusammenhänge wurden von SCHMITT-ROHDE und von KUHLENCORDT ausführlich zusammengestellt. Gerade die Osteomalazie verdient selbstverständlich für die Begutachtung besondere Beachtung, zumal statische Behinderungen nicht ausbleiben (s. a. Bd. I, S. 332 u. Bd. II, S. 638, 689 ff.).

Guanidinvergiftungen werden heute kaum noch vorkommen, übermäßige Oxalat- und Zitratzufuhr ebenfalls nicht. Praktische Bedeutung besitzt lediglich die Tetanie nach Fluoraufnahme. SPIRA (10) hat auf diese chronischen Vergiftungen hingewiesen. Fluor fällt ebenfalls Kalzium aus. Es kann im Trinkwasser vorkommen, nach SPIRAS Beobachtungen im Aluminiumgeschirr, nach bestimmten chemischen Düngemitteln im Gemüse. Man findet getüpfelten Schmelz der Zähne, mannigfache Nagelbildungsstörungen, Haarausfall, Urtikaria, Parästhesien, besonders im Ulnarisbereich, Alopezia und niedrigen Blutdruck. Krämpfe in den Händen und Füßen sowie solche in den Waden sprechen für die Tetanie. Die typische Skelettverkalkung wurde von SPIRA anscheinend nicht gesucht.

Eine Schwangerschaftstetanie stellt sich bevorzugt im 6. bis 7. Monat ein, gelegentlich auch nach dem Partus und beim Stillen. Besonders im ersten Fall ist die sofortige Behandlung notwendig, da das Kind sonst gefährdet wird. Sie spielt in diesem Zusammenhang keine Rolle; jedenfalls darf sie nicht wie früher Anlaß zur Interruptio geben, da sie durch eine geeignete Behandlung zu beseitigen ist.

Außerdem sind noch Vergiftungstetanien nach Morphium, Chloroform, Blei und Phosphor beschrieben worden, Möglichkeiten, die vor allem bei längerer oder wiederholter Verabreichung bestehen. Sie besitzen hier keine wesentliche Bedeutung.

Besonders in der älteren Literatur ist viel die Rede von durch Hirnerkrankungen ausgelösten Tetanien. Auch könnte eine schwere Commotio einen latenten Hypoparathyreoidismus manifest werden lassen. Solche Fälle sind aber sicher sehr selten. SCHORRE (11) beobachtete eine Tetanie nach einer Fleckfieberenzephalitis, ZONDEK (12) nach Encephalitis lethargica. Französische Autoren haben sich besonders mit dieser Frage befaßt und ihr Auftreten beispielsweise auch nach tuberkulöser Meningitis gesehen. Wenn es bei der Tetanie zu epileptischen oder epileptiformen Anfällen kommt, so läßt sich naturgemäß schwer sagen, was Ursache und was Wirkung ist. Solche Anfälle gehören ja, vor allem im Kindesalter, in die Ausprägung dieses Syndroms.

Für die Bewertung darf nicht vergessen werden, daß in einem großen Teil der Fälle die Tetanieneigung konstitutionell begründet ist. Asthenischer Habitus, blasse pastöse Haut, livide Verfärbung der Hände, kühle Extremitäten, Magerkeit, Neigung zu Gefäßspasmen, Migräne und zur angespannten Haltung der Muskulatur entsprechen dem T-Typ von JAENTSCH. Dieser Gesichtspunkt ist vor allem bei der Beurteilung geringerer Störungen und bei Fehlen einer eindeutigen Schädigung der Epithelkörperchen oder des Zwischenhirns als endogenes Moment wichtige Grundlage der Begutachtung. Eine Schädigung könnte dann nur Teilursache sein.

Die graduelle Bewertung der bei einer Tetanie vorliegenden Mind. d. Erwerbsf. hängt vor allen Dingen davon ab, ob die Intermediärentgleisung hochgradig ist, ob Kreislaufstörungen aufgetreten sind, epileptiforme Anfälle, Sehbehinderung durch Starbildung und vor allen Dingen auch ob eine Neigung zum Laryngospasmus vorliegt. Ein akutes Nebenschilddrüsenversagen, etwa postoperativ, kann foudroyant zum Tode führen. Die Begrenzung der Dauerschädigung hängt sonst davon ab, wieweit es gelingt, durch eine Parathormon- oder AT-10-Behandlung den Ausgleich zu erzielen. Nachuntersuchungen sind grundsätzlich anzuraten.

Überfunktion (Primärer, sekundärer und tertiärer Hyperparathyreoldismus)

Während dem primären Hyperparathyreoidismus im allgemeinen ein autochthon entstandenes Adenom, manchmal auch mehrere oder seltener eine allgemeine Hyperplasie der Epithelkörperchen zugrunde liegt, ist der sekundäre Hyperparathyreoidismus Reaktionsfolge von Stoffwechselveränderungen, die renal oder intestinal verursacht sind. Da es bis heute nur schwer möglich ist, den Parathormonspiegel im Blut zu bestimmen, ist die Diagnostik auf indirekte Beweise der Hormonwirkung angewiesen. Beim primären, sekundären und tertiären Hyperparathyreoidismus bestehen weiterhin jeweils charakteristische Veränderungen des Ca-Phosphat-Stoffwechsels (BARTELHEIMER und KUHLENCORDT [13]).

Das klassische Syndrom des primären Hyperparathyreoidismus ist die Osteodystrophia fibrosa generalisata Recklinghausen, bei der die Skelettsymptomatik im Vordergrund steht (s. a. Bd. I, S. 337). Nicht minder wichtig ist die Einbeziehung der Nieren, mit Kalkeinlagerung und Nierensteinbildung. Hinzu kommt als dritte Möglichkeit neuerdings die sog. intestinale Form des p. H. Daneben gibt es seltene Fälle, in denen nur die intermediären Störungen nachweisbar sind.

Während früher das Krankheitsbild der Nebenschilddrüsenüberfunktion fast ausschließlich unter dem Gesichtspunkt einer Skeletterkrankung betrachtet wurde, sind zunehmend Fälle mit Nierenkomplikationen beobachtet worden. Die Urolithiasis wurde zu einem führenden Symptom für die Diagnostik. Sie und die sich daraus ergebenden Komplikationen bis zur Niereninsuffizienz und zur Hypertonie können schließlich die Prognose des Hyperparathyreoidismus entscheidend beeinflussen. Für die Genese spielen Hyperkalziurie und Hyperphosphaturie eine entscheidende Rolle. Während die Urolithiasis in der Anamnese zahlreicher dieser Fälle vorkommt, schwanken die Aussagen über die Frequenz des Hyperparathyreoidismus bei Nierensteinpatienten zwischen 2 % und 15 %. Das wäre bei der Suche nach ätiologischen Faktoren einer Nephrolithiasis wichtig (s. a. Bd. I, S. 576; Bd. II, S. 333 ff., 638, 689 ff.).

Die Nephrokalzinose wird im Rahmen des Hyperparathyreoidismus um so häufiger beobachtet, je später die Diagnose gestellt wird.

Unter ihren Ursachen stand bei 91 Fällen, die von MORTENSEN und Mitarb. (14) analysiert wurden, der p. H. mit 41,7 % an erster Stelle. Andere Ursachen der Nephrokalzinose sind sehr viel seltener, so daß ein derartiger Befund für die genauere Überprüfung des Mineralhaushaltes Veranlassung sein muß. Während geringe Nephrokalzinosen noch keine gröberen Störungen der Nierenfunktion ergeben, sind stärkere Grade mit deutlichen Einschränkungen der glomerulären und tubulären Funktion verbunden.

Unter den Tubulusfunktionsstörungen sei die Polyurie als häufig erwähntes Symptom angeführt, das sich nach erfolgreicher Entfernung eines Nebenschilddrüsenadenoms beim p. H. schnell zurückbildet.

Hier sei auch die Hyperphosphaturie erwähnt, die durch eine verminderte tubuläre Phosphatrückresorption nach dem erhöhten Parathormonangebot verständlich ist, die andererseits auch durch eine erhöhte tubuläre Phosphatausscheidung zustande kommen soll. Über die Phosphatverluste im Harn wird unter anderem die Hypophosphatämie erklärt, die neben der Hyperkalzämie als wichtiger blutchemischer Befund zu werten ist (s. a. S. 689 ff.).

Die Skelettsymptome können in gutachtlicher Hinsicht Bedeutung besitzen. Uncharakteristische so verursachte »rheumatische« Beschwerden werden oft lange verkannt. Spontanfrakturen, denen eine oft als »Osteoporose« fehlgedeutete Skelettentkalkung bzw. »braune Tumoren« zugrunde liegen, oder eine »Epulis« im Kieferbereich stehen gelegentlich am Beginn eines eingehenden röntgenologischen Skelettstudiums.

Jeder röntgenologisch diagnostizierten »Osteoporose« kann ein p. H. zugrunde liegen. Der Skelettprozeß ist generalisiert, wenn auch unterschiedlich stark in seiner Ausprägung. Von besonderer Bedeutung für den röntgenologischen Nachweis des H. ist die subperiostale Resorption, die besonders im Phalangenbereich zur Entwicklung kommt. Sie wird von PUGH (15) und von STEINBACH und Mitarbeitern (16) als pathognomonisch für den H. angesehen. Die Lamina dura (Alveola compacta) kann geschwunden sein (Zahnfilm!). (S. a. Bd. I, S. 337, 503, 806).

In der Knochenbiopsie am Beckenkamm wurde eine einfache Methode für die Klinik geschaffen, um eine direkte histologische Untersuchung des Skeletts vorzunehmen (BARTELHEIMER [17]).

Die wesentlichen morphologischen Kriterien sind ein vermehrter osteoklastischer Abbau mit lakunärer Resorption des Knochengewebes. Daneben kann man eine dissezierende Fibroosteoklasie, eine Vermehrung von Osteoblasten und eine Fibrosierung des Knochenmarkes antreffen. Der morphologische Befund einer Osteoporose schließt einen p. H. nicht aus. Infolge der Vermehrung der Osteoblasten im Knochen kommt es zu einer Erhöhung der alkalischen Serumphosphatase, die ein wichtiger blutchemischer Befund ist für die Frage, ob das Skelett am Grundprozeß beteiligt ist oder nicht.

Die Hyperkalzämie mit Werten über 11 mg% gilt nach allgemeiner Auffassung beim p. H. als der wichtigste und konstanteste biochemische Befund. Die Anorexie, der allgemeine Leistungsabfall, die Neigung zu Obstipation und Meteorismus, Polyurie und Polydipsie, die verminderte elektrische Erregbarkeit der Muskulatur und anderes sind durch die Hyperkalzämie erklärbar. Elektrokardiographisch läßt sich bei ausgeprägter Hyperkalzämie oft eine Q-T-Verkürzung nachweisen, gewöhnlich gefolgt von einer U-Welle.

Wenn auch die Hyperkalzämie im Mittelpunkt der Diagnostik des p. H. steht, so muß doch betont werden, daß ein erhöhter Serumkalziumspiegel auch bei verschiedenen anderen Erkrankungen vorkommen kann. So müssen neoplastische Prozesse, das Boeck'sche Sarkoid, die Vitamin-D-Intoxikation, die Hyperthyreose, das Burnett-Syndrom, die akute Osteoporose und schließlich die idiopathische Hyperkalzämie differentialdiagnostisch abgegrenzt werden, auch Fehlbestimmungen können zugrunde liegen. Man sollte sich zur Regel machen, die genannten blutchemischen Befunde (Kalzium, Phosphor und alkal. Phosphatase) im Serum wiederholt zu bestimmen.

Folge der Hyperkalzämie ist die Hyperkalziurie.

Die einfachste Methode des Nachweises ist der Sulkowitch-Test durch Ausfällung von Kalziumoxalat im Harn. Ist die Probe stark positiv, so ist eine quantitative Analyse der Kalziumausscheidung im 24-Std.-Harn über mehrere Tage vorzunehmen. Gewöhnlich geschieht diese Untersuchung unter einer Diät, die in ihrer Kalziumzufuhr beschränkt ist.

Bezüglich der einzelnen hier in Frage kommenden Funktionsanalysen der Nebenschilddrüse siehe BARTELHEIMER [18]. Zu nennen wäre hier der Cortisontest, die Kalziumbilanz, die renale Phosphorausscheidung, die Bestimmung der renalen Phosphat-Clearance und tubulären Rückresorption von anorganischem Phosphor, der Kalziumtoleranztest und die Untersuchungen unter kalziumarmer Diät.

Als abdominelle Ausprägung wird die Entstehung des Ulkus und einer besonderen Form der Pankreatitis angesehen. Nachdem wiederholt bei Patienten mit einem Ulcus duodeni ein Nebenschilddrüsenadenom entdeckt wurde, scheint es sich zu bestätigen, daß eine über die Zufälligkeit hinausgehende Koinzidenz vorliegt und für die Ulkus-Genese über die Hyperkalzämie ein ursächlicher Faktor in der Nebenschilddrüsenüberfunktion gelegen sein kann. Kalzifizierungen des Pankreas können, aber müssen nicht zu einem Pankreatitis-Syndrom führen. Wir haben verschiedene derartige Fälle gesehen. CREUTZFELDT (19) hat die vorliegenden Beobachtungen der Literatur analysiert und die sich hieraus ergebenden praktischen und theoretischen Konsequenzen erörtert (s. a. S. 520).

Gegenüber dem p. H. ist der sekundäre Hyperparathyreoidismus als eine Nebenschilddrüsenüberfunktion zu definieren, die sich regulativ infolge von Veränderungen des Kalzium-Phosphorstoffwechsels entwickelt. Je nach den Ursachen ist eine renale von einer intestinal bedingten Form zu unterscheiden. Die erstere wird bei der Niereninsuffizienz, gewöhnlich bei der chronischen Glomerulonephritis mit Azotämie und Azidose beobachtet.

Charakteristisch sind hier die Hyperphosphatämie bei Normo- bzw. Hypokalzämie. Vom Skelett her gesehen werden derartige Krankheitsbilder auch als renale Osteodystrophie bezeichnet. Bei derartigen Fällen liegen Störungen der intestinalen Ca-Resorption vor, die möglicherweise über eine sich entwickelnde Vitamin-D-Resistenz zustande kommen. Bezüglich der intestinalen Formen des sekundären Hyperparathyreoidismus sei auf eine kürzlich gegebene zusammenfassende Betrachtung hingewiesen (BARTELHEIMER u. KUHLENCORDT [20]).

Ursächlich kommen primäre oder sekundäre Formen des Malabsorption-Syndroms in Frage. Der wesentliche pathogenetische Mechanismus für die Entstehung des intestinalen s. H. ist die verminderte Ca-Resorption mit niedrigen Serum-Ca-Werten. Dabei kann gleichzeitig eine Hypophosphatämie vorkommen bei erhöhter alkalischer Serumphosphatase. – Im Gegensatz zu den renalen Formen sind die intestinalen Formen des s. H. einer Therapie mehr zugänglich (s. a. S. 641).

In der Begutachtung bedeutet der Nachweis eines sekundären Hyperparathyreoidismus das Vorhandensein eines tiefgreifenden Organschadens im intestinalen oder renalen Bereich! Kommt es zu einem tertiären Hyperparathyreoidismus, bei dem die Überfunktion autonom wird, so erlangt die Parathormonwirkung ein Ausmaß wie beim primären Hyperparathyreoidismus (s. a. S. 332, 349, 584).

SCHRIFTTUM: [1] MCLEAN, F. C., in: Chemie und Stoffwechsel von Binde- und Knochengewebe. Berlin-Göttingen-Heidelberg 1956 – [2] BARTELHEIMER, H. (Hrsg.), Klinische Funktionsdiagnostik. Stuttgart 1970 – [3] BARTELHEIMER, H. und J. M. SCHMITT-ROHDE, Erg. inn. Med. N. F. 7, 454 (1956), Erg. inn. Med. N. F. 10, 383 (1958) – [5] ALBRIGHT, F. and E. C. REIFENSTEIN, The Parathyroid Gland and Metabolic Bone Disease. Baltimore 1948 – [6] WERNLEY, M., in: LABHART, A., Klinik der inneren Sekretion. Berlin-Göttingen-Heidelberg 1957 – [7] JESSERER, H., Erg. inn. Med. 7, 312 (1956) – [8] HADORN, W., Helvet. med. Acta 13, 251 (1946) – [9] JENNY, F., Ärztl. Wschr. 742 (1952) – [10] SPIRA, L., Dtsch. med. Wschr. 1558 (1951) – [11] SCHORRE, A., Med. Z. 3, 100 (1944) – [12] ZONDEK, H., Die Krankheiten der endokrinen Drüsen. Basel 1953 – [13] BARTELHEIMER, H. und F. KUHLENCORDT, Med. Klin. 62, 821 (1967) – [14] MORTENSEN, J. D., J. D. EMMET and A. H. BAGGENSTOSS, Roe. Mayo Clin. 28, 305 (1953) – [15] PUGH, D. E., Amer. J. Roentgenol. 66, 577 (1951) – [16] STEINBACH, H. L., G. S. GORDAN, E. EISENBERG, J. T. CRANE, S. SILVERMAN and L. GOLDMAN, Amer. J. Roentgenol. 86, 329 (1961) – [17] BARTELHEIMER, H., Presse méd. 826 (1953), Med. Klin. 56, 585 (1961) – [18] BARTELHEIMER, H., in: Bartelheimer, H. (Hrsg.), Klinische Funktionsdiagnostik. Stuttgart 1970 – [19] CREUTZFELDT, W., Dtsch. med. Wschr. 88, 1565 (1963) – [20] BARTELHEIMER, H. und F. KUHLENCORDT, Dtsch. Arch. klin. Med. 210, 119 (1965) – [21] KUHLENCORDT, F., Dtsch. med. J. 20, 113 (1969).

Stoffwechselstörungen

Während bisher die Störung des Regulationsgefüges in den Vordergrund gestellt wurde, ist in den folgenden Beiträgen die metabolische Störung Ausgangspunkt der

Analyse der Krankheitszusammenhänge, ihrer Bewertung und Begutachtung. Man spricht von Stoffwechselkrankheiten, für die aber meist auch die Änderung der Steuerung entscheidend ist.

Störungen des Kohlenhydrathaushaltes
(Diabetes mellitus, Zuckermangelkrankheit, renale Glukosurie)

Diabetes mellitus

Die Begutachtung der Zuckerkrankheit hat das größte praktische Interesse, sowohl was die Voraussetzungen zu ihrer Entstehung, ihrer Verschlimmerung, ihrer Folgen und der Bewertung des Grades der damit verbundenen Mind. d. Erwerbsf. anlangt. Wohl auf keinem Gebiet findet man so widersprechende Urteile wie hier. Für jede Behauptung wurden klinische Beispiele erbracht, die allerdings längst nicht immer beweiskräftig sind und einer wissenschaftlichen Kritik standhalten. Dabei findet man dann oft die Ansichten erfahrener Diabeteskenner zitiert, die sich entsprechend den Wandlungen der Auffassung von der Diabetespathogenese gelegentlich diametral gegenüberstehen.

Diese Problematik wird sehr viel einfacher, wenn man sich von der Einseitigkeit, entweder jeden Diabetes als Pankreaserkrankung oder als Zwischenhirnsymptom oder allein als Erbkrankheit anzusehen, frei macht und das klinische Syndrom Diabetes als Ergebnis eines Mißverhältnisses der sich gegenüberstehenden diabetogenen und antidiabetogenen Kräfte bewertet, wenn man diesen nämlich als Regulationskrankheit (BARTELHEIMER [1]) sieht. Dann ergibt sich zwangsläufig, daß von verschiedenen Angriffspunkten aus Schädigungen zum Diabetes führen können. Für die Praxis war es zunächst wichtig, festzustellen, welche grundsätzlichen Möglichkeiten, die das Experiment aufgezeigt hat, tatsächlich beim Menschen vorkommen. Im Einzelfall muß dann immer der Wahrscheinlichkeitsnachweis eines solchen grundsätzlich erwiesenen ätiologischen Zusammenhanges erbracht werden!

Wie ich (1) immer wieder gezeigt habe, ist zur Erhaltung der Stoffwechselkompensation das ständige Gleichgewicht sich gegenüberstehender diabetogener Kräfte (HVL, NNR, A-Zellsystem des Inselorgans) und antidiabetogener (B-Zellsystem des Inselorgans) notwendig. Vom Zwischenhirn kommende Impulse greifen anscheinend auf beiden Seiten dieses Systems an. Der Sympathikus wirkt diabetesfördernd, der Parasympathikus -hindernd. Schilddrüse und Nebennierenmark sowie der plasmatische Synalbuminfaktor liefern stoffwechselstörende Reize in Richtung zum Diabetes, Sexualdrüsen und androgene Kortikoide stabilisieren den Zuckerhaushalt. Gegenüber einer ganzen Zahl von hyperglykämisierenden Faktoren steht, in enger Anlehnung an den aufbaufördernden Vagus, als große antidiabetogene Kraft das insulinbildende B-Zellsystem. Seine absolute oder relative Unterwertigkeit ist unbedingt notwendig, wenn es zu einer echten diabetischen Stoffwechselstörung kommen soll. So könnte man, wie es auch vielfach geschehen ist, versucht sein, sich einfach auf den Standpunkt zu stellen: ausschlaggebend ist nur die Minderwertigkeit dieses Teiles des Inselorgans, sei sie endogen, anlagebedingt, oder exogen durch eine traumatische oder entzündliche Schädigung verursacht. Eine derartige Auffassung ist richtig, wenn eine absolute Unterfunktion besteht. Sie ist nicht überzeugend, wenn nur eine relative vorhanden ist, denn dann entscheidet die Vermehrung der diabetogenen Kräfte den Krankheitsausbruch und weitgehend auch ihren Ablauf. Voraussetzung ist dabei, daß die physiologische Reservebreite des jetzt vermehrt beanspruchten Inselorgans, die ja sehr beträchtlich ist, überschritten wurde. Man denke nur daran, daß im Tierexperiment, aber auch beim nicht diabetisch belasteten Menschen die Symptome der Zuckerkrankheit erst auftreten, wenn $^9/_{10}$ dieser Drüse entfernt werden. Mehr oder weniger früh, je nach seiner Robustheit, kommt es also bei diabetogener Auslösung zur Erschöpfung des Inselorgans, so daß der spätere Verlauf der Zuckerkrankheit nicht mehr allein durch ein Zuviel diabetogener Kräfte, sondern auch durch einen erst relativen und dann absoluten Insulinmangel beherrscht wird. Dabei kommt es darauf an, wieweit metabolisch wirksames Insulin zur Verfügung steht. Bindungen an Plasmaeiweiß können es inaktivieren. Den neuesten Stand der Auffassungen über die Patho-Physiologie bringt das eben erschienene Handbuch von PFEIFFER und Mitarbeitern (40).

Man macht sich die Entscheidung zu leicht, wenn man den Diabetes nur als Erbkrankheit durch angeborene Minderwertigkeit des Inselorgans sieht und deswegen die exogene Erzeugung einer Zuckerkrankheit ablehnt, es sei denn, $^9/_{10}$ des Pankreas sind durch Trauma oder Nekrose vernichtet worden. Hierzu einige Zahlen! Nach JOSLIN (2) hat jeder vierte Mensch die vererbte Anlage zum Diabetes. Je nach den verschiedenen Populationen bekommen aber nur 0,2–2% im Laufe des Lebens eine Zuckerkrankheit. »Diabetische Erbanlage ist also kein unentrinnbares Krankheitsschicksal!« Äußere Faktoren sind demnach für die Diabetesentstehung von wesentlicher Bedeutung, selbst wenn man zugesteht, daß die erbbedingte Bereitschaft zur diabetischen Stoffwechseldekompensation sehr verschieden intensiv sein dürfte. Offenbar können sich Alltagsursachen oder physiologische Lebensphasen, wie Pubertät, Klimakterium, Gravidität, auswirken. Es ist selbstverständlich, daß man dann nicht von einer ausschließlichen Schädigungsfolge als Teilursache sprechen kann. In anderen Fällen dagegen wäre der Diabetes mit großer Wahrscheinlichkeit überhaupt nicht oder erst sehr viel später zur Manifestation gelangt, wenn nicht eine erhebliche Schädigung des Pankreas, beispielsweise durch ein schwerwiegendes Trauma oder durch eine heftige und langwierige Entzündung oder auch durch einen zur Nekrose führenden Gefäßverschluß, hinzugekommen wäre. Man kann so wesentliche verlaufbestimmende Teilursachen doch nicht einfach von der Bewertung auslassen, weil eine Anlage zur Zuckerkrankheit besteht, die ja ¼ aller Menschen haben. In gleicher Weise sind alle Einflüsse zu werten, die zu einer erheblichen Funktionssteigerung des hypophysär-interrenalen Systems führen, die im Stoffwechsel ja diabetogen wirkt. Sie wurden schon dargestellt. Man kann daher auch nicht grundsätzlich die Bedeutung von Zwischenhirnschädigungen, in deren unmittelbarem Gefolge zusammen mit anderen Symptomen ein Diabetes auftritt, ablehnen.

Wichtig ist es dann, zu bestätigen, daß auch nach den klinischen Zeichen die diabetogene Seite der Stoffwechselsteuerung eine Steigerung erfahren hat. Es gibt doch sehr zu denken, daß man nach allen größeren Statistiken, sowohl bei der Akromegalie wie beim Morbus Cushing, den Diabetes in einer Häufigkeit von 20 bis 40% findet. OBERDISSE und TÖNNIS (3) haben bei operativ gesicherten chromophilen Adenomen die diabetische Stoffwechsellage in 25% gefunden. Das ist die gleiche Häufigkeit, in der JOSLIN bei der Gesamtbevölkerung eine Anlage zum Diabetes annimmt. Bekommen nur jene Patienten mit derartigen Hypophysenstörungen eine Zuckerkrankheit, bei denen eine solche vorhanden ist? Nichtsdestoweniger wird hier ohne Zweifel die Entstehung der Stoffwechselkrankheit ja durch die hypophysäre Krankheit verursacht, auch wenn die mehr oder weniger vom Inselorgan abhängige Bereitschaft zum Diabetes vielleicht eine Vorbedingung ist. Ich konnte daher BERTRAM (4) nicht beipflichten, wenn er sagte, man solle Begriffe wie den neurogenen, den zentralen und den hypophysären Diabetes fallen lassen. Es handele sich in jedem Fall von Diabetes um eine Erkrankung des Pankreas. Wenn man so urteilt, vernachlässigt man die Wertigkeit der einzelnen zur Krankheit führenden Faktoren. Auch die Hypophysenstörung kann, wie schon besprochen, familiär auftreten, also anlagebedingt sein (s. a. S. 591 f., 600 f.).

Läßt sich also der Nachweis erbringen, daß eine erhebliche Funktionssteigerung der diabetogenen Stoffwechselregulatoren durch einen äußeren Reiz verursacht wurde, so muß man ebensogut die Zusammenhangsfrage bejahen wie bei einer direkten Pankreasschädigung.

Daß man kausalgenetisch die Pankreasunterfunktion nicht allein in den Vordergrund stellen kann, ergibt sich fernerhin daraus, daß beim Diabetessyndrom erhebliche Unterschiede in der Prüfung des Stoffwechselverhaltens bestehen. Weil die führenden Symptome Glukosurie und Hyperglykämie vorkommen, liegt ebensowenig eine Krankheitseinheit vor wie bei der Adipositas, wegen des immer vermehrten Fettansatzes, oder bei der Magersucht, wegen des selbstverständlichen Fettschwundes. Das zeigen Unterschiede in der Insulinansprechbarkeit ebensogut wie solche des klinisch-endokrinologischen Bildes oder die Koppelung mit Fettsucht, Mineral- und Wasserhaushaltsstörungen. Hier ist nach Entstehungsweise, Art und Verlauf der Abweichungen eine individuelle Begutachtung notwendig, besonders ist das Ausmaß der endogenen und der exogenen Teilfaktoren gegeneinander abzugrenzen.

Auch wenn man exogene Faktoren als wesentlich erkennt, so werden sie meist nicht alleinige Diabetesursache sein und oft nur die zu erwartende Manifestation vorverlegt haben. Ich stehe daher auf demselben Standpunkt wie OBERDISSE (5), daß man die Rentengewährung auf einige Jahre befristen sollte, wenn nicht ein ganz ungewöhnlich intensives Trauma, eine schwere Pankreatitis oder eine wirklich in diesem Organ destruktiv eingreifende Krankheit akut zum Diabetes führte (s. a. Bd. I, S. 564; Bd. II, S. 540).

Bereits so eindrucksvolle, fast wie ein Experiment auszuwertende Beobachtungen wie die Abnahme der Zuckerkrankheit in den Nachkriegsjahren und ihr plötzlicher Anstieg nach der Währungsreform zeigen, wie wesentlich die Ernährung, die ja auch einen exogenen Faktor darstellt, den Diabetesausbruch verhindern oder auch begünstigen kann. Ähnliche Schlußfolgerungen gestatten Feststellungen an einiigen diabetisch belasteten Zwillingen, bei denen nur jener Partner erkrankt, der diabetesbegünstigenden äußeren, auch alimentären Einflüssen ausgesetzt ist. Hier ist die Erbanlage conditio sine qua non, aber die exogenen Einwirkungen entscheiden, ob und wann die Krankheit entsteht. Sie sind daher richtunggebende Teilursache. Ebenso wie GRAFE (6) vertrete ich die Ansicht, daß es für die Beurteilung nicht ausschlaggebend sein darf, ob man einen Erbfaktor eruieren kann oder nicht. Praktisch kann man ihn in der Regel als vorhanden annehmen. In früheren Untersuchungsreihen ließ sich die Familiarität etwa in 30 % auffinden, in HANHARTS (7) Sippenuntersuchungen aber noch sehr viel häufiger. Das Fehlen von Diabeteserkrankungen in der Familie ist selbstverständlich kein Beweis für die nur exogene Entstehung einer Zuckerkrankheit! LEMSER (8) meint, daß ihre Schwere überwiegend von erblichen Faktoren, ihr Verlauf besonders bei leichten und mittelschweren Fällen im wesentlichen von Umwelteinflüssen abhinge.

Wie schon gesagt wurde, genügt zur Anerkennung eines »Diabetes mellitus« nicht die Feststellung einer Erhöhung des Blutzuckers oder gar nur die einer Zuckerausscheidung im Urin. Dazu gehören eine mehr oder weniger ausgeprägte charakteristische klinische Symptomatologie, bestimmte blutchemische Veränderungen, vor allem auch ein typisches Verhalten des Zuckerstoffwechsels unter alimentärer Belastung. Zu oft werden Reizhyperglykämien oder passagere Glukosurien fälschlich auf einen Diabetes bezogen. Ähnlich gilt das bei Ausscheidung anderer Zuckerarten, bei denen die positiven Reduktionsproben im Urin zur fehlerhaften Annahme einer Glukosurie geführt hatten. So beobachteten wir eine Frau, die seit Jahren als »zuckerkrank« angesehen wurde, während in Wirklichkeit eine angeborene Pentosurie vorlag (BARTELHEIMER und FREYSCHMIDT [9]). Zumindest jeder Zuckerausscheidung im Harn, bei der die Hyperglykämie fehlt, ist in dieser Hinsicht differentialdiagnostisch nachzugehen (10). Vor allen Dingen ist dann, wenn die Symptome der dekompensierten Zukkerkrankheit fehlen, Skepsis angebracht. Dieser fast selbstverständliche Hinweis erscheint erforderlich, begegnet man doch häufig in den Gutachtenakten ärztlichen Vermerken, die dem Anerkennung Begehrenden eine festgestellte Glukosurie als »Diabetes mellitus« bescheinigen.

Wird von der »positiven Reduktionsprobe« im Harn ausgegangen, dann vermag die nachstehende Zusammenstellung zu differentialdiagnostischen Überlegungen anzuregen. Nicht auf einen Diabetes zu beziehende positive Reduktionsproben können vor allem in den folgenden Situationen vorliegen:
1. bei der Aufnahme gewisser Arzneimittel, wie Chloralhydrat, Salizylsäure, Kampfer, Benzoesäure, Pyramidon, Phenylbutazon, Butazolidin, Tetracycline,
2. bei Alkaptonurie (Ausscheidung von Homogentisinsäure),
3. bei Lävulosurie, Pentosurie,
4. bei »zentralen Glukosurien«: Apoplexie, Subarachnoidalblutungen, Enzephalitis, Commotio cerebri, Epilepsie, Meningitis, CO-Intoxikationen, Tumor cerebri,
5. in der Schwangerschaft und Laktation,
6. als »renale Glukosurie«,
7. bei Herzinfarkt, bei Gewebszerfall, bei stumpfen Traumen,
8. bei Morbus Basedow und schweren Thyreotoxikosen.

Wenn man sich im einzelnen mit den exogenen Einflüssen auseinanderzusetzen hat, die für die Diabetesentstehung oder -verschlimmerung angeschuldigt werden, so muß man sich immer vor Augen halten, daß es sich bei diesem um eine doch sehr oft vorkommende Krankheit handelt und allein deswegen gelegentlich ein Zusammentreffen mit anderen zu erwarten ist. Weiterhin ist zu bedenken, daß bei Durchuntersuchung ganzer Bevölkerungsgebiete wiederholt festgestellt wurde, daß auf einen bekannten Diabetes ein bisher unbekannter kommt, in SCHLIACKS (11) Statistik sogar 5 bisher unentdeckte, übrigens bei Patienten, die immer über 40 Jahre alt waren. Das verwundert nicht, da in jüngeren Jahren entsprechend der andersartigen Regulationsstörung viel früher eine Insulinbedürftigkeit entsteht. Der Zusammenhang mit einem Trauma oder einer Infektion muß also schon dem ganzen Hergang nach sehr wahrscheinlich sein, wenn er anerkannt werden soll. Von dieser Forderung darf nicht abgewichen werden.

Allein direkte und indirekte Verletzungen der Bauchspeicheldrüse wurden in der älteren Begutachtung als relevante Diabetesursache anerkannt. REINWEIN (12) hat schon betont, daß derartig schwere Gewalteinwirkungen kaum mit dem Leben vereinbar sind. Sie müßten $^9/_{10}$ des Inselorgans vernichtet haben. Lediglich bei einem Pankreas, dessen Reserven verringert sind, könnte auch ein geringeres Oberbauchtrauma diabetesmitverursachend wirken. Es würde damit ebenfalls richtunggebend und entscheidend den Zustand des Patienten beherrschen. Damit wären schon die Voraussetzungen zur Anerkennung eines Unfallzusammenhanges gegeben. JOSLIN (13) nahm zu der Frage »Trauma und Diabetes mellitus« Stellung und kam, nachdem er 49 000 Diabetiker übersah, zu dem Schluß, daß eine »traumatische« Genese praktisch nicht vorkommt. Gemeint ist damit eine so erzeugte Diabetesentstehung bei genetisch gesundem Inselorgan. Dabei stellt er also das hereditäre Moment in der Ätiologie ganz in den Vordergrund. Man sollte beachten, daß er bei der ersten Untersuchung eines Zuckerkranken ein familiäres Vorkommen der Zuckerkrankheit in etwa 20% fand, nach 15 bis 20 Jahren hatte sich die Frequenz verdoppelt und nach 30 Jahren verdreifacht. Geeignete Verletzungen des Abdomens, etwa durch einen Hufschlag, heute eher durch die Steuersäule bei Autounfällen, durch Quetschungen zwischen Eisenbahnpuffern, durch Überfahrenwerden oder Schußverwundung können unter Umständen eine Zerreißung des Pankreas oder seine hämorrhagische Infarzierung herbeiführen. Ihre Beurteilung erfordert aber besondere Kritik, der Nachweis einer hinreichenden Pankreasschädigung muß überzeugend geführt werden (Operations- oder Obduktionsbericht). Ferner muß nachgewiesen sein, daß vor dem Trauma kein Diabetes bestand und eine familiäre Belastung nicht vorhanden ist. Sind diese Voraussetzungen nicht erfüllt, sprechen aber die Begleitumstände für eine wesentliche traumatische Schädigung des Pankreas und ist die zeitliche Beziehung gesichert, wird man die Manifestation eines Diabetes mellitus bei vorhandener Erbanlage in Erwägung ziehen müssen (s. a. Bd. I, S. 564; Bd. II, S. 540).

Am überzeugendsten sind Fälle, bei denen es gleichzeitig zur Insuffizienz des exkretorischen Pankreas kam (RAMMICEANU [14]). Auch dann, wenn akute Diabeteserscheinungen auftraten, ein Präkoma oder ein Koma, eine hochgradige Polydipsie und vor allem, wenn sich später allmählich die Schwere der Stoffwechselstörung verringerte, kann man wohl nicht umhin, die kausale Beziehung anzuerkennen, wobei mit größter Wahrscheinlichkeit eine anlagebedingte Organminderwertigkeit notwendige Voraussetzung war. Falls der Diabetes erst nach einigen Monaten entsteht, ist man gelegentlich auch berechtigt, in einem ausgesprochen geeigneten Trauma eine Teilursache zu sehen, bei einem Beginn nach Jahren ist aber meines Erachtens nicht mehr die genügende Wahrscheinlichkeit gegeben.

Die vollständige Entfernung des Pankreas, wie sie heute durch Verbesserung der operativen Verfahren möglich geworden ist, beseitigt in- und exkretorische Leistungen dieses Organs, sie führt zu einem relativ leichten, aber unbedingt insulinbedürftigen Diabetes (20 bis 40 E täglich). Invalidität wird man wegen der damit verbundenen schweren Störungen immer anerkennen, weniger wegen des endokrinen Ausfalls als des exokrinen.

Die Pankreatitis als richtunggebende Diabetesursache ist noch mehr umstritten. Daß die akute Entzündung der Bauchspeicheldrüse vorübergehend zu einem diabetischen Stoffwechselbild führt, ist ja nichts Ungewöhnliches. Hier kommt es schon für die Diagnose besonders darauf an, festzustellen, ob auch das exkretorische Pankreas geschädigt ist. Im allgemeinen werden die gastroenterologischen Störungen und die allgemeine Beeinträchtigung des Individuums ja ganz im Vordergrund stehen. Anscheinend spielt allerdings ebenfalls die verringerte Belastungsfähigkeit des Inselsystems, also die Anlage, eine Rolle. Bei schweren Infektionskrankheiten ist ein solcher Zusammenhang immer wieder angenommen worden, so z. B. bei Typhus, Mumps und Sepsis. Da es durch solche Entzündungen kaum zu einer hochgradigen Destruktion, die dauernd bestehen bleibt, kommen kann, ist man nur berechtigt, eine verfrühte Auslösung anzunehmen und müßte sich demnach für eine zeitliche Begrenzung der Anerkennung von Schadenfolgen entscheiden (42). Die Minderwertigkeit des Inselorgans ist hier unbedingte Voraussetzung für das Bestehenbleiben einer Zuckerkrankheit! Nach JAHNKE und OBERDISSE (15) könnte ein Diabetes auch durch eine Pankreatitis entstehen, wenn dadurch ausgedehnte Veränderungen des Organs, z. B. fibrotische Umwandlung, eintreten.

Für die Pankreasnekrose, die übrigens im amerikanischen Schrifttum nicht grundsätzlich von der akuten Pankreatitis als Sonderfall abgetrennt wird, entstehen andere Folgerungen. Parenchymzerfall, Blutungen und Fettgewebsnekrosen können zu so ausgedehnten Sequestern führen, daß im Falle des Überlebens des Betroffenen ein Zustand bestehen bleibt, der einer partiellen Pankreatektomie gleichkommt. Ein auftretender Diabetes mellitus wird daher als »Pankreas-Unterfunktionsdiabetes« als Folge der Pankreasnekrose einzusetzen sein.

Nach DOERR [16] bietet sich folgende Übersicht der verursachenden, die Pathogenese der Pankreasparenchymnekrose bestimmenden Elemente:
I. Trauma
II. Zirkulationsstörung
 1. Funktionell-nervale Strombahnalteration (Splanchnikusreiz), 2. organische Gefäßerkrankung (Periarteriitis nodosa), 3. Thromboembolie
III. Tryptische Läsion
 1. Vom Kanalsystem aus:
  a) Speichelstauung:
   aa) Biliopankreatischer Reflux (»common channel«), ausgelöst durch Papillenstein, Papillenkrampf, Papillenödem oder -entzündung
   bb) Duodenopankreatischer Reflux
   cc) Veränderungen am Kanalsystem:
    Gangstein, Epithelmetaplasien, Kompression oder Striktur
  b) Speichelretention (?)
 2. Auf dem Blutwege
 3. Primär intrazellulär (?)
IV. Bakteriell-toxische Läsion
 1. Metastatisch (hämatogen, kanalikulär usw.)
 2. Allergisch (Schwartzmann-Phänomen).
Gravidität, Glukokortikoidtherapie (21) und Alkoholabusus können zur Entstehung der Pankreasnekrose beitragen.

Die Frage, wann sich ein Diabetes mellitus nach Pankreasnekrose manifestieren kann, ist also nicht einheitlich zu beantworten. Besonders wenn sich mehrere der von DOERR aufgezählten Einflüsse nachweisen lassen oder ihre Intensität besonders beträchtlich ist, wird man den kausalen Zusammenhang zu bejahen haben (42). Daß große, üppige und vor allem fettreiche Mahlzeiten unmittelbar manifestationsfördernd wirken, zeigt die praktische ärztliche Erfahrung. Meist bestimmen sie den Zeitpunkt des akuten Geschehens. Bei ausgedehnten, nicht tödlichen Parenchymverlusten mündet die Nekrose unmittelbar – was den intermediären Stoffwechsel anlangt – in einen echten Diabetes mellitus, dessen Insulinbedürftigkeit ausgesprochen von dem Ausmaß der Kohlenhydrataufnahme abhängig zu sein pflegt.

Für die Entstehung eines Pankreasschadens wird weiterhin die direkte oder indirekte Einwirkung des Alkohols hervorgehoben, ohne bewiesen zu sein (WEICHSELBAUM [17]). Eindeutige derartige Befunde wurden in Frankreich bei der kalzifizierenden Pankreatitis erhoben (SARLES [18]). Nach BECKER [19] ist die Bauchspeicheldrüse das Organ mit dem größten Eiweißumsatz. Aus diesem Blickwinkel wird man auch durch chronischen Nahrungsmangel bedingte Pankreasschäden akzeptieren müssen, z. B. in der Notzeit nach dem Kriege oder beim Eiweißmangelschaden des Kwashiokor-Syndroms. Ob auch die Pankreatitis durch Cortisonanwendung über eine Störung des Eiweißstoffwechsels zustande kommt, bleibt zunächst fraglich (BENCOSME und LAZARUS [20], LINDNER [21]) (s. a. S. 682).

Eine lebhafte Diskussion hat seit jeher die Pankreatitis als zweite Krankheit bei Gallenblasenerkrankungen mit Übergang in einen sekundären Diabetes ausgelöst (KATSCH [22]) (s. a. S. 541).

Im ganzen sollte man mit einem derartigen Urteil zurückhaltend sein, da gerade die meistbetroffenen Fettsüchtigen sowohl zu Gallenerkrankungen wie zum Diabetes neigen und bei ihnen häufig eine gemeinsame übergeordnete Regulationsstörung angenommen werden muß.

Dementsprechend findet man nicht die Charakteristika des Pankreasunterfunktionsdiabetes, sondern mehr die der extrainsulären Reizglukosurie bis zu denen des Überfunktionsdiabetes.

Krankheiten, die zur Leberparenchymschädigung führen, verbessern zuweilen, aber längst nicht immer, die Kohlenhydrattoleranz. Sie können sie auch verschlechtern.
Tuberkulose und Syphilis als pankreasschädigende Einwirkungen spielen in der Praxis keine Rolle.

Neben Schädigungen, die die antidiabetische Seite der Stoffwechselregulation treffen, kann auch beim Menschen eine hypophysär-interrenale Überfunktion, deren exogene Auslösung ebenfalls möglich ist, wie ich früher gezeigt habe, und wohl auch eine Zwischenhirnläsion zum Diabetes führen.

Das diabetische Stoffwechselsyndrom gehört sowohl zur Akromegalie wie zum Morbus Cushing, sei dieser hypophysär oder primär interrenal entstanden. Wieweit dann gutachtlich Zusammenhänge anzuerkennen sind, wurde in den entsprechenden Kapiteln besprochen (s. a. S. 591, 599, 610). Die Kohlenhydratstoffwechselstörung zeigt alle Übergänge von der extrainsulären Reizglukosurie bis zum völlig insulinresistenten Diabetes, der später nicht selten bei Nachlassen der Erzeugung diabetogener Wirkstoffe und nach Erschöpfung des Inselorgans auch insulinempfindlich wird. Besonders häufig kommen dabei Fettstoffwechselstörungen vor, eine Hypercholesterinämie ist die Regel. Praktisch bedeutungsvoll ist ein derartiger Entstehungsmechanismus vor allem dann, wenn der Ausfall der Sexualdrüsen, besonders im Klimakterium, zu einer gesteigerten HVL-Tätigkeit führt, die auch eine Manifestationszunahme des Diabetes mit sich bringt (s. a. S. 593, 623).

Die Konzeption eines »Nebennierendiabetes« wurde bereits 1901 von F. BLUM (23) aufgestellt. Die Isolierung und Anwendung der Glukokortikoide, Cortikosteron, Cortison und Cortisol (= Hydrokortison) hat auf das eindrucksvollste die diabetogene Wirksamkeit der Nebennierenrinde gezeigt. Beim Menschen bewirkt vor allem Cortisol eine erhebliche Steigerung der Glukoneogenese (RENOLD, ASHMORE, HASTINGS [24]) und einen Antagonismus zur Insulinaktivität im peripheren Gewebe (s. a. S. 611, 614).

Beim Menschen ist ein gesundes, leistungsfähiges Pankreas in der Lage, auch eine langdauernde und hohe Glukokortikoidzufuhr, wie sie heute aus den verschiedensten therapeutischen Gründen häufig durchgeführt wird, hinsichtlich des Blutzuckerverhaltens zu kompensieren. Immer ist dabei nach dem Auftreten einer Glukosurie zu fahnden, für deren graduelle Bewertung noch zu beachten ist, daß Cortisol die »Nierenschwelle« für Glukose senkt, die Filtration nimmt bei gleichbleibender tubulärer Glukoserückresorption zu. Daß ein solcher Befund besonders leicht bei »potentiellem« Diabetes mellitus zustande kommt, benutzt man, um mittels einer Glukosebelastung unter Cortison bzw. Cortisol die Diabetesbereitschaft zu prüfen (FAJANS und CONN [25]).

Beim echten Cushing-Syndrom ist die Glukosetoleranz fast stets herabgesetzt. Bei einem Viertel bis einem Drittel der Fälle findet sich ein manifester Diabetes mellitus mit erheblicher Glukosurie, herabgesetzter Insulinempfindlichkeit und geringer Neigung zur Ketose. Ursache für eine solche Situation ist offenbar eine gesteigerte Bildung plasmatischer Insulinantagonisten. Ausmaß und Dauer der Glukokortikoidüberschwemmung wirken wahrscheinlich bei einer angeborenen Veranlagung zum Diabetes mellitus manifestationsfördernd, Zusammenhänge, auf die bei der Besprechung der Nebennierenstörungen schon eingegangen wurde (vgl. a. S. 610, 614).

LABHART (26) gibt die folgende Charakterisierung des »Steroid-Diabetes«, die durchaus der entspricht, die ich bei der Aufstellung des Begriffes des Überfunktionsdiabetes gegenüber dem

Unterfunktionsdiabetes vorgenommen hatte (1940). Bei Insulinmangel ist der Glukosepool des Organismus durch herabgesetzten Verbrauch und wohl auch durch Steigerung der Glukoseneubildung vergrößert. Beim »Steroid-Diabetes« dagegen liegt der Glukoseverbrauch in der Peripherie im Normalbereich, während die Glukoneogenese in der Leber erheblich gesteigert ist.

Besonders schwierig ist die Frage zu entscheiden, ob vom Nervensystem aus eine Zuckerkrankheit erzeugt werden kann. Das Experiment hatte diese Möglichkeit bejaht. In der klinischen Literatur, besonders in der älteren, ist eine Fülle von Fällen gesammelt worden, in denen mehr oder weniger überzeugend Hinweise bestanden, nach denen es infolge einer Reizung des Zwischenhirns zu einer Dekompensation des Kohlenhydratstoffwechsels bis zur Entwicklung eines echten Diabetes gekommen war. Bei zahlreichen dieser Beobachtungen halten jedoch die gezogenen Schlußfolgerungen einer Kritik nicht stand. (S. BARTELHEIMER [27]).

Unbestritten sind Reizhyperglykämie und -glukosurie beim akuten Schädeltrauma (44). Sie sind insulinresistent und passager und haben im allgemeinen nichts mit einem Diabetes zu tun. Nur in seltenen Fällen, offenbar dann, wenn es zur Erschöpfung eines minderwertigen Inselorgans kommt, resultiert eine diabetische Stoffwechselstörung. Wenn dann Brückensymptome vorhanden sind, wie sie STURM (28) in dem Erscheinungsbild des Stammhirnsyndroms fordert, ist man berechtigt, in dem erlittenen Trauma eine Teilursache zu sehen. Eine solche Anerkennung ist ebenfalls gestattet, wenn Symptome eines Hyperpituitarismus entstanden sind, die den Rückschluß auf eine von hier ausgehende diabetogene Überfunktion bestätigen. Sicher sind derartige Verläufe, die ich als mesenzephalen Fehlsteuerungsdiabetes bezeichnet habe, außerordentlich selten (s. a. S. 593, 600).

Noch viel schwieriger ist die Entscheidung, ob seelische Belastungen zum Diabetes führen können. Eine solche Frage wird vom medizinischen Laien besonders häufig aufgeworfen. Sie ist wohl insofern grundsätzlich zu verneinen, als eine anlagemäßig intakte Stoffwechselregulation dadurch nicht dekompensieren kann. Einleuchtend ist jedoch, daß mit Todesangst verbundene Erregungen, die zu einer ungewöhnlichen Steigerung des neurovegetativen Tonus führen, auch in der Lage sind, sofort eine diabetische Stoffwechselstörung manifest werden zu lassen. Ein solcher zeitlicher Zusammenhang müßte unbedingt neben der Überwertigkeit des Erlebnisses gefordert werden. Häufig vorgetragene Behauptungen früherer, auch länger dauernder seelischer Belastungen kann man nicht für die spätere Entstehung einer Zuckerkrankheit verantwortlich machen, sie lassen sich vom wissenschaftlichen Standpunkt aus nicht stützen (s. a. S. 198).

Daher ist es auch nicht möglich, selbst jene hochgradigen psychischen Belastungen, die etwa bei Soldaten oder Inhaftierten lange Zeit bestanden haben, späterhin noch als Ursache einer diabetischen Störung anzunehmen. In diesem Sinne sprechen die Erfahrungen des ersten und zweiten Weltkrieges und besonders auch die des Bombenkrieges, bei dem eine oft ältere und damit eine weit mehr diabetesgefährdete Population derartigen Spannungen ausgesetzt war.

Wenn es wirklich einmal zur Anerkennung eines extrem ungewöhnlichen seelischen Traumas als richtunggebender Teilursache kommt, so muß nicht allein der sofortige Beginn des Diabetes gefordert werden, selbstverständlich bei Fehlen früherer Hinweise auf eine Stoffwechselstörung, es wäre auch die endogene Komponente als ebenso wesentliche Teilursache zu berücksichtigen. Gegebenenfalls käme auch hier, wenn man den Grund der Mind. d. Erwerbsf. nicht aufgliedern kann, die Befristung auf einige Jahre in Frage, da mit hoher

Wahrscheinlichkeit damit zu rechnen war, daß es ohnehin zum Diabetesausbruch gekommen wäre.

Man muß GRAFE (29) beipflichten, wenn er sagt: »Es kann heute keinem Zweifel unterliegen, daß beim Auftreten eines Diabetes mellitus exogene Faktoren eine viel größere Rolle spielen, als man früher anzunehmen geneigt war. Es gibt nicht nur einen manifesten Diabetes mellitus, sondern auch eine latente, mit besonderen Zuckerbelastungsproben feststellbare Form. Und die entscheidende Frage für die Begutachtung ist, wann und wodurch die latente Form in die manifeste übergeführt wird, d. h. der Diabetes mellitus zur Auslösung kommt.« In manchen Werken über Unfallheilkunde oder traumatische Entstehung innerer Krankheiten wird der Ausdruck »Auslösung« als zu unbestimmt abgelehnt und lieber von einer »wesentlichen Mitverursachung« gesprochen. Im Prinzip kommt das natürlich auf das gleiche heraus.

In praxi wird also der Gutachter zu entscheiden haben, ob mit überwiegender Wahrscheinlichkeit eine der aufgeführten Schädigungen für das Auftreten der Zuckerkrankheit wesentlich mitbestimmender Faktor war. BERTRAM (4) sprach von richtunggebender Verschlimmerung auch in dem Sinne, daß die Schädigung zur »Auslösung« der Zuckerkrankheit führte, im Gegensatz zur Verursachung einer solchen, wenn allein das exogene Moment einen Diabetes erzeugte. Bei der Anerkennung eines mitverursachenden Faktors muß man eine beträchtliche Schwere der Schädigung und vor allen Dingen den unmittelbaren zeitlichen Zusammenhang fordern. Bei einem größeren Intervall läßt sich der Wahrscheinlichkeitsnachweis nur sehr schwer erbringen, da die meisten Fälle von Zuckerkrankheit ohnehin die Neigung zur Progredienz haben. Dabei ist zu berücksichtigen, daß die Entstehung der typischen, die Prognose bestimmenden Komplikationen außer von der Dauer der Stoffwechselstörung von deren Manifestationszeitpunkt, in der Jugend oder im Alter, aber auch von individuellen, noch nicht näher zu analysierenden Bedingungen abhängig ist.

Ein Rückgang der Zuckerkrankheit ist so selten, daß im allgemeinen damit nicht zu rechnen ist, was bei der Festlegung zu häufiger Nachuntersuchungen bedacht werden sollte. Leicht zu verwechseln ist die Vortäuschung der Rückbildung eines Diabetes, wenn die Nierenschwelle steigt, wie oft im Alter. Die Intermediärstörung ist dann entweder die gleiche geblieben oder sie kann sich sogar verschlechtert haben.

Man darf sich also nicht allein auf das Ausmaß der Glukosurie verlassen. Blutzuckerbestimmungen, am besten in Form eines Tagesprofils, sind zur richtigen Beurteilung unentbehrlich. Sie sind ebenso wichtig wie die Feststellung einer genügenden Kohlenhydratbilanz. Die Höhe einer etwa notwendigen Insulinmenge ist nicht so ausschlaggebend wie die Entscheidung, wieweit es gelingt, dadurch eine Angleichung des Stoffwechsels an die Norm zu erreichen. Die gutachtliche Beurteilung der Schwere einer Zuckerkrankheit darf sich daher nicht allein auf die zur Behandlung notwendige Insulindosis stützen. Diese wird bei einem insulinüberempfindlichen Diabetiker niedrig liegen. Trotzdem können hier Wohlbefinden und Leistungsfähigkeit durch Blutzuckerschwankungen und vor allen Dingen durch das Auftreten unerwarteter Schocks wesentlich beeinträchtigt werden. Bei einem insulinresistenten Diabetes dagegen kann die täglich gegebene Menge sehr hoch sein. Trotzdem werden gerade diese Patienten häufig besonders wenig durch ihre Stoffwechselkrankheit belästigt. Allerdings neigen sie nicht selten zu den bekannten Spätschäden, die ja für die Prognose am wichtigsten sind.

Die Lebensverlängerung der Diabetiker durch die Insulinbehandlung läßt auf das eindrucksvollste eine immer mehr in den Vordergrund tretende Gefährdung vom Gefäßsystem aus erkennen. Es kann keinem Zweifel unterliegen, daß Veränderungen an demselben die weitaus größte Aufmerksamkeit verdienen (HILD [41]). Es gibt keine Krankheit, bei der die Arteriosklerose so oft vorkommt wie bei der Zuckerkrankheit, bei der ihre Folgen die häufigste Todesursache bilden. Sie ist aber nicht obligat. Das Alter des Patienten und die Dauer der Stoffwechselstörung, nicht ihre Schwere, sind von entscheidender Bedeutung. Die Art der vorangegangenen Behandlung ist anscheinend für manche der Betroffenen wichtig, keineswegs bietet sie aber eine Gewähr zu ihrer Verhütung. Mancher jahrelang verwilderte Diabetes bleibt davon verschont. Eine Fettsucht wirkt nach HETÉNY (30) begünstigend bei der Sklerose der Koronarien, nicht aber bei der der peripheren Gefäße. Gefährlich ist nicht nur die typische Lokalisation an den Herzkranz- und Hirngefäßen, sondern auch die an den unteren Extremitäten und an den Nieren (LUNDBAEK [31]). Nach Gefäßveränderungen muß man daher bei der Begutachtung jedes Zuckerkranken ausdrücklich suchen! (S. a. S. 51, 269).

Die aktuelle Prognose des Herzinfarktes ist beim Diabetiker besonders schlecht. Die Letalität in den ersten zwei Monaten beträgt beim Zuckerkranken 51%, beim Stoffwechselgesunden nur 27%. Vor allem Herzinfarkte bei Frauen sollten Anlaß sein, nach dem Vorliegen eines evtl. latenten Diabetes mellitus zu suchen. ROBINSON (32) weist schon darauf hin, daß 1 von 5 Frauen mit Herzinfarkt gewöhnlich an einer Zuckerkrankheit leidet.

Als weitere Gefäßmanifestation des »Spätdiabetes« spielt ganz besonders die Retinopathia diabetica eine Rolle. Ihre Erkennung ist sicher möglich, so daß die Zahlenangaben wenig differieren. Sie kann relativ früh zur Berufs- und Erwerbsunfähigkeit führen.

Die interkapilläre Glomerulosklerose (KIMMELSTIEL-WILSON), bei der es zur Einlagerung von Hyalinmassen zwischen den Glomeruluskapillaren kommt, entscheidet oft das Schicksal, natürlich auch die Erwerbsfähigkeit besonders der jugendlichen Zuckerkranken. Ihre Feststellung bedingt bei dem Vorhandensein von Niereninsuffizienzsymptomen Invalidität, selbst wenn wie so oft sich im Kohlenhydratstoffwechsel eine Toleranzbesserung einstellt (s. a. S. 332).

Gelegentlich kommt es beim Diabetes mellitus zu Osteopathien, über die BARTELHEIMER und KUHLENCORDT (33) zusammenfassend berichtet haben, generalisierte wie lokalisierte.

Wichtig ist dann noch, daß der Diabetes, besonders wenn er nicht gut eingestellt ist, die Entstehung der Tuberkulose fördert. An der Kieler Klinik fanden wir (34) in den Nachkriegsjahren bei fast jedem zehnten Diabetiker eine Tuberkulose. Die gutachtliche Beurteilung erfordert oft besonders große Erfahrungen, weniger was die Zusammenhangsfragen anlangt als die Bewertung wiedererlangter Leistungs- oder gar Berufsfähigkeit (BARTELHEIMER und GRUNZE [35]). Der Diabetes läuft in 60–80% der Tuberkulose voraus. In über 50% der Fälle folgt die Tuberkulose in den ersten Jahren nach Manifestation der Zuckerkrankheit. Jede ungeklärte Toleranzverschlechterung eines Diabetikers muß den Verdacht auf das Vorliegen einer Tuberkulose lenken. Sofort hat eine unverzügliche Suche danach einzusetzen, damit nicht die heute zu Gebote stehenden Therapie-Möglichkeiten verspätet zum Einsatz gelangen.

Beim tuberkulösen Diabetiker sind wegen der gesteigerten Gefahr der Reaktivierung besonders scharfe Maßstäbe anzulegen. Im übrigen gelten die Grundsätze der Begutachtung Tuberkulöser. Ist der Prozeß geschlossen, stationär und anscheinend inaktiv und hat er nur eine geringe Ausdehnung, dann kann nach längerer, mindestens über ein Jahr gehender Beobachtung bei ausgeglichenen Stoffwechselverhältnissen in beschränktem Umfang bei Ausschaltung körperlicher Belastung Arbeitsfähigkeit und in entsprechenden Berufen Berufsfähigkeit in Erwägung gezogen werden. Bei ausgedehnten produktiven, aber gleichfalls stationären, inaktiv wirkenden Tuberkulosen wird der Grad der Mind. d. Erwerbsf. in erheblichem Umfang von den Ausfallserscheinungen an Lungenfunktion und Herzleistung bestimmt. Manche fortgeschrittene produktive Tuberkulose hält sich bei peinlich ausgewogenem Stoffwechselgleichgewicht und bei körperlicher Schonung gut. Jede Überlastung, jeder andersartige interkurrente Infekt kann aber diesen Zustand stören und einen neuen Schub auslösen. In nicht eindeutig beurteilbaren Fällen sollte man sich, wenn möglich, der Beobachtung in der Spezialstation einer Klinik oder in einer Heilstätte für tuberkulöse Diabetiker bedienen, um Stoffwechsel- und Tuberkuloseverhalten sicher beurteilen zu können. Schwierig ist es unter Umständen, einen teilweise Wiederhergestellten in einen für ihn jetzt geeigneten Beruf zu überführen. Nicht selten sind Umschulungen anzustreben, wobei die gesetzlichen Bestimmungen für die Beschäftigung Tuberkulöser zu beachten sind (s. a. S. 431 ff.).

Für die Beurteilung von Zusammenhangsfragen ist zu berücksichtigen, daß der nicht optimal eingestellte Diabetes mellitus eine unbestreitbare Disposition für das Auftreten einer Tuberkulose schafft. Ein durchgemachtes Koma diabeticum als Zeichen einer Bereitschaft zur Azidose und zu Fettstoffwechselentgleisungen scheint eine solche in besonderem Maße zu begünstigen. Dabei ist noch nicht klar, ob durch die Stoffwechselstörung eine allgemeine Resistenzschwäche hervorgerufen wird. Die verminderte Neigung des tuberkulösen Zuckerkranken zu hämatogenen Streuungen läßt an dieser einfachen Annahme Zweifel aufkommen. Daß eine gesteigerte Empfänglichkeit für exogene Erst- und Superinfektionen vorliegt, ist wohl außer Frage. Die Erwachsenen-Tuberkulose entsteht ja sonst – entsprechend den gültigen Vorstellungen – vorwiegend durch endogene Reinfektion, in diesem Fall durch irgendwie ausgelöste Toleranzverschlechterungen der KH-Stoffwechselstörung begünstigt. Vor der Anerkennung eines Zusammenhanges ergibt sich damit die Notwendigkeit zur sorgfältigen Analyse von Krankheitsätiologie und -pathogenese.

Bei vorhergehender Tuberkulose und nachfolgendem Diabetes mellitus tritt eine Aktivierung bzw. Änderung des Tbc-Verlaufes viel seltener auf. Eine Tuberkulose kann, wie eigentlich jede Infektionskrankheit, die Manifestation eines Diabetes mellitus fördern. Jedoch wird man nur Anerkennung im Sinne einer Vorverlegung des Diabetes-Auftretens aussprechen können.

Eine gewisse Vorsicht ist geboten, da leicht infektionsbedingte, passagere Abwandlungen des Kohlenhydrathaushaltes als »Diabetes mellitus« anerkannt werden. Auch die Tuberkulostatika können (wahrscheinlich durch Vermittlung der NNR) Glykosurien auslösen (s. a. S. 614 f.).

Die übrigens auch in der Behandlung des tuberkulösen Diabetikers zu bevorzugenden Tuberkulostatika Streptomyzin, INH, Ethambutol und PAS führen nur bei wenigen zu diabetogenen Effekten. Thiosemikarbazon (Conteben) dagegen verursacht häufig eine so gerichtete Veränderung der Stoffwechsellage. In Einzelfällen – speziell bei Neigung zur Azidose – vermag auch PAS die Stoffwechsellage zu beeinträchtigen (s. a. S. 56).

Gelegentlich kann eine Tuberkulose auch mittelbar durch die zu ihrer Therapie erforderliche reiche Ernährung als Diabetesursache angeschuldigt werden, wobei sich die Klageführung dann auf die Tatsache stützt, daß unter den Bedingungen reichlicher oder übermäßiger Ernährung sich der Diabetes mellitus häufiger manifestiert als unter knapper Kost. Auch in diesem Fall wird eine diabetische Veranlagung stets anzunehmen und allenfalls eine Verfrühung des Auftretens der Zuckerkrankheit anzuerkennen sein.

Alle übrigen Diabeteskomplikationen, die Neigung zur Neuropathie (s. S. 56), die Paradentose, die verminderte Infektresistenz, die Bereitschaft zur Papillennekrose und Pyelitis, eine Adynamie treten demgegenüber an Bedeutung zurück. Sie führen nur gelegentlich, dann häufig passager, zu einer Minderung der Erwerbsfähigkeit.

Der Diabetes mellitus tritt oftmals in der Schwangerschaft auf. Die Befragung von zuckerkranken Frauen, die Schwangerschaften durchgemacht haben, ergibt, daß sich bei jeder 7. der Diabetes während einer Schwangerschaft manifestierte. In 50% der Fälle bringt die Schwangerschaft eine Verschlechterung der diabetischen Stoffwechsellage, nur in 10% eine Besserung.

Die endogene Bedingtheit der Zuckerkrankheit läßt sich zu einem hohen Prozentsatz an charakteristischen Schwangerschaftskomplikationen (»Riesenkinder«, Mißbildungshäufung, erhöhte Kindersterblichkeit, Totgeburten) nachweisen, die übrigens vielfach schon Jahre bis Jahrzehnte vor der Manifestation des Diabetes beobachtet werden. Die Mortalität der Mütter beträgt heute 0–1 %, während sich die Sterblichkeit der Kinder (ausgetragene Totgeburten eingerechnet) noch immer zwischen 6–50 % bewegt. Die Ergebnisse sind nur dann günstig, wenn sich Internist, Gynäkologe und Pädiater zu einem Team zusammengetan haben, das genügend Erfahrungen auf diesem Gebiet gesammelt hat. Ich habe daher immer wieder vorgeschlagen, diese Aufgabe, die Betreuung der Schwangerschaft der diabetischen Frau, nur bestimmten geeigneten Krankenhäusern zu übertragen (BARTELHEIMER und SAUER [36]).

Grundsätzlich muß zwischen harmloser Schwangerschaftsglukosurie und echtem Diabetes mellitus unterschieden werden. Letzterer kann besonders bei Erstgebärenden wieder latent werden. Eine Schwangerschaftsglukosurie ist unter Umständen aber auch ein »prädiabetisches« Symptom, das gilt wohl sicher, wenn es zur Entwicklung eines »Riesenkindes« kommt. Unter späteren Schwangerschaften kann dann ein echter Diabetes mellitus auftreten.

Die Schwangerschaft bei komplikationslosem Diabetes mellitus bietet keinen Grund zur Graviditätsunterbrechung, jedenfalls gilt das in den ersten 10 Jahren des Bestehens eines solchen, späterhin sind wesentliche Komplikationen auszuschließen. Sind etwa eine interkapilläre Glomerulosklerose, eine progrediente Retinopathie, beispielsweise auch eine Tuberkulose vorhanden, so ist die Interruptio unbedingt indiziert. Allerdings kommt es dann meist nicht zu einer Gravidität. Die nachweisbare Arteriosklerose, röntgenologisch an den Gefäßen des Beckens und der unteren Extremitäten erkennbar, sollte vor allem Veranlassung sein, die Unterbrechung vorzunehmen. Ein leider häufig anzutreffender Schematismus, diese grundsätzlich bei der schwangeren Diabetikerin vorzunehmen, ist heute nicht mehr gerechtfertigt.

Aus dem anfangs Gesagten ergibt sich, daß der Grad der Mind. d. Erwerbsf. bei Vorliegen einer Zuckerkrankheit nicht nach der Abweichung nur einer Funktion, etwa nach der erforderlichen Insulinmenge geschätzt werden kann. Es ist notwendig, nach all den genannten Gesichtspunkten zu prüfen, wo Schäden bestehen, und danach die Beeinträchtigung der Leistung festzustellen. Dabei ist zu beachten, wieweit diese auch die Berufsfähigkeit einengen. Nach solchen Gesichtspunkten haben auch SEIGE, MOHNIKE und KOLLMORGEN (37) Beurteilungsrichtlinien aufgestellt.

Ein Kraftwagenführer wird allein schon durch die Notwendigkeit einer Insulinisierung in seiner Tätigkeit eingeengt, da in der Hypoglykämie mögliche Fehlhandlungen ihn und andere gefährden. Trotzdem wird man dann, wenn eine Insulinbehandlung notwendig ist, nicht grundsätzlich das Autofahren verbieten müssen. Falls eine Einstellung möglich ist, bei der sich mit genügender Sicherheit Insulinschocks vermeiden lassen, wird sich häufig die Aberkennung der Berufsfähigkeit erübrigen, wenn nicht, wie bei Taxifahrern, die Unregelmäßigkeit der Lebensweise zu nicht vorherzusehenden Stoffwechselschwankungen führt. Bei den besonders häufig befallenen Lokomotiv- und Straßenbahnführern wird heute allgemein ein Wechsel der Tätigkeit gefordert. Dasselbe gilt für Arbeiter an schnellaufenden Maschinen, ebenso für Kran- und Schiffsführer.

Eine umfangreiche Studie zur Frage der Fahrtauglichkeit bei Diabetes wurde von HARTMANN (45) vorgelegt. Sie beruht auf dem Erfahrungsgut des Züricher gerichtlich-medizinischen Instituts und zeigt, daß die Unfallauffälligkeit des zuckerkranken Fahrzeugführers in der Schweiz gegenüber der Norm deutlich erhöht ist. SCHAEFER (46) fand das nicht in der BRD. Noch nicht insulinbedürftige Diabetiker haben demnach infolge ihrer erhöhten Rate an Sehstörungen, Herzinfarkten und Zerebralen Insulten ein vermehrtes Unfallrisiko.

Den geistigen Arbeiter behindert die periphere Durchblutungsstörung an den unteren Extremitäten kaum, um so mehr aber den körperlich Arbeitenden. RATSCHOW (38) hat die dabei gültigen Begutachtungsgrundsätze zusammengestellt.

In Fällen, bei denen mit einer gewissen Kostbeschränkung ein Stoffwechselgleichgewicht erzielt werden kann, bei denen Folgekrankheiten fehlen, ist grundsätzlich die Mind. d. Erwerbsf. nur gering einzuschätzen, immer wird sie unter 30% liegen, bei ständiger Insulinbedürftigkeit und ausreichendem Allgemein- und Kräftezustand dürfte sie etwa 30% betragen. Diabetikern, die dauernd große Insulinmengen benötigen und die trotzdem eine verringerte Leistungsfähigkeit zeigen, können höhere Hundertsätze, bei ernsteren Komplikationen bis zur Vollrente gewährt werden. Die Einschätzung nach der Insulindosis birgt die große Gefahr in sich, Fehlentscheidungen im positiven und auch negativen Sinne herbeizuführen, da sie dem Einzelfall nicht Rechnung trägt. Besser ist es, die eben genannten Erscheinungen und Auswirkungen der Zuckerkrankheit zugrunde zu legen. Auch hochinsulinisierte Diabetiker können eine 100%ige Leistungsfähigkeit besitzen, das zeigt am besten die bekannter zuckerkranker Sportsleute. Der Diabetiker ist ja nicht eigentlich krank, er ist bedingt gesund; es ist wichtig, ihm das nachdrücklichst zu vergegenwärtigen. Wie an Beispielen veranschaulicht, wird allerdings die Ausübung bestimmter Berufe nicht möglich sein. Auf Grund großer Erfahrungen haben BANSE und SPICKERNAGEL (39) gezeigt, wie die Leistungsfähigkeit der Zuckerkranken zu bewerten ist, und auch, daß häufig nach richtiger Neueinstellung eine Aufhebung der Invalidisierung möglich sein kann.

Was die Entstehung oder Verschlimmerung einer Zuckerkrankheit unter exogenen Einflüssen betrifft, lassen sich zusammenfassend etwa folgende Richtlinien geben:

1. Der Diabetes mellitus ist schlechthin eine anlagemäßige Krankheit; praktisch kann man von dieser Voraussetzung ausgehen. Lediglich bei fast vollständiger Zerstörung des Pankreas durch Trauma, neuerdings durch Operation bei Karzinom oder bei ausgedehntester Pankreasnekrose, fernerhin bei bestimmten autochthon entstehenden HVL- und NNR-Adenomen mit abnorm gesteigerter Bildung diabetogener Wirkstoffe kann auch ein erblich gesundes Regulationssystem so dekompensieren.
2. Die diabetische Anlage ist nicht unentrinnbares Krankheitsschicksal. Aber schon Alltagsursachen, wie bestimmte endokrine Phasen, überreichliche Ernährung, Schädigung der Bauchspeicheldrüse oder Reizzustände der diabetogenen Drüsen, wie sie mit bestimmten Krankheitszuständen verbunden sind, können sich manifestationsfördernd auswirken. Die Zusammenhangsfrage wird sich dann bei Schädigungen dieser Größenordnung in gutachtlicher Hinsicht häufig nicht mit hinreichender Wahrscheinlichkeit positiv beantworten lassen, da jeder Mensch derartigen Ereignissen ausgesetzt ist und zumindest die Diabetesanlage die weitaus größte Bedeutung besitzt.
3. Wenn dagegen außergewöhnliche Schädigungen, wie schwere Traumen der Bauchspeicheldrüse, solche des Gehirns mit eindeutigen Zwischenhirnsymptomen, ganz ungewöhnliche akute, meist mit Todesangst einhergehende seelische Belastungen, aber auch wenn außerordentlich eingreifende Infektionskrankheiten das Inselorgan in offenkundiger Weise erheblich und anhaltend schädigen oder wenn sie zu einer dauernden Funktionssteigerung des hypophysär-interrenalen Systems führen, wird man den Zusammenhang insofern anerkennen können, als mit Wahrscheinlichkeit eine Vorverlegung des Ausbruches der Stoffwechselkrankheit eingetreten ist. Die Schädigung wird zur richtunggebenden Teilursache. In einem solchen Fall wäre eine Rentengewährung für die Dauer von 5 oder höchstens

10 Jahren empfehlenswert. Voraussetzung ist neben dem Ausmaß der Schädigung der unmittelbare zeitliche Zusammenhang.
4. Die eben genannten Einwirkungen rechtfertigen die Anerkennung einer Verschlimmerung bei bestehender Zuckerkrankheit natürlich nur, wenn eine wesentliche Zunahme der Stoffwechselstörung tatsächlich erwiesen ist. Auch hier wird in Anbetracht der ohnehin gegebenen Neigung der Zuckerkrankheit zur Progredienz oft eine zeitliche Begrenzung angebracht sein.
5. Die graduelle Bewertung der eingetretenen Minderung der Erwerbsfähigkeit, besonders auch die der Berufsfähigkeit, soll nach den aufgeführten Grundsätzen in ausgesprochen individueller Weise erfolgen.

JAHNKE und OBERDISSE (15) sowie SCHÖFFLING (43) haben eine Reihe von Richtlinien über die Zusammenhangsfragen zu einem Trauma aufgestellt:

1. Für die Beziehung zwischen Trauma und Diabetes ergeben sich nachstehende Möglichkeiten:
   a) zufälliges Zusammentreffen,
   b) das Trauma als Entstehungsursache eines Diabetes (echter traumatischer Diabetes),
   c) das Trauma als Manifestationsursache eines Diabetes (traumatisch bedingte vorzeitige Manifestation der diabetischen Erbanlage),
   d) das Trauma als Verschlimmerungsursache eines schon vorhandenen manifestierten Diabetes.
2. Die Annahme eines kausalen Zusammenhanges zwischen Trauma und Diabetes ist berechtigt:
   a) wenn es sich um echten, das heißt, permanenten Diabetes handelt, und
   b) wenn vor einem als Manifestationsursache angeschuldigten Trauma keine diabetischen Symptome bestanden, und
   c) wenn zwischen dem angeschuldigten Trauma und dem Diabetes eine unmittelbare zeitliche Beziehung besteht, wobei zur Anerkennung einer traumatisch bedingten vorzeitigen Manifestation der nachfolgende Diabetes sich spätestens innerhalb der ersten drei Monate nach dem Trauma entwickelt haben muß, und
   d) wenn das Trauma im Hinblick auf seinen behaupteten Einfluß auf den Kohlenhydratstoffwechsel als »geeignetes Trauma« angesehen werden kann.
3. Die einzige Bedingung, unter der die traumatische Entstehung eines Diabetes anerkannt werden kann, ist die unmittelbare und genügend ausgedehnte Schädigung des Pankreas durch Verletzungen oder andere Noxen. Die unmittelbare und genügend ausgedehnte Schädigung des Pankreas muß detailliert und überzeugend dargelegt werden, da es sich beim traumatischen Diabetes – ein Begriff, der nur hier angewandt werden soll – um eine medizinische Rarität handelt.
4. Unter allen anderen Bedingungen kann nur die (vorzeitige) Manifestation der diabetischen Erbanlage (i. e. eines latenten Diabetes) oder die Verschlechterung eines anlagebedingten, schon vorhandenen, manifesten Diabetes diskutiert werden.
5. Die (vorzeitige) Manifestation der diabetischen Erbanlage kann entschädigungspflichtig anerkannt werden, wenn es sich um außergewöhnliche (i. e. schwere) Traumen gehandelt hat, denen nach Art, Lokalisation und Auswirkungen überzeugend die Fähigkeit zur Mobilisierung diabetogener Faktoren zuerkannt werden kann (»geeignetes Trauma«).

Bei der versicherungsrechtlichen Bewertung eines Traumas ist folgendes zu beachten:

1. Das Trauma kann sein:
   a) alleinige Ursache des Diabetes (echter traumatischer Diabetes),
   b) Teilursache (vorzeitige Manifestation des bis dahin latenten Diabetes; Verschlechterung eines schon vorhandenen, manifesten Diabetes). Es erfüllt dann den Sachverhalt einer »Verschlimmerung«.

2. Sofern ein Trauma für die Verschlimmerung des (bis dahin latenten oder schon manifesten) Diabetes verantwortlich gemacht werden kann, muß bei der Bewertung unterschieden werden:
   a) die vorübergehende Verschlimmerung,
   b) die einmalige, abgegrenzte Verschlimmerung,
   c) die richtunggebende Verschlimmerung.
3. Eine vorübergehende Verschlimmerung ist anzunehmen, wenn eine traumatisch bedingte Verschlechterung der manifest diabetischen Stoffwechsellage durch geeignete Maßnahmen in absehbarer Zeit wieder ausgeglichen (kompensiert) werden konnte. Die hierzu oder später erforderliche Insulindosis ist bei insulinbedürftigem Diabetes für die Bewertung des Traumas ohne Bedeutung.
4. Eine einmalige, abgegrenzte Verschlimmerung ist anzunehmen:
   a) wenn das Trauma wesentliche Teilursache der (vorzeitigen) Manifestation des bis dahin latenten Diabetes ist. Diese Bewertung soll erfolgen, auch wenn sie den pathogenetischen Voraussetzungen der »vorzeitigen Manifestation« nicht völlig entspricht;
   b) wenn infolge eines Traumas ein bis dahin nicht insulinbedürftiger Diabetiker insulinbedürftig wird und bleibt.
5. Eine richtunggebende Verschlimmerung ist anzunehmen, wenn das Trauma zu einer Verschlechterung der diabetischen Stoffwechsellage oder zu Komplikationen geführt hat, die durch therapeutische Maßnahmen nicht ausgeglichen werden konnten und infolgedessen der sonst vorausschaubare, eigengesetzliche Ablauf des einmal manifest gewordenen oder des schon manifest gewesenen Diabetes eine ungünstige Richtung nimmt, die nicht den allgemeinen Erfahrungen entspricht.
6. Die MdE beträgt in der Regel:
   a) bei rein diätetisch gut kompensierbarem, komplikationsfreiem Diabetes 20 %,
   b) bei medikamentös (orale Therapie, Insulindosen bis 40 E/Tag) gut kompensierbarem, komplikationsfreiem Diabetes 30 %,
   c) bei höheren Insulinmengen, schlecht einstellbarem oder labilem Diabetes oder anderweitigen Komplikationen über 30 %. In diesen Fällen muß die Höhe der MdE nach den individuellen Voraussetzungen festgelegt werden.

SCHRIFTTUM: [1] BARTELHEIMER, H., Erg. inn. Med. 59, 595 (1940); Wien. Arch. inn. Med. 38, 17 und 97 (1944); Deutsche Ztschr. Verdauungskrankheiten 9, 238 und 272 (1949); Klinische Wochenschrift 345 (1953); Lehrbuch der inneren Medizin (Hrsg. H. Dennig). Stuttgart 1969 – [2] JOSLIN, E. P. et al., The Treatment of Diabetes mellitus. Philadelphia 1952 – [3] OBERDISSE, K. und W. TÖNNIS, Erg. inn. Med. N. F. 1953 – [4] BERTRAM, F., in: Zur Genese des Diabetes mellitus usf., Stuttgart 1953 – [5] OBERDISSE, K. in: Zur Genese des Diabetes mellitus usf., Stuttgart 1953, S. 35 – [6] GRAFE, E., Münch. med. Wschr. 448 (1953) – [7] HANHART, E., Verh. Dtsch. Ges. Verd.- u. Stoffw.krkh. Lübeck 1953 – [8] LEMSER, H., zit. nach Hanhart, E. – [9] BARTELHEIMER, H. und P. FREYSCHMIDT, Ärztl. Wschr. 262 (1959) – [10] BARTELHEIMER, H., in: Bartelheimer, H. und A. Jores, Klinische Funktionsdiagnostik. Stuttgart 1966 – [11] SCHLIACK, V., Z. inn. Med. 7, 1049 (1952) – [12] REINWEIN, H., in: Fischer-Molineus, Das ärztliche Gutachten im Versicherungswesen. Leipzig 1939 – [13] JOSLIN, E. P., Ann. Surg. 117, 607 (1943) – [14] RAMNICEANU, Presse méd. 57, 87 (1949) – [15] JAHNKE, K. und K. OBERDISSE, Dtsch. med. Wschr. 86, 2358 (1961) – [16] DOERR, W., Medizinische 139, 179 (1953) – [17] WEICHSELBAUM, A., Wien. klin. Wschr. 63 (1912) – [18] SARLES, H., Aktuelle Probleme der Pankreatitis, Panel Discussion Weltkongr. f. Gastroenterologie, München 1962, IV. pp. 3–60 – [19] BECKER, V., Sekretionsstudien am Pankreas. Triangl. Abh. a. d. Geb. d. norm. u. path. Anat. Stuttgart 1958 – [20] BENCOSME, S. A. and S. S. LAZARUS, Ann. Arch. Path. 62, 285 (1956) – [21] LINDNER, H., Dtsch. med. Wschr. 89, 833 (1964) – [22] KATSCH, G., Arch. Verdauungskrkh. 53, 224 (1928) – [23] BLUM, F., Dtsch. Arch. klin. Med. 71 (1901) – [24] RENOLD, A. E., J. ASHMORE and A. B. HASTINGS, Vitam. and Horm. 14, 139 (1956) – [25] FAJANS, S. S. and J. W. CONN, Diabetes 3, 296 (1954) – [26] LABHART, A., Helv. med. Acta 24, 308 (1957) – [27] BARTELHEIMER, H., in: Fischer-Herget-Molineus, Das ärztliche Gutachten im Versicherungswesen. München 1955, S. 849 – [28] STURM, A., Zur Genese des Diabetes mellitus usf., Stuttgart 1953, S. 14 – [29] GRAFE, E., Der Diabetiker 52 (1951) – [30] HETÉNYI, G., in: Boller, R., Diabetes mellitus. Wien-Innsbruck 1950, S. 415 – [31] LUNDBAEK, K., Long-term-Diabetes. Das spätdiabetische Syndrom. Kopenhagen 1953 – [32] ROBINSON, J. W., New England J. Med. 246, 332 (1952) – [33] BARTELHEIMER, H. und F. KUHLENCORDT, in: Pfeiffer, E. F., siehe Nr. 40 – [34] BARTELHEIMER, H., Klin. Wschr. 345 (1953) – [35] BARTELHEIMER, H. und H. H. GRUNZE, in: Handb. d. Tuberkulose 2 (1963) – [36] BARTELHEIMER, H. und H. SAUER, Internist 139 (1963) – [37] SEIGE, K., G. MOHNIKE und G. KOLLMORGEN, Dtsch. Gesundh. Wesen 16, 1327 (1961) – [38] RATSCHOW, M., Die peripheren Durchblutungsstörungen. Dresden-Leipzig 1953 – [39] BANSE, H. J. und R. SPICKERNAGEL, Leistungsfähigkeit und Arbeitseinsatz des Zuckerkranken. Leipzig 1940 – [40] PFEIFFER, E. F., Handb. des Diabetes. Patho-Physiologie und Klinik. München 1968 u. 1969 – [41] HILD, R., Der med. Sachverst. 61, 185 (1965) – [42] MÜLLER-WIELAND, K., Med. Klin. 58, 73 (1963); LINDNER, H., Dtsch. med. Wschr. 89, 833 (1964) – [43] SCHÖFFLING, K., Dtsch. med. Wschr. 91, 694 (1966) – [44] MÖLLHOFF, G., Der med. Sachverst. 58, 25 (1962) – [45] HARTMANN, H., Helv. med. Acta 31, 257 (1964) – [46] SCHAEFER, H., Ärztl. Mitt. 43, 290 (1958).

Zuckermangelkrankheit
(Spontanhypoglykämie)

In der Pathogenese stellt die Spontanhypoglykämie das Gegenstück zur Zuckerkrankheit dar. Während diese aber in der Begutachtung oft auftaucht, ist das bei der ersteren kaum einmal der Fall. Das liegt zum Teil daran, daß glykopenische Zustände häufig nicht erkannt oder zumindest fehlgedeutet werden, nach CONN (1) sollen 10% der Gesamtbevölkerung zu solchen neigen. Die mit Zuckerüberschuß wie auch die mit Zuckermangel einhergehenden Abweichungen im KH-Haushalt sind erst vollständig ätiologisch verständlich geworden, seit man gelernt hat, sie als Regulationskrankheit zu sehen. Das Gleichgewicht der Stoffwechselregulatoren ist gestört. Beim Diabetes mellitus dominieren absolut oder relativ die diabetogenen Faktoren, bei der Zuckermangelkrankheit die antidiabetogenen. Soll im Gutachten eine Zusammenhangsfrage geklärt werden, so ist es zunächst notwendig, die Blutzuckerverhältnisse zu untersuchen, zum Beispiel durch Tagesprofil, eventuell beim Hungertag, und durch eine einfache Belastung mit 50 oder 100 g Glukose, vielleicht auch einmal bei körperlicher Arbeit oder einseitiger Ernährungsbelastung. Durch einen Teil dieser später noch näher zu besprechenden Funktionsprüfungen lassen sich diabetische Störungen ebensogut erfassen wie die entgegengesetzten. Diese werden besonders deutlich, wenn der Staubeffekt durch längere Ausdehnung des Versuches geprüft wird. Es kommt im positiven Fall zu einer tiefen reaktiven Blutzuckersenkung. Erst dabei tritt die klinische Hypoglykämie-Symptomatologie in Erscheinung. Alsdann ist festzustellen, welche Änderung der Regulation des Zuckerstoffwechsels dazu führte.

Von einer Hypoglykämie ist erst bei Blutzuckerwerten unter 65 mg% zu sprechen (GRAFE [3]). Doch bleiben oft auch tiefere Werte unerkannt, da sie ohne auffällige Erscheinungen ablaufen können. Die charakteristische Symptomatik wird im allgemeinen erst durch abrupte Blutzuckerstürze ausgelöst. Über die Nachweismethoden habe ich kürzlich ausführlich zusammen mit KÜHNAU jun. berichtet (2).

Hypoglykämien können durch Insulinverabreichung in der Diabetesbehandlung, in suizidaler Absicht (SCHWEISHEIMER [15]) oder in der Schockbehandlung von Psychiatern und Internisten erzeugt werden. Daneben spielen Hypoglykämien durch Verabfolgung von anderen blutzuckersenkenden Substanzen noch eine Rolle, etwa der oralen Antidiabetika.

Ein primärer Hyperinsulinismus kann durchaus in der Begutachtung Bedeutung gewinnen. Die Steigerung der Insulinbildung beruht meist auf einer Hyperplasie oder Hypertrophie, aber auch auf adenomatöser oder karzinomatöser Wucherung des Gewebes des B-Zellsystems im Inselorgan. Auch an retroperitoneale Geschwülste mit Einbruch in den Pankreasschwanz – evtl. mit diabetischem Krankheitsbild – sei unter Hinweis auf durch KATSCH und FOCKEN (3) wie SILVIUS und SIMON (4) u. a. veröffentlichte Fälle hingewiesen. Ein solcher primärer Hyperinsulinismus (perniziöser Insulinismus nach KATSCH [5]) kann ferner in der Begutachtung Bedeutung gewinnen, wenn es etwa bei einer Pankreatitis zur Inselhypertrophie gekommen ist. Inselgeschwülste sind nicht von exogenen Einflüssen abhängig.

Auch prädiabetisch, besonders bei extrainsulär ausgelösten Formen, kann eine reaktiv entstehende Hypoglykämie auftreten, so bei Morbus Cushing, Akromegalie oder Morgagni-Syndrom. Ebenfalls kommen bei zentralnervösen Erkrankungen nicht nur Hyper-, sondern gelegentlich auch einmal Hypoglykämien vor. Was dazu beim neurogenen Diabetes gesagt wurde, hat auch hier Gültigkeit (s. a. S. 591, 599, 610 f., 614, 623, 651).

Sekundäre (relative) Formen, die durch einen Mangel humoral wirkender Insulinantagonisten in Erscheinung treten, lassen meist zugleich andere endokrine Minusfunktionen erkennen (Hypopituitarismus, NNR-Unterfunktion, Hypothyreose), Veränderungen der α-Zellen des Inselapparates haben bisher keine Bedeutung für den Gutachter erlangt (s. a. S. 596, 607, 634).

Neben solchen Regulationsstörungen als Ursache der Zuckermangelkrankheit kann symptomatologisch ein gleiches Bild entstehen, wenn das Zuckerangebot nicht ausreicht, also bei Hungerzuständen oder bei verschlechterter intestinaler Resorption, bei Magen-Darm-Erkrankungen also, ferner bei Infektionskrankheiten und bei Vergiftungen, die zum Vagusreiz führen. Nicht selten fördert dabei noch eine Pankreatitis die Insulinbildung, so daß hypoglykämische Zustände in besonders eindrucksvoller Weise zur Ausprägung gelangen nach Gastroenterostomien, Magenresektionen (besonders Billroth II) und bei Ulcera duodeni. Besonders das Dumping-Syndrom ist häufig mit einer Hypoglykämie gekoppelt. Auch bei chronischen Erkrankungen der ableitenden Gallenwege ist ab und zu eine Hypoglykämie anzutreffen. Gerade hierbei läßt die nicht so seltene Begleitpankreatitis die hypoglykämischen Zustände in besonders eindrucksvoller Weise zur Ausprägung gelangen. Daß die Kohlenhydrataufnahme im Rahmen einer allgemeinen Resorptionsstörung durch chronische Enteritiden, Sprue und Motilitätsstörungen auf das Intensivste gemindert sein kann, ist einleuchtend.

Durch erhöhten Glukoseverbrauch können schwere Arbeit und Sport nach Erschöpfung der Glykogendepots zu einem Blutzuckersturz führen. Solche funktionellen Hypoglykämien treten u. a. auch in der Rekonvaleszenz und im Schlaf, eben bei vagotonischen Zuständen, auf.

Hier können also exogene Einwirkungen ausschlaggebend werden. Hypoglykämien durch Abnahme des Leberglykogens, also hepatogene, sind dagegen seltener. Bei der renalen Glukosurie, bei der die Rückresorption des Zuckers in den Tubuli oft erheblich verschlechtert ist, kann die Störung der Bilanz zu einem Absinken des Blutzuckers führen. Solche Hypoglykämien findet man aber nur bei erheblicher Glukosurie. Bei diesem Leiden sind die endogenen Faktoren ausschlaggebend, auch wenn bei Verkennung der Verhältnisse durch Einschränkung des Zuckerangebotes in der Nahrung die Glykopenie noch erheblich gesteigert werden kann.

Glykopenische Zustände sind fernerhin bei schweren Lebererkrankungen, wie z. B. der akuten Leberdystrophie und ausgeprägten Zirrhosen, beobachtet worden. Glykogenarmut und Verlust der Glykogenneubildung verursachen eine solche Störung des Kohlenhydratstoffwechsels.

Alkoholgenuß soll bei glykogenverarmten Lebern eine zusätzliche Blutzuckersenkung bewirken, da Glykogen für die Alkoholverbrennung verbraucht wird und die verminderte Glykogenreserve einen Glukoseabstrom aus dem Blut in die Leber bedingt. Der Grad dieses Blutzuckerabfalls ist nach unseren bisherigen Erfahrungen unterschiedlich und sollte im Einzelfall durch einen Trinkversuch mit kohlenhydratfreiem Alkohol und Blutzuckerbestimmungen über 6 Stunden geprüft werden.

Die Behinderung der Glykogenmobilisierung bei der Gierkeschen Krankheit muß natürlich auch zum Blutzuckerabfall führen, besonders wenn körperliche Belastungen vorangingen.

Desgleichen sind Hypoglykämien auf artefizielle Weise z. B. durch Vergiftungen einzuschließen. Hierbei ist besonders auf Pilzgifte, Arsenobenzol, Hydrazin, Phosphor, Salvarsan, Sublimat, Tetrachlorkohlenstoff und Strychnin hinzuweisen. Aber auch einige, in der Therapie gebräuchliche Substanzen, wie Hexamethonium, Gynergen, Atropin, Barbiturate, Narkotika, Salizylsäure, Adenosintriphosphorsäure, Kreatinin und der Vitamin-B-Komplex können über vegetative Einflüsse oder Förderung des Glukoseumsatzes glykopenische Zustände hervorrufen.

Die gutachtliche Beurteilung hängt oft nicht allein von den durch die Hypoglykämie verursachten Störungen ab, sondern ebenso von der diese erzeugenden Krankheit.

Die von den funktionell hypoglykämischen Zuständen betroffenen Personen gehören meist dem leptosomen oder asthenischen Typus an, sie zeigen ohnehin Zeichen der vegetativen Labilität (GRAFE [6], MEYTHALER und KÜHNLEIN [7]). Gerade bei diesen können sich die einfachsten exogenen Schäden, wie übermäßiger Gebrauch von Genußgiften oder etwa leichte Infektionskrankheiten in dieser Weise ungünstig auswirken. Dann liegen natürlich nur passagere derartige Umstellungen vor. Anders liegen die Dinge bei den organisch bedingten Hypoglykämien. Hier bedeutet bei einem Teil der Erkrankten die Hypoglykämie nur ein Begleitsymptom der Hauptkrankheit, die von sich aus mehr oder weniger wesentlich die Höhe der Mind. d. Erwerbsf. bestimmt (M. Addison, Myxödem, Leberzirrhose, Pankreatitis, Zustand nach GE und Billroth II als Beispiel). Die Hypoglykämie wird demgemäß durch das Hauptleiden mit beurteilt. Im Gegensatz dazu bestimmen bei Vorliegen eines primären Hyperinsulinismus, sei dieser durch Inselzellgeschwülste oder durch Hypertrophie bzw. Hyperplasie der B-Zellen verursacht, die glykopenischen, teilweise bis zu einem mit Bewußtseinstrübung verbundenen Schock gesteigerten Zustände die Mind. d. Erwerbsf.

Von wesentlicher Bedeutung ist der Nachweis durchgemachter schwerer, komaähnlich verlaufender hypoglykämischer Anfälle, da leichtere glykopenische Zustände kaum Dauerschäden setzen dürften. Hat ein »hypoglykämisches Koma« mindestens 8 Stunden gedauert oder ist es gar in kürzeren Zeitabständen mehrmals aufgetreten, so ist mit tiefgreifenden Schäden, besonders am Gehirn, zu rechnen, wie vor allem OBERDISSSE und SCHALTENBRANDT (8), sowie GÜNTHER (9) gezeigt haben.

Psychotische Zustände können den Krankheitsträger mit den Gesetzen in Konflikt bringen (FALTA und HÖGLER [10]). Auf die forensische Bedeutung der Spontanhypoglykämie wiesen ZIGEUNER und JAKLITSCH (11) hin, die zwei Grade der psychisch vegetativen Auswirkungen abgrenzten. Über eine Phase der Fahrlässigkeitsdelikte, z. B. im Verkehr, im Dienst, kommt es zu einem Stadium der Aggressivitätsakte mit Gewaltausbrüchen. Diese Zustände wirken sich strafausschließend bzw. -mildernd aus. In der Hypoglykämie besteht Handlungsunfähigkeit. So können in der Hypoglykämie gefährliche Situationen bei Kraftfahrern, Lokomotivführern und Arbeitern an schnellaufenden Maschinen auftreten. Die Entstehungsmöglichkeit solcher Zwischenfälle führt einerseits zur Berufsbehinderung, sie verbietet geradezu bestimmte Berufe. Auch Sittlichkeitsdelikte sind in einem hypoglykämischen Ausnahmezustand möglich.

Weitere Schäden sind am Herzen, an der Leber und den inkretorischen Drüsen nachweisbar. So können Hypoglykämien Herzinfarkte auslösen. Jedoch liegt authentisches Zahlenmaterial über die Häufigkeit dieses Vorkommnisses nicht vor. Nicht so selten ist aber die Stenokardie als hypoglykämisches Symptom. Im EKG können dann Rhythmusänderungen, Extrasystolie, paroxysmale Tachykardie, Vorhofflimmern neben Erregungsausbreitungs- und Erregungsrückbildungsstörungen auftreten.

Der extreme Glykogenverlust der Leber in der Hypoglykämie ist bekannt. Die sich hier ergebende Anfälligkeit gegen Schäden toxischer oder infektiöser Art, z. B. der Virushepatitis gegenüber, ist schwer beurteilbar. Doch ist anzunehmen, daß hier nur Beziehungen zu suchen sind, wenn ein hypoglykämisches Geschehen sich oft wiederholt und über lange Zeit hingezogen hat.

Im Rahmen gegenregulatorischer Vorgänge kann es an den inkretorischen Organen zu Störungen kommen, die als Hyperthyreose, Potenzstörungen, Periodenstörungen, Virilismus, Haarausfall, akromegale Züge und Insulinmastfettsucht sowie Blutdrucksteigerung zu erkennen sind (MEYTHALER und KÜHNLEIN [7]).

Die Symptomatik der Hypoglykämie ist vielfältig und von größtem Gestaltreichtum. Während mit vegetativ nervösen Erscheinungen bei einem Blutzucker um und unter 70 mg% zu rechnen ist, treten zentralnervöse Störungen unter 50 mg% auf. Erst unter 40 mg% ist mit einem Schock zu rechnen. Jedoch sind derartige Beziehungen zur Blutzuckertiefe nicht bindend. Ausmaß und Schnelligkeit des Sturzes des Blutzuckers sind offenbar maßgeblich. Spontane Hypoglykämien können sich überwiegend im Vegetativum auswirken, von mir [12] dann als »vegetativer Schock« bezeichnet, bei stärkerer Ausprägung aber auch am zentralen Nervensystem als »zerebraler Schock«. Bei ersterem tritt klinisch eine Amphotonie des Neurovegetativums in den Vordergrund, mit Schweißausbruch, Zittrigkeit, Kopfschmerzen, vasomotorischen Störungen, die auch einmal zur Angina pectoris führen können, sowie Blutdruckschwankungen und Tonusabweichungen im Intestinaltrakt, deren Fehldeutung als akute abdominelle Erkrankung möglich ist. Schwindel und Hungergefühl weisen ebenso deutlich auf die Ursache hin wie eine Symptomentrias, zu der neben dem Blutzuckersturz, am besten geprüft nach längstens 36stündigem Hungern, psychisch-neurologische Störungen und der prompte therapeutische Erfolg einer Traubenzuckerzufuhr gehören. Dieser kann allerdings nach langer Dauer ausbleiben. Weil neurologische und psychotische Symptome dominieren, habe ich dieses schwere Bild als Zerebralschock charakterisiert. KATSCH (5) sprach daher von einem perniziösen Insulinismus. Hier ist das Bild besonders vielgestaltig. Von der Ataxie über die Stuhl- und Harninkontinenz, epileptiformen Anfälle, Parkinsonismus, Intelligenzdefekte, Persönlichkeits- und Charakterveränderungen bis zu den bulbären Störungen, Primitivreaktionen und Hypo- und Areflexien im tiefen Koma erlebt man die verschiedensten Symptome.

Für den Diabetiker, insbesondere den insulineingestellten, ergeben sich im Hinblick auf die Möglichkeiten eines hypoglykämischen Schocks verkehrsmedizinische Probleme besonderer Aktualität. Die vor Erteilung einer Fahrerlaubnis geforderte ärztliche Untersuchung hat kaum einschränkende Wirkung für einen Zuckerkranken, der Fremdinsulin benötigt, es sei denn, daß um eine Genehmigung als Taxi- oder Omnibusfahrer nachgesucht wird. Nach SCHAEFER [13] übersteigt der Anteil der Diabetiker bei Verkehrsunfällen nicht den allgemeinen Durchschnitt der autofahrenden Bevölkerung. Wesentlich ist, daß der Zuckerkranke eine besondere Sorgfaltspflicht walten lassen muß, wozu eine regelmäßige Stoffwechselkontrolle und Überprüfung der evtl. vorliegenden Insulineinstellung gehört. Schon bei den geringsten Anzeichen oder dem Verdacht einer Hypoglykämie hat er die Fahrt zu unterbrechen. Immer soll er kohlenhydrathaltige Nahrungsmittel bei sich tragen, sie in derartigen Situationen zu sich nehmen, als Autolenker zweckmäßigerweise vor und in bestimmten Abständen auch während längerer Fahrt. Für die Beurteilung evtl. Schuldfragen ist es wichtig zu erfahren, ob der Diabetiker zur vorgeschriebenen Zeit sein Insulin injiziert hat, und ob er die notwendige KH-Menge zeitgerecht aufgenommen hat. Die Insulininjektion ohne nachfolgende Nahrungsaufnahme wird nach einem Gerichtsurteil als Vorsatz oder Fahrlässigkeit gewertet. Andererseits wurde in einem anderen Urteil einem hypoglykämischen Kraftfahrer der § 51, Abs. 1 StGB, Unzurechnungsfähigkeit im hypoglykämischen Zustand, zugebilligt (WOLFF [14]). Eine subtile Anamneseerhebung hat dabei nach beginnenden vegetativ-nervösen Erscheinungen zu fahnden.

SCHRIFTTUM: [1] CONN, J. und H. SELTZER, Amer. J. Med. 19, 460 (1955) – [2] BARTELHEIMER, H., in: Bartelheimer, H. (Hrsg.), Klinische Funktionsdiagnostik. Stuttgart 1970 – [3] KATSCH, G. und A. FOCKEN, Z. klin. Med. 153, 438 (1955) – [4] SILORIS, R. and D. SIMON, New England J. Med. 254, 14 (1956) – [5] KATSCH, G., Dtsch. med. Wschr. 271 (1948) – [6] GRAFE, E. und C. TROPP, in: Handb. d. inn. Med., Bd. VI/2, S. 604. Hrsg. Bergmann-Staehelin. Berlin 1944; Handb. d. inn. Med., Bd. VII/12 (Stoffwechselkrkh.). Berlin-Göttingen-Heidelberg-München 1956 – [7] MEYTHALER, F. und E. KÜHNLEIN, Klinik der Gegenwart, Bd. III. München-Berlin 1956 – [8] OBERDISSE, K. und G. SCHALTENBRANDT, Z. exp. Med. 114, 209 (1944) – [9] GÜNTHER, O., Med. Klin. 19, 835 (1961) – [10] FALTA, W. und F. HÖGLER, Die Zuckerkrankheit. Halle 1953 – [11] ZIGEUNER, R. und H. JAKLITSCH, Dtsch. Z. gerichtl. Med. 44, 594 (1955) – [12] BARTELHEIMER, H., Dtsch. med. Wschr. 37, 38 (1941) – [13] SCHÄFER, H., Ärztl. Mitteilungen 43, 290 (1958) – [14] WOLFF, G., Med. Wschr. 15, 297 (1961) – [15] SCHWEISHEIMER, W., Med. Klin. 58, 1046 (1963).

Renale Glukosurie

Eine Glukosurie ohne Hyperglykämie stellt eine anlagebedingte, dominant vererbliche, also familiär vorkommende Anomalie dar, die im allgemeinen keine Krankheitserscheinungen mit sich bringt, es sei denn, der ständige Zuckerverlust führt in manchen Fällen zur Hypoglykämie. Die renale Glukosurie ist dabei Symptom eines organischen Befundes. Die Tagesurinzuckerausscheidung erfolgt weitgehend unabhängig vom Kohlenhydratgehalt der Nahrung, sie kann 10 g, in seltenen Fällen auch weit mehr betragen, sie bleibt auch im Nachturin nach zehnstündigem Hunger bestehen.

Gelegentlich werden dann auch ähnliche Beschwerden wie beim Diabetes mellitus geklagt, z. B. Mattigkeit, Durstgefühl. Mit diesem hat sie aber pathogenetisch nichts zu tun. Auch nach der Dextrosebelastung (STAUB-TRAUGOTT) treten kaum abnorm erhöhte Blutzuckerwerte auf. Die Glukosurie wird durch Insulin gar nicht oder nur gering beeinflußt. Die Nierenschwelle für Glukose liegt unter 100 mg%. Dieses Kriterium ist für die Diagnose einer renalen Glukosurie beweisend (JOSLIN [1], GRAFE und KÜHNAU [2]). Eine Ketonurie kommt in Abhängigkeit von der Kohlenhydratbilanz wie beim Gesunden bei sehr niedriger Kohlenhydratzufuhr vor.

Im allgemeinen bringt die renale Glukosurie keine Krankheitserscheinungen mit sich. Nach ROBBERS [3] und BOLLER [4] befinden sich bis zu 46% vegetativ Labile unter den Individuen mit renaler Glukosurie. Sie ist von äußeren Faktoren unabhängig, auch von solchen, die das Neurovegetativum treffen, obgleich die Träger zuweilen die genannte vegetative Stigmatisation sehr ausgesprochen zeigen.

JOSLIN beobachtete unter 40000 Fällen mit Harnzuckerausscheidung nur 80 mit einer renalen Glukosurie, BLOTTNER und HYDE (5) unter 45650 Rüstungsarbeitern 208 Fälle von Diabetes, 126 von vorübergehender Glukosurie und 33 von »Diabetes renalis«. LYALL (6) beobachtete bei 40000 Rekruten 23 mit Glukosurie und Normoglykämie. Somit kann das Vorkommen dieser Störung in einer gesunden Population auf höchstens 6 ⁰/₀₀ geschätzt werden. Die Diagnose kann als gesichert gelten, wenn eine Glukosurie tatsächlich nachgewiesen und längere Zeit beobachtet wurde, nach REINWEIN (7) mindestens zwei Jahre lang, wenn selbst nach Dextrosebelastung normale bzw. subnormale Blutzuckerwerte gefunden werden und wenn auch nach 3–4 Jahren und mehr die subjektiven diabetischen Symptome fehlen (CONSTAM [8]).

Grundsätzlich sollte man die Klärung der Diagnose unter klinischer Beobachtung durchführen. Gutachtlich ist die Frage von Interesse, ob ein Übergang zum echten Diabetes mellitus möglich ist. Mit dieser viel erörterten Frage haben sich ROBBERS und RÜMELIN (9), SCHNELL (10) u. a. auseinandergesetzt und sie auf Grund einer großen Beobachtungsreihe und eingehender Literaturstudien abgelehnt, auch wenn einzelne Fälle, die hierfür sprechen könnten, beschrieben worden sind (GRAFE und HERING [11] u. a). Natürlich ist ein zufälliges Zusammentreffen möglich. Oft wird aber ein mit Normoglykämie verbundenes Anfangsstadium der Zuckerkrankheit fälschlicherweise für eine renale Glukosurie gehalten. Für den Gutachter bedeutungsvoll ist die Tatsache, daß bei dem familiär auftretenden Leiden in derselben Familie auch ein echter Diabetes mellitus vorkommen kann (HJÄRNE [12]).

Eine Glukosurie als Zeichen einer tubulären Läsion kann in seltenen Fällen als Folge einer toxischen Nephropathie (Kaliumzyanid, Ferrizyan-Kalium, Bleisalze, Uran und Quecksilber), beim Crushsyndrom, bei einigen Formen der Nephritis oder auch bei aszendierenden Harnweginfektionen auftreten. Mitunter geht eine Glukosurie mit einer erhöhten Harnausscheidung an Aminosäuren oder Phosphaten (Fanconi-Syndrom) einher. Phlorrhizin hemmt die Glukoserückresorption. Diese im Tierexperiment angewandte Substanz hat für die menschliche Pathologie keine Bedeutung.

Die Prognose der renalen Glukosurie ist im allgemeinen gut. Gelegentlich findet sich eine Progressivität der Störung. Nach JOSLIN (1) können Arteriosklerose, Hypertonie oder Nephritis die Nierenschwelle erhöhen. Mit dem Übergang in einen echten Diabetes ist also nicht zu rechnen. »Renale Diabetiker« sind als gesund zu betrachten. Es fehlt eine höhergradige Beeinträchtigung der Leistungsfähigkeit gegenüber normalen Menschen. Nach den Gepflogenheiten der Lebensversicherungsgesellschaften wird kein Prämienzuschlag erhoben. Fälle mit gleichzeitiger Knochenerkrankung und Phosphatämie sind Raritäten (LIÉVRE und BLOCK-MICHEL [13], BENSAID und Mitarb. [14]). Hier richtet sich die gutachtliche Beurteilung im wesentlichen nach der Knochenerkrankung. Differentialdiagnostisch muß an das Fanconi-Syndrom gedacht werden (s. a. S. 336, 690).

In der älteren Literatur haben oft Verwechslungen mit der extrainsulären Reizglukosurie stattgefunden, die im Gegensatz zu dieser recht häufig ist, 14 ⁰/₀ aller Glukosurien (JOSLIN [1]). REUBI (15) stellte das diagnostische Vorgehen zusammen.

Sie ist meist insulinresistent oder zumindest verringert ansprechbar. Man findet sie bei Reizzuständen der diabetogenen Seite der Stoffwechselregulation, also vor allem bei solchen des Zwischenhirns, der Hypophyse, der Nebennieren und der Schilddrüse. Nicht selten, besonders wenn eine Erschöpfung des B-Zellsystems des Inselorgans stattfindet, geht sie in einen echten Diabetes über. Ihrer Pathogenese entsprechend ist sie, wie im endokrinen Teil ausgeführt wurde, von exogenen Einflüssen abhängig. Durch das geringe Ausmaß der Zuckerausscheidung wird meist die Berufs- und Arbeitsfähigkeit nicht beeinflußt. Das ändert sich erst, wenn eine diabetische Stoffwechselsituation entsteht. Oft führt allerdings die zugrundeliegende neurovegetative oder hormonale Störung schon zu einer Beeinträchtigung.

Hierher gehört auch die Schwangerschaftsglukosurie, während seltene Glukosurien, wie Fruktosurie, Galaktosurie, Laktosurie, Pentosurie z. B., entweder ebenfalls anlagebedingte Anomalien darstellen oder nach übermäßiger Aufnahme oder Bildung der selteneren Zucker zustande kommen. Sie besitzen in dem hier erörterten Zusammenhang keine Bedeutung. Die Differentialdiagnose aller Formen wurde von CONSTAM (8) zusammengestellt. Die Klärung wird meist erst in einer klinischen Beobachtung möglich sein (siehe BARTELHEIMER [16]).

SCHRIFTTUM: [1] JOSLIN, E. P. et al., The Treatment of Diabetes mellitus. Philadelphia 1947 – [2] GRAFE, E. und J. KÜHNAU, Handb. d. inn. Med., Bd. VII/2 – [3] ROBBERS, H., Der renale Diabetes. Stuttgart 1946 – [4] BOLLER, R., Diabetes mellitus. Wien 1950 – [5] BLOTTNER und HEYDE, J. Amer. med. Ass. 122, 432 (1943) – [6] LYALL, A., Quart. J. Med. 15, 243 (1946) – [7] REINWEIN, H., in: Fischer-Molineus, Das ärztliche Gutachten im Versicherungswesen, Bd. II, S. 665. Leipzig 1939 – [8] CONSTAM, G. R., Schweiz. med. Wschr. 545 (1951) – [9] ROBBERS, H. und K. RÜMELIN, Dtsch. Arch. klin. Med. 200, 398 (1953) – [10] SCHNELL, A., Acta med. scand. 92, 153 (1937) – [11] GRAFE, E. und H. HERING, Klin. Wschr. 345 (1952) – [12] HJÄRNE, Acta med. scand. 67, 422 (1927) – [13] LIÉVRE, J. et H. BLOCK-MICHEL, Sem. Hop. Paris 31, 1486 (1955) – [14] BENSAID et al., Maroc. méd. 35, 515 (1956) – [15] REUBI, F., Nierenkrankheiten. Bern-Stuttgart 1960 – [16] BARTELHEIMER, H., in: Bartelheimer, H. (Hrsg.), Klinische Funktionsdiagnostik. Stuttgart 1970.

Störungen des Fetthaushaltes

Fettsucht und Fettleibigkeit

Im Fettansatz speichert der Organismus Energie, oft in krankhafter Weise, bei der Fettsucht mehr aus endogener, bei der Fettleibigkeit sowohl aus endo- wie aus exogener Ursache. Erstere kennzeichnet eher die dazu führende Tendenz, letztere den Status. Rein endogene, aber auch rein exogene Formen sind selten, fast immer hat man es ätiologisch also mit Mischformen zu tun. Intermediäre Abweichungen des Fettstoffwechsels beschäftigen den Gutachter weit weniger. Bei Fettsucht und Fettleibigkeit sind sie ohnehin gering ausgeprägt. Ebenso kann wohl auf eine Erörterung der energetischen Situation der Adipositas im einzelnen verzichtet werden, da ich andernorts unter Heraushebung von Ätiologie und Pathogenese darauf eingegangen bin (1), vor allem auch unter Hinweis auf die Darstellungen von GLATZEL (2), ZONDEK (3), BANSI (4), GROSSE-BROCKHOFF (5), BAHNER (6) und die von ZÖLLNER (7).

Der Gutachter muß bestrebt sein, die Bedeutung angeschuldigter äußerer Einwirkungen auf Entstehung und Ausprägung von der meist konstitutionell bestimmten Ausgangslage abzugrenzen. Zur Erkennung der letzteren können Familienuntersuchungen sehr beitragen. Über die Fettsucht in der Begutachtung hat kürzlich SCHEID (9) berichtet. (Siehe auch CREMER und Mitarbeiter [25]).

Meines Erachtens ist es nicht richtig, wie es heute mancherorts geschieht (ARMSTRONG [8] u. a.), die Fettsucht in allzu großer Vereinfachung ausschließlich oder doch überwiegend als Folge des nur Zuvielessens aufzufassen. Das zentrale Problem ist allerdings ohne Zweifel ein energetisches, das sich aus der Aufnahme und der Abgabe der Energie ergibt. Dieses die Krankheit bestimmende Verhältnis kann aber auf ganz verschiedene Weise gestört sein, durch Einfluß auf der Seite der Aufnahme ebenso wie auf der der Abgabe. So betrachtet, erscheint die Fettsucht als eine Regulationskrankheit, bei der man grundsätzlich nach den verschiedenen ursächlichen Faktoren suchen soll. Die endogenen werden im einzelnen besprochen. Unter den exogenen steht die übermäßige Nahrungsaufnahme an erster Stelle. Sie dürfte, oft mit körperlicher Trägheit verbunden, bei den meisten Übergewichtigen, den Fettleibigen schlechthin, Hauptursache der Krankheit sein, wenn auch die Bereitschaft dazu unerläßliche Vorbedingung war.

Endogene Einflüsse verraten sich bereits an der Lokalisation der Fettablagerung, am ausgesprochensten wenn sie endokriner Art sind. Häufig sind sie schon in der Konstitution festgelegt. Familiäres Auftreten der Fettsucht spricht nicht unbedingt für falsche Eßgewohnheiten, wie manchmal argumentiert wird, sondern mindestens in gleichem Maße für eine in der Erbanlage liegende Bereitschaft zu erhöhtem Fettansatz. Bei Überwertigkeit des hypophysär-interrenalen Systems kann ein Cushing-Typ mit Stammfettsucht resultieren, ebenfalls bei menopausischer, postmenopausischer, aber auch bei postpartualer, bei Pubertäts- oder Postpubertätsfettsucht. Ähnlich führt übermäßiger Fett- und Eiweißgenuß bei einer derartigen konstitutionell begründeten Bereitschaft des endokrinen Systems gelegentlich dazu. Die früher besprochenen Einwirkungen auf diesen Teil des Endokriniums können also bei der Begutachtung Interesse gewinnen. Eine ganz andere Anordnung des Fettgewebes findet man bei verringerter Sexualfunktion; die Gegend um das Becken und die Oberschenkel sind besonders bevorzugt bei der Kastratenfettsucht, bei der Dystrophia adiposo-genitalis, bei der echten Fröhlich'schen Krankheit, aber auch bei der Agenesie der Ovarien, beim Albright-Turner-Syndrom. Die Wiederaufütterungsfettsucht nach lipophiler Dystrophie weist ebenfalls häufig die Charakteristika dieser Form auf (s. a. S. 675).

Während hier die Bedeutung der endogenen Faktoren auf der Hand liegt, fehlen diese meist bei jenen Fällen, in denen vom Zwischenhirn aus ein universeller Fettansatz zustande kommt. Nur selten ist eine Zwischenhirnschädigung durch Trauma, CO-Intoxikation oder Enzephalitis als richtunggebende Ursache einer Fettsucht erkennbar.

In diesen Fällen muß die Gesamtsituation und -symptomatik der Hypothalamusschädigung vorhanden sein: Glykosurie oder verminderte Glukosetoleranz, Polydypsie, evtl. Hyposthenurie, Störungen der Thermoregulation und Störungen der Schweißsekretion (SCHEID [9]). Die hypothalamische Symptomatik steht im Vordergrund, die Fettsucht folgt später.

VEIL und STURM (10) sowie ROSTOSKI (11) haben solche Fälle gesammelt. Die Gewichtzunahme soll evident sein und unmittelbar nach der Stammhirnschädigung auftreten. ROSTOSKI, der noch besonders die psychische Alteration bei solchen Traumen hervorhebt, meint, auch dann müsse eine besondere Bereitschaft dazu gegeben sein. ZÜLCH (12) weist darauf hin, daß die Fettsucht zu den am wenigsten kompensierbaren hypothalamischen Symptomen gehöre. Dabei kann eine von hier ausgelöste Polyphagie für die Entfaltung bestimmend sein. BANSI (4) sprach von einer vegetativ gestörten Energiebilanz. Im Gegensatz zu solchen Angaben sahen BODECHTEL und SACK (13) unter 2000 Hirnverletzten nie eine Fett- oder Magersucht entstehen. Dem entsprechen Beobachtungen von WEDLER (14), der 800 Hirnverletzte untersuchte, von denen 45 Stammhirnläsionen aufwiesen. Er fand ebenfalls niemals die Entstehung einer Fett- oder Magersucht bei letzteren. Diese auf einem großen Material aufbauenden Angaben überraschen. Vielleicht finden sie dadurch ihre Erklärung, daß zum Zustandekommen einer so verursachten Änderung die Läsion doppelseitig sein muß.

Der Gutachter wird wohl auch nicht umhin können, einen Zusammenhang anzuerkennen, wenn es wie in einem von HERSCHBERG und CREFF (15) beobachteten Zwischenfall unmittelbar nach einer Myelographie zur Entwicklung einer Fettsucht mit einer Gewichtszunahme von 20 kg kommt und sich feststellen läßt, daß das Lipoidol in der Sellagegend abgelagert worden ist. Immer wird man, wenn ein Hirntrauma als Ursache der Fettsucht angenommen wird, zu prüfen haben, ob andere Zeichen einer organischen Zwischenhirnschädigung vorliegen oder nicht. Um Wiederholungen zu vermeiden, sei auf die früher zitierten Gesichtspunkte STURMS hingewiesen. Umfangreiche Literaturhinweise finden sich in einer Arbeit von MÜLLER-WIELAND (16) und von SCHEID (9) (s. a. S. 24).

Daß die lokale Fettverteilung von örtlichen Störungen der Innervation, und zwar vom Neurovegetativum, abhängig sein kann, hat HOFF (17) bei der Lipodystrophie und Lipophilie gezeigt. Allerdings spielt hierbei seiner Ansicht nach für die lokale Lipophilie noch ein autochthoner, vom Nervensystem unabhängiger Faktor eine Rolle. Das Prävalieren sympathikotoner, aber auch parasympathikotoner Züge kann für die vegetativen Begleitsymptome, aber auch den Leistungsgrad entscheidend sein.

Psychische Belastungen als wesentlicher Faktor einer Fettsuchtentstehung lassen sich nicht leugnen (Kummerspeck). Man kann zwischen Polyphagie aus Gewohnheit, aus kulinarischem Genuß und aus neurotischer Verhaltensweise als »Ersatzreaktion« unterscheiden. Erinnert sei in diesem Zusammenhang auch an die zuweilen auftretende Polyphagie im Initialstadium eines schizophrenen Schubes. Wie bereits erwähnt wurde, können psychische Einflüsse in Zusammenhang mit endokrinen Störungen eine große, manchmal entscheidende Rolle gewinnen. Für die Begutachtung ist von Bedeutung, daß zu einer solchen Verhaltensweise eine psychische Bereitschaft angenommen werden muß. Nur eine ganz individuelle Beurteilung wird die Entscheidung ermöglichen, inwieweit etwa eine primäre vegetative Steuerungsstörung oder das Psychische für das Zustandekommen der Fettsucht maßgeblich sind.

Funktionsabweichungen zweier endokriner Organe müssen in diesem Zusammenhang noch besonders genannt werden, einmal die Unterfunktion der Schilddrüse und zum anderen die Überfunktion des B-Zellsystems im Inselorgan des Pankreas.

Erstere führt in vielen Fällen zum Gewichtsanstieg, der aber nicht nur durch einen Fettansatz, sondern recht oft allein durch die erhöhte Wassereinlagerung seine Erklärung findet. Ex juvantibus läßt das Ausmaß des schnell eintretenden Gewichtssturzes nach Thyreoidingabe ungefähr auf den Grad derselben schließen (s. a. S. 634).

Nicht minder häufig wird eine andere für das hier besprochene Problem wichtige endokrine Abweichung verkannt, nämlich die Funktionssteigerung des Inselorgans, des B-Zellsystems. Der primäre, absolute Hyperinsulinismus ist hierbei von ganz besonderer Bedeutung, mehr noch als der sekundäre, relative, bei dem es nicht so leicht zu einer Fettsucht kommt. Ein Inseladenom ist nicht so selten, wie man gemeinhin annimmt. Hierzu sei auf die Besprechung der Spontanhypoglykämien besonders hingewiesen. In den meisten Fällen bildet die Adipositas ein führendes Symptom derselben, das eindrucksvoll durch anamnestische Angaben über Heißhunger und Polyphagie ergänzt wird. Wenn die Polyphagie allerdings nach erfolgreicher, d. h. die Hypoglykämien ausschaltender Entfernung des Inseladenoms bestehen bleibt, zeigt sich wie die Eßgewohnheiten durch derartige langdauernde Stoffwechseleinflüsse verändert werden können (s. a. S. 660 ff.).

Diese Aufzählung verdeutlicht, daß bei der Entstehung einer Fettsucht vom Vegetativum, vom neuralen Teil wie vom Endokrinium, verschiedenste Einflüsse richtunggebend beteiligt sein können.

Einer sarkastischen Bemerkung RYNEARSONS [18] »Die einzigen Drüsen, die bei der Fettsucht eine Rolle spielen, sind die Speicheldrüsen«, kann man meines Erachtens nicht beipflichten. So einfach läßt sich das Problem der Fettsucht nicht auffassen.

Immer sollten endogene und exogene Faktoren sorgfältig gegeneinander abgewogen werden, wie es dem Wesen einer Regulationskrankheit entspricht.

Führt ein etwa durch einen Unfall erzwungenes langdauerndes Krankheitslager zur abnormen Gewichtszunahme, so wird man den Zusammenhang nicht leugnen können, auch wenn Ernährungsfehler und konstitutionell bedingte Bereitschaft für den Fettansatz wesentlich mitverursachende Faktoren waren. Ein Heilverfahren in Form einer internistischen Behandlung oder auch einer Kur wird dann meist die sinngemäße Lösung sein. Ähnliche Beziehungen bestehen beim Beinamputierten. Nur schwer lassen sich hier gelegentlich Übergewichtigkeit, vermehrte Kreislaufbelastung und Verringerung der Resistenz gegen banale Infekte sowie die Entwicklung neurovegetativer Störungen vermeiden. Auch wenn, allerdings häufig vernachlässigte, therapeutische Möglichkeiten bestehen, kann man nicht umhin, die Zusammenhangsfrage zu bejahen. Vom Standpunkt des Internisten muß man eine solche Beeinträchtigung anerkennen. Bei der großen Zahl der Kriegsversehrten hat gerade diese Frage praktische Bedeutung gewonnen. Geringeres Interesse haben für den Gutachter jene Fettsuchtformen, die sich nach Cortison-, ACTH-, Salizylat- und Streptomyzinbehandlung gelegentlich entwickeln.

Ist nur eine Adipositas als solche leistungsmindernd? Mit GRAFE [19] wird die Variationsbreite des Körpergewichtes erst bei einer Abweichung von mehr als 20% überschritten. Bereits die Erfahrungen des Alltags lehren, daß damit keinesfalls immer ein krankhafter Zustand verbunden ist, wenn in bestimmten Berufen auch schon eine Behinderung entsteht.

Bei der Bewertung geht man im allgemeinen von der Broca'schen Formel aus (Sollgewicht in kg = Körperlänge in cm minus 100). Diese vernachlässigt den Konstitutionstyp, der naturgemäß für den Ansatz von wesentlicher Bedeutung ist. Die hierin gegebene Willkürlichkeit wird durch Verwendung anderer Formeln verringert, aber nicht beseitigt. Für das Cushing-Syndrom würde man dabei häufig noch in dem angegebenen Schwankungsbereich liegende Werte erhalten und verkennen, daß es hierbei zu einem ganz erheblichen, abnormen Fettansatz gekommen sein kann, der lediglich durch den Abbau im Bereich des Muskelsystems und des Skelettes getarnt wird. Hochgradige Gewichtsüberschreitungen erübrigen die Anwendung solcher Schemata. – Heute benutzt man am besten zur Festlegung von Abweichungen vom Durchschnittsgewicht oder vom Idealgewicht (= Gewicht mit größter Lebenserwartung) statistisch ermittelte Tabellen [26].

Vor allem der Verschleiß von Herz und Kreislauf ist dann in ungünstiger Weise verändert. Die Lebenserwartung sinkt, nach GRAFE ist sie im Mittel um 7 Jahre verringert. Die Mortalität steigt bei einem Übergewicht von 4,5 kg um 8%, verglichen mit dem Durchschnitt der entsprechenden Altersklasse, bei einem solchen von 40 kg beträgt sie sogar 116% (NEWBURGH [20]). Die Begünstigung einer Diabetesmanifestation wurde vor allem durch JOSLIN [21] gezeigt, der von 1000 untersuchten Diabetikern 77% übergewichtig fand.

Bei Fettsüchtigen findet man häufig pathologische Glukose-Belastungskurven. Im allgemeinen dürften diese kaum Ausdruck eines Insulinmangels sein, viel eher die Folge einer Steigerung diabetogener Einflüsse, etwa bei erhöhter Tendenz zur Neoglukogenie. Nicht immer wird man daraus einen latenten Diabetes diagnostizieren dürfen, wenngleich die Bereitschaft zu einem solchen bei der Übergewichtigkeit nicht bestritten werden kann.

Ähnlich neigen Fettsüchtige zum Hochdruckleiden, die Abhängigkeit der Blutdruckwerte von der Überernährung ist nach den Kriegs- und Nachkriegserfahrungen heute unbestritten. Daß dann ebenfalls eine Neigung zu Gallen- und Pankreaserkrankungen besteht, entspricht der täglichen ärztlichen Erfahrung (s. a. S. 264 f.).

So entscheidet, abgesehen von extremen Fällen, der Grad der Übergewichtigkeit meist nicht den der Mind. d. Erwerbsf. Dieser wird vielmehr durch das Hinzukommen verschiedenster krankmachender Auswirkungen, die pathogenetisch eng miteinander zusammenhängen, bestimmt. Daher ist es nicht möglich, zur Festlegung der Mind. d. Erwerbsf. allgemeinverbindliche Richtlinien zu geben. Nach Abwägung der vorhandenen Schäden ist nur für den Einzelfall eine Beurteilung möglich.

Entscheidend wirkt sich gelegentlich die erhöhte Neigung der Adipösen zur Entwicklung von Thrombose und Phlebitis auf einen Krankheitsverlauf aus, wenn nämlich Embolien zu bedrohlichen Zwischenfällen führen oder wenn als ihre Folge ein variköses Syndrom zustande kommt. Das fast völlige Verschwinden dieser Zweitkrankheit in der Hungerzeit der Kriegs- und Nachkriegsjahre und ihr Wiederauftreten nach Normalisierung der Ernährung, die Fettsucht, Hypertonus und Diabetes u. a. wieder in alter Häufigkeit entstehen ließ, hat diese Beziehungen außerordentlich verdeutlicht.

Meist ist es nicht die Adipositas als solche, die durch Schwerbeweglichkeit, durch das Gefühl des Kraftschwundes zur Leistungsminderung führt, erst die Auswirkung auf bestimmte Organsysteme verringert die Erwerbsfähigkeit. Der Kreislauf ist nicht nur durch den größeren Körper mehr belastet, es kommt zum vorzeitigen Verschleiß am Herzmuskel, an den Gefäßwänden der Arterien. Die früh auftretende Arteriosklerose ist die Regel. Ebenso nimmt die Häufigkeit des Hypertonus zu. Das hat RAUSCHE (22) beispielsweise gezeigt, als er 500 Amputierte des ersten Weltkrieges untersuchte und fand, daß nur bei den fettleibig gewordenen der Hochdruck doppelt so häufig war wie bei nicht Amputierten. Die örtlichen Fetteinlagerungen als Behinderung des Herzens spielen demgegenüber nur eine untergeordnete Rolle. Der Fettleibige neigt fernerhin besonders zu Katarrhen der Luftwege, auch zum Emphysem. Der Zwerchfellhochstand verursacht nicht allein Herzsensationen, er verringert die Atemfähigkeit und die Vitalkapazität. Bekannt ist dann noch die Abnahme der Resistenz gegenüber akuten Infektionskrankheiten. Begreiflich, daß schon rein statisch die Entstehung arthrotischer Veränderungen an den belasteten Gelenken begünstigt wird. Die Neigung zur Arthritis gehört ohnehin zur gleichen Konstitution.

Nicht allein der Zustand der durch erhöhten Fettansatz verursachten Übergewichtigkeit birgt Gefahren. Diese können bei spontanem oder therapeutisch veranlaßtem schnellem Gewichtssturz noch erheblich gesteigert sein. Die veränderte Kreislaufsituation kann zu akuten Zwischenfällen führen. Mit solchen ist vor allen Dingen dann zu rechnen, wenn eine erhebliche Flüssigkeitsmobilisation stattfindet. In dieser Zeit kommt es weiterhin, unter Umständen schon bei geringfügigen körperlichen Belastungen, bei offenen Bruchpforten, leicht zur Entstehung von Hernien, besonders im Leistenbereich. Für deren Zustandekommen ist dann im allgemeinen weniger die körperliche Belastung anzuschuldigen als der Übergang von einer Über- zur Normalgewichtigkeit, d. h. das Schwinden der Fettlager.

Örtliche Fettansammlungen haben demgegenüber kaum einmal erwerbsmindernde Folgen, so etwa die multiplen Lipome bei älteren Frauen. Sie können gelegentlich durch ihren Sitz und durch ihre Größe, beispielsweise an den Oberschenkeln, hinderlich sein. Seltener ist eine familiär vorkommende Lipomatose, die zwischen dem 20.

und 40. Lebensjahr beginnt. Bei dieser sind die Fettgeschwülste meist kleiner, so daß sie für den Träger mehr eine kosmetische als eine sonstige Beeinträchtigung bedeuten. Bei der Dercum'schen Krankheit allerdings, der Adipositas dolorosa, die vorwiegend Frauen in der Menopause befällt, ist die allgemeine Fetteinlagerung in der Subkutis deswegen so hinderlich, weil die einzelnen Fettwülste ungemein druckempfindlich sind. Spontan oder bei den geringsten Berührungen kann es dabei zu erheblichen Beschwerden kommen. Diesen Individuen wird man eine Minderung der Erwerbsfähigkeit ohne weiteres zubilligen müssen.

Sehr viel auffälliger ist eine andere Störung des lokalisierten Fettansatzes, die Lipodystrophia progressiva Simons, bei der es in der oberen Körperhälfte zu einem unter Umständen extremen Schwund des Fettgewebes kommt, in der unteren dagegen zu einer erheblichen Anreicherung desselben. Da besonders auch die Subkutis im Gesicht schwindet, entsteht ein groteskes, sehr eindrucksvolles Bild, das PARKES WEBER (23) so gekennzeichnet hat: »Oben Erinnye oder Hexe, unten Ultra-Rubens-Stil.« Neben dieser extremen Ausprägung gibt es alle Grade von formes frustes, die häufig nicht als krankhaft empfunden werden und die im übrigen auch familiär vorkommen können (KEHRER [24]). Im allgemeinen wird man diesen Individuen keine wesentliche Minderung der Erwerbsfähigkeit zusprechen können. Lediglich in den Fällen höchstgradiger Fettverschiebung kann man wohl nicht umhin, die psychische Belastung der von dieser Krankheit betroffenen Frauen anzuerkennen (BAHNER [6]).

SCHRIFTTUM: [1] BARTELHEIMER, H., Ärztliche Wochenschrift 1193 (1952); Lehrbuch der inneren Medizin (Hrsg. H. Dennig). Stuttgart 1969 – [2] GLATZEL, H., in: Handbuch der inneren Medizin. Hrsg. Bergmann-Staehelin. Bd. VI/1, S. 477. Berlin 1941 – [3] ZONDEK, H., Die Krankheiten der endokrinen Drüsen. Basel 1953 – [4] BANSI, H. W. und G. WARNINGHOFF, Medizinische 549 (1956) – [5] GROSSE-BROCKHOFF, F., Pathologische Physiologie. 1950 – [6] BAHNER, F., in: Handb. d. inn. Med., Bd. VII/1, S. 978. Berlin-Göttingen-Heidelberg 1955 – [7] ZÖLLNER, N., in: Thannhäuser, Lehrbuch des Stoffwechsels usf., Stuttgart 1957 – [8] ARMSTRONG, D. B., J. Amer. med. Ass. 1007 (1951) – [9] SCHEID, G., Der med. Sachverst. 60, 278 (1964) – [10] VEIL, W. H. und A. STURM, Die Pathologie des Stammhirns usf., Jena 1946 – [11] ROSTOSKI, O., Dtsch. Gesundh.Wes. 1281 (1952) – [12] ZÜLCH, K. I., Zbl. Neurochir. 73 (1950) – [13] BODECHTEL, G. und H. SACK, Med. Klin. 42, 133 (1947) – [14] WEDLER, H. W., Stammhirn und innere Erkrankungen. Berlin 1953 – [15] HERSCHBERING, A. D. et A. CREFF, Presse méd. 325 (1955) – [16] MÜLLER-WIELAND, K., Der med. Sachverst. 56, 253 (1960) – [17] HOFF, F., Dtsch. med. Wschr. 25 und 26 (1941) – [18] RYNCARSA, zit. nach Zöllner, N., in: Thannhäuser, Lehrbuch des Stoffwechsels usf., Stuttgart 1957 – [19] GRAFE, E., in: Handb. d. inn. Med. Hrsg. Bergmann-Staehelin. Berlin 1944; Z. ärztl. Fortbild. 459 (1938) – [20] NEWBURGH, L. H., Physiol. Rev. 24, 18 (1944) – [21] JOSLIN, E. P. et al., The Treatment of Diabetes mellitus. Philadelphia 1952 – [22] RAUSCHE, zit. nach Meyeringh, H., Versicherungsrechtliche Beurteilung innerer Krankheiten. Hamburg 1951 – [23] WEBER, P., zit. nach Kehrer, F. A. – [24] KEHRER, F. A. und S. NÖLLE, Fortschr. Med. 387 (1953) – [25] CREMER, H. D., W. HEILMEYER und H. J. HOLTMEYER, Fettsucht. Gefahr, Prophylaxe, Therapie. München 1968 – [26] Documenta Geigy, Wissenschaftliche Tabellen 588 (1960).

Magersucht und Magerkeit

Von diesen kann man erst sprechen, wenn die Werte der dazugehörigen Untergewichtigkeit um 10 % (REINWEIN [1]) erniedrigt sind. Berücksichtigt man, daß schon anlage- oder rassemäßig begründet bei leptosomen Habitus derartige Variationen vorkommen, so ist ein pathologisches Ausmaß im allgemeinen wohl erst bei einer Senkung von 20 % gegeben. Dabei hat die Magerkeit oft weit mehr als die Fettleibigkeit den Charakter eines Symptoms. Ebenso wie dort kommt es darauf an, die auslösenden

Faktoren zu analysieren, endogene und exogene. Erstere sind oft Vorbedingung, aber letztere interessieren den Gutachter mehr, der entscheiden soll, ob kausale Zusammenhänge mit angeschuldigten Einflüssen bestehen.

Während die Magerkeit verschiedenste Ursachen haben kann, z. B. unzureichende Nahrungsaufnahme, Resorptionsstörungen im Magen-Darm-Kanal, konsumierende Krankheiten wie Infektion oder Karzinom, steht bei der Magersucht die Steuerungsstörung ausgesprochen im Vordergrund, sei sie psychisch ausgelöst oder vom Zwischenhirn, dem Hypophysenvorderlappen oder der Nebennierenrinde bewirkt. Dabei ist nicht allein ein Fettschwund vorhanden, auch die übrigen Gewebe sind substanzgemindert. Das gilt in ganz besonderem Maße bei der extremsten Ausprägung, bei der Kachexie. Einerseits ist also die Mind. d. Erwerbsf. mit von der Grundkrankheit abhängig, zum anderen hängt sie neben dem Grad der Untergewichtigkeit entscheidend auch davon ab, ob gleichzeitig Skelett- und Muskelsystem wesentlich betroffen sind.

Die Magersucht ist also auch eine Regulationskrankheit! Dazu führende vegetative Umstellungen wurden bereits im Endokrinologie-Teil beschrieben, auch die das Zwischenhirn angehenden. Man spricht dann von einer Anorexia nervosa oder mentalis. Bei dieser sind nicht so sehr die somatischen, sondern die psychischen, u. a. von ZUTT (2) und BENEDETTI (3) besprochenen Erscheinungen für den Krankheitsverlauf bestimmend. Daß eine Störung der Stoffwechselsteuerung vorliegt, wird dann besonders deutlich, wenn Fettsucht und Magersucht miteinander wechseln (HOFF [4]); das kann zum Beispiel auch postpartual der Fall sein (SCHMITZ [5]). Diese Form der Magersucht stellt in der Praxis neben der in oder nach der Pubertät auftretenden einen großen Prozentsatz der Fälle. Leider wird dieser Zusammenhang häufig nicht erkannt, da ein Monate oder Jahre dauerndes Intervall gelegentlich solche Beziehungen kaschiert. Die eingetretene HVL-Insuffizienz bildet dann die Ursache. Bei den durch psychische Besonderheiten gekennzeichneten Patienten pflegt eine Zwischenhirnveränderung maßgeblicher zu sein. Sie kann, wie in den Pubertätsfällen fast zur unüberwindlichen Anorexie führen. SCHÜPBACH (6) meint, daß hierbei die Funktionsminderung des Hypophysenvorderlappens sekundär entstünde. Einzelheiten finden sich im übrigen in dem Handbuchbeitrag von GLATZEL (7). In der Begutachtung ist noch wesentlich zu berücksichtigen, ob man es voraussichtlich mit einem Dauerzustand zu tun hat oder ob durch therapeutische Maßnahmen ein Wandel herbeigeführt werden kann. Dementsprechend sind meist Nachuntersuchungen zu empfehlen.

Gerade bei dem Syndrom der Magersucht zeigt sich, wie diagnostische Gründlichkeit und therapeutische Intensität in somatischer und psychischer Hinsicht für den Erfolg bestimmend sind. Entsprechend ist die dem Gutachter zu empfehlende Prognose davon abhängig, inwieweit Behandlung und Nachbehandlung alle Möglichkeiten erschöpfen.

So hochgradige Gewichtsabnahmen führen fast immer zu einer Änderung der Kreislaufregulation, zur Hypotonie bei verringerter Anpassungsfähigkeit, die sich im Schellong-Versuch zeigt. Akrozyanose und Enteroptose können weitere Beschwerden mit sich bringen. Hypoglykämien zeigen die KH-Stoffwechselbeeinflussung, allerdings nicht immer vorkommende Grundumsatzerniedrigungen ergeben sich aus dem verminderten Sauerstoffverbrauch. Hinzu kommen bei den ganz überwiegend betroffenen Frauen Amenorrhoe und sonstige Zyklusstörungen. Eine besondere Gefahr entsteht durch eine Resistenzminderung weniger gegenüber der Tuberkulose als gegenüber anderen Infektionen. Die leichter in der Auffütterungszeit entstehende Tbc kann sehr symptomenarm und schnell progredient verlaufen.

SCHRIFTTUM: [1] Reinwein, H., in: Lehrb. d. inn. Med., Stuttgart 1952 – [2] Zutt, J., Med. Welt 559 (1944) – [3] Benedetti, G., Schweiz. med. Wschr. 1129 (1950) – [4] Hoff, F., Klinische Physiologie und Pathologie. Stuttgart 1950 – [5] Schmitz, C. A., Z. Geburtsh. Gynäk. 134, 18 (1950) – [6] Schüpbach, A., Schweiz. med. Wschr. 610 (1951) – [7] Glatzel, H., in: Handb. d. inn. Med. Hrsg. Bergmann-Staehelin, Bd. VI/1, S. 552. Berlin 1944.

Störungen des Lipoidstoffwechsels

Speicherungskrankheiten, essentielle xanthomatöse Hypercholesterinämie, essentielle Lipämie, Arteriosklerose

Erst in neuerer Zeit hat die Analyse des Lipoidstoffwechsels größere Beachtung gefunden, seit man erkannte, daß Abweichungen desselben nicht nur für einige, als Raritäten zu bezeichnende Krankheitssyndrome Bedeutung besitzen, sondern eine so generalisierte und häufige Veränderung wie die Arteriosklerose enge Beziehungen zu dieser metabolischen Sparte hat. Diese Krankheitszustände sind in hohem Maße von der Konstitution, von der Erbanlage, abhängig, das gilt besonders für die Speicherungskrankheiten, aber auch für die Arteriosklerose darf dieser Gesichtspunkt nie aus dem Blickfeld verschwinden. Damit ist die Bedeutung dieses Gebietes für die gutachtliche Bewertung, die ja immer eingehend nach den exogenen Einflüssen zu suchen hat, erheblich eingeengt.

Bei den klassischen Speicherungskrankheiten läßt sich die Erblichkeit fast immer nachweisen, so bei dem Morbus Gaucher, bei dem Kerasin in den Retikulumzellen und Histiozyten gespeichert wird. Noch seltener ist die Niemann-Pick'sche Krankheit, bei der es zur Speicherung von Sphingomyelin kommt. Bei der Tay-Sachs'schen und der Hurler-Pfaundler'schen Krankheit wurde eine Vermehrung der Ganglioside des Gehirns festgestellt. Cholesterin wird bei der Hand-Schüller-Christian'schen Krankheit, der Cholesteringranulomatose, die häufig mit einem Diabetes insipidus kombiniert ist, gespeichert. Die Prognose ist auch hier in erster Linie vom Alter des Kranken bei der Manifestation, vom Ausmaß einer solchen Einlagerung und von etwaigen interkurrenten Infektionen abhängig. Bei all diesen nur der Vollständigkeit halber genannten Syndromen der Thesaurismosen werden kaum gutachtliche Schwierigkeiten auftreten, sie bedingen bei charakteristischer Ausprägung Erwerbsunfähigkeit. Vielleicht ist besonders beachtenswert, daß alle Infektionen den Ablauf ungünstig beeinflussen können, wie bereits erwähnt wurde.

Die dominant erbliche, nicht so ganz seltene essentielle xanthomatöse Hypercholesterinämie ist durch die hochgradige Erhöhung des Cholesterins und in geringem Maße auch der Phosphorlipoide im Serum bei normalem oder nur gering erhöhtem Neutralfettgehalt charakterisiert. Die Stoffwechselabweichung bleibt häufig lange Zeit klinisch latent, erst nach mehr oder minder langer Zeit stellen sich tuberöse, xanthomatöse Ablagerungen in der Haut, in den Sehnen und Arterien, vor allem in den Koronarien, ein. Ihre graduelle Ausprägung und ihre Lokalisation bedingen den Grad der Mind. d. Erwerbsf. Begreiflich, daß es dann zu akuten Zwischenfällen kommen kann, zu Koronarinfarkten in frühen Lebensphasen.

Xanthombildung mit bevorzugter Lokalisation an den Knien und Ellbogen, am Gesäß und den Handinnenflächen kommt auch bei der essentiellen Lipämie vor, die jedoch im Gegensatz zur xanthomatösen Hypercholesterinämie in den meisten Fällen mit einer Vergrößerung von Leber und Milz einhergeht. Häufig treten Oberbauchkoliken auf. Kardinalsymptom ist die Hyperlipämie mit milchiger Trübung des Nüchternserums, die Neutralfette sind stark, Cholesterin und Phosphorlipoide weniger deutlich darin vermehrt. Die Gefahr, frühzeitig an

Arteriosklerose zu erkranken, ist nach mehreren Mitteilungen auch hier zweifellos vorhanden.

Für den Gutachter bestimmt gelegentlich der Nachweis solcher Krankheiten, wenn es zu Komplikationen, vor allem zu Infarkten, gekommen ist, die Entscheidung, wie Schettler [1] berichtet hat. Das Vorhandensein hiermit in Zusammenhang stehender regressiver Gefäßveränderungen in relativ jungen Jahren erlaubt es nicht, solche Zwischenfälle auf die meist angegebenen Gelegenheitsursachen zu beziehen.

Daß Abhängigkeiten des Lipoidstoffwechsels von endokrinen Einflüssen bestehen, weiß man seit langem. Besonders ist ja bekannt, daß bei der Schilddrüsenüber- und -unterfunktion die Cholesterinwerte im Serum häufig in charakteristischer Weise abweichen.

Während es bei der Hyperthyreose zu einer Hypocholesterinämie zu kommen pflegt, entsteht bei der Hypothyreose eine Hypercholesterinämie, evtl. auch eine Hyperlipämie. Diesen beiden entgegengesetzten endokrinen Funktionsabweichungen entspricht auch ein unterschiedliches Verhalten gegenüber der Arteriosklerose, deren Abhängigkeit vom Stoffwechsel in neuester Zeit mehr und mehr an Interesse gewinnt. Die Hypothyreose begünstigt fraglos ihre Entstehung, während man immer wieder überrascht ist, wie wenig sie bei Vorliegen einer Schilddrüsenüberfunktion ausgeprägt ist.

Ähnlich sind wohl auch Beziehungen zur Funktion der Nebennierenrinde vorhanden, die Hypercholesterinämie gehört ebenso zur Symptomatologie des Morbus Cushing wie die vorzeitige, im allgemeinen verhältnismäßig stark entwickelte Arteriosklerose. In gewissem Maße gilt das ebenfalls für geringere Ausprägungen eines Glukokortikoidismus. Bekannt ist auch die Erhöhung des Serumcholesterins bei zahlreichen Diabetikern, wobei eine gewisse Relation zwischen den erhöhten Cholesterinwerten und der Entwicklung späterer diabetischer Schäden vorhanden ist (Lundbaek [2]). Auch sonst lassen sich Veränderungen der Lipoide ebenso wie solche der Plasmaproteine sowie der Serumglukoproteine und Serumpolysaccharide nachweisen, ohne daß sie jedoch regelmäßig vorlägen und ihnen eine kausale Bedeutung für die Entstehung des spätdiabetischen Syndroms zugesprochen werden könnte.

Nach Lundbaek ist bis heute noch nicht entschieden, ob die vaskulären Schäden des Diabetikers sekundäre Folgen der Stoffwechselabnormität sind, oder ob sie mit dem Diabetes auf andere, nicht kausale Weise, nur als Glied im diabetischen Syndrom, verbunden sind. Sicher ist nur, daß die allerdings problematische, schlecht faßbare Diabetes-Dauer von großer, sowie die Diabetes-Kontrolle von gewisser Bedeutung für die Entwicklung der vaskulären Schäden einschließlich der Atheromatose ist. Über die hormonelle Steuerung des Lipoidstoffwechsels berichtete ausführlich Pezold [3].

Daß die Arteriosklerose von Störungen des Zwischenstoffwechsels abhängig ist, wird man heute nicht mehr bezweifeln können. Die Zeit ist vorüber, sie nur als Alterungs- und Abnutzungskrankheit zu bewerten und die anlagemäßige Voraussetzung zu ihrer Manifestation als allein entscheidend anzusehen, auch wenn diese für einen großen Teil der in hohem Alter auftretenden Sklerosen wohl als gegeben und bestimmend angenommen werden darf, ebenso bei ausgesprochen familiärem Auftreten. Man verliere aber auch dann nicht aus den Augen, daß für die Entstehung der Arteriosklerose noch eine ganze Reihe anderer Faktoren notwendig sind. Rheumatische Schübe in der Vorgeschichte oder eine allergische Disposition verdienen neben den Stoffwechselstörungen Beachtung. Daneben spielt der erhöhte Blutdruck zumindest für die Lokalisation eine wichtige Rolle, ohne daß sich allerdings hierzu schon Abschließendes sagen ließe. Solche Fragen tauchen natürlich besonders bei jüngeren Arteriosklerotikern auf, bei denen die konstitutionelle Bereitschaft als alleinige Erklärung nicht befriedigen kann. Weiterhin ist die Abhängigkeit von alimentären Einflüssen in letzter Zeit immer häufiger betont worden. Aus einer solchen Empirie heraus hat man schon wiederholt eine aktive Therapie derselben eingeleitet. Wieweit sie erfolgreich ist und wieweit sie wirklich eine Berechtigung hat, wird man wahrscheinlich erst in einigen Jahrzehnten verläßlich beurteilen können. Immerhin sollte man gelegentlich derartige, beruflich erzwungene alimentäre Einflüsse als richtunggebenden Teilfaktor, der zumindest für den Manifestationszeitpunkt mitbestimmend ist, anerkennen (s. a. S. 264 f., 269).

Obgleich es heute kaum möglich ist, dem Gutachter gerade für die Beurteilung dieser so häufigen Krankheit verbindliche Richtlinien in die Hand zu geben, so erschien es mir doch wichtig, ihn darauf hinzuweisen, daß es nicht mehr genügt, bei dem Nachweis einer frühzeitigen Arteriosklerose einfach davon zu sprechen, daß es sich um ein nur konstitutions- oder schicksalsbedingtes Leiden handelt. Selbst wenn ihre Entstehung durch Erbfaktoren sehr begünstigt ist, so kann man wohl nicht mehr bestreiten, daß daneben noch eine Reihe anderer Einflüsse für den die Krankheit entscheidenden Grad maßgeblich mitverantwortlich sein kann. Je jünger das betroffene Individuum ist, um so wesentlicher ist die Auseinandersetzung mit diesen Fragen.

SCHRIFTTUM: [1] SCHETTLER, G., Dtsch. med. Wschr. 610 (1957) – [2] LUNDBAEK, K., Erg. inn. Med. Kinderheilk. 8 (1957) – [3] PETZOLD, F. A., Ärztl. Wschr. 482 (1958).

Störungen des Eiweißhaushaltes

Dystrophie

Über die Dystrophie geben umfassend die Monographien von BERNING (1) und von BANSI (2) Auskunft. Man unterscheidet neben einer trockenen, mit allgemeiner Abmagerung und Atrophie einhergehenden, besonders ältere Individuen befallenden Form eine ödematöse, bei jungen Menschen schon frühzeitig sich einstellende, von der in der Wiederauffütterungsphase mehr oder weniger deutlich zur Ausprägung gelangenden lipophilen Dystrophie (s. a. S. 535, 585, 667, 671).

Die trockene, atrophische Form geht weitgehend in der schon früher besprochenen, durch mangelhafte Nahrungszufuhr oder gestörte enterale Resorption verursachten Magerkeit auf. Sie ist oft das Vorstadium zur Hungerwassersucht. Die Verquellung der Gewebe wirkt sich besonders im Gehirn und am Herzen aus. Die Resistenzminderung läßt banale Infektionen auf der Haut, im Respirations- und Intestinaltrakt, aber auch die gelegentlich hemmungslose Ausbreitung einer Tuberkulose oder die Entwicklung einer Endocarditis lenta verstehen. Diese Anfälligkeit ist noch einige Jahre später vorhanden.

Welche Bedeutung Eiweißverlust und mangelndes Kalzium- und Phosphorangebot haben, indem sie zur Entwicklung von Osteoporose bzw. Osteomalazie führen, habe ich (3) früher ausführlich gezeigt, ebenso wie die unter den Partialschäden gelegentlich in den Vordergrund tretende Symptomatologie der Vitamin-B-Mangel-Syndrome, deren Ausprägung mit vom Eiweißmangel abhängt (4). Daß Leberschäden in allen Graden von einer Teilstörung, die etwa beim Mann durch unzureichenden Abbau und Eiweißbindung (62) der Östrogene eine Feminisierung verursacht, über Zustandsbilder mit Bilirubinämie, pathologischem Ausfall der Leberfunktionsprüfungen bis zur Auslösung einer Leberzirrhose führen können, haben KALK (5) und viele andere beschrieben. Wenn sich auch meistens dieser Leberparenchymschaden völlig zurückbildet, so kann gelegentlich der zeitweilige Eiweißmangel für die Entwicklung einer Leberzirrhose ein wesentlich mitbestimmender Faktor sein. Mit Recht hat MEYERINGH (6) darauf hingewiesen, daß in solchen Fällen mit besonderer Sorgfalt auch nach einer durchgemachten Hepatitis gefahndet werden muß. Für die Bewertung eines Gefangenschafts- oder Haftschadens wird es allerdings oft gleichgültig sein, ob dieser alimentär oder durch eine Infektion während der hygienisch ungünstigen Haftbedingungen verursacht wurde. Ebenso läßt der Ausfall hochwertiger Eiweißkörper und Lipoide verstehen, daß endokrine Unterfunktionssyndrome zustande kommen. Unter diesen sind besonders die gleichzeitig einen Sparmechanismus darstellende Hypothyreose und das Vorkommen einer Nebennierenrindeninsuffizienz hervorzuheben. Die neurovegetative, zunächst im Sinne eines Vagotonus mit Bradykardie einhergehende Umstellung wirkt ähnlich ausgleichend. Bei den Frauen zeigt sich die Funktionsminderung der Ovarien in der kaum einmal fehlenden Amenorrhoe, beim Manne die der Keimdrüsen in einer Hodenatrophie und zum Teil auch in der Impotenz. Eine Achylie deutet auf die oft rückbildungsfähige, möglichst nachzuweisende Afermentie. Letztere fördert, vor allem wenn auch eine solche des Pankreas eingetreten ist, die Entstehung leicht chronisch werdender Enteritiden und Kolitiden. Damit kann in einem circulus vitiosus die unmittelbare vitale Bedrohung einsetzen.

Haben diese Erfahrungen aus den Kriegs- und Nachkriegsjahren in eindrucksvollster Weise die Folgen der ausgebildeten Dystrophie gezeigt, so darf darüber nicht vergessen werden, daß in geringeren Graden ein solches alimentär ausgelöstes Krankheitsgeschehen auch vorkommen kann, wenn zum Beispiel aus religiösen Gründen, bei Anhängern von Sekten oder besonderen Lebensgemeinschaften eine strikte Einseitigkeit und Kalorienarmut der Nahrung lange Zeit eingehalten wird. Nicht als Ursache zu vergessen sind weiterhin eingreifende einseitige Diätkuren, die, von Fanatikern mißverstanden, gelegentlich als Dauervorschrift durchgeführt werden. Besonders häufig wird dann vergessen, daß die Eiweißzufuhr nicht nur kalorienmäßig, sondern auch qualitativ ausreichend sein muß.

Der Zusammenhang dystrophischer Krankheitserscheinungen mit dem Nahrungsentzug ist selbstverständlich. Bei Soldaten und Kriegsgefangenen liegt unter einer solchen Voraussetzung natürlich eine Wehrdienstbeschädigung vor, bei in Zwangslagern Festgehaltenen ein Verfolgungsschaden. Auch wenn der Konstitution entsprechend bei gleichermaßen Betroffenen in der Schnelligkeit der Krankheitsentwicklung Unterschiede bestehen, so ist ausschließlich das exogene Moment entscheidend. Der Astheniker neigt mehr zur trockenen, der Pykniker mehr zur feuchten Dystrophie. Beiden Formen muß in diesem floriden Stadium eine 100%ige Mind. d. Erwerbsf. zugebilligt werden. Eigentlich handelt es sich dabei allerdings mehr um eine Krankheitssituation.

Eine besondere Gefahrenzone für jeden Dystrophiker bedeutet die Wiederauffütterungsphase. Je krasser der Wechsel des Ernährungsregimes ist, um so leichter kommt es zu Stoffwechselkatastrophen.

Gelegenheit zu solchen Beobachtungen gaben die Heimkehrer besonders in der Zeit kurz nach der Währungsreform. Aber auch schon ein kürzer dauerndes, plötzlich reichliches oder überreichliches Nahrungsangebot, wie etwa während der Paketaktion in die Kriegsgefangenenlager, hat zu solchen Erfahrungen geführt. Die pathophysiologische Situation dieses Übergangsstadiums ist prinzipiell so zu sehen, daß ein völlig auf Sparmechanismus eingestellter Organismus vor eine Stoffwechselaufgabe gestellt wurde, die er nicht bewältigen konnte und nun in meist inadäquater Weise zu kompensieren neigte. In dieser Phase wurde auch bei einem Nahrungsangebot in physiologischer Menge ein besonderes Syndrom evident, die lipophile Dystrophie. So wurde sie von GÜLZOW und MÜTING (7) aus der KATSCH'schen Klinik noch einmal in einem kritischen Überblick dargestellt. Der im Vordergrund stehende Ansatz eines wasserhaltigen Fettgewebes täuscht gar zu leicht über das Krankhafte des Zustandes hinweg. Die häufigen neurovegetativen Symptome wirken sich besonders am peripheren Kreislauf, aber auch in Störungen der Schweißsekretion und am Intestinaltrakt aus. Die Feminisierung kann bei Männern gerade in diesem Stadium in der Entwicklung einer Gynäkomastie, aber auch in Wandlungen der psychischen Struktur besonders deutlich werden. Die häufig vorkommende Parotishypertrophie gibt einen Eindruck von der tiefgreifenden Stoffwechselstörung. Besonders bei Frauen kann dann die Ausprägung eines hypophysär-interrenalen Bildes im Sinne des Cushing-Typs auffällig sein (s. a. S. 621).

Die Begutachtung in der Wiederauffütterungsphase stößt naturgemäß auf besondere Schwierigkeiten. Einerseits handelt es sich hierbei noch um das Endstadium der ausklingenden Dystrophie, zum anderen liegt aber eine Situation vor, die dem Betroffenen das Krankhafte der Veränderungen häufig nicht mehr so eindrucksvoll erscheinen läßt. Man wird also im Einzelfall nach dem Ausmaß der oben geschilderten Veränderungen zu entscheiden haben, wieweit die Leistungsfähigkeit noch nicht wiederhergestellt ist und wie hoch der Grad der MdE einzusetzen wäre.

Noch weit schwieriger wird die Beurteilung der späten Folgezustände der Dystrophie. Die Auffassungen hierzu haben sich im letzten Jahrzehnt sehr gewandelt. Während man zunächst geneigt war, die Auswirkung dieser Schädigung nicht so hoch zu bemessen, und vor allen Dingen annahm, daß sie sehr bald wieder vollständig verschwindet, haben weitere Erfahrungen und Untersuchungen immer deutlicher werden lassen, daß diese Schlußfolgerungen den wirklichen Verhältnissen nicht ganz gerecht werden. Man überschätzte die Wiederherstellungsfähigkeit des Organismus. Es genügt nicht, Ernährung und Gewicht zu normalisieren und dann zu erwarten, daß sich die frühere Funktion der Organe wieder in gleichem Umfang einstellt. Die Entscheidung über den Grad der wiedererreichten Leistungsfähigkeit wird gar nicht selten dadurch erschwert, daß eine Dissimulation des zu Beurteilenden den wirklichen Zustand nicht klar werden läßt. Verallgemeinerungen führten dann zu verhängnisvollen grundsätzlichen Festlegungen. Erst in den letzten Jahren hat man sich bemüht, zu einer individuellen Bewertung zu kommen, vor allen Dingen, als man feststellen mußte, daß in Einzelfällen erhebliche nachhaltige Schäden bestehen blieben, wie sie bei dem Gros der Betroffenen erfreulicherweise nicht zu finden waren.

Wenn die alimentär bedingten Schädigungen damals auch den gesamten Organismus trafen, so wurde im Einzelfall doch, je nach den besonderen Belastungen des Milieus oder auch nach der Konstitution des Betroffenen, gelegentlich dieses oder jenes Organ schwerer beeinträchtigt. Das wird sofort verständlich, wenn man sich vor Augen hält, wie verschiedenartig die Anforderungen an das Herz oder an die Lunge beispielsweise bei einer Aufsichtsperson oder bei einem vor Ort arbeitenden Bergarbeiter während der Kriegsgefangenschaft waren. Solche Beispiele ließen sich natürlich noch leicht vermehren. Sie sind für die Bewertung der Auswirkung einer Dystrophie sicherlich von größerer Bedeutung, als man bisher angenommen hat. Andererseits waren im allgemeinen bei einer Verwendung in der Landwirtschaft oder gar in der Küche die Voraussetzungen zur Entstehung einer Dystrophie sicher geringer. Um ihr Ausmaß und die durch sie erfolgte Gefährdung und Schädigung richtig zu beurteilen, ist es also außerordentlich wichtig, die Anamnese in dieser Hinsicht zu ergänzen. Daß die Dauer einer Hungerzeit erfragt werden muß, versteht sich von selbst.

Eine Revision oder noch besser gesagt eine Ergänzung der Richtlinien in der Begutachtung solcher Kriegsfolgeschäden findet ihren Niederschlag in den von MICHEL (8) veröffentlichten Kopenhagener Erfahrungen und vor allem auch in der Arbeit von BANSI (9). Fragt man sich nun, an welchen Organen besonders mit der Möglichkeit von Spätfolgen gerechnet werden muß, so mag die folgende, nach Organen geordnete Übersicht die Beurteilung erleichtern. Ein ähnlicher Überblick wurde übrigens auch von DIETZE (10) gegeben.

Schwierig ist natürlich die Beurteilung von älteren Patienten, bei denen regressive und gefäßbedingte Prozesse überlagert werden. Seitdem aber festzustehen scheint, daß im Gegensatz zum Dystrophiestadium, das die Gefäßsklerose und Atheromatose eher zurückdrängte, das der Wiederauffütterung für diese Krankheiten eher ein förderndes Moment darstellt, müssen solche Beziehungen ernsthaft geprüft werden. SCHULTE (11) warnt deshalb bei der Beurteilung solcher Mischformen ausdrücklich vor der Formulierung »alters-« oder »schicksalsbedingt« und empfiehlt die weitere Beobachtung. Meines Erachtens sollte in solch schwierigen Entscheidungen ganz individuell besonderer Wert auf die Berücksichtigung des Ausmaßes der erlittenen Unbilden gelegt werden, wobei nicht allein der Nahrungsmangel, sondern auch durchgemachte Infektionskrankheiten, ungewöhnlich hohe körperliche und seelische Belastungen und, wie schon gesagt, die Dauer dieser Einwirkungen vor allem beachtet werden müssen.

Über manche bei Heimkehrern beobachtete psychische Abweichungen, denen zum Teil doch wohl auch organische Veränderungen in der Hirnsubstanz zugrunde liegen, berichteten besonders GAUGER (12), MICHEL (8) und HOFF (13). Zusammen mit den vegetativen Regulationsstörungen (DIETZE [10], FROMMELT [14], SCHEID [15]), die ja sehr häufig noch nachzuweisen sind und die sich dem Konstitutionstyp des ehemaligen Dystrophikers entsprechend auszubilden pflegen, führen sie nicht selten zur dauernden Verminderung von Libido und Potenz. Diese stellen sich meist früh, schon zu Beginn des akuten dystrophischen Stadiums, ein. Auch wir haben ebenso wie GILLMANN (16) den Eindruck, daß diese Schädigung besonders bei älteren Jahrgängen eine bleibende sein kann. In jedem Falle ist es bei Vorhandensein solcher Störungen Aufgabe des Gutachters, sich zu versichern, daß nicht außerdem organische Schäden an den Fortpflanzungsorganen vorliegen. Wenn Fertilitätsstörungen als Dystrophiefolge bei Mann und Frau auch lange nicht so häufig wie Potenz- und Libidostörungen sind, so ist es doch zweckmäßig, stets an ihre Möglichkeit zu denken (KLEBANOW [17], NIKOLOWSKI [18]; s. a. Bd. I, S. 611).

Zentralnervensystem, vegetatives Nervensystem, Sinnesorgane. Während bei Nachuntersuchungen von Kriegsgefangenen aus dem asiatischen Raum (CLARKE und SIRCUS [19]) wegen der Häufigkeit des Mangels bestimmter Vitamine Schäden an den Sinnesorganen oft noch nach Jahren festgestellt werden konnten, finden sich diese in unseren Breitengraden kaum. Dagegen beobachtet man hier ebenfalls die oft verkannte Minderung der Leistungsfähigkeit des Zentralnervensystems, insbesondere eine Herabsetzung der Intelligenz, aber auch charakterliche Veränderungen sowie verschiedenartige Störungen im Bereich des vegetativen Nervensystems, die sich manchmal besonders eindrucksvoll im Bereich der Sexualsphäre ausprägen.

Für die organischen Hirnschädigungen nach schwerer Hungerdystrophie läßt sich zuweilen, aber nicht immer, ein objektivierender enzephalographischer Befund als Hinweis auf die Hirnatrophie feststellen, wie SCHULTE und STIAWA (20) in ihrer letzten Arbeit erneut hervorgehoben haben. Entscheidend ist bei gesicherter, schwerer, früherer Dystrophie die Bewertung des Gesamtbildes, der Vergleich mit dem früheren Zustand. Wenn jetzt eine vorzeitige Alterung und eine Ausmergelung mit den Symptomen eines allgemeinen Abbaus nachzuweisen sind und die Angabe glaubhaft ist, daß es sich ursprünglich, vor der Mangelzeit, um tatkräftige, ausgeglichene und leistungstüchtige Menschen gehandelt hat, wird man nicht umhin können, deren tragische Auswirkung anzuerkennen. Enthemmungssymptome fehlen fast immer. Die Herabsetzung von Libido und Potenz finden sich häufig, sie werden von den Betroffenen in überaus unterschiedlicher Weise beklagt. Selbstmordhandlungen und forensische Komplikationen sind selten, letztere dann meist auf sexuellem Gebiet. Apoplektiforme Insulte können besonders in der Wiederauffütterungsphase während der hypertonen Regulationsstörung, die ein noch ernährungsgeschädigtes Gefäßsystem antrifft, vorkommen. Auf diese Weise oder auch schon durch direkte Hirnschädigungen während des floriden Stadiums der Dystrophie finden Epilepsien ihre Erklärung, wie VOGT (21) sowie SCHULTE und STIAWA (20) schreiben. Für die einzelnen speziellen Fragestellungen hinsichtlich organischer derartiger dystrophischer Schäden findet sich bei den letztgenannten Autoren im übrigen ein ausführliches Schrifttumsverzeichnis.

Was die Einstufung des Schädigungsgrades rein neurovegetativer Dysregulationen im Sinne einer sich am Gefäßapparat oder Magen-Darmtrakt manifestierenden Labilität angeht, möchten wir BANSI (22) beipflichten, der auf Grund sorgfältiger, langjähriger Nachbeobachtungen zu der Meinung kommt, daß der Grad der Mind. d. Erwerbsf. in der Regel nicht über 25 % hinausgehen dürfte. Bei schwereren derartigen Störungen spielt offenbar nicht der in der durchgemachten Dystrophie liegende Faktor, sondern eine entsprechende konstitutionelle Bereitschaft die Hauptrolle.

Während die Hungerphase eine Verminderung von vegetativ beherrschten Magen-Darmstörungen und damit einen Rückgang der Häufigkeit der Ulkuskrankheit brachte, findet sich während der Wiederauffütterungsphase ein Emporschnellen der Quote der Ulkus-Kranken. BANSI (22) hält deshalb für das Magengeschwür während der Wiederauffütterung auch die einmalige Anerkennung der Verschlimmerung eines solchen vegetativ-konstitutionell bedingten Leidens für gerechtfertigt (s. a. S. 518 ff., 682). Ähnlich gegensätzlich sind die Verhältnisse hinsichtlich der Blutdruckregulation: Während der Hungerphase Hypotonie, zur Zeit der Wiederauffütterungsphase dagegen eher Neigung zur Hypertonie und damit gehäuftes Auftreten von Koronar- und Hirninfarkten. BANSI (9, 22) konnte, was besonders überzeugend ist, durch Nachuntersuchungen von 200 Heimkehrern nach 6–8 Jahren nachweisen, daß diese hypertone Regulationsstörung fast ausnahmslos verschwindet. Entsprechend gleicht sich auch die Zahl der Koronarinfarkte und Hirnapolexien dann wieder dem Alters- und Bevölkerungsdurchschnitt an. Weiter wurde aber festgestellt, daß die Neigung zur Fettsucht, besonders bei Frauen, bleibend sein kann, besonders wenn sich dabei Zyklus- und Sexualstörungen oder eine Ödemneigung an den Extremitäten, wie von KALK (23) beobachtet, einstellen.

Abschließend wäre bei der Besprechung der in diesem Bereich zustandegekommenen Folgeschäden noch kurz auf die Möglichkeit von solchen der Sinnesorgane einzugehen. Sie können bei der außereuropäischen, durch Vitaminmangel gekennzeichneten Dystrophie sogar in den Vordergrund treten; in unseren Breitengraden jedoch sind sie seltener. Bei Durchsicht der Literatur fanden wir lediglich die Erwähnung von Augenhintergrundsbefunden durch HEINSIUS (24). Ihre Entstehung wird mit den allgemeinen Gefäßveränderungen in Zusammenhang gebracht. Verständlicherweise ist es möglich, daß auf Grund der allgemein erhöhten Infektionsanfälligkeit während des dystrophischen Stadiums zum Beispiel Narben nach Keratitiden als Restschäden zurückbleiben können. Außerdem diskutiert GLATZEL (25) an Hand eines Falles ausführlich die Frage einer dystrophischen Schädigung des Innenohres, die allerdings in dem besprochenen Falle negativ entschieden wurde. GLATZEL (25) führt dazu an, daß Beeinträchtigungen des Innenohres als Dystrophiefolge im allgemeinen rückbildungsfähig seien und bringt in einer Diskussion zahlreiche Literaturhinweise. Ausführlichere Angaben zu den in unseren Breitengraden seltenen und sich fast immer wieder zurückbildenden Dystrophiefolgen an Ohren, Nase, Hals und Augen finden sich auch in Arbeiten von SCHUBERT (26) und JAENSCH (27). (S. a. Bd. I, S. 724.)

Haut: Während des akuten Stadiums der Dystrophie auftretende Pyodermien und ein in dieser Zeit erfolgtes frühzeitiges Ergrauen (PEVNY [28]) werden den Gutachter kaum beschäftigen. Das gleiche gilt von den Hautveränderungen des Wiederauffütterungsstadiums mit der Entwicklung von Striae cutis distensae, von Hyperkeratosen, Rhagaden und Nagelwuchsstörungen (GÜLZOW und MÜTING [7]).

Endokrinium: Ein Teil der Spätfolgen an den endokrinen Organen kündigt sich sicherlich schon im Auffütterungsstadium an. Die einzelnen endokrinen Ausfälle, die als Dystrophiefolge auftreten können, hängen am ehesten mit solchen des Hypophysen-Zwischenhirns zusammen. Da während des Krieges und auch in der ersten Nachkriegszeit noch keine speziellen endokrinologischen Teste durchgeführt werden konnten, sind die von ZUBRIAN und Mitarbeitern (29) in Mexico angestellten Untersuchungen für das Verständnis dystrophisch bedingter akuter und chronischer endokriner Schäden von besonders großer Bedeutung. Wesentlich ist, daß diese Autoren die Reversibilität der Veränderungen hervorheben. Möglicherweise kann diese auf Grund einer konstitutionellen Unterwertigkeit im Einzelfall einmal ausbleiben. Interessant ist fernerhin, daß ZUBRIAN und Mitarbeiter (29) diese Störungen nur mit tierischem, dagegen nicht mit pflanzlichem Eiweiß ausgleichen konnten. Auch PERLOFF und Mitarbeiter (30) betonen das Überwiegen einer Hypophysenunterfunktion.

Über die Neigung zur Hyperthyreose finden sich bei GERHARTZ (31) spezielle Angaben. Ebenso wie SCHLIACK (32) sind wir der Meinung, daß für den Diabetes während des Hungerstadiums die manifestationshemmenden Einflüsse überwiegen. Endokrinologisch gesehen könnte allerdings während eines Teils des Wiederauffütterungsstadiums die zeitlich begrenzte Verschlimmerung einer Zuckerkrankheit durch Überwiegen diabetogener Einflüsse in Betracht gezogen werden.

Knochen und Blut: Ähnlich den Beobachtungen von SASSEN (33) habe auch ich in früheren Arbeiten darauf hingewiesen, daß der Eiweißmangel bei gleichzeitigem Mineralmangel insbesondere bei ungenügendem Angebot und behinderter Resorption von Kalzium und Phosphor zur Entwicklung von Osteoporose und Osteomalazie führen kann (34). (S. a. Bd. I, S. 332 u. 467.)

Hinsichtlich der Blutbildveränderungen sagt PEVNY (28), daß während des akuten Stadiums keine typischen Befunde zu erheben gewesen seien. Die Pneumonien seien zwar symptomenarm, aber mit entzündlichem Blutbild in noch normaler Reaktionsweise verlaufen. HANSEN (35) berichtet über Beobachtungen, die er während der Kriegsgefangenschaft in den Jahren 1945/46 machte. Das Knochenmark sei bei Dystrophikern dünnflüssig, zellarm und leicht aspirierbar gewesen. Bei vermehrten retikulären Zellelementen lieferte die Erythrozytopoese nur 15% der Zellen. Auch glaubt er, eine Reifungshemmung gesehen zu haben. Ähnliche Angaben stammen von TÜNNERHOFF (36). Parallel den Veränderungen des Kwashiorkor-Syndroms (METHA und GOPALAN [37]) waren auftretende Anämien eher hyper- als hypo- oder normochrom. Ebenso wie TÜNNERHOFF (36) machte mein Mitarbeiter GRUNZE die Erfahrung, daß das lymphatische Gewebe gegenüber den Hungereinflüssen resistenter als das myeloische war. Hinsichtlich bleibender Restschäden dieser Frühveränderungen sind uns keine Berichte bekannt geworden.

Lunge: Unter den entschädigungspflichtigen Komplikationen der Hungerdystrophie überwiegt bei weitem die Lungentuberkulose (MÄKELT [38], BARTELHEIMER und GRUNZE [39]). In dem so geschwächten und resistenzgeminderten Organismus kann es sowohl zur endogenen wie zur exogenen Reinfektion kommen. Ausführliche Richtlinien für die Begutachtung Lungentuberkulöser hat RICKMANN (40) in der 2. Auflage dieses Handbuches gegeben. BARTELHEIMER und GRUNZE (39) sind auf die hier erörterten Fragen auch in dem Stoffwechselbeitrag des Handbuches der Tuberkulose von HEIN-KLEINSCHMIDT-ÜHLINGER eingegangen (s. a. S. 436 ff.).

Gerade bei der Tuberkulose sollte man sich hinsichtlich der Anerkennungspflicht vor der Aufstellung zu begrenzter Fristen hüten. Ein so kritischer Gutachter wie HERMANNSDORFER (41) sagt ausdrücklich, daß bestimmte Zeiten, innerhalb deren eine Lungentuberkulose als Schädigungsfolge angesehen werden kann, der Vielfalt des Lebens nicht gerecht werden. Durch solche Abgrenzungen werde das gründliche Durchdenken des Einzelfalles verhindert. Zu dieser Frage müssen gerade die von MICHEL (8) referierten Ergebnisse der Kopenhagener Tagung über die Pathologie der ehemaligen Deportierten und Internierten (1954) berücksichtigt werden. So sind in Dänemark alle Tuberkulosefälle, die bis zu 5 Jahren nach der Repatriierung auftraten, vom Direktorat für Unfallversicherung als entschädigungspflichtig anerkannt worden, nachdem man an Hand von umfassenden statistischen Untersuchungen festgestellt hatte, daß die Quote tuberkulös Erkrankter 12mal so hoch lag wie in einem Vergleichsmaterial aus der übrigen Bevölkerung. Dabei ist besonders bemerkenswert, daß die innerhalb des Fünfjahreszeitraumes erkrankten Dystrophiker am Tage der Heimkehr noch keine feststellbare Lungentuberkulose hatten. WETZEL (42) fand 1948 bei 10% der Heimkehrer eine aktive Tuberkulose. Die gutachtliche Bewertung gründet sich letzten Endes auf die allgemeine, fortdauernde postdystrophische Resistenzminderung. Hier ist es wohl nicht nötig, die bei RICKMANN (40) angeführten möglichen Kriterien für den Einzelfall aufzuzählen. Bei der Begutachtung sollte vor allem nicht versäumt werden, die als Folge resultierenden Atemeinschränkungen, die oft über die natürlichen Altersvorgänge weit hinausgehen, exakt spirometrisch festzulegen und in der Beurteilung zu berücksichtigen.

Für die extrapulmonalen Tuberkuloseformen können die Latenzzeiten, innerhalb deren eventuell die Anerkennung als Wehrdienstbeschädigung erfolgen muß, noch weit über 5 Jahre hinausgehen. BANSI (22) gibt beispielsweise für die Nierentuberkulose einen Zeitraum von 15 Jahren an.

Herz und Gefäße: Über die klinischen Veränderungen am Herzen, einschließlich der elektrokardiographischen Befunde, während der akuten mit Ödem einhergehenden Hungerphase geben unter anderen die Arbeiten von SCHENETTEN (43) und OVERZIER (44) Auskunft. Periphere und präkordiale Niederspannung wurden neben Bradykardie, ST-Senkung, aber auch ST-Elevation, Abflachung von T, QRS-Verbreiterung und QT-Verlängerung gesehen. Nach ROSINSKY (45) sind diese EKG-Veränderungen reversibel, wenn nicht schon schwere Myokardschädigungen vorlagen. Autoptisch fanden sich Perikarderguß, peripheres Mantelödem der Herzmuskelfasern und degenerative Veränderungen des Myokards. Es gibt daher keinen »typischen EKG-Befund für Dystrophiefolgen«. Der Gutachter muß mittels anamnestischer Brückensymptome und per exclusionem anderer Myokarderkrankungen eine Beurteilung finden. Bei den Heimkehrern der Jahre 1953/54, die sich nur noch zum Teil in der Wiederauffütterungsphase befanden, sahen MEYERINGH und Mitarbeiter (46) bei 13,8% »uncharakteristische EKG-Veränderungen«, die sie übrigens in erster Linie als Folge von Durchblutungsstörungen auf dem Boden dystrophiebedingter vegetativer Fehlregulationen deuten.

Ähnlich verhält es sich mit dem peripheren Kreislauf. BANSI (2) konnte bei der nach 6 bis 8 Jahren erfolgenden Nachuntersuchung von 200 Heimkehrern feststellen, daß die Hypotonie des akuten Hungerstadiums und die relativ häufige Hypertonie während der Wiederauffütterung wieder auf solche Werte zurückgekehrt waren, wie sie bei einer nicht geschädigten, zum Vergleich herangezogenen Bevölkerung vorlagen.

Wieweit man im Einzelfall gelegentlich einmal ein Sklerose- und Atheromatose-förderndes Element in den Veränderungen der Wiederauffütterungsphase annehmen kann, ist noch umstritten. Der Standpunkt MEYERINGHS (46), die Gefäßsklerose grundsätzlich als WDB-Folge abzulehnen, ist nach den heutigen Kenntnissen über die Pathogenese dieser Krankheit, die offenbar nicht nur schicksals-konstitutionsbedingt abläuft, sondern die auch wesentlich von exogenen Einflüssen abhängt, mehr und mehr angegriffen worden. Diese Problematik stellt die gutachtliche Bewertung vor eine besonders schwierige Aufgabe. Zumindest möchten wir uns der von BANSI (22) und SCHULTE (11) vertretenen Ansicht anschließen, daß das Ödemstadium mit seiner Endothelquellung für die Gefäße eine beachtenswerte Noxe darstellt. Nicht jede Schädigung der peripheren Gefäße muß auf eine Atheromatose oder Sklerose bezogen werden! Einzelheiten hierzu sowie Literaturnachweise finden sich in den Veröffentlichungen der genannten Autoren.

Leber: Über die Möglichkeit einer dauernden Leberschädigung als reiner Dystrophiefolge, also ohne hinzugetretene Hepatitis, besteht heute nach den zahlreichen Veröffentlichungen über hungerbedingte Zirrhosen kein Zweifel mehr. Besonders leichtere Formen lassen sich nicht immer mit Hilfe der üblichen Serumlabilitätsproben und Funktionsproben erkennen (GROSS [47]). Den zu Begutachtenden sind dann in ihrem eigenen Interesse Laparoskopie und Leberpunktion anzuraten, die fast stets eine sichere Entscheidung herbeiführen können (s. a. S. 549 ff.).

Innerhalb der zirrhotischen Leber kann es zu ungewöhnlichen Verkalkungen und besonders häufig zu starken Eisenablagerungen kommen (BRÜGEL [50], BRÜGEL und PIETZONKA [48]). Für das Zustandekommen dieser Eisenablagerung ist möglicherweise eine Störung der Pankreassekretion von Bedeutung (s. a. S. 568).

Nieren: Wenn man von Nierenerkrankungen tuberkulöser und solchen nephritischer Genese – letztere auf dem Boden einer allgemeinen erhöhten dystropiebedingten Infektanfälligkeit – absieht, ergeben sich keine besonderen Gesichtspunkte für die Beurteilung von Nierenkrankheiten als Folge einer Dystrophie.

Magen-Darmtrakt, exkretorisches Pankreas: Das Magenulkus der Wiederauffütterungsphase wurde bereits erwähnt, desgleichen die Auswirkung der ausgelösten vegetativen Dystonien auf kinetische gastroenterale Störungen. Besonders sind Zustände von Salzsäure- und Fermentmangel zu beachten, die ja während der Hunger- und auch noch während der Wiederauffütterungsperiode sehr ausgesprochen waren (GÜLZOW und MÜTING [7], SEDLMAYER [49], SCHWANZ [51]). Allerdings fand DIETZE (52) bei 465 Spätheimkehrern nur 9 Fälle mit Anazidität und 46 Fälle mit Subazidität. Spezielle Untersuchungen der dann veränderten Pankreassekretion stammen von DANOPOULOS und LINARDAKIS (53) sowie VEGHELYI und Mitarbeitern (54). Besonders die Diastase- und Lipase-Abgabe war vermindert, die des Trypsins noch normal. Trotz verminderten Fermentgehaltes fanden sich bei Ödemkranken die Saftmengen sogar erhöht. Erst bei völliger »Erschöpfung ohne Ödeme«, bei der trockenen Form der Dystrophie, gingen diese zurück (s. a. S. 650).

Bei Jugendlichen sollen sich nach SCHWANZ (51) solche Störungen wieder ausgleichen. PASCHLAU (55) dagegen meint, daß die Salzsäuremangelzustände in etlichen Fällen auch von Dauer sein können. Besonders bei gleichzeitiger Leberschädigung muß man das wohl annehmen.

Schwangerschaft: Für den Fall einer gutachtlichen Aussage sind vielleicht einmal Angaben von TOMPKINS und WIEHL (56) beachtenswert. Sie fanden bei der Unterernährung gehäuft Frühgeburten und Toxikosen. Das kindliche Gewicht wird erst beeinflußt, wenn das Untergewicht der Mutter mehr als 20 % beträgt. Eine besondere Studie zu diesem Thema stammt von GLATZEL (57).

Infektabwehr, Geschwulstmanifestation: Uns allen steht aus der Zeit der allgemeinen Unterernährung noch die Häufigkeit von Myo-Endokarditiden, auch die der klassischen Lenta-Sepsis, vor Augen. Welche Bedeutung für das Zustandekommen derselben die Resistenzlage des Individuums beansprucht, haben u. a. BARTELHEIMER und ENGERT (58) gezeigt. Der Zusammenhang zwischen Mangelernährung und erhöhter Infektionsanfälligkeit wurde immer wieder sichtbar und von FISCHER (59) auch am Sektionsmaterial nachgewiesen.

Die Entscheidung einer dystrophiebedingten erhöhten Infektionsanfälligkeit wird jetzt vom Gutachter eigentlich nur noch in Aktengutachten gefordert. Dabei ließ sich am Beispiel der Lenta-Sepsis, übrigens ähnlich wie bei der Tuberkulose, zeigen, daß die Latenzzeit sehr lang sein kann, die Verlaufsweise entsprechend langsam und von stillen Phasen unterbrochen.

Die Frage, ob die Dystrophie einen disponierenden Faktor für die Krebsentstehung darstellt, muß man, vielleicht bis auf eine Ausnahme, negativ beantworten. Diese betrifft den primären Leberkrebs auf dem Boden einer Zirrhose. Schon ROULET (61) hat hierfür sprechende experimentelle Befunde vorgelegt und darauf hingewiesen, daß Leberzirrhose und Leberkarzinom bei den Eingeborenen Afrikas, die viel unter Eiweißmangelerscheinungen leiden, besonders häufig seien (s. a. S. 571).

Diese Aufzählung der einzelnen, sich später auswirkenden Organmanifestationen der Dystrophie sollte in erster Linie dazu dienen, dem Gutachter die verschiedenen Schädigungsmöglichkeiten vor Augen zu führen, an die er zu denken hat, wenn er sich über die Folgen einer langdauernden Hungerzeit äußern muß. Es ist klar, daß sich die einzelnen Läsionen gegenseitig beeinflussen können. Nicht selten kam es vor, daß

Heimkehrer erst relativ spät Schäden an einem Organ merkten, die sie mit der durchgemachten Dystrophie in Zusammenhang brachten. Die Anerkennung eines WDB-Schadens kann dann auch einmal ohne den Nachweis von Brückensymptomen an demselben Organ möglich sein, wenn erstens dieser auf Grund der wissenschaftlichen Lehre grundsätzlich möglich ist, wenn zweitens die durchgemachte Dystrophie gesichert ist und besonders, wenn drittens ehemalige oder noch festzustellende damit zusammenhängende Schäden an anderen Organen die Schwere des Hungerzustandes bestätigen.

Ebenso wie HOFF (61) in einem Diskussionsbeitrag auf der Tagung des ärztlichen Sachverständigenbeirates für Fragen der Kriegsopferversorgung im Jahre 1956 möchte ich dringend empfehlen, bei der Prüfung von Dystrophiefolgen in erster Linie die individuellen Bedingungen jedes einzelnen Gutachtensfalles zu berücksichtigen. »Der Einzelfall ist das Problem. Die Statistik ist für die gesamte Betrachtung wichtig, im Einzelfall aber manchmal geradezu schädlich.«

All das, was uns die wie ein grausames Experiment wirkenden, zur Dystrophie führenden Situationen gelehrt haben, hat auch Geltung für manchen exogenen oder endogenen Hungerzustand normaler Zeiten.

SCHRIFTTUM: [1] BERNING, H., Die Dystrophie. Stuttgart 1946 – [2] BANSI, H. W., Das Hungerödem und andere alimentäre Mangelerkrankungen. Stuttgart 1949 – [3] BARTELHEIMER, H., Ärztl. Wschr. 606 (1951); Klin. Wschr. 521 (1949) – [4] BARTELHEIMER, H., Z. klin. Med. 146, 480 (1950); Verh. Dtsch. Ges. inn. Med. (Köln) 282 (1949) – [5] KALK, H., Dtsch. med. Wschr. 225 (1950) – [6] MEYERINGH, H., Versicherungsrechtliche Beurteilung innerer Krankheiten. Hamburg 1951 – [7] GÜLZOW, M. und D. MÜTING, Wiss. Z. Univ. Greifswald 1, 46 (1951/52) – [8] MICHEL, M., Zusammenstellung der Referate und Ergebnisse der Internationalen Sozialmedizinischen Konferenz über die Pathologie der ehemaligen Deportierten und Internierten, Juni 1954 in Kopenhagen usf., Frankfurt/M. 1955 – [9] BANSI, H. W., Die interne Klinik der Heimkehrer. Beitr. z. Sexualforsch., Heft 11. Stuttgart 1957 – [10] DIETZE, A., in: Die Dystrophie. Stuttgart 1958, S. 16 – [11] SCHULTE, W. und R. STIAWA, Organische Hirnschädigungen nach schwerer Hungerdystrophie. Fortschr. Neurol. 2, 66 (1958) – [12] GAUGER, K., Die Dystrophie als psychosomatisches Krankheitsbild. München-Berlin 1952 – [13] HOFF, H., Beitr. z. Sexualforsch., Heft 11. Stuttgart 1957, S. 59 – [14] FROMMELT, E., Verh. Dtsch. Ges. inn. Med. 402 (1953) – [15] SCHEID, G., Med. Wschr. 7, 701 (1953) – [16] GILLMANN, H., Med. Klin. 18 (1950) – [17] KLEBANOW, D., Z. Geburtsh. u. Frauenhk. 9, 420 (1941) – [18] NIKOLOWSKI, W., Medizinische 531 (1953) – [19] CLARKE, C. A. and W. SIRCUS, Lancet II, 113 (1952) – [20] SCHULTE, W., siehe Nr. 11 – [21] VOGT, U., Nervenarzt 6 (1953) – [22] BANSI, H. W., Materia Medica Nordmark VIII/5–6/7–8/9 (1956) – [23] KALK, H., Über eine Spätfolge der Mangelernährung. Med. Klin. 1312 (1950) – [24] HEINSIUS, Dtsch. med. Wschr. 419 (1950) – [25] GLATZEL, H., Ärztl. Wschr. 1085 (1955) – [26] SCHUBERT, in: Die Dystrophie. Stuttgart 1958, S. 183 – [27] JAENSCH, in: Die Dystrophie. Stuttgart 1958, S. 194 – [28] PEVNY, Schweiz. med. Wschr. 1306 (1947) – [29] ZUBRIAN, S., F. GOMEZ-MONT and J. LAGUNA, Rev. Invest. clin. (Mexiko) 6, 395 (1954) – [30] PERLOFF, W., H. M. EUNICE, J. H. NODINE, G. SCHNEEBERG and C. B. VIELLARD, J. Amer. med. Ass. 155, 1307 (1954) – [31] GERHARTZ, H., 2. Symp. Dtsch. Ges. Endokr. 178 (1955) – [32] SCHLIACK, V., Z. klin. Med. 151, 382 (1954) – [33] SASSEN, G. und K. SCHENKELBERG, in: Die Dystrophie. Stuttgart 1958, S. 157 – [34] BARTELHEIMER, H., in: Fischer-Herget-Molineus, Das ärztliche Gutachten im Versicherungswesen. München 1955 – [35] HANSEN, F., Folia haemat. (Lpz.) 71, 215 (1953) – [36] TÜNNERHOFF, F., Arch. klin. Med. 196, 697 (1950) – [37] MEHTA, G. and C. GOPALAN, Indian J. med. Res. 44, 727 (1956) – [38] MÄKELT, G., Med. Klin. 1302 (1950) – [39] BARTELHEIMER, H. und H. H. GRUNZE, in: Handb. d. Tuberkulose. 1959 – [40] RICKMANN, L., in: Fischer-Herget-Molineus, Das ärztliche Gutachten im Versicherungswesen. München 1955 – [41] HERRMANNSDORFER, A., Berliner Gesundheitsblatt 4 (1953) – [42] WETZEL, zit. nach Bansi, H. W., siehe Nr. 2 – [43] SCHENETTEN, F. P. N., Das Elektrokardiogramm bei Dystrophie. Berlin 1951 – [44] OVERZIER, C., Med. Klin. 1316 (1950) – [45] ROSINSKI, U., Med. Klin. 204 (1950) – [46] MEYERINGH, H. et al., Dtsch. med. Wschr. 1606 (1955) – [47] GROSS, H., Medizinische 1041 (1954) – [48] BRÜGEL, H. und H. PIETZONKA, Dtsch. med. Wschr. 1002 (1955) – [49] SEDLMAYR, G.,

Med. Klin. 1223 (1949) – [50] BRÜGEL, H., Acta hepatol. 3, I/186 (1955) – [51] SCHWANZ, G., Ärztl. Forsch. 577 (1949) – [52] DIETZE, A., Dtsch. med. Wschr. 32, 1301 (1957) – [53] DANAGOULUS, E. und B. LINARDAKIS, Klin. Wschr. 700 (1952) – [54] VEGHELYI, P., T. KEMENY, POZSONYI und J. SOS, Orv. Hetil. 91, 833 (1950) – [55] PASCHLAU, G., Münch. med. Wschr. 1201 (1955) – [56] TOMPKINS, W. T. and D. G. WIEHL, Amer. J. Obstet. 62, 898 (1951) – [57] GLATZEL, H., Dtsch. med. Wschr. 1878 (1955) – [58] BARTELHEIMER, H. und W. ENGERT, Antibiotika et Chemotherapeutica. Basel-New York 1954, S. 46 – [59] FISCHER, H., Münch. med. Wschr. 250 (1957) – [60] ROULET, F. D., Rev. méd. Suisse rom. 12. 841 (1955) – [61] HOFF, F., in: Die Dystrophie, Stuttgart 1958, S. 143 – [62] ALTENBURG, K. und K. BECKER, 3. Tgg. d. European Ass. for the Study of the Liver. Modena 1968.

Störungen des Purinstoffwechsels

Während Anomalien im qualitativen Eiweißabbau, wie sie bei der Alkaptonurie, bei der Zystinurie oder der Zystinspeicherkrankheit, auch bei den Porphyrinopathien vorliegen, ausgesprochen selten und wenig bekannt sind, hat eine Stoffwechselkrankheit, die ebenfalls weitgehend anlagebegründet ist, die Gicht, die auf einem fehlerhaften Abbau der Nukleoproteide beruht, seit jeher unverhältnismäßig großes Interesse gefunden. Dabei kommt sie heute ebenfalls relativ selten vor. Diese Diagnose wird zu oft gestellt. Die Abgrenzung besonders gegenüber bestimmten chronischen Arthropathien kann auf erhebliche Schwierigkeiten stoßen, jedenfalls bei mangelnder Ausnutzung der diagnostischen Möglichkeiten (vgl. Bd. I, S. 378).

Bei der Gicht tritt die Störung nicht im Eiweißmolekül, sondern in dem ihm verknüpften Polynukleotid auf. Neben der anlagebedingten metabolischen Anomalie übt die Ausscheidungsstörung normal gebildeter Stoffwechselschlacken eine manifestationsbegünstigende Wirkung aus.

Das eigentliche Krankheitsgeschehen kann entweder chronisch, oft schleichend, verlaufen oder dramatisch durch akute Exazerbationen modifiziert sein, durch den klassischen akuten Gichtanfall.

Die Bereitschaft zu einem solchen ist nicht unbedingt von der Höhe des Blutharnsäurespiegels abhängig. So versuchten BERLINER und Mitarbeiter (1) diesen durch intravenöse Harnsäurezufuhr zu provozieren. Damit erreichten sie Werte bis zu 26 mg%, ohne daß es ihnen im allgemeinen gelang, derartige klinische Exazerbationen zu erzeugen. Auch die bei einer Niereninsuffizienz nicht selten zu beobachtende beträchtliche Steigerung des Harnsäurespiegels führt kaum zu Gichtanfällen.

Für die Beurteilung der an dieser Stoffwechselkrankheit Leidenden ist für gutachtliche Gesichtspunkte eine Einteilung von GUTMAN (2) interessant, die zwischen einer primären und einer sekundären Gicht unterscheidet. Die erstere ist seiner Auffassung nach eine hereditäre Stoffwechselanomalie, bei der eine gesteigerte Purinsynthese vorliegt. Die sekundäre sei dagegen eine erworbene Nukleoproteid-Stoffwechselstörung, die, wie der Name sagt, im allgemeinen sekundär, d. h. als Folge- bzw. Begleiterkrankung von solchen Krankheiten auftritt, die einen erhöhten Nukleoproteidstoffwechsel bedingen, zum Beispiel Polyzythämien oder Leukämien. Die Harnsäurevermehrung hätte also bei diesen beiden Formen verschiedene Gründe.

Ohne Zweifel spielt bei der primären Gicht die genetisch begründete Bereitschaft die entscheidende Rolle. Daher ist der Nachweis des Vorkommens von Harnsäurestoffwechselstörungen in der Familie von besonderer Bedeutung. Neuere Untersuchungen berichten über das Vorhandensein asymptomatischer sogenannter idiopathischer Hyperurikämien bei Verwandten dieser Kranken (TALBOTT [3], SMYTH, COTTERMANN und FREYBERG [4], STECHER, HERSH und SOLOMON [5]).

Die Häufigkeit einer solchen Harnsäurespiegelerhöhung betrug bei den Blutsverwandten etwa 12–25 %, während sie in der Gesamtbevölkerung nur auf 0,1–0,88 % zu schätzen war. Man darf wohl annehmen, daß es sich hierbei im allgemeinen um Menschen handelt, die eine latente Gichtanlage besitzen. SMYTH (4) schätzt das Verhältnis solcher Fälle mit idiopathischer Hyperurikämie zu denen mit manifester Gicht auf 10:1. Entsprechend ist man heute der Auffassung, daß die primäre Gicht und die idiopathische Hyperurikämie höchstwahrscheinlich durch dasselbe autosomale dominante Gen übertragen werden, das beim weiblichen Geschlecht allerdings eine geringere Penetranz und Expressivität aufweisen muß als beim männlichen, wobei zu beachten ist, daß die Penetranz die Manifestationshäufigkeit, die Expressivität die Manifestationsstärke der Erbanlage bedeutet. Weshalb die Erbanlage bei der Frau weniger in Erscheinung tritt, ist unbekannt. Fest steht jedenfalls, daß bei klinisch eindeutiger Gicht etwa 95 %, bei der idiopathischen Hyperurikämie etwa 80 % der Betroffenen Männer sind. Ganz besonders selten ist das Auftreten gichtischer Gelenkerscheinungen bei Frauen vor der Menopause. Man nimmt an, daß der normale Menstruationszyklus die klinischen Zeichen der Gicht unterdrückt. Auch die Beachtung des Lebensalters ist von besonderer Bedeutung, da die Krankheit sich im allgemeinen in den mittleren Jahren zu manifestieren pflegt, am häufigsten zwischen dem 35. und 70. Lebensjahr. Jugendliche Gichtiker sind außerordentlich selten.

Auch die Disposition bestimmter Berufsgruppen ist immer wieder in den Vordergrund gestellt worden. Sie zeigt die Bedeutung exogener Faktoren für die Manifestation dieser Stoffwechselkrankheit. Erhöhte Fleischzufuhr, schon die allgemeine Überernährung und offenbar auch ein hoher Alkoholkonsum begünstigen die Entstehung und Verschlimmerung von krankhaften Veränderungen. Vielleicht verdient auch die fehlende körperliche Betätigung, wie sie bestimmten Berufen, Geistes- und Büroarbeitern, eigen ist, besondere Beachtung. Bevorzugt betroffen sind also Fleischer, Gastwirte, dann auch Berufsgruppen, die besonderes Gewicht auf eine derartig einseitige Ernährung bei mangelnder körperlicher Bewegung legen, wie zum Beispiel früher die gutgestellten Pensionäre, in deren Kreisen Podagra und Chiragra kein so seltenes Vorkommnis waren.

Einer Abhängigkeit von vegetativen Einflüssen ist wohl zuzuschreiben, daß im Frühjahr und im Herbst eine Manifestationshäufung besteht, woran bei der Erhebung der Anamnese gedacht werden sollte.

Dem Gutachter wird gelegentlich die Frage gestellt, ob eine primär chronische Polyarthritis gichtischer Genese sei. Im allgemeinen besteht ja die Neigung, eine solche Ätiologie häufiger anzunehmen als sie vorliegt. Gemeinsam ist beiden Erkrankungen die Lokalisation vorwiegend an den kleinen Gelenken und die Manifestation im späteren Lebensalter. Auch Mutilationen können in beiden Fällen vorhanden sein, die im Falle der Gicht durch Uratablagerungen verursacht werden. Natürlich wird das Fehlen akut rezidivierender Phasen gegen eine Gicht und eher für eine primär chronische Polyarthritis rheumatica sprechen. Von Interesse ist in diesem Zusammenhang vielleicht eine Beobachtung von BATTERMANN und TRAEGER (6), die eine irreführende Hyperurikurie nach der Cortisonbehandlung einer chronischen Polyarthritis feststellten. Weniger Schwierigkeiten macht die große Gruppe der Arthrosen, auch wenn diese in der gleichen Lebensphase zustande kommen. Bei diesen sind bevorzugt die großen Gelenke und die Wirbelsäule befallen. Das Röntgenbild kann dann schnell die völlige Klärung bringen.

Den Gutachter interessiert meist als erstes die Frage, wie eine Störung zustande kommt. Hierzu wurde schon anfangs gesagt, daß die endogene Entstehung der primären von einer sekundären Gicht zu trennen wäre, bei der es fraglich ist, ob überhaupt die konstitutionelle Bereitschaft zu einer solchen vorliegt. Dafür ist bei der letzteren immer nachzuweisen, daß ein besonders großer Zell- und damit auch Kernzerfall besteht, der zur Hyperurikämie führt und damit das Bild einer solchen Stoffwechselabweichung verursacht. Die gutachtliche Anerkennung einer derartigen symptomatischen Form hätte zu berücksichtigen, daß diese letzten Endes lediglich die Komplikation eines das Schicksal bestimmenden Grundleidens ist. Liegt andererseits der endogene Charakter einer Gicht fest, so können trotzdem exogene Einflüsse für die Manifestation eine absolut überwiegende und richtunggebende Bedeutung erlangen, so daß man sie entsprechend in der Beurteilung zu bewerten hat. Die Anfallshäufigkeit hängt bei der Gicht ganz ohne Frage wesentlich von exogenen Einflüssen ab, wie schon erwähnt wurde. Der Grad der Ausprägung des Leidens ist ebenfalls von diesen abhängig und damit natürlich auch das Ausmaß und die Art der Komplikationen, mit denen man im Verlauf der Stoffwechselstörung zu rechnen hat.

Welche Faktoren kommen nun für die Manifestation eines Gichtleidens bzw. für die richtunggebende Verschlimmerung eines schon vorhandenen in Frage?

Schon LINIGER-MOLINEUS (7) gestehen die Möglichkeit zu, daß ein Unfall bei entsprechender Disposition einen Gichtanfall auslösen oder die gichtischen Krankheitserscheinungen verschlimmern kann. Dieser soll erheblich sein. Er soll das später gichtische Gelenk betroffen haben, vor allem muß sich die gichtische Erkrankung unmittelbar nach dem Unfallereignis entwickeln. Die Verschlimmerung einer solchen auf diese Weise ist dann anzunehmen, wenn erstens eine erhebliche Verletzung des bereits so erkrankten Gelenkes eingetreten ist, und zweitens, wenn die Gicht einen besonders schweren Verlauf genommen hat. Nun diese Möglichkeiten werden nur ganz selten zur Diskussion stehen, da Individuen mit einem derartig veränderten Bewegungsapparat meist nicht mehr im Arbeitsprozeß tätig sein werden und nur noch Gelegenheitsunfälle in Frage kommen. Grundsätzlich kann man solchen Ereignissen dann allein eine vorübergehende Bedeutung beimessen, da sie nur zeitweilig die Gesundheit und die noch vorhandene Arbeitsfähigkeit zu beeinträchtigen pflegen. Man kann eine Anerkennung nur für die Zeit der Verschlimmerung zubilligen (s. a. Bd. I, S. 378).

Besonders wenn opulente Mahlzeiten mit reichlichem Fleischverzehr und größeren Alkoholmengen aufgenommen werden, scheint die Bereitschaft zu dem Anfallsereignis sehr zuzunehmen. Wie bekannt, sind besonders jene Fleischsorten, die von sehr kernhaltigen parenchymatösen Organen stammen, in dieser Hinsicht gefährlich. Man nimmt allerdings auch an, daß gewisse Gemüsesorten, zum Beispiel Tomaten, Gurken und Spargel, in gleicher Weise wirken können. So hat man gelegentlich festgestellt, daß auch Vegetarier an Gicht leiden. Auch eine zu starke Kalorienbeschränkung führt zum Anstieg des Harnsäurespiegels. Der Alkohol scheint die Bereitschaft zum Anfall sehr zu vergrößern. Ob dabei nun bestimmte Weinsorten eine besondere Bedeutung haben, beispielsweise Champagner oder Portwein, bleibt dahingestellt. Im allgemeinen werden diese Zusammenhänge nur für die Erklärung des Krankheitszustandes Bedeutung haben und weniger für eine Begutachtung.

Immer wieder ist der Versuch unternommen worden, die Gicht als allergische Krankheit aufzufassen. Dabei wird geltend gemacht, daß unter Patienten dieser Art zahlreiche Allergiker zu finden sind. Wohl ohne Zweifel kann man die Entstehung einer Arthritis urica nicht allein auf einen solchen Mechanismus zurückführen. Daß allerdings allergisierende Einflüsse nicht doch abgegrenzte Verschlimmerungen herbeiführen können, auch die Auslösung eines Anfalls, kann man nicht mit der gleichen Sicherheit ablehnen.

Ältere Autoren berichten, als Beispiel einer Idiosynkrasie, darüber, daß verhältnismäßig häufig eine Gichterkrankung mit einer chronischen Bleivergiftung zusammenträfe. Ob hier die durch das Metall bewirkte Nierenschädigung auslösend ist, wäre zunächst zu diskutieren. MINKOWSKI (8) hat seinerzeit darauf hingewiesen, daß bei Gichtpatienten relativ oft die Zeichen einer Bleivergiftung vorhanden sind, andererseits die Gicht aber nur eine sehr seltene Komplikation der Bleivergiftung wäre. Hier entscheidet also offenbar auch die endogene Bereitschaft. Bei der zuverlässigen gewerbehygienischen Betreuung aller bleiverarbeitenden Betriebe wird man wohl kaum noch vor diese Frage gestellt werden.

Nach älteren Darstellungen sind bei vorhandener Gicht Quecksilberdiuretika, aber auch kräftige Laxantien sowie besonders eiweißhaltige Präparate kontraindiziert. Chlorothiazid, Hydrochlorothiazid und Pyrizinamid erhöhen den Harnsäurespiegel und können Gichtattacken auslösen. ACTH, das den akuten Anfall meist sehr gut zu koupieren vermag, soll im Intervall gelegentlich einmal einen Anfall ausgelöst haben. Das gilt auch für physikalische Faktoren, so besonders für die Einwirkung von Nässe und Kälte. Körperliche Überanstrengungen sind ebenso wie Badekuren geeignet, zur Exazerbation zu führen.

Besonders große praktische Bedeutung haben Erkrankungen, bei denen es aus irgendwelchen Gründen zu einem Gewebs-, also Kernzerfall, in größerem Umfang kommt. Das ist schon eine sehr alte Erfahrung, die man früher vor allem bei Infektionskrankheiten, beispielsweise bei der Pneumonie, gemacht hat. Nach GUTMAN (2) kann eine dadurch bewirkte Hyperurikämie auch ohne das Vorhandensein einer Gichtkonstitution zu einer ähnlichen Symptomatik, zur sekundären Gicht, führen. Wie gesagt, besteht eine derartige Situation vor allem bei Leukämien und echten oder symptomatischen Polyzythämien. Begreiflich, daß auch die Zellzerstörung bei der Strahlen- und bei der modernen Chemotherapie in diesem Zusammenhang zu nennen ist. Fernerhin ist aus der praktischen Erfahrung bekannt, daß Operationen gichtkranker Individuen anfallsauslösend wirken können. So beobachteten LINTON und TALBOTT (9) bei 85 solcher Patienten postoperativ ein derartiges Ereignis. Blutverlust und Bluttransfusionen wirken in gleichem Sinne.

Von weiterer Bedeutung bei der gutachtlichen Beurteilung ist dann noch, welche Folge- oder Begleiterkrankungen bei dieser Diathese eine beeinträchtigende Bedeutung gewinnen können, in erster Linie Veränderungen am Herzen und am Gefäßsystem, an den Nieren und auch an den ableitenden Harnwegen. Daß ein Zusammentreffen mit anderen Stoffwechselerkrankungen, wie mit dem Diabetes mellitus oder der Fettsucht, gehäuft zu beobachten ist, wäre gelegentlich zu bedenken.

Schon seit langem ist bekannt, daß die Gicht in einem ungewöhnlich hohen Prozentsatz mit einer sich klinisch ausprägenden Arteriosklerose der großen und kleinen Arterien verbunden ist (GUDZENT [10], MINKOWSKI [8], MOORE [11]).

Bei der Begutachtung wird man also besonders auf die Beschaffenheit des arteriellen Gefäßsystems zu achten haben, dessen Veränderungen unter Umständen für die Bewertung der Erwerbs- und Berufsunfähigkeit eine entscheidende Bedeutung gewinnen können.

Diese atheromatösen Veränderungen finden sich beim Gichtiker in wesentlich früheren

Jahren. Daß dadurch die Möglichkeit zur Entwicklung eines Elastizitätshochdruckes entsteht, daß weiterhin die Koronareinengung den Zustand ungünstig beeinflussen kann, versteht sich eigentlich von selbst. Besonders wesentlich ist naturgemäß auch die Auswirkung auf die Nieren. Durch diese Gefäßveränderungen findet man nicht selten eine Linkshypertrophie des Herzens. Spezifisch gichtische Veränderungen kommen aber an diesem Organ nur extrem selten vor (ZÖLLNER). Welche Bedeutung die genannten Gefäßkomplikationen haben, geht daraus hervor, daß Herzinsuffizienz, Koronarinfarkt, Schlaganfall und Urämie die häufigsten Todesursachen des Gichtikers bilden (HENCH) [12], LÖFFLER und KOLLER [13]).

Wie schon gesagt, wirkt sich die Umwandlung der Gefäße in regressivem Sinne in einem so stark vaskularisierten Organ wie den Nieren nicht selten ungünstig aus. Nicht allein durch die Elastizitätsminderung des arteriellen Systems kann somit beim Gichtiker ein Hochdruck zustande kommen. Schon früh kann man gelegentlich bei der Gicht eine Albuminurie sowie die Verminderung der Funktion der Nieren in verschiedenen Tests finden. Späterhin entwickelt sich eine arteriosklerotische Schrumpfniere, gelegentlich auch eine Glomerulosklerose. Die charakteristischen Uratablagerungen in diesen Organen können vielleicht auch noch durch die Beeinträchtigung der tubulären Funktion Folgen haben. So muß die Entwicklung einer Niereninsuffizienz, auf welche Weise sie auch entstanden sein mag, als Folgekrankheit der Gicht Anerkennung finden. Daß auch primäre Nierenerkrankungen durch ungenügende Harnsäureausscheidung die Manifestation einer Gicht vorverlegen oder überhaupt im Sinne der sekundären Form zu einer solchen Symptomatologie Anlaß sein können, ist behauptet worden. Einem solchen harnsäureretinierenden Modus wird man bei erheblicher Einengung der Nierenfunktion die Anerkennung in abgegrenztem Sinne nicht absprechen können. Übrigens kommt es auch nicht selten bei der erhöhten Uratausscheidung zur Nierensteinbildung, in etwa 10–25 % der Fälle. Dadurch bewirkte Komplikationen wären sinngemäß als Folgen der Gicht zu bewerten. Andererseits sind Uratsteine allein natürlich keine Argumente für das Vorliegen einer gichtischen Diathese (s. a. S. 335).

Eine besondere Erwähnung verdient das nicht seltene Zusammentreffen eines Diabetes mellitus mit einer Gicht. Besonders in der älteren Literatur findet man derartige Hinweise in einem uns heute eigentlich unverständlichen Umfang.

v. NOORDEN und ISAAC [14], UMBER [15] und andere haben über derartige Beobachtungen berichtet, während ich mich an ein gleichzeitiges Vorkommen nur in seltenen Einzelfällen erinnern kann. Möglicherweise verhindert das heute bei der Zuckerkrankheit übliche Diätregime die Manifestation einer Arthritis urica. In der Literatur findet man Angaben über einen Diabetes bei Gichtkranken zwischen 1 und 50 % (VIOLLE [16], ISHMAEL [17]). Wenn man Gichtiker auf latente diabetische Störungen untersucht, wie ich es in orientierender Weise getan habe, so kommt man auf eine ungefähre Häufigkeit von 10 bis 20 %. Die älteren Autoren geben erstaunlich hohe Zahlen von Gichtikern unter ihren Zuckerkranken an, so NAUNYN [18], v. NOORDEN [14] und KUELZ [19], die Werte zwischen 2,3 und 8,8 % beschreiben. MINKOWSKI [8] weist darauf hin, daß die Gicht die erste der beiden Stoffwechselstörungen zu sein pflege. Der Diabetes ist meist leicht und gutartig, er hat den Charakter eines Altersdiabetes. Daß konstitutionell erbliche Faktoren für dieses Zusammentreffen eine Rolle spielen, geht schon daraus hervor, daß in der gleichen Familie beide Stoffwechselstörungen nebeneinander vorkommen, zu denen sich gar nicht so selten die Fettsucht hinzugesellt.

Was nun die Prognose der Gicht angeht und damit auch die Bewertung der Arbeitsfähigkeit auf längere Sicht, so muß man dabei berücksichtigen, daß es sich um ein Leiden handelt, dessen Heilung im eigentlichen Sinne nicht möglich ist. Um so eher gelingt es aber heute durch medikamentöse Maßnahmen (Zylorie), die Störung in ein Latenzstadium zu bringen. Damit wird vor allem die Neigung zur Entwicklung von Begleit- und Folgekrankheiten erheblich verringert. Schwere und Dauer der Stoffwechselstörungen bestimmen natürlich das Ausmaß der Destruktion der betroffenen Gelenke. Die Gicht allein ist ja keine lebensgefährliche Erkrankung, nach UNGERLEIDER (20) weicht die Lebenserwartung nicht von der der übrigen Bevölkerung ab, nach anderen amerikanischen Statistiken soll sie im Verhältnis zum Durchschnitt um etwa 5 Jahre verkürzt sein. Natürlich ist die Prognose auch der Arbeitsfähigkeit von vornherein wesentlich ungünstiger, wenn sich schon die genannten Folgekrankheiten nachweisen lassen. Ganz allgemein sei die Prognose um so schlechter, je früher die Störung zur Manifestation gelange.

Bei der Gicht wird die Beurteilung des Grades der Mind. d. Erwerbsf. einmal davon abhängen, ob nur Anfälle die Arbeitsfähigkeit behindern. Während einer solchen Phase besteht naturgemäß eine 100%ige MdE, während diese in der Zwischenzeit kaum verringert sein muß. Ist es erst zu Deformationen der Gelenke gekommen, so wird man entsprechend den Gesichtspunkten, wie sie bei rheumatischen oder arthrotischen Affektionen gelten, zu verfahren haben. Für ein Hochdruck-, Gefäß- oder Nierenleiden als Folgekrankheit gelten die für diese üblichen Gesichtspunkte der Bewertung.

SCHRIFTTUM: [1] BERLINER, R. W., J. G. HILTON, T. F. YÜ and T. J. KENNEDY jr., J. clin. Invest. 29, 386 (1950) – [2] GUTMAN, A. B., Ann. intern. Med. 39, 1062 (1953) – [3] TALBOTT, J. H., J. clin. Invest. 19 (1940) – [4] SMYTH, C. J., C. W. COTTERMAN and T. H. FREYBERG, J. clin. Invest. 27, 749 (1948) – [5] STECHER, R. M., A. H. HERSH and W. M. SOLOMON, Ann. intern. Med. 31, 595 (1949) – [6] BATTERMANN, R. C. and C. H. TRAEGER, J. clin. Invest. 32, 553 (1953) – [7] LINIGER, H. und G. MOLINEUS, Der Unfallmann, 7. Aufl. München 1951 – [8] MINKOWSKI, O., in: Nothnagel, Handb. d. spez. Pathologie und Therapie, Bd. VII/3. Wien 1903 – [9] LINTON, R. R. and J. H. TALBOTT, Ann. Surg. 117, 161 (1943) – [10] GUDZENT, F., Klin. Wschr. II, 2404 (1927) – [11] MOORE, N., St. Batholom. Hosp. Rep. 23, 289 (1887) – [12] HENCH, P. S., J. Lab. clin. Med. 22, 48 (1936) – [13] LÖFFLER, W. und F. KOLLER in: Handb. d. inn. Med., Bd. VII/2, 4. Aufl. Berlin-Göttingen-Heidelberg 1955 – [14] NOORDEN, C. v. und S. ISAAC, Die Zuckerkrankheit und ihre Behandlung, 8. Aufl. Berlin 1927 – [15] UMBER, F., Med. Klin. 1 (1927) – [16] VIOLLE, P. L., Presse méd. I, 186 (1937) – [17] ISHMAEL, F. K., Ref. in J. Amer. med. Ass. 130, 177; 142, 841 – [18] NAUNYN, B., Diabetes mellitus. In: Nothnagel, Handb. d. spez. Pathologie und Therapie, Bd. VII. Wien 1898 – [19] KUELZ, zit. nach Löffler, W. und F. Koller, siehe Nr. 13 – [20] UNGERLEIDER, H. E., Ann. intern. Med. 41, 124 (1954).

Störungen des Kalzium- und Phosphathaushaltes

Der Kalzium-Phosphathaushalt wird durch ein komplexes Regulationssystem gesteuert, das in seinen wesentlichen Gliedern aus dem Aufnahmeorgan Darm, dem Hauptausscheidungsorgan Niere und dem Depotorgan Knochen besteht. Ein- und Ausfuhr werden in erster Linie vom Vitamin D und dem Parathormon, aber auch von den pH-Verhältnissen, den Bedürfnissen des Organismus entsprechend, eingestellt. Sie dienen zur Sicherung des für zahlreiche metabolische Abläufe in den Zellen, vor allem denen des Nervensystems, wichtigen physiologischen Ca-Spiegels und zur Erhaltung genügender Mineralmengen im statischen Apparat, im Knochen. In diesem Stoffwechselbereich ergibt sich eine Reihe von Störungsmöglichkeiten, deren Kenntnis für die gutachtliche Praxis immer wesentlicher wird (s. a. S. 333 f., 584, 642).

Störungen in der Aufnahme der Kalksalze sind mannigfacher Art. Schon das Vorhandensein einer Achylia gastrica führt zu einer Minderung der Resorption von Kalzium-Ionen (MAURER und Mitarbeiter [1]), die im übrigen ja häufig mit einer Subfermentie des Pankreas verbunden ist (MEULENGRACHT [2], BARTELHEIMER [3]), die sich über eine mangelhafte Resorption von Fett, Eiweiß und fettlöslichen Vitaminen, insbesondere von Vitamin D, ungünstig auf die Ca-P-Resorption auswirkt. Auch von diesem Gesichtspunkt aus gilt also das Augenmerk den chronischen Magen-Darmerkrankungen unter Bewertung vor allem der Dünndarmfunktion. Exogener Mangel an Vitamin D, etwa infolge zu geringer Fettzufuhr, spielt wohl nur in Hungerzeiten eine größere Rolle, endogen bewirkter kann in Zeiten mit geringer Einstrahlung ultravioletten Lichts, aber auch unter in dieser Hinsicht unphysiologischen Lebensbedingungen, dann vor allem in früher Jugend und in hohem Alter, bedeutungsvoll sein. Kommt durch ein solches Defizit eine Verarmung an Kalksalzen zustande, so muß der Organismus in dem Bestreben, die lebensnotwendige Konstanz vor allem des Blutkalzium-Wertes im Blutserum aufrechtzuerhalten, die vorhandenen Mineralreserven mobilisieren.

Bedeutungsvoll für die gutachtliche Tätigkeit ist die Kenntnis einer in diesem Zusammenhang erwähnenswerten Gruppe von Nierenerkrankungen rein tubulärer Art (Fanconi, De Toni, Derbé-Syndrom), denen eine vermehrte Ausscheidung von Phosphat gemeinsam ist.

In diese Gruppe der rein tubulären Nierenerkrankungen gehören die Vitamin-D-resistente Rachitis und das Fanconi-Syndrom, auch Amindiabetes genannt, bei dem neben der Hyperphosphaturie eine renale Glukosurie und eine chronische Aminoazidurie vorhanden sind. Derartige nicht nur im Mineralhaushalt, sondern auch im Zucker- und im Eiweißhaushalt angreifende Störungen müssen sich in einem vielgestaltigen klinischen Syndrom ausprägen, je nach der Prävalenz der einzelnen Abweichungen. Neben schwer beeinträchtigenden Krankheitsbildern gehören dazu kaum erkennbare, etwa vorwiegend den Knochenaufbau betreffende Zustände. Allen diesen tubulären Insuffizienzen ist ein Kalksalzverlust des Knochengewebes gemeinsam, der in der klinischen Symptomatologie ganz im Vordergrund stehen kann (s. a. S. 336, 665).

Alle derartigen Störungen im Ca-P-Haushalt führen mehr oder weniger zu einer Beanspruchung des Depotorgans Knochen. Störungen seines Stoffwechsels vermindern seine Statik. Die Ausbildung generalisierter kalzipenischer Osteopathien macht sie gutachtlich bedeutsam. Sie können im Beschwerdekomplex des zu Beurteilenden völlig in den Vordergrund treten und einen wesentlichen oder gar den größten Anteil der vorhandenen Mind. d. Erwerbsf. bedingen. Dabei bestimmen Ausmaß und Lokalisation der verminderten Statik des Stützgerüstes den Krankheitswert der Osteopathie wie auch das klinische Bild, dessen Kenntnis aus ärztlichen, aus therapeutischen Gründen, wesentlich ist. Die Prognose entscheidet je nach der Wiederherstellungsmöglichkeit die Erwerbsfähigkeit für die Zukunft.

Bei den generalisierten kalzipenischen Osteopathien sind grundsätzlich zwei pathogenetisch völlig verschiedene Formen zu unterscheiden. Der ersten liegt eine der eben kurz skizzierten Störungen im Ca-P-Haushalt zugrunde, sie wird unter dem Begriff der Osteomalazie zusammengefaßt. Hier ist der normale Einbau von Kalksalz in das organische Knochengewebe gestört, sei es infolge eines Mangels an Ca-P-Angebot oder infolge einer pathologisch gesteigerten Mobilisierung dieser Mineralsalze. Das Ergebnis einer derartigen Verminderung des Kalksalzgehaltes ist immer die Knochenerweichung, über die mein Mitarbeiter SCHMITT-ROHDE eine Übersichtsdarstellung gegeben hat (4). Die zweite Hauptform der kalzipenischen Osteopathien ist die Osteoporose, der eine quantitative Verminderung der organischen Knochenmatrix zugrunde liegt. Der Kalksalzgehalt des einzelnen Knochenbälkchens ist dabei normal oder, wie im Senium, sogar im Verhältnis zur vorhandenen organischen Substanz erhöht. Das Charakteristikum dieser kalzipenischen Osteopathie ist die erhöhte Brüchigkeit des Knochens. Die Störung liegt hier also genau genommen nicht im Ca-P-Haushalt, sondern in der Bilanz von Knochenan- und -abbau, was das organische Gerüst anlangt.

Im einzelnen sei zur Pathogenese auf unsere gemeinsam mit SCHMITT-ROHDE (5) veröffentlichte Zusammenstellung in den Ergebnissen der Inneren Medizin sowie auf neuere Arbeiten gemeinsam mit KUHLENCORDT u. a. (6) verwiesen (vgl. a. Bd. I, S. 327 ff.).

In der Osteoporosegenese hängt die Umwandlung des organischen Grundgerüstes des Knochengewebes eng vom Eiweißstoffwechsel ab. Insbesondere nach dem zweiten Weltkrieg hat man bei dem erneuten Studium der Dystrophie als Eiweißmangelkrankheit die Auswirkung des Fehlens hochwertigen Eiweißes auf den Knochenaufbau erkannt (SCHOEN und TISCHENDORF [7]) und den Anteil der Porose bei der Mischform Hungerosteopathie hervorgehoben (BARTELHEIMER [3]).

Jede Beeinträchtigung der intestinalen Resorption begünstigt die Umwandlung des Knochens im Sinne einer Osteoporose, zu der sich ein sekundärer Hyperparathyreoidismus hinzugesellen kann (BARTELHEIMER und KUHLENCORDT [8]). Sie findet sich häufig schon nach einer Magenresektion (KUHLENCORDT und BARTELHEIMER [9]), besonders wenn eine Sturzentleerung zur Entwicklung des Dumping-Syndroms führt. Wir haben wiederholt bei derartigen, sich in einem Kümmerstadium befindlichen Patienten eine als Krankheit empfundene kalzipenische Osteopathie festgestellt (s. a. S. 532, 644).

Aus der Fülle der klinischen Erfahrungen über die Mangelosteopathie in den Nachkriegsjahren kam man bald zu der Erkenntnis, daß nicht allein das im Vordergrund stehende verminderte Nahrungsangebot die Entwicklung der Osteopathie bestimmt, sondern daß meist noch andere porosebegünstigende Faktoren mitwirkten. Erst die Notwendigkeit des Zusammentreffens des exogenen Mangels mit endogenen Ursachen erklärt die relative Seltenheit des ausgeprägten klinischen Syndroms in Hungerzeiten.

So machten wir in jenen Jahren die Beobachtung, daß die Menschen der zweiten Lebenshälfte, bei denen Afermentien häufig sind, bevorzugt betroffen waren, besonders solche, die in Lagern oder in der Gefangenschaft eine Dystrophie durchgemacht hatten. Unter den endogenen porosebegünstigenden Faktoren nehmen der Altersabbau und die inkretorischen Änderungen der Postmenopause eine überragende Stellung ein. Sowohl im Senium wie vor allem bei der Frau in der Postmenopause (50.–60. Lebensjahr) findet man an sich schon recht oft die Osteoporose, die besonders große Häufigkeit der Hungerosteopathie beim weiblichen Geschlecht in diesem Alter wird hieraus erklärlich. Gleicherweise wirkte sich der Hunger auf die Manifestation der Osteopathie bei Menschen mit einem Hypogonadismus, etwa bei einem Spätkastraten oder bei einem weiblichen Eunuchoidismus aus. Es ist leicht verständlich, daß der gesteigerte Grundumsatz bei der Hyperthyreose oder beim Morbus Basedow unter Hungerbedingungen schneller zu einer negativen Stickstoffbilanz führt und auf diese Weise ebenfalls die Entwicklung der Osteoporose fördert. Daß die antianabole Wirkung der glukokortikoiden Steroide sich dann bei entsprechenden interrenalen Syndromen gleichartig auswirkt, versteht sich von selbst.

In ihrem Ausmaß bedeutungsvoll und relativ häufig ist weiterhin die meist nicht miterfaßte kalzipenische Osteopathie bei chronischen Lebererkrankungen, wobei es sich meist um eine Mischform von Malazie und Porose handelt. Ihre Entstehung erklärt sich einmal aus den einem großen Teil der chronischen Lebererkrankungen zugrunde liegenden, zu Resorptionsstörungen führenden Erkrankungen im oberen Verdauungstrakt, zum anderen durch die infolge der Insuffizienz des Leberparenchyms eintretenden Veränderungen im Eiweißhaushalt. Hierbei können, mehr noch als beim Cushing-Syndrom, die Erscheinungen einer statischen Insuffizienz des Skeletts schon zu einem Zeitpunkt in den Vordergrund treten, in dem durch die Lebererkrankung an sich noch keine Erwerbsunfähigkeit besteht.

Nicht unerwähnt bleiben dürfen jene Formen der generalisierten Osteopathien, bei denen es infolge einer übermäßigen Knochenbildung zu Einengungen des Markraumes kommt, wie etwa bei der Osteomyelosklerose oder bei der Marmorknochenkrankheit. Auch bei diesen Osteopathien ist die statische Funktion des Knochens gestört, er ist unelastisch und brüchig. Schließlich muß an die Skelettkarzinose gedacht werden, die zum Beispiel bei einem Prostata-Karzinom oft als erstes durch die Knochenschmerzen auf das Leiden aufmerksam macht. In gleicher Weise ist an das diffuse Plasmozytom zu denken, das so häufig ebenfalls zuerst durch die statischen Beschwerden zum Arzt führt oder bei dem plötzlich ohne einen entsprechenden mechanischen Insult eine Fraktur auftritt. Gerade in der Begutachtung kann gar nicht genug hervorgehoben werden, wie wichtig die richtige Einschätzung von Beschwerden bei körperlicher Belastung oder von aus geringem Anlaß eingetretenen Frakturen für die Aufdeckung zugrunde liegender Osteopathien ist. Die Erfahrung lehrt den Kliniker nur zu häufig, daß derartige Symptome oder Zwischenfälle in der ärztlichen Betreuung wie in der Begutachtung vernachlässigt werden. Den Kranken wird Unrecht getan, weil ihre ossär verursachten Schmerzen nicht geglaubt werden.

Grundsätzlich sollen unklare rheumatische Beschwerden diffuser Art, vor allem aber jede Fraktur, bei der die Einwirkung der Gewalt in ihrem Ausmaß als alleinige Ursache nicht überzeugend erscheint, Anlaß zu der Suche nach einer Systemerkrankung des Skeletts sein.

Hierbei müssen dann alle diagnostischen Möglichkeiten erschöpft werden (siehe Internist 1963, Heft 12).

SCHRIFTTUM: [1] MAURER, W., H. BASTEN, W. BECKER, A. NIKLAS und H. PUCHTLER, Klin. Wschr. 89 (1951) – [2] MEULENGRACHT, E., Wien. klin. Wschr. 31 (1939) – [3] BARTELHEIMER, H., Klin. Wschr. 521 (1949) – [4] SCHMITT-ROHDE, J. M., Erg. inn. Med. N. F. 10, 383 (1958) – [5] BARTELHEIMER, H. und J. M. SCHMITT-ROHDE, Klin. Wschr. 429 (1957) – [6] BARTELHEIMER, H., F. KUHLENCORDT et al., Internist 5, 233 (1962) – [7] SCHOEN, R. und W. TISCHENDORF, Krankheiten der Knochen, Gelenke und Muskeln, in: Handb. d. inn. Med., Bd. VI/1, 4. Aufl., S. 647. Berlin-Göttingen-Heidelberg 1954 – [8] BARTELHEIMER, H. und F. KUHLENCORDT, Dtsch. Arch. klin. Med. 210, 98 (1965) – [9] KUHLENCORDT, F. und H. BARTELHEIMER, Verh. d. dtsch. Ges. f. Verdauungs- u. Stoffw.krh.

Störungen des Wasser- und Mineralhaushaltes

Erst die klinischen und experimentellen Erfahrungen der letzten Jahre haben die Bedeutung dieses Gebietes in ihrem vollen Umfang erkennen lassen. Sie haben vor allen Dingen gezeigt, wie wesentlich die Abhängigkeit etwaiger Störungen von regulativen Einflüssen ist. Gerade deswegen kann man nicht umhin, sich auch von einem so speziellen Standpunkt, wie dem hier gewählten, damit auseinanderzusetzen. Fragen des Wasser- und Elektrolythaushaltes tauchen bei allen Vorgängen des Lebens auf. Stabilität und geordnete Funktion in diesem Bereich sind für die Leistungsfähigkeit und die Vitalität des Individuums von größter Bedeutung.

Nie darf man sich auf die Analyse der Störungen des Wasserhaushaltes allein beschränken, immer ist gleichzeitig die Elektrolytrelation zu überprüfen, vor allem was Natrium und Kalium anlangt. Hyper- und Hypokaliämie können zu lebensgefährlichen Zwischenfällen führen, mehr als das bei Natriumbilanzstörungen der Fall ist. Daß hierbei häufig Störungen der Aldosteronsekretion eine ursächliche Rolle spielen ist heute allgemein bekannt (2, 3). Nicht minder wichtig ist die Untersuchung des Säurebasenhaushaltes. Das alles gilt schon bei Abusus von Laxantien und Diuretika!

Oft wird der Gutachter vor die Frage gestellt, welcher Genese eine Ödembildung ist. Dann genügt es nicht mehr, die Ursache nur in einer Störung der Nieren- oder Kreislauffunktion zu suchen. Selbst wenn in deren Bereichen Abweichungen vorliegen, so spielen recht häufig noch andere für die Manifestation wesentliche Faktoren eine Rolle. Zu sehr hat man bei einem solchen Befund nur auf die Wasserbilanz geachtet. Mindestens ebenso wichtig ist es, die der Elektrolyte zu verfolgen, hier ganz besonders die des Natriums. Ganz analog liegen die Verhältnisse bei der Austrocknung des Organismus bis zu dem mehr oder weniger ausgeprägten Exsikkose-Syndrom. Hier genügt es ebenfalls nicht, sich mit der Suche nach alimentären und intestinalen Ursachen zu begnügen. Sowohl bei der Exsikkose wie auch beim Ödem ist die gestörte Regulation der für den Wasser- und Elektrolytstoffwechsel verantwortlichen nervösen Zentren und endokrinen Drüsen von oft unterschätzter Bedeutung. Die Suche nach hierhergehörigen Kausalfaktoren gehört zu den Aufgaben des Gutachters.

Über die pathophysiologische Situation habe ich ausführlich in einer Monographie zur Begutachtung berichtet (1). Die neueren Gesichtspunkte bringt WOLFF (4) und auch TRUMINGER (5).

SCHRIFTTUM: [1] BARTELHEIMER, H., Endokrine und Stoffwechselkrankheiten vom Standpunkt des Gutachters. München 1959 – [2] WOLFF, H. P. et al., Klin. Wschr. 46, 357 (1968) – [3] KRÜCK, F., Internist 9, 97 (1968) – [4] WOLFF, H. P., Klin. Wschr. 42, 711 (1964) – [5] TRUMINGER, B., Wasser- und Elektrolytfibel. Stuttgart 1969.

Blutschäden und Blutkrankheiten

von Hans Schulten †, Köln

Wenn schon bei chirurgischen, mehr oder minder glatten Schäden die Begutachtung große Schwierigkeiten machen kann, so vervielfältigen sich diese bei inneren Leiden. Das gilt besonders für die Erkrankungen des Blutes und der blutbildenden Organe, und zwar sowohl für die Frage der Mind. d. Erwerbsf. wie die des Zusammenhanges. Was zunächst den Zusammenhang angeht, so gibt es unter den sogenannten Blutkrankheiten eine große Reihe von Zuständen, die rein endogen entstehen, meist vererblich sind, und für die eine exogene Auslösung daher nicht in Betracht gezogen zu werden braucht. Dazu gehören z. B. die Hämophilie, die Osler'sche Krankheit, der familiäre hämolytische Ikterus und die konstitutionellen Porphyrinurien. Bei allen diesen steht das Endogene so im Vordergrund, daß im allgemeinen über eine Entstehung durch äußere Umstände überhaupt nicht diskutiert zu werden braucht. Allenfalls können einzelne Schübe der Leiden, z. B. beim hämolytischen Ikterus, exogen provoziert werden.

Eine weitere große Gruppe von Blutkrankheiten wächst zwar auch mehr oder minder aus den endogenen Verhältnissen heraus, aber die äußeren Umstände – Ernährung, Infektionen, Traumen, Klima usw. – können doch einen bestimmenden Einfluß gewinnen. Hier gilt es, in jedem einzelnen Fall das Exogene gegen das Endogene abzuwägen. So ist es ganz sicher, daß die große Mehrzahl der Leukämien ohne faßbaren äußeren Anlaß entsteht. Ebenso sicher ist es aber auch, daß Einwirkung strahlender Energie, z. B. der Röntgenstrahlen, der Strahlen einer Atombombe und auch der Einfluß von Benzol bei Vorhandensein einer gewissen konstitutionellen Veranlagung Leukämien auslösen kann (s. a. S. 770). Ebenso ist es mit der perniziösen Anämie, die sicher in der großen Mehrzahl der Fälle eine erbliche konstitutionelle Krankheit ist. Aber zumindest ein sehr ähnliches Krankheitsbild kann zweifellos durch Magenresektion oder Erkrankungen des Magen-Darm-Kanals hervorgerufen werden. Es muß in jedem Fall abgewogen werden, welche Genese des Symptomenkomplexes im vorliegenden Fall in Frage kommt.

Bei der Frage nach der Beeinflussung durch den Heeresdienst, besonders im zweiten Weltkrieg, muß sehr stark differenziert werden. Es muß berücksichtigt werden, daß die Ernährungsverhältnisse vieler Soldaten besser waren als die der Zivilisten in der Heimat und andererseits ein großer Teil der Soldaten später in Gefangenschaft, namentlich im Osten, schwerste lang dauernde Hungerperioden durchzumachen hatte. Es muß auch beachtet werden, daß die Anstrengungen, denen ein Soldat im Heeresdienst unterworfen war, außerordentlich verschieden waren, daß mancher, entfernt der Front, ruhiger und friedlicher lebte, als er es früher im Zivilleben getan hatte, daß aber wieder andere, etwa die aktiven Flieger, Marineangehörige auf kleinen Schiffen oder U-Booten usw., schwersten seelischen und auch körperlichen Belastungen ausgesetzt waren. Es geht auch nicht an, regelmäßig zu unterstellen, daß die ärztliche Versorgung und Überwachung der Soldaten schlecht war. Mancher wurde beim Militär besser ärztlich betreut als im Zivilleben.

Auch die Beurteilung der Mind. d. Erwerbsf. ist bei Blutkrankheiten oft besonders schwierig. So sind unter diesen Krankheiten viele mit einem außerordentlich wechselvollen intermittierenden Verlauf, bei denen Perioden guten mit solchen schlechten Befindens mehr oder minder regelmäßig abwechseln. Die Mind. d. Erwerbsf. kann aber letzten Endes immer nur in einer Zahl festgelegt werden, die eben aus dem Durchschnitt der guten und schlechten Perioden festgestellt werden muß. Manche der Blutkrankheiten lassen sich heute in eine volle oder fast vollständige Remission hineinbringen, so die perniziöse Anämie durch Vitamin-B$_{12}$-Behandlung, die Polyzythämie durch die Therapie mit radioaktivem Phosphor usw. Die Kranken sind dann im Stadium der Remission voll leistungsfähig, allerdings durch die Notwendigkeit der laufenden Überwachung und Behandlung doch wieder etwas im Nachteil gegenüber ihren völlig gesunden Mitmenschen. Große Schwierigkeiten macht immer wieder die Festsetzung der Mind. d. Erwerbsf. bei prognostisch ungünstigen Krankheiten, die aber im Augenblick der Beurteilung objektiv die Arbeitsfähigkeit noch nicht wesentlich beeinträchtigen. Ich denke dabei an den Fall, daß eine Leukämie, ein Lymphogranulom oder ein ähnliches Leiden mit infauster Prognose frühzeitig diagnostiziert wird, also zu einem Zeitpunkt, wo es die objektive Arbeitsfähigkeit kaum vermindert. Als besondere Komplikation kann dann noch hinzutreten, daß absichtlich oder durch ein Versehen der Kranke selbst Kenntnis von seinem Leiden und dessen Prognose erhält. Man hat nicht ganz zu Unrecht Hemmungen, hier die reine objektive Beeinträchtigung der Arbeitsfähigkeit der Festsetzung der Rente zugrunde zu legen, wenn der Kranke und seine Angehörigen wissen, daß der Patient in absehbarer Zeit sterben muß.

Wenn auch eine scharfe Trennung nicht immer möglich ist und die Erkrankungen der verschiedenen Blutzellsysteme häufig ineinander übergreifen, so hat es sich doch im allgemeinen bewährt, zunächst einmal grob die Erkrankung des Blutes in vier Gruppen einzuteilen: Die Veränderungen des roten Blutbildes, die Veränderungen des weißen Blutbildes, die Veränderungen des Plättchenapparates und der Gerinnung sowie schließlich die Erkrankungen des retikulo-endothelialen Apparates, die traditionsgemäß gewöhnlich mit den Blutkrankheiten behandelt werden.

Die Erkrankungen der roten Blutzellen

Ich beginne mit den Erkrankungen der roten Blutzellen und hier wieder mit den Verminderungen, den Anämien, die bei weitem im Vordergrund des Interesses stehen und auch schon rein zahlenmäßig außerordentlich stark überwiegen. Mit dem Ausdruck Anämie bezeichne ich einen Zustand, bei dem der Gesamtbestand des Hämoglobins im Körper herabgesetzt ist. Man bestimmt im allgemeinen nur die Konzentration dieses Stoffes in der Volumeneinheit Blut. Da nun die Blutmenge ziemlich konstant ist, so laufen beide Größen – der Gesamtbestand und die Konzentration – gewöhnlich parallel. Es gibt aber wichtige Ausnahmen. Bei einer akuten Blutung beispielsweise tritt zweifellos eine Anämie, eine Verminderung des Hämoglobinbestandes auf. Aber die Konzentration ist zunächst noch normal und sinkt erst in den nächsten Tagen, wenn die Blutmenge sich durch Nachströmen von Gewebswasser auffüllt, ab. Bei Hydrämien, etwa während einer Schwangerschaft, oder bei Überdosierung von Nebennierenrindenhormonen, kommt es oft bei normalem Hämoglobinbestand zu einer Verdünnung des Blutes und damit zu einer Konzentrationsherabsetzung, ohne daß eine echte Anämie vorliegt. Auf der anderen Seite kann durch Bluteindickung, etwa bei starkem Brechdurchfall, eine Vermehrung des Hämoglobinbestandes vorgetäuscht werden. Bis zu einem gewissen Grade parallel mit dem Hämoglobin schwankt auch die Zahl der Erythrozyten; bekanntlich befindet sich das gesamte Hämoglobin normalerweise nur in den roten Blutkörperchen. Absolut ist dieser Parallelismus allerdings nicht. Es gibt Anämien, bei denen besonders stark der Hämoglobingehalt, andere, bei denen stärker die Zellzahl herabgesetzt ist, bei denen also relativ wenig oder relativ viel Hämoglobin auf den einzelnen Erythrozyten entfällt. Man spricht von hypochromen und hyperchromen Anämien. Da die normale Hb.-Konzentration in der Erythrozytensubstanz (zirka 32%) nicht gesteigert werden kann, bedeutet Hyperchromie auch immer Vergrößerung des Zellvolumens. Früher hat man versucht, nach diesen rein morphologisch-chemischen Gesichtspunkten eine Einteilung der Anämien zu schaffen. Heute ist man davon im allgemeinen mit Recht abgekommen.

Hier muß eine methodische Bemerkung eingeschoben werden. Früher wurde allgemein der Hämoglobingehalt in Prozent einer sogenannten Norm bezeichnet, in Werten, die normalerweise bei 80–100% lagen. Aus der Zahl des Hämoglobins und der Erythrozyten errechnete man dann den sogenannten Färbeindex derart, daß der Wert des Hämoglobins in Prozent der Norm durch die Zahl der Erythrozyten in Prozent der Norm dividiert wurde. Derartige Normalzahlen sind aber sehr problematische Größen. Im Ausland hat sich daher schon ziemlich allgemein eingeführt, diese Werte in absoluten Maßen anzugeben, und in Deutschland geschieht das auch immer mehr. Deswegen ist auch hier die international übliche Bezeichnung benutzt worden. Dabei wird der Hämoglobingehalt in g% angegeben, wobei 16 g% etwa der alten Bezeichnung 100% entsprechen. An Stelle des Färbeindex tritt dann der mittlere Hämoglobingehalt des

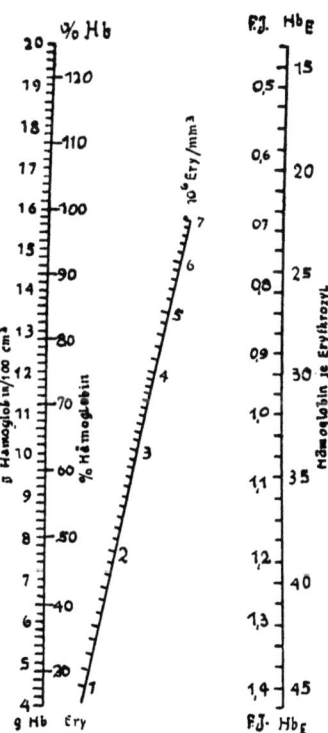

Abb. 1. Nomogramm für Ermittlung von Hb.E. (nach LIPPS)

Einzelerythrozyten, der Wert Hb.E., der durch Division des Hämoglobinwertes in g% durch die Erythrozytenzahl in Millionen in cmm gewonnen wird. Der Normalwert beträgt etwa 32×10^{-12} g oder 32 γγ, wobei diese Bezeichnung meist einfach weggelassen und als Normalwert die Zahl 32 angegeben wird. Werte unter 30 bedeuten eine Hypochromie, Werte über 35 eine Hyperchromie, also das, was dem erniedrigten bzw. dem erhöhten Färbeindex entspricht. Um die Übersicht zu erleichtern, wird Seite 697 eine Tabelle der alten und der neuen Werte angegeben, verbunden mit einem sehr einfachen Nomogramm nach LIPPS (Abbildung 1), das erlaubt, durch Anlegung eines Lineals an den Erythrozyten- und Hämoglobinwert den Hb.E.-Wert abzulesen.

Eine gewisse Ordnung muß natürlich in die große Zahl der Anämien gebracht werden. Meines Erachtens ist die einzige wirklich logische Einteilung die nach der Pathogenese. Normalerweise halten sich Blutneubildung und Blutzerstörung genau die Waage, so daß ein normales Niveau erhalten bleibt. Bei Anämien muß entweder die Zerstörung erhöht oder die Bildung vermindert sein, wenn man einmal vom Falle der Blutung absieht. Eine andere Möglichkeit gibt es nicht. Wir können also neben den Blutungsanämien die Bildungsstörungen – die aplastischen Anämien – auf der einen Seite und die vermehrten Zerstörungen – die hämolytischen Anämien – auf der anderen Seite unterscheiden. Nach dieser Grundeinteilung ergibt sich dann das Einteilungsschema, das einer früheren Arbeit von mir entnommen ist.

Die aplastischen Anämien

Im folgenden sollen nun zunächst die aplastischen Anämien und unter diesen wieder an erster Stelle die *Eisenmangelanämien* besprochen werden, die im übrigen wohl die häufigste Form von Blutarmut überhaupt darstellen.

In der Begutachtung dürften sie allerdings nur eine ganz untergeordnete Rolle spielen; denn bei ihrer guten therapeutischen Zugänglichkeit können sie nur ganz ausnahmsweise Gegenstand einer Dauerberentung sein. Es kann sich dabei nur um die seltenen Fälle handeln, bei denen eine Dauerblutung nicht zu stillen ist und dadurch eine chronische Blutungsanämie, d. h. eine Eisenmangelanämie entsteht, die bleibt oder immer wieder rezidiviert. Man erlebt gelegentlich, daß Menschen mit Eisenmangelanämien sich der Behandlung dadurch entziehen, daß sie das verordnete Eisen nicht nehmen und hierdurch einen nicht behebbaren Dauerschaden vortäuschen. Heute besitzt man in den hochdosierbaren, gut verträglichen, intravenös anwendbaren Präparaten ein sicheres Mittel, so gut wie alle echten Eisenmangelanämien zu heilen. Leider verkennen auch nicht selten Ärzte die Natur der Krankheit, geben Vitamin-B_{12}- oder Leberpräparate, die natürlich nicht helfen können, und nehmen dann einen Dauerschaden an.

Eisenmangelanämien entstehen kaum dadurch, daß zu wenig Eisen in der Nahrung zugeführt wird, häufig aber, weil nicht genügend Eisen resorbiert wird. Der normale Organismus schützt sich durch ein recht kompliziertes Aufnahmesystem gegen Überschwemmung mit Eisen, das mit der Nahrung oder in Form von Medikamenten in den Magen-Darm-Kanal hineingebracht wird. Unter krankhaften Bedingungen kann nun diese Aufnahme so stark gedrosselt sein, daß es zu einem Eisenmangel im Organismus kommt. Die zweite, mindestens ebenso wichtige Quelle derartiger Anämien sind Eisenverluste, sei es durch Blutungen, sei es in der Gravidität für die Ausstattung des Kindes mit Eisen. Die Eisenausscheidung im Urin und an anderen Stellen ist normaler-

Einteilung der Anämien

A. Blutungsanämien

1. Akute Blutungsanämie
2. Chron. Blutungsanämie

B. Primär-aplastische Anämien

I. *Spezifische Mängel:*
   1. *Baustoffe:*
      a) *Eisen:*
         chron. Blutungsanämie
         essent. hypochr. Anämie
         Chlorose
         hypochr. Schwangerschaftsanämie
         agastrische Anämie
      b) *Eiweiß:*
         Anämie der Dystrophiker u. a. m.
   2. *Wirkstoffe:*
      a) *Vitamine:*
         α) Vitamin B$_{12}$
            perniz. Anämie, perniziosaartige Anämie bei Bothriocephalus lat., Sprue, Schwangerschaft, totaler Magenresektion. Makrozyt. (trop.) Ernährungsanämie usw.
         β) Folsäure:
            megalozyt. Schwangerschaftsanämie. Makrozyt. (trop.) Ernährungsanämie, Sprue
         γ) Vitamin C
            Skorbutanämie
         δ) Vitamin B$_6$
      b) *Hormone:*
         Myxödem u. a. m.
      c) *unbekannt:*
         Sideroachrestische Anämie
II. *Mechan. Verdrängung:*
   a) Tumormetastasen
   b) Myelom
   c) Leukämie und Erythroblastose
   d) Osteosklerose
   e) Myelofibrose
III. *Toxische Hemmung:*
   a) Infektion
   b) Nieren-Leber-Insuffizienz
   c) maligne Tumoren usw.
IV. *Aplast. Anämien im eng. Sinne (Panmyelopathie):*
   a) kryptogenetisch
   b) mit bekannter Ursache (Benzol, Strahlen, Gold, Salvarsan, Blei usw.)
   c) splenogene Markhemmung

C. Primär hämolytische Anämien

I. *Intrakorpuskuläre Defekte*
   a) familiärer hämolytischer Ikterus
   b) Elliptozytose
   c) angeborene nicht sphärozytische hämolytische Anämie
   d) Sichelzellanämie
   e) Thalassämie
   f) andere erbliche Hämoglobinopathien
   g) paroxysmale nächtliche Hämoglobinurie
II. *Extrakorpuskuläre Ursachen*
   a) idiopathische erworbene hämolytische Anämie
   b) symptomatische erworbene hämolytische Anämie, z. B. bei chron. lymphat. Leukämie, Lymphogranulomatose, Lymphosarkom, Kollagenose usw.
   c) paroxysmale Kältehämoglobinurie
   d) Bakterien oder Bakterientoxine
   e) pflanzliche und tierische Gifte
   f) Isoagglutinine
      α) Transfusionen
      β) hämolytische Erkrankung des Neugeborenen (z. B. Anti-Rh)
   g) chemische Gifte

weise schon minimal.; sie ist auch – soweit man heute orientiert ist – unter krankhaften Umständen niemals wesentlich gesteigert. Eisenmangelanämien durch gesteigerte Ausscheidung kennt man daher nicht. Frauen zeigen eine wesentlich größere Neigung zu Eisenmangelanämien als Männer, was teilweise, aber offenbar nicht ausschließlich, durch die Verluste bei den Menstruationsblutungen und bei Schwangerschaften bedingt ist.

Die meisten Eisenmangelanämien haben offenbar eine mehrfache Ursache, indem z. B. Eisenverluste mit einer gestörten Eisenresorption zusammentreffen. So regenerieren die meisten Anämien nach Blutverlust sehr schnell wieder spontan. Nur wenn irgendein Faktor hinzukommt, der die Resorption stört, kommt es zur Daueranämie. Bei einer großen Gruppe von anämischen Patienten steht die Blutung ganz im Hintergrund und das konstitutionelle Resorptionsmoment im Vordergrund. Dabei handelt es sich meist um Frauen mittleren Lebensalters, die chronisch eine Eisenmangelanämie bekommen und ohne Therapie oft jahrelang behalten. Ich habe diese Fälle seinerzeit unter der Bezeichnung »essentielle hypochrome Anämie« zusammengefaßt. Dieser Anämietyp zeigt fließende Übergänge zu den chronischen Blutungsanämien. Auch einzelne Schwangerschaften können unter Umständen die Trägerin in einen Eisenmangelzustand hineinbringen. Bekannt ist, daß durch mehr oder minder ausgedehnte Magenresektionen in einem Teil der Fälle – längst nicht in allen – die Eisenresorption so gestört ist, daß die Patienten eine Eisenmangelanämie bekommen. Auch die Ursache der Chlorose ist offenbar vielfältig. Im übrigen ist dieser Zustand heute so selten und auch therapeutisch durch Eisen so leicht heilbar, daß er bei Gutachtenfragen wohl niemals eine Rolle spielen wird.

Allen Eisenmangelanämien sind gewisse Symptome gemeinsam. So findet man stets eine stärkere Herabsetzung des Hämoglobins als der Erythrozyten, d. h. eine geringe Hämoglobinbeladung der Erythrozyten, eine Hypochromie, eine herabgesetzte Hb.E. Dementsprechend sind die Erythrozyten im gefärbten Präparat blaß. Das Serumeisen ist von normalen Werten (100–120 $\gamma^0/_0$ beim Manne, 80–100 $\gamma^0/_0$ bei der Frau) mehr oder minder stark, oft extrem bis auf 10 $\gamma^0/_0$ und darunter herabgesetzt. Erniedrigungen des Serumeisens kommen aber auch bei anderen Anämien vor, die man nicht unter die eigentlichen Eisenmangelanämien rechnen darf und von denen gleich noch die Rede sein wird. Es ist nun für die Eisenmangelanämien weiter charakteristisch, daß nach peroralen Eisengaben ein außerordentlich starker Anstieg des Serumeisens erfolgt, ein sogenannter Eisensog, der beweist, daß der Organismus Eisen braucht und Eisen verwerten kann und damit gleichzeitig einen therapeutischen Hinweis gibt. Die Werte steigen dabei oft bis auf 200–300 $\gamma^0/_0$ innerhalb von 3 bis 5 Stunden an. Diese Serumeisenveränderungen können gelegentlich auch ohne Anämie als nichtanämische Hyposiderinämie bestehen und sich durch gewisse Allgemeinerscheinungen – Schwäche, Schwindel usw. – klinisch dokumentieren.

Bei allen Eisenmangelzuständen, besonders bei den anämischen, treten bei langer Dauer gewisse Allgemeinerscheinungen auf, nämlich solche der Haut und Schleimhäute: Brennen der Zunge, der Mundschleimhaut und eventuell auch des Rachens (PLUMMER-VINSON-Syndrom), Mundwinkelrhagaden und brüchige Hohlnägel. Offenbar werden diese Veränderungen durch den Mangel an eisenhaltigen Fermenten in Haut und Schleimhäuten hervorgerufen. Sie sprechen ausgezeichnet auf Eisenzufuhr an. Alle Eisenmangelzustände lassen sich, wie schon erwähnt, leicht beheben, zum allergrößten Teil durch perorale Zufuhr geeigneter Eisenpräparate, d. h. der Ferro-

Präparate in genügend hoher Dosierung oder neuerdings auch durch intravenöse Gaben komplexer Eisenverbindungen nach dem Beispiel des Ferri-Saccharates, das in Mengen bis mehrere hundert mg ohne unangenehme Reaktionen intravenös zugeführt werden kann. Es dürfte kaum einen Eisenmangelzustand geben, der sich auf diese Weise nicht beseitigen ließe.

Ein in dieser Beziehung lehrreicher Fall wurde bei uns begutachtet. Frau Erica L., geboren 1913. Die Patientin erlitt 1944 einen Oberschenkelschuß und bekam dann einen schweren septischen Zustand, der mit Sulfonamiden behandelt wurde. Angeblich soll seitdem eine Blutarmut bestehen. Sie wurde mit Leber, Vitamin B$_{12}$ und mit kleinen Eisendosen behandelt. Als sie im November 1952 zur Begutachtung kam, bestand in der Tat eine mittelschwere Anämie von 9 g% Hgb., 2,7 Millionen Ery, einem Hb.E. von 33. Der Serumeisenwert war nüchtern 10γ%. Es wurden 250 mg Eisen peroral gegeben. Nach 2 Stunden lag der Wert bei 196, nach 4 Stunden bei 270 und nach 6 Stunden bei 196γ%. Die Thrombozyten- und Leukozytenzahl waren normal. Durch den Ausfall der Eisenbelastungsprobe ist hier mit absoluter Sicherheit eine Eisenmangelanämie bewiesen. Eine Infektionsanämie zeigt niemals diesen Eisensog. Auch eine toxisch aplastische Anämie, etwa durch Sulfonamideinwirkung, kann mit Sicherheit ausgeschlossen werden, zumal bei diesen Fällen fast immer gleichzeitig eine Thrombopenie und Leukopenie vorhanden sind. Es mußte sich also mit Sicherheit um eine Eisenmangelanämie mit unbekannter Ursache, vermutlich aber ohne Zusammenhang mit der alten Schußverletzung, handeln. Es konnte daher nicht mehr darauf ankommen, der Patientin eine Rente zu geben, sondern sie mußte behandelt werden, und wir empfahlen, Eisen intravenös in großen Dosen zu geben. In der Tat zeigte eine Nachuntersuchung etwa ½ Jahr später einen Hämoglobingehalt von etwa 11,6 g% und eine Erythrozytenzahl von 3,5 Millionen, obwohl die Behandlung nicht einmal regelmäßig und konsequent durchgeführt worden war.

Eisenmangelzustände können aber, wie gleichfalls schon erwähnt wurde, wieder rezidivieren, wenn erneut Blut- – d. h. Eisenverluste – eintreten. Dauernd blutende Magengeschwüre, dauernd blutende Hämorrhoiden sind z. B. solche Krankheiten, die dann doch zu einem gewissen Dauerzustand krankhafter Art führen können. Hier müssen unbedingt auch die Hiatushernien erwähnt werden. Es ist eine immer wieder bestätigte Tatsache, daß bei Hernien des Hiatus oesophageus häufig hypochrome Eisenmangelanämien auftreten, mit größter Wahrscheinlichkeit durch Blutungen, die vermutlich infolge Einklemmung der Hernie in den Zwerchfellschlitz entstehen. Derartige Kranke brauchen dabei von seiten ihrer Hernie keinerlei Beschwerden zu haben und können trotzdem stark anämisch werden. Es hat sich daher die Regel herausgebildet, daß man bei unklaren Anämien dieser Art immer auch nach einer Hiatushernie fahnden muß. Sollte ausnahmsweise die Hiatushernie als ein rentenpflichtiges Leiden angesehen werden müssen, dann muß auch ihre Folge, die Eisenmangelanämie, mit bei der Begutachtung berücksichtigt werden. Da die operative Beseitigung des Zustandes oft relativ oder absolut unmöglich ist, kann hier ein krankhafter Dauerzustand entstehen (vgl. a. Bd. I, S. 531).

Dasselbe gilt für die Eisenmangelanämien, die, wie schon erwähnt, gelegentlich nach Magenresektionen auftreten. Ist die Magenresektion als Beschädigungsleiden anerkannt, dann muß auch ihre Folge, die Eisenmangelanämie, als solche bewertet werden. Es gelingt allerdings meist, durch perorale und intravenöse Eisengaben auch diese Anämien weitgehend zurückzudrängen; sie sind aber hartnäckiger als andere Eisenmangelanämien und können manchmal nicht vollständig behoben werden, so daß ausnahmsweise dann einmal eine Eisenmangelanämie Gegenstand einer Dauerberentung wird (vgl. Bd. I, S. 545; Bd. II, S. 531 ff.).

Bei den anderen chronischen Blutungsanämien, auch bei der essentiellen hypochromen Anämie, sind die therapeutischen Aussichten so ausgezeichnet, daß eine Dauerrente wohl niemals in Frage kommt.

Wenn auch die *Infekt-* und *Tumoranämien* an einer anderen Stelle des Schemas aufgezeichnet sind, so sollen sie hier doch kurz Erwähnung finden, weil sie häufig mit Eisenmangelanämien verwechselt werden. Das kommt daher, weil bei ihnen der Hämoglobingehalt der Erythrozyten, der Hb.E., meist etwas, aber niemals so stark wie bei echten Eisenmangelanämien, herabgesetzt und der Serumeisenspiegel meist stark vermindert ist. Es fehlt aber der Anstieg des Serumeisens auf perorale Eisengaben, der Eisensog. Der Organismus nimmt nur dann das Eisen auf, wenn er es auch verwerten kann, und erfahrungsgemäß spricht diese Gruppe von Anämiefällen nicht auf Eisen an, weder wenn man es peroral noch wenn man es intravenös zuführt. Das läßt die Beurteilung der Fälle grundsätzlich anders erscheinen als die der echten Eisenmangelanämien. Im allgemeinen ist es auch nicht möglich, das Grundleiden, vor allem, wenn es sich um einen malignen Tumor handelt, endgültig zu beheben, so daß tatsächlich ein Dauerzustand besteht.

Anders ist es natürlich bei den Infekten, so z. B. bei der Endocarditis lenta, die bekanntlich sehr häufig mit einer solchen Infektanämie einhergeht, deren Heilung spontan einzutreten pflegt, wenn es gelingt, den Infekt an den Herzklappen durch entsprechende antibiotische Behandlung zu beheben.

Die Fälle von Infekt- und Tumoranämie lassen sich zwar häufig durch Kobalt ein wenig bessern, aber nicht so entscheidend wie die Eisenmangelanämien durch Eisen, so daß sich oft Dauerzustände ergeben, die bei der Beurteilung der Erwerbsfähigkeit berücksichtigt werden müssen. Im allgemeinen steht aber das Grundleiden, der Tumor oder der Infekt, so im Vordergrund des Geschehens, daß die Tatsache der Anämie zwar eine gewisse Berücksichtigung finden muß, aber das eigentliche Grundleiden doch bei der Höhe der Rente absolut den Ausschlag gibt; eine besondere Besprechung erübrigt sich daher hier. Die Pathogenese dieser Fälle ist weitgehend unklar, wahrscheinlich handelt es sich um eine Verwertungsstörung des Eisens, indem die Zellen nicht imstande sind, das vorhandene Eisen in das Hämoglobinmolekül einzubauen.

Auf die Symptomatologie der *perniziösen Anämie* soll hier nicht im einzelnen eingegangen werden, es sei auf die entsprechenden Lehr- und Handbücher verwiesen. Es muß immer wieder betont werden, daß die Perniziosa eine gut definierte, wohlumschriebene Krankheit ist, wogegen man oft bei Begutachtungen eine durch nichts berechtigte Großzügigkeit in der Diagnose dieser Krankheit findet. Sie ist durch eine Vielzahl von Symptomen gekennzeichnet, von denen kaum je eines fehlt. Dazu gehört der starke Hämoglobingehalt der einzelnen Erythrozyten, d. h. die erhöhte Hb.E., verbunden mit einer Vergrößerung des Erythrozytenvolumens und -durchmessers, dazu gehören das Megaloblastenmark, die Achylie, und dazu gehört endlich auch – das muß immer wieder unterstrichen werden – das Ansprechen auf Leberextrakte oder auf Vitamin B_{12}. Es gibt keine echte perniziöse Anämie, die sich nicht durch Leber zumindest weitgehend bessern ließe. Der Nichterfolg einer genügend hochdosierten Leber- oder B_{12}-Therapie schließt daher eine perniziöse Anämie aus. Das wird nicht bei allen Gutachten hinreichend berücksichtigt.

Dazu ein Gutachtenbeispiel: Heinrich Sch., geboren 1897, war während des Krieges politisch erheblich verfolgt und erlitt dabei viele Strapazen. Später, am Ende des Krieges, wurde bei ihm eine perniziöse Anämie angenommen. Im November 1945 ist er dann an Anämie und Kachexie gestorben. Die Krankheit ist absolut unklar, der Tod an einer perniziösen Anämie aber höchst unwahrscheinlich, da es heute praktisch immer möglich ist – zumal diese Diagnose gestellt war –, durch entsprechende Behandlung den Verlauf aufzuhalten. Leberextrakte standen für den Patienten offenbar zur Verfügung. Außerdem konnte weder für eine perniziöse Anämie noch für eine andere Krankheit mit Anämie ein Zusammenhang mit der politischen Verfolgung wahrscheinlich gemacht werden. Der Zusammenhang des Todes mit der politischen Verfolgung mußte daher abgelehnt werden.

Etwas ausführlicher muß auf die Pathogenese der perniziösen Anämie eingegangen werden, da sie bei der Begutachtung gelegentlich eine Rolle spielt. Man faßt heute diese Krankheit als einen Mangel an Vitamin B_{12} am Orte des Bedarfs, d. h. im Knochenmark, auf. Offenbar ist nur sehr selten ein Mangel dieses Stoffes in der Nahrung Ursache dieses Zustandes, sondern es besteht entweder eine ungenügende Resorption oder eine ungenügende Freimachung aus Verbindungen oder vielleicht auch gelegentlich eine vermehrte Zerstörung im Magen-Darm-Kanal. Im Mittelpunkt der Genese dieser Störungen stehen also die Veränderungen des Magens, die niemals fehlen. In fast allen Fällen findet man eine komplette Achylie, die sich auch durch Histamin nicht aufheben läßt, und zwar hat man festgestellt, daß sie gewöhnlich schon Jahre und Jahrzehnte den Bluterscheinungen vorausgeht, allerdings nicht angeboren ist (ROZENDAHL und WASHBURN). Sie wird auch durch eine noch so lange Anämiebehandlung nicht behoben. Auf der anderen Seite ist es bestimmt nicht so, daß jede Unfähigkeit des Magens, Salzsäure zu sezernieren, zwangsläufig zu einer Perniziosa führt. Man weiß vielmehr, daß dieses Symptom bei älteren Menschen außerordentlich häufig ist und nur ein kleiner Bruchteil von ihnen an perniziöser Anämie erkrankt (ROZENDAHL und WASHBURN) (vgl. S. 517).

Der Nachweis der Achylie ist nur ein Hinweis auf eine tiefer greifende Störung der Magensekretion. Es besteht heute kein Zweifel, daß die Erkrankung an einer so weitgehenden Sekretionsstörung des Magens im allgemeinen auf einer vererblichen Grundlage entsteht. Wenn man bei einer relativ so seltenen Krankheit in etwa 7 % der Fälle gleichartige Erkrankungen in den Familien findet (WERNER), dann gibt es hierfür keine andere Erklärung, als daß diese Krankheit ganz oder zumindest überwiegend auf erbliche Einflüsse zurückzuführen ist. Das läßt sich auch durch zahlreiche Stammbäume belegen. Die Vererbung scheint rezessiv zu sein, man ist sich aber über die Einzelheiten des Erbganges noch nicht klar. Man sollte also grundsätzlich daran festhalten, daß die perniziöse Anämie eine Erbkrankheit ist, und nur in ganz besonderen Ausnahmefällen davon etwas Abweichendes in der Begutachtung annehmen. Diese Ausnahmefälle müssen dabei aber eine eingehende Begründung erfahren. Wir wissen auch kaum etwas Sicheres über exogene Einflüsse, die zur Manifestation einer perniziösen Anämie bei vorhandener Konstitution geführt hätten. Andererseits gibt es auch kaum eine Schädlichkeit, wie Strapazen, schlechte Ernährung, Infektionen und selbst seelische Traumen, die man nicht für die Entstehung einer Perniziosa verantwortlich gemacht hat. Ganz etwas anderes sind die perniziosaartigen Anämien mit mehr oder minder bekannter Ursache, von denen nachher die Rede sein soll (s. S. 706).

Nur Unkenntnis der Pathogenese kann zu der Annahme führen, daß etwa Schädlichkeiten, die den Knochen bzw. das Knochenmark treffen, eine perniziöse Anämie auslösen könnten.

Es ist mehrfach behauptet worden, daß in der Zeit nach dem ersten wie nach dem zweiten Weltkrieg die Erkrankungen an perniziöser Anämie zugenommen hätten (HÄNEL, HEILMEYER, OVERKAMP u. a.).

Es gibt aber viele Fehlermöglichkeiten in der Statistik, die offenbar nicht immer hinreichend berücksichtigt worden sind. Nach dem ersten Weltkrieg setzte die Transfusionsbehandlung ein, die zahlreiche Krankenhausaufnahmen, oft mehrere hintereinander beim gleichen Patienten, veranlaßten, und man muß berücksichtigen, daß die Statistiken meist aus Krankenhäusern hervorgehen. Nach dem zweiten Weltkrieg bestand in der Außenpraxis sehr starker Mangel an Leberpräparaten, so daß die behandelten Erkrankten Rückfälle zeigten, die zur Krankenhauseinweisung führten. Es ist auch sicher, daß bei der hungernden Großstadtbevölkerung gelegentlich Anämien auftraten, die perniziosaartig, aber doch mit der echten perniziösen Anämie nicht identisch waren und die zu Verwechslungen führten. Ich habe einen meiner Mitarbeiter (BIRK) die Verhältnisse nachprüfen lassen. Dieser kommt zu dem Schluß, daß eine echte Vermehrung der Perniziosa zumindest an dem Kölner Krankengut nicht festzustellen war. Es scheint daher noch unbewiesen, daß Ernährungs- und andere Kriegseinflüsse einen ausschlaggebenden Einfluß auf die Manifestierung dieser Krankheit haben. Dafür einige Gutachtenbeispiele:

Josef K., geboren 1905, machte einen ruhigen Kriegsdienst bei einer Transportkolonne durch. 1945 wurde eine perniziöse Anämie festgestellt. Ein Zusammenhang mit dem Kriegsdienst mußte abgelehnt werden. Die Mind. d. Erwerbsf. wurde auf 20% geschätzt, da keine Anämie mehr vorlag.

Es besteht auch kein Anhalt dafür, daß etwa durch Traumen des Skelettsystems eine Perniziosa entstehen könnte. Dann müßte bei den zahllosen Verletzungen des Krieges diese Krankheit gehäuft auftreten, was tatsächlich nicht der Fall war. Auch dafür ein Beispiel:

Wilhelm St., geboren 1888, erlitt 1900 einen schweren Unfall mit Bruch beider Oberschenkel und bezog seitdem eine Rente von 90%. 1941, d. h. 41 Jahre später, wurde eine perniziöse Anämie festgestellt. 1945 stirbt er angeblich an dieser Krankheit. Nach dem Tode wird ein Antrag auf Zusammenhang mit dem Unfall gestellt. Dieser Zusammenhang muß mit Sicherheit abgelehnt werden. Im übrigen ist es aus den oben erwähnten Gründen überhaupt unwahrscheinlich, daß der Tod an einer Perniziosa erfolgte (s. a. S. 702).

Frau Margarete G., geboren 1897. Nach 1939 machte sie schwere Strapazen infolge politischer Verfolgung durch. 1942 wurde zuerst eine perniziöse Anämie diagnostiziert. Bei der Begutachtung 1951 bestand keine Anämie mehr.

Die Diagnose war aber doch wahrscheinlich richtig, da immer prompt eine Besserung nach Leberinjektionen eingetreten sein soll und weil eine Achylie nachgewiesen wird. Bei der Begutachtung 1951 ist sie voll kompensiert. Eine Mind. d. Erwerbsf. wird nicht angenommen, ein Zusammenhang mit der politischen Verfolgung abgelehnt.

Karl Sch., geboren 1904, hatte 1944 im Krieg Malaria und Gelbsucht und will darauf die 1946 bei ihm festgestellte perniziöse Anämie zurückführen. Auch hier wurde ein Zusammenhang abgelehnt, die Mind. d. Erwerbsf. auf 20% festgesetzt.

Ein Beispiel dafür, daß doch einmal wenigstens teilweise ein Zusammenhang anerkannt werden muß, ergibt sich aus folgendem Gutachten:

Siegert B., geboren 1906, war von 1942 bis 1945 Soldat. 1943 traten eine allgemeine Schwäche und leichte Gelbsucht sowie Durchfälle auf. 1945 kam eine hochgradige Schwäche der

Beine hinzu. Ende 1945 wurde die Diagnose einer perniziösen Anämie gestellt. Eine Leberbehandlung war aber damals – anscheinend aus äußeren Gründen – nicht möglich. Erst 1947 setzte eine solche ein. Er kam 1950 zur Begutachtung mit einer vollkompensierten Perniziosa, aber mit einer hochgradigen Lähmung beider Beine infolge einer funikulären Myelose. Das Urteil lautete dahin, daß die Perniziosa schicksalsmäßig sei, daß aber die funikuläre Myelose durch die kriegsbedingte Nichtstellung der Diagnose und Nichtbehandlung als Wehrdienstbeschädigung im Sinne der Verschlimmerung anerkannt werden müsse. Die Mind. d. Erwerbsf. betrug 80%.

Es wurde schon erwähnt, daß jede Perniziosa auf Leber- oder Vitamin-B_{12}-Präparate anspricht; ein Fall, der trotz ausreichender Behandlung an seiner Anämie zu Tode kommt, ist mit größter Wahrscheinlichkeit keine Perniziosa.

Sehr schwierig ist die Erkennung der sehr gut kompensierten Fälle von perniziöser Anämie. Es ist bekannt, daß zahllose Menschen unter der fälschlichen Annahme einer Perniziosa dauernd mit Leberpräparaten behandelt werden. Vielfach kann man aus der Anamnese, etwa daraus, daß eine schwere Anämie bestanden hat und diese sich rasch durch Leberpräparate beseitigen ließ, nachträglich noch die Diagnose wahrscheinlich machen, oder etwa aus der Tatsache, daß eine komplette Achylie besteht. Fehlt diese, läßt sich die Perniziosa fast sicher ausschließen. Seit einigen Jahren kann man auch bei behandelten Patienten die Diagnose noch durch Untersuchung der Resorption von radioaktiv markiertem Vitamin B_{12} sichern (Schilling-Test).

Wegen der ausgezeichneten Wirkung darf man die Nichtanwendung der Lebertherapie bei Perniziosa wohl als Fehler bezeichnen.

Ein Arzt hatte bei einer Patientin, deren Erkrankung an perniziöser Anämie ihm bekannt war, die Lebertherapie nicht angewandt, obwohl die Verwandten darauf drängten, sondern die Kranke mit einer von ihm erdachten Diät und Massage behandelt. Als die Patientin starb, wurde er wegen fahrlässiger Tötung angeklagt. Als Gutachter führte ich aus, daß die Lebertherapie bei Perniziösen eine so ungeheure Wahrscheinlichkeit der Wirkung und so minimale Nebenerscheinungen besitze, daß ihre Nichtanwendung einen der seltenen Fälle darstellt, die man nur als Fahrlässigkeit bezeichnen kann. Der Arzt wurde zu 1½ Jahren Gefängnis und 3 Jahren Berufsverbot verurteilt.

Nicht ganz so einfach ist auch gelegentlich die Beurteilung der Mind. d. Erwerbsf. bei der Perniziosa zu treffen. Die Blutveränderungen lassen sich heute mit Leberextrakten und Vitamin-B_{12}-Präparaten fast immer so vollständig beheben, daß die Anämie als solche eine dauernde Mind. d. Erwerbsf. nicht mehr bedingt. Die Tatsache aber, daß gelegentliche Blutkontrollen notwendig sind und in Abständen von 2 bis 4 Wochen Injektionen gemacht werden müssen, beeinträchtigt die Arbeitsfähigkeit eines Menschen meines Erachtens nicht derartig, daß hierdurch eine Dauerberentung berechtigt ist. Es besteht kein Anhalt dafür, daß eine unkomplizierte, voll kompensierte Perniziosa nicht voll arbeitsfähig ist. In den sehr seltenen Fällen, in denen nur eine unvollkommene Kompensierung trotz optimaler Therapie zu erreichen ist, wird jedoch eine gewisse Mind. d. Erwerbsf. anzunehmen sein.

Man wird aber niemals bei einer unkomplizierten Perniziosa eine Berufs- oder Erwerbsunfähigkeit annehmen müssen.

Sicher ist die Achylie, die bekanntlich ein konstantes Symptom bei der perniziösen Anämie ist und die auch in voller Leberremission nicht verschwindet, kein Anlaß für eine dauernde Mind. d. Erwerbsf. Gerade die Erfahrungen bei der perniziösen Anämie haben gezeigt, daß diese Veränderung fast stets völlig symptomlos verläuft. Es besteht bei diesen Menschen auch keine Neigung zu gehäuften Durchfällen. Der Zusammenhang zwischen Achylie und Darmfunktion ist keineswegs so eng, wie er immer wieder von vielen Ärzten fälschlicherweise angenommen wird. Die meisten Kranken mit perniziöser Anämie, die mit Vitamin B_{12} voll kompensiert sind, haben keinerlei Magen- oder Darmbeschwerden, die man mit der Achylie in Verbindung bringen könnte. Die Tatsache des Fortbestehens der Achylie kann daher für sich allein niemals Anlaß für eine Berentung sein (vgl. S. 518).

Ganz anders ist es mit den Nervenkomplikationen. Bekanntlich tritt, und zwar ziemlich unabhängig von dem Blutbild, oft sogar schon vor dem Auftreten einer wesentlichen Blutarmut, bei manchen Menschen mit perniziöser Anämie ein schweres Nervenkrankheitsbild auf, die sogenannte funikuläre Myelose, die bald mehr den Typ der Pseudotabes mit Areflexie und Ataxie, bald mehr den einer spastischen Lähmung, ähnlich der multiplen Sklerose, annimmt. Es scheint allerdings, daß, offenbar in Zusammenhang mit der intensiveren Behandlung durch konzentrierte Leberpräparate und Vitamin B_{12}, die Häufigkeit dieser Komplikationen in den letzten Jahren wesentlich abgenommen hat. Während nun die ataktischen Fälle unter intensiver B_{12}- oder Lebertherapie eine gewisse Besserung zeigen können, sind die spastischen gewöhnlich völlig therapierefraktär und prognostisch sehr ungünstig. Sie bedingen dadurch oft eine erhebliche Mind. d. Erwerbsf., die nicht selten 100 % erreicht und oftmals noch eine Pflegezulage rechtfertigt (s. a. S. 58).

Ist ausnahmsweise die perniziöse Anämie in Zusammenhang mit Krieg oder Unfall zu bringen, so gilt dasselbe natürlich auch für deren Begleiterscheinung, die funikuläre Myelose.

Zweifellos disponiert die Perniziosa bzw. die bei ihr vorhandenen Magenveränderungen zum Auftreten eines Magenkarzinoms. Das konnte früher nicht so häufig beobachtet werden, da die Fälle offenbar schon vorher dem Grundleiden erlagen. Heute, wo die Lebensdauer der Perniziosakranken praktisch dieselbe ist wie die anderer Menschen, erlebt man es nicht selten, daß bei ihnen ein Magenkarzinom auftritt. JENNER fand bei 93 Fällen von perniziöser Anämie in 12,3 %, TOELLE bei 56 Perniziosafällen in 11,2 %, KADE in 11,8 % ein Magenkarzinom. Danach bewegen sich alle Statistiken in der sehr einheitlichen Größenordnung von 11 bis 13 %. Demgegenüber hat ein Mitglied der nichtperniziosakranken Gesamtbevölkerung nach statistischen Berechnungen die Aussicht, in 3,6 % (KONJETZNY) an einem Magenkarzinom zu sterben. Demnach besteht zweifellos eine starke Häufung der Fälle bei Perniziosakranken. Auch hier wird man also, wenn die perniziöse Anämie anerkannt ist, das Magenkarzinom, das in ihrem Gefolge auftritt, letzten Endes als Folge von Kriegs- oder Unfallerkrankung anerkennen müssen (s. a. Bd. I, S. 274 ff., 559; Bd. II, S. 517).

Eine etwas inhomogene Gruppe von Anämien stellen die sogenannten *perniziosaartigen Anämien* dar. Es sind das Fälle, die meist nicht das Vollbild der Perniziosa aufweisen, aber doch eine große Zahl von wichtigen Kardinalsymptomen, so z. B. die Hyperchromie und das Auftreten mehr oder minder zahlreicher Megaloblasten im Knochenmark. Fast niemals findet man aber ein völlig megaloblastisch umgewandeltes Mark wie bei der eigentlichen Perniziosa. Es ist bei diesen Patienten auch nicht immer der Mangel an Vitamin B_{12} am Erfolgsort die Ursache, sondern häufig der an Folsäure. Beide Stoffe stellen offenbar Enzyme dar, die zum Aufbau der Nukleinsäuren notwendig sind. Diese beiden Stoffe greifen aber an verschiedenen Stellen des Systems an. B_{12}-Mangelanämien lassen sich – zumindest vorübergehend – auch durch Folsäure bessern. Dagegen sprechen Folsäuremangelanämien nicht auf Vitamin B$_{12}$ an. Dem klinischen und hämatologischen Symptomenkomplex kann man nicht immer ansehen, ob der Fall in die eine oder andere Gruppe gehört. Während die echte perniziöse Anämie, wie oben ausgeführt, eine Erbkrankheit ist, bei der exogene Einflüsse, wenn überhaupt, nur eine ganz untergeordnete Rolle spielen, ist das bei den perniziosaartigen Anämien anders. Man kennt meist die auslösende Grundkrankheit. Es können das schwere Ernährungsstörungen sein, wie sie allerdings fast nur in tropischen Gebieten, z. B. in Indien, vorkommen und dann zu perniziosaartigen Bildern führen, besonders wenn sie sich mit Schwangerschaften kombinieren. Aber auch Schwangerschaften allein können nicht nur in den Tropen, sondern ausnahmsweise auch bei uns zu derartigen Bildern führen. Die Infektion mit dem breiten Bandwurm, Botriocephalus latus, führt bei Disponierten, längst nicht bei allen Bandwurmträgern, gleichfalls oft zum Bilde einer Perniziosa, die sich dann durch Abtreiben des Wurmes heilen läßt. Die tropische und nichttropische Sprue ist schließlich eine Krankheit, die häufig mit einem Bilde einhergeht, das der Perniziosa zumindest weitgehend ähnelt. Schließlich kann auch das Magenkarzinom, wenn auch selten, zu solchen Bildern führen. Es ist also eigenartigerweise das Magenkarzinom sowohl gelegentlich Ursache einer perniziosaartigen Krankheit, wie es auch die Folge einer echten perniziösen Anämie sein kann. Die totale Magenresektion führt mit großer Regelmäßigkeit, allerdings merkwürdigerweise erst nach etwa 5 Jahren, zum Bilde der perniziösen Anämie. Diese Zeit ist offenbar nötig, bis das im Körper gespeicherte Anti-Perniziosa-Prinzip aufgebraucht ist. Wenn also die Krankheit, die zu dem Eingriff der totalen Magenresektion Veranlassung gegeben hat, rentenpflichtig ist, so wird man in diesen seltenen Fällen auch die später auftretende perniziosaartige Anämie als Unfall- oder Kriegsfolge ansehen müssen. Viel seltener führen kleinere operative Eingriffe oder andere Veränderungen am Magen- und Darmkanal zu solchen Blutstörungen.

So beobachteten wir (ACHENBACH und SCHULTEN) eine Patientin, bei der zur Beseitigung ihrer Fettsucht eine weitgehende Ausschaltung des Dünndarms durch innere Fistel vorgenommen worden war. Sie bekam eine schwere hyperchrome Anämie, die ausgezeichnet auf Leber ansprach, also als perniziosaartig bezeichnet werden muß. Nach operativer Beseitigung der Fistel heilte die Anämie aber rezidivfrei aus.

Immer wieder wird behauptet, daß die Dysenterie, die Bazillenruhr, gelegentlich so hochgradige Veränderungen der Magenwand hervorriefe, daß nicht nur eine Achylie, sondern im Anschluß daran auch eine perniziöse Anämie entstünde. Es mag sein, daß einzelne Fälle dieser Art wirklich vorkommen, es geht aber nicht an, daß bei jedem der zahllosen Menschen, in deren Vorgeschichte einmal eine mehr oder minder sichere und mehr oder minder schwere Ruhr angegeben wird und bei denen dann im weiteren Verlauf eine hyperchrome Anämie auftritt, nun diese als Folge der Ruhr und damit gewöhnlich des Krieges bezeichnet wird. Sorgfältige Familienanamnesen werden auch in diesen Fällen nicht selten feststellen lassen, daß tatsächlich eine Erb-Perniziosa und nicht eine perniziosaartige Anämie infolge der Ruhr vorliegt. Nur ganz ausnahmsweise wird man nach besonders schweren Ruhrfällen und einem entsprechenden zeitlichen Intervall, d. h. einem solchen von 3 bis 5 Jahren, entsprechend den Verhältnissen bei der totalen Magenresektion, einmal einen Zusammenhang zwischen beiden Leiden anerkennen können. Vielleicht gilt dasselbe auch für andere Darminfekte. So hatten wir einen Fall, bei dem im ersten Weltkrieg eine Cholera bestanden hatte und der einige Zeit hinterher eine Perniziosa bekam (s. a. S. 457, 515, 517).

Die Krankengeschichte war kurz folgende: Otto Kr., geboren 1872. 1916 hatte der Patient eine Cholera durchgemacht und will seitdem Magenbeschwerden gehabt haben. 1926 wurde bei ihm eine perniziöse Anämie festgestellt und mit Leber behandelt. Es trat dann eine funikuläre Myelose mit Ataxie und abgeschwächten Reflexen auf. Es bestanden starke Parästhesien. Die Anämie konnte zwar später durch die Behandlung völlig kompensiert werden, aber wegen den Nervenkomplikationen mußte eine Mind. d. Erwerbsf. von 100% anerkannt werden. Es wurde die Wehrdienstbeschädigung für wahrscheinlich gehalten, weil vermutlich die Cholera in Analogie zur Ruhr Ursache der Magenwandveränderungen gewesen war.

Der Zusammenhang zwischen Darmschmarotzern und perniziöser Anämie gilt übrigens nur für den Bothriocephalus latus, nicht für andere Würmer.

So hatten wir einen Patienten Hans E., geboren 1902, zu begutachten, der 1943–1945 Soldat gewesen war, zuletzt in russischer Gefangenschaft. 1947 wurde bei ihm eine perniziöse Anämie festgestellt, die sich gut mit Leber kompensieren ließ. Gleichzeitig fand man im Stuhl Eier von Ankylostoma duodenale. Daraufhin wurde geschlossen, daß diese Infektion in russischer Gefangenschaft eingetreten sei, daß sie die Ursache der Perniziosa sei und daß daher Krieg und perniziöse Anämie in einem kausalen Zusammenhang stünden. Als er 1952 zur Begutachtung kam, war die perniziöse Anämie voll kompensiert. Es wurde eine Mind. d. Erwerbsf. von 20% angenommen. Ein Zusammenhang mit der Wurminfektion mußte aber abgelehnt werden, zumal auch später niemals mehr Wurmeier festgestellt worden waren.

Eiweißmangelanämien: Da Eiweiß ein wichtiger Bestandteil sowohl des Stromas der roten Blutkörperchen als auch des Hämoglobins ist, sollte man annehmen, daß ein erheblicher und lang dauernder Mangel an Eiweiß in der Nahrung häufig zur Blutarmut führt. Das ist aber nicht der Fall. Die großen Erfahrungen in den Hungerzeiten nach dem ersten und namentlich in den viel schwierigeren Verhältnissen nach dem zweiten Weltkrieg haben gezeigt, daß derartige Anämien, zumindest schwereren Grades, selten sind. Eine leichte Herabsetzung der Blutwerte findet man häufig. Im allgemeinen bleiben aber auch lang dauernde Eiweißmangelzustände ohne starke Herabsetzung von Hämoglobin und Erythrozyten. In seltenen Fällen kommt es aber zu solchen mit atypischen Blutbildern, bald mit Hypo-, bald mit Hyperchromie. Die Verhältnisse werden noch dadurch kompliziert, daß meistens auch andere antianämische Faktoren (Eisen, Vitamin C, Vitamin-B$_2$-Komplex, Vitamin B$_{12}$, Folsäure) lange Zeit in der Nahrung solcher Menschen mehr oder minder vollständig fehlen. Es scheint aber in seltenen Fällen auch reine Eiweißmangelanämien zu geben. Umstellung der Nahrung auf normale Verhältnisse führt bald zu einem völligen Verschwinden des Symptoms. Jedenfalls besteht keinerlei Anhalt dafür, daß derartige Ernährungsstörungen zu bleibenden Veränderungen des Blutbildes führen können. Sie kommen also für Dauerberentungen nicht in Frage.

Die Panmyelopathie oder aplastische Anämie im engeren Sinne. Durch die Leber- bzw. Vitamin-B$_{12}$-Therapie, durch die Folsäurebehandlung und durch die Eisenmedikation hat man gelernt, genauer die einzelnen Anämiearten zu differenzieren. So wurde eine neue Anämiegruppe immer schärfer abgegrenzt, die heute meistens als Panmyelopathie oder aplastische Anämie im engeren Sinne bezeichnet wird. Sie ist dadurch gekennzeichnet, daß fast immer Erythrozyten, Leukozyten und Thrombozyten mehr oder minder gleichmäßig vermindert sind. In einem Teil der Fälle findet sich ein Schwund des Markes, eine Panmyelophthise. Diese braucht aber nicht immer vorhanden zu sein. Oft ist es so, daß das Mark verhältnismäßig zellreich, aber offenbar durch eine Entwicklungshemmung außerstande ist, Blutzellen in genügender Zahl für das periphere Blut zu liefern. Die Fälle können mit ziemlich zellreichem Mark sogar zum Tode kommen. Es muß immer wieder betont werden, daß die große Mehrzahl dieser Fälle kryptogenetisch ist und man eine Ursache für sie nicht finden kann. Ein kleiner Teil von ihnen wird aber durch Dinge hervorgerufen, die man kennt. Dazu gehören Strahleneinwirkungen, sowohl die von Röntgen- wie Radiumstrahlen wie vor allem auch die der Atombombe, dann gewisse chemische bzw. pharmazeutische Mittel, wie Benzol, Salvarsan, Gold usw. Da diese Substanzen aber gleichzeitig vielfach auch hämolytische Prozesse auslösen bzw. bei anderen noch nicht sicher bekannt ist, ob der Mechanismus der Anämieentstehung nur aplastisch oder auch hämolytisch ist, sollen diese Krankheitszustände, soweit sie gewerbliches und gutachtliches Interesse haben, ausführlicher zusammen mit den hämolytischen Anämien besprochen werden (S. 710). Hier sollen nur die Benzolfälle erläutert werden. Erwähnt sei, daß häufig ein sehr langer Zwischenraum zwischen der Einwirkung schädigender Substanzen und dem Auftreten des Vollbildes der Panmyelopathie liegt. Es gibt z. B. nach Benzol ganz sichere Fälle, die ohne oder fast ohne Brückensymptome 5 und mehr Jahre frei von wesentlichen Erscheinungen gewesen sind und die dann offenbar doch noch als Folge der Benzoleinwirkung eine schwere, oft tödliche Panmyelopathie bekommen haben (vgl. S. 563, 718).

Sehr schwierig ist die Erkennung und Beurteilung von Frühschäden in Strahlen- und Benzolbetrieben. Meist kommt es zunächst zu Leukopenien bzw. Granulozytopenien, wobei die Abgrenzung gegenüber der Norm sehr schwer sein kann. Wiederholt gefundene Zahlen unter 4500 Leukozyten oder unter 3000 Granulozyten würde ich für außerordentlich verdächtig halten; für beweisend, wenn noch andere Symptome, z. B. eine auffallende Thrombopenie oder im Falle des Strahlenbetriebes eine Amenorrhoe, hinzutreten. Solche Befunde stören zwar die allgemeine Arbeitsfähigkeit sicher nicht wesentlich, sie zwingen aber dazu, den Betroffenen aus dem gefährlichen Beruf herauszunehmen.

An dieser Stelle sei auch erwähnt, daß in sehr vielen Fällen sich hinter dem Symptom einer Panmyelopathie tatsächlich eine akute oder Stammzellenleukämie verbirgt. Die Mehrzahl dieser Fälle verläuft dauernd oder vorübergehend aleukämisch, d. h. finden sich nur relativ spärlich und manchmal zeitweise überhaupt keine pathologischen Zellen im Blut. Stets aber sind im weiteren Verlauf die normalen Leukozyten, Erythrozyten und Thrombozyten stark vermindert, wie bei einer Panmyelopathie. Die Unterscheidung läßt sich oft nur durch die Knochenmarkuntersuchung treffen. Immer wenn ein derartiger Symptomenkomplex auftritt, soll man daher in erster Linie an eine Leukämie denken, denn es ist so, daß von 10 derartigen Fällen etwa 9 akute Leukämien sind und einer eine echte Knochenmarkaplasie ist (vgl. Bd. I, S. 277).

Es seien nun einige Gutachtenfälle aus diesem Kapitel angefügt:

Heinrich M., geboren 1901, arbeitete von 1927 bis 1941 in einem Benzolbetrieb, dann im Krieg im Büro, auch nachher wieder in einem anderen Betrieb ohne Berührung mit Benzol. Seit 1947 war er sehr blaß. Es wurde eine Anämie festgestellt, die prompt auf Leber ansprach. Auch bei einem Rückfall 1950 war wieder ein eindeutiger Lebererfolg zu erzielen. Jetzt, bei der Untersuchung 1950, war das Blutbild normal. Ein Vorgutachten hatte eine Benzolanämie angenommen und war für eine Entschädigung eingetreten. Gegen diese Diagnose spricht nicht der lange Zwischenraum von 6 Jahren zwischen Benzolarbeiten und Auftreten der Anämie, wohl aber die Art der Blutveränderungen, vor allen Dingen die normalen Leukozyten- und Thrombozytenzahlen und der Lebererfolg, den man in dieser Form nur bei echter perniziöser Anämie, nicht aber bei einer Panmyelopathie sieht. Aus diesem Grunde wurde eine perniziöse Anämie angenommen, der Zusammenhang abgelehnt und eine Mind. d. Erwerbsf. von 20 % festgesetzt.

Josef M., geboren 1925, arbeitete 1942 beim RAD längere Zeit im Brennstofflager mit Benzol. Später traten Durchfälle auf, und es wurde eine starke Anämie festgestellt. Immer wieder mußten Transfusionen gemacht werden. Daneben wurden auch Leberpräparate gegeben. 1950 kam er zur Begutachtung. Damals waren Hämoglobin und Erythrozyten normal, die Leukozytenzahl aber mit 3800 noch recht niedrig, ebenso die Thrombozyten mit 120 000. Es wurde angenommen, daß es sich tatsächlich um eine Panmyelopathie handelte, und zwar mit größter Wahrscheinlichkeit durch Benzoleinwirkung. Es ist bekannt, daß die Panmyelopathien mit bekannter Ätiologie im Laufe der Jahre sich bessern und auch heilen können. Von einer völligen Heilung kann allerdings in dem hier beschriebenen Falle wegen der Leukozyten- und Thrombozytenverminderung noch nicht die Rede sein, aber doch von einer weitgehenden Remission. Es wurde also Wehrdienstbeschädigung anerkannt, aber zur Zeit eine meßbare Mind. d. Erwerbsf. nicht als gegeben erachtet.

Wie chronisch und zunächst scheinbar gutartig derartige Fälle verlaufen können, zeigt eine weitere Krankengeschichte:

Die Krankenschwester Marianne O., geboren 1923, hatte schon als junges Mädchen leicht blaue Flecke bei geringfügigen Traumen. Mit 25 Jahren wurde sie als Krankenschwester eingestellt. Damals fanden sich 3,2 Millionen Erythrozyten, 3600 Leukozyten und 50 000 Thrombozyten. Mit 26 Jahren waren die Erscheinungen etwas stärker. 1949, mit 27 Jahren, nachdem die Patientin längere Zeit auf einer Tuberkulosestation gearbeitet hatte, wurde bei ihr ein Lungeninfiltrat festgestellt und mit Conteben behandelt. Nach einer Zahnextraktion kam es zu einer schweren und langdauernden Nachblutung. Bald darauf wurde ein Hämoglobingehalt von nur 5 g% festgestellt. Im November des gleichen Jahres wurde eine Milzexstirpation vorgenommen, die aber nur eine ganz vorübergehende, geringfügige Besserung brachte. Im Januar 1950 starb die Patientin. Es wurde vermutet, daß entweder die Tuberkulose oder die Contebenbehandlung den Tod verursacht hätte. Beides wurde abgelehnt aus der Erfahrung heraus, daß weder Conteben noch eine Tuberkulose geeignet sind, einen solchen Krankheitszustand zu verursachen, vor allen Dingen aber auch deswegen, weil die Erscheinungen schon lange vor den beiden Einwirkungen eindeutig, wenn auch wenig ausgeprägt nachgewiesen worden waren. Conteben verursacht, wenn überhaupt, hämolytische Anämien (KÖSTER und PRIBILLA).

Die hämolytischen Anämien

Der familiäre hämolytische Ikterus. Unter den hämolytischen Anämien spielen die erblichen Erythropathien und unter diesen, wenigstens bei uns in Mitteleuropa, der familiäre hämolytische Ikterus oder die Kugelzellenanämie schon rein zahlenmäßig eine besonders große Rolle. Die Krankheit ist im allgemeinen für den Erfahrenen relativ leicht zu diagnostizieren, wenn er überhaupt an die Möglichkeit denkt. Trotzdem wird sie merkwürdig häufig verkannt, einmal insofern, als überhaupt nicht der Charakter als hämolytische Anämie erkannt und ein Leberleiden mit Ikterus, eine Milzerkrankung oder auch eine perniziöse Anämie angenommen werden, oder indem zwar der hämolytische Zustand richtig diagnostiziert, aber eine erworbene Form angenommen wird. Das exakteste Maß für die normale oder gesteigerte Hämolyse ist die mittlere Lebensdauer der Erythrozyten. Normalerweise beträgt diese etwa 120 Tage; bei hämolytischen Zuständen dagegen ist sie mehr oder minder, manchmal auf wenige

Tage, verkürzt. Diese Größe ist aber im Einzelfall technisch schwierig zu bestimmen. Man schließt auf eine gesteigerte Hämolyse, wenn im Blut (indirektes Bilirubin) und Urin (Sterkobilinogen) Hb.-Abbauprodukte vermehrt auftreten und wenn ohne entsprechenden Erythrozytenanstieg die Retikulozyten dauernd im peripheren Blut vermehrt sind. Dies meist vorhandene Symptom ist allerdings nur ein indirektes, da es Ausdruck der kompensatorisch gesteigerten Blutneubildung ist. Wenn wirklich die Diagnose auf einen hämolytischen Zustand gestellt wird, dann wird viel zu häufig eine erworbene Form angenommen. Natürlich ist der Patient oft aus eindeutigen Gründen daran interessiert, daß bei ihm eine erworbene Anämie vorliegt. Wenn es auch zweifellos unrichtig ist, wie früher viele Autoren annahmen, daß die erworbene Form der hämolytischen chronischen Anämie nicht vorkäme oder zumindest extrem selten sei, so steht doch andererseits fest, daß die familiäre hämolytische Anämie häufiger ist.

Keineswegs kann die Differentialdiagnose zwischen diesen beiden Zuständen einzig und allein durch die Familienanamnese oder durch die Familienuntersuchung gestellt werden. Eine große Zahl von Symptomen erlaubt vielfach, auch beim Fehlen der objektiven Familienanamnese, die Diagnose entweder auf familiäre oder auf erworbene Form zu stellen. So fehlt beim familiären hämolytischen Ikterus kaum je der Milztumor, während er bei den erworbenen Fällen oft nicht vorhanden ist. Die Sphärozytose, die Kugelzellbildung, ist bei so gut wie allen Fällen von familiärem hämolytischem Ikterus sehr ausgeprägt. Sie kann auch bei erworbenen Fällen vorhanden sein, aber keineswegs immer und nicht in so deutlicher Form. Auch die Verminderung der osmotischen Resistenz ist selten bei den erworbenen Fällen so stark wie bei den familiären. Gelegentlich ist die osmotische Resistenz bei erworbenen Fällen überhaupt normal. Es ist völlig abwegig, wie der Anfänger gelegentlich annimmt, zu vermuten, daß die osmotische Resistenzlosigkeit etwa die Ursache für die gesteigerte Hämolyse ist. Diese beiden Dinge haben offenbar nichts miteinander zu tun. Die Verminderung der osmotischen Resistenz ist diagnostisch wichtig, pathogenetisch spielt sie aber mit größter Wahrscheinlichkeit keine Rolle. Das wichtigste Hilfsmittel zur Erkennung der erworbenen Fälle ist die serologische Untersuchung, von der nachher noch die Rede sein soll.

Der Patient ist naturgemäß aus naheliegenden Gründen daran interessiert, bis zu dem Ereignis, das angeblich seine Krankheit hervorgerufen hat, völlig gesund gewesen zu sein. Man wird also unbedingt versuchen müssen, durch die Heranziehung von Arztberichten, von Krankenkassenbescheinigungen usw. diese Aussage zu objektivieren. Man wird dann allerdings sehr häufig in der Vorgeschichte oder in der Familiengeschichte nicht etwa die Angabe eines familiären hämolytischen Ikterus finden, sondern etwa Perniziosa, Leberkrankheit, unklare Anämie usw. Man ist aber zweifellos berechtigt, daraus Schlüsse zu ziehen. Wenn der Patient einen ausgesprochenen Turmschädel hat, so ist das zwar nicht absolut beweisend für einen familiären hämolytischen Ikterus, das Symptom zeigt aber, daß schon im frühen Kindesalter eine gesteigerte Blutbildung stattgefunden haben muß. Im Zweifelsfall darf man also das Vorhandensein eines Turmschädels im Sinne der familiären hämolytischen Erkrankung heranziehen. Besteht die Möglichkeit, ein Familienmitglied oder gar mehrere zu untersuchen, so sollte man die Gelegenheit selbstverständlich wahrnehmen. Am wichtigsten ist dabei, da es sich um ein dominant vererbliches Leiden handelt, die Untersuchung der Eltern. Bei einem der Eltern muß die Krankheit, wenn auch vielfach nur in angedeuteter Form, nachweisbar sein. Ist dieser Nachweis positiv, dann erübrigen sich selbstverständlich alle Untersuchungen auf einen erworbenen hämolytischen Ikterus. Häufig wird sich herausstellen, daß die angebliche Ursache dieser Krankheit nur der Anlaß gewesen ist, der den einzelnen Schub des hämolytischen Ikterus ausgelöst hat. Es ist bekannt, daß derartige Schübe durch die allerverschiedensten Ursachen – Erkältungen, Infektionen, Schwangerschaften, Aufregungen, Traumen aller Art – hervorgerufen werden können. Dann ist dieses Ereignis zwar Ursache für den einzelnen Schub, der aber gewöhnlich nach einiger Zeit wieder abklingt. Nur ganz ausnahmsweise wird wenigstens für eine gewisse Zeit eine richtunggebende Verschlimmerung durch ein derartiges Ereignis ausgelöst werden. Dafür ein Beispiel:

T., geboren 1908, war seit 1928 Berufssoldat, hatte mehrfach leichten Ikterus, blieb aber immer dienstfähig, niemals bestand eine wesentliche Anämie. 1943 machte er im Felde in Sizilien eine Amöbenruhr durch. Seitdem hielt er sich im wesentlichen in Lazaretten auf, auch nach Abheilung der Ruhr. Er war stets anämisch. Der Hämoglobingehalt lag zwischen 9 und 10 g%. Bei ihm waren alle Erscheinungen eines familiären hämolytischen Ikterus einschließlich eines Turmschädels vorhanden. Weil die Anämie nicht heilen wollte, wurde 1945 die Splenektomie durchgeführt. Am Tage darauf trat der Exitus ein, wahrscheinlich als Folge einer Embolie. Bei der Begutachtung wurde die Witwenrente befürwortet, da das Leiden zwar angeboren, aber durch den Kriegsinfekt eine richtunggebende Verschlimmerung eingetreten sei. Damit waren auch die Operationsnotwendigkeit und schließlich der Tod Kriegsfolge.

Beim familiären hämolytischen Ikterus wird aber eine solche positive Begutachtung die große Ausnahme sein. Im allgemeinen wird man den Verlauf des Leidens als schicksalsmäßig ansehen müssen. So z. B. bei folgendem Fall:

Rudolf L., geboren 1898, hatte 1918 beim Militär Durchfälle. Bei dieser Gelegenheit fiel erstmalig die Gelbfärbung der Skleren auf. 1928 wurde die Diagnose »hämolytischer Ikterus« gestellt und ein Zusammenhang mit dem Kriegsdienst angenommen, da eine erworbene Form vermutet wurde. Im Laufe der Jahre stieg die Rente des Patienten von 25 auf 30, 50 und schließlich auf 100% Mind. d. Erwerbsf. durch Wehrdienstbeschädigung. Etwa 40mal war er in verschiedenen Krankenhäusern und erhielt – unnötigerweise – Hunderte von Leberspritzen. Die Milzexstirpation lehnte er stets ab. 1950 fand sich bei ihm eine mäßige Anämie von 2,9 Millionen Erythrozyten und allen Zeichen eines klassischen familiären hämolytischen Ikterus. Eine Wehrdienstbeschädigung wurde abgelehnt und die Mind. d. Erwerbsf., auch wenn man gelegentliche Verschlimmerungen in Rechnung setzte, mit 60% angenommen. Aus Billigkeitsgründen wurde dem Patienten allerdings, der bereits seit 25 Jahren die Rente bezog, diese nicht genommen.

Beispiele dieser Art ließen sich aus meiner Gutachtensammlung reichlich anführen.

Wie bei allen in Schüben verlaufenden Krankheiten ist der Grad der Mind. d. Erwerbsf. sehr schwer festzusetzen. Es gibt Fälle von familiärem hämolytischem Ikterus, bei denen überhaupt nur die genaue hämatologische Untersuchung krankhafte Befunde aufzeigt und die praktisch voll erwerbsfähig sind. Andere können dauernd oder vorübergehend erheblich in der Erwerbsfähigkeit gemindert sein, und es gibt Fälle, bei denen praktisch Erwerbsunfähigkeit besteht. Das kann, wie gesagt, nur von Fall zu Fall entschieden werden. Nach der Milzexstirpation ist die Anämie meist mehr oder minder gut kompensiert, die Mind. d. Erwerbsf. also gering oder Null. (Über die Bewertung der Folgen der Splenektomie s. S. 734.)

Die Elliptozytose. Der Gutachter wird nicht häufig mit der Elliptozytose in Berührung kommen; denn in der Mehrzahl dieser an sich schon seltenen Fälle handelt es sich um eine völlig harmlose Anomalie, die den Patienten in keiner Weise belästigt.

Sie wird nur zufällig entdeckt, und wenn man Gelegenheit hat, die Familienmitglieder zu untersuchen, so kann man feststellen, daß genauso wie bei der Sphärozytose es sich um ein dominantes Leiden, besser gesagt, um eine dominante Anomalie handelt. Aber auch bei ihr können gelegentlich hämolytische Anämien mit oder ohne Ikterus auftreten. Ein solcher Fall, bei dem gleichfalls zunächst ein erworbener hämolytischer Ikterus angenommen wurde, war in meiner Begutachtung:

Wilhelm M., geboren 1896, soll früher angeblich gesund gewesen sein. 1915 im Krieg hat er einen Typhus durchgemacht. 1917 wurde bei ihm erst eine Weil'sche Krankheit, später ein erworbener hämolytischer Ikterus diagnostiziert und eine Mind. d. Erwerbsf. von 80% festgelegt. 1923 wurde er außerdem invalidisiert. Er kam 1952 zur Begutachtung wegen eines Rentenerhöhungsantrages. Die Milz war deutlich, die Leber etwas vergrößert. Hämoglobin 11,5%, 2,8 Millionen Erythrozyten, 68 %₀ Retikulozyten, Bilirubin 2,5 mg%, Ehrlich'sche Reaktion im Urin positiv. Bei der mikroskopischen Untersuchung fand man eine ganz ausgesprochene Elliptozytose. Bei der Untersuchung einer Tochter fand sich die gleiche Anomalie. Damit war mit Sicherheit bewiesen, daß es sich hier um eine familiäre hämolytische Anämie bei Elliptozytose handelte. Eine Wehrdienstbeschädigung mußte daher abgelehnt werden. Die Mind. d. Erwerbsf. wurde auf 40% geschätzt.

Die angeborene nicht sphärozytäre hämolytische Anämie. Auch hier liegt eine, allerdings recht seltene, erbliche Erythrozytenerkrankung vor, die sich vom familiären hämolytischen Ikterus durch das Fehlen der Sphärozyten unterscheidet, während der Erbgang ähnlich zu sein scheint. Die Milz ist oft tastbar, die osmotische Resistenz der Erythrozyten normal oder sogar erhöht. Pathogenetisch scheint eine Störung im Kohlehydratstoffwechsel der Erythrozyten von Bedeutung zu sein, jedoch sind auch noch andere chemische Defekte mitgeteilt worden. Es wurden auch Kranke mit Verminderung der Glukose-6-phosphat-dehydrogenase beschrieben. Eine Verschlimmerung durch äußere Einflüsse, wie z. B. Medikamente, wird für den einzelnen Fall entschieden werden müssen.

Die Sichelzellanämie. Eine weitere, gleichfalls dominant vererbliche hämolytische Erythropathie ist die Sichelzellanämie, die aber – von wenigen Ausnahmen abgesehen – nur bei Negern und Negermischlingen beobachtet wird. Sie hat daher für uns nur geringes Interesse. Die Krankheit verläuft im allgemeinen schwerer als der hämolytische Ikterus und ist nicht selten tödlich. Die Fälle haben auch zumeist noch stärkere Knochenanomalien, nicht nur einen Turmschädel, sondern oft einen besonders röntgenologisch sehr eindrucksvollen, sogenannten Bürstenschädel. Exogene Einflüsse scheinen für das Leiden keine wesentliche Rolle zu spielen.

Die Thalassaemia major und minor. Die Thalassaemia major oder – wie sie nach ihrem Entdecker auch genannt wird – die Cooley'sche Anämie wurde zuerst in Amerika bei Einwanderern aus dem Mittelmeergebiet gefunden. Es stellte sich später heraus, daß diese Erkrankung an fast allen Küstengebieten des Mittelmeeres vorkommt. Sie geht mit Veränderungen der Hämoglobinzusammensetzung und einer erheblichen peripheren, pathologischen Erythroblastose einher und ist so schwer, daß die Patienten meist im Kindesalter sterben. Daneben fand man später Fälle, die nur in angedeuteter Form die gleichen Symptome haben (RIETTI, GREPPI, MICHELI). Die weitere Forschung hat dann mit ziemlicher Sicherheit ergeben, daß die beiden Krankheiten insofern zusammengehören, als homozygotes Vorkommen des krankhaft veränderten Gens die Thalassaemia major, heterozygotes aber die sogenannte Thalassaemia minor in Erscheinung treten läßt. Beide sind also dominante Erbleiden. Die Thalassaemia minor ist auch für uns von einer gewissen Bedeutung, da in den letzten Jahren wiederholt derartige Fälle in Mitteleuropa beobachtet worden sind (ROHR, PRIBILLA, HEILMEYER u. a.). Wie weit diese Fälle auf Einwanderer, die im Laufe der Jahrhunderte aus den Mittelmeerländern nach Mittel- und Nordeuropa gekommen sind, zurückgehen, läßt sich natürlich im einzelnen kaum sagen. Die Fälle, die aus meiner Klinik von PRIBILLA beschrieben wurden, stammen aus der Trierer Gegend, wo römische Einflüsse sicher möglich sind. Theoretisch ist natürlich auch bei uns das Auftreten einer Thalassaemia major denkbar, es ist aber bisher noch nicht beobachtet worden. Die Kranken mit der Minor-Form haben eine mehr oder minder schwere Anämie, die allerdings gelegentlich auch ganz fehlen kann. Der Hämoglobingehalt ist viel stärker herabgesetzt als die Zellzahl, so daß eine ausgesprochene Hypochromie und eine starke Blässe der Zellen resultiert. Die Erythrozyten haben oft neben einem farbstoffreichen Rand eine farbstoffarme Mittelzone und nochmals eine Hämoglobinanreicherung in der Mitte; dadurch entstehen die sogenannten Kokarden- oder Targetzellen. Die osmotische Resistenz der Erythrozyten ist im Gegensatz zu den Verhältnissen beim familiären hämolytischen Ikterus erhöht.

Da die Thalassaemia minor wie auch andere Hämoglobinopathien ein ausgesprochenes Erbleiden ist und bei ihr äußere Einflüsse offenbar keine wesentliche Rolle für den Verlauf spielen, wird sie wohl niemals versorgungsrechtliche Bedeutung haben, zumal die Erscheinungen meist so gering sind, daß eine wesentliche Mind. d. Erwerbsf. kaum besteht. Dagegen haben die Fälle differentialdiagnostisch eine gewisse Bedeutung, so daß ihre Kenntnis unbedingt notwendig ist. Sie müssen auf der einen Seite gegen andere hämolytische Anämien, besonders gegen erworbene Formen, abgegrenzt werden, auf der anderen Seite gegen Eisenmangelanämien, an die man wegen der starken Hypochromie gelegentlich denkt. So kam vor kurzer Zeit ein syrisches Kind zu mir unter der Diagnose Eisenmangelanämie, die man wegen des sehr niedrigen Färbeindexes (Hb.E.) gestellt hatte. Tatsächlich fand sich aber eine erhöhte osmotische Resistenz, zahlreiche Targetzellen und vor allen Dingen die gleichen Veränderungen beim Vater, so daß man mit Sicherheit die Diagnose Thalassämie stellen konnte.

Ein Gutachtenfall aus diesem Gebiet ist folgender:

Georg H., geboren 1922, zeigte im November 1945 in russischer Kriegsgefangenschaft zum erstenmal einen leichten Ikterus. Als er 1952 zur Begutachtung kam, fanden sich ein Hämoglobingehalt von 13,5 g%, eine Erythrozytenzahl von 6,5 Millionen, 16%₀₀ Retikulozyten, ein Hb.E. von 21 (statt normal 32), eine osmotische Resistenz von 0,48–0,2, eine Blutsenkung von ²/₆ mm n. W.; der Bilirubingehalt des Serums war 1,33 mg%, im gefärbten Ausstrich fanden sich eine Anisozytose, Poikilozytose und zahlreiche Kokardenzellen. Wenn noch Zweifel an der Diagnose bestanden, so wurden sie dadurch beseitigt, daß in der Familie zahlreiche Mitglieder genau die gleichen Symptome aufwiesen, und zwar mit eindeutig dominantem Erbgang. Danach konnte man mit Sicherheit sagen, daß es sich um eine Thalassaemia minor, also eine Erbkrankheit handelte und keine Wehrdienstbeschädigung vorlag. Im übrigen war die Mind. d. Erwerbsf. unbedeutend und lag bestimmt unter 30%.

Eine andere Erkrankung der Erythrozyten ist die *nächtliche paroxysmale Hämoglobinurie* nach MARCHIAFAVA-MICHELI, die auch als Schlafhämoglobinurie bezeichnet wird. Sie führt unter dem Bilde einer Anämie nicht selten zum Tode. Sie ist offenbar weder erblich noch angeboren. Wir wissen aber auch nicht, welche exogenen Einflüsse sie hervorrufen können. Verändert sind die Erythrozyten. Die kleinen Änderungen der

Azidität zwischen Schlaf und Wachen genügen offenbar schon, um bei diesen Kranken zur Hämolyse zu führen. Verhängnisvoll wirkt sich aus, daß bei diesen Kranken Transfusionen fast unmöglich sind, da sie sofort zu einer gesteigerten Hämolyse führen. Man hat deswegen versucht, nur Erythrozyten in gewaschener Form zuzuführen. Wie ich bei einem eigenen Fall feststellen konnte, kommt es aber auch danach gelegentlich zu Hämolysen.

Ein Kapitel der Hämatologie, das erst in den letzten 20 Jahren eingehender bearbeitet wurde, ist das der *chronischen erworbenen hämolytischen Anämien.* Diese müssen bei der Begutachtung vor allen Dingen differential-diagnostisch gegen die erblichen Erythropathien abgegrenzt werden. Es handelt sich dabei offenbar nicht um ein einheitliches Krankheitsbild, sondern um eine große Gruppe von Krankheiten mit verschiedener Pathogenese und verschiedenartiger Prognose. Es ist aber bisher erst möglich gewesen, einige Bilder aus diesem Gebiet zu klären, während andere noch mehr oder minder schwer voneinander abgrenzbar sind. Sicher spielen bei der großen Mehrzahl der Fälle immunologische Vorgänge eine ausschlaggebende Rolle. Die Antikörper, die sich mit teilweise komplizierten Methoden bei diesen Fällen nachweisen lassen, entstehen offenbar gelegentlich unter dem Einfluß von Infekten, und zwar in erster Linie von Virusinfekten. Dabei spielen die Hepatitis epidemica und die Viruspneumonie eine besondere Rolle. Wenn also z. B. infolge Kriegsdienst die Hepatitis oder die Pneumonie als Wehrdienstbeschädigung anzusehen ist, so muß man auch die erworbene hämolytische Anämie, die im Gefolge dieser Infektion auftritt, gleichfalls als Kriegsfolge anerkennen. Sehr häufig ist es allerdings schwer, nachträglich noch festzustellen, ob die angebliche Hepatitis nicht schon der erste unerkannte Schub der hämolytischen Anämie war. Relativ häufig treten erworbene hämolytische Anämien auch im Gefolge von Erkrankungen des lymphatischen Systems, also z. B. Lymphogranulomatosen, lymphatischen Leukämien usw., auf. Der Nachweis der Antikörper – es handelt sich in erster Linie um inkomplette Wärmeantikörper, seltener auch um Kälteantikörper – ist nicht immer ganz leicht möglich. Gelegentlich findet man derartige Antikörper offenbar auch bei den familiären hämolytischen Erythropathien. Die wichtigste Nachweismethode ist der direkte und indirekte Coombs-Test. Die erworbenen Fälle zeigen oft einen wesentlich maligneren Verlauf als der familiäre hämolytische Ikterus und führen in einem erheblichen Prozentsatz zum Tode. Es gibt allerdings auch unter ihnen relativ gutartige Fälle, z. B. oft diejenigen, bei denen Kälteagglutinine gefunden werden und die sich besonders häufig an eine Hepatitis anschließen. Die Patienten zeigen oft eine starke Zyanose der Extremitäten bei Kälteeinwirkung.

Auch bei den Fällen von erworbener hämolytischer Anämie, bei denen kein Infekt in der Vorgeschichte, wohl aber ein strapaziöser Heeresdienst oder ähnliche Einflüsse nachweisbar sind, wird man bei unserer Unkenntnis von der Entstehung dieser Krankheiten nicht selten die Wahrscheinlichkeit einer Wehrdienstbeschädigung zugeben müssen.

Hugo R., geboren 1921, machte 1942 im Feld eine ziemlich sichere Hepatitis durch. Später, nach der Entlassung aus der Wehrmacht, wurde er wegen »juveniler Leberzirrhose« behandelt. Es bestanden leichte Ermüdbarkeit und eine leichte Kälteempfindlichkeit. 1952 wurde er von uns begutachtet. Es bestand keine Anämie, wohl aber eine Bilirubinvermehrung auf 2,7 mg%, 64%/oo Retikulozyten, eine normale osmotische Resistenz, spärlich Sphärozyten. Der Coombs-Test war negativ. Kälteagglutinine ließen sich aber nachweisen. Als Nebenbefund hatte er, wie häufig bei allen hämolytischen Anämien, Gallensteine. Es wurde ein erworbener hämolytischer Ikterus nach Hepatitis angenommen, die Wehrdienstbeschädigung bejaht und eine Mind. d. Erwerbsf. von 40% angesetzt. Da die Gallensteine offenbar eine Folge der hohen Farbstoffkonzentration in der Galle und damit der gesteigerten Hämolyse sind, müssen auch sie als Wehrdienstbeschädigung anerkannt werden.

In die Gruppe der erworbenen hämolytischen Anämien oder erworbenen hämolytischen Zustände gehört auch die *paroxysmale Kältehämoglobinurie,* von der man heute weiß, daß sie auf dem Boden einer Lues entsteht. In den seltenen Fällen, wo also die Lues als Folge eines Traumas, des Krieges oder anderer Ereignisse anzusehen ist, wird man auch die paroxysmale Hämoglobinurie als deren Folge anerkennen müssen. Die Hämoglobinurie ist eigentlich nur akzidentell. Das Wesentliche ist eine Hämolyse und Hämoglobinämie, die immer dann zur Hämoglobinurie führt, wenn der Hämoglobingehalt im Plasma etwa 150 mg% überschreitet. Im übrigen sind diese Fälle relativ benigne. Sie führen auch meist nicht einmal zu einer wesentlichen Anämie. Durch den Donath-Landsteiner'schen Versuch lassen sich hier die Hämolysine verhältnismäßig einfach im Blutserum nachweisen.

Nur kurz erwähnt seien gewisse *akute Hämolysen.* Es sind das z. B. diejenigen beim Schwarzwasserfieber und bei der Gasbazillensepsis. Bei dem plötzlichen Zerfall großer Erythrozytenmengen kommt es meist zu einer schweren Hämoglobinurie und im Gefolge davon oft zu einer Nierenschädigung mit Anurie und einer nicht selten tödlichen Urämie (Lower nephron nephrosis oder akute oligurische Nephrose). Wird diese überstanden, dann ist für längere Zeit eine Hyposthenurie und Isosthenurie die Folge. Wenn die Patienten aber nicht in diesem akuten Stadium sterben, so kommt es gewöhnlich zu einer völligen Restitutio ad integrum.

Hämolysen durch serologische Unstimmigkeiten sind neben den schon erwähnten chronischen hämolytischen Anämien auch die Zwischenfälle durch Transfusion mit falscher Blutgruppe. Hierbei kann es unter Umständen zu gerichtlichen Nachspielen kommen und dem Arzt die Verantwortung für das Ereignis zugeschoben werden. Alle Länder haben wohl inzwischen teils Gesetze, teils Richtlinien herausgegeben, an die der Arzt sich halten muß. Tut er das nicht, so hat er die Folgen zu vertreten. Allerdings muß man sich darüber klar sein, daß auch bei einer Einhaltung aller Vorsichtsmaßregeln gelegentlich doch noch Zwischenfälle auftreten können, weil immer noch Blutgruppenfaktoren vorhanden sind, die man nicht genügend erforscht hat und die man daher nicht erfassen kann. In diesen Fällen wird man auch dem Arzt kein Verschulden zuschreiben können. Als Mindestforderung und Untersuchung bei Spendern und Empfängern wird man die A-B-0-Blutgruppenzugehörigkeit einschließlich der Untergruppen, die Bestimmung der Rh-Faktoren und den Kreuzversuch in Kochsalz- und Plasmamilieu fordern müssen.

Nur am Rande sei hier erwähnt, daß gelegentlich die Übertragung einer Lues oder anderer Infektionen, z. B. einer Hepatitis oder eines Fleckfiebers durch eine Transfusion, zu Rechtsansprüchen des Patienten gegen den Arzt führen kann, und diese begründet sind, sofern dieser die erforderliche Sorgfalt hat vermissen lassen.

So kam einmal eine Patientin mit einer schweren erworbenen hämolytischen Anämie in meine Behandlung, die als Nebenbefund eine Lues II sero-positiva zeigte. Es stellte sich heraus, daß wegen der Anämie in einem anderen Krankenhaus vorher drei Bluttransfusionen gemacht worden waren, zwei von regelrecht untersuchten und überwachten Spendern, die dritte von einer Arzttochter, die im Krankenhaus famulierte und die man nicht zu untersuchen für nötig gehalten hatte. Die spätere Untersuchung der Spenderin ergab eine Lues. Die Ersatzansprüche der Empfängerin gegen den Arzt wurden anerkannt.

Hierher gehören schließlich dann auch noch die *kindlichen Erythroblastosen*, die bekanntlich ganz überwiegend durch Unstimmigkeiten im Rh-System zwischen Mutter und Kind hervorgerufen werden. Sie sind gelegentlich Gegenstand einer ärztlichen Begutachtung bei Haftpflichtansprüchen (Arzthaftpflicht s. Bd. I, S. 85 ff.).

Erythrozytenzerstörung durch chemische Blutgifte. Durch Einwirkung verschiedener chemischer Substanzen kann eine Reihe von Symptomenkomplexen am roten Blutbild entstehen. Es ist das die schon vorher erwähnte Aplasie, die Blutbildungsstörung mit oder ohne Panmyelophthise; es ist das ferner die Zyanose durch Met-Hämoglobin- oder auch Sulf-Hämoglobinbildung, die häufig mit Innenkörperbildung vergesellschaftet ist, und es sind das schließlich die hämolytischen Anämien. HEUBNER hat für das Met-Hämoglobin die Bezeichnung Hämiglobin vorgeschlagen. Met- und Sulf-Hämoglobinbildung erfolgen gewöhnlich intraglobal und sind grundsätzlich reversibel; manchmal sind sie allerdings Vorstufen oder Begleiterscheinung einer tiefer greifenden Schädigung mit Hämolyse und damit auch Anämisierung. Innenkörperbildung und Met-Hämoglobinämie treffen häufig beim gleichen Patienten zusammen. Sie haben aber offenbar grundsätzlich nichts miteinander zu tun. Man weiß heute auch, daß die Innenkörperbildung eine Verklumpung von Stroma-Substanzen, nicht etwa von Hämoglobin ist. Aus einer Arbeit von LANE ist ein Schema wiedergegeben (Abb. 2), das in recht anschaulicher Weise das Auftreten der einzelnen Blutveränderungen bei Einwirkung einiger chemischer Substanzen darstellt (s. S. 708; u. vgl. S. 563).

Man sieht daraus, daß die Dinge sich zum Teil überschneiden und kaum ein Stoff

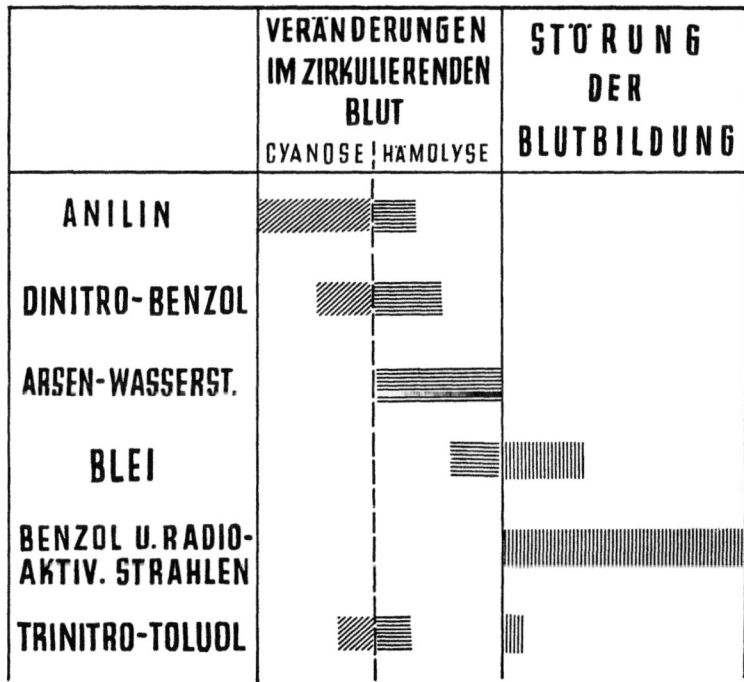

Abb. 2. Wirkung gewerblicher Gifte auf das Blut (nach LANE)

sich nur auf einen der Symptomenkomplexe beschränkt. Im folgenden soll daher nicht von den Symptomen, sondern von den einzelnen Stoffen ausgegangen und kurz beschrieben werden, welche Blutveränderungen bei deren Einwirkung zu erwarten sind. Dabei sollen hier nur stichwortartig die einzelnen Blutsymptome aufgezählt werden, da wohl alle diese Stoffe an einer anderen Stelle dieses Handbuches noch ausführliche Erwähnung finden werden.

Bei *Bleieinwirkung* kommt es ziemlich regelmäßig zu einer basophilen Tüpfelung der Erythrozyten. Das Symptom ist aber keineswegs spezifisch. Bei schweren Anämien aller Art kann man es immer wieder einmal beobachten. Wenn es aber ohne und mit nur geringfügiger Anämie auftritt, dann ist das Symptom außerordentlich verdächtig auf Bleieinwirkung. Im übrigen verschwindet es gewöhnlich einige Tage oder Wochen nach Aufhören der Bleieinwirkung. So war es völlig abwegig, daß in einem Gutachten eine Schrumpfniere mit Urämie und Anämie deswegen als Folge einer vor Jahrzehnten vorausgegangenen Bleivergiftung angesehen wurde, weil im Blut basophil punktierte Erythrozyten gefunden wurden. Anämien kommen durch Blei vor, sind aber zumindest in erheblichem Maße nicht häufig; anscheinend sind sie teils hämolytisch, teils aplastisch. Die ziemlich regelmäßige Ausscheidung von Koproporphyrin III geht, ebenso wie bei den idiopathischen Porphyrinurien, nicht mit einer Anämie einher. Dieses Symptom ist offenbar nicht Ausdruck einer gestörten Hämoglobinsynthese.

Quecksilber-, Mangan-, Chrom-, Arsen-, Phosphor- und Thalliumeinwirkung führt nicht häufig zu deutlichen Blutveränderungen.

Arsen-Wasserstoff führt zu schweren akuten Hämolysen, manchmal mit Anurie, Urämie und nachfolgender Isosthenurie, also genau den gleichen Symptomen, wie sie auch sonst bei derartigen Blutzerstörungen auftreten.

Gold und *Salvarsan* führen gewöhnlich zu einer Panmyelopathie, wobei besonders die Erkrankungen nach therapeutischer Goldeinwirkung als außerordentlich bösartig bekannt sind. Die Salvarsanpanmyelopathien können unter konsequenter Transfusionsbehandlung ausheilen, auch wenn der Zustand zunächst sehr schwer erscheint. Es kommen aber auch isolierte Störungen in Form einer Agranulozytose und einer Thrombopenie vor.

Nitrite, wie sie zum Pökeln benutzt werden, die aber auch im Nitroglyzerin, im Amylnitrit und in anderen Medikamenten enthalten sind, führen meist nur zu einer Met-Hämoglobinämie, gewöhnlich ohne Innenkörperbildung und auch ohne Anämie.

Kalium-Chlorat, das früher oft als Gurgelmittel benutzt wurde, führt zur Met-Hämoglobinämie, eventuell auch zur Blutzerstörung und dann zur Met-Hämoglobinurie.

Benzol, Toluol und *Xylol* führen nicht selten zur Panmyelopathie, und zwar oft erst nach einer langen Reihe von Jahren (S. 563, 708). In ganz seltenen Fällen ist auch eindeutig das Entstehen einer Leukämie im Anschluß an Benzoleinwirkung beobachtet worden. Immer wieder muß betont werden, daß die Benzinvergiftung toxikologisch nichts mit der Benzolvergiftung zu tun hat und daß durch Benzin Blutschäden nicht auftreten (s. a. Bd. I, S. 277).

Die *Nitro-Benzole*, d. h. Dinitro-Benzol und Trinitrotoluol führen zur Innenkörperanämie, meist mit Met-Hämoglobinämie, ebenso das Anilin und das Antifebrin oder Azetanilid.

Manche *Sulfonamide* können sowohl zu einer Panmyelopathie wie auch zu einer isolierten Agranulozytose oder Thrombopenie führen, wie endlich auch zu einer Met-Hämoglobinämie mit Zyanose, meist ohne wesentliche Anämie.

Urethan, Stickstoff-Lost, Triethylenmelamin (TEM) und andere Zytostatika führen bei einer Überdosierung, die bei der geringen therapeutischen Breite dieser Stoffe leicht möglich ist, zu einer oft tödlichen Panmyelopathie.

Die Polyzythämie und die Polyglobulien

Die Fälle mit Vermehrung der roten Blutkörperchen und des Hämoglobins spielen zahlenmäßig eine wesentlich geringere Rolle als die Verminderungen, die Anämien. Trotzdem müssen sie auch hier berücksichtigt werden. Zunächst ist davon der Zustand abzugrenzen, bei dem nur eine Erhöhung der Konzentration durch Bluteindickung vorliegt, wie es etwa bei einem Brechdurchfall der Fall ist (Pseudopolyzythämie). Dieser Zustand ist aber immer nur vorübergehender Natur; der Organismus hat offenbar das Bestreben, möglichst rasch die alte Blutmenge aufzufüllen und dadurch die Eindickung wieder auszugleichen.

Unter den echten Vermehrungen müssen wir, wie überall in der Hämatologie, die symptomatischen Veränderungen von den essentiellen unterscheiden, obwohl das gerade hier gelegentlich gewisse Schwierigkeiten macht. In der Nomenklatur hat man sich ziemlich weitgehend dahin geeinigt, die symptomatischen Erythrozytenvermehrungen als Polyglobulien, die eigentliche essentielle Erythrozytenvermehrung aber als Polycythaemia vera zu bezeichnen. Ein großer Teil der Polyglobulien ist offenbar kompensatorischer Natur. So finden wir Vermehrungen des Hämoglobins und der roten Blutkörperchen bei manchen angeborenen, seltener bei erworbenen Herzfehlern, bei gewissen Fällen von Emphysem, bei manchen Fällen von Kyphoskoliose und schließlich bekanntlich auch bei Menschen, die in großen Höhen leben. In allen diesen Fällen versucht der Organismus offenbar, den gestörten Sauerstofftransport durch eine Vermehrung der Transportmittel, eben der Erythrozyten, auszugleichen. Das ist wichtig, weil alle Bemühungen, die erhöhten Blutwerte in diesen Fällen herabzusetzen, das Kompensationsbestreben des Organismus empfindlich stören. Derartige Versuche müssen daher unter allen Umständen vermieden werden. Im übrigen können solche Polyglobulien der erste Hinweis auf das zugrunde liegende Leiden sein. Auch gutachtlich kann die Feststellung einer Begleitpolyglobulie unter Umständen von Bedeutung sein, weil sie darauf hinweist, daß die Grundkrankheit schon zu nicht unerheblichen Folgezuständen im Organismus geführt hat, also sicher nicht ganz harmloser Natur ist.

Eine zweite Gruppe von Polyglobulien sind diejenigen, die ich als regulatorische bezeichnet habe und die auch in der Begutachtung eine gewisse Rolle spielen. Es sind das Fälle, bei denen, teils bei innersekretorischen Störungen, teils bei Hirnerkrankungen, eine Vermehrung der Erythrozyten und des Hämoglobins eintritt. Es scheint so, daß hier tatsächlich Störungen des normalen Regulationsmechanismus vorliegen, die diese vermehrte Bildung und damit das erhöhte Niveau der Blutkörperchen erklären. Man findet solche Zustände z. B. beim Morbus Cushing, bei manchen Stammhirnerkrankungen, auch bei Fällen, die eine Kohlenoxydvergiftung mit Hirnschädigung durchgemacht haben. Gelegentlich scheint es auch nach schweren Hirntraumen zu solchen Veränderungen zu kommen. Sie geben dann einen diagnostischen Hinweis darauf, daß offenbar das Gehirn von einem nicht unerheblichen Trauma getroffen ist, und können so die klinische Diagnose unterstützen.

Gelegentlich kann es schwierig sein, diese regulatorischen Polyglobulien von der echten Polyzythämie abzugrenzen. Bei dieser handelt es sich sicher überwiegend – wenn nicht überhaupt in allen Fällen – um eine konstitutionelle, wahrscheinlich teilweise auch erbliche Krankheit. Man weiß noch nicht, warum es bei diesen Fällen zu der überschießenden Erythrozytenbildung kommt. Möglicherweise liegt hier auch eine Regulationsstörung vor. Um eine echte Tumorbildung, wie man sie für die Leukämien heute vielfach vermutet, scheint es sich dabei nicht zu handeln. Im Gegensatz zu den Polyglobulien greift die Veränderung in sehr vielen Fällen auch auf die Leukozyten und Thrombozyten über, und es kommt zu einer mehr oder minder ausgeprägten Leukozytose und Thrombozytose. Letztere kann sich verhängnisvoll durch Thrombenbildung auswirken, die unter Umständen durch Embolien den Tod des Patienten herbeizuführen vermag (vgl. Bd. I, S. 300).

Während bei den Polyglobulien die Blutmenge im allgemeinen nicht oder nur unwesentlich vermehrt ist, findet man bei den Polyzythämien ziemlich regelmäßig eine sehr erhebliche Vermehrung der Blutmenge, oft auf ein Mehrfaches des Normalen. Das Knochenmark ist außerordentlich zellreich, merkwürdigerweise stehen hier die Megakaryozyten oft stark im Vordergrund. Man kennt für die echte Polyzythämie keine Ursache und hat guten Grund, anzunehmen, daß sie auch unabhängig von äußeren Einflüssen verläuft. Für die Annahme von Kausalzusammenhängen zwischen Krieg, Unfällen und Berufserkrankungen auf der einen und einer Polyzythämie auf der anderen Seite ist daher kein Anlaß.

Die Krankheit hat bekanntlich nicht die Bösartigkeit der Leukämien, mit denen man sie zu Unrecht gelegentlich in Parallele setzt. Das Analogon der Leukämien im roten Blutbild sind die seltenen akuten (DI GUGLIELMO) und extrem seltenen chronischen Erythroblastosen (HEILMEYER). Die Polyzythämie braucht grundsätzlich nicht zum Tode zu führen. Da aber in Form von Thrombosen und Embolien, in Form von Hirnhämorrhagien und in Form von Herzschwäche sehr oft gefährliche Komplikationen eintreten, so ist das Leben der Patienten mit diesem Leiden doch meist sehr gefährdet. Das ist ein Grund mehr, daß man mit allen Mitteln versuchen muß, den krankhaften Blutbefund in Ordnung zu bringen. Nachdem früher Versuche mit Aderlässen, Phenylhydrazin, Benzol, Röntgenbestrahlung und anderen Mitteln mehr oder minder fehlgeschlagen sind, ist es in den letzten Jahren mit Hilfe des radioaktiven Phosphors gelungen, die Fälle fast alle zu einem hohen Grade zu normalisieren. Die Patienten sind dann weitgehend arbeitsfähig.

Die starke Leukozytose bei Polyzythämien kann oft die Differentialdiagnose zu einer echten Leukämie mit polyglobulen Erythrozytenwerten schwer machen. Darüber hinaus kann es aber im weiteren Verlauf der Krankheit auch zu einem Umschlag in eine echte myeloische Leukämie oder eine Myeloblastenleukämie kommen. Es ist noch umstritten, ob auch völlig unbehandelte Fälle diesen Umschlag zeigen, und es wird gelegentlich behauptet, daß weniger die Krankheit als solche als die Therapie, nämlich die Röntgenbestrahlung bzw. die Behandlung mit radioaktivem Phosphor, diese natürlich immer tödliche Komplikation bewirken. Sicher ist aber, daß die beiden Zustände in einem inneren kausalen Zusammenhang miteinander stehen. Hat man daher ausnahmsweise Grund, die Polyzythämie mit irgendwelchen äußeren Umständen in Verbindung zu bringen, die für den Patienten eine versorgungsrechtliche Bedeutung haben, dann muß man auch die nachfolgende Leukämie und damit den Tod auf die gleiche Ursache zurückführen.

Während früher behandelte wie unbehandelte Polyzythämiker mehr oder minder invalide waren, gelingt es heute in einem großen Teil der Fälle, sie durch P^{32}-Behandlung so weitgehend zu kompensieren, daß die Mind. d. Erwerbsf. nur geringfügig ist und die Patienten volle Arbeit leisten können.

Die Porphyrien

Weil die Porphyrine einen wichtigen Baustein des Hämoglobulinmoleküls darstellen, rechnet man die Porphyrien vielfach zu den Blutkrankheiten, eigentlich zu Unrecht, denn so gut wie niemals kommt es bei diesen Zuständen zu einer Anämisierung oder anderen morphologischen Blutveränderungen. Bei den Porphyrien ist nicht nur die normalerweise sehr geringfügige Porphyrinausscheidung im Urin stark gesteigert, sondern sie ist vor allen Dingen auch qualitativ verändert. Es werden pathologische Porphyrine ausgeschieden, und zwar gewöhnlich solche vom Typ I, während normalerweise nur der Typ III vorkommt. Man hat an eine Art Entgleisung des Hämoglobinaufbaues gedacht, bei dem allerdings merkwürdigerweise die normale Blutbildung quantitativ und qualitativ immer vollwertig abläuft. Bei der akuten idiopathischen Porphyrinurie kommt es zu polyneuritischen oder auch zu abdominellen Erscheinungen mit Erbrechen und häufig auch psychischen Alterationen.

Ein ganz anderes Bild ist die kutane oder kongenitale Porphyrie, bei der es an den belichteten Hautstellen zu schwersten Erscheinungen kommt, die den Patienten meist zum Tode bringen. Auch die akute Porphyrie ist von einer hohen Letalität begleitet. Träger beider Formen dürften im allgemeinen völlig arbeitsunfähig sein. Für die Annahme kausaler Zusammenhänge besteht kein Anlaß (vgl. S. 569).

Die Hämochromatose

Auch über die Zugehörigkeit der Hämochromatose zu den Blutkrankheiten kann man streiten, denn hier stehen morphologische Blutveränderungen im allgemeinen nicht im Vordergrund. Die Symptomatologie setzt sich zusammen aus den Erscheinungen einer oft hypertrophischen Leberzirrhose, eines Diabetes mellitus und einer eigenartig dunklen Pigmentation der Haut. Es handelt sich dabei offenbar um eine Störung des Eisenstoffwechsels mit einer enormen Ablagerung von Hämosiderin in der Haut, in den verschiedenen parenchymatösen Organen, ferner im Herzmuskel und den innersekretorischen Drüsen. Die Pathogenese dieser Eisenstoffwechselstörung ist noch unklar, sicher liegt ihr keine abnorme Blutzerstörung zugrunde. Wahrscheinlich handelt es sich um eine abnorm starke Aufnahme von Eisen aus dem Darm (s. a. S. 565 ff.).

Es scheint, daß die Krankheit in der Nachkriegszeit zugenommen hat. Während es sich früher um ausgesprochene Seltenheiten handelte, sieht man das Krankheitsbild heute ziemlich häufig. Es ist von SCHWIETZER u. a. behauptet worden, daß das mit den Ernährungsverhältnissen nach dem Kriege zusammenhinge. Bekanntlich wird das Eisen gewöhnlich in Form von Ferritin in den Organen abgelagert. Diese Eiseneiweißverbindung mit einem verhältnismäßig geringen Eisengehalt ist sicher im Organismus wieder weiter verwendbar. Im Gegensatz dazu ist das Hämosiderin mit seinem viel höheren Prozentgehalt an Eisen wahrscheinlich eine irreversible Verbindung, die der Organismus nicht wieder verwerten kann (PRIBILLA u. a.).

SCHWIETZER hat nun die Theorie aufgestellt, wonach die primäre Ursache dieser Stoffwechselanomalie ein Mangel an Eiweiß sei und daß durch einen lang dauernden Eiweißmangelzustand wahrscheinlich das Leiden provoziert wird. Diese Theorie ist allerdings nicht unwidersprochen geblieben. Man wird aber bei einschlägigen Fällen, die z. B. langjährige Hungerperioden in Gefangenschaft durchgemacht haben, sehr ernstlich die Möglichkeit erwägen müssen, ob diese ursächlich für das Entstehen der Hämochromatose anzuschuldigen sind.

Mehrfach behauptet, wenn auch nicht unbestritten ist die Beobachtung von Hämochromatosen nach sehr gehäuften Bluttransfusionen. Wenn also das Leiden, das zu den Blutübertragungen Veranlassung gab, Wehrdienstbeschädigung ist, wird man das gelegentlich auch für eine später auftretende Hämochromatose tun müssen.

Die Erkrankungen des weißen Blutbildes

Die Leukämien

Unter den Erkrankungen des *weißen Blutbildes* stehen die *Leukämien* klinisch und auch versorgungsrechtlich stark im Mittelpunkt des Interesses. Es ist unendlich viel darüber gearbeitet und geschrieben worden, ob es sich bei den Leukämien um echte Tumoren handelt oder nicht. Im großen und ganzen neigen die Wissenschaftler heute zu der Auffassung, daß es sich dabei tatsächlich um Geschwülste handelt, allerdings um Geschwülste, die besondere Eigenarten haben, die sie von anderen Tumoren unterscheiden. Das ist kein Widerspruch zu der Annahme, daß auch Viren in der Ätiologie der Leukämien eine Rolle spielen könnten, denn auch andere Geschwülste, bei denen histologisch an der Geschwulstnatur kein Zweifel ist, werden heute auf eine Virusinfektion zurückgeführt. Wie bei anderen Tumoren spielt offenbar die Erblichkeit nur eine geringe Rolle. Allerdings ist auffällig, daß fast alle Einzelfälle bei familiärer Häufung von Leukämie chronische lymphatische Leukämien sind und von myeloischen Leukämien ein familiäres Vorkommen nur sehr selten berichtet wird. Vor ca. 10 Jahren ließ ich 106 Leukämiefälle aus meiner Klinik zusammenstellen. Nur einmal waren zwei gleichartig Kranke in einer Familie bekannt geworden; dieser geringe Prozentsatz dürfte durch ein zufälliges Zusammentreffen zu erklären sein.

Während aber nun andere Tumoren so gut wie immer monozentrisch beginnen und daher ein erhebliches Trauma, das den Patienten in einem gewissen Zeitabstand vor der Entstehung des Tumors gerade an dieser Stelle getroffen hat, immerhin die traumatische Ätiologie des betreffenden Tumors wenigstens diskutieren läßt, so liegt die Sache bei den Leukämien grundsätzlich anders. Diese sind so gut wie immer von vorneherein systematisch im ganzen Körper verbreitet. Eine Ausnahme machen nur gewisse seltene Fälle von lymphatischer Leukämie, die ein Vorstadium in Form eines umschriebenen Lymphosarkoms haben. Das sind aber große Ausnahmen. Auch als pathologisch-anatomischer Zufallsbefund ist es niemals gelungen, einen umschriebenen Beginn einer echten Leukämie zu beobachten. Da nun fast im ganzen Körper die Veränderungen mehr oder minder gleichzeitig auftreten, so werden sie sich häufig natürlich auch an Orten finden, an denen vorher der Körper von einem Trauma getroffen wurde. Deswegen eine traumatische Ätiologie anzunehmen, ist meines Erachtens abwegig. Das gilt auch für myeloische Leukämiker, die vorher von einem Trauma in der Milzgegend getroffen wurden. Für den Laien und auch in einem gewissen Grade für den zunächst untersuchenden Arzt ist zwar bei der myeloischen Leukämie der Milztumor das imponierendste Symptom. Es handelt sich dabei aber in erster Linie um eine Erkrankung des Knochenmarks, und die Milz beteiligt sich erst in zweiter Linie an der Wucherung. Darum kann man niemals annehmen, daß ein Milztrauma etwa rückläufig zur Erkrankung des Knochenmarks geführt hat. Die Wucherung des Knochenmarks fällt aber dem Laien nicht auf, da die Kompakta kaum je angegriffen oder gar überschritten wird.

Nachdem einmal die Bezeichnung »traumatische Leukämie« geprägt ist, scheinen viele Ärzte anzunehmen, diesem Begriff müsse auch ein Tatbestand entsprechen. Demgegenüber möchte ich bezweifeln, daß es überhaupt traumatische Leukämien gibt.

Es ist auffallend, daß in meiner Gutachtensammlung kein Fall von chronischer myeloischer Leukämie sich findet, bei dem Versorgungsansprüche gestellt worden sind, aber 7 von chronischer lymphatischer Leukämie und etwa ebenso viele akute Leukämien. Dabei hat man teilweise die Krankheit mit einem Trauma in Verbindung gebracht, teilweise mit allgemeinen Einflüssen, vor allem des Krieges. Tatsächlich haben wir aber keinen Grund anzunehmen, daß Strapazen, Hunger, Infektionen und andere Dinge für die Erkrankung an Leukämie disponieren. Die statistischen Erfahrungen haben gezeigt, daß nach beiden Weltkriegen die Fälle von chronischer Leukämie weder während des Krieges noch in den Hungerzeiten nach dem Kriege zunahmen. Es besteht also kein Grund anzunehmen, daß derartige Dinge in der Ätiologie der Leukämie irgendeine Rolle spielen. Sehr oft finden wir Leukämiker, die den Krieg nicht mitgemacht haben und die, durch äußere Umstände begünstigt, niemals Hunger, Strapazen usw. über sich haben ergehen lassen müssen. In meinem großen Leukämiematerial finden sich Reiche wie Arme, Soldaten wie Zivilisten ganz unterschiedslos.

Sicher ist, daß in den meisten Fällen, in denen eine Leukämie angeblich durch ein Trauma ausgelöst wurde, die Bluterkrankung schon zur Zeit des Unfalles bestand. Diese Frage läßt sich allerdings nur dann eindeutig beantworten, wenn unmittelbar nach dem Unfall eine gründliche klinische und hämatologische Durchuntersuchung vorgenommen wurde. Leider geschieht das nur selten.

Bei dem auch unbeeinflußt sehr wechselvollen Verlauf der Leukämien ist es sehr schwer zu sagen, ob äußere Einflüsse richtunggebend den Gang der Krankheit verändert hätten. Von verschwindenden Ausnahmen abgesehen, wird man eine solche Einwirkung ablehnen müssen. – Sieht man die ältere Literatur über »traumatische Leukämien« durch, so muß man sich manchmal über die Naivität der Gutachter wundern, die ganz vage Möglichkeiten als Wahrscheinlichkeiten ansahen. Während des Krieges war man geneigt, bei grundsätzlich bösartig verlaufenden Krankheiten, wie Leukämien, Lymphogranulomen und auch bei malignen Geschwülsten einen Zusammenhang zu bejahen, nicht weil man wirklich davon überzeugt war, sondern vor allem aus psychologischen Gründen, weil es für den Kranken und für die Angehörigen völlig unverständlich wäre, daß ein Mensch gesund in den Krieg hineingeht und dort stirbt oder als Schwerkranker zurückkehrt und dann ein Zusammenhang zwischen Krieg und tödlicher Krankheit nicht bestehen soll. Eine einfache statistische Überlegung zeigt aber, daß selbstverständlich bei dem jahrelangen Kriegsverlauf eine gewisse Zahl von Menschen auch an diesen Krankheiten erkranken muß, auch wenn der Krieg nicht dazugekommen wäre. Das gilt in viel höherem Maße für die Leukämien als für andere maligne Tumoren, weil das Manifestationsalter der leukämischen Erkrankungen ein wesentlich niedrigeres ist als das der Karzinome. (Durchschnittsalter der chronischen myeloischen Leukämien 44, der chronisch-lymphatischen 54 Jahre [nach LINKE und ULMER].) Es besteht kein Anlaß, eine Häufung der Krankheiten im Kriege anzunehmen (s. a. Bd. I, S. 280).

Nur von ganz wenigen Einflüssen wissen wir, daß sie offenbar in der Lage sind, bei vorhandener Disposition eine Leukämie auszulösen. Das sind interessanterweise dieselben Dinge, die bei anderen Menschen, und zwar viel häufiger, eine Aplasie der Blutbildung hervorrufen. Es ist das vor allen Dingen die Einwirkung strahlender Energie in Form von Röntgen- oder Radiumstrahlen oder auch den Ausstrahlungen der Atombombe sowie von Benzol. So haben z. B. die Statistiken der amerikanischen Ärzte im allgemeinen und der Röntgenologen im besonderen eindeutig gezeigt, daß unter den letzteren die Zahl der Leukämien um ein Mehrfaches höher ist als in der Gesamtzahl der Ärzte gleicher Altersklassen (MARCH, PELLER und PICK). Das beweist, daß die Einwirkung kleinster Strahlenmengen (größere Strahlenmengen kommen bei den heutigen Schutzmaßnahmen kaum mehr vor) genügt, um eine Leukämie gegebenenfalls auszulösen. Auch vom Benzol ist sicher, daß nach Einwirkung auf den Körper gelegentlich akute oder chronische Leukämien entstehen (s. a. Bd. I, S. 276 ff.; Bd. II, S. 771).

Besonders schwierig ist das Problem der akuten Leukämien. Es ist für den Laien völlig unverständlich, warum ein Mensch oft aus voller Gesundheit plötzlich von dieser schauerlichen Krankheit befallen wird und nach kurzer Zeit daran stirbt. Dazu kommt noch eines: So gut wie immer wird von dem zunächst behandelnden Arzt eine falsche Diagnose gestellt, eine Grippe, eine Angina, ein Typhus oder andere Erkrankungen angenommen. An dieser Diagnose wird dann häufig auch festgehalten, wenn nachträglich die akute Leukämie erkannt ist, statt daß der Arzt zu der Erkenntnis kommt, daß die angebliche Vorerkrankung offensichtlich schon der Beginn der Leukämie war. Dadurch werden dann Zusammenhänge konstruiert, die einer kritischen Nachprüfung nicht standhalten. Für die akuten Leukämien gilt das gleiche wie für die chronischen. Wir kennen keine Lebensverhältnisse und keine Traumen, die mit einiger Häufigkeit in der Vorgeschichte dieser Patienten auftreten und von denen wir annehmen könnten, daß sie ursächlich etwas damit zu tun haben. Wir finden – wie bereits gesagt – akute Leukämien bei Wohlhabenden wie bei Armen, bei Gutgenährten wie bei Hungernden. Wir finden sie bei Menschen, die zahlreiche Infektionen überstanden haben, bei anderen, in deren Vorgeschichte wir keine Infektionen finden. Alle Spekulationen, daß derartige Dinge etwas mit der Entstehung der Leukämie zu tun haben könnten, müssen daher abgelehnt werden. Allerdings berichten fast alle Statistiken der Nachkriegszeit über ein starkes Ansteigen der Fälle von akuter Leukämie. Bestimmt geht davon aber ein großer Teil zu Lasten der besseren Diagnosestellung. Dazu kommt, daß die aussichtsreicheren Therapieversuche bei dieser Krankheit diese in den Mittelpunkt des klinischen Interesses gerückt haben. Auch das vermehrt automatisch die Zahl der erfaßten Fälle. Ob darüber hinaus noch eine echte Vermehrung besteht, scheint mir zweifelhaft. Sehr unübersichtlich sind die Beziehungen zwischen gewissen Tuberkuloseformen und akuten Leukämien. Es ist eine ganze Reihe von Fällen beschrieben worden, bei denen am Ende des Lebens bzw. bei der Sektion neben einer hämatogen disseminierten Tuberkulose das Bild einer Stammzellenleukämie gefunden wurde. Es ist noch unklar, ob solche Tuberkulosen gelegentlich derartige leukämoide Reaktionen machen können oder ob die Tuberkulose sich so hemmungslos ausbreitet, weil unerkannt schon einige Zeit die Leukämie bestand. Bei dieser Unklarheit würde ich zur Zeit gegebenenfalls den Tod als Unfall- bzw. Kriegsfolge anerkennen, wenn für die Tuberkulose eine solche Anerkennung vorliegt. Es gilt wiederum dasselbe, das schon bei den chronischen Leukämien erwähnt wurde, nämlich daß Röntgenstrahleneinwirkung und Benzol gelegentlich bei Disponierten Ursache zur Entstehung der akuten Leukämie werden können.

Sehr schwer ist die Arbeitsfähigkeit bei Leukämikern zu beurteilen. Selbstverständlich sind in allen vorgeschrittenen Stadien die Patienten völlig arbeitsunfähig. Man kann aber sehr häufig Leukämien zu einem Zeitpunkt diagnostizieren, wo der Patient praktisch noch nicht wesentlich von ihnen belästigt wird. Das gilt vor allen Dingen für chronisch-lymphatische Leukämien. Ich glaube, daß man den Patienten einen besseren Dienst tut, wenn man sie nicht auf diese Krankheit hin invalidisiert und sie wegen des weiteren zu erwartenden schweren Verlaufes der Krankheit vorzeitig aus der Arbeit herauszieht. Es geht auch nicht an, zu schließen, wie es so häufig geschieht, daß ohne den Krieg eine Leukämie nicht nur eher erkannt, sondern der Patient auch infolge der Behandlung länger gelebt hätte. Eine solche Folgerung ist nur ganz ausnahmsweise berechtigt. Es ist ganz sicher, daß eine leichte bis mittelschwere Arbeit den Verlauf der Krankheit nicht irgendwie ungünstig beeinflußt. Teilt man dem Patienten vorzeitig mit, was vorliegt, und weist ihn so auf die Prognose hin, die er jederzeit von Bekannten oder aus Büchern erfahren kann, so macht man ihn rein psychologisch zu einem schwerkranken Menschen, während er sonst noch lebensfreudig und arbeitsfähig, oft für Jahre, sein kann. Bei akuten Leukämien drängt sich das ganze Krankheitsbild ja meist viel kürzer zusammen, so daß dieses Problem nur selten gegeben sein wird. Es sei aber doch hier erwähnt, daß es auch Fälle mit »akuten« Leukämien gibt, die Wochen und Monate nur ganz unwesentlich durch diese Krankheit in ihrer Arbeitsfähigkeit beeinträchtigt werden, bis es dann, meistens recht akut, zu dem schweren Zusammenbruch der Blutbildung kommt. Mit Recht wurde daher vorgeschlagen, hier besser von Stammzellenleukämien zu sprechen.

Immer wieder wird das Problem aufgerollt, ob denn durch eine frühzeitigere Behandlung das Leben des Patienten wesentlich verlängert werden könnte. Demgegenüber muß betont werden, daß bei den chronischen Leukämien immer noch nicht endgültig bewiesen ist, daß durch unsere Behandlungsmaßnahmen eine wirkliche wesentliche Lebensverlängerung bewirkt werden kann. Es ist kein Zweifel, daß wir viele für den Patienten unangenehme und lästige Symptome zurückdrängen können, aber eine wirkliche Lebensverlängerung ist, wie gesagt, noch nicht bewiesen. Sicher ist, daß bei den akuten Leukämien das Leben der Patienten verlängert werden kann. Bei dem relativ kurzen Zeitraum, auf den sich das Geschehen aber zusammendrängt, spielt das gutachtlich wohl kaum eine wesentliche Rolle.

Das eosinophile Leukämoid

An dieser Stelle muß auch das sogenannte eosinophile Leukämoid erwähnt werden. Es gibt Autoren, die es zu den echten Leukämien rechnen. Ich möchte das nicht tun und glauben, daß neben chronischen und in seltenen Fällen auch akuten Leukämien, die mit starker Eosinophilie einhergehen, auch ein prinzipiell gutartiges Krankheitsbild vorkommt, das sich durch eine extreme Eosinophilie von 10 000, 20 000, eventuell bis 40 000 und mehr Zellen, häufig durch einen Milztumor und vor allem durch das Vorhandensein von allergischen Reaktionen auszeichnet. Die Fälle haben häufig Ekzem, Asthma, Urtikaria und andere Dinge, von denen man weiß, daß sie allergisch bedingt sind. Warum bei einer kleinen Zahl von Menschen diese eigenartig überschießende Reaktion zustande kommt und bei anderen, bei ganz gleichartigen Affektionen entweder gar keine oder nur eine unbedeutende Eosinophilie, weiß man nicht. Offenbar ist es eine Disposition, die sicher in vielen Fällen familiär ist, wie die Krankengeschichten der Menschen beweisen, bei denen Häufungen derartiger Zustände in einer Familie beobachtet wurden. Bei diesen Fällen steht die konstitutionelle Disposition völlig im Vordergrund und die äußere Ursache, wie etwa ein Ekzem oder eine andere allergische Krankheit, im Hintergrund, so daß man sie nicht versicherungsrechtlich als Ursache des Krankheitsgeschehens betrachten kann.

Es ist aber wichtig, das Bild zu kennen, um es differentialdiagnostisch von den arbeitsrechtlich und prognostisch ganz anders zu bewertenden Leukämien abzugrenzen, die bekanntlich auch manchmal mit erheblichen relativen und absoluten Eosinophilien einhergehen können.

Die infektiöse Mononukleose

Die infektiöse Mononukleose braucht hier nur am Rande besprochen zu werden, denn es herrscht heute Einigkeit darüber, daß es sich bei ihr um eine durch ein Virus hervorgerufene Infektionskrankheit handelt. Sie muß also bei den Infektionskrankheiten behandelt werden; sie ist allerdings eine, die ziemlich regelmäßig mit erheblichen Blutveränderungen einhergeht. Bemerkenswert ist sie u. a. dadurch, daß in gewissen Fällen die Differentialdiagnose gegenüber akuten Leukämien nicht ganz einfach ist, was für den Patienten sehr bedeutsam ist, da die akute Leukämie immer tödlich, die infektiöse Mononukleose praktisch immer gutartig ist. Neben dem Fehlen der Anämie, neben dem andersartigen weißen Blutbild kann man hier auch eine serologische Blutreaktion (PAUL- und BUNNEL-Test), differentialdiagnostisch heranziehen (s. a. S. 557).

Ich habe es mehrfach erlebt, daß von Ärzten auf Grund ungenügender Beurteilung der Blutbilder die falsche Diagnose »akute Leukämie« bei Kindern oder Jugendlichen mit infektiöser Mononukleose gestellt und den Eltern die Prognose mitgeteilt wurde. In einem Fall wurde z. B. den Eltern geraten, das Kind aus der Schule herauszunehmen, da es doch in Kürze sterben würde. Ich könnte mir vorstellen, daß aus einer solchen Situation gelegentlich zivilrechtliche Ansprüche erwachsen könnten. Es muß dann abgewogen werden, ob der Arzt die richtige Diagnose hätte stellen können.

Die Agranulozytose und die Granulozytopenie

Im Gegensatz zu den roten Blutkörperchen spielen bei den weißen die Verminderungen eine untergeordnete Rolle. Immerhin sind Fälle von extremer Verminderung der Leukozyten im allgemeinen, der Granulozyten im besonderen doch nicht ganz selten. Tritt diese Veränderung als essentielles Krankheitsbild auf, so spricht man von einer Agranulozytose, wobei man das Wort auf diejenigen Fälle beschränken sollte, bei denen zumindest zu Anfang nur die Leukozyten bzw. Granulozyten vermindert sind.

Andere Fälle, bei denen im Rahmen einer akuten Leukämie oder einer Panmyelopathie neben den normalen Leukozyten auch die Erythrozyten und Thrombozyten eine Verminderung zeigen, sollte man hier abgrenzen und als Granulozytopenie bezeichnen. Die reine Agranulozytose sieht man in erster Linie nach Pyramidon und verwandten Präparaten als allergische Reaktion. Eine toxische Genese kann hier sicher ausgeschlossen werden, denn es gelingt weder im Tier- noch im Menschenversuch, durch noch größere Dosen von Pyramidon eine Leukozytensenkung zu erreichen. Ist aber der Mensch einmal sensibilisiert, dann genügen kleinste Dosen, um Leukozytenstürze und schwerwiegende klinische Veränderungen zu erzeugen. Ist die Disposition einmal erworben, so scheint bei Neugabe des Mittels die Krankheit auch stets zu rezidividieren. Insofern unterscheidet sie sich von einer gleich zu besprechenden anderen Gruppe von Fällen.

Man muß heute von jedem Arzt verlangen, daß er diese Tatsachen kennt. Wenn daher bei einem Patienten, der mit einem entsprechenden Präparat behandelt wird, verdächtige klinische Erscheinungen auftreten oder wenn gar ein Blutbild gemacht und damit die Diagnose einer Agranulozytose sichergestellt ist und doch das betreffende Medikament weiter gegeben wird, so würde ich dies für fahrlässig halten.

Noch verhängnisvoller ist es, wenn bei einer Patientin die Sensibilisierung bekannt und trotz dieser Tatsache von einem Arzt von neuem ein gefährliches Medikament verordnet wird, wie man es leider immer wieder beobachtet. So zurückhaltend ich sonst mit der Anerkennung eines schuldhaften Verhaltens des Arztes bin, so würde ich als Gutachter vor Gericht mich in diesen Fällen nicht scheuen, hier ein solches anzunehmen (Arzthaftpflicht s. Bd. I, S. 85 ff.).

Da am häufigsten Fälle von akutem oder chronischem Gelenkrheumatismus Veranlassung zu einer länger dauernden Pyramidontherapie geben, sieht man den Zustand bei diesen Fällen verhältnismäßig oft. Ich meine daher, wenn der Gelenkrheumatismus oder eine entsprechende andere Krankheit versicherungsrechtlich mit Krieg oder anderen Ereignissen zusammengebracht werden muß, daß dann auch die infolge der Therapie auftretende Agranulozytose Wehrdienstbeschädigung ist, wenn man sich auch darüber klar sein muß, daß ohne die vorhandene Disposition eine solche Sensibilisierung gegen so häufig verwandte Medikamente nicht eintritt. So hatte ich vor kurzem einen 1897 geborenen Patienten zu begutachten:

Herbert G., bei dem im ersten Weltkrieg nach Verletzung der linke Oberschenkel amputiert werden mußte, während der rechte Fuß versteifte. Es sollen dauernde schmerzhafte Stumpfeiterungen bestanden haben, wogegen die Ärzte Quadronal verordneten. Er bekam dann 1953 eine tödliche Agranulozytose, offenbar weil er gegen das Mittel überempfindlich geworden war. Ich habe in diesem Fall den Zusammenhang bejaht.

Im übrigen ist glücklicherweise heute die Prognose durch die Behandlung mit Antibiotika, mit Transfusionen und mit ACTH ganz wesentlich gebessert, so daß nur ein kleiner Teil der Fälle an einer Agranulozytose zugrunde geht, während früher die überwältigende Mehrzahl starb. Diese eindeutig allergische, immer nur auf die Leukozyten beschränkte Agranulozytose sieht man in dieser Form eigentlich nur nach Pyramidon und verwandten Körpern. Sie tritt immer plötzlich auf. Es ist daher auch unmöglich, durch vorherige Leukozytenkontrolle das Ereignis vorauszusehen. Daneben gibt es eine Gruppe von Stoffen, die bei manchen Menschen bei länger dauernder Medikation in hoher Dosierung Leukopenie machen und schließlich auch Agranulozytose hervorrufen können. Der Prototyp ist das Methyl-thio-uracil. Es wird bekanntlich häufig und mit gutem Erfolg in der Behandlung der Hyperthyreosen verwandt. Auch hier wird man, falls die Hyperthyreose als Schaden anerkannt ist, die im Gefolge ihrer Therapie auftretende Agranulozytose anerkennen müssen. Auch die Knochenmarkshemmung durch Anwendung zytostatischer Mittel bei Patienten mit bösartigen Neubildungen manifestiert sich meist zuerst als Granulozytopenie im peripheren Blut. Schließlich kennt man eine große Gruppe von Stoffen, die häufig eine Panmyelopathie hervorrufen, die aber in anderen Fällen auch – oder wenigstens zunächst – nur einen Schwund der Granulozyten bewirken. Dazu gehören z. B. das Salvarsan, manche Sulfonamide, dann auch das Benzol. Besteht hier der Granulozytenschwund längere Zeit, dann kommt es im Gegensatz zur Pyramidonagranulozytose meist auch zur Anämie und Thrombopenie. So möchte ich annehmen, daß auch die reinen Agranulozytosefälle infolge dieser Medikamente wohl eigentlich als inkomplette Panmyelopathien anzusehen sind.

Die Lymphogranulomatose und andere maligne Lymphome

Die systematische Einordnung der Lymphogranulomatose hat von jeher große Schwierigkeiten gemacht. Während die Kliniker im allgemeinen geneigt sind, sie den bösartigen Tumoren zuzuordnen, weil sie einen diesen entsprechenden, immer letalen progredienten Verlauf haben und weil sie auf die gleichen Dinge, z. B. die Röntgenstrahlen, anzusprechen pflegen, neigen manche Pathologen mehr dazu, sie als infektiöse Granulome aufzufassen. Welche Ansicht die richtige ist, kann hier nicht entschieden werden. Auch bei dieser Krankheit werden naturgemäß häufig Schadenersatzansprüche gestellt. Da sie überwiegend im jugendlichen und mittleren Lebensalter (Durchschnittsalter 35,6 Jahre [LINKE und ULMER]) auftritt, d. h. in den Jahren, in denen die Patienten häufig zum Wehr- und Kriegsdienst einberufen sind, muß sie naturgemäß auch bei vielen Soldaten vorkommen. Das ist in der Tat in beiden Kriegen der Fall gewesen. Die statistische Erfahrung hat aber gelehrt, daß eine wesentliche Zunahme nach den Kriegen nicht eingetreten ist. Es läßt sich daher eine Förderung des Krankheitsausbruches durch Kriegsumstände nicht nachweisen. Während des Krieges und bald danach waren viele Autoren geneigt, den Kriegseinflüssen, z. B. gehäuften Infektionen usw., einen gewissen Einfluß zuzubilligen. Dieser ist aber sicher nur sehr geringfügig. Im ganzen gilt wohl grundsätzlich dasselbe wie bei den chronischen Leukämien, daß die Krankheit unabhängig von äußeren Umständen ihren Verlauf nimmt (s. S. 725).

Von einer gewissen Bedeutung ist sowohl bei den chronischen Leukämien wie beim Lymphogranulom die Frage, ob etwa durch Versäumnis einer rechtzeitigen Diagnose und damit einer wirkungsvollen Therapie eine Abkürzung des Lebens eingetreten ist. Während nun bei den Leukämien der Beweis, daß wirklich durch eine sachgemäße Behandlung eine wesentliche Lebensverlängerung hervorgerufen werden kann, noch nicht erbracht ist, scheint es beim Lymphgranulom doch so, daß bei einem Teil der Fälle eine gewisse Verlängerung zu erreichen ist, besonders seit die Röntgentherapie mit der Chemotherapie kombiniert wird (LINKE und ULMER).

Ein solcher Fall, wo wir auch einen Zusammenhang im Sinne der Verschlimmerung annahmen, war folgender:

Hermann Str., geboren 1909, war während des ganzen Krieges Soldat. 1944 wurde eine Halsdrüsenschwellung festgestellt, die aber nur ganz kurze Zeit im Lazarett beobachtet wurde. Dann wurde er ohne rechte Diagnose zur Truppe zurückgeschickt. Er geriet bald darauf in russische Gefangenschaft und blieb dort bis Ende 1945. Bei der Rückkehr wurde ein Lymphogranulom diagnostiziert, an dem er Ende 1946 starb. Da die Krankheit offensichtlich durch die Kriegsverhältnisse sowohl vor wie in der Gefangenschaft verschleppt worden und eine wirkungsvolle Therapie nicht eingeleitet worden war, wurde Wehrdienstbeschädigung im Sinne der Verschlimmerung wegen Nichterkennens und Nichtbehandelns angenommen.

Die Beurteilung der Erwerbsfähigkeit ist beim Lymphogranulom noch wesentlich schwieriger als bei den Leukämien. Ohne und häufiger noch mit Behandlung kann ein

Lymphogranulom in eine so weitgehende Remission hineinkommen, daß man jahrelang überhaupt nichts Krankhaftes an dem Patienten feststellen kann und er auch subjektiv völlig beschwerdefrei ist. In diesen Fällen scheint es trotz der schlechten Prognose unberechtigt, eine mehr oder minder große Mind. d. Erwerbsf. anzusetzen. Leider sind diese Remissionen immer nur vorübergehend. Es kommt stets zu tödlichen Rezidiven.

Was vom Lymphogranulom gilt, muß im großen und ganzen auch von den anderen systematischen Erkrankungen des lymphatischen Systems und des Retikuloendothels gesagt werden, also von den unspezifischen Retikulosen und von den Retikulosen mit Speicherung. Unter diesen fällt die Gaucher'sche Krankheit insofern heraus, als sie eine sichere Erbkrankheit ist, bei der äußere Umstände wohl überhaupt nicht in Frage kommen.

In letzter Zeit hat das sogenannte *großfollikuläre Lymphoblastom* oder die Brill-Symmer'sche Krankheit vermehrte Aufmerksamkeit gefunden. Eine gute Zusammenfassung unserer Kenntnisse über die Krankheit geben WESSELEY-MEIN und Mitarbeiter. Es handelt sich dabei um einen Zustand mit mehr oder minder ausgedehntem Befall zahlreicher Lymphknoten, häufig auch der Milz und der Leber, die oft makroskopisch, immer aber mikroskopisch ein follikelartiges Bild zeigen, das offensichtlich durch Wucherungen retikulo-endothelialer Elemente hervorgerufen wird. Das Eigenartige bei den Zuständen ist, daß trotz des oft ausgedehnten Befalls das Allgemeinbefinden nur sehr wenig gestört ist, daß Blutbild, Senkung und Temperatur mehr oder minder normal sind, daß das Körpergewicht, Allgemeinbefinden usw. kaum Beeinträchtigung zeigen. In diesem benignen Anfangsstadium können die Fälle jahrelang bleiben. Auf Röntgenbestrahlungen pflegen die Veränderungen ausgezeichnet anzusprechen und zurückzugehen. Sie kommen aber regelmäßig nach einiger Zeit wieder, und früher oder später, nach Jahren, gelegentlich auch erst nach Jahrzehnten, kommt es dann zu einem malignen Stadium, das sich schließlich von einem Lymphosarkom nicht mehr unterscheiden läßt. Ob es eine eigene Krankheit ist oder ob es sich um ein Vorstadium anderer Krankheitsbilder handelt, ist noch nicht endgültig entschieden. In jedem Fall gilt auch hier dasselbe, was beim Lymphogranulom gesagt wurde, daß ein Zusammenhang mit äußeren Einflüssen wohl kaum in Frage kommt. Die objektive Beeinträchtigung der Arbeitsfähigkeit ist oft lange Zeit trotz der starken Veränderungen der lymphatischen Organe gering.

Das Myelom oder Plasmozytom

Die klinische Erkennung und häufige Früherkennung des multiplen Myeloms hat in den letzten 20 Jahren außerordentlich große Fortschritte gemacht. Durch die Möglichkeit der Knochenmarkentnahme beim Lebenden und durch die genauen Serumuntersuchungen erkennt man heute vielfach schon Myelome in einem Stadium, in dem sie klinisch kaum Erscheinungen machen. Ich möchte annehmen, daß die Zunahme dieser Fälle, die in den meisten Kliniken beobachtet wird, nur eine scheinbare ist und durch die bessere klinische Diagnostik vorgetäuscht wird. Man weiß aus diesen Feststellungen, daß das so bösartige Myelomleiden oft jahrelang völlig latent verlaufen kann, ohne daß der Träger der Krankheit überhaupt etwas davon weiß.

So behandelte ich vor Jahren den Generaldirektor eines großen Industrieunternehmens wegen eines Myeloms. 5 Jahre vor dem Auftreten wesentlicher, anderer objektiver und subjektiver Erscheinungen wurde bereits durch Zufall bei ihm eine sehr beschleunigte Senkung gefunden, für die man eine Erklärung nicht geben konnte, obwohl alle diagnostischen Mittel, mit Ausnahme allerdings der damals noch nicht entwickelten Immunelektrophorese, zur Verfügung standen. Retrospektiv war das offensichtlich schon das erste Symptom des Myeloms, das bekanntlich u. a. durch die sogenannte maximale Senkung charakterisiert ist.

Traumen und sonstige auf den Körper einwirkende Ereignisse können natürlich in diesem Zeitraum der Latenz den Patienten treffen und werden dann leicht als Ursache der Krankheit angesehen, die in Wirklichkeit schon längst bestand. Dazu einige Gutachtenbeispiele:

Der Patient J. erlitt im Oktober 1949 eine Splitterverletzung am Kleinfinger. Die Wunde entzündete sich sehr stark, mußte inzidiert und im Krankenhaus dann der Finger amputiert werden. Schon unmittelbar nach dem Unfall fand sich reichlich Eiweiß im Urin und eine maximale Blutsenkung von 115/141 mm n. W. Der Patient fühlte sich damals nach Heilung der Verletzung angeblich völlig wohl und erkrankte erst im März 1950 wieder. Bald darauf wurde dann die richtige Diagnose eines Plasmozytoms gestellt. Der erste begutachtende Arzt nahm an, daß die septische Infektion am Finger Ursache des Plasmozytoms gewesen sei. Bei kritischer Durchsicht der Krankengeschichte muß man aber zu dem Schluß kommen, daß bestimmt damals im Oktober 1949 das Myelom schon bestanden hat, daß die ungewöhnlich hohe Senkung und die Albuminurie bereits Ausdruck dieser Erkrankung waren und daß der bösartige Verlauf der Verletzung wahrscheinlich bereits durch das Myelom hervorgerufen wurde. Der im Mai 1950 erfolgte Tod konnte daher nicht als direkte oder indirekte Unfallfolge angesehen werden.

Ein weiteres Gutachten ist folgendes:

Der Patient Nikolaus R. hatte am ganzen Kriege teilgenommen. 1943/44 war er wiederholt in Lazaretten wegen Wolhynischem Fieber, ebenso später in englischer Gefangenschaft, aus der er im Jahre 1945 entlassen wurde. Auch in späteren Jahren nach dem Kriege will er immer wieder Fieberanfälle und Schmerzen im Rücken und im Becken gehabt haben. Man weiß heute, daß das Wolhynische Fieber oft viele Jahre nach der Erstinfektion noch Rückfälle machen kann. Später wurden die Rückenschmerzen so stark, daß der Patient Antrag auf Invalidisierung stellte. Es wurde zunächst nur eine hochgradige Osteoporose angenommen, bald darauf aber festgestellt, daß sich dahinter tatsächlich ein Myelom verbarg. Die Erscheinungen waren so schwer, daß kein Zweifel an der Invalidität bestand. Der Zusammenhang mit dem Kriegsdienst mußte allerdings abgelehnt werden. Wenn es auch in diesem Fall sehr schwer war, festzustellen, wann die Knochenschmerzen durch das Wolhynische Fieber aufhörten und wann die Schmerzen durch das Myelom einsetzten, zumal der Patient natürlich interessiert war, seine Myelomschmerzen möglichst weit in die Vergangenheit hineinzuprojizieren, so besteht doch kein Anhalt dafür, daß eine Infektion durch Wolhynisches Fieber oder anderer Art imstande ist, ein Myelom hervorzurufen.

Wie bei der Knochenkarzinose, so wird auch häufig beim Myelom das Auftreten von Frakturen mit Unfällen in Verbindung gebracht. Nimmt man aber die Anamnese der Fälle genauer auf, so stellt sich allerdings gewöhnlich heraus, daß der sogenannte Unfall eine körperliche Belastung war, die nicht über die tägliche Bewegungsanstrengung hinausging, und daß die fast ausschließliche Ursache der Fraktur darin zu sehen war, daß der Knochen durch die Geschwulst zur Fraktur vorbereitet war und es sich mit anderen Worten um eine Spontanfraktur gehandelt hat (s. a. Bd. I, S. 332).

Ganz kurz muß hier nur die Makroglobulinämie von WALDENSTRÖM erwähnt werden, die häufig mit dem Myelom auf der einen, mit der lymphatischen Leukämie auf der anderen Seite verwechselt wird, aber offenbar von beiden wesensverschieden ist. Auch hier kommt es zur Wucherung von Zellen, die den Lymphozyten sehr ähnlich sehen, aber offenbar kleine Retikulumzellen sind. Die Verwechslung beruht vor allen Dingen darauf, daß die Serumveränderungen, d. h. die extrem beschleunigte Senkung, die Vermehrung eines Globulinanteiles, die positive Takata-Reaktion usw. bei beiden Krankheiten sehr ähnlich sind. Gutachtlich gelten die gleichen Gesichtspunkte wie beim Myelom.

Hämorrhagische Diathesen

Die hämorrhagischen Diathesen spielen deswegen in der Begutachtung eine gewisse Rolle, weil gelegentlich angenommen wird, daß die tatsächlich durch diese abnorme Blutungsbereitschaft hervorgerufenen Blutungen traumatischer Art seien. Deswegen ist ihre Kenntnis und Berücksichtigung bei Krankheiten, die mit irgendwelchen Blutungen einhergehen, von besonderer Bedeutung.

Die Hämophilie und verwandte Krankheiten

Zunächst sei die *Hämophilie* oder Bluterkrankheit kurz besprochen. Es kann heute nicht mehr der geringste Zweifel darüber bestehen, daß es sich dabei um eine reine Erbkrankheit handelt, deren rezessiv-geschlechtsgebundener Erbgang in allen Einzelheiten bekannt ist. Diese echte Hämophilie verläuft völlig unabhängig von äußeren Einflüssen und kann daher niemals mit Kriegsdienst, Traumen und anderen Dingen in Beziehung gesetzt werden. Sehr schwierig ist natürlich unter Umständen die Frage zu beantworten, wie traumatische hämophile Blutungen zu beurteilen sind. Im allgemeinen wird man wohl der Hämophilie einen so überwiegenden Anteil an der Entstehung der Blutungen zuweisen müssen, daß das Trauma nur eine untergeordnete Rolle als unwesentliche Gelegenheitsursache spielt. Das gilt vor allem auch von den Gelenkblutungen der Hämophilen (s. a. Bd. I, S. 379).

Sehr schwierig ist die Mind. d. Erwerbsf. von Hämophilen zu beurteilen. Manche Kranke sind natürlich durch chronische Gelenkveränderungen so stark behindert, daß Berufs- oder gar Erwerbsunfähigkeit anzunehmen ist. Bei anderen ist die objektive Behinderung viel geringfügiger. Durch die Notwendigkeit, zur Verhütung von Blutungen sich weitgehend schonen zu müssen, kann doch ein mehr oder minder hoher Grad von Mind. d. Erwerbsf. angenommen werden.

Nachdem man erkannt hatte, daß es zweifellos mehr als die vier klassischen Gerinnungsfaktoren gibt, stellte man auch bald darauf entsprechende Krankheiten durch Mangel dieser Faktoren, im wesentlichen der Faktoren V, VI und VII, fest. Daneben gibt es hämophilieartige Bilder, die nicht durch Mangel an einem solchen Faktor, sondern durch ein Zuviel an einem der gerinnungshemmenden Faktoren – wobei es sich manchmal, aber nicht immer um Heparin handelt – hervorgerufen werden. Alle diese Bilder werden vielfach unter dem Sammelbegriff der Pseudo- oder Parahämophilie zusammengefaßt. Sie zeigen im allgemeinen nicht den Erbgang der echten Hämophilie; zum Teil sind es Erbleiden, zum Teil Leiden, die erst im Laufe des Lebens entstehen.

Man weiß aber nur sehr wenig über ihre Ursache, so daß Zusammenhänge mit anderen Krankheiten und Einwirkungen nur mit größter Vorsicht angenommen werden dürfen.

Die Osler'sche Krankheit

Ebenso wie die Hämophilie ist die Osler'sche Krankheit eine rein endogene Krankheit, und zwar eine solche, die dominant vererbt wird. Bei ihr kommt es bekanntlich gehäuft zum Nasenbluten, zu Teleangiektasien an den Wangen und anderen Haut- und Schleimhautstellen, manchmal auch neben dem Nasenbluten zu schweren, unter Umständen letalen Blutungen aus Magen, Darm, Harnwegen und anderen Körperstellen. Traumen spielen bei der Entstehung dieser Blutungen meist keine Rolle. Die Krankheit ist rein endogen und das Auftreten der Blutung offenbar unabhängig von äußeren Einwirkungen. Kausalzusammenhänge können also hier nicht konstruiert werden. Manche Patienten werden von dem Leiden nur wenig belästigt, andere, namentlich solche mit Blutungen aus anderen Quellen als aus der Nase, sind völlig und dauernd arbeitsunfähig, zumal es ein sicheres Mittel gegen die Blutungen nicht gibt.

Die Werlhof'sche Krankheit

Das vorher Gesagte gilt nicht in dem gleichen Maße von der Werlhof'schen Krankheit, der Blutfleckenkrankheit oder essentiellen Thrombopenie. Bei der eigentlichen essentiellen oder kryptogenetischen Krankheitsform dieser Art weiß man allerdings kaum etwas über die Genese. Nur scheint Erblichkeit keine wesentliche Rolle zu spielen. Ein ganz gleichartiger Symptomenkomplex in akuter Form, ein sogenanntes symptomatisches Werlhof-Syndrom, kann aber bei den verschiedensten Zuständen auftreten, z. B. bei Überempfindlichkeit gegenüber Medikamenten, etwa Sedormid oder Salvarsan. Diese symptomatischen Werlhof-Syndrome sind also durch äußere Umstände hervorgerufen. Ist die Medikation, die das Syndrom hervorruft, durch einen Schaden veranlaßt, der seinerseits entschädigungspflichtig ist, so wird man auch das Werlhof-Syndrom als solches anerkennen müssen. Im übrigen sind diese Werlhof-Syndrome im Gegensatz zur essentiellen konstitutionellen Blutfleckenkrankheit im allgemeinen vorübergehend und flüchtig, so daß ein Dauerschaden dafür kaum in Frage kommt.

Die Mind. d. Erwerbsf. beim chronischen konstitutionellen Werlhof kann nur von Fall zu Fall beurteilt werden. Manche Fälle müssen jedenfalls als dauernd oder wegen der oft im Lauf des Lebens auftretenden spontanen Besserung als vorübergehend berufsunfähig angesehen werden.

Der Skorbut

Die hämorrhagische Diathese durch C-Avitaminose, der Skorbut, ist heute praktisch verschwunden. Merkwürdigerweise hat diese Krankheit auch im letzten Krieg und in den Hungerjahren der Nachkriegszeit keine wesentliche Rolle gespielt, obwohl die Zufuhr von Vitamin C bei vielen Menschen außerordentlich gering war. Man hat das darauf zurückgeführt, daß bei gleichzeitigem Eiweißmangel der Bedarf des Organismus an Vitamin C stark zurückgeht. Ob diese Deutung richtig ist, steht noch nicht fest. Tatsache ist aber, daß bei den vielen Hungerkranken nach dem Kriege trotz fast völlig fehlender Vitamin-C-Zufuhr kaum je ein Skorbut auftrat. Da es sich im übrigen um eine gut heilbare Krankheit handelt, dürfte sie auch kaum je versorgungsrechtliche Bedeutung haben.

Ganz abwegig ist es meines Erachtens, wie es immer wieder geschieht, die Parodontose und andere Erkrankungen des Zahnfleisches und des Zahnes als eine C-Hypovitaminose aufzufassen. Das läßt sich schon dadurch widerlegen, daß ein schweres Vitamin-C-Defizit beim Skorbut sich mit verhältnismäßig kleinen Vitamin-C-Dosen beheben läßt, während Parodontosen und ähnliche Erkrankungen im allgemeinen auch durch große und langfristig gegebene C-Dosen nicht nennenswert beeinflußt werden können (s. a. Bd. I, S. 801; Bd. II, S. 509).

Ganz überwiegend endogen dürften auch die *Schönlein-Henoch'sche Purpura* und die mit ihr verwandte *hyperglobulinämische Purpura von Waldenström* sein. Bei beiden kommt es schubweise, vielfach zusammen mit Leibbeschwerden, Gelenkerscheinungen oder Nierenblutungen, zu Hautblutungen, die recht unangenehm sein können, aber kaum je einen bedrohlichen Charakter annehmen.

Daß sich hinter einer hämorrhagischen Diathese, sei sie mit oder ohne Thrombopenie, vielfach ganz andersartige Krankheiten verbergen können, ist allgemein bekannt, muß aber doch auch hier wieder einmal unterstrichen werden. Häufig stellt sich nachträglich heraus, daß tatsächlich eine akute Leukämie, eine Panmyelopathie, eine schwere Infektion oder etwas anderes bestanden hat und daß die hämorrhagische Diathese nur ein Symptom dieses Grundleidens war.

Die Myelosklerosen

Hier sollen auch die Myelosklerosen besprochen werden, die ein proteusartiges Krankheitsbild hervorrufen (Literatur s. bei STODTMEISTER und SANDKÜHLER). Sie werden in letzter Zeit zunehmend häufig diagnostiziert, wahrscheinlich nicht, weil sie wirklich zahlreicher auftreten, sondern weil man heute gelernt hat, sie von anderen Zuständen abzugrenzen. Ihre beiden Unterformen sind die Osteomyelosklerose und die Myelofibrose, zwei Krankheitsbilder, von denen noch nicht sicher ist, ob man sie scharf voneinander trennen kann. Bei diesen Zuständen kommt es im Laufe der Zeit, meist in vielen Jahren, zu einer mehr oder minder starken Verödung des Knochenmarkes. Im allgemeinen tritt dafür eine vielleicht kompensatorische Blutbildung in anderen Stellen, vor allen Dingen in der Milz, auf. Bleibt gelegentlich aus unbekannten Gründen diese extramedulläre Blutbildung aus, so verlaufen die Fälle erklärlicherweise besonders maligne. Die typische Verlaufsform ist aber ausgesprochen chronisch. Die Fälle sind gekennzeichnet durch einen sehr großen Milztumor, der bei der Punktion reichlich erythropoetisches, leukopoetisches und thrombopoetisches Gewebe ergibt, durch ein unreifes rotes Blutbild, meist mit ziemlich viel Erythroblasten, und ein unreifes weißes Blutbild mit einer Linksverschiebung, die bis zu Myelozyten und Myeloblasten gehen kann. Die Leukozytenzahl kann erhöht sein, meist ist sie mehr oder minder stark verringert. Das führt dann zu der Annahme einer aleukämischen myeloischen Leukämie. Macht man dann eine Sternalpunktion, um diese Diagnose zu sichern, dann gelingt es in vielen Fällen nicht, Mark aus dem oft sehr harten Knochen zu entnehmen. Findet man dann gar noch im Röntgenbild eigentümliche Verdichtungen und Unregelmäßigkeit der Knochenstruktur, so ist die Diagnose fast sicher. Die roten Blutkörperchen sind meistens im weiteren Verlauf vermindert. Anfangs kann ihre Zahl aber auch erhöht werden, so daß eine Polyglobulie resultiert. Die Differentialdiagnose gegenüber einer Polycythaemia vera kann schwierig sein. Es ist noch umstritten, ob Fälle von Polyzythämie in eine Myelofibrose übergehen können oder ob es sich dann ursprünglich um eine Fehldiagnose, d. h. um ein Frühstadium einer Myelofibrose, gehandelt hat, was als Polyzythämie verkannt wurde. Eigentümlich ist, daß diese Fälle sich nicht ganz selten mit einer Gicht kombinieren.

Über die Pathogenese und Ätiologie der Krankheit weiß man noch sehr wenig. Es wird aber immer wieder behauptet, daß eine Entzündung des Knochenmarkes eine Rolle bei der Entstehung spielen könnte (ROHR). Deswegen ist man wohl gelegentlich berechtigt, bei schweren, andersartigen, entzündlichen Erkrankungen in der Vorgeschichte einen gewissen Zusammenhang mit diesem Krankheitsbild anzunehmen.

Wichtig ist die Kenntnis des Krankheitsbildes deswegen, um es von anderen Krankheiten zu differenzieren, namentlich von der chronisch-myeloischen Leukämie. Ein großer Teil der Fälle, namentlich die mit sehr großem Milztumor, unterscheiden sich auch prognostisch insofern von den echten Leukämien, als sie zwar auch früher oder später zum Tode führen, aber oft erst nach vielen Jahren oder Jahrzehnten, d. h. also viel gutartiger im Verlauf sind als die echten Leukämien. Das wirkt sich bis zu einem Grade auch auf die Beurteilung der Arbeitsfähigkeit aus. Es gibt derartige Fälle mit ziemlich ausgeprägter Symptomatologie, deren Erwerbsfähigkeit kaum durch das Leiden gemindert ist.

Eingriffe, die die Blutbildung herabsetzen, wie die Anwendung von Röntgenstrahlen oder Zytostatika, sowie vor allem die Milzexstirpation sind hier im allgemeinen kontraindiziert, es sei denn, daß eine starke Milzhämolyse nachweisbar ist.

Die Bewertung der Milzexstirpation

Zum Schluß sei kurz die Bedeutung der Entfernung der Milz besprochen. Sehr häufig geben Blutkrankheiten, vor allen Dingen der familiäre hämolytische Ikterus und die Werlhof'sche Krankheit, Veranlassung zur Entfernung der Milz.

Hier wird die eventuelle Mind. d. Erwerbsf. ganz wesentlich durch Reste der Grundkrankheit bedingt und weniger durch das Fehlen der Milz. In anderen Fällen ist es aber so, daß eine traumatisch verletzte Milz bei einem sonst ganz gesunden Menschen entfernt werden mußte. Hier ist die Frage, inwieweit die körperliche Intaktheit durch das Fehlen der Milz in Zukunft bei diesem Menschen geschädigt ist. Man hat bei den vielen Funktionen, die man der Milz zuschreibt, bei der Tatsache, daß die Milz ein Drittel des gesamten lymphatischen Gewebes und 25 % des retikuloendothelialen Systems (HEILMEYER) enthält, vermutet, daß weitgehende Ausfälle nach Splenektomie eintreten müßten. Sicher ist auch, daß die Milz beim normalen Erythrozytenabbau irgendeine Rolle spielt. Um so erstaunlicher ist es, daß bei Entfernung der Milz pathologische Blutsymptome eigentlich gar nicht festgestellt werden können. Gelegentlich sollen leichte Polyglobulien auftreten, auch Lymphozytosen sind beschrieben worden, aber irgend etwas Konstantes, bis auf das völlig harmlose Auftreten von Jolly-Körperchen, ist hämatologisch als Folge der Milzexstirpation nicht bekannt.

BREU und Mitarbeiter fanden bei 18 derartigen Fällen neben normalen morphologischen Blutbefunden (bis auf eine gewisse Lymphozytose) auch ein normales Serumeisen und ein normales Serumbilirubin. Im Knochenmark trat eine leichte Vermehrung der lymphoiden Retikulumzellen auf. Im Blutserum waren regelmäßig die Albumine vermindert und die γ-Globuline vermehrt.

Da viele Infektionskrankheiten mit einer Schwellung der Milz einhergehen und man wohl annehmen darf, daß die Milz etwas mit der Infektabwehr zu tun hat, ist naheliegend, zu vermuten, daß die Entfernung der Milz die Abwehr von Infekten schwächt. Ein Beweis dafür ist aber noch niemals erbracht worden. Die Literaturberichte sind sehr widersprechend (Schrifttum s. bei KIRCHMAIR). Es gibt viele Menschen, die nach Milzexstirpation schwere Infektionen, wie Typhus, Fleckfieber usw., genau so leicht oder schwer überstanden haben wie Menschen, die ihre Milz noch besaßen.

Die Rolle der Milz als Blutspeicherorgan ist jedenfalls bei Mensch und Tier ganz verschieden. Die menschliche Milz kommt als Blutspeicher und damit als hämodynamischer Kreislaufregulator kaum in Frage.

In den letzten Jahren hat man auf Grund der Untersuchungen von REIN vermutet, daß die Milz auf humoralem Wege eine kreislaufregulatorische Funktion hätte. REIN nimmt an, daß ein Milzstoff an die Leber abgegeben wird, der von Bedeutung für die Anpassung an plötzlichen Sauerstoffbedarf ist. Tierexperimentell läßt sich diese Milzfunktion sicher nachweisen. Ob sie auch beim Menschen eine Rolle spielt, ist aber noch nicht sicher bewiesen. Gelegentlich will man beobachtet haben, daß es beim Menschen ohne Milz leichter zu Kollapsen kommt als bei völlig Gesunden.

Zusammenfassend kann man sagen, daß irgendein einigermaßen regelmäßiger Funktionsausfall nach Fortnahme der vorher gesunden Milz beim Menschen nicht festzustellen ist, daß aber doch immer wieder das Gefühl besteht, daß die Entfernung dieses Organes für den Menschen nicht gleichgültig ist. Eine gewisse Entschädigung für diesen Eingriff wird gelegentlich gewährt. Dabei handelt es sich mehr um eine Art Anerkennungsgebühr durch eine Dauerrente, etwa von 10–15 %. Man kann aber auch auf diese Dauerrente verzichten und bietet einen Ersatz bei künftigen Krankheiten bei denen der fehlende Milzeinfluß wahrscheinlich gemacht werden kann. Dann muß in jedem einzelnen Fall der Beweis oder die hohe Wahrscheinlichkeit dafür nachgewiesen werden. Es ist selbstverständlich, daß der erste Weg, die Dauerrente, den zweiten Weg ausschließt (s. a. Bd. I, S. 565).

Die Frage der Milzruptur kann hier nur gestreift werden, da sie überwiegend ins Gebiet der Chirurgie gehört. Hier soll nur daran erinnert werden, daß in vielen Fällen von »traumatischer« Milzruptur es sich um pathologisch vergrößerte und dadurch abnorm lädierbare Milzen handelt. BERGER z. B. fand unter 142 Fällen bei 93 Malaria, bei 15 Typhus und bei 3 Leukämie. Es sei auch daran erinnert, daß die wenigen Todesfälle bei infektiöser Mononukleose meist durch Milzruptur eintraten. In jedem derartigen Fall ist abzuwägen, ob es sich nicht um eine Spontanruptur gehandelt hat oder ob ein etwa angegebenes Trauma eine entscheidende Rolle spielte (s. a. Bd. I, S. 565).

SCHRIFTTUM: ACHENBACH und SCHULTEN (Darmresektion), Medizinische 1954, 366. – BEGEMANN (Lygr. u. WDB.), Dtsch. med. Wschr. 1952, 1453. – BIRK (Pern. Anämie), Dtsch. med. Wschr. 1950, 978. – BREU, REIMER und SCHNEIDER (Milzentfern.), Med. Klin. 1952, 1176. – BRUGSCH und GROSS (Milzexstirp.), Mitt. Grenzgeb. Med. Chir. 1932, 43, 64. – BURKHARDT (Blutb. chron. Traumen), Aerztl. Praxis 1953, 5, 5, 9. – FLIMM (Entmilzung). Zbl. Chir. 1947, 298. – HABERER, v. (Entmilzung), in: Hbd. d. ges. Ther. 6. Aufl. Jena 1926, I. – HÄNEL (Perniziosa), Schweiz med. Wschr. 1948, 1101. – HEILMEYER und BEGEMANN (Blutkrankheiten), in: Hdb. d. inn. Med. 4. Aufl. Berlin 1951, III. – HEILMEYER (Perniziosa), Med. Klin. 1946, 241. – HEILMEYER (Thalassämie), Klin. Wschr. 1951, 333. – HIELSCHER (Allg. Begutacht.), Med. Mschr. 1952, 85. – KADE (P. An. u. Magen-Ca.), Med. Klin. 1947, 330. – KAUFMANN, in: Hdb. d. Unfallmedizin, insbes. Blutkrankheiten 4. Aufl. Stuttgart 1925, II, 239. – KIRCHMAIR (Milzexstirp.), Med. Klin. 1953, 642. – KÖSTER und PRIBILLA (Conteben-Anämie), Med. Welt 1951, 1548. – KONJETZNY (Der Magenkrebs), Stuttgart 1938. – LANE (Blut b. Gewebekrankh.), Brit. J. Industr. Med. 1952, 9, 245. – LINIGER-MOLINEUS, Der Unfallmann. 7. Aufl. München 1951. – LINKE und ULMER (Lymphogran. u. Leukäm.), Dtsch. Arch. klin. Med. 1953, 200, 264. – LIPPS, Dtsch. med. Wschr. 1952, 920. – MARCH (Leukämie b. Röntgenol.), Amer. J. Med. Sc. 1950, 35. – MEYRINGH (Sammlung versorgungs- u. gerichtsärztlicher Gutachten aus dem Gebiet der inneren Medizin) Stuttgart 1952. – MEYRINGH (Versicherungsrechtliche Beurteilung innerer Krankheiten) Hamburg 1951. – MOESCHLIN, Klinik und Therapie der Vergiftungen. Stuttgart 1952 (Literatur). – MOESCHLIN (Lygr.-Tumor), III. Internat. Hämat.-Tag, Cambridge 1950. – NISSEN (Lygr. u. WDB.), Dtsch. med. Wschr. 1951, 1217. – OVERKAMP (Perniziosa), Dtsch. med. Wschr. 1949, 488. – PELLER und PICK (Leukämie b. Ärzten), Amer. J. Med. Sc. 1952, 154. – PETRIDES (Gewerbliche Erkrankungen des Blutes), Veröff. d. Akad. für Staatsmed. Düsseldorf, Jahrb. 1953, 46. – PRIBILLA (Eisenstoffe), Arch. exper. Path. Pharmak. 1953, 217, 508. – PRIBILLA (Thalassämie), Dtsch. Arch. klin. Med. 1951, 198, 223. – REIN (Naturwiss.), 1949, 8/9. – RENTER (Entmilzung), Schweiz. med. Wschr. 1934, 850. – ROHR (Thalassämie), Helvet. med. acta 1943, 31. – ROSTOCK, in Hdb. d. ges. Unfallhk. Stuttgart 1934. – ROZENDAHL und WASHBURN (HCl b. pern. An.), Ann. internat. méd. physique 1938, 11, 1834. – SCHILLING (Blut und Trauma) Jena 1932. – SCHILLING (Blutschäden und Blutkrankheiten), in: Fischer-Molineus, Das ärztl. Gutachten. Leipzig 1939. – SCHILLING, Fol. haemat. 1952, 71, 4. – SCHÖNEBERG, Die ärztl. Begutachtung Beschädigter. Darmstadt 1952. – SCHULTEN (Eisenstoffw.), Dtsch. med. Wschr. 1953, 117. – SCHULTEN (Essent. hyp. Anäm.), Erg. inn. Med. 1934, 46, 236. – SCHULTEN, Lehrb. klin. Hämatologie. 5. Aufl. Stuttgart 1953. – SCHWIETZER (Eisenstoffw.), Verh. Dtsch. Ges. inn. Med. 1952, 58, 768. – SENNER (P. An. u. Magen-Ca.), Acta med. Scand. 1939, 102. – STODTMEISTER und SANDKÜHLER, Osteosklerose u. Knochenmarkfibrose. Stuttgart 1953. – TÖLLE (P. A. u. Magen-Ca.), Dtsch. med. Wsch. 1949, 605. – WERNER, Verh. Dtsch. Ges. inn. Med. 1938, 303. – WESSELEY-MEIN, SMITH, GEAKE und ANDERSON, Quart. J. Med., New Ser. 1952, 21, 327.

Frauenheilkunde und Schwangerschaft

von Willi Schultz, Hamburg

Gynäkologie

Einleitung

Der Bearbeiter dieses Kapitels in der 1. Auflage, von Jaschke, hat mit Recht darauf hingewiesen, daß Unfall- und Berufsschäden in der Gynäkologie im Vergleich zu anderen Disziplinen eine verhältnismäßig geringe Rolle spielen. Der behandelnde Arzt sollte daher den Zusammenhang zwischen gynäkologischen Leiden und Unfall nur mit Vorsicht erörtern. Die sogenannte Unfallneurose hat schon manche im Berufsleben stehende Frau dauernd »krank«, jedenfalls arbeitsunfähig gemacht, obwohl ihr Unterleibsleiden längst geheilt war. Aber auch jene Fälle sind nicht selten, bei denen die notwendige und erfolgversprechende Behandlung von der Kranken abgelehnt wird, da sie auf Rente hofft oder den Entzug der bestehenden Rente befürchtet.

In neuerer Zeit werden Gutachter in zunehmendem Maße mit Fällen beschäftigt, bei denen Ärzte angeblich unnötig oder fehlerhaft eingegriffen haben. Da es sich oft um unberechtigte Ansprüche handelt, wird diese Frage bei den einzelnen Krankheitsgruppen erörtert werden (s. a. Arzthaftpflichtschäden Bd. I, S. 85 ff.).

Normale Beschwerden, wie sie Menstruation und Schwangerschaft mit sich bringen, werden häufig überwertet. Es ist nur zu natürlich, daß dies besonders nach Unfällen geschieht oder auf Berufsschäden zurückgeführt wird. Die Entscheidung wird fast immer ein sorgfältiger Untersuchungsbefund bringen, der gerade in der Gynäkologie ziemlich sicher Krankheitsveränderungen erkennen oder ausschließen läßt. Ein normaler Tastbefund ist mit Unfallfolgen meist kaum vereinbar. Sehr viel schwerer ist die Verschlimmerung eines bestehenden Leidens zu beurteilen. Man wird zustimmen können, wenn eine deutliche Verschlechterung des Befundes mit dem Unfall zusammenhängt.

In Anbetracht des Raumes, der für diese Abhandlung zur Verfügung steht, sei auf die 1953 erschienene umfassende Darstellung »Unfall in der Frauenheilkunde« von August Mayer, dem altbewährten, erfahrenen Bearbeiter dieses Gebietes, hingewiesen. Dort findet sich neben der Schilderung zahlreicher Einzelfälle auch ein ausführliches Literaturverzeichnis. Auf zwei andere monographische Arbeiten, Hofstetter »Gewerbliche Schäden der Frau« (1952) und Schwartz »Geburtsschäden bei Neugeborenen« (1964), sei ebenfalls aufmerksam gemacht.

Quetschung

In landwirtschaftlichen Betrieben, beim Sport und im Straßenverkehr werden Gewebsquetschungen durch stumpfe Gewalteinwirkung beobachtet, die zu erheblichen Vulva- und Scheidenhämatomen führen können. Auch suprasymphysäre Bauchdeckenhämatome und Zerreißungen des Rektums werden beschrieben. Trotz geringer Gewalteinwirkung kann das Parametrium beteiligt sein; es wird sogar über Spontaneintritt parametraner Hämatome berichtet. Schwere Verletzungen mit Aufplatzen des Dammes, in einem Fall von STEPHAN mit Abriß des hinteren Scheidengewölbes von der Portio, kommen, wenn auch sehr selten, vor. Die Kasuistik ist beträchtlich. Sturz beim Fensterputzen, Fall von Leitern, vom Erntewagen, auch harmlos erscheinende Stürze bei der Hausarbeit, von Trittleitern oder Treppen können zu Quetschungen der Vulvagegend führen, wenn die Frauen rittlings auf Tischkanten oder andere eckige Gegenstände schlagen. Durch Steine, Glasscherben, Biß, Tierhornstoß u. dgl. können Verletzungen auftreten, die bei Eröffnung von Gefäßen in der Klitorisgegend erhebliche Blutungen zur Folge haben. Beim Sport kommen Traumen am Barren und Reck, durch Ausgleiten und beim Schwimmen, nach Sprung vom Sprungbrett, mit Auftreffen auf Personen oder Gegenstände in Betracht. Berufstänzerinnen und Akrobatinnen sind ebenso gefährdet wie Reiterinnen. Cave Traumen der Urinblase.

Eine besonders unglückliche Verletzung mit Beckenbruch, Vulva- und Scheidenhämatom ereignete sich beim Sturz vom Pferd. Leider wurde eine Blasenverletzung übersehen, an der die Patientin zugrunde ging (Hamburg 1936).

Mit einer gewissen Disposition (Rißbereitschaft) ist im hohen Alter, bei der Vorfallkrankheit, aber auch nach Operationen zu rechnen.

In einem Fall von ESAU schlug eine 61jährige, total exstirpierte Frau, die einen leichten Scheidenvorfall hatte, rittlings auf einen Balken. Riß des Scheidenstumpfes und Vorfall von Darmschlingen. Laparotomie und Heilung.

Spontane Hämatome, z. B. beim Morbus Werlhofii, kommen am weiblichen Genitale selten vor und machen hinsichtlich des Unfalls differentialdiagnostische Schwierigkeiten.

Vergewaltigung

Vergewaltigungen werden zumindest in Großstädten zunehmend beobachtet. Die Frauenklinik Altona, in der schwere Stuporverletzungen früher äußerst selten waren, sieht jetzt alle paar Jahre einen solchen Fall. Man wird diese Verletzungen als Unfall besonders sorgfältig registrieren müssen, wenn Spätschäden, z. B. durch ausgedehnte Narben, die spätere Arbeits- und Heiratsfähigkeit behindern könnten. Zu fordern ist, daß bei schweren Stuporschäden des Genitale die Verletzten einer chirurgisch leistungsfähigen Frauenklinik zugewiesen werden.

Ein 5jähriges Mädchen wurde 1957, als es im Hauseingang spielte, vergewaltigt: vollständiger Riß des Sphincter ani mit Einriß des Rektums, ausgedehnte Scheidenrisse rechts und links, Abriß des Uterus und Durchstoßung des hinteren Scheidengewölbes mit einem Loch im Peritoneum von ca. 3 cm Durchmesser. Die Operation: 1. Vaginale Naht des Rektum, des Sphincter und der Scheidenrisse, 2. abdominaler Verschluß des Loches im Peritoneum. Heilung. Wiedervorstellung 1964: Die Regel war normal aufgetreten, gynäkologisch o. B. Narben kaum mehr sicht- und fühlbar (Frauenklinik Altona).

Pfählung

Durch Aufschlagen auf Zäune, Mistgabeln, Sensen, Stiele, Flaschenhals u. a. entstehen sogenannte Pfählungen, die tiefer gelegene Gewebspartien verletzen, von der Scheide aus in das paravaginale Gewebe, den Darm oder die Blase dringen können oder das hintere Scheidengewölbe bis in das Parametrium durchstoßen. Der Uterus bleibt im allgemeinen verschont, er kann dank seines elastischen Schwebezustandes ausweichen.

In einem Falle von BRUNZEL drang der Stiel einer Heugabel durch das hintere Scheidengewölbe in den Bauch und ließ sich von außen im Epigastrium durchfühlen. Blasenriß, Verletzung des Darmes an verschiedenen Stellen. Exitus trotz Operation.

Eine 18jährige Hausangestellte fiel rittlings auf eine abschüssige Eisenstrebe und rutschte durch die Wucht des Falles auf dieser ein Stück entlang. Durch »Abscherwirkung« kam es neben Hämatomen und Verletzung der Labien zu einem tiefgreifenden Abriß des Gewebes zwischen Urethra und Symphyse. Die Blase lag frei, blieb aber, wie die Urethra, unverletzt. Primärheilung nach Naht (Frauenklinik Altona, 1954).

Verkehrsunfall

Mit der Zunahme der Motorisierung werden auch schwere Verletzungen der weiblichen Genitalorgane häufiger beobachtet. Beifahrerinnen und Radfahrerinnen sind besonders gefährdet (s. auch Uterusruptur S. 750).

Eine 20jährige Mopedfahrerin kollidierte mit einem Lastwagen, wurde auf das Gesäß geschleudert und erlitt neben Schädel- und Knochenbrüchen ein erhebliches Vulva- und Scheidenhämatom. Heilung durch konservative Behandlung (Allgemeines Krankenhaus Altona, Chirurgische Abteilung, Dr. KÜSTER, 1954).

In einem Fall JASCHKES wurde ein kleines Mädchen auf der Straße auf einen Staketzaun geschleudert, gepfählt und erlitt neben Scheiden- und Rektumverletzungen auch eine Zerreißung des Sphincter ani. Operation und Heilung.

Daß die Frau besonders gefährdet sei und eine Unfallbereitschaft habe, trifft nach den Hamburger Erfahrungen *nicht* zu. Besondere Vorsicht wird während der Gravidität und von Müttern mit Kindern von selbst beobachtet (s. auch Gravidität S. 748).

Nach einer Aufstellung der Hamburger Polizei (Tabelle 1) über die letzten 15 Jahre nimmt die Unfallquote ständig zu. Das weibliche Geschlecht ist in zunehmendem Maße beteiligt.

Klinik der Verletzungen

Die Gebärmutter befindet sich, wie gesagt, durch ihre elastische Befestigung an den Bändern und dem Beckenbindegewebe in einer Art Schwebezustand, der sie befähigt, sowohl spitzen wie stumpfen Gewalteinwirkungen auszuweichen. Das knöcherne Becken gibt ihr einen weiteren ausgezeichneten Schutz, so daß sie auch bei Beckenbrüchen und schweren Blasen- und Darmverletzungen meistens unversehrt bleibt. Bei den Verletzungen dominiert im übrigen die Blutung, die zur Zeit der Menstruation oder Gravidität besonders reichlich sein kann. Wenn es nach außen blutet, genügt die Unterbindung spritzender Gefäße. Die früher beliebte *Eröffnung von Hämatomen* ist mit Ausnahme schnell zunehmender Blutgeschwülste fast ganz aufgegeben worden. Man darf sich getrost auf konservative Maßnahmen, einschließlich Blutersatz, beschränken. Eine *Infektion* wird heute weitgehend durch Antibiotika in ausreichender prophylaktischer sowie therapeutischer Dosis verhindert. Nach unseren Erfahrungen (MESSNER und KRAKE) sind z. B. die früher so gefürchteten Infektionen nach Abtreibungen erheblich zurückgegangen; eine Puerperalsepsis nach früh- oder rechtzeitiger Geburt ist seit 1950 in Hamburg nur noch in Einzelfällen registriert worden. Abszesse nach Hämatomen sehen wir kaum mehr. Selbst Darmzerreißungen, wie sie auch heute noch nach artefiziellen Aborten vorkommen, führen bei verständiger chirurgischer Versorgung zur Heilung.

Tabelle 1: Verletzte bei Verkehrsunfällen in Hamburg [1]

		1950	1953	1957	1964
Durchschnittliche Einwohnerzahlen Groß-Hamburgs		1 591 137	1 705 341	1 786 773	1 857 431
Gesamtzahl der Verkehrsunfälle		13 359	21 875	40 056	23 205 [2]
Anzahl der Verletzten		5 847	11 486	14 885	14 207
Anzahl der Schwerverletzten	M	703	2 138	4 545	2 804
	F	291	1 001	1 843	1 465
	K	190	346	776	814
	Insgesamt:	1 184	3 485	7 164	5 083 [3]
Anzahl der Leichtverletzten	M	2 915	5 427	5 369	5 597
	F	1 092	1 847	1 711	2 453
	K	656	727	641	1 074
	Insgesamt:	4 663	8 001	7 721	9 124
Anzahl der Toten	M	112	176	196	218
	F	38	65	68	112
	K	21	17	25	28
	Insgesamt:	171	258	289	358

M = Männer, F = Frauen, K = Kinder

[1] Die Aufstellung verdanke ich den Herren BERGMANN und CLAUS vom Polizeipräsidium Hamburg.

[2] Ab 1. 2. 1964 sind Unfälle mit nur Sachschaden bis 1000,- DM pro Beteiligten in der Aufstellung nicht mehr enthalten.

[3] In der Zwischenzeit wurde die Geschwindigkeitsbegrenzung (50 km/st) in den Städten eingeführt.

Im Bedarfsfalle wird man Tetanusprophylaxe durchführen. Die seltene *Aktinomykose* kommt höchstens für parametrane Verletzungen in Betracht, in denen sich die Pilze entwickeln. Vulva und Vagina erkranken nur sekundär. In der Gynäkologie sind Fälle nach Abtreibung und Gebrauch von Intrauterinpessaren bekanntgeworden. Antibiotische Prophylaxe und Therapie lassen einschließlich der Sulfonamide und Röntgenstrahlen Heilung erhoffen. *Tiefsitzende Hämatome*, besonders in den Parametrien, können im lockeren Bindegewebe schnell wachsende Tumoren und stärkeren Blutverlust verursachen. In diesen seltenen Fällen läßt nur die Laparotomie die Blutungsquelle erkennen und beseitigen. Meist handelt es sich dagegen um langsam auftretende Hämatome, die gewöhnlich erst Tage oder Wochen nach dem Unfall klinisch manifest werden und die bei konservativer Behandlung, einschließlich der von uns geübten Douglaspunktion, zurückgehen. Da man die Tiefe einer *Pfählung* unbedingt erkennen muß, sind sorgfältige Sondierung, Ausschluß von Blasen- und Rektumverletzungen, im Bedarfsfall die Laparotomie, Maßnahmen, die selbstverständlich durchgeführt werden müssen. Die Wiederherstellung selbst ausgedehnter Blasen- und Darmverletzungen wird dem in der Technik erfahrenen Operateur keinerlei Schwierigkeiten machen. Durch Unterpolsterung mit Nachbargewebe nach MARTIUS heilt die Naht von Blasen- und Darmläsionen oft genug primär. Der unerfahrene Operateur wird oft keine Heilung erzielen, sondern die Situation nur verschlimmern. Narbenzug und Gewebsverlust erschweren dann die Wiederherstellung in der zweiten Sitzung. Doch ist die Heilung auch in aussichtslos erscheinenden Fällen zu erzielen.

Fremdkörper und andere Unfallschäden

Fremdkörper werden nur ausnahmsweise als Unfallfolge in Uterus und Vagina gelangen, sofern sie nicht in Form von Kleiderfetzen u. dgl., z. B. bei Pfählungen, in den Körper kommen. Sonst handelt es sich im allgemeinen um Gegenstände, die auf Grund antikonzeptioneller, masturbatorischer oder anderer sexueller Manipulationen eingeführt werden. Die Differentialdiagnose ist nicht schwer, an Täuschungsmanöver ist immer zu denken. Nicht selten soll ein Arzt haftbar gemacht werden, wenn nach Einlage von Intrauterinpessaren zur Verhütung von Schwangerschaften schwere Entzündungen auftreten. Allerdings sind die benutzten Kragenknopfpessare und Drahtschlingen eher geeignet, eine beginnende Schwangerschaft zu unterbrechen. Es ist nicht leicht, solche Ärzte zu entlasten, da Intrauterinpessare wegen ihrer Gefahr nicht benutzt werden sollten (s. bei WILLI SCHULTZ »Antikonzeption«). Auch die neuzeitlichen intrauterinen »flexiblen Nylonringe« sollten lieber nicht verwandt werden.

Ein Gynäkologe hatte ein Kragenknopfpessar appliziert, einige Wochen später entstanden doppelseitige eitrige Adnextumoren. Der Arzt wurde zum Schadenersatz herangezogen, obgleich nicht sicher zu entscheiden war, ob die Entzündung schon vorher bestanden hatte.

Unangenehm für den Arzt können von ihm eingelegte und dann vergessene Vaginal-*Tampons* werden, die durch aszendierende Infektion Adnexentzündungen, zum mindesten aber übelriechenden Fluor verursachen. Wir empfehlen, bei der Therapie möglichst auf Tampons zu verzichten, da sie in der modernen Gynäkologie durchaus entbehrlich sind. Eine besonders unangenehme Rolle spielen vergessene *Bauchtücher*. Bekanntlich macht der Gynäkologe bei Laparotomien von Tüchern gern Gebrauch, um die Därme aus dem kleinen Becken zurückzustopfen. Unseres Erachtens sind Stopftücher durch die modernen Narkoseverfahren entbehrlich geworden. Dies hat außerdem den Vorteil, daß die Reizwirkung auf das Peritoneum verhindert wird. An unserer Klinik benutzen wir Bauchtücher nur noch in Ausnahmefällen (WILLI SCHULTZ und VOIGT). Wie vorsichtig man selbst bei den als harmlos bekannten *Scheidenspülungen* sein muß, zeigt ein von uns beobachteter Fall:

Ein Kontrasteinlauf mit Bariumbrei wurde versehentlich in die Scheide eingebracht. Obwohl der Irrigator nur etwa 30 cm hoch gehalten wurde, drang das Kontrastmittel durch Uterus und Tuben in den Bauch. Der falsche Weg wurde erst auf dem Röntgenbild entdeckt, das zwar eine tadellose Darstellung von Scheide, Gebärmutterhöhle und Eileitern zeigt, aber auch leider eine Menge von zirka 20 ccm Bariumbrei zwischen dem Darm offenbarte. Die Kranke ist bis heute beschwerdefrei geblieben. Wir hatten geraten, abzuwarten.

Andere Unfallschäden, wie Bombenverletzungen u. ä., spielten im Krieg die bekannte traurige Rolle. Bomben- und Granatsplitter, eingesprengte Kleiderfetzen und Steckschüsse sind beschrieben. Explosionsverletzungen im Frieden (Industrie, Pulverfabrik) sind selten. Wunden durch Starkstrom oder Verbrennungen haben neben den allgemeinen Körperschäden für das Genitale meist nur sekundäre Bedeutung. Sogenannte »Verbrennungen« nach Behandlung mit Röntgen- und Radiumbestrahlung werden als mangelnde Sorgfalt des Arztes angesehen, da sie durch richtige Dosierung vermeidbar sind. Rötung, Pigmentation und Induration (Röntgenhaut, Radiumschwiele), auch Darmtenesmen gelten als Strahlenreaktionen und sind unvermeidbare Folgen. Es empfiehlt sich daher, die zuletzt genannten Möglichkeiten vor Beginn der Behandlung mit seinen Kranken zu erörtern. *Denn der Arzt muß den Kranken vor jedem Eingriff über eventuelle Schmerzen und nachteilige Folgen aufklären; erst dann ist die Einwilligung des Patienten rechtsgültig* (s. a. Aufklärungspflicht und Einwilligung, Bd. I, S. 90 ff.).

Die als Spätschäden besonders nach Radiumeinlage gefürchteten *Fistelbildungen* an der Blase und am Mastdarm sind ebenfalls erheblich zurückgegangen. Da sie zugunsten einer erfolgversprechenden Therapie bei der Behandlung fortgeschrittener Karzinome, insbesondere bei Rezidiven, nicht immer zu verhindern sind, werden Schadenersatzansprüche in solchen Fällen meist zu Unrecht gestellt. Auch gestattet der Fortschritt der operativen Technik einen einwandfreien Fistelverschluß bei früher aussichtslos erscheinenden Fällen.

Eine nach Radiumeinlage bei Collum-Karzinom I entstandene und zweimal vergeblich operierte Blasen-Mastdarm-Scheidenfistel kam mit einem fünfmarkstückgroßen Defekt der Blasenwand, einer etwa pfenniggroßen Urethrascheidenfistel sowie mit einer vollkommenen Läsion der hinteren Scheiden- und vorderen Rektumwand zur Aufnahme. Es gelang, diese ausgedehnten Defekte mit Hilfe von Lappenplastiken aus Bulbocavernosus und Levator in 2 Sitzungen zu schließen (Frauenklinik Altona, 1950).

Eine noch größere Blasen-Scheiden-Fistel, die durch eine etwa gleichgroße Mastdarm-Scheiden-Fistel kompliziert war, haben wir ebenfalls durch Lappenplastiken heilen können (Frauenklinik Altona, 1954).

Endometriosen können sowohl spontan als auch traumatisch entstehen (z. B. durch Verschleppung von Uterusschleimhaut bei Operationen). Daher ist ihre Entstehung als Unfallfolge nicht ganz von der Hand zu weisen, wenn auch sicher sehr selten. Beweisbare Fälle sind uns nicht bekannt, zwei fragliche Beobachtungen hat August Mayer mitgeteilt.

Beurteilung und Spätschäden

Volle Erwerbsunfähigkeit wird selbstverständlich bis zur endgültigen Wundheilung anerkannt werden müssen. Das kann z. B. bei Resorption eines Hämatoms Monate dauern. Aber die Heilung (normaler Tastbefund) ist so gut wie immer zu erwarten; dies gilt auch für schwere Nebenverletzungen (s. oben). Sehr viel schwieriger ist die Beurteilung der sogenannten *Spätschäden*. Unter der Voraussetzung, daß Urin- und Kotfisteln immer zu heilen sind, ist eine Minderung der Erwerbsfähigkeit nach Abschluß des Heilverfahrens nicht mehr anzunehmen. Die sogenannten *Narben- und Verwachsungsbeschwerden* werden bekanntlich in hartnäckiger Form geltend gemacht. Größte Zurückhaltung in der Anerkennung ist zu empfehlen. Man staunt immer wieder, welch geringe Beschwerden trotz ausgedehnter postoperativer Narbenbildungen feststellbar sind, und wie wenig derjenige Operateur findet, der wegen »Verwachsungen« laparotomiert, oder wie viel Adhäsionen jener antrifft, der keine vermutete. Wir pflegen daher wegen Adhäsionsbeschwerden nur noch dann zu operieren, wenn ein Ileus entsteht. Auch die Annahme, daß Narben im Parametrium beständen und dort eine Perineuritis verursachen würden, ist selten durch einen objektiven Tastbefund zu erhärten oder durch die Laparotomie nachzuweisen. Dagegen können Narbenverbindungen zwischen Darm und Uterus bzw. seinen Anhängen zu Dauerbeschwerden führen, obwohl die Ursache meist eine alte Entzündung ist, die schon vor dem Unfall bestand. Sehr kritisch sei man auch mit der Dysmenorrhöe (JASCHKE). Menstruationsschmerzen hängen so gut wie nie ursächlich mit einem Unfall zusammen (Endometriose s. oben). Dagegen können Koitusbeschwerden bei Narbenbildung in der Vagina und im Douglas beträchtlich sein, jeder Behandlung trotzen und die Ehe gefährden. Dies weiß jeder erfahrene Gynäkologe. Mit Sorgfalt muß der Arzt daher auf diese Dinge achten. Schadenersatzansprüche nach Scheidenplastik (zu enge Scheide) oder bei Entfernung des Uterus (zu kurze Scheide) werden gelegentlich geltend gemacht. Im allgemeinen kann der Operateur entlastet werden, da Schrumpfungsvorgänge in Betracht kommen. Eine Exstirpation des Uterus ist bei jungen Frauen dank therapeutischer Fortschritte selten nötig. »Großzügige« Operateure sollten dies bedenken, um sich vor Schadenersatzansprüchen (z. B. Gefährdung der Heiratsaussichten) zu bewahren.

Menstruationsstörungen

Bei dem nicht zu leugnenden Einfluß, den seelische Impulse (Zwischenhirn) auf die Menstruationsblutung haben, können Unfälle allein durch den Schock das Tempo eines normalen Zyklus in Unordnung bringen. Bekannt sind Gehirnerschütterung und Schädelbruch als Ursache von Zyklusstörungen. Unter 27 vom Blitz getroffenen Frauen bekamen allerdings nur 4 unregelmäßige Blutungen. Außerdem soll eine Blutung in den Follikel oder in das Corpus luteum zu Menstruationsanomalien führen, die unmittelbar mit dem Unfall (Erschütterung) zusammenhängen. Die Störungen sind höchst mannigfaltig und variieren von Amenorrhöe bis zur Dauerblutung. Wichtig für den Gutachter ist die Erfahrung, daß sich der Zyklus meist in 6 Monaten, spätestens in 1 Jahr wieder eingespielt hat, wenn nicht die Nähe der Klimax das Sistieren der Monatsblutung sowieso einleitet. Vorsicht bei der Begutachtung ist am Platz. Eine genaue Regelanamnese vor dem Unfall, geschickt erfragt, wird die Entscheidung erleichtern. Eine – wahrscheinlich – mit dem Unfall zusammenhängende Amenorrhöe wird ohne weiteres keine Mind. d. Erwerbsf. hervorrufen, während der Gutachter bei vermehrter Blutung oder Dauerblutung, besonders wenn diese zur Anämie führt, eine Minderung der Erwerbsfähigkeit nicht gut wird leugnen können. Blutung in der Menopause kann mit dem Unfall zusammenhängen, wenn z. B. ein arteriosklerotisch oder varikös verändertes Gefäß platzt. Es sind Fälle beschrieben, bei denen durch ein Aneurysma der Arteria uterina schwere, mitunter tödliche Blutungen auftraten.

Retroflexio

Die mobile, isolierte Retroflexio ist nicht selten eine iatrogene »Krankheit«. Uns scheint es daher besser zu sein, einer Patientin von ihrer Knickung keine Kenntnis zu geben. Denn eine unkomplizierte Lageveränderung des Uterus macht überhaupt keine Beschwerden. Wenn sie aber als Ursache der Schmerzen genannt wird oder sogar durch Laparotomie behandelt werden soll, kann man einer Kranken, die Unfallfolgen geltend machen will, den Zusammenhang kaum mehr ausreden. Bekanntlich entsteht die Retroflexio in drei Viertel aller Fälle nach Geburten; der Rest verteilt sich auf Nulliparae und ist konstitutionell bedingt. Nur zu einem sehr geringen Teil kommen andere Ursachen in Betracht. Verantwortlich ist also eine Überdehnung der Beckenbodenmuskulatur durch die Geburt, wodurch das Corpus uteri in den Douglas'schen Raum sinkt. Die Auflockerung des Isthmus uteri intra graviditatem mag eine Rolle spielen.

Selbst wenn der Uterus vor dem Unfall anteflektiert lag, ist sein Zurücksinken nach dem Trauma keineswegs als Unfallfolge anzusehen. Nur besondere Umstände, wie Hämatome oder Verletzungen, können ein anderes Urteil gestatten. Im übrigen ist eine mobile Retroflexio sehr leicht durch Pessareinlage zu beheben. Sehr ausführlich haben sich JASCHKE und AUGUST MAYER mit der »traumatischen Retroflexio« auseinandergesetzt und kommen mit Recht zu dem Schluß, daß sie durch einen Unfall gar nicht verursacht werden kann.

Descensus und Prolaps

Eine ganz andere Bedeutung kommt der *Vorfallkrankheit* zu, die häufig mit einer Retroversio flexio uteri beginnt und über einen Scheidenvorfall (Descensus) schließlich zum Totalprolaps des Uterus führen kann. Es ist sehr unwahrscheinlich, daß die Krankheit durch einen Unfall entsteht. Die für die Entstehung wesentliche Voraussetzung, die konstitutionelle Gewebsschwäche, war vor dem Unfall schon immer vorhanden. Eine *Verschlimmerung* dagegen ist möglich durch Gewalteinwirkung mit plötzlicher Steigerung des intraabdominalen Druckes und Stürzen aus großer Höhe mit heftiger Erschütterung des Körpers. Es wird stets richtig sein, wenn der Gutachter die Vorgeschichte auf Geburten, Damm- und Scheidenrisse, operative Entbindungen prüft und sich darüber klar wird, in welchem Ausmaße der Vorfall schon früher bestanden hat. Überanstrengungen beim Heben schwerer Lasten können für eine Verschlimmerung in Betracht kommen. Bei einem von uns konservativ behandelten Fall mit mäßigem Descensus ohne besondere Beschwerden und ohne Blaseninkontinenz kam es beim Heben eines schweren Wasserkübels zum Totalprolaps mit Arbeitsunfähigkeit. Derart plötzliche Verschlimmerungen sind selten. Dagegen kann eine Blaseninkontinenz durch einen Unfall ausgelöst werden, während eine Elongatio colli, die zur Entwicklung mehr oder weniger lange Zeit benötigt, als Unfallfolge in jedem Falle abzulehnen ist. Daß ein Descensus sich erst durch Unfall oder schwere Berufsarbeit zum Prolaps entwickeln kann, ist sicher und sollte in jedem Falle anerkannt werden.

Die *Beurteilung* einer Vorfallkrankheit richtet sich nach der Berufsarbeit. Schwer arbeitende Frauen, z. B. Feldarbeiterinnen, werden durch die Krankheit in ihrer Erwerbsfähigkeit natürlich eher beeinträchtigt als Frauen mit sitzender Beschäftigung. Ein Wechsel des Arbeitsplatzes ist daher anzustreben. Eine Berufsunfähigkeit liegt vor, wenn bei schwerer Arbeit die Scheide nach außen tritt und die Kranke erheblich behindert wird. Ein Totalprolaps mit Heraustreten der Gebärmutter vor die Scheide wird in jedem Fall eine vollständige Arbeitsunfähigkeit bedingen. Bei einem mittleren Descensus kann die Frau berufsunfähig werden, vorausgesetzt, daß Beschwerden, u. a. Blaseninkontinenz, vorliegen. Gelingt es, den Vorfall durch ein Pessar genügend zurückzuhalten, so kann Arbeitsfähigkeit erhalten bleiben oder höchstens für schwere, körperliche Arbeit Unfähigkeit verbleiben. Schwieriger ist die *Blaseninkontinenz* zu beurteilen, da sie, besonders bei älteren Frauen, isoliert auftreten kann. Der kundige

Arzt wird aber nach sorgfältiger Untersuchung und Prüfung des Gewebsturgors die richtige Diagnose stellen können. Eine Blaseninkontinenz, die schon bei geringen Anlässen, wie Husten und Niesen, zu stärkerem Harnabgang führt (I.°), bedingt je nach Beruf eine Mind. d. Erwerbsf. Ist die Inkontinenz noch schwerer (II.° – Urinabgang beim Gehen – oder III.° – Urinabgang beim Liegen) wird Erwerbsunfähigkeit in Betracht kommen. Die operative Beseitigung der Vorfallkrankheiten, wie der Blasenschwäche, gelingt heute in so weitgehendem Maße, daß nach abgeschlossener Rekonvaleszenz und guter Narbenbildung zirka 3 Monate nach der Operation vollständige Erwerbsfähigkeit erzielt werden kann. Nach allgemeiner Erfahrung pflegen sich arbeitswillige Kranke einem solchen operativen Eingriff zu unterziehen, während die Ablehnung der Operation häufig mit Überbewertung der Beschwerden parallel läuft. Es kann jedoch keine Frau zu einem Eingriff gezwungen werden.

Uterustumoren

Als gutartige Tumoren kommen fast nur Myome in Betracht, die als kleine, intramurale oder subseröse Knoten natürlich keine Mind. d. Erwerbsf. verursachen. Dagegen können größere Tumoren, die durch die Bauchdecke zu fühlen sind, bei stumpfer Gewalteinwirkung verletzt werden. Zu berücksichtigen ist, daß ein großes Myom erweiterte und neu gebildete Gefäße hat, die bei Verletzung zu schweren Blutungen führen. Es ist auch möglich, daß solche Gefäße in die Myomkapsel bluten und Nekrosen mit sekundärer Infektion hervorrufen (verjauchte Myome). Hängt eine derartige Blutung mit dem Unfall nachweisbar zusammen, so wird die Beurteilung nicht schwer sein. Andererseits ist zu bedenken, daß Blutungen in den Tumor und Nekrosen auch spontan auftreten. Im Zweifelsfalle soll immer daran gedacht werden, daß Myome schon bei geringer Steigerung des abdominalen Druckes, z. B. durch Heben, aber auch durch Husten oder Defäkation, schwere Blutungen verursachen können. Es ist durchaus möglich, daß solche Ereignisse einmal bei der Berufsarbeit auftreten. Daher sollte in allen fraglichen Fällen für Unfallfolge entschieden werden.

Torsionen größerer, gestielter Myome kommen, wenn auch selten, vor. Die schweren peritonealen Erscheinungen, die solche Stieldrehungen hervorrufen können, führen zu einem charakteristischen Krankheitsbild. Tritt die Torsion nach einem Unfall auf, müßte sie anerkannt werden. Erfahrene Frauenärzte, u. a. JASCHKE, weisen darauf hin, daß normale Körperbewegungen, z. B. Herumdrehen im Bett und Bücken, eine Stieldrehung verursachen können. Das sind aber ausgesprochene Seltenheiten; wir selbst haben keinen Fall gesehen.

Die *Operation* der Myome ist bei den modernen Narkoseverfahren, Blutersatz und Thromboseprophylaxe im Vergleich zu früheren Jahren ungefährlicher geworden. Man wird daher in der Mehrzahl der Fälle auf operative Behandlung drängen dürfen, die meistens die volle Berufsfähigkeit wiederherstellen läßt.

Die Frage, ob ein Unfall die *maligne Degeneration* eines bis dato gutartigen Myoms hervorrufen kann, wird mit Recht allgemein verneint. Im übrigen ist diese Entartung überhaupt selten.

Eine besondere Rolle spielen *submuköse Myome*, die schwere Blutungen verursachen können und leicht dem Nachweis entgehen. Oft ist die Diagnose nur zu stellen, wenn man den Uterus austastet oder die ins Cavum uteri entwickelten Myomknoten röntgenologisch darstellt. Blutungen bei submukösem Myom können durch einen Unfall verursacht werden. Andauernde und immer wieder auftretende Uterusblutungen mit zunehmender Anämie bedingen völlige Erwerbsunfähigkeit. Die operative Behandlung führt zur Heilung. Wird ein submuköses Myom in die Scheide geboren, so könnte ein Unfall für dieses Tiefertreten als Ursache in Betracht kommen. Das wird aber nur äußerst selten der Fall sein.

Karzinome der Gebärmutter bedingen selbstverständlich eine volle Arbeitsunfähigkeit. Daß sie durch Unfall oder dauernde schwere körperliche Arbeit verursacht werden können, ist bisher nicht bewiesen und also zu verneinen. Ein Korpus-Karzinom kann die Uteruswand weitgehend zerstören. Besteht gleichzeitig eine Pyometra, so ist eine Ruptur mit anschließender Peritonitis als Unfallfolge denkbar.

Bei allen *Krankheiten des Uterus* ist vorsichtige Beurteilung und genaues Studium jedes Falles anzuraten, bevor man eine Entscheidung trifft (VON JASCHKE).

Entzündungen der Anhänge

Es handelt sich so gut wie immer um aszendierende Infektionen. Metastatische (hämatogene) Abszesse, z. B. des Ovars, sind sehr selten (s. Lit. bei WILLI SCHULTZ). Im *akuten Stadium* der Infektion sind die Erscheinungen meist so schwer, daß Bettruhe eingehalten wird. Besonders gefährlich ist die Entzündung im Stadium nascendi, zu einer Zeit also, in der klinische Erscheinungen oft fehlen. Die rechtzeitige Diagnose mit sofortiger Einleitung antibiotischer Therapie kann schweres Unglück und Sterilität verhindern. Kommt es aber zur Ausbreitung der Entzündung, so werden über eine Salpingitis oft genug Adnextumoren die Folge sein. Körperliche Arbeit um diese Zeit ist besonders gefährlich, und der Kausalzusammenhang mit Verschlimmerung des Leidens wird meist unschwer zu erkennen sein.

Oft beginnt die Aszension der Krankheitserreger um die *Zeit der Menstruation*, oder eine bestehende Infektion verschlimmert sich dann in auffälliger Weise. Meist ist aber die Menstruation nicht die einzige Ursache, sondern fast immer gehen disponierende Faktoren voraus und sind auch nachzuweisen. Fremdkörper mit Verletzung der Vaginalhaut, unnötige intrauterine Manipulationen, wie Einlage von Intrauterinpessaren (s. S. 741), indikationslose, besonders ambulante Abrasionen, Einlage von Arzneistiften u. dgl., spielen eine gefährliche Rolle.

Die Beschwerden akut entstehender *Adnextumoren* sind im allgemeinen so groß, daß körperliche Arbeit unmöglich ist. Erst nach Abklingen aller klinischen Erscheinungen fühlen sich viele Frauen so wohl, daß sie nach Hause drängen und zu arbeiten beginnen. Aber selbst leichte Hausarbeit führt in mehr oder weniger kurzer Zeit zum Rezidiv, und der Kreislauf mit Krankenhauseinweisung und konservativer Therapie beginnt von neuem. Nur in wenigen Fällen gelingt es, durch Punktionsbehandlung und konservative Maßnahmen Heilung zu erzielen. Erst die Totalexstirpation des Uterus und der Anhänge hat endgültig Erfolg mit Wiederherstellung der Arbeitsfähigkeit.

Die *Ruptur* bzw. Perforation eines Abszesses nach körperlicher Anstrengung oder Unfall haben wir an dem großen Krankengut Hamburgs, einschließlich der Heynemann'schen Klinik, niemals erlebt; dieses Ereignis tritt höchstens durch eine ungeschickte Douglaspunktion oder während der Operation auf. Wir haben auch nie die Ruptur eines Ovarialabszesses als Unfallfolge beobachtet, obwohl ein solches Ereignis bei sehr dünner Abszeßmembran denkbar ist.

Aus den Darlegungen geht hervor, daß körperliche Arbeit und Adnexentzündung kaum vereinbar sind. Sicher kommt es vor, daß Frauen mit entzündlichen Adnextumoren arbeiten, ohne von ihrer Krankheit zu wissen. Aber die ewige Rezidivgefahr, besonders während der Menstruation, zwingt doch zu vorsichtiger *Beurteilung.* Akute Erscheinungen mit Schmerz und Fieber bedingen völlige Erwerbsunfähigkeit. Symptomlose Fälle mit tastbaren Veränderungen erfordern unseres Erachtens eine mittlere Mind. d. Erwerbsf. Die oben erwähnte operative Therapie hat bei allen unseren Fällen die Arbeitsfähigkeit wiederhergestellt. In Anbetracht des großen Eingriffes ist frühestens 3 Monate nach der Operation mit Wiederherstellung der Erwerbsfähigkeit zu rechnen.

Eine 47jährige Frau war im KZ angeblich mit kaltem Wasser übergossen worden. In den Jahren danach war sie mehrfach operiert worden. In unserem Gutachten 1966 haben wir die Folterung als ursächlich bezeichnet, die bestehenden Beschwerden auf Narbenbildung zurückgeführt und die Rente befürwortet.

Sterilität

Gelegentlich ist die Frage zu entscheiden, ob Unfruchtbarkeit durch Trauma oder schwere Erwerbsarbeit verursacht worden ist. Bekanntlich ist die erworbene Sterilität sehr häufig durch einen entzündlichen Tubenverschluß bedingt, der infolge Verschlimmerung einer aszendierenden Infektion durch körperliche Anstrengung entstehen kann (s. oben). Dagegen hängen andere Ursachen, wie endometrioide Verschlüsse, nicht mit Arbeitsschäden zusammen und sind als Unfallfolge abzulehnen. Es ist aber denkbar, daß schwere Blutungen mit Hämatomen im Beckenbindegewebe zu Narben führen, die eine Tubensterilität zur Folge haben. Uns ist kein solcher Fall bekanntgeworden.

Ovarialtumoren

Nach wie vor entspricht es dem Stand unseres Wissens, daß weder gutartige noch bösartige Geschwülste des Eierstocks durch einen Unfall entstehen können (s. a. Bd. I, S. 267).

Blutungen in den Follikel oder das Corpus luteum kommen spontan vor, können bis etwa mandarinengroße Tumoren hervorrufen oder durch Kapsel- oder Gefäßriß ihr Blut in die Bauchhöhle entleeren. Diese aus dem Ovar stammenden Blutungen sind mitunter nicht von den Hämatomen nach Tubargravidität zu unterscheiden und verhalten sich zu diesen wie etwa 1:20. Lebensbedrohliche Eierstockblutungen sind aber sehr selten. Ebenso selten ist es, daß eine ovarielle Rißblutung durch ein Trauma oder gar einen »Schreck« hervorgerufen wird, obwohl in der Literatur einige Beispiele angeführt werden (s. bei AUGUST MAYER).

Etwas häufiger mag das Platzen von zystischen *Ovarialtumoren* sein, obwohl wir niemals eine einwandfreie *Ruptur durch Unfall* beobachtet haben. Dagegen können bekanntlich kleinere Ovarialzysten bei der bimanuellen Untersuchung bersten, eine Beobachtung, die einige Ärzte unverständlicherweise zur Therapie ausnutzen. Das *Verschwinden und Wiederauftreten* von etwa kindskopfgroßen Ovarialzysten (»versteckte Zysten«) haben wir zweimal beobachtet. Es handelte sich um schlaffe Tumoren mit einem Stiel von 4 bzw. 5 cm, die auch zwei erfahrene Kontrolluntersucher zeitweise nicht fühlen konnten. Nur die *Stieldrehung* gestielter Eierstocksgeschwülste kann im

Gegensatz zu gestielten Myomen durch einen Unfall, aber auch ruckartiges Drehen, z. B. beim Tanzen, auftreten. Vorsicht in der Beurteilung ist am Platze, da die meisten Torsionen ebenso spontan wie langsam entstehen und erst die schließlich auftretende Kompression der Gefäße die schweren peritonealen Erscheinungen hervorruft. Grundsätzlich sollen Ovarialtumoren operiert werden. Bei glattem Verlauf wird nach 2 bis 3 Monaten die volle Erwerbsfähigkeit wiederhergestellt sein. Maligne Tumoren verlangen naturgemäß eine andere Beurteilung.

Gravidität

Unfälle in der Gravidität werden durch die Zunahme des Verkehrs immer häufiger. Während LORION unter 1450 Unfallkranken nur 11 Schwangere fand, waren bei der Luzerner Lebensversicherung im Laufe von 5 Jahren immerhin 160 Unfälle während der Schwangerschaft anhängig. Selbst direkte Verletzungen des Uterus können die Schwangerschaft unbehelligt lassen (s. unten). Demgegenüber kann ein Trauma des Ovars in den ersten Monaten zur Unterbrechung der Schwangerschaft führen. Operative Eingriffe, wenn sie nur schonend durchgeführt werden, stören im allgemeinen den Fortgang der Gravidität nicht. Doch ist die Schwangere durch erhöhte Blutungs- und Thrombosebereitschaft gefährdet.

Abort

Gerade bei Fehlgeburten sollte die ärztliche *Schweigepflicht* peinlichst eingehalten werden. Der Arzt, der nur seinem Gewissen gegenüber verantwortlich ist, kann weder vom Gericht noch von der Patientin von dieser Pflicht entbunden werden. Selbst das schriftliche Einverständnis der betroffenen Frau kann nicht immer genügen! (S. a. Bd. I, S. 23 f.)

Unfälle, selbst solche mit Verletzungen des Unterbauches stören eine normale Schwangerschaft in den ersten Monaten nur in seltenen Fällen.

Was alles angestellt wird, um eine unerwünschte Schwangerschaft zu beseitigen, ist schier unglaublich. Sofern es sich nicht um regelrechte intrauterine Eingriffe mit Blasenstich und Verletzung des Eies oder um schwere Vergiftungen der Mutter handelt (z. B. Seife), verlaufen alle diese Maßnahmen ohne Erfolg. Die Kasuistik ist beträchtlich und reicht vom Motorradfahren über holpriges Pflaster, über Tritt und Stoß in die Unterbauchgegend bis zu Sturz von Leitern, Bäumen und aus dem Fenster. Selbst nach Pfählungen mit Eröffnung der Bauchhöhle kann sich die Schwangerschaft ungestört weiterentwickeln.

Andererseits gibt es bekanntlich erwünschte Schwangerschaften, bei denen alle therapeutischen Maßnahmen die Fehlgeburt nicht verhindern können. Zwischen diesen beiden Extremen zu unterscheiden, ist kaum möglich. Denn es gibt bis heute kein verläßliches diagnostisches Zeichen, um die Bereitschaft des Uterus zum Spontanabort zu erkennen. Bei Graviditäten, bei denen die Therapie den Abort doch nicht verhindern kann, genügt schon Ausrutschen bei der Hausarbeit, Fallen von der Treppe oder ähnliche, geringfügige Erschütterungen, um die Schwangerschaft zu stören und den Abort in Gang zu bringen. Daher ist es für den Gutachter sehr schwer, den Kausalzusammenhang zwischen Unfall und Fehlgeburt zu erkennen sowie eine Entscheidung zu treffen. Diese Frage hat aber große praktische Bedeutung, da nach einer Fehlgeburt Arbeitsunfähigkeit von 2 bis 4 Wochen je nach Alter der Gravidität anzuerkennen ist. Hierbei handelt es sich natürlich um Fehlgeburten ohne Komplikationen. Treten aber als Folge des Abortes lang dauernde Blutungen oder aszendierende Infektionen auf, kann die Arbeitsunfähigkeit monate-, selbst jahrelang dauern.

Die *Beurteilung* wird sich in jedem Falle daran zu halten haben, ob der Unfall mit dem Beginn des Abortes in Zusammenhang steht. Omnis abortus mendax! Durch geschicktes Fragen des auf diesem Sachgebiet erfahrenen Arztes kann die Entscheidung oft genug getroffen werden. Mitunter aber sind die erfahrenen Damen der Großstadt so genau informiert, daß selbst kriminalistische Begabung nicht zum Ziel führt. In solchen Fällen haben wir nach dem Grundsatz in dubio pro reo gehandelt, da die ordnungsmäßige Erledigung des Abortes unter antibiotischer Prophylaxe völlige Arbeitsfähigkeit wiederherstellt. Auch wird ärztliches und menschliches Mitleid mit der betroffenen Frau davor bewahren, die Grenzen allzu eng zu ziehen. Die nach dem Abort bestehende Arbeitsunfähigkeit ist spätestens nach 4 Wochen behoben.

Eine gewisse *Abortbereitschaft* besteht in manchen Gewerbebetrieben, z. B. in der Tabak- und Lederindustrie, bei Laborantinnen, besonders in Strahleninstituten. Die sehr umfangreiche Kasuistik ist in dem Handbuchbeitrag von HOFFSTETTER zusammengetragen und kann hier aus Platzmangel nicht erörtert werden. Die alte Erfahrung, daß Pharmaca oral nur dann zur Fehlgeburt führen, wenn die Schwangere an den Rand des Vergiftungstodes kommt, besteht nach wie vor zu Recht.

Eine 29jährige Frau (3 Kinder, 1 Abort, 1 Interruptio) hatte früher vergeblich versucht, durch Schlucken von 1–2 Zigaretten einen Abort zu erzielen. Sie wurde erneut gravide und nahm im 5. Monat ihr altes Mittel in stärkerer Konzentration. Sie zerkaute 8 Zigaretten und schluckte sie hinunter. Diese Dosis verursachte den Abort, aber die Patientin erkrankte lebensgefährlich an einer schweren Nikotinvergiftung (Tabak-Infus-Vergiftung). Mit Dauerinfusionen von täglich zirka 5000 ccm Elektrolytlösung 10 Tage lang (zirka 50 l insgesamt!), konnten wir mit der üblichen Kreislauf-Therapie die Kranke retten (Frauenklinik Altona, 1955).

Retroflexio uteri gravidi

Da der retroflektierte schwangere Uterus nur bis zum 4., höchstens 5. Monat im kleinen Becken Platz findet, sich danach aber unter schweren Krankheitserscheinungen einklemmen kann (Retroflexio incarcerata), wird der Uterus in der Gravidität nur bis etwa Mannsfaustgröße retroflektiert bleiben können. Ein Unfall hat meist gar nichts mit dieser Anomalie zu tun, die oft vor der Schwangerschaft bestand und sich auch gewöhnlich während der ersten Monate von selbst behebt. Nur wenige gravide Uteri, die vom Arzt aus prophylaktischen Gründen durch Aufrichtung und Pessarbehandlung in die rechte Lage gebracht werden, würden sich ohne eine solche Behandlung eingeklemmt haben. Wird ein Uterus, der in *Retroflexio fixata* liegt, schwanger, so kann natürlich nur die Operation die Einklemmung oder den Abort verhindern. Ein Unfall hat mit dieser durch Entzündung oder Endometriose entstandenen Fixation meist nichts zu tun (s. S. 744). Es ist höchstens denkbar, daß ein schwangerer Uterus durch ein Trauma (heftige Erschütterung) aus seiner normalen Lage in Retroversio-flexio gerät, wenn er in den ersten Monaten noch am Promontorium vorbeigleiten kann. *Die unkomplizierte Retroflexio uteri gravidi ist als Unfallfolge abzulehnen.*

Extrauteringravidität

Die Entstehung einer Graviditas tubari durch Unfall ist zwar behauptet, aber wohl nie bewiesen worden. Es ist nicht von der Hand zu weisen, daß Narbenbildung nach Operationen und die ominöse Verziehung der Tube in den Leistenkanal dem Ei den Weg verlegen kann. Diese Abknickung des Eileiters kann nicht nur durch ungeschicktes Operieren, sondern auch durch Sekundärheilung und Narbenzug entstehen (eigene Beobachtung). Auch andere Ursachen, wie Anomalien der Tubenbewegung, können eine Rolle spielen. Im allgemeinen wird man die *Entstehung der Tubargravidität als Unfallfolge ablehnen müssen*.

Die *Ruptur* einer bestehenden Eileiterschwangerschaft kann dagegen durch einen Unfall und die mit ihm verbundene Erschütterung bewirkt werden. Dabei ist zu bedenken, daß eine ausgetragene Tubargravidität zu den Seltenheiten gehört und daß im allgemeinen Tubarabort oder -ruptur im 3. bis 4. Monat das Schicksal der Schwangerschaft besiegeln. Das geschieht nicht selten während der nächtlichen Bettruhe, ohne daß eine Ursache zu erkennen ist. Diese Tendenz zur Spontanruptur muß sorgfältig beachtet werden, bevor man sich zur Berücksichtigung eines Unfalles entschließt. Erleichtert wird die Anerkennung bei engem zeitlichem Zusammenhang. Dagegen ist die Entscheidung schwer, wenn geringere Blutungen und geringe Beschwerden den Fruchttod einleiten. Dann wird die Diagnose oft verkannt.

Die geplatzte Eileiterschwangerschaft bedingt *Erwerbsunfähigkeit*. Die Operation ist die einzig richtige Behandlung. Dem Arzt wird mit Recht mangelnde Sorgfaltspflicht vorgeworfen, der bei entsprechenden klinischen Erscheinungen die Laparotomie versäumt. Die Operation heilt die Krankheit mit großer Sicherheit. Man ist immer wieder erstaunt, wie schnell sich schwer ausgeblutete Frauen nach der Operation erholen und in wie kurzer Zeit die Blutungsanämie schwindet. Die Minderung der Erwerbsfähigkeit wird nach einer etwa vierwöchigen Rekonvaleszenz nur noch gering und spätestens nach ½ Jahr überwunden sein.

Verletzungen des schwangeren Uterus inklusive Ruptur

Zweifellos können *stumpfe Gewalteinwirkungen* zur Uterusruptur führen, selbst wenn äußerlich sichtbare Verletzungen fehlen (contre coup). Die Intensität reicht von Stürzen aus großer Höhe bis zum Fall vom Stuhl oder dem Fall auf der Straße. Selbst Tanzen und Bücken werden erwähnt. Solche leichten Erschütterungen werden, ähnlich wie bei der Tubargravidität, nur den letzten Anstoß geben, was bei der Beurteilung zu bedenken ist. Als *Dispositionen* seien alte Narben, insbesondere nach Abort und Myomenukleation, Adenomyosis, Placenta increta, interstitielle Gravidität, Myome, Kavernome und entzündliche Destruktionen (Metritis dissecans) genannt. DYER und BARCLAY (USA) sammelten in 25 Jahren 35 Fälle von intrauterinem Fruchttod durch direktes Trauma auf den Bauch.

Eine Ausnahme ist der Fall LEOPOLD: Eine 42jährige XI Para fiel im 4. Monat die Kellertreppe herunter, konnte zunächst nicht aufstehen, erholte sich aber bald. Etwa 14 Tage später, als sie die ersten Kindsbewegungen bemerkte, traten Schmerzen auf, so daß Bettruhe nötig war. Laparotomie 3 Wochen ante terminum. Die etwa 34 Wochen alte, abgestorbene Frucht lag in der Bauchhöhle, während die Placenta noch in situ war. Die Nabelschnur führte durch einen zirka 2 cm langen Schlitz der Uteruswand und ernährte die Frucht, die offenbar schon beim Sturz von der Treppe in die Bauchhöhle geraten war.

Bei fortgeschrittener Schwangerschaft muß bei Verkehrsunfällen auch ohne sichtbare Verletzungen an eine Uterusruptur gedacht werden.

Eine 30jährige VII Para, die im 9. Monat schwanger war, erlitt in ihrem eigenen Wagen einen schweren Verkehrsunfall. Bei der bewußtlosen Frau war der Uterus hart kontrahiert und die kindlichen Herztöne fehlten. Der Kaiserschnitt zeigte, wie erwartet, eine teilweise Lösung der Plazenta. Unerwartet aber waren zahlreiche bis 10 cm lange, z. T. penetrierende Risse im Uterus (hydraulische Sprengwirkung), so daß dieser exstirpiert werden mußte (Frauenklinik Altona, 1962).

Pfählungen per vaginam seu rectum sind selten. Während der schwangere Uterus in den ersten Monaten dank seiner Elastizität noch auszuweichen vermag, ist er später dadurch geschützt, daß sich die Schwangere infolge ihrer zunehmenden Schwerfälligkeit weniger Unfällen aussetzt.

In einem Fall von HUBRICH drang einer 28jährigen Schwangeren am Ende der Zeit der Stiel einer Heugabel 20 cm tief durch den After in das Rektum, dann durch die Vagina in den Douglas'schen Raum. Der Stiel wurde von einem Knecht herausgezogen. Das durch Sectio entwickelte Kind lebte zwar noch, war aber asphyktisch und starb bald. Leider wird nichts vom Zustand des Uterus erwähnt. Heilung nach Versorgung der Darmverletzung.

Demgegenüber sind *penetrierende Verletzungen* durch die Bauchdecke nicht ganz so selten, pflegen den Uterus aber erst zu treffen, wenn er im 4. Monat hinter der Symphyse nach oben steigt. Tierhornstoß, Stiche, Schuß- und Bombenverletzungen, schließlich Brüche des knöchernen Beckens kommen in Betracht. Automatische Rasenmäher können durch hochgeschleuderte Steine oder Metallteile schußähnliche Verletzungen hervorrufen.

Der *Gutachter* sollte berücksichtigen, daß es schwer, ja unmöglich sein kann, die Ruptur zu erkennen, besonders wenn sie inkomplett oder durch Peritoneum »gedeckt« ist. Es kann auch nicht zweifelhaft sein, daß kleinere Verletzungen während der Schwangerschaft ausheilen. Denn die Widerstandskraft des graviden Uterus ist groß. Ein Zusammenhang mit einem Unfall wird durch Schmerzen, Blutung, Hämatom, schließlich durch den Operationsbefund wahrscheinlich gemacht. Erwerbsunfähigkeit ist anzuerkennen. Der Grad der Rekonvaleszenz richtet sich nach Heilverlauf und Blutbefund, während mit entzündlichen Komplikationen und Sekundärheilung, wie immer wieder betont werden soll, bei antibiotischer Prophylaxe nicht zu rechnen ist. Die Erwerbsfähigkeit wird 2–3 Monate nach Entlassung wiederhergestellt sein.

Frucht[1]

Der Fetus ist durch die dämpfende Wirkung des Fruchtwassers ausgezeichnet geschützt. *Intrauterine Knochenbrüche* können spontan, wenn auch äußerst selten, auftreten (infantile Osteomalazie nach CANIGIANI). Nervenschädigungen wie die *Erb'sche Lähmung* können ohne äußere Einwirkung, allein durch Druck bei ungünstiger Lage der Frucht, entstehen. *Pathologische Geburtslagen* (Quer-, Steiß-, Deflexionslagen) haben ebensowenig etwas mit einem Unfall zu tun wie die sogenannten *angeborenen Deformitäten* (s. unten).

---

[1] Übersicht bei PHILIPP.

Intrakranielle Blutungen, Kephalohämatome, selbst ein intrauteriner Schädelbruch sind als Unfallfolgen beschrieben, auch Weichteilverletzungen kommen vor (Kasuistik bei August Mayer). Es handelt sich aber um sehr seltene Ereignisse.

Rippmann berichtet über eine 25jährige Mopedfahrerin, die im 5. Monat schwanger war. Sie war mit einem Auto kollidiert und mit großer Wucht auf den Kühler geschleudert worden. Bei der mit schwerem Schock eingelieferten Frau wurde bei fehlenden kindlichen Herztönen sofort die Sectio durchgeführt. Das tote Kind hatte einen Riß in der Falx cerebri, die Plazenta war teilweise gelöst, Uterus aber intakt. Da sich reichlich Blut im Bauch befand, wurde nach der Blutungsquelle gesucht und eine Milzruptur festgestellt. Nach Exstirpation der Milz wurde die Mutter gesund.

Mißbildungen sind hereditär oder erworben. Als sogenannte exogene Ursachen sind Infektionen durch Krankheitserreger erwiesen (z. B. Röteln, Toxoplasmose). Alle anderen Ursachen, wie Anoxämie, Ernährungsschäden, besonders aber das »Versehen« der Schwangeren, sind einstweilen noch schwer faßbar. Die alte Anschauung, daß Mißbildungen *nur* durch Schädigungen des Keimplasmas entstehen können, ist endgültig zu Grabe getragen. Wir glauben, daß durch antibiotische Prophylaxe von Beginn der Schwangerschaft an manches Unglück vermeidbar ist (Willi Schultz). Da der größte Teil der erworbenen Mißbildungen sehr wahrscheinlich in den ersten Schwangerschaftswochen (Organopoese) entsteht, werden Unfälle kaum eine Rolle spielen. Auch die alte Ansicht, daß raumbeengende Prozesse (zu wenig Fruchtwasser, vorzeitiger Blasensprung) Klumpfuß, Schiefhals u. a. verursachen, ist für die meisten Fälle nicht mehr aufrechtzuerhalten.

Keimschäden nach Röntgen- und Radiumbestrahlung kommen vor. Im allgemeinen geht aber der geschädigte junge Keim zugrunde. Bestrahlungen vom 3. Monat an werden kaum mehr zu Mißbildungen führen, da die fötalen Organe bereits angelegt sind und auswachsen (Embryogenese). Es sind Fälle beschrieben worden, bei denen ohne Kenntnis der Schwangerschaft mit einer therapeutischen Karzinomdosis bestrahlt wurde, trotzdem wurde ein gesundes Kind geboren (s. a. S. 622, 776).

In einem uns bekanntgewordenen Fall von Collum-ca wurde am Ende der Schwangerschaft Radium appliziert. Das zum Termin geborene Kind hatte eine Radiumnarbe am Schädel und bekam später eine kleine Tonsur, blieb aber gesund.

Daß ein *intrauteriner Fruchttod* durch Starkstrom, Blitzschlag, vielleicht auch Ultraschall möglich ist, sei erwähnt. Dagegen wird ein seelisches Trauma nur mit Vorsicht bewertet werden können. Immerhin halten so hervorragende Geburtshelfer wie August Mayer und Martius eine Schreckwirkung für möglich.

Plazenta, Nabelschnur und Eihäute

Es ist nicht anzunehmen, daß abnorme Adhärenz oder Einwachsen des Mutterkuchens (Placenta increta) durch einen Unfall verursacht werden kann. Die traumatisch entstandene – amniale – Hydrorrhöe wird als Ursache der abnorm festsitzenden Plazenta erörtert (August Mayer). Eine *vorzeitige Lösung* der normal oder pathologisch sitzenden Plazenta kann durch einen Unfall bedingt sein (Überfahrenwerden durch ein Motorrad – Graaf). Die Krankheit tritt aber zu zwei Drittel bei der Schwangerschaftsnephrose bzw. Präklampsie, sonst ohne erkennbaren Grund auf, während sie bei schweren Gewalteinwirkungen oft genug vermißt wird (Jaschke). Die Entstehung einer *Placenta praevia* als Unfallfolge ist abzulehnen. Eher kann man sich vorstellen, daß durch eine Erschütterung die Blutung ausgelöst wird. In vielen Fällen trat aber trotz schwerer Traumen die Plazentarblutung erst viel später auf. Eine *traumatische Zerreißung* der Plazenta ist von ZIMMERMANN beobachtet worden.

Eine 26jährige VI Para sprang am Ende der Zeit aus 4–5 m Höhe, Knöchelbruch. 5 Stunden später Wehenbeginn und Geburt eines frischtoten Kindes in Steißlage. In der Plazenta fand sich am Rande ein klaffender, durchgreifender, wie mit dem Messer geschnittener Riß von 4 cm Länge.

ZONDEK beobachtete eine Verwundung durch Bombensplitter mit 2 Einschußöffnungen am Uterus und Verletzung des Plazentarrandes mit starker Blutung. Durch Sectio wurden Mutter und Kind gerettet. 5 Jahre später Spontangeburt eines weiteren, gesunden Kindes.

Gefäßzerreißungen der Nabelschnur durch Unfall sind denkbar, während Torsion und Anomalien kaum durch ein Trauma erklärbar sein dürften. *Traumatische Eihautrisse* kommen viel seltener vor, als man denken sollte. Nur bei engem zeitlichem Zusammenhang sollte der Gutachter auch einen kausalen Zusammenhang anerkennen.

Haftpflicht des Geburtshelfers

Der Arzt ist verpflichtet, einer Kreißenden beizustehen, wenn er um Hilfe gebeten wird. Ein telefonischer Anruf genügt. Zum mindesten muß er einen anderen Kollegen benachrichtigen.

In einem Fall von MÜLLER-HESS wurde ein Arzt zu einer Kreißenden gerufen und stellte eine abnorme Kindslage, aber keine bedrohlichen Erscheinungen fest. Er besuchte eine andere Kranke. Inzwischen trat bei der Gebärenden eine tödliche Blutung auf. Der Arzt wurde wegen fahrlässiger Tötung zu Gefängnis verurteilt, da er die Kreißende nicht hätte verlassen dürfen, ohne für andere ärztliche Hilfe zu sorgen.

Die durch mangelnde Sorgfalt des Arztes verursachten *Schäden in der Geburtshilfe* (Übersicht bei MÜLLER-HESS) können hier nur kurz gestreift werden. Sie haben durch die erweiterte Indikation zum Kaiserschnitt beträchtlich abgenommen. Die Vermeidung geburtshilflicher Operationen im Privathause wird in einer Großstadt wie Hamburg fast ausnahmslos beachtet und setzt sich auch in der Landpraxis mehr und mehr durch.

Mutter

Verletzungen der Weichteile, wie sie früher bei der sogenannten hohen Zange auch dem geübten Geburtshelfer passieren konnten, sind nach weitgehender Einschränkung dieser Operation praktisch verschwunden. Daher sind auch tiefe Einrisse des Gebärmutterhalses und des Uterus nur noch selten zu beobachten. Verletzungen der Scheide und des Dammes, Einriß des Sphinkter ani werden dem Geburtshelfer dann zum Vorwurf gemacht, wenn er die ordnungsgemäße Wundversorgung unterläßt. Anders zu beurteilen sind die im Anschluß an Zangenoperationen auftretenden *Blasen- und Mastdarmscheidenfisteln*, die oft durch fehlerhaftes Anlegen der Zangenblätter, also durch Fahrlässigkeit entstehen. Stets ist bei der Beurteilung in Betracht zu ziehen, daß die erwähnten Folgen bei langer Geburtsdauer, enger Scheide, rigiden Weichteilen, Narbenbildung auch ohne operative Eingriffe auftreten können.

Intrauterine Eingriffe während oder nach Geburt des Kindes führen gelegentlich zu

Verletzungen des Uterus. Die *Wendung*, deren Konto früher mit Ruptur- und Infektionsgefahr belastet war, hat infolge Antibiotika und erweiterter Indikation zur Sectio viele ihrer Gefahren verloren und wird heute bei verschleppter Querlage oder älteren Erstgebärenden durch die Schnittentbindung ersetzt. Aber auch bei unkomplizierter Querlage (vollständig erweiterter Muttermund, bewegliches Kind) kann eine Ruptur auftreten, wenn z. B. nach vorausgegangener Uterusoperation die alte Narbe nicht standhält. Da eine Ruptur auch ohne erkennbare Ursache, bekanntlich selbst bei Spontangeburten, beobachtet wird, ist der Arzt zu entlasten. Die früher zur Bekämpfung der Placenta praevia beliebte Wendung nach BRAXTON HICKS (sogenannte Zweifingerwendung) wird heute nur noch selten ausgeführt, da das Kind fast immer verloren ist. Wegen der Gefahr der Uterusruptur gilt es mit Recht als fahrlässig, an diese Operation die Extraktion anzuschließen.

Alle übrigen intrauterinen Eingriffe wie die *manuelle Lösung der Plazenta*, Ausschabung mit der großen (Bumm'schen) Curette und die Nachtastung sind, wenn sie nur unmittelbar nach der Geburt und ohne grobe Ungeschicklichkeit ausgeführt werden, gefahrlos. Die *Placenta increta* läßt sich nicht lösen. Die Blutung kann nur durch die Exstirpation des Uterus gestillt werden.

Ein Arzt verkannte die Situation während einer Schnittentbindung, als die manuelle Lösung nicht gelang. Die Lösungsversuche erforderten viel Zeit, so daß die endlich ausgeführte Uterusexstirpation das Leben der Mutter nicht mehr retten konnte. Schadenersatzansprüche lehnte das Gericht ab: Die große Seltenheit der Plac. incr. mache es verständlich, daß der Arzt zunächst an eine festsitzende Plazenta gedacht und versucht habe, diese zu lösen.

Die Zurücklassung kleiner Plazentareste kann dem Arzt nicht zum Vorwurf gemacht werden, wenn er die Vollständigkeit der Plazenta gewissenhaft geprüft hat. Blutungen im Wochenbett werden von Ärzten oft voreilig mit »zurückgelassenen Plazentaresten« erklärt, obwohl es sich meist um Dezidua- und Eihautreste handelt.

Kind

Verletzungen des Kindes sind bei drohender Asphyxie durchaus nicht immer zu vermeiden. Die Fraktur eines Oberarmes in der Diaphyse kann, z. B. bei der Steißlage, das einzige Verfahren sein, um das Kind zu entwickeln und sein Leben zu erhalten. Daher wird der Geburtshelfer im allgemeinen bei geburtshilflichen Operationen, die das Kind verletzen, zu entlasten sein (Übersicht bei NAUJOKS). Das gleiche gilt für *Nabelschnurumschlingung, -vorfall, -kompression* und ähnliche unglückliche Zufälle, bei denen auch der geschickteste Geburtshelfer nicht immer den Tod des Kindes verhindern kann.

Zangenverletzungen kommen auch dann vor, wenn der Kopf »zangengerecht«, also in Beckenmitte oder Beckenausgang steht. Die sogenannten »Zangenmarken« sind meist harmlos, sie können aber durch Kompression des Nervus facialis an seiner Austrittsstelle im Foramen stylomastoideum zu typischen *Fazialislähmungen* führen, die im allgemeinen schnell zurückgehen. Gefährlicher sind *Impressionen* der Schädelknochen, die vermeidbar sein sollten, da sie fast immer durch falsches Anlegen der Zange und durch Druck der Zangenspitzen entstehen. Sogar schwere Traumen, wie Zertrümmerung des Kopfes, *Abriß eines Ohres* und *Augenverletzungen* kommen vor. Die spontan auftretenden Netzhautblutungen bilden sich im allgemeinen schnell zurück und hinterlassen keine Dauerstörung. Zu den schweren Traumen gehören die Luxatio und Avulsio bulbi. DÖDERLEIN sen. erwähnt in seinem früher jedem Studenten wohlbekannten »Geburtshilflichen Operationskurs« 9 Fälle von komplettem Vorfall des Augapfels mit Zerreißung des Sehnerven (Avulsio). Entscheidend für die forensische Beurteilung ist, daß 2 dieser Traumen spontan aufgetreten sein sollen! Wir hatten folgenden Fall zu beurteilen:

Bei nicht ganz eingetretenem und offenbar auch nicht konfiguriertem Kopf kam es zu einer lebensgefährlichen Asphyxie des Kindes. Infolge äußerer Gründe konnte kein Kaiserschnitt ausgeführt werden, obwohl es in tiefer Narkose wohl möglich gewesen wäre, den Kopf manuell zurückzudrücken. Die hohe Zange (großes *Naegele*-Modell) wurde in typischer Weise über Gesicht und Hinterhaupt angelegt. Die Extraktion war sehr schwer. Das Kind, ein Mädchen, blieb am Leben. Leider wurde mit der Zangenspitze die Orbita eingedrückt und der Bulbus so schwer verletzt, daß trotz sachverständiger augenärztlicher Behandlung das Auge nicht zu retten war. In unserem Gutachten (Hamburg 1955) haben wir den Gynäkologen entlastet, da die geburtshilfliche Situation einen Versuch mit der hohen Zange rechtfertigte und Fahrlässigkeit nicht nachweisbar war.

Angeblich wegen Geburtsstillstand wurde in einem anderen Falle eine hohe Zange ohne Erfolg versucht. Die nunmehr der Klinik überwiesene Patientin wurde durch Sectio entbunden, da die kindlichen Herztöne normal waren. Bei Entwicklung des Kindes tropfte Hirn aus und es zeigte sich, daß eine durch die Zange verursachte Impressionsfraktur zu einem regelrechten Loch im Schädel geführt hatte. Das Kind lebte noch einige Stunden, die Mutter wurde gesund (Hamburger Frauenklinik Finkenau, O. A. WENDL, 1962).

Unter den *Verletzungen bei der manuellen Extraktion* (Steißlage) stehen Brüche der zarten kindlichen Knochen im Vordergrund und betreffen nach der Reihenfolge ihrer Häufigkeit Humerus, Scapula, Femur und Tibia. Folgenschwer sind Traumen in der Wachstumszone, die als *Epiphysenfrakturen* einen kürzeren Arm zur Folge haben können. Aber auch hier wird der Arzt wie bei den meist komplikationslos und schnell heilenden Diaphysenbrüchen entlastet werden können, wenn ihm nicht Außerachtlassen der erforderlichen Sorgfalt nachzuweisen ist. Das gilt selbst für die schweren, aber seltenen Verletzungen der Baucheingeweide, vorausgesetzt, daß der Geburtshelfer nicht durch grobes Fassen auf den Leib des Kindes das Trauma nachweisbar verursacht hat.

Die durch Druck auf den Plexus brachialis entstehende *Erb'sche Lähmung* kann eine ungünstige Prognose haben, wenn größere Muskelgebiete, z. B. Deltoideus, Bizeps, Brachialis internus und Supinator longus, befallen sind. Der Arm kann dann weder gehoben noch gebeugt werden. Die Lähmung entsteht durch Druck auf den Plexus zwischen Clavicula und 1. Rippe (Erb'scher Punkt). Wie oben ausgeführt, treten diese Lähmungen auch spontan auf, was für die Entlastung des beschuldigten Arztes entscheidend ist. Eine *Zerrung des Sternocleidomastoideus* (Hämatom) kommt nur selten als Ursache des *Schiefhalses* in Betracht. Das Caput obstipum ist meist »angeboren«. Traumen des kindlichen Kopfes werden heute dank der erweiterten Indikation zur Schnittentbindung kaum mehr beobachtet.

Die *Kopfschwartenzange* am lebenden Kind ist hoffentlich außer Gebrauch geraten. Sie kann, wenn sie ausreißt, zu schweren Verletzungen am Kopf führen. Dagegen hat die *Saugglocke (Vakuumextraktor)* an vielen Kliniken die Geburtszange ersetzt. Hier und da sind Abrisse der Kopfschwarte vorgekommen. Mit Modernisierung der Apparatur und mit zunehmender Erfahrung werden solche Zufälle noch seltener werden.

Den *Tod des Kindes* kann auch der geschickteste Geburtshelfer nicht immer vermeiden, wenn die Extraktion, z. B. infolge pathologischer Einstellung des Kopfes zu lange dauerte. Aber der Arzt sollte nachweisen können, daß er sich um die Wiederbelebung bekümmert hat. Eine kunstgerechte Behandlung der Asphyxie erfordert zumindest eine Mund-zu-Mund-Beatmung (Atemspende), daneben auch Herzmassage, die bei dem weichen Neugeborenenthorax äußerlich, mit Daumen und Zeigefinger vorgenommen werden soll.

SCHRIFTTUM: Ausführl. Literaturübersicht: MAYER, A. (s. u.) – BRUNZEL, Zur Kasuistik perfor. Pfählungsverletzungen. Berl. klin. Wschr. 399 (1916); Zbl. Gynäk. 694 (1916) – CANIGIANI, Infantile Osteomalacie. Fortschr. Röntgenstr. 38 (1944) – DYER, J. and D. L. BARCLAY, Accidental trauma complicating pregnancy and delivery. Amer. J. Obstet. Gynec. 83, 907 (1962) – DÖDERLEIN, G., Rehabilitation nach gyn. Operationen. Med. Klin. 1447 (1958) – EMMRICH, J. P., Einfluß der Industriearbeit auf die Gesundheit der Frau. Zbl. Gynäk. 24a, 1724 (1950) – ESAU, Traumatischer vaginaler Dünndarmvorfall, 10 Jahre nach einer vaginalen Uterusruptur. Zbl. Gynäk. 1023 (1911) – GRAAF, Vorzeitige Fehlgeburt durch Überfahrenwerden. Med. Klin. 594 (1952) – HOFSTAETTER, Gewerbliche Schäden der Frau, in: Biologie und Pathologie des Weibes, Bd. VI, 2. Aufl., München-Wien 1953 – HOFSTAETTER, Die Frau im Berufsleben, in: Baader u. a., Handb. d. ges. Arbeitsmedizin. Berlin-München 1962 – HUBRICH, Pfählungsverletzung bei einer Gravida. Dtsch. med. Wschr. 2099 (1929) – JASCHKE, v., Unfall- und gewerbliche Schäden der weiblichen Genitalorgane im nichtschwangeren und schwangeren Zustand, in: Fischer-Molineus, Das ärztliche Gutachten im Versicherungswesen. Leipzig 1939 – KIRCHHOFF, H., Die Belastung der berufstätigen Frau und die damit verbundenen Gefahren. Ärztl. Mitt. 23 (1961) – LEOPOLD, Arch. Gynäk. 25, 376 – LORION, Trauma und Schwangerschaft in ihrer Beziehung zur gerichtlichen Verantwortlichkeit. J. praticiens 60 (1934) – MARTIUS, Die gynäkologischen Operationen. Stuttgart 1954 – MARTIUS, Frucht- und Keimschädigung durch Röntgen- und Radiumstrahlen. Zbl. Gynäk. 473 (1943) – MAYER, A., Unfall in der Frauenheilkunde, in: Biologie und Pathologie des Weibes, Bd. V/2, 2. Aufl., München-Wien 1953 – MÜLLER-HESS, Gerichtsärztliche Fragen in der Geburtshilfe, in: Stoeckel, Geburtshilfe. Jena 1951 – NAUJOKS, Die Geburtsverletzungen des Kindes. Stuttgart 1934 – NAVRATIL, Die krebskranke Frau im Berufsleben, in: Baader u. a., Handb. d. ges. Arbeitsmedizin. Berlin-München 1962 – PHILIPP, Pathologie des Neugeborenen, in: Stoeckel, Geburtshilfe. Jena 1951 – RAAFLAUB, Zur versicherungstechnischen Behandlung der Unfallfolge in Gynäkologie und Geburtshilfe. Dissertation, Zürich 1925 – RIPPMANN, E., Milzruptur und intrauteriner Fruchttod. Mittlg. XXVIII, Büro Geb.-Gyn. 901 (1965) – SCHULTZ, W., Die Douglaspunktion. Zbl. Gynäk. 213 (1939) – SCHULTZ, W., Antikonception und Antikoncipientien. Hamburger Ärztebl. 9 (1952) – SCHULTZ, W., Intramniale Infektion und ihre Bedeutung für die Säuglingsmortalität und -morbidität, in: La prophylaxie en gynécologie et obstetrique. Genève 1954 – SCHULTZ, W. und VOIGT, Moderne Anästhesie in der Gynäkologie, Geburtshilfe und Frauenheilkunde. 1954, S. 293 – STEPHAN, Mschr. Geburtsh. Gynäk. 94, 194 – ZIMMERMANN, Ein Fall von direkter traumatischer Ruptur der Plazenta, in: Biologie und Pathologie des Weibes, Bd. IX, 2. Aufl., München-Wien 1950 – ZWEIFEL, Abortus und Trauma. Dissertation, Zürich 1933.

Strahlenschäden

von Helmut Gremmel, Kiel und Heinz Vieten, Düsseldorf

Seit dem Erscheinen der 2. Auflage dieses Buches mit dem Beitrag: »Die Begutachtung des Strahlenschadens« von Lossen ist, an den Fortschritten in der medizinischen Forschung gemessen, eine lange Zeitspanne verflossen. Gerade auf dem Gebiet der Röntgenologie und Strahlenheilkunde haben sich inzwischen zahlreiche und wertvolle Neuerungen ergeben.

Gegenstand unserer Abhandlung ist die Erfassung aller, unter den Begriff des »Strahlenschadens« fallenden Gesundheitsstörungen, d. h. Schäden durch ionisierende Strahlen, die bei Kernumwandlung, Kernspaltung und Kernverschmelzung auftreten und in der Medizin als natürliche oder künstliche radioaktive Stoffe Verwendung finden sowie durch Strahlen, die von Röntgenröhren oder Teilchenbeschleunigern erzeugt werden. Dabei kommt dem Gutachter die Aufgabe zu, medizinische Grundlagen für die rechtliche Beurteilung einer Schädigung zu ermitteln.

Schon bald nach Entdeckung der Röntgenstrahlen machten sich durch sie verursachte Schäden bemerkbar. Bereits 1897 erschienen die ersten Hinweise von Oudin, Barthélemy u. Darier. Strahlenschutzmaßnahmen waren aber so gut wie unbekannt, wenn auch Albers-Schönberg 1903 in seiner Monographie »Die Röntgentechnik« eindringlich Schutzvorrichtungen empfahl. Vor allem wollte er das mit Röntgenstrahlen umgehende Personal geschützt wissen, damit Röntgenverbrennungen, über die mehrfach berichtet worden war, vermieden werden konnten. Gerade Röntgenologen, Techniker und ärztliches Hilfspersonal waren in den ersten Jahrzehnten sehr gefährdet, wie aus der erschreckenden Zahl der im »Ehrenbuch der Röntgenologen und Radiologen aller Nationen« aufgeführten Opfer hervorgeht. Das mag vor allem an mangelnder Gefahrenkenntnis sowie an unzulänglichen Apparaturen gelegen haben. Nicht selten wird fehlende Erfahrung während der Entwicklung neuer diagnostischer oder therapeutischer Methoden zum Nachteil gewesen sein. Aber auch leichtfertiger Umgang mit Röntgenstrahlen und Radium verursachte des öfteren irreparable Schäden.

Erst nach Erscheinen der Monographie von Flaskamp 1930 »Über Röntgenschäden und Schäden durch radioaktive Substanzen« wurde vielerseits Interesse an Schutzmaßnahmen bekundet, insbesondere aber Wert auf Verbesserungen von Röntgenröhren, Meßtechnik und Abschirmung gelegt.

Strahlenbiologische Untersuchungen unterstützten das Bemühen um ausreichenden Strahlenschutz, das schließlich zur Gründung der »Vereinigung Deutscher Strahlenschutzärzte« führte.

Auf behördlicher Seite dauerte es längere Zeit, bis »Erkrankungen durch Röntgenstrahlen und andere strahlende Energie« in die RVO zu § 547 aufgenommen und somit als Berufskrankheit anerkannt wurden (12. 5. 25; s. a. Bd. I, S. 31 f., 622). Über die zahlreichen und langwierigen Anstrengungen, geeignete und wirkungsvolle Schutzmaßnahmen zu entwickeln, berichtete Schneider 1965 ausführlich. Er gab einen chronologischen Überblick der Entwicklung von Bleiabschirmungen, Leder-, Kupfer-, Aluminium-Filterung, Blendensystemen und Siebbestrahlungen, aber auch von Meß- und Dosierungsgeräten.

Die internationale Gesetzgebung hat sich im letzten Jahrzehnt besonders eifrig bemüht, den Begriff des Strahlenschadens zu umreißen und Empfehlungen für einen wirksamen Strahlenschutz auszuarbeiten. Dabei wurde aber im wesentlichen nur die große Gruppe von Personen berücksichtigt, die mit Röntgenstrahlen und radioaktiven Stoffen in medizinischen Instituten, technischen Versuchsanstalten, Kernbrennstoffanlagen sowie Unternehmen zur Aufsuchung, Gewinnung und Aufbereitung radioaktiver Mineralien umgehen.

Eine andere, vielleicht nicht so umfassende, aber für das Versicherungswesen ebenso wichtige Personengruppe stellen Patienten dar, die aus diagnostischen oder therapeutischen Gründen mit Röntgenstrahlen bzw. radioaktiven Substanzen in Berührung kommen und die evtl. einen Schaden erleiden (s. a. Bd. I, S. 123).

Während sich für die erste Gruppe der Begriff des Strahlenschadens formaljuristisch klar abgrenzen läßt, ist seine Definition für die zweite Gruppe von mannigfachen biologischen und in der Natur des Einzelnen begründeten Faktoren abhängig. Es darf hierbei nicht vergessen werden, daß zur Erreichung eines Heilerfolges jede wirksame Therapie ein gewisses Risiko beinhaltet, das bei Strahlenanwendung um so größer wird, je lebensbedrohender der Schweregrad einer zu behandelnden Krankheit ist.

Mit dem Problem der Risikoabwägung bei Röntgenbestrahlungen befaßten sich 1967 PROPPE u. SCHIRREN; sie betonten, daß maligne Tumoren stets eine radikale Behandlung rechtfertigen würden, daß aber die Indikation zur Strahlentherapie Fehlentscheidungen sowohl im Einzelfall als auch infolge unzutreffender theoretischer Erwägungen bei ganzen Krankheitsgruppen mit sich bringe (s. a. Bd. I, S. 629).

Grundvorgänge der biologischen Strahlenwirkung

Für eine biologische Wirkung ionisierender Strahlen ist die im Körper, d. h. im lebenden Gewebe absorbierte Energie verantwortlich. Sind die Energiequanten genügend groß, so kommt es zur Ionisation: Aus den Atomen der Gewebesubstanz werden Elektronen abgespalten. Mitunter tritt nur eine sog. Anregung von Atomen ein. Abgespaltene Primärelektronen ionisieren auf ihrer Bahn ebenfalls unter Auslösung von Sekundärelektronen. Diese bewirken wiederum Tertiärelektronen usw., bis die Restenergie für eine weitere Ionisation zu gering geworden ist.

Für die Ionisationsfolgen ist es gleichgültig, ob Röntgen- oder Gamma-Strahlen als reine Energieträger oder ob Elektronen oder Beta-Strahlen verwendet werden. Auch bei anderen Korpuskularstrahlen (Alpha-Strahlen, Protonen, Neutronen), deren Absorption im Gewebe noch andere Energieumwandlungen auslöst, ist letztlich die Ionisation Ursache der biologischen Wirkung. In jedem Falle handelt es sich also um den gleichen physikalischen »Primärvorgang«. Deshalb muß auch durch verschiedene Strahlenarten (= Energieformen) qualitativ die gleiche biologische Wirkung ausgelöst werden. Trotz dieser qualitativen Gleichheit können aber infolge einer unterschiedlichen spezifischen Energieabgabe gewisser Strahlungen (d. h. verschiedener Ionisationsdichten entlang der Bahn eines ionisierenden Teilchens) quantitative Unterschiede in Stärke und Ablauf der jeweiligen biologischen Reaktion bestehen.

Jede Strahlungsart hat deswegen ihre bestimmte relative biologische Wirksamkeit (RBW). Setzt man für Röntgen-, Gamma-, Elektronen- und Beta-Strahlen diese $= 1$, so muß man für (schnelle) Neutronen und Protonen (bis 10 MeV) sowie für Alpha-Strahlen natürlicher radioaktiver Stoffe die RBW $= 10$ und bei schnellen Rückstoßkernen sogar $= 20$ annehmen. Die bei Röntgen- und Gamma-Strahlen üblichen

Dosisangaben in »R« (Ionendosis) oder, unter Berücksichtigung der je nach Strahlenhärte unterschiedlichen gewebespezifischen Absorption, besser in »rad« (Energiedosis) müssen demnach bei Strahlungen mit einer von 1 abweichenden RBW diese im Hinblick auf die biologische Wirkung berücksichtigen und in »rem« erfolgen (1 rem = 1 rad × RBW). Für die durch ionisierende Strahlung entstehenden Schäden hat die RBW erhebliche Bedeutung. Die größere Gefährdung liegt heute wahrscheinlich gerade bei solchen Strahlungen (Neutronen), deren RBW um eine Größenordnung höher ist als die der Röntgenstrahlen, die früher fast ausschließlich das Kontingent der Strahlenschäden geliefert haben.

Mit der Auslösung des biologischen Reaktionsablaufes einer Straßleneinwirkung befaßt sich die sog. Treffertheorie: Es kommt dann zu einem biologischen Effekt, wenn ein oder mehrere physikalische Primärvorgänge (Ionisation oder Anregung) in einem »empfindlichen Bereich« der Zelle stattfinden, der einem einzigen Makromolekül entsprechen kann. Empfindliche Bereiche liegen sowohl im Zellkern, namentlich innerhalb der Chromosomen und mitunter nur in einem einzelnen Gen (Genmutationen) als auch im Zytoplasma. Selbst Enzymproteine können getroffen und inaktiviert werden. Bei Ionisationen in solchen empfindlichen Bereichen spricht man von »direkten Treffern«; der durch sie eingeleitete Reaktionsablauf ist demnach eine »direkte Strahlenwirkung«. Ionisationen innerhalb des Zellwassers führen zu »indirekten Treffern« mit Bildung von Spaltprodukten des Wassers, namentlich von H_2O_2 (»chemische Treffer« nach RAJEWSKY). Sie können ihrerseits eine oxydative Inaktivierung von Enzymproteinen bewirken. Im weiteren Reaktionsablauf kommt es dann offenbar u. a. zu einer Hemmung der Nukleinsäuresynthese, insbesondere der Desoxyribonukleinsäure. Deshalb sind bei Ganzkörperbestrahlungen vor allem Organe mit schnellem Zellstoffwechsel und hoher Neubildungsrate der Desoxyribonukleinsäure, wie Darmepithelien, blutbildende Gewebe, Milz und Lymphknoten gefährdet. Da sich mengenmäßig in der lebenden Zelle Trockensubstanz und Wasser wie 1:4 verhalten, sind verständlicherweise indirekte (chemische) Treffer wesentlich häufiger als direkte. Dabei ist allerdings zu berücksichtigen, daß mit einem Proteinmolekül nur solche Radikale reagieren können, die in seiner unmittelbaren Nachbarschaft gebildet werden. Trotzdem spielen die indirekten Treffer strahlenbiologisch eine größere Rolle.

Diese hier verständlicherweise nur angedeuteten strahlenbiologischen Primärvorgänge stehen am Anfang einer Kette biochemischer bis rein biologischer Reaktionen, die schließlich als Strahlenwirkung makroskopisch wahrgenommen werden und sich evtl. als Krankheit und damit als Schaden manifestieren können.

Eine Besonderheit hinsichtlich des Ablaufs der strahlenbiologischen »Kettenreaktion« zeigen ausgesprochene Ruhezellen ohne jegliche Kernteilungsfunktion, z. B. Primordialfollikel; in irgendeinem Glied der Kette wird bei ihnen der Reaktionsablauf zunächst unterbrochen, so daß es nicht zur Manifestation der Strahlenwirkung kommt. Diese Zellen können aber einen Strahleninsult als »Engramm« bewahren, bis sie normalerweise in das Stadium der Mitose eintreten. Erst dann läuft die Reaktion weiter ab. Die Dauer dieser Pause (u. U. Jahre) nennt man Latenzzeit.

Als Intervall bezeichnet man bei ununterbrochenem Reaktionsablauf die Zeit zwischen Strahleninsult und klinischer Manifestation seiner Wirkung bzw. eines Strahlenschadens. Die Länge dieses Intervalls ist von vielen Faktoren abhängig.

Somatische Strahlenschäden

Strahlenschäden können an allen Organen und Systemen des menschlichen Körpers auftreten, da jede Zelle mehr oder weniger strahlenempfindlich ist. Den unterschiedlichen Ablauf einer Strahlenreaktion bestimmen morphologische und funktionelle Besonderheiten der einzelnen Zellarten. War ein Strahleninsult so erheblich, daß die Erholungsfähigkeit der Zelle vernichtet wurde, kommt es zum Zelltod. Anderenfalls treten Funktionsstörungen auf, die sich, je nach Erholungsvermögen, auch zurückbilden können. Strahlenempfindlichkeit und Regenerationskraft der Gewebe bestimmen somit das Ausmaß der durch einen Strahleninsult gesetzten Schädigung. In jedem Fall bleibt aber ein bestrahltes Gewebe trotz weitgehender Erholung »vorbelastet«, da es eine Restitutio ad integrum nicht gibt.

Zeitpunkt von Auftreten und Schwere der Störung sind von der Art der Strahlenapplikation, der Gesamtdosis und, bei zeitlicher Dosisunterteilung, von der Größe der Einzelfraktionen abhängig.

Über die *Strahlensensibilität* verschiedener Körperregionen und Organe wurden zahlreiche Untersuchungen und Phantommessungen unternommen. Dabei zeigten sich deutliche Unterschiede der Strahlenempfindlichkeit. RAJEWSKY ordnete Körpergewebe und Organe nach *abnehmender* Radiosensibilität folgendermaßen:

a) Lymphatische Organe,
b) Knochenmark,
c) Hoden und Ovarien,
d) Schleimhäute des Digestionstraktes,
e) Drüsige Organe, wie Leber, Nebennieren, Nieren und Pankreas,
f) Lunge,
g) Zentralnervensystem,
h) Skelettmuskulatur.

Von großer Bedeutung für eine Strahlengefährdung ist das Alter des Lebewesens Während des Wachstums genügt für eine Strahlenschädigung im allgemeinen bereits ein Bruchteil der Dosis, die vom ausgewachsenen Organismus ohne bleibenden Schaden vertragen wird.

Bei den somatischen Strahlenschäden unterscheidet man nach *ätiologischen Gesichtspunkten*:

1. Reine Strahlenschäden
   a) Primärschäden,
   b) Kumulationsschäden;
2. Kombinations- bzw. Summationsschäden.

Die Begriffsbestimmung des *Früh-* und *Spätschadens* richtet sich weniger nach der Ätiologie als vielmehr nach dem Intervall zwischen Strahlenapplikation und Manifestation des Schadens. Als Frühschädigungen kommen Primär- und Kombinationsschäden in Frage, während durch Kumulation ein Frühschaden nicht eintreten kann. Kumulation spielt vielmehr bei den Spätschäden ätiologisch eine Rolle. Diese sind jedoch meist, wenn nicht sogar ausschließlich, Kombinationsschäden, nie Primärschäden.

Reine Strahlenschäden beruhen ausschließlich auf Applikation ionisierender Strahlen ohne Einfluß zusätzlicher, endogener oder exogener Noxen. Es muß sich also immer um eine *absolute Überdosierung* gehandelt haben. Dabei kann die Zeit, in der die insgesamt zu große Strahlenmenge verabreicht wurde, verschieden lang sein.

Bei der *Primärschädigung* liegt eine einmalige Überdosierung vor. Der Schaden tritt nach einem Intervall von wenigen Tagen bis zu einigen Wochen auf. Primärschädigungen treffen in erster Linie den Patienten. In Ausnahmefällen können sie als Unfallfolge auch bei Ärzten und Bedienungspersonal auftreten.

Kumulationsschäden werden durch die wiederholte Applikation kleiner Strahlenmengen hervorgerufen; dabei kann sich eine Gesamtdosis ergeben, die trotz Berücksichtigung der normalen Erholung die Toleranzgrenze des bestrahlten Gewebes überschreitet. Die Einzelfraktionen können auf einen Zeitraum von vielen Jahren verteilt sein. Dementsprechend ist der Verlauf der Gesundheitsstörung ebenfalls *chronisch.*

Kombinations- bzw. *Summationsschäden* entstehen durch das Zusammenwirken exogener oder endogener, die Radiosensibilität steigernde Faktoren mit dem eigentlichen Strahleninsult. Aber auch bei ihnen bleiben die Strahlen die für eine Schädigung ursächliche Noxe. Es handelt sich also um eine *relative Überdosierung.* Dabei ist es bedeutungslos, ob zusätzliche Faktoren zur Zeit der Strahlenanwendung bestehen, schon vorhanden waren oder erst später auftreten.

Exogene Noxen können physikalischer oder chemischer Natur sein. Thermische und mechanische Einwirkungen sowie vor allem zusätzliche Bestrahlungen (Sonnenbrand!) sind an erster Stelle zu nennen. Medikamente können durch direkte Gewebsschädigung die Strahlensensibilität steigern bzw. die Regenerationskraft vermindern, oder sie führen infolge ihres Gehalts an Jod, Brom, Quecksilber, Arsen usw. zu erhöhter Strahlenabsorption (Kontrastmittel!) (JAKOB u. WACHSMANN).

Endogen kommen für die Empfindlichkeitssteigerung konstitutionelle und dispositionelle Faktoren in Frage. Hyperämie im Bereich des Bestrahlungsfeldes, Entzündungen, Ödeme, Tuberkulose, Ekzeme der Haut, Thyreotoxikose, Diabetes usw. seien als Beispiele angeführt.

Auch im Tierexperiment konnte eine Potenzierung des Strahleninsults durch Kombination mit verschiedenen Noxen bewiesen werden. Andererseits war bei absoluter Keimfreiheit der Tiere die Überlebenszeit deutlich verlängert (MATSUZAWA).

Aufbauend auf zahlreiche frühere Versuche veröffentlichen STREFFER u. MESSERSCHMIDT 1966 Untersuchungsergebnisse über die Letalität von Mäusen, bei denen Strahleninsulte mit artefiziellen Hautverletzungen kombiniert worden waren. Die Letalität war besonders groß, wenn Wunden in den ersten Stunden nach der Bestrahlung gesetzt wurden. Auch bei den überlebenden Mäusen verhielten sich Hautwunden und Bestrahlung additiv. Als Wertmaß für die Schädigung galten Harnstoff- und Taurinausscheidung im Urin (vgl. BARON u. VIETEN).

Im Rahmen der Kombinationsschäden haben energiereiche Strahlen besondere Bedeutung auf Grund ihrer *kanzerogenen Potenz.* Zweifellos können Strahlenkrebse auch echte Kumulationsschäden sein. Praktisch wird es sich jedoch so gut wie immer um Kombinationsschäden handeln, weil durch chronische Strahleneinwirkung entstandene Präkanzerosen vor zusätzlichen Schädigungen überhaupt nicht vollkommen geschützt werden können und weil auch nichtkanzerogene Noxen eine Präkanzerose zum Krebs machen können (BAUER). Andererseits kann im Sinne der *Synkarzinogenese* durch Strahleneinwirkung aus einer primär nicht-radiogenen Präkanzerose ein Krebs entstehen (Lupus-Karzinom, s. a. Bd. I, S. 236 f., 247, 251).

Die karzinogene Potenz ionisierender Strahlen ist schon lange bekannt. Mehrere hundert Veröffentlichungen befassen sich allein mit dem Röntgenkrebs der Haut (HUG). Auch in anderen Organen können nach Einstrahlung einer genügend hohen Dosis maligne Geschwülste, insbesondere Karzinome und Sarkome entstehen. Nach HUG beträgt die zur Erzeugung eines Knochensarkoms notwendige Gesamtstrahlenmenge etwa 1500 bis 3000 R (s. a. Bd. I, S. 256).

Tierexperimentell wurden ebenfalls blastomatöse Veränderungen infolge Strahleneinwirkung nachgewiesen, so von STUTZ u. BLÜTHGEN mit Versuchen an Rattenschwänzen. Entwickeln sich Blastome an anderen als den bestrahlten Körperstellen, wird die Entscheidung, ob sie strahleninduziert sind oder nicht, sehr schwer sein. Immerhin gelang es STUTZ und Mitarbeitern, wiederum ausgehend von Rattenschwänzen, Karzinome auch an nichtbestrahlten, inneren Organen nachzuweisen.

Besondere Bedeutung hinsichtlich einer möglichen radiogenen Blastomentwicklung hat die Inkorporierung radioaktiver Stoffe.

Allgemeine Strahlenschäden

Bei höheren Organismen führt jede Strahleneinwirkung außer zu den möglichen lokalen Veränderungen auch zu einer unspezifischen Allgemeinreaktion. Es handelt sich dabei um einen komplexen Vorgang, der noch nicht in allen Einzelheiten geklärt ist. Die allgemeine Schädigung betrifft vor allem blutbildende Organe, Drüsen mit innerer Sekretion und vegetatives Nervensystem. Außerdem kommt es zur Intoxikation durch die beim Zellzerfall entstehenden Eiweißabbauprodukte und so unter Umständen zu einem indirekten Organschaden.

Für die Schwere dieser allgemeinen, als »Röntgenkater«, Strahlenintoxikation oder ähnlich bezeichneten Gesundheitsstörung ist weniger die auf einen umschriebenen Körperbezirk oder ein Organ verabfolgte Strahlenmenge als vielmehr die Raumdosis entscheidend.

Körperganzbestrahlungen können sich daher bei Überdosierung deletär auswirken. Sie führen dann zu dem sog. *Strahlensyndrom*, das die Gesamtheit aller direkten und indirekten, morphologischen und funktionellen Strahlenschäden umfaßt.

Beim Menschen können in erster Linie durch Atombombenexplosionen oder durch Unfälle in Reaktorbetrieben sowohl ein akutes als auch ein subakutes Strahlensyndrom verursacht werden.

Die bisherigen Erfahrungen über das Strahlensyndrom gründen sich im wesentlichen auf Beobachtungen nach den Atombombenexplosionen in Hiroshima und Nagasaki sowie nach thermonuklearer Detonation mit »fall-out« auf den Marshall-Inseln und nach dem Reaktorunfall in Los Alamos.

Für das subakute Strahlensyndrom beim Menschen kann auch eine fehlerhafte medizinische Strahlenanwendung ursächlich in Frage kommen.

Die tödliche Dosis bei Körperganzbestrahlungen des Menschen ist individuell verschieden; sie liegt durchschnittlich bei etwa 700 R, also bei einer Dosis, die kaum lokale Schäden hervorruft. GONZALEZ u. BERUMEN berichteten über einen tragischen Unglücksfall, der sich 1962 in Mexiko-City ereignet hatte: Der 10jährige Sohn einer 5köpfigen Familie fand einen Metallbehälter, der eine Kobalt-60-Quelle enthielt. Diese wurde zunächst in der Hosentasche des Jungen und nach dessen Erkrankung eine Woche später in einer Küchenschublade aufbewahrt. Vier Familienmitglieder verstarben im Verlauf weniger Monate an einer myeloiden Aplasie. Knochenmarkinjektionen waren nicht vorgenommen worden, Bluttransfusionen blieben erfolglos. Lediglich der Vater, dessen Knochenmark leicht hypoplastisch war, erholte sich unter ACTH-Therapie. Die errechneten Bestrahlungsdosen betrugen 1200–4700 R.

Charakteristisch für Körperganzbestrahlungen ist die Tatsache, daß alle Körperzellen gleichzeitig die gleiche Dosis erhalten. Trotzdem bedingen die großen Unterschiede in der Strahlensensibilität verschiedener Zellarten und die zeitlich unterschiedlichen Reaktionsabläufe eine große Mannigfaltigkeit der Symptomatologie.

Schwere und Verlauf eines Strahlensyndroms werden in erster Linie durch die Höhe der Dosis bestimmt. Danach unterscheidet man zwischen einem *hyperakuten, akuten, subakuten* und *chronischen Strahlensyndrom*. Die bei den verschiedenen Schweregraden auftretenden Symptome sowie die jeweiligen zeitlichen Abläufe hat GRAUL schematisch geordnet und in eine übersichtliche Tabelle gefaßt (Tab. 1, S. 764).

Über das Verhalten von Knochenmark und Blut beim Strahlensyndrom berichtete LÖHR 1966. Einmalige Körperganzbestrahlungen von Ratten zeigten nach letalen Dosen eine schon unmittelbar nach dem Strahleninsult einsetzende und kontinuierlich fortschreitende Abnahme der Enzymaktivitäten von Hexokinase, Glycerinaldehyd-3-Phosphat-Dehydrogenase und Glukose-6-Phosphat-Dehydrogenase, während ein Absinken der Glutathion-Redukdase erst am 2. Tag nach der Bestrahlung bemerkt wurde. Durch diese Enzymstörungen wurde die Bildung energiereicher Phosphate, vor allem des Adenosin-Triphosphats im Knochenmark gestört. Interessanterweise war nach in vitro-Bestrahlungen von Knochenmarkzellen eine Abnahme der Enzymaktivitäten nicht nachzuweisen. Bezüglich der Elektrolyte ergab sich eine deutliche Zunahme des extrazellulären Kalium- und Kalziumgehaltes im Knochen. LÖHR vermutete, daß diese Ionenverschiebung die Fermentaktivierung im Knochenmark richtungsweisend zu beeinflussen vermag.

Geringfügige Allgemeinreaktionen bei Menschen, die schon nach therapeutischer Strahlenanwendung auftreten (Röntgenkater), gehen ebenfalls mit Verschiebungen im Mineralhaushalt einher.

Schwere Allgemeinerscheinungen nach lokaler Strahlenanwendung werden als »Strahlenkachexie« bezeichnet. Sie kommen vornehmlich bei Geschwulstkranken mit stark reduziertem Kräftezustand zur Beobachtung und sind therapieresistent.

In enger Beziehung zum chronischen Strahlensyndrom stehen Schäden nach chronischer Einwirkung kleinster Strahlenmengen, denen bestimmte Berufsgruppen, z. B. Radiologen, ausgesetzt sind. Solche Schäden (vorzeitiges Altern, Verkürzung der Lebensspanne, Resistenzschwäche, erhöhte Anfälligkeit gegenüber Infektionskrankheiten usw.) sind aber nur statistisch zu erfassen. Nach einer Studie der National Academy of Sciences in Washington 1956 betrug das mittlere Todesalter der Röntgenologen in den USA 60,5 Jahre, während das der durchschnittlichen amerikanischen Bevölkerung 65,6 Jahre zählte.

Zur Frage einer strahlenbedingten Lebensverkürzung nahm COTTIER 1964 eingehend Stellung. Wie Tierversuche ergaben, sollen vor allem vorzeitiges Auftreten maligner Neoplasien und Leukosen sowie eine allgemeine Amyloidose für vorzeitiges Absterben verantwortlich sein. Hingegen fand der Autor keine Beschleunigung physiologischer Alterungsprozesse am Skelettsystem. COTTIER hielt ein komplexes Schädigungsmuster für notwendig, um beim Menschen eine Lebensverkürzung hervorzurufen. – Statistische Untersuchungen von SELTSER u. SARTWELL ergaben 1964 immer

Tabelle 1: Versuch einer Schematisierung der einzelnen Typen beim Strahlensyndrom unter Angabe charakteristischer Symptome (aus E. H. GRAUL, Atompraxis 2, 121; 1956)

Dosisbereich	Zeit nach stattgehabtem Strahleninsult			
	1. Woche	2. Woche	3. Woche	4. Woche und später
Größenordnung 100000 R (s. Anm. 1) I. (Hyperakutes Strahlensyndrom)	Tod tritt praktisch unter der Bestrahlung ein. Hamster: exitus letalis bei 110000 R (540 R/min) in 3¾ Stunden; Maus: bei 200000 R (2200 R/min) in 1¾ Std. Alternierend. »Wellen« von Mattigkeit und Übererregbarkeit. Tonisch-klonische Krämpfe, extensive Hämorrhagien (»Molekularchemischer« Tod nach RAJEWSKY)			
Bereich der LD₁₀₀: 600–800 R II. (akutes Strahlensyndrom)	Übelkeit und Erbrechen, Diarrhoe, Inappetenz, Abgeschlagenheit, Vernichtungsgefühl, Fieber, Leukopenie, Lymphopenie, Petechien, Hämorrhagien, Schleimhautentzündungen (besonders Rachen, Mund)	Wie in der ersten Woche, besonders ausgeprägt. Panmyelophthise, Ulzerationen im Mund, Inappetenz, Fieber, septische Zustandsbilder, Pneumonien etc., rasch. Kräfteverfall, Darmtenesmen, Geistesverwirrung (Exitus meist in der Mitte der 2. Woche)	~100% Mortalität	
Bereich der LD₅₀: ~400 R III. (akutes und/oder subakutes Strahlensyndrom)	Symptome etc. wie bei Gruppe II; aber mehr im Sinne von Abortivformen, oft nach leichtem Erbrechen zunächst ein asymptomatisches Latenzstadium.	Müdigkeit, Mattigkeit, beginnende Epilation. Blutbildveränderungen, insbesondere Lympho- und Leukopenien. Beginn von Anämien. Anfälligkeit gegen	Wie in der 2. Woche. Bei einigen beginnende Hämatopoese, Epilation, bei Fortschreiten des Syndroms Fieber, schwere Entzündungen im Mund und Rachen;	50% Mortalität Überlebende zeigen einige der sog. Spätschäden

Somatische Strahlenschäden

Größenordnung			
	um, gelegentlich initiale Leukozytosen	Infektionserkrankungen	Ulzerationen, blutige Diarrhoen, Inappetenz, rascher Kräfteverfall, Exitus letalis (Sepsis, Pneumonien)	(s. Gruppe IV) große Variationsbreite
≦ 200 R (s. Anm. 2) IV. (chronisches Strahlensyndrom)	Bei Dosen von ~ 150–200 R Brechreiz (evtl. auch Erbrechen), mäßige Leukozytosen (evtl. auch später Leukopenien)		Nach Monaten können auch noch nach geringeren Dosen von ~ 100 R Anämien auftreten	Verkürzung der Lebensspanne, Katarakte, maligne Tumoren, insbes. Leukämien, Fertilitätsstörungen, Menstruationsstörungen, Mutationen. Kinder: Wachstumsstörungen, vor allem Atrophien und Hemmungen im Skelettsystem, mikrozephale Mißbildungen

[1] Tierexperimentelle Erfahrungen (Angaben nach RUGH, RAJEWSKY u. a.)
[2] In diese Gruppe wären auch aus didaktischen Gründen Überlebende der Gruppe III einzuordnen

noch deutlich früherliegende Sterblichkeitsraten bei strahlenexponierten Ärztegruppen im Vergleich mit Augen- und Ohrenärzten. Sie ermittelten allerdings, daß der Effekt der Lebensverkürzung bei Radiologen in den letzten Jahren deutlich geringer geworden war.

ANDERSON überprüfte 1965 Alterungsvorgänge an der Haut von Überlebenden der Atombombenexplosion in Japan. Als Test galt das Verhältnis zwischen Mucopolysaccharid-Grundsubstanz und Kollagen: Strahlengeschädigte Personen wiesen dabei gesteigerte Alterungsvorgänge an der Haut auf.

Bei mortalitätsstatistischen Erhebungen an 100 000 Japanern, darunter allen Personen, die sich innerhalb eines Umkreises von 2,5 km vom Hypozentrum der Atombombenexplosion befanden, stellten JABLON, ISHIDA u. YAMASAKI (1965) fest, daß nichtexponierte Personen im allgemeinen eine niedriger liegende Todesrate hatten. Exponierte innerhalb eines Hypozenterabstandes von 1400 m zeigten auch gegenüber den in größerer Entfernung Betroffenen eine signifikant höhere Mortalität.

Strahlenschäden einzelner Organe und Organsysteme

Haut

Schäden durch ionisierende Strahlung wurden früher am häufigsten an der Körperoberfläche beobachtet; dort treten sie nicht selten auch heute noch auf, obgleich diesbezüglich Erfahrungsberichte reichlich vorliegen. Insbesondere nach konventioneller Strahlentherapie gutartiger Erkrankungen ist, verglichen mit malignen Tumoren, ein zahlenmäßiges Überwiegen von Hautschädigungen zu verzeichnen. Die Ursache dafür liegt allerdings auch in der längeren Überlebenszeit von Patienten mit benignen Prozessen, so daß genügend Zeit zur Entwicklung von Spät- oder Kombinationsschäden gegeben ist (MAYER; KUTÁ). Eine Zunahme von Strahlenschäden an der Haut nach Behandlung nichtmaligner Erkrankungen konnten CANNON u. MURRAY 1964 in den USA statistisch nachweisen. Die Schäden traten nach einem Intervall von 5 bis 20 Jahren ein, und zwar früher nach Behandlung von Akne und Warzen als von Angiomen oder nach Epilationsbestrahlung, wie RIDLEY ebenfalls feststellte. In 19 % der Fälle kam es außerdem zur Bildung von Hautkarzinomen (s. a. Bd. I, S. 246 f.).

Seit Anwendung ultraharter Röntgen- und Gamma-Strahlung in der Therapie werden Hautschäden in weit geringerem Maße gesehen. Das beruht auf einer günstigeren Dosisverteilung, mit der eine optimale Hautschonung möglich wird. Bei ultraharten Strahlungen baut sich nämlich das Dosismaximum erst unter der Körperoberfläche auf. Jedoch wird bei der Telekobaltbehandlung das Unterhautbindegewebe wieder mehr gefährdet, da das Dosismaximum bereits in einer Tiefe von 3–5 mm liegt.

Auch nach röntgendiagnostischen Maßnahmen sind nicht selten Hautschäden beobachtet worden, und zwar hauptsächlich bei der chirurgischen Fremdkörpersuche und bei Schenkelhalsnagelungen (s. a. Bd. I, S. 623 f.).

Frühschäden

Die Strahlenreaktion der Haut verläuft in einer akuten und einer chronischen Phase. Nach einmaligen hohen Strahlendosen kann es zu sog. Frühreaktionen kommen, die schon nach wenigen Stunden an den betroffenen Hautpartien in Form leichter Rötung sowie geringer ödematöser Schwellung auftreten. Die Erscheinungen gleichen einem beginnenden Sonnenbrand. Je nach Größe der applizierten Strahlenmenge gehen diese Frühreaktionen entweder in wenigen Stunden oder Tagen spurlos vorüber, oder sie leiten bei tatsächlicher *Überdosierung* den eigentlichen Strahlenschaden der Haut und ihrer Anhangsgebilde ein. So kommt es z. B. bei einer Feldgröße von nur wenigen Quadratzentimetern und einer Oberflächendosis von 1000–1500 R zu bläulichem Erythem mit Follikelschwellung und Rötung der Umgebung. Eine Dosis von 1500–2000 R erzeugt beschleunigten Ablauf des hochgradigen Erythems und konsekutive, schmerzhafte Epitheliolyse bzw. Epidermitis exsudativa. Werden mehr als 2000 R als Einzeldosis verabreicht, so entwickelt sich aus dem hochgradigen Erythem ein äußerst schmerzhaftes Ulkus und somit die akute *Röntgenverbrennung*. Wegen der in jedem Fall gleichzeitig auftretenden Bindegewebsreaktion im bestrahlten Bezirk weisen Strahlenschäden aller Grade schlechte Heilungstendenz auf. In leichteren Fällen führt die Zerstörung von Haarbälgen sowie Talg- und Schweißdrüsen zur Austrocknung der Haut mit Schuppenbildung. Es kommt zum chronisch-indurierten Hautödem mit Pigmentverschiebungen, Störungen des Haarwachstums, Teleangiektasien u. a. mehr. Einige dieser Veränderungen sind bei Frühschäden teilweise rückbildungsfähig.

Spätschäden

Spätschäden der Haut äußern sich entweder in chronischen oder erst nach längerem Intervall sich manifestierenden Veränderungen. Schwerwiegende Frühschäden führen in überwiegender Zahl zu vollkommener Induration der betroffenen Bezirke mit Verschwielung des gesamten subkutanen Bindegewebes. Zurück bleibt eine hochgradige Hautatrophie, die für zusätzliche Schädigungen anderer Art prädestiniert ist.

Über die Abhängigkeit chronischer Hautveränderungen von der Dosishöhe berichtete KLOSTERMANN (1966); bei Kontrolluntersuchungen 6–13 Jahre nach Hämangiombestrahlungen mit einer Dosis von maximal 1000 R bestanden in 41,5 % der Fälle keine Folgen, in 49,2 % leichte und in 9,3 % schwere Hautveränderungen.

Zu den Spätschäden sind auch jene Veränderungen zu rechnen, die nach wiederholter Applikation von Strahlenmengen auftreten, deren Einzelfraktionen keine Schädigung bedingen. Dabei spielt die Erholungsfähigkeit der Haut eine wichtige Rolle. Selbst bei weitgehender Fraktionierung, wie sie in der Therapie allgemein geübt wird, ist die Belastbarkeit der Haut begrenzt. Nach Erschöpfung der Hauttoleranz machen sich Veränderungen bemerkbar, die auf Kumulation bzw. Summation geringer Strahlenmengen beruhen. Bei Applikation einer Gesamtstrahlenmenge in wenigen und verhältnismäßig hohen Einzelfraktionen ist eine Abgrenzung gegenüber Primärschäden morphologisch nicht möglich, da die Symptomatologie beider Formen fließende Übergänge aufweist.

Als Folge chronischer Einwirkung kleinster Strahlenmengen, die z. B. in technischen Betrieben nicht immer zu vermeiden sind, zu denen es aber vor allem früher bei mangelnden Schutzmaßnahmen der Hände bei Durchleuchtungen kam, können nach längerem Intervall Veränderungen auftreten, die als *chronische Strahlendermatitis* bezeichnet werden.

Eine besondere Gefahrenquelle bedeuteten vor noch nicht langer Zeit Radiumkompressen, die der Schmerzbekämpfung dienen sollten und die bis 1960 frei verkauft wurden (BORN).

Eine chronische Strahlendermatitis äußert sich besonders in Überproduktion von Hornsubstanz, die mit Reduktion der Talgdrüsen einhergeht. STOUGHTON stellte fest, daß eine einmalige Dosis von 300 R die Drüsen funktionell geringfügig reduziert, 800 R hingegen sie in mehr als 80% schädigen. Außerdem kommt es zu Zirkulationsstörungen, Haarverlust, Rissigwerden oder Verlust der Nägel, Pigmentverschiebungen, Teleangiektasien, Verlust der Hautelastizität mit Entwicklung von Trockenheit und Hautrissen. Auf dem Boden dieser Veränderungen bilden sich sehr oft äußerst schmerzhafte, chronische Ulzerationen mit nur geringer, wenn nicht sogar völlig fehlender Heilungstendenz.

Als Ursache der schlechten Heilung sind typische Veränderungen der Blutgefäße anzunehmen, die in vakuolisierender und hyaliner Entartung aller Wandschichten, in Lückenbildung und siebartiger Durchlöcherung der Muskelzellen bestehen. Intimaverdickungen können zu Verschluß des Gefäßlumens führen. Auf ähnlichen Wandveränderungen beruhen Gefäßerweiterungen in pigmentierter, atrophischer Haut (s. a. Bd. I, S. 624).

Alle Spätschäden der Haut, vor allem aber die chronische Röntgendermatitis, sind als Präkanzerosen aufzufassen, aus denen sich jederzeit ein »Röntgenkrebs« entwickeln kann. Im Vergleich mit anderen Hautkarzinomen wachsen Röntgenkrebse nur sehr langsam und metastasieren verhältnismäßig spät. Ihre multilokulare Entwicklung (PACK u. DAVIS) macht aber häufig chirurgische Interventionen notwendig. Es sei nur an die Fingeramputationen mancher Röntgenologen erinnert (s. a. Bd. I, S. 251).

Hämatopoetisches System

Obgleich nach jedem Strahleninsult Reaktionen an den blutbildenden Organen auftreten, sollen die radiogenen Veränderungen hier gesondert besprochen werden. Wegen unterschiedlicher Strahlensensibilität folgt man am besten der Einteilung des Blutes und der blutbildenden Organe in das myeloische System mit dem Knochenmark, das lymphatische System, welches Lymphgewebe und Milz enthält, sowie in das monozytäre bzw. retikuloendotheliale System (s. a. Bd. I, S. 278).

Mit den durch einen Strahleninsult hervorgerufenen und histologisch nachweisbaren Schäden an den Blutbildungsstätten gehen auch pathologische Veränderungen der geformten Blutbestandteile einher.

Myeloisches System

Das myeloische System wird im wesentlichen durch das Knochenmark vertreten, das zum größten Teil der Erythropoese dient. Auf die roten Blutkörperchen wird später noch eingegangen. Nach Intensivbestrahlung schwinden freie, blutbildende Zellen und werden durch ein gelatineartiges, fettreiches Knochenmark ersetzt. Bei nicht so hoch dosierten akuten oder bei chronischen Strahleninsulten werden erhebliche Reaktionsunterschiede der einzelnen Zellarten beobachtet, die vor allem vom Ausreifungsgrad abhängig sind. Dementsprechend besteht bei den Stammformen besondere Strahlensensibilität. LINDGREN u. NORRYD stellten bei einem Zwilling nach Wirbelsäulenbestrahlung wegen eines nicht radikal operierten Medulloblastoms wenige Tage nach Beendigung der Bestrahlungsserie wesentlich mehr Chromosomenabweichungen an den Leukozyten fest als bei dem gesunden Zwilling.

Ob eine Abhängigkeit des Ausmaßes der Reaktion von der Strahlenqualität besteht, ist zumindest unsicher, bezogen auf gleiche Strahlenmengen eigentlich unwahrscheinlich. CHONÉ hat bei 30 Patienten, die bei der Bestrahlung maligner Veränderungen eine Knochenmarksdosis von mehreren 1000 R (sowohl Röntgen- als auch Kobalt-60-Strahlung) erhalten hatten, mit Photogrammen die Knochenmarksregeneration gemessen. Danach schätzt er die Knochenmarkstoleranz bei ultraharter Strahlung um 30–40 % höher als bei konventioneller Röntgentiefentherapie. Er führt dieses Ergebnis auf den günstigeren Massenabsorptionskoeffizienten für ultraharte Strahlen zurück. Ausschlaggebend dürfte dabei der – in Abhängigkeit vom Massenabsorptionskoeffizienten – größere Streustrahlenzusatz bei der weniger »harten« konventionellen Strahlung sein, der eine effektiv höhere Dosis und damit eine stärkere Reaktion des Knochenmarks bei der weicheren Strahlung bewirkt.

Reaktionen des myeloischen Systems auf Strahleninsulte sind im strömenden Blut, verglichen mit Veränderungen an den lymphatischen Bestandteilen, wesentlich später zu beobachten; das entspricht der geringeren Sensibilität des myeloischen Gewebes. Die kurz nach Strahleneinwirkung auftretende initiale Leukozytose kommt wahrscheinlich durch reaktive Zellausschüttung des Knochenmarks zustande, die durch zerstörte Lymphozyten ausgelöst wird (HEINEKE u. PERTHES). Diese Leukozytose ist aber auch dann vorhanden, wenn andere Gewebe außer Knochenmark bestrahlt werden. An die Frühreaktion des myeloischen Gewebes schließt sich eine Leukopenie mit überwiegender Verminderung der Polymorphkernigen an. Nicht selten sind gleichzeitig die Eosinophilen vermehrt.

Lymphatisches System

Unter den an der Hämatopoese beteiligten Organen sind die lymphatischen Gewebe am meisten strahlensensibel. Bestrahlungsversuche der Milz bei Tieren ergaben je nach Dosishöhe eine mehr oder weniger starke Verkleinerung des Organs. MURRAY stellte nach Totalbestrahlung von Kaninchen mit 800 R bereits 30 Minuten später in der Milz geschädigte Lymphozyten sowie Einstellung der Zellteilungen fest. Nach 3 Stunden waren in der weißen Pulpa sämtliche Lymphozyten zerstört; acht Stunden später schrumpften auch die retikulären Zellen. Allerdings begannen sehr bald regenerative Prozesse.

Als indirekte Auswirkung einer Strahlenschädigung der Milz wurde eine erhöhte Mortalität durch toxische Zerfallsprodukte gefunden. Dementsprechend wies HARTWEG (1964) im Tierexperiment nach, daß nach Abdeckung der Milz bei Ganzkörperbestrahlung die Überlebensrate wesentlich höher lag. In ähnlicher Weise wirkten sich Splenektomien aus.

Radiogene Veränderungen an den Lymphknoten äußern sich, ähnlich wie an der Milz, in einer je nach Dosishöhe mehr oder weniger ausgeprägten Zerstörung von Lymphoblasten und Lymphozyten. Auch hier sind die regenerativen Fähigkeiten auffallend groß.

Im strömenden Blut ist die Abnahme der Lymphozytenzahl nach Strahleneinwirkung am eindrucksvollsten; sie setzt sofort nach der Bestrahlung ein und hält bedeutend länger an als die Verminderung der Granulozyten.

Retikuloendotheliales System

Das retikuloendotheliale System gehört ebenfalls zu den besonders strahlenempfindlichen Geweben. Bei Ganzkörperbestrahlungen beobachtet man morphologische Veränderungen an den Retikulumzellen, die in Kern- oder Nukleolenvergrößerung, zytoplasmatischer Schwellung und Vakuolenbildung bestehen können (SCHERER). Gleichzeitig werden die phagozytären Eigenschaften erheblich gebremst.

In der peripheren Blutbahn kommt es zu einem starken Monozytenabfall. Regenerative Vorgänge setzen jedoch schneller wieder ein als bei Lymphozyten.

Inwieweit ein Zusammenhang zwischen Schädigung des RES und Verminderung von Enzymaktivitäten bzw. Störungen der sog. unspezifischen Infektabwehr besteht, ist Gegenstand weiterer Forschungen. Interessant sind die Ergebnisse von PAPE, der im Tierversuch nach Verabreichung von 0,25 R pro die über längere Zeit keinerlei Zellzerstörung, sondern eine Zellumstimmung beobachtete, die sich in einer Änderung der Reaktionsweise auf bestimmte Noxen oder physiologische Reize äußerte. Er bemerkte sogar eine Resistenzsteigerung gegenüber Infekten, die mit einer Vermehrung retikuloendothelialer Elemente einherging.

Rote Blutkörperchen

Veränderungen des roten Blutbildes treten erst nach größeren Strahlendosen und längeren Intervallen auf. Das wird aus der hochgradigen Strahlenresistenz reifer Erythrozyten sowie ihrer langen Lebensdauer verständlich. Allerdings können nach dosisabhängiger, genügend langer Latenzzeit plötzlich anämische Erscheinungen mit Anisozytose, Poikilozytose sowie zunehmender Hypochromie auftreten. Eine radiogene Anämie beruht im allgemeinen aber nicht ausschließlich auf diesen Erythrozytenveränderungen; in vielen Fällen sind Hämorrhagien infolge einer Thrombozytopenie bzw. Fragilität der Kapillaren beteiligt. ROSS, FURTH und BIGELOW bezeichneten sogar den Übertritt roter Blutkörperchen in die Lymphe aufgrund erhöhter Permeabilität der Kapillarwände als wesentlichen Faktor bei der Entstehung einer Anämie.

Bedeutend strahlenempfindlicher als Erythrozyten sind ihre Vorstufen, wie Retikulozyten und Erythroblasten. Deshalb gelten vor allem Retikulozytenreaktionen als besonderer Indikator für eine Schädigung, aber auch für eine Erholung der Erythropoese.

Thrombozyten

Strahlenbedingte Veränderungen von Thrombozyten sind mit denen des Knochenmarks eng verknüpft. Auch hierbei sind die Vorstufen strahlensensibler als die ausgereiften Formen. Die Erholungsfähigkeit ist aber recht gut.

Radiogene Leukämie

Eines der größten Probleme somatischer Strahlenschäden ist die radiogene Leukämie. Wenn auch ursächliche Zusammenhänge zwischen chronischen Schäden der blutbildenden Organe und Strahleneinwirkung sicher bestehen, ist es mitunter schwierig, eine erst viele Jahre nach dem Strahleninsult auftretende Leukämie als Schädigungs-

folge anzusehen. Bei diesem Fragenkomplex spielt die Applikationsart der Strahlung
– einmalige, kurzdauernde und hochdosierte oder chronische, kontinuierliche oder
intermittierende – eine wesentliche Rolle.

Ungeklärt ist bis jetzt das verschiedenartige Auftreten einer hämatogenen Schädigung bei den einzelnen Patienten; so kommt es teilweise lediglich zu einer Leukopenie, in anderen Fällen jedoch zu aplastischer Anämie oder Leukämie. Ein ähnliches Verhalten findet man allerdings auch nach anderen Noxen, die gleiche Blutveränderungen hervorrufen können (s. a. Bd. I, S. 279).

Wie Untersuchungen an Überlebenden der Atombombenexplosionen in Hiroshima und Nagasaki ergeben haben, besteht bei ihnen eine signifikante Erhöhung der Leukämierate gegenüber der nichtexponierten japanischen Bevölkerung (AKIMOTO, KUSANO, NAKAMURA u. SHIGA). Interessanterweise wurde eine deutliche Abhängigkeit vom Hypozenterabstand und damit von der Dosis ermittelt: Bei einem Abstand unter 2 km erhöhte sich die Leukämierate für Exponierte um das 18fache; bei einem Hypozenterabstand über 2 km war sie um das 2,2fache vermehrt (BÜRKLE DE LA CAMP u. MAURER).

MESSERSCHMIDT (1960) verglich die errechneten Dosen der Initialstrahlung (Gamma-Strahlung und Neutronen) in verschiedenen Hypozenterabständen mit den entsprechenden Leukämieraten. Dabei ergab sich in den unteren Dosisbereichen (über 2 km Abstand) keine lineare Proportionalität.

BECK (1961) stellte fest, daß der Höhepunkt der Leukämieerkrankungen 6–8 Jahre nach Exposition zu verzeichnen war; seitdem bestand eine sinkende Tendenz der Erkrankungsziffern bei stärker bestrahlten Personengruppen, vom Hypozenter entferntere hingegen ließen keine jährlichen Schwankungen der Leukämierate erkennen.

Statistische Ermittlungen von JABLON, ISHIDA u. BEEBE (1964) über die Mortalität von Überlebenden, die sich innerhalb der 2500-m-Grenze befunden hatten, zeigten ebenfalls eine Erhöhung der Leukämierate neben anderen Schädigungen des hämatopoetischen Systems.

Eine stärkere Zunahme der Erkrankungen an Leukämie wies HAMILTON bei den in einem Umkreis von 1500 m exponiert gewesenen Kindern bis zu neun Jahren nach. In dieser Altersgruppe traten eine akute lymphatische Leukämie 44,8 mal, eine akute myeloische Leukämie 7,8 mal häufiger auf.

Abgesehen von den Beobachtungen an Überlebenden der A-Bomben-Explosion beeinflussen zweifellos auch andere Strahlenexpositionen die Entwicklung einer Leukämie. Besonders Personen, die in Ausübung ihres Berufes dauernd kleinsten Strahlenmengen ausgesetzt sind, zeigen häufiger Erkrankungen des hämatopoetischen Systems als die Durchschnittsbevölkerung. So soll nach RAJEWSKY bei Röntgenologen eine 10-fach höhere Leukämierate festzustellen sein (s. a. S. 724).

Selbst nach therapeutischen Strahlenapplikationen stellten einige Autoren (COURT-BROWN, DOLL u. BRADFORD-HILL; VOLL u. TVEIT) eine Häufung der Fälle von Leukämie sowie aplastischer Anämie fest. Auch nach hochdosierter Isotopenmedikation wurden Leukämien vermehrt beobachtet. GUNZ u. ATKINSON werteten 1964 in Neuseeland 590 Leukämiefälle im Hinblick auf röntgendiagnostische und strahlentherapeutische Expositionen aus; sie vermuten, daß etwa 3 % der Fälle von akuter oder chronisch myeloischer Leukämie durch vorausgegangene Strahlentherapie sowie maximal 1 % durch ungewöhnlich hohe diagnostische Strahlenbelastung verursacht worden sind. Ebenso hielt FABER eine diagnostische Strahlenanwendung für geeignet, die

Leukämierate zu erhöhen, jedoch nur nach umfangreichen Untersuchungen mit entsprechend großen Strahlenmengen, besonders wenn diese die Wirbelsäule belasten. CADE ermittelte eine signifikant höhere Leukämiezahl bei Patienten mit voraufgegangenen Bestrahlungen einer Spondylose oder nach Anwendung von ^{32}P bei Polyzythämie.

GOLDMAN, LORENZ u. WOLF hingegen sahen keine Häufung von Leukämiefällen nach Strahlenbelastung aus diagnostischen Gründen, ausgenommen bei Kleinkindern. Über einen mutmaßlichen Zusammenhang zwischen diagnostischer Strahlenexposition während der Schwangerschaft und später auftretender Leukämie des Kindes äußerten sich COURT-BROWN, DOLL u. BRADFORD-HILL sowie LEWIS auf Grund umfangreicher statistischer Erhebungen in ablehnender Weise.

Schwierigkeiten bereitet auch die Beantwortung der Frage nach der noch eben gefährlichen Mindestdosis. Wenn man als Ursache der radiogenen Leukämie eine somatische Genmutation von Knochenmarkzellen annimmt, so könnte man folgern, daß es eigentlich keinen Schwellenwert geben kann, weil bereits eine einzige Ionisation eine derartige Genmutation bewirken kann. Trotzdem ist es nicht angebracht, jede kleinste Strahlenmenge als gefährlich für den Menschen zu bezeichnen; mit absteigender Dosis wird nämlich eine derartige Genmutation immer unwahrscheinlicher. LORENZ wies darauf hin, daß sonst die seit Jahrtausenden bestehende, natürliche Strahlenbelastung eine schädlichere Wirkung besessen haben müßte. Selbst wenn man voraussetzt, daß der physikalische Primärvorgang im Gewebe (Ionisation) den Ablauf einer sich bereits entwickelnden krankhaften Reaktion beschleunigen kann, so ist es doch sehr unwahrscheinlich, daß dadurch die »normale«, im übrigen geographisch sehr unterschiedliche Leukämierate nennenswert erhöht wird (STEWART u. HEWITT). Die soeben wiedergegebene Ansicht, wonach es eigentlich keinen Dosis-Schwellenwert gibt, setzt die Annahme voraus, daß nach der Treffer-Theorie beim Zustandekommen einer somatischen Gen-Mutation andere physikalische und biologische Faktoren keinen Einfluß haben. Diese Annahme zwingt aber auch zu der Konsequenz, daß Leukämierate und Dosis zueinander genau proportional sind. Es ergäbe sich also eine einfache, streng lineare Dosis-Effekt-Beziehung.

Alle bisherigen statistischen Erhebungen sprechen aber eher für das Gegenteil, so daß man immer mehr dazu neigt, einen Dosis-Schwellenwert anzunehmen, der überschritten werden muß, um überhaupt eine Schädigung auszulösen. Allerdings kann es sich bei diesem Schwellenwert nur um eine sehr kleine Strahlenmenge handeln.

Skelettsystem

Von den strahlensensiblen Bestandteilen des Skeletts interessiert besonders der Knochen. Wegen seines hohen Kalkgehaltes und der daraus resultierenden hohen spezifischen Absorption für weiche Röntgenstrahlen (einschließlich der 200 kV-Tiefentherapie) und für Korpuskularstrahlen, z. B. Elektronen-Strahlung eines Betatron, werden im Vergleich zu den Weichteilen sehr große Strahlenmengen absorbiert. Bei therapeutischer Anwendung der genannten Strahlenqualitäten kann es deshalb leicht zu kaum kontrollierbaren Dosisüberhöhungen und Schädigungen kommen, wie sie besonders nach Geschwulstbestrahlungen beschrieben worden sind. Diese Gefahr ungewollter und unkontrollierbarer Dosisüberhöhungen ist nach Einführung der Hochvolttherapie mit ultraharten Röntgenstrahlen (über 3 MeV) oder mit Gamma-

Strahlen des Kobalt-60 wesentlich kleiner, da sich die Schwächungsunterschiede in verschiedenen Körpergeweben für Photonen-Strahlungen, d. h. für Gamma- und ultraharte Röntgenstrahlen, mit zunehmender Energie verändern. Bei Quantenenergien von 0,3 bis 10 MeV fallen die Unterschiede in der Strahlenabsorption durch Gewebe verschiedener Dichte und Ordnungszahl nahezu fort. Dabei kommen die Massenabsorptionskoeffizienten von Fettgewebe, Muskulatur und Knochen den wasseräquivalenten Werten ziemlich nahe. Bei Strahlenenergien über 10 MeV steigt jedoch die Strahlenabsorption vor allem im Knochengewebe infolge zunehmender Paarbildung wieder an.

Wachsender Knochen

Bereits im Jahre 1903 stellte PERTHES eine Wachstumshemmung der Flügelknochen von Küken nach Röntgenbestrahlung fest. Auch beim Menschen hat sich herausgestellt, daß gerade der wachsende Knochen besonders leicht geschädigt wird, wobei in erster Linie die Wachstumszonen der Epiphysen gefährdet sind. Unter den einzelnen Skelettabschnitten besteht verschiedene Strahlenempfindlichkeit: Die Strahlenwirkung erweist sich um so schädigender, je größer die Wachstumstendenz des Knochens ist (BERDON, BAKER u. BOYER). Die mehrfach beobachteten Wachstumsstörungen nach Kontakt- oder Nahbestrahlung von Hämangiomen in Epiphysennähe im Säuglings- oder Kleinkindesalter werden so verständlich (SCHREIBER). Nach kleinen Dosen tritt oft lediglich eine Wachstumsverzögerung ein, die später wieder aufgeholt wird. Höhere Dosen bewirken aber einen vorzeitigen Wachstumsstillstand bzw. -abschluß und damit einen irreparablen Schaden (CARUSO u. DIMICCOLI). Als niedrigste Herddosis für eine mögliche Schädigung gab FISCHER (1955) nur 80 R an. RAUSCH, KOCH u. HAGEMANN (1964) untersuchten aus einem Patientengut von 1014 Fällen nach Angiombestrahlung in der Kindheit 135 Knochenwachstumsstörungen; sie fanden bei einer Herddosis bis zu 400 R keine und bis zu 700 R nur unwesentliche Veränderungen. Erst bei höheren Dosen wurden Wachstumsstörungen deutlicher. Für eine definitive Zerstörung der Wachstumszonen werden Strahlenmengen von 2000 R und mehr angegeben (NEUHAUSER, WITTENBORG, BERMAN u. COHEN).

Im Röntgenbild sind am strahlengeschädigten Knochen charakteristische Symptome zu erkennen (KOLÁR, BEK u. VRABEC). So fallen vor allem Umbau der Knochenstruktur mit Schwund der Knochenbälkchen und Erweiterung benachbarter Markräume sowie kompensatorische Verdickung erhalten gebliebener Knochenbälkchen auf. Die Kortikalis ist verdünnt und aufgelockert. In der Nachbarschaft des Bestrahlungsgebietes imponieren Knochensklerose und Wachstumshemmung.

An den Epiphysenfugen sind Veränderungen mitunter schon nach geringer Strahlenbelastung feststellbar. Die normalerweise geradlinig verlaufenden und scharf begrenzten Fugen werden dann unscharf und an der Metaphysenseite zipfelig; der metaphysäre Knochenabschnitt erscheint kalkdicht und verbreitert. Bei asymmetrischer Bestrahlung sind die Epiphysenfugen schräggestellt. Veränderungen an den Apophysen treten meistens später auf und sind nicht so ausgeprägt. Demzufolge findet man eine Beeinträchtigung des Längenwachstums, da am wachsenden Knochen die Aktivität der Epiphysenknorpel größer ist als die der periostalen Kambiumschichten, und je nach Lokalisation der Strahlenschädigung mehr oder weniger ausgeprägte Knochendeformierungen (Längenunterschiede an den kindlichen Röhrenknochen von 2–3 mm sind physiologisch; auch die Dickenzunahme kann normalerweise geringfügig unterschiedlich sein). Durch asymmetrische Knochenwachstumshemmung entstehen Gelenkfehlstellungen, z. B. Genua valga oder vara und Klumpfußbildungen (LANGENSKIÖLD; DI RIENZO; SPANGLER).

Im Bereich der Wirbelsäule treten Kyphosen bzw. Skoliosen auf, die infolge Wachstumshemmung und unregelmäßiger Verformung der Wirbelkörper zustande kommen. Interessant ist der klassische Fall, den FUCHS u. HOFBAUER 1966 bekannt gaben: Bei einer 74jährigen Patientin, die nach einem 70 Jahre zurückliegenden Strahleninsult zur Nachuntersuchung kam, war 1896 von LEOPOLD in Wien ein ausgedehnter Naevus am Rücken behandelt worden. Das Kind erhielt damals 10 Bestrahlungen auf zwei Felder von unbekannter Dosishöhe zu je 2 Stunden Dauer. Es war zunächst zur Epilation und wenige Wochen später zu einem ausgedehnten Ulkus gekommen, das unter Narbenbildung nach sechs Jahren verheilte. Nach 34 sowie 48 Jahren traten nochmals Ulzera auf, die jedoch wieder unter dermatologischer Behandlung abheilten. Im Narbengebiet der Lendengegend hatte sich aber eine extrem starke Lordose gebildet, die eine kompensatorische Brustkyphose zur Folge hatte.

RUBIN, DUTHIE u. YOUNG beschrieben 1962 Skolioseformen nach Bestrahlung von Wilms-Tumoren und Neuroblastomen, die in ihrer Ausprägung deutliche Abhängigkeit von Dosishöhe und Alter der Kinder zeigten. KOLÁŘ, STAŠEK, PALEČEK und LOKAJIČEK (1965) befaßten sich ebenfalls mit der Symptomatologie der strahlenbedingten Wachstumsstörungen an der Wirbelsäule bei 28 Patienten, die im Alter von 2 Monaten bis 7 Jahren wegen verschiedener Tumorarten bestrahlt worden waren. Bei vorrangiger Berücksichtigung der Malignität des Primärleidens haben die Strahlendosen in diesen Fällen sicher schon die Schädigung beinhaltet.

Ausgewachsener Knochen

Strahlenschäden am Knochen nach Abschluß des Wachstums treten im allgemeinen erst nach höheren Strahlendosen (1800–4000 R) auf, wie sie in der Therapie bösartiger Geschwülste angewandt werden (EGGS; HILDEBRAND; STEINGRÄBER).

Pathologisch-anatomisch kommt es zu verschiedenartigen Umbauvorgängen (FREID u. GOLDBERG; TRUELSEN; ZÖLLNER). Das Knochenmark degeneriert fibrös unter Bildung von Fett- und Fasermark ohne Blutzellen. An den Knochenzellen treten schwere Schäden der Kerne ein. Von Bedeutung ist vor allem eine Störung der osteoblastischen Funktion mit Freiwerden von Knochenzellen und Demarkierung kollagener Fasern. Infolge Fehlens von Osteoklasten geschieht der Knochenabbau durch lakunäre Resorption. Im regeneratorischen Stadium leichterer Insulte wirkt sich eine produktive Ostitis aus, die zu totaler Sklerosierung des Knochens führt. Die Blutgefäße in den Knochenkanälchen werden ebenfalls geschädigt; es resultieren Verdickung und hyaline Degeneration der Gefäßintima, teilweise mit Gefäßobliteration. Da offenbar Osteoblasten radiosensibler sind als Osteoklasten (ZÖLLNER), überwiegen im allgemeinen Abbauvorgänge. So kommt es zu Spontanfrakturen und Knochennekrosen. Verhängnisvoll kann eine Fehldeutung der osteoporotischen Knochenveränderungen im Sinne von Metastasen sein: Erneute Bestrahlung und damit schwerste Schäden sind die Folge (CADE).

Bei den Ausheilungsvorgängen überwiegt die endostale Kallusbildung, da periostaler Kallus nur in geringem Maße gebildet wird (OELSSNER). Darauf beruhen auch die häufigen Pseudarthrosen (EGGS).

Zusätzliche Noxen, wie Infektionen oder besondere mechanische Belastungen und auch die senile Osteoporose können eine Osteoradionekrose begünstigen (GROSSE-HOLZ). Die Latenzzeit zwischen Strahleninsult und Auftreten einer Spontanfraktur ist unterschiedlich und schwankt zwischen 7 Monaten und 3 Jahren (HILDEBRAND; EGGS; KLUG).

Radiogene Frakturen bzw. Osteoradionekrosen können in jedem Skelettabschnitt vorkommen. An der Schädelkalotte zeigen sich Osteoradionekrosen nicht selten nach Bestrahlung von Hirntumoren (FRIEDMANN u. DIEMEL) sowie Hypophysenerkrankungen (FISCHER). Im Bereich des Gesichtsschädels birgt die Strahlenbehandlung stets die Gefahr einer Schädigung von Gebiß und Kieferknochen in sich. Besonders problematisch sind Bestrahlungen mit höheren Dosen während des Wachstums (BRUNST; PHILIP, LOGIE u. MCKENZIE). Mit der Osteoradionekrose am Unterkiefer hat sich HESS (1966) eingehend befaßt. Strahlenbelastungen von mehr als 4000 R in 4 Wochen sollen demnach stets latente Knochenschäden hervorrufen, die bei Hinzutreten von Infektionen leicht zu Osteonekrosen führen.

Nach Bestrahlung von Mamma-Tumoren werden vor allem Rippenläsionen beobachtet (STEINGRÄBER; EGGS).

Am häufigsten wird über ein- und doppelseitige Schenkelhalsfrakturen nach Bestrahlung gynäkologischer Tumoren berichtet (BICKEL, CHILDS u. PORRETTA; DIETHELM; HÜBNER). GRABIGER wies 1964 darauf hin, daß seit Einführung der Telekobalttherapie die Zahl der Spontanfrakturen im Bereich des Schenkelhalses auffallend zurückgegangen sei, während nach konservativer Therapie im Durchschnitt mit 1–2,75 %/o gerechnet werden müsse.

Zu erwähnen sind noch berufsbedingte Knochenveränderungen an den Händen, die stets mit einer Radiodermatitis einhergehen (KOLÁŘ, JIRASEK u. VRABEC). Es kommt zur Osteoporose, aus der sich eine hypertrophische Knochenatrophie entwickeln kann. Nicht selten dringt ein Röntgenulkus der Haut bis zum Knochen vor.

Schwierig ist die Klärung der Zusammenhangsfrage bei Auftreten von Knochengeschwülsten nach Strahlenbehandlung aus anderer Ursache, insbesondere wenn diese lange Jahre zurückliegt (CRUZ, COLEY u. STEWART; SIMPSON u. HEMPELMAN). BLOCH beschrieb 1962 ein osteogenes Beckensarkom, das 14 Jahre nach Beendigung der Strahlentherapie wegen eines Zervixkarzinoms in Erscheinung trat. Ähnlich verhielt es sich mit einem von PHILIPS u. SHÉLINE 1963 veröffentlichten Fall eines Beckensarkoms. Die gleichen Autoren sahen nach hochdosierter Bestrahlung eines Mammakarzinoms 5 Jahre später ein Osteosarkom der Klavikula.

Knorpelgewebe

Strahlenschäden des Knorpelgewebes werden überwiegend nach Geschwulstbestrahlung im Bereich des Kopfes (Ohrmuschel, Nase) sowie des Kehlkopfes (MINNIGERODE) beobachtet. Vielfach entstehen bei zusätzlichen Entzündungsprozessen Kombinationsschaden (FLEMING).

Über Osteochondrome als Folge von Bestrahlungen bei Kindern berichteten COLE u. DARTE 1963; auffällig war das überwiegende Erscheinen dieser Neubildungen nach Bestrahlung gutartiger Prozesse.

Gonaden

Die Geschlechtsorgane gehören zu den höchststrahlenempfindlichen Geweben. So kumulieren die *Ovarien* bis zur Menopause sämtliche Strahleninsulte 100prozentig. Daher ist gerade bei Mädchen und jungen Frauen auch bei röntgendiagnostischen Maßnahmen große Vorsicht geboten. ASPIN ermittelte die Gonadendosis von Kindern (Wachsphantom!) bei Röntgenaufnahmen verschiedener Körper- und Skelettabschnitte. Es ergab sich u. a., daß bei schlechter Ausblendung von Thoraxaufnahmen die Gonadendosen 50–150 mal größer waren als bei optimal eingeblendeten Feldern.

Bei vermehrter Strahlenbelastung der Ovarien können sich Menstruationsstörungen einstellen. Temporäre Sterilität wird mit etwa 250 R erreicht. Die therapeutische Kastrationsdosis der Ovarien liegt bei 350 R (s. a. S. 623).

Die *Hoden* sind besonders empfindlich gegen eine Dauerbelastung mit kleinsten Dosen: Es kommt zum Rückgang von Zahl, Bewegungsfähigkeit und Lebensfähigkeit der Spermien. Eine Dauerkastration der Hoden ist jedoch mit therapeutischen Strahlenmengen kaum möglich (s. a. Bd. I, S. 610; Bd. II, S. 621).

Intrauterine Frucht

Die Abhängigkeit der Strahlengefährdung vom Alter eines Lebewesens zeigt sich besonders bei Fruchtschäden durch Bestrahlungen während der embryonalen Entwicklung. Je jünger die Frucht, um so größer ist ihre Strahlenempfindlichkeit. Den menschlichen Feten können bereits die bei diagnostischer Strahlenanwendung üblichen Dosen in den ersten Schwangerschaftsmonaten schädigen. In frühesten Stadien ist sogar Fruchttod möglich, während Hemmungsmißbildungen, vor allem des Zentralnervensystems und der Sinnesorgane, dann zu befürchten sind, wenn die Strahleneinwirkung zu einem späteren Zeitpunkt, d. h. während der Organogenese erfolgt.

RUGH u. GRUPP beobachteten bei Mäuseembryonen Mißbildungen des Gehirns, wenn die Muttertiere 8 Tage nach der Befruchtung mit 25 R bestrahlt worden waren. Lag die Bestrahlung vor diesem Zeitpunkt, so trat Fruchttod ein. Statistische Erhebungen von SCHULL (1963) in Hiroshima und Nagasaki ergaben bei Kindern, deren Mütter einer Strahlenbelastung ausgesetzt waren, keinen signifikanten Unterschied in der Zahl der Mißbildungen gegenüber unbestrahlten Kindern. Hingegen erbrachten die Untersuchungen des Japaners TABUCHI (1964) über die Auswirkungen der Atombombenexplosion bei bestehender Schwangerschaft eine Zunahme von Aborten, Frühgeburten und intrauterinem Fruchttod sowie Entwicklungsstörungen bei überlebenden Kindern, die sich in Kleinwuchs, Untergewicht sowie geistiger Retardierung äußerten. BURROW, HAMILTON u. HRUBEC (1965) stellten anthropometrische Forschungen bei Personen an, die in utero der Atombombenexplosion in Nagasaki ausgesetzt waren. Sie fanden eine temporäre Verschiebung der einzelnen postnatalen Entwicklungsphasen. Es bestand aber eine deutliche Abhängigkeit vom Hypozenterabstand und embryonalen Alter.

Bei erwiesenen Fruchtschäden muß zusätzlich berücksichtigt werden, daß es sich für den Embryo nicht nur um eine lokale Strahleneinwirkung, sondern immer um eine »Körperganzbestrahlung« gehandelt hat, so daß auch für ihn die bei ausgebildeten Individuen auftretenden Allgemeinschäden nach gleicher Strahlenexposition zutreffen (s. a. S. 623, 752).

Mundhöhle, Rachen, Kehlkopf und Speiseröhre

Mund- und Rachenschleimhäute werden praktisch bei jeder Bestrahlung mehr oder weniger in Mitleidenschaft gezogen; Dauerschäden treten jedoch keineswegs immer auf. Die bereits nach relativ geringen Strahlenmengen beobachteten, entzündlich ödematösen Schleimhautveränderungen, die infolge der zusätzlichen mechanischen Belastung bei der Nahrungsaufnahme zustande kommen, klingen im allgemeinen folgenlos ab. Für den Patienten besonders unangenehm ist die Trockenheit der bestrahlten Schleimhäute, vor allem die Herabsetzung der Speichelsekretion. KASHIMA, KIRKHAM u. ANDREWS untersuchten 33 Patienten nach Strahlentherapie wegen Tumoren im Mund- und Rachenbereich. Lagen die Speicheldrüsen im Bestrahlungsfeld, so kam es zu klinisch und auch histologisch nachweisbaren, entzündlichen Erscheinungen.

Bestrahlungen von Kehlkopftumoren führen fast immer zu einer Pharyngitis und Laryngitis sicca (auf mögliche radiogene Schädigungen des Kehlkopfgerüstes wurde bereits eingegangen). Nach höheren Dosen können an den Stimmbändern Teleangiektasien und submuköse Blutungen auftreten. Die früher als Spätschäden gefürchtete, destruierende Larynxnekrose kann mit den heutigen Bestrahlungsmethoden und entsprechender Behandlung der Schleimhautveränderungen vermieden werden. Das gleiche gilt für die früher beobachteten schweren Larynxödeme, die nicht selten eine Tracheotomie erforderlich machten.

Tiefgreifende Schleimhautindurationen mit Bindegewebsvermehrung in Mukosa und Submukosa können Ursache einer sekundären Schrumpfung des Kehlkopfes oder einer Ösophagusstenose sein.

Magen-Darmtrakt

Bei der Strahlenbehandlung von Geschwülsten im Bereich des Abdomens, insbesondere der weiblichen Genitalorgane, sind je nach Exposition Beeinträchtigungen des Magens und Darms kaum zu vermeiden.

DE MARZI unternahm funktionelle Studien am Magen-Darmtrakt von 86 Patienten, die wegen eines, nicht dem Magen oder Darm angehörenden Tumors bestrahlt wurden. Bei den Schirmbilduntersuchungen ergab sich in wenigen Fällen eine Beschleunigung der Magenentleerung, und zwar nur nach Verabreichung großer epigastrischer Felder. Häufiger fanden sich dagegen Passagebeschleunigung und Dystonie im Bereich des Dünndarms. Das Kolon wiederum wies seltener Motilitätsstörungen auf.

Mitunter kommt es schon zu Beginn einer Bestrahlungsserie zu Durchfällen und Tenesmen, die als neurovegetative Reaktion anzusehen sind. Nach ZUPPINGER reagieren Sympathikotoniker auf eine Strahlenreizung des Darms besonders stark. Diesen initialen Störungen liegen aber keine morphologischen Strahlenschäden zugrunde. Anders ist es jedoch bei der häufiger beschriebenen Malabsorption (GREENBERGER u. ISSELBACHER; DUNCAN u. LEONHARD), die meist auf ausgedehnten Enteritiden mit Ulzerationen beruht. Liegt der Magen direkt im Bestrahlungsgebiet, so kann es auch dort zu Ulzerationen kommen. SELL u. JENSEN berichteten über akute Magengeschwüre nach Telekobalttherapie lumbaler Metastasen mit 4000 R. Vereinzelt wird als Strahlenschädigung der Magenwand eine Hyalinisierung angegeben (SMITH u. BOLANDE). Bei der relativen Häufigkeit gynäkologischer Geschwulstbestrahlungen besteht eine gewisse Prädilektion für Darmwandschäden im Bereich des Zökum und der Flexura sigmoidea. MEDVEY u. SZYMCZYK fanden unter 1116 Fällen von Kollumkarzinom 7,1 % bleibende Veränderungen am Rektum. – Als erste Schädigungssymptome treten Tenesmen, Durchfälle, Schleimabsonderung oder sogar blutige Stühle auf. Bei hoher Dosierung sind Ulzerationen oder Nekrosen mit Perforationsgefahr möglich (SAVIGNONI).

Eine gefürchtete Spätkomplikation ist die Darmstenose. PERKINS u. SPJUT errechneten aus der Literatur eine Häufigkeit von 1–12 % der behandelten Fälle. Bei den von ihnen beobachteten Patienten betrugen die auf den Darm einwirkenden Dosen ca. 6000 R; die Stenosen waren in einem Zeitraum von 3 Monaten bis zu 4 Jahren aufgetreten. Folge derartiger Stenosen ist eine Passagebehinderung, die zu komplettem Ileus führen kann. CADE sieht in der Häufigkeit von Darmschädigungen ein echtes Dosierungsproblem; unterhalb 5500 R würde sie 0 %, über 6000 R 41 %! betragen.

Drüsen mit innerer Sekretion

Die Strahlenempfindlichkeit innersekretorischer Drüsen ist wesentlich geringer, als man vermuten könnte. Im allgemeinen rufen erst Strahlenmengen über 1000 R oder sogar mehreren 1000 R morphologische Veränderungen hervor. Auch die Drüsenfunktion wird erst durch hohe Dosen verändert, sofern sie vor dem Strahleninsult normal war. Andererseits kann jede Dysfunktion, namentlich jede Hyperfunktion einer Drüse schon mit kleinen Strahlenmengen beeinflußt, d. h. reguliert werden, was bekanntlich strahlentherapeutisch ausgenutzt wird (»Ausgangswertgesetz«; VIETEN).

Nebennieren

Im Rahmen der Schädigungen durch ionisierende Strahlen haben die Nebennieren vor allem indirekte Bedeutung, da sie neurovegetativ in ihrer Funktion beeinflußt werden können und weil gerade diese Funktion für den Ablauf der Allgemeinreaktion des Organismus, z. B. eines Strahlensyndroms, wesentlich ist. So ergaben Untersuchungen von TONUTTI, HORNYKIEWYTSCH u. SOHRE über Wechselwirkungen zwischen Strahleninsult und Nebennierenrindentätigkeit, daß das allgemeine Resistenzvermögen eines Organismus gegen einen Strahleninsult nach Adrenalektomie erheblich herabgesetzt ist. Diese Resistenzminderung kann durch Zufuhr von Cortisonen in etwa ausgeglichen werden; allerdings sind zur Normalisierung sehr große Cortisonmengen erforderlich.

Zur Ausbildung und Erhaltung einer normalen Resistenz gegenüber Schädigungen durch eine Ganzkörperbestrahlung ist also eine normale Funktion der Nebennierenrinde notwendige Voraussetzung. Während Nebennierenschäden nach lokaler (therapeutischer) Strahlenanwendung keine einschneidende Bedeutung haben, wird nach Ganzkörperbestrahlungen die reaktive Verknüpfung von indirektem Organschaden und Allgemeinreaktion u. U. lebensgefährlich.

Hypophyse

Wenn schon verhältnismäßig kleine, perkutan auf die Hypophyse verabreichte Strahlenmengen geringe, kaum als Schäden zu bezeichnende Veränderungen ihrer

Funktion bewirken können, so ist zu berücksichtigen, daß dabei immer eine Mitbestrahlung des Zwischenhirns erfolgt, dessen Radiosensibilität, wie die des Gehirns überhaupt, entschieden größer ist als die der Hypophyse. Eine Ausschaltung der Hypophysenfunktion, z. B. therapeutisch bei generalisierten Mammakarzinom-Metastasen, ist jedenfalls perkutan durch Röntgen- oder Gamma-Strahlen ohne schwerste Hirnschädigungen nicht möglich. Die erforderlichen Dosen (10 000 bis zu 30 000 R) können perkutan nur mit extrem beschleunigten Korpuskularstrahlen (Protonen oder Alpha-Teilchen und Π-Mesonen mit Energien von mehreren 100 MeV) oder durch direkte Implantation radioaktiver Isotope in die Hypophyse erreicht werden.

Inwieweit nach Ganzkörperbestrahlungen ähnliche Wechselbeziehungen zwischen Allgemeinreaktion und Hypophyse bestehen wie bei den Nebennieren, ist noch nicht restlos geklärt.

Schilddrüse

Strahlenmengen, die bei malignen Geschwülsten der Halsregion therapeutisch appliziert werden, können schon zu Fibrosen der Schilddrüse führen. Ebenso werden radiogene maligne Tumoren beobachtet (PIFER u. HEMPELMANN). Eine Dauerschädigung der Schilddrüsenfunktion kann ein Myxödem, evtl. mit Wachstumsstörungen des Skeletts hervorrufen (FREYER). CADE berichtete 1966 über ein starkes Ansteigen strahlenbedingter Schilddrüsenkarzinome bei Kindern in den Jahren 1945–1957. Von diesen Kindern waren 80 % wegen Thymus- oder Tonsillenhyperplasie sowie Akne und Naevi bestrahlt worden.

Zur Schilddrüsenunterfunktion führt bisweilen die Behandlung der Thyreotoxikose mit ^{131}J. Nach CADE steigt die Häufigkeit im 1. Jahr nach Inkorporation auf 7,4 %, nach 7 Jahren aber bereits auf 26,5 %.

Brustdrüse

Mögliche Schäden der Thoraxwand wurden schon bei den radiogenen Knochenveränderungen angedeutet. Erwähnt sei hier aber noch die Brustdrüse, die infolge der prospektiven Potenz ihrer Zellen im Kindesalter sehr strahlenempfindlich ist. Nach Bestrahlung von Hämangiomen oder Neubildungen im Thoraxbereich wurde mehrfach über ein Zurückbleiben der Mammaentwicklung berichtet (DIETHELM, GOLDHAMMER u. BRAT; KOLÁŘ, VRABEC u. BEK; GREGL u. WEISS). In zwei selbst beobachteten Fällen blieb nach Hämangiombestrahlung zwar eine Mamma zunächst deutlich im Wachstum zurück, erreichte später aber doch die gleiche Größe wie die der anderen Seite.

Harnorgane

Die Nieren galten bislang als wenig strahlenempfindlich. In letzter Zeit häufen sich aber Berichte, wonach es bei hohen Strahlendosen zu der sog. Strahlennephritis kommt. ROSEN u. SWERDLOW sahen einen renalen Strahlenschaden mit Hochdruck bei einer 41jährigen Frau, die nach operiertem Ovarialkarzinom prophylaktisch von zwei lumbalen Feldern aus mit je 3000 R bestrahlt worden war. LUXTON u. KUNKLER gaben 1964 als Toleranzdosis der Nieren 2800 R an, sahen jedoch gelegentlich auch schon nach geringeren Strahlenmengen Hypertensionen. Die Gefahr einer Nephritis soll nach CADE (1966) bei Bestrahlung beider Nieren mit einer Gesamtdosis von 2800 R, in 5 Wochen appliziert, durchaus bestehen. Als Latenzzeit wurden allgemein 6–13 Monate (bei Kindern weniger) errechnet.

Klinisch findet man Symptome einer akuten Glomerulonephritis. Wenn die Erscheinungen auch zurückgehen können, so bildet sich doch nicht selten ein maligner Hochdruck aus (BOREJKO; DUTTA). Histopathologisch ergeben sich Kapselverdickungen, auch wohl subkapsuläre Petechien sowie Gefäßsklerosen, Atrophie der Tubuli, Vermehrung der interstitiellen Gewebsanteile. Bei chronischen Verlaufsformen kommt es zur Nierenschrumpfung. Hervorzuheben ist, daß in allen berichteten Fällen eine Abgrenzung der Nierenveränderungen leicht möglich war, da es sich um eine sekundäre Beeinträchtigung handelte. Schwieriger ist hingegen eine Abtrennung der Strahlennephritis von gleichzeitig bestehenden Nierentumoren (LEVITT; s. a. S. 311).

Beachtenswert ist auch die Möglichkeit einer akuten Anurie bei malignen Tumoren, die unter der Bestrahlung rasch einschmelzen. Tubuli, Nierenbecken und Ureter werden dann durch Harnsäurekristalle blockiert (CADE).

Strahlenschäden der Ureteren und Harnblase treten vorzugsweise nach Strahlenbehandlung des Uteruskarzinoms auf, vor allem nach vaginalen oder intrauterinen Radiumeinlagen. HOHENFELLNER u. WEGHAUPT sahen 1963 als urologische Komplikation der Strahlentherapie von Kollumkarzinomen bereits Koordinationsstörungen der Ureterperistaltik und der Blasenentleerung mit konsekutiven, rezidivierenden Harnwegsinfekten an. Im allgemeinen findet man als Spätschäden der Blase Varizen, Schleimhautatrophie, Ulzerationen mit Fistelbildungen sowie als Folge von Schrumpfungsvorgängen eine Stenose der Ureterostien. MÖNCH u. HOLTORFF (1964) errechneten an einem Krankengut von 257 Patienten die prozentuale Häufigkeit urologischer Spätschäden. Dabei ergab sich, daß in 62 % Blasenveränderungen vorlagen; 14 % davon waren schweren Grades. Ureteren- und Nierenfunktionsstörungen stellten sie in 40 % der Fälle fest.

Atmungsorgane

Bei der Strahlenbehandlung von Mamma- oder Lungentumoren ist der Empfindlichkeit des Lungengewebes Rechnung zu tragen. Im Tierversuch konnten GARBAGNI, CHIARLE u. BELLION (1964) nachweisen, daß nach einmaliger hoher Elektronendurchstrahlung (31 MeV) neben strahleninduzierten zellulären Degenerationszeichen eine Proliferation des Bindegewebes bis zu den alveolokapillaren Zellwänden auftraten. – Beim Menschen kommt es, je nach eingestrahlter Dosis, zu Hyperämie mit vermehrter Schleimproduktion, zu Veränderung der Alveolarepithelien und ggf. zum interstitiellen Ödem. Höhere Strahlendosen verursachen degenerative Prozesse der Bronchialschleimhaut und des Lungenstromas. Die sog. *Strahlenpneumonie* (Pneumonitis) ist durch bereits eingetretene Degeneration elastischer Elemente sowie hyaline Entartung der glatten Muskulatur gekennzeichnet. Bei Fortschreiten der Bindegewebswucherung kommt es zum Bild der *Lungenfibrose* mit Einengung oder sogar Obliteration von Alveolen und Gefäßen. Ausgedehnte Strahlenpneumonien oder Lungenfibrosen führen zu ernsthaften Krankheitserscheinungen mit hochgradiger Dyspnoe. In den fibrotisch geschrumpften Lungenbezirken können Atelektasen, Bronchiektasen, Emphysemblasen u. a. auftreten (FREID u. GOLDBERG; SCHAIRER u. KROMBACH; DOWNS; WARREN u.

GATES; WARREN u. SPENCER). Selbst Verziehungen der Mediastinalorgane und Zwerchfellhochstand mit eingeschränkter Atemverschieblichkeit werden beobachtet.

In den meisten Fällen wird auch die Pleura geschädigt. Es bilden sich vorwiegend fibröse Auflagerungen und Schwarten. Ergüsse sind dagegen verhältnismäßig selten.

Bei der Strahlentherapie von Mammatumoren sollten nach Möglichkeit Lungengebiete ausgespart werden. Die Strahlenbehandlung endothorakaler Geschwülste macht eine mehr oder weniger große Schädigung von Lungenparenchym unvermeidbar; durch entsprechende Bestrahlungsmethodik können aber die Veränderungen auf ein möglichst kleines Lungenvolumen beschränkt werden. Jedoch sollte die Furcht vor pulmonalen Bestrahlungsreaktionen nicht zu einer ungenügenden Tumortherapie führen (BÄSSLER u. BUCHWALD). KIKUCHI berichtete 1962 aus Japan über 70 Patienten mit Brustkrebs. Unabhängig von Felderzahl oder Bestrahlungszeit traten nach direkt einfallendem Strahlenkegel bei einer Gesamtdosis von 3250 R bis 4200 R Lungenveränderungen in 25–75 % der Fälle auf.

MATEEV u. SCHRÖDER stellten aus der Literatur Fälle von Pleuropneumonitis nach Telekobalttherapie von Bronchialkarzinomen zusammen. Daraus ergab sich, daß je nach Einstelltechnik entweder nur pneumonitische Veränderungen in der Umgebung des Tumors oder aber eine ausgedehnte Beteiligung des gesunden Lungenparenchyms auftraten. Als Spätschädigung beobachteten LOEW u. NITSCH eine Schrumpfung des Lungengewebes mit konsekutivem Emphysem und Bronchiektasen 22 Jahre nach Röntgensiebbestrahlung eines vermeintlichen Bronchialkarzinoms. In diesem Fall ist die Frage einer iatrogenen Schädigung ernsthaft zu diskutieren.

Röntgenologisch finden sich bei einer Strahlenpneumonitis anfangs ähnliche Veränderungen, wie sie bei Broncho- oder Grippepneumonien vorkommen. Man sieht zunächst diffuse Trübungen, die einem interstitiellen bzw. intraalveolären Ödem entsprechen, später infolge zunehmender Verquellung peribronchialen und perivaskulären Gewebes streifig-wolkige Verschattungen. Bei Dauerschäden mit Lungenfibrose erscheint die normale Lungenstruktur mehr oder weniger verwischt und mit streifigen, netzartigen oder fleckigen Verschattungen durchsetzt. Unregelmäßige Aufhellungen dazwischen deuten auf Emphysemblasen und Bronchiektasen hin. Mitunter kommt es zu Verziehungen des Mediastinum sowie Hochstand und verminderter Atemverschieblichkeit des Zwerchfells.

Differentialdiagnostisch sind ältere, tuberkulös zirrhotische Veränderungen, unspezifische karnefizierende und indurierende Pneumonien, Staublungen, Veränderungen bei asthmabronchialer Altersfibrose, interstitielle Lungenlues und auch eine Lymphangiosis carcinomatosa zu erwägen. Da die Abgrenzung anderer Krankheitsbilder von Strahlenschäden der Lunge nicht einfach ist, empfiehlt sich bei allen Bestrahlungsfällen des Thorax eine Fixierung des Lungenbefundes vor Therapiebeginn..

Eine *gewerbliche Strahlenschädigung* der Lunge kommt besonders im Uranbergbau in Betracht. Die Arbeiter unterliegen dort einer mehrfachen, nicht vermeidbaren Strahlenbelastung, und zwar einmal in Form von Gamma-Strahlung der radioaktiven Substanzen im Gestein, woraus sich eine fraktionierte Dauerbestrahlung ergibt, zum anderen infolge Aufnahme radioaktiver Stoffe durch die Atemwege, vor allem der Emanation des ^{226}Ra, dem Radon. Außerdem werden weitere Zerfallsprodukte des Radium, wie Polonium-, Blei- und Wismutisotope inhaliert. Diese schlagen sich im Atemtrakt nieder, werden aber zum größten Teil über den Blutweg bzw. Verdauungstrakt eliminiert. Ein geringer Prozentsatz lagert sich jedoch in Organen oder im

Skelettsystem ab. Die dadurch verursachte konstante Strahlenbelastung kann zur Strahlenkrankheit oder sogar zu malignen Geschwülsten führen. Umfangreiche Untersuchungen in den Schneeberger und Joachimsthaler Gruben durch RAJEWSKY, SCHRAUB u. KAHLAU (1936, 1939) ergaben einen direkten Zusammenhang zwischen Radiumemanation und Entstehung von Lungenkarzinomen der dortigen Arbeiter.

Herz und Gefäße

Bei der Strahlentherapie im Bereich des Thorax wird nicht selten das Herz einer hohen Strahlenbelastung ausgesetzt. Die Frage nach möglichen strahleninduzierten Veränderungen wurde von VINKE 1962 an Hand von 40 Fällen mit Ösophaguskarzinomen, bei denen 3000–6000 R eingestrahlt worden waren, erörtert. Klinisch fand sich bei mehrfachen Ekg-Kontrollen nach Bestrahlungsabschluß keine Beeinflussung. In 5 Fällen konnte er auch autoptisch keine muskulären Veränderungen nachweisen.

RUBIN, CAMARA, GRAYZEL u. ZAK (1963) beobachteten dagegen bei drei Patienten eine strahlenbedingte Herzfibrose, die in zwei Fällen zum Tode führte. Ebenso berichtete WINDSOR 1963 über Herzschädigungen in Form von Verquellung der Muskelfasern sowie fibrinoiden Nekrosen der Gefäße nach hochdosierter Bestrahlung eines Bronchialkarzinoms.

Blutgefäße sind besonders im Bereich der Haut strahlengefährdet. Es kommt vor allem bei einmaliger Überdosierung zu hyaliner und vakuolisierender Entartung aller Wandschichten mit Lückenbildung und siebartiger Durchlöcherung der Muskelzellen. Schließlich kann es auf dem Boden von Intimaverdickungen zu Gefäßverschlüssen kommen (im übrigen siehe die Abschnitte: Haut, S. 766, Hämatopoetisches System, S. 768, Nervensystem, S. 783).

Augen

Schädigungen an den Augen werden in erster Linie nach Anwendung ionisierender Strahlen wegen tumoröser Veränderungen im Kopfbereich beobachtet. Nach Verabreichung hoher Strahlendosen treten als Frühreaktionen Konjunktivitis, Blepharitis, Ausfall der Zilien und mitunter Hornhautgeschwüre sowie Retinablutungen auf. KLUG, LOMMATZSCH u. HEMKE beobachteten im Tierversuch, daß bereits bei einer Dosis von 1500 R Anzeichen einer morphologischen Schädigung der Photorezeptoren auftraten. LEVITT, BOGARDUS u. BRANDT ermittelten statistisch, daß der Anteil von Augenbeteiligungen nach Strahlenbehandlung von Lid- und Lidwinkelkarzinomen mit steigender Dosis, besonders aber nach Radiumspickung, zunahm und sich schon in Frühreaktionen (Konjunktivitis, Keratitis, Ulcus corneae, Iritis, Katarakt, Glaukom, Symblepharon) bemerkbar machte.

Die Klärung der Zusammenhangsfrage ist aber bei Spätschäden der Augen, die in Form von Katarakten nach vielen Jahren auftreten und durch Kumulation kleinster Strahlenmengen zustande kommen können, weit schwieriger. Hierbei ist die Möglichkeit einer beruflichen Schädigung ernsthaft zu erörtern. Nach MACHERAUCH u. THELEN besteht für Radiologen unter durchschnittlichen Arbeitsbedingungen, d. h. bei den üblichen Magen- und Thoraxdurchleuchtungen, keine Gefahr; eine schädigende Augenbelastung kann aber bei Durchleuchtungszeiten von mehr als 15 Stunden pro Woche trotz des üblichen Bleiglasschutzes an den zur Zeit noch häufig vorhandenen

Leuchtschirmen eintreten. Bei Durchleuchtungsanlagen mit elektronischer Bildverstärkung sowie Bildübertragung mittels Fernsehkamera, die ja in zunehmendem Maße Verbreitung finden, wird eine Augenschädigung durch ionisierende Strahlen ausgeschaltet (s. a. Bd. I, S. 760, 762).

In den Strahlenschutzverordnungen wird besonderer Wert auf Abschirmung von Personen gelegt, die beruflich mit Neutronen-Strahlungen, wie z. B. Kernphysiker, in Berührung kommen, da die Linse, auch sonst der am meisten sensible Teil des Auges, extrem neutronenempfindlich ist. So wurden nach den Atombombenexplosionen in Japan in großer Zahl Katarakte beobachtet, auch wenn die Personen weit vom Explosionszentrum entfernt und damit einer nur geringen Intensität der Neutronenstrahlung (im Gegensatz zur Gamma-Strahlung) ausgesetzt waren.

Nervensystem

Die Annahme einer Strahlenresistenz des menschlichen *Gehirns* ist in den letzten Jahren eindeutig widerlegt worden. Das Gehirn besitzt ebenso wie das Rückenmark eine Toleranzgrenze für ionisierende Strahlung, nach deren Überschreitung schwerste, irreparable Schäden auftreten (CADE). So berichteten ALMQUIST, DAHLGREN, NOTTER u. SUNDBOM über eine Hirnnekrose mit Blutung in das Ventrikelsystem bei einer 28jährigen Patientin, die wegen eines Cushing-Syndroms mittels Rotationsbestrahlung 5000 R Herddosis erhalten hatte. Im Bereich der Hirnerweichung sollen maximal 3000 R eingewirkt haben. RIDER beobachtete in drei Fällen von Mittelohr- bzw. Bulbus-Jugularistumoren nach Kobalt-60-Bestrahlungen mit einer Gesamtdosis von 5500 R zehn Wochen später akut einsetzende zerebellare Ataxie, Dysarthrie und Dysphasie. Ein Patient kam ad exitum, bei den beiden anderen remittierten die Veränderungen vollständig.

Strahlenschäden am *Halsmark* sahen HELD, PANTHER u. SCHRÖTER in zwei Fällen nach Malignombestrahlung von etwa 5000 R am Herd. Es kam zur Tetraplegie bzw. Querschnittslähmung mit tödlichem Ausgang. SINNER stellte 1964 an Hand von Literaturangaben fest, daß Schädigungen des Rückenmarks meist erst nach einem symptomfreien Intervall, das von 6 Wochen bis zu 5 Jahren dauern kann, in Erscheinung treten. Oft werden diese Schädigungen als Metastasen verkannt, und man leitet nochmals eine Strahlentherapie ein.

Über den *klinischen Verlauf* einer Strahlenschädigung des Gehirns berichteten BERG, HAKANSSON u. LINDGREN 1964 ausführlich. Sie trennten bei Bestrahlung von Hirntumoren sog. Frühreaktionen ab, die nicht auf einer Steigerung des Ventrikel-Liquordruckes beruhen, sondern durch Veränderung spezifisch nervöser Substanz oder durch lokales interstitielles Ödem zustande kommen sollen.

Zum *pathologisch-histologischen Bild* des Schädigungsvorgangs werden in der Literatur unterschiedliche Meinungen geäußert. Einige Autoren nehmen eine primäre Schädigung des Parenchyms an, andere hingegen halten strahlenbedingte Gefäßalterationen als wegbereitend für Hirngewebsnekrosen. BERG, HAKANSSON u. LINDGREN betonten, daß die mesenchymalen Bestandteile des ZNS durch ionisierende Strahlen in gleichem Maße geschädigt würden wie das Gefäßgewebe anderer Organe.

Für die *Toleranz* verschiedener Gehirn- und Rückenmarksbezirke kann das allgemeine strahlenbiologische Gesetz angenommen werden, nach dem Körperzellen um so geringer strahlenempfindlich sind, je weiter sie differenziert wurden. Hirnrinde und subkortikale Markregion besitzen also eine höhere Toleranzgrenze als zentral gelegene Teile der weißen Substanz. Auffallenderweise ist das Rückenmark aber strahlensensibler als Hirngewebe. Außerdem wirken sich hier auch schon geringe Gefäß- und Gewebsschädigungen nachteilig aus. WEINGARTEN u. WACHTLER fanden in zwei Fällen von autoptisch gesicherter Strahlenmyelopathie des Halsmarks histologisch schwere Gefäßschäden mit Hyalinose der Wandungen und Einengung der Lumina. Außerdem stellten auch sie eine stärkere Schädigung der weißen als der grauen Substanz mit Koagulationsnekrose und Demyelinisation fest. Als Toleranzdosis für das Halsmark nahmen diese Autoren 3500 R an. SINNER gab die Toleranzdosis in Abhängigkeit von der Feldgröße mit 3500–4500 R an. BREIT (1966) hält 5000 R für die Grenze einer mittleren Schädigungsdosis des menschlichen Rückenmarks. Allgemein wird jedoch für Fälle mit Aussicht auf Dauerheilung eine Belastung des Rückenmarks, insbesondere des Halsmarks empfohlen, die nicht wesentlich über 2000 R liegt. In jedem Falle ist die Hirntoleranzdosis aber auch sehr von der Art der zeitlichen Dosisverteilung abhängig (LINDGREN; vgl. auch LÖHR u. VIETEN). ZEMAN wies 1966 darauf hin, daß infolge moderner Bestrahlungsmethoden in vielen Fällen warnende Hautveränderungen fehlen und daher Strahlenschäden nicht angenommen werden, insbesondere nicht an die Möglichkeit von Spätschädigungen gedacht wird. Nicht unerwähnt bleiben soll die Abhängigkeit der Strahlensensibilität vom Alter. So gilt das kindliche Gehirn allgemein als sehr strahlenempfindlich (s. a. S. 147).

Periphere Nerven weisen ebenso wie Muskulatur und Knochen Erwachsener die geringste Strahlenempfindlichkeit auf. Ausfallserscheinungen kommen meist nur bei gleichzeitig bestehender Schädigung des umgebenden Gewebes, insbesondere der Haut zustande. Nach hochdosierter Bestrahlung der Supraklavikulargruben wurden mehrfach Plexusschädigungen infolge ausgeprägter Fibrose und Induration des umgebenden Gewebes beobachtet (VIETEN u. GREMMEL; STOLL u. ANDREWS; s. a. S. 49). Histologisch waren fibröse Verdickung des Neurilemm sowie Demyelinisierung nachzuweisen. Mitunter bilden sich die Ausfallserscheinungen nach operativer Beseitigung der fibrösen Umklammerung zurück (VIETEN, 1967).

Schäden durch Inkorporation radioaktiver Stoffe

Während Schädigungen bei Bestrahlung des Körpers von außen vorwiegend durch Röntgen- bzw. Gamma-Strahlen sowie bei Kernwaffenexplosionen oder Reaktorunfällen durch Neutronenstrahlungen zustande kommen, werden nach Inkorporierung radioaktiver Stoffe in überwiegendem Maße Beta-Strahlen wirksam, die allerdings nur geringe Reichweite besitzen. Außerdem kommen für Schädigungen Alpha-Strahlen in Betracht; sie sind wegen ihrer hohen biologischen Wirksamkeit besonders gefährlich.

Mitunter üben auch die beim Zerfall inkorporierter Stoffe entstehenden Folgeprodukte schädigende Wirkung aus, und zwar vor allem bei Alpha-Strahlern, so daß die zunächst abnehmende Gesamtstrahlung später wieder höhere Werte erreicht oder sogar den Anfangswert übersteigt, wie z. B. bei Thorotrast.

Es gibt auch eine *natürliche innere Bestrahlung*, und zwar durch Inkorporation von Radionukliden, die normalerweise in Erdrinde und Atmosphäre vorhanden sind. Sie werden mit Atemluft und Nahrung aufgenommen, belasten aber den Gesamtorganismus nur gering, etwa 20 mrem durchschnittlich pro Jahr. Infolge ungleichmäßiger

Verteilung der einzelnen Stoffe ist die Belastung für bestimmte Organe höher, so z. B. für Knochen und Lungen um 100 mrem pro Jahr.

Wesentlich höher liegt die Strahlenbelastung nach Inkorporierung *natürlich radioaktiver Stoffe* bei medizinischer (therapeutischer und diagnostischer) Anwendung. Dabei ist das Ausmaß der Belastung abhängig von Verteilungskinetik und Ausscheidungsart sowie von den Zerfallsvorgängen der Radionuklide. Ein inkorporiertes Radiumsalz wird z. B. innerhalb einiger Monate bis über 90 % ausgeschieden; es dauert aber Jahre, bis die Aktivität nur noch weniger als 1% der ursprünglichen Dosis beträgt. Eine auf das gesamte Skelett verteilte, restliche Radiummenge von 1 μg hätte immer noch eine Dosisleistung der Alpha-Strahlung von 8 rem/Woche. Eine solche Dosis reicht zur radiogenen Geschwulsterzeugung bereits aus.

Von den natürlichen Radium-Isotopen hat Thorium X (^{224}Ra) zunächst den gleichen Retentions- bzw. Verteilungsmodus wie ^{226}Ra. Seine Folgeprodukte haben in dieser Beziehung jedoch andere Eigenschaften: Thorium B (Blei-Isotop) zeigt besondere Affinität zu Erythrozyten und gelangt mit diesen in Leber, Milz und Knochenmark. Das serumaffine Thorium C (Wismut-Isotop) wird durch die Nieren ausgeschieden und kann dort schädigen. Zu den langlebigen Folgeprodukten des Thorium X gehören Radiothor und Mesothorium.

Schäden nach Inkorporierung natürlicher Radionuklide wurden am häufigsten am Knochensystem beobachtet. Außer malignen Blastomen im Ablagerungsgebiet traten aber auch Schädigungen des hämatopoetischen Systems mit Lymphozytose, Leukopenie oder sogar Agranulozytose sowie bindegewebige Sklerose der Leber auf. Ein Hämangiosarkom der Leber nach Thorotrast-(Thoriumdioxyd-)Inkorporierung wurde von BIRKNER beschrieben. Auch BLOMBERG, LARSSON, LINDELL u. LINDGREN sowie KRÜCKEMEYER berichteten über maligne Geschwülste nach Thorotrastuntersuchungen, die in einigen Fällen Jahrzehnte zurücklagen. MÖBIUS u. LEMCKE sahen vor allem eine Lokalisation der Neubildungen nach Thorotrast vorzugsweise in der Leber.

Seitdem die Anwendung langlebiger natürlich radioaktiver Stoffe (Halbwertzeit des Radiothorium 13,9 Milliarden Jahre!) zu Heilzwecken verboten ist, besteht die akute Gefahr einer Schädigung durch diese Stoffe nicht mehr, jedoch muß wegen der langen Latenzzeit mit Spätschäden gerechnet werden (KITTEL).

Wesentlich größer erscheint heute die Möglichkeit einer Schädigung durch *künstlich radioaktive Stoffe*. Auf medizinischem Gebiet sind jedoch bislang nur vereinzelt Schäden beobachtet worden, und zwar vorwiegend bei Behandlung bösartiger Geschwülste. So kam es zu Leukämien nach Radiojod-Behandlung maligner Strumen; Agranulozytosen traten nach Radiogold-Therapie von Hämoblastosen auf. Paravasale Injektionen von Radiophosphor können an der Haut Strahlenulzera hervorrufen.

Bei kunstgerechten diagnostischen Maßnahmen ist die Gefahr einer Schädigung durch künstlich radioaktive Nuklide allerdings gering. Trotzdem muß vor allem bei Jugendlichen vor einer kritiklosen Isotopen-Diagnostik dringend gewarnt werden.

Im Hinblick auf mögliche Gefahren der Inkorporierung spielen radioaktive Spaltprodukte, die bei Reaktorunfällen und besonders bei Atombombenexplosionen entstehen, eine verhängnisvolle Rolle. Nach nuklearen Explosionen können solche Spaltprodukte als *radioaktive Niederschläge* (fall out) große Gebiete »verseuchen«. Sie wirken zunächst als Strahlenquelle von außen; die dabei entstehenden Schädigungen werden vorwiegend durch kurzlebige Gamma-Strahler verursacht. Bei unmittelbarer Kontaminierung der Haut (evtl. auch nur der Kleidung) sind an der Schädigung jedoch auch Beta-Strahler maßgeblich beteiligt, während Alpha-Strahler für die äußere Strahlenbelastung unwesentlich sind.

Gleichzeitig mit der Bestrahlung von außen beginnt die *Inkorporierung* von Radionukliden des aktiven Niederschlags, wobei sich mit zunehmendem zeitlichem Abstand von der Explosion das Verhältnis der kurzlebigen Gamma-Strahler zu den langlebigen und besonders gefährlichen Beta-Strahlern mehr und mehr zugunsten der letzteren verschiebt. Die *direkte* Inkorporierung radioaktiver Spaltprodukte erfolgt vorwiegend über die Atemwege und über den Digestionstrakt, z. B. durch Genuß äußerlich kontaminierter Nahrungsmittel. Die unverletzte Haut spielt als Aufnahmeorgan praktisch keine Rolle. Dagegen fördern Hautverletzungen, besonders tiefe Hautwunden, eine schnelle und erhebliche Inkorporierung. Die *indirekte* Inkorporierung von Radionukliden geschieht über sog. biozyklische Ketten (GRAUL). Dabei werden nach Kontamination der Erde und des Wassers die Strahler zunächst von Tieren und Pflanzen aufgenommen; schließlich gelangen sie über verschiedenst mögliche Zwischenglieder mit pflanzlichen und tierischen Nahrungsmitteln (Milch!) in den menschlichen Körper. Dementsprechend ist bei der indirekten Inkorporierung der Digestionstrakt der wichtigste Aufnahmeweg. Im Gegensatz zur direkten besteht bei der indirekten Inkorporierung die Gefahr, daß nach Atombombenexplosionen nicht nur die Personen im Bereich radioaktiver Niederschläge gefährdet sind, sondern daß darüber hinaus die Möglichkeit einer zunehmenden Verseuchung der Menschheit droht, dies um so mehr, weil dabei das langlebige Strontium-Isotop (^{90}Sr) mit einer Halbwertzeit von 28 Jahren in besonderem Maße beteiligt ist.

Die *Verteilung* der verschiedenen inkorporierten Radionuklide im Körper ist sehr unterschiedlich und von zahlreichen Faktoren abhängig, wobei auch die Art der Inkorporierung selbst (Aufnahmeweg) offenbar eine gewisse Bedeutung hat. Abgesehen von solchen Unterschieden des Verteilungsmodus, auf die hier nicht näher eingegan-

Tabelle 2: Affinität der Radionuklide zu verschiedenen Organen und Organsystemen

Element	Isotop	Kritisches Organ
6 Kohlenstoff	^{14}C	Fett
15 Phosphor	^{32}P	Knochen
16 Schwefel	^{35}S	Haut
19 Kalium	^{42}K	Muskulatur
20 Kalzium	^{45}Ca	Knochen
26 Eisen	^{55}Fe, ^{59}Fe	Blut
27 Kobalt	^{60}Co	Leber
28 Nickel	^{59}Ni	Leber
29 Kupfer	^{64}Cu	Leber
38 Strontium	^{90}Sr	Knochen
39 Yttrium	^{90}Y	Knochen, RES
53 Jod	^{131}J	Schilddrüse
55 Caesium	^{137}Cs	Muskulatur
56 Barium	^{140}Ba	Knochen
79 Gold	^{196}Au, ^{198}Au, ^{199}Au	Leber, Nieren
88 Radium	^{236}Ra	Knochen
90 Thorium	^{234}Th	Knochen
92 Uran	^{233}U	Knochen, Lunge
94 Plutonium	^{239}Pu	Knochen, Lunge

gen werden kann, haben die meisten Radionuklide besondere Affinität zu bestimmten Organen oder Organsystemen (»kritisches Organ«). Einige Beispiele sind in Tabelle 2 zusammengestellt:

Andere Isotope verteilen sich mehr oder weniger gleichmäßig im Gesamtkörper (^{3}H, ^{24}Na, ^{36}Cl, ^{41}A).

Besondere praktische Bedeutung haben die knochenaffinen Isotope und von diesen in erster Linie Strontium und sein Folgeprodukt Yttrium. Hinzu kommt, daß auch gerade diese Isotope besonders stark radiotoxisch sind, wie aus Tabelle 3 hervorgeht:

Tabelle 3: Relative Radiotoxizität insbes. von biologisch wichtigen radioaktiven Spaltprodukten (aus GRAUL, Fortschritte der angewandten Radioisotopie und Grenzgebiete, Band I; 1957)

Gruppe	
I. relativ geringe Radiotoxizität	^{7}Be, ^{18}F, ^{44}Na, ^{42}K, ^{51}Cr, ^{52}Mn, ^{56}Mn, ^{64}Cu, ^{71}Ge, ^{76}As, ^{77}As, ^{85}Kr, ^{197}Hg, ^{201}Tl
II. mittlere Radiotoxizität	^{3}H, ^{14}C, ^{32}P, ^{22}Na, ^{35}S, ^{36}Cl, ^{46}Sc, ^{47}Sc, ^{48}Sc, ^{48}V, ^{54}Mn, ^{59}Fe, ^{64}Cu, ^{65}Zn, ^{72}Ga, ^{76}As, ^{86}Rb, ^{95}Zr, ^{95}Nb, ^{96}Tc, ^{99}Mo, ^{103}Pd u. ^{103}Rh, ^{105}Rh, ^{105}Ag, ^{109}Cd u. ^{109}Ag, ^{111}Ag, ^{113}Sn, ^{127}Te, ^{129}Te, ^{143}Pr, ^{147}Pm, ^{147}Nd, ^{166}Ho, ^{177}Lu, ^{182}Ta, ^{181}W, ^{183}Re, ^{190}Jr, ^{192}Jr, ^{191}Pt, ^{193}Pt, ^{196}Au, ^{198}Au, ^{199}Au, ^{200}Tl, ^{202}Tl, ^{203}Hg, ^{205}Hg, ^{204}Tl, ^{203}Pb
III. relativ starke Radiotoxizität	^{45}Ca, ^{59}Fe, ^{59}Ni, ^{89}Sr, ^{91}Y, ^{106}Ru u. ^{106}Rh, ^{131}J, ^{137}Sc u. ^{137}Ba, ^{140}La, ^{140}Ba, ^{144}Ce, ^{144}Ce u. ^{144}Pr, ^{151}Sm, ^{154}Eu, ^{170}Tm, ^{234}Th. u. ^{234}Pa, natürliches Thorium, natürliches Uran
IV. äußerst starke Radiotoxizität	^{90}Sr. u. ^{90}Y, ^{210}Pb u. ^{210}Bi (Ra D + E), ^{210}Po, ^{211}At, ^{226}Ra (+ 55 % Tochterprodukte), ^{227}Ac, ^{233}U, ^{239}Pu, ^{241}Am, ^{242}Cm

Aber selbst in den sog. kritischen Organen erfolgt nach Inkorporierung die Verteilung der entsprechenden Isotope nicht gleichmäßig. Für die jeweiligen *Verteilungsmuster* sind viele Faktoren verantwortlich, die letztlich noch nicht erfaßt wurden. Auf Grund von Autoradiographien weiß man jedoch, daß die verschiedenen Isotope auch unterschiedliche Verteilungsmuster, namentlich im Knochen, aufweisen können (GRAUL). Besonders wichtig und gefährlich sind punktförmige Konzentrationen einer strahlenden Substanz, sog. *heiße Flecken* (hot spots), in deren Bereich sehr hohe Dosisleistungen wirksam werden, selbst wenn die Gesamtmenge der inkorporierten Substanz verhältnismäßig gering ist und nur wenige Mikrocurie beträgt. Von solchen heißen Flecken aus fällt dann die Dosis in die Umgebung steil ab, so daß Schädigungen praktisch nur im Bereich der »hot spots« selbst auftreten.

Entsprechend der Ablagerung inkorporierter Radionuklide vorwiegend in Knochen und blutbildenden Organen sind als mögliche Schäden in erster Linie maligne Knochengeschwülste (Sarkome) und radiogene Leukämien zu erwarten.

Da von den Spaltprodukten nach nuklearen Explosionen das extrem toxische Strontium-90 in besonderem Maße mit der Milch inkorporiert werden kann, besteht insbesondere eine Gefährdung von Säuglingen und Kleinkindern, bei denen sich unter Berücksichtigung der normalerweise größeren Lebenserwartung auch die Manifestation eines chronischen Schadens (möglicherweise erst nach 20 Jahren und später) eher ergibt. Vergleichende Untersuchungen an Sektionsmaterial haben gezeigt, daß gegenüber Erwachsenen die Ablagerung von ^{90}Sr im Knochen von Säuglingen und Kleinkindern tatsächlich 5–10 mal größer ist und daß in einigen Fällen schon Spitzenwerte erreicht wurden, die bereits heute an der Grenze dessen liegen, was man derzeit als maximal zulässige Konzentration annehmen zu müssen glaubt (vgl. GRAUL!).

Genetische Strahlenschäden

Strahlenbedingte Schädigungen der Erbmasse spielen im Rahmen der Versicherungsmedizin kaum eine Rolle, obgleich der damit zusammenhängende Fragenkomplex für die gesamte Menschheit oder für bestimmte Fortpflanzungskollektive (einzelne Völker oder Rassen) außerordentliche Bedeutung hat.

Genetische Schäden können bei Strahleneinwirkung auf die Fortpflanzungsorgane dadurch entstehen, daß innerhalb der Keimzellen Strahlenmutationen ausgelöst werden. Zur Abgrenzung von somatischen Mutationen in anderen Körperzellen spricht man bei Keimzellenveränderungen speziell von *strahlengenetischen Mutationen*.

Strahleninduzierte Mutationen der Keimzellen wirken sich biologisch gesehen stets negativ aus und sind deshalb auch als Schädigung aufzufassen. Ihre Vererbung erfolgt in der Regel rezessiv, so daß erst bei Zusammentreffen gleichartiger Mutationen ein genetischer Schaden in Erscheinung tritt. Die Manifestation ist also erst in späteren Generationen zu erwarten. Strahleninduzierte genetische Schäden sind bei Menschen bis heute noch nicht mit Sicherheit festgestellt worden. Dabei ist allerdings zu berücksichtigen, daß derartige Erbschäden von Schäden durch die unzähligen mutationsauslösenden Einflüsse anderer Art ohnehin nicht zu unterscheiden sind. So hatte TABUCHI an einem großen Kollektiv von Kindern, die nach der Atombombenexplosion in Hiroshima und Nagasaki geboren wurden, vermehrtes Auftreten von Mißbildungen nicht beobachtet; einige chromosomale Anomalien in Form des Mongolismus wurden nicht unmittelbar mit dem Strahleninsult der Mütter in Zusammenhang gebracht.

Während spontane Änderungen des Erbgutes allein durch ausgleichende Selektionsprozesse innerhalb einer Population in verhältnismäßig engen Grenzen gehalten werden, bewirkt jede zusätzliche Gonadendosis von künstlichen Strahlenquellen eine offenbar lineare Zunahme der Mutationsrate und damit eine Störung des biologischen Gleichgewichts. Dabei führen wahrscheinlich Strahlenmengen von 10–80 R zur *Verdoppelung der spontanen Mutationsrate*. Hiernach richtet sich die *genetische Toleranzdosis*, d. h. die höchstzulässige Gonadendosis aus künstlichen Strahlenquellen, die innerhalb von 30 Jahren (bis zur Vollendung des 30. Lebensjahres) zusätzlich verabreicht werden darf. Auf Grund internationaler Vereinbarungen (Euratom-Richtlinien) beträgt sie für größere Bevölkerungsgruppen bei Röntgen- und Gamma-Strahlung 5 R. Darauf wird später noch eingegangen!

Am Zustandekommen der zusätzlichen Gonadendosis sind zahlreiche künstliche Strahlenquellen beteiligt. Zweifellos steht dabei die medizinische Strahlenanwendung an erster Stelle (OSBORN u. SMITH; RAJEWSKY u. a. m.). Nach den Untersuchungen von HOLTHUSEN 1957 und 1958 in Hamburg wurden 80% der medizinischen Strahlenbelastung der Gonaden allein durch diagnostische Röntgenleistungen in gonadennahen Regionen, insbesondere durch Aufnahmen und Durchleuchtungen des unteren Gastrointestinaltraktes hervorgerufen. TRAUTMANN ermittelte 1965 für die künstliche Strahlenbelastung in der Medizin einen durchschnittlichen Wert von 0,020 R pro Jahr; davon fielen allein $^2/_3$ auf die Röntgendiagnostik, insbesondere auf Untersuchungen des Beckens und der Lendenwirbelsäule. Diese Strahlenbelastung verteilte sich gleichmäßig auf freie Röntgenpraxen und Krankenhäuser.

Das ärztliche Personal wird in bezug auf die Gonaden besonders bei Untertischdurchleuchtungen belastet. Ähnliche Gefahren bestehen beim Operieren unter Röntgenkontrolle, wenn nicht auf die nötigen Schutzmaßnahmen geachtet wird.

Therapie

Die Behandlung von allgemeinen oder lokalen Strahlenschäden ist recht schwierig, weil sie meistens erst nach Manifestierung klinischer Erscheinungen begonnen werden kann. Da außerdem die Möglichkeit zusätzlicher, polypragmatisch bedingter Schädigungen gegeben ist, sind gutachtliche Stellungnahmen, vor allem zur Frage eines Kombinationsschadens, gar nicht so selten notwendig.

Die *akute Strahlenkrankheit* ist auch heute noch ein überaus ernstes und lebensbedrohendes Vorkommnis. Bei einer Ganzkörperbestrahlung mit einer Dosis von annähernd 1000 R muß jede Therapie erfolglos bleiben und sich mit der Linderung subjektiver Beschwerden begnügen, bis der Exitus, etwa in der 2. Woche nach dem Insult, eintritt.

Bewegt sich die Höhe der applizierten Strahlenmenge um 500 R, ist eine Wiederherstellung möglich, wenn nicht der gesamte Körper betroffen wurde, sondern einzelne, wenn auch kleine Bezirke des hämatopoetischen Systems ausgespart blieben (evtl. durch Bleiabschirmung). Eine Erholung der blutbildenden Organe von diesen Inseln aus liegt im Bereich des Möglichen. Zu unterstützen sind die Heilungsbestrebungen des Organismus durch Knochenmarkstransplantationen bzw. Transfusionen von Knochenmarkszellen.

Die Wirkung von Knochenmarkstransplantationen bei wiederholt mit letalen Dosen bestrahlten Ratten untersuchten 1966 ZOGRAPHOV u. BAEV in Bulgarien. Sie stellten fest, daß nach erneuter Einstrahlung einer Letaldosis am 22. Tag die therapeutische Wirkung einer Transplantation erhalten blieb, obwohl nunmehr die Menge der 2. Transplantation auf die Hälfte reduziert wurde.

Ist die Gesamtkörperexposition nicht so hoch gewesen, wird man mit Frischblut-, insbesondere Thrombozytensuspensionen und Milzextrakten auskommen. LÖHR fand im Tierexperiment, daß Austauschtransfusionen unter der Ganzkörperbestrahlung sowie unmittelbar nachher verlängerte Überlebenszeiten ergaben. Der Leukozytensturz war geringer; nach wenigen Tagen trat eine Leukozytose als Ausdruck schneller Erholung des Knochenmarks ein. – Wegen der mit der Strahlenkrankheit verbundenen, erheblichen Resistenzverminderung und gleichzeitig zur Absicherung einer Corticosteroid-Behandlung ist Antibiotika-Schutz notwendig. Rigorose therapeutische

Maßnahmen sind jedoch zu unterlassen, damit der schwer geschädigte Organismus nicht zusätzlich belastet wird. Auch müssen alle Medikamente (Sedativa!), die eine Regeneration des hämatopoetischen Systems beeinträchtigen können, vermieden werden.

Allgemeinreaktionen im Sinne eines *Strahlenkaters* sind bei den heute üblichen Bestrahlungsmethoden, insbesondere der Supervolttherapie, im Durchschnitt so gering, daß sie einer besonderen Behandlung nicht bedürfen. Sollten jedoch einmal Störungen bestehen, so sind abgesehen von den früher üblichen Mitteln (Valerianapräparate; hypertonische Traubenzuckerlösungen; Salzhering! usw.) Sympathikomimetika (Pervitin) oder perorale, evtl. intravenöse Applikation von Nebennierenrindenpräparaten angebracht.

Chronische Allgemeinschäden, die in überwiegendem Maße Personen in strahlentechnischen Betrieben treffen können, werden zwar in letzter Zeit dank der strengen Strahlenschutzbestimmungen nicht mehr so oft beobachtet, sind aber wegen ihres jahrzehntelangen Verlaufs immer noch aktuell. Die Behandlung wird sich auf allgemeine, roborierende Maßnahmen, Vermeidung körperlicher Anstrengungen, Arsen-, Eisen- und Kalkmedikation, Vitaminpräparate und Nebennierenrindenhormone sowie heilklimatische Kuren (Mittelgebirgsklima) beschränken müssen. Eine schwere Schädigung der blutbildenden Organe erfordert die gleiche Behandlung wie akute Allgemeinschäden.

Unter den *lokalen Strahlenschädigungen* treten Hautveränderungen am ehesten auf und sind bei der Strahlentherapie maligner Geschwülste in Form eines Erythems verschiedenen Grades oder als Radioepidermitis sicca bzw. exsudativa in Kauf zu nehmen. Bei der Behandlung solcher Veränderungen sollte die Haut vor allem vor weiteren Noxen geschützt werden, um so ihre ohnehin geringe Regenerationsfähigkeit zu erhalten. Durch Salben- oder Puderbehandlung kann der Ablauf der Strahlenreaktion erheblich gemildert, aber kaum abgekürzt werden. Zu empfehlen sind vollkommen reizlose Salben, wie reine Vaseline, 1–2prozentige Bor- oder Eleudronsalbe. Vielfach bewährt haben sich Zusätze von Kamillenextrakten (Azulonsalbe) oder von Antibiotica (Terracortril-Spray). In den letzten Jahren wurden mit gutem Erfolg cortisonhaltige Salben, z. B. Scheroson F-comp., Volon A, Ultralan angewandt. Zur Anregung der Sauerstoffversorgung im geschädigten Gewebe werden vorsichtige Wärmebehandlung mit Rotlicht, Infrarot oder Kurzwellen sowie medikamentös das Actihaemyl empfohlen.

Für die Behandlung tiefgreifender Nekrosen gelten hinsichtlich konservativer Behandlung ähnliche Richtlinien. Zur Bekämpfung der oft sehr heftigen Schmerzen können feuchte Verbände, evtl. Lagerung im Wasserbett, angewandt werden. Abzuraten ist von Lokalanästhetika, da sie als zusätzliche Noxe wirken. Strahlenulzera größerer Ausdehnung sollten einmal wegen der Infektionsgefahr, zum anderen wegen der Gefahr maligner Entartung, nach Möglichkeit chirurgischer Behandlung zugeführt, d. h. weit im Gesunden exzidiert werden; die so entstehenden Defekte erfordern aber plastische Deckung (AXHAUSEN; BROOKS u. HIEBERT). Ist es bereits zu einem radiogenen Karzinom gekommen, so sollte auf jeden Fall chirurgische Behandlung durchgeführt werden, die recht erfolgversprechend ist, da eine Metastasierung erst relativ spät erfolgt. Überdies sprechen derartige Karzinome gut auf Strahlenbehandlung an, so daß z. B. sonst notwendige verstümmelnde Operationen unterbleiben können.

Bei lokaler Schädigung innerer Organe sind mannigfaltige Behandlungsmöglichkeiten, die sich im wesentlichen mit denen bei gleichartigen, nicht radiogenen Veränderungen decken, gegeben.

Strahlenschutz

Da der Umgang mit strahlenden Energien stets die Gefahr einer Schädigung in sich birgt, und da die therapeutischen Möglichkeiten bei Strahlenschäden nur gering sind, kommt den vorbeugenden Maßnahmen, insbesondere dem Strahlenschutz, besondere Bedeutung zu.

Aktiver Strahlenschutz

Das Problem einer *aktiven Strahlenprophylaxe* ist von zahlreichen Forschern angegangen worden. In den letzten Jahren brachten neue Erkenntnisse über strahleninduzierte Frühveränderungen wertvolle Hilfe. Allgemein wurde aber festgestellt, daß ein optimaler Schutzeffekt nur bei Applikation vor dem Strahleninsult zustande kommt.

Versuche mit dem Ziel allgemeiner oder lokaler Resistenzsteigerung wurden mehrfach durchgeführt. Für die Entwicklung und Erhaltung des normalen Resistenzvermögens schien insbesondere eine ungestörte Nebennierenrindenfunktion Voraussetzung zu sein (TONUTTI, HORNYKIEWYTSCH u. SOHRE; LORENZ). Eine Unterstützung mit Corticosteroiden wurde deshalb mehrfach empfohlen.

LANGENDORFF, MELCHING u. LADNER stellten im Mäuseversuch fest, daß ein körpereigenes Hormon (5-Hydroxytryptamin) einen besonderen Strahlenschutzeffekt hat. Selbst bei wiederholten Ganzkörperbestrahlungen mit letalen Dosen kam es nach Applikation dieses Hormons zur Erholung.

KROKOWSKI u. TAENZER stellten 1966 einige der bereits bekannten, sich z. T. aber widersprechenden Versuchsergebnisse bezüglich der Strahlenverträglichkeit nach vorausgegangener Körperganzbestrahlung zusammen und ordneten sie in ein Dosis-Zeiteffekt-Schema. Dabei ergab sich, daß ein biologischer Strahlenschutzeffekt etwa 10 Tage nach einer Ganzkörper-Vorbestrahlung eintrat und mehr als ein halbes Jahr anhielt. Für Kleinstdosen (um 5% der Letaldosis) wurde ein Adaptationseffekt, für Massivvorbestrahlungen ein Immunisierungseffekt angenommen, der die als »Erholung« bezeichneten biologischen Vorgänge beträchtlich überschritt.

Über den *medikamentösen Schutz* bei Strahlenreaktionen wurden gerade in den letzten Jahren zahlreiche, mehr oder weniger erfolgversprechende Arbeiten veröffentlicht (GRAEBNER; HARMS, KÄRCHER u. KLEINERT; TYREE, GLICKSMAN u. NICKSON). BACQ wertete 1965 in einer Monographie die bis dahin bekannten anorganischen und organischen Schutzsubstanzen bezüglich ihrer biochemischen, pharmakologischen und metabolischen Eigenschaften aus und bezog auch natürliche Schutzstoffe ein.

Bei den chemischen Strahlenschutzsubstanzen unterscheidet man Strahlenblocker und Strahlenprotektoren (GRAUL). *Strahlenblocker* sind chemische Verbindungen, die entweder primär eine freie Sulfhydrilgruppe haben (Cystein, Cysteamin, Merkaptoaethylguanidin), oder aus denen erst im Organismus eine Sulfhydrilgruppe nach entsprechendem Umbau frei wird (Cystamin, Aminoaethylisothiuronium, Homocysteinthiolacton).

Es wird angenommen, daß diese Substanzen mit den nach Strahleneinwirkung entstehenden Radikalen (H_2O_2) reagieren und sie inaktivieren, oder daß sie durch Autoxydation den intrazellulären Sauerstoff-Partialdurck und dadurch die Strahlenempfindlichkeit herabsetzen. RATHGEN (1966) wies im Tierversuch einen deutlichen Schutzeffekt von Cystein nach: Ratten, die eine Körperganzbestrahlung von 800 R erhalten hatten, zeigten bei Injektion von 140 mg Cystein/kg Körpergewicht geringere Veränderungen der Desoxyribonuklease-Aktivitäten in Leber, Milz und Dünndarmschleimhaut als ohne medikamentösen Schutz.

Die sog. *Strahlenprotektoren* (Zell- und Milzextrakte, Sulfanilamide, Antibiotika) haben im allgemeinen unspezifische Wirkung. Eine Sonderstellung scheint das Methionin einzunehmen, das sowohl blockierende als auch schützende Eigenschaften hat und im intermediären Stoffwechsel entgiftend wirkt.

Zur aktiven Strahlenprophylaxe gehören auch alle Maßnahmen zur *Dekorporierung von Radionukliden* und damit zur Verhinderung einer Schädigung durch innere Strahlung. Für Reaktorbetriebe sind solche Schutzmaßnahmen besonders wichtig, weil bei Unfällen große Mengen von Spaltprodukten mit hohen Aktivitäten direkt inkorporiert werden können. Ihre Eliminierung aus dem Körper muß so schnell wie möglich erfolgen, da Isotope mit Organspezifität vor ihrer Fixierung noch am ehesten dekorporiert werden können.

Zunächst sind unverzüglich *allgemeine Entgiftungsmaßnahmen* (Magenspülung, Auslösen von Erbrechen, Gaben von Absorbentien usw.) notwendig. Besonders gefährlich ist eine Inkorporierung über die Atemwege. Eine massive Aufnahme in die Blutbahn kann dann nur durch schnelles Eingreifen (Auswaschen und Spülen der oberen Atemwege, Expektorantien) verhindert werden. Es empfehlen sich auch gefäßverengende Mittel, wobei aber darauf zu achten ist, daß alle vasokonstringierenden Substanzen (Adrenalin, Noradrenalin, Corbasil, Privin usw.) in der Lunge die Bronchiolen und Alveolen maximal erweitern und damit die Resorptionsfläche gewaltig vergrößern. Da andererseits bekanntlich die Venolen der Lunge mit ihrem arterialisierten Blut durch Adrenalin verengt werden können, muß es zwangsläufig zu einer beschleunigten Resorption kommen (KEIL u. VIETEN).

Über die genannten allgemeinen Maßnahmen hinaus kann und muß auch eine *chemische Dekorporierung* versucht werden, obgleich deren Wirksamkeit sehr unterschiedlich und gerade bei dem wichtigen knochenaffinen ^{90}Sr gering ist. Im Prinzip wird dabei angestrebt, die inkorporierten Isotope in chemische Verbindungen zu bringen, die in stärkerem Maße vom Körper ausgeschieden werden. Bei bereits fixierter Ablagerung, z. B. im Knochen, muß allerdings zunächst versucht werden, die betreffenden Isotope wieder zu mobilisieren. Diese Maßnahmen erfolgen, wie die gesamte Dekorporierungstherapie überhaupt, zweckmäßigerweise bei gleichzeitiger Verabreichung eines chemischen Schutzstoffes, z. B. eines Strahlenblockers wie Cysteamin.

Für die chemische Dekorporierung kommen in erster Linie komplexbildende Substanzen bzw. Ionenaustauscher (Chelatbildner) in Frage, wenigstens bei Radioisotopen von Metallen und Metalloiden. Als Chelatbildner sind heute für die Dekorporierung z. B. Aethylendiamintetraessigsäure und Diaethylentetraminpentaessigsäure gebräuchlich, von denen die letztgenannte Substanz besondere Wirksamkeit hat. Mit dieser kann nach CATSCH bei frühzeitiger Verabreichung nach der Inkorporierung eines Radiometalls (innerhalb der ersten Stunden) die Konzentration der Radioaktivität im Organismus auf $1/10$ bis $1/100$ des sonst zu erwartenden Wertes herabgesetzt werden.

Zu späteren Zeitpunkten gelingt allerdings höchstens noch eine Herabsetzung auf die Hälfte.

Eine besondere Schwierigkeit besteht bei ^{90}Sr. Die genannten Chelatbildner gehen nämlich mit dem körpereigenen Kalzium stabilere Komplexe als mit Strontium ein, so daß ihre Wirksamkeit gerade bei diesem wichtigen Isotop äußerst gering ist, während andererseits die Ausscheidung von Plutonium (^{239}Pu) eindeutig gefördert wird.

Wenig erfolgreich waren bei ^{90}Sr bisher auch Versuche einer sog. *isotopischen Verdünnung* mit dem Ziel einer besseren Ausscheidung durch zusätzliche Applikation des stabilen (inaktiven) Strontiumisotops. Lediglich bei frühzeitigem Eingreifen scheint durch Kombination dieser isotopischen Verdünnung und der Chelatbildung eine gewisse Potenzierung der Wirksamkeit möglich zu sein (CATSCH). Bei anderen Radionukliden (^{44}Na, ^{137}Cs, ^{131}J), bei denen Chelatbildner ebenfalls versagen, führt die isotopische Verdünnung mit den jeweiligen stabilen Isotopen offenbar zu einer besseren Ausscheidung.

Die *Mobilisierung* in bestimmten Geweben einmal fixierter Isotope ist ebenfalls noch recht problematisch. Für das im Knochen bereits abgelagerte ^{90}Sr empfiehlt GRAUL als wirksame Dekorporierungstherapie:
1. Mobilisierung durch Applikation von AT 10 und Parathormon,
2. Chelatbildner auf dem Höhepunkt der Mobilisierung,
3. Anlegen einer künstlichen Niere wegen der relativ hohen Nierentoxizität der Chelatbildner.

Bei der *Dekontaminierung*, d. h. der Entseuchung von Körper (Haut), Kleidern, Gebrauchsgegenständen, Nahrungsmitteln usw. von radioaktiven Stoffen handelt es sich um eine wirksame Maßnahme, die nicht nur die Strahlenbelastung von außen beseitigt, sondern auch eine direkte Inkorporierung von Spaltprodukten mit ihren Folgen verhindert, vorausgesetzt, daß sie frühzeitig erfolgt.

Im wesentlichen sind Dekontaminierungsmaßnahmen keine ärztlichen Verrichtungen. Trotz ihrer großen Bedeutung soll hier nur kurz auf Einzelheiten eingegangen werden: Die Dekontaminierung der Haut erfolgt vorwiegend durch gründliches Waschen unter Zuhilfenahme von Chemikalien (entsprechend den jeweiligen Istopen), evtl. auch von Chelatbildnern. Durch Entfernen der Haare wird die Reinigung entschieden erleichtert. Ist die Haut unverletzt, so sind besondere Vorsichtsmaßnahmen bei der Entseuchung nicht erforderlich. Dagegen muß bei verletzter Haut darauf geachtet werden, daß nicht durch Waschen oder Spülungen aktives Material in Wunden hineingebracht und dadurch schnell inkorporiert wird. Bei verletzter Haut warnt GRAUL vor der Anwendung von Chelatbildnern, weil durch sie sonst unlösbare Isotope mobilisiert werden können. Er empfiehlt, während der Dekontaminierung Hautwunden durch Zellophanstreifen abzudecken und bei Wunden an den Extremitäten durch eine Blutsperre die trotzdem mögliche Resorption wenigstens zu verlangsamen.

Passiver Strahlenschutz

Durch die enorm zunehmende Anwendung ionisierender Strahlen zu medizinischen und anderen Zwecken hat der passive Strahlenschutz, d. h. der Strahlenschutz im eigentlichen Sinne, derart an Bedeutung gewonnen, daß die früheren *Strahlenschutzregeln* (DIN 6811 und 6812) sowie die von der Berufsgenossenschaft für Gesundheitsdienst und Wohlfahrtspflege für die ihr unterstellten Betriebe erlassenen Unfallverhütungsvorschriften für die Anwendung von Röntgenstrahlen in medizinischen (ärztlichen, zahnärztlichen und tierärztlichen) Betrieben in keiner Weise mehr ausreichen.

Die Unfallverhütungsvorschriften umfassen zwar alle für den Schutz sowohl der Patienten als auch des Personals erforderlichen Maßnahmen und sind auch heute noch gültig. Ihr Geltungsbereich ist aber begrenzt. Die Möglichkeit der Herstellung künstlich radioaktiver Isotope und ihre stetig zunehmende Verwendung in Medizin und Technik, vor allem aber die dauernd steigende Zahl von Kernreaktoren und die damit verbundenen Unfallmöglichkeiten haben den *praktischen Strahlenschutz* zu einem ernsten Problem für die ganze Menschheit werden lassen, selbst wenn man dabei von der größten Gefahr durch Kernwaffen absieht.

Die globale Ausweitung des Strahlenschutzproblems hat es unumgänglich gemacht, internationale Gremien zu bilden und durch sie Richtlinien aufstellen und entsprechende Empfehlungen an nationale Instanzen, wissenschaftliche Gesellschaften usw. geben zu lassen. Auf nationaler Ebene haben sich bei uns vor allem die Deutsche Röntgengesellschaft, aber auch die Aufsichtsbehörden für die Unfallversicherung und die zuständigen Berufsgenossenschaften um die Ausweitung und Verbesserung des Strahlenschutzes sehr bemüht und für ihre Bereiche entsprechende Richtlinien und Vorschriften erlassen.

Grundlegende Bedeutung haben die von der *Europäischen Atomgemeinschaft* (Euratom) am 2. 2. 1959 gegebenen »Richtlinien zur Festlegung der Grundnormen für den Gesundheitsschutz der Bevölkerung und der Arbeitskräfte gegen die Gefahren ionisierender Strahlungen«. Diese *Euratom-Richtlinien* sind auch die wesentliche Grundlage des von der Deutschen Bundesregierung am 23. 12. 1959 erlassenen und am 1. 1. 1960 in Kraft getretenen *Atomgesetzes:* »Gesetz über die friedliche Verwendung der Kernenergie und den Schutz gegen ihre Gefahren«. Für die praktische Durchführung dieses Rahmengesetzes erfolgte am 24. 6. 1960 die »Erste Strahlenschutzverordnung über den Schutz vor Schäden durch Strahlen radioaktiver Stoffe«. Eine Neufassung erschien am 15. 10. 1965. Diese Strahlenschutzverordnung hat zusammen mit Ergänzungsvorschriften die inzwischen veraltete Röntgenverordnung vom 17. 1. 1942 im wesentlichen abgelöst.

Ein erheblicher Teil der Verordnungen und Richtlinien befaßt sich mit der *beruflichen Strahlenbelastung.* Für verschiedene Personengruppen und Situationen werden die maximal zulässigen Strahlenmengen festgelegt.

Für beruflich strahlenexponierte Personen ist die maximal zulässige »akkumulierte« Dosis (Lebensalterdosis) (D) bei Ganzkörperbestrahlung nach der Formel: $D = 5 (N-18)$ rem errechnet worden. Dabei werden vom Lebensalter (N) 18 Jahre abgezogen, weil Personen unter 18 Jahren (und auch schwangere Frauen) überhaupt nicht beruflich strahlenexponiert sein dürfen. Bis zum Alter von 30 Jahren darf also maximal eine Dosis von 60 rem akkumuliert werden. Davon entfallen auf jedes Jahr (über 18 Jahre) 5 rem, für die aber auch noch eine Unterteilung vorgeschrieben ist, und zwar maximal 0,3 rem pro Woche bzw. 3,0 rem pro $^1/_4$ Jahr (= 13 Wochen). Nur in dringenden Ausnahmefällen darf einmal eine Einzeldosis bis zu 3,0 rem betragen, wenn dadurch die Jahresdosis von 5 rem nicht überschritten wird. Die genannten Strahlenmengen gelten auch für Teilkörperbestrahlung mit Ausnahme von Händen, Unterarmen, Füßen und Knöcheln. An diesen Körperpartien darf die äußere Strahlenbelastung maximal 15 rem in 13 (aufeinanderfolgenden) Wochen und jährlich 60 rem betragen.

Alle beruflich strahlenexponierten Personen müssen demnach dauernd überwacht werden. Die Verantwortung dafür tragen in den entsprechenden Betrieben besondere Strahlenschutzbeauftragte. Beim Umgang mit Radionukliden muß die Personendosis mit zwei voneinander unabhängigen Verfahren gemessen werden.

Wird bei den laufenden Kontrollen eine Überschreitung der gesetzlich zulässigen Höchstdosis festgestellt, so ist dieser Tatbestand der Aufsichtsbehörde unverzüglich zu melden. Als *Unfall* sind folgende Dosisüberschreitungen zu werten: Ganz- und Teilkörperbestrahlungen von mehr als 25 rem; Bestrahlungen von Händen, Unterarmen usw. mit mehr als 60 rem. Bei solchen Unfällen müssen prophylaktische bzw. therapeutische Sofortmaßnahmen erfolgen. Für Personen, die an sich nicht beruflich strahlenexponiert sind, aber gelegentlich kontrollierte Bereiche betreten, wie z. B. Handwerker, gelten geringere maximal zulässige Dosen: Erwachsene über 18 Jahren – 1,5 rem pro Jahr; Jugendliche unter 18 Jahren – 0,5 rem pro Jahr. Diese Höchstdosis (0,5 rem/Jahr) gilt auch für Personen, die sich dauernd in der Nähe entsprechender Bereiche (Überwachungsbereich) aufhalten, ohne beruflich damit zu tun zu haben.

Die Fragen des Strahlenschutzes erschöpfen sich keineswegs in der Kenntnis der zulässigen Maximaldosen. Weit wichtiger und größer sind die technischen Probleme für die Einhaltung der gesetzlichen Bestimmungen. Das gilt auch für ärztliche Strahlenanlagen, wenigstens soweit es das Personal betrifft. Insbesondere hat die Aufmerksamkeit der Reduktion der Streustrahlenbelastung zu gelten. Doppelte Bleigummischürzen bei Serienaufnahmen, Mantelschürzen, Schutzmaßnahmen an Untersuchungstischen vor Seitenstreuung der Patienten bei lumbalen Aortographien und Beinarteriographien u. a. mehr werden empfohlen (SCHULTE-BRINKMANN).

Für die *Strahlenbelastung der Patienten* bei der medizinischen Strahlenanwendung gibt es keine gesetzlichen Vorschriften. Es ist klar, daß sowohl diagnostisch als vor allem therapeutisch die unumgängliche Dosis eine Frage der Indikation ist. Und doch sollte auch für den Patienten eine gewisse passive Strahlenprophylaxe betrieben werden. Sie besteht im wesentlichen in der Ausschaltung veralteter Apparaturen, insbesondere auf dem Gebiet der Strahlentherapie. So bieten Telekobalt- und Hochvoltbehandlung unbedingt eine größere Gewebeschonung infolge geringerer Streustrahlung. Dadurch bleibt trotz hoher Herddosis die Integraldosis, d. h. die gesamte vom Körper absorbierte Strahlenmenge, relativ niedrig. Durch geschickte Kombination mit Mehrfeld- und Bewegungsbestrahlung sind noch günstigere Ergebnisse zu erzielen.

Die Höhe der Strahlenbelastung von Patienten bei Röntgendiagnostik und Strahlenbehandlung ist der Zusammenstellung von SCHULTE-BRINKMANN unter Errechnung mittlerer Strahlendosen zu entnehmen (Tabelle 4).

Wichtig erscheint noch der Hinweis, daß der Einsatz der Hochvoltbestrahlung für die Behandlung gutartiger Erkrankungen, namentlich im Rahmen der funktionellen Strahlentherapie (Entzündungen, Arthrosen etc.) nicht gerechtfertigt ist. Die dabei entstehende Streustrahlung ist so hart, daß ein Schutz durch Abdecken mit Bleigummi etc. praktisch unmöglich ist. Dadurch erhält der Patient eine keineswegs zu vernachlässigende Ganzkörperbestrahlung und auch die Gonadendosen steigen gegenüber der konventionellen Tiefentherapiestrahlung erheblich an.

Auch bei bösartigen Geschwülsten kann unter gewissen Bedingungen ein Verzicht auf die sonst indizierte Hochvolttherapie erforderlich sein. Bei einer graviden Frau mit einem Mediastinaltumor, der zu oberer Einflußstauung geführt hat und deshalb unverzüglich bestrahlt werden muß, sollte z. B. der konventionellen Strahlung der Vorzug gegenüber ultraharten Strahlen gegeben werden.

Tabelle 4: Mittlere Strahlendosen in der medizinischen Radiologie

Anwendungsart	Dosis in rad	
	Oberflächendosis	Herddosis
I. Röntgendiagnostik		
Thoraxaufnahme	0,05	
Thoraxdurchleuchtung (2 min.)	2– 8	
LSW seitlich	1– 3	
Magen-Darm-Passage	10– 50	
Herzsondierung und Angiokardiographie	10–100	
II. Strahlentherapie		
Benigne Erkrankungen		50– 1 000
Maligne Erkrankungen		4 000– 8 000
III. Radioisotope		
Diagnostik		
Radiojodtest (50 Mikrocurie ^{131}J)		60– 80
Therapie		
Hyperthyreose (10 Millicurie ^{131}J)		13 000–15 000

Forensische und versicherungsrechtliche Gesichtspunkte

Für die rechtliche Beurteilung eines Strahlenschadens ist die genaue Kenntnis der Schädigungsart und des Schädigungsvorgangs unumgänglich.

Strahlenschäden sind Gesundheitsstörungen, für deren Entstehung ionisierende Strahlen ursächlich sind. Ihre Applikation muß in einer für den jeweiligen Fall zu hohen Dosis erfolgt sein, so daß die Toleranzgrenze überschritten wurde. Dabei ist es gleichgültig, ob die Schädigung durch Straßeneinwirkung allein oder durch Kombination mit exogenen Noxen oder endogenen Faktoren eintrat.

Bei der Beurteilung reiner Strahlenschäden infolge einmaliger Überdosierung (fehlerhafte Apparaturen; Irrtum des Bedienungspersonals) oder Verabreichung zu großer Strahlenmengen durch Überschneidung mehrerer Bestrahlungsfelder entstehen im allgemeinen keine Schwierigkeiten. Ähnlich ist es mit Kumulationsschäden, bei denen die chronische Verlaufsform auf die Ätiologie hinweist. Schwieriger ist jedoch die differenzierende Begutachtung von Kombinations- bzw. Summationsschäden. In jedem Fall ist die verabreichte Strahlenmenge für die Strahlenschädigung Teilursache. Es müssen aber Art und Ausmaß einer Vor- bzw. Mitschädigung bei der Anerkennung als entschädigungspflichtiges Leiden im Sinne der Entstehung oder Verschlimmerung berücksichtigt werden.

Zur *Klärung von Haftpflichtansprüchen* bei Schäden, die durch Therapie oder Diagnostik hervorgerufen wurden, sind einige rechtliche Bestimmungen zu beachten: Durch Übernahme der Behandlung wird zwischen Arzt und Patienten ein Vertrag geschlossen. Da es sich bei der ärztlichen Behandlung um eine Tätigkeit handelt, die zwar auf einen bestimmten Erfolg gerichtet ist, nicht aber die Pflicht zum Herbeiführen eines bestimmten Arbeitsergebnisses beinhaltet, hat der geschlossene Vertrag nicht den Charakter eines Werk-, sondern eines Dienstvertrages (§ 611 BGB; s. a. Bd. I, S. 85). Durch einen derartigen Dienstvertrag entstehen sowohl für den Arzt als auch für den

Patienten Rechte und Pflichten. Eine Besonderheit gewöhnlichen Dienstverträgen gegenüber besteht darin, daß Dienste höherer Art zu leisten sind, die auf Grund eines speziellen Vertrauens übertragen werden. Im allgemeinen wird der Dienstvertrag zwischen Patienten und Arzt stillschweigend und formlos geschlossen. In besonderen Fällen, etwa bei Übernahme einer kostspieligen Strahlenbehandlung, kann er aber auch schriftlich fixiert werden. Ansprüche aus dem Vertragsverhältnis können die beiden Vertragsparteien bzw. ihre Rechtsnachfolger geltend machen. Der Arzt ist zur eigentlichen Dienstleistung persönlich verpflichtet. Er darf sich aber eines Helfers bedienen, der dann die Stellung eines Erfüllungs- bzw. Verrichtungsgehilfen hat (§§ 278, 831 BGB; s. a. Bd. I, S. 97).

Für die forensische Beurteilung der röntgenologischen Tätigkeit in Krankenhäusern kommt es darauf an, ob Krankenhausträger oder Arzt Vertragspartner sind. So kann einmal der Patient nur zur Beherbergung und Verpflegung in ein Krankenhaus aufgenommen worden sein. Dann besteht neben dem Vertrag zwischen Patient und Krankenhaus ein selbständiger Dienstvertrag zwischen Patient und Arzt; die Erfüllung der sich aus letzterem ergebenden Pflichten obliegt allein dem Arzt. Andererseits kann das Krankenhaus auch die ärztliche Behandlung übernehmen; dann tritt der Arzt nur als Erfüllungsgehilfe des Krankenhauses auf (gespaltener Arzt-Krankenhausvertrag; s. a. Bd. I, S. 98). Ähnlich ist es bei Vertrauensärzten von Krankenkassen oder privaten Versicherungsgesellschaften: Auch hier hat der Arzt keine vertraglichen Beziehungen zum Patienten.

Auf die rechtlichen Voraussetzungen mußte im Hinblick auf eine mögliche Haftung für eventuell bei Ausübung der ärztlichen Tätigkeit zugefügte Schäden ausführlich hingewiesen werden. Neben der *vertraglichen* ist aber auch die *deliktische Haftung* zu berücksichtigen (§§ 276, 823 BGB; s. a. Bd. I, S. 85).

Sowohl bei der vertraglichen als auch bei der deliktischen Haftung kommt es darauf an, ob den Arzt ein Verschulden trifft. Dabei spielt der *Begriff der Fahrlässigkeit* eine wichtige Rolle. Fahrlässig und damit schuldhaft handelt als Arzt, wer die im Verkehr erforderliche Sorgfalt außer acht läßt. So definiert es § 276 BGB. Demgegenüber wird leider häufig in Gutachten der Ausdruck des »ärztlichen Kunstfehlers« verwendet, obwohl er umstritten, ungenau und im Gesetz nicht verankert ist (s. a Bd. I, S. 85 ff).

Entscheidend ist, daß nach dem Gesetz (§§ 276, 823 BGB) der Arzt, der einen Patienten schuldhaft geschädigt hat, für den entstandenen Schaden haftet (s. a. Bd. I, S. 50 ff).

Die Vornahme röntgendiagnostischer, strahlentherapeutischer sowie nuklearmedizinischer Maßnahmen geschieht im allgemeinen nicht durch den Arzt allein. Meist beteiligt er eine oder mehrere Hilfspersonen. Für ein Verschulden dieser Erfüllungsgehilfen haftet er nach § 178 BGB wie für eigenes Verschulden. Daneben haftet er aus unerlaubter Handlung jedem Geschädigten aus § 831 BGB für mangelhafte Auswahl bzw. Überwachung der Hilfsperson (Verrichtungsgehilfe). Die Hilfsperson haftet außerdem persönlich aus § 823 BGB. Es können also alle Personen haftbar gemacht werden, die den Schaden schuldhaft verursacht haben. Dazu gehören auch die Herstellerfirma des benutzten Apparates, Monteure etc.

Zur Definition der Fahrlässigkeit auf radiologischem Gebiet sei noch folgendes ausgeführt: Die rechtliche Beurteilung von Strahlenschäden kann nur unter Berücksichtigung der zum Zeitpunkt der Schädigung anerkannten Regeln über Strahlenapplikation möglich sein, da viele wissenschaftliche Erkenntnisse erst im Laufe langer Jahre gewonnen bzw. andere wieder verworfen werden. Von allen in der Radiologie tätigen Personen muß aber gefordert werden, daß sie sich neue wissenschaftliche Erkenntnisse zu eigen machen und sich nicht nach veralteten Methoden richten (s. a. Bd. I, S. 103 ff). Ebenso liegt eine Fahrlässigkeit in der Verwendung alter, wenig strahlengeschützter Apparaturen oder, der eigenen Person gegenüber, in der Außerachtlassung von Strahlenschutzmaßnahmen, wie Bleigummihandschuhe, -schürzen, Schutzkanzeln usw. Der verantwortliche Leiter einer Röntgenabteilung ist verpflichtet, auch das Personal dementsprechend laufend zu überwachen.

Strahlenschäden des Patienten lassen sich weitgehend vermeiden, wenn prophylaktische Maßnahmen ergriffen werden. So sollte der Arzt vor Beginn einer Strahlenbehandlung sich vergewissern, ob nicht irgendwelche exogene oder endogene Noxen vorliegen, die das Entstehen eines Schadens fördern können. Insbesondere aber muß der Arzt nachforschen, ob nicht schon früher Bestrahlungen stattgefunden haben. Wichtig ist die Aufstellung eines *Bestrahlungsplanes,* da dieser jederzeit eine genaue Kontrolle der bereits applizierten Dosis sowie der ärztlichen Anordnungen zuläßt. Vor Einführung der automatischen Filtersicherung kamen des öfteren schwerste Röntgenschäden durch Verwechseln oder Vergessen des Filters vor (s. a. Bd. I, S. 629).

Neben einer fahrlässigen Handlung des Arztes oder des Hilfspersonals kann natürlich auch das Verhalten des Patienten zu einer Schädigung führen, wenn er z. B. die ärztlichen Anordnungen nicht befolgt, keine Angaben über die ihm bekannten früheren Bestrahlungen oder sonstige Vorbelastungen der Haut bzw. die Möglichkeit einer besonders großen Schädigung macht sowie ein anderes Leiden verschweigt. Trifft ihn insoweit ein Mitverschulden, so mindert sich die Haftung des Arztes entsprechend (§ 254 BGB).

Der Schadenersatzpflichtige hat dem Geschädigten den gesamten durch die Schädigung verursachten materiellen Schaden zu ersetzen (§§ 249–252 BGB; s. a. Bd. I, S. 61 ff). Der Umfang der deliktischen Haftung auf Grund unerlaubter Handlung (§§ 842–847 BGB) ist gegenüber der Haftung aus Vertrag noch erweitert. Hierbei ist auch der immaterielle Schaden zu erstatten (Schmerzensgeld, s. a. Bd. I, S. 120 ff).

Abgesehen von schuldhaften Fehlern bei Diagnose und Therapie haftet der Arzt auch für die Folgen einer fahrlässigen Verletzung der ihm obliegenden Aufklärungspflicht (s. a. Bd. I, S. 90 f). Im allgemeinen braucht der Patient nicht auf entfernte Gefahren aufmerksam gemacht zu werden. Besonders schwierig ist die Erfüllung der Aufklärungspflicht bei malignen Tumoren, die eine an der Toleranzgrenze liegende Strahlenmenge erfordern, oder bei denen die Toleranzgrenze sogar überschritten und damit eine Haut- und Bindegewebsschädigung im Interesse des erstrebten Behandlungserfolges in Kauf genommen werden müssen.

Durch Abschluß einer *Haftpflichtversicherung* ist Schutz gegen die Folgen der zivilrechtlichen Haftung für Strahlenschäden möglich. Der Umfang der Versicherung richtet sich nach den Bestimmungen des Versicherungsvertragsgesetzes (VVG) sowie der allgemeinen und besonderen Vertragsbedingungen. Grundsätzlich muß aber gesagt werden, daß eine Haftpflichtversicherung den Radiologen nicht von der Sorgfaltpflicht, die ihm seine Tätigkeit auferlegt, befreien kann, von der strafrechtlichen Verantwortung einmal ganz abgesehen.

Durch Atomgesetz und Strahlenschutzverordnung ist die Haftung nach dem BGB erweitert worden. Nach den in § 26 des Atomgesetzes niedergelegten Bestimmungen hat der Besitzer eines radioaktiven Stoffes für alle Personen- und Sachschäden einzustehen, die sich aus der Strahlenwirkung ergeben. Dabei ist der Zurechnungsgrund für diese Haftung die Gefährlichkeit des Stoffes als solche, ohne daß es darauf ankommt, ob dem Besitzer im konkreten Fall ein Verschulden an dem Strahlenschaden beizumessen ist (Gefährdungshaftung). Die Haftung tritt nur dann nicht ein, wenn »jede nach den Umständen gebotene Sorgfalt« gewahrt worden ist (Minderung der Gefährdungshaftung), wobei die Beweislast für diese Ausnahme jedoch der Besitzer trägt. Das Versagen der Schutzvorrichtungen gilt bereits als mangelnde Sorgfalt, so daß sich der Besitzer also nicht darauf berufen kann, er habe hinreichende Schutzmaßnahmen getroffen. Auch der freiwillige oder unfreiwillige Besitzverlust entläßt nicht aus der Haftung. Schließlich ist wichtig, daß sich die Haftung nicht auf das Arzt/Patienten-Verhältnis und das Arbeitsrisiko der mit den radioaktiven Stoffen umgehenden Personen bezieht.

Hat jedoch bei Entstehen des Schadens der Verletzte eine Mitschuld, so ist § 254 BGB anwendbar.

Ein Strahlenrisiko besteht auch für das Freiwerden radioaktiver Stoffe bei technischen Vorgängen oder durch radioaktive Abfälle im Zusammenhang mit therapeutischen Maßnahmen, kontaminiertes Abwasser und Abluft, die die Umgebung verseuchen können. Die Bestimmungen hierzu sind in der I. Strahlenschutzverordnung vom 24. 6. 1960 und den dazu ergangenen Verfügungen sowie in der Neufassung der I. Strahlenschutzverordnung vom 15. 10. 1965 niedergelegt.

Der Gesetzgeber hat den Umgang mit radioaktiven Stoffen von der sogenannten *Deckungsvorsorge* abhängig gemacht (Verordnung über die Deckungsvorsorge nach dem Atomgesetz vom 22. 2. 1962). Darin wird zur Auflage gemacht, daß durch Abschluß einer genügend hohen Haftpflichtversicherung etwaige Schäden, die bei Umgang mit radioaktiven Stoffen entstehen können, abgesichert werden. Die zur Deckungsvorsorge notwendige Haftpflichtversicherung ist eine Pflichtversicherung, deren Deckungssumme von der Genehmigungsbehörde festgesetzt wird. Die Haftpflichtversicherer haben im Rahmen der Deckungsvorsorge ein besonderes Bedingungswerk geschaffen: »Allgemeine Versicherungsbedingungen für die Haftpflichtversicherung von genehmigter Tätigkeit mit Kernbrennstoffen und sonstigen radioaktiven Stoffen außerhalb von Atomanlagen«. Allerdings deckt die Haftpflichtversicherung bei dieser Deckungsvorsorge nur das Drittschadenrisiko. Das Haftpflichtrisiko des Arztes gegenüber dem Patienten kann nur über die normale Arzthaftpflichtversicherung abgedeckt werden.

Unabhängig von Haftungsfragen beschäftigen sich soziale Unfallversicherungsträger (BG. usw.) mit der Entschädigung von Strahlenschäden, sei es, daß diese auf einen Arbeitsunfall zurückzuführen sind oder eine Berufskrankheit darstellen. In der privaten Unfallversicherung sind Strahlenschäden grundsätzlich nach den AUB ausgeschlossen. Bei Ärzten können Strahlenschäden durch eine besondere Klausel in den Versicherungsschutz eingeschlossen werden (s. Bd. I, S. 131).

SCHRIFTTUM: Akimoto, S., N. Kusano, H. Nakumura und H. Siiiga, Dtsch. Gesundh.-Wes. 21, 1206 (1966) – Albers-Schönberg, H. E., Die Röntgentechnik. Berlin (1903) – Almquist, S., S. Dahlgren, G. Notter and L. Sundbom, Acta radiol. (Stockh.), Diagn. Ther. Phys. Biol. 2, 179 (1964) – Anderson, R. E., Arch. Path. (Chicago) 79, 1 (1965) – Aspin, N., Radiology 85, 944 (1965) – Axhausen, W., Zbl. Chir. 85, 1867 (1960) – Bacq, Z. M., Chemical protection against ionizing radiation. Springfield (1965) – Bässler, R. und W. Buchwald, Radiologe 6, 95 (1966) – Baron, H. und H. Vieten, Strahlentherapie 106, 354 (1958) – Bauer, K. H.: Chirurg 19, 387

(1948) – Das Krebsproblem. Berlin–Göttingen–Heidelberg (1949) – BECK, N., Ärztl. Sachverst. Beirat des Bundesministeriums für Arbeit, Bonn, 8. 5. 1961 – BERDON, W. E., D. H. BAKER, and J. BOYER, Amer. J. Roentgenol. 93, 545 (1965) – BERG, N. O., C. H. HAKANSSON und M. LINDGREN, Radiologe 4, 194 (1964) – BICKEL, W. H., D. S. CHILDS and C. M. PORRETTA, J. Amer. Med. Ass. 175, 204 (1961) – BIRKNER, R., Strahlentherapie 78, 587 (1949) – BLOCH, C., Amer. J. Roentgenol. 87, 1157 (1962) – BLOMBERG, R., L. E. LARSSON, B. LINDELL and E. LINDGREN, Acta Radiol. (Stockh.) 1, 995 (1963) – BOHNE, G., Dtsch. med. Wschr. 1936, I u. II, 858, 1763, 1802 – BOREJKO, J., Čsl. Radiol. 19, 381 (1965) – BORN, W., Z. Haut- u. Geschl.Kr. 39, 57 (1965) – BREIT, A., Strahlentherapie, SB 62, 77 (1966) – BROOKS, H. W. and A. E. HIEBERT, Amer. J. Surg. 23, 1149 (1957) – BRUNST, V. V., Amer. J. Roentgenol. 72, 488 (1954) – BÜRKLE DE LA CAMP, H. und G. MAURER, Münch. med. Wschr. 1961, 208 – BURROW, G. N., H. B. HAMILTON and Z. HRUBEC, J. Amer. Med. Ass. 192, 357 (1965) – CADE, ST., Clin. Radiol. (Edinb.) 17, 193 (1966) – CANNON, B. and J. E. MURRAY, Trans. 3. Int. Congr. Plast. Surg. 1964, 122 – CARUSO, A. M., e N. Dimiccoli, Arch. Putti Chir. Organi Mov. 20, 78 (1965) – CATSCH, N., Ärztl. Sachverst. Beirat des Bundesministeriums für Arbeit, Bonn, 8. 5. 1961 – CHONÉ, B., Strahlentherapie 120, 566 (1963) – COLE, A. R. C. and J. M. M. DARTE, Pediatrics 32, 285 (1963) – COTTIER, H., Dtsch. Röntgenkongreß 1964, Stuttgart 1965, 179 – COURT-BROWN, W. M., R. DOLL and A. BRADFORD-HILL, Brit. med. J. 1960, 1539 – CRUZ, M., B. L. COLEY and F. E. STEWART, Cancer 10, 72 (1957) – DE MARZI, S., Radiol. med. (TORINO) 51, 375 (1965) – DI RIENZO, S., Fortschr. Röntgenstr. 85, 643 (1956) – DIETHELM, L., Strahlentherapie 77, 107 (1948) – DIETHELM, L., H. GOLDHAMMER und L. BRAT, Strahlentherapie 86, 263 (1952) – DOWNS, E. E., Amer. J. Roentgenol. 36, 61 (1936) – DUNCAN, W. and J. C. LEONHARD, Quart. J. Med. 34, 319 (1965) – DUTTA, P. L., Indian med. Ass. 45, 469 (1965) – EGGS, F., Strahlentherapie 70, 315 (1941) – FABER, M., Strahlentherapie, SB 55, 42 (1964) – FISCHER, E., Strahlentherapie 97, 599 (1955); Fortschr. Röntgenstr. 99, 831 (1963) – FLASKAMP, W., Über Röntgenschäden und Schäden durch radioaktive Substanzen. Berlin–Wien (1930) – FLEMING, J. A. C., J. roy. Coll. Surg. Edinb. 3, 167 (1958) – FREID, J. R. and H. Goldberg, Amer. J. Roentgenol. 43, 877 (1940) – FREYER, B., Fortschr. Röntgenstr. 91, 305 (1959) – FRIEDMANN, G. und H. DIEMEL, Fortschr. Med. 83, 101 (1965) – FUCHS, G. und J. HOFBAUER, Strahlentherapie 130, 161 (1966) – GARBAGNI, R., S. CHIARLE e B. BELLION: Minerva nucleare (Torino) 8, 245 (1964) – GOLDMAN, S., W. LORENZ und R. WOLF, Fortschr. Röntgenstr. 93, 269 (1960) – GONZALEZ, R. et L. BERUMEN, Rev. franç. Et. clin. biol. 8, 1009 (1963) – GRABIGER, R., Strahlentherapie 123, 282 (1964) – GRABIGER, R. und O. NEHRKORN, Strahlentherapie 123, 132 (1964) – GRAEBNER, H., Strahlentherapie, SB 61, 335 (1965) – GRAUL, E. H., Schriftenreihe über ziv. Luftschutz, 7 (1957); Handb. der ges. Arbeitsmedizin, II. Band. Berlin–München–Wien (1961) – GREENBERGER, N. L. and K. J. Isselbacher, Amer. J. Med. 36, 450 (1964) – GREGL, A. und J. W. WEISS, Fortschr. Röntgenstr. 94, 244 (1961) – GROSSE-HOLZ, K., Strahlentherapie 125, 591 (1964) – GUNZ, F. W. and H. R. ATKINSON, Brit. med. J. 1964, 389 – HAMILTON, L. D., Ann. N. Y. Acad. Sci. 114, 241 (1964) – HARMS, J., K. H. KÄRCHER und H. KLEINERT, Med. Welt 1964, 1125 – HARTWEG, H., Strahlentherapie, SB 55, 49 (1964) – HEINEKE, H. und G. PERTHES, Lehrbuch der Strahlentherapie. Berlin–Wien (1925) – HELD, F., W. PANTHER und P. SCHRÖTER, Radiobiol. Radiotherapie 5, 419 (1964) – HESS, F., Strahlentherapie, SB 62, 6 (1966) – HILDEBRAND, H., Fortschr. Röntgenstr. 72, 107 (1949) – HOHENFELLNER, R. und K. WEGHAUPT, Strahlentherapie 122, 362 (1963) – HOLTHUSEN, H., Strahlenschutz in Forschung und Praxis, Bd. I. Freiburg (1961) – HÜBNER, A., Mschr. Unfallheilk. 63, 392 (1960) – HUG, O., Strahlentherapie 102, 546 (1957) – JABLON, S., M. ISHIDA and G. W. BEEBE, Radiat. Res. 21, 423 (1964) – JABLON, S., M. ISHIDA and M. YAMASAKI, Radiat. Res. 25, 25 (1965) – JAKOB, A. und F. WACHSMANN, Klin. Wschr. 1948, 20 – KASHIMA, H. K., W. R. KIRKHAM and J. R. ANDREWS, Amer. J. Roentgenol. 94, 271 (1965) – KEIL, W. und H. VIETEN, Fortschr. Röntgenstr. 77, 409 (1952) – KIKUCHI, A., Nippon Acta Radiol. 21, 1030 (1962) – KITTEL, G., Zschr. Laryng. Rhinol. 42, 38 (1963) – KLOSTERMANN, G. F., Strahlentherapie 130, 205 (1966) – KLUG, W., Zbl. Chir. 90, 68 (1965) – KLUG, H., P. LOMMATZSCH und ST. HEMKE, Strahlentherapie 130, 391 (1966) – KOLÁR, J., V. BEK und R. VRABEC, Radiol. Diagn. 4, 616 (1960) – KOLÁR, J., L. JIRÁSEK und R. VRABEC, Fortschr. Röntgenstr. 103, 584 (1965) – KOLÁR, J., VL. STAŠEK, L. PALEČEK und M. LOKAJIČEK, Fortschr. Röntgenstr. 103, 319 (1965) – KROKOWSKI, E. und V. TAENZER, Strahlentherapie 130, 139 (1966) – KRÜCKEMEYER, K., Urologe 2, 73 (1963) – KUTA, A., Radiobiol. Radiother. 5, 137 (1964) – LANGENDORFF, H., H. J. MELCHING und H. A. LADNER, Strahlentherapie 110, 34 (1959) – LANGENSKIÖLD, A., Acta chir. scand. 105,

350 (1953) – LEGERLOTZ, C., Zbl. allg. Path. path. Anat. 104, 58 (1962) – LEVITT, W. M., Brit. J. Urol. 29, 381 (1957) – LEVITT, S. H., C. R. BOGARDUS JR. and E. N. BRANDT JR., Radiology 87, 340 (1966) – LEWIS, T. L. T., Brit. Med. J. 1960, 1551 – LINDGREN, M., On tolerance of brain tissue and sensitivity of brain tumours to imadiation, Acta Radiol. (Stockh.) Suppl. 170 (1958) – LINDGREN, M. and C. NORRYD, Hereditas (Lund) 48, 688 (1962) – LÖHR, E., Strahlentherapie 130, 245; 361; 528 (1966) – LÖHR, H. und H. VIETEN, Die Strahlenbehandlung raumbeengender intrakranieller Prozesse. In: Handb. d. Neurochirurgie, Bd. IV/4, S. 421–566. Berlin–Heidelberg–New York 1967 – LOEW, M. und W. NITSCH, Med. Klin. 58, 1637 (1963) – LORENZ, W., Dtsch. Med. Wschr. 1956, 1585; Strahlenschutz in Klinik und ärztlicher Praxis. Stuttgart (1961) – LOSSEN, H., Pro medico (Mainz) 22, 385 (1953); Die Begutachtung des Strahlenschadens. In: Das ärztliche Gutachten im Versicherungswesen. 2. Aufl. München 1955 – LUXTON, R. W. and P. B. KUNKLER, Acta Radiol. (Stockh.) 2, 169 (1964) – MACHERAUCH, E. und P. O. THELEN, Fortschr. Röntgenstr. 91, 125 (1959) – MATEEV, B. und H. SCHRÖDER, Arch. Geschwulstforsch. 22, 173 (1962) – MATSUZAWA, T., Nippon Acta Radiol. 24, 163; 170 (1964) – MAYER, E. G., Radiol. Austriaca 14, 3 (1963) – MEDVEY, W. und W. SZYMCZYK, Radiobiol. Radiother. 7, 693 (1966) – MESSERSCHMIDT, O., Auswirkungen atomarer Detonationen auf den Menschen. München (1960) – MINNIGERODE, B., Pract. oto-rhino-laryng. (Basel) 26, 409 (1964) – MÖBIUS, G. und K. LEMCKE, Zbl. allg. Path. path. Anat. 105, 41 (1963) – MÖNCH, L. und J. HOLTORFF, Geburtsh. u. Frauenheilk. 24, 864 (1964) – MURRAY, R. G., The spleen. In: W. Bloom, Histopathology of irradiation from external and internal sources. (1948) – NEUHAUSER, E. B., M. H. WITTENBORG, C. Z. BERMAN und J. COHEN, Radiology 59, 637 (1952) – OELSSNER, W., Veränderungen des Thoraxröntgenbildes bei Brustkrebspatienten. Leipzig (1955) – OSBORN, S. B. and E. E. SMITH, Lancet 1956, 949 – OUDIN, BARTHÉLEMY und DARIER, Mschr. prakt. Dermat. 25, 416 (1897) – PACK, G. T. and J. DAVIS, Radiology 84, 436 (1965) – PAPE, R., Strahlentherapie 84, 245 (1951) – PERKINS, D. E. and H. J. SPJUT, Amer. J. Roentgenol. 88, 953 (1962) – PERTHES, G., Dtsch. Med. Wschr. 1904, 632 – PHILIP, J. F., E. D. LOGIE and J. McKENZIE, Brit. J. Radiol. 30, 384 (1957) – PHILIPS, TH. L. and E. G. SHELINE, Radiology 81, 992 (1963) – PIFER, J. W. and L. H. HEMPELMANN, Ann. N. Y. Acad. Sci. 114, 838 (1964) – PROPPE, A. und M. SCHIRREN, Aesth. Med. 16, 257 (1967) – RAJEWSKY, B., Z. Krebsforsch. 49, 315 (1939); Strahlendosis und Strahlenwirkung. Stuttgart (1956); Wissenschaftliche Grundlagen des Strahlenschutzes. Karlsruhe (1957) – RAJEWSKY, B., A. SCHRAUB und G. KAHLAU, Naturwissenschaften 31, 170 (1943) – RATHGEN, G. H., Strahlentherapie 130, 305 (1966) – RAUSCH, L., W. KOCH und G. HAGEMANN, Strahlentherapie, SB 55, 198 (1964) – RIDER, W. D., J. Canad. Ass. Radiol. 14, 67 (1963) – RIDLEY, C. M., Brit. J. Derm. 74, 222 (1962) – ROSEN, S., M. A. SWERDLOW, R. C. MUEHRCKE and C. L. PIRANI, Amer. J. clin. Path. 41, 487 (1964) – ROSS, M. H., J. Furth and R. R. Bigelow, Blood 7, 417 (1952) – RUBIN, E., J. CAMARA, D. M. GRAYZEL and F. G. ZAK, Amer. J. Med. 34, 71 (1963) – RUBIN, PH., R. B. DUTHIE and L. W. YOUNG, Radiology 79, 539 (1962) – RUGH, R. and E. GRUPP, Amer. J. Roentgenol. 84, 125 (1960) – SAVIGNONI, R., Quad. Clin. obstet. ginec. 19, 593 (1964) – SCHAIRER, E. und E. KROMBACH, Strahlentherapie 64, 267 (1939) – SCHERER, E., Strahlentherapie 100, 211 (1956) – SCHNEIDER, G. H., Strahlentherapie 128, 460 (1965) – SCHREIBER, A., Radiol. clin. 33, 300 (1964) – SCHULL, W. J., Nucleonics 21, 54 (1963) – SCHULTE-BRINKMANN, W., Med. Welt 1966, 1567; Strahlentherapie 129, 139; 295; 460 (1966); Fortschr. Röntgenstr. 105, 710 (1966) – SELL, A. and T. S. JENSEN, Ther. Phys. Biol. 4, 289 (1966) – SELTSER, R. and PH. E. SARTWELL, J. Amer. Med. Ass. 190, 1046 (1964) – SIMPSON, C. L. and L. HEMPELMAN, Cancer 10, 42 (1957) – SINNER, W., Strahlentherapie 125, 219 (1964) – SMITH, J. CH. and R. P. BOLANDE, Arch. Path. (Chicago) 79, 310 (1965) – SPANGLER, D., Radiology 37, 310 (1941) – STEINGRÄBER, M., Zbl. Chir. 76, 1305 (1951) – STEWART, A. M. and D. HEWITT, Brit. med. Bull. 15, 73 (1959) – STOLL, B. A. and J. T. ANDREWS, Brit. med. J. 1966, 834 – STOUGHTON, R. B., Proc. 12. Int. Congr. Derm. Amsterdam–New York (1962) – STREFFER, CH. und O. MESSERSCHMIDT, Strahlentherapie 130, 285 (1966) – STUTZ, E. und U. BLÜTHGEN, Strahlentherapie 102, 559 (1957) – TABUCHI, A., Hiroshima J. med. Sci. 13, 125 (1964) – TONUTTI, E., E. HORNYKIEWYTSCH und W. SOHRE, Strahlentherapie 90, 429 (1953) – TRAUTMANN, J., Z. Ärztl. Fortb. 54, 328 (1965) – TRUELSEN, F., Acta Radiol. (Stockh.) 23, 581 (1942) – TYREE, E. B., A. S. GLICKSMAN and J. J. NICKSON, Radiat. Res. 28, 30 (1966) – VIETEN, H., Strahlentherapie 79, 13 (1949); Strahlentherapie 78, 429 (1949); Hessisches Ärzteblatt 28, H. 10 (1967); Röntgenschäden. In: Handbuch der gesamten Unfallheilkunde, I. Stuttgart (1954) – VIETEN, H. und H. GREMMEL, Schäden durch Röntgenstrahlen und radioaktive Stoffe. In: Handbuch der gesamten Unfallheilkunde, I. Stuttgart (1963) – VIN-

KE, B., Acta med. scand. 14, 711 (1962) – VOLL, A. and J. TVEIT, Nord. Med. 58, 1114 (1956) – WARREN, S. and O. GATES, Arch. Path. Chicago 30, 440 (1940) – WARREN, S. and J. SPENCER, Amer. J. Roentgenol. 43, 682 (1940) – WEINGARTEN, K. und F. WACHTLER, Wien. Z. Nervenheilk. 21, 203 (1964) – WINDSOR, R., Brit. med. J. 1963, 382 – ZEMAN, W., Strahlentherapie SB 62, 68 (1966) – ZÖLLNER, F., Strahlentherapie 70, 537 (1941) – ZOGRAPHOV, D. G. und I. A. BAEV, Strahlentherapie 130, 370 (1966) – ZUPPINGER, A. Strahlentherapie 92, 364 (1953). –

Gebräuchliche Abkürzungen

A.	= Arterie	CEE	= Central European Encephalitis
a. a. O.	= am angeführten Ort	CO	= Kohlenoxyd
ACTH	= Adreno-corticotrophic hormone	CPK	= Kreatinphosphokinase
ADH	= antidiuretisches Hormon	DMW	= Deutsche Medizinische Wochenschrift
ÄM	= ärztliche Mitteilungen	EEG	= Elektroenzephalogramm (Hirnstromuntersuchung)
ARBOR-Virus	= arthropod-borne Virus	EKG	= Elektrokardiogramm (Herzstromuntersuchung)
ASK	= Antistreptokinase	EMC-Virus	= Encephalomyocarditis-Virus
ASR	= Achillessehnenreflex	EPS	= Exophthalmus producing substance
ASTO	= Antistreptolysin-O	Ery	= Erythrozyten (rote Blutkörperchen)
AV	= Angestelltenversicherung	Euratom	= Europäische Atomgemeinschaft
AVG	= Angestelltenversicherungsgesetz	FF	= Filtrationsfaktor
BArbBl.	= Bundesarbeitsblatt	FSH	= follikelstimulierendes Hormon
BCG	= Bacille Calmette Guérin	GOT	= Glutamat-Oxalazetat-Transaminase
BEG	= Bundesentschädigungsgesetz	Hb.E	= Hämoglobin/Erythrozyten
BG	= Berufsgenossenschaft	HHL	= Hypophysenhinterlappen
BGB	= Bürgerliches Gesetzbuch	HVL	= Hypophysenvorderlappen
BGBl.	= Bundesgesetzblatt	HWS	= Halswirbelsäule
BGH	= Bundesgerichtshof	INH	= Isonokortinsäurehydrazid
BGHZ	= Sammlung der Entscheidungen des Bundesgerichtshofs in Zivilsachen	JB	= Japanese B Enzephalitis
BHR	= Bauchhautreflex	JE	= Japanese Enzephalitis
BK	= Berufskrankheit	KB	= Kriegsbeschädigten-
BKVO	= Verordnung über Ausdehnung der Unfallversicherung auf Berufskrankheiten (Berufskrankheitenverordnung)	KBR	= Komplementbindungsreaktion
		KDB	= Kriegsdienstbeschädigung
		L	= Leptospiron
BSG	= Bundessozialgericht; Entscheidungssammlung des Bundessozialgerichts	LCM	= lymphozytäre Choriomeningitis
BSG	= Blutsenkungsgeschwindigkeit	LDH	= Laktat-Dehydrogenase
BVBl.	= Bundesversorgungsblatt	L.E.	= Lupus erythematodes
BVG	= Bundesversorgungsgestz	L.E.D.	= Lupus erythematodes disseminatus
Ca	= Kalzium		

LVA	= Landesversicherungsamt	RR	= Riva Rocci (Blutdruckwerte)
M.	= Muskel		
MBl.NW	= Ministerialblatt Nordrhein-Westfalen	RSSE	= Russian Spring-Summer-Enzephalitis
MdE	= Minderung der Erwerbsfähigkeit	RVG	= Reichsversorgungsgesetz
		RVO	= Reichsversicherungsordnung
N.	= Nerv		
NAP	= Nervenaustrittspunkt	SeuchG	= Seuchengesetz
NN	= Nebenniere	StGB	= Strafgesetzbuch
NNR	= Nebennierenrinde	StVZO	= Straßenverkehrszulassungsordnung
n. W.	= nach Westergreen	Tbc	= Tuberkulose
PAH	= Para-Aminohippursäure	TSH	= Thyroid-stimulating hormone
PAS	= Para-Aminosalizylsäure		
P	= Phosphor	UEG	= Ultraschall-Echoenzephalographie
PSR	= Patellarsehnenreflex		
R	= Ionendosis	VEE	= Venezuela Equine Enzephalitis
r=rad	= Einheit der absorbierten Strahlendosis (Energiedosis)	WDB	= Wehrdienstbeschädigung
		WEE	= Western Equine Enzephalitis
RBW	= relative biologische Wirksamkeit	WHO	= Weltgesundheitsorganisation
RES	= retikuloendotheliales System	ZNS	= Zentralnervensystem
RKn	= Rekurssenat Knappschaft		

Sachverzeichnis

A/Asia/57-Virus 110
Abdeckereibetrieb, Morbus
  Bang 458
–, Q-Fieber 103
Abdominaltyphus s. a. Typhus
  456 u. Bd. I
Abduzensschädigung, Hirntrauma 26
Abort s. a. Fehlgeburt 748 f.
–, Nierenversagen nach Seifenabort 351
Absence, EEG-Veränderungen 161
–, Epilepsie 148
–, MdE bei epileptischer
  Absence 167
Abtreibung s. a. Schwangerschaftsunterbrechung 739,
  748
Acetyl-Salicylsäure, Periarteriitis nodosa 310
Achalasie 511
Achylia gastrica 513
–, Gastritis 516
–, Kalksalzaufnahme 690
–, Pankreatitis 540
–, Perniziosa 703
–, Polyneuropathie 55
–, Ruhr 457
ACTH-Medikation, Cushing-Syndrom 601
–, Fettsucht 669
–, Gicht 687
–, Hypothyreose 635
–, Polyarthritis 391 f.
–, Sklerodermie 310
–, Ulcus ventriculi 521
Actinobacillus Mallei 471
acut toxic nephrosis 347
acut tubular necrosis 347
acut urinary suppression
  347
Adäquanztheorie 205 u. Bd. I
Adams-Stokes'sche Anfälle,
  CO-Schädigung 235
Adams-Stokes-Syndrom,
  Epilepsie 147, 155
Adamsit, Arsenschädigung
  237
Addison-Syndrom 608
Addison, weißer, HVL-Syndrom 598
Addisonismus 607

Adenotomie, Poliomyelitis
  115
Adenoviren, Schutzimpfung
  123
Aderverkalkung s. Arteriosklerose
ADH (antidiuretisches
  Hormon) 601 f.
Adipositas s. a. Fettsucht
  666 ff.
– dolorosa 671
Adnexitis 746
Adnextumor 746
adrenogenitales Syndrom
  610
Adynamia episodica
  hereditaria 133, 136
Adynamie, Kaliummangel
  330
–, Natriummangel 329
Aedes-Mücke, Gelbfieber
  484
–, Wucheriainfektion 501
Ärzte, Hepatitisinfektion
  462
ärztliche Behandlung, Harnweginfektion 326
ärztliche Fortbildung,
  Strahlenschäden 798
ärztliche Schweigepflicht,
  Fehlgeburt 748 u. Bd. I
ärztliches Hilfspersonal,
  Strahlenschäden 757
Äther, Gastritis 513
Äthersucht, Nervenschäden
  54
Äthylalkohol, Verwechslung
  240
Ageusie 26
Aggravation 208
Aggression, Hypertonie 266
Agnosie, posttraumatische
  28 u. Bd. I
Agranulozytose 726
Akkomodationsstörungen,
  Botulismus 46
Akkumulatorenfabrik, Bleivergiftung 236
Akromegalie 592 f.
–, Diabetes 651
–, Hyperthyreose 633
–, Hypoglykämie 661
–, Hypothyreose 635

Akromegalie, Keimdrüsenfunktionsstörung 618
–, Ovarialexstirpation 593
Akromegaloidismus, postklimakterischer 593
Akromikrie 591
Akrozyanose, Arsenschaden
  236
–, Magersucht 672
Aktinomykose, Genitale,
  weibliches 740 u. Bd. I
–, Lunge 408
–, Nervensystem 106
–, Thyreoiditis 629
Akustikusschädigung,
  Botulismus 46
–, Parotitis epidemica 462
–, traumatische 25
–, Typhus 45
Albarran-Ormond-Syndrom
  324
Albright-Turner-Syndrom,
  Fettsucht 667
Albuminurie, Nephritis 302
Aldehyd, Gefäßschädigung
  234
alimentäre Mangelerkrankung
  s. a. Mangelkrankheit 54,
  509, 581 ff.
aliphatische Substanzen,
  Neuropathie 53
Alkohol, Arteriosklerose 73
–, Avitaminose 54
–, Epilepsie 169
Alkoholabusus, Enzephalopathie – Wernicke 55
–, Gastritis 513 f.
–, Leberschaden 554, 561 f.
–, Nebennierenunterfunktion
  609
–, Neuropathie 43, 47, 53
–, Niacinmangelenzephalopathie 55
–, Polyneuritis, postkomatöse
  57
–, Vitaminmangelsyndrom
  55
Alkoholentzug, Epilepsie
  169
Alkoholsucht, Rehabilitation
  210
Alkoholzirrhose, Arsenschaden 563

Allergie, Asthma bronchiale 403
–, Gicht 686
–, Hydrothorax 414
–, Impfung 125
–, Lungenödem 412
–, Neuropathie 48 f.
–, Nierenversagen, akutes 356
–, Polyneuritis 44 f.
–, Purpura rheumatica 311
allergische Reaktionslage, Tuberkulose 432
Allergosen, Nierenkrankheit 293
Allgemeinerkrankung, Myopathie 138
–, Tuberkulose 437
Allgemeininfektion, Endokarditis 223
–, Neuritis 46
Alopezie, Pinta 474
Alpharhythmus, EEG 158
Alter und Blutdruck 255
–, essentielle Hypertonie 271
–, Nierenbiopsie 302
–, Strahlengefährdung 760
Altersemphysem 410
Alzheimer'sche Krankheit, Ventrikelerweiterung 189
Amanitinvergiftung, Nephritis 323
Amaurose, Pertussisschutzimpfung 126
–, Optikusatrophie 27
Amenorrhoe 622
–, Magersucht 672
–, posttraumatische 743
Amidoverbindungen des Benzols, Leberschaden 562 f.
Amimie, Wolhynisches Fieber 102
Amindiabetes 690
Aminoazidurie, chronische 690
Aminoverbindungen, Gastritis 512, 514
Ammoniak, Herztod 239
–, Lungenödem 412
Ammoniumionen-Sekretionsstörung 330
Amnesie, anterograde 22
–, retrograde 22
–, schreckbedingte 200
Amöbenhepatitis 495, 539, 558
Amöbenruhr 494, 539

Amöbenruhr, Enteritis, chronische 535
–, Ikterus, hämolytischer 712
–, Leberkrankheiten 558
Amputation, Fettsucht 669
–, Herzerkrankung, ischämische 229 f.
–, Hypertonie 284
–, Stammhirnsyndrom 590
amyatrophische Lateralsklerose 144
Amyloidose, Differentialdiagnose 321
–, Hypertonie 286
–, Neuropathie 47
–, Nierenschaden 296, 307 f.
–, perikollagene 307
–, periretikuläre 307
–, Polyarthritis, primär chronische 388
amyotrophische Lateralsklerose 134, 144
anabole Hormone, Virilisierung 624
Anämie 696 ff.
–, Ankylostomiasis 498
–, aplastische 698, 771
–, Benzolfettleber 563
–, essentielle hypochrome 700, 702
–, Gastritis 517
–, hämolytische 710
–, –, angeborene nicht sphärozytäre 713
–, –, chronisch erworbene 715
–, –, Pseudogeflügelpest 466
–, hyperchrome, megalozytäre 58, 585
–, infektbedingte, Polyneuritis 45
–, Malaria 489
–, Mangelkrankheiten 584
–, Neuropathie 50
–, Nierenkrankheiten 295
–, Nierenversagen, akutes 356
–, perniziöse 702
–, –, Gastritis 517
–, –, Magenkarzinom 517
–, –, Magenresektion 695
–, –, MdE 705
–, –, Ruhr 457
–, –, Trauma 704
–, perniziosaartige 706
–, Schwarzwasserfieber 489
–, sideroachrestische 562, 568
–, Strahlenschaden 770 f.
–, Vitamin B_{12}-Mangel 584 f.
–, Weilsche Krankheit 460

Anämie, Wurmkrankheiten 450
Anaesthesia dolorosa 60
Anästhesie, Komplikationen bei Lokalanästhesie 63 u. Bd. I
–, – Lumbalanästhesie 91 u. Bd. I
–, – periduraler Anästhesie 41
–, Querschnittslähmung 35
Analprolaps, Ruhr 540
anaphylaktischer Schock, Lungenemphysem 409
Anaphylaxie, Impfung s. a. Überempfindlichkeitsreaktion 125
Anazidität, Gastritis 516
Anazidogenose 330
Aneurysma, anlagebedingtes 71
–, Bleischädigung 236
–, Gefäßmißbildung 71
–, Einteilung 71
– des Herzens 235
– der Hirnarterien 32
–, Hypertonie 273
–, intrakranielles 70 ff.
–, –, Röntgenbefund 165
–, traumatisches 67, 71
Aneurysmablutung 71
–, A. uterina 743
–, spontane 32
Anfall s. Epilepsie, Krampfanfall
–, Cor pulmonale 155
–, epileptiformer, Hypoglykämie 663
–, –, Wolhynisches Fieber 102
–, epileptischer 147 ff.
–, –, Fleckfieber 104
–, kreislaufbedingter 155
–, nichtepileptischer 152
–, psychomotorischer 149
–, vasomotorisch-synkopaler 155
Anfallsdauer bei Epilepsie 157
Anfallsintervall, Krampfpotentiale 161
Anfallsleiden s. a. Epilepsie 147 ff.
–, Anfallsdauer 157
–, Differentialdiagnose 157
–, endokrine Krankheiten 155
–, Führerschein 170
–, Stoffwechselstörungen 155

Anfallsleiden, zerebrales, Arteriosklerose 73
Angiitis, nekrotisierende 309
Angina 454
–, Nierenentzündung 298
Angina pectoris s. a. ischämische Herzerkrankung 228
–, Aorteninsuffizienz 225
– electrica 233
–, Thalliumvergiftung 238
–, Trichloräthylenvergiftung 240
Angiogramm, subdurales Hämatom 29
Angiographie, Epilepsie 165
Angiokardiographie, Indikation 218
Angiolopathie, Diabetes mellitus 56
Angiom, intrakranielles 71
Angiomatose 165
–, Phäochromozytom 613
Angiomblutung 76
Angst, Diabetes mellitus 652
–, Hyperthyreose 631
–, Psychose 184
Anguillula intestinale 450
Anhidrose, Nervenschäden 59
Anilin, Herzschädigung 234
–, Reizleitungsstörungen 239
Ankylose, Polyarthritis, primär chronische 386
Ankylostoma duodenale 450, 498
Ankylostomiasis 498
Anopheles-Mücke 488, 501
Anorexis nervosa 582, 597, 624, 672
Anosmie, Meningitis 89
–, posttraumatische 26
Anoxämie, Herzmuskelschädigung 235
Anstrengung s. Überanstrengung
Anthrax 447, 468
Antibiotika, Enteritis 535
–, Kolitis 540
Antidiabetes insipidus 604
Antigen-Pneumometer-Test 404
Antihyaluronidase 299
Antikoagulantienbehandlung, Hämatomyelie 39
–, Nebennierenblutung 609
–, Neuropathie 49 f.

Antikoagulantienbehandlung, Plexusschädigung 49
–, Subarachnoidalblutung 71
Antikörpermangelsyndrom, Meningitis 89
Antikörperreaktion, Streptokokkeninfektion 299
antikonvulsive Therapie 157
Antimon, Gefäßschädigung 234
–, Herzmuskelschädigung 238
Antistreptokinase 299
Antistreptolysin 299
Antistreptolysintiter, Glomerulonephritis 299
Anurie, Schwarzwasserfieber 490
–, Strahlenreaktion 780
Aorteninsuffizienz 225
Aortenklappenfehler, Lungenstauung 411
–, rheumatischer 372
Aortenkonfiguration 270
Aortensklerose 269
Aortenstenose 224 f.
Aortitis rheumatica 375
apallisches Syndrom 21
–, EEG 25
–, Hyperkinese, choreiforme 82
–, Parkinsonismus 81
Apathie, Hypokaliämie 351
–, Natriumverlust 329
Apatit-Steine 334
Aphasie, Fleckfieber 104
–, posttraumatische 28
aplastische Anämie 709
aplastische Markkrise, Nierenversagen 356
Apoplexie, Arsenschädigung 236
–, Blutdrucksenkung 269
–, CO-Schädigung 235
–, Dystrophie 679
–, Fleckfieber 104
–, Gehirnarteriosklerose 73 ff.
–, Gehirnschaden, postdystrophischer 84
–, Gehirnverletzung 20, 28, 75
–, Gicht 688
–, Harnblasenstörungen 325
–, Hypertonie 274, 251
–, Keuchhusten 458
–, spinale 39
–, Stress-Situation 287

Apoplexie, Todesstatistik 252
Appendizitis, Pyelonephritis 324, 326
–, Strongyloidesinfektion 499
Arachnitis adhaesiva circumscripta 92 f.
– cystica 31
–, chronische 41, 93
–, Injektionsschaden 41
–, opticochiasmatica 27, 31
–, traumatische 92
–, zystische 27
Arachnoidalnarben 31
Arachnoidalzysten, Zystizerkose 109
Arachnopathie, posttraumatische 31
Arbeit, körperliche, Blutdruck 265
Arbeitsbelastung, Tuberkulose 432 f.
Arbeitsunfall, CO-Schädigung 235
–, Suizid 212
–, Tuberkulose 435
ARBOR-Virus, Enzephalitis 111
–, Denguefieber 481
Areflexie, Nervenschädigung, periphere 43
Armamputation, Herzerkrankung 230
Armplexuslähmung 36, 62
–, MdE 64
Arrhythmie s. a. Herzarrhythmie 238, 426
Arsen, Berufskrankheit 236 u. Bd. I
–, Gefäßschäden 234, 236 u. Bd. I
–, Herzschäden 234, 236
–, Kampfstoffe 237
–, Leberschaden 563 u. Bd. I
–, Methämoglobin 236
–, Morphologie 237
–, Neuropathie 54
–, Periarteriitis nodosa 310
–, Winzer 237 u. Bd. I
–, Zoster 117
Arsenwasserstoff, Hämolyse 237, 719
Arsenzirrhose, Alkohol 563
–, Karzinom 571
Arsinschädigung 237
Artefakt s. a. Selbstbeschädigung 209

Arteria carotis, Verkalkung 74
–, coronaria s. Herzkranzgefäß
–, uterina, Aneurysma 743
–, vertebralis, Rückenmarksschäden 35 f.
arterielle Embolie 52
Arteriengeräusch, Aorteninsuffizienz 225
Arterienspasmus, Ergotoxinvergiftung 239
Arterienverschluß, Neuropathie 52
Arteriitis, Bleischädigung 236
–, diffuse eosinophile 309
–, Meningitis 92
Arteriographie, Gehirngefäßmißbildung 165
–, Gehirnverletzung 24, 30
Arteriosklerose s. a. Gefäßsklerose 73 ff., 673 ff. u. Bd. I
–, Akromegalie 595
–, Amenorrhoe 624
–, Apoplexie 75
–, Berufskrankheit 73
–, Bleischädigung 236
–, Chorea 82
–, CO-Schädigung 235
–, Diabetes 268, 273, 654
–, Epilepsie 73, 155
–, Fettstoffwechselstörung 269, 273
–, Fettsucht 670
–, Fleckfieber 478
–, Gastritis 513
–, Gicht 269, 273, 687
–, Hypertonie 251, 268, 273, 286
–, Hyperthyreose 269
–, Lipoidstoffwechsel 673
–, Neuropathie 52
–, Parkinsonismus 81
–, Trauma 73
–, zerebrale 73 f.
arterio-venöse Fistel, Endokarditis 224, 305
Arthritis s. a. Gelenkarthritis
–, Bang'sche Krankheit 458
–, Drakunkulose 503
–, Fettsucht 670
–, Myasthenie 137
–, Nebennierenrindenhormontherapie 615
Arthropathie, Diabetes mellitus 57

Arthropathie, Syringomyelie 78
–, Tabes 100
Arzneimittel, EEG 158
–, epileptische Herdveränderung 160
Arzneimittelabhängigkeit, Rehabilitation 210
Arzneimittelallergie, Lungeninfiltrat 407
–, Neuropathie 49
–, Nierenversagen 356
–, Periarteriitis nodosa 310
–, Werlhof'sche Krankheit 732
Arzneimittelgewöhnung, Hysterie 208
Arzneimittelmißbrauch s. a. Sucht 210
–, Nierenschaden 293
–, Schmerz 203
Arzneimittelschädigung, Chorea 82
–, Cushing-Syndrom 600
–, Embryopathie 623
–, Gastritis 513
–, Gehirnnerven 47
–, Gehirnverletzungsfolgen 211
–, Gicht 687
–, Hepatose 559 f.
–, Hydantoin 51
–, Hypoglykämie 662
–, Hypothyreose 635
–, Immunoangiopathie 51
–, Injektion, intrathekale 41
–, Kollagenose 310
–, Leberschaden 562
–, Lipoidnephrose 320
–, Lungenfibrose 409
–, Lupus erythematodes 51
–, Nebennierenrindenhormone 614
–, Neuritis 46
–, Neuropathie 47, 49, 51
–, Nierenversagen 356
–, Parkinsonoid 81 f.
–, Periarteriitis nodosa 51
–, Psychose 187
–, Purpura rheumatica 311
Arzt, Erfüllungsgehilfe 797 u. Bd. I
–, Fortbildung 798 u. Bd. I
–, Hepatitis 545
Arzthaftpflicht, Agranulozytose 727
–, Geburtshelfer 753 ff.
–, Gynäkologe 743

Arzthaftpflicht, Serumhepatitis 543
–, Strahlenschaden 796
–, Transfusion 717
Arzt-Krankenhausvertrag, gespaltener 797 u. Bd. I
Askarisinfektion 497
–, Lungeninfiltrat, eosinophiles 407
Aspergillose, Lunge 408
Asphyxie, Epilepsie 147
Aspiration, Fremdkörper, Bronchitis 399
–, Pneumonie 406
Aspirintherapie, Cushing-Syndrom 601
Astheniker, Blutdruckwerte 254
Asthma bronchiale 403 f.
–, Lungenemphysem 410
–, Lungeninfiltrat, eosinophiles 407
–, Nebennierenrindenhormontherapie 615
Asthma, chemisch-irritatives 404
–, gewerbliches 404
–, physikalisch-irritatives 404
Asthma cardiale 404
Aszites, Karditis, rheumatische 373
–, Silikose 425
AT-10-Überdosierung, Nierensteinbildung 334
ataktische Phänomene, Polyneuritis, idiopathische 44
Ataxia locomotorica, Muskelatonie 138
Ataxie, Hypoglykämie 663
–, Neurolues 101
–, spinale 78
–, Wolhynisches Fieber 102
–, zerebellare 78
–, –, Strahlenschaden 783
ATCH-Therapie, Addison 609
Atemgrenzwert 417
Atemlähmung, Chlorintoxikation 237
Atemmuskellähmung, Halsmarkschädigung 35
–, Lyssa 111
Atemnot, Emphysem, fokales 424
Atheromatose s. Arteriosklerose
Athetose, Masernenzephalitis 113

Athletiker, Blutdruckwerte 254
atmosphärische Einflüsse, Blutdruck 255
Atombombenexplosion 762
Atomgesetz 794
—, § 26 798
Atophan, Magengeschwür 520
Atrophie, muskuläre 79
—, spinale 79
—, spinal-nukleäre 80
Atropinvergiftung 46
Aufklärungspflicht, Röntgenologie 742, 798 u. Bd. I
Aufwach-Epilepsie 148
Augen, Strahlenschädigung 782 u. Bd. I
Augenbewegungslähmung, Schädeltrauma 26 u. Bd. I
Augenerkrankung s. a. Ophthalmie u. Bd. I
—, Onchozerkose 503
—, Tularämie 459
Augenfundusveränderungen, Hypertonie 283
Augenhintergrunduntersuchung, Nierenkrankheiten 293 f.
Augenhintergrundveränderung, Glomerulonephritis 302
—, Hypertonie 270, 280
—, Pyelonephritis 341
—, Schädel-Hirntrauma 27
Augenmuskellähmung, Botulismus 46, 96
—, Bruzellose 94
—, Grippeenzephalitis 110
—, Lyssa 111
—, Meningitis 92
—, Niacinsäuremangelenzephalopathie 55
—, Ornithose 111
—, Q-Fieber 103
—, Tetanus 95
Augenmuskelnervenstörungen, postkontusionelle 27 u. Bd. I
Aura, epileptische 148, 156
—, viszerale 156
Ausfallserscheinungen, peripher-neurologische 43
—, psychosomatische 21
Auslösungsfaktor, Geschwulstentstehung 68 u. Bd. I

Ausnahmezustand, psychogener 200
Auspuffgase, Gastritis 512
Außendiensttätigkeit, Epilepsie 168
Austreibungszeit, Aortenstenose 224
Autoaggressionskrankheit, Polyarthritis 387, 391 f.
Automatismen, motorische 149
Avitaminose 58, 509, 582
— B_1, Neuropathie 47, 54
— B_6-Gruppe 55
— B_{12} 56, 58
—, Nierenstein 334
—, Pachymeningitis haemorrhagica interna 76
—, Polyneuropathie 55
—, spinal-nukleäre Atrophie 80
Axillarislähmung, MdE 64
Axonotmesis 58
Azidose, diabetische, Neuropathie 47
—, renale hyperchlorämische 331
Azomanprovokation, EEG 164

B_1 Avitaminose 55
B_6 Avitaminose 55
B_{12} Avitaminose 56, 58
Bacterium anthracis 468
— erysipelatis suis 470
— rhusiopathia suis 470
— tularense 459
Bäcker, Asthma bronchiale 403
—, Lungeninfiltrat, eosinophiles 407
Bakteriämie s. a. Allgemeininfektion u. Bd. I
—, Endokarditis 221, 223
—, Lumbalpunktion 91 u. Bd. I
bakterielle Infektionskrankheiten 446 f., 467 ff.
— Nervenkrankheiten 89 ff.
Bakterien, Nierensteinbildung 334
Bakteriendauerausscheider 453
—, Salmonellen 457
Bakterienruhr s. a. Bazillenruhr, Ruhr 457, 536
Bakteriologie, rheumatische Erkrankungen 380

Bakteriurie, Pyelonephritis 339
Balantidenruhr 496
Balantidiose 495 f.
Balantidium coli 496
Bandscheibenvorfall, Arachnitis 93
—, Blasenlähmung 325
—, Ischiassyndrom 63 u. Bd. I
Bandwurminfektion 449, 505 f.
—, Anämie, perniziosaartige 707
Bang'sche Krankheit 446, 458 u. Bd. I
—, Meningoenzephalitis 95
—, Glomerulonephritis 298
—, Neurobruzellose 94
—, Polyneuritis 45
Banti-Syndrom, Bilharziose 501
Barbituratschädigung, Leberschaden 573
—, Neuropathie 49
Barbitursäureschlaf, EEG 164
Bariumsalze, Herzstörungen 238
Basedow'sche Krankheit s. a. Hyperthyreose 630
—, Schreck 199
Bauchdeckenhämatom 737 u. Bd. I
Bauchhöhlenschwangerschaft 750
Bauchspeicheldrüse, Erkrankungen s. a. Pankreas 540 f.
Bauchtrauma, Magengeschwür 521 u. Bd. I
—, Pankreasverletzung 540
Bauchtuch, zurückgelassenes 741 u. Bd. I
Bauchwandmuskeldefekt, angeborener 138
Bazillenruhr s. a. Ruhr 536, 457
—, Amöbenruhr 495
—, Cholezystitis 575
—, Darmstörungen 535
—, Dickdarmerkrankung 540
—, Duodenitis 534
—, Fettleber 562
—, Folgezustände 537
—, Gastritis 515, 524
—, Magengeschwür 525, 528
—, Pankreatitis 540 f.
—, Perniziosa 707

Bazillenruhr, Pituitarismus, basophiler 600
–, Polyneuritis 45
–, Schutzimpfung 123
BCG-Impfung, Lepra 468
Beamter, Epilepsie 168
Bechterew'sche Krankheit, Nierenamyloidose 307 u. Bd. I
Beckenbrüche bei Frauen 739 u. Bd. I
–, Lungenkollaps 411
Beckenvenenthrombose, Lungenembolie 412 u. Bd. I
Bedingung, wesentlich mitwirkende 205, 426 u. Bd. I
BEG 88
Behandlungsschaden s. a. Arzneimittelschaden
–, gynäkologischer 41, 743, 753
–, Injektion 41 u. Bd. I
–, Punktion 41
Beinamputation, Fettsucht 669 u. Bd. I
–, Hypertonie 284
Beinvenenthrombose, Lungenembolie 412
Belastungsdyspnoe, Aorteninsuffizienz 225
Belastungs-EKG, Herzdurchblutungsstörungen 228
Benemid, Lipoidnephrose 320
Benommenheit, Gehirnerschütterung 22
–, Kaliummangel 330
Benzinschädigung, Blei- 236
–, Gastritis 512
Benzinsucht 54
Benzolintoxikation, Fettleber 563
–, Gefäßschädigung 239
–, Granulozytopenie 727
–, Herzschäden 234, 239
–, Leberschaden 562
–, Leukämie 695, 718, 724
–, Panmyelopathie 708, 718, 727 u. Bd. I
Benzolverbindungen, Gastritis 513 f.
Bergarbeiter, Leptospirose 102
–, Manganintoxikation 238
–, Methanvergiftung 240
–, Strongyloidesinfektion 499

Bergarbeiter, Wurmkrankheiten 450
Beriberi 54
Beruf, Asthma bronchiale 403
–, Blutdruck 265
–, Epilepsie 168
–, Infektionsgefährdung, Schutzimpfung 124
–, Magengeschwür 529
–, Tuberkulose 432
Berufsausbildung, Epilepsie 168
Berufsfahrer, Epilepsie 173
Berufsgefährdung, Asthma, allergisches 404
–, Infektionskrankheiten 45
–, –, Schutzimpfung 124
–, Intoxikationen 54
–, Karzinose 53 u. Bd. I
–, Neuropathie 61
–, Peronaeuslähmung 62
–, Polineuritis, infektiöse 45
–, Schutzimpfung 124
Berufsinfektion, Hepatitis 548
–, Syphilis 52
Berufskrankheit, Arsenschädigung 236 u. Bd. I
–, Bleischädigung 236 u. Bd. I
–, Infektionskrankheit 443 ff.
–, Leptospirose 102
–, Morbus Bang 95
–, Ornithose 114
–, Q-Fieber 103
–, Neuropathie 53
–, Rheumatismus 382
–, Silikose 421
–, Siliko-Tuberkulose 428
–, Tuberkulose 433
–, Viruskrankheit, zentralnervöse 114
Berufskrebs, Gehirntumor 68
Berufsrisiko, Schutzimpfung 124
Berylliose 559
Beryllium, Leberschaden 563
Beschäftigungsneuropathie 43 f., 61
Besinnungsbeschränkung, Schreck 200
Besnier-Boeck-Schaumann Krankheit 113
Bestrahlung s. a. ionisierende, Radium-, Röntgenstrahlen, Strahlenschaden

Bestrahlung, Einwilligung 742 u. Bd. I
Bestrahlungsplan 798
Betawellen, EEG 158
Betriebsunfall s. Arbeitsunfall
Betrugsabsicht, psychogene Reaktion 207
Bettruhe, Fettsucht 669
–, Nierenstein 335
Beulenpest 470
Bewußtlosigkeit, Druckneuropathie 43
Bewußtseinsstörung, Bronchitis 399
–, Differentialdiagnose 30
–, Fahrtauglichkeit 174
–, Gehirnerschütterung 21 f.
–, Gehirnquetschung 22, 25
–, Schreck 200
–, Subduralhämatom 28 f.
–, Unfallereignis 32 u. Bd. I
BGB § 178 797
– § 254 799
– § 276 797 u. Bd. I
– § 278 797 u. Bd. I
– § 611 796 u. Bd. I
– § 823 797 u. Bd. I
– § 831 797 u. Bd. I
Bilanzartefakt 209
Bilanzselbstmord 212
Bilharziose 500
–, Leberkrankheit 558
Bilirubin im Blut, Hepatitis 551, 555
Bilirubinämie, Gelbfieber 484
Bindegewebskrankheiten s. a. Kollagenosen 309 ff., 363 ff.
BKV s. Bd. I
Bläser, Lungenemphysem 410
Blase s. Harnblase
Blastom, Gehirn 69
–, strahleninduziertes 762
Blastomatose, Polyneuritis 44, 52
Blastomykose, Glomerulonephritis 298
–, Zentralnervensystem 106
Blaukreuz, Arsenschädigung 237
Bleibenzin, Schädigung 236
Bleichlorid, Herzschaden 236
Bleigangrän 236
Bleikarbonat, Herzschaden 236
Bleikoliken 236

Bleioxyd, Herzschaden 236
Bleischädigung, Blutschäden 718
–, Gastritis 514
–, Gefäßschäden 234, 236
–, Gicht 687
–, Herzschaden 234, 236
–, Koronarsyndrom 236
–, Leberschaden 562
–, Magengeschwür 528
–, Muskelatrophie, spinale 80
–, Muskelschaden 236
–, Nebennierenrinden-
insuffizienz 609
–, Neuropathie 53 f.
–, Nierenschaden 236
–, Parkinsonismus 81
–, Polyneuritis 53
–, Subarachnoidalblutung 71
–, Sklerose, multiple 120
–, Tetanie 641
Bleitetraäthylschädigung,
Neuropathie 53, 236
Blicklähmung, posttrauma-
tische 27
Blindheit s. a. Erblindung
–, hysterische 208
Blitzkrämpfe, Epilepsie 147
Blitzschlag, intrauteriner
Fruchttod 752
–, Gefäßschäden 232
–, Herzschaden 232, 234
–, Herzmuskelschaden 234
–, Rückenmarksschaden 40
–, spinale Systemkrankung 80
Blutarmut s. a. Anämie
696 ff.
–, Wurmkrankheit 450
Blutbild, weißes, Krankheiten 722
blutbildende Organe,
Strahlenschaden 786
Blutdruck s. a. Hypertonie,
Hypotonie 251 ff.
–, Dystrophie 679
–, geographische Faktoren 267
–, Körpergewicht 264 f.
–, körperliche Arbeit 265
–, Nierenbiopsie 302
–, normaler 257
–, psychische Faktoren 265
Blutdruckabfall, Natrium-
verlust 329
Blutdruckamplitude,
Aorteninsuffizienz 225

Blutdruckamplitude, Aorten-
stenose 224
Blutdruckkrisen, Phäochro-
mozytom 613
Blutdruckmessung 253
–, Fehlerquellen 254
–, Nierenkrankheit 293 f.
Blutdruckschreibung 253
Blutdrucksteigerung,
Stromschädigung 233 f.
–, Zinkschädigung 238
Blutdruckveränderung,
Bleischädigung 236
–, Thalliumschädigung 239
Blutdruckwerte, Häufigkeit
erhöhter 252
–, stammesmäßige Unter-
schiede 255
Bluteosinophilie, Lungen-
infiltrat 207
Bluterkrankheit 695, 731
Blutfleckenkrankheit, essen-
tielle konstitutionelle 732
Blutgefäß- s. Gefäß-
Blutgerinnung s. a. Antikoa-
gulantien-
Blutgerinnungsstatus,
Nervenstörungen 50
Bluthochdruck s. a. Hyperten-
sion/Hypertonie 251 ff.
Blutkalziumspiegel, Epithel-
körperchen 637
Blutkörperchen, rote, Strah-
lenschädigung 768, 770
–, weiße, Strahlenschädigung 769
Blutkrankheiten 695 ff.
–, Gifte gewerbliche 717
–, Hämatomyelie 39
–, Neuropathie 50
Blutplättchen,
Strahlenschädigung 770
Blutschäden 695 ff.
–, Körperganzbestrahlung 763
–, Strahlenschädigung 768
Bluttransfusion, Gicht 687
–, Hämochromatose 722
–, Hämoglobinurie, nächtl.
paroxysmale 715
–, Hämolyse 716
–, Krankheitsübertragung 716
–, Lungenödem 412
–, Malaria 488
–, Polyneuritis 49
–, Serumhepatitis 545

Bluttransfusion, Siderose 568
–, Wolhynisches Fieber 479
Blutung, Aneurysma 32, 71
–, epidurale 18
–, –, MdE 33
–, Hämophilie 731
–, intradurale 76
–, intrazerebrale 18, 20, 28
–, –, Differentialdiagnose 30
–, Rückenmark 38
–, Rückenmarkshaut 39
–, spontane 20, 32
–, subarachnoidale 31 f., 70 ff.
–, subdurale 18, 24, 31, 72
–, –, Differentialdiagnose 75
–, –, MdE 33
–, Ventrikel-, posttrauma-
tische 20
Blutungsanämie 698
–, chronische 702
Blutunterdruck s. Hypotonie
Blutveränderungen,
Dystrophie 680
Blutverlust, Gicht 687
Blutzellen, rote, Krankheiten
696 ff.
Blutzucker s. Hyperglykämie,
Hypoglykämie
Boeck'sche Krankheit,
Tuberkulose 431
–, Sarkoid, Neuritis 52
Borelien 475
Bornholmer Krankheit 110, 465
Borschädigung, Kreislaufstö-
rungen 239
Bothriocephalus latus,
Perniziosa 708
Botulismus 46, 96
Bouchet-Gsell'sche Krankheit
448
Boxer-Enzephalopathie 81
Braunsteinschädigung,
Parkinsonismus 81
Brill–Symmer'sche Krankheit
729
Brill–Zinsser'sche Krankheit
478
Broca'sche Formel 586
–, Fettsucht 669
Bromschädigung,
Herzschaden 237
Bromthaleinprobe, Hepatitis
infektiosa 551
Bronchialkrebs,
Bronchialstenose 402
–, Bronchitis 400

Bronchialkrebs, Hämoptoe 404
–, Lungenarterienthrombose 414
–, Lungenatelektase 411
–, Silikose 53
–, Tuberkulose 440
Bronchiektasen 400 f.
–, Asthma bronchiale 404
–, Bronchitis 400 f.
–, Bronchostenose 401, 403
–, erworbene 401
–, Grippe 464
–, Hämoptoe 404
–, Magengeschwür 528
–, Masern 460
–, Pleuraschwarte 415
–, Pneumonie 406
–, Silikose 425
–, Strahlenschaden 781
–, zirrhotische 401
Bronchiolitis 400
–, Bronchiektasen 401
–, obliterans 400
Bronchitis 399 ff.
–, asthmoide 404
–, chronische 400
–, –, Polyarthritis 391
–, fibrinöse 400
–, Grippe 464
–, Lungenemphysem 410
–, Lungenzyste 402
–, Masern 460
–, Pharyngitis 455
–, posttraumatische 399
–, Staublungenerkrankung 423
–, Strongyloidesinfektion 499
Bronchopneumonie s. a. Pneumonie
–, Halsmarkläsion 35
–, Lungenhypostase 411
–, Paragonimusinfektion 504
–, Silikose 425
–, Strongyloidesinfektion 499
Bronchusstenose 402
–, Bronchiektasen 401
–, Lungenatelektase 411
–, Lungenemphysem 409
Bronchustuberkulose 401
Bronzediabetes 541, 566
Brucellosis s. a. Bang'sche Krankheit 446 f., 458
– suis 458
Brustdrüse, Strahlenschädigung 779

Brustkorb s. a. Thorax
Brustkorbkontusion, Asthma bronchiale 404
–, Bronchitis 399
–, Lungeninfiltrat 407
–, Pleuritis 414
–, Pneumonie 406
Brustkorbverletzung, Pneumothorax 416
–, Tuberkulose 436 f.
Brustmarkschädigung, Prognose 35
Bruzellose s. a. Bang'sche Krankheit 446 f., 458
–, Glomerulonephritis 298
–, Hepatitis 558
–, Meningoenzephalomyelitis 94 f.
–, Polyneuritis 45
–, Thyreoiditis 629
–, Typendifferenzierung 449
Bubonenpest 470
Bürotätigkeit, Epilepsie 168
Bürstenindustrie, Milzbrand 469
bulbäre Symptome, ARBOR-Vireninfektion 112
–, Fleckfieber 104
–, Herpes simiae 111
–, Lyssa 111
Bulbärparalyse 78, 141, 144
–, Differentialdiagnose 116
–, progressive 79, 134 f.
Bulbärzentren, Halsmarkläsion 35
bulbopontines Syndrom 26 f., 36
Bulbus olfactorius, Kontusion 26
Bullis-Fieber 478
Bundesentschädigungsgesetz 88
Bundesseuchengesetz 122
– § 3, Abs. 1 46
– § 49 454
– §§ 51 ff. 49
– §§ 52 ff. 123
Bundessozialhilfegesetz §§ 123, 126 395
Bundesversorgungsgesetz N. F. § 1, Ziff. 3 213
– § 9 213
– § 30, Abs. 1 197
– § 62 439
burning-feet-Syndrom 55
Busch-Fleckfieber 478
Busch-Gelbfieber 484

Butazolidinschädigung 616
–, Magengeschwür 520
Bywater-Syndrom 347

Caissonkrankheit, Rückenmarksschädigung 40 u. Bd. I
Calcinosis interstitialis universalis 141
Calmette' Schutzimpfung 432
Candida albicans 106
Candidamykose, Lunge 408
Caplan-Syndrom 385
Cardiazolprovokation, EEG 164
Carotis-Sinus-Syndrom, Epilepsie 155
Cauda equina, Harnblasenatonie 326
CEE (Central European-Enzephalitis) 112
cerebral s. Gehirn-
Chagas-Krankheit 491
Cheilosis, Vitaminmangel 584
Cheiralgia paraesthetica 61
chemische Industrie, Leberschaden 563
chemische Noxen, Herz-Kreislaufschäden 234
Chiasmasyndrom, Enzephalitis 113
Chlorakne 564
Chloramphenicolschädigung, Nierenversagen 356
Chlornitrobenzol, Herzschaden 234
Chloroform, Herzschaden 240
–, Leberschaden 564
–, Tetanie 641
Chlorose 700
Chlorpikrinvergiftung 239
Chlorpromazinschädigung, Hepatose 560
Chlorschädigung, Endokardschaden 237
–, Herzschaden 234, 237
–, Lungenödem 412
–, Thrombose 237
Cholangitis s. Gallenwegsentzündung u. Bd. I
Cholelithiasis s. a. Gallensteinleiden 574 f. u. Bd. I
Cholera asiatica 472
Cholera, Perniziosa 708

Cholera, Polyneuritis 45
Choleraschutzimpfung 122
Cholesteringranulomatose 673
Cholezystitis s. a. Gallenblasen- 574 u. Bd. I
Chorea, Diphtherieschutzimpfung 125
– gravidarum 337
– Huntington 82
– minor 82
–, Muskelatonie 138
–, Rheumatismus 50, 377
–, symptomatische 82
choreiforme Unruhe, Wolhynisches Fieber 102
Choriomeningitis, lymphozytäre 111
Chorionepitheliom, Trauma 621 u. Bd. I
Chylothorax 414
Clark I u. II, Arsenschädigung 237
Claudicatio intermittens, Quecksilbervergiftung 238
Clearance, Glomerulonephritis 302
–, Hypertonie 280
–, –, essentielle 271
–, –, traumatische 283
–, Nierenerkrankungen 293
–, Nierenversagen, akutes 351
–, Pyelonephritis 337
Clonorchisinfektion 504
CO-Schädigung, chronische 236
–, Diabetes insipidus 602
–, Fettsucht 667
–, Gefäßschäden 234 f., 284
–, Hämoglobinaffinität 235
–, Herzmuskelschäden 284
–, Herzschäden 234 f.
–, Hyperthyreose 285
–, Hypertonie 284
–, Hypothyreose 636
–, Kreislaufschaden 235
–, Neuropathie 53, 284
–, Parkinsonismus 81
–, Polyglobulie 719
–, Sportherz 235
–, Stammhirnschaden 590
–, Subarachnoidalblutung 71
–, Thrombopenie 235
–, Zoster 117
CO₂-Spannung, arterielle, Lungenfunktion 418

Cochlearisschäden, Dihydostreptomycin 47
Colica mucosa 540
Colitis mucosa s. a. Kolitis 540
– ulcerosa gravis 539
–, Nierenamyloidose 307
– tuberculosa 539
Coma hepaticum, meningoenzephalitisches Syndrom 114
Combitonograph 253
Commotio cerebri s. a. Gehirnerschütterung 17 ff. u. Bd. I
Commotio cordis 230
Commotio medulla spinalis 38 ff.
Compressio cerebri 17 f.
Conn'sches Syndrom 610
Contebenschädigung, Cushing Syndrom 600
Conterganschädigung, Polyneuropathie 49
Contrecoup, Gehirnquetschung 19
Contusio cerebri s. a. Gehirnquetschung 17 ff.
Contusio cordis 230
Contusio medullae spinalis 38
Cooley'sche Anämie 713
Cor pulmonale, Epilepsie 155
–, Asthma bronchiale 403
–, Lungenemphysem 410
–, Pleuraschwarte 415
–, respiratorische Insuffizienz 418
–, Silikose 426
–, Tracheastenose 402
Cortisolbehandlung, Gefahren 615
–, Diabetes 651
Cortisontheraphie, Addison 609
–, Cushing-Syndrom 601
–, Diabetes 651
–, Fettsucht 669
–, Gefahren 615
–, Hypothyreose 635
–, Magengeschwür 521
–, Sklerodermie 310
Coxiella burneti 480
Coxsackie-Virus-Infektion 465
–, Myositis 139

Coxsackie-Virus-Infektion, Nervenkrankheiten 110
–, Pharyngitis 455
CPAH 300, 302
CPK 228
Crampi 139
Crohn'sche Krankheit 536
Crush-Niere 347
Crushsyndrom, renale Glukosurie 665
CT-Faktor 235
Culex-Mücke, Wucheriainfektion 501
Cushing-Syndrom, Diabetes 651
–, hypophysäres 599
Cushing-Typ, Nebennierenrindenschaden 606
–, Fettsucht 667

Dämmerzustand 148 f.
–, EEG 161
–, Epilepsie 148, 162
–, MdE 167
–, organische Prägung 150
–, postparoxysmaler 148 f.
–, produktiv psychotischer 150
–, psychogener 194, 200
–, Schreck 200
Dammverletzung 737
Darmatonie, Hypokaliämie 351
Darmbrand 536
–, Polyneuritis 45
Darmkrankheiten 533 ff.
–, Abmagerung 583
–, Feldnephritis 301
–, Polyarthritis, primär chronische 391
–, Polyneuritis 45, 55
–, rheumatische 378
Darmmilzbrand 469
Darmparasiten 534
Darmschädigung, Strahlenschaden 777 f.
Darmstenose, Strahlenschaden 778
–, Tuberkulose 536
Darmtuberkulose 536
–, Eiweißmangelkrankheit 585
–, Neuropathie 47
Darmverletzung b. d. Frau 739
Dauerausscheider s. a. Bakterienausscheider 453
Dauerhochdruck, posttraumatischer 282

Dauerreaktion, psychogene 200
Debre-De Toni-Franconi-Syndrom 336
Deckungsvorsorge, Atomgesetz 799
DDT, Leberschädigung 564
Deflorationspyelonephritis 326
Deformität, Sprengel'sche 138
Déjà-vu-Erlebnisse, Epilepsie 149
Dekompressionsschäden, Rückenmark 40 u. Bd. I
Dekontaminierung radioaktiver Stoffe 793
Dekubitus, Querschnittslähmung 35
Deltawellen, EEG 159
Dementia pugilistica 81
Demenz, epileptische 148, 150, 170
–, Fleckfieber 104
–, posttraumatische 21
–, Schizophrenie 177
Denguefieber 483
Depression s. a. endogene Psychosen 181 f.
–, chronisch-reaktive 87
–, endogene 182
–, Erlebnisreaktion 182, 185
–, Fleckfieber 105
–, organische, Melancholie 181
–, psychoreaktive 182
–, –, Melancholie 181, 183
–, Schmerz, psychogener 203
Dercum'sche Krankheit 671
Dermatitis, Ankylostomiasis 498
–, Bilharziose 500
Dermatomyositis 51, 141, 376
Descensus vaginae s. a. Scheidenverletzung 744
Diabetes insipidus 24, 601 ff.
–, epidemischer 603
–, Meningitis 92
– renalis 601
–, Zwergwuchs, hypophysärer 591
Diabetes mellitus 645 ff.
–, Addison 609
–, Arteriosklerose 73, 269, 273, 674
–, Begutachtung 657 ff.

Diabetes mellitus, Crampi 139
–, Druckneuropathie 43
–, Dystrophie 680
–, Fettleber 561
–, Fettsucht 669
–, funikuläres Syndrom 56
–, Gicht 687 f.
–, Glomerulosklerose 296, 320
–, Hämochromatose 721
–, Hypertonie 269, 273
–, hypophysärer 593 f.
–, Lipoidstoffwechsel 674
–, Myasthenie 137
–, Nebennierenrindenhormonbehandlung 615
–, nephrotisches Syndrom 320
–, Neuropathie 47, 51, 56 f.
–, Nierenkrankheit 293, 332
–, Pankreasverletzung 540, 647 f.
–, Polyneuritis 56 f.
–, schmerzhafter 57
–, Schwerhörigkeit 57
–, Spätsyndrom 57
–, Todesursache 332
–, vegetativ-trophische Ausfallserscheinungen 56 f.
–, Zoster 117
Diabetes, renaler 664 ff.
Diabetesfuß 57
Diagnosefehler, Psychose 189
Diagnostik, Herz-Kreislaufkrankheiten 217
Dialyse, Extrakorporale 353
diapedetische Nachblutung, Gehirnquetschung 20
diaplazentare Infektion, Toxoplasmose 107 f.
diastolische Geräusche, Aorteninsuffizienz 225
–, Mitralstenose 225
Diathese, allergische, Asthma bronchiale 403
–, hämorrhagische 731 ff.
–, –, Denguefieber 483
–, –, Rückfallfieber 476
Dichlorbenzolschädigung, Leberschaden 564
Dichlormethanschädigung, Leberschaden 564
Dickdarmerkrankung 536 f.
–, Sekretionsneurose 540
Dickdarmgeschwür, Amöbenruhr 494

Dickdarmkarzinom 540 u. Bd. I
Dienstbeschädigung, Enzephalitis 114
–, Fleckfieber 105
–, Gehirnkrankheit, bakterielle 90
–, Meningitis 92
–, multiple Sklerose 120
–, parasitäre Krankheiten 118
–, Rückenmarkskrankheit, bakterielle 90
–, Virusinfektion 114
Dienstvertrag, ärztliche Behandlung 797 u. Bd. I
dienzephale Ausfälle, Enzephalitis 113
–, Hirnschädigungsfolgen 24
dienzephaler Hochdruck 74
Dienzephalose 590
–, posttraumatische 24
Dinitroverbindungen, Herzschaden 239
Diphenylhydantoin, Periarteriitis nodosa 310
Diphtherie 458
–, Hypertonie 285
–, Keimausscheider 453
–, Nephritis 323
–, Ovarialinsuffizienz 624
–, Polyneuritis 45
Diphtherieschutzimpfung 122
–, neurale Schäden 48, 125
Diphyllobothrium latum 508
Dissimulation 207
Diurese, osmotische, Zwangspolyurie 329
Diuretikaabusus, Elektrolytstörungen 693
Divertikel, Dickdarm 536
Drakunkulose 503
Drehschwindel, posttraumatischer 26
Drehstrom, Herzschaden 232
Drogenikterus 559
Drogenschädigung s. a. Arzneimittelschädigung
–, Purpura rheumatica 311
Drosselungshochdruck 286
Druckgradient, Herzkatheterisierung 224
Druckluftkrankheit, Rückenmarksschaden 40 u. Bd. I

Druckneuropathie 43 ff., 61
-, Bewußtlosigkeit 43
-, Blutkrankheit 50
-, N. medianus 61
-, N. musculocutaneus 61
-, N. radialis 61
-, N. thoracicus longus 43
-, Operationslagerung 43
-, professionelle 60
Drüsenfieber, Pfeiffersches 464
Dschungelgelbfieber 484
Ductus thoracicus, Ruptur 414 u. Bd. I
Dünndarmdivertikel 534
Dünndarmdysbakterie 535
Duldungspflicht, Angiokardiographie 218
-, EEG 158
-, Herzkatheter 218
Dumping-Syndrom, Hypoglykämie 661
-, Osteoporose 691
Duodenaldivertikel 533
Duodenalkrankheiten 533 f.
Duodenalulkus, Emphysem 423
-, Hypoglykämie 661
-, Leberkrankheiten 569 f.
Dura, Blutung 75
Duraerkrankung 75
Durapenetration, Epilepsie 152
Duraverletzung, Epilepsiehäufigkeit 153
Durchblutungsstörungen s. a. Ischämie
-, Bleischädigung 236 u. Bd. I
-, Herzschaden 228
-, Wadenkrämpfe 139
Durchgangssyndrom, Gehirnerschütterung 22
Durchnässung s. Nässe 295
Durst, Natriumverlust 329
Dysarthrie, Strahlenschaden 783
Dysbakterie, Dünndarm 535
Dysenterie s. Bazillenruhr, Ruhr 536, 457
Dysmenorrhoe 743
-, posttraumatische 24
Dyspepsie 534
Dysplasie, polyostotische 618
-, Strahlenschaden 783
Dyspnoe, Aorteninsuffizienz 225
-, Aortenstenose 224

Dyspnoe, Emphysem, fokales 424
-, Mitralstenose 226
Dysproteinämie, Hydrothorax 414
Dysraphie, Syringomyelie 77
Dysthymie, endoreaktive 87
Dystonie, vegetative, Wolhynisches Fieber s. a. vegetative Störungen 619 f.
Dystrophia adiposogenitalis 619 f.
-, Akromikrie 591
-, Fettsucht 667
Dystrophie s. a. Ernährungsstörungen, Mangelkrankheiten, Unterernährung 675 f.
-, agastrische 532
-, alimentäre 535 f.
-, -, Magenoperation 532
-, enteral bedingte 583
-, Fettleber 561
-, Folgeschäden 677
-, Gastritis 514
-, Gehirnatrophie 188 f.
-, Hepatitis 549 f.
-, Leberkrankheiten 570
-, Leberzirrhose 562
-, lipophile s. a. Lipodystrophie 677
-, -, Fettsucht 667
-, -, Keimdrüsenstörung 621
-, Magengeschwür 524
-, Neuropathie 47, 54, 56
-, Pankreatopathie 541
-, Periarteriitis nodosa 310
-, Polyneuritis 44
-, Porphyria cutanea tarda 569
-, Psychose 188
-, Siderophilie 568
-, Siderose 568
-, spinal-nukleäre Atrophie 80
-, vererblich myotonische 135
-, Tuberkulose 437
-, Wanderniere 324
-, zerebrale Schäden 83 f., 188

Echinococcus granulosus multilocularis 449
Echinokokkose 108, 505
ECHO-Viren, Nervenkrankheiten 110
-, Pharyngitis 455

EEE (eastern equine encephalitis) 112
EEG s. Elektroenzephalogramm 147 ff.
-, Absencen 161
Eierschalensilikose 525
Eierstockabszeß 746
Eierstockaplasie 622
Eierstockentfernung 622 f.
Eierstockfunktionsstörungen 623
Eierstockgeschwülste 747 f.
Eierstockschädigung, Strahlenwirkung 776
Eierstocktumoren 747 f.
Eierstockverletzung, Schwangerschaft 748
Eierstockzyste, Ruptur 747
Eihautriß, traumatischer 753
Eileiterschwangerschaft 750
Einlauf, Dickdarmschädigung 540
Einschlußkörperchen, Enzephalitis 113
Einspritzung, iatrogener Schaden s. a. Injektion 41, 63, 91 u. Bd. I
-, Poliomyelitis 115
Einwilligung, Bestrahlung 742 u. Bd. I
Einzelniere, Nierenbiopsie 302
Eisenschmelzbetrieb, Arsenschädigung 236
Eisenstoffwechselstörung, Bronzediabetes 541
Eiterung, Hyperthyreose 632
-, Tuberkulose 438
Eiweißhaushaltstörung 675 f.
Eiweißmangel, Fettleber 562
-, Hämochromatose 721
-, Myxödem 634
-, Pankreatitis 650
-, Polyneuropathie 55
-, spinale Systemerkrankung 80
Eiweißmangelanämie 698, 708
-, Wurmkrankheiten 450
Eiweißmangelkrankheit 582, 585
Eiweißmangelsyndrom 535
Eiweißvermehrung, Polyneuritis 44
Ejakulationsstörung, Halsmarkläsion 35 f. u. Bd. I

EKG s. Elektrokardiogramm 218 ff.
Eklampsie, Zoster 117
elektrischer Unfall, Epilepsie 147
–, Gefäßschäden 232
–, Herzschäden 232 f.
–, Parkinsonismus, postenzephalitischer 118
–, Rückenmarksschaden 40, 80
–, spinale Systemerkrankung 80
–, Stammhirnschaden 590
Elektroenzephalogramm, Absencen 148
–, Anfallsformen 147
–, Anfallsintervall 161
–, Dämmerattacken 149, 161
–, Duldungspflicht 158
–, Enzephalitis, subakute 113
–, Epilepsie 158 ff., 163
–, –, symptomatische 159
–, –, temporale 149
–, –, traumatische 162
–, epileptischer Anfall, großer 148
–, –, kleiner 161
–, epileptischer Ausnahmezustand 149
–, Fleckfieber 105
–, Gehirnerschütterung 22
–, Gehirnschaden, distrophischer 84
–, –, frühkindlicher 162
–, Gehirnverletzung 24
–, Grenzen 164
–, Krampfwellen 148, 160
–, Mumpsenzephalitis 160
–, normales 159
–, petit mal 148, 160
–, Provokationsmethoden 164
–, spike and wave 150
–, subdurales Hämatom 29
–, Zystizerkose 109
Elektrokardiogramm 218 ff.
–, Angina pectoris 228
–, Aorteninsuffizienz 225
–, Aortenstenose 224
–, Brustkorbtrauma 231
–, CO-Vergiftung 235
–, Dystrophie 681
–, Fleckfieber 477
–, Herzdurchblutungsstörung 228
–, Herzinfarkt 228

Elektrokardiogramm, Herzverletzung 231
–, Hypertonie 270
–, Hypoglykämie 663
–, Kaliummangel 330
–, Mitralinsuffizienz 226
–, Nierenversagen, akutes 349
–, Strahlenschaden 782
–, vegetative Störungen 246
Elektrokortikogramm 163
Elektrolytrelation, Wasserhaushalt 693
Elektrolytstörungen, MdE 342
–, Pyelonephritis 329
–, Pyelonephrose 341
–, Silikose 428
Elektromyographie 37
Elektroschock, Psychose 179
Elliptozytose 712
Embryo, Strahlenschädigung 776
Embryopathie, Infektionskrankheiten 623
–, Röteln 460
Embolie, arterielle 52 u. Bd. I
–, Silikose 426
Emotion, Blutdruck 266
–, Hypertonie, maligne 274
–, Schreckreaktion 199
Empfindungsstörungen s. Sensibilitätsstörungen 201
Emphysem s. Lungenemphysem 490 ff.
Empyem, Tuberkulose 438
Encephalitis s. a. Enzephalitis
Encephalitis disseminata, Trauma 42
– epidemica 112
– –, Begutachtung 117
– japonica 112
– lethargica 112
– –, Muskelatonie 139
– postvaccinalis, abortive 128
Encephalomyelitis disseminata, myatrophische Lateralsklerose 144
–, Spinalparalyse 142
Encephalopathia saturnina 81
Endangiitis, Polyneuritis 45
Endangitis obliterans, Arsenschädigung 236
Endarteriitis, Bleischädigung 236

Endarteriitis, Quecksilberschädigung 238
Endocarditis s. a. Endokarditis 221 f.
Endocarditis lenta, Infektanämie 702
–, Nierenbeteiligung 304
– rheumatica 371
– verrucosa 221, 223
endogene Psychose s. a. Psychose 177 ff.
–, Begutachtung 183
–, Trauma 184
Endokardblutung, Kälteschädigung 242
–, Stromschädigung 233
Endokarderkrankungen 223 f.
Endokarditis, abakterielle 223
–, bakterielle 221, 223
–, Bang'sche Krankheit 458
–, Erysipeloid 471
–, Q-Fieber 103, 480
–, rheumatische, Chorea minor 377
–, –, Herzklappenfehler 371
–, –, Hirngefäßembolie 377
–, rheumatisches Fieber 370
–, Ruhr 457
–, subakute, Nierenbeteiligung 304
–, verruköse 221, 223 f.
Endokardschaden, Chlorinhalation 237
Endokardverletzung 231
endokrine Krankheiten 589 ff.
endokrine Störungen, Anfallsleiden 155
–, Meningitis 92
–, Psychose 178
endokrine Unterernährungszustände 582
Endometriose 742
Endomyokarditis, rheumatische, MdE 383
endoreaktive Dysthymie 87
Endothelschäden, chemische Substanzen 234
Entamoeba histolytica 494
Entbindungsheim, Infektionskrankheiten 443
Enteneier, Salmonellen 456
Enteritis 534
–, Hypoglykämie 661
–, infektiöse 456

Enteritis, Pyelonephritis 324
– regionalis 536
–, Ruhr 515
Enterokokken, Pyelonephritis 339
Enteromegalie, Chagas-Krankheit 491
Enteropathie, exsudative 535
Enteroptose, Magersucht 672
Enteroviren 109
Enthirnungsstarre 20, 28
–, Hungerdystrophie 83
Entlastungstrepanation 31
Entseuchung, Strahlen- 793
Entstellung, Erlebnisreaktion 197
Entwurzelungsdepression 87, 197
Entziehungskur, Sucht 210
Entzügelungshochdruck 285
Enzephalitis s. a. Encephalitis
–, Amenorrhoe 624
–, Antidiabetes insipidus 604
–, ARBOR-Viren 111
–, bakterielle 89
–, Bruzellose 94
–, Bulbärparalyse 145
–, chronisch-nekrotisierende 107
–, Coxsackie-Viren 110
–, Diabetes insipidus 602
–, Dienstbeschädigung 114
–, ECHO-Viren 110
–, EEE 112
–, EEG bei Mumps- 160
–, Einschlußkörperchen 113
–, eitrige 31
–, epidemische 112
–, –, Hypothyreose 635
–, –, Parkinsonismus 81
–, Fettsucht 667
–, Fleckfieber 104
–, granulomatöse, Dienstbeschädigung 114
–, Grippe- 464
–, Harnblasenstörungen 325
–, Herpes simplex 110
–, Hyperthyreose 632
–, Hypertonie 285
–, Hypophysenvorderlappenüberfunktion 593
–, japanische 112
–, Leptospirose 101

Enzephalitis, Leuk-, subakute sklerosierende 113
–, Lungenödem 412
–, Magersucht 582
–, Masern 113, 460
–, Melancholie 181
–, östliche Pferde - 112
–, Pan-, einheimische 113
–, Parkinsonismus 118
–, Parotitis epidemica 110
–, perivenöse 113
–, Pertussisschutzimpfung 125
–, Pferde - 112
–, posttraumatische 20
–, Psychose 186
–, Q-Fieber 103
–, retikulo-histiozytäre granulomatöse 113
–, rezidivierende 31
–, Röteln 460
–, Rubeolen 113
–, russische Frühjahr-Sommer- 112
–, Schrecksyndrom 199
–, Stammhirnschädigung 590
–, St. Louis 112
–, subakute 113
–, Tetanie 641
–, Toxoplasmose 107
–, Trauma 118
–, Trichinose 108, 508
–, Tularämie 94
–, Typhusschutzimpfung 126
–, Varizellen 113, 461
–, Ventrikelerweiterung 189
–, virusbedingte 46, 109
–, zentraleuropäische 112
–, –, Berufskrankheit 114
–, Zoster 115
enzephalitische Erscheinungen, Virushepatitis 113
enzephalitisches Syndrom, Polyneuritis 44
Enzephalomalazie, Harnblasenstörung 325
–, Hypertonie 274
Enzephalomeningitis, Filaria - 502
Enzephalomyelitis,
Bang'sche Krankheit 95
–, Bulbärparalyse 145
–, disseminata 120
–, Herpes simiae 111
–, Neugeborenen - 465
–, parainfektiöse 93
–, –, Trauma 119

Enzephalomyelitis, Poliomyelitisschutzimpfung (Sabin) 127
–, – (Salk) 126
–, postinfektiöse 45
–, postvakzinale 48, 127
–, serogenetische 48
–, Typhus abdominalis 93
–, Varizellen 461
–, Virusinfektion 109
enzephalomyelitische Erscheinungen, ARBOR-Viren 112
Enzephalo-Myelo-Radikulo-Polyneuritis 44
Enzephalopathie 129
–, Boxer 81
–, postmeningitische 92
–, posttraumatische 21
–, rheumatische 377
–, Wernicke 53
enzymatischer Defekt, Psychose 178
Eosinophilie, Periarteriitis nodosa 309
–, Wurmkrankheiten 450 f.
Epiduralanästhesie, Blutung 39
epidurale Blutung, Arsenschädigung 236
–, MdE 33
epidurale Entzündung 93
epidurale Injektion, iatrogener Schaden 63
epiduraler Abszeß 32, 90
–, Rückenmark 36
epiduraler Wirbelabszeß, Aktinomykose 106
epidurales Hämatom 18, 27, 29 f.
–, Epilepsiehäufigkeit 153
–, Rückenmark 39
Epikardblutung, CO-Schädigung 235
–, Phosphorschädigung 237
–, Stromschädigung 233
Epilepsia partialis continua 148
Epilepsie s. a. Anfallsleiden 147 ff.
–, Arteriosklerose 73
, Führerschein 25, 170
–, genuine, postdystrophischer Hirnschaden 84
–, Magengeschwür 522
–, Malaria 489
–, Pertussisschutzimpfung 126

Epilepsie, Pockenschutz-
    impfung 127, 128
–, Suizid 211
–, Tetanie 155, 641
–, traumatische 147, 151 f.
    u. Bd. I
–, –, EEG 162
–, –, Früh - 152 f.
–, –, Herdanfall 152
–, –, Herdveränderungen 162
–, –, Residual- 154
–, –, Spät - 27, 152
Epilepsieanlage, Trauma 153
Epilepsiegefährdung, Schädel-
    verletzung 151
Epilepsiehäufigkeit,
    Duraverletzung 153
–, intrakranielle Hämatome
    153
–, Kopftrauma 153
–, Schädelimpressionsbrüche
    153
epileptiforme Anfälle,
    Hypoglykämie 663
–, Paragonimusinfektion
    505
–, Wolhynisches Fieber 102
epileptische Anfälle,
    Aktinomykose 106
–, Enzephalitis 113
–, Fleckfieber 104
–, Grippe-Enzephalitis 110
–, Malaria tropica 107
–, Masernenzephalitis 113
–, Meningitis 92
–, Mumps 110
–, Zystizerkose 108
Epiphysenschädigung,
    Bestrahlung 773
Epithelkörperchen
    s. Nebenschilddrüsen 637
Erbeinflüsse, Polyarthritis,
    primär chronische 390
–, Diabetes mellitus 646
–, Hypertonie 262
–, Psychosen 179
Erblindung s. a. Blindheit
–, Herzklappenfehler,
    rheumatischer 377
–, hysterische 208
–, Meningitis epidemica 455
–, Pocken 461
–, Tularämie 459
Erbschäden, strahlenbed. 788
Erb'sche Lähmung 62
Erbsenpflückerkrankheit
    102, 448

Erektionsstörung 621 u. Bd. I
Erfrierung, Addison-Syndrom
    608
–, multiple Sklerose 122
–, Nebennierenrindenschädi-
    gung 609
–, Stressulkus 521
Erfüllungsgehilfe des Arztes
    797 u. Bd. I
ergometrische Untersuchung
    219
Ergotismus, Nervenschädi-
    gung 53
Ergotoxinschädigung, Gefäß-
    schäden 234, 239
Erinnerungslosigkeit
    s. a. Amnesie
–, Gehirnerschütterung 22
–, Schreck 200
Erkältung, Angina 455
–, Bronchiektasen 402
–, Glomerulonephritis,
    chronische 302
–, Pharyngitis 455
–, Pneumonie 406
–, Pyelonephritis 341
–, Schwarzwasserfieber 489
–, Tracheobronchitis 399
Erleben, melancholisches
    182
Erlebnis, Psychose 184
erlebnisbedingte Verfolgungs-
    schäden 86
Erlebnisreaktion, abnorme
    s. a. Neurose 86, 188
–, –, Melancholie 182
–, –, Psychose 186
–, –, Suizid 213
–, depressive 182, 185
–, Entstellung 197
–, Psychose 184
–, schizoforme 185
–, Verstümmelung 197
Erlebnisverarbeitung 87
–, mangelnde 195
Ernährung, Hypertonie 264
Ernährungsschäden
    s. a. Dystrophie, Mangel-
    krankheiten, Unterernäh-
    rung
–, Kropfleiden 627
Ernährungsstörungen, mul-
    tiple Sklerose 120
–, Pachymeningitis haemor-
    rhagica interna 76
Ernährungsumstellung,
    Blutdruck 267

Erntefieber 460
Erschrecken 198
–, primäres 196
Ersticken, Lungenemphysem
    409
Erstinfektion, Tuberkulose
    432
Ertrinken, Lungenemphysem
    409
Erysipel, Glomerulonephritis
    298
–, Hochdruck 286
Erysipeloid 446, 470 f. u. Bd. I
Erythem, Schlafkrankheit
    490
Erythema annulare, Rheuma-
    tismus 378
– exsudativum multiforme
    378
– nodosum 431
– –, Rheumatismus 378
Erythroblastose, akute 720
–, fetale 717
Erythropathie, erbliche 710
Erythropoese, Strahlenscha-
    den 568
Erythrozytenschädigung,
    Strahlenschaden 770
Erythrozytenwerte 697
Erytrozytopenie,
    Wurmkrankheiten 450
Escheria coli, Nierenstein
    334
–, Pyelonephritis 339
Eunuchismus 619
Eunuchoidismus 619
Euratom 794
Euthyreose 626
Exanthem, Fleckfieber 477
–, Sodoku 477
Exerzierknochen 141
Exokarenz 582
Exsidation, Lyssa 111
Exsikkose, Natriumverlust
    329
extrapyramidale Hyperkinese
    80
–, ARBOR-Viren-Infektion
    112
–, Enzephalitis, subakute
    113
–, Grippe-Enzephalitis 110
–, Masernenzephalitis 113
–, posttraumatische 21
extrapyramidale Störungen,
    Fleckfieber 103
–, Mumps 110

extrapyramidale Störungen, Ornithose 111
–, Q-Fieber 103
–, Wolhynisches Fieber 102
Extrasystolen, Bariumsalzschädigung 238
–, CO-Schädigung 235
–, Herztrauma 231
–, Manganschädigung 238
–, Stromschädigung 233
Extrauteringravidität 750

Färbeindex 697
Fahrlässigkeit, Begriff 797 u. Bd. I
Fahrtauglichkeit, Anfallsleiden 170 ff.
–, Diabetes 656
–, Epilepsie 167, 170 ff.
–, Gehirntrauma 25, 33
–, Hirnverletzter 25
–, Hypertonie 289
–, Hypoglykämie 663
–, Krampfstrompotentiale 25
Fallsucht s. Anfallsleiden, Epilepsie 147 ff.
Fanconi-Syndrom 690
Farbenindustrie, Bleivergiftung 236
Fasziolainfektion 503
Fasziolopsisinfektion 504
Favus 448
Fazialisparese, Febris ureoparotidea 113
–, Fleckfieber 104
–, ischämische 50
–, Meningitis 89
–, Otitis media 46
–, periphere, Differentialdiagnose 50
–, rheumatische 50
–, Schädelbasisbruch 25
–, Tetanus 95
Febris recurrens 475
– uveoparotidea Heerfordt 113
Federmanometer, Blutdruckmessung 253
Fehlbildung, dysraphische 77
Fehlentwicklung, acclische 193 ff.
Fehlernährung 582
–, spinal-nukleäre Atrophie 80
Fehlgeburt 748 f.
–, Ankylostomiasis 498

Fehlgeburt, Bereitschaft 749
–, Cholera 473
–, Listeriose 459
–, multiple Sklerose 120
–, Rückfallfieber 476
Fehlhaltung, neurotische s. abnorme Erlebnisreaktion; Neurose
Fehlregeneration, Gehirngeschwulst 68
Feldfieber 102, 448, 460
Feldnephritis 300 f.
–, Prognose 317
Fellindustrie, Milzbrand 469
–, Q-Fieber 480
Felsenbeinbruch, Meningitis 89
–, Fazialisparese 25
Felsenbeinempyem 26
Felty-Syndrom, Polyarthritis, primär chronische 385
Feminisierung 617
Femoralisparese, Beckenaffektionen 46
–, berufsbedingte 62
–, MdE 65
–, Nierenaffektion 46
Fermentgifte, Herzschaden 234
Fermentschwäche, Pankreas 555
Fertilitätsstörungen, Dystrophie 678 u. Bd. I
Fettembolie, Gehirn 413
–, Lunge 413
–, Nierenversagen, akutes 356
Fetthaushaltstörungen 666 ff.
Fettleber 560
–, exogene Gifte 562
–, Hepatitis, chronische 553
–, Leberzirrhose 561
–, MdE 565
Fettlösungsmittel, Trichloräthylenvergiftung 240
Fettresorptionsstörung 584
Fettstoffwechselstörung, Arteriosklerose 269, 273
–, Diabetes 651
Fettsucht 666 f.
–, Diabetes 650
–, dienzephale 24
–, Gicht 687
–, Hypertonie 264, 280, 284
–, Hypoglykämie 663
–, Meningitis 92

Fettsucht, Nebennierenrindenhormontherapie 615
–, traumatische 600
Fetus, Verletzung 751
Fibrose, retroperitoneale, Pyelonephrose 324
Fieber, akutes rheumatisches 368
–, epileptischer Anfall 147
Fieberdelir, Suizid 213
Fieberkrämpfe 147
Fila olfactoria, Abriß 26
Filariosen 501
Filtrationsfraktion, Glomerulonephritis 302
Fisch, Salmonellenbefall 456
Fischer, Weil'sche Krankheit 460
Fischindustrie, Erysipeloid 471
Fistelbildung, Radiumbehandlung 742
–, tuberkulöse 437
Fixierung, psychogene 194
Fleckfieber 102 f., 451, 477
–, Diabetes insipidus 602
–, Epilepsie 147
–, Glomerulonephritis 298
–, Hyperthyreose 632
–, Hypertonie 285
–, Magengeschwür 525
–, murines 468
–, Tetanie 641
Fleckfieberenzephalitis 105
–, Ventrikelerweiterung 189
Fleckfieberinfektion, Transfusion 716
Fleckfieberschutzimpfung 123
Flecktyphus, Polyneuritis s. a. Fleckfieber 45
Fleischer s. Metzger
Fleischvergiftung, Akustikusstörung 46
Flimmerlichtreizung, Elektroenzephalographie 164
Flimmerskotom, hemianoptisches, Migräne 156
Flugwart, Berufsneuropathie 53
Fluorschädigung, Herzschäden 237
–, Tetanie 640
Foetor uraemicus 294
Fokalintoxikation, Herzschaden durch Überanstrengung 244
–, Hyperthyreose 632

Fortbildung des Arztes
798 u. Bd. I
Fraktur s. a. Knochenbruch
-, Fettembolie 413
-, intrauterine 751
-, Oberarm-, Radialis-
  lähmung 62
-, Schädel-, Meningitis 89
-, Spontan-, Syringomyelie
  78
-, -, Strahlenschaden 775
-, -, Tabes 100
Frambösie 473 f.
-, Pinta 474
Frauenheilkunde, Arzthaft-
  pflicht 753 ff.
freies Intervall, subdurales
  Hämatom 28
Freitod s. a. Selbsttötung
  211 ff.
Fremdarbeiter, Polyneuritis,
  infektiöse 45
Fremdheitserlebnisse,
  Epilepsie 149
Fremdkörper, weibliches
  Genitale 741
Fremdkörperaspiration,
  Bronchialstenose 402
-, Bronchiektasen 401
-, Lungenabszeß 408
-, Lungenatelektase 411
-, Tracheostenose 402
-, Tracheobronchitis 399
Fremdkörpersuche,
  Strahlenschädigung 766
Fremdkörpertumor, Gehirn
  68, 70
Fremdneurose, exogene
  195
Fremdserum, Periarteriitis
  nodosa 310
Friedreich'sche Ataxie 78
-, Blasenlähmung 325
Frischzellentherapie,
  Neuropathie 48
Friseurgewerbe, Leberschaden
  563
Fröhlich'sche Krankheit,
  Fettsucht 667
Frucht, intrauterine, Strahlen-
  schädigung 776
Frühepilepsie 152
-, MdE 153
-, traumatische 153
Frühgeburt, Ankylostomiasis
  498
-, Listeriose 459

Frühgeburt, Nierenversagen,
  akutes 355
-, Rückfallfieber 476
Frühkastrat, Pituitarismus,
  eosinophiler 618
Frühschaden. Strahlen-
  schädigung 760
FSH-Werte 624
Führerscheintauglichkeit s.
  Fahrtauglichkeit
funikuläre Myelose, Blasen-
  atonie 326
- Spinalerkrankung, Mangel-
  krankheit 584
Funktionsprüfung, Herz und
  Kreislauf 218
Furunkulose, Listeriose 446
-, Pyelonephritis 323
-, Weil'sche Krankheit 460

Gallenblasenentfernung,
  Gastritis 513
Gallenblasenerkrankung
  574 f. u. Bd. I
-, Diabetes 650
-, Gastritis 513
-, Hepatitis 555
-, - infectiosa 551
-, Lambliase 496
-, MdE 577
-, Pankreatitis 541, 650
-, Trauma 576
Gallensteinleiden 574 f.
-, Gastritis 513
-, Hepatitis 555
-, - infectiosa 552
-, Leberverletzung 573
-, Pankreatitis 541
-, Trauma 576
-, Typhus abdominalis 456
-, Virushepatitis 463
Gallenwegsentzündung,
  Duodenitis 533
-, Leberzirrhose 554
-, Ruhr 457, 538
-, Typhus abdominalis 456
Gangrän, Fleckfieber 477
Ganzkörperbestrahlung,
  ionisierende Strahlen 794
Garagenbetriebe, CO-
  Schädigung 235
Gasaustauschstörungen,
  Lungenemphysem 410
Gasbrandbazillensepsis,
  Hämolyse, akute 716
Gasbrandbazillus, Darm-
  brand 536

Gaseinatmung, Asthma
  bronchiale 404
-, Bronchiektasen 402
-, Lungenfibrose 409
-, Pneumonie 406
-, Tracheobronchitis 399
Gaskokereiarbeiter, Hoch-
  druck 284
Gastritis s. a. Magen 512 ff.
-, Folgezustände 515 f.
-, hyperplastische, Eiweiß-
  mangel 585
-, Magengeschwür 514 f.,
  517, 523
-, Magenkrebs 530
-, Pankreatitis 540
-, Ruhr 524, 537
- ulcerosa 518
-, WDB 514 f.
Gastroduodenitis, Avitami-
  nose 55
-, Hepatitis infectiosa 552
Gastroenteritis 456
-, subakute 447
Gastroenteropathie, exsuda-
  tive 585
Gastroenterostomie, Beurtei-
  lung 533
Gastwirt, Gicht 685
Gaucher'sche Krankheit 729
Gaumensegelparese, Botulis-
  mus 96
Gebärmutterentfernung,
  Arzthaftpflicht 743
Gebärmuttergeschwulst 745
Gebärmutterkrebs 746
Gebärmutterriß 750
Gebärmutterruptur 750
-, Arzthaftpflicht 754 f.
Gebärmutterverlagerung
  743
-, Schwangerschaft 748
Gebärmuttervorfall 744
Gebißdefekt, Gastritis 515
Geburtsasphyxie, Epilepsie
  147
Geburtshelfer, Arzthaftpflicht
  753 u. Bd. I
Geburtsleitung, Arzthaft-
  pflicht 753
Geburtstrauma, Epilepsie
  147
-, Residualepilepsie 161
Geburtsverletzung, Arzthaft-
  pflicht 753
-, des Kindes, Arzthaftpflicht
  754 f.

Gefährdungshaftung, Atomgesetz 799 u. Bd. I
Gefälligkeitsgutachten, Psychoreaktion 202
Gefäßaneurysma, Bleischädigung 236
Gefäßentzündung, Meningitis 92
Gefäßerkrankung, Diabetes mellitus 56, 73, 269, 273, 654, 674
-, Epilepsie 147
-, Fleckfieber 478
-, Gehirngefäße 73 ff., 159
-, Neuropathie 43
-, Polyneuritis 44
-, rheumatische 375
-, rheumatisches Fieber 370
Gefäßkrise, Epilepsie 155
Gefäßmißbildung, Aneurysma 71
-, Epilepsie 165
Gefäßprozesse, zerebrale 73, 159
Gefäßschäden, Arsenschädigung 236
-, Bariumschädigung 238
-, Benzolschädigung 239
-, Bleischädigung 236
-, chemische Substanzen 234
-, CO-Schädigung 284
-, elektrischer Unfall 232
-, Halogenschädigung 237
-, Kupferschädigung 238
-, Methylalkoholvergiftung 240
-, Quecksilberschädigung 238
-, Strahlenschädigung 768
-, Thalliumschädigung 239
-, Zinkschädigung 236, 238
Gefäßsklerose, Berufskrankheit s. a. Arteriosklerose 73
-, CO-Intoxikation 235
, zerebrale s. Gehirngefäßsklerose
Gefäßspasmen, Giftwirkung 234
Gefäßverschluß, Neuropathie 52
Gefäßwandschäden, Tetrachlorkohlenstoffschädigung 238
Gefangenschaft s. a. Kriegsdienst-, Wehrdienst-
-, Fettleber 562
-, Gastritis 514
-, Hämochromatose 722

Gefangenschaft, Magengeschwür 523
-, Psychose 186
-, Pyelonephritis 326 f.
-, Rheumatismus, fieberhafter 382
-, Tuberkulose 437
Geflügelpest, atypische 448
Geflügelzüchter, Newcastle' Krankheit 466
Gefrierkammer, Asthma bronchiale 404
Gefühlsstörungen, Rückenmarksblutung 38
Gehirn-, s. a. Hirn-, Zentralnervensystem, zerebral - u. Bd. I
Gehirnabbau, organischer, Melancholie 181
-, Suizid 211
Gehirnabszeß 31, 89 f.
-, aktinomykotischer 106
-, EEG 159, 162
-, Gesichtsschädelbruch 26
-, Herzklappenfehler, rheumatischer 377
-, Herzschaden 221
-, posttraumatischer 20, 24
Gehirnarterienaneurysma, Ruptur 32
Gehirnarteriosklerose 73 ff.
Gehirnatrophie 84
-, Dystrophie 188 f., 678
-, Mangelernährung 83
-, Schizophrenie 177
-, Spinalparalyse 142
Gehirnblutung s. Apoplexie
Gehirndurchblutungsstörung s. a. Gehirngefäßsklerose
-, Epilepsie 147, 157
-, Hypertonie 274
-, Psychose 186
-, Ventrikelerweiterung 189
Gehirnentzündung s. Enzephalitis
Gehirnerkrankung, bakterielle 90
-, Epilepsie 147
-, Paragonimusinfektion 505
-, Psychose, organische 188
-, rheumatische 337
-, virusbedingte 46
Gehirnerschütterung 17 ff.
-, Begriffsbestimmung 22
-, EEG 22, 24
-, Frühphase 23 f.

Gehirnerschütterung, Geschwulstgenese 68
-, Hyperthyreose 632
-, MdE 32
-, Menstruationsstörungen 743
-, neurovegetative Störungen 23 f., 283
-, Reflexstörungen 22
-, Schreckreaktion 197, 200
-, Tetanie 641
-, Zerebralsklerose 75
Gehirngefäßerkrankung, EEG 159
-, Epilepsie 147, 162
-, Fleckfieber 104
-, Hypertonie 269
-, Lues 98
-, Malaria tropica 107
Gehirngefäßsklerose s. a. Arteriosklerose 73 ff.
-, Magersucht 582
-, Melancholie 181
-, Parkinsonismus 81
-, Schädelhirntrauma 73 f.
-, Schlaganfall 74
-, Verschlimmerung 74
Gehirngefäßverschlüsse, CO-Schädigung 235
Gehirngeschwulst 68
-, Arachnitis 92
-, traumatische, Kausalitätsbeurteilung 69 u. Bd. I
-, Verschlimmerung 70
Gehirngumma 98
Gehirnhaut 20
-, harte s. Dura-
-, weiche s. Pachymeningitis
Gehirnhautblutung s. a. Hämatom, epidurales, subdurales
-, Arsenschädigung 236
-, Differentialdiagnose 75
Gehirnhautentzündung s. Meningitis
-, bakterielle 89
Gehirnhautinfektion, traumatogene 31
Gehirnhautläsion 20
Gehirninfektion, traumatogene 31
Gehirnkrankheit, Pachymeningitis 76
-, Schrecksyndrom 197
-, Suizid 211
Gehirnnarben, Tumorentstehung 68 u Bd. I

Gehirnnekrose 20
–, Fleckfieber 104
–, Strahlenschädigung 783
Gehirnnervenausfall, Aktinomykose 106
–, Blastomykose 106
–, Fleckfieber 104
Gehirnnervenlähmung 31
–, Enzephalitis 113
–, Leptospirose 101
–, Masernenzephalitis 113
–, Ornithose 111
Gehirnnervenschaden, Schädelbasisbruch 26
–, Streptomycinschädigung 47
Gehirnnervensymptome, Botulismus 96
–, Bruzellose 94
–, Wolhynisches Fieber 102
Gehirnödem 20 ff.
–, dystrophisches 84
–, posttraumatisches 20, 26
–, reaktives 18
–, sekundäres 29
–, Spät- 24
Gehirnprellung 18, 28
Gehirnquetschung 17 ff.
–, Bewußtseinsstörung 25
–, diapedetische Nachblutung 20
–, EEG 24
–, Fahrtauglichkeit 33
–, Geschwulstgenese 68
–, Gewebsnekrose 20
–, Hyperkinese 82
–, Hyperthyreose 632
–, MdE 33
–, Meningitis 89
–, Meningopathie, chronische 20
–, psychopathologische Störungen 25
–, Schädelbruch 26
–, Sekundärerscheinungen 19 f.
–, vegetative Irritation 283
–, Zerebralsklerose 75
Gehirnschädigung, Malaria tropica 107
–, postdystrophische 84
–, Schädelbruch 19
–, Strahlenschäden 783
–, Toxoplasmose 107
–, Trichinose 108
–, Zystizerkose 108, 508
Gehirnsinusthrombose 31

Gehirnsubstanzschäden 19
–, Epilepsie 152
Gehirntumor, Entstehung 68 u. Bd. I
–, Antidiabetes insipidus 604
–, Blasenfunktionsstörungen 325
–, Echinokokkose 108
–, EEG 159
–, Epilepsie 147, 152, 162
–, Enzephalographie 165
–, Fremdkörper 68
–, Gehirnverletzung 152
–, Hypophysenstörung 592
–, Magersucht 582
–, seelische Einflüsse 69
–, Trauma 68
Gehirnventrikelblutung 28
Gehirnverletzung 17 ff. u. Bd. I
–, Antidiabetes insipidus 604
–, Blutdruck 74
–, Cholelithiasis 574
–, Cholezystitis 574
–, Diabetes insipidus 602
–, Diabetes mellitus 652
–, EEG 159
–, Epilepsie 147
–, –, Häufigkeit 152
–, Fahrtauglichkeit 25, 33
–, Fettsucht 667
–, Gallenblasendyskinesie 574
–, Gehirntumor 68 f., 152
–, Häufigkeit 17
–, Harnblasenstörung 325
–, Hintergrundreaktion 197
–, Hyperthyreose 632
–, Hypertonie 282
–, Hypophysenvorderlappenüberfunktion 593
–, Karotisverkalkung 74
–, Katastrophenreaktion 197
–, Lungenödem 412
–, Lyssa 119
–, Magengeschwür 521
–, MdE 166
–, multiple Sklerose 120
–, Nebennierenrindeninsuffizienz 607
–, neurasthenische Reaktion 197
–, Paralysis agitans 81
–, Parkinsonismus 81, 118
–, Polyglobulie 719
–, psychogene Überlagerung 201

Gehirnverletzung, Psychose 184, 186, 188
–, Schrecksyndrom 199
–, Suizid 211
–, Ventrikelerweiterung 189
Gehirnverletzungsfolgen, Sucht 211
Gehirnwasser s. Liquor
Geistesarbeiter, psychogene Überlagerung 201
Geisteskrankheit, seelische Belastung 184
–, Suizid 211
Gelbfieber 484
Gelbfieberimpfung 123
Gelbsucht s. Ikterus
Gelenkentzündung, Ruhr 457
Gelenkinfektion, Erysipeloid 471
Gelenkkrankheiten, Neuropathie 50 u. Bd. I
–, rheumatische 370, 378
–, –, Neuritis 50
Gelenkrheumatismus, Agranulomatose 727
–, akuter, Angina 455
–, Thyreoiditis 629
Gelenktrauma, Polyarthritis rheumatica 382
Gelenkveränderungen, deformierende Neuropathie 47
–, Hämophilie 731 u. Bd. I
–, Polyarthritis, primär chronische 386
–, Tabel dorsalis 100 u. Bd. I
Gemütskrankheit, seelische Belastung 184
–, Suizid 211
Genitalverletzung d. Frau 737 ff.
genuine Epilepsie 150
Genußmittel, Gastritis 513 f.
Genußmittelintoxikation, Gehirnverletzungsfolgen 211
geographische Faktoren, Blutdruck 267
gerinnungshemmende Mittel s. Antikoagulantien
Gerinnungsstörungen, Nierenbiopsie 302
Germanin, Morbus Addison 609
Gerüstarbeiter, Epilepsie 168
Gesamtbilirubin, Hepatitis infectiosa 551

Geschlecht, Blutdruck 255
Geschlechtsdrüsen s. Keimdrüsen 617
Geschwulst s. a. Tumor u. Bd. I
–, bösartige, berufsbedingte 53
–, –, Mangelkrankheit 582
–, –, Nierenamyloidose 307
–, Gehirn 68
–, –, Arachnitis 93
–, –, Blasenfunktionsstörung 325
–, intramedulläre 39
–, intraspinale 77
–, Magen 531
–, multiple Sklerose 120
–, Nervensystem, peripheres 44
–, –, Syringomyelie 77
–, Rückenmark, Arachnitis 93
–, –, Zoster 117
–, Schädelbasis, Liquorrhoe 89
Geschwulstanlage, Gehirntumor 68
Geschwulstbereitschaft 68 u. Bd. I
Geschwulstentstehung 68 u. Bd. I
Gesichtsentstellung, Überforderungsreaktion 197
Gesichtsfeldeinschränkung 27 u. Bd. I
–, Arachnopathie 31
Gesichtsmuskelkontraktur 50
Gesichtsnervenlähmung s. a. Fazialis– 50
Gesichtsschädelbrüche, Gehirnquetschung 26 u. Bd. I
–, Meningitis 89
Gesundheitsdienst, Infektionskrankheiten 443
gewerbliche Intoxikation, Neuropathie 53
–, Polyneuropathie 54
Gicht 684 u. Bd. I
–, Arteriosklerose 73, 269, 273
–, Hypertonie 269, 273
–, Nierenkrankheit 293
–, Nierenstein 335
–, Wadenkrämpfe 139
–, Zoster 117

Gichtanfall, Trauma 686 u. Bd. I
Gierke'sche Krankheit, Hypoglykämie 662
Gifte, gewerbliche, Blutkrankheit 717
–, Herzschäden durch Ferment– 234
–, lungenwirksame 234
–, Neuropathie 53
Gigantismus 592
Gilchrist'sche Krankheit 106
Gipsverband, Malabsorption 584
Glasbläser, Asthma bronchiale 404
–, Lungenemphysem 410
Gleichstrom, Herzschäden 232
Gliazellwucherung, parainfektiöse Krankheiten 113
Gliedmaßenlähmung, Rückenmarksschädigung 35
Glimmerschädigung, Pneumokoniose 421
Gliom, Gehirntrauma 69
Gliose des Rückenmarks 77
Globalinsuffizienz, Lungenfunktionsprüfung 410, 417
Glomerulitis, Periarteriitis 309
Glomerulonephritis, aktivchronische 312
–, akute diffuse 295
–, –, Klinik 299 f.
–, –, Mikrobiologie 295
–, –, peripher aproteinurische, hypertone 302
–, –, Prognose 312 ff., 317
–, –, durch Streptokokken 295
–, –, ohne Streptokokken 298
–, –, Symptome 299
–, –, Verlauf 312 ff.
–, akute postinfektiöse 302
–, – rheumatisches Fieber 378
–, Angina 455
–, Bestrahlungsnephritis 311
–, chronische 314, 327
–, –, akuter Schub 302
–, –, Differentialdiagnose 322
–, –, Hypertonie 329
–, –, primäre 296
–, –, Prognose 318
–, –, pseudo-nephrotische 319
–, –, sklerosierende 296

Glomerulonephritis, chronische, vaskuläre 319
–, Defektheilung 314
–, Einteilung 296
–, exsudativ-proliferative 321
–, fokal embolische 304
–, Hyperparathyreoidismus, sekundärer 644
–, lobuläre 296
–, oligosymptomatische 285
–, orthostatische Proteinurie 316
–, postinfektiöse 295
–, –, diffuse 296
–, progressive, Dermatomyositis 51
–, Röntgentiefenbestrahlung 311
–, Strahlenschaden 780
–, subakut-chronische 294
–, – proliferierende 296
–, subchronische 304
–, toxiallergische diffuse 296
–, Urinbefund 285
Glomerulosklerose, diabetische 57, 296, 321
–, Gicht 688
–, interkapillare, Diabetes 654, 656
Glukokortikoidbehandlung, Gefahren 615
Glukokortikoide, Diabetes 651
Glukosurie, hypophysäre 595
–, passagere 647
–, renale 664 ff.
–, –, Hyperphosphaturie 690
Glutamat-Oxalazetat-Transaminase 228
Goldintoxikation, Lipoidnephrose 320
–, Panmyelopathie 718
–, Polyneuropathie 54
Gonaden s. Keimdrüsen
Gonadendosis 788
Gonatropine 618
Gonokokkeninfektion, Glomerulonephritis 304
Goodpasture-Syndrom 300
Gordon-Test 585
GOT 228
Gradenigo-Syndrom 26
grand mal s. a. Anfallsleiden, Epilepsie 148

grand mal, Anfallsdauer 157
Granitbetrieb, Staublungen-
  erkrankung 422
Granulomatose, nekrotisie-
  rende 309
–, Polyneuritis 44
–, Wegener'sche 309
Granulomatosis infantiseptica
  459
Granulozyten, Strahlen-
  schädigung 769
Granulozytopenie 726
Gravidität s. Schwangerschaft
Greisenalter, Neuropathie 52
Grippe 464
–, Pankreatopathie 541
Grippeenzephalitis 110
Grippevirus 464
–, Pharyngitis 455
Grubenarbeiter, Weil'sche
  Krankheit 460
Guillain-Barré'sche Eiweiß-
  Zell-Dissoziation 44
–, Liquorsyndrom 46, 48
Gumma, luisches Hirngumma
  98
Gutachter und psychogene
  Reaktion 203
Gynäkologe, Arzthaftpflicht
  753
gynäkologische Eingriffe,
  Querschnittssyndrom 41
– Krankheiten 737 ff.
– Operation, Schädigung
  N. thoracicus longus 62

Haarausfall, Hypoglykämie
  663
Haarfärbemittel, Leberschädigung 563
Haarwachstum, Strahlen-
  schädigung 767
Hackfleisch, Salmonellen
  456
Hämangiombestrahlung,
  Hautschaden 767
–, Mammaschädigung 779
–, Wachstumsstörungen 773
Hämatom, epidurales 18, 27,
  29 ff.
–, –, Epilepsiehäufigkeit 153
–, –, MdE 33
–, –, spinales 39
–, intradurales 31, 76
–, intrakranielles, Epilepsiehäufigkeit 153
–, intrazerebrales 18 ff.

Hämatom, subarachnoidales
  31 ff., 70 ff.
–, subdurales 18, 24, 26, 28
–, –, chronisches 29, 75
–, –, Differentialdiagnose 75
–, –, doppelseitiges 27
–, –, freies Intervall 28
–, –, MdE 33
–, –, spinales 39
Hämatomyelie, hämorrhagi-
  sche Diathese 39
–, Muskeldystrophie, progressive 143
–, myatrophische Lateral-
  sklerose 144
–, posttraumatische 38, 77
–, Symptomatik 39
Hämatopoese, Strahlen-
  schädigung 768 f.
Hämatoporphyrie, spinale
  Muskelatrophie 80
Hämatothorax 415
Hämochromatose s. a. Sidero-
  philie 562, 565 f., 721
–, Pankreatopathie 541
Hämoglobin, CO-Affinität
  235
Hämoglobinbestand 696 f.
Hämoglobinblockierung,
  CO-Schädigung 234
Hämoglobingehalt, Wurm-
  krankheit 450
Hämoglobinurie, Marsch–
  316
–, nächtliche paroxysmale
  714
Hämolyse, akute 716
–, Hämoglobinurie 715
–, Herzschädigung 234
–, Marchiafava 715
–, Nephritis, akute inter-
  stitielle 323
–, Schwarzwasserfieber 489
hämolytische Anämie 710
hämolytischer Ikterus 695,
  710
Hämoperikard, Herzschädi-
  gung 231
Hämophilie 695, 731
–, Trauma 731
Haemophilus pertussis 457
Hämoptoe s. a. Lungenblu-
  tung 404
Hämorrhagie, Antikoagulan-
  tienbehandlung 49
–, Polyneuritis 45
–, Strahlenschädigung 770

hämorrhagische Diathese
  731 ff.
–, Denguefieber 483
–, Nierenbiopsie 302
–, Rückfallfieber 476
–, Späthämatomyelie 39
hämorrhagisches Fieber
  483
Hämorrhoiden, Ruhr 540
Härteparagraph, BVG 121
Hafenarbeiter, Pest 470
–, Sodoku 477
Haftpflicht s. Arzthaftpflicht
  u. Bd. I
–, Injektionen 63 u. Bd. I
–, Instrumentensterilisation
  91 u. Bd. I
–, Röntgenologe 797
–, Strahlenschädigung 796
Haftpflichtversicherung, radio-
  aktive Stoffe 798 u. Bd. I
Hakenwurmkrankheit 450
Halbseitenlähmung, Blasto-
  mykose 106
–, Diphtherieschutzimpfung
  125
–, Enzephalitis 113
–, Grippeenzephalitis 110
–, Herzklappenfehler, rheu-
  matischer 377
–, Hirnschaden, postdystro-
  phischer 84
–, Malaria tropica 107
–, Masernenzephalitis 113
–, Paragonismus 505
–, spastische, Blutdruck 255
–, Tularämie 94
Halbseitensyndrom, Fleck-
  fieber 104
Halluzination, Epilepsie 149
halluzinatorische Episoden,
  Fleckfieber 105
Halogene, Herzschäden 237
–, Gefäßschäden 237
Halogenkohlenwasserstoff,
  Leberschaden 564
Halogenwasserstoff, Leber-
  schaden 562
Halothan, Lebernekrose
  573
Halsmarkläsion 35
Halsmarkschäden, Bulbär-
  paralyse 145
Halsmarktumoren, Spinal-
  paralyse 142
Halswirbelsäule, Schleuder-
  trauma 26, 38 u. Bd. I

Hamann-Rich-Syndrom 409
Hand-Schüller-Christian'sche
 Krankheit 673
Handarbeiter, Epilepsie 168
Handwerker, psychogene
 Überlagerung 201
Haptene, Asthma bronchiale
 403
–, Purpura rheumatica 311
Harnblasenatonie 326
Harnblasenfunktionsstörung
 325 f.
–, neurogene 325
Harnblasenhypertonie 325
Harnblasenhypotonie 325
Harnblaseninkontinenz d.
 Frau 744
Harnblasenlähmung 326
–, Bluthochdruck 285
–, Rückenmarksläsion 35
Harnblasenruptur 351
Harnblasenschäden, Strahlenschädigung 780
Harnblasenverletzung bei der
 Frau 738 f. u. Bd. I
Harnblasenzirrhose, Bilharziose 500
Harnrückstauung, Hypertonie
 285
Harnsäurespiegel 685
Harnsäurestoffwechselstörung,
 Nierensteine 335
Harnstauung, Pyelonephritis
 324
Harnstoffspaltung, Nierenstein 334
Harnweginfektion, Hypertonie 328
–, Querschnittslähmung 35
 u. Bd. I
Harnwegveränderungen,
 Pyelonephritis 324
Harnwegverlegung 351
Harte Hirnhaut s. Dura
Hartnup-Syndrom 55
Hashimoto-Schilddrüse,
 Myasthenie 137
Hauterscheinungen, rheumatische 378 u. Bd. I
Hautinfektion, Glomerulonephritis 298
Hautkarzinom, Strahlenschädigung 766
Hautkrankheit, Onchozerkose
 503
Hautleishmaniase, südamerikanische 494

Hautmilzbrand 469
Hautpest 470
Hautschäden, ionisierende
 Strahlen 766
Hauttuberkulose 431 u. Bd. I
Hautveränderungen, Dystrophie 679
Hautverletzung, Leptospirose
 101
Hautzystizerkose 507
Haverhillfever 477
Hb.E (Hämoglobin/Erythrozyten) 698
Heerfordt-Syndrom 52
Heilberufe s. a. ärztliches u.
 Krankenpflegepersonal
–, Magengeschwür 528
hemianopisches Flimmerskotom, Migräne 156
Hemichorea 82
Hemiparese s. Halbseitenlähmung
hepatische Porphyrie, postkomatöse Polyneuritis 57
Hepatitis 542 ff.
–, akute, Narbenleber 554
–, Amöbiasis 539, 558
–, anikterische 553
–, Bilharziose 558
–, Cholezystitis 555
–, chronische 550 f.
–, epidemische 462, 542 ff.
–, –, Anämie, hämolytische 715
–, –, Bauchtrauma 572
–, –, Cholelithiasis 576
–, –, Cholezystitis 575
–, –, Gastritis 515
–, –, Magengeschwür 525, 528
–, –, Pankreatopathie 541
–, –, Siderose 568
–, –, WDB 549
–, Fettleber 562
–, Folgezustände 560
–, Granulomatose 558
–, hämatogene infektiöse s.
 Serumhepatitis
–, Hyperbilirubinämie 555
–, Ikterus, hämolytischer
 555
–, Infektionskrankheiten 558
– infectiosa 462, 542 ff., 551
– –, Berufskrankheit 545
– –, Folgezustände 551 f.
– –, Letalität 551
– –, MdE 551
– –, Siderophilie, sekundäre
 568

Hepatitis, Lambliase 496
–, Malaria 558
–, MdE 556
–, Mononukleose, infektiöse
 557
–, Protozoenkrankheiten 558
–, rheumatische 373
–, Siderose 568
–, toxische 553
Hepatitisinfektion, Transfusion 716
hepato-lienale Bilharziose
 500
hepatogenes Ulkus 569 f.
Hepatom 555
Hepatopathie, Avitaminose
 55
–, chronisch reaktive, Rheuma
 378
–, Neuropathie 47
Hepatose 559 f.
–, Amöbenruhr 495
–, cholostatische 559
–, Fettleber 560
–, Folgezustände 560
–, Hepatitis, chronische 553
Herdenzephalitis, embolische,
 Chorea minor 377
–, metastatische 90
Herdepilepsie 162
Herdnephritis, intrainfektiöse
 303
–, Löhlein'sche 303 f.
–, parainfektiöse 296, 303
–, Proteinurie 316
Herdstreuung, Herzschädigung, Überanstrengung
 244
Herdsymptome, zerebrale,
 Contusio cerebri 25
Herdzeichen, EEG, Contusio
 cerebri 24
Heredität, Hypertonie 262
Heredoataxie, spinale 78
Hermaphroditismus 617
Hernie, Fettsucht 670 u. Bd. I
–, Lungenemphysem 423
–, Zwerchfell-, Eisenmangelanämie 701
Herpangina 465
–, Coxsackie-Viren-Infektion
 110
Herpes labialis 110
Herpes progenitalis 110
Herpes simiae 111
Herpes simplex 110
Herpes zoster 111, 461

Herpes zoster, Begutachtung 117
–, Glomerulonephritis 298
–, ophthalmicus 111, 462
–, oticus 111
–, –, Fazialisparese 50
Herz- s. a. Kardio-
Herzaneurysma, CO-Vergiftung 235
–, Herzinfarkt 229
Herzanfall, Epilepsie 155
Herzarrhythmie, Schwefelkohlenstoffvergiftung 238
–, Staublungenerkrankung 426
Herzattacken, Epilepsie 156
Herzbeutelentzündung s. Perikarditis
Herzbeutelschwielen 222
Herzdefekt, angeborener 221
Herzdekompensation 270
Herzdilatation, CO-Schädigung 234
–, Herzverletzung 231
–, Phosphorschädigung 237
–, progressive, rheumatische Karditis 372
Herzdurchblutungsstörung, belastungsreaktive 228
Herzerkrankungen, B1-Avitaminose 55
–, ischämische 227
–, Maul- u. Klauenseuche 487
–, rheumatische 368
–, –, Polyarthritis, primär chronische 388
Herzerschütterung 230
Herzfehler, angeborener, Endocarditis verrucosa 221
–, MdE 224 f.
–, Operation bei 226
–, Polyglobulie 719
Herzfibrose, Strahlenschaden 782
Herzfunktionsprüfung 218, 220
Herzgefäßveränderung, traumatische 231
Herzgeräusche, Aorteninsuffizienz 225
–, Aortenstenose 224
–, systolische, CO-Schädigung 235
Herzhypertrophie, Hypertonie 270, 273
–, Koronarkrankheiten 269

Herzinfarkt s. a. ischämische Herzerkrankung 228
–, CO-Schädigung 235
–, Diabetes 654
–, Dystrophie 679
–, EKG 228
–, Gicht 688
–, Hypertonie, essentielle 269
–, Hypoglykämie 663
–, Kaliumchloratschädigung 237
–, Lungenödem 412
–, Silikose 426
–, Stress-Situation 287
–, traumatischer 231
Herzinfarktrezidiv 229
Herzinnenhautentzündung s. Endokarditis
Herzinnenhautverletzung 231
Herzinsuffizienz 219
–, Aorteninsuffizienz 225
–, Arsenschädigung 236
–, Beurteilung 220
–, Funktionsprüfung 220
–, Gastritis 513
–, Gicht 688
–, Herzinfarkt 229
–, Hitzeschädigung 241
–, Hydrothorax 414
–, Hypertonie 278
–, Kälteschädigung 243
–, Kaliumchloratvergiftung 237
–, latente 220
–, Lungenembolie 413
–, Proteinurie 315
–, Pulmonalinsuffizienz 227
–, Rekompensation 220
–, rheumatische Komplikationen 383
–, Silikose 425
–, Stromschädigung 233
Herzkatheterisierung, Herzklappenfehler 224
–, Indikation 218
Herzklappenfehler 224
–, kombinierte 227
–, Lungenödem 412
–, MdE 224 ff.
–, rheumatische 371
–, –, MdE 383
–, Überanstrengung 234
Herzklappengeräusche s. Herzgeräusche
Herzklappenläsion, elektrischer Unfall 234

Herzklappenschäden, MdE 223
Herzklappenverletzung 231
Herzklopfen, psychogene Überlagerung 201
Herzkrankheiten 217 ff.
–, angeborene 220
–, –, unfallbedingte Verschlimmerung 221
–, Avitaminose 55
–, erworbene 222
–, Hypertonie 251
Herzkranzgefäßdurchblutungsstörung, Mutterkornalkaloide 239
–, Nitratschädigung 239
–, Nitritschädigung 234
–, Stromschädigung 234
–, Überanstrengung 244
Herzkranzgefäßerkrankung, Hypertonie 268 f.
–, rheumatische 375
–, –, Myokardinfarkt 376
Herzkranzgefäßinsuffizienz 228
Herzkranzgefäßriß, Überanstrengung 245
Herzkranzgefäßschaden, Bleischädigung 236
–, CO-Schädigung 235
–, Fluorvergiftung 237
–, Phosphorschädigung 237
Herzkranzgefäßsklerose, Diabetes 654
–, Silikose 426
–, stenosierende 237
–, Trauma 230, 232
–, Zwischenhirnsyndrom 230
Herzleistung, Beurteilung 217
Herzmuskeldegeneration, CO-Schädigung 235
–, Nitritintoxikation 239
–, Phosphorschädigung 237
Herzmuskelentzündung 223
–, Chagaskrankheit 491
–, Coxsackie-Infektion 110, 465
–, Diphtherie 459
–, MdE 223
–, Morbus Bang 458
–, Neugeborenen-, Coxsackie 465
–, Ornithose 486
–, Polyarthritis, primär chronische 385, 388
–, Q-Fieber 480
–, rheumatische 372
–, –, MdE 383

Herzmuskelentzündung,
  rheumatisches Fieber 370
—, Ruhr 457
Herzmuskelerkrankung 223
—, Hypertonie 277
—, Lungenstauung 411
—, rheumatische 371, 376
Herzmuskelinfarkt s. Herzinfarkt 228
Herzmuskelinsuffizienz,
  CO-Schädigung 235
Herzmuskelnarben 231
—, posttraumatische 231
Herzmuskelnekrose 228
—, CO-Schädigung 235
—, Hitzeschädigung 241
—, Silikose 426
—, Stromschädigung 233
Herzmuskelschädigung,
  Anoxämie 235
—, Antimonschädigung 238
—, Bariumintoxikation 238
—, Benzolvergiftung 239
—, Blitzschlag 234
—, Bromvergiftung 237
—, Chloroformschädigung 240
—, CO-Vergiftung 235, 284
—, Dystrophie 681
—, Fettsucht 670
—, Fluorvergiftung 237
—, Gelbfieber 484
—, Grippe 464
—, Kaliumvergiftung 239
—, Kobaltschädigung 238
—, Malaria 489
—, Phosphorschädigung 237
—, Quecksilberintoxikation 238
—, Schwefelkohlenstoff 238
—, Stromschädigung 233
—, Thalliumvergiftung 239
—, Trichinose 508
—, Typhus 456
Herzmuskelveränderung,
  Akromegalie 595
Herzmuskelverfettung,
  Arsenschädigung 236
Herzmuskelverletzung 231
Herzoperation, Mitralinsuffizienz 226
—, Mitralstenose 226
Herzquetschung 230
Herzruptur 231
Herzschaden 217 ff.
—, Arsenschädigung 236
—, Benzolschädigung 239
—, Bleischädigung 236

Herzschaden, Blitzschlag 232
—, chemische Noxen 234
—, Chloroformschädigung 240
—, CO-Schädigung 235
—, elektrische Unfälle 232
—, Fleckfieber 477
—, Halogenschädigung 237
—, Jodschädigung 237
—, Kälteschädigung 240
—, Kala-Azar 493
—, Kupferschädigung 238
—, Malaria tropica 107
—, Manganschädigung 238
—, Methylalkoholvergiftung 240
—, Mutterkornintoxikation 239
—, Nässeschädigung 240
—, Oxalsäureschädigung 239
—, Quecksilbervergiftung 238
—, Röntgenuntersuchung 218
—, Schwefelwasserstoffschädigung 237
—, Strahlenschädigung 782
—, Stromschädigung 233
—, Tetrachlorkohlenstoffschädigung 238
—, traumatische 230 f.
—, Trichloräthylenschädigung 240
—, Überanstrengung 243
—, Untersuchung 217
—, Wärmeschädigung 240
—, Zinkschädigung 238
Herzstillstand, Stromschädigung 233
Herzstörung, vegetative 220, 246
Herzthrombose, Lungenstauung 411
Herztod, Ammoniumvergiftung 239
—, Blitzschlag 234
Herztrauma 232 u. Bd. I
Herztumor, Lungenstauung 411
Herzventrikelpunktion,
  Herzfehler 224
Herzveränderung, Dystrophie 681
—, Kropf 628
Herzverletzung 230 u. Bd. I
—, Prognose 231
Herzversagen, Glomerulonephritis 299 f.

Herzversagen, Hypertonie 273
—, Lungenödem 412
Herzvorschaden 232
—, Stromschädigung 233
Herzwandaneurysma, Bleischädigung 236
—, traumatisches 231
Heuschnupfen, Lungeninfiltrat, eosinophiles 407
Hiatushernie, Eisenmangelanämie 701 u. Bd. I
Hilfsperson des Arztes,
  Haftung 797 u. Bd. I
Hilusdrüsenschwellung,
  Bronchiektasen 401
Hilusdrüsentumor, Bronchialstenose 402
Hiluslymphknotentuberkulose 424
Hinterbliebenenrente,
  Silikose 427
Hintergrundreaktion 197
Hirn- s. a. Gehirn, Zentralnervensystem, zerebral- u. Bd. I
Hirndrucksteigerung 27 ff.
—, posttraumatische, akute 18, 23
Hirndrucksymptome, Enzephalitis 113
Hirndrucksyndrom 20
hirnelektrische Untersuchung
  s. a. Elektroenzephalogramm 147 ff.
Hirnembolie, Q-Fieber 103
—, rheumat. Mitralstenose 383
Hirnleistungsschwäche, Contusio cerebri 25 u. Bd. I
—, Fleckfieber 104
—, MdE 166
Hirnrindenatrophie, Pachymeningitis hämorrhagica interna 76
Hirnrindenprellungsherd 19
—, Meningitis 89
Hirnschaden, Dystrophie 83, 85, 188
—, Epilepsie 147
—, —, frühkindliche 147
—, —, frühkindlicher, Rö-Befund 165
—, Hungerdystrophie 83
—, hypoxämischer 147
—, Malaria tropica 107
—, Mangelernährung 83
—, Polyglobulie 719

Hirnschaden, Q-Fieber 103
-, Residualepilepsie, frühkindliche 162
Hirnschwund s. Gehirnatrophie
Hirnsinusthrombose 31
Hirnstammkontusion, mediale 26
Hirnstammschädigung 19, 23
Hirnstrombild s. a. Elektroenzephalogramm 24
-, Epilepsie 158 ff.
Hirschsprung'sche Krankheit 536
Hirsutismus, idiopathischer 619
Hitzekollaps 241
Hitzekrampf 241
Hitzeschäden 241
Hitzeschädigung, Asthma bronchiale 404
Hitzschlag 241
-, Rückenmarksschäden 40
-, Subarachnoidalblutung 71
-, Tropenkrankheiten 453
Hochdruck s. Blutdruck-, Hypertension, Hypertonie 251 ff.
Hochfrequenzströme, Schädigung 234
Hochofenbetrieb, Asthma bronchiale 404
-, CO-Schädigung, Arbeitsunfall 235
-, Schwefelwasserstoffvergiftung 237
Hochvoltbestrahlung 795
Hochwuchs, hypophysärer 592
Hodenatrophie, Parotitis 462 u. Bd. I
-, Schädeltrauma 620
Hodenquetschung, Tumor 621 u. Bd. I
Hodenschäden, Strahlenschädigung 776
Hodenverlust 619 u. Bd. I
Höhenwechsel, Hypertonie, maligne 274
Hörminderung, Schädeltrauma 26 u. Bd. I
Hörstörung, Fleckfieber 104
-, Mumps 110
-, toxische, Streptomycin 47 u. Bd. I
homologer Serumikterus s. Serumhepatitis 462

hormonaler Hochdruck 272
hormonelle Krankheiten 589 ff.
Hornhautgeschwür Tularämie 459
Hospitalismus, Pneumonie 406
Hüttenbetriebe, Arsenschädigung 236
Hufeisenniere, Bestrahlungsnephritis 311
-, Pyelonephritis 324
Humerusfraktur, Radialislähmung 62
Hundebandwurm 108, 505
Hundeseuche, Stuttgarter 102, 447, 460
-, Hepatose 559
Hundezüchter, Tularämie 492
Hunger, Anämie 708
-, Blutdruck 267
-, Hämochromatose 722
-, Hypoglykämie 661
-, Hypothyreose 634
-, Magengeschwür 523 f.
-, Tuberkulose 432
Hungerdystrophie, Neuropathie 54
-, spinal-nukleäre Atrophie 80
-, WDB 586
-, zerebrale Dauerschäden 83
Hungerosteopathie 691
Huntington'sche Chorea 82
Hyalinose d. Arteriolen, Hypertonie 268
Hydantoin, Therapieschaden 51
Hydrazinvergiftung, Hypoglykämie 662
Hydromyelie 77
Hydrophobie, Lyssa 111
Hydrothorax 414
-, Lungenstauung 411
Hydrozephalus, Bruzellose 94
-, entzündlicher, Hypertonie 285
-, Enzephalitis 113
-, internus 20
-, Antidiabetes insipidus 604
-, -, Hirnschaden, dystrophischer 84
-, -, Meningitis 92

Hydrozephalus, internus, Meningitis epidemica 455
-, -, occlusus, Zystizerkose 108
-, -, Virilisierung 618
-, Pockenschutzimpfung 128
-, Toxoplasmose 107
-, Verschluß-, Meningitis 92
Hymenolepsis nana 509
Hypaesthesia dolorosa 60
Hypalgesia dolorosa, Diabetes mellitus 57
Hyperalgesie 60
-, posttraumatische 60
Hyperbilirubinämie, Hepatitis 463
-, intermittierende, posthepatische 555
-, MdE 556
-, posthepatische 551
Hypercholesterinämie, essentielle xanthomatöse 673
-, Hypertonie 269, 273
Hyperchromie, Hb. E.-Wert 698
Hyperergie, Neuropathie 48
Hyperglykämie, Periarteriitis nodosa 51
Hyperhidrose, profuse posttraumatische 21
Hyperinsulinismus 660
-, Fettsucht 668
-, primärer, absoluter 668
Hyperkaliämie, Nierenversagen, akutes 349, 353
Hyperkalzurie 642
Hyperkapnie, Hypertonie 285
Hyperkeratose, follikuläre, Malabsorption 584
-, Vitaminmangel 584
Hyperkinese, Enzephalitis, epidemische 112
-, -, subakute 113
-, extrapyramidale 80 ff.
-, -, ARBOR-Viren-Infektion 112
-, -, Grippe-Enzephalitis 110
-, -, posttraumatische 21
-, Masernenzephalitis 113
-, Toxoplasmose 108
-, traumatische 82
Hyperlipämie 673
-, Hypertonie 269, 273
Hypernephrom, Nierenamyloidose 307
-, Nierenbiopsie 302

Hyperparathyreoidismus
641 f.
–, Kalziumspiegel 638
–, Magengeschwür 520
–, Muskelatonie 138
–, Nierensteinbildung 334
–, Osteoporose 691
–, sekundärer 332
Hyperphosphatämie, Pyelonephritis 332
Hyperphosphaturie 642, 690
Hyperpituitarismus, eosinophiler 592
Hypersomnie, Epilepsie 155
Hypertension s. a. Blutdruck-, Hypertonie
–, genuine 282
–, portale, Gastritis 513
–, –, Karditis, rheumatische 373
–, –, Narbenleber 555
–, –, Ösophagusvarizen 511, 555
Hyperthermie, posttraumatische 21
Hyperthyreose 285, 626, 630 ff.
–, Addison'sche Krankheit 609
–, Arteriosklerose 269
–, CO-Schädigung 285
–, Dystrophie 680
–, Hypoglykämie 663
–, Lipoidstoffwechsel 674
–, Polyarthritis, primär chronische 385
–, Thyreoiditis 629
–, Unterernährungszustand 582
Hyperthyreosebehandlung, Agranulozytose 727
Hypertonie s. a. Blutdruck-, Hypertension 251 ff.
–, Abgrenzung 257
–, Akromegalie 595
–, Amputation 284
–, Arteriosklerose 73, 251, 186
–, Beurteilung 286
–, Beruf 265
–, Bleischädigung 236
–, dekompensierte 286
–, –, Lungenödem 412
–, –, Lungenstauung 411
–, Einteilung 272
–, endokrine 283

Hypertonie, epidemiologische Unterschiede 267
–, Ernährung 264
–, essentielle 251 ff.
–, –, Ätiologie 262
–, –, Diagnose 270
–, –, Erblichkeit 262
–, –, Komplikationen 273
–, –, Lebenserwartung 275
–, –, Pathogenese 262
–, –, Prognose 275
–, –, Symptomatik 270
–, –, Todesursache 274
–, –, Verlauf 273
–, –, Verschlimmerung 286
–, Fettsucht 670
–, Gehirngefäßsklerose 74
–, Gehirnverletzung 74, 282
–, genuine 74
–, geographische Faktoren 267
–, Gicht 688
–, Glomerulonephritis 302
–, Häufigkeit 251
–, Harnweginfektion 328
–, Heredität 262
–, hormonale 272
–, Hypoglykämie 663
–, Körpergewicht 264
–, maligne 274
–, –, Pyelonephritis 328
–, Mitralstenose 227
–, Nebennierenmark 613
–, Nebennierenrindenhormontherapie 615
–, neurogene 272
–, Nierenbiopsie 302
–, Phäochromozytose 614
–, postinfektiöse 285
–, psychische Faktoren 265
–, psychisches Trauma 287
–, pulmonale respiratorische Insuffizienz 418
–, Pyelonephritis 270, 328
–, renale 272, 341
–, –, MdE 342
–, Schreck 199
–, Statistik 251 ff.
–, Strahlenschädigung 780
–, Stromschädigung 233 f.
–, symptomatische 253
–, traumatische 74, 281, 600
–, –, Begutachtung 283
–, Verdünnungsversuch 294
–, Vergiftung 284
–, zentraltraumatische 282
–, zentrogene 281

Hypertoniefolgen 251
hypertonischer Insult, Epilepsie 155
Hyperurikämie, idiopathische 685
Hyperventilationsversuch, EEG 164
Hypochondrie iatrogene 202
–, Melancholie 182
hypochondrische Reaktion 194 ff.
Hypoglossuslähmung, Tetanus 95
Hypoglykämie 660
–, EEG 159
–, Epilepsie 147
–, Fahrtüchtigkeit 174
–, Fettsucht 668
–, hypoglykämischer Anfall, Epilepsie 155
–, Magersucht 672
hypoglykämisches Koma 662
Hypogonadismus, hypergonadotroper 618
–, männlicher, Genese 620
Hypokaliämie, Epilepsie 155
–, Nierenversagen, akutes 350
Hypokalzämie, Epilepsie 147
Hypoparathyreoidismus 639
–, Kalziumspiegel 638
hypophysär – dienzephale Ausfälle, Enzephalitis 113
hypophysäre Insuffizienz, Hypogonadismus 619
– Kachexie 582
hypophysärer Hochwuchs 592
– Zwergwuchs 591
– –, Hypothyreose 635
Hypophyse, Krankheiten 589 ff.
–, Strahlenschädigung 778
Hypophysenhinterlappen, Überfunktion 604
–, Unterfunktion 601 ff.
Hypophyseninsuffizienz, Mangelkrankheit 822
Hypophysennekrose, postpartale, vaskuläre 582
Hypophysenstörung, Diabetes 646
, Dystrophie 680
Hypophysentumor, Cushing-Syndrom 600
Hypophysenvorderlappen, Funktionsstörungen 591 ff.
–, –, Magersucht 672
–, –, MdE 595

Hypophysenvorderlappen, Funktionsstörungen, Sexualdrüsen 593
–, Überfunktion 593
–, –, Hyperthyreose 633
–, –, Nebennierenfunktion 599
–, Unterfunktion 591
Hypophysenzwischenhirnsystem 589
–, Hyperthyreose 633
–, Keimdrüsenfunktion 618
Hypopituitarismus, eosinophiler 591
–, globaler, partieller 596
Hypoproteinämie, Hydrothorax 414
–, Malabsorption 584
–, Mangelkrankheit 586
Hyposiderinämie, nichtanämische 700
Hypothermie, posttraumatische 21
Hypothyreoidismus 635
Hypothyreose 634 f.
–, Arteriosklerose 73
–, Fettsucht 668
–, Hypophysenvorderlappensyndrom 598
–, Lipoidstoffwechsel 674
–, sekundäre 582
Hypotonie s. a. Blutdruck-
–, Bleischädigung 236
–, Gehirnverletzung 282
–, Magersucht 672
Hypovitaminose 582
–, Mangelkrankheit 584, 586
Hypoxämie, arterielle, Lungenemphysem 410
–, Lungenfunktionsprüfung 418
hypoxämischer Hirnschaden, Epilepsie 147
Hysterie, Selbstbeschädigung 209
hysterische Anfälle 157
–, Epilepsie 155
hysterische Reaktion 194 ff.
–, Simulation 208
–, Tetanusrezidiv 95

iatrogene Hypochondrie 202
iatrogener Schaden, Injektion 63, 91
–, –, intrathekale 41
idiopathische Polyneuritis 44

Idiosynkrasie, Gicht 687
Igelitvergiftung, Nervenschaden 53
Ikterus, Drogen- 559
–, Gelbfieber 484
–, hämolytischer 551, 695, 710
–, –, Hepatitis 555
–, Hepatitis epidemica 552
–, – infectiosa 548, 551
–, infectiosus 459
–, Leberverletzung 572
Ileitis terminalis 536
–, Nierenamyloidose 307
Imbezillität, Meningitis epidemica 455
immaterieller Schaden 798 u. Bd. I
Immunoangiopathie 51
–, Neuropathie 50
immunohämatologische Krankheitsprozesse 50
Immunseren, allergische Reaktion 125
Immunsuppression, Polyarthritis, primär chronische 391
Impfpoliomyelitis (Sabin) 127
– (Salk) 126
Impfschaden 122 ff.
–, allergischer 125
–, Entschädigungspflicht 49
–, Neuropathie 48, 125
Impfschädigung, multiple Sklerose 120
–, Poliomyelitis 115, 465
–, Serumhepatitis 543, 549
Impftuberkulose 446
Impfung s. a. Schutzimpfung 124 f.
–, passive s. a. Serumgabe 125
Impotentia generandi d. Frau 747
Industrie, Bleischäden 236
Infantilismus 618
Infarkt s. Herzinfarkt
Infektabwehr, Milzverlust 735
Infektanämie 702
infektiöse Gelbsucht (Hepatitis) 462
– Mononukleose 464
–, –, Glomerulonephritis 298
Infektion, Asthma bronchiale 404

Infektion, Avitaminose 54
–, bakterielle 89
–, Endokarditis 224
–, Glomerulonephritis 295
–, Herdnephritis 303
–, Herzerkrankung, ischämische 229
–, Hypertonie 285
–, –, maligne 274
–, Myositis 134
–, Neurasthenie 197
–, Niacinmangelenzephalitis 55
–, Periarthritis nodosa 310
–, Polyarthritis, primär chronische 391
–, Polyneuritis 44
–, Psychose 186
–, Purpura rheumatica 311
–, Pyelonephritis 323
–, Steroidtherapie 615
–, Stressulkus 521
Infektionsklausel, private Unfallversicherung 451 u. Bd. I
Infektionskrankheiten 443 ff.
–, Arteriosklerose 286
–, berufsbedingte 45
–, epileptischer Anfall 147
–, Dystrophie 682
–, Fettleber 562
–, Fruchtschäden 623
–, Gallenblasenkrankheit 575
–, Gastritis 513
–, Gicht 687
–, Hepatitis epidemica 549 f.
–, Herdnephritis 303
–, Lunge 417
–, Magengeschwür 525, 528
–, Mangelkrankheit 582
–, Meningitis 90, 93
–, multiple Sklerose 120, 122
–, Nebennierenrindeninsuffizienz 607, 609
–, Nephritis, interstitielle 323
–, Ovarialfunktion 624
–, Polyneuritis 45
–, Psychose 184
–, Schreckfähigkeit 199
–, Thyreoiditis 629
–, virusbedingte 46
–, Zoster 117
Infektionsweg 443 f.
Influenza 464
–, Glomerulonephritis 304

Influenza, Schutzimpfung 123
Infusion, Lungenödem 412
INH-Anwendung, Morbus Cushing 601
INH-Behandlung, Neuropathie 56
INH-Psychose 187
Inhalationsantigene, Asthma bronchiale 403
Inhalationsintoxikation, Neuropathie 53
Injektion, Komplikation bei epiduraler 63
–, –, intralumbaler 41
–, –, intramuskulärer 64
–, –, intrathekaler 41, 91
–, –, intravenöser 64
–, –, paraneuraler 63
–, –, paravertebraler 41, 63
–, –, subkutaner 64
–, Myositis ossificans 141
–, Poliomyelitis 115
–, Serumhepatitis 543
Inkontinenz, Harnblase d. Frau 744 f.
Inkubationszeit, Tbc 431
Innendienstfähigkeit, Epilepsie 168
Inokulationshepatitis s. a. Serumhepatitis 462
Inokulationstuberkulose, extrapulmonale 435
Insektenstich, multiple Sklerose 120
Insolationsschaden, Tropenkrankheit 453
Instrumentensterilisation, Arzthaftpflicht 91 u. Bd. I
–, Impfschaden 124
–, Serumhepatitis 543
Insulinismus, perniziöser 663
Insulinkur, Psychose 179
Intelligenzdefekte, Meningitis 92
Intervall, freies, Subduralblutung 28
Intimaschädigung d. Gefäße, chemische Substanzen 234
Intoxikation, akute 53
–, berufsbedingte 54
–, Chorea 82
–, chronische 53
–, Epilepsie 147
–, Hypertonie 284
–, Hypoglykämie 662

Intoxikation, multiple Sklerose 120
–, myatrophische Lateralsklerose 80
–, neurasthenische Reaktion 197
–, Neuropathie 43, 53
–, Parkinsonismus 81, 118
–, Psychose 186
–, Schreckfähigkeit 199
–, Suizid 211
–, Tetanie 640
–, Zoster 117
intradurales Hämatom 31, 76
intrakranielles Hämatom, Epilepsiehäufigkeit 153
intralumbale Injektion, versehentliche 41
intramedullärer Tumor 39
intrathekale Injektion, Meningitis 91
intraventrikuläre Reizleitungsstörung, Stromschädigung 233
intrazerebrales Hämatom 18, 20, 28
–, Differentialdiagnose 30
Ionisation 758
ionisierende Strahlen s. a. Strahlenschäden 757 ff.
Irgapyrin, Nebenwirkung 616
Iridozyklitis, Weil'sche Krankheit 460
Iritis, Rückfallfieber 476
–, Ruhr 457
Ischämie s. a. Durchblutungsstörung 157
–, zerebrale, Epilepsie 147, 157
ischämische Fazialisparese 50
– Herzerkrankung s. a. Herzinfarkt 227 ff.
– –, Amputation 229 f.
– –, Infektion 229
– –, Osteomyelitis 229
– –, Thoraxverletzung 229
– –, Zwischenhirnsyndrom 230
– Kontraktur 52 u. Bd. I
ischemuric nephrosis 347
Ischiadikuslähmung 62
–, Beckenaffektion 46
–, MdE 65
–, Nierenaffektion 46

Ischias 63
–, rheumatische 50
Isonikotinsäurehydrazid, Therapieschaden 47
–, Cushing Syndrom 600
Isospora hominis 496
Isosthenurie, Natriumverlust 329
Isotopen, radioaktive, Bestrahlungsnephritis 311
–, Organspezifität 786 f.
Isotopennephrogramm, Pyelonephritis 337

Jackson – Anfall 149
–, Diagnose 156
Jäger, Tollwut 482
–, Tularämie 459
Japanese-B-Enzephalitis 112
Joachimsthaler Lungenkrebs 782 u. Bd. I
Jodmangel, Kropf 627
Jodölmyelographie, Schäden 41
Jodschädigung, Herzschaden 237
–, Periarteriitis nodosa 310
Jodüberempfindlichkeitsreaktion, Neuropathie 49

Kachexie s. a. Magersucht, Unterernährung 672
–, Bangsche Krankheit 458
–, hypophysäre 582, 596
–, infundibuläre 582
–, Schlafkrankheit 490
–, Simmond'sche Krankheit 596
–, zerebrale 582
Kadmiumschädigung, Leberschaden 563
Kältehämoglobinurie, paroxysmale 716
Kältehydrops, Glomerulonephritis 301
Kältemaschinen, Leberschaden 564
Kälteschädigung, allgemeine s. a. Erkältung 242
–, Begutachtung 243
–, Blutdrucksteigerung 255
–, Feldnephritis 301
–, Gicht 687
–, Glomerulonephritis 295
–, Herzschaden 240, 242 f.
–, Kollagenose 310
–, Kreislaufschaden 240

Kälteschädigung, Periarteriitis nodosa 310
–, Polyarthritis, primär chronische 392
–, rheumatische Erkrankung 380, 382
–, Tracheobronchitis 399
Käser, Leptospirose 102
Kala-Azar 493
Kalabarschwellung, Loa-loa-Infektion 502
Kaliumchloratschädigung, Herzschaden 237
–, Kreislaufschaden 237
–, Methämoglobinämie 718
Kaliumperchlorat, Lipoidnephrose 320
Kaliumvergiftung, Myokardschaden 239
Kaliumverlust, Pyelonephritis 330
Kalkspiegel, Nebenschilddrüse 637
Kalkzufuhr, abnorme, Nierensteinbildung 334
Kaltvulkanisation, Schwefelkohlenstoffvergiftung 238
Kalziumhaushaltstörung 689
Kalziumoxalatsteine 334
Kalziumresorptionsstörung 584
Kaminfegerkarzinose, Neuropathie 53
Kammerblockierung, CO-Schädigung 235
Kammerflimmern, Blitzschlag 234
–, Epilepsie 147
–, Stromschädigung 233
Kampfstoff, Arsenschaden 237
–, Herzschäden 234
Kanalarbeiter, Leptospirose 102
–, Methanvergiftung 240
–, Weil'sche Krankheit 460
Kanamycinschädigung, Nierenversagen 356
Kanikolafieber 102, 447
kanzerogene Potenz, Strahlenschaden 761 u. Bd. I
Kapillaronathie, Diabetes mellitus 56
Kapillarschäden, Arsenschädigung 236
Karbunkel, Pyelonephritis 323
kardiale Bilharziose 501

kardialer Schock 231
Kardiopathie s. a. Herzinfarkt 217 ff.
kardiovaskuläre Diagnostik 217
Karditis, Hirnabszeß 221
–, rheumatische 221, 369, 371 ff.
–, –, pulmonale Syndrome 378
Karotisangiogramm, Zystizerkose 109
Karotisverkalkung, Hirntrauma 74
Karpaltunnelsyndrom 61
Kartoffelleber 554
Kartoffelsalat, Salmonellose 457
Karzinom s. Krebs u. Bd. I
Kastratenfettsucht 667
kataleptische Wachanfälle 156
Katarakt, Strahlenschädigung 782
Katastrophenreaktion 197
Katheterisierung, Harnweginfektion 326
Katzenkratzkrankheit 464
Kaudaarachnitis, progressive adhäsive 41
Kaudalähmung, Aktinomykose 106
Kaudaläsion, Prognose 35
Kaumuskelparese, Botulismus 96
Kausalgie 60
–, neuropathische 47
Kausalität, »Umkehr der –« 67
Kausalitätsbegriff 205 u. Bd. I
–, Sozialversicherung 426 u. Bd. I
Kavitationserscheinung, Contusio cerebri 19
Kehlkopfschaden, Strahlenschädigung 777
Keimausscheider s. Bakteriendauerausscheider 453
Keimdrüsen, Erkrankung 617 ff.
–, Hypophysenvorderlappen 593
Keimdrüsenaplasie 622
Keimdrüsendysplasie 622 f.
Keimdrüsenfunktion, Hypothyreose 636
–, Diabetes mellitus 651

Keimdrüsenfunktionsstörung 617 ff.
–, Akromegalie 618
Keimdrüsenschäden, Strahlenschädigung 776
Keimträger 453
Keimzellenschaden, Strahlenschädigung 788
keramische Industrie, Bleischädigung 236
Keratoconjunctivitis sicca, Polyarthritis 385
Keraunoparalyse 40
Kernneurose 204
–, charakterogene 195
Kernschizophrenie 181
Kernspaltung, Schäden 757 ff.
Keuchhusten 457
Keuchhustenschutzimpfung 122
Kichererbsenvergiftung, Nervenschaden 53, 79
Kieferbrüche, Contusio cerebri 26 u. Bd. I
Kieselgur, Pneumokoniose 421
Kinderlähmung s. Poliomyelitis
Kleesalz, Herzstörungen 239
Kleinhirnbrückenwinkelsyndrom 31
Kleinhirnbrückenwinkeltumor, Fazialisparese 50
–, Symptomatik 27
Kleinhirnkontusion 26
Klima, Blutdruck 268
Klimakterium d. Frau 622 f.
– d. Mannes 621
Klimawechsel, Hypertonie, maligne 274
Klinefelter-Syndrom 618
Klitorisverletzung 738
Klivuskantensyndrom 27
Klumpke'sche Lähmung 62
Kniegelenktuberkulose 435
Knochen – s. a. Osteo-
Knochenatrophie, hypertrophische, Strahlenschädigung 775
Knochenbruch, Fettembolie 413
–, intrauteriner 751
–, Lungentuberkulose 436
–, Myelom 730
–, Nebennierenrindensyndrom 611
–, Nebennierenrindentherapie 615

Knochenbruch, Neugeborenes, Arzthaftpflicht 754 f.
–, Poliomyelitis 115
–, Strahlenschädigung 775
–, Syringomyelie 78 u. Bd. I
Knochenbrüchigkeit, Tabes 100 u. Bd. I
Knochendeformität, Neuropathie 47
Knocheneiterung s. Osteomyelitis u. Bd. I
Knochenerkrankung, Kalzium-Phosphat-Haushalt 690
Knochenmarkschaden, Körperganzbestrahlung 763
–, Nierenversagen, akutes 356
–, Perniziosa 703
–, Strahlenschädigung 768
Knochensarkom, strahlenbedingtes 762
Knochenschaden, Strahlenschädigung 772
Knollenblätterschwammvergiftung, Leberschaden 562
Knorpelschaden, Strahlenschädigung 775
Kobaltschädigung, Herzmuskelschaden 238
Kochsalzkonsum, Hypertonie 264
Körperganzbestrahlung 762
Körpergewicht, Blutdruck 255, 265
–, Hypertonie 264
–, Mangelkrankheit 586
Kohlenhauerlunge 423
Kohlenhydrathaushalt, Störung 645 ff.
Kohlenoxyd s. CO
Kohlensäurespannung, arterielle, Lungenemphysem 410
Kohlenwasserstoffverbindung, aromatische, Neuropathie 53
Kokzidiose 106, 495, 496
Koliinfektion, Pyelonephritis 324
Kolitis, Bilharziose s. a. Colitis 500
–, iatrogene 540
–, Karzinom 538
–, Pyelonephritis 324
–, Ruhr 515, 538, 457
–, urämische 539

Kollagenose 310, 376
–, Lungenfibrose 409
–, Myasthenie 137
–, Neuropathie 50
–, Nierenbeteiligung 305
–, Nierenkrankheit 293
–, Periarteriitis nodosa 51, 309
–, Pleuritis 414
–, Polymyositis 140 f.
–, pulmonale Manifestation 378
–, rheumatische Krankheit 376
Koma, hypoglykämisches 662
Kombinationsschaden, Strahlenschädigung 760
Komplementbindungsreaktion, Fleckfieber 478
–, Q-Fieber 480
Kompressionssyndrom, Rückenmarksverletzung 36
Konfliktreaktion, innere 195
Konjunktivitis, granulomatöse, Listeriose 446
–, Pseudogeflügelpest 466
–, Ruhr 457
–, Tularämie 94
Kontaktvergiftung, anorganische, Neuropathie 53
Kontinuitätsneuritis 47, 50
–, Spritzenabszeß 63
Kontraktur, ischämische 52 u. Bd. I
Kontrasteinlauf, Komplikation 741
Kontrastmittel, Kaudaschädigung 41
Kontusionsblutung, Rückenmark 38
Konzentrationslager s. Verfolgungsschaden
Konzentrationsleistung d. Niere 294
Konzentrationsstörung, Contusio cerebri 25
Konzentrationsversuch s. a. Nierenfunktionsprüfung 293 f.
Kopftetanus 95
Kopftrauma s. a. Schädelhirntrauma
–, Encephalitis epidemica 118
–, Epilepsie 147

Kopftrauma, Epilepsiehäufigkeit 153
–, Stressulkus 521
Koronargefäß s. Herzkranzgefäß-
Korsakopsychose, Alkoholismus 55
Kortisontherapie, Polyarthritis, primär chronische 391 f.
Kotfistel, MdE 742
Krämpfe, Lyssa 111
Krätze 449
Kraftfahrzeugführerschein s. Fahrtauglichkeit
Krampfanfall s. a. Anfall -, Epilepsie
–, epileptischer, Meningitis 92
–, Fahrtauglichkeit 25
–, fokaler 148
–, –, motorischer 148
–, –, optischer 148
–, –, sensibler 148
–, großer tonisch klonischer 148
–, Hirnschaden, postdystrophischer 84
–, kleiner 148
–, Mangelkrankheit 584
–, Pockenschutzimpfung 128
–, synkopaler, Erwachen 158
–, Toxoplasmose 108
–, zerebraler, Muskelatonie 138
–, –, posttraumatischer 25
–, Zystizerkose 108
Krampfdauer, Epilepsie 148
Krampfleiden, postkontusionelles 27
Krampfpotential, Anfallsintervall 161
–, EEG 159 f.
–, Epilepsie 160
–, –, traumatische 162
Krampfwellen, EEG 148, 160 f.
Kranführer, Diabetes 656
Kraniopharyngeom, Hypophysenstörung 592
Krankenlager, Fettsucht 669
–, Nierenstein 335
Krankenpflegepersonal, Fleckfieber 478
–, Grippe 464
–, Hepatitis 462 f., 545 f.
–, Infektionskrankheiten 443
–, Keimausscheider 454

Krankenpflegepersonal, Lepra 468
–, Lungentuberkulose 433
–, Pest 470
–, Rückfallfieber 476
–, Toxoplasmose 492
–, Tuberkulose 434
–, Typhus abdominalis 465
–, Wolhynisches Fieber 479
Krankheitsuneinsichtigkeit, Melancholie 183
Krankheitswert psychoreaktiver Erscheinungen 204
Kreatinphosphokinase 228
Krebs, Diabetes insipidus 603
–, Dystrophie 682
–, Gastritis 515 f.
–, Gebärmutter 746
–, Kolitis 538
–, Myasthenie 138
–, Neuropathie 53
–, strahlenbedingter 762
–, Trauma 529 u. Bd. I
–, Tuberkulose 440
Krebsproteinurie 296
Kreislaufbelastungsprüfung (Schellong) 23 u. Bd. I
Kreislaufdynamik, Hypertonie 272
Kreislauferkrankungen 217 ff.
–, Untersuchung bei 217
Kreislauffunktionsprüfung 218, 253
Kreislaufkollaps, Borintoxikation 239
Kreislaufschaden, CO-Schädigung 235
–, chemische Noxen 234
–, Kälteschädigung 240
–, Kaliumchloratschädigung 237
–, Methanvergiftung 240
–, Nässeschädigung 240
–, traumatische 230 ff.
–, Überanstrengung 243
–, Wärmeschädigung 240
Kreislaufstörung, Bluthochdruck 251
–, Gastritis 513
–, Fettsucht 670
–, Neuropathie 43
–, Pachymeningitis haemorrhagica interna 76
–, Polyneuritis 44
–, Schreck 199
–, vegetative 246

Kriegsdienstbeschädigung s. a. Wehrdienst-
–, Fettleber 561
–, Gastritis 514
–, Hochdruckdekompensation 286
–, Rheumatismus, fieberhafter 382
–, Tuberkulose 437
Kriegsstrapazen, endogene Psychose 184
Kriegsulkus 523
Kropfherz 628
Kropfleiden s. a. Struma 626 f.
Kryptokokkose 106
Kryptorchismus, Hodentumor 621 u. Bd. I
Küchenpersonal, Tularämie 459
Kühlhausarbeiter, Asthma bronchiale 404
Kugelzellenanämie 710
Kumulationsschaden, Strahlenschädigung 760
Kunstfaserverarbeitung, Schwefelkohlenstoffvergiftung 238
»Kunstfehler« 797 u. Bd. I
Kupferschädigung, Herzschaden 54, 234, 238
Kurzschlußreaktion 194
Kussmaul'sche Periarteriitis nodosa 51, 309 f.
Kyphose, Rückenmarksdehnung 37
–, Wirbelbruch 37 u. Bd. I
Kypho-Skoliose, Bronchitis 400
–, Polyglobulie 719
–, Strahlenschädigung 774
KZ-Aufenthalt s. Verfolgungsschaden

Laborantin, Abortbereitschaft 749
Laborpersonal, Beulenpest 470
–, Hepatitis 463
–, – infectiosa 545
–, Infektionskrankheiten 443
–, Listeriose 459
–, Lungentuberkulose 433
–, Pseudogeflügelpest 466
–, Q-Fieber 480
–, Salmonellose 447

Laborpersonal, Sodoku 477
–, Typhus abdominalis 456
–, Weil'sche Krankheit 460
Labyrinthschäden 25 u. Bd. I
Lähmung, asymetrische, Diabetes mellitus 57
–, Blastomykose 106
–, Blutdruckwerte 255
–, Botulismus 96
–, Epilepsie 156
–, Fleckfieber 478
–, Hirnnerven, Fleckfieber 104
–, iatrogene 63
–, Kaliummangel 330
–, Leptospirose 101
–, Masernenzephalitis 113
–, MdE bei peripherer Nerven- 64 u. Bd. I
–, N. femoralis 62
–, –, berufsbedingte 62
–, N. fibularis, berufsbedingte 62
–, N. ischiadikus 62
–, N. musculocutaneus 62
–, N. peronaeus, berufsbedingte 62
–, N. thoracicus longus 62
–, N. tibialis, berufsbedingte 62
–, normokaliämische 136
–, Ornithose 111
–, paroxysmale 136
–, periodische 136
–, Pertussisschutzimpfung 126
–, Plexus-, obere (Erb) 62
–, –, untere (Klumpke) 62
–, posttraumatische 58
–, psychogene Überlagerung 201
–, Rückfallfieber 476
–, schlaffe, ARBOR-Viren-Infektion 112
–, –, Lyssa 111
–, –, Nervenschädigung, periphere 43
–, –, Polyneuritis, idiopathische 44
–, spastische, ARBOR-Viren-Infektion 112
–, –, Hirntrauma, Prognose 28
–, –, Meningitis 92
–, tetraspastische 21
–, zentrale, Mumps 110
Laktatdehydrogenase 228

Lambliase 495
Landry'sche Paralyse 44
—, Tollwutschutzimpfung 126, 481
Landwirt, Erysipeloid 471 u. Bd. I
—, Milzbrand 469
—, Q-Fieber 103
—, Tollwut 482
—, Toxoplasmose 492
—, Tuberkulose 435
Laparoskopie, Hepatitis 552 f.
—, Verwachsungsbeschwerden 742
Laryngitis sicca, Polyarthritis, primär chronische 385
—, Strahlenschaden 777
Lateralsklerose, amyotrophische 134, 144
—, myatrophische 78, 141 f., 144
—, —, Blasenlähmung 325
—, —, Differentialdiagnose 116
—, —, Myasthenie, symptomatische 138
—, —, Trauma 42
Lathyrismus, Nervenschaden 53
—, Spinalparalyse 79
Laugenverätzung, Gastritis 512
Laxantienabusus, Gicht 687
—, Elektrolytstörung 693
LE-Zellphänomene, Polyarthritis, primär chronische 376
Lebensalter, Blutdruck 255
—, Hypertonie, essentielle 271
—, Nierenbiopsie 302
—, Strahlengefährdung 760
Lebensalterdosis, Ganzkörperbestrahlung 794
Lebenserwartung, Diabetes mellitus 332
—, Fettsucht 669
—, Herzverletzung 231
—, Hypertonie 251
—, —, essentielle 275
—, Karditis, rheumatische 375
—, Lupus erythematodes disseminatus 306
—, Periarteriitis nodosa 310
—, Pyelonephritis 332
—, Querschnittsläsion 35
—, Tabes dorsalis 101
—, Strahlenschädigung 763

Lebensgewohnheiten, Hypertonie 268
Lebensmittelhändler, Keimausscheider 454
Lebensmittelvergiftung 447
—, Akkomodationsstörung 46
—, Augenmuskelparese 46
—, Cholelithiasis 577
—, Meldepflicht 46
—, Polyneuritis 46
Lebensverkürzung, Radiologe 766
—, Strahlenschädigung 763
Lebensversicherung, Blutdruckwerte 260
—, Hypertonie 288
—, Paralyse 101
—, Suizid 212
Leberabszeß, Amöbenruhr 494, 539, 558
—, Lebertrauma 572
Leberatrophie, akute gelbe 562
Leberdystrophie, akute, Gifte 562
—, Hepatitis 549
—, Hypoglykämie 661
Lebererkrankung, Echinokokkose 506
—, Leptospirose 559
—, rheumatische 378
Leberfermente, Hepatitis epidemica 551
Leberfibrose 554
Leberfunktionsprobe, Hepatitis infectiosa 551 f.
Leberinsuffizienz, Magengeschwür 525
Leberkarzinom, Arsenzirrhose 563
—, Clonorchiasis 504
—, Narbenleber 555
—, primäres 571
—, Trauma 573
—, Zirrhose 555
Leberkoma, EEG 159
—, Polyneuritis, postkomatöse 57
Leberkrankheiten 541 ff.
—, Abmagerung 582 f.
—, Dystrophie 691
—, Gastritis 513
—, Gifte, exogene 562
—, Hypoglykämie 663
—, Magen-Zwölffingerdarmgeschwür 569
—, Mangelernährung 570

Leberkrankheiten, MdE 557
—, Neuropathie 47
—, Ösophagusvarizen 511
—, Osteopathie 691
Lebernekrose, akute, Trauma 573
—, Gifte, exogene 562
—, Hepatitis 549
—, Narkose 573
Leberparenchymschaden, Diabetes 651
—, infektiös-toxischer 378
—, Polyneuropathie 55
Leberpunktion, Hepatitis infectiosa 551 f.
Leberschaden, Dystrophie 675 f.
—, Gelbfieber 484
—, Hepatitis 463
—, Kala-Azar 493
—, toxischer 559 f.
Leberschwellung, Lebersiderose 566
—, Malaria 488
—, Wolhynisches Fieber 479
Leberstauung, Karditis, rheumatische 373
—, Silikose 425
Leberverletzung 571 f.
Leberwurst, Salmonellose 456
Leberzirrhose 553 f.
—, Amöbiasis 558
—, Bang 458
—, Bilharziose 558
—, cholangitische 554
—, Eiweißmangel 676
—, Fettleber 561
—, Gifte, exogene 562
—, Hämochromatose 721
—, Heimkehrer 562
—, Hepatitis 553
—, — infectiosa 551
—, Karditis, rheumatische 373
—, Karzinom 555, 571
—, Laennec'sche atrophische 554
—, Magen-Darmgeschwür 570
—, Malaria 488, 558
—, Ruhr 457
—, postnekrotische 554
—, Siderose 568
—, Trauma 572
Leberzyste, traumatische 572
Lederindustrie, Abortbereitschaft 749

Lederindustrie, Milzbrand 469
Leichenöffnung, Silikose 427
Leichentuberkel 433, 435
Leishmaniasen 493
Leistenbruch, Fettsucht 670
Leistungsfähigkeit, Herz-Kreislaufschaden 217
Lendenmarkläsion 35
Lentasepsis, rheumatische Erkrankungen 383
Lepra 467
–, Neuropathie 52
–, Nierenamyloidose 307
–, Polyneuritis, granulomatöse 52
Lepromintest 467
leptomeningeale Gewebsläsion 20
Leptospiron grippotyphosa 101
Leptospirose 101, 447, 459
–, Hepatitis 559
–, Hypertonie 285
–, Nephritis 323
Lériche Syndrom 52
Letalität, Hepatitis infectiosa 551
Leuchtgas, Herzschädigung 234
–, Suizid 235
Leukämie 695, 722 ff.
–, akute 724
–, chronische, Meningitis 89
–, Gicht 687
–, lymphatische 722
–, –, hämolytische Anämie 715
–, myeloische 722
–, Myelosklerose 734
–, Panmyelopathie 709
–, Polyzythämie 720
–, radiogene 770 f.
–, Trauma 722 f.
leukämische Infiltrate, Nervenstörungen 50
Leukämoid, eosinophiles 725
Leukenzephalitis, subakute sklerosierende 113
–, –, Dienstbeschädigung 114
Leukodermie, Pinta 474
Leukopenie, Gelbfieber 484
Leukotomie, Epilepsie 151
–, Hypertonie 267
Leukozyten bei Malaria 489
–, Strahlenschädigung 769
Leukozytose, Polyzythämie 720

Libidostörung, Dystrophie 678
–, Eunuchismus 619
–, Gehirnverletzung 24
–, Hirnschaden, dystrophischer 84
Lidödem, einseitiges, Chagas-Krankheit 491
Linksinsuffizienz d. Herzens, Aorteninsuffizienz 225
Linsentrübung, Strahlenschädigung 782
Lipämie, essentielle 673
Lipodystrophia progressiva 671
Lipodystrophie 668
Lipoidkalkgicht 141
Lipoidnephrose 296, 320
–, Behandlungsfolge 320
–, Differentialdiagnose 321
Lipoidstoffwechselstörung 673
Lipom, Fetthaushaltstörung 670
Lipomatose 670
Lipophilie 668
Liquor cerebrospinalis, Bakterizidie 91
Liquorbefund, blutiger 70
–, Bruzellose 94
–, Enzephalitis, subakute 113
–, Fleckfieber 105
–, Gehirnerschütterung 22
–, Gehirnquetschung 24
–, Hirnschaden, dystrophischer 84
–, Kompressionssyndrom 36
–, multiple Sklerose 120
–, Polyneuritis 44
–, Q-Fieber 103
–, Typhusbazillen 93
–, Virushepatitis 114
–, Zystizerkose 108
Liquorblockade, Meningitis 92
Liquordrucksenkung, traumatische 38
Liquoreiweißerhöhung, Meningitis 92
Liquorfistel, posttraumatische 20, 89
Liquorfluß, Meningitis 89
Liquorlues 101
Liquorpunktion, Komplikation 41
Liquorrhoe, posttraumatische 26 u. Bd. I
–, Schädelbasistumor 89

Liquorsperre, Bruzellose 94
Liquorsyndrom, Guillain-Barré'sches 46
–, Nonne-Froin'sches 46
Liquorzirkulationsstörungen, Meningitis 92
Listeria monocytogenes 459
Listeriose 446, 459
–, Schwangerschaft 449
Little-Syndrom, Pockenschutzimpfung 128
Loa-loa-Infektion 502
Löffler-Syndrom 407
Löhlein'sche Herdnephritis 303 f.
Lokalanästhesie, Komplikation 63
Lokomotivführer, Diabetes 656
Lorain-Levi-Syndrom 591
Lordose, Strahlenschädigung 774
Louping ill 112
Lues, Akromegalie 594
–, Chorea 82
–, Diabetes 651
–, Frambösie 474
–, Glomerulonephritis, diffuse 298
–, hypophysärer Zwergwuchs 592
–, Kältehämoglobinurie, paroxysmale 716
–, Lipoidnephrose 320
–, Nephritis 323
–, Nervensystem 96
–, Nierenamyloidose 307
–, Pinta 474
– spinalis, Spinalparalyse, spastische 79
– tertiäre, neuritische Syndrome 52
–, Thyreoiditis 629
–, vasale, Parkinsonismus 81
– zerebrospinalis 40, 52 96
– –, Muskelatrophie, progressive 143
– –, Schädelhirntrauma 42, 98
– –, Spinalparalyse 142
– –, Trauma 42
Luesinfektion, Transfusion 716
Luftdruck, Blutdruck 255
Luftembolie, koronare 413
–, Lunge 413

Luftembolie, zerebrale 413
Luftenzephalographie, Epilepsie 165
luisches Hirngumma 98
Lumbalanästhesie, Meningitis 91
Lumbalpunktion, Bakteriämie 91
–, Komplikation 41
–, Meningitis 91
–, Rückenmarksschußverletzung 36
Luminalpräparate, Gastritis 513
Lungenabszeß 408
–, Amöbenruhr 495
–, Grippe 464
–, Lungenembolie 413
–, Pfeiffer'sches Drüsenfieber 464
–, Pharyngitis 455
–, Pleuritis 414
Lungenaffektion, rheumatische 378
Lungenarterienthrombose s. a. Pulmonal- 414
Lungenatelektase 410 f.
–, Bronchiektasen 401
–, Bronchusstenose 403
–, Hämoptoe 411
Lungenbilharziose 501
Lungenblähung s. Lungenemphysem 409 ff.
Lungenblutung 404
–, Glomerulonephritis 300
–, Lungenatelektase 411
–, Unfall 436
Lungendystrophie, progressive 424
Lungenechinokokkose 505
Lungenegel 504
Lungenembolie 412 ff.
–, MdE 413
–, Pneumonie 406
–, Q-Fieber 480
–, Silikose 426
Lungenemphysem 409 ff., 490 ff.
–, akutes 409
–, Asthma bronchiale 403 f.
–, Bronchitis 400, 490 ff.
–, chronisches 409
–, fokales 424
–, genuines 424
–, Konstitution 423
–, Lungenfunktionsprüfung 417

Lungenemphysem, Pleuraschwarte 415
–, Polyglobulie 719
–, Silikose 422 f.
Lungenentzündung s. Pneumonie 403 ff.
Lungenfellentzündung s. Pleuritis 414
Lungenfibrose 408, 425
–, Strahlenschädigung 780
Lungenfunktion, Staublungenerkrankung 423
Lungenfunktionsbeurteilung 417 f.
Lungenfunktionsprüfung, Emphysem 410
Lungenfunktionsstörung, Fettsucht 670
Lungengangrän 408
–, Lungenembolie 413
–, Pleuritis 414
Lungenhypostase 411
Lungeninfarkt 413
–, Lungenabszeß 408
–, Pleuritis 414
Lungeninfekt, Asthma bronchiale 404
Lungeninfiltrat, flüchtiges eosinophiles 406, 497
Lungenkarzinom, Radiumemanation 782 u. Bd. I
Lungenkollaps, akuter 411
–, Bronchiektasen 401
Lungenkomplikationen, Cholera 473
Lungenkrankheiten 399 ff.
–, Dystrophie 680
–, Pachymeningitis haemorrhagica interna 76
–, Parasiten 416
–, Pneumothorax 416
–, Tuberkulose 431
Lungenkrebs, Neuropathie 53
Lungenmilzbrand 447, 469
Lungenmykose 407 f.
Lungenödem 411
–, Aorteninsuffizienz 225
–, Glomerulonephritis 300
–, posttraumatisches 412
Lungenresektion, MdE 439
Lungenriß, Pneumothorax 416
Lungenschaden, Strahlenschädigung 780
Lungenschwiele, Silikose 424
Lungensilikose s. a. Silikose 422 ff.

Lungenstauung 411
–, Bronchitis 400
Lungentrauma, Hämoptoe 404
Lungentuberkulose 431 ff., 446
–, Berufskrankheit 433
–, Hämoptoe 404
–, Lepra 468
–, Lungenzirrhose 408
–, Polyarthritis, primär chronische 391
–, Silikose 428 ff.
–, Strongyloidesinfektion 499
–, WDB 436 ff.
Lungentumoren 416 u. Bd. I
–, Bronchiektasen 401
–, Lungenabszeß 408
Lungenvenenthrombose, Lungenfibrose 409
Lungenveränderungen, Periarteriitis 309
Lungenverletzung, Luftembolie 413 u. Bd. I
lungenwirksame Gifte 234
Lungenzirrhose 408
–, Bronchiektasen 401
–, Bronchitis 400
–, Lungenemphysem 410
Lungenzyste 402
Lupus erythematodes 376 u. Bd. I
– disseminatus, Nierenbeteiligung 305
– –, Symptomatik 306 u. Bd. I
– –, Urinsediment 309
– –, Myasthenie 137
– –, Myopathie 141
– –, Therapieschaden 51
– –, zerebrale Manifestation 51
Lupusangiopathie 51
Lupusenzephalopathie 51
Lupusnephritis 321
Lymphadenitis, Katzenkratzkrankheit 464
Lymphangitis, peribronchiale, Bronchiektasen 401
–, Rotz 471
lymphatische Granulome, Druckneuropathie 50
lymphatisches System, Strahlenschädigung 769
Lymphdrüsentuberkulose 446

Lymphknoten, Hilus-, Tuberkulose 424
–, Strahlenschädigung 769
Lymphknotentumor, Neuropathie 46, 47
Lymphoblastom, großfollikuläres 729
Lymphogranulomatose 728
–, hämolytische Anämie 715
–, Nierenamyloidose 307
Lymphome, maligne 728
Lymphosarkom 722, 729
lymphozytäre Choriomeningitis 111
Lymphozyten, Strahlenschädigung 769
Lyssa 111, 448, 481
–, Hirntrauma 119
–, Meningitis 109

Magen- s. a. Gastr-
Magenbeschwerden 437
Magenblutung 526
Magendarmkrankheiten, Avitaminose 54
Magenerkrankung, Ruhr 457
Magengeschwür s. a. Ulkus 518 ff.
–, Blutung 526
–, Dystrophie 679, 682
–, Gastritis 517, 523
–, Komplikationen 529
–, Leberkrankheit 569 f.
–, Lungenemphysem 423
–, Nebennierenrindenhormontherapie 615
–, Nebenschilddrüsenadenom 643
–, Nebenschilddrüsensyndrom 638
–, Neurolues 101
–, Operation 527
–, Phäochromozytom 613
–, Rezidiv 526
–, Ruhr 457, 537
–, Strahlenschädigung 777
–, Trauma 527 f. u. Bd. I
–, WDB 522
Magenkarzinom 528 f.
–, Gastritis 515, 530
–, Perniziosa 517, 706 f.
Magenkrankheiten 512 ff.
–, Abmagerung 583
Magenoperation, Begutachtung 531

Magenperforation, Magengeschwür 529
Magenpolypen 531
Magenresektion, Begutachtung 531
–, Eisenmangelanämie 700 f.
–, Eiweißmangelkrankh. 585
–, Hypoglykämie 661
–, Malabsorption 584
–, Osteoporose 691
–, Pankreatitis 541
–, Perniziosa 695
–, periniziosaähnliche Anämie 707
–, Ulkus 527
–, Vitamin B_{12} Mangelanämie 585
Magenschleimhautentzündung s. Gastritis 512 ff.
Magensekretion, Perniziosa 703
Magentumor 531
Magenulkus s. Magengeschwür 518 ff.
Magersucht s. a. Kachexie, Unterernährung 671 f.
–, Meningitis 92
–, postpartale 582
–, Postpubertäts- 597
Makroglobulinämie 731
Malabsorption, Dyspepsie 534
–, Hyperparathyreoidismus, sekundärer 644
Malabsorptionssyndrom 583, 586
–, Magenoperation 532
Malaria 487
–, Darmerkrankung 539
–, Glomerulonephritis 298
–, Hepatitis 558
–, Leberzirrhose 558
–, Morbus Addison 609
–, Neuropathie 106
–, Pankreatopathie 541
Malariagranulome 107
Malaria quartana 107
– tropica 107
– –, Polyneuritis 45
Maldigestion, Dyspepsie 534
Malleus 447
Mal perforant, Diabetes mellitus 57
Maltafieber 446, 458
–, Neurobruzellose 94
Mammakrebs, anabole Hormone 624

Mammaschaden, Strahlenschädigung 779
Manganschädigung, Herzschaden 238
–, Leberzirrhose 563
Manganvergiftung, Parkinsonismus 81
Mangelernährung s. a. Dystrophie, Ernährungsstörung, Unterernährung 582
–, Addison'sche Krankheit 609
–, Gehirnschaden 83
–, Lateralsklerose, myatrophische 144
–, Leberkrankheit 570
–, multiple Sklerose 122
–, spinale Systemerkrankung 80
–, Tropenkrankheit 453
–, Vitamin B_6-Gruppe 55
Mangelkrankheit 509, 582
–, alimentäre 54
–, Untersuchung 585
mangelnde Erlebnisverarbeitung 195
Mangelosteopathie 691
Mangelsyndrom 535
–, endogenes 58
–, exogenes 58
–, Magenoperation 532
–, Neuropathie 54
–, Polyneuritis 45
–, Vitamin B_1 55
Manie s. a. endogene Psychose 177 ff.
–, Todesnachricht 184
manisch-depressive Krankheit, Rehabilitation 190
manisch-depressive Psychose 177
–, Häufigkeit 177
Marasmus, zentraler 24
Marchiafava-Micheli Krankheit 714
Marcumar- s. Antikoagulantien
Marfan-Typ 78
Marknekrose, posttraumatische, Muskeldystrophie 143
Marmorkrankheit 692
Marschhämoglobinurie 316
Maschinenarbeiter, Diabetes mellitus 656
–, Epilepsie 167 f.

Masern 460
–, Antidiabetes insipidus 604
–, Fruchtschädigung 623
–, Glomerulonephritis 298
–, Nephritis 323
–, Neuropathie 46
–, Thyreoiditis 629
Masernenzephalitis 113
Masernschutzimpfung 123
Masochismus, Selbstbeschädigung 209
Mastdarmlähmung, Rückenmarksläsion 35 u. Bd. I
Maul- und Klauenseuche 448, 486
–, Ovarialinsuffizienz 624
Mayonnaise, Salmonellose 456
MdE, Angina pectoris 228
–, Aorteninsuffizienz 225
–, Aortenstenose 224 f.
–, Fettleber 565
–, Gallenblasenkrankheit 577
–, Gastritis 518
–, Gastroenterostomie 553
–, gynäkologische Verletzung 742
–, Hepatitis 556
–, – infectiosa 551
–, Herzinfarkt 229
–, Herzinfarktrezidiv 229
–, Herztrauma 232
–, Hirnschaden, postdystrophischer 84
–, Hyperbilirubinämie 556
–, Hypertonie 283, 286 ff.
–, –, renale 342
–, Leberkrankheit 557
–, Lungenembolie 413
–, Magengeschwür 529
–, Magenoperation 532
, Mitralstenose 226
–, Myokarditis 223
–, Nervenlähmung, periphere 64 u. Bd. I
–, Nierenamyloidose 308
–, Nierenversagen, akutes 353 f.
–, Perniziosa 705
–, Pituitarismus, eosinophiler 595
–, Polyarthritis, primär chronische 387, 392
–, Psychose, endogene 190
–, Pyelonephritis 342 ff.

MdE, Rheumatismus, fieberhafter 383
–, Ruhr 538
–, Silikose 422
–, Stromschädigung, Herz 233
–, Tuberkulose 438 f.
–, Urämie 342
–, vegetativen Herz-Kreislaufstörungen 246
Meckel'sches Divertikel, Magengeschwür 534 u. Bd. I
Medianusparese 61
–, MdE 64
Mediaschädigung d. Gefäße, chemische Noxen 234
Mediasklerose »Mönckeberg's«, Hypertonie 270
Mediastinaltumor, Bronchusstenose 402
–, Lungenarterienthrombose 414
–, Trachealstenose 402
Medikamente s. Arzneimittel
medikamentöse Chorea 82
Medulla spinalis s. Rückenmark
Megakolon 536
Megaureter, Pyelonephritis 324
Mehlstaub. Asthma bronchiale 403
Mehrfachimpfstoff, Impfschaden 125
Melancholie 181 f.
–, Krankheitsuneinsichtigkeit 183
–, psychoreaktive Depression 183
–, Rehabilitation 191
–, Todesnachricht 184
–, Trauma 183 f.
–, Verstimmung 182
Meldepflicht, Anfallsleiden 171
–, Epilepsie 174
Melker, Bang'sche Krankheit 458
–, Bruzellose 446
–, Maul- und Klauenseuche 487
–, Tuberkulose 435
Melkerknoten 449 u. Bd. I
Ménétrier-Syndrom, Eiweißmangelkrankheit 585
Ménièrescher Anfall, Epilepsie 155

Meningealtumor, sarkomatös traumatischer 70
Meningeom, Fremdkörpertumor 70
–, parasagittales 141
Meningitis 90 ff.
–, abakterielle, ARBOR-Virus-Impfung 112
–, –, Coxsackie-Viren-Infektion 110
–, –, Herpes simplex 111
–, –, Virusinfektion 109
–, Abdominaltyphus 93
–, akute luische 98
–, bakterielle 89
–, Blastomykose 106
–, Bruzellose 94
–, Chorio-, lymphozytäre 111
–, Diphtherieschutzimpfung 125
–, ECHO-Viren-Infektion 110
–, eitrige 31, 89 ff.
– epidemica 455
–, Gesichtsschädelbruch 26
–, hämatogen-metastasierende eitrige 89 f.
–, Hypertonie 285
–, Kokzidiose 106
–, Leptospirose 101
–, lymphozytäre 46
–, –, Fazialisparese 50
–, Milzbrand 469
–, Parotitis epidemica 110
–, postkontusionelle 20
–, Pyozeaneusinfektion 91
–, Q-Fieber 103
–, rezidivierende 31, 89
–, rheumatische 50, 373
–, Salmonellose 93
–, seröse 465
–, –, typhöse 93
–, Tetanie 641
–, Trichinose 508
–, Tuberkulose 90, 92
–, –, Diabetes insipidus 92
–, –, Inkubationszeit 432
–, –, Wurzelsyndrom 47
–, Tularämie 459
– typhosa 93
–, Typhusschutzimpfung 126
–, virale 46
–, Zystizerkose 507
meningitische Erscheinungen, parainfektiöse Erkrankung 113

meningitische Erscheinungen, Poliomyelitis 110
–, Virushepatitis 113
Meningoenzephalitis 46
–, Aktinomykose 106
–, Bruzellose 94
–, ECHO-Viren-Infektion 110
–, Impfschaden 125
–, Listeriose 446, 459
–, Parotitis epidemica 110, 462
–, Serumgabe 125
–, Toxoplasmose 108
–, Tularämie 94
meningoenzephalitische Erscheinungen, parainfektiöse Erkrankung 113
–, Virushepatitis 113
Meningoenzephalomyelitis, Bang'sche Krankheit 95
–, Blastomykose 106
–, Virusinfektion 109
Meningoenzephalozele 89
Meningokokken, Glomerulonephritis 298
Meningokokkensepsis, Nebennierenschädigung 609
Meningomyelitis, Bruzellose 94
–, luische 38
–, Tollwutschutzimpfung 126
–, tuberkulöse 38
meningomyelitische Erscheinungen, parainfektiöse Erkrankung 113
Meningopathie, chronische 31
–, –, traumatische 20, 27
–, iatrogen allergische 41
–, indirekte posttraumatische 39
Meningoradikulitis, Rheumatismus 50
Menopause, Siderophilie 569
Menstruationsstörungen, posttraumatische 743
Mesenchymose 310
Metallstaub, Pneumonie 406
Metallvergiftung, Ovarialinsuffizienz 624
Metalues 97
Methämoglobin, Herzschaden 234

Methämoglobinbildung, Arsenschädigung 236
–, Benzolschädigung 239
–, Kaliumchloratschädigung 237
Methanschädigung, Herzschaden 234
–, Kreislaufstörungen 240
Methylalkoholvergiftung, Chorea 82
–, Gefäßschäden 240
–, Herzschaden 240
Methylenblauprobe, Hepatitis infectiosa 551
Methyltestosteron, Hepatose 560
Methylthiourazyl, Agranulomatose 727
–, Periarteriitis nodosa 310
Metzger, Bang'sche Krankheit 458
–, Gicht 685
–, Enteritis infectiosa 456
–, Erysipeloid 471
–, Leptospirose 102
–, Maul- u. Klauenseuche 487
–, Milzbrand 469
–, Q-Fieber 103, 480
–, Tuberkulose 435
–, Weil'sche Krankheit 460
Micrococcus catarrhalis, Bronchitis 400
– pyogenes, Nierenstein 334
Migräne, Epilepsie 155 f.
–, Flimmerskotom, hemianopisches 156
–, Halbseitenparästhesie 156
Mikrobiologie der Glomerulonephritis 295
Mikrosporie 448
Milben, Infektionskrankheiten 449
Milbenfleckfieber 478
Milchprüfer, Bruzellose 446
Milchtrinker-Syndrom 334
Miliartuberkulose, Meningitis 92
Milzbrand 447, 468
–, Typendifferenzierung 449
Milzruptur 735 u. Bd. I
Milzschaden, Strahlenschädigung 769
Milztumor, Fleckfieber 477
–, Malaria 488

Milztumor, Polyarthritis, primär chronische 385
–, Wolhynisches Fieber 479
Milzverlust, Anämie, hämolytische 712
–, Beurteilung 734 u. Bd. I
Mineralhaushaltstörung 692
Mineralkortikoidtherapie, Gefahren 615
Mineralstoffwechsel, Epithelkörperchen 638
Mischstaub-Silikose 423
Mißbildung, Infektionskrankheiten s. a. Embryopathie 752
Mitralinsuffizienz 226
Mitralklappenfehler, Lungenstauung 411
–, rheumatischer 372
Mitralklappenschaden, CO-Schädigung 235
Mitralöffnungston 225
Mitralstenose 225
–, Lungenarterienthrombose 414
–, MdE 226, 383
–, Operationsindikation 225
–, rheumatische 373
–, –, Thromboembolie 377
Mittelhirnverletzung, Hypertonie 74
Mittelmeerfieber 458
–, Nierenamyloidose 307
Mittelmeerfleckfieber 478
Molkereiarbeiter, Bang'sche Krankheit 458
Molkereigrippe 102
Mongolismus, Pockenschutzimpfung 128
Monoaminooxydasehemmer, Hepatose 560
Mononeuritis s. a. Neuritis, Polyneuritis 481
–, Leptospirose 101
–, rheumatische 50
Mononukleose, infektiöse 464, 726
–, –, Glomerulonephritis 298
–, –, Hepatitis 557
–, –, Neuropathie 46
Monoparese, Periarteriitis nodosa 51
–, Herzklappenfehler, rheumatischer 377
Monoplegie, Tularämie 94

Monozytenabfall, Strahlenschädigung 770
Monozytenangina 464
Monozytose 489
–, Gelbfieber 484
Monteur, Amöbenruhr 495
–, Lepra 468
–, Malaria 488
–, Porphyria cutanea tarda 569
Morbus Addison 606 f.
–, Hypoglykämie 662
Morbus Bang 446, 458
–, Neurobruzellose 94
Morbus Basedow, Thyreoiditis 629
Morbus Bechterew 390 u. Bd. I
–, Nierenamyloidose 307
Morbus Besnier-Boeck-Schaumann 113
Morbus Boeck, Berufskrankheit 559
–, Lungenfibrose 409
–, Myopathie 141
Morbus Cushing 599 ff., 606, 610 ff.
–, Diabetes 651
–, Hypercholesterinämie 674
–, Hyperthyreose 633
–, Hypoglykämie 661
–, Hypothyreose 635
–, Keimdrüsenfunktionsstörung 618
–, Nierensteinbildung 334
–, Polyglobulie 719
–, Schädeltrauma 591
Morbus Gaucher 673
Morbus Osler 732
Morbus Paget, Nierensteinbildung 334
Morbus Strümpell-Marie-Bechterew 368
Morbus Weil 447, 459
–, Hepatitis 559
Morbus Werlhof 732
–, Hämatome 738
Morgagni-Syndrom 593
–, Hypoglykämie 661
–, Keimdrüsenfunktionsstörung 618
Morphiumabusus, Amenorrhoe 624
–, Magersucht 582
Morphiumvergiftung, Tetanie 641
Morsus muris 447

Mortalität, Meningitis 91 f.
–, Glomerulonephritis 313
Motorschlosser, Berufsneuropathie 53
Mühlenbetrieb, Lungeninfiltrat 407
Münchhausen-Syndrom 209
multiple Sklerose 40, 119 ff.
–, Amenorrhoe 624
–, Begutachtung 120 f.
–, Blasenlähmung 325
–, Fazialisparese 50
–, Trauma 37, 121
Mumps s. a. Parotitis 110, 462
–, Antidiabetes insipidus 604
–, Diabetes mellitus 649
–, Neuropathie 46
Mumpsenzephalitis, EEG 160
Mundhöhle, Strahlenschädigung 777
Musikinstrumentenbläser, Lungenemphysem 410
Muskelatonie 138
–, paroxysmale 138
Muskelatrophie, Diabetes mellitus 57
–, frühinfantile 143
–, heredodegenerative neurale 52
–, Mangelkrankheit 586
–, neurale 44, 142 ff.
–, –, myatrophische Lateralsklerose 144
–, neuroradikuläre 47
–, neurospinale 142
–, Polyarthritis, primär chronische 385
–, progressive 141
–, proximale spinale 140
–, spinale 78, 134
–, –, Differentialdiagnose 116
–, –, progressive 138, 142 ff.
Muskeldefekt, angeborener 133, 137 f.
Muskeldystrophie, absteigende, Erb-Lyndowsky-Déjérine 134 f.
–, aufsteigende, gutartige, Becker-Kiener 135
–, Gliedmaßen-Gürtelform, Leyden-Stevenson-Walton-Natrass 135
–, Myasthenie 138

Muskeldystrophie, okulare, Kilok-Nevin 135
–, progressive 133
–, –, Muskelatrophie, spinale progressive 143
–, –, Polymyositis 140
–, pseudohypertrophische, Duchenne 135
–, vererbliche, Steinert-Curshmann-Batten-Gibb 135
Muskelentzündung, infektiöse 140
Muskelerkrankung, s. a. Myopathie 133 ff.
–, entzündliche 136, 139
–, primäre 133
Muskelhernie, Syringomyelie 78
Muskelkontraktur, Fazialisparese 50
Muskelkrämpfe 139
Muskelparese, Botulismus 96
Muskelschaden, Bleischädigung 236
–, medikamentöser 63
Muskelschmerz, Coxsackie-Viren-Infektion 110
Muskelschwund, fortschreitender 134
–, poliomyelitischer 80
Muskelspannung, Blutdruck 255
Muskelzystizerkose 507
Mutation, strahlengenetische 788
Mutterkornalkaloidschädigung, Gefäßschäden 234, 239
Mutterkuchenverletzung s. a. Plazenta- 752
Myalgie 139
–, epidemische 465
Myasthenia gravis, Bulbärparalyse 145
–, pseudoparalytica 133, 136
Myasthenie 136 ff.
–, idiopathische 136
–, Schwangerschaftsunterbrechung 137
–, symptomatische 138
–, Thymustumor 137
myasthenisches Krankheitsbild 133
– Syndrom 133

Myatonia congenita 133
–, Oppenheim 136
myatonisches Syndrom 133
Myatrophie 53
–, postpoliomyelitische 143
–, –, Trauma 116
–, progrediente, postmyelitische 116
myatrophische Lateralsklerose 40 ff., 78, 116, 141 ff.
–, Blasenlähmung 325
–, symptomatische Myasthenie 138
–, Trauma 42
–, Vergiftung 80
Mydriasis, intrakranielles Hämatom 29
mydriatische Starre 27
Myelitis s. a. Rückenmarks–
–, Bang'sche Krankheit 95
–, Bruzellose 94
–, Differentialdiagnose 38
–, Diphtherieschutzimpfung 125
–, Herpes simiae 111
–, Leptospirose 101
– necroticans Foix-Alajouanine 38
–, Parotitis epidemica 110
–, spezifische 38
–, Tollwutschutzbehandlung 126, 481
–, Typhusschutzimpfung 126
–, Virusinfektion 109
–, Wolhynisches Fieber 102
–, Zoster 111, 117
myelitisches Syndrom, Polyneuritis 44
Myelofibrose 733
Myelographie, Schäden 41
–, Fettsucht 668
myeloisches System, Strahlenschäden 768
Myelom 729
Myelomalazie, akute posttraumatische 38 f.
–, Injektion 41
–, sekundäre 38
–, spinale 77
Myelopathie, angiodyskinetisch nekrotisierende 38
myeloradikuläres Syndrom, Fleckfieber 104
Myelose, funikuläre, Blasenatonie 326
–, –, Perniziosa 706

Myelosklerose 733
Myodegeneration, Nitritschädigung 239
myogen-arthrotische Reizerscheinung 60
Myokard – s. Herzmuskel –
Myokardinfarkt, s. Herzinfarkt
Myoklonie, ARBOR-Virus-Infektion 112
Myom 745
–, maligne Degeneration 745 u. Bd. I
Myopathia distalis juvenilis Biemond 135
– tarda Welander 135
Myopathie s. a. Muskelerkrankung 133 ff.
–, Coxsackie-Virus-Infektion 110
–, degenerative 140
–, endogene, hereditäre 133
–, endokrine 138
–, exogene 134
–, neurogene 140
–, neurospinale 144
–, –, sekundäre 141
–, primäre 133
–, –, degenerative 134
–, –, myogene 133
–, sekundär neurogene 133 ff.
–, symptomatische 133, 138
–, –, bei Allgemeinerkrankung 133
–, toxische 53
Myositis 139 f.
–, akute exophthalmische 134
–, chronisch oligosymptomatische 134, 141
–, exophthalmische 141
–, Infektion 134
–, okuläre 134, 141
– ossificans generalisata 141
– –, Injektion 141
– –, neuropathische 141
– –, posttraumatische 141
– –, progressive 141
– syphilitica 140
– toxoplasmotica 140
– tuberculosa 140
Myosklerose 134
–, heredodegenerative 141
Myotonia congenita 133
– – Thomson 136

Myotonia dystrophica 133
myotonisches Krankheitsbild 133, 139
Myxödem 634 f.
–, Chagas-Krankheit 491
–, Hypoglykämie 662
–, postoperatives 635
–, Thyreoiditis 629

Nabelschnurverletzung 753
Nacht-Epilepsie 148
Nässeschädigung, Feldnephritis 301
–, Gicht 687
–, Glomerulonephritis, akute diffuse 295
–, Herzschaden 240
–, Kreislaufschaden 240
–, multiple Sklerose 122
–, Periarteriitis nodosa 310
–, Pneumonie 406
–, Polyarthritis, primär chronische 392
–, Pyelonephritis 326, 341
–, rheumatische Erkrankung 380, 382
–, Schwarzwasserfieber 489
Naevus, vaskulärer, Gesichtshaut 165
Nagana 490
Nahrungsmangel, Addison-Syndrom 608
–, Neuropathie 54
Narbenhyperpathie, Trigeminus 26
Narbenkrebs, tuberkulöser 440 u. Bd. I
Narbenleber 554
–, Karzinom 555, 571
Narkolepsie, Fleckfieber 104
–, Epilepsie 155 f.
–, Muskelatonie 138
Narkose, Bronchitis 399
–, Gastritis 512
–, Leberschaden 573
–, Lungenarterienthrombose 414
–, Phäochromozytom 613
–, Pneumonie 406
Nasennebenhöhlenspülung, Luftembolie 413
Nasenrotz, akuter 471
Natriumverlust, Pyelonephritis 329
Natriumzufuhr, Hypertonie 264

Nebenhöhlenentzündung,
  Akromegalie 594
–, Pharyngitis 455
–, Pyelonephritis 323
Nebennierenamyloidose
  609
Nebennierenatrophie 607 f.
Nebennierendiabetes 651
Nebennierengefäßthrombose
  607
Nebenniereninsuffizienz,
  Natriumverlust 329
Nebennierenkrankheiten
  606 ff.
Nebennierenmark 612
–, Überfunktion 612
Nebennierenrinde, Adenom
  611
–, Hyperplasie 606
–, Hypophysenvorderlappen-
  syndrom 598 f., 606
–, Nekrose 607
–, Lipoidstoffwechsel 674
–, Magersucht 672
–, Strahlenschädigung 778
–, Überfunktion 610 f.
–, Unterfunktion 607 ff.
–, Verletzung 607, 611
–, Virilisierung 618
Nebennierenrindenfunk-
  tionsstörung, Polyarthri-
  tis 385
Nebennierenrindenhormon-
  therapie, Komplikation 614
Nebennierenrindeninsuffi-
  zienz 606, 610
Nebennierentuberkulose
  607 f.
Nebennierentumor 607 f.
Nebenschilddrüsenkrank-
  heiten 637 ff.
Nebenschilddrüsenüber-
  funktion 641 f.
Nebenschilddrüsenunterfunk-
  tion 639
Nebenschilddrüsenverlet-
  zung 640
Nebenwirkung bei Bestrah-
  lung s. a. Strahlenschä-
  digung 49
Necator americanus 598
Nephritis s. a. Nephrose,
  Nieren –
–, akute interstitielle 301
–, Albuminurie 302
–, chronische, akuter Schub
  303

Nephritis, Fleckfieber 477
–, Gastritis 515
–, Glukosurie, renale 665
–, interstitielle 323
–, –, Endokarditis 304
–, –, Urinbefund 285
–, intrainfektiöse Herd- 303
–, lobuläre 320 f.
–, Löhlein'sche Herd- 303 f.
–, nephrotischer Verlauf
  320
–, Ornithose 486
–, parainfektiöse Herd- 303
–, postinfektiöse, Prognose
  317
–, Röteln 460
–, Rückfallfieber 476
–, Strahlenschädigung 779
–, Varizellen 461
–, wire-loop- 305
Nephroangiosklerose,
  maligne 310
Nephrokalzinose 331
Nephrolithiasis, Gicht 688
–, Hyperparathyreoidismus
  642
–, MdE 343
–, Nebenschilddrüsensyndrom
  638
–, Pyelonephritis 324, 333,
  341
–, Trauma 335
nephron- nephrosis, lower
  347
Nephropathie s. a. Nierenkrankheiten 293 ff.
–, chromproteinurische 347
–, degenerative 294
–, Diabetes mellitus 56, 320
–, entzündliche 294
–, Glukosurie, renale 665
–, Neuropathie 47
–, rheumatische 378
Nephrose s. a. Nephritis,
  Nieren –
–, akute interstitielle 347
–, – oligurische, Hämolyse
  716
–, erythrolytische 347
–, Gelbfieber 484
–, hämoglobinurische 347
nephrotisches Syndrom
  305, 307, 319, 322
Nephrotoxine, Nierenver-
  sagen, akutes 352
Nervenentzündung s. Neu-
  ritis, Polyneuritis

Nervenkrankheit s. a. Neuro-
  pathie 67 ff.
–, entzündliche 89
–, nichtentzündliche 67 ff.
–, organische 67
–, Perniziosa 706
–, Unfallursache 67
–, Virusinfektion 109 ff.
Nervenlähmung, »Renten-
  tabelle« 64 u. Bd. I
Nervenleiden, organisches,
  Pockenschutzimpfung
  128
–, Verschlimmerung 53
Nervenreflex s. Reflex –
Nervenschaden, CO-Ver-
  giftung 284
–, Fleckfieber 104
–, iatrogener 63
–, Operationslagerung 43
–, Röntgenstrahlenschädigung
  49
–, Strahlenschädigung 784
–, Streptomyzinschädigung
  47
–, Sucht 54
–, Trauma 43, 58 f.
Nervenstörung, Immuno-
  angiopathie 50
–, Pocken 461
Nervensystem, Diabetes
  mellitus 652
–, Infektionskrankheiten
  102, 103, 106
–, peripheres, Diabetes 56
–, –, Erkrankungen 43
–, –, rheumatische Erkran-
  kungen 377
–, –, Schädigung 43
–, –, Tumoren 44 u. Bd. I
–, Stoffwechselvorgänge 55
–, Strahlenschädigung 783
–, Tumoren, Syringomyelie
  77
Nervenverletzung 58
–, periphere 43, 59
–, vegetativ-trophische
  Störung 59
Nervenwurzelausriß, zerviko-
  brachialer 36
Nervenwurzelentzündung
  s. Radikulitis
Nervenwurzelkompression,
  Wirbelbruch 37
Nervenwurzelschaden,
  Injektion 64
nervöse Erschöpfung 197

Nervosität, konstitutionelle 196
Nervus abducens, Schädigung 26
– acusticus, Neuritis, Typhus 45
– –, Schädigung 25
– –, –, Botulismus 46
– –, –, Parotitis epidemica 462
– axillaris, Parese, traumatische 62, 64
– cochlearis, Schädigung, Streptomyzin 47
– cutaneus femoralis lateralis, Parese 65
– facialis, Parese, Febris uveoparotidea Heerfordt 113
– –, –, Fleckfieber 104
– –, –, ischämische 50
– –, –, Meningitis 89
– –, –, Otitis media 46 u. Bd. I
– –, –, periphere 50
– –, –, rheumatische 50
– –, –, Schädelbasisbruch 25
– –, –, Tetanus 95
– femoralis, Parese, berufsbedingte 62, 65
– fibularis, Parese, berufsbedingte 62
– glutaeus cranialis, Parese 65
– – caudalis, Parese 65
– – superior, Spritzenschaden 63 u. Bd. I
– hypoglossus, Parese, Tetanus 95
– ischiadicus, Parese 65
– –, –, Becken- u. Nierenaffektion 46
– –, Schädigung 62
– –, –, iatrogene 63
– medianus, Druckneuropathie 61
– –, Parese 61, 64
– –, –, iatrogene 64
– musculocutaneus, Druckparese 61
– –, Parese, traumatische 62, 64
– obturatorius, Parese 65
– oculomotorius, Schädigung 27
– opticus, Atrophie 27
– –, –, Anämie 50

Nervus opticus, Atrophie, Fleckfieber 104
– –, –, Tularämie 459
– –, Neuritis, Typhus 45, 93
– –, Schädigung, Schädel-Hirntrauma 27
– peronaeus, Parese 65
– –, –, berufsbedingte 62
– –, –, iatrogene 63
– radialis, Druckparese 61
– –, Parese 64
– –, –, iatrogene 64
– statoacusticus, B6-Avitaminose 56
– –, Schädigung 25
– supraspinatus, Parese 64
– thoracicus longus, Druckneuropathie 43
– –, Parese 62, 64
– tibialis, Parese, berufsbedingte 62, 65
– –, –, iatrogene 63
– trigeminus, Schädigung 26
– –, Neuralgie, Halsmarkläsion 35
– trochlearis, Schädigung 27
– ulnaris, Neuropathie, berufsbedingte 61
– –, Parese 64
– –, Spätlähmung 61
– vestibularis, Schädigung 26
– –, –, Fleckfieber 104
– –, –, Parotitis 462
– –, –, Streptomycin 47
Neuralgie, Bang'sche Krankheit 458
– , Meningitis epidemica 455
Neurasthenie, Fleckfieber 104
neurasthenische Reaktion 197
–, Schreckfähigkeit 199
Neuritis s. a. Nervenkrankheiten, Polyneuritis
–, allergische 49
–, Allgemeininfektion 46
–, ARBOR-Virus-Infektion 112
–, Arzneimittelallergie 49
–, Cholera 473
–, Denguefieber 483
–, Diabetes mellitus 57
–, Fleckfieber 104
–, hypertrophische 44, 52, 144
–, idiopathische 44
–, Impfschädigung 125

Neuritis, isolierte 43
–, Leptospirose 101
–, Lupus erythematodes 51
–, Malaria tropica 107
–, motorische 43
– multiplex, asymmetrische 43
–, parainfektiöse 46
–, Polyarthritis, primär chronische 385
–, postvakzinale 48
–, retrobulbäre 46
–, –, B6-Avitaminose 56
–, rheumatische 50
–, sensible 43
–, Serumgabe 48, 125
–, Tollwutimpfung 481
–, tuberkulöse 47
–, typhöse 93
–, vaskuläre 51
–, Wartenberg 57
–, Weil'sche Krankheit 460
neuritische Syndrome, tertiäre Syphilis 52
neuroallergische Reaktion, Impfung 125
Neurobruzellose 94
Neurofibromatose, Phäochromozytom 613
neurogener Hochdruck 272
neurologische Ausfallserscheinungen, periphere 43
– Symptome, Ornithose 486
Neurolues 96 f.
–, traumatische Verschlimmerung 98
Neurom, posttraumatisches 60
neuromuskuläre Phänomene, Diabetes mellitus 56
Neuromyelitis, Wolhynisches Fieber 102
Neuropathie s. a. Nervenkrankheit 43 ff., 67 ff., 195 f.
–, allergische 49
–, Alter 52
–, Arterienverschluß 52
–, Arteriosklerose 52
–, Avitaminose 54 ff.
–, Beschäftigungs- 43 f., 61
–, Diabetes mellitus 56, 655
–, Druck –, Bewußtlosigkeit 43 f.
–, dystrophische 47, 54
–, Gefäßkrankheit 43

Neuropathie, Gelenkkrankheit 50 u. Bd. I
—, gewerbliche Intoxikation 53
—, hypoxydotische 53
—, Intoxikation 43
—, isolierte 43
—, Karzinose 53
—, Kausalgie 47
—, Kreislauferkrankung 43
—, medikamentöse 53
—, Operationslagerung 43
—, postvakzinale 48
—, Schreckhaftigkeit 198 f.
—, serogenetische 48
—, Stoffwechselstörungen 43
—, Strahlenschädigung 53
—, Sucht 54
—, Thrombopenie 50
—, toxische 53
—, traumatische 44
—, vaskuläre 52
—, Verschlimmerung genuiner 53
Neuropraxie 58
neuroradiologische Untersuchung, Epilepsie 165
—, Gehirnverletzung 24
Neurose 183, 195, 204 u. Bd. I
—, Hirntrauma 26
—, Krankheitswert 216 f.
—, Magengeschwür 527
—, Psychose 180
—, »traumatische« 195
—, verfolgungsbedingte 87
Neurotiker u. Umwelt 202
neurotische Fehlentwicklung, Suizid 212
—, Melancholie 181 f.
neurotische Reaktion 195
— Störung, depressive Erlebnisreaktion 182
neurotischer Schmerz 202
Neurotmesis 58
neurovegetative Regulationsstörung, posttraumatische 23 f.
— Störungen, Nervenverletzung 59
Netzhautblutung, Schädel-Hirntrauma 27 u. Bd. I
New-Castle-Krankheit 448, 466
Nicainsäuremangelenzephalopathie 55
Nicain-Tryptophanmangel 55

Nickkrämpfe, Epilepsie 147
Niemann-Pick'sche Krankheit 673
Nierenabszeß, Endokarditis 304
—, Pyelonephritis 332
Nierenaffektion, rheumatische 378
Nierenamyloidose 307 f.
—, Endokarditis 304
Nierenarterienhyperplasie, Hypertonie 269
Nierenarterienstenose, Hypertonie 273
Nierenarterienverschluß 352
Nierenbecken- s. a. Pyelo-
Nierenbeckenmißbildung, Pyelonephritis 324
Nierenbefund, Hypertonie 270
Nierenbeteiligung, Periarteriitis nodosa 309 f.
—, Sklerodermie 310
Nierenbiopsie 286, 293
—, Glomerulonephritis, akute diffuse 302
—, Kontraindikation 302
—, Nierenversagen, akutes 351
—, Pyelonephritis 340
Nierenclearance s. Clearance
Nierenfunktion, MdE 353
Nierenfunktionsprüfung s. a. Wasserstoß 293 f.
Nierenfunktionsstörung, Gicht 688
—, Pyelonephritis 341
Nierengefäßanomalie, Pyelonephritis 324
Nierengefäßthrombose, posttraumatische 287
Nierenhyperplasie, Pyelonephritis 324
Niereninfarkt, Endokarditis 304
Niereninfektion, lymphogene 326
Niereninsuffizienz, akute tubuläre 347
—, chronische, Nierenversagen, akutes 351, 353
—, Diabetes mellitus 654
—, Hyperparathyreoidismus 644
—, Hyperphosphatämie 332
—, Hypertonie 274
—, Konzentrationsversuch 294

Niereninsuffizienz, Muskelkrämpfe 139
—, Natriumverlust 329
—, Nebenschilddrüsensyndrom 638
—, Sklerodermie 310
—, Stadien 343 ff.
Nierenkarbunkel, Pyelonephritis 332
Nierenkolik, Bleischädigung 236
Nierenkranke, Berufsfähigkeit 345
Nierenkrankheit s. a. Nephritis, Nephrose, Nephropathie 293 ff.
—, Abmagerung 582
—, doppelseitige, hämatogene 293 ff.
—, Dystrophie 682
—, Gastritis 515
—, glomeruläre 294 ff.
—, Glukosurie, renale 665
—, Hyperparathyreoidismus 642
—, Hypertonie 251, 280, 285
—, Neuropathie 47
—, Phosphatausscheidung 690
—, Restschäden 293
—, Sodoku 477
—, Untersuchung 293
Nierenmißbildung, Bestrahlungsnephritis 311
—, Pyelonephritis 324, 341
Nierenschaden, Bleischädigung 236
—, Diphtherie 459
—, Hämolyse, akute 716
—, Strahlenschädigung 779
Nierensteinleiden s. Nephrolithiasis
Nierentrauma, Hypertonie 282, 284, 287
—, Wanderniere 324
Nierentuberkulose 302
—, Steinbildung 335
Nierentumor, Bestrahlungsnephritis 311
—, Pyelonephritis 324, 341
Nierenvenenthrombose 321
Nierenversagen, akutes 347 ff.
—, MdE 353 f.
—, Pathologie 352
—, Ursache 348
—, Vorschäden 355 f.
Nierenvorschäden 293

Nikotinschädigung, Arteriosklerose 73
–, Gastritis 514
–, Immunoangiopathie 51
Nitratverbindungen, Gefäßschäden 239
–, Herzschäden 239
Nitritschädigung, Herz- Gefäßschäden 239
–, Methämoglobinämie 718
Nitritverbindungen, aromatische, Gastritis 512, 514
Nitrobenzolschädigung, Herzschaden 239
–, Methämoglobinämie 718
Nitrosegasschädigung, Gefäßschaden 239
–, Lungenödem 412
Nitroseverbindungen d. Benzols, Leberschaden 562 f.
Nonne-Froin'sches Liquorsyndrom 46
Nonne-Marie' Ataxie 78
Norkardiose 106
Normotonie 257 ff.
Notzucht, Pyelonephritis 326
Novokaininjektion, Neuropathie 49
Nukleuspulposushernie s. Bandscheibenvorfall
Nystagmus, Gehirnerschütterung 22

O₂-Spannung, Lungenfunktion 418
Obduktion, Silikose 427
Oberarmbruch, Radialislähmung 62
Oberarminjektion, Schaden 64
Oberarmplexus, Parese (Erb) 62
Ödem, Glomerulonephritis 301
–, posttraumatisches Hirn- 20
–, Rückenmark 38
–, Spät-, Gehirn 24
Ödempsychose, Dystrophie 84
Öldämpfe, Gastritis 512
Ösophagitis, Polyarthritis, primär chronische 385
Ösophagusdilatation, idiopathische 511
Ösophaguskrankheiten 511 u. Bd. I

Ösophagusstenose 512
–, Strahlenschädigung 777
Ösophagusvarizen 511
–, portale Hypertension 555
östliche-Pferde-Enzephalitis 112
Offenkundigkeit, Begriff 427
Ohnmacht, Epilepsie 155
–, Fahrtauglichkeit 174
–, Schreck 199
Okkasionskrämpfe 147
Okklusionshydrozephalus 89
Oligodipsie 604
Oligurie 604
–, Nierenversagen, akutes 349
–, primäre 604
Onchozerkose 502
Oophoritis, Parotitis 462
Operation, Druckneuropathie 43
–, Herzklappenfehler 225 f.
–, Meningitis 91
–, Myxödem 635
–, Nebennierenrindenekrose 607
–, Nervenschädigung 62 f.
–, Pneumonie 406
–, Poliomyelitis 465
Ophthalmie, Rückfallfieber 476
Orbitalfraktur, Meningitis 89
Orchitis, Bang'sche Krankheit 458 u. Bd. I
–, Denguefieber 483
–, Parotitis 462
organneurotische Störung 195
Orientbeule 493
Ornithose 111, 448, 485
–, Berufskrankheit 114
orthostatisch-vasomotorische Synkopen 257
Osler'sche Krankheit 695
Osteo- s. a. Knochen u. Bd. I
Osteoarthropathie, tabische 100 u. Bd. I
Osteochondrome, Strahlenschädigung 775
Osteodystrophia fibrosa generalisata 637 ff., 642 u. Bd. I
osteoklastischer Tumor, Nierenstein 334
Osteomalazie, Ca-P-Haushalt 690

Osteomalazie, Dystrophie 680
–, Tetanie 640
Osteomyelitis, Amyloidose 308
–, Arachnitis 92
–, Bang'sche Krankheit 458
–, Gastritis 513
–, Herzschaden, Überanstrengung 245
–, –, ischämischer 229
–, Hochdruck 286
–, Lungenabszeß 408
–, Nervenkrankheit, entzündliche 90
–, Nervenschaden 46
–, Pyelonephritis 323
–, Schädeldach 32
–, Tularämie 459
–, Typhus 456
Osteomyelosklerose 733
Osteomyosklerose 692
Osteopathie, Diabetes mellitus 654
–, enterogene 584
–, generalisierte 690 ff.
–, kalzipenische 690
–, renale 332, 341 f.
Osteoporose, Ca-P-Haushalt 690
–, Dystrophie 680
–, Hyperparathyreoidismus 642
–, Mangelkrankheit 586
–, Natrium-Kaliumverlust 331
–, Nebennierenrindenhormontherapie 615
–, Nebennierenrindensyndrom 611
–, Sexualdrüsenausfall 622 f.
–, Strahlenschädigung 774
Osteoradionekrose 775
Osteosklerose, Strahlenschädigung 774
Otitis, Fleckfieber 477
–, Masern 460
– media, Fazialisparese 46, 50 u. Bd. I
– –, Glomerulonephritis 298
–, Ornithose 486
–, Strahlenschädigung 774
ototoxische Wirkung, Medikamente 47
Ovar- s. Eierstock
Oxalatnephrokalzinose 336
Oxalose, Nierenstein 336

Oxalsäurevergiftung, Herzschaden 239
Pachymeningitis haemorrhagica interna 31, 75 ff. u. Bd. I
– spinalis externa, eitrige 36
Panenzephalitis, einheimische 113
Panikreaktion 194
Pankreascalcinose, Nebenschilddrüsensyndrom 638
Pankreasfunktion, posthepatische Fermentschwäche 552, 555
Pankreaskrankheit 540 u. Bd. I
–, Abmagerung 583
–, Periarteriitis nodosa 51
Pankreasnekrose 540 u. Bd. I
–, Diabetes 649 f.
Pankreatitis 540
–, Diabetes 649
–, Duodenalinfektion 533
–, Eiweißmangel 650
–, Gallenblasenkrankheit 650
–, Hepatitis 463
–, Inselhypertrophie 661
–, Nebenschilddrüsenadenom 643
–, Parotitis 462
–, rheumatische 373
Panmyelopathie 708
Panmyelophthise, Siderose 568
Panmyelotoxikose, Nierenversagen 356
Pantotensäuremangel, alimentärer 56
Panzerherz, Karditis, rheumatische 373 u. Bd. I
Papilla Vateri, Karzinom 533
Papillarmuskelschaden, CO-Schädigung 235
Papillitis, Diphtherieschutzimpfung 125
Pappatacifieber 482 u. Bd. I
Parachlornitrobenzolschädigung, Reizleitungsstörung 239
Parästhesie, Rückenmarksblutung 38
Paradentose, C-Hypovitaminose 733 u. Bd. I
–, Diabetes 655
Paragangliom 612

Paragonimusinfektion 504
parainfektiöse Enzephalomyelitis, Trauma 119
– Erkrankung, Zentralnervensystem 113
– Polyneuritis 43
Parainfluenza-Virus-Infektion, Pharyngitis 455
Paralyse, Landry'sche 44
–, progressive 97 ff.
–, Schädelhirntrauma 81
Paralysis agitans 67, 80 f.
Paralysis periodica paramyotonica 133, 136
paralytische Harnblase 326 u. Bd. I
– Phase, Lyssa 111
– Symptome, Poliomyelitis 110
Parametriumhämatom 737, 740
Paramyotonica congenita Eulenburg 133, 136
paranoid-halluzinatorische Episode, Fleckfieber 105
paranoische Reaktion 199 ff.
parasitäre Erkrankung, Nervenkrankheit 106
Parasiten, Bergbau 450
–, Darm 534
–, Lungenkrankheit 417
Parathormon 637
–, Kalzium-Phosphorstoffwechsel 689
Paratyphus B 456
–, Cholezystitis 574
–, Enteritis 534
–, Gastritis 513, 515
–, Polyneuritis 45
–, Pyelonephritis 333
–, Schutzimpfung 123
paravertebrale Injektion, Komplikation 41, 63
Parese s. Lähmung
Parfümindustrie, Leberschaden 563
Parkinson'sche Krankheit 80 ff.
–, Fleckfieber 478
–, Polyarthritis, primär chronische 385
Parkinsonismus 67, 80 ff.
–, Enzephalitis 81, 112
–, Hypoglykämie 663
–, postenzephalitischer 81, 116, 118
–, traumatischer 81
–, vasaler 81

Parkinsonoid 81
–, psychopharmakotoxisches 82
Parkinsonsyndrom 67
–, Fleckfieber 104
–, traumatisches 67
–, Wolhynisches Fieber 102
Parodontose, C-Hypovitaminose 733 u. Bd. I
–, Diabetes 655
Parotitis epidemica
  s. a. Mumps 110, 462
–, Ornithose 486
–, Rückfallfieber 476
–, Thyreoiditis 629
–, Weil'sche Krankheit 460
paroxysmale Lähmung 156
–, Epilepsie 155
Partialinsuffizienz d. Lunge 418
–, Lungenfunktionsprüfung 410
PAS-Medikation, Hypothyreose 635
Pasteurella pestis 470
Pathologe, Tuberkuloseinfektion 435
Peitschenschlagphänomen 26, 36, 38
pektanginös s. Angina pectoris
Pellagra, Addisonismus 609
–, Gastritis 514
–, Polyneuropathie 55
Pellagrasymptom 584
Pelzfärberei, Leberschaden 563
Penicillinallergie, Häufigkeit 49
–, Poliomyelitisschutzimpfung (Salk) 126
Penicillinbehandlung, Lipoidnephrose 320
–, Periarteriitis nodosa 310
Penicillinüberempfindlichkeit, Neuropathie 49
Perabrodilschädigung, Injektion, intralumbal 41
Periarteriitis nodosa 51, 309 f., 376
–, Arsenschädigung 236
–, Chorea 82
–, Myopathie 141
–, Pankreopathie 51
–, pulmonale Manifestation 378
–, respirato-renale Form 309
–, Therapieschädigung 51

Periarteriitis nodosa, Urinsediment 309
Periarteriitis, renale 309
Pericarditis constrictiva, Lungenstauung 411
Periduralanästhesie 41
perikardiale Blutung, Phosphorschädigung 237
Perikarditis, akute 222
–, CO-Schädigung 235
–, fibrinosa 373
–, konstriktive 222, 411
–, Quecksilberschädigung 238
–, rheumatische 372 f.
–, rheumatisches Fieber 370
–, traumatische 222, 323 u. Bd. I
–, urämische 350
periodische Krankheit, Nierenamyloidose 307
Periostitis, Typhus abdominalis 456 u. Bd. I
Peripachymeningitis hypertrophicans, posttraumatische 37
Peritonitis, rheumatische 373, 377
–, Tularämie 459
Perna-Krankheit 564
Perniziosa s. a. Anämie, perniziöse 702
–, Gastritis 517
–, Magenkarzinom 517
–, Magenresektion 695
–, MdE 705
–, Ruhr 457
–, Trauma 704
perniziosaartige Anämie 706
Perseveration, Epilepsie 150
Persönlichkeitsstruktur, Blutdruck 266
Persönlichkeitsveränderung, s. a. Wesensveränderung
–, Schizophrenie 181
Persönlichkeitswandel, erlebnisbedingter 87, 197
Pertussis 457
Pertussisvakzine, Impfschaden 125
Pest 470
petit mal s. a. Epilepsie, Pyknolepsie 148
–, Anfallsdauer 157
–, EEG 160 f.
Petroleumdestillation, Schwefelwasserstoffvergiftung 237
Pfählungsverletzung weibl. Genitale 738
–, Schwangerschaft 751
Pfeiffer'sches Drüsenfieber 464
–, Hepatitis 557
Pferdeenzephalitis 448
Pflanzengift, Neuropathie 53
Pflegebedürftigkeit, apallisches Syndrom 33
Pflichtimpfung, Impfschäden 122
Pfortaderthrombose, Bauchtrauma 572
Phäochromozytom 612
Phakomatose 409
Phantomgefühl 60 u. Bd. I
Pharmaka s. Arzneimittel
Pharyngitis 454
–, Glomerulonephritis 298
–, Polyarthritis, primär chronische 385
–, Pseudogeflügelpest 466
–, Strahlenschädigung 777
Phenacetinschädigung, Nierenkrankheit 293, 323
Phenolrotprobe 293
Phlebitis s. Thrombose u. Bd. I
Phlebotom 493
Phlebotomus papatasii 482
Phosgenschädigung, Lungenödem 412
–, Lungenthrombose 414
Phosphatdiabetes 638
Phosphathaushaltstörung 689
Phosphatstein (Niere) 334
Phosphorschädigung, Herzschaden 237
–, Hypoglykämie 662
–, Leberschaden 562 f.
–, Tetanie 641
Phosphorwasserstoffschädigung, Herzmuskelschaden 237
Pian 473
Pick'sche Krankheit, Ventrikelerweiterung 189
–, Pseudozirrhose d. Leber 373
Pick'sche Zirrhose 378
Pickwick-Syndrom, Epilepsie 155
Pigmentverschiebung, Strahlenschädigung 767
Pikrinsäureschädigung 239
Pilze, Infektionskrankheiten durch 448
Pilzinfektion, Lunge 407 f.
–, Nervensystem 106
Pilzvergiftung 46
–, Hypoglykämie 662
Pinta 474
Pituitarismus, MdE 595
–, basophiler 599 ff.
–, –, Virilisierung 618
Placenta praevia, Trauma 753
Plasmozytom 692, 729 u. Bd. I
–, Nierensteinbildung 334
Plazentarlösung, traumatische 752
Plazentarrest, Arzthaftpflicht 754 f.
Pleuraempyem 464 u. Bd. I
–, Lungenembolie 413
–, Pfeiffer'sches Drüsenfieber 464
Pleuraexsudat 414
–, Ornithose 486
Pleuraschädigung, Strahlenschaden 781
Pleuraschwarte 415
–, Bronchiektasen 401
–, Lungenembolie 413
Pleuraverletzung 414 u. Bd. I
Pleuritis 414
–, exsudative, Inkubationszeit 532
–, –, Lungentuberkulose 437
–, rheumatische 373, 377
–, Tularämie 459
Pleurodynie, Coxsackie-Virus-Infektion 110
Plexus cervico-brachialis, Röntgenschädigung 49
– lumbo-sacralis, Parese, berufsbedingte 62, 65
– –, –, Therapieschädigung 49
Plexuslähmung 36, 62
Plexusneuritis, serogenetische 48
Plexusschaden 49
Pneumatozele 89
Pneumenzephalogramm, Bruzellose 94
–, dystrophischer Hirnschaden 84
–, Fleckfieber 105
–, Gehirnverletzung 24

Pneumenzephalogramm, Gehirnschädigung, stumme 28
–, Meningitis 92
–, Zystizerkose 109
Pneumenzephalographie, Indikation 30
Pneumenzephalon, spontanes 26
Pneumokokkenpneumonie, Lungenödem 412
Pneumokokkus, Angina 454
–, Bronchitis 400
–, Glomerulonephritis 298, 304
Pneumokoniose 421
–, Lungenfibrose 409
Pneumolyse, MdE 439
Pneumonie 405 f. u. Bd. I
–, Antidiabetes insipidus 604
–, Bronchialstenose 403
–, Bronchiektasen 401
–, chronische 406
–, Fleckfieber 477
–, Gicht 687
–, Glomerulonephritis 298
–, Grippe 464
–, hypostatische 406
–, Listeriose 459
–, Lungenstauung 411
–, Lungenzirrhose 408
–, Lungenzyste 402
–, Magengeschwür 528
–, Nebennierenrindenhormonschädigung 609
–, Ornithose 111, 486
–, Pfeiffer'sches Drüsenfieber 464
–, Pharyngitis 455
–, Pleuritis 414
–, postoperative 406
–, primär akute 405
–, Pseudogeflügelpest 466
–, Q-Fieber 480
–, rheumatische 378
–, Rückfallfieber 475
–, Strahlenschädigung 780
–, traumatische 402, 407
Pneumonitis, Strahlenschädigung 780
Pneumoperitoneum, Luftembolie 413
Pneumothorax 416 u. Bd. I
–, MdE 439
–, Silikose 423
Pocken 461
Pockenschutzimpfung 122
–, Diabetes insipidus 603

Pockenschutzimpfung, Gelbfieberschutzimpfung 485
–, Kontraindikation 127
Pockenvakzine 449
Polioenzephalitis, Mangelkrankheit 584
Poliomyelitis 109, 116, 465
–, Blasenlähmung 325
–, chronische, Spinalerkrankung, progressiv motorische 80
–, exogene Faktoren 115
–, Hypertonie 285
–, Muskelasthenie 138
–, Muskelatonie 138
–, Muskelatrophie, spinale progressive 143
–, Muskeldystrophie, spinale progressive 143
–, Trauma 115
–, Verschlimmerung 116
–, zerebrale, Spinalparalyse, spastische 142
Poliomyelitisschutzimpfung 122
–, orale, Komplikationen 127
Polyarteriitis nodosa 309 f.
–, Agranulomatose 727
Polyarthritis, akute, rheumatische 378
–, chronisch entzündliche 368
–, –, Nierenamyloidose 307
–, primär chronische 384 ff.
–, –, Ätiologie 390
–, –, Gicht 685
–, –, Lupus erythematodes 376
–, –, MdE 387, 392
–, progredient chronische 390
– psoriatica 390
– rheumatica acuta 368
– –, Gastritis 515
– –, Ruhr 457
– –, Trauma 382
–, Sodoku 477
–, Varizellen 461
Polydipsie 601
Polyglobulie 719
Polymyositis 134, 138, 140
–, pseudomyopathische 134, 140
Polyneuritis s. a. Nervenkrankheiten, Neuritis
–, akute postkomatöse 57

Polyneuritis, alimentäre, Mangelsyndrom 45, 584
–, allergische 45, 49
–, ARBOR-Virus-Infektion 112
–, Arzneimittelallergie 49
–, berufsbedingte, infektiöse 45
–, Blastomatose 44, 52
–, diabetische 57
–, diphtherische 138, 458
–, –, Bulbärparalyse 145
–, dystrophische 44, 54, 64
–, granulomatöse 44, 52
–, Harnblasenatonie 326
–, Hypertonie 285
–, idiopathische 44
–, Impfschädigung 125
–, infektiöse 44 f.
–, Infektionskrankheiten 45
–, Leptospirose 100
–, Liquorveränderung 44
–, myelitisches Syndrom 44
–, Muskelkrämpfe 139
–, parainfektiöse 43, 46
–, Poliomyelitisschutzimpfung 126 f.
–, porphyrische 57
–, postdiphtherische 45, 48
–, postinfektiöse 43
–, rheumatische 50
–, Serumgabe 125
–, symmetrische 43
–, toxische 44 f.
–, tuberkulöse 47
–, typhöse 93
–, vaskuläre 44, 51
–, Virushepatitis 113
Polyneuropathie, alkoholtoxische 55
–, B6-Avitaminose 55
–, enterogene 55
–, gewerbliche Intoxikation 53 f.
–, hepatogene 55
–, Pellagra 55
Polyposis, Gastritis 515 f.
–, Magen 531
–, Perniziosa 517
Polyradikulitis, Penicillinkur 49
Polyserositis, rheumatische 369, 373, 377
Polyurie, Diabetes insipidus 602
–, Nierenversagen, akutes 349

Polyzythämie 719 f.
–, Gicht 687
–, Lungenarterienthrombose 414
Poncet-Rheumatoid 47, 391
Porphyrbetrieb, Staublungenerkrankung 422
Porphyria cutanea tarda 568
Porphyrie 721
–, hepatische, Polyneuritis, postkomatöse 57
Porphyrinurie 695
porphyrische Polyneuritis 57
Porzellanbetrieb, Staublungenerkrankung 422
postdystrophischer Hirnschaden 84
–, Parkinson 81
postenzephalitischer Parkinsonismus 116, 118
postinfektiöse Polyneuritis 43
postkomatöse Polyneuritis 57
postkommotionelle Frühphase 23 f.
–, neurovegetative Störungen 23 f.
postkommotionelles Syndrom 22
postkontusionelles neurovegetatives Syndrom 23 f.
postmeningitische Enzephalopathie 92
postparoxysmale Dämmerzustände 149
postparoxysmaler Verwirrtheitszustand 157
postpoliomyelitische Myatrophie 116
Postpubertätsmagersucht 597
postvakzinale Enzephalomyelitis 48, 127
– Neuropathie 48
Potentia coeundi, Eunuchismus 619 u. Bd. I
–, Störungen 621 u. Bd. I
Potenzstörung, Dystrophie 678 u. Bd. I
–, dystrophischer Hirnschaden 84
–, Hypoglykämie 663
–, Schädeltrauma 620 u. Bd. I
Präkanzerose, Gehirntumor 68 u. Bd. I

Preßluftarbeiter, myatrophische Lateralsklerose 79 f.
Priapismus, Halsmarkläsion 36
–, Rückenmarkschädigung 35
Primärinfektion, Tuberkulose 432
Primärschaden, Strahlenschädigung 760
Primitivreaktion 194
progressive Paralyse 97 ff.
Propylthiourazylschädigung, Periarteriitis nodosa 310
Prostatahypertrophie, Pyelonephritis 324 f., 342
Proteindiarrhoe 585
Proteinurie, Artefakt 316
–, funktionelle 315
–, Glomerulonephritis 313 f.
–, lordotische 315
–, orthostatische 315
Proteus mirabilis, Pyelonephritis 339
– vulgaris, Nierenstein 334
Protoplasmagift, Herzschaden 234
Protozoen, Infektionskrankheiten 448, 487 f.
–, Hepatitis 558
Pseudarthrose, Strahlenschädigung 774
Pseudobulbärparalyse 145
pseudoenzephalitisches Syndrom 40
Pseudoenzephalopathie, Muskelatonie 139
Pseudogeflügelpest 466
Pseudomonas aerogenes, Nierenstein 334
–, Pyelonephritis 339
pseudomyelitisches Syndrom 40
pseudoneurasthenische Beschwerden, Parkinsonismus 118
Pseudopolyzythämie 719
Pseudopsychopathie 195
Pseudoschizophrenie 181
Pseudotabes 138
– diabetica 57
–, Perniziosa 706
Pseudozirrhosis hepatis, Pick'sche 373
Psittakose 448, 485
psychasthenisch-hypochondrisches Verhalten 195

Psyche u. Ovarialtätigkeit 624
psychiatrische Kranke, Blutdruck 266
psychisch s. a. seelisch
psychisch-organisches Mischbild 194
psychische Alteration, Bang'sche Krankheit 458
–, Kaliummangel 330
psychische Belastung, Blutdruck 265 f.
–, Fettsucht 668
–, Magengeschwür 520 f., 525
psychische Faktoren, Parkinsonismus 118
psychische Reaktion, Polyarthritis, primär chronische 385
psychische Störungen, Blastomykose 106
–, Enzephalomyelitis, postvakzinale 127
–, Epilepsie 170
–, erlebnisbedingte 86
–, Fleckfieber 104, 478
psychisches Ereignis, Hyperthyreose 630
psychisches Erlebnis, Ösophagusdilatation 511
psychisches Trauma s. a. seelische Belastung 67
–, Hypertonie 287
–, Myxödem 635
–, Neurolues 97
psychogen-funktioneller Anfall, Epilepsie 155
psychogene Dauerreaktion 194, 200
psychogene Fehlhaltung, Rehabilitation 197, 206
psychogene Reaktion 194 ff.
–, Begutachtung 203
–, Betrugsabsicht 207
–, Krankheitswert 206 f.
–, Simulation 207
–, Suizid 212
psychogene Symptome 193 ff.
–, Schreckreaktion 197
psychogene Überlagerung 193 ff.
psychogener Dämmerzustand 194
psychogener Schmerz 202
Psychogeniebereitschaft 196
psychoneurotisches Syndrom 195

Psychopath, querulierender 196
Psychopathie 195 f.
–, Erlebnisverarbeitung 87
–, Krankheitswert 207
–, Schizophrenie 179
–, Schreckhaftigkeit 199
–, Suizid 212
psychopathologische Störung, Contusio cerebri 25
Psychopharmaka 82
–, Parkinsonoid 81
–, Psychose 179
psychophysische Belastung, Psychose 185
psychoreaktive Depression, Melancholie 181
– Erscheinungen 193 ff.
– –, Entschädigungspflicht 104
– –, Krankheitswert 204
Psychose, »Auslösung« 185
–, Cholera 473
–, delirante, Fleckfieber 103
–, Differentialdiagnose 186
–, endogene
  s. a. Schizophrenie 177 ff.
–, –, Begutachtung 183, 190
–, –, Diagnose 178, 189
–, –, Trauma 184
–, Epilepsie 149
–, Erbeinflüsse 179
–, Erlebnisverarbeitung 87
–, Erstsymptom 185
–, Hyperthyreose 631
–, Hypoglykämie 662
–, Kriegsgefangenschaft 186
–, Magersucht 582, 672
–, Malaria tertiana 106, 489
–, manisch-depressive 177
–, Neurose 180
–, Ornithose 111
–, Reversibilität 179
–, rheumatisch bedingte 50
–, schizophrene 177
–, –, Fleckfieber 105
–, symptomatische 186
–, traumatische 185
–, –, Suizid 213
–, Tuberkulostatika 187
–, Verfolgungsschaden 184, 186
–, zyklothyme 179
psychosomatische Ausfallerscheinung 21
Psychosyndrom, organisches, Fleckfieber 105
–, postkontusionelles 27

Psychotherapie, Epilepsie 157
–, Schizophrenie 180
psychotische Störungen, Fleckfieber 105
–, Malaria tropica 107
–, Toxoplasmose 108
Ptose, posttraumatische 27 u. Bd. I
Pubertät, multiple Sklerose 120
Pubertätsmagersucht 582
Puerperalsepsis 739
Pulmonalinsuffizienz 227
Pulmonalstenose 227
Pulmo-reno-spleno-Arteriitis 309
Pulsunregelmäßigkeit, Herzschaden 231
–, traumatische 231
Punktion, intrathekale, Komplikation 41
Pupillenstörung, Hirntrauma 26 f. u. Bd. I
Purinstoffwechselstörung 684 ff.
Purpura, hyperglobulinämische, Waldenström 733
–, rheumatica 310 f.
–, Schönlein-Henoch 378, 733
Pyelitis, Diabetes 655
Pyelonephritis 323 ff. u. Bd. I
–, akute 326
–, Appendizitis 326
–, aszendierende 324
–, Azidose, renale hyperchlorämische 331
–, Begutachtung 341 f.
–, Behandlungsschaden 326
–, Bestrahlungsnephritis 311
–, chronische 327
–, –, Polyarthritis, primär chronische 391
–, Diabetes mellitus 320, 332
–, Diagnose 336
–, Elektrolythaushalt 329
–, Endokarditis 304
– d. Frau 333
–, hämatogene 323
–, Harnblasenlähmung 326
–, Hypertonie 268, 270
–, Kaliumverlust 330
–, kindliche 324
–, MdE 342 ff.
–, Natriumverlust 329
–, Nervensystem 326
–, Nierenfunktionsprüfung 336

Pyelonephritis, Niereninsuffizienz 331
–, Nierensteinbildung 334
–, Nierenversagen, akutes 355
–, Proteinurie, orthostatische 316
–, vesiko-uretraler Reflux 324
–, Vorschaden 293
–, typhosa 333
–, xanthomatöse 332
Pykniker, Blutdruck 254
Pyknolepsie 148
–, EEG 160 f.
Pyopneumothorax 416
Pyozyaneus, Meningitis 91
–, Pyelonephritis 339
Pyramidenbahnschädigung, Hysterie 208
–, isolierte 79
Pyramidenbahnsymptome, Fleckfieber 103
–, Q-Fieber 103
–, Wolhynisches Fieber 102
Pyramidonschädigung, Agranulozytose 726

Q-Fieber 102 f., 448, 480
–, Glomerulonephritis 298
Quarzstaublungenerkrankung
  s. a. Silikose, Staublungenerkrankung 421 ff.
–, Hinterbliebenenrente 427
–, Lungentuberkulose 428 ff.
Quecksilberdiuretika, Gicht 687
Quecksilbermanometer Riva-Rocci 253
Quecksilberschädigung, Gastritis 514
–, Herz-, Gefäßschaden 238
–, Kolitis 539
–, Lipoidnephrose 320
–, Neuropathie 49, 54
–, Nierenversagen 352
–, Periarteriitis nodosa 310
–, Perikarditis 238
–, Zoster 117
Querschnittslähmung, Aktinomykose 106
–, Blasenstörung 325 u. Bd. I
–, Enzephalomyelitis, postinfektiöse 45
–, Meningitis 92
–, Nierenstein 335
–, Strahlenschädigung 783

Querschnittsmyelitis, Leptospirose 101
Querschnittssyndrom, ARBOR-Virus-Infektion 112
–, Enzephalomyelitis, postvakzinale 48
–, gynäkologische Eingriffe 41
–, iatrogener Schaden 64
–, Taucherkrankheit 40 u. Bd. I
–, totales 35
–, Trauma 38
querulatorisch psychogene Entwicklung 195

Rabies 448
Rachen s. Pharyngitis
Rachitis, Vitamin D-resistente 690
Radikulitis, Fleckfieber s. a. Nervenwurzel- 104
–, Lupus erythematodes 51
radioaktive Stoffe, Schädigung s. a. Röntgenstrahlen, Strahlenschädigung 757 ff.
Radiojodschädigung 785
Radiologie, medizinische, Strahlendosis 796
Radionuklide, Inkorporation 784
Radiumeinlage, Fistelbildung 742
Radiumemanation, Lungenkarzinom 782 u. Bd. I
Radiumverbrennung 742
Räude 449
Randneurose, physiogene 195
Randpsychose 181
Rasse, Blutdruck 267
Rattenbißkrankheit 447, 476
Rauschgiftsucht 210
Reaktion, psychogene 194 ff.
Reaktorbetrieb, Strahlensyndrom 762
Realisationsfaktor, Geschwulstentstehung 68 u. Bd. I
Rechtsschenkelblock, Vorhofseptumdefekt 221
Recklinghausen, Blutdruckmanschette 253
Reflex s. a. Nervenreflex
Reflexblase, autonome 326
Reflexmechanismus, posttraumatischer 21

Reflexstörungen, Gehirnerschütterung 22
–, Hypokaliämie 351
–, hysterische 208
Reflux, vesiko-uretraler 324
Regulationsstörung, neurovegetative posttraumatische 23
Regurgitationsvolumen 227
Rehabilitation, psychogene Fehlhaltung 197
–, Psychose, endogene 190
–, psychoreaktive Erscheinungen 206
–, Sucht 210
Reinfektion, Tuberkulose 432
Reisfeld-Fieber 448
Reiter'sche Krankheit, Ruhr 457
Reitersyndrom 390
Reitknochen 141
Reizbildungsstörung, Bariumsalzschädigung 238
–, Manganschädigung 238
–, Stromschädigung 234
Reizleitungsstörung, Anilinvergiftung 239
–, Benzolvergiftung 239
–, Hitzeschädigung 241
–, Phosphorschädigung 237
–, Polyarthritis, primär chronische 385
–, Stromschädigung 233 f.
–, Trichloräthylenschädigung 240
Reizleitungssystem, Verletzungsfolgen 231
Rekompensation, Herzinsuffizienz 220
Rektozele, Pyelonephritis 333
Rektumbiopsie, Amyloidose 308
Relapsing fever 475
renale Glukosurie 664
renaler Hochdruck 272
Reninausschüttung, Hypertonie 285
Rentenbescheid, Psychoreaktion 202
»Rentenneurose« 195, 204
–, Anosmie 26
Rententabelle, Nervenlähmung periphere 64 u. Bd. I
Reservevolumen, exspiratorisches 417

Residualepilepsie 147
–, EEG 160
–, Epilepsie, traumatische 154
–, Hirnschaden, frühkindlicher 162
Residualluft, funktionelle 417
Residualvolumen d. Lunge 417
Resorptionsstörung, enterogene 585
respiratorische Insuffizienz 427
–, Emphysem 410
Restproteinurie, Glomerulonephritis 314
Retikuloendotheliales System, Strahlenschädigung 770
retikulohistiozytäre granulomatöse Enzephalitis 113
Retinopathie, Diabetes mellitus 56 f., 320, 654 u. Bd. I
–, Hypertonie 280
Retroflexio uteri, Trauma 743
–, Schwangerschaft 749
retroperitoneale Fibrose, Pyelonephritis 324
Rheumafaktor, Polyarthritis, primär chronische 387, 391
rheumatische Erkrankungen 363 ff. u. Bd. I
–, Hypertonie 285
–, Pleuritis 414
–, Rezidiv 383
rheumatische Fazialisparese 50
– Ischias 50
– Neuritis 50
rheumatisches Fieber, akutes, postinfektiöses 295, 368
Rheumatismus 363 ff.
–, berufsbedingter 382
–, fieberhafter, MdE 383
–, –, traumatogener 382
–, multiple Sklerose 120
–, neurologische Symptome 49
–, Ruhr 457
Rheumatoide, infektiöse 391
Rhexisblutung, Gehirn, posttraumatische 19, 28
Rhinitis, Pseudoflügelpest 466
Rhinovirus, Pharyngitis 455
Riboflavin, Niacinmangelsyndrom 55

richtunggebende Verschlimmerung, Epilepsie 154 u. Bd. I
Rickettsia burneti 103
–, prowazeki 105, 477
–, wolhynica sive quartana 479
Rickettsienpocken 478
Rickettsiosen 102, 448, 477 ff.
Riechstörung, Schädel-Hirntrauma 26 u. Bd. I
Riesenzellgranulomatose 309 u. Bd. I
Rindenherd, Contusio cerebri 19
Rindenprellungsherd, Meningitis 89
–, Subarachnoidalblutung 31
Rippenbruch, Bronchitis 399 u. Bd. I
–, Keuchhusten 458
–, Lungeninfiltrat 407
–, Pleuritis 414
Rippenfellkrankheit 399 ff.
Riva-Rocci, Quecksilbermanometer 253
Rocky-Mountain-Fieber 448
Rocky-Mountain-Spotted-Fever 478
Röntgenbefund, Polyarthritis, primär chronische 386
–, Q-Fieber 480
Röntgenbestrahlung, Addison-Syndrom 608 f.
–, Epilepsie 147
–, Hyperthyreose 635
Röntgendiagnostik, Bestrahlungsnephritis 311
–, Hautschaden 766
–, Strahlenbelastung 789
Röntgenkater 762
Röntgenkrebs, Haut 768 u. Bd. I
Röntgenologe, Haftpflicht 797
–, Strahlenschäden 757
Röntgenschaden, Arzthaftpflicht 797 f. u. Bd. I
Röntgenstadium, Silikose 521
Röntgenstrahlendosis, medizinische 796
Röntgenstrahlenschaden, Berufskrankheit 757
Röntgenstrahlenschädigung s. a. Strahlenschädigung 757 ff.

Röntgenstrahlenschädigung, Bestrahlungsnephritis 311
–, Gonadenschaden 623
–, Keimschaden 621, 752
–, Leukämie 695, 724
–, Lungenfibrose 409
–, Neuropathie 53
–, Panmyelopathie 708
–, Plexusschaden 49
Röntgenuntersuchung, Epilepsie 165
–, Herzschaden 218
–, Lungentuberkulose 436 f.
–, Pyelonephritis 341
Röntgenverbrennung 742, 757, 767
Röteln 460
–, Embryopathie 623
Rohrzuckerfieber 448
Rotlauf 446 u. Bd. I
Rotz 447, 471 u. Bd. I
RR-Werte 252 ff.
Rubeolenenzephalitis 113
Rübenzieherneuritis 62
Rückenmark, Höhlenbildung 77
Rückenmarksabszeß 90
Rückenmarksblutung, traumatische 38
Rückenmarksentzündung s. Myelitis
Rückenmarkserkrankung, bakterielle 90
–, Harnblasenstörung 325
–, Trauma 37
–, virusbedingte 46
Rückenmarkserschütterung 38
Rückenmarkserweichung 38
Rückenmarksgeschwulst, Arachnitis 93
–, Blasenlähmung 325
–, Syringomyelie 77
–, Zoster 117
Rückenmarksgliose 77
Rückenmarkshäute, Blutung 39
–, Trauma 39
Rückenmarksnekrose 38
Rückenmarksquetschung 38
Rückenmarksschaden, Blitzschlag 40
–, Diagnostik 37
–, Drucklufterkrankung 40 u. Bd. I
–, gedeckter 37
–, Hitzschlag 40

Rückenmarksschaden, Injektion 41
–, Liquorpunktion 41
–, Sonnenstich 40
–, Starkstromschädigung 40
–, Strahlenschädigung 783
–, Wirbelverletzung 36
Rückenmarksüberdehnung, Kyphose 37
Rückenmarksverletzung 35 f.
–, Harnblasenstörung 325
–, Magengeschwür 522
–, multiple Sklerose 120
–, Wirbelbruch 36
Rückenmarkswurzelschaden, iatrogener 64
Rückenmarkswurzelzerrung 38
Rückenmarkszystizerkose 507
Rückfallfieber 475
Ruhr s. a. Bazillenruhr 457, 536
Ruhrrheumatismus 457
Ruhrschutzimpfung 123
Russian Spring-Summer-Enzephalitis 112
RVO § 589 Abs. 2 427

Sabin-Feldmann-Test 492
Sachverständiger, medizinischer, psychogene Reaktion 203 u. Bd. I
Säureverätzung, Gastritis 512
Salaamkrämpfe, Epilepsie 147
Salizylatbehandlung, Fettsucht 669
Salizylpräparate, Gastritis 513
Salizylsäure, Magengeschwür 520
Salizyltherapie, Cushing-Syndrom 601
Salmonellen 447, 456
Salmonellenausscheider 457
Salmonellenmeningitis 93
Salmonellosen 456
–, Darmstörung 535
Salvarsanschädigung, Agranulozytose 727
–, Hypoglykämie 662
–, Panmyelopathie 718, 727
–, Polyneuritis 49
–, Zoster 117
Salz-Wasser-Fettsucht 604
Salzsäure, Achylie 513

Sarkoid, Boeck'sches, Polyneuritis, granulomatöse 52
Sarkom, osteogenes, Strahlenschädigung 775
sarkomatöser Meningealtumor, traumatischer 70
Scapula alata 61 f.
Schädelbasisbruch, Gehirnnervenverletzung 26
–, Gehirnschädigung 19
Schädelbasistumor, Liquorrhoe 89
Schädelbruch, Epilepsie 152
–, Gehirnquetschung 26
–, Gehirnschädigung 19
–, Hyperkinese 82
–, Meningitis 89
Schädelhirntrauma, Arteriosklerose 73
–, Enzephalitis epidemica 118
–, Epilepsie 151 f.
–, gedecktes 17 ff.
–, Gehirngeschwulst 68
–, Häufigkeit 17
–, Lues cerebrospinalis 98
–, Meningitis 89
–, –, akute luische 98
–, Neurolues 98
–, offenes, EEG 162
–, –, Epilepsie 152
–, Paralyse, progressive 98
–, Paralysis agitans 81
–, psychogene Überlagerung 201
–, Schreck 200
–, Virusinfektion 114
Schädelimpressionsbruch, Epilepsie 153
Schädelknochenosteomyelitis, Arachnitis 92
Schädelleeraufnahme, Epilepsie 165
Schädelschußverletzung, Epilepsie 151
Schädeltrauma, Akromegalie 594
–, Cushing'sche Krankheit 591
–, Cushing-Syndrom 600
–, Diabetes insipidus 602
–, Hochdruck 282
–, Hodenatrophie 520 u. Bd. I
–, Kachexie, hypophysäre 597
–, Lateralsklerose, myatrophische 79
–, Libidostörung 620
–, Meningitis epidemica 455

Schädeltrauma, Reizhyperglykämie 652
–, vegetative Irritation 283
–, Zwergwuchs, hypophysärer 592
Schädeltrepanation, Hämatom, intrakranielles 30
Schädlingsbekämpfungsmittel, Arsenschädigung 236
–, Leberschaden 564
–, Phosphorschädigung 237
Scharlach, Hypertonie 285
–, Nephritis 298, 323
–, Neuropathie 46
–, Pankreatopathie 541
–, Schutzimpfung 123
–, Thyreoiditis 629
Scharlachotitis, Fazialisparese 46
Scheidenhämatom 737
Scheidenplastik, Schadenersatzansprüche 743
Scheidenspülung, Komplikation 641
Scheidenverletzung 737 ff.
Scheidenvorfall 744
–, Trauma 738
Schellong-Test 23, 218 u. Bd. I
Schenkelblock, CO-Schädigung 235
Schenkelhalsfraktur, radiogene 775
Schenkelhalsnagelung, Strahlenschädigung 766
Schichtneurose, psychogene 195
Schiffsführer, Diabetes 656
Schiffspersonal, Sodoku 477
Schilddrüse s. a. Struma, Thyreo-
–, Lipoidstoffwechsel 674
–, Strahlenschädigung 779
Schilddrüsenerkrankung 625 ff.
Schilddrüsenhyperplasie 626
Schilddrüsenkarzinom 629
–, Trauma 629
Schilddrüsenüberfunktion s. a. Hyperthyreose 285, 626, 630 ff.
Schilddrüsenunterfunktion s. a. Hypothyreose 634 f.
Schilddrüsenverletzung 626, 635
Schirmbildaufnahme, Lungentuberkulose 436
Schistosomiasis 500

schizoforme Erlebnisreaktion 181, 185
schizophrene Episode 181
–, Psychose 177
–, –, Fleckfieber 105
Schizophrenie s. a. endogene Psychose 177, 183
–, Arbeitsfähigkeit 190
–, Diagnose, verspätete 189
–, Erbeinflüsse 179
–, Formen 181
–, Häufigkeit 177
–, Rehabilitation 190
–, Symptomatologie 186
–, Trauma 184
–, Umwelteinflüsse 179
schizophreniforme Erkrankung 181
Schlachthoftätigkeit, Leptospirose 102
–, Morbus Bang 458
–, Q-Fieber 480
–, Weil'sche Krankheit 460
Schläfenlappenverletzung, Epilepsie 153
Schlaf, Blutdruck 254
–, EEG 164
–, Epilepsie 156
Schlafentzug, Epilepsie 169
–, Melancholie 181
–, neurasthenische Reaktion 197
–, Schreckfähigkeit 199
Schlafhämoglobinurie 714
Schlafkrankheit, afrikanische 490
Schlafmittelvergiftung, Polyneuritis, postkomatöse 57
Schlagader s. Arterie
Schlaganfall s. Apoplexie
Schlammfeldfieber 448
Schlammfieber 102, 460
Schlangenbiß, Tropenkrankheit 453
Schleudertrauma HWS 26, 36, 38 u. Bd. I
–, Muskeldystrophie, progressive 143
Schluckimpfung, Neuropathie 48
Schluckstörung, Ornithose 111
Schlundkrämpfe, Lyssa 111
Schlundmuskelparese, Botulismus 96
Schmerz, epileptische Aura 156

Schmerz, hirnorganischer 203
–, neurotischer 202
–, psychogener 202
–, –, Depression 203
–, –, Sucht 203
Schmerzbereitschaft, erhöhte 202
Schmerzensgeld 798 u. Bd. I
Schmerzhyperpath 59
Schmerzphänomene, myogenarthrotische 60
–, spondylarthrotische 60
Schmerzreaktion, seelische, Manie 184
Schneeberger Lungenkrebs 782 u. Bd. I
–, Neuropathie 53
Schock, hypoglykämischer 663
–, kardialer 231
–, Nierenversagen, akutes 356
–, spinaler, Harnblasenatonie 326
–, Stressulkus 521
Schockniere 347
Schockreaktion 196
Schocksyndrom, spinales 35, 38
Schocktherapie, Krämpfe 156
Schönlein-Henoch'sche Purpura 733
Schreck, Akromegalie 594
–, Amnesie 200
–, Basedow'sche Krankheit 199
–, Diabetes mellitus 652
–, Hyperthyreose 630
–, Ösophagusdilatation 511
Schreckbereitschaft 198
Schreckdämmerzustand 200
Schreckemotion 199
Schreckerlebnis, Nervenkrankheit, organische 67
–, Parkinsonismus, postenzephalitischer 118
–, Psychose 184
Schreckfähigkeit 198
–, erhöhte 199
Schreckhaftigkeit, Neuropathic 197 f.
–, neurotische 199
Schreckneurose 199
Schreckohnmacht 199
Schreckreaktion 196, 198 ff.
–, psychogene 196 f.
–, sekundäre psychogene 199

Schrecktod 196, 198
Schrumpfniere, periarteriitische 310
–, pyelonephritische 328
–, vaskuläre, Hypertonie 251
Schuldgefühl, Melancholie 182
Schußverletzung, Rückenmark 36
Schutzimpfung s. a. Impf-
Schutzimpfung, aktive 125
–, Arbeitsunfall 124
–, Berufskrankheit 124
–, Diphtherie 458
–, Gelbfieber 484
–, passive s. a. Serumgabe 125
–, Pocken 461
–, Tollwut 481
Schwangerschaft, Addison-Syndrom 608 f.
–, Ankylostomiasis 498
–, Avitaminose 55
–, Bang'sche Krankheit 458
–, Cholera 473
–, Diabetes 655
–, Dystrophie 682
–, Eisenmangelanämie 700
–, Fruchtverletzung 751
–, Hypertonie, maligne 274
–, Infektionskrankheiten 449, 623
–, Listeriose 446, 449, 459
–, Magersucht 582
–, Magersucht, hypophysäre 597
–, multiple Sklerose 120
–, Perniziosa 707
–, Pfählungsverletzung 751
–, Pyelonephritis 324, 333
–, Retroflexio 749
–, Röntgenbestrahlung 623
–, Röteln 460
–, Rückfallfieber 476
–, Strahlenschädigung 776
–, Testosterongabe 624
–, Toxoplasmose 449, 492
–, Trauma 748
–, Uterusruptur 751
Schwangerschaftschorea 82
Schwangerschaftsglukosurie 666
Schwangerschaftsnephritis 326
Schwangerschaftsnephropathie 293, 296
Schwangerschaftstetanie 640

Schwangerschaftstoxikose, Hochdruck 272
Schwangerschaftsunterbrechung 748
–, Diabetes 656
–, Infektion 739
–, multiple Sklerose 120
–, Myasthenie 137
–, Trauma 748
Schwarzwasserfieber 489
–, Hämolyse, akute 716
Schwefelkohlenstoffschädigung, Arrhythmie 237
–, Nervenschaden 238
–, Neuropathie 53
–, Parkinsonismus 81
Schwefelwasserstoffschädigung, Herzschaden 234, 237
–, Neuropathie 53
Schweigepflicht, ärztliche, Epilepsie 174 u. Bd. I
–, –, Fehlgeburt 748
Schweinebandwurm 108
Schweinebruzellose 446
Schweinehirtenkrankheit 102, 448, 460
–, Hepatose 559
Schweinerotlauf 470 f.
Schwerhörigkeit, diabetische 57
Schwermetallvergiftung, Lateralsklerose, myatrophische 144
Schwielenrandemphysem 424
Schwindel, Aortenstenose 224
–, posttraumatischer 26
–, psychogene Überlagerung 201
Seeleute, Amöbenruhr 495
–, Malaria 488
–, Skorbut 509
–, Weil'sche Krankheit 460
seelische Belastung s. a. psychisches Trauma
–, Blutdruck 266
–, Diabetes 652
–, multiple Sklerose 120
–, Psychose 184
–, Ulcus ventriculi 520
–, Verfolgungsschaden 86
seelische Einflüsse, Gehirnblastome 69
seelische Fehlentwicklung 193 ff.

seelische Schäden, erlebnisbedingte 86
Sehnenkontraktur, Drakunkulose 503
Sehnenscheidentuberkulose 435, 446 u. Bd. I
Sehnervenabriß 27
Sehnervenentlastung, Arachnopathie, Indikation 31
Sehstörungen, Fleckfieber 104
–, posttraumatische, Arachnopathie 31
Seifenabort, Nierenversagen, akutes 351
Seifenindustrie, Leberschaden 563
Sekundäranämie, Wurmkrankheit 451
Sekundärerscheinungen, Gehirnquetschung 19 f.
Sekundenkapazität 417
Selbstbeschädigung 207 ff.
–, Charakterstruktur, hysterische 209
–, induzierte 209
Selbsttötung 211 ff.
–, Betriebsunfall 212
–, Kriegsopferversorgung 213
–, Leuchtgas 235
–, Psychose, endogene 189
–, Unfallversicherung, gesetzliche 212
Seminom, Trauma 621
Sensibilitätsstörung, Nervenschädigung, periphere 43
–, Polyneuritis, idiopathische 44
–, psychogene Überlagerung 201
–, Q-Fieber 103
–, Wirbelbruch 37
–, Wolhynisches Fieber 102
sensible Nerven, Verletzung 59
Sepsis, Angina 455
– lenta, Nierenstörungen 296
–, Lepra 468
–, Nebennierenrindenschädigung 609
–, Pleuritis 414
–, Pyelonephritis 323
–, Querschnittsläsion 35
–, Suizid 213
–, Thyreoiditis 629
–, Varizellen 461

Septikämie, hämorrhagische, Pest 470
serogenetische Enzephalomyelitis 48
– Neuropathie 48
Serologie, rheumatische Erkrankung 380 f.
Seropneumothorax 416
Serositis, rheumatische 377
Serumapplikation, Haftpflicht 49
–, Periarteriitis nodosa 310
–, Plexusneuritis 48
Serumbilirubinwerte, Hepatitis infectiosa 551
Serumhepatitis 462, 542 ff.
–, Arzthaftpflicht 543
–, Gastritis 515
–, Magengeschwür 528
Serumkaliumspiegel 350
Serumkrankheit, Impfschaden 125
–, neurologische Syndrome 48
Serumlabilitätsreste, Hepatitis infectiosa 551
Serumneuritis 48
–, rezidivierende 48
Seuchengesetz § 51 122
Sexualdrüsen s. Keimdrüsen 617 ff.
Sheehan Syndrom 582
–, Hypophysenvorderlappeninsuffizienz 598
–, Hypothyreose 635
Shigella dysenteriae 536
– Flexneri 536
Shigellen 457
Shuntvitien 227
Sichelzellenanämie 713
Siderophilie 565 f.
–, Krebs 571
–, Pankreatopathie 541
Siderose 568
–, Leber 566
Silikatose 421
Silikose 422 ff.
–, Bronchialkrebs 53
–, Hinterbliebenenrente 427
–, Lungenfibrose 409
–, Neuropathie 53
–, Obduktion 427
–, Polyarthritis, primär chronische 385
Siliko-Tuberkulose 425, 428
Silobetrieb, Lungeninfiltrat 407

Simmonds'sche Kachexie 582, 596
–, Hypothyreose 635
Simulation 204, 207 ff.
–, Definition 207
–, hysterische Reaktion 208
Sinusitis, Glomerulonephritis 298
Sinusthrombose d. Gehirns 31, 104
–, Fleckfieber 104
Sittlichkeitsdelikt, Hypoglykämie 662
Sjögren-Syndrom, Polyarthritis primär chronische 385
Skelettmuskulatur, Krankheit 133
Skelettsystem, Strahlenschädigung 772
Skelettveränderung, Nierenkrankheit 332
–, Tabes dorsalis 100 u. Bd. I
Sklerodermie 310, 376 u. Bd. I
–, Myopathie 141
Sklerose, multiple 119 ff.
Skoliose, Strahlenschädigung 774
Skorbut 451, 509, 732
Skotom, sektorenförmiges, Arachnopathie 31
–, zentrales, Arachnopathie 31
Sodaherstellung, Schwefelwasserstoffvergiftung 237
Sodoku 447, 476
somatische Schädigung, Teilursache 185
– Störung, Psychose 177
Sommergrippe 465
Sonnenbestrahlung, Kollagenose 310
Sonnenstich 241 u. Bd. I
–, Rückenmarksschädigung 40
Spätepilepsie 152
Späthämatomyelie 39
Spätkastrat, basophiler Pituitarismus 618
Spätkomplikation, Arachnopathie 31
Spätlähmung, Nerv, peripherer 58
–, N. medianus 61
Spätmeningitis, EEG 162
Spätmyelomalazie 38
Spätschaden, Strahlenschädigung 760

Spättetanus 95
Spannungspneumothorax 416 u. Bd. I
Spasmen, Blutdruck 255
Spasmus facialis 50
spastische Spinalparalyse 78, 134, 142
–, Erb-Charcot 141
–, Pseudoformen 79
–, Störungen, Grippe-Enzephalitis 110
–, Symptome, Typhus 93
Speicheldrüsenschwellung, Polyarthritis, primär chronische 385
Speichelsekretion, Strahlenreaktion 777
Speicherkrankheit, Lungenfibrose 409
Speicherungskrankheiten 673
Speiseeis, Salmonellose 457
Speiseröhre s. Ösophagus 511 u. Bd. I
Sphärozytose 711
spike im EEG 161
spike-wave-EEG 150
Spinalapoplexie 39
Spinalarterie, iatrogene Kompression 41
spinale Muskelatrophie 78
– Systemerkrankung 78 ff.
Spinalerkrankung, funikuläre 56
–, –, Avitaminose B12 58
–, –, Mangelkrankheit 584
–, –, Spinalparalyse 142
–, progressiv-motorische 80
spinales Schocksyndrom 35, 38
Spinalganglien, Herpes zoster 111
spinal-muskuläre Atrophie 80
Spinalparalyse, spastische 78, 134, 142
–, –, Erb-Charcot 141
–, –, Pseudoformen 79
Spinaltumor, Zoster 117
Spirillum minus 447, 476
– morsus muris 476
Spirochätose 473 f.
Spirometrie, Silikose 425
Spitzenpotentiale, EEG 159, 161
Splenomegalie, Coxsackie-Viren-Infektion 110

Spondylarthritis ankylopoetica 368, 389 f. u. Bd. I
– chronica rheumatica 389
Spondylarthrose, Ischiassyndrom 63
spondylarthrotische Reizerscheinungen 60
Spontanfraktur, Strahlenschädigung 775
–, Syringomyelie 78 u. Bd. I
–, Tabes dorsalis 100 u. Bd. I
Spontanhypoglykämie 660
Spontanpneumothorax 416, 436 u. Bd. I
Sporotrichose, Lunge 408
Sportproteinurie 315
Sprechstundenhilfe, Tuberkulose 434
Sprengstoffindustrie, Leberschaden 563
Spritzenabszeß, Kontinuitätsneuritis 63
Spritzendesinfektion, Serumhepatitis 543
Spritzenschaden 63 u. Bd. I
–, N.glutaeus superior 63
Sprue 584
–, Addisonismus 609
–, Anämie, perniziosaartige 707
–, einheimische 535
–, Hypoglykämie 661
–, Neuropathie 56
–, Tetanie 640
–, tropische 535
St. Louis-Enzephalitis 112
Stammganglienschädigung 19
Stammhirnerkrankung, Polyglobulie 719
Stammhirnschaden, Fettsucht 667
–, Hyperthyreose 632
–, Psychose 187
Stammhirnsyndrom 589
Stammhirnwesen 21
Staphylococcus aureus, Pyelonephritis 339
Staphylokokkeninfektion, Angina 454
–, Bronchitis 400
–, Enteritis 535
–, Nebennierenrindenschaden 609
–, Nierensteinbildung 334
–, Pneumonie 406
–, Pyelonephritis 335

Star, grauer, Strahlenschädigung 782
Starkstromschädigung, Herzschaden 233
–, Fruchttod, intrauteriner 752
–, Hypertonie, traumatische 283
–, Rückenmarksschaden 40
Status asthmaticus 403
–, Lungenemphysem 409
Status epilepticus 148
Staubeinatmung, Asthma bronchiale 399, 404
–, Lungeninfiltrat 407
–, Pneumonie 406
–, Tracheobronchitis 399
Staublungenerkrankung 421
–, Lungenemphysem 410
–, Lungenzirrhose 408
Stauungsleber 378
Stauungspapille, Enzephalitis 113
–, Hämatom, intrakranielles 29
–, Hirndruck 27
Stauungsproteinurie 315
Steatorrhoe, idiopathische 535
–, Magenresektion 584
–, Magersucht 583
Stecksplitter, Tuberkulose 437
Steinkohlenverarbeitung, Schwefelkohlenstoffvergiftung 237
Stellatumblockade, Todesfall bei 41
stenisch-querulatorische Entwicklung 195
Stenokardie, Aortenstenose 224
–, Schwefelkohlenstoffvergiftung 238
–, Schwefelwasserstoffvergiftung 237
Sterberate, Hypertonie, essentielle 275
Sterilisation, Instrumenten-, Impfschaden 124
–, Serumhepatitis 543
Sterilität d. Frau 747
Steroid-Diabetes 651
Steroidtherapie, Gefahren 615
Stickstoffbeatmung, EEG 164

Stickstoff-Lost, Panmyelopathie 719
Stilbanidine, Periarteriitis nodosa 310
Still-Chauffard Syndrom, Polyarthritis, primär chronische 385
Stirnhirnschädigung, Psychose 187
Stirnhirnverletzung, Katastrophenreaktion 198
–, Suizid 213
Stirnhöhlenfraktur, Meningitis 89
Stoffwechselanomalie, EEG 158
Stoffwechselkrankheit, Suizid 211
Stoffwechselstörungen 644 ff.
–, Anfallsleiden 155
–, azidotische 57
–, hyperglykämische, Periarteriitis nodosa 51
–, intermediäre 43
–, myatrophische Lateralsklerose 144
–, Neuropathie 56
–, Nierenschaden 293, 335
–, Nierensteinbildung 335
–, Psychose 178
–, Pyelonephritis 335
Stoffwechselvorgänge d. Nervensystems 55
Stomatitis, Vitaminmangel 584
Strahlenblocker 791
Strahlendermatitis, chronische 767
Strahlendosis, mittlere, Radiologie 796
Strahlendosisüberschreitung, Unfall 795
Strahlengefährdung, Alter 760
Strahleninstitut, Abortbereitschaft 749
Strahlenintoxikation 762
Strahlenkachexie 763
Strahlenkater, Therapie 790
Strahlenkrankheit, Symptome (Schema) 764 f.
–, Therapie 789
Strahlenkrebs 761 u. Bd. I
–, Gehirntumor 68
Strahlenmutation 788

Strahlenpneumonie 780
Strahlenprophylaxe 791
Strahlenprotektoren 792
Strahlenschäden 757 ff.
–, Ätiologie u. Begriffsbestimmung 760
–, Berufskrankheit 757, 799
–, genetische 788
–, somatische 760
–, Therapie 789
–, Unfallversicherung, private 799 u. Bd. I
Strahlenschädigung s. a. Röntgenstrahlen- 757 ff.
–, Gynäkologie 742
–, Haut 766 u. Bd. I
–, Inkorporation radioaktiver Stoffe 784 f.
–, Lungenzirrhose 408
–, Neuropathie 53
–, Nierenschaden 311 f.
–, Plexusschaden 49
–, rechtliche Beurteilung 796
–, Schadenersatz 797
–, Überdosierung 767
Strahlenschutz 791
–, passiver 793
Strahlenschutzmaßnahme 757
Strahlenschutzverordnung 794, 798
Strahlensensibilität d. Organe 760
Strahlensyndrom (Symptomen-Schema) 762, 764 f.
Strahlenwirkung, biologische 758
Strangulation, Parkinsonismus 81
Straßenbahnführer, Diabetes mellitus 656
Streptobazillus moniliformis 447, 476
Streptococcus erysipelas, faecalis, Pyelonephritis 339
–, Glomerulonephritis 298
– viridans, Endokarditis 224
Streptokokkeninfektion, Angina 454
–, Antikörperreaktion 299
–, Bronchitis 400
–, Glomerulonephritis 295, 298, 313
–, Periarteriitis nodosa 309
–, rheumatische Karditis 374

Streptokokkeninfektion, rheumatisches Fieber 295, 369, 379
Streptomyzinschädigung, Cushing-Syndrom 600
–, Fettsucht 669
–, Gehirnnervenschaden 47
–, Nierenversagen 356
Stress, Magengeschwür 520, 528
–, Hypertonie 287
Stromschädigung, s. elektrischer Unfall, Starkstromschädigung
Strongyloides stercoralis 450, 499
Struma 626 f.
–, Schilddrüsenkarzinom 629
– sublingualis 635
–, Thyreostatika 626
–, Trachealstenose 402, 628
Strumektomie, Parathyreoidesinsuffizienz 640
Strumitis 628
–, Hypothyreose 635
Struvit-Steine 334
Strychninvergiftung, Hypoglykämie 662
Stumpfschmerz nach Amputation, Thalamusirritation 230
Stupor 194
Sturge-Weber-Syndrom 165
Stuttgarter-Hundeseuche 102, 447, 460
–, Hepatose 559
StVZO §§ 2 u. 3, Anfallsleiden 172
Subarachnoidalblutung 31, 70 ff., 76
–, Aneurysma 71
–, spontane 32
–, traumatische 27
–, Zoster 117
subduraler Abszeß 92
subdurales Hämatom 18, 25, 26, 72
–, chronisches 29, 75
–, Differentialdiagnose 75
–, doppelseitiges 27
–, Epilepsiehäufigkeit 153
–, freies Intervall 28
–, MdE 33
–, Prognose 28
–, Rückenmark 39
–, Symptomatik 28
–, traumatisches 18, 24, 31

Sublimatvergiftung, Hypoglykämie 662
Subokzipitalpunktion, Komplikation 36, 41
subphrenischer Abszeß 408
Sucht s. a. Arzneimittelmißbrauch 54, 210 ff.
–, Hysterie 208
–, Schmerzbereitschaft, erhöhte 203
Sudeck'sches Syndrom, Nervenverletzung 59 u. Bd. I
Suggestibilität Frischverletzter 202
Suisbruzellose 446
Suizid s. a. Selbsttötung 211 ff.
–, Magenachylie 513
–, Psychose, endogene 189
Suizidunfall 211
Sulfhämoglobinbildung, Schwefelkohlenstoff 238
Sulfonamidschädigung, Blutschaden 718
–, Gastritis 515
–, Granulozytopenie 727
–, Hypothyreose 635
–, Panmyelopathie 727
–, Periarteriitis nodosa 310
Sulfonamidüberempfindlichkeit, Neuropathie 49
Summationsschaden, Strahlenschädigung 760
Sumpffieber 102, 448
Superazidität 517
Superinfektion, Tuberkulose 432
Sympathikus, Nebennierenmark 612
symptomatische Chorea 82
Synästhesalgie 60
Syndrom, Adams-Stokes 147
–, Addison 608
–, adrenogenitales 610
–, Albarran-Ormonds 324
–, Banti 501
–, Bywater 347
–, Caplan 385
–, Conn 610
–, Debre-De Toni-Fanconi 336
–, Dumping 661
–, epileptisches 147
–, Fanconi 690
–, Felty 385

Syndrom, halluzinatorisches 187
–, Hamann-Rich 409
–, Klinefelter 618
–, Löffler 407
–, Lorain-Levi 591
–, Morgagni 593
–, Münchhausen 209
–, myasthenisches 133
–, myatonisches 133
–, myotonisches 133, 139
–, nephrotisches 305, 307, 319
–, neurasthenisches 197
–, neuritisches 43
–, paranoid-halluzinatorisches 187
–, paranoides 187
–, polyneuritisches 43
–, psychoneurotisches 195
–, Reiter 390
–, Sheehan 582
–, Sjögren 385
–, Still-Chauffard 385
–, Strahlen 762
–, Sturge-Weber 165
–, Waterhouse 607
–, Werlhof 732
Synkarzinogenese, Strahleneinwirkung 761 u. Bd. I
synkopaler Anfall, Erwachen 158
–, Fahrtüchtigkeit 174
Synkope, Aortenstenose 224
–, Gehirnischämie 147
Syphillis s. Lues
Syringomyelie 77 ff., 522
–, Blasenatonie 326
–, Differentialdiagnose 39
–, Lateralsklerose, myatrophische 144
–, Muskeldystrophie, progressive 143
–, Trauma 37
Systemerkrankung, spinale, Elektrotrauma 80
systolisches Geräusch, akzidentelles 246
–, Aortenstenose 224
–, CO-Schädigung 235
–, Mitralinsuffizienz 226
–, Schwefelwasserstoffintoxikation 237
–, Trikuspidalinsuffizienz 226

Tabakarbeiterin, Abortbereitschaft 749

Tabes dorsalis 97, 99
–, Differentialdiagnose 57
–, Harnblasenlähmung 326
–, Muskelatonie 138
–, Osteoarthropathie 100 u. Bd. I
–, Spontanfraktur 100
–, traumatische Verschlimmerung 99 f.
–, Zoster 117
Tachykardie, Arsenschädigung 236
–, Bleischädigung 236
–, Herztrauma 231
–, Kaliumchloratschädigung 237
–, Schwefelwasserstoffintoxikation 237
–, Stromschädigung 233
Taenia solium 108
Taeniainfektion 506
Talkumlunge 421
Tampon, zurückgelassener 741 u. Bd. I
Tankwart, Berufsneuropathie 53
Taubheit, Meningitis epidemica 455 u. Bd. I
–, Pocken 461
Taucherkrankheit, Rückenmarksschädigung 40 u. Bd. I
Taxifahrer, Diabetes mellitus 656
Teerfarbenindustrie, Leberschaden 563
Teerkarzinose, Neuropathie 53 u. Bd. I
Teilkausalität, Sozialrecht 426 u. Bd. I
Teleangiektasie, Strahlenschaden 767
Temperaturwechsel, Stressulkus 521
Terminalschlaf, Epilepsie 157
Testosteron, Virilisierung 624
Tetanie 637 ff.
–, enterogene, Malabsorption 584
–, Epilepsie 155
–, postoperative 640
–, psychogene 639
Tetanus 95 u. Bd. I
–, chronischer 95
–, Differentialdiagnose 139

Tetanus, Nebennierenschädigung 609
–, rezidivierender 95
Tetanusfolgeerscheinungen 95
Tetanusimpfung 122
Tetanusserum, Plexusneuritis 48
Tetanustoxoid, neuroallergische Reaktion 125
Tetrachloraethanschädigung, Leberschaden 564
Tetrachlorkohlenstoffschädigung, Leberschaden 562, 564
Tetrachlorkohlenstoffvergiftung, Gefäßschaden 238
–, Hypoglykämie 662
–, Neuropathie 53
Tetraparese, Blastomykose 106
Tetraplegie, Strahlenschädigung 783
Tetraplegiesyndrom, Botulismus 96
tetraspastische Parese, posttraumatische 21
Tetrazyklinschädigung, Nierenversagen 356
Thalamusirritation, Amputationsstumpfschmerz 230
Thalamuszyste, Hypertonie 285
Thalassaemia major u. minor 713
Thalidomidembryopathie 623
Thalliumschädigung 54
–, Neuropathie 54
–, Myokardschaden 239
Therapieschaden s. Arzneimittelschaden
thermische Schädigung, multiple Sklerose 120
Thetawellen, EEG 159
Thiamin, neurologische Störung 55
Thiaminpyrophosphat, Nervensystem 55
Thio-Harnstoff, Periarteriitis nodosa 310
Thorakotomie, Nervenschädigung 62
Thorax- s. a. Brustkorb – u. Bd. I

Thoraxtrauma, Bronchusstenose 403
–, Herzschaden 229, 231
–, Lungenkollaps 411
Thorotrastschädigung 784 u. Bd. I
Thrombangitis obliterans 51
–, Ergotoxinintoxikation 240
Thrombopenie, CO-Schädigung 235
–, essentielle 732
–, Neuropathie 50
Thrombophlebitis, Fettsucht 670
–, Hypertonie 286
–, Lungenabszeß 408
–, Pneumonie 406
–, Q-Fieber 480
–, Typhus abdominalis 456
Thrombose, Chlorinhalation 237
–, CO-Schädigung 235
–, extrakorporale Dialyse 356
–, Hirnsinus 31
–, Lungenarterie 414
–, Lungenembolie 412
–, Ornithose 486
–, Polyzythämie 720
–, Silikose 426
Thrombozyten, Strahlenschädigung 770
Thrombozytopenie, Strahlenschädigung 770
Thymolprobe, Hepatitis infectiosa 551
Thymustumor, Myasthenie 137
Thyreoiditis 628
–, Hypothyreose 634
Thyreostatika, Struma 626
–, Hypothyreose 635
Thyreotoxikose 630 ff.
–, Myasthenie 137
Tibialisparese, berufsbedingte 62
Tierarzt u. Tierhaltung, Bang'sche Krankheit 458
–, Enteritis infectiosa 456
–, Erysipeloid 471
–, Infektionskrankheiten 443
–, Leptospirose 102
–, Maul- u. Klauenseuche 487

Tierarzt u. Tierhaltung, Milzbrand 469
–, Ornithose 486
–, Q-Fieber 480
–, Rotz 472
–, Salmonellose 447
–, Sodoku 477
–, Tollwut 482
–, Toxoplasmose 108, 492
–, Tuberkulose 435
–, Tularämie 459
–, Weil'sche Krankheit 460
Todesnachricht, Manie 184
–, Melancholie 184
Todesursachenstatistik 251
Tolbutamid, Lipoidnephrose 320
Toleranzdosis, genetische 788
Tollwut 448, 481 u. Bd. I
–, Schutzbehandlung, Reaktion 126
–, Schutzimpfung 123, 481
Toluolschädigung, Panmyelopathie 718 u. Bd. I
Tonephin-Wasserversuch, EEG 164
Tonsillarabszeß, Angina 455
Tonsillektomie, Herdnephritis 304
–, Poliomyelitis 115, 465
Tonsillenherd, Pyelonephritis 323
Tonsillitis 454
–, Glomerulonephritis 298
–, Überanstrengung 245
Torulose 106
Totalkapazität d. Lunge 417
Totgeburt, Listeriose 459
toxische Polyneuritis 44 f.
Toxoplasma gondii 491
Toxoplasmose 107, 448, 491
–, Myositis 139
–, Schwangerschaft 449
Trachealstenose 402
Trachealverletzung 402
Tracheobronchitis 399
Tracheotomie, Trachealstenose 402
Transaminasen, Hepatitis infektiöse 551
Transfusion s. a. Bluttransfusion
Transfusionssiderose 568
Trauma s. a. Unfall –
–, Encephalitis epidemica 118

Trauma, Gehirngeschwulst 68
–, Hämophilie 731
–, Karzinom 529 u. Bd. I
–, Magengeschwür 521, 528 u. Bd. I
–, Neurolues 97
–, Nierenversagen, akutes 356
–, Poliomyelitis 115, 465
–, postenzephalitische Krankheit 118
–, psychisches, organische Nervenkrankheit 67
–, –, Neurolues 97
–, –, Psychose 184
–, Psychose, endogene 184
–, rheumatische Erkrankung 382
–, Tuberkulose 435
–, Virusinfektion 114
–, Zoster 117
traumatic anuria 347
traumatischer Hochdruck 281
Tremorneigung, Wolhynisches Fieber 102
Trepanation, Hämatom, intrakanielles 30
Treponema carateum 474
– pallidum 473
– pertenue 473
Trichinen, Lungeninfiltrat 407
Trichinose 507
–, Nervenkrankheiten 108
Trichloräthylen, Gefäßschaden 234
–, Leberschaden 564
Trichloräthylensucht 54
Trichloräthylenvergiftung, Herzschaden 240
Trichlorphenolschädigung, Leberschaden 564
Trichophytie 448 u. Bd. I
Trichuriasis 497
Triethylmelaninschädigung, Panmyelopathie 719
Trikresylphosphatvergiftung, Pyelonephritis 326
Trikuspidalinsuffizienz 226
–, traumatische 227
Trikuspidalstenose 227
Trimethadion, Lipoidnephrose 320
Trinitrotoluolschädigung, Herzschaden 234
–, Leberschaden 563

Triorthokresylphosphatvergiftung, myatrophische Lateralsklerose 80, 144
–, Nervenschäden 53
Tripelphosphatsteine 334
Tropenkrankheiten 451 f.
trophische Störung, Nervenschädigung 43
–, Neurolues 100
–, Syringomyelie 78
–, Trotzreaktion, Artefakt 209
Trunksucht 211
Trypanosoma -Arten 490 f.
Trypanosomiasis 490
Tryptophan, Niacinbildung 55
Tsetsefliege 490
Tsutsuganushi-Fieber 478
Tubenschwangerschaft 750
Tuber cinereum -Schädigung, Virilisierung 618
Tuberkelbakterien, Nachweis 431
Tuberkulinprobe 431
Tuberkulose 431 ff., 446
–, Amyloidose 307
–, Arbeitsunfall 435 u. Bd. I
–, Cushing'sche Krankheit 601
–, Darm 536
–, Diabetes 651, 654
–, Dickdarm 539
–, Dystrophie 680
–, extrapulmonale 435
–, Gastritis 513, 515
–, Gehirnhaut 90
–, Glomerulonephritis, diffuse 298
–, Hiluslymphknoten 424
–, Inkubationszeit 431
–, Keuchhusten 458
–, Krebs 440
–, Leberkrankheit 562
–, Leukämie 724
–, Lunge 431 ff.
–, Magersucht 672
–, Mangelkrankheit 582, 586
–, Masern 460
–, Meningitis 92
–, Meningoenzephalitis, Therapieschaden 47
–, MdE 438 f.
–, multiple Sklerose 120
–, Nebennierenerkrankung 609
–, Nebennierenrindenhormontherapie 615

Tuberkulose, Neuropathie 47
–, Ovarialinsuffizienz 624
–, Pleuritis 414
–, Polyarthritis, primär chronische 391
–, produktive 430
–, Reaktivierung, endogene 430
–, Silikose 428 ff.
–, Thyreoiditis 629
–, Trauma 90, 435
–, Typendifferenzierung 499
–, Weil'sche Krankheit 460
–, Zwergwuchs, hypophysärer 592
Tuberkuloseimpfung 122
Tuberkulostatika, Psychose 187
Tubulonekrose, akute 347
Tularämie 447, 459, 559
–, Meningoenzephalitis 93
Tumor s. a. Geschwulst –
Tumoranämie 702
Tumorentstehung 68 u. Bd. I
Tunnelbau, Wurmkrankheiten 450
Turner-Albright-Syndrom 622 f.
Typhlitis 539
Typhus abdominalis 456
–, Akustikusneuritis 45
–, Antidiabetes insipidus 604
–, Cholezystitis 574
–, Darmstenose 534
–, Diabetes mellitus 649
–, Glomerulonephritis diffusa 298
–, Hypertonie 285
–, Meningitis 93
–, Nebennierenrindenschädigung 609
–, Nephritis 323
–, Optikusneuritis 45
–, Ovarialinsuffizienz 624
–, Pankreatopathie 541
–, Pituitarismus, basophiler 600
–, Polyneuritis 45
–, Pyelonephritis 333
, Ruhr 515
–, Thyreoiditis 629
Typhus exanthematicus s. a. Fleckfieber 102 f., 451, 477
typhusähnliche Listeriose 459
Typhusbakterienausscheider 456

Typhusbronchopneumonie 456
Typhusschutzimpfung 122
–, neuroallergische Reaktion 126

Überanstrengung, Blutdruck 265
–, Fokalintoxikation 245
–, Hämoptoe 404
–, Herdstreuung 245
–, Herzschaden 243
–, –, Osteomyelitis 245
–, Hypertonie 287
–, Infektionskrankheiten 443
–, Koronargefäßriß 245
–, Kreislaufschaden 243
–, Neurolues 97
–, Neuropathie 61
–, Periarteriitis nodosa 310
–, Poliomyelitis 465
–, Schreckfähigkeit 199
–, Schwarzwasserfieber 489
–, Stressulkus 521
–, Tabes dorsalis 100
–, Tonsillitis 245
Überbeanspruchung, neurasthenische Reaktion 197
Überempfindlichkeitsreaktion, Arzneimittel, Neuropathie 49
Überforderungsreaktion, Entstellung 197
Übergewicht s. a. Fettsucht 669
–, Blutdruck 265
–, Hypertonie 280
Überlagerung, psychogene 193 ff.
UEG (Ultraschall-Enzephalographie) 20, 24, 29
Ulcus duodeni 518 ff.
–, Ruhr 457
–, Strongyloidesinfektion 499
Ulcus jejuni pepticum 533
Ulcus pepticum, Ösophagus 511
Ulcus ventriculi s. a. Magengeschwür 518 ff.
Ulkuskarzinom 530
Ulkuskrankheit 520 f.
Ultraschall – Echoenzephalographie 20, 24, 29
Ultraschall, intrauteriner Fruchttod 752

Umgebungsforschung, Psychose 179 f.
Umschulung, Epilepsie 168
Umweltbedingung, Hypertension 268
Unfall s. a. Trauma
–, Bewußtseinsstörung 32 u. Bd. I
–, Disposition 200
–, Dosisüberschreitung bei Bestrahlung 795
–, elektrischer, Epilepsie 147
Unfallgefährdung, extrapyramidale Leiden 82
–, Nervenkrankheit 67
Unfallhäufigkeit, Disposition 200
Unfallneurose 195, 204
Unfallpersönlichkeit 200
Unfallverhütungsvorschrift, Röntgenstrahlen 793
Unfallversicherung, private, Infektionskrankheiten 453 u. Bd. I
Unfruchtbarkeit d. Frau 747
Unterernährung s. a. Kachexie, Magersucht
–, endokrin bedingte 882
–, Neurolues 97
–, Pyelonephritis 341
–, qualitative 582
–, quantitative 582
–, Tuberkulose 437
Untergewichtigkeit 671 f.
–, Blutdruck 265
Unterleibstyphus s. Typhus abdominalis 456
Untertagebau, Wurmkrankheiten 450
Urämie, EEG 159
–, Gicht 688
–, Hämolyse, akute 716
–, Hypertonie 274
–, Kolitis 539
–, Lungenödem 412
–, MdE 342
–, Nierenversagen, akutes 350
–, Periarteriitis nodosa 309
–, Pyelonephritis, chronische 328
–, Symptomatik 352
–, Zoster 117
Uranbergbau, Strahlenschäden 781
Ureter duplex, Pyelonephritis 324

Ureterenabriß 351
Ureterstenose, Pyelonephritis 324
–, Strahlenschädigung 780
Urethanschädigung, Panmyelopathie 719
Urethritis, Ruhr 457
Urinfistel, MdE 742
Urobilin, Hepatitis infectiosa 551
Urogenital-Bilharziose 500
Urolithiasis, Hyperparathyreoidismus 642
Ursache, wesentlich mitwirkende 426 u. Bd. I
Urtikaria, Wurmkrankheit 451
Uterus s. Gebärmutter-

Vakzination s. a. Pockenschutzimpfung 128
–, Haftpflicht 49
Vakzine, Neuropathie 48
–, inaktivierte Poliomyelitis 126
Vakzine-Virus 123
Varicosis spinalis, Trauma 37
Variola 461
Varizellen 461
–, Glomerulonephritis, diffuse 298
Varizellenenzephalitis 113
Varizen, Crampi 139
vaskuläre Hirnlues 98
– Polyneuritis 44
Vasotomie 52
vegetativ – seelische Reaktion 196
vegetativ – trophische Störung, Nervenverletzung 59
–, Syringomyelie 78
vegetative Dystonie, Fleckfieber 104, 478
–, Wolhynisches Fieber 103
vegetative Herz-Kreislaufstörung 220, 246
vegetative Störung, Hypoglykämie 663
–, Malaria tertiana 106
–, psychogene Überlagerung 201
–, Psychose 178
–, Rückenmarksschädigung 35
Venendruck, Glomerulo-

nephritis, akute diffuse 302
Venezuela-Pferde-Enzephalitis 112
Ventilpneumothorax 416
Ventrikelblutung 20, 28
Verätzung, Gastritis 512
–, Trachealstenose 402
Verblutungsanämie, Optikusatrophie 50
Verbrennung, Addison-Syndrom 608
–, Fettembolie 413
–, Fettleber 562
–, Gastritis 513
–, Nebennierenrindenschaden 609
–, Rückenmarksschaden 40
–, Stressulkus 521
Vererbung, Hypertonie essentielle 262
Verfolgungsschaden, erlebnisbedingter 86
–, Fettleber 562
–, Hypertonie 287
–, Pyelonephritis 333
–, Psychose 184, 186
–, seelischer 86
–, Überforderungsreaktion 197
Vergewaltigung, Verletzung 738
Vergiftung s. Intoxikation
Verkäufer, Epilepsie 168
Verkehrssicherheit s. Fahrtauglichkeit
Verrichtungsgehilfe d. Arztes 797 u. Bd. I
Verschlimmerung, richtunggebende, Epilepsie 154
Verschlußhydrozephalus, Meningitis 92
Verschulden d. Arztes 797 u. Bd. I
Versicherungsbetrug 208
Verstimmung, epileptische 149
–, Melancholie 181 f.
–, Verstümmelung, Erlebnisreaktion 197
Vertebralisschädigung, Arteria 35 f.
Verteilungsinsuffizienz, Lungenfunktionsprüfung 410
Vertragsverhältnis Arzt–Patient 797 u. Bd. I

Verwachsungsbeschwerden, postoperative 742
Verwirrtheitszustand, postparoxysmaler 157
Verwundung, multiple Sklerose 122
Vesiko-uretraler Reflux 324
Vibrio cholerae asiaticae 472
Virilisierung 617
–, Hypoglykämie 663
Virusbronchitis 400
Virushepatitis 113, 462 f.
Virusinfektionskrankheiten 448 f., 481 ff.
–, Neuropathie 46, 109 ff.
–, Trauma 119
Virusmyositis 139
Viruspharyngitis 455
–, Glomerulonephritis 298
Viruspneumonie, hämolytische Anämie 715
–, Newcastle-Krankheit 466
Vitalkapazität d. Lunge 417
Vitamin A-Mangel, Nachtblindheit 584
–, Nierensteinbildung 334
– B-Mangel 584
– B_1-Mangel 54 f.
– B_6-Mangel 55
–, Niacinmangelsyndrom 55
– B_{12}-Mangel 56, 585
–, Mangelanämie 585
–, Perniziosa 703
– C-Mangel 509
–, Skorbut 732
– D, Kalzium-Phosphorstoffwechsel 689
– Überdosierung, Nierensteinbildung 334
– D-Mangel 584
–, Tetanie 640
– K-Mangel 584
Vitaminmangelzustand 582
–, Addison-Syndrom 608
–, Fettleber 562
–, Gastritis 513 f.
–, Malabsorption 584
Vorderhornprozeß, chronisch-progredienter 116
Vorfallkrankheit 744
Vorhofflimmern, Lungenembolie 413
–, Stromschädigung 233
Vorhof-Kammerblockierung, CO-Schädigung 235

Vorhofseptumdefekt, Rechtsschenkelblock 221
Vorschaden am Herzen, Stromschädigung 233
Vortäuschung 204, 207 ff.
Wachstumsstörung, Hyophysenfunktion 592
–, Natrium-Kaliumverlust 331
–, Strahlenschädigung 773
Wadenkrämpfe 139
–, Natriumverlust 329
Wadennervenlähmung, berufsbedingte 62 f., 65
Wärmeschädigung, Blutdruck 255
–, Herz-Kreislauf 240
Wahrscheinlichkeit, Grad d. 427 u. Bd. I
Wanderniere, Nierentrauma 324
Wartenberg, Neuritis 57
Wasserhaushaltstörung 692
–, Polyarthritis, primär chronische 385
Wassermann'sche Reaktion, Malaria 489
Wasserstoffionensekretionsstörung 330 f.
Wasserstoß, Kontraindikation s. a. Nierenfunktionsprüfung 294
Waterhouse-Friedrichsen-Syndrom 607
wave im EEG 161
Wechselstromschädigung, Herzschaden 232
Weekendlähmung 62
Wegener'sche Granulomatose 309
Wehrdienstbeschädigung, Gastritis 514 f.
–, Glomerulonephritis 312
–, Hepatitis epidemica 549
–, Infektionskrankheit 443, 453
–, Magengeschwür 522
–, Pyelonephritis 326 f., 333
–, Tuberkulose 436
Weil-Felix'sche Reaktion 478
Weil'sche Krankheit 102, 447, 459
Wenkebach'sche Periode, CO-Schädigung 235

Werkzeugstörung, Contusio cerebri 25 u. Bd. I
Werlhof-Syndrom 732
Wernicke-Enzephalopathie 53, 55
Wesensveränderung s. a. Persönlichkeitsveränderung
–, Contusio cerebri 25
–, enechetische 150
–, epileptische 148, 150, 170
–, erlebnisbedingte 86
–, Fleckfieber 104
–, hirnorganische 87
–, Hydrozephalus 188
–, MdE 166
–, Schizophrenie 181
–, Suizid 213
–, Zystizerkose 108
Westliche-Pferdeenzephalitis 112
Wetter s. Witterungs-
whipinjurie 26, 36, 38
Willensbestimmung, freie, Suizid 212
Willensfehlbildung, bewußte 204
Winzer, Arsenschädigung, Gefäßsystem 237 u. Bd. I
–, –, Leberschaden 563 u. Bd. I
Wirbelabszeß, epiduraler, Aktinomykose 106
Wirbelbruch, Kyphose 37 u. Bd. I
–, Nervenwurzelkompression 37
–, Rückenmarksschädigung 36
–, Tabes dorsalis 100
Wirbelmetastase, Zoster 117
Wirbelsäulenosteomyelitis, Arachnitis 92
Wirbelsäulenrheumatismus 389
Wirbelsäulenschaden, Strahlenschädigung 774
Wirbelsäulentrauma, Albuminurie 317
–, Lateralsklerose, myatrophische 79, 144
–, Rückenmarksverletzung 36
–, Syringomyelie 77 f.
Wirbelsäulenveränderung, degenerativ-rheumatische 389
–, Ischias, lumbosakrale 63

Wirbelsäulenveränderung, Neuropathie 50
Wirbelsäulenverbiegung, Bronchitis 400
wire-lop-nephritis 305
Wirtschaftsstruktur, Hypertonie 268
Wismutschädigung, Kolitis 539
–, Lipoidnephrose 320
–, Zoster 117
Witterungseinfluß, multiple Sklerose 120
–, rheumatische Krankheiten 392
Wochenbett, multiple Sklerose 120
Wohlfahrtspflege, Infektionskrankheiten 443
Wolhynisches Fieber 102, 478
–, Polyneuritis 45
Wollindustrie, Q-Fieber 103
Wollkämmerei, Milzbrand 469
Wucheriainfektion 501
Wunddiphtherie, Polyneuritis 45 u. Bd. I
Wundstarrkrampf s. a. Tetanus 122
wunschbestimmte Reaktion 194 ff.
Wurmfortsatz- s. Appendizitis u. Bd. I
Wurminfektion 497
–, Bergleute 450
–, Perniziosa 708
–, Polyneuritis 45
Wurzelsymptome s. a. Rückenmarkswurzel- 38
Wutschutzbehandlung 126

Xanthinurie, Steinbildung 336
Xanthombildung 673
Xerophthalmie, Resorptionsstörung 584
Xylolschädigung, Panmyelopathie 718

Yaws 473
yellow fever 484

Zahnarzt, Hepatitiserkrankung 463 u. Bd. I
–, Serumhepatitis 544
–, Tuberkuloseinfektion 434

Zahnextraktion, Poliomyelitis 465
Zahnherd, Pyelonephritis 323
Zahnschäden, Gastritis 515 u. Bd. I
Zangenverletzung, Geburt, Arzthaftpflicht 753 f.
Zeckenfieber 475
Zeckenfleckfieber 478
Zellschädigung, Geschwulstentstehung 68 u. Bd. I
zentraleuropäische Enzephalitis 112
–, Berufskrankheit 114
Zentralnervensystem s. a. Gehirn-, zerebral-
–, bakterielle Erkrankung 90
–, Bilharziose 501
–, Defektsymptome, Meningitis 92
–, Lungenödem 412
–, parainfektiöse Erkrankung 113
–, Zystizerkose 108
zentralnervöse Störungen, Dystrophie 678
–, Fleckfieber 477
–, Gelbfieber 484
–, Hypoglykämie 663
–, Malaria tertiana 106
–, Pseudogeflügelpest 466
–, Q-Fieber 480
–, Schlafkrankheit 490
zerebelläre Störungen, Fleckfieber 104
–, Grippe–Enzephalitis 110
–, Ornithose 111
–, Typhus abdominalis 93
–, Varizellenenzephalitis 113
zerebello-ataktische Phänomene, Wolhynisches Fieber 102
zerebello-ataktisch-pseudobulbäres Syndrom 35
zerebral- s. a. Gehirn
zerebrale Störungen, Malaria tropica 107
zerebraler Krampfanfall s. a. Anfallsleiden, Epilepsie 25, 147 ff.
– Schock, Hypoglykämie 663
Zerebralsklerose s. Arteriosklerose, Gehirngefäßsklerose

Zervikalsyndrom, posttraumatisches 23
zerviko-brachialer Wurzelausriß 36
Zestodeninfektion s. a. Bandwurm- 449, 505 f.
Zinkschädigung 54
-, Herz-, Gefäßschaden 238
Zirbeldrüse, Virilisierung 618
Zivilisation, Hypertonie 268
Zöliakie 535
Zoonosen 101
Zoster s. Herpes zoster 461
Zuckerkrankheit s. Diabetes mellitus 645 f.
Zuckermangelkrankheit 660
Zündholzherstellung, Phosphorschädigung 237
Zungenmuskelparese, Botulismus 96
Zurechnungsfähigkeit, verminderte, Suizid 212
Zwangsneurose 204
Zwangspolyurie, Natriumverlust 329
Zweckneurose, Magengeschwür 527
Zweckreaktion, Erlebnisverarbeitung 87
-, Simulation 208

Zwerchfellbruch, Eisenmangelanämie 701 u. Bd. I
Zwergwuchs, dienzephaler 592
-, hypophysärer 591
-, -, Hypothyerose 635
Zwillingsforschung, Hypertonie 263
-, Schizophrenie 179
Zwischenhirn, Hypophysenfunktion 589
Zwischenhirnschaden, Strahlenschädigung 778
Zwischenhirnstörung, Akromegalie 594
-, Begutachtung 283
-, Diabetes insipidus 603
-, Diabetes mellitus 651
-, Dystrophia adiposogenitalis 620
-, Dystrophie 680
-, Fettsucht 667
-, Hypothyrose 636
-, Keimdrüsenfunktionsstörung 618
-, Magersucht 672
Zwischenhirnsyndrom, ischämische Herzerkrankung 230
-, Meningitis 92

Zwischenhirnverletzung, Hypertonie 74, 282
Zwischenwellen, EEG 159
Zwölffingerdarmerkrankung s. a. Duodenal- 533 f.
Zyanose, fokales Emphysem 525
Zyanschädigung, Herz-, Gefäßschaden 239
Zyanwasserstoffschädigung, Herzschaden 234, 239
Zyklothermie 178
Zyklothymie 183
-, Berufsfähigkeit 190
Zystenlunge, Hämoptoe 404
Zystenniere, Bestrahlungsnephritis 311
-, Nierenbiopsie 302
-, Pyelonephritis 324
Zystinstein 336
Zystizerkose 108, 507
-, zerebrale 108
Zystozele, Pyelonephritis 325, 333
Zytostatika, Keimdrüsenschädigung 621
-, Panmyelopathie 719
-, Polyarthritis, primär chronische 391 ff.

Der operierte Kranke

Die Nachsorge in der Praxis

Unter Mitwirkung zahlreicher Ärzte herausgegeben von Prof. Dr. Dr. H. E. Grewe, Osnabrück und Dr. B. Sachsse, Hösel/Düsseldorf. 646 Seiten mit vielen Abbildungen und Tabellen.

Die schnelle und vollständige Informierung des behandelnden Arztes gehört zu den Voraussetzungen für die gute Nachsorge bei Patienten, die operiert werden mußten. Der Arztbrief stellt dieses Bindeglied dar, er garantiert die kontinuierliche Fortsetzung der in der Klinik eingeleiteten Therapie.

Weniger bekannt sind im allgemeinen Folgezustände nach einer längeren Zeit. Hier ist es oft schwer zu entscheiden, ob diesen operativen Spätfolgen ein Krankheitswert beizumessen ist oder nicht. Die Schwierigkeiten sind durch die Spezialisierung und Aufgliederung der operativen Fächer noch größer geworden, so daß für den Arzt ein Gesamtüberblick nahezu unmöglich ist.

Der Arzt und Facharzt in der Praxis muß aber nicht nur mit Komplikationen und Folgezuständen nach Operationen vertraut sein, er muß auch ihre Verhütung und Behandlung kennen. Ebenso muß er entscheiden, welche Maßnahmen zum Bereich der ambulanten Praxis und welche zur Domäne der Klinik gehören. Schließlich wird er einen Großteil seiner operierten Patienten auch sozialmedizinisch betreuen müssen und benötigt hierzu Anhaltspunkte, insbesondere, wenn er zu Fragen der Arbeits-, Berufs- oder Erwerbsfähigkeit Stellung nehmen muß.

Diese Gesichtspunkte dem Arzt in der Praxis von der Warte der Klinik, und zwar aus der Sicht aller operativen Fächer nahezubringen, ist die Aufgabe des Buches.

Im Verlag Johann Ambrosius Barth · München 23

Liniger-Molineus
Der Unfallmann
9. Auflage von Prof. Dr. med. G. Mollowitz, Rheinhausen. Ca. 220 Seiten mit etwa 100 Abbildungen und vielen Tabellen

Liniger-Molineus
Der Rentenmann
16., neubearbeitete Auflage von Dr. med. W. Jantke, Duisburg und Dr. med. H. Beckmann, Essen. 102 Seiten mit 85 Abbildungen

Taschenbuch zur ärztlichen Begutachtung in der Arbeiter- und Angestelltenrentenversicherung
Von Dr. med. H. Winckelmann, München. 4. Auflage. 221 Seiten

Krankheiten des Magen-Darm-Kanals, der Leber und Gallenwege
Internistische Begutachtung
Von Prof. Dr. med. H. Kalk, Kassel. 138 Seiten mit 6 Abbildungen

Nieren- und Hochdruckkrankheiten
Internistische Begutachtung
Von Doz. Dr. med. R. Kluthe, Dr. med. N. Szczeponik, Freiburg i. Br. Etwa 180 Seiten

Praktischer EKG-Kurs
Eine kurzgefaßte Einführung in die klinische Elektrokardiographie.
Von Prof. Dr. med. M. J. Halhuber, München und Doz. Dr. med. R. Günther, Innsbruck.
4. Auflage. 164 Seiten mit 79 Abbildungen

Differentialdiagnose der Herztöne und Herzgeräusche
Von Prof. Dr. med. D. Michel und Dr. med. W. Zimmermann, München.
206 Seiten mit 37 Abbildungen und vielen Tabellen

Biopsie und Punktion
Technik und diagnostische Bedeutung
Von Dr. med. J. Ostadal, München. 219 Seiten mit 114 zum Teil farbigen Abbildungen

Die vektorielle Information des EKG
Programmiert für Klinik und Praxis
Von Dr. med. R. Wirth, Regensburg. 125 Seiten mit 60 Abbildungen

Im Verlag Johann Ambrosius Barth · München 23

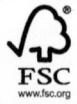

If you have any concerns about our products,
you can contact us on
ProductSafety@springernature.com

In case Publisher is established outside the EU,
the EU authorized representative is:
**Springer Nature Customer Service Center GmbH
Europaplatz 3, 69115 Heidelberg, Germany**

Printed by Libri Plureos GmbH
in Hamburg, Germany